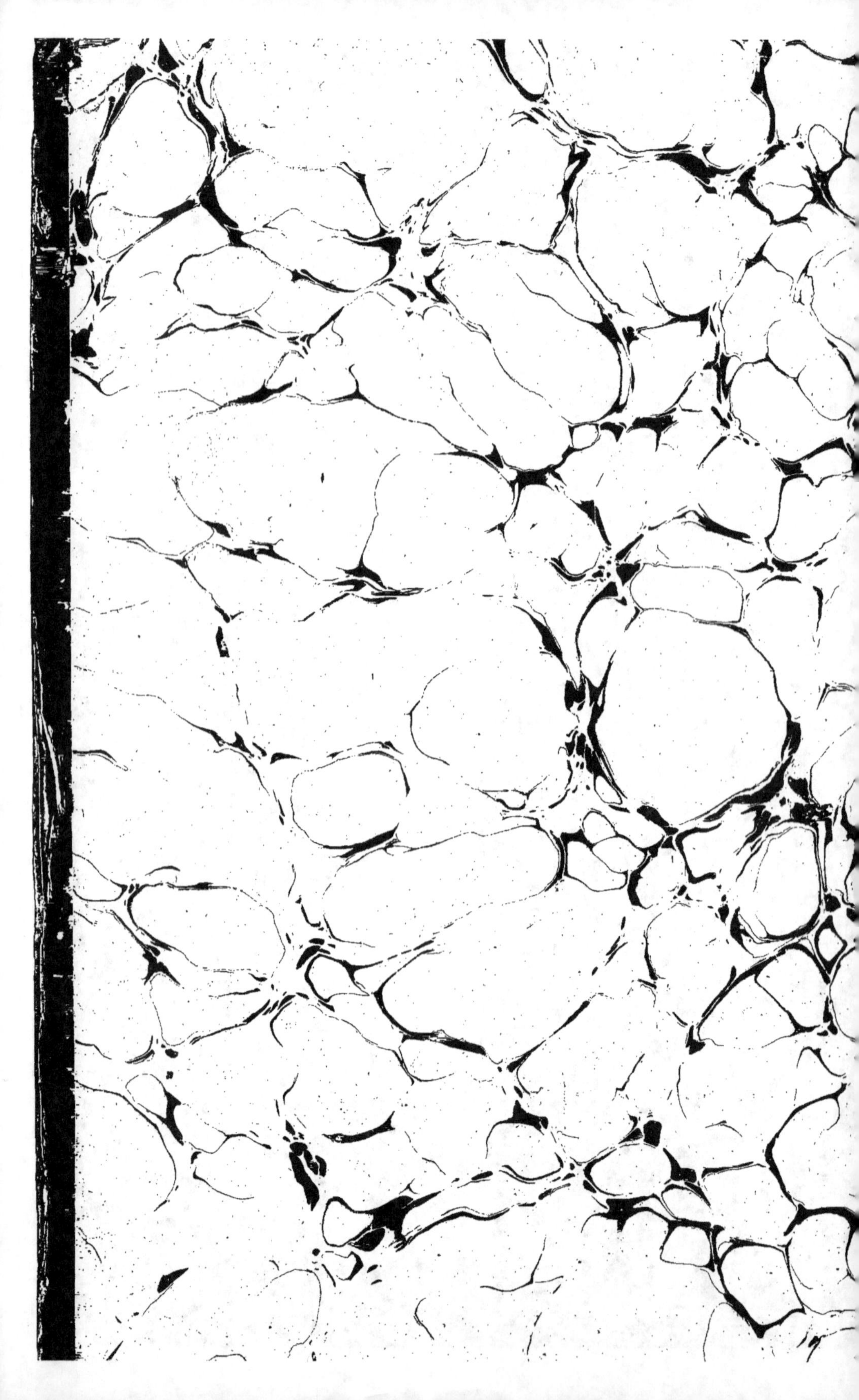

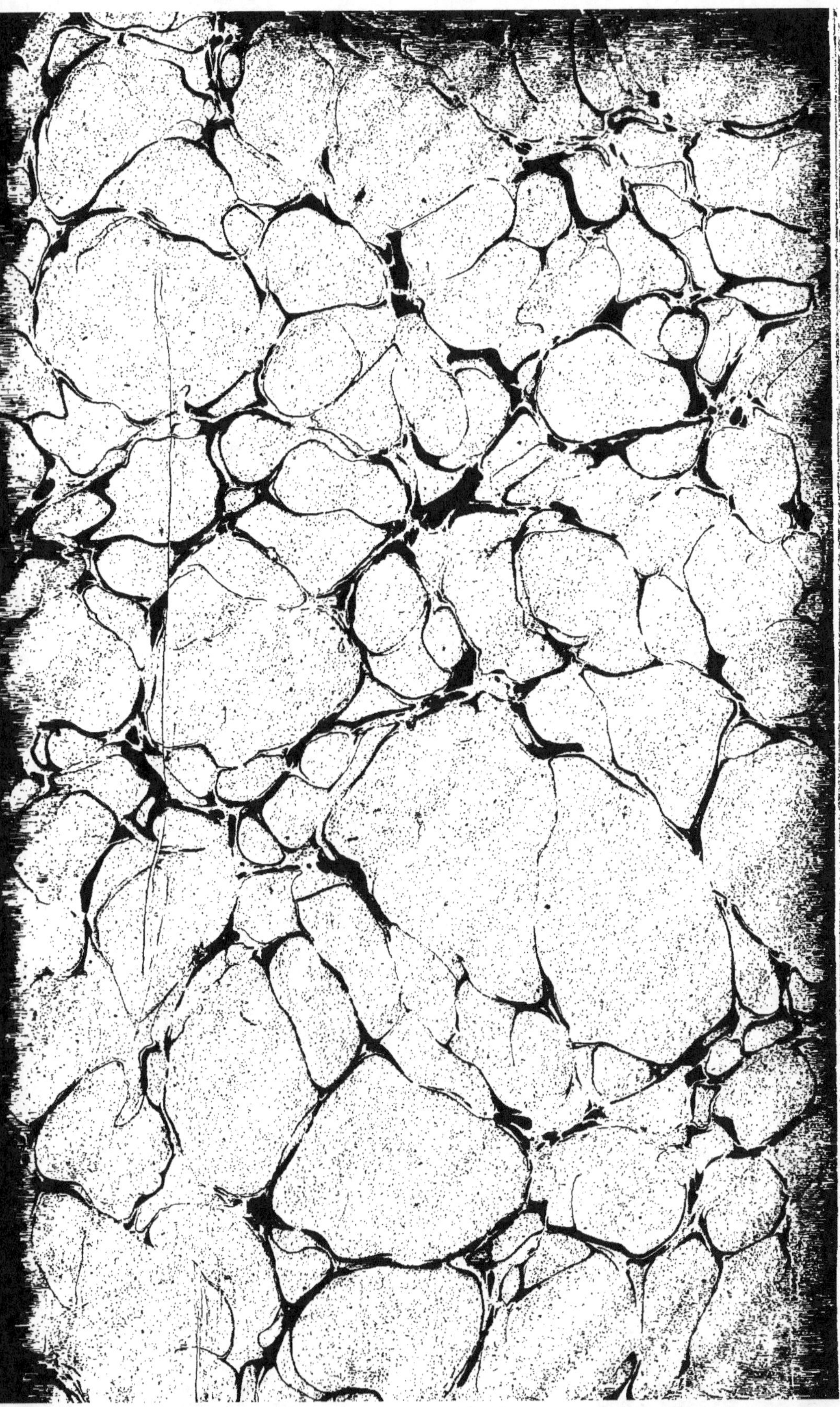

TRAITÉ

D'ANATOMIE HUMAINE

TRAVAUX DU MÊME AUTEUR

De l'action topique de l'hydrate de chloral sur la muqueuse de l'estomac;
Mémoire in-8° de 60 pages, Bordeaux, 1875, avec une planche en chromolithographie.

Recherches expérimentales sur le M'Boundou du Gabon ; in-8° de 60 pages,
Paris, 1878, avec 13 gravures sur bois.

De la symétrie dans les affections de la peau, étude physiologique et clinique sur la solidarité des régions homologues et des organes pairs;
Thèse inaugurale, in-4° de 500 pages. Paris, 1876.
  Couronné (médaille d'argent) par la Faculté de médecine de Paris.

Vaisseaux et nerfs des tissus conjonctif, fibreux, séreux et osseux; Thèse
présentée pour le concours d'agrégation (*Section d'Anatomie et de Physiologie*) ;
Paris, 1880, in-4° de 250 pages, avec 4 planches en lithographie.

De l'action du chloral dans le traitement de l'éclampsie puerpérale; in-4° de
200 pages, Paris, 1877, avec une planche en chromolithographie.
  Mémoire couronné par l'Académie de médecine de Paris.

Mémoires sur la portion brachiale du nerf musculo-cutané; in-4° de 60 pages,
tirage à part des *Mémoires de l'Académie de médecine de Paris*. 1884.

Contribution à l'anatomie des races nègres : dissection d'un Boschiman ;
in-4° de 48 pages, tirage à part des *Nouvelles Archives du Muséum d'histoire naturelle* de Paris. 1884, avec 3 planches en lithographie.

Le long fléchisseur propre du pouce chez l'homme et chez les singes ; tirage
à part du *Bull. de la Soc. Zoologique de France*, 1883, avec une planche en chromolithographie.

Les anomalies musculaires chez l'homme expliquées par l'anatomie comparée, leur importance en anthropologie; un volume in-8° de 838 pages.
Paris. 1884.
  Ouvrage couronné par la Société d'Anthropologie de Paris (Prix Broca, 1883), par l'Institut de France
  (Prix Montyon, 1885) et par la Faculté de médecine de Paris (Prix Chateauvillars, 1885).

Qu'est-ce que l'homme pour un anatomiste; leçon d'ouverture du cours d'Anatomie à la Faculté de médecine de Lyon, tirage à part de la *Revue scientifique*, 1887.

L'apophyse sus-épitrochléenne chez l'homme; vingt-deux observations nouvelles, tirage à part du *Journ. internat. d'Anatomie et de Physiologie*, 1889,
gr. in-8° de 60 pages, avec deux planches en chromolithographie.

Myologie des Fuégiens ; in-4° de 50 pages, tirage à part de la *Mission du Cap
Horn* (en collaboration avec le Dr Hyades).

Recherches anthropologiques sur le squelette quaternaire de Chancelade
(Dordogne); tirage à part du *Bull. de la Soc. d'Anthropologie de Lyon*, 1889,
gr. in-8° de 122 pages, avec quatorze planches, dont quatre en photogravure.

Anatomie appliquée à la médecine opératoire : les anomalies musculaires
considérées au point de vue de la ligature des artères; in-4° de 60 pages,
avec douze planches en chromolithographie, Paris, 1892.

Anatomie de l'utérus pendant la grossesse et l'accouchement : section
vertico-médiane d'un sujet congelé au sixième mois de la gestation,
grand in-folio de 24 pages, avec six planches en chromolithographie, grandeur
nature, Paris, 1892 (en collaboration avec M. Blanc).

ÉVREUX, IMPRIMERIE DE CHARLES HÉRISSEY

TRAITÉ

D'ANATOMIE

HUMAINE

PAR

L. TESTUT

Professeur d'anatomie à la Faculté de médecine de Lyon.

Quatrième édition, revue, corrigée et augmentée

TOME DEUXIÈME

ANGÉIOLOGIE — SYSTÈME NERVEUX CENTRAL

AVEC 764 FIGURES DANS LE TEXTE
DESSINÉES PAR G. DEVY
DONT 537 TIRÉES EN PLUSIEURS COULEURS

PARIS

OCTAVE DOIN, ÉDITEUR
8, PLACE DE L'ODÉON, 8

1900

TRAITÉ
D'ANATOMIE HUMAINE

LIVRE IV

ANGÉIOLOGIE

L'angéiologie (de ἀγγεῖον, vaisseau, et de λόγος, discours) a pour objet l'étude des organes destinés à la circulation du sang, du chyle et de la lymphe.

Le sang se distingue, d'après sa couleur et ses propriétés physiologiques, en artériel et veineux : le sang artériel est rouge vermeil, monochroïque, riche en oxygène et en principes nutritifs ; le sang veineux, au contraire, est rouge-brun, dichroïque, chargé d'acide carbonique et impropre à la nutrition.

L'appareil dans lequel il circule, et qui atteint chez l'homme son plus haut degré de perfectionnement, comprend : 1° un organe central d'impulsion, le *cœur* ; 2° un système de conduits, de structure et de propriétés différentes : les *artères*, les *veines* et les *capillaires*. — Le cœur se compose essentiellement de deux moitiés : une moitié gauche (cœur gauche), renfermant du sang artériel ; une moitié droite (cœur droit), destinée au sang veineux. — Chacune de ces moitiés se trouve divisée à son tour en deux cavités secondaires : l'une supérieure ou oreillette ; l'autre inférieure ou ventricule. Or, tandis que les deux cœurs sont entièrement séparés l'un de l'autre, du moins chez l'adulte, chacune des deux oreillettes communique largement avec le ventricule correspondant.

Ceci posé, la circulation du sang s'effectue de la façon suivante. Chassé du ventricule gauche, le sang artériel s'élance dans une grosse artère, l'aorte, qui le distribue dans toutes les parties du corps. Au contact des éléments anatomiques, il cède à ces derniers les divers principes nécessaires à leur nutrition et à leur fonctionnement ; il reçoit d'eux, en échange, les substances diverses provenant de la désassimilation et se transforme ainsi en sang

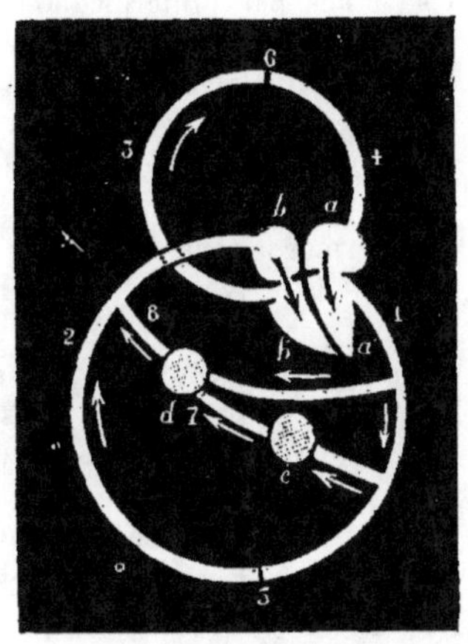

Fig. 1.

Schéma général de la circulation chez l'homme.

1, artère aorte, et 2, veines caves, constituant la *grande circulation*. — 3, artère pulmonaire, et 4, veines pulmonaires, constituant la *petite circulation*. — 5, point de réunion des artères et des veines dans la grande circulation (*capillaires généraux*). — 6, point de réunion des artères et des veines dans la petite circulation (*capillaires pulmonaires*). — 7, veine porte. — 8, veine sus-hépatique. — *a*, oreillette gauche. — *a'*, ventricule gauche. — *b*, oreillette droite. — *b'*, ventricule droit. — *c*, intestin. — *d*, foie.

veineux. Le sang veineux est alors charrié par les veines dans l'oreillette droite et, de là, dans le ventricule droit. Le ventricule droit, à son tour, le chasse dans une nouvelle artère, la pulmonaire, laquelle le porte et le dissémine autour des vésicules du poumon. Là, au contact de la colonne d'air que lui apporte chaque inspiration, il se débarrasse de son acide carbonique, se charge de nouveau d'oxygène et retrouve, avec ce dernier gaz, toutes ses propriétés physiques et biologiques (hématose). Cette transformation effectuée, il reprend le chemin du cœur par l'intermédiaire des veines pulmonaires et arrive successivement dans l'oreillette gauche et dans le ventricule gauche, son point de départ.

Chaque molécule du sang accomplit ainsi une révolution complète : quelque point où on la considère, on est toujours sûr de la voir, après un certain temps, revenir à son point de départ. De plus, le chemin parcouru dans cette révolution se divise en deux circuits différents. — Le premier commence au ventricule gauche et s'étend, par l'aorte et les veines caves, jusqu'à l'oreillette droite : il porte le nom de *grande circulation* ou de *circulation générale*. — Le second s'étend du ventricule droit à l'oreillette gauche. Il est plus petit que le précédent ; mais il comprend comme lui un canal artériel, l'artère pulmonaire, et des canaux veineux, les veines pulmonaires. On lui a donné le nom de *petite circulation* ou de *circulation pulmonaire*.

Dans la grande comme dans la petite circulation, les artères communiquent avec les veines par l'intermédiaire d'un système de canaux très fins, qui, en raison même de leur ténuité, ont reçu le nom de *vaisseaux capillaires* ou tout simplement de *capillaires*. C'est au niveau des réseaux capillaires que s'effectuent, entre le fluide sanguin et les milieux ambiants, ces échanges osmotiques qui ont pour résultats, comme nous l'avons vu plus haut : 1° dans la grande circulation, de transformer le sang artériel en sang veineux ; 2° dans la petite circulation, de transformer le sang veineux en sang artériel.

Quant à la lymphe et au chyle, ils circulent à leur tour dans un système de canaux particuliers, appelés *vaisseaux à sang blanc* ou *vaisseaux lymphatiques*. Ces vaisseaux, qui prennent naissance, comme les veines, dans des réseaux capillaires, se rencontrent dans presque toutes les régions de l'économie. Appartenant au type des vaisseaux centripètes, ils convergent les uns vers les autres pour former des canaux de plus en plus volumineux et, finalement, viennent se jeter dans les veines sur des points plus ou moins rapprochés du cœur. Le système lymphatique possède, chez les amphibiens, un certain nombre de *cœurs lymphatiques*, qui constituent pour la lymphe de véritables organes d'impulsion : la grenouille, par exemple, en a quatre, un à la racine de chaque membre. Mais, chez les mammifères et par conséquent chez l'homme, les cœurs lymphatiques ont entièrement disparu et la lymphe circule tout simplement sous l'influence de la vis à tergo, à laquelle viennent s'ajouter comme causes adjuvantes le jeu des valvules, les compressions musculaires et l'appel inspiratoire.

Au total, l'angéiologie, considérée dans son ensemble, comprend cinq ordres d'organes, que nous étudierons dans l'ordre suivant :

1° *Le cœur ;*
2° *Les artères ;*
3° *Les capillaires ;*
4° *Les veines ;*
5° *Les lymphatiques.*

PREMIÈRE SECTION

CŒUR

Le cœur, organe central de l'appareil circulatoire, est un muscle creux jouant à la fois le rôle d'une pompe aspirante et foulante, appelant dans ses cavités le sang qui circule dans les veines, le chassant d'autre part dans les deux artères aorte et pulmonaire et, par l'intermédiaire de celles-ci, dans tous les réseaux capillaires de l'organisme.

Il se compose essentiellement de deux parties : 1° une partie principale, qui comprend toute sa masse contractile, le *cœur proprement dit* ou *myocarde* ; 2° un système de membranes séreuses, qui revêtent sa surface extérieure et sa surface intérieure, les *séreuses du cœur*.

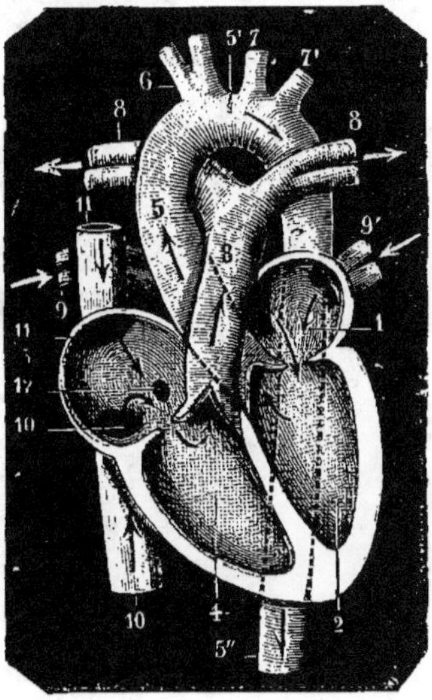

ARTICLE I

CŒUR PROPREMENT DIT
OU MYOCARDE

Le cœur proprement dit ou myocarde se partage en deux moitiés latérales, semblablement constituées : une moitié droite ou *cœur droit*, dans laquelle circule le sang veineux ; une moitié gauche ou *cœur gauche*, en rapport avec le sang artériel.

Chacune de ces moitiés se subdivise à son tour en deux cavités situées l'une au-dessus de l'autre : une cavité supérieure, aux parois minces et flasques, appelée *oreillette* ; une cavité inférieure, aux parois plus épaisses et plus résistantes, portant le nom de *ventricule*. Chaque oreillette communique avec le ventricule correspondant à l'aide d'un large orifice, appelé *orifice auriculo-ventriculaire*. Par contre, les deux cœurs sont séparés l'un de l'autre dans toute leur hauteur par une cloison verticale, laquelle prend le nom de *cloison interauriculaire* au niveau des oreillettes, celui de *cloison interventriculaire* au niveau des ventricules.

Ces notions fondamentales étant bien comprises, nous pouvons aborder la des-

Fig. 2.

Schéma de la circulation dans le cœur et les gros vaisseaux.

(Les flèches indiquent le cours du sang.)

1, oreillette gauche. — 2, ventricule gauche — 3, oreillette droite. — 4, ventricule droit. — 5, aorte ascendante. — 5', crosse de l'aorte. — — 5'', aorte descendante. — 6, tronc brachio-céphalique. — 7, carotide gauche. — 7', sous-clavière gauche. — 8, artère pulmonaire et ses branches. — 9, veine pulmonaire droite. — 9', veine pulmonaire gauche. — 10, veine cave ascendante. — 11, veine cave descendante. — 12, veine coronaire.

cription détaillée du myocarde. Après quelques *considérations générales* jetées sur cet organe, nous étudierons successivement sa *configuration extérieure* et ses *rapports*, sa *configuration intérieure*, sa *structure*, ses *vaisseaux et nerfs*.

§ I. — CONSIDÉRATIONS GÉNÉRALES

1° Situation. — Chez l'homme, comme chez tous les mammifères, le cœur occupe la partie moyenne de la cavité thoracique. Il est situé entre les deux poumons, au-dessus du diaphragme, qui l'isole des viscères abdominaux, en avant

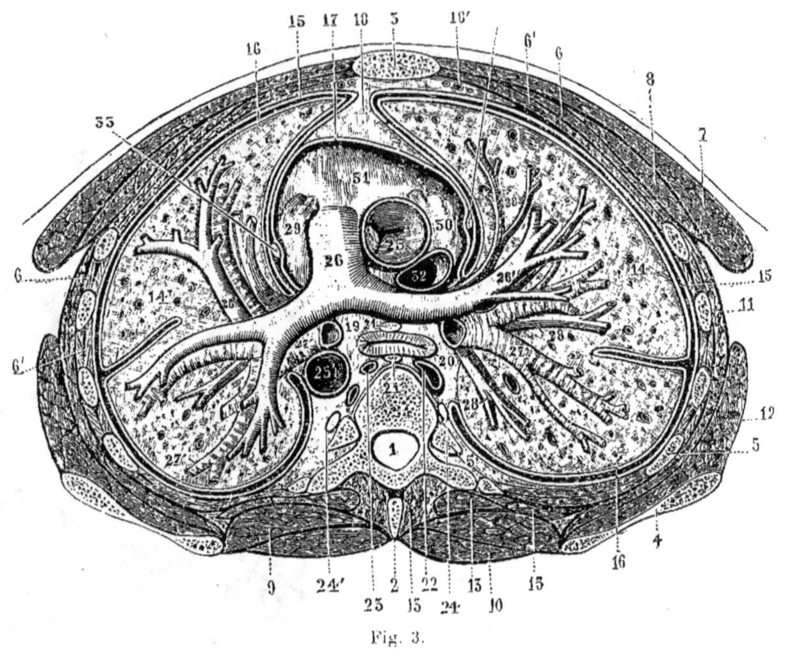

Fig. 3.

Coupe transversale du thorax passant au-dessus du cœur (*demi-schématique*).

1. canal rachidien. — 2, apophyse épineuse. — 3, sternum. — 4. omoplate. — 5. côte. — 6. intercostaux externes. — 6', intercostaux internes. — 7, grand pectoral. — 8. petit pectoral. — 9, petit rhomboïde. — 10, trapèze. — 11, grand dentelé. — 12, sous-scapulaire. — 13, muscles spinaux. — 14. coupe du poumon droit. 14' coupe du poumon gauche. — 15, plèvre pariétale. — 15', cavité pleurale. — 16. plèvre pulmonaire. — 17. péricarde. — 18, médiastin antérieur. — 18', vaisseaux mammaires internes. — 19. médiastin postérieur. — 20. œsophage. — 21. nerfs pneumogastriques. — 22. grande veine azygos. — 23. canal thoracique. — 24. 24', grand sympathique. — 25, orifice aortique. — 25'. aorte descendante. — 26. artère pulmonaire, avec 26'. ses branches. — 27. 27'. bronches. — 28, veines pulmonaires. — 29. oreillette gauche. — 30, oreillette droite. — 31, ventricule droit. — 32, veine cave supérieure. — 33, 33', nerfs phréniques.

de la colonne vertébrale (4°, 5°, 6°, 7° et 8° vertèbres dorsales, *vertèbres cardiaques de* GIACOMINI), dont il est séparé par l'œsophage et l'aorte, en arrière du sternum et des cartilages costaux, qui le protègent à la manière d'un bouclier. Il forme ainsi une partie importante de cette cloison médiane, qui sépare les deux poumons et qu'on appelle le *médiastin*.

2° Moyens de fixité. — Le cœur est maintenu dans cette position par sa continuité avec les gros vaisseaux qui partent de sa base. Il y est maintenu aussi et surtout par le sac fibreux du péricarde, qui l'enveloppe de toutes parts et contracte des adhérences, comme nous le verrons plus loin (voy. *Péricarde*), à la fois avec le diaphragme, avec la colonne vertébrale, avec le sternum et avec les aponévroses du cou.

3° Forme et orientation. — Le cœur a la forme d'un cône aplati d'avant en arrière. Vu en place, après ablation du plastron sterno-costal et ouverture du péricarde, il présente l'orientation suivante : sa base est dirigée en haut, à droite et en arrière ; son sommet ou pointe, en bas, à gauche et en avant. Plus simplement, son grand axe, c'est-à-dire la ligne droite qui descend du milieu de la base sur le sommet a une triple obliquité : il est incliné à la fois de haut en bas, de droite à gauche et d'arrière en avant. L'inclinaison sur le plan médian est très prononcée et l'on peut dire avec raison que l'axe du cœur se rapproche beaucoup plus de l'horizontale que de la verticale ; l'angle qu'il fait avec le plan horizontal mesure en moyenne 40°.

4° Coloration. — Envisagé au point de vue de sa coloration, le cœur varie, suivant les sujets et suivant les états pathologiques, du rose clair au rouge foncé. Sa surface extérieure présente par places des traînées ou même des plaques jaunâtres, dues à des amas adipeux qui se sont déposés entre la couche des fibres musculaires et le péricarde. Ces amas adipeux, dont l'abondance varie beaucoup suivant les sujets, s'observent de préférence dans les sillons du myocarde et autour de ses vaisseaux.

5° Volume et poids. — Le volume du cœur varie suivant le sexe et l'âge. Laennec, d'une façon générale, comparait le volume du cœur à celui du poing. C'est là, il faut en convenir, un mode d'évaluation par trop approximatif : car, comme le fait remarquer avec beaucoup de raison Sappey, les professions sont nombreuses qui font varier le volume de la main, sans avoir sur celui du cœur une influence quelconque.

Il est donc de toute nécessité, pour évaluer le volume du myocarde, de mesurer directement ses différents diamètres ou tout ou moins sa hauteur et sa largeur. Bizot, utilisant cette dernière méthode, est arrivé aux résultats suivants, dans les deux sexes et aux différents âges :

| | HOMMES | | FEMMES | |
AGES	LONGUEUR	LARGEUR	LONGUEUR	LARGEUR
De 1 à 4 ans.	52 mill.	61 mill.	51 mill.	58 mill.
5 à 9 —	70 —	74 —	60 —	65 —
10 à 15 —	77 —	83 —	77 —	70 —
16 à 29 —	95 ..	103 —	87 --	96 —
30 à 39 —	97 —	108 —	94 --	100 --
50 à 79 —	105 —	119 —	105 —	105 —

Nous voyons nettement par ce tableau : 1° que les dimensions du cœur sont un peu plus considérables chez l'homme que chez la femme ; 2° que ces dimensions s'accroissent graduellement, dans l'un et l'autre sexe, depuis la naissance jusqu'à la vieillesse.

Le poids du cœur s'accroît de même avec l'âge et se trouve plus élevé chez l'homme que chez la femme, ce qui nous indique nettement qu'à l'agrandissement de ses diamètres se trouve lié un accroissement pondéral de sa masse contractile.

Clendenning, qui a examiné le cœur de 400 sujets environ, nous donne les chiffres suivants, comme représentant le poids moyen de cet organe aux divers âges et dans les deux sexes :

	HOMMES	FEMMES
De 15 à 30 ans	264	260
30 à 50	272	272
50 à 70	298	272
70 et au-dessus	312	286

En chiffres ronds, le cœur, chez un homme adulte, pèse en moyenne 275 grammes et mesure 98 millimètres de hauteur, 105 millimètres de largeur, 250 millimètres de circonférence. Ces différents chiffres, diminués chacun de 5 à 10 millimètres, donnent les dimensions correspondantes du cœur chez la femme.

6° Capacité. — La capacité du cœur varie naturellement avec son volume. Hiffelsheim et Robin, qui ont mesuré à cet effet la capacité des deux oreillettes et des deux ventricules, sont arrivés à des résultats assez dissemblables, que je résume dans le tableau suivant :

	CŒUR DROIT	CŒUR GAUCHE	TOTAUX
Oreillettes	110 à 185 c. c.	100 à 130 c. c.	210 à 315 c. c.
Ventricules	160 à 230 —	143 à 212 —	303 à 442 —
TOTAUX	270 à 415 c. c.	243 à 341 c. c.	513 à 757 c. c.

Comme on le voit par ce tableau, les cavités droites l'emportent sur les cavités gauches et, d'autre part, dans chaque moitié du cœur, la capacité de l'oreillette est moindre que celle du ventricule correspondant.

§ II. — CONFIGURATION EXTÉRIEURE ET RAPPORTS

Nous avons vu plus haut que le cœur, vu extérieurement, avait la forme d'un cône aplati d'avant en arrière. Nous pouvons donc lui considérer : 1° deux faces, l'une antérieure, l'autre postérieure ; 2° deux bords, l'un droit, l'autre gauche ; 3° une base ; 4° un sommet.

1° Face antérieure. — La face antérieure du cœur (fig. 4), encore appelée face sterno-costale, est convexe. Elle nous présente tout d'abord un sillon longitudinal, toujours très marqué, qui s'étend obliquement du sommet du cœur à l'origine de l'artère pulmonaire : c'est le *sillon interventriculaire antérieur*. Ce sillon, comme son nom l'indique, répond à la cloison interventriculaire et sépare, par conséquent, le ventricule droit du ventricule gauche : il loge l'artère coronaire antérieure et les vaisseaux veineux et lymphatiques qui l'accompagnent. Constatons, avant d'aller plus loin, que le ventricule droit constitue la plus grande partie de la face antérieure du cœur ; le ventricule gauche n'en occupe qu'une toute petite bande, qui est située le long du bord gauche.

Au-dessus du sillon interventriculaire antérieur, nous rencontrons successivement sur la ligne médiane et en allant d'avant en arrière : 1° sur un *premier plan*, l'origine de l'artère pulmonaire ; 2° sur un *deuxième plan*, l'origine de l'aorte ; 3° sur un *troisième plan*, enfin, la face antérieure des oreillettes.

Les oreillettes n'occupent pas seulement la partie postérieure des gros vaisseaux précités. Elles les débordent à droite et à gauche de façon à recouvrir dans toute leur étendue la base des ventricules. Un sillon transversal, que l'on désigne indistinctement sous le nom de *sillon coronaire* ou *sillon auriculo-ventriculaire antérieur*, sépare, de chaque côté, l'oreillette et le ventricule correspondants. Ce sillon est très accusé à droite et à gauche de l'artère pulmonaire, surtout à droite.

Sur la ligne axiale du cœur, les deux oreillettes se continuent l'une avec l'autre sans sillon séparatif, sans ligne de démarcation aucune. En avant et en dedans, elles donnent naissance à deux prolongements creux, à bords irréguliers et plus ou moins dentelés, lesquels se portent en avant et en dedans à la rencontre des troncs artériels ci-dessus mentionnés. Ce sont les *auricules* (fig. 4, 1' et 3), ainsi appelées parce qu'on les a comparées aux oreilles d'un chien. Elles se distinguent en auricule droite et auricule gauche. La première (1'), aplatie et de forme triangulaire, s'étend jusqu'à l'artère aorte et entoure parfois toute la moitié droite de ce vaisseau. L'auricule gauche (3), plus longue, mais aussi plus étroite que la précédente, se caractérise morphologiquement par ce double fait qu'elle est légèrement étranglée à sa base et qu'elle est, dans son ensemble, irrégulièrement contournée en *S* italique; elle s'enroule autour de l'artère pulmonaire, dont elle recouvre tout le côté externe et une grande partie du côté antérieur.

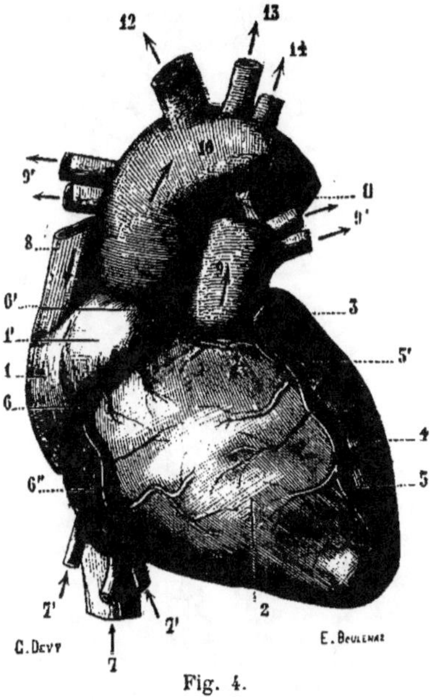

Considérées dans leur ensemble, la face antérieure des oreillettes et les deux auricules qui les prolongent latéralement circonscrivent une sorte d'enceinte circulaire (fig. 4), occupée par la pulmonaire et l'aorte. Cette enceinte circulaire, presque complète, n'est interrompue qu'à sa partie antérieure, dans l'intervalle compris entre les extrémités libres des deux auricules : c'est dans cet intervalle que l'on peut voir les deux vaisseaux précités s'échapper de leurs ventricules respectifs et s'élever vers la base du thorax.

Au point de vue de ses rapports, la face antérieure du cœur, par l'intermédiaire du péricarde, répond en partie aux poumons et à la plèvre (voy. *Péricarde*), en partie à la paroi antérieure du thorax.

Fig. 4.

Cœur, vu par sa face antérieure.

1, oreillette droite, avec 1', son auricule. — 2, ventricule droit. — 3, auricule gauche. — 4, ventricule gauche. — 5, sillon interventriculaire antérieur, avec 5', l'artère coronaire antérieure. — 6, sillon auriculo-ventriculaire droit, suivi par 6', l'artère coronaire postérieure. — 6'', branche de cette artère, longeant le bord droit du cœur. — 7, veine cave inférieure. — 7', veine sus-hépatique. — 8, veine cave supérieure. — 9, artère pulmonaire, avec 9', ses branches. — 10, aorte. — 11, cordon fibreux reliant l'artère pulmonaire et l'aorte, dernier vestige du canal artériel. — 12, tronc brachio-céphalique artériel. — 13, artère carotide primitive gauche. — 14, artère sous-clavière gauche.

Rapports de la face antérieure du cœur avec le plastron sterno-costal, espace précordial. — La face antérieure du cœur présente avec la paroi thoracique des rapports plus ou moins immédiats, qu'il est indispensable de bien préciser, en raison de l'importance capitale qu'ils acquièrent en séméiologie cardiaque.

Tout d'abord, le cœur est fortement déjeté à gauche, d'où il résulte qu'une ligne verticale passant par le milieu du sternum, *ligne médio-sternale*, le divise en deux portions inégales : une portion située à gauche, représentant environ les deux tiers de son volume ; une portion située à droite, représentant l'autre tiers. — A droite de la ligne médio-sternale, se trouvent les parties suivantes : l'oreillette droite tout entière, à l'exception de l'extrémité libre de son auricule ; la cloison interauriculaire ; la moitié droite de l'oreillette gauche : une portion du ventricule droit, large à son milieu de 2 centimètres et demi. — A gauche de cette même ligne médiosternale, se trouve le reste du cœur, c'est-à-dire la moitié gauche de l'oreillette gauche, l'extrémité libre de l'auricule droite, la plus grande partie du ventricule droit, le ventricule gauche tout entier.

La portion de la paroi thoracique qui recouvre la face antérieure du cœur porte le nom de *région précordiale* ou d'*espace précordial :* elle répond, comme nous l'avons déjà dit, à la face postérieure du sternum et des cartilages costaux. Affectant à peu près la même configuration que le péricarde, l'espace précordial a la forme d'un triangle, dont le sommet tronqué est dirigé en haut ou, plus exactement, la forme d'un quadrilatère dont les côtés sont très inégaux, soit comme direction, soit comme longueur.

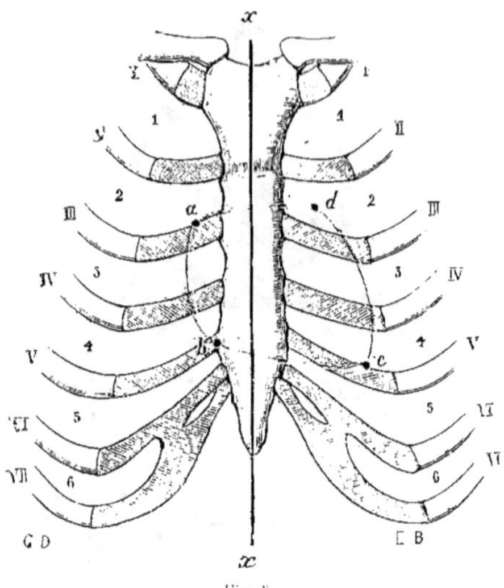

Fig. 5.

L'espace précordial et ses limites chez l'homme.

a, b, c, d, les quatre points angulaires de l'espace précordial. — *xx,* ligne médio-sternale. — I, II, III, IV, V, VI, VII, les sept premières côtes. — 1, 2, 3, 4, 5, 6, les six premiers espaces intercostaux.

Pour tracer ce quadrilatère, sur le vivant ou sur le cadavre, marquons sur le thorax quatre points, *a, b, c, d,* situés comme suit (fig. 5) :

1° Le point *a,* sur le bord supérieur du troisième cartilage costal droit, à 1 centimètre du bord droit du sternum ;

2° Le point *b,* au niveau de l'articulation sternale du cinquième cartilage costal droit ;

3° Le point *c,* au niveau de la pointe du cœur : il sera ordinairement facile, sur le vivant, de déterminer ce point ; sur le cadavre, on le placera sur le bord supérieur du cinquième cartilage costal gauche, à 8 centimètres en dehors de la ligne médio-sternale ;

4° Le point *d,* dans le deuxième espace intercostal gauche, à égale distance des deux cartilages qui délimitent cet espace et à 2 centimètres du bord gauche du sternum.

Ces quatre points répondent aux quatre angles de notre région : on peut les désigner sous le nom de *points angulaires de l'espace précordial*.

Ces quatre points une fois marqués sur le thorax, réunissons le point *a* au point *b* par une courbe, à convexité dirigée à droite, laquelle passera dans le troisième espace intercostal, à 35 millimètres de la ligne médio-sternale. Réunissons de même le point *b* au point *c* par une ligne légèrement concave en haut ; le point *c* au point *d,* par une ligne concave en dedans ; et enfin le point *d* au point *a,* par une dernière ligne qui s'inclinera légèrement de gauche à droite. Nous aurons ainsi sous les yeux les limites de l'espace précordial : les lignes *ab* et *bc* répondent au côté externe de l'oreillette droite et au bord droit du cœur ; la ligne *cd* au bord gauche du cœur ; la ligne *da* à la base des oreillettes, masquées en grande partie par les deux artères aorte et pulmonaire.

Ce mode de détermination de l'espace précordial est, comme on le voit, simple et précis. Nous ne le conseillons aux élèves et aux médecins qu'après l'avoir soumis au contrôle de nombreuses expériences faites sur le cadavre, à l'aide d'aiguilles enfoncées méthodiquement sur des points déterminés de la paroi thoracique et recherchées ensuite au milieu des parties molles du médiastin. Il présente malheureusement tous les inconvénients des formules fixes et mathématiques, appliquées à des dispositions anatomiques qui n'ont rien de constant. Aussi ne le donnons-nous que comme l'expression moyenne d'une série de dispositions souvent fort dissemblables. S'il est précis dans le plus grand nombre des cas, il ne saurait convenir à tous : à ceux notamment où une modification importante serait survenue dans la situation verticale du cœur, dans sa forme, dans son volume, dans son degré de réplétion, dans son degré d'inclinaison sur la ligne médiane, etc., dispositions qui, je dois le dire, sont excessivement fréquentes.

Projection sur le plastron sterno-costal des orifices du cœur. — La situation respective de chacun des grands orifices du cœur (orifices artériels et orifices auriculo-ventriculaires) présente naturellement, elle aussi, des variations individuelles considérables, et nous n'indiquerons ici que les dispositions *moyennes,* je veux dire celles qui conviennent au plus grand nombre de cas.

a. *Orifice pulmonaire.* — La projection sterno-costale de l'orifice pulmonaire est représentée par une ligne légèrement inclinée en bas et à gauche, presque horizontale, qui répond au bord supérieur du troisième cartilage costal. Cette ligne mesure environ 22 millimètres de longueur. Sa partie moyenne, répondant au centre de l'orifice, est située un peu en dedans du bord gauche du sternum.

b. *Orifice aortique.* — L'orifice aortique est situé un peu au-dessous du précédent. Il se projette suivant une ligne oblique, longue de 21 millimètres environ, qui, partant de l'extrémité sternale du troisième cartilage costal gauche, se porte ensuite en bas et en dedans et vient s'arrêter sur la ligne médiane en regard de la partie moyenne du troisième espace intercostal.

c. *Orifice auriculo-ventriculaire droit.* — L'orifice auriculo-ventriculaire droit se projette sur le sternum suivant une ligne fortement oblique, longue de 38 millimètres, qui part de l'extrémité sternale du cinquième espace intercostal droit et se dirige ensuite en haut et en dedans pour venir se terminer sur la ligne médiane ou un peu au delà de cette ligne.

d. *Orifice auriculo-ventriculaire gauche.* — La ligne de projection de l'orifice auriculo-ventriculaire gauche, longue de 34 millimètres environ, est située au-dessus et à gauche de la précédente. Prenant naissance un peu à gauche de la ligne médiane, elle se porte très obliquement en haut et en dehors et vient se terminer sur le bord inférieur du troisième cartilage costal, à un travers de doigt du bord du sternum.

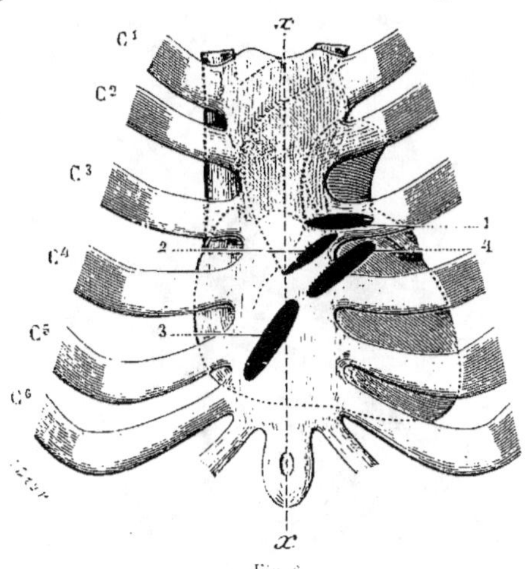

Fig. 6.

Projection du cœur et de ses orifices sur le plastron sterno-costal supposé transparent.

C¹, C², C³, C⁴, C⁵, C⁶, les six premières côtes. — 1. orifice pulmonaire. — 2. orifice aortique. — 3. orifice auriculo-ventriculaire droit. — 4. orifice auriculo-ventriculaire gauche. — xx. ligne médio-sternale.

2° Face postérieure. — La face postérieure du cœur (fig. 7), à peu près plane, est constituée, comme la face antérieure, par les deux ventricules et les deux oreillettes. Un sillon transversal, le *sillon coronaire* ou *auriculo-ventriculaire postérieur* (6), sépare nettement la partie de cette face qui appartient aux oreillettes de celle qui appartient aux ventricules : il s'étend sans interruption du bord droit au bord gauche et se continue, au niveau de ces bords, avec le sillon auriculo-ventriculaire antérieur. Il loge dans sa profondeur l'artère coronaire postérieure, avec les veines et les lymphatiques qui l'accompagnent.

a. *Au-dessous du sillon auriculo-ventriculaire,* se trouvent les deux ventricules. Ici encore, nous les voyons séparés l'un de l'autre par un sillon longitudinal, le *sillon interventriculaire postérieur* (5), lequel descend jusqu'à la pointe du cœur et se confond, à ce niveau, avec le sillon similaire déjà décrit sur la face antérieure. Comme nous le montre nettement la figure 7, le ventricule gauche prend à la constitution de la face postérieure du cœur une part plus grande que le ventricule droit. C'est le contraire, on s'en souvient, pour la face antérieure.

b. *Au-dessus du sillon auriculo-ventriculaire,* nous rencontrons les deux oreillettes droite et gauche, séparées de même par un sillon légèrement curviligne à convexité dirigée à gauche : c'est le *sillon interauriculaire.* — A gauche de ce sillon, se trouve la partie postérieure de l'oreillette gauche, laquelle ne nous présente aucun détail important. — A droite de ce même sillon interauriculaire, se voient, sur la partie postérieure de l'oreillette droite, l'embouchure de la veine cave inférieure et, un peu au-dessous d'elle, l'embouchure de la grande veine coronaire. Nous aurons l'occasion plus loin de revenir sur les orifices de ces deux vaisseaux, en étudiant la configuration intérieure de l'oreillette droite. Nous nous contenterons donc de les signaler ici. Un peu en dehors des deux orifices des veines caves se trouve un sillon vertical à concavité interne, auquel His a donné le nom de *sulcus terminalis* (fig. 41,A). Ce sillon terminal, tantôt très accusé, tantôt peu visible, sépare l'oreillette en deux portions : une portion postéro-externe, relativement toute petite, qui répond à l'intervalle compris entre les deux veines caves et qui est lisse et unie ; une portion antéro-externe, beaucoup plus étendue, qui représente le reste de l'oreillette et qui nous apparaît avec un aspect plus ou moins strié (voy. fig. 41). Ces deux portions, disons-le en passant, ont une origine embryologique bien différente : la première dérive du sinus veineux ; la seconde représente l'oreillette primitive, qui, au cours du développement, a absorbé peu à peu le sinus veineux (voy. EMBRYOLOGIE).

Envisagée au point de vue de ses rapports, la face postérieure du cœur repose en grande partie sur le diaphragme, d'où les noms de *face diaphragmatique* ou de *face inférieure* sous lesquels la désignent certains auteurs.

Par l'intermédiaire du péricarde, la face postérieure du cœur, dans sa portion sus-diaphragmatique, répond aux organes contenus dans le médiastin postérieur, depuis le milieu de la quatrième vertèbre dorsale jusqu'à la partie supérieure de la neuvième (voy. *Péricarde*, p. 63). Elle répond plus particulièrement à l'œsophage, qui se porte verticalement en bas, en suivant l'intervalle compris entre les veines pulmonaires droites et les veines pulmonaires gauches.

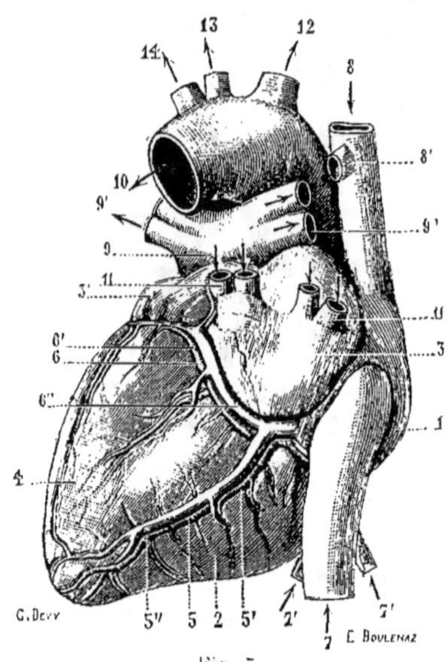

Fig. 7.

Cœur, vu par sa face postérieure.

1, oreillette droite. — 2, ventricule droit. — 3, oreillette gauche. — 3', auricule gauche. — 4, ventricule gauche. — 5, sillon interventriculaire postérieur. — 5', branche descendante de l'artère coronaire droite. — 5'', veine cardiaque postérieure. — 6, sillon auriculo-ventriculaire, occupé par 6', l'artère coronaire droite. — 6'', grande veine coronaire. — 7, veine cave inférieure. — 7', veines sus-hépatiques. — 8, veine cave supérieure. — 8', grande azygos. — 9, artère pulmonaire, avec 9', ses branches. — 10, aorte. — 11, veines pulmonaires. — 12, tronc brachio-céphalique artériel. — 13, artère carotide primitive gauche. — 14, artère sous-clavière gauche.

3° Bord droit. — Le bord droit du cœur est fort mince. Vertical au niveau de la base, il ne tarde pas à s'infléchir en dedans pour devenir à peu près horizontal. Il est couché sur le diaphragme dans presque toute son étendue.

4° Bord gauche. — Le bord gauche, épais et arrondi, offre une direction qui se rapproche beaucoup de la verticale. Il répond à la face interne du poumon gauche, qui lui ménage, à cet effet, une excavation plus ou moins profonde, appelée quelquefois *lit du cœur* (voy. *Poumons*).

5° Base. — La base du cœur est formée par la face supérieure convexe des deux oreillettes. Nous y rencontrerons successivement, en la parcourant de droite à gauche (fig. 7): 1° l'embouchure de la veine cave supérieure, qui s'ouvre dans l'oreillette droite ; 2° l'embouchure des deux veines pulmonaires droites, qui se jettent dans l'oreillette gauche ; 3° l'embouchure des deux veines pulmonaires gauches, qui s'ouvrent de même dans l'oreillette gauche. C'est à tort, selon nous, que certains auteurs rattachent à la base du cœur l'aorte et l'artère pulmonaire : ces deux vaisseaux, issus des ventricules, appartiennent manifestement à la face antérieure.

6° Sommet. — Le sommet ou pointe du cœur est le plus souvent divisé en deux parties latérales par la rencontre, à son niveau, des deux sillons interventriculaires antérieur et postérieur : de ces deux parties, la droite, relativement petite, appartient au ventricule droit; la gauche, à la fois plus volumineuse et plus saillante, répond au ventricule gauche. On sent battre la pointe du cœur, sur le vivant, dans le quatrième ou le cinquième espace intercostal. Il répond, ainsi que nous l'avons dit plus haut, à un point de la paroi thoracique qui est situé un peu au-dessous et en dedans du mamelon.

§ III. — Configuration intérieure

Vu intérieurement, le cœur se compose de quatre compartiments : deux compartiments supérieurs ou oreillettes ; deux compartiments inférieurs ou ventricules. Les deux ventricules, comme nous l'avons déjà dit plus haut, sont séparés

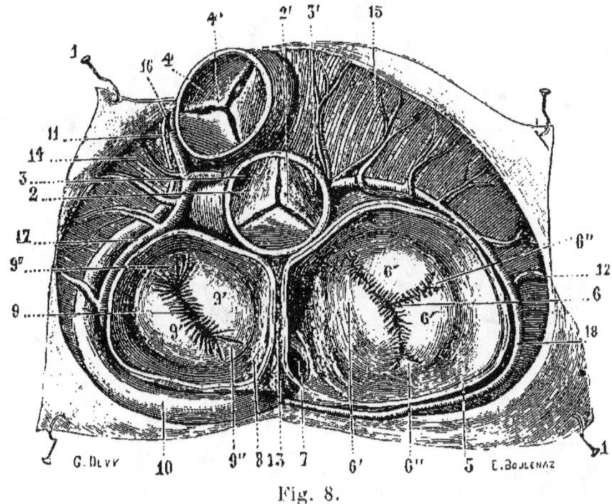

Fig. 8.

Base des ventricules, vue d'en haut, pour montrer les orifices auriculo-ventriculaires
et les orifices artériels.

1, péricarde érigné en dehors. — 2, orifice aortique avec ses valvules sigmoïdes. — 2', nodule d'Arantius. — 3, orifice de l'artère coronaire gauche. — 3', orifice de l'artère coronaire droite. — 4, orifice de l'artère pulmonaire, avec ses valvules sigmoïdes. — 4', nodules de Morgagni. — 5, oreillette droite. — 6, orifice auriculo-ventriculaire droit, avec 6', valves de la valvule tricuspide : 6'', languettes valvulaires accessoires. — 7, orifice de la grande veine coronaire, avec la valvule de Thébésius. — 8, oreillette gauche. — 9, orifice auriculo-ventriculaire gauche, avec 9', 9', les deux valves de la mitrale. 9'', 9'', languettes valvulaires accessoires. — 10, grande veine coronaire. — 11, petites veines cardiaques. — 12, veine de Galien. — 13, coupe de la cloison interauriculaire. — 14, ventricule gauche. — 15, ventricule droit. — 16, branche antérieure de l'artère coronaire gauche. — 17, branche postérieure de la même artère. — 18, artère coronaire droite.

l'un de l'autre par une cloison dite interventriculaire. De même, entre les deux oreillettes, s'étale une cloison séparative, la cloison interauriculaire. Il convient d'étudier séparément les ventricules et les oreillettes.

A. — Ventricules

Les deux ventricules droit et gauche présentent, dans leur configuration intérieure, des caractères qui leur sont communs et aussi des caractères particuliers qui permettent toujours de les distinguer l'un de l'autre :

1° *Caractères communs aux deux ventricules.*

Les ventricules revêtent la forme de deux cavités conoïdes, à grand axe vertical, dont la base est située en haut et dont le sommet se dirige en bas et en avant vers la pointe du cœur.

1° Orifices des ventricules. — La base, pour chacune des deux ventricules, présente deux orifices, tous les deux fort larges et de forme circulaire (fig. 8) : l'un, *l'orifice auriculo-ventriculaire*, met en relation le ventricule avec l'oreillette correspondante ; l'autre, *l'orifice artériel*, le fait communiquer avec le tronc artériel qui en émane, artère pulmonaire pour le ventricule droit, artère aorte pour le ventricule gauche.

2° Leurs valvules. — Ces deux orifices sont munis de valvules, membranes minces, souples et demi-transparentes, qui jouent pour chacun d'eux le rôle de soupapes mobiles et règlent par conséquent le cours du sang : c'est ainsi (fig. 9) que les valvules auriculo-ventriculaires s'abaissent au moment de la diastole, pour

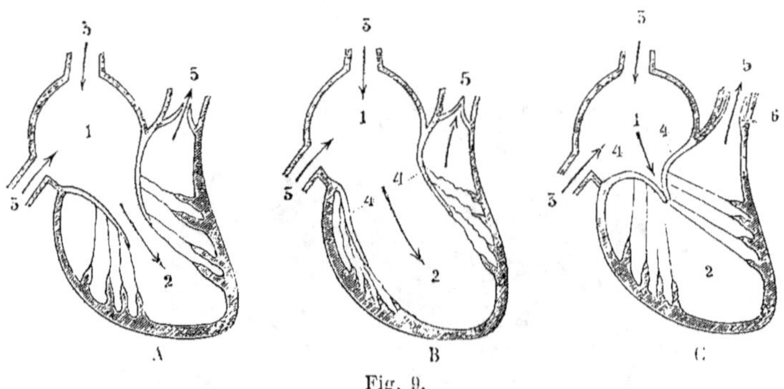

Fig. 9.

Les valvules auriculo-ventriculaires et sigmoïdes vues sur une coupe frontale du cœur droit : A. les valvules étant en position moyenne; B. au moment de la systole auriculaire; C. au moment de la systole ventriculaire.

1, oreillette droite. — 2. ventricule droit. — 3. veines pulmonaires. — 4, 4, artères pulmonaires. — 5. valvules auriculo-ventriculaires. — 6, valvules sigmoïdes.

permettre au sang de descendre de l'oreillette dans le ventricule, et se relèvent au moment de la systole, pour empêcher ce même sang de remonter dans l'oreillette. De même, les valvules artérielles se redressent contre la paroi vasculaire pour permettre au sang contenu dans le ventricule de passer dans le tronc artériel et s'abaissent ensuite pour s'opposer à tout reflux du tronc artériel vers le ventricule. Considérés à un point de vue purement morphologique, ces appareils valvulaires présentent la disposition suivante :

a. *Valvules auriculo-ventriculaires*. — Les valvules auriculo-ventriculaires revêtent, dans leur ensemble, la forme d'un cylindre ou d'un entonnoir membraneux, qui s'enfonce dans la cavité du ventricule (fig. 9, A). — La base de l'entonnoir est fixée sur le pourtour de l'orifice auriculo-ventriculaire. — Quant à son sommet, il flotte librement dans le ventricule. Il se trouve, en outre, percé d'un orifice, *l'orifice valvulaire*, dont le contour est irrégulièrement festonné et dont les dimensions, essentiellement mobiles, varient naturellement suivant la position de la valvule elle-même : l'orifice est entièrement fermé lorsque la valvule s'est relevée pour s'opposer au reflux sanguin (fig. 9, B) ; il présente, au contraire, son maximum d'ouverture, lorsque la valvule s'est abaissée et appliquée contre la paroi du ventricule (fig. 9, C).

Ainsi entendues, les valvules auriculo-ventriculaires nous présentent chacune deux faces : une *face axiale* (face auriculaire ou supérieure de quelques auteurs), qui regarde l'axe même de l'orifice ; une *face pariétale* (face ventriculaire ou inférieure de quelques auteurs), qui répond à la paroi ventriculaire. La première est unie et lisse ; la seconde est irrégulière et comme réticulée, par suite de l'insertion des nombreux cordages tendineux qui s'implantent sur elle et que nous décrirons dans un instant.

Elles nous présentent encore deux bords : un *bord adhérent*, fixé au cercle fibreux (voy. plus loin, p. 36) qui circonscrit l'orifice auriculo-ventriculaire ; un *bord libre*, très mince, très irrégulier, plus ou moins découpé, flottant librement dans la cavité ventriculaire.

b. *Valvules artérielles.* — Les valvules artérielles, plus connues sous le nom de *valvules sigmoïdes*, occupent l'origine de l'aorte et de la pulmonaire. Elles se composent, pour chacune de ces deux artères, de trois replis membraneux, affectant chacun la forme d'un nid de pigeon (fig. 10), que l'on aurait appliqué et comme suspendu à la paroi du vaisseau.

Comme les valvules auriculo-ventriculaires, les valvules sigmoïdes nous présentent chacune deux bords et deux faces : 1° un *bord adhérent*, qui se fixe solidement sur le pourtour de l'orifice artériel ; 2° un *bord libre*, qui flotte en pleine cavité artérielle ; 3° une *face axiale*, convexe, qui répond à la lumière du vaisseau ; 4° une *face pariétale*, concave, qui répond à sa paroi et s'applique contre elle, toutes les fois que la valvule se relève pour livrer passage à la colonne sanguine que la systole ventriculaire chasse dans l'artère.

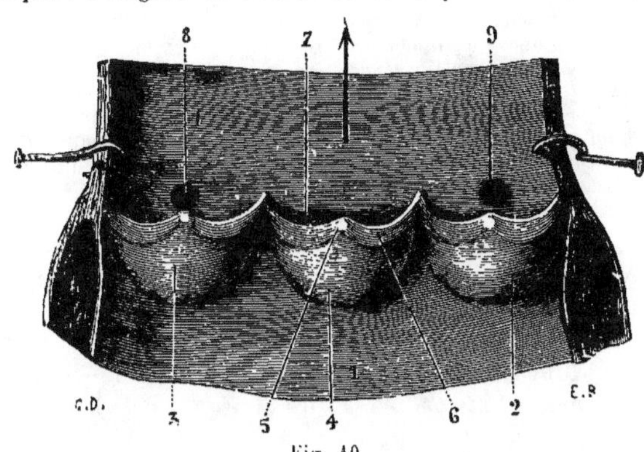

Fig. 10.

Valvules sigmoïdes de l'orifice aortique.

(L'aorte a été divisée suivant son axe à sa partie antérieure et développée.)

1, canal aortique du ventricule gauche. — 2, valve gauche. — 3, valve droite. — 4, valve postérieure. — 5, nodule d'Arantius. — 6, partie très mince en forme de croissant, formant les lunules des sigmoïdes. — 7, sinus de Valsalva. — 8, artère coronaire droite. — 9, artère coronaire gauche.

Le bord libre des sigmoïdes nous présente, en son milieu (fig. 10, 5) une petite masse fibreuse, que l'on désigne sous le nom de *nodule de Morgagni* pour l'artère pulmonaire, de *nodule d'Arantius* pour l'aorte. Ces nodules ont pour effet, dans l'abaissement des valvules sigmoïdes, d'assurer le contact réciproque de leur partie moyenne et de rendre ainsi plus parfaite l'occlusion du vaisseau. A droite et à gauche du nodule, le bord libre des valvules sigmoïdes est formé par une partie extrêmement mince qui revêt une forme semi-lunaire (fig. 10,6) : ce sont les *lunules* des sigmoïdes.

Entre la face pariétale des sigmoïdes et la paroi artérielle se trouvent des cavités en forme de cul-de-sac (fig. 10, 7) : ce sont les *poches valvulaires* ou *sinus de Valsalva*. Il existe naturellement, au niveau de chaque orifice artériel, trois poches valvulaires, qui répondent chacune à l'une des trois valvules sigmoïdes.

Vue par sa face axiale, chaque sigmoïde est séparée de sa voisine par un espace triangulaire dont la base est dirigée en bas. Ces espaces intervalvulaires et les faces axiales des trois sigmoïdes circonscrivent, dans leur ensemble, un conduit intermédiaire à la cavité ventriculaire et à la cavité artérielle : c'est le *canal valvulaire*. Il a la même hauteur que les sigmoïdes elles-mêmes et nous pouvons, en conséquence, lui considérer deux orifices : un orifice inférieur, qui répond au point le plus déclive des valvules, et un orifice supérieur, qui est constitué par leur bord libre. Il est à peine besoin de faire remarquer : 1° qu'au moment de la systole ventriculaire, les valvules sigmoïdes, en s'appliquant contre la paroi artérielle, ouvrent largement le canal valvulaire, en même temps qu'elles transforment les sinus de Valsalva en cavités virtuelles ; 2° qu'au moment de la diastole ventriculaire, les mêmes valvules, en s'abaissant vers l'axe du canal valvulaire et en arrivant au contact les unes des autres, ferment ce canal à sa partie supérieure et, de ce fait, empêchent le sang contenu dans l'artère de rétrograder dans le ventricule.

Anormalement, le nombre des valvules sigmoïdes, soit de l'aorte, soit de l'artère pulmonaire, peut diminuer ou augmenter, être réduit à deux ou porté à quatre. Voyez, à ce sujet : TARUFFI, *Sulle malattie congenite et sulle anomalie del cuore*, Bologne, 1875 ; — DILG, *Ein Beitrag zur Kenntniss sellener Herzanomalien*, Virchow's Arch., 1883 ; — MARTINOTTI et SPERINO, *Sulle anomalie numeriche delle semilunari aortiche e polmonari*, Torino, 1884 ; — DELITZIN, *Beobacht. über die vierte Halbmondklappe in der Arteria pulmonalis*, Arch. f. Anat. u. Physiol., 1892 ; — ONDO, *Marseille médical*, 1892. — Voyez aussi, au sujet de l'anatomie comparée des valvules sigmoïdes du cœur, GILBERT et ROGER, in *Arch. génér. de médecine*, 1893.

3° Colonnes charnues du cœur. — La surface intérieure des ventricules, contrairement à leur surface extérieure qui est unie, nous présente tout un système de saillies et de prolongements de la substance musculaire, lesquels, s'entre-croisant dans tous les sens, donnent à la paroi ventriculaire un aspect réticulé et alvéolaire. Ces saillies sont désignées sous le nom générique de *colonnes charnues du cœur*.

a. *Leur division*. — On les divise, d'après leur disposition, en trois ordres. — Les *colonnes charnues du premier ordre* font corps avec la paroi du ventricule par une de leurs extrémités seulement, l'extrémité inférieure. L'extrémité opposée, entièrement libre, donne naissance à une série de petits cordages tendineux, qui vont s'insérer d'autre part sur la face pariétale des valvules auriculo-ventriculaires. Cette insertion peut se faire, du reste, sur trois points différents de la valvule : sur son bord libre, sur son bord adhérent, dans l'intervalle compris entre ces deux bords. Les colonnes charnues du premier ordre sont encore désignées sous le nom de *muscles papillaires* ou de *piliers du cœur*. — Les *colonnes charnues du deuxième ordre* sont libres seulement par leur partie moyenne ; leurs deux extrémités sont fixées l'une et l'autre à la paroi ventriculaire. Elles constituent comme un trait d'union, comme une anastomose entre deux points plus ou moins éloignés de la surface intérieure du ventricule. — Les *colonnes charnues du troisième ordre* sont adhérentes, non seulement par leurs deux extrémités, mais aussi par leur partie moyenne. Elles font corps, dans toute leur hauteur, avec la paroi ventriculaire, d'où l'expression classique, qu'elles paraissent comme *sculptées* dans cette paroi.

b. *Leur mode de répartition sur les parois ventriculaires*. — Considérées au point de vue de leur répartition dans les ventricules, les colonnes charnues sont surtout abondantes au niveau de la pointe, où elles forment constamment plusieurs couches caractéristiques. Elles deviennent de plus en plus rares au fur et à mesure qu'on s'en éloigne ; dans la région de la base, on trouve même des zones, souvent fort étendues, qui sont entièrement lisses.

Les trois ordres de colonnes charnues existent également dans le ventricule droit et dans le ventricule gauche : celles du deuxième et du troisième ordre sont fort irrégulières, et échappent, par le seul fait de cette irrégularité, à toute description détaillée. Mais il n'en est pas de même des colonnes charnues du premier ordre : celles-ci affectent, pour chacun des deux ventricules, une modalité spéciale, qui a été particulièrement bien étudiée dans ces dernières années par MARC SÉE (*Rech. sur l'anat. et la phys. du cœur*, Paris, 1875) et que nous indiquerons tout à l'heure à propos de l'étude individuelle de chaque cavité ventriculaire.

2° *Caractères particuliers au ventricule droit.*

Le ventricule droit a la forme d'une pyramide triangulaire dont le sommet est dirigé en bas, du côté de la pointe du cœur. Nous pouvons, en conséquence, lui considérer trois parois, trois angles, un sommet et une base. Nous décrirons tout d'abord ces différentes régions; puis nous examinerons, dans son ensemble, la cavité même du ventricule.

1° **Parois.** — Les parois ventriculaires se distinguent en interne, antérieure et postérieure. — La *paroi interne*, fortement convexe, fait saillie dans la cavité ventriculaire, comme nous le montre nettement les coupes transversales (fig. 14,4), pratiquées perpendiculairement à l'axe du cœur. Elle répond à la cloison qui sépare l'un de l'autre les deux ventricules, d'où le nom de *paroi septale* qu'on lui donne quelquefois. — La *paroi antérieure*, légèrement concave, se dirige obliquement d'arrière en avant et de droite à gauche, occupant en largeur tout l'espace compris entre le sillon interventriculaire antérieur et le bord droit du cœur. Elle est relativement mince: aussi la voit-on flasque et affaissée toutes les fois que le ventricule est vide de sang. — La *paroi postérieure* s'étend du bord droit du cœur au sillon interventriculaire postérieur. Comme nous le montre la figure 14 (p. 21), elle est beaucoup plus petite que la paroi antérieure; elle est, comme elle, légèrement concave, mince et plus ou moins flasque.

Les parois ventriculaires revêtent chacune la forme d'un triangle, dont la base, dirigée en haut, répond à la base même du ventricule. Elles sont revêtues intérieurement par une multitude de colonnes charnues qui, pour la plupart, se détachent du pourtour des orifices de la base et, de là, se portent vers la pointe ; un plus petit nombre affectent une direction transversale ou arquée. Dans la partie supérieure du ventricule, ces colonnes sont peu saillantes et d'une disposition relativement simple. Dans la partie inférieure, au contraire, elles se divisent et se subdivisent, en même temps qu'elles deviennent plus irrégulières et plus richement anastomosées : la paroi, sur ce point, devient manifestement réticulée et aréolaire.

De ces colonnes charnues, la presque totalité appartient aux colonnes du troisième et du deuxième ordre, je veux dire qu'elles adhèrent à la paroi, soit dans toute leur longueur, soit à leurs deux extrémités seulement. Les autres sont des colonnes du premier ordre, de véritables muscles papillaires, allant de la paroi aux différents segments de la valvule tricuspide; nous les décrirons plus loin, à propos de cette dernière valvule.

2° Angles. — Les angles, comme les parois, sont au nombre de trois. — Le premier, *angle antérieur*, résulte de la réunion de la paroi interne avec la paroi antérieure. Il répond, extérieurement, au sillon interventriculaire antérieur. — Le second, *angle postérieur*, est formé par la rencontre de cette même paroi interne avec la paroi postérieure. Il répond au sillon interventriculaire postérieur. —

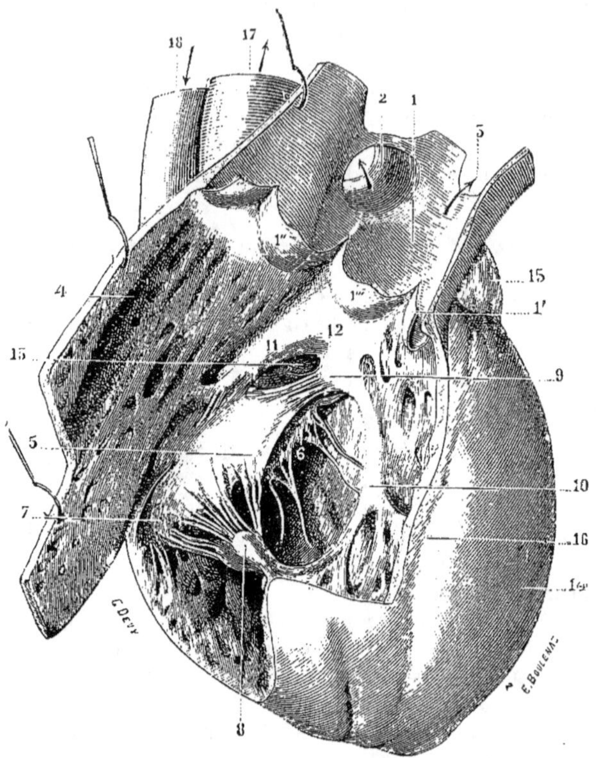

Fig. 11.

Le ventricule droit, vue antérieure, après incision et écartement en dehors de sa paroi antérieure.

L'artère pulmonaire a été incisée suivant une ligne verticale passant par la partie moyenne de sa valvule sigmoïde antérieure. L'incision a été prolongée en bas parallèlement au sillon interventriculaire, jusqu'au tiers inférieur de ce sillon. Elle a été ensuite dirigée horizontalement jusqu'à l'origine du pilier antérieur, puis verticalement jusqu'au bord droit du cœur. La paroi antérieure de l'artère pulmonaire et celle du ventricule droit, ainsi libérées en avant, ont été l'une et l'autre fortement érignées en dehors et en haut.

1, artère pulmonaire, avec : 1′, sa valvule sigmoïde antérieure; 1″, sa valvule droite; 1‴, sa valvule gauche. — 2, artère pulmonaire droite. — 3, artère pulmonaire gauche. — 4, paroi antérieure du ventricule droit, érignée en haut et en dehors. — 5, valve antérieure de la tricuspide. — 6, sa valve interne. — 7, sa valve postérieure. — 8, pilier antérieur. — 9, pilier du cône artériel de LISCUKA. — 10, faisceau arqué. — 11, faisceau innominé, circonscrivant la partie postéro-externe de l'infundibulum. — 12, infundibulum. — 13, fossette sous-infundibulaire. — 14, ventricule gauche. — 15, auricule gauche. — 16, sillon interventriculaire antérieur. — 17, aorte. — 18, veine cave supérieure.

Le troisième, *angle externe*, est formé par l'union des deux parois antérieure et postérieure; il répond au bord droit du cœur.

L'angle antérieur et l'angle postérieur sont des angles aigus : il est à peine besoin de faire remarquer que leur ouverture varie avec le degré de réplétion de la cavité ventriculaire, cette ouverture atteignant son maximum quand le ventricule est distendu par le sang ou par une injection, descendant à son minimum et jusqu'à 0 quand le ventricule est vide.

L'angle externe, au contraire, est un angle obtus et, d'autre part, son sommet est arrondi et par cela même mal délimité. Il en résulte que la paroi antérieure et la paroi postérieure se continuent l'une avec l'autre sans ligne de démarcation bien nette. De là la description de certains auteurs qui, réunissant ensemble paroi antérieure et paroi postérieure, ne considèrent au ventricule droit que deux parois : une paroi interne ou paroi gauche, fortement convexe ; une paroi externe ou paroi droite, fortement concave. Ainsi entendu, notre ventricule, vu en coupe (fig. 14,1), ressemble assez bien à un croissant, dont la concavité, dirigée au dehors, embrasse la partie correspondante du ventricule gauche.

3° Sommet. — Le sommet du ventricule droit répond extérieurement à la partie la plus inférieure des deux sillons interventriculaires antérieur et postérieur. Il est occupé par d'innombrables travées et trabécules, qui vont d'une paroi à l'autre et qui, en s'entrecroisant dans tous les sens, en s'anastomosant suivant les modalités les plus diverses, donnent à cette partie de la cavité ventriculaire un aspect caverneux : c'est la *portion caverneuse* du ventricule droit.

4° Base. — La base du ventricule droit regarde en haut, en arrière et à droite. Elle nous présente deux orifices : 1° l'orifice auriculo-ventriculaire droit, avec sa valvule tricuspide et ses muscles papillaires qui viennent s'attacher sur elles ; 2° l'orifice de l'artère pulmonaire avec ses valvules sigmoïdes.

A. ORIFICE AURICULO-VENTRICULAIRE DROIT, VALVULE TRICUSPIDE. — L'orifice auriculo-ventriculaire droit, qui met en communication l'oreillette droite et le ventricule correspondant, est assez exactement circulaire. Sa circonférence mesure 120 millimètres chez l'homme, 105 millimètres seulement chez la femme. Il est situé (fig. 8,6) sur le côté droit de l'orifice auriculo-ventriculaire gauche, en arrière et à droite de l'orifice aortique.

La valvule qui lui est annexée présente tous les caractères généraux que nous avons assignés ci-dessus (p. 12) aux valvules auriculo-ventriculaires. Elle nous offre donc à considérer : 1° une face axiale (*face auriculaire* de certains auteurs), unie et lisse, qui regarde l'axe même de l'orifice ; 2° une face pariétale (*face ventriculaire* de certains auteurs), sur laquelle viennent se fixer les cordages tendineux des muscles papillaires ; 3° un bord adhérent, qui répond au pourtour de l'orifice auriculo-ventriculaire ; 4° un bord libre, très mince, irrégulièrement dentelé, qui, comme l'indique son nom, flotte librement dans la cavité ventriculaire. Ce bord libre nous présente trois échancrures qui se rapprochent plus ou moins du bord libre, mais sans l'atteindre. Grâce à elles, la valvule auriculo-ventriculaire se trouve décomposée en trois valves, d'où les noms de *valvule tricuspide* (de *tres*, trois, et *cuspis*, pointe) ou de *valvule triglochine* (τρεῖς, trois, et γλωχίν, pointe) sous lesquels on la désigne le plus souvent.

Ces trois valves se distinguent, d'après leur situation, en antérieure, postérieure et interne. — La *valve antérieure*, la plus étendue des trois, revêt la forme d'un quadrilatère irrégulier, un peu allongé dans le sens transversal. C'est elle qu'on a sous les yeux (fig. 11,5) quand on a enlevé la paroi antérieure du ventricule. — La *valve postérieure* (fig. 12,4) répond à la paroi postérieure du ventricule. Elle est placée en arrière de la précédente, qu'il faut inciser et récliner pour la mettre à découvert. — La *valve interne* (fig. 12,5), la plus petite des trois, est appliquée contre la cloison interventriculaire, à laquelle elle est étroitement unie par des cordages tendineux ordinairement très courts. Elle est souvent peu distincte de la valve postérieure et, dans ce cas, la valvule auriculo-ventriculaire droite est bicuspide plutôt que tricuspide.

Aux trois valves de la tricuspide que nous venons de décrire, viennent s'ajouter le plus souvent deux petites *languettes valvulaires accessoires*, qui se trouvent situées (fig. 8, 6′ et 6″), l'une entre la valve antérieure et la valve postérieure, l'autre entre cette valve postérieure et la valve interne.

B. Piliers du ventricule droit. — Les piliers ou muscles papillaires du ventricule droit, destinés aux différentes valves de la tricuspide, varient beaucoup

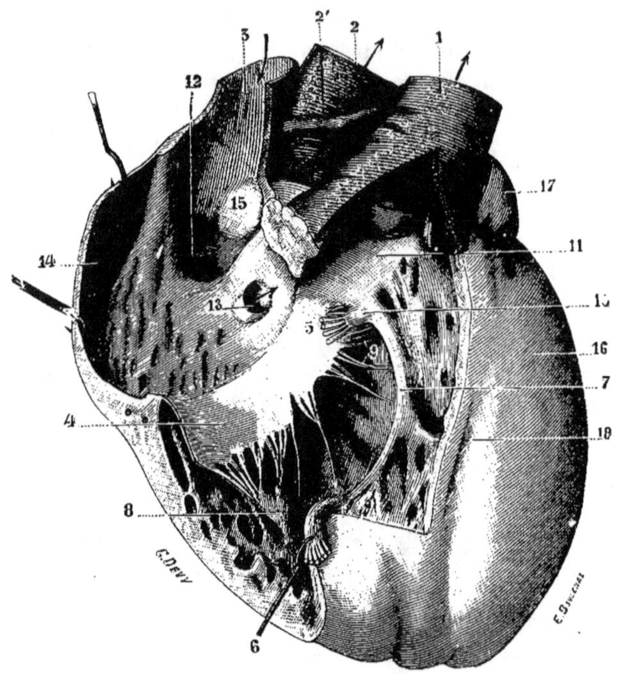

Fig. 12.

L'oreillette et le ventricule droits, vue antérieure, après ablation de la paroi antérieure de ces cavités.

(Même orientation que dans la figure précédente ; la paroi intérieure a été incisée suivant un plan passant par l'axe transversal de l'orifice auriculo-ventriculaire, immédiatement en arrière de la valve antérieure de la tricuspide.)

1, artère pulmonaire. — 2, aorte, avec 2′, repli préaortique. — 3, veine cave supérieure. — 4, valve postérieure de la tricuspide. — 5, sa valve interne. — 6, pilier antérieur, sectionné et érigné en bas. — 7, faisceau arqué. — 8, piliers postérieurs. — 9, cordages tendineux allant à la valve interne. — 10, muscle papillaire du cône artériel de Luschka. — 11, infundibulum ou cône artériel. — 12, orifice de la veine cave inférieure avec la valvule d'Eustache. — 13, orifice de la veine coronaire, avec la valvule de Thébésius. — 14, muscles pectinés de l'oreillette. — 15, fosse ovale. — 16, ventricule gauche. — 17, auricule gauche. — 18, sillon interventriculaire antérieur.

suivant les sujets. On rencontre cependant, dans le plus grand nombre de cas, un pilier antérieur, des piliers postérieurs et des piliers internes :

a. *Pilier antérieur.* — Le pilier antérieur ou muscle papillaire antérieur (fig. 11,8), le plus volumineux et le plus constant de tous, naît, par une extrémité élargie ou base, sur la partie moyenne de la paroi antérieure du ventricule, un peu en dedans de l'angle qui forme cette paroi en s'unissant à la paroi postérieure. De là, il se porte en haut et, après un parcours variable, se divise en deux ou trois sommets, lesquels donnent naissance à une dizaine de cordages tendineux fortement divergents. Ces cordages tendineux vont se terminer, pour la plupart, sur la partie externe de la valve antérieure de la tricuspide; quelques-uns d'entre eux, les plus externes, se rendent à la partie externe de la valve postérieure. Sur le côté interne de la base du muscle papillaire antérieur naît une colonne charnue du deuxième ordre (fig. 12,7), qui se porte ensuite en dedans et en haut pour venir s'attacher sur la cloison interventriculaire, un peu en arrière de l'angle antérieur. Cette colonne, dans son ensemble, décrit une courbe à concavité dirigée en haut et en arrière : je la désignerai, pour cette raison, sous le nom de *faisceau arqué;* c'est la *courbe inférieure* de Parchappe, le *moderator band* des auteurs anglais. Il est très variable, dans son développement, soit en longueur, soit en largeur; mais il est à peu près constant : je l'ai rencontré dans une proportion de 70 à 80 p. 100. Comme nous le montre nettement la figure 12, son bord supérieur est libre dans toute son étendue; son bord inférieur, au contraire, donne naissance à de nombreuses colonnettes, soit verticales, soit obliques, qui viennent se perdre sur la paroi antérieure du cœur.

b. *Piliers postérieurs.* — Les piliers postérieurs, au nombre de deux ou trois, se détachent de la paroi postérieure du ventricule, tout près de la cloison. Ils se résolvent comme les précédents en de nombreux cordages tendineux, destinés en partie à la valve postérieure, en partie à la valve interne.

c. *Piliers internes.* — Les piliers internes, enfin, sont représentés (fig. 11 et 12) par des cordages tendineux qui se détachent de la cloison, soit directement, soit par l'intermédiaire de petits mamelons charnus, véritables piliers en miniature. Ils se rendent à la valve interne. De ces mamelons charnus, il en est un (fig. 12,10) qui est assez constant et qui occupe la partie inférieure de l'infundibulum ou cône artériel : de là le nom de *muscle papillaire du cône artériel,* que lui a donné Luscuka. Il mesure ordinairement de 6 à 8 millimètres de longueur. Les cordages tendineux qui partent de son sommet viennent se fixer sur la partie interne de la valve antérieure, où ils s'entrecroisent plus ou moins avec ceux de direction toute différente qui proviennent du muscle papillaire antérieur.

d. *Mode d'occlusion de la valvule tricuspide.* — Le mode fonctionnel de la valvule tricuspide, dans l'occlusion de l'orifice auriculo-ventriculaire droit, est ainsi formulé par Marc Sée : « Cette occlusion, dit-il, résulte essentiellement de l'application intime de la valve antérieure et de la valve postérieure sur la cloison interventriculaire, et de la tension, par suite de la contraction des piliers, des arcades qui forment le bord inférieur des deux premières valves. Cette application des deux valves externes sur la valve interne et sur la cloison devient plus intime encore par la pression sanguine, développée par la contraction des parois musculaires externes du ventricule, qui vient également comprimer directement la cloison, une fois le sang expulsé. »

C. Orifice de l'artère pulmonaire, valvules sigmoïdes, infundibulum. — L'orifice de l'artère pulmonaire (fig. 8,4) est situé immédiatement en avant de l'aorte, en avant et un peu en dedans de l'orifice auriculo-ventriculaire droit. Comme ce dernier, il est régulièrement circulaire, mais il est beaucoup plus petit : sa circonférence mesure 72 millimètres chez l'homme, 68 millimètres chez la femme.

Les trois valvules sigmoïdes qui lui sont annexées présentent la disposition générale que nous leur avons assignée ci-dessus; nous n'y reviendrons pas ici (voy. p. 13). Elles sont orientées d'une façon telle que l'une est antérieure, les

deux autres postérieures, ces deux dernières se distinguant en droite et gauche
(fig. 8). Chacune de ces trois valvules, disposée en nid de pigeon, présente à la
partie moyenne de son bord libre un petit noyau fibro-cartilagineux, appelé
nodule de Morgagni.

Il est à remarquer que l'orifice pulmonaire n'est pas situé sur le même plan que
l'orifice auriculo-ventriculaire droit, mais un peu au-dessus de lui. Les deux orifices se trouvent séparés l'un de l'autre
par un faisceau charnu, d'un développement remarquable, qui mesure ordinairement de 12 à 15 millimètres de hauteur.
Ce faisceau *innominé* (fig. 11,11) se détache de la cloison interventriculaire un
peu au-dessous de la valvule sigmoïde
gauche. De là, il se porte obliquement en
dehors et en bas, passe tout d'abord au-
devant de l'aorte, puis au-dessus de la
valve antérieure de la tricuspide, et, finalement, vient se perdre sur la paroi antérieure du ventricule. Sa partie moyenne
s'avance dans la cavité ventriculaire à
la manière d'une saillie arquée arrondie
et mousse : c'est *l'éperon de Wolff*, la
crête supra-ventriculaire de His. Au-
dessous d'elle, se voit une dépression
profonde, que l'on pourrait appeler, en
raison de sa situation au-dessous de l'infundibulum, *fossette sous-infundibulaire*. Elle se prolonge jusqu'au-dessous
de la valve interne de la tricuspide.

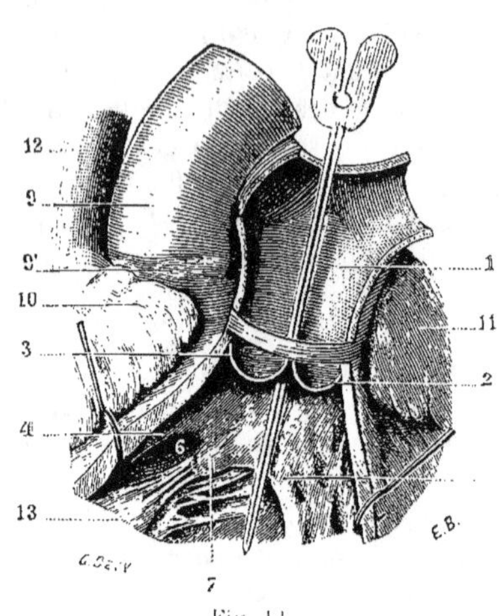

Fig. 13.

L'infundibulum, vu après résection de la paroi
antérieure.

(La paroi antérieure du ventricule droit et la paroi
antérieure de l'artère pulmonaire ont été enlevées au-
dessous et au-dessus de la ligne d'insertion des valvules
sigmoïdes. Une petite bande de l'artère pulmonaire a été
conservée au niveau de cette insertion.)

1, artère pulmonaire, avec : 2, sa valvule antérieure ;
3, sa valvule droite. — 4, faisceau innominé. — 5,5,
infundibulum ou cône artériel. — 6, fossette sous-infundibulaire. — 7, muscle papillaire du cône artériel. —
8, terminaison du faisceau arqué. — 9, aorte, avec 9'
repli préaortique. — 10, auricule droite. — 11, auricule
gauche. — 12, veine cave supérieure. — 13, valve antérieure de la tricuspide.

L'orifice de l'artère pulmonaire s'élève
donc au-dessus de l'orifice auriculo-ventriculaire droit de toute la hauteur du
faisceau charnu innominé que nous venons de décrire. La portion de la cavité

ventriculaire qui se trouve placée en avant de ce faisceau, entre lui et la paroi
antérieure du ventricule, revêt la forme d'un tronc de cône (fig. 13,5), dont la
grande base, dirigée en bas, se confond avec le reste de la cavité ventriculaire, et
dont la petite base, dirigée en haut, répond aux valvules sigmoïdes : c'est le *cône
artériel* de Luschka. Depuis longtemps déjà, Wolff, qui le comparait, en raison
même de sa forme, à un entonnoir renversé, lui avait donné le nom d'*infundibulum*. L'infundibulum, on le voit, est comme le vestibule de l'artère pulmonaire.

5° Cavité du ventricule droit. — Si maintenant, en manière de synthèse, nous
jetons un coup d'œil d'ensemble sur la cavité du ventricule droit, nous constatons
tout d'abord combien elle est accidentée, irrégulière, anfractueuse. Nous constant-
tons ensuite que la valve antérieure de la tricuspide, en s'étendant comme un
rideau de son côté externe à son côté interne (fig. 11 et 14), la divise en deux
portions : 1° une portion antérieure plus petite, qui descend en bas jusqu'à la
pointe du cœur et qui aboutit, en haut, par l'intermédiaire de l'infundibulum, à

l'orifice de l'artère pulmonaire, c'est la *chambre antérieure* ou *pulmonaire du ventricule* ; 2° une portion postérieure, plus grande, qui va de la pointe du cœur à l'orifice auriculo-ventriculaire droit, c'est la *chambre postérieure* ou *auriculaire du ventricule*. Il est à peine besoin d'ajouter que les deux chambres ne sont pas indépendantes, mais communiquent largement entre elles. Elles communiquent tout d'abord sur le côté externe du muscle papillaire antérieur. Elles communiquent ensuite à leur partie moyenne, par un orifice elliptique dont le grand axe, oblique en haut et en dedans, s'étend de la base du muscle papillaire antérieur à la base du muscle papillaire de l'infundibulum : son bord supérieur, concave en bas, répond successivement au muscle papillaire antérieur, au bord libre de la valve antérieure de la tricuspide, au muscle papillaire de l'infundibulum ; son bord inférieur, concave en haut, n'est autre que le bord libre du faisceau arqué, que nous avons décrit plus haut.

3° Caractères particuliers au ventricule gauche.

Le ventricule gauche se trouve situé à gauche, en arrière et un peu au-dessus du ventricule droit. Il affecte, dans son ensemble, la forme d'un cône, dont le sommet répond à la pointe du cœur et dont la base, dirigée en haut, à droite et en arrière, est immédiatement sous-jacente à l'oreillette gauche. Nous pouvons, en conséquence, lui considérer : 1° des parois; 2° un sommet ; 3° une base. Nous décrirons tout d'abord ces différents éléments ; puis, comme nous l'avons fait pour le ventricule droit, nous jetterons un coup d'œil d'ensemble sur la cavité même du ventricule.

1° **Parois**. — Vu sur une coupe perpendiculaire à son axe (fig. 16,3), le ventricule gauche nous apparaît sous l'aspect d'une cavité circulaire circonscrite de toutes parts par des parois d'une épaisseur remarquable. Il est ordinairement un peu aplati dans le sens transversal ; mais, en aucun cas, il ne nous présente des bords suffisamment accusés pour le décomposer en régions nettement distinctes. Nous pouvons cependant, pour la commodité de la description, lui considérer quatre faces : une *face interne* ou *septale*, qui n'est autre que la cloison interventriculaire (voy. p. 26); une *face externe*, qui répond au bord gauche du cœur; une *face antérieure* et une *face postérieure*, qui se trouvent situées, l'une immédiatement en dehors du sillon interventriculaire antérieur, l'autre immédiatement en dehors du sillon interventriculaire postérieur.

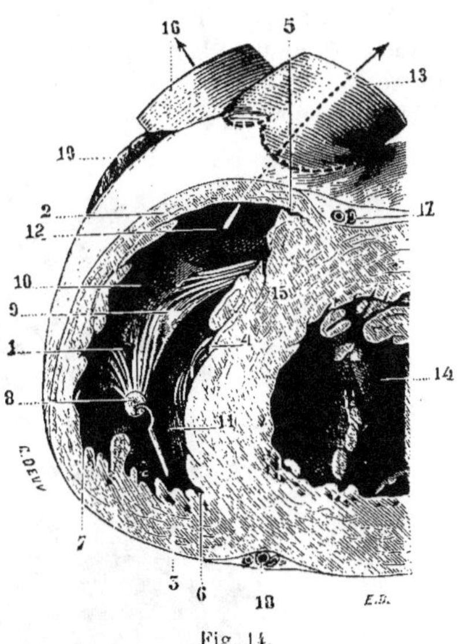

Fig. 14.

Coupe transversale du ventricule droit (segment supérieur de la coupe, vue inférieure).

1, ventricule droit, avec : 2, sa paroi antérieure; 3, sa paroi postérieure ; 4, sa paroi interne ou septale; 5, son bord antérieur ; 6, son bord postérieur ; 7, son bord droit. — 8, pilier antérieur du ventricule droit. — 9, valve antérieure de la tricuspide. — 10, 11, chambre antérieure et chambre postérieure. — 12, infundibulum. — 13, artère pulmonaire. — 14, ventricule gauche. — 15, cloison interventriculaire. — 16, aorte. — 17, vaisseaux interventriculaires antérieurs. — 18, vaisseaux interventriculaires postérieurs. — 19, auricule droite.

Toutes ces parois sont concaves et se regardent deux à deux par leur concavité.

Sauf la partie supérieure de la paroi interne, qui est lisse et unie, toute la surface intérieure de la cavité ventriculaire est recouverte par des colonnes charnues du premier, du deuxième et du troisième ordre. Les colonnes du deuxième et du troisième ordre, richement anastomosées entre elles, forment dans leur ensemble un vaste réseau dont la complexité va en augmentant de la base à la pointe. Quant aux colonnes charnues du premier ordre ou muscles papillaires, elles seront décrites plus loin à propos de la valvule auriculo-ventriculaire.

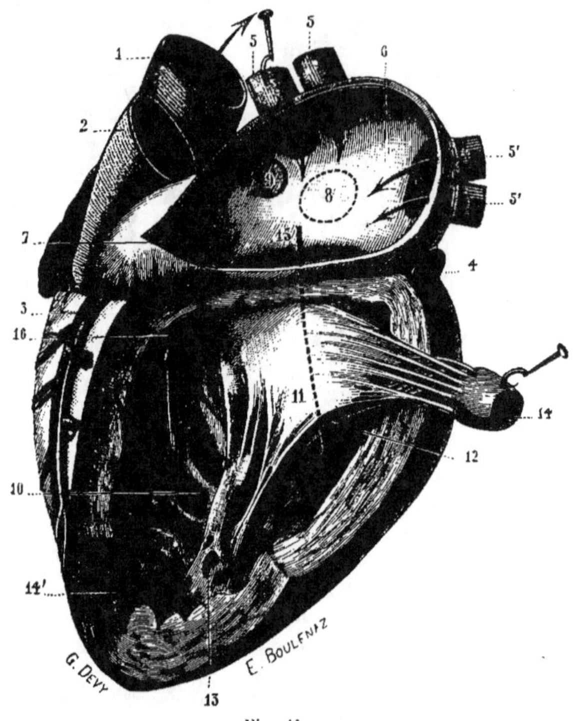

Fig. 15.

Oreillette et ventricule gauches, ouverts par leur côté externe.

1, aorte. — 2, artère pulmonaire. — 3, vaisseaux coronaires antérieurs. — 4, vaisseaux coronaires postérieurs. — 5, veines pulmonaires droites. — 5'. veines pulmonaires gauches. — 6, cavité de l'oreillette gauche, avec 7, l'auricule gauche. — 8, zone répondant à la fosse ovale. — 9, repli semi-lunaire. — 10, cavité du ventricule gauche. — 11, valve interne de la mitrale. — 12, valve externe. — 13, pilier postérieur. — 14, pilier antérieur, sectionné et érigné en haut et en arrière. — 14', partie inférieure ou base de ce même pilier. — 15, flèche parcourant l'orifice auriculo-ventriculaire. — 16, flèche se dirigeant vers l'orifice aortique et occupant la partie du ventricule dite chambre aortique.

2° Sommet. — Le sommet du cône ventriculaire répond, avons-nous dit plus haut, à la pointe du cœur. Il est coupé, comme le sommet du ventricule droit, par des colonnes charnues allant d'une paroi à l'autre, s'entrecroisant et s'anastomosant dans tous les sens. Il est à remarquer, cependant, que le réticulum est ici moins développé que dans le ventricule droit.

3° Base. — La base nous présente deux orifices : 1° l'orifice auriculo-ventriculaire, avec sa valvule mitrale et les différents muscles papillaires qui viennent s'attacher à elle ; 2° l'orifice de l'aorte, avec ses valvules sigmoïdes.

A. Orifice auriculo-ventriculaire gauche, valvule mitrale. — L'orifice auriculo-ventriculaire gauche, qui fait communiquer le ventricule gauche avec l'oreillette correspondante, est un peu plus petit que son homologue du ventricule droit :
sa circonférence, en effet, ne mesure que 102 millimètres chez l'homme, 90 chez la
femme. La valvule qui lui est annexée est constituée sur le même type que la
valvule auriculo-ventriculaire droite. C'est un cylindre membraneux, disposé en
sens vertical, avec une face axiale ou auriculaire, une face pariétale ou ventriculaire, un bord supérieur adhérent, un bord inférieur libre. Elle diffère cependant
de la tricuspide en ce qu'elle ne présente que deux échancrures et, par suite, deux
valves seulement au lieu de trois. On l'appelle, pour cette raison, *valvule bicuspide* (de *bis*, deux, et *cuspis*, pointe). On la désigne encore, depuis Winslow, qui
l'avait comparée à une mitre renversée, sous le nom de *valvule mitrale*.

Les deux valves de la mitrale se distinguent en interne et en externe. — La *valve
interne* (fig. 15,11) regarde la cloison interventriculaire : c'est la *valve droite* ou
grande valve de la mitrale. Elle revêt la forme d'une lame triangulaire mesurant
à sa partie moyenne de 15 à 18 millimètres. Insérée en haut sur la moitié interne
de l'orifice auriculo-ventriculaire, elle sépare, à la manière d'un large rideau
(voy. fig. 19), cet orifice auriculo-ventriculaire de l'orifice aortique. — La *valve
externe* (fig. 15,12), encore appelée *valve gauche* ou *petite valve*, répond à la paroi
externe du ventricule. Elle a une forme quadrilatère et mesure seulement de 10 à
12 millimètres de largeur.

Entre les deux valves précitées, on rencontre d'ordinaire, comme pour la valvule
auriculo-ventriculaire droite, deux petites languettes accessoires (fig. 8, 9″, 9‴,
qui ont pour effet de les compléter.

B. Piliers du ventricule gauche. — On ne compte dans le ventricule gauche que
deux colonnes charnues du premier ordre, autrement dit deux piliers ou muscles
papillaires, l'un antérieur, l'autre pos-
térieur. Le pilier antérieur se détache
de la paroi antérieure du ventricule,
au voisinage de la paroi externe. Le
pilier postérieur naît sur la paroi postérieure, tout près également de la
paroi externe. Tous les deux sont aplatis plutôt que cylindriques et, d'autre
part, ils se superposent le plus souvent dans le sens antéro-postérieur
(fig. 16, 4 et 5) : l'antérieur est alors
convexe, le postérieur concave, de telle
sorte que, lorsque le ventricule se
contracte, les deux piliers arrivent au
contact et s'emboîtent réciproquement,
l'antérieur pénétrant plus ou moins
dans le postérieur.

Les deux piliers du ventricule gauche se bifurquent ou même se trifur-

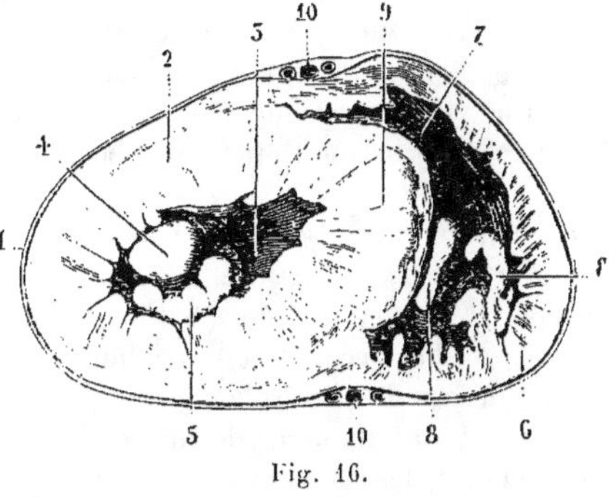

Fig. 16.

Coupe transversale des deux ventricules, pour
montrer la disposition des piliers.

1, péricarde (feuillet viscéral). — 2, paroi du ventricule
gauche. — 3, cavité de ce ventricule et canal aortique de
M. Séé. — 4, pilier antérieur de la valvule mitrale. — 5,
pilier postérieur. — 6, paroi du ventricule droit. — 7, cavité de ce ventricule et canal pulmonaire. — 8, pilier de la
valvule tricuspide. — 9, cloison interventriculaire. — 10,10′,
vaisseaux cardiaques antérieurs et postérieurs.

quent à leur extrémité supérieure et se résolvent finalement en une multitude de
cordages tendineux, qui se terminent comme suit : 1° ceux qui proviennent du
pilier antérieur vont s'insérer sur la partie antérieure des deux valves de la mitrale

et sur la languette valvulaire accessoire qui les sépare en avant ; 2° ceux qui émanent du pilier postérieur se rendent à la partie postérieure de ces mêmes valves, ainsi que sur la languette accessoire qui les sépare en arrière.

Les deux valves de la mitrale reçoivent donc, l'une et l'autre, des cordages tendineux des deux piliers. Mais elles diffèrent considérablement l'une de l'autre par le mode d'implantation de ces cordages sur leur face pariétale : sur la valve interne ou grande valve, ils s'attachent tous au bord inférieur de cette valve, de telle sorte que la plus grande partie de sa face pariétale est unie et lisse, disposition heureuse pour favoriser le glissement de la colonne sanguine, qui se dirige vers l'aorte ; sur la valve externe, au contraire, les cordages tendineux, plus ou moins anastomosés en arcades, recouvrent toute la face pariétale de la valve et lui donnent cet aspect irrégulièrement réticulé que nous avons signalé plus haut.

Au moment de la systole ventriculaire, les muscles papillaires, se contractant en même temps que les autres faisceaux du myocarde, attirent en dehors les deux valves de la mitrale. La valve interne ou grande valve, ainsi entraînée vers l'angle gauche du ventricule, suffit à elle seule pour recouvrir et oblitérer l'orifice auriculo-ventriculaire. La petite valve ne joue dans cette occlusion qu'un rôle secondaire ; elle ne fait que la compléter et la rendre hermétique par un mécanisme qui a été très nettement indiqué par

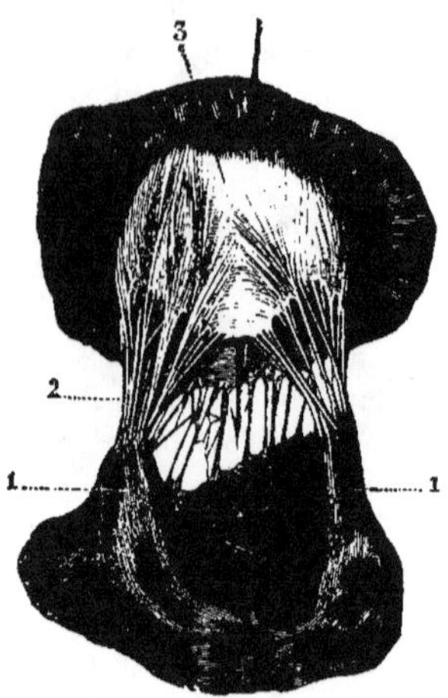

Fig. 17.

Valvule mitrale (d'après Bourgery).

1, piliers charnus. — 2, cordages tendineux. 3, valves de la mitrale.

Marc Sée : « les bords amincis de cette valve, dit-il, plissés par le rapprochement des cordages tendineux, se mettent en contact avec les plis analogues de la grande valve, et l'engrènement de ces deux ordres de plis, comprimés entre deux plans de cordages, produit une espèce de bourrelet qui détermine une occlusion hermétique de l'orifice que limitent les bords des valves. »

C. Orifice aortique, valvules sigmoïdes. — L'orifice artériel ou orifice aortique est situé en avant et en dedans de l'orifice auriculo-ventriculaire gauche. Il occupe, du reste, le même plan horizontal que ce dernier, différant en cela de l'orifice de l'artère pulmonaire, qui se trouve placé, comme nous l'avons vu, un peu au-dessus de l'orifice auriculo-ventriculaire droit.

Abstraction faite de ce dernier détail, l'orifice aortique présente dans sa disposition générale les plus grandes analogies avec l'orifice pulmonaire : comme lui, il est circulaire ; comme lui, il est un peu plus grand chez l'homme, où il atteint 70 millimètres de circonférence, que chez la femme, où il n'en présente que 65 ; comme lui, enfin, il possède trois valvules sigmoïdes, dont la convexité répond au ventricule, dont la concavité regarde la paroi du vaisseau ; et, pour compléter l'analogie, chacune de ces valvules sigmoïdes présente, à la partie moyenne de son bord libre, un petit noyau fibro-cartilagineux, qui prend ici le nom de *nodule d'Arantius*.

Les valvules sigmoïdes de l'aorte diffèrent cependant, sur certains points, de celles de la pulmonaire. — Tout d'abord, elles sont plus épaisses et plus résistantes, probablement parce qu'elles ont à lutter contre une pression plus forte, la pression sanguine étant toujours plus considérable dans l'aorte que dans l'artère pulmonaire. — En second lieu, les nodules d'Arantius sont plus nets que les nodules de Morgagni. — Enfin, et c'est là le caractère différentiel le plus important, l'orientation des sigmoïdes aortiques est tout autre que celle des sigmoïdes pulmonaires. Tandis que ces dernières se distinguent en une antérieure et deux postérieures, les trois sigmoïdes aortiques sont disposées d'une façon telle que l'une d'elles est située en arrière, les deux autres en avant : on les distingue donc (fig. 8) en postérieure, antérieure droite et antérieure gauche, ou plus simplement en valvule postérieure, valvule droite et valvule gauche.

Le développement nous explique d'une façon satisfaisante ce mode d'orientation inverse des sigmoïdes pulmonaires et aortiques. Le bulbe artériel, aux dépens duquel se formeront plus tard les deux grosses artères qui partent du cœur, possède primitivement, comme l'a fait remarquer GEGENBAUR, les ébauches de quatre valvules. De ces quatre valvules, l'une est antérieure, une autre postérieure, les deux autres latérales (fig. 18, A). Or, la cloison séparative qui, en se développant dans l'intérieur du bulbe, divisera celui-ci en deux canaux, l'un antérieur qui sera l'artère pulmonaire, l'autre postérieur qui sera l'aorte, cette cloison, dis-je, se dirige transversalement de droite à gauche et passe justement par le milieu des deux valvules latérales ci-dessus indiquées (ligne xx de la figure 18, A). Il en résulte que, lorsque la différenciation des deux troncs artériels est effectuée (fig. 18, B), chacun d'eux possède à son origine ventriculaire : 1° une seule des quatre valvules primitives du bulbe artériel ; 2° la moitié de deux autres, qui sont les valvules latérales. C'est à leurs dépens que se forment les valvules sigmoïdes et l'on conçoit nettement (fig. 18, C) : 1° que ces valvules soient au nombre de trois pour chaque orifice ; 2° qu'il y en ait deux de latérales (l'une droite, l'autre gauche), ce sont celles qui proviennent d'une moitié seulement des valvules latérales primitives du bulbe ; 3° que la troisième, l'une des quatre valvules primitives tout entière, soit disposée en avant pour l'artère pulmonaire et en arrière pour l'aorte.

4° Cavité ventriculaire. — Si, maintenant que les parois ventriculaires nous sont connues, nous jetons un coup d'œil d'ensemble sur la cavité elle-même, nous voyons que la grande valve de la tricuspide divise en deux *portions* (fig. 15) : une portion droite, située en dehors de cette valve, c'est la *chambre artérielle* ou *aortique*; une portion gauche, située en dehors, c'est la *chambre auriculaire*.

La chambre artérielle, limitée en dedans par la cloison

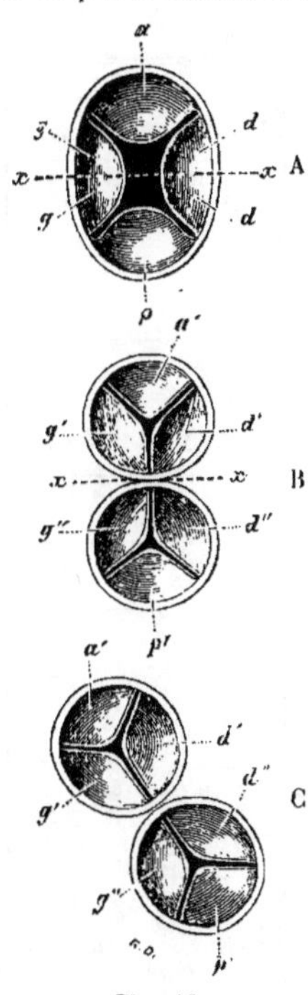

Fig. 18.

Développement des valvules sigmoïdes : A, bulbe artériel de l'embryon, avec ses quatre valvules; xx, axe suivant lequel passera la cloison séparative de l'aorte et de la pulmonaire; B, différenciation de l'aorte et de la pulmonaire au niveau de leur orifice ventriculaire; C, disposition des deux orifices artériels chez l'adulte.

a, p, g, d (dans la figure A), les quatre valvules antérieure, postérieure, droite et gauche dans le bulbe. — *a'* (dans les figures B et C), valvule antérieure de l'orifice pulmonaire. — *p'* (dans les figures B et C), valvule postérieure de l'orifice aortique. — *g', d'* (dans les figures B et C), valvules latérales gauche et droite de l'orifice pulmonaire. — *g'', d''* (dans les figures B et C), valvules latérales gauche et droite de l'orifice aortique.

interventriculaire, limitée en dehors par la grande valve de la mitrale, aboutit en haut à l'orifice de l'aorte, d'où le nom de *canal aortique* que lui donnent certains auteurs. Ses parois, du moins dans leur partie supérieure, sont lisses et unies.

La chambre auriculaire se trouve située entre la grande valve de la mitrale et la paroi externe du ventricule. Elle renferme donc la petite valve dans toute son étendue. Ses parois, contrairement à celles de la chambre artérielle, sont essentiellement irrégulières, partout recouvertes par le réticulum des colonnes charnues du deuxième et du troisième ordre.

Comme dans le ventricule droit, les deux chambres ventriculaires gauches sont loin d'être indépendantes. Elles communiquent largement entre elles sur les points suivants : 1° à leur partie antérieure, en avant du pilier antérieur ; 2° à leur partie postérieure, en arrière du pilier postérieur ; 3° à leur partie moyenne, par un vaste orifice que circonscrivent le bord inférieur de la grande valve et les deux piliers antérieur et postérieur.

4° *Parallèle anatomique des deux ventricules.*

Nous résumons dans le tableau synoptique suivant les principaux caractères, d'ordre anatomique, qui différencient les deux cavités ventriculaires :

DÉSIGNATIONS	VENTRICULE GAUCHE	VENTRICULE DROIT
1° *Situation.*	Situé à gauche ; n'occupe qu'une faible partie de la face antérieure du cœur ; descend un peu plus bas que le droit	Situé à droite ; occupe la plus grande partie de la face antérieure du cœur ; descend un peu moins bas que le gauche.
2° *Direction.*	Presque parallèle à l'axe médian.	Fortement incliné sur l'axe médian.
3° *Forme.*	Conoïde à base supérieure.	Prismatique triangulaire à base supérieure.
4° *Epaisseur.*	Parois beaucoup plus épaisses (= 15 mill.) : : 3 : 1.	Parois beaucoup moins épaisses (= 5 mill.) : : 1 : 3.
5° *Orifice auriculo-ventriculaire.*	Un peu moins grand que le droit (= 110 mill. de circonférence).	Un peu plus grand que le gauche (= 123 mill. de circonférence).
6° *Valvule auriculo-ventriculaire.*	Plus épaisse ; n'a que deux valves (*bicuspide* ou *mitrale*).	Moins épaisse ; présente trois valves (*tricuspide* ou *triglochine*).
7° *Orifice artériel.*	Un peu moins grand que le droit (= 70 mill. de circonférence).	Un peu plus grand que le gauche (= 72 mill. de circonférence).
8° *Valvules sigmoïdes.*	Un peu plus épaisses ; se distinguent en une postérieure et deux antérieures.	Un peu moins épaisses ; se distinguent en une antérieure et deux postérieures.
9° *Capacité.*	Plus petite (= 176 c. c.).	Plus grande (= 190 c. c.).
10° *Piliers.*	N'en possède que deux, l'un antérieur, l'autre postérieur.	En possède quatre ou cinq, disséminés sur ses trois parois.
11° *Rapports respectifs de l'orifice artériel avec l'orifice auriculo-ventriculaire.*	Les deux orifices auriculo-ventriculaire et aortique, sont situés sur le même plan horizontal.	L'orifice pulmonaire est placé un peu au-dessus de l'orifice auriculo-ventriculaire.

5° *Cloison interventriculaire.*

La cloison interventriculaire, qui forme à la fois la paroi interne du ventricule gauche et la paroi interne du ventricule droit, a naturellement la forme d'une lame

triangulaire dont la base répond aux oreillettes et le sommet à la pointe du cœur.
Elle est, le cœur étant en place, orientée d'une façon telle que sa face gauche
regarde en bas et en arrière ; par contre, sa face droite regarde en haut et en
avant. Nous avons déjà vu, en étudiant les ventricules. qu'elle est fortement convexe du côté du ventricule droit, fortement
concave, au contraire, du côté du ventricule
gauche.

L'épaisseur de la cloison interventriculaire est considérable. mais elle n'est pas
uniforme. Si on examine cette cloison sur
une coupe vertico-transversale passant par
sa partie moyenne (fig. 19), on constate
tout d'abord qu'elle présente son maximum
d'épaisseur à son extrémité inférieure : elle
mesure, à ce niveau, de 10 à 15 millimètres ;
elle s'atténue graduellement au fur et à mesure qu'elle s'élève et se termine, tout en
haut, au moment de se continuer avec la
cloison interauriculaire, par une partie
extrèmement mince et plus ou moins transparente, qui présente à peine 1 millimètre
et demi à 2 millimètres d'épaisseur, quelquefois beaucoup moins. Elle se compose donc
de deux portions très dissemblables : une
portion inférieure (6), épaisse et musculeuse
pars musculosa des anatomistes allemands),
qui représente la presque totalité de la cloison ; une portion mince et membraneuse
(*pars membranacea* des anatomistes allemands), toute petite (7), qui en occupe la
partie supérieure. Cette dernière portion est
dépourvue de fibres musculaires : elle est
constituée par une simple lame de tissu
conjonctif, tapissée à droite et à gauche par
l'endocarde correspondant. C'est le *unde-
fended space* des auteurs anglais.

La portion membraneuse de la cloison
interventriculaire (fig. 20, 6') est située

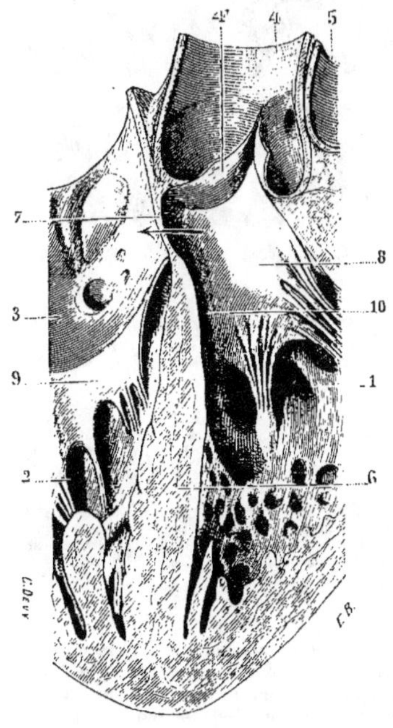

Fig. 19.

La cloison interventriculaire vue sur une
coupe vertico-transversale passant par
l'orifice aortique (segment postérieur de
la coupe).

1. ventricule gauche. — 2. ventricule droit. —
3. oreillette droite. — 4. aorte, avec 4' sa valvule
postérieure. — 5, artère pulmonaire. — 6. cloison
interventriculaire, portion musculeuse, avec 7, sa
portion membraneuse (on voit qu'une flèche traversant horizontalement cette portion membraneuse va
du ventricule gauche dans l'oreillette droite). —
8. valve interne de la tricuspide. — 9, valve interne
de la mitrale. — 10, canal aortique.

immédiatement au-dessous des sigmoïdes aortiques, tantôt sous la valvule postérieure, tantôt et le plus souvent entre la valvule postérieure et la valvule droite.
Sa forme varie beaucoup suivant les sujets : elle est, dans la plupart des cas, arrondie ou ovalaire à grand axe antéro-postérieur ; je l'ai vue, plusieurs fois, revêtir
la forme d'un triangle, dont la base, dirigée en bas, se continuait avec la portion
musculeuse de la cloison et dont le sommet, dirigé en haut, répondait à l'angle
d'écartement des deux valvules précitées. Quant à ses dimensions, elles sont aussi
très variables : elle mesure en moyenne 10 ou 12 millimètres de largeur, sur 6 ou
8 millimètres de hauteur ; soit, en surface, 60 à 90 millimètres carrés. Sa face droite
est lisse et unie : sur elle s'attache, à sa partie antérieure, la valve interne de la tricuspide. Sa face gauche, également unie et lisse, répond à une dépression plus

ou moins prononcée, mais constante, de la paroi ventriculaire : on pourrait l'appeler la *fossette sous-sigmoïdale* du ventricule gauche.

Du côté du ventricule gauche (fig. 20), la portion membraneuse de la cloison est tout entière située sur la paroi interne de ce ventricule. Mais il n'en est pas de même du côté opposé : là, sa partie inférieure seulement répond au ventricule droit et elle est placée, comme nous le montre nettement la figure 19, au-dessous de la valve interne de la tricuspide ; sa partie supérieure (par suite de ce fait que le ventricule droit est un peu plus court que le gauche) répond, non pas à la cavité ventriculaire, mais à l'oreillette située au-dessus. Il en résulte que si, à ce niveau, on enfonce une aiguille dans la partie la plus inférieure de l'oreillette droite et si on lui fait suivre de droite à gauche un trajet horizontal (voy. la flèche de la figure 19), cette aiguille pénètre, non pas dans l'oreillette gauche, mais bien dans le ventricule sous-jacent, dans la portion de ce ventricule qui se trouve immédiatement en dedans de la valvule mitrale.

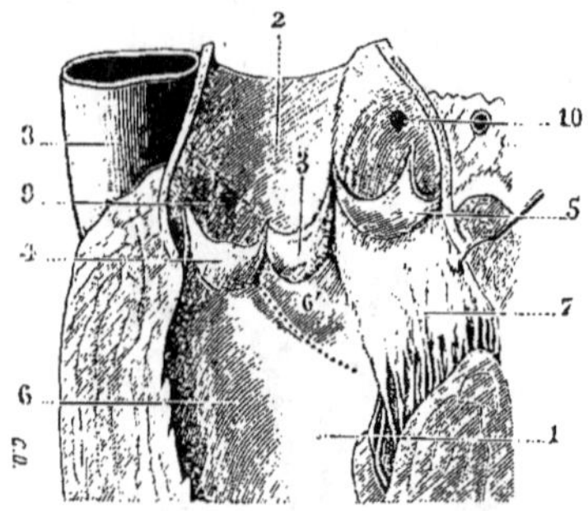

Fig. 20.

Pars membranacea de la cloison interventriculaire, vue de face par le ventricule gauche.

1, ventricule gauche. — 2, aorte, avec : 3, sa valvule postérieure ; 4, sa valvule droite ; 5, sa valvule gauche. — 6, cloison interventriculaire, avec 6' sa portion membraneuse. — 7, valve interne de la mitrale. — 8, artère pulmonaire. — 9, artère coronaire droite. — 10, artère coronaire gauche.

(La ligne pointillée qui se trouve au-dessous de la valvule sigmoïde postérieure indique la ligne d'insertion, dans le ventricule opposé, de la valve interne de la tricuspide.)

Embryologiquement (voy. *Embryologie*), la cloison interventriculaire de l'adulte dérive de deux formations bien différentes : le *septum inferius* de His et le *septum aorticum*. Le *septum inferius* ou cloison interventriculaire primitive apparaît sur la partie inférieure et postérieure des parois ventriculaires et, de là, se porte en haut vers le bulbe aortique ; elle est complètement achevée au début de la huitième semaine. Le *septum aorticum* ou cloison du bulbe aortique, qui divise en deux parties (aorte et artère pulmonaire) la cavité artérielle primitive débute à la partie supérieure du bulbe aortique ; de là, il progresse de haut en bas, marchant à la rencontre de la cloison interventriculaire ; il atteint cette dernière cloison et, en se fusionnant avec elle, il intercepte toute communication avec le ventricule droit et le ventricule gauche. De ces deux cloisons, l'une ascendante, l'autre descendante, la première est représentée, sur le cœur de l'adulte, par la portion musculeuse de la cloison interventriculaire ; la seconde forme la portion membraneuse de cette même cloison. Un peu avant la soudure de la cloison interventriculaire primitive avec la cloison aortique, les deux ventricules communiquent encore à leur partie toute supérieure, à l'aide d'un petit orifice, que l'on désigne ordinairement sous le nom de *pertuis* ou *foramen de Panizza*. Le trou de Panizza persiste durant toute la vie chez un grand nombre de reptiles, notamment chez les Crocodiliens. On le rencontre parfois chez l'homme à l'état d'anomalie et il occupe naturellement la partie inférieure de la portion membraneuse de la cloison interventriculaire, le point où cette portion membraneuse vient s'unir à la portion musculeuse. Du reste, l'ouverture anormale est tantôt triangulaire, tantôt arrondie ou ovalaire. Elle est le plus souvent unique : mais on rencontre parfois, à côté d'un orifice principal, un ou deux orifices accessoires.

B. — OREILLETTES

Les oreillettes nous présentent, comme les ventricules, des caractères communs et des caractères particuliers.

1° *Caractères communs aux deux oreillettes.*

Les oreillettes surmontent les ventricules. Comparées à ces derniers, elles en diffèrent tout d'abord par leur capacité, qui est moindre, par la minceur relative de leurs parois et par l'absence des colonnes charnues du premier ordre.

Elles en diffèrent ensuite par le nombre plus considérable d'orifices qui s'ouvrent dans leur cavité. Ces orifices sont de deux ordres : l'un, *orifice auriculo-ventriculaire*, fait communiquer l'oreillette avec le ventricule sous-jacent; il a été déjà décrit à propos des ventricules; les autres, *orifices veineux*, répondent à l'abouchement, dans la cavité auriculaire, d'un certain nombre de canaux veineux, dont la disposition, comme le nombre, varie pour chacune des deux oreillettes.

Au point de vue de leur forme, les oreillettes sont fort irrégulières et, de ce fait, sont difficilement comparables à un volume géométrique quelconque. On peut, cependant, les considérer comme étant cuboïdes et leur considérer par conséquent six parois ou faces. Nous ajouterons que chacune des oreillettes présente, à sa partie antéro-externe, une sorte de prolongement ou diverticulum qui répond à l'auricule.

2° *Caractères particuliers à l'oreillette droite.*

De forme irrégulièrement cuboïde, comme nous venons de le voir, l'oreillette droite nous offre à considérer six parois, que nous distinguerons, d'après leur situation, en inférieure, supérieure, externe, interne, antérieure et postérieure. De ces six parois, disons-le tout de suite, l'antérieure et l'externe possèdent un grand nombre de colonnes charnues, qui leur donnent un aspect plus ou moins réticulé. Les autres parois sont unies et lisses.

1° Paroi inférieure. — La paroi inférieure (fig. 23) répond au ventricule sous-jacent ; nous y retrouvons l'orifice auriculo-ventriculaire droit, avec sa valvule tricuspide (voy. *Ventricule droit*).

2° Paroi supérieure. — La paroi supérieure nous présente l'embouchure de la veine cave supérieure. Cet orifice, situé tout à côté de la cloison interauriculaire, est arrondi comme le vaisseau qui lui fait suite : il ne présente aucune trace de valvule, disposition anatomique qui nous explique le reflux possible du sang veineux dans la veine cave supérieure au moment de la systole auriculaire.

3° Paroi externe. — La paroi externe, concave et fort étroite, peut être considérée comme un simple bord. Très irrégulière, elle nous présente dans toute son étendue un système de colonnettes dirigées obliquement de haut en bas et d'arrière en avant : ce sont les *muscles pectinés* de l'oreillette (fig. 23,6), que nous retrouverons tout à l'heure sur la paroi antérieure. En arrière, ces faisceaux musculaires se détachent d'une saillie verticale, à laquelle His a donné le nom de *crista terminalis :* elle répond, sur la surface extérieure du cœur, au *sulcus terminalis* déjà décrit (p. 10).

4° Paroi interne. — La paroi interne (fig. 21), beaucoup plus importante, répond à la cloison interauriculaire. Elle nous présente tout d'abord, à sa partie moyenne, une dépression (6) appelée *fosse ovale*. Au niveau de cette dépression, la paroi, fortement amincie et demi-transparente, n'est pour ainsi dire formée que par l'adossement des deux membranes séreuses qui tapissent les oreillettes : nous l'appellerons la *membrane de la fosse ovale*.

La fosse ovale se trouve circonscrite sur la plus grande partie de son pourtour par un relief musculaire, connu sous le nom d'*anneau de Vieussens*. Ce relief, très marqué en avant et en haut, s'atténue et s'efface graduellement au fur et à mesure qu'on se rapproche de son extrémité postéro-inférieure : il en résulte que la membrane de la fosse ovale, confondue en arrière avec la paroi auriculaire, possède en avant des limites bien plus distinctes. Nous la voyons en effet, sur ce point, glisser sur le côté gauche de l'anneau qui l'encadre et former avec ce dernier une espèce de cul-de-sac de plusieurs millimètres de profondeur. Il est même extrêmement fréquent de voir ce cul-de-sac se transformer en un véritable canal qui s'ouvre, d'autre part, dans l'oreillette opposée. Ce *pertuis interauriculaire* (fig. 23, 13), reliquat du trou de Botal (voy. plus bas), se rencontre environ dans le tiers des cas ; d'après WALLMANN, il serait plus fréquent chez la femme que chez l'homme.

Nous signalerons, enfin, sur la paroi interne de l'oreillette droite et à sa partie toute postérieure, une petite saillie, que l'on appelle *tubercule de Lower*, du nom du médecin qui l'a signalé le premier en 1669. C'est un renflement de la paroi auriculaire elle-même, qui se trouve situé (fig. 21, 8) entre la fosse ovale et l'embouchure de la veine cave supérieure ou, plus exactement, entre les orifices des deux veines caves. Il affecte tantôt la forme d'une petite éminence, tantôt celle d'une crête mousse à direction transversale. Le tubercule de Lower, qui est assez développé chez quelques animaux, est, chez l'homme, peu visible ou même complètement absent. HALLER, CRUVEILHIER, HYRTL, ROMITI déclarent ne l'avoir jamais vu. Quand il existe, il semble avoir pour effet (RETZIUS) de dévier les colonnes sanguines qui débouchent par les deux veines caves et de les empêcher ainsi de se heurter l'une contre l'autre. Grâce à lui, le courant sanguin de la veine cave supérieure se porte vers la partie postérieure et inférieure de l'oreillette, tandis que le courant sanguin de la veine cave inférieure se trouve dirigé en avant et à droite, du côté de l'auricule.

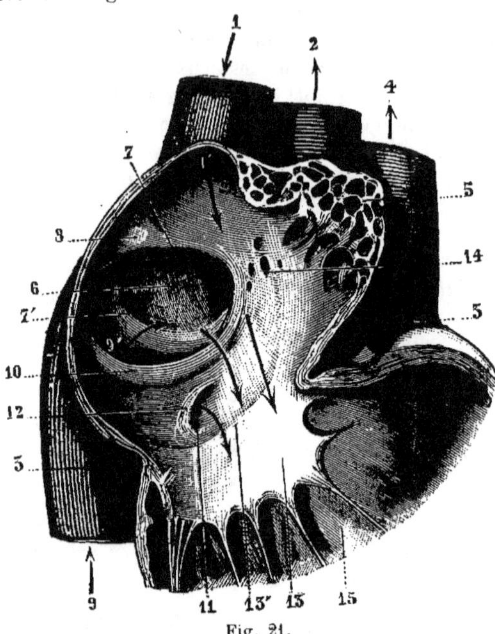

Fig. 21.

Oreillette droite.

La paroi externe et la paroi antérieure de l'oreillette ont été réséquées pour laisser voir la paroi postérieure et la cloison interauriculaire.)

1, veine cave supérieure, avec 1', son abouchement dans la paroi supérieure de l'oreillette. — 2, aorte. — 3, artère coronaire droite. — 4, artère pulmonaire. — 5, tissu réticulé de l'auricule droite. — 6, fosse ovale, encadrée par l'anneau de Vieussens, 7 et 7'. — 8, tubercule de Lower. — 9, veine cave inférieure, avec 9', son abouchement à la partie supérieure de l'oreillette. — 10, valvule d'Eustache. — 11, orifice de la grande veine coronaire. — 12, valvule de Thébésius. — 13, valve interne de la tricuspide. — 13', bord de l'orifice auriculo-ventriculaire. — 14, orifices de canaux veineux. — 15, cavité ventriculaire droite.

Pour bien comprendre la signification morphologique de la fosse ovale, il convient de se reporter à la période embryonnaire du cœur. Primitivement, les deux oreillettes communiquent largement entre elles à l'aide d'un orifice arrondi, qui occupe les lieu et place de la fosse ovale et qu'on appelle le *trou de Botal*. Ce trou persiste pendant toute la vie fœtale, mais avec des dimensions qui s'atténuent au fur et à mesure qu'on se rapproche de la naissance. Au troisième mois de la vie embryonnaire, en effet, on voit surgir de la partie postéro-inférieure du trou de

Botal une valvule, en forme de croissant, qui s'élève graduellement, rétrécissant d'autant l'aire de l'orifice. Au septième ou au huitième mois, le bord libre de cette valvule atteint déjà le bord antéro-supérieur du trou de Botal. A la naissance, il l'a dépassé et il se soude alors à la face gauche de la cloison interauriculaire, interceptant désormais toute communication entre les deux oreillettes. Toutefois, cette soudure est souvent incomplète et ainsi s'explique la présence du petit canal oblique, mentionné ci-dessus et nettement représentée dans la figure 23, qui se trouve à la partie antéro-supérieure de la fosse ovale : il peut être double ou même triple, suivant que le bord libre de la valvule en question contracte adhérence avec trois ou quatre points de la cloison.

La persistance chez l'adulte du pertuis interauriculaire n'entraîne pas nécessairement le mélange du sang artériel contenu dans l'oreillette gauche avec le sang veineux de l'oreillette droite. En effet, le bord libre de la valvule du trou de Botal dépassant en haut le rebord supérieur de cet orifice, il en résulte que, par le seul fait de la pression sanguine dans les oreillettes, cette valvule et la partie correspondante de la cloison interauriculaire sont fortement appliquées l'une contre l'autre et que la communication sus-indiquée entre les deux oreillettes est simplement virtuelle.

5° Paroi antérieure. — La paroi antérieure de l'oreillette droite (fig. 23) est concave. Elle nous présente à sa partie moyenne un orifice ovalaire (7), à grand axe vertical, qui conduit dans l'auricule. Cet orifice est ordinairement limité en haut par une petite colonne charnue à direction transversale, au-dessus de laquelle se voit une fossette plus ou moins profonde. — L'auricule droite a la forme d'un entonnoir aplati d'avant en arrière, dont la base s'ouvre dans l'oreillette par l'orifice précité et dont le sommet répond au côté antérieur de l'aorte. Ses parois, fort irrégulières, sont recouvertes de colonnes charnues du deuxième et du troisième ordre. — En dedans et au-dessous de l'orifice qui conduit dans l'auricule, la paroi antérieure de l'oreillette est lisse et unie. Au-dessus et en dehors de ce même orifice, elle est formée par un système de colonnettes charnues, d'une disposition très élégante, qui se détachent, en haut, du rebord antérieur de l'orifice de la veine cave supérieure et qui, de là, se portent obliquement en bas et en dehors en décrivant une légère courbe à concavité interne.

6° Paroi postérieure. — La paroi postérieure nous offre à considérer deux orifices importants, celui de la veine cave inférieure et celui de la grande veine coronaire :

a. *Orifice de la veine cave inférieure*. — L'orifice de la veine cave inférieure (fig. 21, 9') est situé à la partie moyenne de la paroi, tout près de la cloison ; il est circulaire et possède à sa partie inférieure, à titre d'annexe, un repli membraneux, appelé *valvule d'Eustache*. Cette valvule revêt la forme d'un croissant, à con-

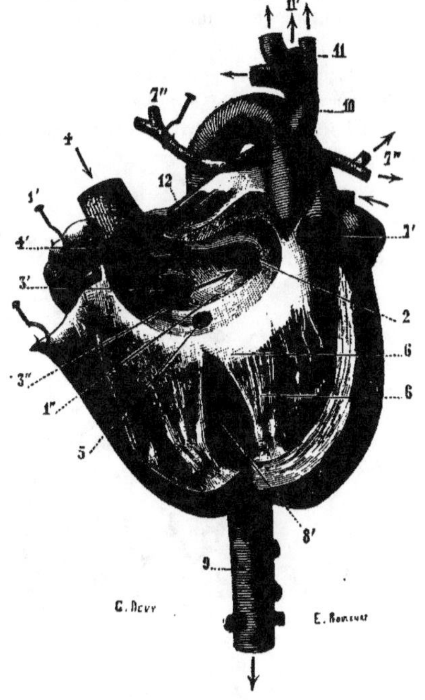

Fig. 22.

Oreillette et ventricule droits du cœur du fœtus, ouverts par leur côté externe.

1' auricule droite. — 1", cavité de l'oreillette droite. — 2, trou du Botal et sa valvule. — 3', orifice de la veine cave inférieure. — 3", valvule d'Eustache. — 4, veine cave supérieure, avec 4' son abouchement dans l'oreillette. — 5, orifice de la grande veine coronaire et valvule de Thébésius. — 6, valvule tricuspide, avec 6', ses cordages tendineux. — 7', orifice de l'artère pulmonaire. — 7", branches de cette artère. — 8, cavité du ventricule droit. — 9, aorte. — 10, tronc brachio-céphalique artériel. — 11, carotide gauche. — 11', sous-clavière gauche. — 12, veines pulmonaires.

cavité dirigée en haut. Ses deux extrémités ou cornes se continuent : la postérieure,
avec la paroi externe de la veine cave ; l'antérieure, avec la partie antéro-inférieure
de l'anneau de Vieussens. — Examinée sur des cœurs d'adultes, la valvule d'Eustache nous présente des dimensions fort variables : elle est le plus souvent peu
développée, quelquefois à peine visible. Dans tous les cas, elle est insuffisante pour
fermer entièrement l'orifice de la veine cave inférieure et justifier cette assertion,
que l'on trouve pourtant écrite partout, que la valvule d'Eustache a pour rôle

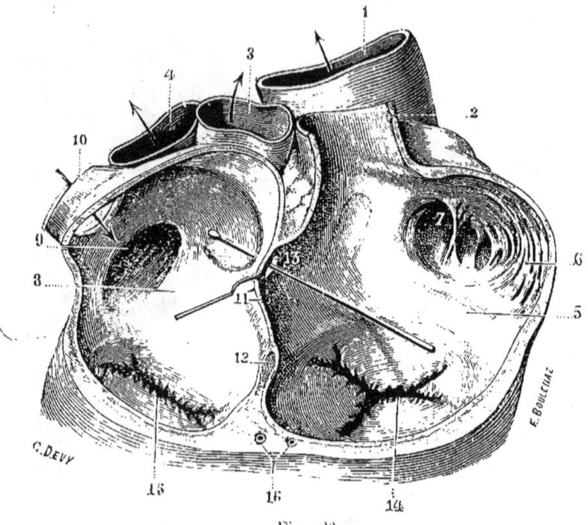

Fig. 23.

La paroi antérieure des deux oreillettes, vue par sa face postérieure.

(La moitié postérieure des deux oreillettes a été enlevée.)

1. aorte. — 2. veine cave supérieure. — 3. artère pulmonaire droite. — 4. artère pulmonaire gauche. — 5. oreillette
droite. — 6. muscles pectinés de l'oreillette droite. — 7. orifice d'entrée de l'auricule droite. — 8. oreillette gauche. —
9. orifice d'entrée de l'auricule gauche. — 10. artère pulmonaire droite. — 11. cloison interauriculaire (portion mince),
érignée à gauche. — 12. anneau de Vieussens. — 13. orifice interauriculaire. — 14. orifice auriculo-ventriculaire droit,
avec sa valvule tricuspide. — 15. orifice auriculo-ventriculaire gauche, avec valvule mitrale. — 16. sillon interventriculaire postérieur, avec ses vaisseaux.

d'empêcher le reflux du sang veineux de l'oreillette dans la veine cave inférieure.
— La signification anatomique de ce petit appareil est tout autre : chez le fœtus, la
valvule d'Eustache, beaucoup plus développée que chez l'adulte, se confond, d'une
part avec la paroi externe de la veine cave inférieure, d'autre part avec le rebord
antérieur du trou de Botal ; elle n'est pour ainsi dire que la paroi de la veine elle-
même se prolongeant jusqu'à l'oreillette gauche et a manifestement alors pour
fonction de diriger le courant sanguin vers cette dernière cavité. — Après la naissance, le trou de Botal étant oblitéré et la veine cave inférieure déversant désormais
la totalité de son contenu dans l'oreillette droite, la valvule en question n'a plus
aucun rôle à remplir : aussi, elle s'atrophie graduellement comme s'atrophie tout
organe devenu inutile, et voilà pourquoi elle présente, chez l'adulte, ces dimensions
très réduites qui la font descendre au rang d'un simple organe rudimentaire. —
Sous le nom de *tendon de la valvule d'Eustache*, TODARO a décrit, en 1865, une
formation tendineuse qui se détache d'un nodule de tissu conjonctif situé en regard
de l'orifice auriculo-ventriculaire droit. De là, le tendon en question gagne la

valvule d'Eustache, dont elle suit le bord libre. Chemin faisant, il jette dans l'épaisseur de la valvule de nombreuses ramifications, sur lesquelles viennent se terminer des faisceaux musculaires qui appartiennent en propre à cette valvule.

b. *Orifice de la veine coronaire.* — L'orifice de la veine coronaire (fig. 21, 11) est situé au-dessous et un peu en dedans de l'orifice de la veine cave inférieure, dont il est séparé par la valvule d'Eustache. Il est pourvu, lui aussi, d'une valvule mince et transparente : c'est la *valvule de Thébésius* (12), affectant tantôt la forme d'un croissant à concavité supéro-interne, tantôt la forme d'un diaphragme percé d'un ou de plusieurs trous. Comme la valvule d'Eustache, la valvule de Thébésius est *insuffisante*, c'est-à-dire qu'elle n'occupe qu'une partie de l'orifice auquel elle est annexée et ne peut, en conséquence, s'opposer qu'imparfaitement au reflux du sang veineux dans la veine coronaire.

3° Caractères particuliers à l'oreillette gauche.

On considère encore à l'oreillette gauche (fig. 15) six parois, présentant la même orientation et portant les mêmes noms que celles de l'oreillette droite. Ces parois sont presque partout lisses et unies. On ne rencontre de colonnes charnues bien caractérisées qu'à l'entrée et dans la profondeur de l'auricule.

1° Paroi inférieure. — La paroi inférieure répond au ventricule et nous présente l'orifice auriculo-ventriculaire gauche, avec sa valvule mitrale (voy. *Ventricules*).

2° Paroi supérieure. — La paroi supérieure est le point d'abouchement des quatre veines pulmonaires. Nous y rencontrons, par conséquent, quatre orifices : les deux premiers, situés tout près de la cloison, pour les veines pulmonaires droites; les deux autres, situés à la partie externe de cette paroi, pour les veines pulmonaires gauches. Tous ces orifices sont circulaires et dépourvus de valvules.

3° Paroi antérieure. — La paroi antérieure est légèrement convexe, déprimée qu'elle est par les troncs artériels qui sont placés en avant d'elle.

4° Paroi postérieure. — La paroi postérieure est à peu près plane.

5° Paroi externe. — La paroi externe nous présente, à sa partie antérieure, l'orifice (fig. 23,9) qui conduit dans l'auricule gauche. Rappelons que l'auricule gauche, à son entrée et dans sa profondeur, possède de nombreuses colonnes charnues. Elles y sont parfois tellement abondantes et tellement enchevêtrées qu'elles forment, dans leur ensemble, comme une sorte de tissu caverneux, le tissu caverneux de l'auricule gauche.

6° Paroi interne. — La paroi interne, enfin, répond à la cloison interauriculaire. Elle est fort mince à sa partie moyenne, suivant une zone (fig. 15,8) qui correspond directement à la fosse ovale. A sa partie antérieure et supérieure, se voit un petit repli en forme de croissant, dont la concavité regarde en avant et en haut; ce repli, adhérent par ses deux extrémités et libre par sa partie moyenne, n'est autre que le bord antérieur et supérieur de la valvule, ci-dessus décrite (p. 30), qui, en se développant, a fermé le trou de Botal. C'est à son niveau qu'aboutit, quand il existe, le petit pertuis, signalé encore ci-dessus, qui fait communiquer les deux oreillettes (*pertuis interauriculaire*).

4° Cloison interauriculaire.

La cloison interauriculaire (fig. 23,11 et 12) est une lame irrégulièrement quadrilatère, séparant l'une de l'autre les deux oreillettes et formant à la fois la face interne de l'oreillette droite et la face interne de l'oreillette gauche. Sur le cœur en place, son orientation est telle que, de ses deux faces, l'une regarde à droite et en avant, l'autre à gauche et en arrière. Elle répond, sur la surface extérieure du cœur, à ce sillon, vertical et légèrement curviligne, que nous présente la face postérieure de l'organe et que nous avons déjà étudié sous le nom de *sillon interauriculaire*.

L'épaisseur de la cloison interauriculaire, très variable suivant les points que l'on considère, oscille d'ordinaire entre 1 millimètre et demi et 4 millimètres. Elle est minima au niveau de la fosse ovale (fig. 23, 11), maxima au niveau de l'anneau musculaire qui circonscrit cette fosse (fig. 23, 12).

Les détails morphologiques que nous présentent les deux faces de la cloison interauriculaire ont été déjà décrits à propos des oreillettes. Nous ne saurions y revenir ici sans tomber dans des redites. Nous rappellerons cependant (voy. p. 30) que cette cloison est très souvent percée d'un trou, le *pertuis interauriculaire*, qui met en communication les deux oreillettes. Nous rappellerons aussi (p. 28) qu'elle descend dans l'oreillette droite, un peu plus bas que dans l'oreillette gauche, de telle sorte que si l'on enfonce une aiguille à la partie la plus déclive de l'oreillette droite (fig. 19, 7), cette aiguille pénètre, non pas dans l'oreillette opposée, mais dans le ventricule gauche.

§ IV. — STRUCTURE DU MYOCARDE

Envisagé au point de vue de sa constitution anatomique, le myocarde comprend les trois éléments suivants : 1° des formations fibreuses, disposées en forme d'an-

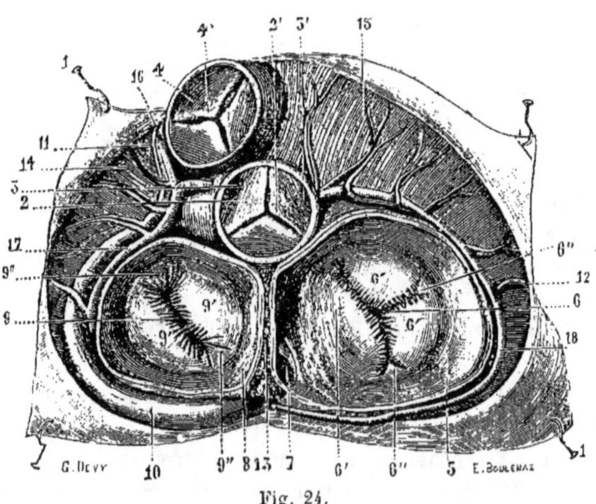

Fig. 24.

Base des ventricules, vue d'en haut, pour montrer les zones fibreuses auriculo-ventriculaires et les zones fibreuses artérielles.

1, péricarde érigné en dehors. — 2, orifice aortique avec ses valvules sigmoïdes. — 2', nodule d'Arantius. — 3, orifice de l'artère coronaire gauche. — 3', orifice de l'artère coronaire droite. — 4, orifice de l'artère pulmonaire, avec ses valvules sigmoïdes. — 4', nodules de Morgagni. — 5, oreillette droite. — 6, orifice auriculo-ventriculaire droit, avec 6''. valves de la valvule tricuspide ; 6'', languettes valvulaires accessoires. — 7, orifice de la grande veine coronaire, avec la valvule de Thébésius. — 8, oreillette gauche. — 9, orifice auriculo-ventriculaire gauche, avec 9'. 9', les deux valves de la mitrale. 9'', 9''. languettes valvulaires accessoires. — 10, grande veine coronaire. — 11, petites veines cardiaques. — 12, veine de Galien. — 13, coupe de la cloison interauriculaire. — 14, ventricule gauche. — 15, ventricule droit. — 16, branche antérieure de l'artère coronaire gauche. — 17, branche postérieure de la même artère. — 18, artère coronaire droite.

neau qui donnent insertion aux fibres musculaires et que l'on désigne sous le nom de *zones fibreuses du cœur* ; 2° des éléments contractiles, qui constituent les *fibres musculaires du cœur* ; 3° du tissu conjonctif, unissant les uns aux autres les éléments contractiles. Nous étudierons séparément chacun de ces éléments.

A. — ZONES FIBREUSES DU COEUR

On donne ce nom à des anneaux fibreux (*cercles tendineux* de LOWER) qui entourent les différents orifices que nous avons décrits plus haut à la base des ventricules. Ces anneaux sont donc au nombre de quatre : deux pour les orifices auriculo-ventriculaires, l'un droit, l'autre gauche ; deux pour les orifices artériels, le premier pour l'orifice aortique, le second pour l'orifice de l'artère pulmonaire.

1° Disposition générale. — Les zones fibreuses du cœur présentent naturellement la même situation, la même forme, les mêmes rapports et les mêmes dimensions que les orifices qu'elles circonscrivent. Si nous parcourons la base des ventricules en allant d'avant en arrière (fig. 24), nous rencontrons successivement : sur un premier plan, la *zone pulmonaire* ; sur un deuxième plan, en arrière et un peu à droite de la zone pulmonaire, la *zone aortique* ; sur un dernier plan, les *deux zones auriculo-ventriculaires*, l'une à droite, l'autre à gauche.

La zone pulmonaire couronne, ainsi que nous l'avons vu, l'infundibulum du ventricule droit et, de ce fait, se trouve située un peu au-dessus des trois autres. La zone aortique et les deux zones auriculo-ventriculaires occupent toutes les trois le même plan horizontal ; elles sont, en outre, juxtaposées et parfois même continues. Au point de contact de ces trois zones, on voit se développer parfois, chez l'homme, un dépôt calcaire, qui embrasse à la manière d'un arc la partie antérieure de l'aorte et que l'on appelle improprement l'*os du cœur*. Ce dépôt calcaire est constant chez quelques mammifères, notamment chez le bœuf.

2° Forme. — Les zones fibreuses du cœur ont une forme différente suivant qu'on les examine au niveau des orifices artériels ou au niveau des orifices auriculo-ventriculaires.

a. *Zones fibreuses artérielles.* — Au niveau des orifices de l'artère aorte et de la pulmonaire, chaque zone fibreuse revêt la forme d'un anneau à coupe plus ou moins circulaire, mesurant 1 millimètre à 1 millimètre et demi d'épaisseur et présentant trois festons à concavité supérieure. Autrement dit, il est constitué par trois arcs (fig. 25) qui se continuent réciproquement par leurs extrémités et dont chacun d'eux répond à l'insertion d'une des valvules sigmoïdes. En haut, par leur bord concave, ces arcs fibreux répondent à la tunique moyenne de l'artère. En bas, leur bord convexe donne attache, par sa partie moyenne tout au moins, aux faisceaux correspondants du myocarde : les parties extrêmes de ce bord donnent insertion à des tractus conjonctifs horizontaux, qui vont s'attacher d'autre part

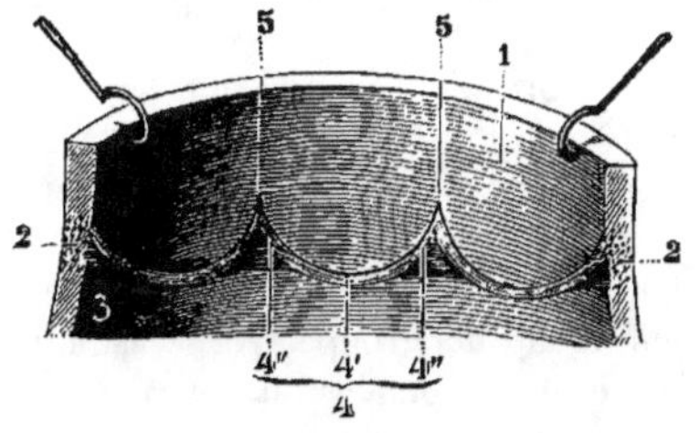

Fig. 25.

Zone fibreuse artérielle, vue sur la face interne de l'artère pulmonaire.

1, artère pulmonaire incisée et étalée. — 2, 2, coupe de la zone fibreuse artérielle. — 3, cavité ventriculaire. — 4, l'un des trois arcs de cette zone fibreuse, avec : 4', sa partie moyenne ; 4", 4", ses parties extrêmes, réunies aux arcs voisins par des tractus conjonctifs. — 5, 5, points d'union des trois arcs.

sur l'extrémité correspondante de l'arc voisin ; ces tractus conjonctifs, dans leur ensemble, constituent une petite lamelle triangulaire, qui comble exactement l'angle curviligne formé par deux arcs contigus. En dedans, je veux dire sur le côté qui regarde l'axe du vaisseau, ils donnent naissance à des lames fibreuses qui pénètrent dans l'épaisseur des sigmoïdes et forment comme le squelette de ces valvules.

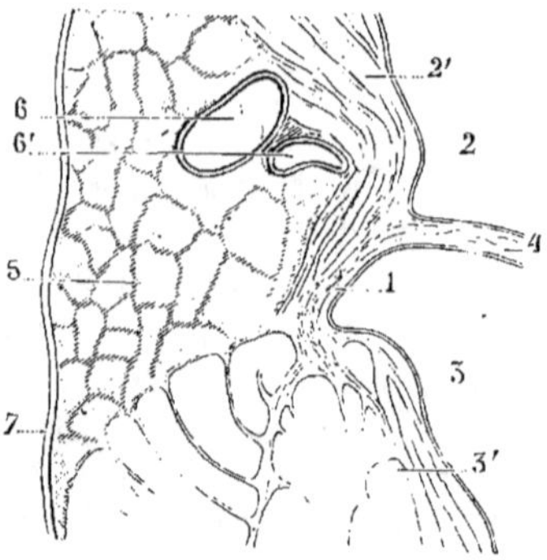

b. *Zones fibreuses auriculo-ventriculaires.* — Les zones auriculo-ventriculaires se présentent à nous sous la forme d'une lame fibreuse, disposée en cercle et entourant sur tout son pourtour l'orifice correspondant. Cette lame, dont l'épaisseur varie de 1 millimètre et demi à 2 millimètres, est le plus souvent aplatie de dehors en dedans, de telle sorte qu'on peut lui considérer (fig. 28, 1) deux faces et deux bords. Les deux faces se distinguent en interne et externe : la face interne laisse échapper des prolongements membraneux qui, en pénétrant dans l'épaisseur des valvules auriculo-ventriculaires, deviennent la charpente de ces valvules (voy. *Structure des valvules*); la face externe répond, dans la plus grande partie de son étendue, au tissu cellulo-adipeux du sillon auriculo-ventriculaire. Des deux bords, l'un est supérieur, l'autre inférieur : le premier, tourné du côté de l'oreillette, donne insertion aux faisceaux musculaires de cette cavité; le second donne insertion aux fibres ventriculaires.

Fig. 26.

Coupe transversale d'une zone fibreuse auriculo-ventriculaire passant par la paroi externe du ventricule gauche.

1, zone fibreuse auriculo-ventriculaire.— 2, oreillette gauche, avec 2', sa paroi musculaire. — 3, ventricule gauche, avec 3', sa paroi musculaire. — 4, valve externe de la mitrale. — 5, sillon auriculo-ventriculaire, avec son tissu adipeux. — 6, 6', vaisseaux.

3° **Structure**. — Au point de vue histologique, les zones fibreuses du cœur appartiennent, comme leur nom l'indique, au tissu fibreux. Elles se composent essentiellement de faisceaux fibreux très denses, auxquels viennent se joindre, à titre d'éléments accessoires, des fibres élastiques extrêmement fines.

B. — FIBRES MUSCULAIRES DU CŒUR

Les fibres musculaires sont les éléments essentiels, les éléments nobles du myocarde : c'est à elles, en effet, que le cœur doit de remplir ces fonctions mécaniques importantes qui lui ont fait assigner un rang si élevé dans l'appareil circulatoire. Nous étudierons, tout d'abord, les fibres cardiaques à l'état d'isolement et à un point de vue purement histologique. Nous essaierons ensuite de faire connaître leur mode de groupement, c'est-à-dire la façon dont elles se comportent pour former les parois des quatre cavités auriculaires et ventriculaires.

1° *Caractères histologiques des fibres cardiaques.*

Les fibres cardiaques, qu'on les envisage sur les oreillettes ou sur les ventricules, appartiennent toutes à la catégorie des fibres musculaires striées. Elles diffèrent cependant des fibres striées des muscles de la vie animale par les trois caractères suivants : 1° elles sont dépourvues de myolemme ; 2° leurs noyaux sont toujours axiaux; 3° au lieu de conserver dans toute leur étendue une forme régulièrement cylindroïde, elles se bifurquent au cours de leur trajet et s'anastomosent réciproquement les unes avec les autres (fig. 27), de façon à former, dans leur ensemble, un vaste réseau.

1° Décomposition des fibres cardiaques en segments superposés (segments de Weissmann). — Si, comme l'a fait EBERTH, on traite les fibres cardiaques par le nitrate d'argent, on voit apparaître à leur surface, de distance en distance, des lignes noires qui s'étendent transversalement d'un bord à l'autre de l'élément. Ces lignes, essentiellement irrégulières, toujours plusieurs fois brisées, montent ou descendent comme le ferait le profil d'un escalier : ce sont les *traits scalariformes* (de *scala*, escalier) d'EBERTH. Si, d'autre part, on fait agir sur les fibres cardiaques une solution de potasse à 40 p. 100, ces fibres se fragmentent, en sens transversal, en une série de segments, qui s'isolent et acquièrent ainsi une individualité propre : ce sont les *segments de Weissmann*, ainsi appelés du nom de celui qui, le premier, en 1861, a fait cette constatation. Or, il est à remarquer que les plans transversaux suivant lesquels se fait cette segmentation correspondent exactement aux traits scalariformes signalés tout à l'heure.

Ces deux expériences, aujourd'hui classiques, nous permettent de conclure que la fibre cardiaque ne doit pas être considérée comme un élément anatomique primordial, mais qu'elle est formée, en réalité, par une série de segments cylindroïdes, ajoutés bout à bout et unis les uns aux autres par un ciment spécial, que dissout la potasse (dans l'expérience de WEISSMANN) et que décèle l'argent (dans l'expérience d'EBERTH).

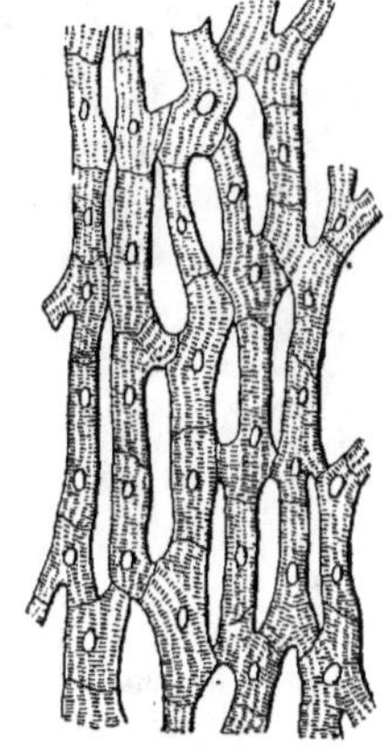

Fig. 27.

Réseau musculaire du cœur.

On voit que ce réseau est constitué par des éléments cellulaires (cellules du cœur) ajoutés bout à bout et séparés les uns des autres par des lignes transversales et plus ou moins régulières, qui ne sont autres que les traits scalariformes d'EBERTH.

Le segment de Weissmann est donc l'élément primordial, ou, si l'on veut, l'unité anatomique du myocarde. Voyons maintenant quelle est sa structure et qu'elle est sa signification.

2° Structure des segments de Weissmann. — Chez les batraciens, les segments cardiaques sont allongés, fusiformes, rappelant assez bien par leur aspect extérieur les éléments contractiles appelés fibres lisses. Chez les mammifères, et en particulier chez l'homme, ils affectent la forme d'éléments cylindroïdes, dont la longueur serait quatre ou cinq fois supérieure à leur diamètre ; chacun d'eux rappelle assez bien (fig. 28) un fragment de colonne cassée à ses deux bouts. Leur surface extérieure est convexe, arrondie, assez régulièrement lisse. Leurs deux bases, répondant aux traits scalariformes d'EBERTH, sont naturellement fort irrégulières ; elles sont, comme ces derniers, délimitées par des surfaces brisées, disposées en escalier. Enfin, de leur surface latérale ou de leurs bases s'échappent des prolongements anastomotiques plus ou moins nombreux, plus ou moins longs et plus ou moins larges, qui se fusionnent, après un trajet variable, avec les segments voisins. Quelle que soit leur forme, les segments de Weissmann nous offrent à considérer, chacun, les trois parties suivantes : 1° sa masse contractile ; 2° son noyau ; 3° son protoplasma. Nous avons déjà dit plus haut, et nous croyons devoir le rappeler ici, que la fibre cardiaque n'avait pas de myolemme.

a. *Masse contractile.* — La masse contractile occupe la presque totalité de l'élément. Elle est formée, ici comme dans la fibre d'un muscle de la vie animale, par une multitude de fibrilles, disposées en sens longitudinal et intimement accolées les unes aux autres. Ici encore ces fibrilles se groupent systématiquement en de petites colonnettes qui rappellent exactement les cylindres primitifs de Leydig (voy. t. Ier, p. 650). Chacune des fibrilles, prise à part, nous présente la même succession de parties claires et de parties obscures, que nous avons décrites sur la fibrille des muscles striés ordinaires, c'est-à-dire un disque mince, un disque clair, un disque épais, un disque clair, un disque mince, et ainsi de suite. Il est même à remarquer que le disque épais se trouve décomposé, par une double strie de Hensen, en trois disques superposés, un disque principal et deux disques accessoires. Nous retrouvons donc, dans le segment cardiaque, le même mode d'agencement fibrillaire que dans la fibre musculaire ordinaire.

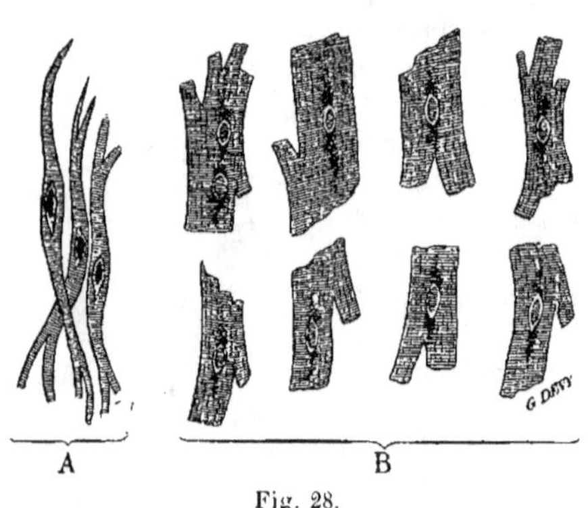

Fig. 28.

Segments de Weissmann ou cellules musculaires
du cœur, à l'état d'isolement.

A, chez les batraciens ; B, chez les mammifères (isolement
par la potasse à 40 p. 100).

Il est, dès lors, tout naturel que ce segment nous présente le même mode de striation : une *striation transversale*, indice de la présence, dans les fibrilles, de disques clairs et de disques sombres alternant régulièrement ; une *striation longitudinale*, indice de l'accolement en sens axial des colonnettes primitives.

b. *Noyaux*. — Chaque segment cardiaque possède un noyau, quelquefois deux, rarement trois. Ces noyaux sont axiaux, c'est-à-dire placés dans l'axe du segment, ce que l'on voit très nettement (fig. 39, 1) sur des coupes transversales du myocarde. Ils ont, du reste, une forme ovalaire ou en fuseau à grand axe longitudinal. Comme le fait remarquer Renaut, quand le noyau est unique, il occupe le plus souvent, mais pas toujours, le milieu de la hauteur du segment cardiaque ; quand il y a deux noyaux, ils sont ou rapprochés jusqu'au contact ou très peu distants l'un de l'autre.

c. *Protoplasma*. — Les noyaux baignent au sein d'un protoplasma granuleux, qui occupe, comme lui, l'axe du segment cardiaque (fig. 23, B), où il se dispose en une sorte de fuseau à grand axe dirigé suivant la longueur du segment. Cette masse protoplasmique ne se contente pas d'entourer le noyau ou les noyaux. De sa périphérie se détachent de minces prolongements lamelleux, qui se portent en dehors en sens radiaire et forment des gaines aux cylindres primitifs ; ce sont ces gaines, disons-le en passant, qui, sur les coupes transversales des fibres cardiaques (fig. 30,2), dessinent ces innombrables champs polygonaux, appelés *champs de Cohnheim*. Chez le vieillard, le protoplasma axial est semé ordinairement de granulations ambrées, réfringentes comme des gouttes de graisse. Mais l'acide osmique ne les teint pas en noir, comme il le fait des graisses neutres (Renaut). Ce ne sont donc pas des granulations graisseuses, mais des granulations protoplasmiques.

3° Signification morphologique des segments de Weissmann. — Nous avons vu précédemment, à propos des muscles de la vie animale (voy. Myologie, p. 655) que chaque fibre musculaire, quelle que soit sa longueur chez l'adulte, dérive d'une cellule appelée myoblaste. Les segments de Weissmann ont exactement la même origine : chacun d'eux est le représentant d'une cellule mésoblastique, dont le protoplasma a été envahi dans la presque totalité de son étendue par des éléments contractiles. Voilà pourquoi les segments de Weissmann ont pour synonymes, dans la description de bon nombre d'histologistes, la dénomination, parfaitement justifiée du reste, de *cellules cardiaques*. Les segments cardiaques ont donc, en morphologie générale, la même signification que les fibres musculaires striées des muscles de la vie animale ; les uns et les autres sont des cellules chargées d'éléments contractiles. La seule différence qui existe entre elles, c'est que, tandis que dans le muscle ordinaire la cellule primitive s'est considérablement allongée, que son noyau s'est multiplié dans des proportions en rapport avec la longueur des fibres (*fibres striées multinucléées* de certains auteurs), cette même cellule, dans le myocarde, a conservé, à peu de chose près, ses mêmes dimensions et son noyau est resté unique ou, s'il a proliféré, ne s'est divisé qu'une ou deux fois (*fibre striée uninucléée* de certains auteurs). Il convient d'ajouter que les noyaux sont restés axiaux dans la cellule cardiaque, tandis que, dans la fibre musculaire ordinaire, ils ont émigré vers la périphérie de l'élément pour devenir marginaux ; mais si on veut bien se rappeler que chez certains poissons, notamment chez les cyclostomes, les noyaux des fibres musculaires de la vie animale sont encore axiaux, on conviendra que cette dernière différence est sans importance aucune.

Nous avons vu plus haut que les cellules cardiaques étaient unies les unes aux autres, au niveau de leurs faces contiguës, par une substance cimentaire, qui, en réduisant le nitrate d'argent, forme les traits scalariformes d'Eberth. Contrairement à cette opinion, qui est l'opinion classique, Przewoski admet l'existence, entre deux cellules voisines, de prolongements protoplasmiques, qui s'étendraient de l'une à l'autre et qui présenteraient la disposition suivante (voy. fig. 29). Chaque fibrille musculaire, au lieu de se terminer en pointe, présenterait à chacune de ses extrémités un petit renflement en forme de grain. L'ensemble de ces grains forme, à la limite de chaque cellule cardiaque, une couche transversale, à laquelle Przewoski a donné le nom de *stratum granulosum terminale*. Il existe donc, à la ligne de contact de deux cellules cardiaques contiguës, deux stratum granulosum, l'un appartenant à la cellule située au-dessus, l'autre appartenant à la cellule située au-dessous. Or, chaque grain du stratum supérieur donne naissance à un petit cordon de substance protoplasmique, qui vient, après un trajet très court, se fusionner avec le grain correspondant du stratum inférieur. Ces cordons protoplasmiques forment donc comme des espèces de ponts jetés entre les cellules dont ils émanent et la cellule à laquelle elles se rendent : du reste, ils sont beaucoup plus petits que les grains, plus petits aussi que les fibrilles musculaires et, de ce fait, laissent entre eux des interstices plus ou moins considérables, dans lesquels circulent les sucs nutritifs.

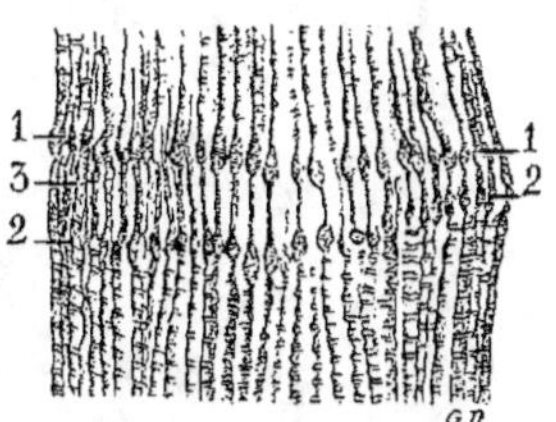

Fig. 29.

Mode d'union de deux cellules musculaires du cœur de l'homme (d'après Przewoski).

1, stratum granulosum terminale de la cellule supérieure. — 2, stratum granulosum terminale de la cellule inférieure. — 3, espace intercellulaire répondant au trait scalariforme d'Eberth, occupé par des ponts protoplasmiques allant des grains supérieurs aux grains inférieurs.

Fibres de Purkinje. — Purkinje a décrit pour la première fois, en 1845, à la surface intérieure des ventricules, de petits cordons grisâtres, translucides, gélatiniformes, que l'on désigne depuis lors sous le nom de *fibres de Purkinje* (fig. 30). Ces fibres, de longueur et de largeur variables, s'anastomosent les unes avec les autres de façon à former dans leur ensemble un vaste réseau à mailles fort irrégulières. Le réseau de Purkinje n'existe pas chez l'homme ; mais on le rencontre chez un grand nombre de mammifères, notamment chez le mouton (qui est un excellent sujet d'étude), le bœuf, le cochon, la chèvre, etc.

Soumises à l'analyse histologique, les fibres de Purkinje sont constituées par des cellules polyédriques, fortement tassées les unes contre les autres comme le sont les cellules d'un épithélium. Les fibres les plus fines sont formées par une seule rangée de cellules ; les autres, par des rangées multiples, dont le nombre varie naturellement suivant la largeur de la fibre examinée.

Chacune de ces cellules, prise à part, nous présente les quatre parties suivantes (fig. 31) : 1° au centre, un ou deux noyaux ovalaires, avec nucléoles ; 2° tout autour du noyau ou des noyaux, une première masse de protoplasma granuleux ; 3° autour de ce protoplasma granuleux, une deuxième masse de protoplasma clair ; 4° tout à la périphérie de la cellule, une couche plus ou moins importante de fibrilles musculaires striées, en tout semblables à celles que l'on rencontre

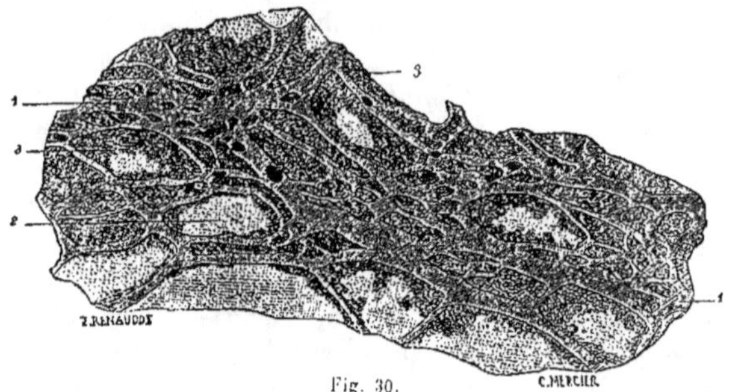

Fig. 30.

Portion du réseau de Purkinje du cœur du mouton, prise sous l'endocarde ventriculaire (d'après RENAUT).

1,1, travées du réseau, formées par les cellules de Purkinje, qu'on ne distingue pas individuellement. — 2, mailles du réseau, comprises entre les points de concours des travées. — 3,3, traînées adipeuses accompagnant les travées.

dans les cellules cardiaques. Les cellules constitutives des fibres de Purkinje sont si intimement unies les unes aux autres qu'a la couche fibrillaire en question paraît être placée, non dans les cellules mais entre les cellules. Il n'en est rien : ces fibrilles sont bel et bien des formations endo-cellulaires, constituant la partie corticale des cellules auxquelles elles appartiennent.

L'interprétation des cellules du réseau de Purkinje est des plus simples. Si l'on veut bien se rappeler que les cellules cardiaques de l'adulte n'étaient primitivement que de simples cellules, qui ont élaboré plus tard leurs éléments contractiles, tout d'abord à leur partie périphérique, puis à leur partie centrale, on sera amené à conclure que les cellules de Purkinje représentent, elles aussi, des éléments cellulaires qui, au lieu d'élaborer des fibrilles musculaires dans toute l'étendue de leur protoplasma, n'en ont produit que dans leur partie périphérique ou corticale. Les cellules de Purkinje ont donc la même valeur morphologique que les cellules cardiaques : ce sont des cellules cardiaques, arrê-tées à l'un des stades de leur développement, autrement dit des *cellules cardiaques embryonnaires*. Cela est si vrai que l'on voit des fibres de Purkinje se continuer directement, à l'une ou l'autre de leurs extrémités, avec des fibres cardiaques. On voit

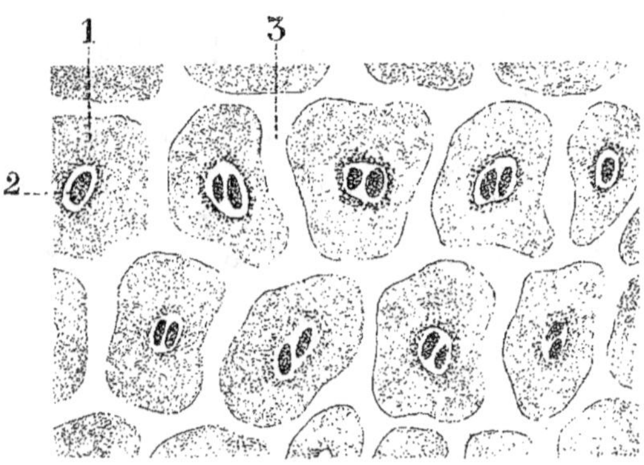

Fig. 31.

Cellules de Purkinje, vues en place (schématique).

1, protoplasma. — 2, noyau. — 3, couches périphériques (*en rouge*), formées par des fibrilles musculaires striées.

même dans certains cas, des fibres cardiaques présenter, sur un point quelconque de leur longueur, des parties restées à l'état de fibres de Purkinje. L'interprétation précitée, établissant une communauté d'origine entre les cellules des fibres cardiaques et celles des fibres de Purkinje, n'est donc pas douteuse.

2° *Mode de groupement des fibres cardiaques.*

Le mode de groupement des fibres musculaires dans les parois du cœur est un des problèmes les plus ardus de l'anatomie de texture. Malgré les longues et minutieuses recherches de STÉNON, de WINSLOW, de GERDY, il existe encore à ce sujet beaucoup de points obscurs et les descriptions si nettes et si précises que l'on trouve dans les classiques, la description que nous allons donner nous-même, n'ont guère d'autre valeur, il faut bien le reconnaître, que celle qu'on accorde aux descriptions plus ou moins schématiques. Un fait paraît acquis, c'est que les fibres des ventricules et celles des oreillettes sont indépendantes les unes des autres. Nous les étudierons donc séparément.

1° Fibres des ventricules. — Les fibres constitutives des ventricules ont toutes pour caractère de s'insérer, par une de leurs extrémités, sur les zones fibreuses ci-dessus décrites et de venir s'y terminer après avoir effectué dans la paroi ventriculaire un trajet plus ou moins long. On les divise en deux groupes : 1° les fibres propres à chacun des deux ventricules ; 2° les fibres communes aux deux ventricules.

A. Fibres propres. — Les fibres propres forment, dans leur ensemble, deux sacs juxtaposés comme les canons d'un fusil double et correspondant, l'un au ventricule droit, l'autre au ventricule gauche. Ces deux sacs sont ouverts l'un et l'autre à leur extrémité supérieure, au niveau des orifices artériel et auriculo-ventriculaire, ouverts aussi à leur extrémité inférieure, au niveau de la pointe du cœur. Cette dernière ouverture est toutefois beaucoup plus étroite que celle de la base : il en résulte (fig. 32) que les sacs ventriculaires n'ont pas une forme exactement cylindrique, mais plutôt une forme conoïde, à sommet tronqué et dirigé en bas.

Dans chacun des deux sacs, nous voyons les fibres musculaires se détacher des zones fibreuses de la base, puis descendre plus ou moins bas vers la pointe du cœur et remonter enfin vers ces mêmes zones en décrivant des anses. Les anses ainsi formées varient dans leur étendue : il y en a de longues, il y en a de courtes. Celles-ci s'emboîtent dans celles-là, rappelant jusqu'à un certain point, comme le fait remarquer Gerdy, des cornets de papier d'inégales dimensions, dont les plus petits seraient régulièrement emboîtés dans les plus grands et qu'on aurait aplatis de façon à donner à chacun d'eux la forme d'une lame triangulaire.

B. Fibres communes. — Les fibres communes aux deux ventricules (*fibres unitives* de Gerdy) réunissent l'un à l'autre les deux sacs formés par les fibres propres. Elles font plus : elles revêtent ces sacs dans toute leur étendue ; elles les enveloppent tous les deux dans un sac commun, d'où cette définition de Winslow, aussi simple qu'expressive : *le cœur est composé de deux sacs musculeux renfermés dans un troisième également musculeux.*

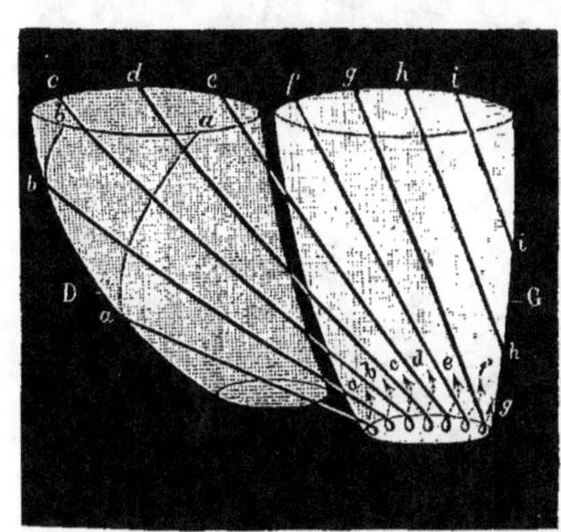

Fig. 32.

Schéma représentant le trajet des fibres communes sur la face antérieure des ventricules.

D, ventricule droit. — G, ventricule gauche. — a, b, c, d, e, f, g, h, i, neuf fibres communes se terminant toutes en huit de chiffre dans le ventricule gauche.

a. *Leur trajet en dehors des ventricules.* — Au point de vue de leur trajet, les fibres communes se distinguent en antérieures et postérieures :

Les *fibres antérieures* (fig. 32) revêtent la face sternale des ventricules. Elles prennent naissance, en haut, sur les deux zones artérielles et sur le segment antérieur des deux zones auriculo-ventriculaires. Puis, elles se portent obliquement en bas et à gauche, vers la pointe du cœur. Arrivées là, elles se contournent sur elles-mêmes en un élégant tourbillon (fig. 32 et 33) et pénètrent dans l'intérieur du ventricule gauche, où nous les retrouverons tout à l'heure. En traversant ainsi l'orifice inférieur du ventricule, elles l'oblitèrent : à peine aperçoit-on, au centre du tourbillon, un petit pertuis vertical qui fait communiquer la cavité ventriculaire avec l'extérieur ; encore est-il nécessaire d'ajouter que ce pertuis n'intéresse que la portion musculaire du cœur et qu'il est fermé à ses deux extrémités, d'une part par l'endocarde, d'autre part par le péricarde.

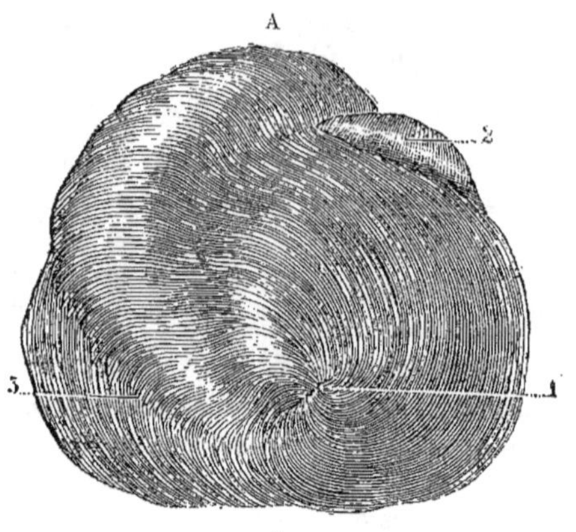

Fig. 33.

Pointe du cœur (d'après Bourgery).

A, face antérieure du cœur. — P, face postérieure. — 1, pointe du cœur (tourbillon). — 2, auricule gauche. — 3, bord droit.

Les *fibres postérieures* (fig. 34) recouvrent toute la face postérieure des ventricules. Parties du segment postérieur des zones fibreuses auriculo-ventriculaires, elles se dirigent obliquement en bas et à droite. Le plus grand nombre d'entre elles arrivent à la pointe du cœur et, se réfléchissant alors sur elles-mêmes, elles s'engagent dans l'orifice inférieur du ventricule droit. Un certain nombre, cependant, ne descendent pas jusqu'à cet orifice : en atteignant le bord droit du cœur, elles se réfléchissent le long de ce bord et pénètrent par une nouvelle voie dans la cavité ventriculaire.

Abstraction faite de ce dernier groupe de fibres, *toutes les fibres communes se portent donc dans les deux ventricules, à travers les orifices que présentent ces cavités à leur extrémité inférieure.* Il nous reste à indiquer : 1° la façon dont elles traversent ces orifices ; 2° quel est leur trajet et leur mode de terminaison dans le ventricule lui-même.

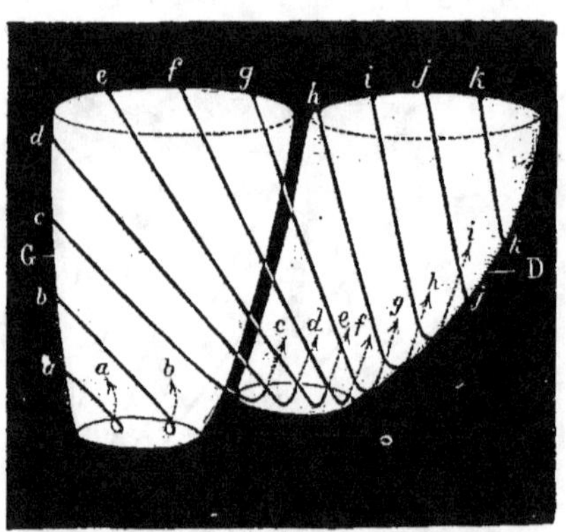

Fig. 34.

Schéma représentant le trajet des fibres communes sur la face postérieure des ventricules.

D, ventricule droit. — G, ventricule gauche. — *a*, *b*, *c*, *d*, *e*, *f*, *g*, *h*, *i*, *j*, *k*, onze fibres communes se rendant : les deux premières au ventricule gauche, les autres au ventricule droit.

b. *Leur mode de pénétration dans les ventricules.* — Les fibres pénètrent dans les ventricules suivant deux modalités différentes : *en formant des anses*, ou bien *en se contournant en huit de chiffre. — Dans le premier cas* (fig. 35), une fibre quelconque, arrivée à l'orifice inférieur du ventricule, se réfléchit en haut, entre dans la cavité ventriculaire et vient se placer sur la paroi opposée à celle dont elle émane : sur la paroi postérieure, si elle appartient au groupe des fibres antérieures ; sur la paroi antérieure, si elle fait partie des fibres postérieures. En d'autres termes, une fibre qui appartient par sa portion superficielle ou extra-ventriculaire à la paroi antérieure du cœur, appartient à la paroi postérieure par sa portion profonde ou intra-

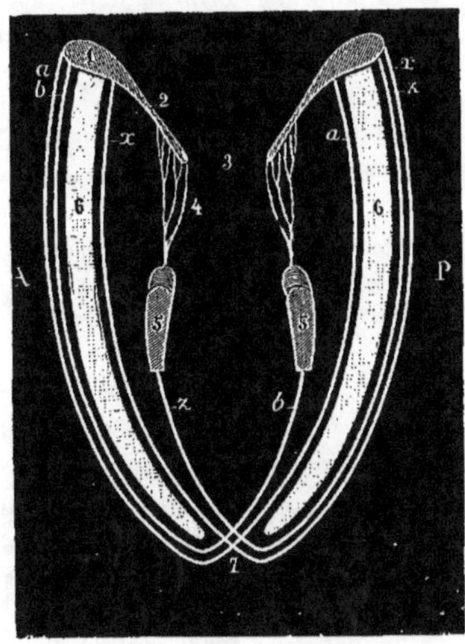

Fig. 35.

Schéma représentant une coupe verticale et antéro-postérieure du ventricule droit, pour montrer le trajet des fibres communes.

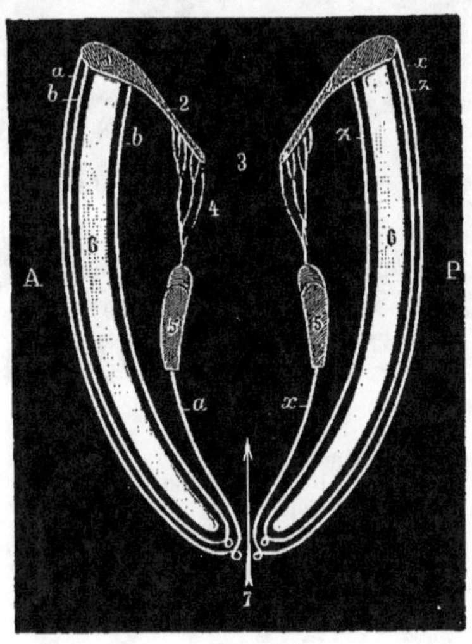

Fig. 36.

Schéma représentant une coupe verticale et antéro-postérieure du ventricule gauche, pour montrer le trajet des fibres communes.

Fig. 639. — A, face antérieure du ventricule. — P, sa face postérieure. — 1, 2, 3, zone fibreuse, valvule et orifice auriculo-ventriculaires. — 4, cordages tendineux. — 5, 5, muscles papillaires. — 6, sac formé par l'ensemble des fibres propres. — 7, sommet du ventricule. — *aa* et *bb*, deux fibres communes de la *paroi antérieure* du ventricule, se réfléchissant en anse, en 7, pour se terminer l'une sur la face interne du ventricule (*paroi postérieure*), l'autre dans le muscle papillaire. — *xx* et *zz*, deux fibres communes de la *paroi postérieure* du ventricule, allant se terminer l'une sur la face interne de la *paroi postérieure*, l'autre dans le muscle papillaire.

Fig. 640. — A, P, 1, 2, 3, 4, 5, 6, 7, comme dans la figure précédente. — *aa* et *bb*, deux fibres communes de la *paroi antérieure* du ventricule, se réfléchissant en huit de chiffre, en 7, pour se terminer, l'une sur la face interne de la *paroi antérieure*, l'autre dans le muscle papillaire. — *xx* et *zz*, deux fibres communes de la *paroi postérieure*, se réfléchissant de même en huit de chiffre, en 7, pour se terminer, l'une sur la face interne de la *paroi postérieure*, l'autre dans le muscle papillaire.

ventriculaire, et vice versa. — *Dans le second cas* (fig. 36), les fibres cardiaques, au lieu de décrire des anses simples comme précédemment, se contournent sur elles-mêmes en huit de chiffre, pour venir s'appliquer, une fois arrivées dans l'intérieur du ventricule, sur la paroi à laquelle elles appartiennent par leur portion extra-ventriculaire.

Il résulte d'une pareille disposition : 1° que les fibres en anse, se rendant à la paroi opposée, croisent toutes, par leur partie moyenne, l'axe de l'orifice qui leur livre passage (fig. 35) ; 2° que les fibres en huit de chiffre, se rendant à la même paroi, ne croisent pas cet axe ; elles le respectent et opèrent leur réflexion un peu en dehors de lui (fig. 36). Ceci nous explique comment il se fait que l'orifice inférieur du ventricule droit, qui est traversé par des fibres en anse, est complètement fermé par elles, tandis que l'orifice inférieur du ventricule gauche, qui ne comprend que des fibres en huit de chiffre, nous présente le long de son axe ce petit pertuis, à direction verticale, que nous avons mentionné ci-dessus.

c. *Leur trajet et leur mode de terminaison dans les ventricules*. — Quel que soit leur mode de réflexion, en anse ou en huit de chiffre, les fibres communes, arrivées dans leur ventricule respectif, s'y terminent de deux façons : les unes, *fibres pariétales*, s'appliquent à la face interne des sacs ventriculaires formés par les fibres propres et, se portant en haut, viennent se terminer sur les zones fibreuses de la base ; les autres, *fibres papillaires*, forment par leur ensemble les colonnes charnues du premier ordre ou muscles papillaires et aboutissent par conséquent aux valvules auriculo-ventriculaires.

d. *Résumé*. — En résumé, les fibres communes des ventricules affectent, comme les fibres propres, la forme d'une anse : d'une anse qui répond à la pointe du cœur par sa partie moyenne et, par ses deux extrémités, aux zones fibreuses de la base. Chacune d'elles comprend ainsi deux parties : une partie descendante et superficielle, située en dehors des ventricules ; une partie ascendante et profonde, située dans l'intérieur même de ces cavités.

Une dernière conclusion qui découle de ce que nous venons de dire, c'est que les parois ventriculaires,

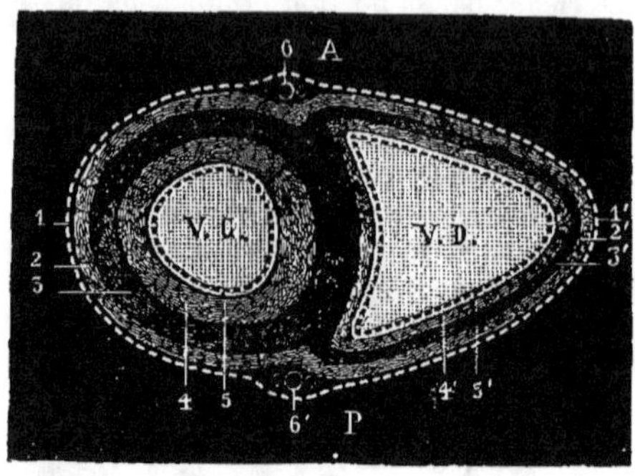

Fig. 37.

Coupe schématique des deux ventricules, pour montrer la situation respective des fibres propres et des fibres communes.

V. G., cavité du ventricule gauche. — V. D., cavité du ventricule droit. — A, face antérieure. — P, face postérieure. — 1, 1'. feuillet viscéral du péricarde. — 2, 2', *première couche*. formée par la portion superficielle des *fibres communes* aux deux ventricules. — 3, 3', *deuxième couche*. formée par les *fibres propres* à chaque ventricule. — 4, 4'. *troisième couche*, formée par la portion profonde des *fibres communes* aux deux ventricules. — 5, 5'. endocarde. — 6. vaisseaux antérieurs interventriculaires. — 6', vaisseaux postérieurs interventriculaires.

quel que soit le point où on les considère (abstraction faite de la cloison et de la pointe), se composent de trois plans de fibres, savoir : 1° un *plan superficiel*, formé par la partie descendante des fibres communes; 2° un *plan profond*, formé par la portion ascendante de ces mêmes fibres; 3° un *plan moyen ou intermédiaire*, enfin, constitué par les fibres propres (fig. 35, 36 et 37). Quant à la cloison, elle est formée simplement par les deux sacs ventriculaires adossés l'un à l'autre et tapissés sur leur face interne par la partie profonde des fibres communes.

Passons maintenant aux oreillettes.

2° Fibres des oreillettes. — Les fibres des oreillettes se distinguent, comme celles des ventricules, en fibres propres à chacune des oreillettes et en fibres communes à ces deux cavités :

A. Fibres propres. — Les fibres propres des oreillettes affectent pour la plupart la forme d'anneaux (fig. 38), disposés autour des orifices qui s'ouvrent dans ces cavités : veines pulmonaires pour l'oreillette gauche; veine coronaire, veines caves supérieure et inférieure pour l'oreillette droite.

A côté de ces fibres, que l'on pourrait appeler *fibres annulaires*, se trouve un système de *fibres en anse*, qui s'étendent du segment antérieur des zones auriculo-ventriculaires au segment postérieur de ces mêmes zones, en parcourant successivement les différentes parois de l'oreillette.

Les fibres en anse reposent immédiatement au-dessous de l'endocarde, qu'elles soulèvent parfois en formant des colonnettes plus ou moins volumineuses et plus ou moins étendues. Ces colonnes charnues sont surtout abondantes, comme nous l'avons déjà vu, dans l'intérieur des auricules. On les rencontre aussi, avec une direction verticalement ascendante, sur les parois antérieure et externe de l'oreillette droite, où elles prennent le nom de *muscles pectinés*.

B. FIBRES COMMUNES. — Les fibres communes aux deux oreillettes sont peu nombreuses et superficiellement placées par rapport aux fibres propres. Elles sont représentées par deux faisceaux aplatis et minces, qui s'étendent transversalement d'une oreillette à l'autre. Ces deux faisceaux se distinguent en antérieur et postérieur. — Le *faisceau antérieur*, le plus volumineux des deux, se porte de l'auricule droite à l'auricule gauche. Il voile complètement, en passant, toute trace de séparation entre les deux oreillettes. Sa face antérieure, fortement concave, répond aux artères aorte et pulmonaire et embrasse, dans sa concavité, la partie postérieure de ces deux vaisseaux. — Le *faisceau*

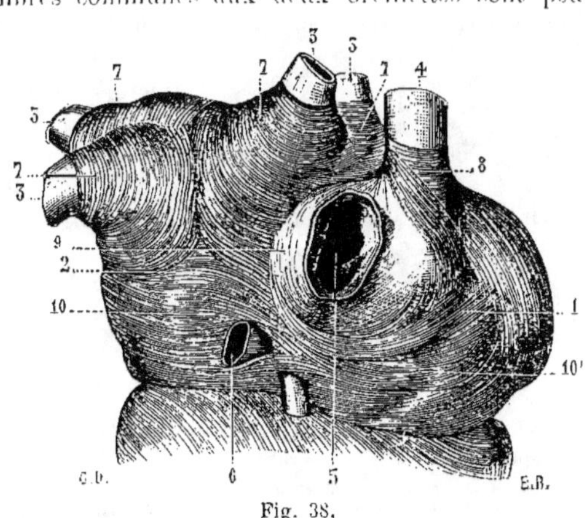

Fig. 38.

Fibres des oreillettes (d'après BONAMY).

1, oreillette droite. — 2. oreillette gauche. — 3. veines pulmonaires. — 4. veine cave supérieure. — 5. veine cave inférieure. — 6. veine coronaire. — 7. fibres entourant l'embouchure des veines pulmonaires. — 8. fibres entourant celle de la veine cave supérieure. — 9. fibres entourant celle de la veine inférieure. — 10. 10'. faisceaux circonscrivant les orifices auriculo-ventriculaire gauche et droit.

postérieur, beaucoup plus grêle, part de la face postérieure de l'oreillette droite, passe au-dessus de la veine coronaire et vient se terminer à la face postérieure de l'oreillette gauche, immédiatement au-dessus du sillon auriculo-ventriculaire.

Les fibres musculaires de la cloison des oreillettes sont difficilement séparables en deux couches, comme cela se voit sur la cloison interventriculaire. Le plus grand nombre de ces fibres contribuent à former l'anneau de Vieussens, que l'on peut considérer comme un sphincter incomplet du trou de Botal.

Des modifications importantes surviennent au cours du développement ontogénique dans le volume total du myocarde et aussi dans le volume relatif de ses différentes parties constituantes, les oreillettes et les ventricules. Lisez à ce sujet le mémoire de W. MÜLLER, *Die Mässenverhältnisse des menschl. Herzens*, Leipzig, 1883.

3° Tissu conjonctif du myocarde.

Les fibres cardiaques, ci-dessus décrites, constituées chacune par une série de segments cylindroïdes (cellules cardiaques) ajoutés bout à bout, s'accolent les unes aux autres par groupes de deux ou trois, de trois ou quatre, ou en plus grand nombre, pour former des faisceaux dits secondaires. Ces faisceaux secondaires se réunissent à leur tour pour constituer des faisceaux plus importants, que l'on désigne parfois, comme dans les muscles de la vie animale, sous les noms de faisceaux tertiaires, faisceaux quaternaires.

Chaque faisceau secondaire est entouré par une gaine conjonctive qui l'enveloppe de toutes parts. Cette gaine, qui constitue la *formation fasciculante* de

Renaut, est formée par des lames de tissu conjonctif, disposées concentriquement et simplement accolées les unes aux autres. De sa face interne se détachent de minces prolongements, qui s'insinuent entre les fibres cardiaques ou faisceaux primitifs et les séparent ainsi les uns des autres. « Sur une coupe pratiquée en travers de la marche des fibres musculaires, il est aisé de voir que les coupes de ces fibres sont séparées les unes des autres par des espaces plus ou moins grands. Ces espaces sont occupés par des faisceaux conjonctifs entrecroisés dans toutes les directions, bien que leur marche générale soit sensiblement parallèle à celle des fibres musculaires. De plus, on y voit des cellules fixes du tissu conjonctif, avec leurs prolongements protoplasmiques. Ceux-ci vont rejoindre d'autres prolongements protoplasmiques similaires, et interceptent, dans les intervalles des fibres musculaires cardiaques, un réseau plus ou moins régulier. » (Renaut.)

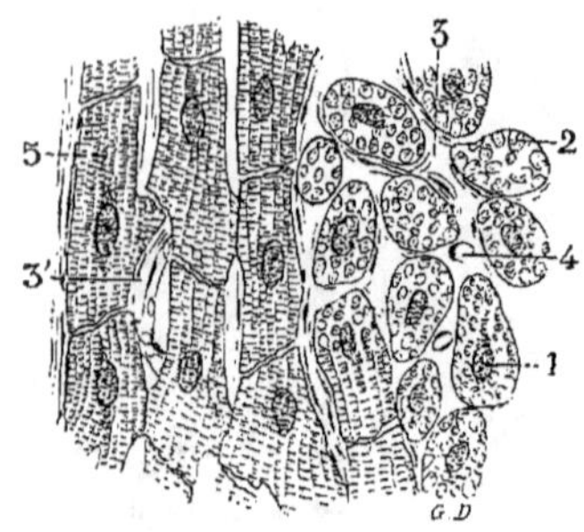

Fig. 39.

Coupe transversale du myocarde.

1, coupe transversale d'une fibre, noyau entouré de protoplasma granuleux. — 2, coupe des cylindres primitifs. — 3, fente de Henle. — 3', autre fente de Henle, avec vaisseaux longitudinaux. — 4, coupe d'un capillaire mêlé aux fibres musculaires. — 5, fibres vues dans le sens de leur longueur.

Au point de contact de deux, trois ou quatre faisceaux secondaires, les gaines fasciculantes de ces faisceaux s'adossent naturellement les unes aux autres en formant ainsi, dans l'intervalle des faisceaux précités, des espaces triangulaires ou étoilés que l'on désigne sous le nom de *fentes de Henle*. Si, à l'exemple de Schweigger-Seidel et de Ranvier, on pique le myocarde avec la canule-trocart d'une seringue de Pravaz, et si on pousse avec ménagement une injection colorée, on remplit du même coup les fentes de Henle et les canaux lymphatiques sous-péricardiques. De ce fait, on pourrait être tenté de conclure que les fentes de Henle ne sont qu'une dépendance du système lymphatique. Ce serait une erreur : il est démontré, en effet, que les fentes en question ne présentent nullement le revêtement endothélial continu caractéristique des voies lymphatiques. Les fentes de Henle ne sont donc pas des voies lymphatiques au sens précis du mot. Ce sont de simples interstices conjonctifs, à travers lesquels passent les vaisseaux de distribution, à travers lesquels aussi circule la lymphe, laquelle pénètre ensuite dans des canaux lymphatiques vrais.

Dans le tissu conjonctif que nous venons de décrire et que l'on pourrait appeler *tissu conjonctif interstitiel*, le myocarde nous présente à sa surface deux lames conjonctives, qui revêtent : l'une sa surface extérieure, c'est la *couche sous-péricardique*; l'autre, sa surface intérieure, c'est la *couche sous-endocardique*. Nous retrouverons naturellement ces deux couches à propos du péricarde (voy. p. 24) et de l'endocarde (voy. p. 77).

§ V. — Vaisseaux et nerfs

1° Artères. — Les artères destinées au cœur proviennent des artères coronaires, branches de l'aorte. Au nombre de deux, l'une antérieure, l'autre postérieure, les artères coronaires cheminent dans les différents sillons de la surface extérieure du cœur, jetant à droite et à gauche de nombreuses divisions secondaires que nous décrirons ultérieurement (voy. *Artères du cœur*, p. 111). Ces divisions, de plus en plus nombreuses et de plus en plus ténues, pénètrent dans la substance musculaire.

Dans l'épaisseur du myocarde, les artères cardiaques cheminent dans l'épaisseur des cloisons conjonctives qui séparent les uns des autres les faisceaux musculaires. De nouveau, elles s'y divisent et s'y subdivisent et, finalement, se résolvent en un riche réseau capillaire, dont les mailles, rectangulaires ou trapézoïdales, sont allongées parallèlement à la direction des fibres. Ce réseau enlace étroitement

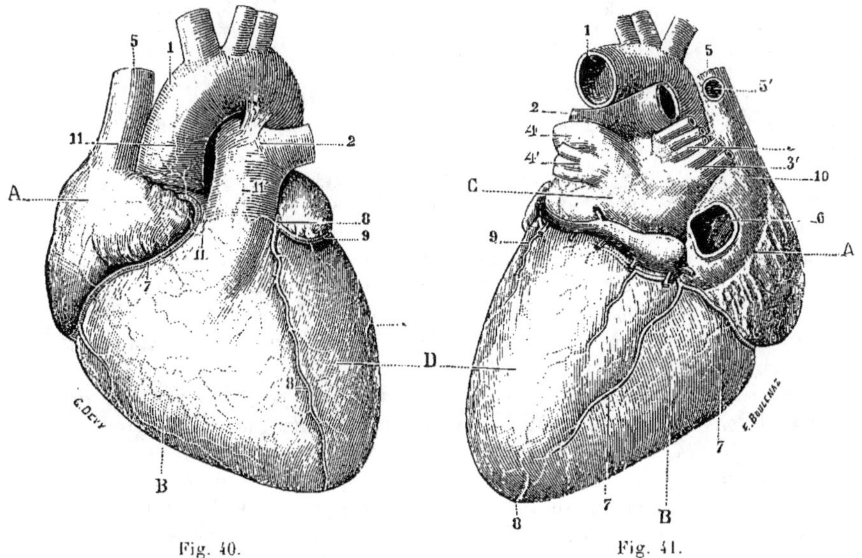

Fig. 40.   Fig. 41.

Artères du cœur, vue antérieure.   Artères du cœur, vue postérieure.

A, oreillette droite. — B, ventricule droit. — C, oreillette gauche. — D, ventricule gauche. — 1, artère aorte. — 2, artère pulmonaire. — 3, veines pulmonaires droites. — 4, veines pulmonaires gauches. — 5, veine cave supérieure, avec : 5', orifice de la grande azygos. — 6, orifice de la veine cave supérieure. — 7, 7, 7, artère coronaire droite. — 8, 8, artère coronaire gauche. — 9, 9, artère auriculo-ventriculaire gauche et ses branches. — 10, 10', branche antérieure et branche postérieure de l'artère interauriculaire. — 11, 11', artères destinées aux parois de l'aorte et de la pulmonaire.

et dans toute son étendue les faisceaux primitifs : comme le fait remarquer RENAUT, chaque cellule cardiaque est enfermée individuellement, pour ainsi dire, dans un panier de capillaires sanguins.

Le réseau du muscle cardiaque, on le voit, présente la plus grande analogie avec celui des muscles striés ordinaires. Il en diffère, cependant, par les caractères suivants : tout d'abord, ses mailles sont plus petites : en second lieu, les capillaires cardiaques sont plus délicats, plus fragiles, se rompant facilement sous la pression seule des liquides injectés; enfin, on ne rencontre jamais, sur le réseau sanguin du myocarde, ces dilatations sinueuses ou ampullaires, qui caractérisent celui des muscles ordinaires.

Nous ajouterons qu'à la surface des vaisseaux sanguins du myocarde on observe une couche de cellules plates, qui peut être considérée (RANVIER) comme une portion de l'endothélium des espaces lymphatiques.

Le mode d'irrigation sanguine que nous venons de décrire dans le cœur de l'homme se retrouve, sans variantes importantes, dans le cœur des mammifères et dans le cœur des oiseaux. — Chez les batraciens, notamment chez la grenouille, le cœur ne possède ni vaisseaux sanguins, ni vaisseaux lymphatiques. Son ventricule, au lieu de nous présenter une cavité et des parois nettement différenciées, se compose d'un ensemble de travées musculaires orientées dans toutes les directions et s'entrecroisant dans tous les sens. Ces travées, recouvertes d'un endothélium, délimitent entre elles des interstices anfractueux et communiquant tous les uns avec les autres, dans lesquels circule en toute liberté le liquide sanguin. Le cœur des batraciens devient ainsi une sorte de bloc caverneux, une sorte d'éponge toujours imbibée de sang. — Les poissons nous offrent, à ce sujet, une disposition intermédiaire entre les mammifères et les batraciens. Le cœur se compose en effet, chez eux, de deux parties concentriques : une partie externe ou superficielle, compacte et renfermant un réseau capillaire ; une partie interne ou profonde, spongieuse et dépourvue de vaisseaux. — Il n'est pas sans intérêt de rappeler que le cœur de l'homme, dans les premiers stades de son développement, est, comme chez les batraciens, réticulé et invasculaire et que ce n'est que plus tard, quand se différencient ses parois et ses cavités, que les vaisseaux font leur apparition. Sur ce point, comme sur bien d'autres, le développement ontogénique reproduit, en le résumant, le développement phylogénique.

2° Veines. — Issues des réseaux capillaires précités, les veines cardiaques se portent vers la surface extérieure du cœur, en cheminant, comme les artères, mais en sens inverse, dans les interstices des faisceaux musculaires.

La plupart d'entre elles, notamment celles qui proviennent du ventricule gauche et de la partie postérieure du ventricule droit, se rendent à un tronc volumineux, la *grande veine coronaire*, laquelle, après un trajet relativement long dans le sillon interventriculaire antérieur et dans le sillon auriculo-ventriculaire gauche, vient se jeter à la partie postéro-inférieure de l'oreillette droite. La grande veine coronaire, au moment de s'ouvrir dans l'oreillette, présente un renflement de 25 à 30 millimètres de longueur, que l'on désigne sous le nom de *sinus coronaire*.

D'autres, appelées *veines cardiaques accessoires* ou *petites veines cardiaques* (*venæ minores* de quelques auteurs), s'ouvrent isolément dans l'oreillette droite. Elles occupent la face antérieure et le bord externe du ventricule droit.

Indépendamment de ces deux ordres de veines, qui cheminent toutes à la surface extérieure du cœur et qui sont superficielles par conséquent, Thébésius, d'abord, puis Lannelongue et Langer ont signalé l'existence, dans les parois du cœur, de canaux veineux tout petits, qui, au lieu de se porter en dehors, se portent en dedans et s'ouvrent directement dans les différentes cavités cardiaques, tant dans les ventricules que dans les oreillettes : ce sont les *veines de Thébésius*, les *venæ minimæ* de quelques auteurs.

Nous nous contentons ici de signaler ces trois groupes de veines cardiaques. Nous les décrirons plus loin, avec quelques détails, à propos du système veineux (voy. Veines).

3° Lymphatiques. — La question des lymphatiques du cœur n'est pas encore complètement résolue. Les anatomistes, en effet, tout en étant d'accord sur leur existence, diffèrent d'opinion au sujet de leur disposition et surtout de leur origine. Nous les examinerons successivement : 1° dans le myocarde lui-même ; 2° sur sa face interne, au-dessous de l'endocarde ; 3° sur sa face externe, au-dessous du péricarde.

A. Voies lymphatiques intra-myocardiques. — Dans l'épaisseur du myocarde, la lymphe chemine dans l'intervalle des fibres musculaires, notamment dans les fentes de Henle (voy. p. 46). Tous les interstices qui séparent les uns des autres les faisceaux musculaires ou les vaisseaux sont remplis de lymphe, et Ranvier a pu dire, avec raison, que le cœur des mammifères est une *éponge lymphatique*, de même que le cœur des batraciens est une *éponge sanguine*.

La signification histologique des voies lymphatiques du myocarde n'est pas encore nettement établie. Pour Salvioli, ce seraient de vrais vaisseaux lymphatiques, avec revêtement endothélial caractéristique. Pour d'autres, au contraire (Henle, Schweigger-Seidel), ce seraient de simples espaces conjonctifs, communiquant, en dehors du myocarde et suivant une modalité encore inconnue, avec les canaux lymphatiques vrais. Ranvier et Renaut, en France, Bianchi, en Italie, se sont rangés à cette dernière opinion. Tout récemment, Nyström, reprenant la question des lymphatiques du myocarde, soit à l'aide des injections, soit à l'aide de la méthode de Golgi, est arrivé à formuler une opinion mixte. Pour lui, il existe à la fois, dans l'épaisseur du myocarde, et des voies interstitielles et des vaisseaux véritables à paroi propre. Les premiers, situés dans les interstices des faisceaux musculaires, constituent des espaces diffus, irréguliers, anastomosés les uns avec les autres, envoyant dans l'épaisseur du faisceau d'innombrables radicules, que l'auteur compare aux capillaires de sécrétion branchés sur les canaux excréteurs des glandes. Les seconds, les vaisseaux lymphatiques proprement dits, cheminent dans le tissu cellulaire lâche interposé aux faisceaux musculaires secondaires ; ils accompagnent le plus souvent les vaisseaux sanguins.

Quoi qu'il en soit de leur nature, qu'elles aient ou non une paroi propre, les voies lymphatiques du myocarde s'ouvrent, d'une part dans le réseau profond ou sous-endocardique, d'autre part dans le réseau superficiel ou sous-péricardique.

B. Réseau sous-endocardique. — Ce réseau, qui occupe la couche sous-séreuse (voy. *Endocarde*), a été signalé par Pappenheim, en 1861. Il a été décrit à nouveau, en 1866, par Belaïeff et plus récemment par Robin, qui a constaté son existence sur toute l'étendue de l'endocarde de l'homme. Belaïeff a pu le suivre jusque sur les valvules auriculo-ventriculaires et sigmoïdes.

Le réseau lymphatique de la surface intérieure des ventricules est d'une extrême richesse. À la pointe du cœur, là où les colonnes charnues du deuxième et du troisième ordre forment comme une sorte de tissu caverneux, les lymphatiques « affectent une disposition étoilée ou rayonnante ; en se continuant entre elles, toutes ces étoiles donnent naissance à un réseau d'une forme spéciale et caractéristique. À mesure qu'on se rapproche de la base des ventricules, la disposition étoilée disparaît ; les mailles deviennent plus petites, plus serrées, de telle sorte que, sur la partie lisse des cavités, toutes les radicules lymphatiques se touchent et arrivent même à se superposer. Sur les cordages tendineux, enfin, le réseau affecte également une disposition qui lui est propre : il se compose de mailles longitudinales, occupant la surface de ces cordages, tous les points de leur épaisseur, et pénétrant jusqu'à leur centre » (Sappey).

Envisagé au point de vue de ses origines, le réseau lymphatique sous-endocardique est constitué, en partie par des lymphatiques issus de l'endocarde, en partie par des lymphatiques provenant du myocarde. Les troncs et troncules qui en partent se divisent en supérieurs et inférieurs (Sappey). — Les *lymphatiques inférieurs* se portent en bas vers la pointe du cœur, traversent de part en part le myocarde et, arrivés à la surface externe de l'organe, se mêlent aux lymphatiques du réseau sous-péricardique. — Les *lymphatiques supérieurs* se dirigent en haut. Ils traversent le myocarde sur des points divers, les uns au niveau de la paroi antérieure des ventricules, les autres au niveau de la paroi postérieure, et se jettent, comme les précédents, dans le réseau sous-péricardique.

C. Réseau sous-péricardique. — Les lymphatiques superficiels ou sous-péricardiques sont situés dans la couche cellulaire qui sépare le cœur du péricarde viscéral. Ils forment un vaste réseau à mailles irrégulièrement quadrilatères, partout continu, mais beaucoup moins riche sur les oreillettes que sur les ventricules : SAPPEY nous apprend que, dans la classe des mammifères, le cheval et le bœuf sont les seuls chez lesquels il ait pu réussir à injecter les lymphatiques auriculaires. A ce réseau sous-péricardique aboutissent à la fois les lymphatiques du péricarde et les lymphatiques du réseau sous-endocardique. La lymphe du réseau sous-péricardique se collecte d'ordinaire dans deux troncs principaux : l'un, antérieur, qui répond assez bien à l'artère coronaire antérieure ; l'autre, postérieur, qui répond de même à l'artère coronaire postérieure.

a. *Tronc lymphatique antérieur*. — Le tronc lymphatique antérieur (fig. 42,5), tantôt simple, tantôt double, prend naissance dans la région du sommet du cœur, où il résulte de la réunion d'un nombre plus ou moins considérable de troncules

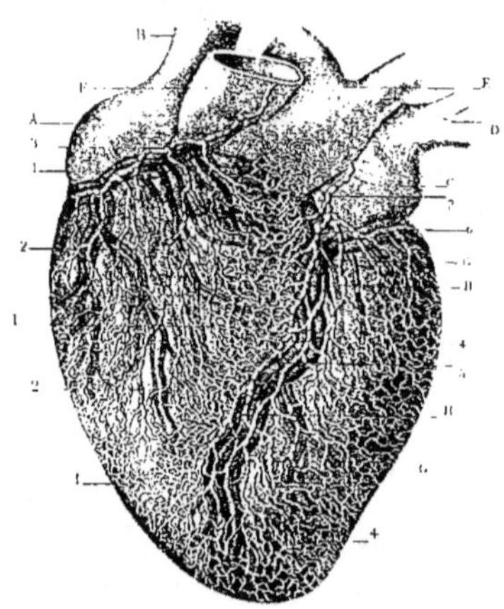

Fig. 42.

Vaisseaux lymphatiques de la face antérieure
du cœur de l'homme (d'après SAPPEY).

A, oreillette droite. — B, veine cave inférieure. — C, oreillette gauche. — D, veines pulmonaires gauches. E, artère pulmonaire et ses deux branches. — F, origine de l'aorte. — G,G, artère coronaire gauche. — H,H, veine coronaire correspondante. — I, artère et veine coronaires droites.
1,1, réseau lymphatique de la paroi antérieure du ventricule droit. — 2,2, troncules partant de ce réseau. — 3, tronc lymphatique postérieur. — 4, 4, 4, réseau lymphatique de la paroi antérieure du ventricule gauche. — 5, tronc lymphatique antérieur (il est double). — 6, tronc auriculo-ventriculaire gauche. — 7, tronc collecteur de tous les vaisseaux émanés du ventricule gauche, s'engageant à la partie postérieure de l'artère pulmonaire.

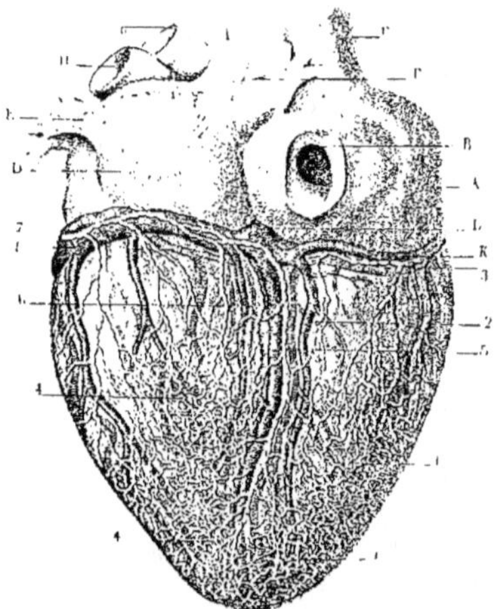

Fig. 43.

Vaisseaux lymphatiques de la face postérieure
du cœur de l'homme (d'après SAPPEY).

A, oreillette droite. — B, veine cave inférieure. — C, veine cave supérieure. — D, oreillette gauche. — E, veines pulmonaires gauches. F, veines pulmonaires droites. — G, aorte. — H, branche gauche de l'artère pulmonaire. — I, artère coronaire gauche et grande veine coronaire. — K, artère coronaire droite et petite veine coronaire. — L, abouchement du sinus coronaire dans l'oreillette droite.
1,1, réseau lymphatique de la face postérieure du ventricule droit. — 2, troncules qui partent de ce réseau. — 3, tronc lymphatique postérieur. — 4, 4, réseau lymphatique de la face postérieure du ventricule gauche. — 5, tronc lymphatique gauche. — 6, troncules qui vont se jeter dans 7, le tronc auriculo-ventriculaire gauche.

émanés du réseau sous-péricardique. De là, il se porte en haut en suivant le sillon qui sépare les deux ventricules. Arrivé au sillon auriculo-ventriculaire, il passe entre l'auricule droit et le côté droit de l'artère pulmonaire, contourne en spirale le côté postérieur de ce vaisseau, s'en dégage au niveau de son bord droit, s'élève alors sur le côté interne de la crosse aortique et, finalement, vient se jeter dans l'un des ganglions placés au-dessous de la bifurcation de la trachée.

Le tronc lymphatique antérieur, comme nous l'avons dit plus haut, est souvent double, du moins à sa partie inférieure. Lorsque cette disposition existe, les deux troncs se fusionnent habituellement (fig. 42) au niveau du point où ils prennent contact avec l'artère pulmonaire.

Au cours de son trajet, le tronc lymphatique antérieur reçoit de nombreux affluents. — *Dans sa portion ventriculaire*, tout d'abord, il reçoit un grand nombre de troncules, pour la plupart assez volumineux, qui proviennent de la moitié antérieure du ventricule gauche. Il reçoit aussi, par son côté droit, de nombreux troncules (mais ceux-ci relativement petits) qui émanent de la partie avoisinante du ventricule droit. — *Au niveau du sillon auriculo-ventriculaire*, il est grossi par un tronc volumineux, à direction horizontale, qui chemine d'arrière en avant dans la moitié droite du sillon auriculo-ventriculaire. Ce tronc, *tronc auriculo-ventriculaire droit* (fig. 43.7), prend naissance à la partie supérieure ou à la partie moyenne du sillon interventriculaire postérieur et reçoit, au cours de son trajet, 7 et 8 troncules ascendants, qui proviennent pour la plupart de la face postérieure du ventricule gauche. Quelques-uns seulement, comme nous le montre la figure 42, émanent de la surface antérieure de ce ventricule.

b. *Tronc lymphatique postérieur*. — Le tronc lymphatique postérieur naît (fig. 43.3) sur la face postérieure du cœur, au voisinage de sa pointe. De là, il se porte en haut dans le sillon interventriculaire postérieur, qu'il parcourt dans toute son étendue. Parvenu au sillon auriculo-ventriculaire, il s'infléchit à droite et s'engage dans ce dernier sillon. Il contourne bientôt le bord droit du cœur, passe au-dessous de l'auricule droite, arrive à l'origine de l'aorte et, s'élevant alors sur la face antérieure de ce vaisseau, il vient se terminer, comme le tronc lymphatique antérieur, dans l'un des ganglions sous-trachéens.

Le tronc lymphatique postérieur, deux fois coudé sur lui-même, nous présente trois portions : une première portion, ascendante, qui répond au sillon interventriculaire postérieur ; une deuxième portion transversale, qui embrasse, à la manière d'un fer à cheval, la moitié droite du sillon auriculo-ventriculaire ; une troisième portion, de nouveau ascendante, qui longe la face antérieure de l'aorte.

Dans sa première et dans sa seconde portion, il reçoit de très nombreux affluents, à direction oblique ou ascendante, qui proviennent tous de la face postérieure ou de la face antérieure du ventricule droit.

c. *Territoires respectifs des deux troncs lymphatiques.* — Comme on le voit par notre description et par les deux figures 42 et 43, la surface extérieure des ventricules nous présente deux territoires lymphatiques, qui répondent pour ainsi dire aux deux moitiés latérales de la masse ventriculaire. Le territoire gauche comprend toute la surface extérieure du ventricule gauche et, en plus, la portion de la face antérieure du ventricule droit qui longe le sillon interventriculaire antérieur. Le territoire droit, à son tour, comprend toute la surface extérieure du ventricule droit, sauf la petite bande précitée qui fait partie du territoire précédent. Il est à peine besoin de faire remarquer que ces deux territoires ne sont nullement indépendants, mais, au contraire, communiquent largement entre eux sur les deux faces du cœur, principalement au niveau de la pointe où un réseau extrêmement riche sert d'origine commune au tronc lymphatique antérieur et au tronc lymphatique postérieur.

4° Nerfs. — Les nerfs du cœur proviennent du *plexus cardiaque*, qui s'étale au-dessous de la crosse aortique et à la constitution duquel concourent à la fois, comme nous le verrons plus tard (voy. t. III, SYSTÈME NERVEUX PÉRIPHÉRIQUE), des branches du pneumogastrique et des branches du sympathique cervical. Les innombrables

filets nerveux qui émanent du plexus cardiaque se jettent sur les gros troncs artériels (artères aorte et pulmonaire) et gagnent avec eux la base des ventricules. Là,
quelques-uns d'entre eux, dits *rameaux auriculaires*, se portent directement sur
les oreillettes. Les autres, et c'est le plus grand nombre, se jettent sur les deux
artères coronaires droite et gauche, en formant autour d'elles des plexus secondaires, que l'on désigne sous le nom de *plexus coronaire droit* et de *plexus coronaire gauche*. Ces plexus accompagnent les artères homonymes et leurs principales collatérales jusqu'à leur terminaison.

A. MODE DE DISTRIBUTION DES PLEXUS CORONAIRES. — Au cours de leur trajet, les
plexus coronaires fournissent deux ordres de rameaux, les uns superficiels, les
autres profonds.

a. *Rameaux superficiels : plexus sous-péricardiques*. — Les rameaux superficiels naissent, pour la plupart, au niveau de la ligne de partage des ventricules et

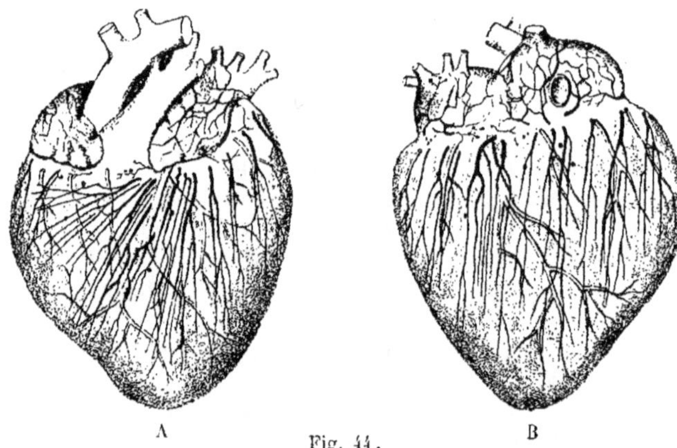

Fig. 44.

Cœur de chien injecté au bleu de méthylène pour mettre en évidence les nerfs superficiels
(*demi-schématique*, d'après JACQUES).

A, le cœur, vue antérieure. — B, le même, vue postérieure.

des oreillettes, et, de là, descendent vers la pointe du cœur (fig. 44) en suivant
un trajet sensiblement rectiligne et indépendant des vaisseaux. Ces filets, de longueur et de largeur variables, se composent principalement de fibres amyéliniques. Ils se bifurquent plus ou moins au cours de leur trajet et, d'autre part, il
s'envoient mutuellement de nombreuses anastomoses transversales ou obliques,
si bien que la surface tout entière des deux ventricules se trouve enserrée dans
une sorte de filet dont les mailles sont limitées par des faisceaux nerveux
(JACQUES) : c'est le *plexus sous-péricardique ventriculaire*.

Un plexus analogue, quoique à mailles plus irrégulières et plus serrées, existe
à la surface des oreillettes : c'est le *plexus sous-péricardique auriculaire*. Il est
formé à la fois : 1° par les rameaux auriculaires ci-dessus décrits, qui proviennent
directement du plexus cardiaque; 2° par quelques rameaux ascendants, issus des
plexus coronaires droit et gauche.

Comme leur nom l'indique, les plexus nerveux sous-péricardiques ventriculaire
et auriculaire sont situés immédiatement au-dessous du péricarde, dans la
couche celluleuse qui sépare le myocarde de sa séreuse.

Au point de vue de son mode de distribution, le plexus sous-péricardique émet des filets externes et des filets internes : des *filets externes*, qui sont destinés au péricarde et que nous décrirons plus loin (voy. *Péricarde*) ; des *filets internes*, qui pénètrent dans le myocarde et qui se distribuent à la couche superficielle des ventricules, autrement dit à la partie externe ou superficielle des fibres communes.

b. *Rameaux profonds : filets nerveux du myocarde et plexus sous-endocardique.* — Les rameaux profonds des plexus coronaires pénètrent dans le myocarde, comme leur nom l'indique. Les uns s'y terminent, dans la couche moyenne des ventricules ou plus exactement dans les fibres propres (p. 40). Les autres le traversent de part en part, arrivent à sa surface interne et, là, immédiatement au-dessous de l'endocarde, forment un riche plexus, le *plexus sous-endocar-*

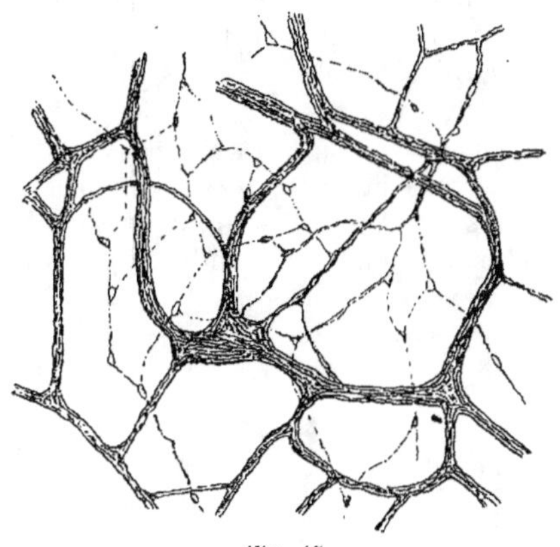

Fig. 45.

Portion du plexus sous-endocardique du ventricule du chien (d'après JACQUES).

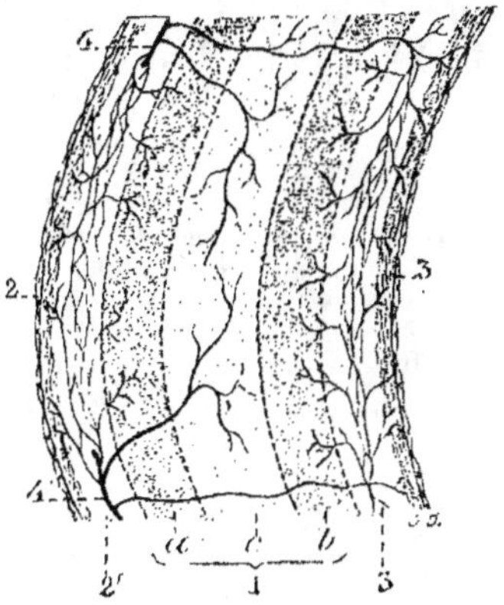

dique. Ce plexus, à mailles fort irrégulières et sans orientation aucune, s'étale dans la couche celluleuse qui sépare le myocarde de sa membrane de revêtement interne ; il est totalement dépourvu de cellules ganglionnaires ; il donne naissance, comme le plexus sous-péricardique, à des filets internes et à des filets externes : des *filets internes*, qui se distribuent à l'endocarde lui-même (voy. *Endocarde*, p. 77) ; des *filets externes*, qui de nouveau pénètrent dans le myocarde et se terminent dans sa couche interne, laquelle est formée, ne l'oublions pas (p. 44), par la portion réfléchie des fibres communes aux deux ventricules.

B. RÉPARTITION SYSTÉMATIQUE DES NERFS DU MYOCARDE. — Il résulte des descriptions qui précèdent que le mode d'innervation du myocarde n'est pas quelconque, mais soumis à une règle que l'on peut formuler de la façon suivante. Nous savons, pour l'avoir vu plus haut (voy. p. 44 et fig. 37), que la paroi des ventricules se compose de trois plans de fibres : un plan superficiel, formé par la partie descendante des fibres communes ; un plan profond, formé par la partie réfléchie ou ascendante de ces mêmes fibres communes ; un plan moyen ou intermédiaire, constitué par l'ensemble des fibres propres. Eh bien, le plan moyen (fig. 46) reçoit directement ses nerfs des plexus coronaires ; le plan superficiel et le plan

Fig. 46.

Schéma montrant, sur une coupe de la paroi ventriculaire, le mode de distribution systématique des nerfs du cœur.

1, myocarde, coupé en travers, avec : *a*, sa couche externe, formée par la partie superficielle des fibres communes : *b*, sa couche interne, formée par la partie profonde ou réfléchie de ces mêmes fibres communes ; *c*, sa couche moyenne formée par les fibres propres. — 2, péricarde, avec : 2', sa couche sous-séreuse renfermant le plexus nerveux sous-péricardique. — 3, endocarde, avec : 3', la couche sous-séreuse renfermant le plexus nerveux sous-endocardique. — 4,4, un rameau du plexus coronaire, réséqué à sa partie moyenne.

profond reçoivent les leurs, le premier du plexus sous-péricardique, le second du plexus sous-endocardique. Il convient d'ajouter qu'une pareille formule est un peu schématique, et que les trois systèmes nerveux précités, comme le fait remarquer JACQUES, s'enchevêtrent plus ou moins aux confins de leurs territoires respectifs.

C. MODE DE TERMINAISON DES NERFS DU MYOCARDE. — Quelles que soient leur provenance et leur destination, les branches nerveuses du myocarde cheminent dans les cloisons conjonctives qui séparent les uns des autres les faisceaux musculaires, la plupart d'entre elles parallèlement à l'axe de ces faisceaux. Elles se divisent çà et là dichotomiquement en des rameaux de plus en plus petits, qui, en s'anastomosant les uns avec les autres, constituent un riche plexus à travées épaisses et irrégulières, le *plexus fondamental intramusculaire* de GERLACH. C'est de ce plexus que se détachent les fibres terminales. Elles se distinguent en motrices et sensitives :

a. *Terminaisons motrices.* — Les fibres motrices, issues du plexus fondamental, glissent encore dans l'intervalle des faisceaux musculaires et peuvent être suivies pendant un trajet souvent fort long. Leur calibre est généralement uniforme ; parfois, cependant, elles présentent l'état variqueux ou même deviennent franchement moniliformes. Leur direction (fig. 47) est rectiligne dans leur ensemble, mais avec des sinuosités nombreuses et de très courts rayons (JACQUES). Finalement, elles se résolvent, à la surface des fibres musculaires, en de nombreuses fibrilles terminales, remarquablement fines, ordinairement contournées et variqueuses, richement ramifiées. Leur mode de terminaison a été longtemps controversé. On a admis tour à tour : avec SCHWEIGGER-SEIDEL, qu'elles se terminaient

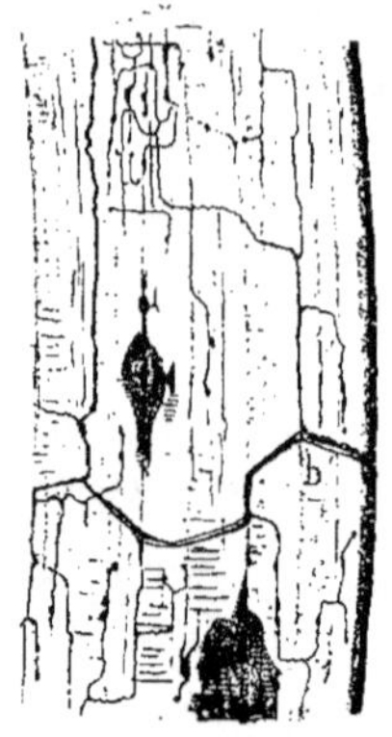

Fig. 47.

Plexus intramyocardique, paroi ventriculaire, coupe perpendiculaire au grand axe du cœur (d'après JACQUES).

En deux points on voit, sous forme de taches irrégulières, des portions du muscle accidentellement imprégnées : dans leur voisinage, des cellules conjonctives fusiformes se sont également colorées.

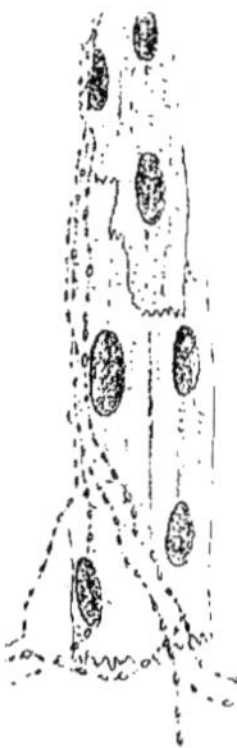

Fig. 48.

Cellules musculaires cardiaques isolées de la couche interne du ventricule, montrant leurs rapports avec de fines fibrilles intercellulaires.

par des extrémités libres dans les espaces intermusculaires ; avec KRAUSE et VON OPENCHOWSKY, qu'elles formaient de véritables plaques motrices ; avec LANGHERANS et RANVIER, qu'elles pénétraient dans l'épaisseur même des cellules musculaires et s'y terminaient par des extrémités plus ou moins effilées. L'emploi de la méthode de Golgi (imprégnation au chromate d'argent) et de la méthode d'Ehrlich (coloration par le bleu de méthylène), entre les mains de CAJAL, d'HEYMANS, de RETZIUS, de BERKLEY, de JACQUES, a démontré que les fibrilles motrices enlacent les fibres musculaires dans un riche réseau et se terminent réellement à la surface des cellules musculaires (chaque cellule, d'après HEYMANS, aurait sa terminaison propre), par de petits renflements de configuration diverse. Voici la description qu'en donne JACQUES. « Les derniers ramuscules des plus fines fibrilles, dit-il, portent, échelonnés sur leur parcours (fig. 48), de nombreux épaississements globuleux, latéralement situés d'ordinaire, tantôt reliés à la fibrille par un court pédicule, tantôt et plus souvent sessiles sur elle. La fibrille elle-même se termine par un renflement du même genre. La forme de ces nodosités est très variable : les plus communs sont arrondis, beaucoup sont piriformes, elliptiques ou fusiformes, quelques-uns épineux et irréguliers. On en rencontre assez souvent, notamment à l'extrémité des fibrilles, dont la forme ne peut être comparée qu'à celle d'un champignon. » En ce qui concerne leur volume, ces appareils terminaux sont également très variables : « On voit en effet, côte à côte, de ces bourgeons latéraux dont le diamètre peut varier du simple au décuple, et, appendus à une même fibrille, on peut observer tous les intermédiaires, depuis la nodosité punctiforme jusqu'à de volumineuses sphéricles dont les dimensions rappellent celles d'un petit corps cellulaire. » JACQUES ajoute que, bien que les bourgeons terminaux s'agglomèrent parfois en petits bouquets à l'extrémité des fibrilles, jamais on ne rencontre, à proprement parler, de buissons ou de plaques terminales.

b. *Terminaisons sensitives*. — Outre les fibres nerveuses que nous venons de décrire et qui apportent aux cellules musculaires des incitations motrices, le myocarde possède encore des fibres sensitives, terminaisons probables du *nerf dépresseur* de CYON, qui recueillent, à sa surface ou dans son épaisseur, des impressions de diverse nature et les transportent aux centres pour y servir de point de départ à des actes réflexes. Ces fibres sensitives, décrites en 1895 par SMIRNOW, sont surtout fréquentes dans le péricarde et l'endocarde, mais elles existent aussi dans le myocarde lui-même : elles s'épuisent en de nombreuses fibrilles, extrêmement minces et franchement variqueuses, qui, après un parcours variable, se terminent dans le tissu conjonctif intermusculaire par de petits renflements en forme d'olive. Ce qui caractérise tout particulièrement les terminaisons sensitives, c'est la présence (fig. 49),

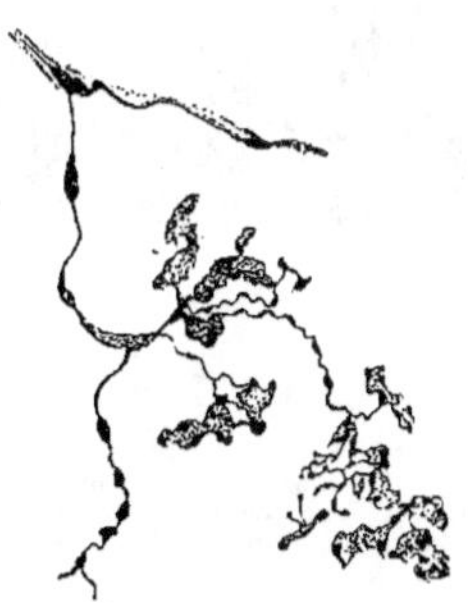

Fig. 49.

Terminaisons sensitives dans le tissu conjonctif interstitiel du ventricule de la grenouille (d'après SMIRNOW).

Les fibrilles nerveuses sont figurées en noir ; la substance granuleuse (*sensible Unterlage* de l'auteur), en gris clair.

à leur niveau, d'un substratum granuleux (*sensible Unterlage* de SMIRNOW), qui rappelle jusqu'à un certain point celui que nous présentent les plaques terminales motrices des vertébrés et des insectes.

D. GANGLIONS DU CŒUR. — Aux nerfs du cœur se trouvent annexés, sur des points divers, des cellules nerveuses, soit isolées, soit réunies en groupes, formant dans ce dernier cas de véritables ganglions, les *ganglions du cœur*. Ces ganglions, découverts par REMAK en 1844 sur le cœur du veau, ont été signalés à nouveau chez les batraciens, par LUDWIG en 1848 et par BIDDER en 1852. Dans ces derniers temps, leur étude a été reprise par de nombreux histologistes, parmi lesquels je citerai SCHKLAREWSKY (1872), DOGIEL (1882, 1893 et 1898), VIGNAL (1881), KASEM-BECK (1887), EISENLOHR (1886), JACQUES (1894), SCHMIDT (1897), etc. Malgré tous ces travaux, la question des ganglions cardiaques n'est pas encore complètement élucidée. Cela tient assurément aux difficultés du sujet ; mais cela tient aussi à ce que les ganglions en question varient beaucoup, dans leur disposition et leur structure, suivant les espèces animales où on les considère. A cet effet, il convient de les étudier tout d'abord chez les batraciens, puis chez les mammifères.

a. Ganglions des batraciens. — Chez les batraciens anoures, Ludwig et Bidder et, après eux, Ranvier, décrivent deux nerfs cardiaques, l'un antérieur, l'autre postérieur. Tous les deux (fig. 50, 2 et 1) se portent vers le sinus veineux et, là, pénètrent dans la cloison interauriculaire. Le postérieur, poursuivant son trajet descendant, parcourt de haut en bas toute la hauteur de l'oreillette et arrive au sillon auriculo-ventriculaire, où il se termine. L'antérieur, parvenu dans la cloison interauriculaire, s'infléchit en avant, puis en bas, et gagne lui aussi la base du ventricule, auquel il envoie ses branches terminales. Chemin faisant, les deux nerfs cardiaques s'anastomosent sur deux points : 1° au niveau du sinus veineux, au moment où ils vont disparaître dans la cloison interauriculaire; 2° à la partie tout inférieure de cette même cloison. Le long des nerfs cardiaques se trouvent trois amas ganglionnaires : ce sont, du nom des anatomistes qui les ont découverts, le *ganglion de Remak*, le *ganglion de Ludwig* et le *ganglion de Bidder*. Le ganglion de Remak (fig. 50,5) se trouve situé au niveau du sinus veineux. Le ganglion de Ludwig (fig. 50,6), encore appelé ganglion interauriculaire, occupe, comme son nom l'indique, la partie inférieure de la cloison interauriculaire. Quant au ganglion de Bidder (fig. 50,7), il se trouve situé, un peu au-dessous du précédent, au niveau de la base du ventricule.

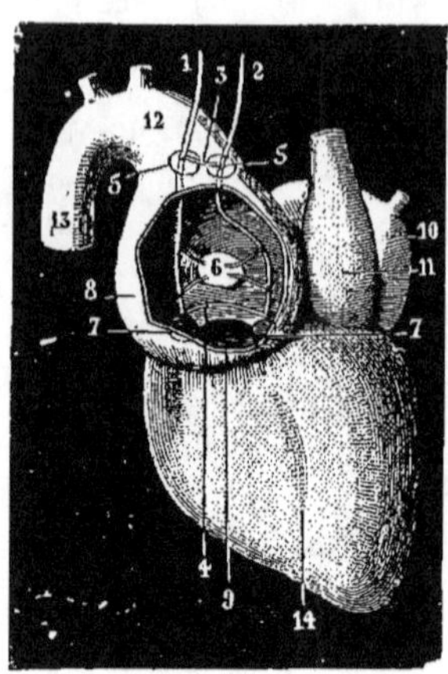

Fig. 50.

Ganglions du cœur chez la grenouille (schéma).

1. nerf cardiaque droit. — 2. nerf cardiaque gauche. — 3. anastomose de ces deux nerfs au niveau de l'oreillette droite. — 4. anastomose des mêmes nerfs au niveau de la cloison interauriculaire. 5. 5. masses ganglionnaires formant le *ganglion de Remak*. — 6. ganglions de la cloison interauriculaire ou *ganglion de Ludwig*. — 7. 7. *ganglions de Bidder*. — 8. oreillette droite, ouverte pour montrer la disposition des nerfs et des ganglions cardiaques. — 9. orifice auriculo-ventriculaire. — 10. oreillette gauche. — 11. bulbe artériel. — 12. sinus de la veine cave inférieure. — 13. veine cave inférieure.

b. Ganglions des mammifères. — Les formations ganglionnaires du cœur nous présentent, chez les mammifères et notamment chez l'homme, une disposition toute différente. Nous avons vu que, chez eux, les nerfs cardiaques formaient à la surface extérieure du cœur, tant sur les oreillettes que sur les ventricules, un vaste plexus, le *plexus sous-péricardique*, que l'on peut diviser en auriculaire et ventriculaire. Ces deux plexus auriculaire et ventriculaire, le premier dans toute son étendue, le second dans son tiers supérieur, sont comme parsemés de ganglions microscopiques, comprenant chacun de 1 à 50 ou 100 cellules ou même plus. Les ganglions cardiaques de l'homme et des primates diffèrent donc de ceux des batraciens en ce que, au lieu de se grouper en trois amas relativement volumineux, ils s'étalent et se disséminent en une vaste nappe, qui recouvre toute la surface des oreillettes et le tiers supérieur de la surface des ventricules. Quoique partout continue, cette nappe ganglionnaire semble se condenser sur les trois régions suivantes : 1° pour l'oreillette droite, au niveau des orifices des veines caves; 2° pour l'oreillette gauche, au

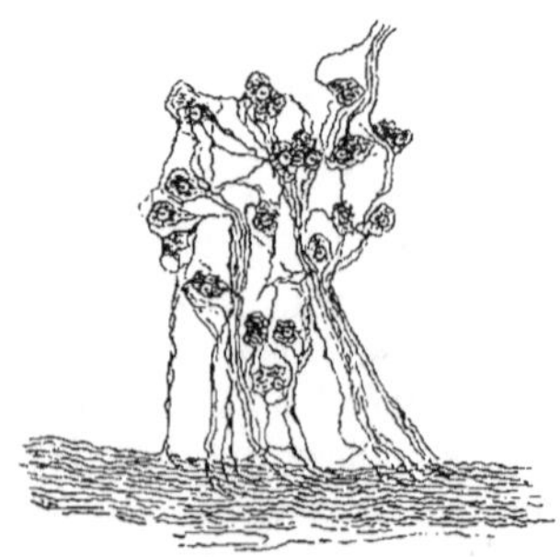

Fig. 51.

Petit amas ganglionnaire annexé à une travée du plexus sous-péricardique (d'après Jacques).

niveau également des orifices des veines pulmonaires : 3° pour les ventricules,
au niveau du sillon auriculo-ventriculaire. Il convient d'ajouter que la zone ventriculaire, qui se délimite, dans la plus grande partie de son étendue, au tiers
supérieur de la masse ventriculaire, se prolonge au niveau des sillons interventriculaires (fig. 52) jusqu'à la partie moyenne des ventricules. Si maintenant

on veut mettre en paral-
lèle la disposition des batraciens et celle des mammifères supérieurs, on
peut, ce semble, établir
les homologies de la fa-
çon suivante : le ganglion
de Remak et le ganglion
de Ludwig, ensemble,
ont pour homologues les
amas ganglionnaires qui
se disséminent tout au-
tour des oreillettes ; le
ganglion de Bidder est
représenté par les gan-
glions de la zone ventri-
culaire. Tous les gan-
glions cardiaques de
l'homme, tant sur les
oreillettes que sur les
ventricules, paraissent

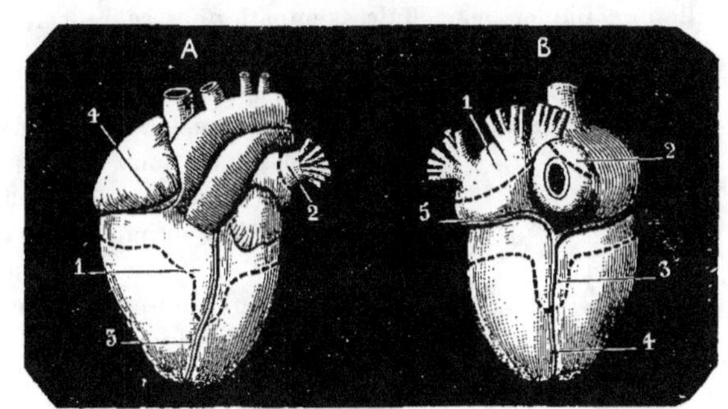

Fig. 52.

Schéma montrant les différentes zones ganglionnaires
du cœur chez les mammifères.

A. Face antérieure du cœur. — 1, zone auriculo-ventriculaire, répondant aux
ganglions de Bidder des batraciens. — 2, partie antérieure de la zone ganglionnaire qui se trouve située au voisinage des orifices des veines pulmonaires. —
3, artère coronaire gauche. — 4, artère coronaire droite.

B. Face postérieure du cœur. — 1, partie postérieure de la zone ganglionnaire située au voisinage des orifices des veines pulmonaires. — 2, zone ganglionnaire de l'orifice de la veine cave inférieure, répondant au ganglion de
Remak des batraciens. — 3, partie postérieure de la zone auriculo-ventriculaire,
répondant au ganglion de Bidder. — 4, artère coronaire droite. — 5, artère
auriculo-ventriculaire gauche.

être superficiels, je veux dire placés à la surface extérieure du myocarde. Les
prétendues cellules nerveuses décrites par certains histologistes, notamment par
Berkley, dans l'épaisseur même du myocarde, ne sont vraisemblablement que des
cellules conjonctives multipolaires, colorées par les réactifs. Nulle part, écrit Jacques en manière de conclusion, je n'ai observé dans l'intérieur du muscle cardiaque de cellules comparables, ni comme taille, ni comme forme, ni comme disposition, aux éléments ganglionnaires de la surface.

c. *Structure des ganglions cardiaques.* — Les ganglions cardiaques se composent essentiellement, comme toutes les masses ganglionnaires, de cellules
nerveuses, dont les prolongements se rendent aux filets nerveux, soit voisins, soit
plus ou moins éloignés. Ces cellules, considérées isolément après dissociation du
ganglion, mesurent 25 à 40 μ de longueur sur 20 à 25 μ de largeur. Elles sont,
suivant le cas, globuleuses, allongées en forme de fuseau, piriformes, en
raquettes, aplaties et discoïdales, etc. Elles diffèrent, du reste, suivant les espèces
animales où on les considère.

Chez les batraciens, où elles ont été particulièrement bien étudiées, on rencontre
deux types de cellules, morphologiquement bien distinctes : 1° des cellules
fusiformes, bipolaires à un seul noyau ; 2° des cellules à fibre spirale (t. III, fig. 20),
c'est-à-dire présentant deux prolongements, dont l'un s'enroule autour de l'autre,
à la manière d'une spirale. Nous verrons plus tard, en étudiant la structure des
ganglions sympathiques (voy. t. III, p. 23), que cette fibre spirale, que l'on a
considérée longtemps comme émanant de la cellule nerveuse au même titre que
la fibre droite, est au contraire une fibre afférente, une fibre venue d'ailleurs, qui

se résout, entre la cellule et sa capsule nucléée, en une arborisation de fines fibrilles terminales. De ces deux ordres de cellules, les premières (cellules bipolaires) appartiennent au système cérébro-spinal ; les secondes, les cellules à fibres spirale, sont manifestement sympathiques. Or, l'observation démontre que, tandis que les cellules cérébro-spinales prédominent manifestement dans le ganglion de Bidder, les cellules sympathiques se rencontrent surtout dans les ganglions de Remak et de Ludwig.

Chez les mammifères, les éléments ganglionnaires appartiennent également à des types différents. Vignal (1881), auquel nous devons une excellente étude sur les ganglions cardiaques des mammifères, décrit chez le lapin les deux types suivants : 1° des cellules unipolaires, à un seul noyau, munies d'un seul prolongement disposé en **T**, comme celui des cellules unipolaires des ganglions rachidiens ; ces cellules appartiennent au système cérébro-spinal ; 2° des cellules multipolaires, possédant deux noyaux, manifestement sympathiques. Quant au mode de répartition de ces deux ordres de cellules, les premières, toujours d'après Vignal, se rencontreraient seulement dans les ganglions de l'oreillette (où elles représenteraient le tiers environ de la totalité des cellules nerveuses), tandis que les secondes constitueraient à elles seules les ganglions de la zone ventriculaire. Les recherches plus récentes de Jacques (1894), entreprises sur

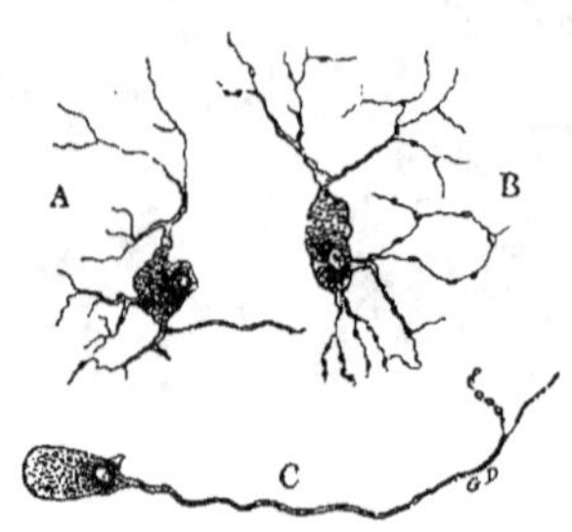

Fig. 53.

Divers types de cellules ganglionnaires du cœur (d'après Jacques).

A, B, deux cellules multipolaires du sillon auriculo-ventriculaire du chien. — C, cellule unipolaire provenant également du sillon auriculo-ventriculaire du chien.

divers mammifères à l'aide des méthodes de Golgi et d'Ehrlich, l'ont conduit à des conclusions un peu différentes : pour lui, les ganglions du sillon auriculo-ventriculaire et ceux des ventricules nous présenteraient comme éléments prédominants, sinon essentiels, des cellules multipolaires ayant la plus grande analogie avec celles que l'on rencontre dans les renflements du cordon sympathique ; d'autre part, dans les ganglions du sillon interauriculaire (du moins chez le rat), ce serait la forme unipolaire qui serait prédominante.

Somme toute, le désaccord porte exclusivement sur le mode de répartition des deux ordres de cellules ganglionnaires, nullement sur le fait lui-même de la dualité de ces éléments. Les ganglions cardiaques appartiennent donc à cette catégorie de ganglions, appelés *mixtes* : ils possèdent à la fois, mêlés les uns aux autres dans des proportions variables et encore mal connues, des éléments cérébro-spinaux et des éléments sympathiques. J'ajouterai que d'après Schmidt (1897), les cellules nerveuses des ganglions cardiaques seraient entourées d'un réseau ou *nid péricellulaire*, duquel se détacheraient au moins deux fibres nerveuses affectant chacune une direction différente ; il est rationnel d'admettre que l'une de ces fibres est en rapport avec le cœur, l'autre avec les centres nerveux. La cellule ganglionnaire se trouverait ainsi sous une double influence, l'une d'origine périphérique, l'autre d'origine centrale.

A consulter, au sujet du cœur, parmi les mémoires récents : Langerhans, *Zur Histologie des Herzens*, Virchow's Arch., 1873 ; — Sée (M.), *Recherches sur l'anatomie et la physiologie du cœur*, Paris, 1875 ; — Paladino, *Contribuz. all' anatomia, istologia e fisiologia del cuore*. Napoli, 1876 ; — Gerlach, *Ueber die Nervenendigungen in der Muskulatur des Froschherzens*, Virchow's Arch., 1876 ; — Salvioli, *Sulla struttura e sui linfatici del cuore*, Arch. per le Sc. med., 1878 ; — Sur-

BLED,. *Des tendons aberrants du cœur.* Th. Paris, 1879; — LANGER, *Ueber die Blutgefässe der Herz-klappen des Menschen,* Sitzb. d. Wien. Akad., 1880; — VIGNAL, *Rech. sur l'appareil ganglion-naire du cœur des vertébrés,* Arch. de Physiol., Paris, 1881; — VON OPENCHOWSKI. *Beitrag zur Kenntniss der Nervenendigungen des Herzens,* Arch. f. mikr., Anat., 1883; — DU MÊME, *Ein Beitr. zur Lehre von den Herznervenendigungen,* Dorpat, 1884; — HENKE, *Construction der Lage des Herzens in der Leiche aus einer Serie von Horizontalschnitte,* Tübingen, 1883; — SANGALLI, *Ano-malie di numero delle valvule dell'orificio dell'aorta e dell'arteria polmonare,* Mem. del R. Ist. Lombardo, Milano, 1885; — BIANCHI, *Le arterie coronarie del cuore,* Lo Sperimentale, 1885; — Du MÊME, *Nuove ricerche sui limfatici del cuore,* Lo Sperimentale. 1886; — BELAJEFF, *Ueber die Lymphgefässe des Herzens.* Virchow's Arch., 1886; — COEN, *Sulla vascolarizzazione delle valvole cardiache.* Bull. delle Sc. med. di Bologna, 1886; — MARTINOTTI, *Le anomalie numeriche delle val-vole semilunari del cuore,* Anatom. Anzeiger. 1886; — SCHMALTZ, *Die Purkinje'schen Faden im Herzen d. Haussäugethiere,* Arch. f. wiss. u. prakt. Thierheilkunde, 1886; — GIACOMINI, *Topogra-fia del cuore.* Torino. 1886; — EISENLOHR, *Ueber die Nerven u. Ganglienzellen d. menschl. Her-zens, nebst Bemerk. zur pathol. Anat. derselben,* Dissert., Munich, 1886; — KASEM-BECK, *Ueber das Vorkommen von Ganglien und einzelnen Nervenzellen aus Herzventrikel des Menschen, der Säuge-thieren u. der Vögel,* Med. Centralbl., 1887; — CURTIS, *Structure des valvules sigmoïdes de l'aorte et de l'artère pulmonaire. etc..* C. R. de la Soc. de Biologie, 1888; — ARNSTEIN, *Ueber die Forsätze der Nervenzellen in den Herzganglien,* Arch. f. mikr. Anat., 1887; — DAMIEN, *Les vaisseaux des valvules du cœur chez l'homme à l'état normal et à l'état pathologique,* Arch. de physiol., 1888; — BROWN-MACDONALD. *The construction of the ventricles in the human heart,* Journ. of Anat. and Physiol., 1889, vol. XXIII; — ROMBERG u. His, *Beiträge zur Herzinnervation,* Fortschr. f. Medicin, 1890; — RAMON Y CAJAL, *Sobre las terminaciones nerviosas del corazon.* Gaz. san de Barcelona, 1890 et 1891; — KREHL, *Beiträge z. Kenntniss der Füllung u. Entleerung des Herzens,* Abh. d. k. sachs. Gessellsch., 1891; — MEIGS. *The microsc. anat. of the human heart,* etc.. Trans. of the Coll. of phys. of Philadelphia, 1891; — HIS (W.), *Die Entwick. des Herznervensystem bei Wirbelthieren,* Sachs. Abhandl., 1891; — RUGE, *Die Grenzlinien der Pleurasäcke und die Lagerung des Herzens bei Primaten, insbesond. bei den Anthropoiden,* Morph. Jahrb., 1892; — BERKLEY, *On complex nerve terminations and ganglion cells in the muscular tissue of the heart ventricle,* Anat. An-zeig., 1893; — NIKOLAJEW, *Zur Frage über die Innervation des Froschherzens :* — DOGIEL. *Beitrag. zur vergl. Anat. u. Physiol. des Herzens.* Arch. f. mikr. Anat., 1894; — DOGIEL u. TUMARZEW. *Zur Lehre über das Nervensystem des Herzens,* Arch. f. mikr. Anat., Bd. XXXVI: — PITZORNO. *Osser-vazioni sul peso del cuore,* Gaz. d. Ospitali. 1894; — AZOULAY, *Les nerfs du cœur de l'homme,* C. R. Soc. de Biol., 1894; — JACQUES, *Rech. sur les nerfs du cœur chez la grenouille et les mam-mifères,* Journ. de l'Anat., 1894; — SMIRNOW, *Ueb. die sensiblen Nervenendigungen im Herzen bei Amphibien u. säugethiere,* Anat. Anz., Bd. X, 1895: — DOGIEL, *Vergleich. Anatomie, Physiologie u. Pharmakologie des Herzens,* Kasan, 1895; — SEMP, *Das elastiche Gewebe des Herzens,* Anat. Hefte. 1895. — HAYNES, *The relations of the heart and lungs to the anterior Chest Wall,* etc., Transact. of the Americ. congress Washington, 1893, Pt 2, 1895-96. — SIDING, *Über den Abschluss des sinus coro-narius cordis gegen den rechten Vorhof,* Anat. Anz., Bd. XII, 1896. — 1895; — COLEMAN. *Nerve Terminations in the heart of the Rabbit,* New-York med. Journ., 1895; — CREUTZFELD, *Das Flächen-wachstum de menschl. Atrio-ventrikularklappen,* Iéna, Inaug., Dissert., 1897; — CHIARI, *Ueber Netzbildungen im Atrium dextrum,* Verh. Ges. deutsch. Naturf. u. Ærzte, 68 Vers., Frankfurt, 1897; — NYSTRÖM, *Lymphatiques du cœur,* Arch. f. Anat., 1897; — SCHMIDT, *Zur Frage nach. der Inner-vation des Herzens,* Russ. Arch. f. path., etc., 1897; — DOGIEL, *Die sensiblen Nervenendigungen im Herzen u. in den Blutgefässen der Säugethiere,* Arch. f. mikr. Anat., 1898.

ARTICLE II

MEMBRANES SÉREUSES DU CŒUR

Ces membranes sont au nombre de deux : l'une appelée le *péricarde*, revêt la surface extérieure du cœur ; l'autre, appelée *endocarde*, tapisse la surface inté-rieure de ses quatre cavités.

§ 1. — PÉRICARDE.

Le péricarde (de περί, *autour*, et καρδία, *cœur*) est un sac fibro-séreux, envelop-pant le cœur et l'origine des gros vaisseaux qui en partent. Il se compose de deux parties bien distinctes, quoique intimement unies : 1° une partie externe, de nature fibreuse, formant ce qu'on appelle le *péricarde fibreux* ou *sac fibreux du péri-*

carde ; 2° une partie interne, véritable membrane séreuse, que nous désignerons sous le nom de *péricarde séreux* ou *péricarde proprement dit*. De ces deux enveloppes, l'une fibreuse, l'autre séreuse, la première, très forte et très résistante, constitue pour le cœur un appareil de protection ; la seconde, très mince, mais partout nettement différenciée, est destinée, comme toutes les séreuses, à favoriser ses mouvements.

A. — PÉRICARDE FIBREUX OU SAC FIBREUX DU PÉRICARDE

Le sac fibreux du péricarde mesure environ de 12 à 14 centimètres de hauteur. Sa largeur, qui atteint 13 ou 14 centimètres au niveau du quatrième espace intercostal (où elle est maxima), n'est plus, au niveau du deuxième espace, que de 7 ou 8 centimètres. Son épaisseur, représentée par son diamètre antéro-postérieur, varie, comme sa largeur, suivant les points que l'on considère : elle est de 9 ou 10 centimètres au niveau de la base, de 6 ou 7 centimètres au niveau du sommet. Vu en place, après ablation du plastron sterno-costal, le péricarde nous apparaît sous l'aspect d'un cône creux, dont la base serait dirigée en bas et qui serait aplati dans le sens antéro-postérieur. Il nous offre donc à considérer : 1° une base ; 2° un sommet ; 3° deux faces, l'une antérieure, l'autre postérieure ; 4° deux bords latéraux, l'un droit, l'autre gauche. Nous allons étudier successivement chacun de ces éléments, que nous examinerons à la fois au point de vue de sa configuration extérieure et de ses rapports.

1° Base. — La base repose sur la convexité du diaphragme, à laquelle elle adhère dans une étendue qui varie de 9 à 11 centimètres dans le sens transversal, de 5 ou 6 centimètres dans le sens antéro-postérieur. Ces relations intimes du péricarde avec le diaphragme n'existent pas chez les animaux, où le cœur, comme on le sait, repose sur le sternum et les côtes sternales. Elles sont pour ainsi dire spéciales à l'homme et doivent être considérées comme la conséquence du passage de la station quadrupède à la station verticale.

La zone d'adhérence du péricarde au diaphragme, *zone d'adhérence phrénopéricardique*, répond à la foliole moyenne du centre phrénique, qu'elle déborde, à gauche, de 25 à 30 millimètres, quelquefois plus.

Elle revêt, dans son ensemble (fig. 65,7), la forme d'un ovale irrégulier dont la grosse extrémité est située à droite et dont le grand axe se dirige obliquement d'arrière en avant et de droite à gauche. On peut encore, pour faciliter la description, la comparer à un triangle curviligne, dont les trois côtés seraient antérieur, droit et gauche : le bord antérieur, dirigé transversalement, passe généralement à la limite antérieure de la foliole moyenne ; le bord gauche, fortement oblique d'arrière en avant et de droite à gauche, passe un peu en avant (10 millimètres en moyenne) de l'échancrure postérieure du centre phrénique ; le bord droit, beaucoup plus court que le bord gauche, légèrement oblique en arrière et en dedans, répond assez exactement à la ligne d'union de la foliole moyenne avec la foliole droite. Le bord droit et le bord gauche se rencontrent réciproquement un peu à droite de la ligne médiane, sur le côté interne de l'orifice quadrilatère qui livre passage à la veine cave inférieure.

Nous avons vu plus haut que, au niveau de la zone triangulaire que nous venons de décrire, le péricarde adhérait au diaphragme. Il convient d'ajouter que cette adhérence n'est pas uniforme, mais varie beaucoup suivant les points que l'on

considère. Tout à fait en arrière, les deux formations fibreuses sont reliées l'une
à l'autre par une couche de tissu conjonctif lâche, qui se laisse facilement injecter
et déchirer. Cette couche conjonctive devient de plus en plus dense au fur et à
mesure qu'on s'éloigne de la partie postérieure de la zone phréno-péricardique.
Au niveau du bord antérieur et dans la moitié antérieure du bord droit, elle
a totalement disparu et, à ce niveau, il y a fusion intime des éléments fibreux du

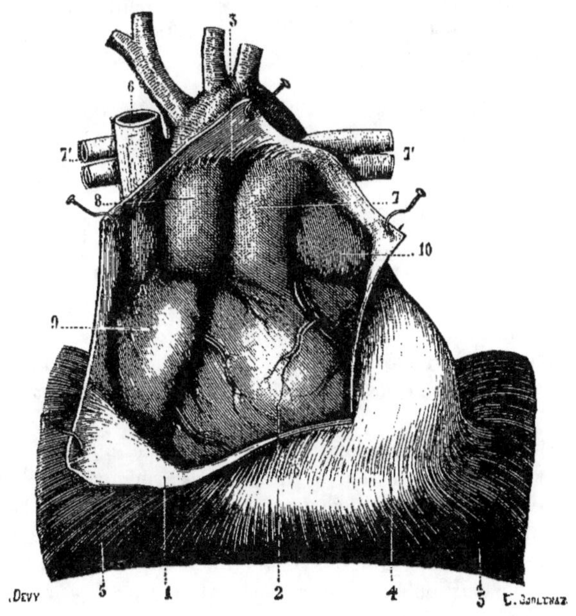

Fig. 54.

Cœur dans le péricarde, vue antérieure.

1, le péricarde, sectionné à sa partie antérieure et érigné pour montrer : 2, la face antérieure du cœur recouverte par
le feuillet viscéral de la séreuse. — 3, cul-de-sac supérieur du péricarde. — 4, attaches du sac fibreux du péricarde sur
le diaphragme 5 (ligament phréno-péricardique antérieur). — 6, veine cave supérieure. — 7, artère pulmonaire. —
7', ses branches. — 8, aorte. — 9, oreillette droite. — 10, auricule gauche.

centre phrénique avec ceux du péricarde : cette ligne de fusion entre les deux
formations fibreuses est nettement marquée, sur la figure 65, par un gros trait
noir.

2° Sommet. — Le sommet du sac fibreux du péricarde est dirigé en haut,
du côté de la fourchette sternale. Tronqué et ouvert, il embrasse les gros
vaisseaux, artères et veines, qui s'échappent du cœur et se confond insensiblement avec la tunique externe de ces vaisseaux.

La ligne d'union du sommet du péricarde avec les vaisseaux cardiaques est fort
irrégulière; elle présente, du reste, des variations individuelles considérables. —
En avant, le péricarde se termine ordinairement : sur l'artère pulmonaire, au
niveau ou un peu au-dessus de sa bifurcation; sur l'aorte, au niveau ou un peu
au-dessus de l'émergence du tronc brachio-céphalique. — *En arrière*, il remonte
jusqu'au niveau de la branche droite de l'artère pulmonaire. Là, la membrane
fibreuse se divise en deux feuillets (fig. 57) : un feuillet profond, qui s'engage
au-dessous de l'artère pulmonaire droite et se confond avec la paroi de ce vaisseau;

un feuillet superficiel, qui se jette sur la face postérieure de cette même artère pulmonaire droite et remonte ensuite jusqu'à la crosse de l'aorte, où il se termine. — *Sur les côtés*, enfin, le péricarde se confond, à des hauteurs diverses, avec les parois des veines pulmonaires et des deux veines caves.

J'ai mesuré sur 6 sujets, 3 hommes et 3 femmes, l'intervalle compris entre l'origine des vaisseaux et leur fusion avec le péricarde. Je résume les résultats de ces mensurations dans le tableau suivant, où chaque chiffre représente, pour le vaisseau en regard duquel il est placé, la portion de ce vaisseau qui se trouve contenue dans le sac péricardique.

VAISSEAUX	Obs. I. ♂ 56 ans	Obs. II. ♂ 24 ans	Obs. III. ♂ 68 ans	Obs. IV. ♀ 62 ans	Obs. V. ♀ 38 ans	Obs. VI. ♀ 70 ans	MOYENNES
1° Aorte.	64	62	62	75	82	67	**68**
2° Artère pulmonaire	57	52	51	50	52	45	**54**
3° Veine cave supérieure.	34	51	48	34	28	31	**37**
4° Veine cave inférieure.	22	22	32	22	18	21	**23**

Comme on le voit par ce tableau, c'est sur l'aorte que le péricarde remonte le plus haut. Son point culminant (*corne supérieure du péricarde* de HALLER) se trouve situé, je le répète, sur le côté postéro-externe de l'origine du tronc brachio-céphalique : il répond assez exactement à la partie moyenne du manubrium.

3° Face antérieure. — La face antérieure du péricarde, fortement convexe dans le sens transversal, est, dans le sens vertical, légèrement inclinée de haut en bas et d'arrière en avant. Lorsqu'on l'examine après avoir enlevé le plastron sterno-costal, on constate tout de suite qu'elle est en partie recouverte par la partie antérieure des deux poumons. Elle nous présente donc deux portions : une portion couverte et une portion libre, autrement dit une portion rétro-pulmonaire et une portion extra-pulmonaire.

a. *Portion couverte ou rétro-pulmonaire.* — La portion rétro-pulmonaire (fig. 55,5,5') comprend la partie gauche et la partie droite de notre face antérieure. Elle est en rapport, à droite et à gauche, avec la face interne du poumon correspondant, dont elle est séparée par la plèvre médiastine.

b. *Portion libre ou portion extra-pulmonaire* — La portion extra-pulmonaire (fig. 55,6) répond à la partie moyenne de la face antérieure. Elle a la forme d'un triangle fort irrégulier, dont la base serait dirigée en bas. Nous pouvons donc lui considérer un sommet, une base, un bord droit et un bord gauche. — Le *sommet*, dirigé en haut, répond à l'origine, sur la crosse aortique, du tronc brachio-céphalique. — Le *bord inférieur* ou *base*, légèrement incliné de haut en bas et de droite à gauche, est situé sur la voussure diaphragmatique ; il répond exactement à la ligne transversale suivant laquelle le péricarde se fusionne avec le centre phrénique. — Le *bord droit* répond au bord antérieur du poumon droit ; il est sensiblement vertical, parallèle par conséquent au bord correspondant du sternum, dont il est séparé par un intervalle moyen de 10 à 12 millimètres. — Le *bord gauche* répond, de même, au bord antérieur du poumon gauche ; très irrégulier et fortement oblique de haut en bas et de dedans en dehors, il est d'autant plus éloigné de la ligne médiane qu'on le considère sur un point plus inférieur : au niveau du quatrième ou du cinquième espace intercostal, il en est séparé par un intervalle de 7 et même 8 centimètres.

Le triangle représentant la portion extra-pulmonaire du péricarde mesure en moyenne 4 ou 5 centimètres de hauteur, sur une largeur à peu près égale. Sa surface est ordinairement de 8 à 10 centimètres carrés. Il est à peine besoin de faire remarquer que ces dimensions sont extrêmement variables, variables suivant les sujets, mais variables surtout suivant le moment de l'acte respiratoire où on examine le sujet, diminuant au moment de l'inspiration, augmentant au moment de l'expiration, présentant leur minimum dans l'inspiration forcée, leur maximum dans l'expiration forcée.

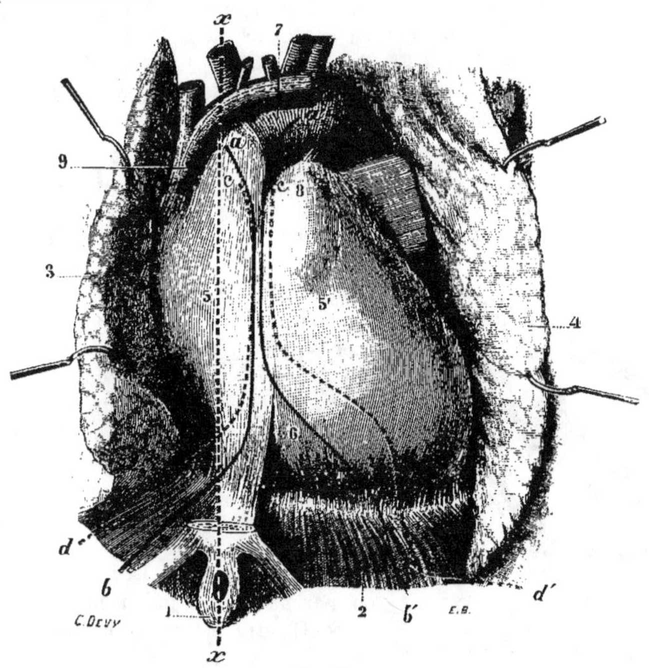

Fig. 55.

Le péricarde en place, vu par sa face antérieure.

(Les cavités pleurales ont été ouvertes et les deux poumons érignés en dehors.)

1, appendice xiphoïde, avec 1', ligament sterno-péricardique inférieur. — 2, diaphragme. — 3, 4, poumon droit et poumon gauche, érignés en dehors. — 5, 5', parties du péricarde couvertes par les poumons *(portion rétro-pulmonaire)*. — 6, portion libre du péricarde *(portion extra-pulmonaire)*. — 7, aorte. — 8, artère pulmonaire, recouverte par le péricarde. — 9, veine cave supérieure.

xx. ligne médiane. — *ab, a'b',* ligne bleue indiquant le point de réflexion de la plèvre médiastine. — *cd, c'd',* ligne pointillée rouge, représentant le bord antérieur des poumons, quand ces organes sont en place.

La face antérieure du péricarde, dans sa portion non couverte, est en rapport avec la paroi sterno-costale (sternum, côtes et cartilages costaux, espaces inter-costaux, vaisseaux mammaires internes), doublée de la plèvre et des muscles triangulaires du sternum. (Pour les rapports précis des poumons et des plèvres avec le plastron sterno-costal, voyez *Poumons* et *Plèvres;* voyez aussi les Traités d'anatomie topographique et l'article de Delorme et Mignon, publié dans la *Revue de Chirurgie* de 1895.)

4° **Face postérieure**. — La face postérieure du péricarde répond aux organes contenus dans le médiastin postérieur, depuis la cinquième vertèbre dorsale jus-qu'à la neuvième. Parmi ces organes, nous signalerons en premier lieu l'œsophage, qui descend verticalement entre les veines pulmonaires droites et les veines pulmonaires gauches, immédiatement appliqué contre ce vaste prolongement de la séreuse péricardique, que nous décrirons plus loin sous le nom de *cul-de-sac de Haller*. Nous signalerons ensuite, comme présentant avec la face postérieure du péricarde des rapports moins immédiats, les deux nerfs pneumogastriques, l'aorte descendante, la grande veine azygos, le canal thoracique.

5° Bords latéraux. — Les bords latéraux, le droit et le gauche, sont en rapport avec la plèvre médiastine qui les sépare des poumons. Ils sont unis à la séreuse par un tissu cellulaire lâche et peu abondant, au sein duquel cheminent les nerfs phréniques et les vaisseaux diaphragmatiques supérieurs. Au-dessous du pédicule pulmonaire, chacun des deux bords du péricarde répond au bord interne du ligament triangulaire des poumons (voy. *Plèvres*).

B. — PÉRICARDE SÉREUX OU PÉRICARDE PROPREMENT DIT

Le péricarde proprement dit, analogue en cela à toutes les séreuses, a la forme d'un sac sans ouverture *enveloppant le cœur sans le contenir dans sa cavité*. Si nous jetons les yeux sur la figure ci-contre (fig. 56), qui représente schématiquement une coupe sagittale du cœur, nous constatons que la séreuse revêt régulièrement le cœur depuis son sommet jusqu'à sa base; là, nous la voyons se réfléchir en dehors, passer sur la surface intérieure du sac fibreux et la tapisser de haut en bas dans toute son étendue. La séreuse péricardique se compose donc de deux feuillets, l'un interne ou viscéral, l'autre externe ou pariétal, immédiatement appliqués l'un contre l'autre et se fusionnant réciproquement au niveau de la base du cœur : c'est, comme on le voit, le bonnet de coton classique, replié sur lui-même, qui enveloppe la tête sans la contenir dans sa cavité. Nous décrirons successivement : 1° le feuillet pariétal; 2° le feuillet viscéral; 3° la ligne d'union de ces deux feuillets; 4° enfin, la cavité comprise entre les deux feuillets ou cavité péricardique.

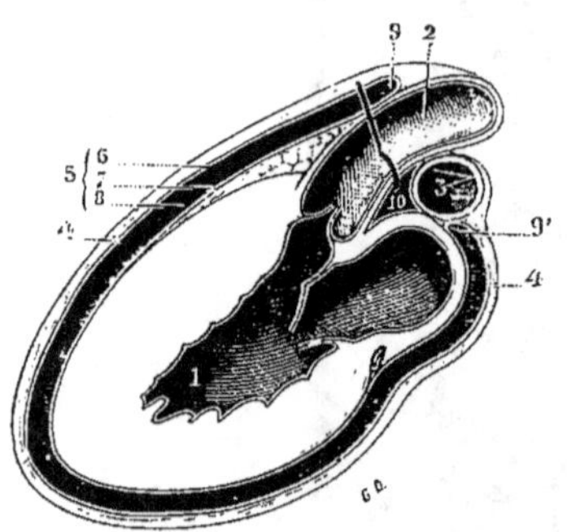

Fig. 56.

Coupe sagittale du cœur pour montrer la disposition générale du péricarde.

1, cœur (ventricule gauche). — 2, aorte. — 3, artère pulmonaire droite. — 4, sac fibreux du péricarde. — 5, péricarde séreux avec : 6, son feuillet pariétal; 7, son feuillet viscéral; 8, sa cavité centrale. — 9, 9', points de réflexion antérieur et postérieur de la séreuse; 10, sinus transverse.

1° Feuillet pariétal. — Le feuillet pariétal, extrêmement mince, tapisse régulièrement la surface intérieure du sac fibreux précédemment décrit. Il lui adhère d'une façon intime et ne peut en être séparé par la dissection.

2° Feuillet viscéral. — Le feuillet viscéral, également très mince, s'étale de bas en haut et sans interruption sur toute la portion ventriculaire du cœur. Arrivé aux oreillettes, il se comporte différemment en arrière, en avant et sur les côtés :

a. *En arrière.* — Le feuillet viscéral, après avoir franchi le sillon auriculoventriculaire, tapisse la face postérieure des oreillettes depuis ce sillon jusqu'à leur partie toute supérieure. Au niveau des nombreux vaisseaux qu'elle y rencontre (veines pulmonaires et veines caves), il se réfléchit sur eux suivant une modalité que nous décrirons plus loin, les engaine plus ou moins et se continue ensuite avec le feuillet pariétal.

b. *Sur les côtés*, la séreuse tapisse de même les faces latérales des deux oreillettes.

c. *En avant*, elle rencontre les oreillettes et, en avant d'elles, les deux gros troncs artériels qui s'échappent du cœur pour se porter en haut : pour les oreillettes, la séreuse revêt régulièrement leur face antérieure depuis l'auricule gauche jusqu'à l'auricule droite ; en ce qui concerne les troncs artériels, elle leur fournit une gaine commune, gaine cylindrique qui les enveloppe à la manière d'un manchon. Cette disposition se voit très nettement sur une coupe horizontale, passant par la partie moyenne de l'artère pulmonaire (fig. 58). Sur cette coupe, nous voyons tout d'abord la séreuse entourer sur tout leur

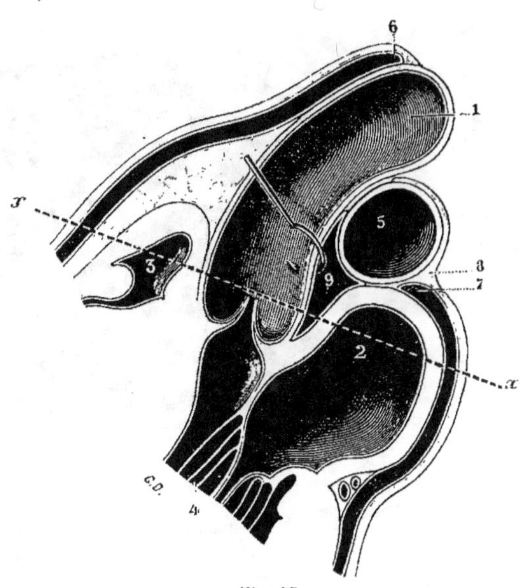

Fig. 57.

Coupe sagittale du cœur passant par l'axe de l'aorte pour montrer le sinus tranverse.

(*xx*, axe par lequel passe la coupe représentée dans la figure suivante.)

1, aorte, légèrement érignée en avant. — 2, oreillette gauche. — 3, ventricule droit. — 4, ventricule gauche. — 5, artère pulmonaire droite. — 6, point de réflexion antérieur de la séreuse. — 7, son point de réflexion postérieur. — 8, sac fibreux du péricarde se divisant en deux feuillets, l'un postérieur, l'autre antérieur. — 9, sinus transverse, agrandi par suite du déplacement en avant de la portion ascendante de l'aorte.

pourtour les deux artères aorte et pulmonaire et, d'autre part, cette même séreuse former un revêtement continu à la face antérieure des deux oreillettes. Nous constatons ensuite, comme une conséquence de la disposition précitée, qu'il existe en arrière des deux troncs artériels, entre ces troncs et les oreillettes, un canal à direction transversale, qui depuis longtemps déjà a été signalé par THEILE et auquel HENLE, qui l'a décrit à nouveau, a donné le nom de *sinus transverse*. Ce canal, dans lequel on peut facilement introduire le doigt, mesure 6 ou 7 centimètres de longueur sur 20 à 22 millimètres de hauteur. Il est formé (fig. 57,9) : 1° en avant, par la paroi postérieure de l'aorte et de la pulmonaire ; 2° en arrière, par la face antérieure des oreillettes droite et gauche ; 3° en bas, par l'angle dièdre qui répond à l'union des oreillettes avec les troncs artériels précités ; 4° en haut, par la branche droite de l'artère pulmonaire et, au-dessous d'elle, par le feuillet profond du sac fibreux du péricarde qui, comme nous l'avons déjà dit plus haut (p. 62), vient se perdre sur la paroi inférieure de ce dernier vaisseau. Le sinus transverse nous présente naturellement deux orifices, l'un répondant à son extrémité droite, l'autre à son extrémité gauche. Son orifice gauche, aplati d'avant en arrière, sous forme de fente par conséquent, est compris entre l'artère pulmonaire, qui est en dedans, et l'auricule gauche, qui est en dehors. Son orifice droit, disposé également en forme de fente, est délimité en dedans par l'aorte, en dehors par l'auricule droite et la veine cave supérieure. Le sinus transverse est constant chez l'homme. Il se développe même de très bonne heure : Soulié et Raynal ont, en effet, constaté son exis-

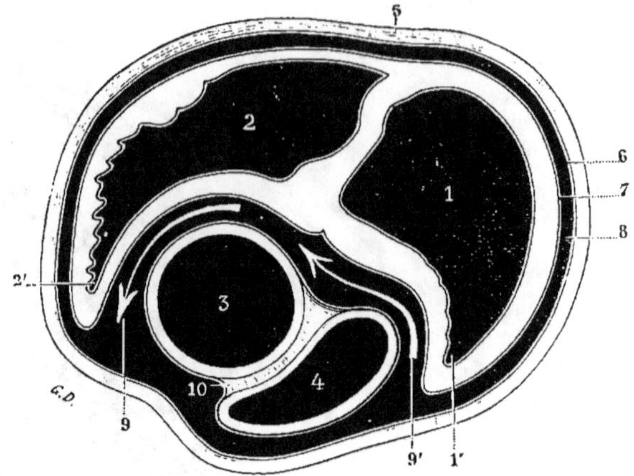

Fig. 58.

Coupe transversale des oreillettes et des gros troncs artériels pour montrer le sinus transverse dans le sens de sa longueur.

(Cette coupe est faite suivant l'axe *xx* de la figure précédente.)

1, oreillette gauche, avec 1', son auricule. — 2, oreillette droite, avec 2', son auricule. — 3, aorte. — 4, artère pulmonaire. — 5, sac fibreux du péricarde. — 6, feuillet pariétal. — 7, feuillet viscéral. — 8, cavité séreuse. — 9, 9', sinus transverse. — 10, tissu conjonctif unissant l'aorte au tronc de l'artère pulmonaire.

tence sur un embryon de 3 millimètres, débité en coupes sériées par Tourneux.

Le feuillet viscéral du péricarde est partout lisse et uni, et nous n'avons à signaler à sa surface que deux replis, le repli préaortique et le pli vestigial.

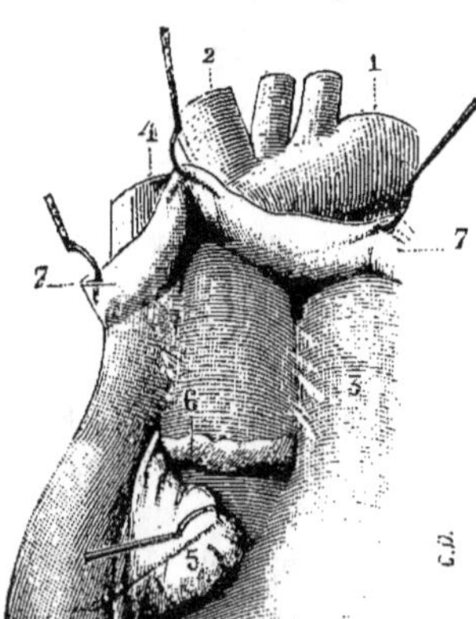

Fig. 59.

Le repli préaortique, vu en place après écartement de l'auricule droite.

1, aorte. — 2, tronc artériel brachéo-céphalique. — 3, artère pulmonaire. — 4, veine cave supérieure. — 5, auricule droite. — 6, repli préaortique. — 7, feuillet pariétal du péricarde érigné en haut.

a. *Repli préaortique.* — Sur la face antérieure de l'aorte ascendante, à 2 ou 3 centimètres environ au-dessus de son origine, se voit un petit repli transversal (fig. 59,6) qui embrasse dans sa concavité la moitié ou même les deux tiers antérieurs du vaisseau et que nous désignerons, en raison de sa situation, sous le nom de *repli préaortique* : c'est la *piega aortica* de Concato et de Baccelli. Il est à peu près constant, quoique très variable dans ses dimensions : peu développé chez l'enfant, il s'agrandit au fur et à mesure que le sujet avance en âge (Baccelli) et présente ses plus grandes dimensions chez les individus doués d'embonpoint. Morphologiquement, le repli préaortique est un simple repli du péricarde séreux emprisonnant dans son épaisseur une quantité plus ou moins considérable de tissu cellulo-adipeux. La paroi aortique elle-même ne prend aucune part à sa constitution. Sa ligne d'implantation sur l'aorte répond exactement au bord supérieur de l'auricule droite et c'est précisément à l'application de cette auricule contre le vaisseau qu'il convient, comme l'a fait remarquer Marcacci, de rattacher le développement du repli en question. J'ai très souvent constaté la présence d'un repli analogue, mais moins développé, sur le côté gauche de l'artère pulmonaire au niveau du point où elle entre en contact avec l'auricule gauche.

b. *Pli vestigial.* — Le pli vestigial du péricarde, signalé pour la première fois par Theile, a été décrit à nouveau par Marshall, qui lui a donné son nom. C'est un petit repli de forme semi-lunaire, long de 10 à 25 millimètres, situé à la partie postérieure de l'oreillette gauche. Il commence, en haut, un peu au-dessous de l'émergence de la veine pulmonaire gauche inférieure. De là, il se porte obliquement, en bas et un peu en dedans vers le sillon auriculo-ventriculaire ou, plus exactement vers le sinus de la grande veine coronaire. Il est formé par un repli du péricarde séreux, recouvrant, avec une masse adipeuse plus ou moins développée, une petite veine qui suit exactement la même direction et qui n'est autre que la *veine oblique de l'oreillette gauche* ou *veine de Marshall*. Cette veine, qui s'ouvre en bas dans la partie externe du sinus de la veine coronaire, dégénère en haut en un simple cordon fibreux : la veine et le cordon fibreux qui lui fait suite paraissent être les vestiges chez l'adulte, de la veine cave supérieure gauche de l'embryon. (A voir, sur ce repli, une importante étude de Gruber dans les *Mém. de l'Acad. des Sc. de Saint-Pétersbourg*, 1864.)

3° Ligne d'union du feuillet viscéral avec le feuillet pariétal. — La ligne d'union des deux feuillets du péricarde, autrement dit la ligne au niveau de laquelle se réfléchit le feuillet viscéral pour devenir feuillet pariétal, est fort irrégulière. Nous l'examinerons successivement sur la face antérieure et sur la face postérieure.

A. Réflexion de la séreuse sur la face antérieure. — Sur la face antérieure du cœur, la ligne de réflexion du péricarde commence, à gauche (fig. 60), sur le bord

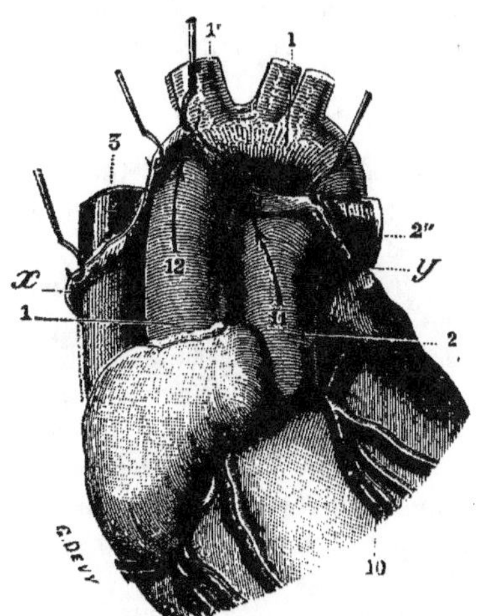

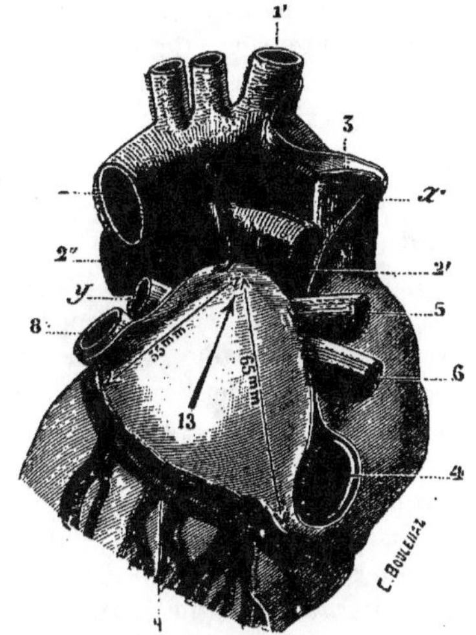

<table>
<tr><td>Fig. 60.</td><td>Fig. 61.</td></tr>
<tr><td>La ligne de réflexion de la séreuse péricardique,
vue sur la face antérieure du cœur.</td><td>La ligne de réflexion de la séreuse péricar-
dique vue sur la face postérieure du cœur.</td></tr>
</table>

(*x*, indique le point, à droite, où la ligne de réflexion de la séreuse passe de la face antérieure du cœur sur la face postérieure ; *y*, le point, à gauche, où cette première ligne de réflexion revient de la face postérieure sur la face antérieure.)

1, aorte, avec : 1', tronc brachio-céphalique.—2, artère pulmonaire, avec : 2', sa branche droite.— 2", sa branche gauche. 3, veine cave supérieure. — 4, veine cave inférieure. — 5, veine pulmonaire droite supérieure. — 6, veine pulmonaire droite inférieure. — 7, veine pulmonaire gauche supérieure. — 8, veine pulmonaire gauche inférieure. — 9, veine coronaire. — 10, artère coronaire gauche. — 11, cul-de-sac situé entre l'aorte et l'angle de bifurcation de la pulmonaire. — 12, cul-de-sac situé sur le côté postéro-externe du tronc brachio-céphalique. — 13, grand diverticule postérieur de Haller.

inférieur de la branche gauche de l'artère pulmonaire. De là, elle se porte en haut et en dedans, vers l'angle de bifurcation de la pulmonaire. Puis elle saute sur l'aorte et, continuant son trajet obliquement ascendant, remonte jusqu'au côté postéro-externe de l'origine du tronc brachio-céphalique. S'infléchissant alors en bas et en dehors, elle gagne la veine cave supérieure, croise obliquement sa face antérieure, la contourne et arrive ainsi sur son côté externe, où nous la reprendrons tout à l'heure. Je veux auparavant faire remarquer que, sur la face antérieure du myocarde, la ligne de réflexion du péricarde se compose, en réalité, de trois lignes courbes qui embrassent dans leur concavité : la première, l'artère pulmonaire gauche ; la seconde, la crosse aortique au moment où, d'ascendante, elle devient horizontale ; la troisième, le côté antéro-externe de la veine cave supérieure.

B. RÉFLEXION DE LA SÉREUSE SUR LA FACE POSTÉRIEURE. — Si maintenant nous retournons le cœur (fig. 61) et si nous reprenons notre ligne d'insertion là où nous l'avons laissée, c'est-à-dire sur le côté externe de la veine cave supérieure, nous la voyons se porter tout d'abord obliquement en bas et en dedans, au-dessus de la veine pulmonaire droite supérieure. Puis, devenant descendante, elle longe successivement le côté antérieur de la veine pulmonaire droite supérieure, de la veine pulmonaire droite inférieure et de la veine cave inférieure. Arrivée à la partie tout inférieure de ce vaisseau, elle la contourne de dehors en dedans et de bas en haut, remonte alors sur le côté postérieur des deux veines pulmonaires droites, gagne par un trajet horizontal le point d'émergence des deux veines pulmonaires gauches, descend sur le côté postérieur de ces deux veines et arrive ainsi au-dessous de la veine pulmonaire gauche inférieure. Changeant une dernière fois de direction, elle contourne cette veine, remonte sur le côté antérieur des deux veines pulmonaires gauches et arrive ainsi, un peu au-dessus d'elles, sur le bord inférieur (*y*) de l'artère pulmonaire gauche, notre point de départ.

C. CULS-DE-SAC DU PÉRICARDE. — Comme on le voit par la description qui précède, le feuillet viscéral du péricarde se réfléchit en dehors, pour se continuer avec le feuillet pariétal, au niveau de tous les gros vaisseaux qui partent du cœur ou qui y arrivent. Ces vaisseaux, qui traversent ainsi la séreuse sans être contenus dans sa cavité, constituent ce qu'on appelle les pédicules du cœur. Ces pédicules sont au nombre de trois, savoir : le *pédicule artériel*, formé par les deux artères aorte et pulmonaire ; un *pédicule veineux droit*, comprenant à la fois la veine cave supérieure, les deux veines pulmonaires droites et la veine cave inférieure ; un *pédicule veineux gauche*, formé par les deux veines pulmonaires gauches. Or, il est à remarquer que la séreuse, au moment de sa réflexion, envoie dans l'intervalle des vaisseaux sur lequel elle se réfléchit, des prolongements plus ou moins importants, que l'on désigne sous le nom générique de *culs-de-sac péricardiques*.

a. *Au niveau du pédicule artériel* (fig. 61), nous rencontrons deux culs-de-sac : l'un (11), situé entre la bifurcation de la pulmonaire et la concavité de l'aorte ; l'autre (12), situé beaucoup plus haut, au point culminant du péricarde, je veux dire à la partie postéro-externe de l'origine du tronc brachio-céphalique. De ces deux culs-de-sac, le premier mesure de 10 à 15 millimètres de profondeur ; le second atteint jusqu'à 20 et 25 millimètres.

b. *Au niveau du pédicule veineux droit* et sur le côté externe de ce pédicule (fig. 62), nous trouvons ordinairement trois culs-de-sac. Le premier (11) occupe l'espace compris entre la veine cave supérieure et la veine pulmonaire droite supérieure ; il mesure, en moyenne, de 15 à 20 millimètres de profondeur. Le second (12) s'engage entre les deux veines pulmonaires droites : il est ordinairement peu profond, 8 ou 10 millimètres seulement. Le troisième (13) se trouve situé entre la veine pulmonaire droite inférieure et la veine cave inférieure ; il n'est pas constant et, quand il existe, sa profondeur ne dépasse guère 7 ou 8 millimètres.

c. *Au niveau du pédicule veineux gauche*, et sur le côté externe de ce pédicule (fig. 63), existent deux autres culs-de-sac : l'un (14), plus grand (profondeur = de 15 à 18 millimètres), situé entre les deux veines pulmonaires gauches ; l'autre (15), plus petit (profondeur = de 6 à 8 millimètres), s'insinuant entre la veine pulmonaire gauche supérieure et la branche gauche de l'artère pulmonaire.

d. *Entre les deux pédicules veineux* se trouve un diverticule beaucoup plus grand que ceux que nous avons rencontrés jusqu'ici : c'est le *grand diverticule* ou *cul-de-sac de Haller* (fig. 61,13 et 63,16). Délimité à droite par le pédicule veineux droit, délimité à gauche par le pédicule veineux gauche, il remonte en haut jusqu'à l'artère pulmonaire droite ou à son voisinage. Son point le plus élevé ou sommet est séparé de la veine cave inférieure (hauteur maxima) par une distance moyenne de 65 millimètres ; il est séparé, de même, de la veine pulmonaire gauche infé-

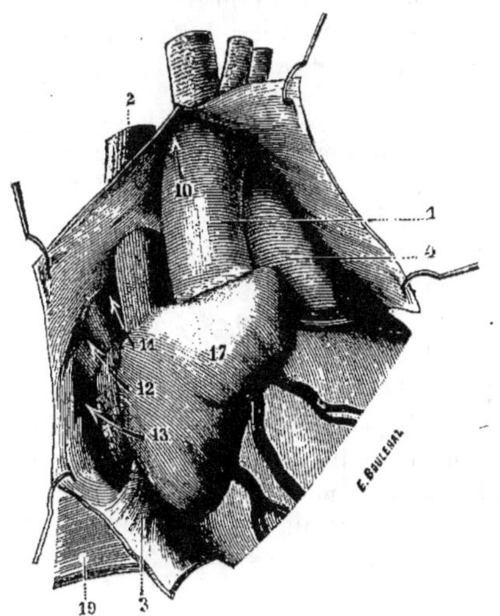

Fig. 62.

La ligne de réflexion du péricarde, vue sur le bord droit du cœur, pour montrer les culs-de-sac que le péricarde forme sur ce bord.

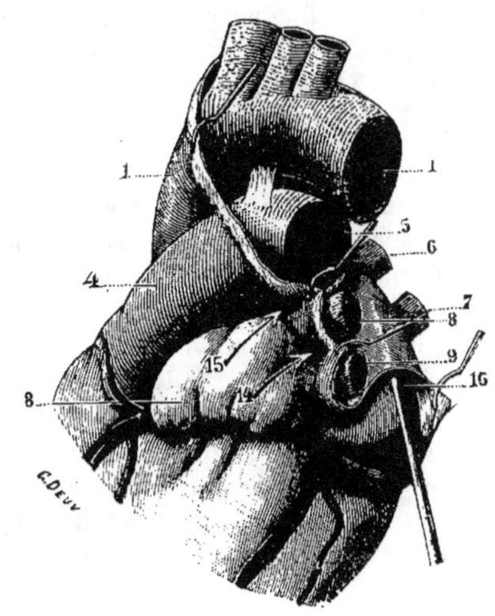

Fig. 63.

La ligne de réflexion du péricarde, vue sur le bord gauche du cœur, pour montrer les culs-de-sac que le péricarde forme sur ce bord.

1, aorte. — 2, veine cave supérieure. — 3, veine cave inférieure. — 4, tronc de l'artère pulmonaire. — 5, artère pulmonaire gauche. — 6, 7, veines pulmonaires supérieure et inférieure droites. — 8, 9, veines pulmonaires supérieure et inférieure gauches. — 10, cul-de-sac situé sur le côté postéro-externe du tronc brachio-céphalique. — 11, cul-de-sac situé entre la veine cave supérieure et la veine pulmonaire supérieure droite. — 12, cul-de-sac situé entre les deux veines pulmonaires droites. — 13, cul-de-sac situé entre la veine pulmonaire droite et la veine cave inférieure. — 14, cul-de-sac situé entre les deux veines pulmonaires gauches. — 15, cul-de-sac situé entre la veine pulmonaire supérieure gauche et l'artère pulmonaire gauche. — 16, grand diverticule postérieur de Haller, dans lequel on a introduit un stylet. — 17, auricule droite. — 18, auricule gauche. — 19, diaphragme.

rieure (hauteur minima) par un intervalle qui mesure en moyenne 35 millimètres. Rappelons, en passant, que c'est contre le diverticule de Haller que se trouve appliquée la portion correspondante de l'œsophage, voisinage important qui expliquerait, par une compression directe de ce dernier conduit, la dysphagie que l'on observe dans l'épanchement péricardique.

D. GAINES SÉREUSES DES VAISSEAUX CARDIAQUES. — Le péricarde, en se réfléchissant sur les gros vaisseaux du cœur, forme à chacun d'eux des gaines plus ou moins importantes : ce sont les *gaines séreuses des vaisseaux cardiaques*. Mais ces gaines, tout en ayant une origine commune, sont très variables suivant le vaisseau que l'on considère. Nous avons déjà vu que l'aorte et la pulmonaire possédaient, à elles deux, une gaine commune, gaine qui est complète, c'est-à-dire enveloppe les deux vaisseaux sur tout leur pourtour dans une hauteur de 3 centimètres environ. Chacun des deux vaisseaux, considéré isolément, est donc revêtu par la séreuse sur trois de ses faces : seule, la face qui répond à l'artère voisine (face gauche pour l'aorte, face droite pour la pulmonaire) en est dépourvue. Sur tous les autres vaisseaux cardiaques, la gaine séreuse est incomplète. — La *veine cave supérieure* est enveloppée par la séreuse dans ses trois quarts externes et sur une hauteur qui mesure, en moyenne, 30 millimètres sur sa face antérieure, 25 millimètres sur sa face postérieure. — La *veine cave inférieure* est embrassée par la séreuse sur tout son pourtour, excepté en haut, sur le point qui regarde la veine pulmonaire droite inférieure. La longueur de sa gaine varie de 20 à 25 millimètres. — Quant aux *veines pulmonaires droites et gauches*, elles ne sont engainées, elles aussi, que dans les deux tiers ou les trois quarts de leur circonférence et sur une longueur de 10 à 12 millimètres.

4° Cavité péricardique. — La cavité péricardique (fig. 56,8) est l'espace, virtuel à l'état physiologique, qui est compris entre le feuillet viscéral et le feuillet pariétal de la séreuse. Sa capacité, évaluée par la quantité de liquide que l'on peut injecter dans son intérieur sans déterminer de rupture, varie, suivant les sujets, de 400 à 600 centimètres cubes. J'ai observé, comme chiffres extrêmes, 860 centimètres cubes sur un homme de soixante-huit ans et 320 centimètres cubes seulement sur une femme de soixante-dix ans. Les anatomo-physiologistes admettent généralement que, dans les cas de distension brusque de la cavité du péricarde, dans les cas par exemple où se produit un épanchement de sang à la suite d'une blessure du cœur, la mort survient quand l'épanchement atteint 200 à 250 centimètres cubes. Mais dans les cas où la distension s'effectue lentement, dans les hydropéricardes chroniques par exemple, l'épanchement peut aller jusqu'à 1.500 et 2.000 centimètres cubes, quelquefois plus.

C. — Moyens de fixité du péricarde

Tandis que le cœur, grâce à sa séreuse, est entièrement libre dans la cavité que lui forme le sac fibreux du péricarde, celui-ci se trouve relié à différents points de la cavité thoracique par des expansions fibreuses qui se détachent de sa surface extérieure et qui ont pour effet de le maintenir dans une position à peu près constante. Ces expansions fibreuses, que l'on désigne sous le nom de *ligaments du péricarde*, sont sujettes, comme toutes les formations mal différenciées, à des variations individuelles fort étendues : relativement développées chez quelques sujets, elles sont, chez d'autres, réduites à de simples tractus ou même complètement absentes. Cette réserve faite, nous désignerons les ligaments du péricarde, d'après leur insertion sur le thorax, sous les noms de ligaments vertébro-péricardiques, ligaments sterno-péricardiques, ligaments phréno-péricardiques.

1° Ligament vertébro-péricardique.—Ce ligament a été décrit en 1862 par Béraud, d'où le nom de *ligament de Béraud*, que lui donnent encore certains auteurs. Pour Béraud c'était un ligament unique et médian : il était représenté par une lame fibreuse quadrilatère, de 2 à 3 centimètres de largeur, qui se détachait de la partie supérieure du péricarde, pour venir s'insérer, d'autre part, à la face antérieure de la troisième vertèbre dorsale et au disque intervertébral situé au-dessus.

Teutleben, en 1877, a donné du ligament vertébro-péricardique une description toute différente. Pour lui, tout d'abord, le ligament est double et bilatéral. Il se détache, à droite et à gauche (fig. 64,10), de l'aponévrose prévertébrale, dans toute la hauteur comprise entre la quatrième vertèbre cervicale et la cinquième dorsale.

De là, il se porte en bas et en avant, en se confondant plus ou moins avec les gaines des gros vaisseaux du cou, et, arrivé au niveau de la crosse aortique, se divise en deux ordres de faisceaux : des faisceaux superficiels, qui passent en avant de l'aorte et viennent se terminer sur la partie antérieure du sommet du péricarde ; des faisceaux profonds, qui descendent vers le pédicule pulmonaire et là se terminent, en partie sur le pédicule lui-même, en partie sur la portion avoisinante du péricarde.

J'ai vainement cherché, sur cinq ou six sujets, la disposition indiquée par TEUTLEBEN : je ne l'ai jamais rencontrée, pas plus du reste que celle décrite par BÉRAUD. J'ai bien vu, dans la région sus-péricardique, autour des gros vaisseaux du cœur, autour de l'œsophage, autour de la trachée, une atmosphère de tissu conjonctif, qui, partant du péricarde, remontait en haut jusqu'aux aponévroses du cou. J'ai vu ce tissu conjonctif s'épaissir par places, former même en certains points des tractus plus ou moins longs et plus ou moins résistants. Mais jamais, je le répète, je ne l'ai vu se différencier en un véritable ligament, tel qu'on le trouve dans les descriptions de BÉRAUD ou de TEUTLEBEN.

2° Ligaments sterno-péricardiques. — Ils sont au nombre de deux, l'un supérieur, l'autre inférieur :

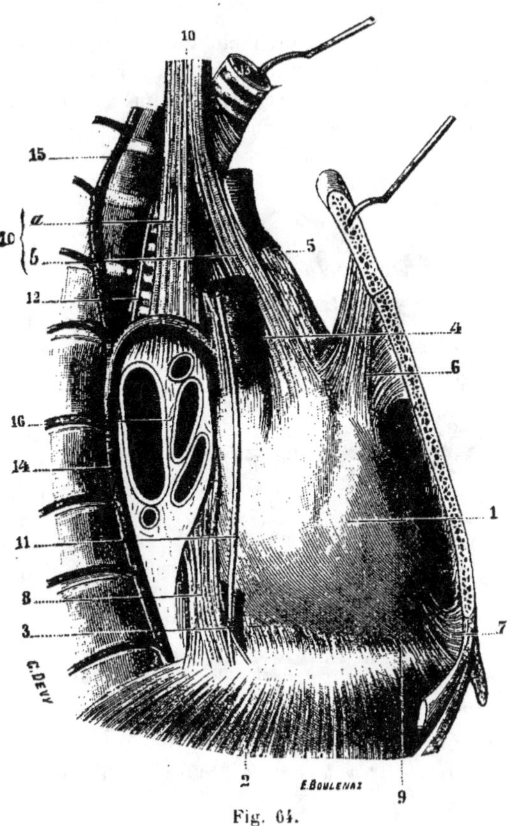

Fig. 64.

Les ligaments du péricarde, vue latérale droite.

1, cœur revêtu du péricarde. — 2, diaphragme. — 3, veine cave inférieure. — 4, veine cave supérieure. — 5, aorte. — 6, ligament sterno-péricardique supérieur. — 7, ligament sterno-péricardique inférieur. — 8, ligament phréno-péricardique droit. — 9, ligament phréno-péricardique antérieur. — 10, ligament vertébro-péricardique, avec : a, faisceau postérieur se perdant au niveau du hile ; b, faisceau antérieur se rendant à la partie antéro-supérieure du péricarde (ce dernier ligament a été reproduit exactement d'après une figure de TEUTLEBEN, car je ne l'ai moi-même jamais rencontré). — 11, nerf phrénique. — 12, nerf pneumogastrique. — 13, trachée, érignée en avant. — 14, grande azygos. — 15, tronc commun des veines intercostales supérieures droites. — 16, hile du poumon.

a. *Ligament sterno-péricardique supérieur*. — Ce ligament (fig. 64, 6), impair et médian, se détache de la paroi antérieure et supérieure du péricarde, en avant des troncs artériels. De là, il se porte obliquement en haut et en avant vers la face postérieure du manubrium, où il se termine comme suit : ses faisceaux latéraux se fixent à la partie interne du premier cartilage costal et à la partie avoisinante du sternum (*faisceaux costo-péricardiques*); ses faisceaux moyens s'insèrent sur le manubrium, exactement sur le même point que les deux muscles sterno-thyroïdiens. Un certain nombre de ces faisceaux moyens (les plus postérieurs) se confondent, à ce niveau, avec l'aponévrose cervicale moyenne.

b. *Ligament sterno-péricardique inférieur.* — Le ligament sterno-péricardique inférieur (fig. 64,7), encore appelé *ligament xipho-péricardique*, est, dans la plupart des cas, beaucoup moins résistant que le précédent. Comme lui, impair et médian, il est représenté par une lame fibreuse disposée en sens sagittal, s'étendant de la partie antérieure et inférieure du péricarde à la base de l'appendice xiphoïde. Son bord supérieur, libre, est en rapport avec le tissu cellulaire rétro-sternal. Son bord inférieur répond au diaphragme et lui adhère parfois d'une façon intime. Le ligament sterno-péricardique inférieur, qui était très développé sur le sujet représenté dans la figure 64, peut être réduit à de simples tractus ou même faire complètement défaut.

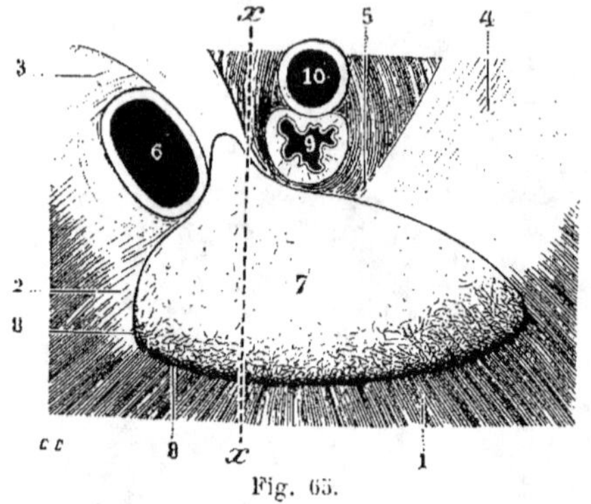

Fig. 65.

Zone d'adhérence phréno-péricardique.
vue d'en haut.

x.x, ligne médiane. — 1, diaphragme, avec : 2, la foliole antérieure; 3, la foliole droite: 4, la foliole gauche ; 5, l'échancrure postérieure du centre phrénique. — 6, veine cave inférieure. — 7, zone d'adhérence du péricarde au centre phrénique. — 8, 8, ligne suivant laquelle ses deux formations fibreuses sont fusionnées (*ligament phréno-péricardique antérieur*). — 9, œsophage. — 10, aorte.

3° **Ligaments phréno-péricardiques.** — Le péricarde est relié au diaphragme à sa partie antérieure et sur ses côtés. De là l'existence de trois ligaments : un ligament phréno-péricardique antérieur et deux ligaments phréno-péricardiques latéraux.

a. *Ligament phréno-péricardique antérieur.* — Nous avons vu plus haut que la base du péricarde prenait contact avec la face supérieure du diaphragme suivant une zone de forme triangulaire et que les deux formations fibreuses adhéraient intimement l'une à l'autre le long du bord antérieur de cette zone (fig. 64, 9) et aussi dans la moitié antérieur de son bord droit. Il y a, à ce niveau, un véritable échange de fibres entre le péricarde et le centre phrénique. C'est à l'ensemble de ces fibres, établissant une union intime des deux organes, que l'on a donné le nom de ligament phréno-péricardique antérieur. Ce ligament, comme nous le montre la figure 65 (8, 8) a la forme d'une équerre, avec une grande branche répondant au bord antérieur et une branche beaucoup plus courte répondant au bord droit. Cette dernière branche s'arrête ordinairement à 2 ou 3 centimètres en avant de l'orifice diaphragmatique de la veine cave inférieure.

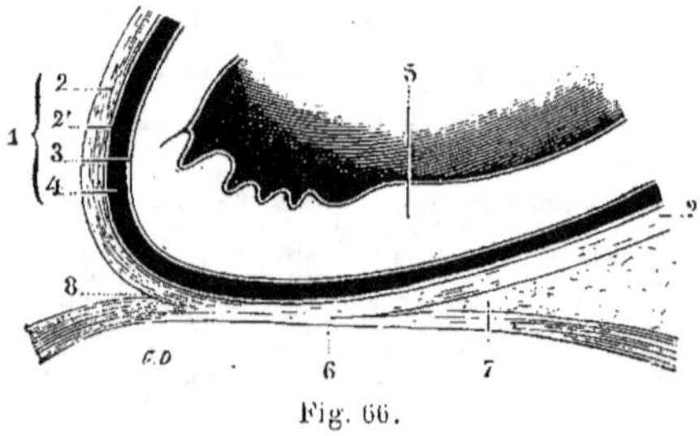

b. *Ligaments phréno-péricardiques latéraux.* — Ces ligaments,

Fig. 66.

Coupe vertico-médiane de la zone d'adhérence phréno-péricardique, passant par l'axe *xx* de la figure précédente.

1, péricarde, avec : 2, son sac fibreux ; 2', son feuillet séreux pariétal ; 3, son feuillet séreux viscéral ; 4, sa cavité. — 5, myocarde. — 6, centre phrénique. — 7, tissu cellulaire lâche unissant le péricarde au centre phrénique. — 8, point où les deux formations fibreuses sont fusionnées (*ligament phréno-péricardique antérieur*).

signalés pour la première fois, en 1877, par TEUTLEBEN et appelés pour cette raison *ligaments de Teutleben*, sont au nombre de deux, l'un droit, l'autre gauche. — Le *ligament phréno-péricardique latéral droit* (fig. 64,8) se détache du centre phrénique immédiatement en dehors de l'orifice qui livre passage à la veine cave inférieure. De là, il se porte verticalement en haut, en recouvrant plus ou moins la veine cave et, arrivé au pédicule pulmonaire, se divise en deux ordres de fibres, les unes antérieures, les autres postérieures. Ces fibres, qui passent les unes en avant, les autres en arrière du pédicule, se terminent sur les côtés du péricarde, en se fusionnant à ce niveau avec les fibres descendantes du ligament vertébro-péricardique ci-dessus décrit. Le ligament phréno-péricardique droit est ordinairement peu marqué. — Le *ligament phréno-péricardique latéral gauche* occupe, comme son nom l'indique, le côté gauche du péricarde. Beaucoup moins net encore que le droit, il n'est représenté le plus souvent que par de simples tractus fibreux ou même conjonctifs, qui se détachent du centre phrénique à 3 ou 4 centimètres en dehors de la ligne médiane, et qui, de là, s'élèvent vers le pédicule du poumon gauche, où ils se terminent exactement comme les faisceaux constitutifs du ligament phréno-péricardique droit.

D. — STRUCTURE DU PÉRICARDE

Au point de vue histologique, comme au point de vue descriptif, l'enveloppe du cœur doit être examinée séparément dans sa portion fibreuse et dans sa portion séreuse :

1° Péricarde fibreux. — Le sac fibreux du péricarde a la structure de toutes les membranes fibreuses : il se compose essentiellement de faisceaux conjonctifs denses, directement entrecroisés, auxquels viennent se joindre, à titre d'éléments accessoires, un certain nombre de fibres élastiques. Ces faisceaux se fusionnent en bas, comme nous l'avons déjà vu, avec les éléments tendineux du centre phrénique. En haut, ils se continuent de même avec l'adventice des gros vaisseaux. Il est à remarquer que sur les points où il prend contact avec les vaisseaux, le péricarde fibreux s'amincit et devient moins résistant : nous le voyons en effet, dans les insufflations forcées de la cavité péricardique, s'écarter plus ou moins du vaisseau sur lequel il s'insère et permettre ainsi à la séreuse de faire hernie tout le long de sa ligne d'insertion.

2° Séreuse péricardique. — La séreuse péricardique nous présente, comme toutes les séreuses : 1° une couche superficielle ou endothéliale ; 2° une couche profonde, de nature conjonctivo-élastique ; 3° une couche sous-séreuse.

a. *Couche endothéliale.* — Elle est constituée par une couche unique de cellules

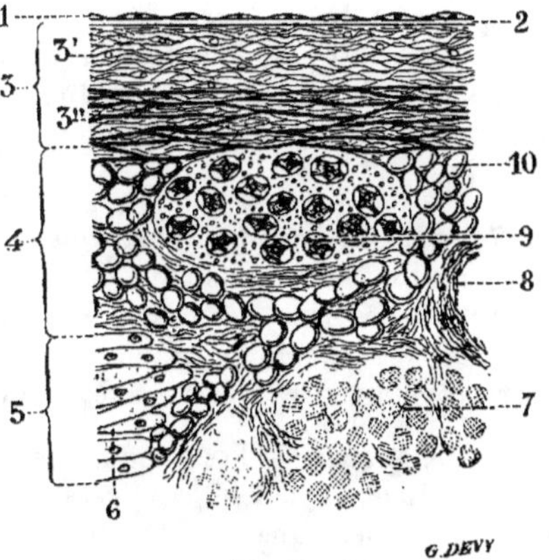

Fig. 67.

Coupe transversale du péricarde au niveau de l'auricule droite (imitée de SCHÄFER, avec quelques modifications).

1, endothélium. — 2, membrane basale. — 3, couche conjonctivo-élastique, avec : 3', lame conjonctive ; 3'', lame élastique. — 4, couche sous-séreuse. — 5, paroi de l'auricule, avec : 6, fibres musculaires, sectionnées en long ; 7, fibres musculaires sectionnées en travers. — 8, vaisseau. — 9, un petit ganglion. — 10, cellules adipeuses.

aplaties, à contour polygonal, possédant chacune un noyau central. Elles mesurent, en moyenne, de 10 à 15 μ de largeur, sur 2 μ d'épaisseur. Elles sont intimement unies les unes aux autres, au niveau de leurs bords, par une substance cimentaire que décèle le nitrate d'argent. Dans leur intervalle, cependant, on voit de loin en loin des stomates arrondis ou ovalaires, à travers lesquels la cavité péricardique entre en communication avec le tissu cellulaire sous-épithélial et peut-être aussi avec les voies lymphatiques. Libres du côté de la cavité séreuse, les cellules endothéliales reposent, par leur face profonde, sur une *membrane basale* ou *vitrée*, qui a été bien mise en lumière par LACROIX. Elle mesure 1 ou 2 μ d'épaisseur.

b. *Couche conjonctivo-élastique.* — Elle se compose d'éléments du tissu conjonctif et de fibres élastiques. Les fibres élastiques sont flexueuses, ramifiées, extrêmement abondantes, surtout sur le feuillet viscéral, où elles forment, à la partie profonde de la couche, une lame à peu près continue.

c. *Couche sous-séreuse.* — Au-dessous de la séreuse, se trouve une couche de tissu conjonctif lâche, plus ou moins riche en graisse, dans laquelle cheminent des vaisseaux sanguins, des vaisseaux lymphatiques et des rameaux nerveux. Cette couche conjonctive est surtout très développée au-dessous du feuillet viscéral de la séreuse ; mais elle existe encore, quoique fort réduite, dans le feuillet pariétal et le sac fibreux.

E. — VAISSEAUX ET NERFS

1° Artères. — Les artères du péricarde proviennent de plusieurs sources. — *Pour le sac fibreux*, tout d'abord, ainsi que pour le *feuillet pariétal* de la séreuse, elles sont fournies par les bronchiques, les diaphragmatiques supérieures, les thymiques, les œsophagiennes moyennes. Elles sont en général de tout petit calibre. Après s'être ramifiées et anastomosées entre elles, elles se terminent en partie dans le sac fibreux, en partie dans la couche profonde ou conjonctive de la séreuse. — *Pour le feuillet viscéral* de la séreuse, les artères émanent de celles du myocarde.

2° Veines. — Les veines issues du péricarde (abstraction faite de celles qui proviennent du feuillet viscéral et qui sont tributaires des veines cardiaques) se jettent : 1° celles de la face postérieure, dans les azygos ; 2° celles de la face antérieure, dans les diaphragmatiques supérieures, quelques-unes dans la veine cave supérieure et dans les troncs veineux brachio-céphaliques.

3° Lymphatiques. — Les lymphatiques forment dans la couche conjonctive de la séreuse, tant sur le feuillet viscéral que sur le feuillet pariétal, un réseau plus ou moins riche, lequel est plus rapproché de l'endothélium que le réseau sanguin. Le sac fibreux possède, lui aussi, quelques lymphatiques qui lui appartiennent en propre. Les uns et les autres aboutissent, comme les lymphatiques du myocarde, au réseau sous-péricardique (voy. *Cœur*, p. 50) et, de là, aux ganglions qui se trouvent au-dessous de la bifurcation de la trachée.

4° Nerfs. — Les nerfs du péricarde tirent leur origine de sources multiples. Il convient de les examiner séparément : 1° sur le sac fibreux et le feuillet pariétal ; 2° sur le feuillet viscéral.

a. *Nerfs du sac fibreux et du feuillet pariétal.* — Les nerfs destinés au sac fibreux et au feuillet pariétal de la séreuse proviennent à la fois du phrénique (voy. ce nerf), du pneumogastrique (soit directement, soit par l'intermédiaire des récurrents) et du grand sympathique. Toujours très grêles, ils abordent le sac fibreux, les uns par sa partie supérieure, les autres par sa partie postérieure. Leur mode de terminaison, soit dans la membrane fibreuse, soit dans la séreuse, n'a pas encore été sérieusement étudié.

b. *Nerfs du feuillet viscéral.* — Les nerfs du feuillet viscéral émanent de ce riche plexus, précédemment décrit (p. 52), qui occupe la couche sous-séreuse et à la constitution duquel concourent à la fois des filets directs issus du plexus cardiaque et les nombreuses collatérales des plexus coronaires. Tandis que les rameaux internes de ce plexus sous-péricardique pénètrent dans le myocarde (voy. p. 52), ses rameaux externes se portent vers le feuillet viscéral du péricarde et s'y terminent en formant deux réseaux, l'un profond, l'autre superficiel. — Le *réseau profond* occupe la couche conjonctivo-élastique de la séreuse. Ses mailles sont de grandeurs diverses, de forme très irrégulière, totalement dépourvues d'orientation générale. Il ne possède aucun

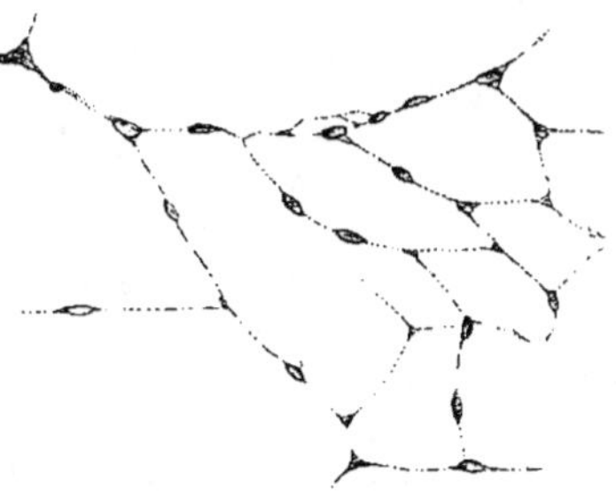

Fig. 68.

Portion du réseau péricardique superficie des oreillettes du chien (d'après JACQUES).

ganglion. — Le *réseau superficiel* est placé au-dessous de l'endothélium. Comme le précédent, il est très irrégulier, mais ses travées sont beaucoup plus minces : ce sont (JACQUES) de fines fibrilles granuleuses, s'anastomosant les unes avec les autres, montrant des épaississements nucléaires tant sur leur parcours qu'aux points nodaux du plexus. Elles se terminent, après des trajets divers, par des arborisations très compliquées, les unes petites, les autres très étendues, tantôt étalées comme un arbre dressé en espalier, tantôt ramassées en un peloton simple ou composé (DOGIEL). Ces arborisations terminales sont extrêmement nombreuses : DOGIEL en a compté jusqu'à 294 dans 1 centimètre carré. Elles sont réparties dans toute l'épaisseur de la couche conjonctivo-élastique jusqu'à la face profonde et l'endothélium, qu'elles ne franchissent jamais.

F. — LIQUIDE PÉRICARDIQUE

Le péricarde, comme toutes les séreuses, renferme dans sa cavité une petite quantité (quelques grammes seulement) d'un liquide citrin, visqueux, salé et légèrement alcalin : c'est le *liquide péricardique*. GORUP-BÉZANEZ, qui a eu l'occasion de l'étudier chez les suppliciés, lui assigne la composition suivante :

	1re ANALYSE	2e ANALYSE	MOYENNE
Eau.	962,83	955,13	**958,98**
Albumine	21,62	24,68	**23,15**
Fibrine	»	0,81	**0,40**
Matières extractives	8,21	12,69	**10,45**
Sels minéraux	7,34	6,69	**7,02**
	1000,00	1000,00	**1000,00**

Voyez au sujet du péricarde : LUSCHKA, *Die fibröseren Bänder des menschlichen Herzbeutel,* Zeitschr. f. rat. Medic., 1858; — DU MÊME, *Die Ligamenta sterno-pericardica des Pferdes,* Verh. d. phys.-med. Gesellsch., Wurzburg, 1859-1860 ; — LANNELONGUE et LE DENTU, *Note sur un liga-*

ment non décrit du péricarde, ligament costo-péricardique, Arch. de Physiol., 1868 ; — Concato. Rivista clinica di Bologna, Anno V, fasc. 7 ; — Baccelli, *Sopra la piega della tunica avventizia dell'aorto*, Giorn. med. di Roma, 1876 ; — Teutleben, *Die ligamenta suspensoria Diaphragmatis des Menschen*, Arch. f. Anat., 1877 ; — Marcacci, *Della piega aortica del prof. Concato*, Lo Sperimentale, 1885 ; — Lacroix, *Contrib. à l'histologie normale et pathologique du péricarde*, Th. de Lyon, 1891 ; — Pianese, *I nervi, e la terminazioni nervose del pericardio, etc.*, Giorn. internat. delle Sc. mediche, 1892 ; — Lacoutte et Durand, *Recherches sur les ligaments du péricarde*, Gaz. hebdom. de médecine et de chirurgie, 1894 ; — Delorme et Mignon, *Sur la ponction et l'incision du péricarde*, Rev. de Chirurgie, 1895 ; — Cannieu, *Note sur l'anat. du péricarde*, Arch. clin. de Bordeaux, 1897. — (Voyez aussi, surtout pour les terminales nerveuses, la bibliographie du cœur, p. 59.)

§ II. — ENDOCARDE

L'endocarde (de ἔνδον, *en dedans*, et καρδία, *cœur*), ou tunique interne du cœur, tapisse la surface intérieure des quatre cavités de cet organe. Il existe donc deux endocardes, l'un pour le cœur droit ou cœur veineux (*endocarde veineux*), l'autre pour le cœur gauche ou cœur artériel (*endocarde artériel*). Les deux endocardes se continuent réciproquement, durant toute la vie fœtale, à travers le trou de Botal ; mais ils sont indépendants chez l'adulte par suite de l'oblitération de cet orifice. Luschka, dont l'opinion sur ce point a été adoptée par Schweigger-Seidel, considérait l'endocarde comme représentant à lui tout seul la paroi des vaisseaux. Le myocarde, avec ses fibres musculaires striées, était, pour lui, une formation surajoutée, une formation tout à fait indépendante de la paroi vasculaire.

1° Disposition anatomique. — La disposition anatomique de l'endocarde est des plus simples. Dans chacun des deux cœurs, il fait suite, en haut, à la tunique interne des veines qui débouchent dans les oreillettes, veines caves supérieure et inférieure pour l'oreillette droite, veines pulmonaires gauches et droites pour l'oreillette gauche. Il tapisse ensuite successivement la surface intérieure de l'oreillette, la face axiale et la face pariétale de la valvule auriculo-ventriculaire, la surface intérieure du ventricule et, enfin, se continue, au niveau de l'orifice artériel de cette dernière cavité, avec la tunique interne de l'artère correspondante, l'artère aorte pour le ventricule gauche, l'artère pulmonaire pour le ventricule droit.

Dans tout son trajet, l'endocarde recouvre exactement toutes les dépressions et toutes les saillies des parois, soit auriculaires, soit ventriculaires, auxquelles elle communique un aspect poli et brillant. Au niveau des colonnes charnues, elle s'applique sur la face interne des colonnes du troisième ordre, revêt sur tout leur pourtour la partie moyenne des colonnes du second ordre et forme de même une gaine complète aux colonnes charnues du premier ordre ainsi qu'aux cordages tendineux qui en partent.

L'endocarde est une membrane fort mince, transparente, difficile à détacher, surtout au niveau des ventricules, des faisceaux musculaires sous-jacents. L'observation démontre qu'elle est plus épaisse dans les oreillettes que dans les ventricules, plus épaisse aussi dans les cavités gauches que dans les cavités droites. Jacques, à ce sujet, a constaté dans l'oreillette gauche (où elle est maxima) une épaisseur de 350 à 500 μ, dans le ventricule droit (où elle est minima), une épaisseur de 5 à 50 μ seulement.

2° Structure de l'endocarde. — L'endocarde se compose essentiellement de deux couches, l'une superficielle ou endothéliale, l'autre profonde ou conjonctivo-élastique. Au-dessous de cette dernière couche se trouve une nappe de tissu cellulaire lâche, formant la couche sous-séreuse.

a. *Couche endothéliale.* — Elle est formée par une assise de cellules endothéliales, aplaties, mesurant chacune de 15 à 27 μ de largeur (KÖLLIKER). Vues de côté, sur des coupes verticales de la séreuse, ces cellules revêtent un aspect fusiforme. Vues de face, après imprégnation d'argent, elles nous apparaissent comme des éléments irrégulièrement polygonaux, un peu allongés, immédiatement en contact les uns avec les autres.

b. *Couche conjonctivo-élastique.* — La couche conjonctivo-élastique se compose, comme son nom l'indique, d'éléments conjonctifs (fibres et cellules) et de fibres élastiques. Mais les fibres élastiques prédominent manifestement, surtout dans les oreillettes, où elles forment parfois de véritables membranes. Ces fibres élastiques se disposent en un riche réseau, plus fin dans les parties superficielles, plus épais et plus dense dans les parties profondes. Aux éléments conjonctifs et élastiques viennent s'ajouter un certain nombre de fibres musculaires lisses, disposées en sens longitudinal : ces éléments musculaires ne constituent pas un plan partout uniforme, et c'est encore dans les oreillettes, principalement dans l'oreillette gauche, qu'ils atteignent leur plus grand développement. LUSCHKA, qui, comme nous l'avons dit plus haut, considérait l'endocarde comme l'équivalent d'une paroi vasculaire tout entière, avait été amené, comme conséquence, à envisager les fibres musculaires lisses précitées comme représentant la tunique musculaire des vaisseaux.

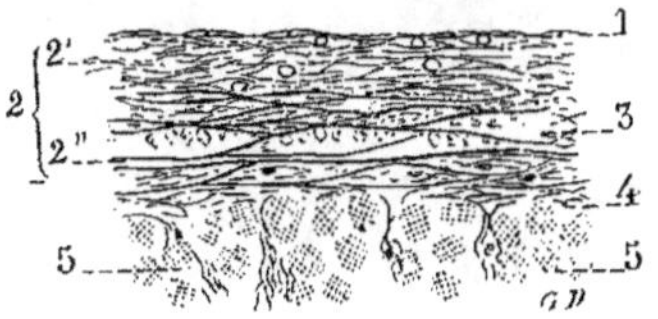

Fig. 69.

L'endocarde, vu en coupe transversale.

1, couche de cellules endothéliales. — 2, couche conjonctivo-élastique, avec : 2', son plan superficiel ; 2'', son plan profond. — 3, fibres musculaires lisses. — 4, couche sous-séreuse. 5, fibres musculaires du cœur.

c. *Couche sous-séreuse.* — Au-dessous de l'endocarde, et le limitant, s'étale une couche de tissu conjonctif lâche, le *tissu conjonctif sous-séreux*, qui se continue. d'une part avec les éléments conjonctifs de la couche précédente, d'autre part avec le tissu conjonctif du myocarde. Dans cette couche conjonctive, plus ou moins riche en cellules adipeuses, se voient les vaisseaux et les nerfs destinés à l'endocarde et, aussi, les réseaux de Purkinje, qui appartiennent manifestement au myocarde et que nous avons déjà décrits (p. 39) à propos de cet organe.

d. *Vaisseaux et nerfs de l'endocarde.* — L'endocarde proprement dit est entièrement dépourvu de *vaisseaux sanguins.* Il possède, par contre, des *vaisseaux lymphatiques,* qui se confondent, dans la couche sous-séreuse, avec les lymphatiques du myocarde (voy. *Cœur,* p. 49). — Les *nerfs,* décrits tout d'abord par JACQUES (1894). puis par SMIRNOW (1895) et par SCHMIDT (1897), émanent du plexus sous-endocar-

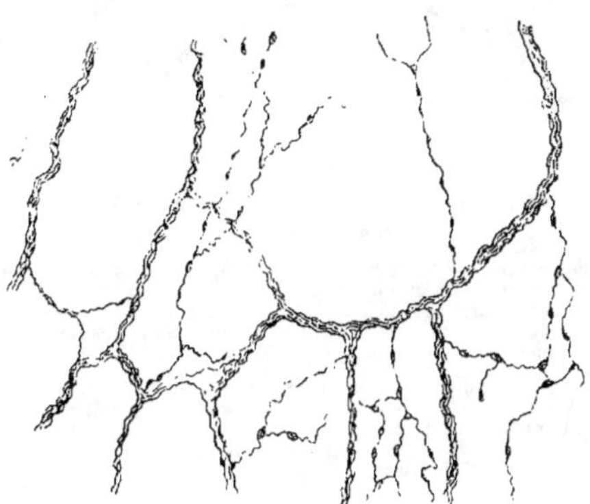

Fig. 70.

Portion du plexus sous-endocardique et du réseau endocardique du mouton (d'après JACQUES).

dique, que nous avons déjà décrit à propos du cœur (p. 53) et qui résulte de l'entrecroisement, dans la couche sous-séreuse, des branches profondes des plexus coronaires. Les ramuscules que le plexus sous-endocardique envoie à l'endocarde pénètrent dans l'épaisseur de cette membrane et s'y résolvent en de fines fibrilles, qui, en s'anastomosant entre elles, forment un réseau très délicat, le *réseau propre de l'endocarde*. De ce premier réseau se détachent des fibres qui vont former, dans la partie superficielle de la couche conjonctivo-élastique, un deuxième réseau, le *réseau sous-endothélial*. De ce réseau sous-endothélial, enfin, partent des fibrilles isolées qui se terminent au-dessous et entre les cellules endothéliales (SMIRNOW, SCHMIDT). Ces terminaisons intra-endothéliales, toutefois, sont mises en doute par DOGIEL (1898).

3° Structure des valvules.

Les valvules cardiaques ne sont pas de simples replis de l'endocarde et, de ce fait, méritent une description spéciale :

a. *Valvules auriculo-ventriculaires.* — Les valvules auriculo-ventriculaires se composent d'une lame fibreuse centrale, revêtue sur ses deux faces par l'endocarde. — La lame centrale, qui constitue comme le squelette de la valvule, émane des anneaux fibreux de la base du cœur. Elle nous présente, chez le nouveau-né et chez l'enfant, mêlés à ses éléments propres, un certain nombre de faisceaux musculaires. Ces faisceaux musculaires, qui partent de la périphérie de la valvule et s'avancent plus ou moins loin, sont manifestement une dépendance des faisceaux musculaires des oreillettes et des ventricules. Ils s'atrophient peu à peu après la naissance et ont complètement disparu chez l'adulte, sauf peut-être sur la valve aortique de la mitrale, qui nous

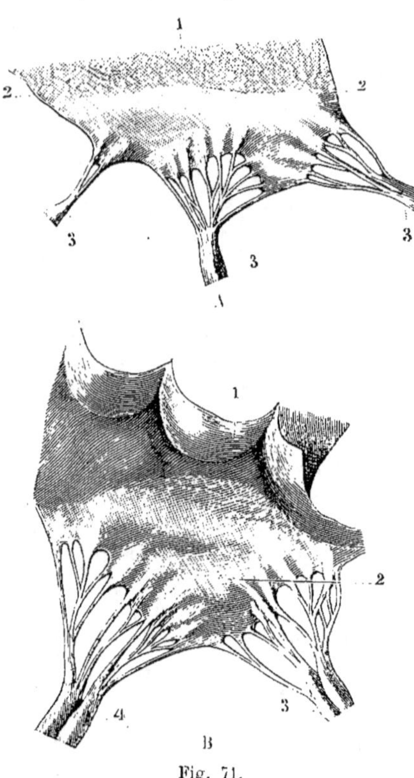

Fig. 71.

Vaisseaux sanguins des valvules auriculo-ventriculaires (d'après DARIER).

A. *Valve antéro-externe de la tricuspide (femme de 21 ans).* — 1, portion de l'oreillette droite à laquelle s'insère la valvule. — 2, 2, ligne d'insertion de la valvule (les faisceaux musculaires et les vaisseaux du myocarde ne dépassent pas cette ligne). — 3, 3, 3, piliers musculaires.

B. *Valve aortique de la mitrale (femme de 48 ans).* — 1, région charnue et vasculaire de la valvule. — 2, région fibro-élastique entièrement dépourvue de vaisseaux. — 3, pilier antérieur. — 4, pilier postérieur (les vaisseaux des piliers musculaires n'ont pas été dessinés).

présente une région encore charnue, occupant ordinairement son sixième supérieur (DARIER). — Quant à l'endocarde valvulaire, il est toujours plus épais sur la face axiale de la valvule que sur la face opposée, disposition qui est vraisemblablement la conséquence des frottements incessants qu'exerce sur cette face axiale la colonne sanguine passant de l'oreillette dans le ventricule.

b. *Valvules sigmoïdes.* — Les valvules sigmoïdes de l'aorte et de la pulmonaire présentent, dans leur structure, la plus grande analogie avec les valvules auriculo-ventriculaires : elles sont essentiellement constituées, comme ces dernières, par un double feuillet endocardique recouvrant une lame fibreuse centrale. Il est à remarquer que les éléments élastiques, ici encore à cause des frottements qu'elles ont à subir de la part du sang, sont toujours plus développés sur les sigmoïdes aortiques que sur les sigmoïdes pulmonaires, plus développés aussi sur la face interne ou axiale de la valvule que sur sa face externe ou pariétale.

c. *Valvule d'Eustache et valvule de Thébésius.* — La valvule d'Eustache et la valvule de Thébésius nous présentent, à peu de chose près, la même constitution anatomique que les sigmoïdes.

d. *Vaisseaux des valvules.* — La question de la présence ou de l'absence de vaisseaux sanguins dans les valvules a été longtemps controversée. Admis par Luschka, par Rosenstein, par Krause, ces vaisseaux ont été rejetés par d'autres histologistes, notamment par Josef et par Virchow. Adoptant une opinion mixte, Coen et Cruveilhier ont admis que, tandis que les valvules auriculo-ventriculaires étaient plus ou moins vascularisées, les valvules sigmoïdes étaient complètement dépourvues de vaisseaux. Dans un mémoire relativement récent, puisqu'il date de 1888, Darier, à la suite de nombreuses recherches entreprises comparativement sur des sujets de différents âges, chez l'homme et chez les animaux, est arrivé aux conclusions suivantes : 1° les valvules sigmoïdes des orifices aortique et pulmonaire ne renferment jamais de vaisseaux ; 2° il n'existe jamais de vaisseaux non plus dans la portion fibro-élastique des valvules auriculo-ventriculaires ; les vaisseaux, sur ces valvules, ne se rencontrent que dans les régions musculeuses, c'est-à-dire sur les deux valvules mitrale et tricuspide chez l'enfant, et, chez l'adulte, sur la valve aortique ou grande valve de la mitrale dans son sixième supérieur ; 3° la présence de vaisseaux dans les parties fibro-élastiques des valvules, soit auriculo-ventriculaires, soit sigmoïdes, doit être considérée comme la conséquence d'un processus pathologique.

Tout récemment (1898), Weber et Deguy, contrairement à l'opinion émise par Darier, ont signalé, comme une disposition constante, la présence de vaisseaux sanguins sur les deux valves de la mitrale. Mais Darier (*Les vaisseaux des valvules du cœur*, Presse médicale, 1898), après avoir soumis à une critique judicieuse la technique employée par Weber et Deguy, croit devoir considérer les faits invoqués par eux comme non probants et, de ce fait, maintient intégralement ses conclusions.

e. *Nerfs des valvules.* — Les nerfs des valvules cardiaques ont été signalés par Jacques, à la fois sur les valvules sigmoïdes et sur les valvules auriculo-ventriculaires. Ils sont relativement très rares. Ils cheminent au-dessous de l'endocarde, émettant, d'une part vers la surface, d'autre part vers la profondeur, des fibrilles terminales extrêmement fines.

DEUXIÈME SECTION

ARTÈRES

ANATOMIE GÉNÉRALE

Les artères sont des canaux membraneux, à ramifications divergentes, chargés de distribuer dans les différentes parties du corps le sang qui est expulsé, à chaque systole, par les cavités ventriculaires.

Envisagés dans leur ensemble, ces canaux nous présentent à considérer : 1° leur *disposition générale dans l'organisme;* 2° leur *conformation extérieure;* 3° leur *structure.*

§ 1. — DISPOSITION GÉNÉRALE DU SYSTÈME ARTÉRIEL

1° Origine et trajet, arbre artériel. — Ainsi que nous l'avons vu plus haut, deux troncs volumineux s'échappent des ventricules : l'artère pulmonaire et l'artère aorte. L'artère pulmonaire, qui relie le ventricule droit aux deux poumons, a un trajet fort court et se ramifie d'une façon très simple. Aussi est-ce l'aorte que nous aurons principalement en vue dans les quelques considérations générales qui vont suivre.

Au fur et à mesure qu'elles s'éloignent du cœur, les artères se ramifient et abandonnent successivement aux territoires organiques qu'elles traversent le sang nécessaire à leur nutrition et à leur fonctionnement. Les troncs se divisent en branches, les branches fournissent des rameaux, lesquels se résolvent à leur tour en ramuscules. Par suite de ces divisions successives, le système aortique, considéré dans son ensemble, ressemble assez bien à un arbre, dont le tronc est implanté sur le ventricule gauche et dont les innombrables ramifications s'étendent à tous les territoires vasculaires de l'organisme.

2° Branches collatérales et branches terminales. — Les branches fournies par les artères sont de deux sortes : elles sont *terminales* ou *collatérales*. — Les branches terminales résultent de la bifurcation d'un tronc, lequel cesse d'exister par le fait même de cette division : c'est ainsi que l'humérale se divise au pli du coude en deux branches terminales, qui sont la radiale et la cubitale; que la poplitée se termine, de même, en fournissant deux branches terminales, la tibiale antérieure et le tronc tibio-péronier, etc. — Les branches sont dites collatérales, lorsqu'elles se détachent d'un tronc qui n'en continue pas moins son parcours et va se terminer plus loin : l'artère humérale, par exemple, fournit au cours de son trajet de l'aisselle au coude plusieurs branches collatérales, telles que l'humérale profonde, l'artère du triceps, la collatérale interne inférieure, etc.

3° Angle d'incidence des collatérales. — Les collatérales d'une artère suivent généralement un trajet oblique par rapport à cette dernière; en d'autres termes, les collatérales se détachent du tronc générateur sous un angle aigu dont le sommet est tourné du côté du cœur. Ce fait, toutefois, comporte des exceptions nombreuses. L'angle d'incidence d'une artère sur le tronc dont elle émane peut être un angle droit, comme on le voit pour les intercostales moyennes. Il peut même dépasser les limites de l'angle droit et devenir un angle obtus ; on dit alors que l'artère suit un *trajet récurrent* ou, plus simplement encore, qu'elle est *récurrente*. Comme exemples d'artères récurrentes, je rappellerai les premières intercostales fournies par l'aorte, la récurrente tibiale antérieure, les récurrentes radiale et cubitale, etc.

4° Éperon artériel. — Lorsqu'on ouvre transversalement un tronc artériel à 1 ou 2 centimètres au-dessus de sa bifurcation et qu'on examine l'intérieur du vaisseau, on aperçoit dans le fond les orifices des deux branches terminales et, entre les deux, une lame mince et tranchante, affectant la forme d'un croissant. Cette lame, connue sous le nom d'*éperon,* a pour effet, on le conçoit, de diviser le courant sanguin en deux courants secondaires. Elle joue le même rôle que ces doubles plans inclinés que l'on construit parfois au-devant des piles d'un pont, pour rompre le courant et en diriger les efforts vers le milieu des arches.

5° Rapports volumétriques des branches de bifurcation avec le tronc générateur. — C'est une loi bien établie en morphologie vasculaire que, lorsqu'une artère se divise, les aires ou surfaces de coupe des deux branches de bifurcation, réunies ensemble, dépassent toujours l'aire du tronc générateur : c'est ainsi que chacune des deux artères iliaques primitives a une aire supérieure à la moitié de l'aire de l'aorte à sa terminaison ; que l'aire de la radiale et celle de la cubitale, totalisées, donnent un chiffre plus élevé que celui qui représente l'aire de l'humérale. Il résulte d'une pareille disposition que la capacité du système artériel s'accroît au fur et à mesure qu'on s'éloigne du cœur. Il en résulte aussi que le système aortique, dans son ensemble, peut être considéré comme un vaste cône dont le sommet tronqué répond à l'orifice artériel du ventricule gauche et dont la base, tout idéale, serait représentée par la somme des aires de toutes les artérioles de l'organisme, au moment où elles se transforment en capillaires.

§ 11. — Conformation extérieure des artères

A l'étude de la conformation extérieure des artères se rapportent leur *forme* et leur *calibre*, leur *direction*, leur *situation* et leurs *rapports*, leurs *anastomoses,* leurs *anomalies*, leur *mode de terminaison*.

1° Forme et calibre. — Toutes les artères, les plus grêles comme les plus volumineuses, sont régulièrement cylindriques et leur diamètre ne varie pas pour un segment quelconque compris entre deux collatérales voisines. Par contre, ce même diamètre diminue immédiatement après le départ d'une collatérale et, de nouveau, il reste fixe jusqu'à l'émergence d'une nouvelle branche.

Les artères, considérées isolément, diminuent donc de calibre au fur et à mesure qu'elles s'éloignent de leur point d'origine. Mais on ne saurait dire, toutefois, que chacune d'elles ressemble à un cône tronqué; une pareille comparaison, qui s'étale dans quelques livres classiques, est manifestement inexacte. Les artères se composent plutôt, comme l'a déjà décrit BICHAT depuis plus de quatre-vingts ans, d'une série de cylindres placés à la suite les uns des autres et allant en décroissant du cœur vers les capillaires. Le point d'union de ces différents cylindres correspond toujours, on le conçoit, à l'émergence d'une ou de plusieurs collatérales.

Au point de vue de leur calibre, nous diviserons, avec HENLE, les artères en six groupes, savoir :

1er GROUPE : Artères de 8 mill. de diamètre	Ex. :	*Carotide primitive.*
2e GROUPE :	6	*Humérale.*
3e GROUPE :	5	*Cubitale.*
4e GROUPE :	3,5	*Linguale.*
5e GROUPE :	2	*Auriculaire postérieure.*
6e GROUPE :	1,5	*Sus-orbitaire.*

2º Direction. — On peut établir en principe que les artères volumineuses suivent d'ordinaire un trajet parallèle au grand diamètre des régions qu'elles traversent et auxquelles elles sont destinées. Les artères des membres, celles du cou, celles des espaces intercostaux nous en offrent des exemples très nets. Quant aux petites artères, elles affectent des directions plus irrégulières, variables pour ainsi dire pour chacune d'elles.

Les artères sont généralement rectilignes : elles suivent ainsi le chemin le plus court pour atteindre les territoires organiques auxquels elles se distribuent. Il en est un certain nombre cependant qui, au cours de leur trajet, présentent une ou plusieurs courbures : telle est la thyroïdienne inférieure qui contourne horizontalement la carotide primitive et la jugulaire interne ; telles sont encore la carotide interne et la vertébrale, qui décrivent l'une et l'autre plusieurs courbures, au moment d'atteindre l'encéphale. On rencontre, enfin, des artères qui sont flexueuses dans toute l'étendue de leur trajet : ce sont celles qui se rendent à des organes susceptibles de se déplacer, comme la rate, ou de subir des alternatives de dilatation et de resserrement, comme l'estomac, les intestins, le cœur, etc.

À côté de ces flexuosités, que l'on pourrait appeler *physiologiques*, il convient de placer des flexuosités *acquises* ou *séniles*, que l'on rencontre chez les vieillards, et qui sont la conséquence d'une altération histologique des artères. À l'état normal, toutes les fois que le ventricule gauche se contracte et chasse brusquement son contenu dans l'arbre aortique, les artères se dilatent pour recevoir l'ondée sanguine ; puis, elles reviennent peu à peu sur elles-mêmes par le fait de leur élasticité qui écoule leur contenu vers les réseaux capillaires. Mais il n'en est pas de même chez le vieillard : à cet âge, les tuniques artérielles s'altèrent et leur élasticité, comme conséquence de cette altération, s'atténue ou même disparaît complètement. Dès lors, les modifications de calibre imprimées à l'artère par la systole cardiaque tendent peu à peu à devenir persistantes. En même temps qu'elle se dilate, cette artère s'allonge et, comme la distance est toujours la même entre son point d'origine et son point de terminaison, elle est bien forcée de s'infléchir, de se courber alternativement dans un sens ou dans l'autre. Tel est le mécanisme en vertu duquel se produisent les flexuosités séniles des canaux artériels. Ces flexuosités se remarquent de préférence sur la temporale superficielle et ses branches, sur l'humérale, sur la radiale, etc.

3° Situation générale. — Contrairement aux veines, qui semblent affectionner les régions superficielles, les artères s'abritent profondément, soit dans les cavités viscérales, soit dans l'épaisseur des parties molles.

Quelques-unes seulement, dites *superficielles* ou *sous-cutanées*, cheminent au-dessous des téguments. Comme exemples d'artères superficielles, nous rappellerons les artères frontale, pariétale et occipitale qui se ramifient au-dessous du cuir chevelu ; la sous-cutanée abdominale qui, de la fémorale, remonte sur l'abdomen en cheminant dans le tissu cellulaire sous-cutané ; l'artère honteuse externe supérieure, autre branche de la fémorale, qui se rend au scrotum chez l'homme, aux grandes lèvres chez la femme, etc.

Anormalement, certaines artères, qui sont situées d'ordinaire au-dessous de l'aponévrose, abandonnent ces régions profondes pour suivre un trajet superficiel. Telle est la cubitale qui, au lieu de passer au-dessous des muscles sus-épitrochléens, passe parfois (*cubitale superficielle*) au-dessus de ces muscles, immédiatement au-dessous de la peau. Comme exemple d'artère superficielle anormale, nous citerons encore l'*artère saphène interne*, qui, quand elle existe, naît de la fémorale et descend sur le côté interne de la jambe jusqu'à la malléole interne.

4° Rapports. — Les artères, au niveau de leur origine ou au cours de leur trajet, présentent ainsi des rapports importants avec les os, les muscles, les articulations, la peau, les veines et les nerfs :

a. *Avec les os.* — Les artères se rapprochent plus ou moins des os. Tantôt elles en restent séparées par un plan musculaire plus ou moins mince : telle est l'humérale, qui descend sur le brachial antérieur. Tantôt elles reposent immédiatement sur l'os et lui impriment des traces de leur passage (*empreintes artérielles*) : telle est l'aorte, qui détermine la gouttière latérale de la colonne vertébrale ; telle est la sous-clavière, qui se creuse un sillon sur la face supérieure de la première côte, etc. Dans d'autres cas, les artères traversent les pièces du squelette, en se creusant en pleine substance osseuse un simple orifice ou un canal plus ou moins long : nous rappellerons, comme exemple de cette disposition, la méningée moyenne, qui passe par le trou grand rond ; la carotide interne, qui traverse le rocher ; l'humérale, qui, chez un grand nombre de mammifères, parcourt un canal osseux placé au-dessus de l'épitrochlée.

b. *Avec les articulations.* — Sur les membres, l'artère principale se trouve sur la surface de flexion et se détourne même parfois de sa direction première pour venir occuper cette surface. C'est ainsi que nous voyons l'humérale, qui chemine sur le côté interne du bras, s'infléchir en dehors pour gagner le milieu du pli du coude ; au membre inférieur, nous voyons encore la fémorale contourner le fémur, pour venir s'abriter dans le creux poplité. De la surface de flexion qu'elle occupe, l'artère envoie d'ordinaire vers la surface d'extension de nombreuses branches, transversales ou obliques, lesquelles se ramifient et s'anastomosent en plexus : tels sont les riches réseaux que forment l'humérale et la poplitée, la première à la face postérieure du coude, la seconde à la face antérieure du genou.

c. *Avec les muscles.* — Les artères cheminent dans les interstices des différents groupes musculaires et sont pour ainsi dire entourées de muscles sur tout leur pourtour. Parmi ces muscles, il en est un généralement qui présente avec le vaisseau des rapports plus immédiats ou plus étendus : on l'appelle son *muscle satellite*. C'est ainsi que le sterno-cléido-mastoïdien est dit le muscle satellite de la carotide primitive ; le biceps, le muscle satellite de l'humérale ; le long supinateur, le muscle satellite de la radiale, etc. Les muscles satellites sont superficiels et forment à la surface cutanée un relief toujours facile à délimiter. Ils fournissent, en médecine opératoire, des indications précieuses sur la situation des vaisseaux et servent ainsi de point de repère dans la pratique des opérations de ligature.

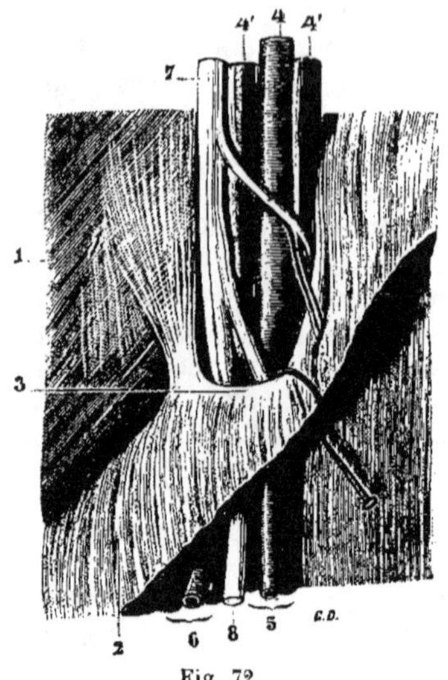

Fig. 72.

L'anneau du soléaire, vue postérieure (côté droit).

1, muscle poplité, revêtu de son aponévrose. — 2, muscle soléaire. — 3, arcade du soléaire. — 4, 4', artère et veines poplitées (sur ce sujet la veine poplitée, à sa partie inférieure, était double). — 5, artère et veines tibiales postérieures. — 6, artère et veines péronières (sur ce sujet, le tronc tibio-péronier était extrêmement court). — 7, nerf sciatique poplité interne. — 8, nerf tibial postérieur.

Il est des cas où les artères sont obligées, pour passer d'une région dans une autre, de traverser des muscles. Le passage du vaisseau en plein tissu musculaire pourrait avoir, en mécanique circulatoire, des inconvénients graves : à chaque contraction du muscle, en effet, le vaisseau serait fatalement comprimé et, par suite, la circulation gênée ou même interrompue. Aussi trouvons-nous, dans ces cas, une disposition anatomique toute spéciale que l'on peut schématiser comme suit : une bandelette fibreuse, en forme d'arcade, s'attache par ses deux extrémités sur une surface soit osseuse, soit aponévrotique ; par son bord concave, cette bandelette répond à l'artère, à laquelle elle s'unit par de simples tractus conjonctifs ; par son bord convexe, elle donne naissance aux faisceaux du muscle. On conçoit alors que l'artère se trouve complètement soustraite à l'influence de la contraction musculaire, tous les efforts de cette contraction étant naturellement supportés par l'arcade fibreuse qui la recouvre. Que le muscle se contracte ou reste à l'état de repos, le vaisseau n'en conserve pas moins son entière perméabilité, et la circulation son rythme normal.

d. *Avec la peau.* — La plupart des artères, avons-nous dit plus haut, sont profondes : commes telles, elles sont situées au-dessous de l'aponévrose ou des masses musculaires et, par conséquent, ne présentent avec les téguments que des rapports souvent fort éloignés. Mais il n'en est pas de même des artères superficielles : celles-ci, cheminant dans le tissu cellulaire sous-cutané, sont placées immédiatement au-dessous de la peau, qu'elles soulèvent à leur niveau, se traduisant ainsi à l'extérieur sous forme de reliefs plus ou moins visibles (ex. les artères frontale et pariétale).

e. *Avec les veines.* — Les artères s'accolent aux veines correspondantes. A l'exception des gros troncs artériels (aorte, sous-clavière, axillaire, fémorale), qu'accompagne une seule veine, chaque artère chemine généralement en compagnie de deux veines qui sont dites ses *veines satellites.* De ces deux veines satellites, l'une est interne ou antérieure, l'autre externe ou postérieure ; l'artère est toujours placée entre les deux.

f. *Avec les nerfs.* — A l'artère et à ses veines satellites vient s'ajouter très fréquemment un cordon nerveux. Il en résulte ce qu'en anatomie topographique on appelle un *paquet vasculo-nerveux* : tel est le paquet vasculo-nerveux du bras (fig. 73), qui longe le bord interne du biceps, et qui est constitué par l'artère humérale, les deux veines humérales et le nerf médian, tous organes qui, jusqu'au coude, suivent exactement le même trajet. Un tissu cellulaire plus ou moins dense unit l'un à l'autre les différents éléments qui entrent dans la constitution du paquet vasculo-nerveux ; et quant au paquet lui-même, il est souvent entouré par une enveloppe ou gaine fibreuse qui se confond avec les aponévroses voisines. Rappelons, comme exemples d'une pareille disposition : la gaine des vaisseaux du cou, qui renferme la carotide primitive, la jugulaire interne et le pneumogastrique ; la gaine des vaisseaux fémoraux, dans laquelle cheminent côte à côte l'artère fémorale, la veine homonyme et le nerf saphène interne.

Un certain nombre de cordons nerveux servent de support à des branches artérielles, qui les accompagnent sur une partie plus ou moins grande de leur parcours et se distribuent à leurs divers éléments. De ces *artères nourricières des nerfs*, les plus importantes sont l'artère du nerf médian et l'artère du nerf sciatique, que nous décrirons plus loin.

Par contre, les artères, au cours de leur trajet, reçoivent des cordons nerveux périphériques un certain nombre de rameaux, ordinairement très grêles, qui se distribuent à leurs différentes tuniques. Ces nerfs vasculaires (*nervi vasorum*), à peine mentionnés par nos classiques, sont pourtant fort nombreux. J'en ai fréquemment rencontré sur la tibiale antérieure, sur la fémorale, sur l'humérale et sur ses deux branches de bifurcation, sur l'interosseuse, sur l'arcade palmaire superficielle et sur les digitales. J'ai vu, dans un cas, l'artère cubitale traverser de part en part le nerf médian et recevoir de ce tronc nerveux deux petits filets qui disparaissaient dans ses parois presque immédiatement après leur origine.

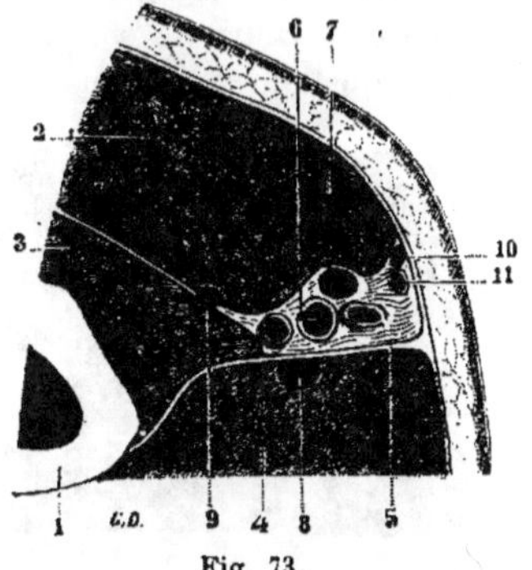

Fig. 73.

Le paquet vasculo-nerveux du bras, vu sur une coupe transversale.

1, humérus. — 2, biceps. — 3, brachial antérieur. — 4, vaste interne. — 5, cloison intermusculaire interne. — 6, artère et veines humérales. — 7, nerf médian. — 8, nerf cubital. — 9, nerf musculo-cutané. — 10, brachial cutané interne, encore placé sous l'aponévrose. — 11, veine basilique.

5° Anastomoses. — Au cours de leur trajet, les artères communiquent fréquemment entre elles : ces communications ont reçu le nom d'*anastomoses*. Par extension, on donne encore le nom d'anastomose ou de branche anastomotique au vaisseau qui relie ainsi l'une à l'autre deux artères voisines.

a. *Différentes variétés d'anastomoses.* — On décrit habituellement trois variétés d'anastomoses, savoir : l'anastomose par inosculation, l'anastomose transversale et l'anastomose par convergence. — L'*anastomose par inosculation* est celle dans laquelle deux branches s'infléchissent l'une vers l'autre et se réunissent à plein canal, en constituant une arcade. Les deux gastro-épiploïques, droite et gauche, s'anastomosent par inosculation le long de la grande courbure de l'estomac (fig. 74, A). C'est encore par inosculation que s'anastomosent ensemble la faciale et la nasale, la cubitale et la radio-palmaire, la cubito-palmaire et la radiale, les coronaires des lèvres, etc. — L'*anastomose transversale* est constituée par un vaisseau généralement très court, réunissant deux artères à peu près parallèles et s'implantant perpendiculairement sur chacune d'elles. Un exemple de cette variété d'anastomose nous est fourni par la communicante antérieure, qui unit l'une à l'autre, sous le genou du corps calleux, les deux artères cérébrales antérieures (fig. 74, B). On rencontre encore des anastomoses transversales entre la radiale et la cubitale au niveau du poignet, entre la tibiale postérieure et la péronière à la face postérieure de la jambe. — L'*anastomose par convergence* est celle dans laquelle deux artères marchent obliquement l'une vers l'autre et se réunissent pour donner naissance à un seul tronc. C'est ainsi que les deux artères vertébrales se fusionnent en entrant dans le crâne, pour former le tronc basilaire (fig. 74, C).

A ces trois variétés, il convient d'en ajouter une quatrième, que l'on pourrait appeler *anastomose longitudinale* et qui est constituée comme suit : une artère se divise, au cours de son trajet, en deux branches ; ces deux branches suivent pendant quelque temps une direction à peu près parallèle, cheminant même quel-

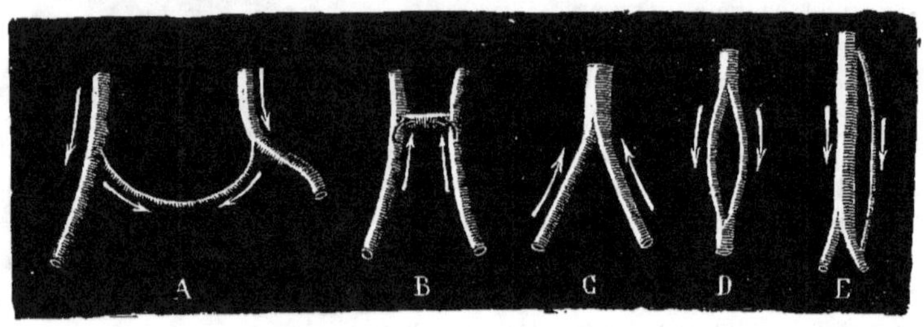

Fig. 74.

Variétés d'anastomoses artérielles.

A, anastomose par inosculation. — B, anastomose transversale. — C, anastomose par convergence.
D, anastomose longitudinale. — E, anastomose par *vas aberrans*.

quefois côte à côte ; puis, brusquement, elles se réunissent de nouveau pour reconstituer le tronc dont elles émanent, interceptant entre elles un espace elliptique ou ovalaire (fig. 74, D). Dans ces cas de division et de reconstitution d'un tronc, l'une des branches de bifurcation est parfois beaucoup plus petite que l'autre ; on lui donne alors le nom de *vas aberrans* (artère aberrante) et on peut la considérer comme une simple collatérale qui, au lieu de se distribuer à un territoire organique déterminé, rejoint après un certain temps le tronc générateur ou l'une de ses branches ; la figure 74 (E) nous représente un *vas aberrans*, qui part de l'humérale et vient se jeter dans la radiale.

b. *Plexus artériels.* — Les anastomoses artérielles, relativement rares entre les troncs, se multiplient au fur et à mesure qu'on se rapproche des capillaires : elles constituent ainsi de véritables plexus, dont les mailles, plus ou moins larges et toujours irrégulières, ne sauraient se prêter à une description générale.

c. *Rôle des anastomoses.* — Toutes ces anastomoses ont pour effet, on le conçoit, d'associer plusieurs artères dans l'irrigation d'un même territoire ; d'où cette conséquence que ces artères peuvent se suppléer mutuellement et que l'une d'elles peut cesser alors d'être perméable, sans que le territoire en question ait à en souffrir. C'est ce qui justifie l'opération de la ligature pratiquée par les chirurgiens, soit comme moyen d'hémostase, soit comme méthode thérapeutique.

Réseaux admirables. — Dans certains cas, on voit quelques artères se résoudre brusquement en une multitude de fines artérioles, lesquelles se groupent et s'anastomosent d'une façon toujours fort complexe, puis se réunissent de nouveau pour reconstituer le tronc générateur. Une pareille disposition est connue, en anatomie comparée, sous le nom de *réseau admirable*. C'est ainsi que, dans quelques espèces animales, la carotide interne et l'ophthalmique forment

chacune un réseau admirable : ces deux réseaux admirables carotidien et ophthalmique, absents
chez l'homme et chez les singes, sont très développés chez les ruminants, notamment chez le
veau et chez le mouton.

6° Anomalies artérielles. — Comme les muscles, les artères s'écartent très souvent des descriptions classiques. Elles peuvent varier dans leur *origine*, dans leur
volume, dans leur *trajet*, dans leurs *rapports*, dans leur mode de *ramification
collatérale*, et j'ajoute dans leur mode de *terminaison* : car je ne puis admettre
cette assertion, émise par CRUVEILHIER et reproduite plus tard par SAPPEY, à savoir :
que les variétés des artères « n'ont jamais trait à leur terminaison ». L'artère
radiale, qui descend d'ordinaire jusqu'à la main, s'arrête sur un sujet à la partie
moyenne de l'avant-bras ; la fémorale, qui contourne le fémur pour former l'artère
poplitée, s'arrête dans un cas à la face antérieure de la cuisse sans présenter avec
la poplitée aucune relation ; ne sont-ce pas là des anomalies de terminaison? Ne
nous offre-t-elle pas encore une anomalie de terminaison cette carotide primitive
qui, au lieu de se diviser à la hauteur du cartilage thyroïde en carotide interne et
carotide externe, ne subit aucune bifurcation et abandonne successivement dans
son trajet les différentes branches qui naissent d'ordinaire de la carotide externe?
Les anomalies de terminaison, pour les artères, existent donc bien réellement.

A quelque variété morphologique qu'elles appartiennent, les anomalies artérielles seraient dues, d'après SAPPEY, à deux causes principales : 1° à un *excès*
ou à un *défaut de convergence* ; 2° à un *renversement de volume*. Ces termes sont
suffisamment explicites par eux-mêmes pour n'avoir pas besoin de définition ; je
me contenterai de les éclairer par quelques exemples. — Les artères radiale et
cubitale se réunissent d'ordinaire au pli du coude pour former un tronc unique,
l'artère humérale. Mais cette disposition, qui est pour ainsi dire la règle, souffre
quelques exceptions : on a vu les deux vaisseaux en question se rejoindre à la
partie moyenne de l'avant-bras ; comme aussi l'on voit cette réunion s'effectuer
au-dessus du coude, soit à la partie moyenne du bras, soit dans l'aisselle. Dans le
premier cas, les deux artères *convergent* l'une vers l'autre plus tôt que d'habitude :
elles constituent une anomalie par excès de convergence. Dans le second cas, elles
convergent plus tard : il y a anomalie par défaut de convergence. On pourrait substituer avantageusement à ces dénominations celles d'anomalies par *division tardive*
et d'anomalies par *division prématurée*, qui sont à la fois tout aussi simples et
beaucoup plus expressives. — L'anomalie par renversement de volume repose
sur ce fait que, la masse de sang qui se rend à une partie du corps étant toujours
la même, l'une des artères qui se rend à cette partie ne peut augmenter de
volume, sans que l'autre ne subisse une diminution proportionnelle et vice versa.
C'est ainsi que, lorsque la cubitale descend au rang modeste de simple artériole,
l'on voit la radiale ou l'interosseuse acquérir des dimensions insolites ; c'est ainsi
que la vertébrale augmente de calibre quand celui de la carotide interne diminue :
ce sont là des anomalies par renversement de volume. J'ai vu, dans un cas,
la branche postérieure de la collatérale interne et la récurrente cubitale postérieure constituer, en arrière de l'épitrochlée, un tronc volumineux qui suppléait
la cubitale, laquelle, dans ce cas, était représentée par une toute petite artériole.

Les anomalies des artères ont-elles, en anatomie philosophique, la même signification que les anomalies des muscles et peuvent-elles, elles aussi, être considérées comme n'étant que la reproduction d'un type qui est constant dans la série
zoologique? Cette question est à peine ébauchée, mais il est nettement établi
qu'une pareille interprétation convient à un grand nombre de faits, notamment :

aux variétés d'origine des troncs sus-aortiques, à la bifurcation soit prématurée, soit tardive de l'humérale, au passage de cette dernière artère dans un canal sus-épitrochléen, à l'existence d'une saphène superficielle issue de la fémorale, à la continuité de la poplitée avec l'ischiatique, etc., etc., toutes dispositions qui, anormales chez l'homme, sont normales dans tel ou tel groupe de mammifères.

Il serait à désirer qu'on étudiât comparativement, région par région, les formes anormales de nos artères et la disposition des artères correspondantes dans la série des vertébrés. Une pareille étude ne peut manquer d'être très instructive ; elle réservera dans bien des cas, j'en suis certain, des solutions aussi intéressantes qu'inattendues.

Voyez, au sujet des anomalies artérielles, les deux ouvrages de Quain, *On the arteries of the human body*, London, 1844, et de Dubrueil, *Des anomalies artérielles*, Paris, 1847. Voyez aussi le *Traité des ligatures d'artères* de Marcellin Duval (avec atlas) et le Mémoire de W. Krause, inséré dans le *Traité d'Anatomie* de Henle (t. III, p. 210-326), où se trouvent indiquées la plupart des variétés connues jusqu'en 1876.

7° Terminaison des artères. — Les artères, avons-nous dit plus haut, se résolvent, au fur et à mesure qu'elles s'éloignent de leur point d'origine, en des rameaux de plus en plus nombreux et de plus en plus grêles. Ces rameaux de terminaison présentent dans leur trajet, dans leurs anastomoses, dans leur mode de ramescence et de groupement, des dispositions souvent fort dissemblables, depuis les réseaux si variés des circulations viscérales, jusqu'au *glomérule* du rein, aux *artères terminales* des centres nerveux, aux *artères hélicines* de l'utérus, etc. Finalement, les artères aboutissent aux capillaires, qui les relient au système veineux et auxquels nous consacrerons un chapitre spécial (voy. Capillaires).

8° Canaux dérivatifs de Sucquet. — Sucquet a décrit, en 1860, dans plusieurs régions de l'économie, notamment à la paume des mains, à la plante des pieds et sur la zone médiane de la face, des vaisseaux particuliers, beaucoup plus volumineux que les capillaires et s'étendant directement des artères aux veines voisines. Ces vaisseaux constituaient un nouveau mode de terminaison des artères : ils permettaient au sang artériel de passer directement dans les veines sans traverser préalablement les capillaires.

Après Sucquet, Hoyer a décrit des anastomoses analogues entre les ramuscules de l'artère auriculaire postérieure et les veinules voisines. Ecker, Heubner, Cadiat et Ch. Labbé ont admis, à leur tour, des anastomoses directes, autres que les capillaires, entre les artères et les veines cérébrales dans l'épaisseur de la pie-mère.

Sans être absolument démonstratives, les observations des anatomistes précités nous fournissent de fortes présomptions en faveur de la circulation dérivative de Sucquet. J'ai pu remplir trois fois la jugulaire interne par une injection grossière au suif et à la cire poussée par la carotide interne, et je crois me rappeler (communication verbale) que de pareils faits ont été constatés par Bouchard. Sur un sujet adulte, de quarante à cinquante ans, j'ai rempli la veine porte, en poussant une injection dans l'artère mésentérique supérieure. Sur un autre sujet, j'ai retrouvé dans les sinus de la dure-mère une injection poussée dans la carotide primitive. Deux fois au moins, après une injection de l'artère sous-clavière, j'ai rencontré de la matière à injection dans les veines humérales et axillaire. Tout récemment, j'ai vu l'un de mes élèves pousser une injection grossière au suif dans l'artère poplitée et obtenir par cette voie, à son grand étonnement, une belle injection des veines dorsales du pied. Si, comme on l'admet généralement, les injections au suif et à la cire colorées par le noir de fumée ne traversent pas les capillaires, on est bien forcé, pour expliquer de pareils faits, d'admettre entre les artères et les veines, aux confins de la grande circulation, des communications autres que celles qui sont établies par les capillaires.

On objectera peut-être à cela que VULPIAN, injectant dans la fémorale du chien et dans l'humérale de l'homme un liquide tenant en suspension des spores de lycopode, n'a pu retrouver ces spores dans les veines correspondantes. Mais nous savons que, de l'aveu même de VULPIAN, ces expériences ont été entreprises dans des conditions tout à fait désavantageuses et ne sont nullement probantes. BOURCERET, en effet, reprenant plus tard cette expérience, a parfaitement réussi à faire passer des artères dans les veines de la poudre de lycopode préalablement agitée dans l'eau.

BOURCERET, sans admettre les canaux de SUCQUET, décrit, sur les doigts et sur les orteils, entre les artères et les veines, des capillaires spéciaux, beaucoup plus volumineux que les capillaires ordinaires et suffisamment larges pour laisser passer les spores de lycopode. Il est ainsi amené à décrire dans les extrémités des membres deux circulations : 1° une *circulation nutritive*, destinée à apporter aux tissus leurs matériaux de nutrition et ne différant pas de la circulation ordinaire, où artères et veines sont réunies par les capillaires; 2° une *circulation fonctionnelle*, ayant pour but d'apporter aux extrémités la quantité de sang nécessaire pour entretenir la chaleur et caractérisée par ces canaux spéciaux, par ces gros capillaires anastomotiques qui s'étendent directement des artères aux veines.

Je veux bien admettre que les capillaires spéciaux de BOURCERET diffèrent quelque peu des canaux de SUCQUET, mais on voudra bien reconnaître avec moi qu'ils n'en diffèrent pas entièrement. En tout cas, les recherches si intéressantes de BOURCERET sont entièrement favorables à la théorie qui place entre les artérioles et les veinules des communications plus larges que celles qui sont établies par les réseaux capillaires.

Après avoir longtemps cherché les canaux dérivatifs, j'ai pu les mettre en lumière, pendant le semestre d'hiver 1888-1889, sur la pie-mère d'un grand nombre de cerveaux d'adulte (voy. *Circulation du cerveau*). Je puis donc, à mon tour, affirmer leur existence. Toutefois je ne saurais préciser, pour l'instant, si ces communications directes entre artères et veines, que j'ai vues et bien vues, se rattachent à une disposition générale ou bien ne sont que de simples accidents morphologiques sur tel ou tel point de la pie-mère cérébrale.

§ III. — STRUCTURE DES ARTÈRES

Les parois artérielles se composent essentiellement de trois couches concentriques, ordinairement appelées tuniques, que l'on distingue d'après leur situation en tunique interne, tunique moyenne et tunique externe : la tunique interne est de nature endothéliale ; la tunique moyenne est musculo-élastique ; la tunique externe ou adventice est conjonctive. Ces trois tuniques, chacune avec ses éléments propres, se rencontrent indistinctement dans toutes les artères. Mais elles varient beaucoup, suivant le volume de l'artère où on les considère, sinon dans leur nature, du moins dans leur épaisseur et le mode d'arrangement de leurs éléments constitutifs. Il convient, à cet effet, d'examiner séparément : 1° les petites artères ou artérioles ; 2° les artères de moyen calibre ; 3° les grosses artères.

1° Artérioles. — Les artérioles, qui précèdent immédiatement les capillaires, diffèrent essentiellement de ces derniers en ce qu'elles possèdent des éléments contractiles, qui peuvent, suivant les besoins, activer ou modérer la circulation sanguine. Ce sont les agents régulateurs des circulations locales.

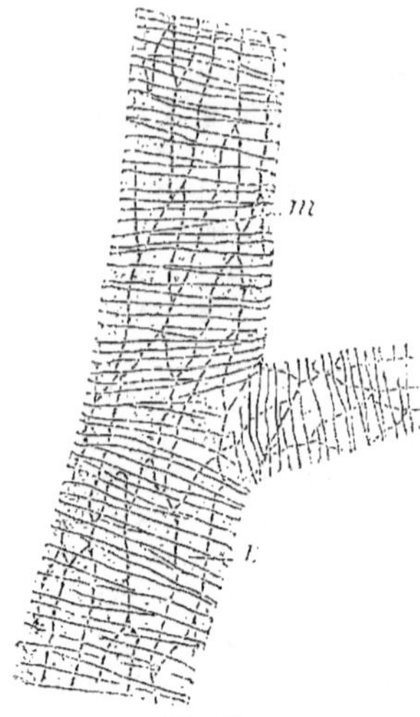

Fig. 75.

Artérioles de l'intestin du lapin, imprégnées d'argent par injection (d'après RANVIER).

E, cellules endothéliales de la face interne. — m, fibres musculaires lisses, disposées en travers. (On voit nettement, sur cette figure, que les deux éléments, cellules endothéliales et fibres musculaires, sont allongés, mais en sens inverse, autrement dit que leurs grands axes sont réciproquement perpendiculaires.)

A. TUNIQUE INTERNE. — Elle est formée par une couche de cellules endothéliales, qui rappellent assez bien, par leur forme et par leur disposition, celles des vaisseaux capillaires. Ce sont des cellules plates et minces (fig. 75,E), à bords rectilignes, allongées dans le sens des vaisseaux et disposées d'une façon telle que l'extrémité plus ou moins effilée de l'une quelconque de ces cellules vient se placer dans l'angle que forment, en s'adossant l'une à l'autre, deux de ses voisines (RANVIER). Chacune d'elles possède un noyau ovalaire, dont le grand axe est allongé dans le même sens que le corps cellulaire lui-même. Les cellules endothéliales délimitent, par leur face interne, la lumière des vaisseaux ; leur face externe repose sur une mince membrane anhyste, ayant la signification d'une vitrée, la *vitrée du vaisseau*.

B. TUNIQUE MOYENNE. — La tunique moyenne a pour éléments essentiels des fibres musculaires lisses, pour élément accessoire une mince lame élastique, que l'on désigne sous le nom de lame élastique interne ou de limitante interne.

a. *Couche musculaire.* — La couche musculaire (fig. 76,3) est constituée par une ou deux assises de fibres musculaires lisses, toutes disposées transversalement, c'est-à-dire perpendiculairement à l'axe du vaisseau. Ces fibres, plus ou moins effilées à leurs deux extrémités, sont plus ou moins renflées à leur partie moyenne ou ventre. Elles mesurent, en moyenne, 50 μ de longueur sur 5 μ de largeur. Chacune d'elles possède un noyau en forme de bâtonnet, dirigé transversalement comme la fibre elle-même. Envisagées au point de vue de leurs rapports réciproques, les fibres musculaires des artérioles « ne sont pas placées bout à bout pour entourer le vaisseau ; mais l'extrémité de l'une (fig. 75,m) commence au niveau du ventre de l'autre, de sorte que par leur succession, elles dessinent

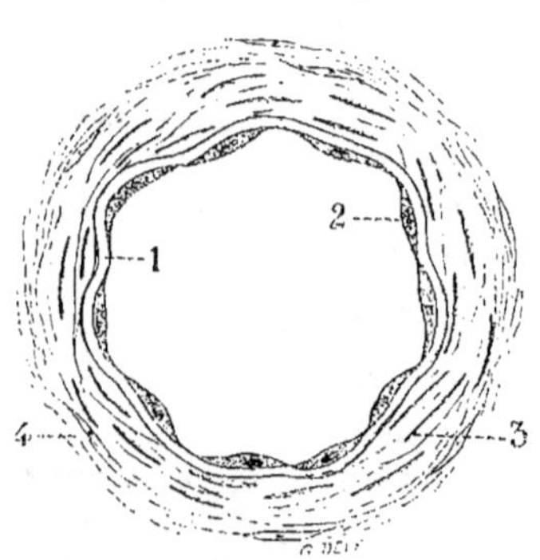

Fig. 76.

Coupe transversale d'une artériole, vide et revenue sur elle-même (*schématique*).

1, lame élastique interne ou limitante interne, fortement plissée ou festonnée. — 2, endothélium, formant au niveau de chaque noyau une sorte de feston saillant en dedans. — 3, fibres musculaires lisses. — 4, adventice avec ses fibres et ses cellules conjonctives.

des lignes en hélice ; en d'autres termes, en réunissant par la pensée les noyaux d'une série de fibres-cellules voisines, on obtiendrait, non des cercles, mais des lignes obliques enroulées en hélice autour de l'artériole. » (MATHIAS DUVAL.)

b. *Limitante interne.* — La limitante interne ou limitante élastique interne, est une mince lame élastique située à la face interne de la couche musculaire, entre cette dernière et l'endothélium. Vue en long sur une artériole non sectionnée, elle traduit sa présence par des stries longitudinales, parallèles à l'axe du vaisseau. Vue sur une coupe transversale de l'artériole (fig. 76,1), quand celle-ci est vide, elle se montre sous la forme d'une bande circulaire, assez régulièrement festonnée, je veux dire saillant alternativement du côté de la lumière du vaisseau et du côté de sa périphérie. Histologiquement, la limitante élastique interne se compose, comme son nom l'indique, d'éléments élastiques se disposant en une sorte de membrane fenêtrée.

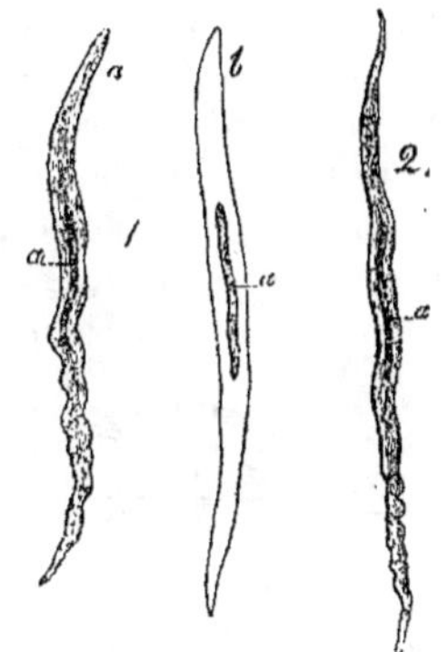

Fig. 77.

Fibres - cellules musculaires des artères de l'homme (d'après KÖLLIKER).

1. deux fibres-cellules de l'artère poplitée. *a*, à l'état naturel. — *b*, après action de l'acide acétique (χ, noyau). 2. fibre-cellule d'un petit rameau de l'artère tibiale antérieure, avec χ, son noyau.

C. TUNIQUE EXTERNE. — La tunique externe ou adventice se trouve réduite, sur les toutes petites artérioles, à de simples cellules conjonctives allongées dans le sens du vaisseau. A ces cellules conjonctives viennent se joindre, sur les artérioles plus volumineuses (de 100 à 200 μ), un certain nombre de fibrilles conjonctives et de fibrilles élastiques extrêmement fines.

2° Artères de moyen calibre ou artères à type musculaire. — Les artères de moyen calibre, telles que l'humérale, la radiale, la cubitale, la fémorale, les tibiales antérieure et postérieure, etc., etc., ont pour principal caractère le développement considérable qu'atteignent dans leur tunique moyenne les éléments contractiles. De là le nom *d'artères à type musculaire*, sous lequel les désignent la plupart des histologistes.

A. TUNIQUE INTERNE. — La tunique interne des artères de moyen calibre nous présente encore, comme dans les artérioles, un endothélium continu, à cellules minces et plates, allongées

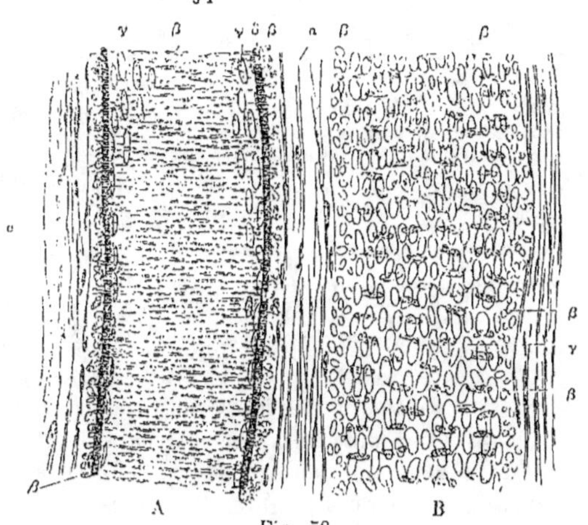

Fig. 78.

Une artériole (A), avec sa veine (B) tirées du mésentère d'un enfant et traitées par l'acide acétique (d'après KÖLLIKER).

χ, tunique externe à noyaux un peu allongés. — β, noyaux des fibres musculaires lisses de la tunique moyenne, vus les uns en long, les autres en coupes optiques. — γ, noyaux des cellules endothéliales. — δ, lame élastique interne avec ses stries longitudinales.

dans le sens du vaisseau, reposant sur une vitrée plus ou moins nettement différenciée. Mais, au-dessous de l'endothélium s'est développée une couche conjonctivo-élastique (fig. 79,3), renfermant, avec des fibres conjonctives, des cellules conjonctives aplaties et un certain nombre de fibrilles élastiques ; on y rencontre aussi, à titre d'éléments accessoires, et principalement aux points de bifurcation de certaines artères viscérales (splénique, hépatique, rénales), quelques fibres musculaires lisses; les éléments conjonctifs forment toujours des strates multiples, lesquelles se superposent régulièrement de dedans en dehors. De là l'aspect strié que prend la couche conjonctivo-élastique, quand elle est vue en coupe ; de là aussi le nom de *couche striée* que lui donnent la plupart des auteurs. Cette couche striée a pour limite, d'une part l'endothélium, d'autre part la limitante interne de la tunique moyenne. Elle répond à ce que BICHAT appelait autrefois la *membrane commune du système à sang rouge* : c'est l'*endartère* des histologistes modernes. L'endartère a ici, dans les artères à type musculaire, une constitution fort simple. Nous la verrons tout à l'heure se compliquer singulièrement dans les artères à type élastique.

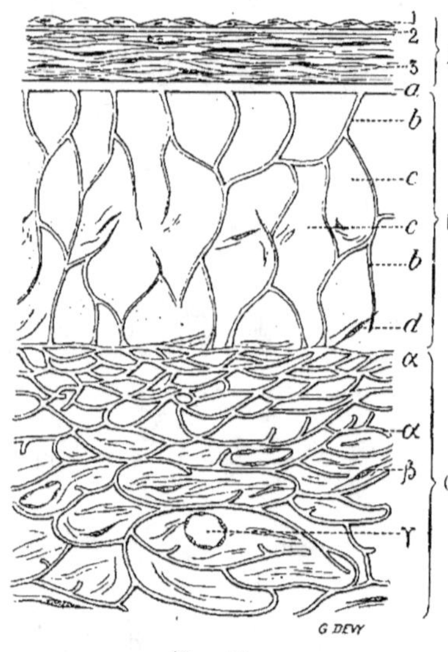

Fig. 79.

Coupe longitudinale d'une artère à type musculaire, la radiale par exemple (*schématique*).

A, tunique interne, avec : 1, endothélium ; 2, vitrée ; 3, couche striée constituant l'endartère. — B, tunique moyenne, avec : *a*, membrane élastique interne ou limitante interne ; *b*, travées du réseau élastique ; *c*, faisceaux musculaires, coupés en travers ; *d*, cellules conjonctives. — C, tunique externe ou adventice, avec : α, travées du réseau élastique, se condensant en α' pour former la limitante externe de certains auteurs ; β, cellules du tissu conjonctif ; γ, vaisseaux.

B. TUNIQUE MOYENNE. — La tunique moyenne des artères à type musculaire (fig. 79, B). — abstraction faite de la limitante élastique interne, qui a la même disposition et la même nature que dans les artérioles, — est presque exclusivement constituée par des fibres musculaires lisses. Ces fibres, comme dans les artérioles, sont allongées et disposées en sens transversal, autrement dit perpendiculairement à l'axe du vaisseau. Elles se groupent en faisceaux plus ou moins importants et plus ou moins nombreux, qui enlacent l'artère en manière d'anneaux et qui sont unis les uns aux autres par des éléments du tissu conjonctif : des fibres conjonctives et des cellules plates munies de crêtes d'empreinte.

A ces éléments conjonctifs interfasciculaires viennent s'ajouter des fibres élastiques, isolées ou réunies en minces travées, qui, partant de la lame limitante interne, se portent obliquement en dehors, traversent la couche musculaire et, arrivées à la face externe de cette dernière, se continuent avec les grosses fibres élastiques de l'adventice. Au cours de leur trajet, les fibres élastiques de la tunique moyenne s'anastomosent les unes avec les autres, de façon à former, dans leur ensemble, un vaste réseau qui s'étend de la limitante interne à l'adventice. C'est dans les mailles de ce réseau que se tassent, en les comblant, les éléments contractiles.

Au total, la tunique moyenne des artères de moyen calibre se compose d'un réticulum conjonctivo-élastique, — c'est l'élément accessoire — dont les mailles sont remplies par des fibres musculaires lisses, constituant l'élément principal.

C. TUNIQUE EXTERNE. — La tunique externe ou adventice (fig. 79,C) se compose essentiellement de faisceaux conjonctifs, disposés pour la plupart en sens longitudinal, auxquels viennent se joindre de grosses fibres élastiques anastomosées en réseau. Ces fibres, quoique très irrégulières dans leur trajet, affectent de préférence une direction longitudinale dans les couches profondes, une direction circulaire dans les couches superficielles.

Ce réseau élastique, relativement lâche à la partie externe de la tunique, acquiert de l'importance au fur et à mesure qu'il devient plus profond. A la partie interne de la tunique, il est extrèmement serré : il forme là (fig. 79,α), à la limite de l'adventice et de la tunique moyenne, une sorte de limitante, que certains auteurs, par analogie avec la limitante interne dont il a été question plus haut, ont décrite sous le nom de *limitante élastique externe*. La limitante externe n'existe pas, en tant du moins que membrane nettement différenciée.

En outre des éléments conjonctifs et élastiques, on trouve encore dans la couche profonde de l'adventice et dans certaines artères viscérales (mésentérique supérieure, splénique, rénale, spermatique, utérine) quelques fibres musculaires lisses, isolées ou groupées en tout petits faisceaux et disposées en sens longitudinal.

Par sa surface externe, l'adventice est très mal délimitée. Elle se confond en effet, sans ligne de démarcation bien tranchée, avec le tissu conjonctif péri-artériel.

3° Artères de gros calibre ou artères à type élastique. — Ces artères sont représentées par l'aorte, le tronc de la pulmonaire, le tronc brachio-céphalique, les sous-clavières et les carotides primitives. Elles ont pour caractère essentiel, disons-le tout de suite, la prédominance, dans la tunique moyenne, des formations élastiques. De là leur nom d'artères à type élastique.

A. TUNIQUE INTERNE. — La tunique interne nous présente, comme la tunique homonyme des artères précédentes, un endothélium et une couche striée. Elle possède, en outre, entre les deux couches précitées, une couche nouvelle, que nous désignerons, en raison de sa nature, sous le nom de *couche muqueuse*. Couche striée et couche muqueuse constituent naturellement ce que nous avons appelé plus haut l'endartère.

a. *Endothélium*. — L'endothélium (fig. 84,1) est formé, ici comme dans les autres artères, par une seule assise de cellules plates et allongées, reposant sur une vitrée. Ces cellules, toutefois, sont moins allongées que dans les artères de moyen calibre : elles sont losangiques ou polygonales, plutôt que fusiformes.

b. *Couche muqueuse, figures de Langhans*. — Cette couche (fig. 84,2), bien étudiée par RENAUT et par VIALLETON, est constituée par du tissu conjonctif jeune. Elle comprend elle-même deux étages, l'un interne, l'autre externe. — L'*étage interne* (2') est formé par deux ou trois assises de cellules fixes du tissu conjonctif, baignant en plein dans une substance fondamentale hyaline. Ces cellules nous présentent de nombreux prolongements, les uns minces et filiformes, les autres plus larges et comme membraniformes, lesquels, en s'entrecroisant dans tous les sens avec les prolon-

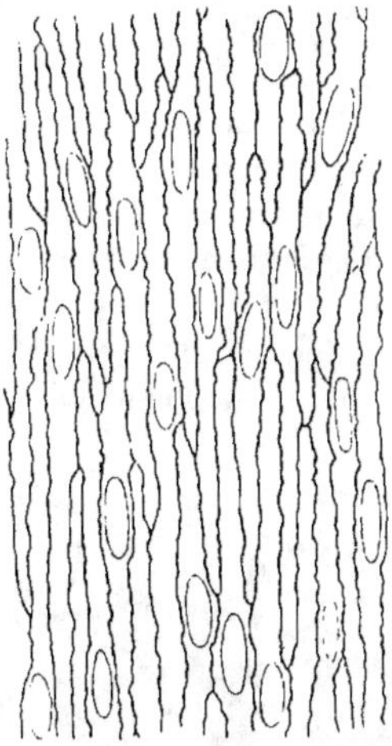

Fig. 80.

Endothélium d'une artère d'un certain volume du mésentère de la grenouille, rendu visible par le nitrate d'argent (d'après KÖLLIKER).

gements similaires des cellules voisines, forment une sorte de réseau que l'on voit très nettement sur la figure 81. — *L'étage externe* ou *couche muqueuse proprement dite* (2″), nous montre en premier lieu de nombreuses colonnes conjonctives, dont les prolongements protoplasmiques, richement ramifiés, forment comme dans l'étage

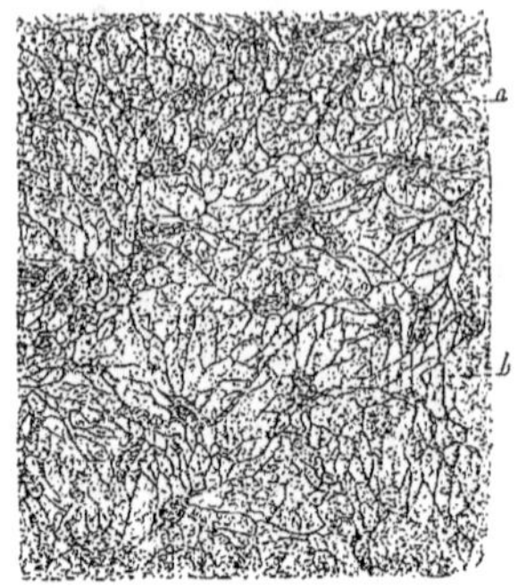

Fig. 81.

Couche superficielle de l'endartère de la pulmonaire de l'homme jeune adulte, formée de tissu conjonctif tout à fait embryonnaire (d'après VIALLETON).

a. a. noyaux des cellules conjonctives. — *b. b.* prolongements protoplasmiques de ces mêmes cellules, les unes s'anastomosant en réseau, les autres ne s'anastomosant pas.

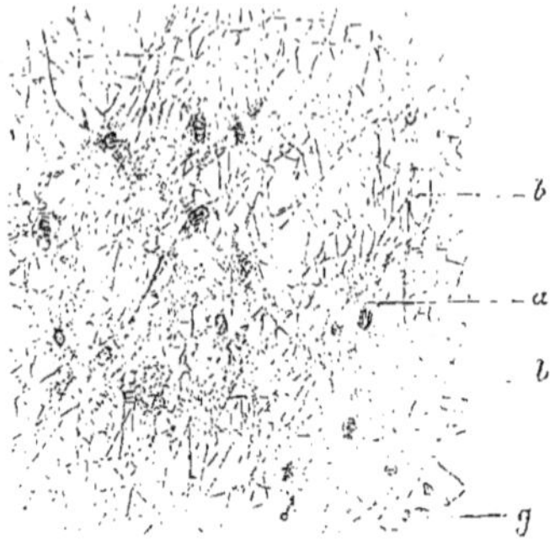

Fig. 82.

Couche profonde de l'endartère de la pulmonaire de l'homme, répondant à la formation muqueuse proprement dite de l'endartère (d'après RENAUT).

a. cellule fixe du tissu muqueux, avec ses prolongements membraniformes et filiformes. — *b.* cellule fixe à large prolongement membraniforme. — *g.* trois cellules migratrices.

précédent un vaste réseau (fig. 82). L'intervalle de ces cellules est comblé par une trame conjonctive toute particulière. « Ce sont des fibrilles d'une extrême ténuité, de toute longueur, qui se gonflent légèrement par les acides faibles et qui, à ce point de vue, sont entièrement comparables à celles que renferme le tissu muqueux ordinaire au début de la période télo-formative. Mais elles en diffèrent en ce qu'elles sont légèrement granuleuses et rigides à peu près à la façon des fibres de la névroglie. De même elles sont d'une parfaite élasticité, tout comme les fibres élastiques vraies. » (RENAUT.) D'après VIALLETON, il faudrait les considérer comme étant d'une nature intermédiaire à celle des fibres élastiques et des fibres conjonctives.

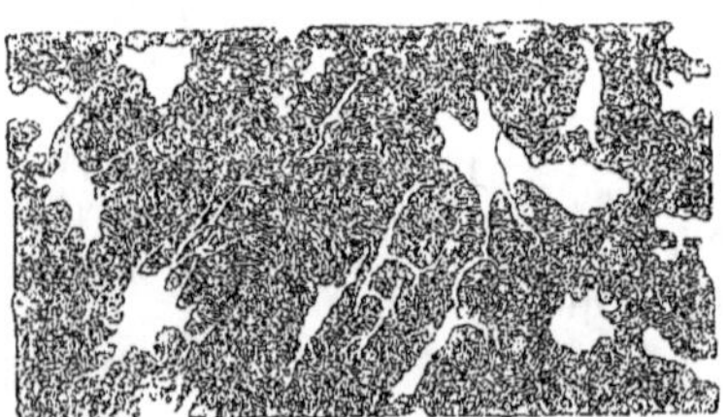

Fig. 83.

Figures stellaires de LANGHANS, vues sur la couche sous-endothéliale de l'artère tibiale postérieure (d'après SCHÄFER).

Si l'on soumet à l'imprégnation d'argent la face interne d'une artère de gros calibre, après l'avoir dépouillée de son endothélium, on constate l'existence, sur cette face interne, d'une multitude de figures stellaires (fig. 83), que l'on appelle du nom de l'histologiste qui le premier, en 1886, a appelé l'attention sur elles, *figures de Langhans*. Ces figures ne sont autre chose que l'image, réservée en blanc, des différents éléments cellulaires que nous venons de décrire. On reconnaît naturellement deux ordres de figures : les unes superficielles, répondant aux cellules de l'étage interne ; les autres profondes, représentant celles de l'étage externe.

c. *Couche striée.* — La couche striée de l'endartère (fig. 84,3) se compose ici, comme dans les artères à type élastique, d'éléments élastiques et d'éléments conjonctifs. — Les *éléments élastiques* y sont représentés par un système de lames, disposées concentriquement à la lumière du vaisseau et reliées les unes aux autres par des anastomoses obliques, lamelliformes ou filiformes : elles forment, en somme, un vaste réseau, dans les mailles duquel prennent place les éléments conjonctifs. — Les *éléments conjonctifs* sont des fibres et des cellules. Les fibres ne présentent aucun caractère particulier. Quant aux cellules, elles sont de trois ordres : 1° des *cellules fixes*, ne différant pas des cellules conjonctives ordinaires ; 2° des *cellules migratrices* ; 3° des *cellules spéciales*, remarquables par leurs grandes dimensions, plus ou moins ramifiées et anastomosées. Ces dernières cellules, qui occupent la partie la plus externe de la couche striée, « renferment un noyau unique ou deux noyaux géminés, occupant un fuseau de protoplasma granuleux semé de grains graisseux ou de granulations pigmentaires. Le protoplasma cortical, disposé autour du fuseau, présente une striation longitudinale nette et régulière, qui le divise en une série de baguettes cylindriques juxtaposées, tout à fait comparables aux cylindres primitifs des cellules musculaires lisses. Ces baguettes réfringentes se colorent en jaune orangé par le picrocarminate, en rouge par l'éosine hématoxilique, comme la substance musculaire ». RENAUT, auquel j'emprunte les lignes qui précèdent, rapporte ces cellules striées à une forme particulière du tissu musculaire lisse : ce serait un intermédiaire entre la cellule conjonctive et la cellule musculaire parfaite. Elles paraissent représenter, d'après le même histologiste, la continuation, dans l'endartère, des fibres musculaires lisses de l'endocarde.

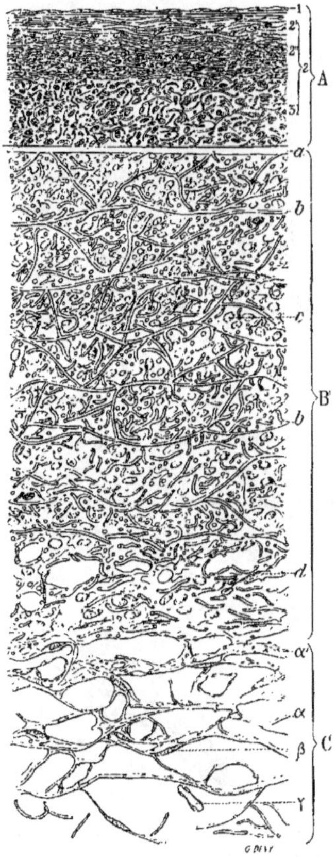

B. TUNIQUE MOYENNE. — La tunique moyenne, dans les grosses artères (fig. 84, B), présente exactement les mêmes éléments que dans les artères de moyen calibre : éléments musculaires, éléments élastiques, éléments conjonctifs. Mais tandis que, dans celles-ci, l'élément contractile l'emporte manifestement sur les éléments élastiques, ce sont au contraire les formations élastiques qui, dans celles-là, sont prédominantes.

a. *Éléments élastiques.* — L'élément élastique est représenté ici par de véritables membranes, disposées concentriquement autour des vaisseaux et emboîtées les unes dans les autres. Elles mesurent en moyenne 2 ou 3 μ d'épaisseur. Leur nombre varie naturellement suivant le calibre du vaisseau : on en compte jusqu'à 50 sur l'aorte de l'homme, jusqu'à 100 sur l'aorte du veau. Examinées séparément,

Fig. 84.

Coupe longitudinale de l'aorte thoracique de l'homme (*schématique*).

A, tunique interne, avec : 1, endothélium reposant sur sa vitrée ; 2, endartère comprenant : 2' et 2'', étage interne et étage externe de la couche muqueuse ; 3, couche striée. — B, tunique moyenne, avec : α, membrane élastique interne ou limitante interne ; *b, b*, membranes élastiques, s'envoyant réciproquement des anastomoses ; *c*, faisceaux musculaires coupés en travers ; *d*, cellules conjonctives. — C, tunique externe ou adventice, avec : α, travées du réseau élastique, se condensant en α' pour former la limitante externe de certains auteurs ; β, cellules du tissu conjonctif ; γ, vaisseaux.

après dissociation de la tunique moyenne à l'aide d'aiguilles, ces membranes élastiques revêtent l'aspect de lames transparentes, à bords irréguliers et souvent repliés sur eux-mêmes. Elles ne sont pas continues, mais présentent çà et là des pertes de substance ou trous, de forme et de grandeurs diverses : ce sont des membranes *fenêtrées*. De leurs surfaces partent de grosses fibres ou même de véritables lamelles qui, en suivant les directions les plus diverses, se rendent aux membranes voisines. Grâce à ces anastomoses, les formations élastiques de la tunique moyenne forment un grand tout, disposé en un vaste réseau. La membrane élastique la plus interne, celle qui se trouve immédiatement au contact de la tunique interne, est ordinairement plus épaisse et plus nettement différenciée que les autres : elle constitue la *limitante interne* (fig. 84, *a*), que nous avons déjà signalée à propos de la tunique moyenne des artères à type musculaire et que nous retrouvons ici avec sa même signification.

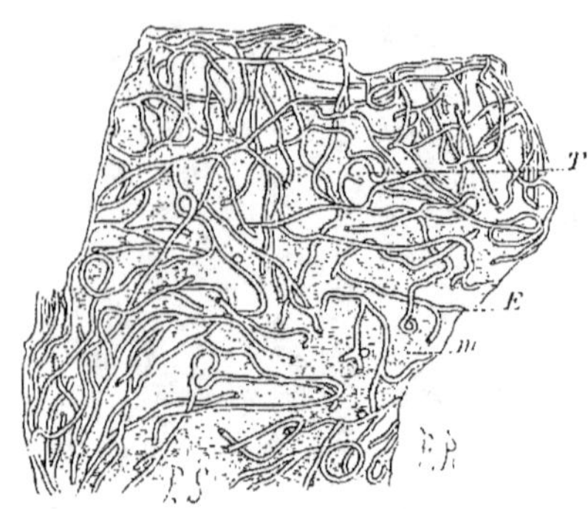

Fig. 85.

Lame élastique de la tunique moyenne de l'aorte de l'homme, séparée après macération dans une solution d'acide tartrique (d'après RANVIER).

m, membrane élastique. — E, fibres élastiques, partant de cette membrane et appliquées contre elle. — T, trous de cette membrane entourés par une fibre musculaire.

b. *Éléments musculaires*. — Les éléments musculaires occupent les mailles du réseau élastique précité. Ce sont encore des fibres-cellules allongées et disposées en sens transversal ; mais elles sont ici bien moins nombreuses que dans les artères à type musculaire. Vues à l'état d'isolement, après dissociation convenable (fig. 86), ces fibres musculaires lisses nous apparaissent sous la forme de cellules fusiformes, à contours irréguliers ou même déchiquetés : leurs extrémités se décomposent souvent, comme nous le montre nettement la figure ci-contre, en un certain nombre de pointes plus ou moins effilées, disposition qui les a fait considérer par certains auteurs comme étant des *cellules rameuses*. Cette forme tourmentée et essentiellement irrégulière provient vraisemblablement, comme l'a indiqué RANVIER, de ce que, tassées dans les mailles si compliquées du réseau élastique, elles en prennent l'empreinte. On peut établir en principe que les éléments contractiles diminuent de nombre au fur et à mesure que le vaisseau augmente de diamètre, autrement dit au fur et à mesure qu'il se rapproche du cœur : ils font totalement défaut, chez l'homme, dans la portion de l'aorte thoracique qui est située immédiatement au-dessus des valvules sigmoïdes.

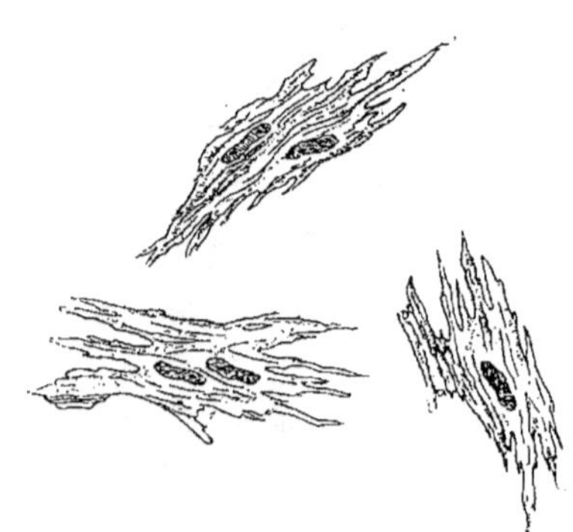

Fig. 86.

Cellules musculaires lisses rameuses de la tunique moyenne de l'aorte, isolées à l'aide de l'alcool au tiers (d'après RENAUT).

(La première cellule ne possède qu'un noyau ; les deux autres nous présentent chacune deux noyaux allongés sous forme de bâtonnets.)

c. *Eléments conjonctifs*. — Outre les cellules musculaires lisses, on trouve encore dans les mailles du réseau élastique des fibres conjonctives, des cellules fixes du tissu conjonctif et des cellules migratrices ou leucocytes.

C. Tunique externe. — L'adventice des grosses artères (fig. 84, C) ne présente aucun caractère particulier. Elle est constituée, comme dans les artères de moyen calibre, par un réticulum élastique très développé, dans les mailles duquel se disposent, en les comblant, des fibres et des cellules du tissu conjonctif et parfois même quelques cellules adipeuses.

4° **Vaisseaux sanguins des artères.** — Toutes les artères dont le diamètre dépasse 1 millimètre possèdent des vaisseaux sanguins en rapport avec la nutrition de leurs parois. Ces vaisseaux, connus depuis longtemps sous le nom de *vasa vasorum*, comprennent des artères, des veines et des capillaires.

Les *artères* proviennent, non pas du vaisseau lui-même qu'elles doivent irriguer, mais de l'une de ses collatérales ou bien d'une artère voisine. Elles pénètrent dans l'adventice, s'y divisent et s'y subdivisent en rameaux de plus en plus ténus, et, finalement, s'y résolvent en capillaires.

De ces capillaires naissent des *veinules*, lesquelles, après un trajet plus ou moins long dans l'adventice, s'échappent de cette membrane pour aller se jeter dans une veine du voisinage.

Le *réseau sanguin* que constituent les vasa vasorum appartient en propre à l'adventice. Il ne pénètre jamais, du moins chez l'homme, dans l'épaisseur de la tunique moyenne et moins encore dans la tunique interne, lesquelles sont parfaitement invasculaires. Dans l'aorte des grands mammifères, tels que le veau (Ranvier) et la baleine (Sappey), des vaisseaux sanguins, en nombre plus ou moins considérable, s'engagent dans les assises externes de la tunique moyenne. Il n'y a rien de semblable dans l'aorte de l'homme, où les vasa vasorum s'arrêtent, comme dans les autres artères, à la limite de la tunique moyenne.

5° **Lymphatiques.** — Des vaisseaux lymphatiques ont été signalés dans l'adventice. Leur origine dans l'épaisseur des deux tuniques moyenne et interne nous est encore complètement inconnue. Rappelons, en passant, que certaines artérioles, celles des centres nerveux par exemple, sont entourées dans toute leur étendue par une *gaine lymphatique* (voy. Centres nerveux).

6° **Nerfs des artères.** — Les artères, surtout celles qui appartiennent au type musculaire, possèdent une grande quantité de nerfs, les uns à l'état de fibres de myéline, les autres (et c'est le plus grand nombre) à l'état de fibres de Remak. Ces nerfs, dits *nerfs vaso-moteurs* ou mieux *nerfs vasculaires*, émanent du grand sympathique. D'après Ranvier, qui a bien étudié leur mode de distribution, ils forment dans l'adventice un premier pelxus, à mailles larges et très inégales, c'est le *plexus fondamental*. Du plexus fondamental se détachent des fibres qui se dirigent vers la tunique moyenne et se résolvent, sur la surface externe de cette tunique, en un deuxième plexus, le *plexus intermédiaire* ou *périmusculaire*. Le plexus intermédiaire, à son tour, donne naissance à des fibres plus fines qui pénètrent dans la tunique moyenne et y forment un troisième et dernier plexus, le *plexus intramusculaire*. C'est de ce plexus que se détachent les fibrilles terminales : elles se rendent aux cellules musculaires, où elles se terminent par de petits renflements, dits *taches motrices*.

On a décrit sur les travées du plexus intermédiaire, principalement aux points nodaux, des éléments nucléaires, que certains histologistes ont cru devoir rattacher à des cellules nerveuses ganglionnaires. Contrairement à cette opinion, Ranvier considère les noyaux en question comme étant de nature conjonctive : pour lui, le plexus intermédiaire, pas plus que les deux autres, ne contiendrait de cellules nerveuses.

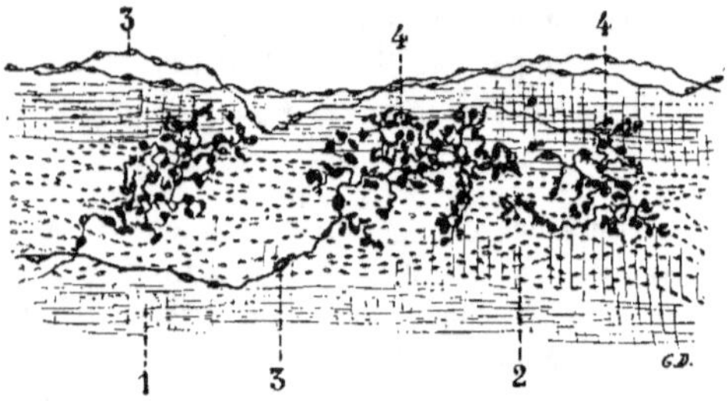

En outre des fibres motrices que nous venons de décrire et qui tiennent sous leur dépendance le jeu des éléments contractiles, les parois artérielles possèdent encore des fibres sensitives. Ces fibres sensitives arrivent jusque dans la tunique interne, où elles se résolvent en un fin réseau, le *réseau sous-endothélial*. Dogiel (1898)

Fig. 87.

Nerfs sensitifs des artères (d'après Dogiel).

1, artères du péricarde d'un chat. — 2, endothélium. — 3, fibres nerveuses dépourvues de myéline. — 4, leurs appareils terminaux (Endapparaten).

a décrit, comme mode de terminaison des fibres sensitives vasculaires, des arborisations tout à fait analogues à celles qu'il a observées dans le cœur. Il en a constaté l'existence non seulement sur les vaisseaux cardiaques, mais encore sur d'autres vaisseaux, notamment sur l'aorte et l'artère pulmonaire. Ces arborisations terminales se prolongent, comme au niveau de l'endocarde, jusqu'au-dessous de l'endothélium.

§ IV. — Nomenclature des artères

Deux gros troncs artériels partent de la base du cœur : l'un, *l'artère pulmonaire*, s'échappe du ventricule droit et porte aux deux poumons le sang veineux destiné à l'hématose : l'autre, *l'artère aorte*, ou simplement *l'aorte*, part du ventricule gauche et distribue à toute l'économie le sang artériel destiné à la nutrition et au fonctionnement des tissus.

Les canaux artériels, considérés dans leur ensemble, se rattachent donc à un double système. Nous leur consacrerons deux chapitres distincts et étudierons successivement :

Dans le chapitre I, le *Système de l'artère pulmonaire ;*

Dans le chapitre II, le *Système de l'aorte.*

SYSTÈME DE L'ARTÈRE PULMONAIRE

L'artère pulmonaire transporte le sang veineux du ventricule droit aux deux poumons. Veineuse par son contenu, elle est artérielle par son origine, son mode

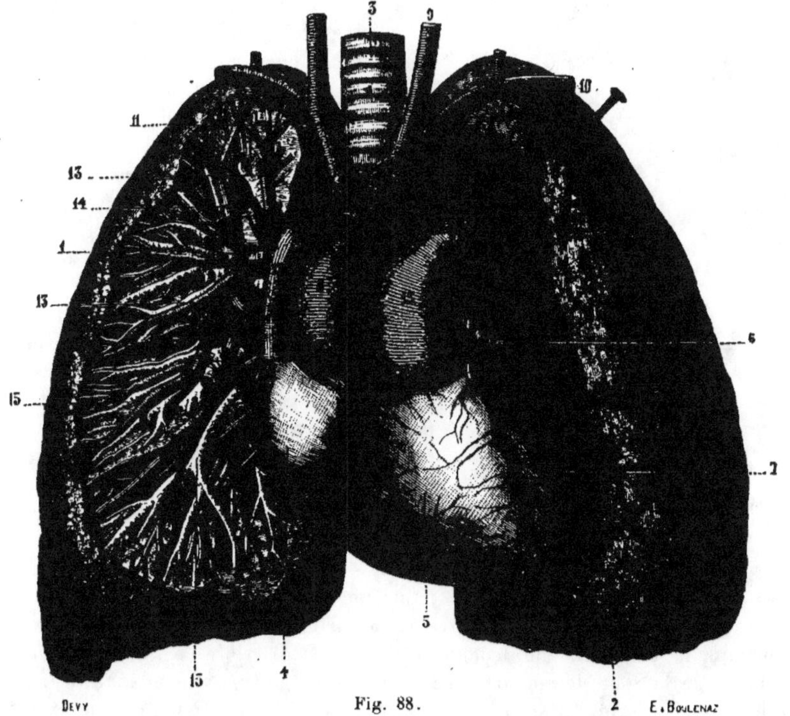

Fig. 88.

Artère pulmonaire et ses ramifications, vue antérieure.

1, poumon droit. — 2, poumon gauche. — 3, trachée-artère. — 4, oreillette droite. — 5, ventricule droit. — 6, auricule gauche. — 7, ventricule gauche. — 8, crosse de l'aorte. — 9, artère carotide primitive gauche. — 10, sous-clavière gauche. — 11, tronc brachio-céphalique artériel. — 12, veine cave supérieure. — 13, artère pulmonaire avec 13', ses ramifications. — 14, 14', veines pulmonaires. — 15, 15, ramifications bronchiques.

de distribution et sa constitution anatomique, d'où le nom de *veine artérielle* (*vena arteriosa*) que lui donnaient les anciens anatomistes.

1° Origine et trajet. — Le tronc de l'artère pulmonaire (fig. 88) se détache de la base du cœur, où elle fait suite, comme nous l'avons vu (p. 19) à l'infundibulum du ventricule droit. De là, elle se porte obliquement de bas en haut, de droite à gauche et d'avant en arrière, en décrivant dans son ensemble une légère courbe à concavité dirigée en arrière et à droite. Son diamètre mesure en moyenne 30 millimètres. Après un parcours qui varie ordinairement de 45 à 55 millimètres, elle se divise en deux branches fortement divergentes : une branche droite, qui se rend au poumon droit, c'est *l'artère pulmonaire droite ;* une branche gauche, qui se rend au poumon gauche, c'est *l'artère pulmonaire gauche.*

2° Rapports. — Le tronc de l'artère pulmonaire est situé, en partie dans le péricarde, en partie en dehors du péricarde. Nous pouvons donc, au point de vue de ses rapports, la diviser en deux portions : une portion inférieure ou intra-péricardique et une partie supérieure ou extra-péricardique.

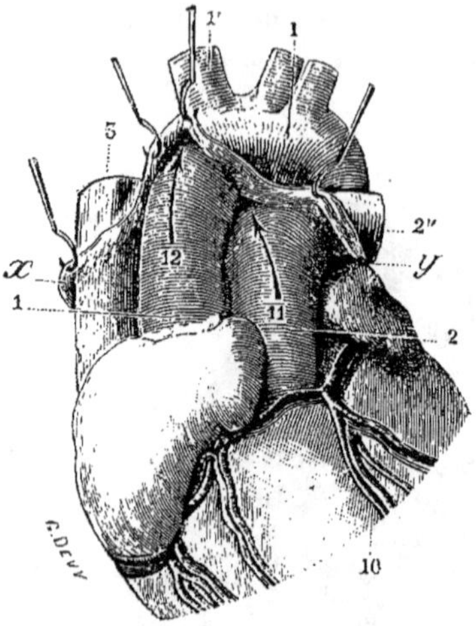

a. *Portion intra-péricardique.* — La portion intra-péricardique (fig. 89,2) représente la plus grande partie du vaisseau. Nous avons vu, en effet, en étudiant le péricarde, que le sac fibreux se fusionnait avec la paroi antérieure de l'artère pulmonaire à 50 millimètres au-dessus de l'origine du vaisseau. — *En avant,* la portion intra-péricardique de l'artère pulmonaire répond donc au péricarde, et, par l'intermédiaire du péricarde, à la paroi antérieure du thorax. L'artère pulmonaire projetée sur le plastron sterno-costal (fig. 92,5) se trouve située immédiatement en dehors du bord gauche du sternum, entre le bord supérieur du troisième cartilage costal et le bord supérieur du deuxième. — En *arrière,* l'artère pulmonaire repose sur la face antérieure de l'oreillette gauche, dont elle est séparée par un double feuillet séreux (fig. 58) constituant le *sinus transverse* de THEILE (voy. *Péricarde).* — *A gauche,* elle est en rapport avec l'auricule gauche et, tout à fait en bas, avec la portion initiale de l'artère coronaire gauche, qui la contourne de dedans en dehors et d'arrière en avant. La limite supérieure de la zone de contact avec l'auricule est ordinairement marquée, sur le côté gauche du vaisseau, par un petit repli semi-lunaire qui rappelle exactement, bien qu'avec des dimensions beaucoup moindres, le repli semi-lunaire pré-aortique, ci-dessus décrit (voy. p. 66). — *A droite,* elle répond dans toute son étendue à la partie ascendante de la crosse aortique, à laquelle elle est unie par un tissu cellulaire lâche : la pulmonaire, suivie de bas en haut, est d'abord située en avant de l'aorte (voy. fig. 8, p. 11) ; mais plus haut, par suite de son obliquité, elle vient s'appliquer sur le côté interne de ce dernier tronc artériel, qu'elle enlace ainsi dans un demi-tour de spire.

b. *Portion extra-péricardique.* — La portion extra-péricardique de la pulmo-

Fig. 89.

L'artère pulmonaire dans ses rapports avec le péricarde.

1. aorte, avec 1'. tronc brachio-céphalique. — 2, artère pulmonaire, avec 2'', sa branche gauche. — 3, veine cave supérieure. — 10, artère coronaire gauche. — 11, cul-de-sac situé entre l'aorte et l'angle de bifurcation de la pulmonaire. — 12, cul-de-sac situé sur le côté postéro-externe du tronc brachio-céphalique.

naire est relativement très courte. Elle est en rapport : 1° *en arrière*, avec la bifurcation de la trachée ; 2° *en avant*, avec le poumon gauche, dont elle est séparée par la plèvre ; 3° *à gauche*, également avec le poumon gauche ; 4° *à droite*, avec la crosse aortique.

3° **Branches terminales.** — Le tronc de l'artère pulmonaire se bifurque, avons-nous dit plus haut, en artère pulmonaire droite et artère pulmonaire gauche. Ces deux artères méritent chacune une description spéciale.

a. *Artère pulmonaire droite.* — L'artère pulmonaire droite, la plus importante des deux, mesure en moyenne 5 ou 6 centimètres de longueur sur 22 millimètres de diamètre. Du point de bifurcation de la pulmonaire, elle se porte horizontalement de gauche à droite et un peu d'avant en arrière vers le hile du poumon droit. Dans ce trajet, elle repose immédiatement sur l'oreillette droite (fig. 89 *bis*, 3), en formant, comme nous l'avons vu à propos du péricarde (p. 65), la voûte du sinus transverse de THEILE. Elle est en rapport : *en bas*, avec l'oreillette droite ; *en haut*, tout d'abord avec la crosse aortique, puis avec la crosse de l'azygos ; *en arrière*, avec la bronche correspondante ; *en avant*, avec la portion ascendante de l'aorte et avec la veine cave supérieure, qu'elle croise particulièrement.

b. *Artère pulmonaire gauche.* — L'artère pulmonaire gauche (fig. 89, 2″) est à la fois plus courte et moins volumineuse que la droite : elle ne mesure, en effet que 3 centimètres de longueur sur 19 millimètres de diamètre. Comme la précédente, elle gagne le hile du poumon correspondant, en suivant

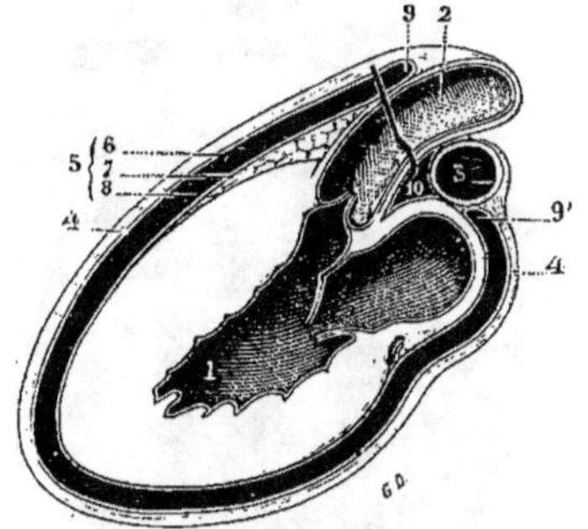

Fig. 89 *bis.*

Coupe sagittale du cœur pour montrer les rapports de l'artère pulmonaire droite.

1. cœur (ventricule gauche). — 2, aorte. — 3. artère pulmonaire droite. — sac fibreux du péricarde. – 5, péricarde séreux avec : 6. son feuillet pariétal ; 7, son feuillet viscéral ; 8, sa cavité cœliale. — 9. 9′, points de réflexion antérieur et postérieur de la séreuse: 10, sinus transverse.

un trajet légèrement oblique de dedans en dehors et d'avant en arrière. Elle répond successivement : *en bas*, à l'oreillette gauche ; *en haut*, à la crosse aortique ; *en arrière*, à la bronche gauche ; *en avant*, aux veines pulmonaires gauches, qui croisent obliquement sa direction en descendant du poumon vers l'oreillette gauche. — De la partie interne et supérieure de l'artère pulmonaire gauche, immédiatement en dehors de la bifurcation, naît un cordon fibreux, qui se porte ensuite en haut et en dehors pour venir se terminer sur la paroi inférieure de la crosse aortique : c'est le *ligament artériel*, ainsi appelé parce qu'il sert de trait d'union entre les deux artères aorte et pulmonaire. Sa longueur est, en moyenne, de 8 à 12 millimètres ; son épaisseur, de 3 à 4 millimètres. Ce cordon est le reliquat fibreux d'un large canal, le *canal artériel*, qui, chez le fœtus, va de l'artère pulmonaire à l'aorte (voy. plus bas).

Nous étudierons plus tard, à propos des poumons (voy. t. IV, APPAREIL DE LA RESPIRATION), le mode de ramescence des artères pulmonaires droite et gauche, les rapports particuliers que présentent ses divisions avec les divisions bronchiques et, enfin, leur mode de terminaison dans le parenchyme pulmonaire.

Variétés. — On a observé une double artère pulmonaire droite ou gauche. — Le canal artériel peut persister, avec ou sans réduction, chez l'adulte ; cette disposition coexiste le plus souvent avec la persistance du trou de Botal. — L'artère pulmonaire fournit parfois une artère coronaire surnuméraire : cette artère s'anastomosait avec les coronaires droite et gauche dans un cas de W. KRAUSE, avec la sous-clavière droite et la crosse de l'aorte, dans un cas de BROOKS, observé à Dublin en 1885. — L'artère pulmonaire peut naître du ventricule gauche (voy. *Aorte*). — L'artère pulmonaire gauche peut envoyer un rameau à la sous-clavière du même côté (JACKSON). — La droite, dans un cas de BRESCHET, envoyait un rameau au tronc artériel brachiocéphalique.

Artère pulmonaire du fœtus, canal artériel. — L'artère pulmonaire offre une disposition

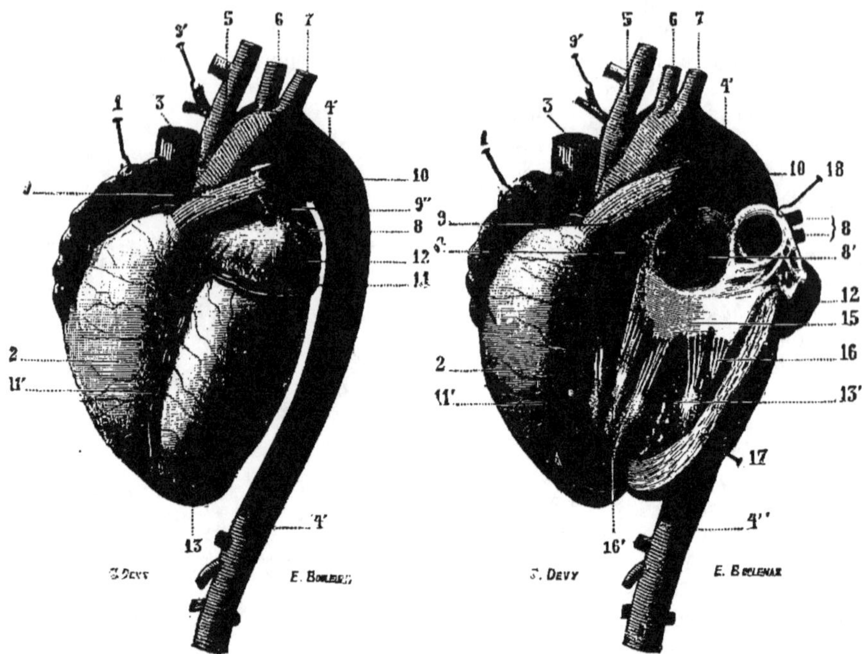

Fig. 90.   Fig. 90 *bis*.

Cœur du fœtus, vue antérieure (l'auricule droite est érignée en haut).   Le même, après ouverture longitudinale des cavités gauches.

1. auricule droite. — 2, ventricule droit. — 3, veine cave supérieure. — 4, orifice aortique. — 4', crosse de l'aorte. — 4'', aorte descendante. — 5. tronc brachio-céphalique. — 6, artère carotide. — 7, artère sous-clavière. — 8, veines pulmonaires gauches. — 8', veines pulmonaires droites. — 9, artère pulmonaire. — 9', 9'', branches de l'artère pulmonaire. — 10, canal artériel. — 11. artères et veines coronaires. — 12. auricule gauche. — 13, ventricule gauche. — 13', cavité ventriculaire gauche. — 14, trou de Botal. — 15, valvule mitrale. — 16, ses cordelettes tendineuses. — 16', ses piliers charnus. — 17, coupe de la paroi ventriculaire gauche. — 18, coupe de la paroi auriculaire gauche.

spéciale chez le fœtus, à cause des rapports étroits qu'elle présente avec un vaisseau particulier, le *canal artériel*. Pour bien comprendre ces rapports, il est indispensable de connaître la distribution des artères au début du développement.

Chez l'embryon, les artères forment une double série d'arcs ou de crosses (*arcs aortiques*), qui, partant du cœur, se réunissent dans l'aorte descendante. Il y a cinq paires d'arcs aortiques superposés, que l'on numérote de un à cinq en allant de haut en bas. La plupart de ces arcs disparaissent, au moins en partie, et chez le fœtus il n'en existe plus que deux : 1° la crosse de l'aorte, formée par le quatrième arc du côté gauche ; 2° un arc qui, partant du ventricule droit, vient se jeter dans la crosse aortique (fig. 90 et 90 *bis*, 9 et 10), et qui représente le cinquième arc du même côté.

Sur le trajet de cet arc naissent deux petits troncs (fig. 90 et 90 *bis*, 9' et 9''). Ce sont les branches de l'artère pulmonaire, dont le tronc unique sera formé plus tard par la portion de l'arc comprise entre elles et le cœur. La portion du cinquième arc qui va des branches pulmonaires à l'aorte a reçu le nom de *canal artériel* ou de *conduit de Botal*. Le canal artériel (fig. 90 et 90 *bis*, 10) prolonge directement le tronc commun des artères pulmonaires ; il est oblique de bas en haut, d'avant en arrière et de droite à gauche. Il s'ouvre obliquement à la face inférieure de l'aorte, en formant avec ce dernier vaisseau un angle aigu à sinus dirigé en avant et à droite.

Durant la vie intra-utérine, le poumon, ne fonctionnant pas encore en tant qu'organe de l'hématose, n'a nullement besoin de recevoir beaucoup de sang. Aussi les branches des artères pulmonaires sont tellement réduites dans leurs dimensions que l'on peut les considérer comme de simples collatérales du cinquième arc aortique gauche, constitué par le tronc de l'artère pulmonaire se continuant avec le canal artériel.

Il résulte d'une pareille disposition anatomique que la presque totalité du sang veineux passe du ventricule droit dans l'aorte par le tronc de l'artère pulmonaire, continué par le canal artériel, et se distribue ultérieurement, intimement mélangé au sang artériel, aux viscères abdominaux et pelviens, aux membres inférieurs et aussi au placenta, le véritable organe de l'hématose fœtale.

Immédiatement après la naissance, la respiration pulmonaire succédant à la respiration placentaire, les deux artères pulmonaires atteignent rapidement le développement qui leur est propre. Par contre, le canal artériel, n'ayant plus désormais aucun rôle à jouer, diminue rapidement de calibre et finit par s'oblitérer. Il n'est plus représenté chez l'adulte que par le cordon fibreux signalé ci-dessus (*ligament artériel*), qui s'étend obliquement de la bifurcation de l'artère pulmonaire, ou plutôt de l'origine de l'artère pulmonaire gauche, à la face inférieure de la crosse aortique (fig. 4, 11). Ce travail d'oblitération s'effectue toujours lentement et au fur et à mesure que ce sujet avance en âge. ALVARENGA (*Considér. sur l'époque de l'occlusion du trou ovale et du canal artériel*, Lisbonne, 1869), qui a examiné à ce sujet plusieurs centaines d'enfants de 1 jour à 12 ans, a constaté que, chez tous les sujets âgés de moins de 30 jours, le canal artériel avait conservé une certaine perméabilité.

Le mode d'oblitération du canal artériel a beaucoup préoccupé les anatomistes, et un grand nombre d'opinions diverses ont été émises sur les causes qui provoquent cette oblitération. Sans vouloir entrer dans la discussion de tout ce qui a été dit sur ce sujet, nous indiquerons les raisons principales des transformations que l'on a constatées. Lorsque la circulation pulmonaire s'établit, les deux branches de l'artère pulmonaire acquièrent brusquement un développement considérable et deviennent en réalité des branches terminales, de collatérales qu'elles étaient jusqu'alors. Le canal artériel devient de plus en plus petit par rapport à elles et, d'autre part, il ne se trouve plus placé directement sur le trajet du sang veineux détourné dans les poumons. A ces changements de calibre, qui s'opposent déjà à une facile circulation dans le canal, viennent s'ajouter, d'après SCHWARZ (*Ueber den mechanischen Verschluss der Ductus arteriosus*, Arch. f. gesammte Physiol., 1889), des déplacements et des tiraillements de ce canal, qui tendent encore à gêner le passage du sang à son intérieur. On peut, en effet, d'après cet auteur, considérer au canal artériel deux extrémités : une extrémité aortique, maintenue fixe par son insertion sur l'aorte, fixée elle-même à la paroi postérieure du thorax par du tissu conjonctif et par les intercostales qui naissent à ce niveau ; une extrémité pulmonaire, située vers le point où le péricarde se réfléchit sur les gros vaisseaux et susceptible de subir des mouvements assez étendus comme les vaisseaux eux-mêmes sur lesquels elle s'insère. Il résulte de ces mouvements que l'orifice pulmonaire du canal artériel, tiraillé de diverses manières, n'offre pas des conditions convenables pour la pénétration du sang et que le canal lui-même se trouve de plus en plus détourné du trajet direct du courant sanguin. Aussi ne tarde-t-il pas à s'atrophier. SCHWARZ rapporte, dans son mémoire cité plus haut, que chez l'enfant âgé de quelques jours le canal artériel a pris la forme d'un sablier, ce qui indique que l'atrophie commence par la partie moyenne.

Histologiquement, l'oblitération complète du canal artériel, qui succède bientôt à son atrophie, est due, ainsi que l'a établi KÖLLIKER, à une prolifération de la tunique interne de l'artère.

CHAPITRE II

SYSTÈME DE L'ARTÈRE AORTE

L'artère aorte, origine commune de toutes les artères du corps humain, fait suite au ventricule gauche. Elle s'étend de la base du cœur au corps de la quatrième vertèbre lombaire, où elle se divise en trois branches terminales : l'une médiane, l'artère sacrée moyenne ; les deux autres latérales, les artères iliaques primitives.

1° Trajet. — Immédiatement après son origine, l'aorte se porte obliquement en haut, en avant et à gauche, dans une étendue de 3 à 5 centimètres. Puis, s'infléchissant sur elle-même en forme de crosse (*crosse aortique*), elle se porte horizontalement d'avant en arrière et de droite à gauche, jusque sur le corps de la troisième vertèbre dorsale. Là, elle se recourbe de nouveau pour devenir verticalement descendante et chemine alors sur le côté gauche du rachis, jusqu'au niveau de la septième ou de la huitième vertèbre dorsale. A partir de ce point, elle se porte peu à peu sur la ligne médiane, traverse le diaphragme par un orifice spécial (voy. *Diaphragme*) et arrive dans l'abdomen, où elle occupe, jusqu'à sa terminaison, la partie antérieure de la colonne lombaire.

2° Forme et calibre. — L'aorte affecte une forme cylindrique, comme du reste toutes les artères.

Toutefois, on remarque à l'origine de l'aorte trois renflements en ampoules, qui correspondent à ses trois valvules sigmoïdes et qu'on désigne sous le nom de *sinus de l'aorte* ou *sinus de Valsalva*. De ces trois sinus, l'un est postérieur ; les deux autres, latéraux, se distinguent en droit et gauche.

Il existe, en outre, chez l'adulte, à l'union de la portion ascendante et de la portion horizontale de la crosse, une dilatation tout aussi variable dans ses dimensions que dans son étendue : c'est le *grand sinus de l'aorte*. Cette dilatation est vraisemblablement le résultat du choc de l'ondée sanguine, à direction verticale, contre la paroi du vaisseau, qui prend à ce niveau une direction horizontale ; elle s'amplifie généralement avec les progrès de l'âge.

L'aorte diminue de volume au fur et à mesure qu'elle s'éloigne du cœur. Il est à remarquer, cependant, que cette réduction volumétrique n'est nullement proportionnelle au nombre et à l'importance des collatérales qu'elle jette sur sa route. Le tronc artériel, en effet, qui mesure à son origine de 25 à 28 millimètres de diamètre, nous présente encore, à sa terminaison, de 18 à 20 millimètres.

3° Division. — Pour la commodité de l'étude, nous diviserons l'aorte en trois portions, qui sont, en allant de son origine à sa terminaison :

1° La *crosse de l'aorte* ou *crosse aortique*, qui s'étend de la base du cœur à la troisième vertèbre dorsale ;

2° L'*aorte thoracique* ou *dorsale*, qui s'étend de la troisième vertèbre dorsale à l'orifice diaphragmatique par lequel passe le vaisseau ;

3° L'*aorte abdominale* ou *lombaire*, qui s'étend de ce même orifice diaphragmatique jusqu'à la terminaison de l'aorte.

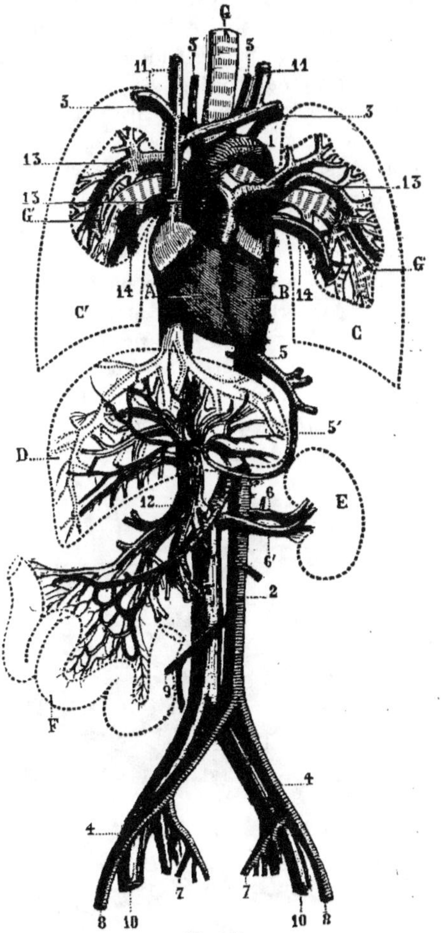

Ces deux dernières portions sont bien souvent réunies dans le langage anatomique sous le nom d'*aorte descendante*, par opposition à la première portion de la crosse, qui constitue alors l'*aorte ascendante*.

4° Rapports. — Chacune des trois portions de l'aorte, la crosse, l'aorte thoracique et l'aorte abdominale, nous présente des rapports spéciaux :

A. Crosse aortique. — Nous l'examinerons successivement dans sa portion ascendante et dans sa portion horizontale :

a. *Portion ascendante*. — La portion ascendante de la crosse aortique est logée, dans presque toute son étendue, dans le péricarde. Rappelons-nous, en effet, que le sac fibreux (voy. p. 62) se fusionne avec la paroi antérieure de l'aorte à 68 millimètres environ au-dessus de l'origine de ce vaisseau. — *En avant*, l'aorte ascendante est donc en rapport avec le feuillet antérieur du péricarde et, par son intermédiaire, avec la face postérieure du sternum, dont elle est séparée, chez l'enfant par le thymus, chez l'adulte par une couche de tissu cellulo-adipeux plus ou moins développée. — *En arrière*, elle repose sur la face antérieure de l'oreillette droite, dont elle est séparée par le sinus transverse de Theile. Au-dessus de l'oreillette, elle est croisée transversalement par la branche droite de l'artère pulmonaire. — *A droite*, elle répond à l'auricule droite inférieurement et, au-dessus de l'auricule, à la veine cave inférieure. Nous avons déjà vu, en étudiant le péricarde, que la portion de l'aorte en rapport avec l'auricule était nettement délimitée en

Fig. 91.

Schéma de la circulation chez l'homme
(imité d'Owen).

A, cœur droit. — B, cœur gauche. — C, C', poumons. — D, foie. — E, rein. — F, intestin. — G, trachée. — G', ramifications bronchiques.
1, crosse de l'aorte. — 2, aorte descendante. — 3, troncs sous-aortiques se rendant à la tête, au cou et au membre supérieur. — 4, troncs inférieurs pour le membre inférieur et pour le bassin. — 5, tronc cœliaque. — 5', artère hépatique. — 6, artère rénale. — 6', veine rénale. — 7, artères du bassin. — 8, veine cave supérieure. — 8', veine cave inférieure. — 9, 9, artères mésentériques. — 10, 10, branches d'origine de la veine cave inférieure. — 11, 11, branches d'origine de la veine cave supérieure. — 12, veine porte. — 13, 13, artères pulmonaires. — 14, 14, veines pulmonaires.

haut par un repli du feuillet viscéral du péricarde, repli de forme semi-lunaire, que nous avons désigné sous le nom de *repli préaortique* (voy. p. 66). — *A gauche,* l'aorte ascendante est en rapport avec le tronc de l'artère pulmonaire, qui la contourne en pas de vis (voy. cette artère). Rappelons, en passant, que l'aorte et la pulmonaire, en contact immédiat par leurs faces correspondantes, sont enveloppées par le feuillet viscéral du péricarde dans une gaine commune.

b. *Portion horizontale.* — La portion horizontale de la crosse est complète-ment indépendante du péricarde. Par contre, elle répond, surtout en bas et en arrière, à un grand nombre de ganglions lymphatiques. — Sa *face inférieure,* concave, est en rapport avec le nerf récurrent gauche, qui l'embrasse dans une anse à concavité dirigée en haut, et avec la bronche gauche, qu'elle croise très obliquement. — Sa *face supérieure,* convexe, répond aux trois troncs artériels qu'elle fournit (voy. plus loin). — Sa *face antéro-latérale* ou *face latérale gauche,* croisée par les nerfs phrénique et pneumogastrique correspondants, se trouve recouverte en partie par la plèvre, qui la sépare de la face interne du poumon gauche. — Sa *face postéro-latérale* ou *face latérale droite* répond suc-cessivement, en allant de droite à gauche, à la trachée, à l'œsophage, au canal thoracique et, enfin, au corps de la troisième vertèbre dorsale.

c. *Projection de la crosse de l'aorte sur le plastron sterno-costal.* — La crosse aortique, ou plutôt sa portion ascendante, projetée sur le plastron sterno-costal

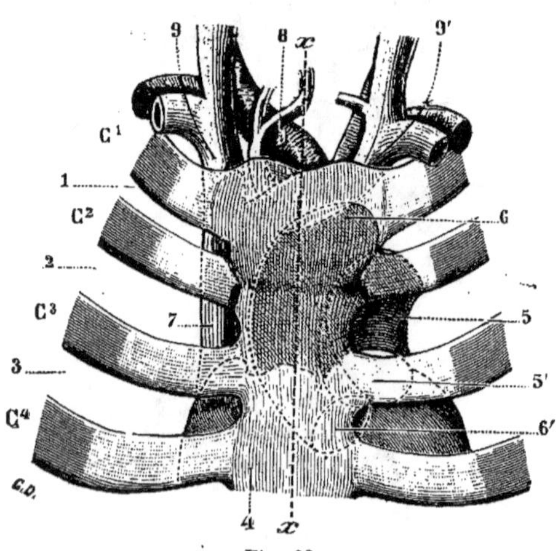

Fig. 92.

Projection sur le plastron sterno-costal des gros vaisseaux
de la base du cœur.

C¹, C², C³, C⁴, les quatre premières côtes. — 1, 2, 3, les trois premiers espaces intercostaux. — 4, sternum. — 5, artère pulmonaire, avec 5', son orifice ventriculaire. — 6, aorte, avec 6', son orifice ventriculaire. — 7, veine cave supérieure. — 8, tronc brachio-céphalique artériel. — 9, 9', troncs brachio-céphaliques veineux droit et gauche. — xx, ligne médio-sternale.

(fig. 92,6), répond dans toute son étendue au sternum. — Son *extrémité inférieure,* qui se confond naturellement avec son orifice ventriculaire, est figurée par une ligne qui, partant de l'articulation chon-dro-sternale de la troisième côte gauche, se porte ensuite obliquement en bas et en de-dans jusqu'à la ligne médiane. — Son *extrémité supérieure* répond habituellement à la partie moyenne de la première articulation chondro-sternale gauche. — Son *bord gauche,* concave, suit le bord gauche du sternum ou bien se trouve un peu en dedans de ce bord. — Son *bord droit,* convexe, part de la ligne médiane, à la hauteur du bord supérieur du quatrième cartilage costal. De là, il se porte obliquement

en haut et à droite, atteint le bord droit du sternum au niveau du deuxième espace intercostal et s'infléchit ensuite en haut et à gauche pour rejoindre, après avoir franchi obliquement la ligne médiane, le milieu de la première articulation chondro-sternale gauche. — Comme on le voit, la crosse aortique, même à son point culminant, se trouve toujours située un peu au-dessous de la fourchette

sternale. Cette distance de la crosse à la fourchette varie suivant les sujets. Mais
elle varie aussi suivant les âges. Si je m'en rapporte à mes propres mensurations,
elle est de 20 à 25 millimètres en
moyenne chez l'adulte. Elle est beaucoup moindre à la fois chez l'enfant
et chez le vieillard : chez l'enfant,
à cause du faible développement du
sternum ; chez le vieillard, en raison de la dilatation ci-dessus décrite sous le nom de grand sinus de
l'aorte, qui élève d'autant le point
culminant de la crosse.

B. Portion thoracique de l'aorte.
— La portion thoracique de l'aorte
(fig. 93,2), profondément située à
la partie postérieure du thorax,
s'étend, comme nous l'avons vu
plus haut, du flanc gauche de la troisième dorsale à l'orifice diaphragmatique qui lui livre passage et qui
répond ordinairement à la partie
antérieure de la dixième dorsale.

a. *Sa moitié supérieure*, située à
gauche de la ligne médiane, répond :
en arrière, à la tête des côtes et au
grand sympathique ; *en avant*, au
pédicule (bronche, artère et veines
pulmonaires) du poumon gauche et
au péricarde, qui la sépare des
oreillettes du cœur ; *à gauche*, à la
plèvre (voy. *Plèvres*), qui la sépare
du poumon gauche ; *à droite*, au
côté correspondant des corps vertébraux, creusés en gouttière pour
la recevoir.

b. *Sa moitié inférieure*, située
sur la ligne médiane, répond *latéralement* aux plèvres (voy. *Plèvres*),

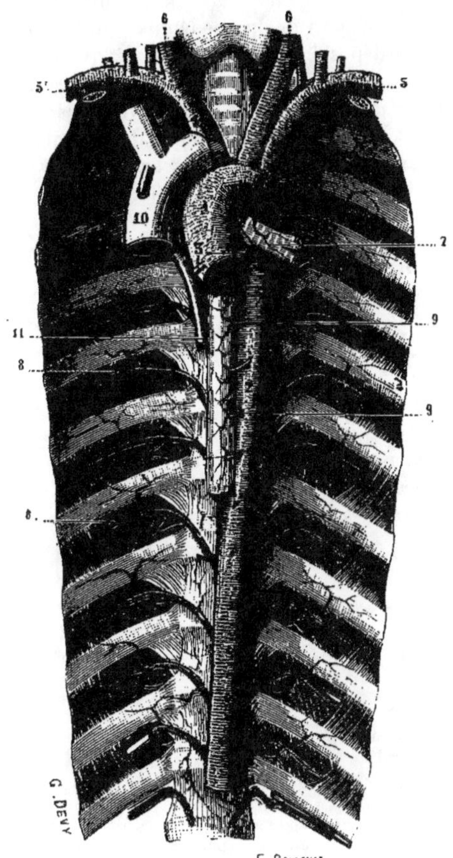

Fig. 93.

Aorte thoracique et ses branches.

1, crosse de l'aorte. — 2, aorte descendante. — 3, artères cardiaques. — 4, tronc brachio-céphalique. — 5, artère sous-clavière
gauche et ses branches. — 5', artère sous-clavière droite et ses
branches. — 6, 6, carotides primitives. — 7, artères bronchiques.
— 8, artères intercostales. — 9, artères œsophagiennes moyennes.
— 10, veine cave supérieure. — 11, grande azygos.

et aux deux poumons. Elle est en rapport : *en avant*, avec l'œsophage, qui, primitivement situé sur le côté droit de l'aorte, vient peu à peu se placer sur sa
face antérieure, la croise obliquement et la déborde légèrement à gauche ; *en
arrière*, avec la colonne vertébrale, dont la séparent le canal thoracique et la
grande veine azygos. Quant aux rapports de l'aorte avec le diaphragme, ils ont
été décrits à propos de ce muscle (voy. t. I, p. 848). Nous nous contenterons
de rappeler ici que l'orifice aortique du diaphragme livre encore passage à la
grande veine azygos et au canal thoracique, et qu'il est séparé de l'orifice œsophagien par une série variable de faisceaux musculaires, que s'envoient mutuellement les deux piliers du diaphragme.

Ç. Portion abdominale de l'aorte. — La portion abdominale de l'aorte est en rapport : *en arrière*, avec la colonne lombaire ; *en avant*, avec le pancréas et la troisième portion du duodénum, qui la croisent perpendiculairement, ainsi qu'avec le bord postérieur du mésentère, qui rattache à la colonne vertébrale la masse flottante de l'intestin grêle ; *à gauche*, avec le feuillet gauche de ce même mésentère ; *à droite*, avec la veine cave inférieure.

L'aorte thoracique et l'aorte abdominale baignent l'une et l'autre dans une atmosphère de tissu cellulo-graisseux, au milieu duquel sont irrégulièrement disséminés de nombreux ganglions lymphatiques.

5° **Distribution**. — Durant son long parcours de l'oreillette gauche à la quatrième vertèbre lombaire, le tronc aortique abandonne dans tous les sens un nombre considérable d'artères, que l'on regarde à juste titre comme ses *branches collatérales*.

Nous décrirons successivement :

1° Les *branches qui naissent de la crosse ;*

2° Les *branches qui naissent de la portion thoracique ;*

3° Les *branches qui naissent de la portion abdominale*.

Nous étudierons en dernier lieu les branches qui résultent de la bifurcation de l'aorte et que l'on considère, par opposition aux précédentes, comme les *branches terminales* de cet important vaisseau.

RÉSUMÉ DE L'AORTE

a). *Branches collatérales*	1° Br. naissant de la crosse.
	2° Br. naissant de la portion thoracique.
	3° Br. naissant de la portion abdominale.
b). *Branches terminales*	1° Art. sacrée moyenne.
	2° Art. iliaque primitive droite.
	3° Art. iliaque primitive gauche.

Variétés. — Les variations anatomiques de l'aorte sont fort nombreuses, quoique relativement rares. Elles portent sur *l'origine*, sur le *nombre*, sur le *trajet*, sur le *mode de distribution* :

A. Variétés d'origine. — L'aorte peut naître du ventricule droit (Dugès, Tiedemann, Farre, Baillie) ; dans ce cas, l'artère pulmonaire naît du ventricule gauche ou du ventricule droit ; il y a ordinairement persistance du trou de Botal et du canal artériel. — L'aorte peut naître à la fois des deux ventricules, soit par deux troncs différents, soit par un tronc unique, s'ouvrant simultanément dans les deux ventricules par suite d'une perforation de la cloison interventriculaire. — Gibert a vu, chez un enfant qui a vécu douze jours, l'aorte ascendante naître du ventricule gauche, l'aorte descendante se séparer de l'artère pulmonaire ; il y avait persistance du trou de Botal ; il existait, en outre, un long canal artériel unissant la crosse pulmonaire au côté gauche de l'aorte descendante.

B. Variétés de nombre. — Nous avons déjà noté (p. 14) l'augmentation numérique des valvules sigmoïdes de l'aorte, indiquant la duplicité originelle de ce vaisseau. — Un cloisonnement partiel du tronc aortique a été observé par Vrolick, par Allen Thompson et par quelques autres anatomistes. — A un degré plus avancé de l'anomalie, on a vu l'aorte se diviser peu après son origine en deux branches, lesquelles se réunissaient de nouveau sur le côté gauche de la colonne vertébrale, pour constituer l'aorte descendante. Ces deux branches de division circonscrivaient ainsi un espace elliptique ou annulaire, une sorte de collier à travers lequel passaient la trachée et même l'œsophage (faits de Macalister, de Homel, de Cruveilhier, de Curnow). — Klinz a vu l'aorte former, à sa sortie du cœur, deux troncs isolés, l'un ascendant et l'autre descendant. — Dans un cas, jusqu'ici unique, de Cruveilhier (*Anat.*, III, p. 52), il existait également deux aortes distinctes, l'une antérieure, l'autre postérieure. Elles s'échappaient isolément du cœur et se portaient l'une et l'autre vers l'orifice postérieur du thorax. Là, l'aorte antérieure s'incurvait en arrière, descendait le long de la colonne vertébrale et se terminait par l'artère iliaque primitive droite ; quant à l'aorte postérieure, elle fournissait le tronc brachio-céphalique et les artères carotide primitive et sous-clavière gauches ; puis, elle descendait à son tour le long de la colonne vertébrale, en restant accolée à la précédente, et finalement venait constituer l'iliaque primitive gauche.

C. Variétés de trajet et de rapports. — La crosse aortique peut se recourber à droite au lieu de se diriger à gauche. Une pareille disposition coïncide généralement avec une transposition des viscères ; mais elle peut aussi être indépendante et se présenter sur un sujet dont tous les viscères sont normalement situés. Panas en a observé un exemple. — Après s'être recourbée à droite, l'aorte peut gagner le côté gauche de la colonne vertébrale, en passant en arrière de l'œsophage. — Tout en effectuant son incurvation du côté gauche, l'aorte peut anormalement contourner la bronche droite (Dubrueil), passer entre la trachée et l'œsophage (Ph. Bérard) ou même en arrière de ce dernier conduit (Cruveilhier).

Relativement à son extension du côté du cou, la crosse aortique peut remonter jusqu'au niveau

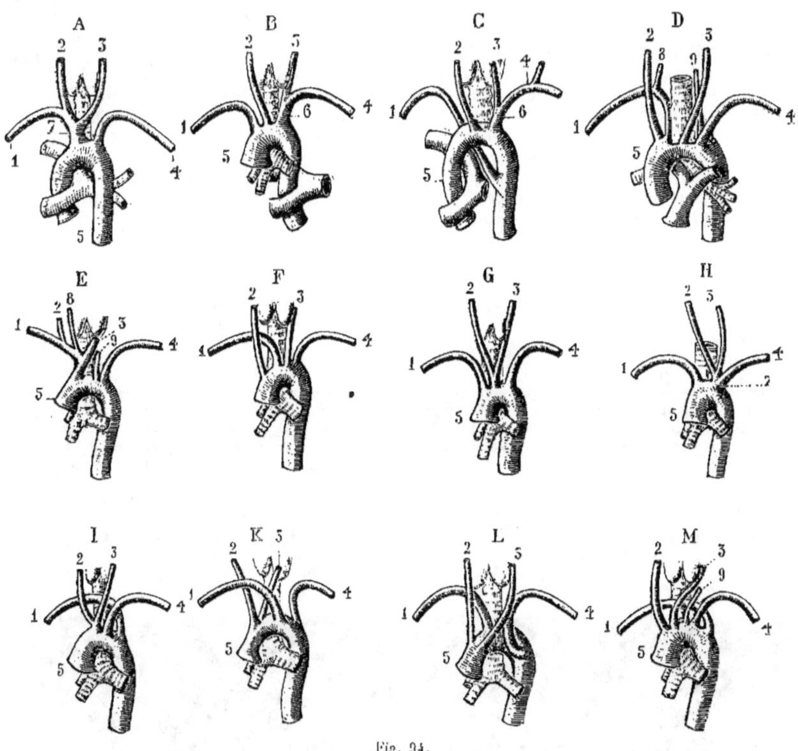

Fig. 94.

Variétés d'origine des troncs sous-aortiques chez l'homme (d'après Tiedemann).

1, sous-clavière droite. — 2, carotide primitive droite. — 3, carotide primitive gauche. — 4, sous-clavière gauche. — 5, aorte.
6, tronc brachio-céphalique. — 7, tronc innominé. — 8, vertébrale droite. — 9, vertébrale gauche

de la fourchette sternale ou s'arrêter à la hauteur de la cinquième dorsale. Entre ces deux points extrêmes, elle peut occuper toutes les situations intermédiaires.

D. Variétés de terminaison. — L'aorte, descendant plus bas que d'habitude, peut se bifurquer au-devant de la cinquième lombaire. — Par contre, on l'a vue se diviser au-dessus de la quatrième ; elle se terminait au niveau de la deuxième dans un cas de Cruveilhier. — Anormalement, l'aorte peut fournir isolément les deux iliaques interne et externe ; le nombre de ses branches terminales se trouve ainsi augmenté.

E. Variétés de distribution, troncs sus-aortiques. — Le mode d'émergence des nombreuses branches fournies par l'aorte s'écarte souvent de la description classique. Ces variétés seront indiquées plus tard à propos de chacune de ces branches. Nous ne nous occuperons ici que des troncs, qui naissent de la crosse et dont les anomalies présentent à la fois plus d'intérêt et plus d'importance.

Ainsi que nous le verrons bientôt, la crosse aortique, chez l'homme, fournit trois troncs, qui sont, en allant, de droite à gauche : 1° le tronc brachio-céphalique, qui se divise peu après en sous-clavière et carotide primitive du côté droit ; 2° la carotide primitive gauche ; 3° la sous-clavière gauche. Or le nombre de ces troncs peut diminuer ou augmenter et, d'autre part, tout en restant au nombre de trois, les troncs sus-aortiques peuvent se modifier soit dans leur constitution, soit dans leurs rapports respectifs. Nous pouvons à cet égard distinguer les types suivants :

a. *Il n'y a qu'une seule artère.* — Cette artère, véritable aorte ascendante, fournit les deux sous-clavières et les deux carotides primitives.

b. *Il y a deux artères.* — Cette disposition comprend deux groupes de faits : dans le premier, il existe deux troncs brachio-céphaliques, fournissant chacun la sous-clavière et la carotide correspondantes ; dans le deuxième, le tronc brachio-céphalique fournit à la fois les deux carotides et l'une des sous-clavières, l'autre restant indépendante. Le tronc brachio-céphalique, ainsi transformé, prend le nom de *tronc innominé* ; on peut le rencontrer, soit du côté droit, soit du côté gauche.

c. *Il y a trois artères.* — Cette variété est constituée par l'existence d'un tronc innominé, d'une sous-clavière et d'une vertébrale. — Il peut être créé encore par l'existence d'un tronc brachio-céphalique gauche, coïncidant avec l'émergence isolée des artères sous-clavière et carotide du côté droit. — Une variété plus intéressante du type à trois artères est celle-ci : les deux sous-clavières se détachent isolément de la crosse, les deux carotides naissent sur cette même crosse par un tronc commun. Quant à la situation des sous-clavières dans ce dernier cas, elles peuvent naître l'une à droite, l'autre à gauche du tronc carotidien, ou bien naître toutes les deux à gauche du tronc carotidien, auquel cas, la droite (fig. 94, I) sera obligée de croiser la trachée pour se rendre à son champ de distribution.

d. *Il y a quatre artères.* — Cette disposition peut être créée tout d'abord, par l'apparition sur la crosse aortique d'une artère, qui, dans les conditions ordinaires, provient d'une autre source : telles sont la vertébrale, la thyroïdienne inférieure, une thyroïdienne de Neubauer, la mammaire interne, une thymique, la coronaire gauche. — Dans un autre ordre de faits, le type à quatre artères provient de ce que, le tronc brachio-céphalique n'existant pas, les deux sous-clavières et les deux carotides se détachent isolément de la crosse. Ces quatre vaisseaux présentent, du reste, dans leurs rapports respectifs des variétés nombreuses ; on a observé (VINCENT, *Th. Genève*, 1878) les dispositions suivantes :

1re *variété :* Sous-clavière droite.	Carotide droite.	Carotide gauche.	Sous-clavière gauche.
2e *variété :* Carotide droite.	Sous-clavière droite.	Carotide gauche.	Sous-clavière gauche.
3e *variété :* Carotide droite.	Carotide gauche.	Sous-clavière droite.	Sous-clavière gauche.
4e *variété :* Carotide droite.	Carotide gauche.	Sous-clavière gauche.	Sous-clavière droite.
5e *variété :* Carotide gauche.	Carotide droite.	Sous-clavière gauche.	Sous-clavière droite.

De toutes ces variétés, l'une des plus intéressantes est celle dans laquelle l'artère sous-clavière droite naît la dernière, c'est-à-dire se détache de l'aorte à gauche de toutes les autres branches. Les dessins C et I de la figure 94 nous offrent deux exemples de cette disposition singulière. Dans ce cas, la sous-clavière anormale, pour se rendre à sa place ordinaire, est nécessairement obligée de traverser la ligne médiane en se portant de gauche à droite : dans ce trajet, elle

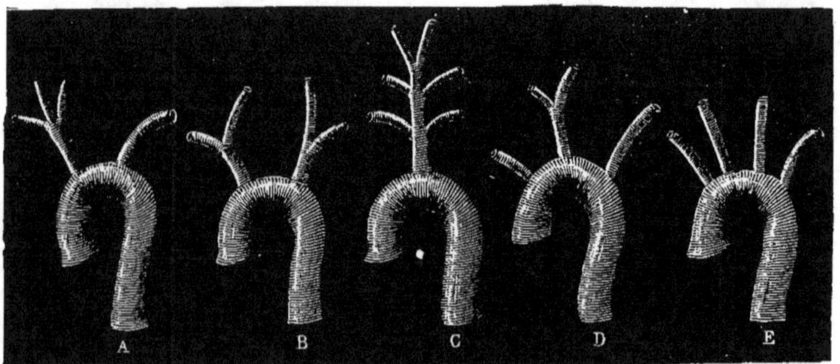

Fig. 94.

Quelques variétés d'origine des troncs sous-aortiques dans la série animale.

A, magot. — B, taupe. — C, cheval. — D, éléphant. — E, cétacés.

peut passer en avant de la trachée ; mais, dans la grande majorité des cas, elle passe en arrière de l'œsophage. Cette anomalie singulière doit être fort rare : je ne l'ai rencontrée qu'une fois, sur un adulte d'une quarantaine d'années. J'en ai observé un deuxième fait sur une pièce sèche déposée au musée de la faculté. Dans l'un et dans l'autre cas, la sous-clavière droite, pour gagner la région des scalènes, croisait la face postérieure de l'œsophage.

e. *Il y a cinq artères.* — Ce type est constitué par deux sous-clavières et deux carotides, auxquelles vient s'ajouter une vertébrale ou une thyroïdienne.

f. *Il y a six artères.* — Cette anomalie, de même que la précédente, est excessivement rare. Les six vaisseaux sus-aortiques se succèdent (QUAIN) dans l'ordre suivant : 1° sous-clavière, vertébrale et carotide du côté droit ; 2° carotide, vertébrale et sous-clavière du côté gauche.

L'histoire du développement, ainsi que nous le verrons plus tard (voy. EMBRYOLOGIE), nous explique nettement la plupart des anomalies que nous venons de décrire. Il est à remarquer encore qu'un grand nombre de ces dispositions anormales chez l'homme, se rencontrent normalement dans la série zoologique. C'est ainsi que nous retrouvons (fig. 95) : l'aorte ascendante ou cervicale chez le cheval ; le type annulaire (*par duplicité de l'aorte*) chez un grand nombre de batraciens, notamment chez les pérennibranches et chez les urodèles ; le tronc innominé chez plusieurs singes tels que le magot et le gibbon ; le double tronc brachio-céphalique (*type à deux artères*), chez la chauve-souris et chez la taupe : l'absence de tronc brachio-céphalique (*type à quatre artères*) chez les cétacés ; le tronc commun aux deux carotides primitives chez quelques oiseaux et parmi les mammifères, chez l'éléphant, etc.

A consulter au sujet de l'aorte et de ses variations : BRENNER, *Ueber das Verhältniss des Nervus laryngeus inferior vagi zu einigen Aortenvarietäten des Menschen und zu Aortensystem der durch Lungen athmenden Wirbelthiere überhaupt.* Arch. f. Anat. u. Physiol., 1883, p. 373 ; — LEBOUCQ, *Anomalies de la crosse de l'aorte et de ses collatérales*, Ann. de la Soc. de méd. de Gand, 1894. — FRÉDÉRIC, *Beitr. zur Anat. u. Entwick. der Æste der Aorta descendeus beim Menschen*, Morphol. Arbeit., VII. Band, 1897.

ARTICLE I

BRANCHES QUI NAISSENT DE LA CROSSE DE L'AORTE

La crosse de l'aorte fournit dans son trajet : 1° les artères *cardiaques* ou *coronaires* ; 2° le tronc *brachio-céphalique*, d'où émanent les artères *carotide primitive et sous-clavière du côté droit* ; 3° l'artère *carotide primitive gauche* ; 4° l'artère *sous-clavière gauche*.

§ I. — ARTÈRES CARDIAQUES OU CORONAIRES

Les artères cardiaques, encore appelées coronaires, probablement à cause de leur trajet (elles entourent le cœur en manière de couronne), se détachent de l'aorte un peu au-dessus du bord libre des valvules sigmoïdes. Elles se distribuent au cœur et ne sont ainsi que des *vasa vasorum gigantesques*, comme les appelle HYRTL. Au nombre de deux, elles se distinguent, d'après la situation respective de leur point d'émergence, en coronaire gauche et coronaire droite.

1° Artère coronaire gauche. — L'artère coronaire gauche, qu'on désigne encore sous le nom de coronaire antérieure, naît sur le côté gauche de l'aorte, un peu au-dessus de son origine.

A. TRAJET. — Se portant obliquement de haut en bas, de droite à gauche et d'arrière en avant, elle contourne en demi-cercle le côté postéro-externe de l'artère pulmonaire et arrive bientôt à l'extrémité supérieure du sillon interventriculaire antérieur. S'infléchissant alors en bas et en avant, elle s'engage dans ce sillon, qu'elle parcourt dans toute son étendue. Arrivée au sommet du cœur, elle le contourne d'avant en arrière et vient se terminer sur la face postérieure de l'organe, à 1 ou 2 centimètres au-dessus de la pointe. Suivant DRAGNEFF, elle se terminerait suivant deux modalités : tantôt, et c'est le cas le plus commun, elle s'épuise sur la partie postéro-inférieure du ventricule gauche par quelques ramifications superficielles et grêles ; tantôt, au contraire, elle conserve un calibre plus considérable et disparaît dans la cloison interventriculaire.

B. RAPPORTS. — Dans sa portion initiale, la coronaire gauche chemine dans un étroit sillon curviligne, qui est formé, en avant, par l'artère pulmonaire, en arrière, par l'oreillette gauche et son auricule. Dans tout le reste de son étendue,

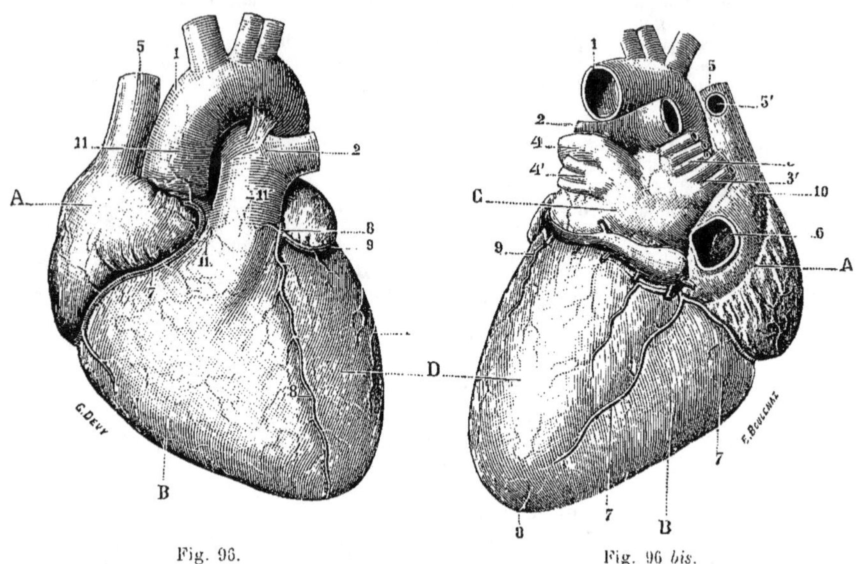

Fig. 96.   Fig. 96 *bis*.

Artères du cœur, vue antérieure.   Artères du cœur, vue postérieure.

A, oreillette droite. — B, ventricule droit. — C, oreillette gauche. — D, ventricule gauche. — 1, artère aorte. — 2, artère pulmonaire. — 3, veines pulmonaires droites — 4, veines pulmonaires gauches. — 5, veine cave supérieure, avec : 5', orifice de la grande azygos. — 6. orifice de la veine cave supérieure. — 7, 7, 7, artère coronaire droite. — 8, 8, artère coronaire gauche. — 9, 9, artère auriculo-ventriculaire gauche et ses branches. — 10, 10', branche antérieure et branche postérieure de l'artère interauriculaire. — 11, 11', artères destinées aux parois de l'aorte et de la pulmonaire.

l'artère est placée au-dessous du feuillet séreux du péricarde, au milieu de la graisse qui s'amasse ordinairement dans le sillon interventriculaire antérieur.

C. DISTRIBUTION. — Au cours de son trajet, l'artère coronaire gauche fournit quatre ordres de collatérales, savoir :

1° Des *artérioles peu importantes*, qui se détachent de sa portion initiale ou sus-ventriculaire et qui vont se ramifier, les unes (*branches auriculaires*) sur la face interne de l'auricule gauche, les autres (*branches vasculaires*) sur le flanc gauche de l'aorte et de la pulmonaire. Parmi ces artérioles destinées à l'aorte et à la pulmonaire, il en est une, plus volumineuse que les autres, qui se perd dans la couche graisseuse périvasculaire (au-devant de l'artère pulmonaire généralement) et que l'on désigne pour cette raison sous le nom d'*artère graisseuse*.

La plupart des auteurs, en décrivant cette artère graisseuse, ajoutent à son appellation le nom de VIEUSSENS : *artère graisseuse* de VIEUSSENS. C'est une erreur. Car, comme l'a établi DRAGNEFF, la branche artérielle à laquelle VIEUSSENS a donné le nom d'artère graisseuse, se détachait, non pas d'une des coronaires, mais de l'aorte elle-même, à côté de la coronaire droite. La véritable artère de Vieussens n'est donc pas une collatérale des coronaires, mais une collatérale de l'aorte et, si l'on veut, une coronaire supplémentaire ou accessoire.

2° L'*artère auriculo-ventriculaire :* elle se détache du tronc de la coronaire, au moment où celui-ci s'engage dans le sillon interventriculaire antérieur. De là, elle se porte transversalement en dehors, en suivant, comme son nom l'indique, le sillon auriculo-ventriculaire. Arrivée au bord gauche du cœur, elle le contourne d'avant en arrière et descend alors obliquement sur la face postérieure du ventricule gauche, où elle se termine, à 2 ou 3 centimètres au-dessus de la pointe. Chemin faisant, l'auriculo-ventriculaire abandonne de nombreux rameaux, que l'on distingue en ascendants et descendants : les rameaux ascendants remontent sur l'oreillette et l'auricule gauches ; les rameaux descendants recouvrent de leurs ramifications la partie du ventricule gauche qui forme ou avoisine le bord gauche du cœur.

3° Les *artères ventriculaires* : ces branches, très variables en nombre et en volume, se détachent, à droite et à gauche, de la partie descendante de la coronaire. Elles se ramifient, après un parcours plus ou moins long, sur la partie des deux ventricules qui avoisine le sillon interventriculaire antérieur.

4° Les *artères antérieures de la cloison interventriculaire* : ces artères, au nombre de sept ou huit, se détachent à des hauteurs variables de la partie descendante de la coronaire : on les voit très nettement (fig. 97) sur la paroi postérieure de l'artère, après avoir incisé longitudinalement sa paroi antérieure. Elles pénètrent immédiatement après dans la cloison interventriculaire et se distribuent aux deux tiers antérieurs de cette cloison. Nous verrons tout à l'heure d'autres artères, les *artères postérieures de la cloison*, pénétrer dans la partie postérieure de la cloison interventriculaire.

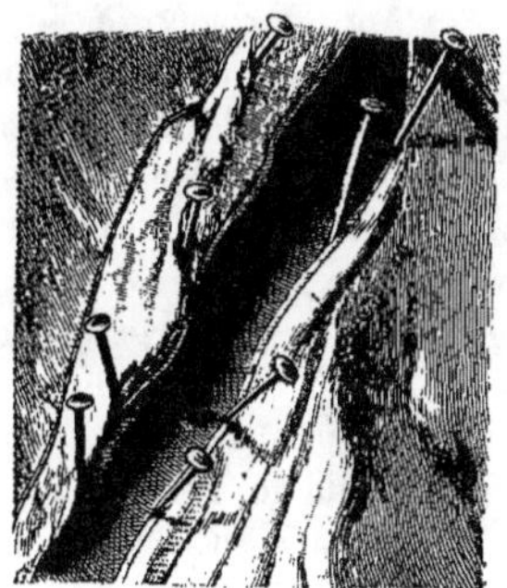

Fig. 97.

Portion supérieure de l'artère interventriculaire antérieure (portion descendante de la coronaire gauche) ouverte en avant, pour laisser voir les artères qui naissent de sa face postérieure et disparaissent immédiatement après dans la cloison interventriculaire.

2° **Artère coronaire droite.** — L'artère coronaire droite, encore appelée coronaire postérieure (nous verrons tout à l'heure pourquoi), naît sur le côté droit de l'aorte. On admet généralement qu'elle est plus volumineuse que la coronaire gauche. Mais ce n'est pas là un fait constant, et si nous nous en rapportions aux recherches d'HALBERTSMA, ce serait au contraire la gauche qui l'emporterait ordinairement sur la droite.

A. TRAJET. — De la partie droite de l'aorte où elle prend naissance, la coronaire droite se porte obliquement en bas, en avant et en dehors, s'engage dans le sillon auriculo-ventriculaire et arrive ainsi au bord droit du cœur. Elle le contourne, passe à la face postérieure de l'organe et, continuant son trajet transversal, elle arrive (toujours en suivant le sillon auriculo-ventriculaire) à l'extrémité supérieure du sillon interventriculaire postérieur. Là, s'infléchissant sur elle-même pour devenir descendante, elle s'engage dans ce sillon et le parcourt, non pas dans toute son étendue, mais seulement dans ses trois quarts ou ses quatre cinquièmes supérieurs. Elle s'arrête donc un peu au-dessus de la pointe du cœur, contrairement à la coronaire gauche qui, non seulement descend jusqu'à la pointe, mais la contourne pour venir se terminer sur la face opposée.

B. RAPPORTS. — On peut distinguer à la coronaire droite deux portions : une portion transversale, qui occupe le sillon auriculo-ventriculaire et une portion verticale, ou descendante, qui chemine dans le sillon interventriculaire postérieur. L'une et l'autre sont superficielles, je veux dire situées entre le myocarde et le feuillet séreux qui le recouvre. Elles baignent en plein, comme la partie descendante de la coronaire gauche, dans l'amas graisseux qui comble les sillons précités.

C. DISTRIBUTION. — La coronaire droite abandonne, au cours de son trajet, de très nombreuses collatérales, qu'il convient d'examiner séparément pour sa portion transversale et sa portion verticale :

a. *Portion transversale.* — Les branches qui émanent de la portion transversale se distinguent en ascendantes et descendantes. — Les *branches ascendantes* se portent sur l'oreillette et sur l'auricule droites et se ramifient, à leur surface d'abord, puis dans leur épaisseur. L'une de ces branches, dite *artère interauriculaire*, pénètre dans la cloison par sa partie supérieure et s'y divise bientôt en deux rameaux, l'un antérieur, l'autre postérieur, qui ressortent tous les deux à la face postérieure de l'organe (fig. 96 *bis*, 10, 10') : « Le rameau antérieur émerge en avant de l'orifice de la veine cave supérieure et du groupe droit des veines pulmonaires, au-devant duquel il passe pour venir s'épuiser sur la face postérieure de l'oreillette gauche ; le rameau postérieur quitte la cloison interauriculaire en arrière de la veine cave supérieure de l'oreillette droite, et après avoir donné quelques ramuscules au pourtour de l'embouchure de la veine cave inférieure, vient entourer d'un demi-anneau l'embouchure de la veine cave supérieure et s'y épuiser. » (DRAGNEFF.) — Les *branches descendantes* se portent sur les deux faces du ventricule droit. L'une d'elles, plus volumineuse que les autres, descend le long du bord droit du cœur : on la désigne sous le nom d'*artère du bord droit* ou *artère marginale droite*. Parmi ces branches descendantes, nous signalerons encore une artère, souvent assez volumineuse, qui se détache de la coronaire droite tout près de son origine et qui vient se perdre dans la couche cellulo-adipeuse située en avant de l'artère pulmonaire et de l'infundibulum : c'est encore une *artère graisseuse*.

b. *Portion verticale.* — Dans sa portion verticale, la coronaire droite abandonne deux ordres de branches, les unes superficielles ou ventriculaires, les autres profondes ou interventriculaires. — Les *branches ventriculaires*, au nombre de 6 à 8, se détachent à droite et à gauche de la coronaire. Elles se distribuent à la fois au ventricule droit et au ventricule gauche, à la portion de ces ventricules qui avoisine le sillon interventriculaire postérieur. — Les *branches interventriculaires ou artères postérieures de la cloison* sont au nombre de trois ou quatre, se détachant à des hauteurs diverses. Elles pénètrent dans l'épaisseur de la cloison interventriculaire et irriguent le tiers postérieur de cette cloison. Elles sont, comme on le voit, moins nombreuses et moins importantes que celles, ci-dessus décrites, qui proviennent de la coronaire antérieure.

3° Relations réciproques des deux coronaires. — Si maintenant nous cherchons à dégager des descriptions qui précèdent quelques formules synthétiques, nous pouvons établir en principe : 1° que la coronaire gauche se distribue principalement au cœur gauche ; 2° que l'artère coronaire droite se distribue principalement au cœur droit ; 3° que chacune d'elles, tout en étant spécialement destinée à une moitié du cœur, concourt aussi, pour une certaine part, à l'irrigation de l'autre moitié. La limite séparative des deux cœurs ne correspond donc pas à la limite de ses deux territoires vasculaires.

Une question d'une importance considérable et qui est résolue différemment par les auteurs est celle de savoir si les deux coronaires, aux confins de leur domaine, communiquent l'une avec l'autre, autrement dit, s'il existe entre elles des anastomoses. Ces anastomoses sont admises par la plupart des auteurs et l'on trouve écrit presque partout : d'une part, que la coronaire gauche s'anastomose, à la pointe du cœur, avec la terminaison de la coronaire droite ; d'autre part, que l'artère auriculo-ventriculaire, branche de la coronaire gauche, s'anastomose largement, à la face postérieure du cœur, avec la coronaire droite, au moment où celle-ci s'engage dans le sillon interventriculaire. De là, comme conséquence de cette double anastomose, le schéma suivant (fig. 98), que l'on peut considérer comme classique : le cœur est entouré, au voisinage de sa base, par un cercle artériel complet disposé horizontalement et occupant la ligne d'union des oreillettes et des ventricules, c'est le *cercle auriculo-ventriculaire*, constitué à droite par la portion horizontale de la coronaire droite, à gauche par l'artère auriculo-ventriculaire, branche de la coronaire gauche ; la partie antérieure de ce cercle horizontal et reliée à sa partie postérieure par une anse disposée en sens vertical et à concavité dirigée en haut ; c'est l'*anse interventriculaire*, dont la partie moyenne répond à la pointe du cœur et les deux extrémités à l'origine même des deux sillons interventriculaires.

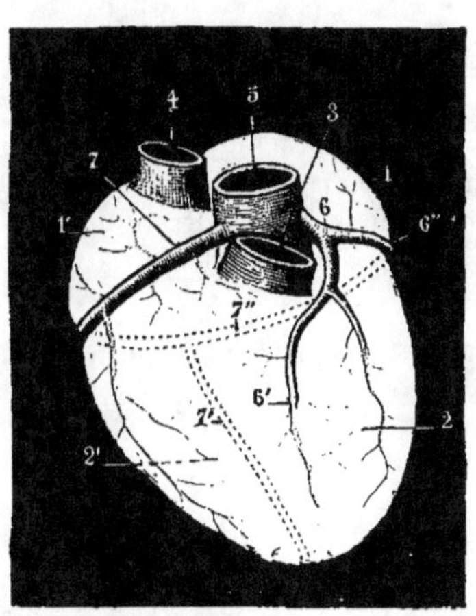

Fig. 98.

Schéma de la circulation artérielle du cœur.

1. oreillette gauche. — 1'. oreillette droite. — 2, ventricule gauche. — 2', ventricule droit. — 3, artère pulmonaire. — 4. veine cave supérieure. — 5, aorte. — 6, 6', 6''. artère coronaire gauche et ses branches. — 7, 7', 7''. artère coronaire droite et ses branches.

Contrairement à cette opinion, Hyrtl et Henle, tout en admettant que les deux coronaires communiquent entre elles à la limite de leurs territoires respectifs, ajoutent que ces communications sont établies seulement par les capillaires ou par des artérioles qui par leur ténuité se rapprochent beaucoup des capillaires. Dragneff, en 1897, est arrivé à des conclusions entièrement confirmatives de celles de Hyrtl et de Henle : sur vingt-deux cœurs qu'il a examinés, il n'a constaté l'existence d'anastomoses que sur quatre, soit dans un cinquième des cas; encore ces anastomoses étaient-elles de tout petit calibre. Nos recherches personnelles confirment entièrement, sur ce point, celles de Dragneff. Nous pouvons donc conclure que l'indépendance des deux artères coronaires est la disposition habituelle, les anastomoses constituant l'exception.

On admet généralement aujourd'hui (Hyrtl, Rüdinger, Cruveilhier, Longet, Chauveau et Arloing), contrairement aux assertions hypothétiques de Brucke : 1° que le point d'origine des artères coronaires est situé dans l'aorte, un peu au-dessus du bord supérieur des valvules sigmoïdes ; 2° qu'en conséquence ces valvules ne sauraient, en s'abaissant, s'appliquer contre les orifices aortiques de ces deux vaisseaux ; 3° que les coronaires, enfin, semblables en cela à toutes les artères, reçoivent leur sang au moment de la systole du ventricule (voyez à ce sujet Rüdinger, *Beitrag z. Mechanik d. Aorten- und Herzklappen*, 1857 ; Hyrtl, *Ueber die Selbststeuerung des Herzens*, 1855, et *Handb. d. topogr. Anat.*, 6e édit., § CXXXIV). Plus récemment (1872) Rebatel, étudiant la circulation des coronaires à l'aide des appareils hémodromographiques de Chauveau, a nettement constaté le synchronisme absolu de la pulsation de l'aorte et de la pulsation des coronaires, preuve manifeste que la pénétration du sang dans ces derniers vaisseaux s'effectue, suivant la règle, au moment de la systole ventriculaire.

Variétés. — Les deux coronaires peuvent naître par un tronc commun. — Par contre, on peut observer des coronaires surnuméraires ; il existait quatre coronaires dans un cas de Meckel. — Cruveilhier a vu l'artère coronaire droite se séparer de l'aorte par trois branches dont une assez considérable, les deux autres plus petites. — Brooks (*Journ. of. Anat.*, 1885) rapporte deux faits de coronaires naissant de l'artère pulmonaire et s'anastomosant ensuite, soit avec les coronaires aortiques, soit avec une branche anormale de la sous-clavière. — La coronaire gauche naissait de la crosse aortique dans un cas de Hyrtl.

A consulter, au sujet des artères du cœur : Bianchi, *Le arterie coronarie del cuore*, Lo Sperimentale, 1885 ; — Martin (H.). *Recherches anatomiques et embryologiques sur les artères coronaires du cœur chez les vertébrés*, Th. Paris, 1894. — Dragneff, *Rech. anat. sur les artères coronaires du cœur chez l'homme*, Th. Nancy, 1847.

§ 11. — Tronc brachio-céphalique

Le tronc brachio-céphalique (fig. 88, 11), que l'on appelle encore à tort tronc innominé (*arteria anonyma* des anatomistes anglais et allemands), est le plus volumineux de tous les troncs qui émanent de la crosse aortique. Son diamètre est de 12 à 15 millimètres ; sa longueur totale, de 28 à 35 millimètres.

1° Origine et trajet. — Il se détache du point où la partie ascendante de la crosse aortique se continue avec sa portion horizontale. De là, il se porte oblique-

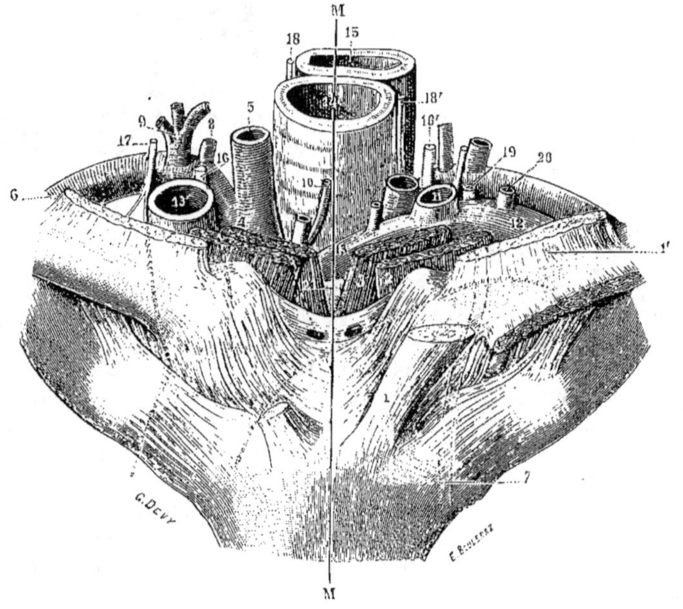

Fig. 99.

Les gros troncs qui naissent de la crosse aortique, vue antérieure

(La ligne MM, indique le plan médian ou sagittal.)

1 et 1', chef sternal et chef claviculaire du muscle sterno-cléido-mastoïdien. — 2, sterno-cléido-hyoïdien. — 3, sterno-thyroïdien. — 4, tronc brachio-céphalique artériel, dont le trajet est indiqué par un pointillé rouge. — 5, carotide primitive. — 6, artère sous-clavière. — 7, mammaire interne (en pointillé). — 8, vertébrale. — 9, tronc tyro-cervical. — 10, thyroïdienne de Neubauer. — 11, jugulaire interne gauche. — 12, veine sous-clavière. — 13, tronc brachio-céphalique veineux du côté gauche ; 13', tronc brachio-céphalique veineux du côté droit, coupé immédiatement après son origine. — 14, trachée-artère. — 15, œsophage. — 16, 16', nerfs pneumogastriques droit et gauche. — 17, nerf phrénique. — 18, 18', nerfs récurrents droit et gauche. — 19, canal thoracique. — 20, jugulaire externe gauche. — 21, vestiges du thymus.

ment de bas en haut, de dedans en dehors et un peu d'avant en arrière, jusqu'à la partie postérieure de l'articulation sterno-claviculaire droite, où il se termine en se bifurquant.

2° Rapports. — Le tronc brachio-céphalique est en rapport (fig. 99) : 1° *en* *avant*, avec le sternum et l'articulation sterno-claviculaire, dont il est séparé par le tronc veineux brachio-céphalique gauche, par le thymus et par les faisceaux d'origine des muscles sterno-cléido-hyoïdien et sterno-thyroïdien ; 2° *en arrière*, avec la trachée ; 3° *en dehors*, avec la plèvre et le poumon droit ; 4° *en dedans*, avec l'origine de la carotide primitive gauche ; les deux vaisseaux, à peu près contigus à leur origine, s'écartent de plus en plus en fuyant l'aorte, circonscrivant ainsi dans leur intervalle un petit espace triangulaire à sommet inférieur, dans l'aire duquel on aperçoit la trachée.

3° Distribution. — Le tronc brachio-céphalique ne fournit d'ordinaire aucune collatérale. Arrivé à la partie postérieure de l'articulation sterno-claviculaire, il se partage en deux branches terminales : l'une ascendante, qui est la carotide primitive droite ; l'autre transversale, qui est la sous-clavière droite. Nous étudierons ces deux artères dans les paragraphes suivants (§ III, p. 117, et § VI, p. 144).

Variétés. — Le tronc brachio-céphalique peut n'avoir que 10 à 12 millimètres de longueur, comme aussi il peut atteindre 50 et même 55 millimètres. — Sa bifurcation en carotide et en sous-clavière peut donc s'effectuer (ce point intéresse principalement le chirurgien), soit au-dessous de l'articulation sterno-claviculaire, soit bien au-dessus de cette articulation. — Le tronc brachio-céphalique peut faire défaut et, dans ce cas, la carotide et la sous-clavière naissent isolément de l'aorte (*type des cétacés*). — Anormalement, on a vu le tronc brachio-céphalique fournir la mammaire interne, une artère thymique, une artère bronchique, la vertébrale droite, une carotide accessoire, une thyroïdienne impaire et médiane, connue sous le nom de *tyroïdienne de Neubauer* (voy. plus loin p. 151).

§ III. — ARTÈRES CAROTIDES PRIMITIVES

Les artères carotides primitives (fig. 101), destinées à l'extrémité céphalique, atteignent chez l'homme leur plus haut degré de développement, en raison des dimensions véritablement prépondérantes que présentent chez lui la cavité cranienne et son contenu, l'encéphale.

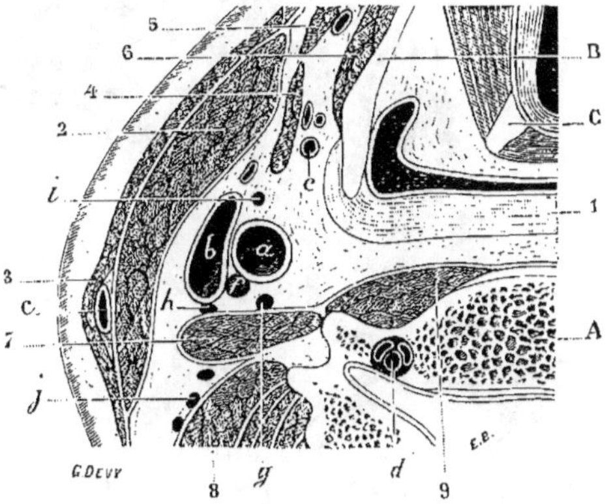

1° Nombre, trajet, rapports. — Elles sont au nombre de deux, l'une droite, l'autre gauche. La carotide primitive droite se détache du tronc brachio-céphalique ; la carotide primitive gauche naît directement de la crosse de l'aorte. L'une et l'autre, du reste, se terminent au même point, au niveau d'une ligne horizontale passant par le bord supérieur du cartilage thyroïde.

Fig. 100.

Coupe transversale du cou passant par la partie supérieure de la sixième cervicale (côté droit, segment supérieur de la coupe).

A, sixième cervicale. — B, cartilage thyroïde. — C, cartilage aryténoïde.
1, pharynx. — 2, sterno-cléido-mastoïdien. — 3, peaucier du cou. — 4, omo-hyoïdien. — 5, sterno-cléido-hyoïdien. — 6, thyro-hyoïdien. — 7, scalène antérieur. — 8, scalène postérieur. — 9, muscles prévertébraux.
a, carotide interne. — *b*, jugulaire interne. — *c*, jugulaire externe. — *d*, artère et veines vertébrales. — *e*, artère thyroïdienne supérieure. — *f*, pneumogastrique. — *g*, grand sympathique. — *h*, phrénique. — *i*, branche descendante de l'hypoglosse. — *j*, branches antérieures des nerfs cervicaux.

Cette différence dans l'origine des deux vaisseaux homonymes entraîne pour eux des différences de longueur, des différences de direction et des différences de rapports. — La carotide primitive gauche est d'abord plus longue que la droite de toute la hauteur du tronc brachio-céphalique, c'est-à-dire de 20 à 25 millimètres. — Tandis que la carotide droite se dirige verticalement en haut dès son origine, la carotide gauche suit d'abord un trajet légèrement oblique en haut et en dehors, et ce n'est qu'en atteignant la région cervicale qu'elle se porte verticalement en haut, parallèlement à l'autre. — Enfin, au point de vue des rapports, la carotide primitive gauche possède une portion thoracique que l'autre n'a pas et, par cela même, elle présente à son origine des rapports qui lui sont spéciaux :

a. *Dans le thorax*, la carotide primitive gauche est en rapport : 1° *en avant*, avec le tronc veineux brachio-céphalique gauche, qui la croise, et avec le muscle sterno-thyroïdien, qui la sépare du sternum ; chez l'enfant, elle est encore séparée du sternum par le thymus ; 2° *en arrière*, avec la trachée et l'œsophage, ainsi qu'avec les artères sous-clavière et vertébrale gauches ; 3° *en dedans*, avec le tronc brachio-céphalique, dont elle s'éloigne de plus en plus en gagnant le cou ; 4° *en dehors*, avec la plèvre, qui la sépare du poumon correspondant.

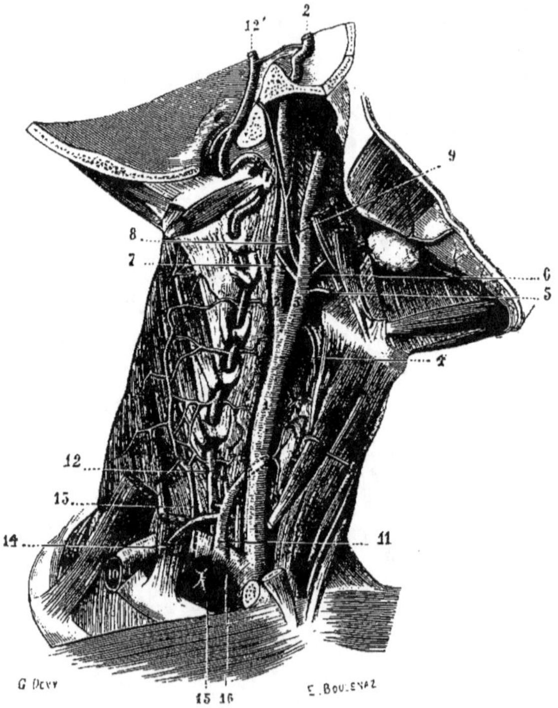

b. *Au cou*, les deux artères carotides primitives présentent des rapports sensiblement identiques. — *En avant*, elles sont successivement recouvertes par l'omo-hyoïdien, le sterno-thyroïdien, le sterno-hyoïdien, le sterno-cléido-mastoïdien et le peaucier ; leurs rapports avec le sterno-cléido-mastoïdien, qui constitue leur muscle satellite, ont été déjà décrits à propos de ce muscle (voy. t. 1er, p. 724). — *En arrière*, elles reposent sur la colonne

Fig. 101.

Artères carotides et artère sous-clavière.

1, carotide primitive. — 2, carotide interne. — 3, carotide externe et ses branches : 4, thyroïdienne supérieure ; 5, linguale ; 6, faciale ; 7, occipitale ; 8, pharyngienne inférieure ; 9, auriculaire postérieure. — 10, sous-clavière et ses branches : 11, tronc thyro-cervical ; 12 vertébrale ; 12', cérébrale postérieure ; 13, cervicale profonde ; 14, sus-scapulaire ; 15, intercostale supérieure ; 16, mammaire interne.

vertébrale, dont les séparent l'aponévrose prévertébrale et les muscles prévertébraux. — *En dedans*, elles répondent à la trachée, à l'œsophage, au larynx, ainsi qu'aux lobes latéraux du corps thyroïde. — *En dehors*, enfin, la carotide primitive est longée par la veine jugulaire interne. — Le nerf pneumogastrique chemine verticalement dans l'espace angulaire postérieur, que forment les deux vaisseaux en s'adossant l'un à l'autre. Une gaine fibreuse commune, dépendant des aponévroses cervicales, enveloppe la carotide primitive, la jugulaire interne et le pneumogastrique. Le long de ce paquet vasculo-nerveux, s'échelonnent, en outre, des amas de ganglions lymphatiques, tout aussi variables par leur nombre que par leur volume.

2° Distribution. — Les deux carotides primitives ne fournissent dans leur trajet aucune branche collatérale. Parvenues au niveau du bord supérieur du cartilage thyroïde, elles se bifurquent chacune en deux branches terminales :

a. La *carotide externe*, qui se distribue à la face et à la boîte cranienne ;

b. La *carotide interne*, plus particulièrement destinée aux centres encéphaliques et à l'organe de la vision.

La description de la carotide externe et de la carotide interne fera l'objet des deux paragraphes suivants.

Variétés. — Pour les variétés d'origine, voyez plus haut (p. 109). — La division de la carotide primitive en carotide externe et carotide interne peut se faire plus haut que d'habitude, au niveau de l'os hyoïde ou même plus haut encore. — Elle peut aussi s'effectuer plus bas, vers le milieu du larynx, au niveau du cartilage cricoïde et même beaucoup plus bas : dans un cas de MORGAGNI, la carotide primitive ne mesurait que 41 millimètres et se bifurquait, par conséquent, à la partie inférieure du cou. — Il existe quelques faits où la carotide interne et la carotide externe se séparaient isolément, soit du tronc brachio-céphalique (KOSINSKI), soit de la crosse aortique (MALACARNE, POWER). — Par contre, on a vu quelquefois la carotide primitive ne pas se bifurquer du tout et gagner le canal carotidien du rocher, en fournissant successivement les branches qui, dans les conditions ordinaires, naissent de la carotide externe. J'ai vu, tout récemment, la carotide interne ne se séparer de la carotide externe qu'au-dessus de l'origine de la faciale.

Exceptionnellement, la carotide primitive peut fournir la thyroïdienne supérieure, la pharyngienne inférieure, la vertébrale, la thyroïdienne inférieure, une artère laryngée.

Glande intercarotidienne. — A l'angle de bifurcation de la carotide primitive, on rencontre un petit corpuscule, de coloration gris rougeâtre, d'apparence glandulaire, que l'on désigne indistinctement sous le nom de *glande intercarotidienne* (*glandula carotica*) ou sous celui de *ganglion intercarotidien*. Ces dénominations, disons-le tout de suite, sont l'une et l'autre fort impropres : le corpuscule en question, en effet, n'est pas une glande et n'a pas davantage la signification d'un ganglion nerveux. Découverte par HALLER et par ANDERSCH (et non par ARNOLD dont elle porte pourtant le nom), la glande carotidienne a été parfaitement bien décrite, à une époque déjà ancienne par MAYER et par LUSCHKA et, tout récemment, par RIEFFEL (1892) et par PRINCETEAU (1899).

La glande carotidienne se trouve située, non pas dans l'angle même de bifurcation de la carotide primitive, mais en arrière de cet angle, comme l'a démontré RIEFFEL : elle est donc rétro-carotidienne plutôt qu'intercarotidienne. Exceptionnellement, on la trouve un peu au-dessous ou un peu au-dessus de l'angle de bifurcation. Au point de vue de sa forme, la glande carotidienne est oblongue à grand axe vertical. Elle mesure, en moyenne, 5 ou 6 millimètres de hauteur, sur 2 ou 3 millimètres de largeur. Du reste, elle se présente le plus souvent sous la forme d'une masse unique et compacte : plus rarement, elle se trouve dissociée en 2 ou 3 nodules distincts, unis les uns aux autres par du tissu conjonctif. La glande carotidienne est reliée à l'extrémité supérieure de la carotide primitive par une sorte de pédicule, à la fois fibreux et vasculaire, long de 2 ou 3 millimètres, qui se détache du pôle inférieur de la glande et que l'on désigne sous le nom du *ligament de Mayer*.

La glande carotidienne est une formation très vasculaire. — Les *artères* « forment une petite touffe très courte de 3 à 5 petites artérioles, parties d'un ou de deux petits troncs, qui prennent leur origine au fond du sillon de bifurcation de la carotide primitive, quelquefois sur l'une des artères de ce sillon, mais toujours dans le voisinage immédiat. Ces artères se dirigent de bas en haut et d'avant en arrière, pour atteindre le pôle inférieur de la glande, dans laquelle on peut suivre leurs ramifications ». (PRINCETEAU.) — Les *veines*, au nombre de 3 ou 4, s'échappent du pôle opposé de la glande. Elles se dirigent en haut et, après un parcours variable, viennent s'ouvrir, suivant les cas, dans la veine laryngée supérieure, dans la veine linguale, dans les veines pharyngées. — Les *nerfs* sont également très nombreux dans la glande carotidienne. Ils proviennent des sources les plus diverses (sympathique, pneumogastrique, glosso-pharyngien, hypoglosse) et, comme les veines, abordent la glande par son pôle supérieur.

Envisagée au point de vue embryologique, la glande carotidienne se développe au dépens de l'entoderme de l'une des fentes branchiales, la quatrième d'après STIEDA et de MEURON, la troisième d'après VAN BEMMELEN, RABB et PRENANT.

Histologiquement, elle se compose essentiellement d'un réticulum conjonctif dans les mailles duquel se trouvent des amas de cellules arrondies ou polyédriques. Ces cellules, par leurs caractères morphologiques et par leurs réactions chimiques, présentent les plus grandes analogies avec celles qui forment la portion corticale des glandes surrénales, et STILLING n'hésite pas à considérer la glande intercarotidienne comme une glande vasculaire sanguine méritant de prendre place à côté de ces capsules accessoires qui se développent le long des rameaux du sympathique abdominal (voy. t. IV, *Capsules surrénales*).

La glande intercarotidienne, outre les éléments cellulaires sus-indiqués, possède des lacis de capillaires, qui présentent toujours avec ces cellules des rapports fort étroits. SCHAPER y a rencontré, en outre, de nombreux filets nerveux avec ou sans myéline, plus quelques cellules nerveuses multipolaires.

Chez l'homme, dans un âge avancé, des modifications importantes surviennent dans la constitution histologique de la glande carotidienne : c'est un accroissement notable des vaisseaux et du tissu conjonctif au détriment des éléments cellulaires, qui, de ce fait, diminuent d'importance et se détruisent spontanément. (SCHAPER.)

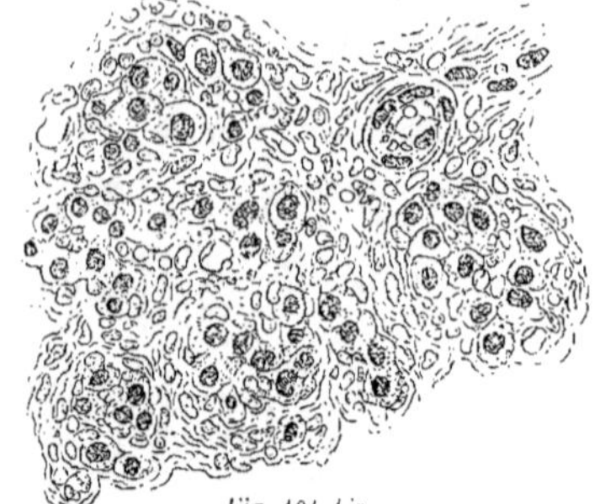

Fig. 101 *bis.*

Coupe transversale de la glande carotidienne chez l'homme (d'après SCHAPER).

Cette coupe nous montre les amas de cellules polyédriques qui entrent dans la constitution de la glande : comme on le voit, ils sont séparés les uns des autres par des cloisons conjonctives.

Au sujet de la glande carotidienne, voyez, parmi les travaux récents : STIEDA, *Untersuch. über die Entwick. der Glandula thymus, Glandula thyroidea u. Glandula carotica*, Leipzig, 1881 ; — DE MEURON, *Rech. sur le développ. du thymus et de la glande thyroïde*, Rec. zool. Suisse, 1886 ; — RABL, *Zur Bildungsgech. des Halses*, Prag. med. Woch., 1886 ; — VAN BEMMELEN, *Die Visceralaschen u. Aortenbogen bei Reptilien u. Vögeln*, Zool. Anz., 1886 ; — SCHAPER, *Beitr. z. Histol. der glandula carotica*, Arch. f. mikr. Anat., 1892 ; — PRENANT, *Contrib. à l'étude du développ. organique et histologique du thymus, de la glande thyroïde et de la glande carotidienne*, La Cellule, 1894 ; — RIEFFEL, *Le corpuscule rétro-carotidien*, Paris, 1892 ; — PRINCETEAU, *Le corpuscule rétro-carotidien au point de vue de ses connexions vasculaires et nerveuses chez l'homme*, Soc. d'Anat. et de Physiol. de Bordeaux, 1899.

§ IV. — ARTÈRE CAROTIDE EXTERNE

ET SES BRANCHES

Branche de bifurcation de la carotide primitive, l'artère carotide externe (fig. 101 et 102) s'étend du bord supérieur du cartilage thyroïde au col du condyle du maxillaire inférieur, où elle se partage en deux branches terminales, l'artère temporale superficielle et l'artère maxillaire interne.

1° Direction. — Oblique en haut et en dehors dans la première partie de son trajet, la carotide externe change de direction au niveau de l'angle de la mâchoire, pour suivre, à partir de ce point, un trajet sensiblement vertical.

2° Rapports. — A son origine, la carotide externe est située sur le côté du pharynx, en avant et un peu en dedans de la carotide interne. Elle n'est recouverte à ce niveau que par la peau, le peaucier et l'aponévrose cervicale superficielle. Plus haut, elle s'engage au-dessous du digastrique, du stylo-hyoïdien et du nerf grand hypoglosse, qui croisent obliquement sa direction en se portant dans la région sus-hyoïdienne. Elle plonge, enfin, dans l'épaisseur même de la glande parotide, dont elle ne se dégage qu'au niveau du col du condyle, point où elle se termine.

3° Distribution. — Au cours de son trajet, l'artère carotide externe abandonne successivement six branches collatérales. Arrivée au niveau du col du condyle, elle se termine, comme nous l'avons dit plus haut, en se bifurquant et en fournissant ainsi deux autres branches, ses branches terminales.

A. — BRANCHES COLLATÉRALES

Des six branches collatérales de la carotide externe (fig. 102), trois se portent en avant : ce sont la thyroïdienne supérieure, la linguale et la faciale. Deux se

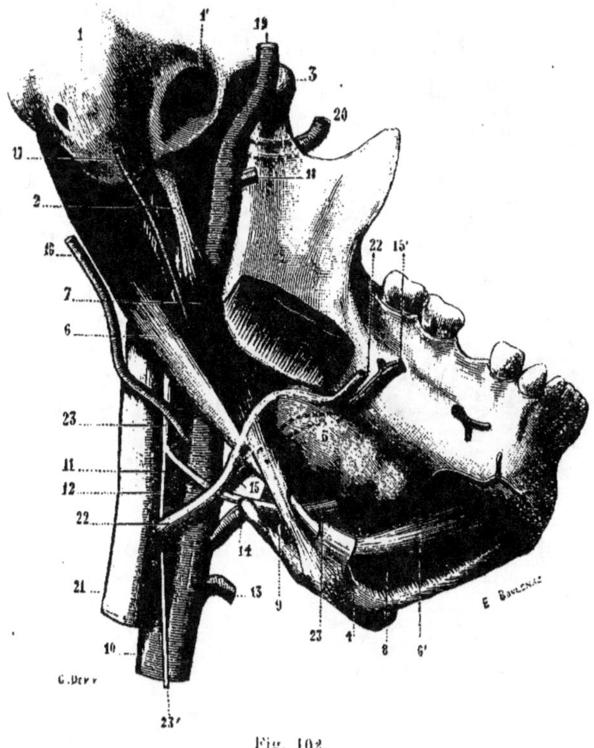

Fig. 102.
Rapports des carotides avec les muscles styliens et digastrique.

1, apophyse mastoïde. — 1', trou auditif externe. — 2, apophyse styloïde — 3, condyle du maxillaire inférieur. — 4, os hyoïde. — 5, glande sous-maxillaire. — 6. 6', ventre antérieur et ventre postérieur du digastrique. — 7. stylo-hyoïdien. — 8, mylo-hyoïdien. — 9, hyo-glosse. — 10. carotide primitive. — 11. carotide interne. — 12. carotide externe. — 13, artère thyroïdienne supérieure. — 14, artère linguale. — 15. 15', artère faciale. — 16. artère occipitale. — 17, artère auriculaire postérieure. — 18, artère transversale de la face. — 19, artère temporale superficielle. — 20. artère maxillaire interne. — 21, veine jugulaire interne. — 22, veine faciale. — 23, nerf gland hypoglosse. avec 23', sa branche descendante.

dirigent en arrière : ce sont l'occipitale et l'auriculaire postérieure. La sixième se porte en dedans : c'est la pharyngienne inférieure.

1° Artère thyroïdienne supérieure. — La première des branches collatérales de la carotide externe, la thyroïdienne supérieure (fig. 101,4), prend naissance un peu au-dessus, quelquefois même au niveau de la bifurcation de la carotide primitive. De là, elle se porte, tout d'abord, horizontalement en avant et en dedans, parallèlement à la grande corne de l'os hyoïde. Puis, s'infléchissant en bas. elle descend vers le lobe correspondant du corps thyroïde et s'y termine.

Dans ce trajet, l'artère thyroïdienne supérieure repose sur le constricteur moyen du pharynx et sur le larynx. Très superficielle à son origine, où elle n'est recouverte que par l'aponévrose cervicale superficielle et par le peaucier, elle s'engage bientôt au-dessous des muscles omo-hyoïdien, sterno-hyoïdien et thyro-hyoïdien.

A. BRANCHES COLLATÉRALES. — Elles sont au nombre de trois, la sterno-mastoïdienne, la laryngée supérieure et la laryngée inférieure :

1° L'*artère sterno-mastoïdienne*, se portant en dehors et en bas, croise la carotide primitive et la jugulaire interne et se perd à la face profonde du muscle sterno-cléido-mastoïdien.

2° L'*artère laryngée supérieure* (fig. 103,14) naît ordinairement du point où la thyroïdienne supérieure, d'horizontale qu'elle était, devient descendante. Elle s'engage ensuite entre le muscle thyro-hyoïdien et la membrane thyro-hyoïdienne, perfore d'avant en arrière cette dernière membrane et se divise alors en deux groupes de rameaux : des rameaux ascendants, qui se ramifient sur l'épiglotte ; des rameaux descendants, qui se perdent dans les muscles et dans la muqueuse du larynx.

3° L'*artère laryngée inférieure* (fig. 103,15), beaucoup plus grêle que la précédente, se porte sur la membrane crico-thyroïdienne et s'y anastomose avec celle du côté opposé. Il en résulte une sorte d'anse ou arcade médiane, d'où s'échappent plusieurs petits rameaux destinés aux muscles et à la muqueuse du larynx.

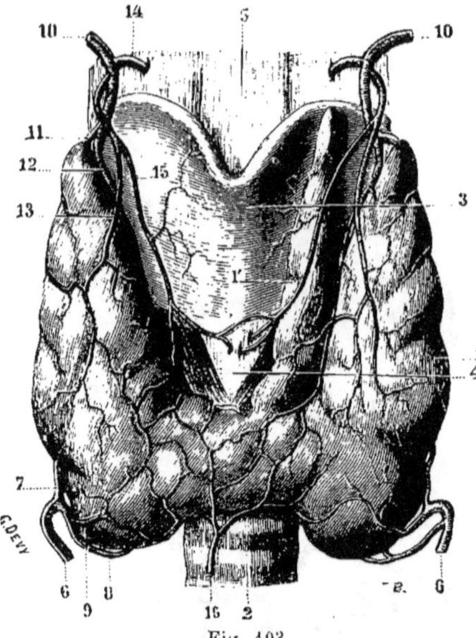

Fig. 103.

Artères du corps thyroïde.

1. corps thyroïde, avec 1', pyramide de Lalouette. — 2. trachée. — 3, cartilage thyroïde. — 4, membrane crico-thyroïdienne. — 5, membrane thyro-hyoïdienne. — 6, artère thyroïdienne inférieure, avec : 7, sa branche postérieure; 8, sa branche profonde; 9, sa branche inférieure. — 10, artère thyroïdienne supérieure, avec : 11, sa branche postérieure; 12, sa branche interne; 13, sa branche antéro-externe. — 14, artère laryngée supérieure; — 15, artère laryngée inférieure ou crico-thyroïdienne. — 16, artère thyroïdienne de Neubauer (anormale).

B. BRANCHES TERMINALES. — L'artère thyroïdienne supérieure, en atteignant le corps thyroïde, se divise en trois branches terminales (fig. 103) : une *branche interne* (12), qui longe le bord supérieur du corps thyroïde et s'anastomose sur la ligne médiane avec celle du côté opposé; une *branche externe* (13), qui descend et se ramifie sur le côté externe du lobe correspondant; une *branche postérieure* (11), enfin, qui chemine à la face postérieure du corps thyroïde, entre celle-ci et la trachée. Ces trois branches se distribuent au corps thyroïde (voy. *Corps thyroïde*).

RÉSUMÉ DE LA THYROÏDIENNE SUPÉRIEURE

a). *Br. collatérales* . . . .
- a. sterno-mastoïdienne.
- a. laryngée supérieure.
- a. laryngée inférieure.

b). *Br. terminales* . . . . . .
- r. thyroïdien interne.
- r. thyroïdien externe.
- r. thyroïdien postérieur.

Variétés. — La thyroïdienne supérieure peut naître de la carotide primitive. — Il n'est pas excessivement rare de la voir naître d'un tronc commun avec la linguale. — Elle peut être absente, suppléée dans ce cas par une branche provenant, soit de la thyroïdienne inférieure du même côté, soit de l'artère homonyme du côté opposé. — Tous les anatomistes signalent des faits de duplicité de la thyroïdienne supérieure : cette duplicité provient de ce que l'une de ses branches collatérales, la *laryngée supérieure* presque toujours, se détache isolément du tronc même de la carotide externe. — Quant à la *laryngée supérieure* elle-même, elle peut naître encore, soit de la linguale, soit de la faciale. Mais l'anomalie la plus intéressante de cette artère est son passage à travers le cartilage thyroïde, disposition que l'on observe normalement chez quelques mammifères.

2° Artère linguale. — L'artère linguale (fig. 104,5) naît de la partie antérieure de la carotide externe, un peu au-dessus de la précédente. Elle se porte d'abord obliquement en haut, en avant et en dedans, vers le sommet de la grande corne

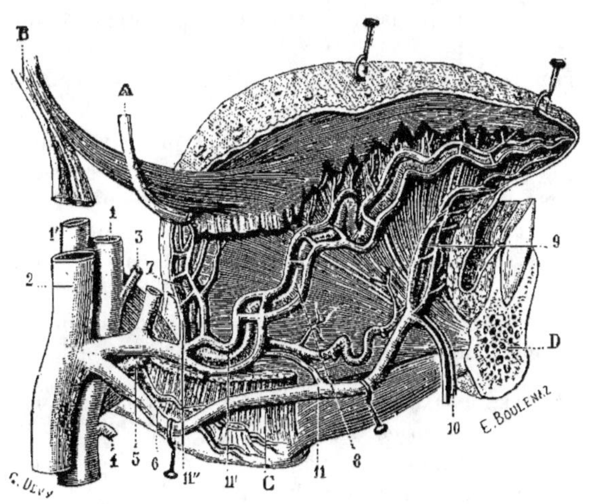

Fig. 104.

Vaisseaux de la langue, vue latérale.

1, artère carotide externe. — 2, veine jugulaire interne. — 3, artère faciale. — 4, artère thyroïdienne supérieure. — 5, artère linguale. — 6, rameau sus-hyoïdien. — 7, artère dorsale de la langue. — 8, artère ranine. — 9, artère sublinguale. — 10, une anastomose pour la sous-mentale. — 11, 11', 11'', veines de la langue. — A, nerf lingual. — B, muscle stylo-glosse. — C, muscle hyo-glosse. — D, symphyse mentonnière.

de l'os hyoïde. Elle chemine ensuite au-dessus de cette grande corne et parallèlement à elle jusqu'à la petite corne. Là, changeant de nouveau de direction, elle se dirige obliquement vers la pointe de la langue, où elle se termine en s'anastomosant avec celle du côté opposé.

Nous pouvons donc, au point de vue de ses rapports, considérer à l'artère linguale trois portions distinctes : une première portion située en arrière de l'os hyoïde, une deuxième portion correspondant à la grande corne, une troisième portion située au-dessous de la langue. — Dans sa *portion rétro-hyoïdienne,* l'artère linguale est recouverte par les muscles digastrique et stylo-hyoïdien. Elle repose sur le constricteur moyen du pharynx. — Dans sa *portion hyoïdienne,* qui est à peu près horizontale, elle repose encore sur le constricteur moyen du pharynx ; mais elle est recouverte alors par le muscle hyo-glosse. — Dans sa *portion linguale,* enfin, elle chemine entre le muscle génio-glosse, qui est en dedans, et le muscle lingual inférieur, qui est en dehors. Nous verrons ultérieurement que le nerf grand hypoglosse s'applique contre la face externe de l'hyo-glosse, tandis que l'artère linguale chemine sur la face interne de ce muscle.

A. BRANCHES COLLATÉRALES. — Durant son trajet, l'artère linguale abandonne trois branches collatérales, savoir : le rameau hyoïdien, l'artère dorsale de la langue et l'artère sublinguale.

1° *Rameau hyoïdien*. — Le rameau hyoïdien se porte transversalement en dedans, le long du bord supérieur de l'os hyoïde. Il s'anastomose sur la ligne médiane avec le rameau similaire du côté opposé, en formant ainsi une sorte d'arcade située entre les génio-glosses et les génio-hyoïdiens.

2° *Artère dorsale de la langue*. — L'artère dorsale de la langue (fig. 104,7), toujours très grêle, se sépare de la linguale au niveau de la grande corne. De là, elle se porte de bas en haut vers les parties latérales de la base de la langue et se perd. en de fins rameaux, dans la muqueuse qui avoisine la région des papilles caliciformes, ainsi que dans la muqueuse qui recouvre l'épiglotte et le pilier antérieur du voile du palais.

3° *Artère sublinguale*. — L'artère sublinguale (fig. 104,9), remarquable par les flexuosités qu'elle décrit, chemine parallèlement au conduit de Wharton entre le muscle mylo-hyoïdien et le muscle génio-glosse. Après avoir fourni plusieurs ramuscules à la glande sublinguale, qui est placée sur son côté externe, elle se partage en deux rameaux : l'un, interne, qui s'anastomose au-dessus du frein avec celui du côté opposé, c'est l'*artère du filet*; l'autre, ascendant, qui se dirige sur les côtés de la symphyse du menton et envoie une toute petite artériole à chacun des trous incisifs placés derrière les dents de même nom (CRUVEILHIER). Très souvent, l'artère sublinguale envoie, à travers le mylo-hyoïdien, un rameau anastomotique à l'artère sous-mentale (fig. 104,10), branche de la faciale.

B. BRANCHE TERMINALE, RANINE. — Après avoir fourni la sublinguale, l'artère linguale prend le nom de *ranine*. Cette artère (fig. 104, 8), que l'on considère ordinairement comme la branche terminale de la linguale, se porte obliquement d'arrière en avant et de bas en haut, vers la pointe de la langue. Elle abandonne, chemin faisant, une multitude de rameaux, qui se terminent les uns dans les muscles, les autres dans la portion de la muqueuse qui se trouve placée en avant du V lingual (voy. *Langue*).

RÉSUMÉ DE LA LINGUALE

a). *Br. collatérales*	r. hyoïdien.
	a. dorsale de la langue.
	a. sublinguale.
b). *Br. terminale*	a. ranine.

Variétés. — La linguale peut naître par un tronc commun, soit avec la faciale, soit avec la thyroïdienne supérieure. — On l'a vue perforer le muscle hyo-glosse, au lieu de contourner son bord postérieur. — On l'a même vue cheminer sur la face inférieure du mylo-hyoïdien et perforer ce muscle, dans le voisinage du menton, pour gagner la région de la langue. — La linguale peut être remplacée, en totalité ou en partie, soit par une branche de la maxillaire interne, soit par la sous-mentale, soit par la linguale du côté opposé (ZUCKERKANDL). — Le rameau sus-hyoïdien peut faire défaut. — Les deux artères dorsales de la langue peuvent se fusionner en un tronc unique et médian. — Anormalement, la linguale peut donner naissance à la laryngée supérieure, à la palatine inférieure, à la sous-mentale.

3° **Artère faciale.** — L'artère faciale (fig. 102 et 105) se détache de la partie antérieure de la carotide externe, un peu au-dessus de la linguale. Flexueuse comme elle, la faciale se dirige d'abord de bas en haut, puis d'arrière en avant, vers la partie postérieure de la glande sous-maxillaire, qui, pour la recevoir, se creuse en gouttière ou même présente un canal complet. Dégagée de cette glande, elle contourne de bas en haut le bord inférieur du maxillaire, un peu en avant du mas-

séter, et arrive à la face. Elle se dirige alors obliquement vers la commissure des
lèvres, vient ensuite se loger dans le sillon de séparation de l'aile du nez et de la
joue et, finalement, se termine à l'angle interne de l'œil en s'anastomosant avec
l'artère nasale, l'une des branches terminales de l'ophthalmique. La portion ter-

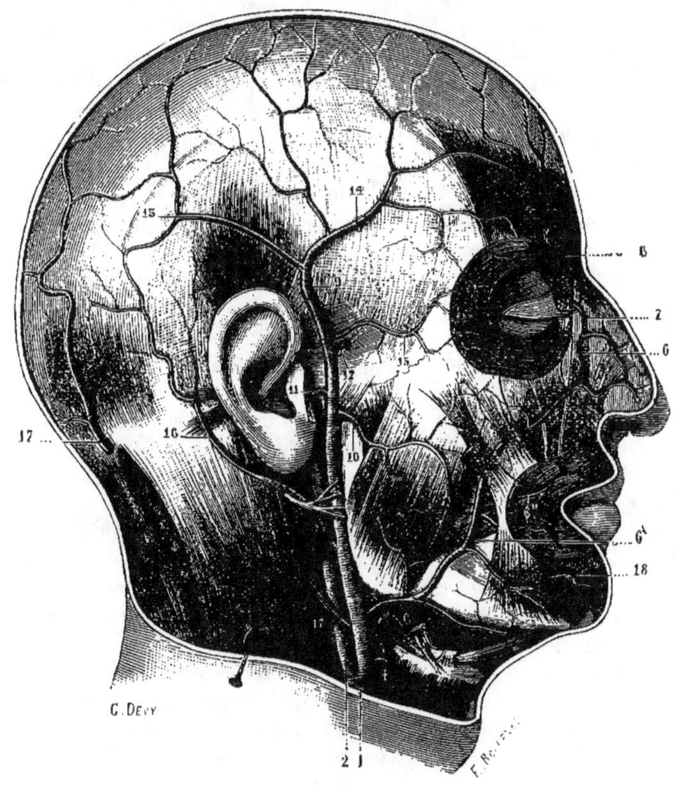

Fig. 105.

Artères superficielles de la tête.

1, carotide primitive. — 2, carotide interne. — 3, carotide externe. — 4, thyroïdienne supérieure. — 5, linguale.
6, faciale, avec 6', angulaire; 6'', coronaires. — 7, nasale. — 8, sus-orbitaire. — 9, temporale superficielle. — 10, transversale de la face. — 11, auriculaire antérieure. — 12, temporale profonde moyenne. — 13, rameau orbitaire. —
14, frontale. — 15, pariétale. — 16, auriculaire postérieure, — 17, occipitale. — 18, terminaison de la dentaire inférieure.

minale de l'artère faciale est généralement désignée, en raison de sa situation
dans l'angle interne de l'œil, sous le nom d'*artère angulaire*.

Nous pouvons, au point de vue de ses rapports, comme aussi au point de vue
de son mode de distribution, considérer à l'artère faciale deux portions nettement
distinctes : une première portion, répondant au cou ; une deuxième portion,
répondant à la face. — *Dans sa portion cervicale*, l'artère faciale, profondément
située, est recouverte par le nerf grand hypoglosse et par les deux muscles digastrique et stylo-hyoïdien. — *Dans sa portion faciale*, elle est, au contraire, toute
superficielle : elle n'est recouverte, en effet, que par le peaucier et quelques-
unes des lames musculaires, fort minces, qui aboutissent à la commissure ou à
la lèvre supérieure (triangulaire des lèvres, zygomatiques, élévateur superficiel).

Elle repose successivement sur les muscles buccinateur, canin et triangulaire du nez, dont elle croise la direction.

A. Branches collatérales. — L'artère faciale fournit, au cours de son trajet, huit branches collatérales. De ces huit branches, les quatre premières naissent de la portion cervicale du tronc artériel ; ce sont : la palatine inférieure, la ptérygoïdienne, la sous-mentale et la sous-maxillaire. Les quatre autres proviennent de sa deuxième portion ou portion faciale ; ce sont : la massétérine inférieure, la coronaire inférieure, la coronaire supérieure et l'artère de l'aile du nez.

1° *Palatine inférieure.* — La palatine inférieure ou ascendante remonte sur les côtés du pharynx, abandonne quelques rameaux aux muscles styliens et se distribue principalement à l'amygdale, au voile du palais et à ses deux piliers, en s'anastomosant avec la palatine supérieure et la pharyngienne inférieure.

2° *Ptérygoïdienne.* — La ptérygoïdienne se dirige également en haut et se perd dans le muscle ptérygoïdien interne, qu'elle pénètre par sa face profonde.

3° *Sous-mentale.* — La sous-mentale est une branche volumineuse, qui naît ordinairement de la faciale au niveau de la glande sous-maxillaire. Elle se porte horizontalement en avant et en dedans, le long du bord inférieur du maxillaire, entre le mylo-hyoïdien et le ventre antérieur du digastrique. Chemin faisant, elle fournit plusieurs branches à ces deux muscles et vient se terminer dans la région mentonnière, en s'anastomosant avec les ramifications terminales de la dentaire inférieure.

4° *Sous-maxillaire.* — L'artère sous-maxillaire, généralement multiple (3 ou 4), se distribue à la glande sous-maxillaire (voy. cette glande).

5° *Massétérine inférieure.* — L'artère massétérine inférieure naît de la faciale un peu au-dessus du bord inférieur du maxillaire. De là, elle se porte obliquement en haut et en arrière sur la face externe du masséter où elle se termine. On voit naître ordinairement, à côté de la massétérine, deux ou trois petits rameaux, également musculaires, qui se distribuent au buccinateur.

6° *Coronaire inférieure.* — L'artère coronaire inférieure tire son origine de la faciale au niveau des commissures des lèvres. Elle se porte horizontalement en dedans dans l'épaisseur de la lèvre inférieure et s'anastomose à plein canal, sur la ligne médiane, avec la coronaire inférieure du côté opposé.

7° *Coronaire supérieure.* — L'artère coronaire supérieure naît au même niveau que la précédente ; elle se porte dans la lèvre supérieure, où elle s'anastomose, sur la ligne médiane, avec son homonyme du côté opposé. — Il résulte de cette double anastomose que les quatre coronaires (les deux du côté gauche et les deux du côté droit) constituent autour de l'orifice buccal un cercle artériel complet. Ce cercle artériel péribuccal est situé tout près du bord libre des lèvres (voy. *Lèvres*), entre la couche musculaire et la couche des glandules sous-muqueuses. — Il décrit de nombreuses flexuosités et abandonne un peu partout sur son pourtour des rameaux plus ou moins grêles, destinés aux muscles, aux glandules, à la peau et à la muqueuse des deux lèvres. Parmi ces rameaux, il en est un, plus considérable que les autres, qui, sous le nom d'*artère de la sous-cloison*, se détache du point d'abouchement des deux coronaires supérieures, se porte en haut vers la sous-cloison, la parcourt d'arrière en avant et arrive ainsi au lobule du nez, qu'il recouvre de ses ramifications.

8° *Artère de l'aile du nez.* — Cette artère naît de la faciale au niveau de l'aile du nez. Elle se porte ensuite en avant et en dedans et se divise, presque immédiatement après son origine, en deux ou trois branches, qui s'épuisent en fines ramifications sur les ailes du nez, sur le dos du nez et sur le lobule. Les ramifications terminales de cette artère s'anastomosent avec celles du côté opposé, ainsi qu'avec les branches de la sous-orbitaire et de l'artère de la sous-cloison.

B. BRANCHE TERMINALE. — Après avoir fourni l'artère de l'aile du nez, la faciale, dont le volume est considérablement réduit, prend, comme nous l'avons vu, le nom d'*angulaire*. Sous ce nom, elle continue son trajet ascendant le long des faces latérales du nez, abandonnant en dedans et en dehors de nombreux ramuscules destinés aux muscles et à la peau. Elle arrive ainsi dans la région du grand angle de l'œil et, là, elle s'anastomose à plein canal avec l'une des branches de l'ophthalmique, l'artère nasale.

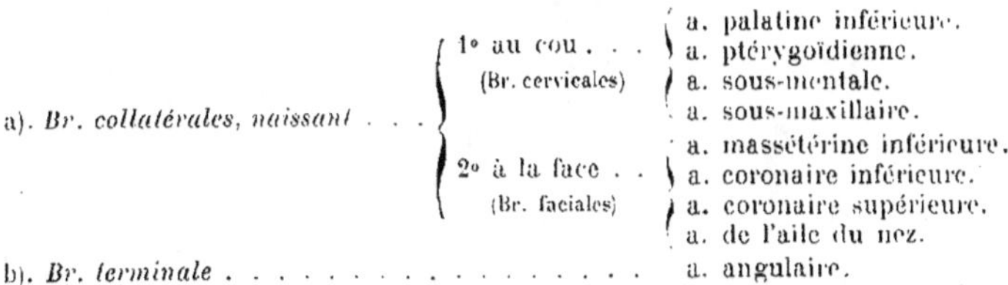

Variétés. — La faciale naît fréquemment par un tronc commun avec la linguale. — On l'a vue, toute petite, se terminer au-dessous du maxillaire; elle était remplacée alors, pour sa portion faciale, par la nasale et par la transversale de la face. — Par contre, on l'a vue, plus développée que d'habitude, remplacer la nasale et les branches frontales de l'ophthalmique. — Parmi ses branches collatérales, la *sous-mentale* peut naître de la linguale ; la *palatine ascendante* peut se séparer isolément de la carotide externe; l'une ou l'autre des *coronaires labiales* peut manquer et être remplacée alors par la coronaire correspondante du côté opposé.

4° Artère occipitale. — L'artère occipitale (fig. 105,17) naît sur le côté postérieur de la carotide externe, à la même hauteur que la linguale ou la faciale. Oblique en haut et en dehors, elle se porte vers la face externe de l'apophyse mastoïde, en longeant le bord inférieur du ventre postérieur du digastrique. Au niveau de l'apophyse mastoïde, elle change de direction et se porte horizontalement en dedans vers la ligne médiane, en glissant sur l'os au-dessous du splénius et du trapèze. Elle parvient ainsi à la protubérance occipitale externe. Là, elle s'infléchit de nouveau pour devenir ascendante, perfore le trapèze et arrive à la peau de la région occipitale, où elle se termine. Mais déjà elle a fourni, chemin faisant, de nombreuses collatérales.

A. BRANCHES COLLATÉRALES. — Ces branches collatérales sont:

1° L'*artère sterno-mastoïdienne supérieure,* qui se perd à la face profonde du muscle sterno-cléido-mastoïdien ;

2° Des *rameaux musculaires,* en nombre variable, qui se détachent à différentes hauteurs de l'artère occipitale et se distribuent aux muscles voisins : le ventre postérieur du digastrique, le splénius, le grand et le petit complexus ;

3° L'*artère stylo-mastoïdienne,* qui s'engage dans le trou stylo-mastoïdien, y chemine à côté du nerf facial et se distribue, comme nous le verrons plus tard, à la caisse du tympan, aux cavités mastoïdiennes et aux canaux demi-circulaires (voy. *Oreille moyenne*). Cette artère provient souvent de l'auriculaire postérieure;

4° Une *artère méningée,* qui pénètre dans le trou mastoïdien, arrive dans le crâne et se perd dans la dure-mère de la région mastoïdienne. Cette artère, en traversant le trou mastoïdien, fournit constamment (HYRTL) un rameau pour le diploé.

B. Branches terminales. — Après avoir perforé le muscle trapèze, l'artère occipitale se divise ordinairement en deux branches : 1° une *branche externe*, qui se dirige en dehors et en avant et vient s'anastomoser avec l'auriculaire postérieure ; 2° une *branche interne*, qui côtoie la ligne médiane et s'élève jusqu'au sommet du crâne, en s'anastomosant avec celle du côté opposé d'abord, puis avec la temporale superficielle. Ces deux branches terminales de l'occipitale se résolvent en de nombreuses ramifications, irrégulières et flexueuses, qui s'épuisent dans le muscle occipital et dans les téguments de la région occipitale. L'une de ces ramifications (*rameau pariétal*) s'engage dans le trou pariétal avec les veines émissaires de Santorini et se distribue à la dure-mère.

RÉSUMÉ DE L'OCCIPITALE

a). *Br. collatérales.*	a. sterno-mastoïdienne supérieure. r. musculaires. a. stylo-mastoïdienne. r. méningé.
b). *Br. terminales.*	branche externe. branche interne.

Variétés. — L'occipitale peut se détacher de la carotide externe, au-dessous de la faciale. — Dans son trajet, on l'a vue passer sur la face externe du sterno-cléido-mastoïdien. — On l'a vue aussi, plus profonde que d'habitude, contourner l'apophyse transverse de l'atlas — Elle peut fournir la pharyngienne inférieure. — On l'a vue se relier à la vertébrale par une forte anastomose. — Hyrtl a vu plusieurs fois l'une des branches de l'occipitale pénétrer dans le diploé à travers la suture occipito-mastoïdienne et devenir de nouveau superficielle après un court trajet ; cette disposition est loin d'être rare.

5° Artère auriculaire postérieure. — L'artère auriculaire postérieure (fig. 105,6) naît sur le côté postérieur de la carotide externe, un peu au-dessus de la précédente, quelquefois par un tronc commun avec elle. Se portant ensuite verticalement en haut, elle pénètre, peu après son origine, dans l'épaisseur même de la glande parotide. Elle s'en dégage quelques centimètres plus loin et se dirige alors vers le sillon (*sillon auriculo-mastoïdien*) que forme le pavillon de l'oreille avec l'apophyse mastoïde, région où elle se termine.

A. Branches collatérales. — Dans son trajet, l'artère auriculaire postérieure fournit plusieurs *branches parotidiennes*, qui se distribuent à la glande parotide et à la peau qui la recouvre. Elle fournit aussi, sur bien des sujets, *l'artère stylo-mastoïdienne*, décrite ci-dessus (p. 127) comme branche collatérale de l'occipitale.

B. Branches terminales. — Dans le sillon auriculo-mastoïdien, l'artère auriculaire postérieure se partage en deux branches terminales :

1° Une *branche antérieure* ou *auriculaire*, presque toujours multiple, qui recouvre de ses ramifications la face interne du pavillon de l'oreille et envoie à la face externe de ce même pavillon un certain nombre de rameaux, dits *per-*

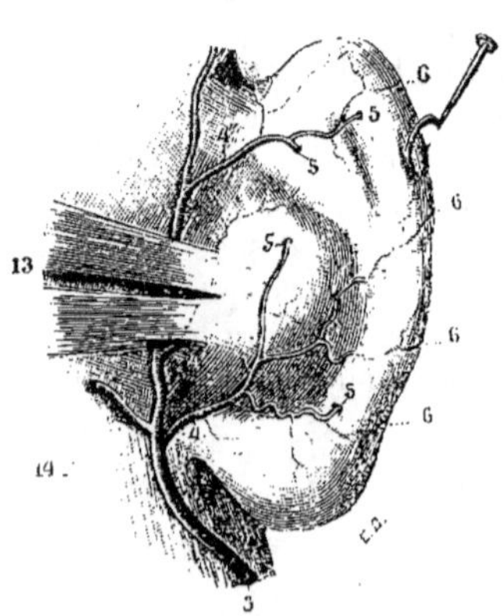

Fig. 106.

L'artère auriculaire postérieure, vue en arrière du pavillon.

3, artère auriculaire postérieure, avec 4, 4', 4'', ses branches destinées au pavillon. — 5, rameaux perforants. — 6, rameaux contournants. — 13, muscle auriculaire postérieur. — 14, apophyse mastoïde.

forants, destinés à la peau de l'hélix, de l'anthélix, de la conque et du lobule (voy. pour plus de détails, dans le tome III, *Artères de l'oreille externe*);

2° Une *branche postérieure* ou *mastoïdienne*, qui se distribue aux téguments de la région mastoïdienne, en s'anastomosant, d'une part avec l'occipitale, d'autre part avec la temporale superficielle.

RÉSUMÉ DE L'AURICULAIRE POSTÉRIEURE

a). *Br. collatérales.* . . . . (r. parotidiens.
                               (a. stylo-mastoïdienne.
b). *Br. terminales* . . . . (br. antérieure ou auriculaire.
                               (br. postérieure ou mastoïdienne.

Variétés. — L'artère auriculaire peut n'être qu'une branche collatérale de l'occipitale. — On l'a vue, toute petite, se terminer au-dessus de l'oreille. — Par contre, on l'a vue, plus développée que d'ordinaire, suppléer en partie l'occipitale et la temporale superficielle. — Dans certains cas, elle fournit la transversale de la face.

6° Artère pharyngienne inférieure. — L'artère pharyngienne inférieure (*pharyngo-méningée* de THEILE) est la moins considérable des branches collatérales fournies par la carotide externe. Elle naît sur le côté interne de cette artère, au même niveau que la linguale. De là, elle se porte verticalement en haut vers la base du crâne, en cheminant entre le pharynx et la carotide interne.

Dans ce trajet, elle abandonne tout d'abord des branches pharyngiennes et des branches prévertébrales ; elle se termine ensuite, en fournissant l'artère méningée postérieure :

1° Les *branches pharyngiennes* sont ordinairement au nombre de deux : l'une, inférieure, qui se ramifie dans les muscles constricteurs moyen et inférieur du pharynx ; l'autre, supérieure, qui se distribue plus particulièrement à la portion du pharynx qui avoisine la base du crâne.

2° Les *branches prévertébrales* se perdent dans les muscles long du cou, grand droit antérieur et petit droit antérieur de la tête.

3° L'*artère méningée postérieure*, après avoir fourni quelques ramuscules aux nerfs grand hypoglosse, spinal, pneumogastrique, ainsi qu'au ganglion cervical supérieur du grand sympathique, pénètre dans le crâne par le trou déchiré postérieur et se distribue à la portion de la dure-mère qui revêt les fosses occipitales inférieures. Cette artère abandonne fréquemment un petit rameau, qui pénètre dans le crâne à travers le trou déchiré antérieur. Elle fournit encore, dans certains cas, un troisième rameau méningien, qui s'engage dans le trou condylien antérieur et se perd dans cette portion de la dure-mère qui avoisine le trou occipital.

RÉSUMÉ DE LA PHARYNGIENNE INFÉRIEURE

a). *Br. collatérales.* . . . . . . (br. pharyngiennes.
                             (br. prévertébrales.
b). *Br. terminale.* . . . . | a. méningée postérieure.

Variétés. — La pharyngienne inférieure peut naître anormalement de l'occipitale, de la carotide interne et même de la carotide primitive. — Elle peut être double ou même triple (QUAIN). — Elle pénètre parfois dans le crâne par le trou occipital. — HYRTL a vu, dans deux cas, la pharyngienne inférieure pénétrer dans le crâne à travers le canal carotidien et venir se terminer dans cette portion de la dure-mère qui avoisine la selle turcique.

B. — BRANCHES TERMINALES

Les branches terminales de la carotide externe sont au nombre de deux : la temporale superficielle et la maxillaire interne.

1° Artère temporale superficielle. — L'artère temporale superficielle (fig. 105,9), l'une des branches terminales de la carotide externe, naît au niveau du col du condyle du maxillaire inférieur. De là, elle se porte obliquement en haut et en dehors, glisse entre le tubercule zygomatique et le conduit auditif externe et arrive alors dans la région temporale, où elle se termine en se bifurquant.

A son origine, l'artère temporale superficielle est recouverte par la glande parotide. Elle se dégage de cette glande en atteignant le niveau de l'arcade zygomatique et suit, à partir de ce point, un trajet tout à fait superficiel : elle n'est plus recouverte, en effet, que par la peau.

A. BRANCHES COLLATÉRALES. — Chemin faisant, la temporale superficielle fournit plusieurs branches collatérales, savoir :

1° *L'artère transversale de la face* (fig. 105,10), qui naît au niveau du col du maxillaire, chemine d'arrière en avant sur la face externe du masséter entre le canal de Sténon et l'arcade zygomatique, arrive ensuite sur la face externe du muscle buccinateur et s'y résout en de nombreuses ramifications destinées aux parties molles de la joue ; constamment, ces ramifications s'anastomosent avec celles de la faciale, de la buccale et de la sous-orbitaire.

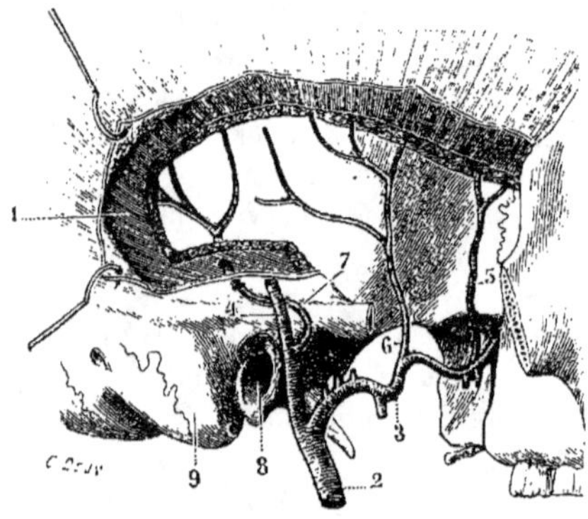

Fig. 107.

Les trois temporales profondes.

1, muscle temporal. — 2, carotide externe. — 3, maxillaire interne. — 4, temporale superficielle. — 5, temporale profonde antérieure. — 6, temporale profonde moyenne. — 7, temporale profonde postérieure, traversant successivement l'aponévrose temporale et le muscle temporal pour gagner la face profonde de ce dernier muscle. — 8, conduit auditif externe. — 9, apophyse mastoïde.

2° Un *rameau articulaire,* qui naît souvent de l'artère précédente et se perd dans l'articulation temporo-maxillaire.

3° La *temporale profonde postérieure* (fig. 107,7), qui naît au niveau ou un peu au-dessous de l'arcade zygomatique, se porte obliquement en haut et en avant, perfore successivement l'aponévrose temporale et le muscle temporal et chemine alors entre ce muscle et la paroi crânienne, sur laquelle elle creuse ordinairement un sillon (voy. OSTÉOL., p. 148). Elle se distribue à la partie postérieure du muscle temporal, en s'anastomosant avec les deux autres temporales profondes, l'antérieure et la moyenne, branches de la maxillaire interne.

4° Des *rameaux auriculaires antérieurs,* en nombre variable (3 ordinairement), qui se dirigent en arrière et se ramifient sur la face externe du pavillon de l'oreille (voy. t. III, *Artères de l'oreille externe*).

5° Un *rameau orbitaire,* qui longe d'arrière en avant le bord supérieur de l'arcade zygomatique et se porte sur la portion externe du muscle orbiculaire des paupières, où il se termine en s'anastomosant avec la palpébrale supérieure, branche de l'ophthalmique.

B. BRANCHES TERMINALES. — Parvenue à 2 ou 3 centimètres au-dessus de l'arcade zygomatique, la temporale superficielle se divise en deux branches terminales, l'une antérieure ou frontale, l'autre postérieure ou pariétale :

1° La *branche frontale,* remarquable par les flexuosités qu'elle décrit, se porte en avant et en haut vers la région du front, qu'elle recouvre de ses ramifications.

2° La *branche pariétale*, également très flexueuse, s'élève vers la région pariétale et s'y distribue, en s'anastomosant avec les artères voisines, l'artère frontale en avant, l'artère auriculaire postérieure en arrière.

RÉSUMÉ DE LA TEMPORALE SUPERFICIELLE

a). *Br. collatérales* . . . .
- a. transversale de la face.
- r. articulaire.
- a. temporale profonde postérieure.
- r. auriculaires antérieurs.
- r. orbitaire.

b). *Br. terminales* . . . . . .
- branche frontale.
- branche pariétale.

Variétés. — La *transversale de la face* est souvent double. — Anormalement, elle naît directement de la carotide externe, de l'auriculaire postérieure ou de la faciale. — Le *rameau orbitaire* peut atteindre les proportions d'une branche terminale et, dans ce cas, couvrir de ses ramifications la région sus-orbitaire.

2° Artère maxillaire interne. — Deuxième branche de bifurcation de la carotide externe, l'artère maxillaire interne (fig. 108,2) s'étend de la région parotidienne, où elle prend naissance, jusque dans le fond de la fosse ptérygo-maxillaire, où elle se termine en fournissant la branche sphéno-palatine. Elle traverse ainsi la fosse zygomatique et la fosse ptérygo-maxillaire (voy. t. I, p. 232), décrivant, dans l'une et l'autre de ces deux régions, des flexuosités fort nombreuses.

Immédiatement après son origine, la maxillaire interne contourne de dehors en dedans le col du condyle du maxillaire inférieur. Puis, croisant le bord inférieur du ptérygoïdien externe (elle le perfore parfois au lieu de le contourner, voy. MYOLOGIE, p. 697), elle gagne la face externe de ce muscle. Se portant alors obliquement en avant, en dedans et en haut, elle chemine entre le ptérygoïdien externe et le temporal, jusqu'à la partie la plus élevée de la tubérosité du maxillaire. Là, elle décrit ordinairement une forte courbe à convexité antérieure et, finalement, s'engage dans la partie la plus élevée de la fosse ptérygo-maxillaire, où elle se termine, comme nous l'avons dit plus haut, par l'artère sphéno-maxillaire.

Dans ce trajet, long de 4 ou 5 centimètres, la maxillaire interne abandonne quatorze branches collatérales. Pour la commodité de l'étude, nous diviserons ces branches collatérales, d'après la direction qu'elles prennent après leur émergence, en branches ascendantes, branches descendantes, branches antérieures et branches postérieures :

A. BRANCHES COLLATÉRALES ASCENDANTES. — Elles sont au nombre de cinq, savoir : la tympanique, la petite méningée, la méningée moyenne, la temporale profonde moyenne et la temporale profonde antérieure.

1° *Tympanique.* — La tympanique, ordinairement très grêle, pénètre, par la scissure de Glaser, dans la caisse du tympan et s'y termine, en se distribuant à la muqueuse de cette cavité (voy. *Oreille moyenne*).

2° *Méningée moyenne.* — La méningée moyenne, qu'on appelle encore *sphéno-épineuse*, est remarquable par son volume et par son long trajet. Immédiatement après son émergence, elle se dirige verticalement en haut, passe entre les deux cordons d'origine du nerf auriculo-temporal et pénètre dans le crâne par un trou spécial, le trou petit rond.

Parvenue dans la cavité cranienne, la méningée moyenne s'infléchit sur elle-même pour se porter horizontalement en dehors et ne tarde pas à se diviser en deux branches, l'une antérieure, l'autre postérieure. — La *branche antérieure*, la plus volumineuse des deux, gagne l'angle antérieur et inférieur du pariétal. Elle rencontre là une gouttière (quelquefois transformée en canal complet), que nous avons décrite à propos de ce dernier os. Elle s'y engage et la suit en se divisant et se subdivisant comme elle. — La *branche postérieure* se porte en haut et en

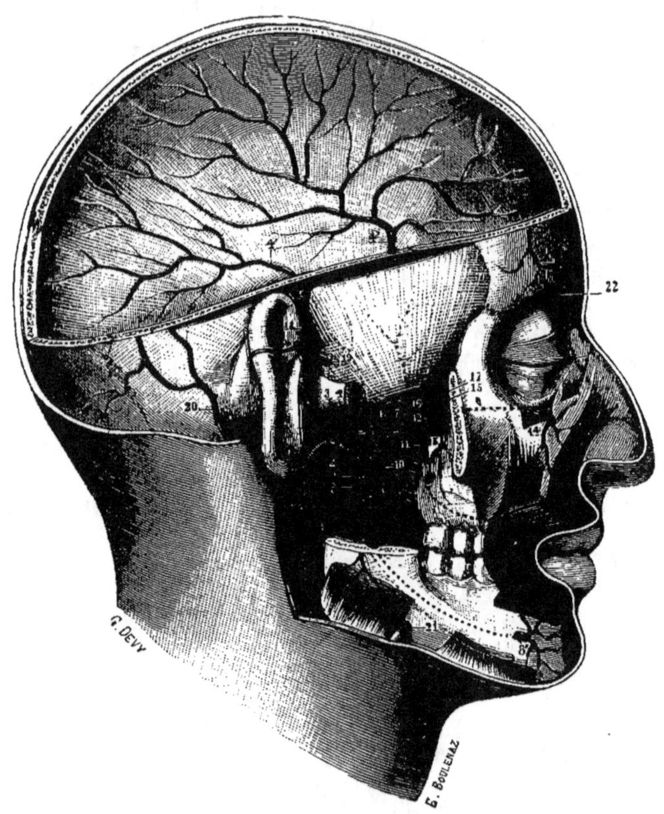

Fig. 108.

Artère maxillaire interne et ses branches.

1, carotide externe. — 2, maxillaire interne et ses quinze branches. — 3, tympanique. — 4, méningée moyenne et ses ramifications 4', 4'. — 5, petite méningée. — 6, temporale profonde postérieure. — 7, temporale profonde antérieure. — 8, dentaire inférieure. — 8', mentonnière. — 9, massétérine. — 10, ptérygoïdienne. — 11, buccale. — 12, palatine supérieure. — 13, alvéolaire. — 14, sous-orbitaire. — 15, vidienne. — 16, ptérygo-palatine. — 17, sphéno-palatine. — 18, temporale superficielle. — 19, temporale profonde postérieure. — 20, auriculaire postérieure. — 21, faciale. — 22, sus-orbitaire.

arrière et se ramifie, de même, sur la portion écailleuse du temporal d'abord, puis sur la partie postérieure et inférieure du pariétal.

Ces ramifications terminales de la méningée moyenne, cheminant entre la surface interne du crâne et la dure-mère, recouvrent toute la portion latérale de cette dernière membrane (fig. 108). Elles se résolvent, finalement, en deux ordres de rameaux : des *rameaux internes* ou *méningiens*, destinés à la dure-mère ; des *rameaux externes* ou *osseux*, qui pénètrent dans les os du crâne.

Parmi les nombreux rameaux qui proviennent de la méningée moyenne, il en est quelques-uns qui méritent une mention spéciale, ce sont : 1° des *rameaux ganglionnaires,* qui se perdent sur le ganglion de Gasser et dans la dure-mère qui l'avoisine ; 2° des *rameaux orbitaires,* qui pénètrent dans l'orbite à travers la partie la plus externe de la fente sphénoïdale, et se terminent dans cette cavité en s'anastomosant avec la lacrymale, branche de l'ophthalmique ; 3° des *rameaux temporaux,* qui traversent la paroi du crâne et viennent s'anastomoser, dans la fosse temporale, avec les trois artères temporales profondes ; 4° un *rameau pétreux,* qui s'engage dans l'hiatus de Fallope et s'anastomose, dans l'aqueduc du même nom, avec l'artère stylo-mastoïdienne, branche de l'auriculaire postérieure ou de l'occipitale.

3° *Petite méningée.* — La petite méningée fournit tout d'abord quelques rameaux au muscle ptérygoïdien externe et au voile du palais. Puis, elle pénètre dans le crâne par le trou ovale et se perd en fins ramuscules dans le ganglion de Gasser et dans la portion de la dure-mère qui avoisine le sinus caverneux.

4° *Temporale profonde moyenne.* — La temporale profonde moyenne (fig. 107,6) se sépare de la maxillaire interne au niveau de l'échancrure sigmoïde du maxillaire inférieur. Elle se porte immédiatement en haut, entre le ptérygoïdien externe et le temporal, et se perd dans la partie moyenne de ce dernier muscle, qu'elle pénètre par sa face profonde.

5° *Temporale profonde antérieure.* — La temporale profonde antérieure (fig. 107,5), un peu plus volumineuse que la précédente, tire son origine de la maxillaire interne au voisinage de la tubérosité du maxillaire. De là, elle se porte verticalement en haut vers la face profonde du temporal et se distribue à la partie antérieure de ce muscle. Les deux artères temporales profondes antérieure et moyenne s'anastomosent constamment entre elles et, aussi, avec la temporale profonde postérieure (p. 130), branche de la temporale superficielle.

B. B*ranches* collatérales descendantes. — Elles sont également au nombre de cinq, savoir : la dentaire inférieure, la massétérine, la buccale, la ptérygoïdienne et la palatine supérieure.

1° *Dentaire inférieure.* — La dentaire inférieure naît dans le voisinage du col du condyle. Oblique en bas et en dehors, elle descend, avec le nerf dentaire inférieur, vers l'orifice supérieur du canal dentaire, s'engage dans ce canal et le parcourt jusqu'au niveau du trou mentonnier, où elle se partage en deux rameaux : un *rameau mentonnier,* qui s'échappe par le trou mentonnier et vient se distribuer aux parties molles du menton, en s'anastomosant avec les artères voisines ; un *rameau incisif,* qui continue la direction de la dentaire et se distribue aux racines de la canine et des incisives, ainsi qu'à la portion du maxillaire voisine de la symphyse.

Mais, avant de se bifurquer, la dentaire inférieure abandonne de nombreux rameaux collatéraux, savoir : 1° des *rameaux ptérygoïdiens,* destinés au muscle ptérygoïdien interne ; 2° l'*artère mylo-hyoïdienne,* qui se détache au niveau de l'orifice supérieur du canal dentaire, s'engage dans la gouttière mylo-hyoïdienne du maxillaire et se distribue au muscle mylo-hyoïdien ; 3° des *rameaux osseux,* destinés à l'os maxillaire inférieur ; 4° des *rameaux dentaires,* qui pénètrent dans les racines des dents et qui sont en nombre égal à celui de ces racines.

2° *Massétérine.* — L'artère massétérine, se portant de dedans en dehors, passe dans l'échancrure sigmoïde, arrive à la face profonde du masséter et se distribue à ce muscle, qui reçoit, en outre, deux autres branches massétérines : l'une, inférieure, provenant de l'artère faciale ; l'autre, supérieure, fournie par la transversale de la face.

3° *Buccale*. — L'artère buccale, oblique en bas et en dehors, se porte sur la face externe du buccinateur et se distribue aux muscles, à la peau et à la muqueuse de la région.

4° *Ptérygoïdienne*. — La ptérygoïdienne, presque toujours multiple, se perd dans les deux muscles ptérygoïdiens.

5° *Palatine supérieure*. — La palatine supérieure parcourt de haut en bas le conduit palatin postérieur et arrive à la voûte palatine. S'infléchissant alors sur elle-même, elle se porte horizontalement en avant vers le conduit palatin antérieur, où elle s'anastomose avec la terminaison de la sphéno-palatine. Elle fournit, durant ce trajet, une multitude de rameaux et de ramuscules, qui se distribuent

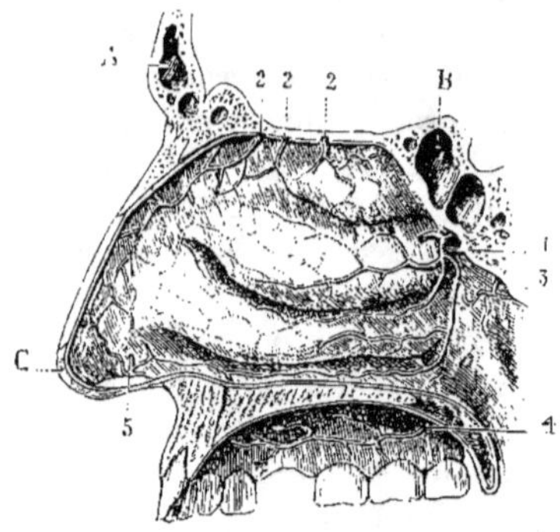

Fig. 109.

Artères des fosses nasales, paroi externe.

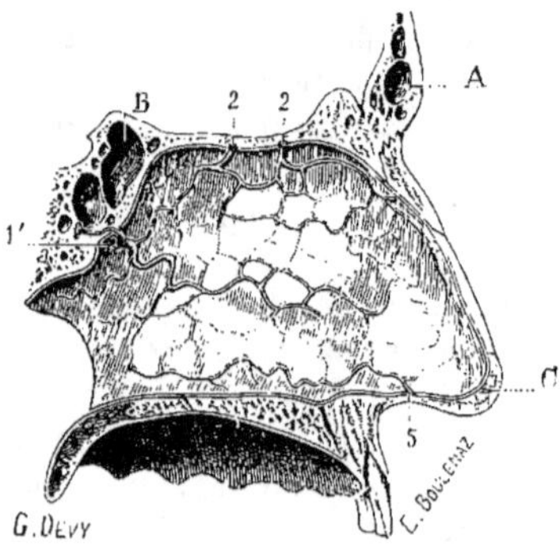

Fig. 110.

Artères des fosses nasales, paroi interne.

1, artère sphéno palatine. — 2, artères ethmoïdales antérieure et postérieure. — 3, ptérygo-palatine. — 4, palatine supérieure ou descendante. — 5, anastomose avec les artères sous orbitaire et faciale. — A, sinus frontal. — B, sinus sphénoïdal. — C, lobule du nez.

aux gencives, aux os et à la muqueuse de la voûte palatine. Avant de pénétrer dans le conduit palatin postérieur, la palatine supérieure abandonne constamment quelques rameaux, qui s'engagent dans les conduits palatins accessoires pour venir se terminer dans le voile du palais.

C. Branches collatérales antérieures. — Elles sont au nombre de deux seulement : l'alvéolaire et la sous-orbitaire.

1° *Alvéolaire*. — L'alvéolaire se porte obliquement en bas et en avant, sur la tubérosité du maxillaire. Elle fournit, presque immédiatement après son origine, deux ou trois rameaux, qui pénètrent dans les canaux dentaires postérieurs pour se porter de là au sinus maxillaire et aux racines des molaires. Elle vient se perdre elle-même dans le muscle buccinateur et sur le bord alvéolaire de la mâchoire supérieure.

2° *Sous-orbitaire*. — L'artère sous-orbitaire sort de la fosse ptérygo-maxillaire, où elle prend naissance, par la fente sphéno-maxillaire. Elle s'engage immédiatement après dans le canal sous-orbitaire, qu'elle parcourt dans toute son étendue, débouche à la face par le trou sous-orbitaire, et s'épanouit alors en un grand nombre de rameaux, dont les uns, *ascendants*, remontent dans la paupière inférieure, les autres, *descendants*, se distribuent à la partie antérieure de la joue et à la lèvre supérieure.

Au cours de son trajet, la sous-orbitaire fournit deux rameaux collatéraux :

1° un *rameau orbitaire*, qui pénètre dans l'orbite et vient se terminer, en partie dans la glande lacrymale, en partie dans la paupière inférieure ; 2° un *rameau dentaire antérieur*, qui s'engage dans le canal dentaire de même nom et vient se distribuer aux racines de la canine et des incisives, en s'anastomosant, dans l'épaisseur même du maxillaire, avec les rameaux dentaires postérieurs de l'artère alvéolaire.

D. BRANCHES COLLATÉRALES POSTÉRIEURES. — Elles sont au nombre de deux également : la vidienne et la ptérygo-palatine. Toutes les deux prennent naissance dans le fond de la fosse ptérygo-maxillaire.

1° *Vidienne*. — L'artère vidienne, toujours très grêle, s'engage dans le canal vidien (t. I, p. 133), qu'elle parcourt d'avant en arrière, et vient se distribuer à la portion du pharynx qui avoisine la trompe d'Eustache.

2° *Ptérygo-palatine*. — L'artère ptérygo-palatine, plus grêle encore que la vidienne, parcourt d'avant en arrière le conduit ptérygo-palatin (t. I, p. 234) et se perd dans la muqueuse de la partie supérieure du pharynx.

E. BRANCHE TERMINALE. — Après avoir fourni les quatorze branches qui précèdent, l'artère maxillaire interne, considérablement amoindrie, prend le nom de *sphéno-palatine*. Sous ce nom, elle s'engage dans le trou sphéno-palatin (t. I, p. 234), arrive ainsi dans la fosse nasale correspondante et se partage immédiatement après en deux branches : l'une interne et l'autre externe (v. fig. 109 et 110).

La *branche interne* (*artère de la cloison*) se porte sur la cloison ou paroi interne des fosses nasales, qu'elle recouvre de ses innombrables ramifications. Puis elle traverse de haut en bas le conduit palatin antérieur, arrive ainsi à la voûte palatine et s'y termine en s'anastomosant avec la palatine supérieure, déjà étudiée.

La *branche externe* (*artère des cornets et des méats*), destinée à la paroi externe, recouvre de même les trois cornets et les trois méats d'un riche réseau, dont les ramifications terminales s'épuisent à la fois dans la muqueuse pituitaire et dans la surface osseuse qu'elle revêt. Quelques-unes de ces ramifications se portent aux sinus frontaux, aux cellules ethmoïdales, au canal nasal et au sinus maxillaire.

F. AUTRE CLASSIFICATION DES BRANCHES DE LA MAXILLAIRE INTERNE. — Dans la description qui précède, nous avons classé les diverses branches de la maxillaire interne d'après la direction qu'elles prennent pour se rendre aux territoires vasculaires qui leur sont dévolus. Si nous les considérons maintenant, comme le font plusieurs auteurs, au point de vue de leur émergence, nous arrivons à une classification nouvelle que voici. En décomposant (fig. 111) la maxillaire interne en trois portions, une *portion postérieure* répondant à la région du condyle, une *portion moyenne* située sur la face antérieure du ptérygoïdien

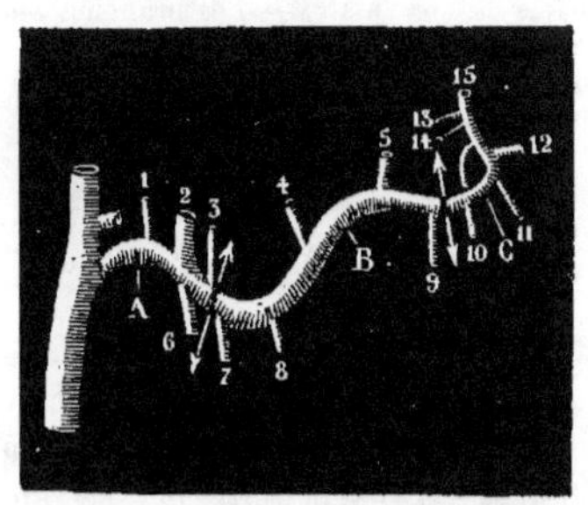

Fig. 111.

Schéma des quinze branches de la maxillaire interne.

A. B. C. première, deuxième, troisième portions de la maxillaire interne.

1. tympanique. — 2, méningée moyenne. — 3, petite méningée. — 4, temporale profonde postérieure. — 5, temporale profonde antérieure. 6, dentaire inférieure. — 7, massétérine. — 8, ptérygoïdienne. — 9, buccale. — 10, palatine supérieure. — 11, alvéolaire. — 12, sous-orbitaire. — 13, ptérygo-palatine. — 14, vidienne. — 15, sphéno-palatine.

externe jusqu'à la tubérosité maxillaire, une *portion antérieure* située dans la fosse ptérygo-maxillaire, nous voyons :

1° La première portion fournir six branches : la *tympanique*, la *méningée moyenne*, la *dentaire inférieure*, la *temporale profonde postérieure*, la *massétérine*, la *petite méningée*;

2° La deuxième portion fournir cinq branches : la *buccale*, la *ptérygoïdienne*, la *temporale profonde antérieure*, l'*alvéolaire*, la *sous-orbitaire*.

3° La troisième portion, enfin, donner naissance aux quatre branches suivantes : la *vidienne*, la *ptérygo-palatine*, la *palatine supérieure* et la *sphéno-palatine*.

RÉSUMÉ DE LA MAXILLAIRE INTERNE

	5 ascendantes	tympanique.
		méningée moyenne.
		petite méningée.
		temporale profonde moyenne.
		temporale profonde antérieure.
a). Br. collatérales	5 descendantes	dentaire inférieure.
		massétérine.
		buccale.
		ptérygoïdienne.
		palatine supérieure.
	2 antérieures	alvéolaire.
		sous-orbitaire.
	2 postérieures	vidienne.
		ptérygo-palatine.
b). Br. terminale		sphéno-palatine.

Variétés. — L'artère maxillaire interne et l'artère maxillaire externe ou faciale peuvent se séparer de la carotide externe par un tronc commun (voy., à ce sujet, DELITZIN, *Arch. f. Anat. und Physiol.*, 1890). — Dans un cas de HYRTL, elle était remplacée par la palatine inférieure, très développée. — Assez souvent, l'artère maxillaire interne, au lieu de contourner le bord inférieur du ptérygoïdien externe pour gagner la face externe de ce muscle, chemine entre les deux ptérygoïdiens, et, dans ce cas, passe entre les deux faisceaux d'origine du ptérygoïdien externe pour se rendre à la fosse ptérygo-maxillaire, où elle se termine, comme d'ordinaire, par la sphéno-palatine. — La *méningée moyenne* peut provenir de l'ophthalmique. Par contre, elle peut fournir la lacrymale ou l'ophthalmique elle-même. — On a vu la *temporale profonde antérieure* remplacer la lacrymale. — Les branches *buccale*, *alvéolaire* et *sous-orbitaire* peuvent, dans certains cas, suppléer à la face l'artère faciale. — Dans un cas rapporté par QUAIN, la maxillaire interne fournissait deux branches volumineuses, qui pénétraient dans le crâne par les trous ovale et grand rond et remplaçaient la carotide interne.

§ V. — ARTÈRE CAROTIDE INTERNE

ET SES BRANCHES

Deuxième branche de bifurcation de la carotide primitive, l'artère carotide interne (fig. 101,1) se distribue à la partie antérieure et supérieure de l'encéphale, au globe oculaire et à ses annexes. Son volume est exactement proportionnel au développement du cerveau : aussi la carotide interne est-elle relativement plus volumineuse chez l'homme que dans les autres espèces animales, relativement plus volumineuse aussi chez l'enfant que chez l'adulte.

1° Trajet. — A son origine, la carotide interne est située un peu en dehors de la carotide externe. Mais après un parcours de 10 à 20 millimètres, elle s'infléchit sur elle-même et se dirige obliquement en haut et en dedans vers la paroi latérale du pharynx, croisant ainsi à angle très aigu la carotide externe qui, suivant une direction contraire, se porte obliquement en haut et en dehors. Arrivée sur le pharynx, la carotide interne redevient verticale et s'élève alors jusqu'à l'orifice inférieur du canal carotidien (t. I, p. 158), dans lequel elle pénètre et qu'elle parcourt dans toute son étendue. En débouchant du canal carotidien dans le crâne, elle passe tout d'abord sur la lame fibro-cartilagineuse qui obture le trou déchiré antérieur, puis s'engage dans la gouttière caverneuse dont elle suit exactement la double courbure en *S* italique (fig. 112, 1). A l'extrémité antérieure de cette gouttière, nous voyons l'artère se redresser sur le côté interne de l'apophyse clinoïde antérieure, traverser de bas en haut la portion correspondante de la dure-mère, fournir une branche collatérale importante, l'*ophthalmique*, et s'épanouir immédiatement après en quatre branches fortement divergentes : la *cérébrale antérieure*, la *cérébrale moyenne*, la *communicante postérieure* et la *choroïdienne*, que l'on considère ordinairement comme ses branches terminales.

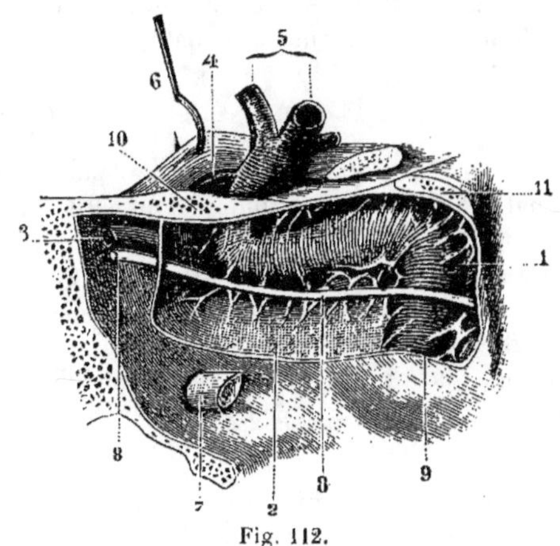

Fig. 112.

La carotide interne dans le sinus caverneux.

1, carotide interne. — 2, sinus caverneux. — 3, veine ophthalmique. — 4, artère ophthalmique. — 5, branches terminales de la carotide interne. — 6, nerf optique, érigné en haut. — 7, nerf maxillaire supérieur. — 8, 8, nerf moteur oculaire externe. — 9, orifice interne du canal carotidien. — 10, apophyse clinoïde antérieure. — 11, apophyse clinoïde postérieure.

2° Rapports. — Dans ce long trajet, la carotide interne présente les rapports suivants :

a. *Au cou*, elle possède à son origine les mêmes rapports que la carotide externe, en dehors de laquelle elle est située : elle est à ce niveau relativement superficielle, recouverte seulement par l'aponévrose cervicale et par le peaucier. Plus haut, elle s'engage profondément au-dessous des muscles styliens et répond alors, par sa face antérieure, à la glande parotide (voy. cette glande), qui se creuse en forme de gouttière pour la recevoir. En arrière, elle repose sur l'aponévrose prévertébrale et les muscles prévertébraux. En dedans, elle répond au pharynx ; en dehors, à la veine jugulaire interne et au nerf pneumogastrique, qui présentent avec elle les mêmes rapports qu'avec la carotide primitive.

Les trois nerfs pneumogastrique, glosso-pharyngien et grand hypoglosse, qui, à leur sortie du crâne, sont situés à la partie postérieure de la carotide interne, contournent ensuite ce vaisseau pour venir se placer sur son côté externe.

b. *Dans le canal carotidien*, la carotide interne est en rapport avec les filets craniens antérieurs du ganglion cervical supérieur, que nous étudierons ultérieurement à propos du grand sympathique. Elle est séparée du canal osseux par un lacis de petits canaux veineux, bien décrits par Rektorsik et Rüdinger : ce réseau veineux péricarotidien, que j'ai très bien vu, après injection, sur des coupes de sujets congelés, entoure l'artère sur tout son pourtour et communique en haut avec le sinus caverneux.

c. *Dans la gouttière caverneuse*, elle traverse le sinus caverneux, en dedans des cordons nerveux (moteur oculaire commun, moteur oculaire externe, pathétique, ophthalmique), qui cheminent dans la paroi externe ou dans la cavité même de ce sinus (voy. ces nerfs). Il est à remarquer qu'elle ne baigne dans le sang du sinus qu'en apparence; elle en est toujours séparée par la tunique interne ou endothéliale du vaisseau veineux.

d. *Au niveau de l'apophyse clinoïde antérieure*, enfin, la carotide interne est placée en dehors du nerf optique dont elle croise perpendiculairement la direction.

3° **Distribution**. — La carotide interne, comme l'externe, fournit deux ordres de branches : des branches collatérales et des branches terminales.

A. — BRANCHES COLLATÉRALES, OPHTHALMIQUE

La carotide interne ne fournit aucune branche à la région cervicale. Dans le canal carotidien, elle abandonne un petit rameau (*rameau carotico-tympanique*), qui pénètre dans la caisse du tympan et s'y distribue, en s'anastomosant avec les autres artères de la caisse. Dans le sinus caverneux, elle émet encore un petit groupe d'artérioles, lesquelles, suivant des trajets fort divers, se perdent dans le ganglion de Gasser, dans le corps pituitaire et dans la portion de la dure-mère qui revêt la surface basilaire de l'occipital. Mais ces rameaux collatéraux, tous minuscules, sont bien peu importants eu égard au volume et au mode de distribution de l'ophthalmique.

Artère ophthalmique. — Destinée, comme l'indique son nom, au globe oculaire et à ses annexes, l'artère ophthalmique (fig. 113 et 114) tire son origine de la carotide interne, au niveau de l'apophyse clinoïde antérieure. Se portant horizontalement en avant, elle s'engage dans le trou optique et pénètre dans la cavité orbitaire. Dans cette cavité, elle est située, tout d'abord, tout près de sa paroi externe, en dehors du nerf optique, entre le nerf de la sixième paire et le muscle droit externe. Changeant bientôt de direction, elle oblique en dedans, croise le nerf optique en passant au-dessus de lui et atteint la paroi interne de l'orbite. Là, s'infléchissant de nouveau sur elle-même, elle se porte d'arrière en avant, en longeant le bord inférieur du grand oblique. Elle chemine ainsi jusqu'à la poulie de réflexion de ce dernier muscle, où elle se bifurque en deux branches : l'une *ascendante* ou *frontale*, l'autre *descendante* ou *nasale*. Ce sont là les deux branches terminales de l'ophthalmique.

Mais déjà, dans son trajet orbitaire pourtant bien court, cette artère a fourni onze branches collatérales. De ces onze branches : 1° deux naissent de la portion de l'ophthalmique, qui est située en dehors du nerf optique, ce sont

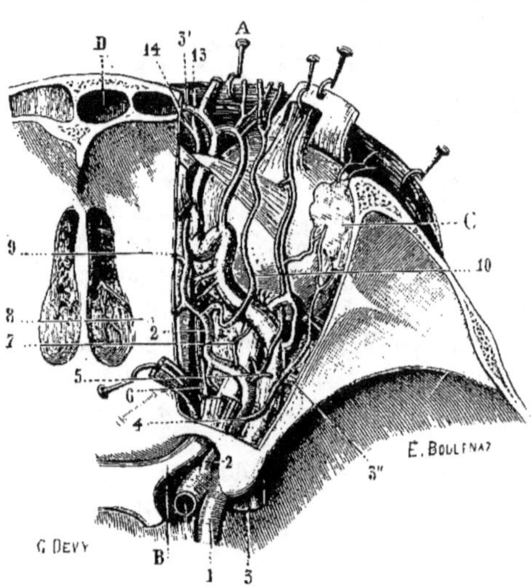

Fig. 113.

Vaisseaux de l'orbite, vus d'en haut.

1, artère carotide interne. — 2, artère ophthalmique. — 3, veine ophthalmique avec : 3', son anastomose avec la faciale ; 3'', son anastomose avec le plexus ptérygoïdien. — 4, artère lacrymale. — 4', artère centrale de la rétine. — 5, artère musculaire supérieure. — 6, artère musculaire inférieure. — 7, artères ciliaires. — 8, artère ethmoïdale postérieure. — 9, artère ethmoïdale antérieure. — 10, artère sus-orbitaire. — 11, artère palpébrale supérieure. — 12, artère palpébrale inférieure. — 13, artère frontale. — 14, artère nasale. — 15, artère et veines faciales.
A, paupières érignées. — B, nerf optique. — C, glande lacrymale. — D, sinus frontal. — E, sinus maxillaire.

la *lacrymale* et la *centrale de la rétine* ; 2° cinq tirent leur origine de la portion
de l'artère qui est placée au-dessus du nerf optique, savoir : la *sus-orbitaire*, les
ciliaires courtes postérieures, les *ciliaires longues postérieures*, la *musculaire
supérieure* et la *musculaire inférieure* ; 3° les quatre dernières naissent de la
portion de l'artère située en dedans du nerf optique, ce sont : l'*ethmoïdale postérieure*, l'*ethmoïdale antérieure*, la *palpébrale inférieure* et la *palpébrale supérieure*.

Au total, l'artère ophthalmique émet treize branches, dont onze collatérales et
deux terminales. Leur origine nous étant maintenant connue, nous allons indiquer succinctement quels sont leur trajet et leur mode de distribution.

1° LACRYMALE. — La lacrymale se porte horizontalement d'arrière en avant vers
la glande lacrymale, en suivant la paroi externe de l'orbite. Elle abandonne de
nombreux rameaux à cette glande et vient se terminer ensuite dans la paupière
supérieure. Elle fournit en outre, dans son trajet : 1° quelques rameaux sans nom
pour le périoste, pour le nerf optique, pour les muscles droit supérieur et élévateur de la paupière supérieure; 2° un rameau, dit *rameau malaire*, qui s'engage dans le conduit malaire et vient s'anastomoser, dans la fosse temporale, avec
la temporale profonde antérieure.

2° ARTÈRE CENTRALE DE LA RÉTINE. — L'artère centrale de la rétine, très courte et
très grêle, se porte
sur le côté externe du
nerf optique et s'en-
gage dans son épais-
seur à un centimètre
environ en arrière de
la sclérotique. Elle
suit d'arrière en avant
l'axe de ce nerf et
arrive à la rétine à la-
quelle elle se distribue
(voy. *Rétine*).

3° SUS-ORBITAIRE. —
L'artère sus-orbitaire
longe d'arrière en
avant la paroi supé-
rieure de l'orbite, en-
tre le périoste et le
muscle élévateur de la
paupière supérieure,

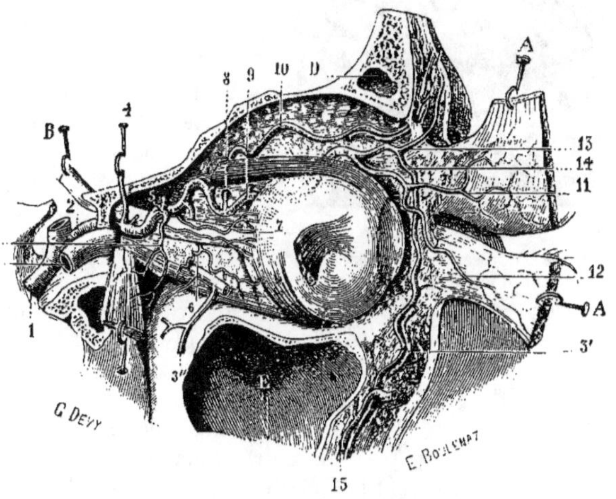

Fig. 114.

Vaisseaux de l'orbite, vus par le côté externe.

(Même légende que pour la figure précédente : s'y reporter, p. 138.

auquel elle fournit quelques rameaux. Elle s'échappe de l'orbite par le trou sus-
orbitaire (quelquefois une simple échancrure) et se divise alors en deux rameaux
ascendants, l'un *superficiel* ou *sous-cutané*, l'autre *profond* ou *périostique* : ces
deux rameaux s'épuisent dans les parties molles qui surmontent l'arcade orbitaire.
En sortant de l'orbite, la sus-orbitaire émet fréquemment un petit *rameau
diploïque*, qui pénètre immédiatement dans l'épaisseur du frontal.

4° CILIAIRES COURTES POSTÉRIEURES. — Les ciliaires courtes postérieures, ordinairement au nombre de deux à leur origine, se portent au-dessus du nerf optique

et se divisent chacune en trois ou quatre branches grêles et flexueuses. Ces branches, qui peuvent se subdiviser à leur tour, cheminent d'arrière en avant sur le pourtour du nerf optique jusqu'au globe de l'œil. Elles perforent alors la sclérotique, arrivent dans la lamina fusca et, finalement, se jettent dans la choroïde, à laquelle elles sont spécialement destinées (voy. *Choroïde*).

5° CILIAIRES LONGUES POSTÉRIEURES. — Les ciliaires longues postérieures sont au nombre de deux, l'une interne ou nasale, l'autre externe ou temporale. Comme les précédentes, elles perforent la sclérotique à sa partie postérieure. Elles cheminent ensuite d'arrière en avant, entre cette dernière membrane et la choroïde, et, parvenues au-devant du muscle ciliaire, se bifurquent chacune en deux branches, l'une ascendante, l'autre descendante : ces deux branches s'anastomosent entre elles, les ascendantes en haut, les descendantes en bas, en formant ainsi autour de la grande circonférence de l'iris un cercle complet, le *grand cercle artériel de l'iris*. A ce grand cercle artériel de l'iris aboutissent encore, comme autant de branches de renforcement, les ciliaires antérieures, issues des artères musculaires (voy. t. III, *Vaisseaux de la membrane irido-choroïdienne*).

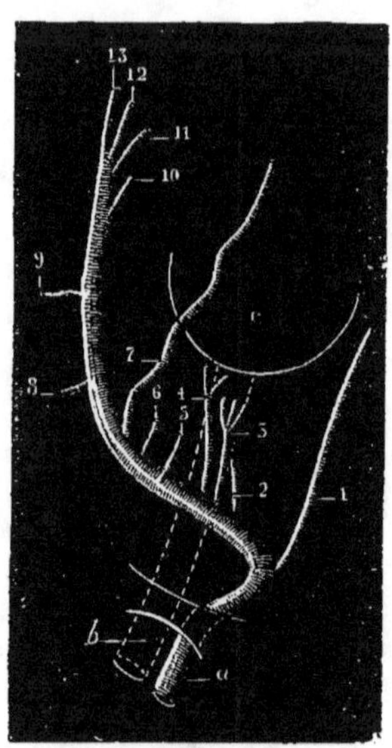

Fig. 115.
Schéma représentant l'artère ophthalmique et ses branches.

a, artère ophthalmique. — *b*, nerf optique. — *c*, globe de l'œil. — 1, lacrymale. — 2, centrale de la rétine. — 3, ciliaires courtes postérieures. — 4, ciliaires longues postérieures. — 5, musculaire supérieure. — 6, musculaire inférieure. — 7, sus-orbitaire. — 8, ethmoïdale postérieure. — 9, ethmoïdale antérieure. — 10, palpébrale supérieure. — 11, palpébrale inférieure. — 12, frontale. — 13, nasale.

6° MUSCULAIRE SUPÉRIEURE. — L'artère musculaire supérieure se distribue, par de fins rameaux, aux quatre muscles élévateur de la paupière supérieure, droit supérieur de l'œil, droit interne et grand oblique.

7° MUSCULAIRE INFÉRIEURE. — L'artère musculaire inférieure, un peu plus volumineuse que la précédente, vient se placer au-dessous du nerf optique et s'épuise dans le droit inférieur, le droit externe et le petit oblique. De l'une et l'autre des artères musculaires, mais principalement de la musculaire inférieure, se détachent de nombreux rameaux qui, sous le nom d'*artères ciliaires antérieures*, perforent la sclérotique au voisinage de l'insertion des muscles droits et viennent se jeter dans le grand cercle artériel de l'iris. Nous reviendrons naturellement sur ces artères ciliaires antérieures à propos de la circulation du globe de l'œil (voy. t. III, *Vaisseaux de la membrane irido-choroïdienne*).

8° ETHMOÏDALE POSTÉRIEURE. — L'ethmoïdale postérieure s'engage dans le conduit orbitaire interne postérieur (t. I, p. 165), qui l'amène, après un trajet transversal ou oblique, sur la lame criblée de l'ethmoïde. Là, elle se divise en deux groupes de rameaux : des *rameaux ascendants* ou *méningiens*, qui se distribuent à la dure-mère de la région ; des *rameaux descendants* ou *nasaux*, qui traversent les trous de la lame criblée, arrivent ainsi dans les fosses nasales et se distribuent à la partie supérieure et postérieure de la pituitaire.

9° ETHMOÏDALE ANTÉRIEURE. — L'ethmoïdale antérieure s'engage de même dans le conduit orbitaire interne antérieur et, parvenue sur la lame criblée, se partage en deux rameaux : 1° un *rameau méningien* (*artère méningée antérieure* de quelques auteurs), destiné à la dure-mère du voisinage et tout particulièrement à l'extrémité antérieure de la faux du cerveau ; 2° un *rameau nasal*, qui descend dans la fosse nasale correspondante à travers le trou ethmoïdal (t. I, p. 122) et se termine dans la partie supérieure et antérieure de la membrane pituitaire, en s'anastomosant avec les branches de la sphéno-palatine (p. 135).

10° PALPÉBRALE INFÉRIEURE. — La palpébrale inférieure naît de l'ophthalmique au niveau de la poulie du grand oblique. Se portant alors en bas et en dehors, elle se jette dans la paupière inférieure entre l'orbiculaire et le tarse et se dirige vers la commissure externe, en décrivant une arcade à concavité dirigée en haut. De cette arcade partent successivement : 1° des *rameaux ascendants* pour la conjonctive, la peau, les glandes ciliaires et les glandes de Meibomius ; 2° des *rameaux descendants*, pour la peau et l'orbiculaire (voy. *Paupières*).

Avant de pénétrer dans la paupière, la palpébrale inférieure abandonne un *rameau nasal* qui, après s'être anastomosé avec un rameau de la sous-orbitaire, descend dans le canal nasal et se ramifie dans sa muqueuse.

11° PALPÉBRALE SUPÉRIEURE. — La palpébrale supérieure décrit de même dans la paupière supérieure, parallèlement à son bord libre, entre l'orbiculaire et le tarse, une arcade à concavité dirigée en bas, dont les rameaux se terminent comme précédemment dans la peau, les muscles, les glandes et la muqueuse de la paupière supérieure. Cette arcade s'anastomose constamment en dehors avec une branche palpébrale provenant de la temporale superficielle (pour plus de détails, voy. *Paupières*).

12° FRONTALE. — La frontale, de la poulie du grand oblique où elle prend naissance, se porte en haut et en dedans vers la partie médiane du front, où elle se divise en trois ordres de rameaux : des *rameaux sous-cutanés*, des *rameaux musculaires* et des *rameaux périostiques*, dont les noms seuls indiquent suffisamment le mode de distribution. La frontale s'anastomose en dehors avec la sus-orbitaire et, en dedans, avec la frontale du côté opposé.

13° NASALE. — L'artère nasale, plus volumineuse que la précédente, se dirige en bas et en dedans, en passant au-dessus du tendon de l'orbiculaire. Elle abandonne dans son trajet un ou deux rameaux au sac lacrymal, envoie plusieurs ramuscules aux parties antérieure et latérale de la racine du nez et s'anastomose ensuite à plein canal avec l'artère angulaire, branche de terminaison de la faciale.

Variétés. — L'*artère lacrymale* et même l'*ophthalmique* peuvent naître de la méningée moyenne. — Très fréquemment, la *lacrymale* fournit une artère méningée, laquelle s'anastomose, dans le crâne, avec les branches de la méningée moyenne. — On a vu l'ophthalmique constituée à son origine par deux branches, entre lesquelles passe le nerf optique. — La *branche nasale* peut faire défaut ; par contre, elle peut, plus développée que d'habitude, suppléer en partie la faciale. — La branche *sus-orbitaire* naît parfois de la lacrymale.

Voyez, à propos de l'ophthalmique, MEYER, *Zur Anatomie der Orbitalarterien*, in Morph. Jahrbuch. 1887, p. 411 ; CURNOW, *Two instances of irregular Ophtalmie and middle meningeal arteries*, Journ. of Anat. and Physiol., 1874.

B. — BRANCHES TERMINALES

Les branches terminales de la carotide interne (fig. 116 et 117), comme nous l'avons vu plus haut, sont au nombre de quatre : la cérébrale antérieure, la cérébrale moyenne, la communicante postérieure, la choroïdienne.

1° Artère cérébrale antérieure. — La cérébrale antérieure se porte tout d'abord en avant et en dedans vers la ligne médiane. Elle s'anastomose, avant de l'atteindre, avec la cérébrale antérieure du côté opposé, au moyen d'une artère transversale, la *communicante antérieure*, laquelle est située un peu en avant du nerf optique et ne présente que quelques millimètres de longueur. Au delà de cette anastomose, la cérébrale antérieure, s'infléchissant sur elle-même, se

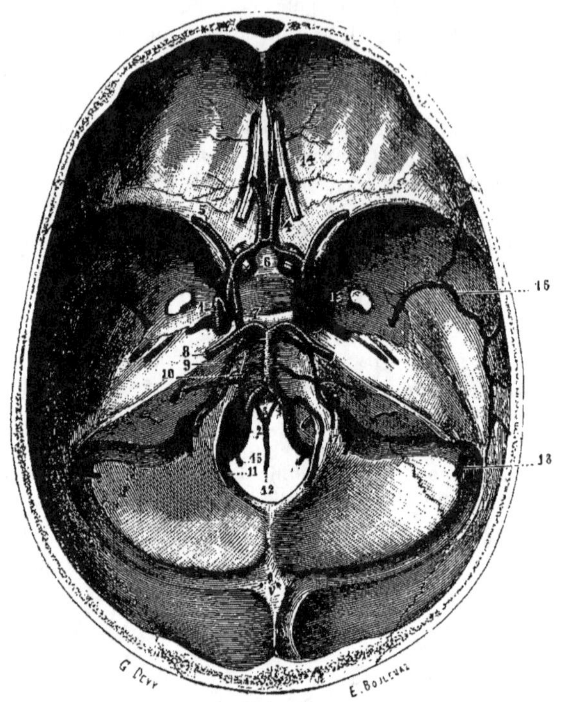

Fig. 116.

Artères sous-encéphaliques, vues sur la base du crâne.

1, carotide interne. — 2, vertébrale. — 3, tronc basilaire. — 4, cérébrale antérieure. — 5, cérébrale moyenne. — 6, ophthalmique. — 7, communicante postérieure. — 8, cérébrale postérieure. — 9, cérébelleuse postérieure. — 10, cérébelleuse antéro-inférieure. — 11, cérébelleuse postéro-inférieure. — 12, spinale antérieure. — 13, spinale postérieure. — 14, rameaux méningiens et ethmoïdales antérieure et postérieure. — 15, petite méningée. — 16, méningée moyenne. — 17, méningée postérieure. — 18, autre artère méningée, débouchant par le trou mastoïdien.

dirige d'arrière en avant et de bas en haut, contourne le genou du corps calleux et vient se ramifier sur la face interne de l'hémisphère cérébral correspondant.

2° Artère cérébrale moyenne ou sylvienne. — La cérébrale moyenne, plus connue sous le nom d'*artère sylvienne*, se dirige en dehors et en arrière. Elle fournit, tout près de son origine, de nombreux petits rameaux qui pénètrent dans les trous de l'espace perforé antérieur. Puis, elle s'engage dans la scissure de Sylvius (d'où son nom d'artère sylvienne), qu'elle parcourt dans toute son étendue et où elle se termine, en jetant plusieurs branches importantes sur la face externe de l'hémisphère.

3° Artère communicante postérieure. — La communicante postérieure, moins volumineuse que les deux artères précédentes, naît de la partie postérieure de la carotide interne. Elle se dirige horizontalement d'avant en arrière et un peu de dehors en dedans et se jette, au niveau du bord antérieur de la protubérance, dans la cérébrale postérieure, branche du tronc basilaire. La communicante postérieure est, comme on le voit, une anastomose, tantôt volumineuse, tantôt très grêle, jetée entre le système de la vertébrale et le système de la carotide interne.

4° Artère choroïdienne. — L'artère choroïdienne, ordinairement petite mais constante, se dirige en dehors et en haut, en longeant la face inférieure de la bandelette optique. Elle pénètre dans le ventricule latéral par l'extrémité antérieure de la fente cérébrale de Bichat et se termine dans les plexus choroïdes.

5° Polygone artériel de Willis. — La cérébrale antérieure réunie avec son homonyme du côté opposé, d'une part, et, d'autre part, les deux communicantes postérieures anastomosées de chaque côté avec les deux cérébrales postérieures, branches de bifurcation du tronc basilaire (p. 145), forment à la base de l'encéphale un circuit entièrement fermé, que l'on désigne généralement, en raison de sa configuration géométrique, sous le nom d'*hexagone artériel de Willis*. Les deux côtés antérieurs de cet hexagone sont formés par les deux cérébrales antérieures, les deux côtés postérieurs par les deux cérébrales postérieures, les deux côtés latéraux par les deux communicantes postérieures. Il n'est malheureusement pas tenu compte, dans la constitution de l'hexagone de Willis, de la communicante antérieure, qui forme en réalité un septième côté : le circuit sous-encéphalique devient ainsi un véritable *heptagone*.

La distribution détaillée des différentes artères encéphaliques supposant parfaitement connue l'étude des circonvolutions et de la constitution inférieure de l'encéphale, nous nous contentons ici de la description sommaire qui précède, et renvoyons le lecteur à notre livre V (Système nerveux central), où nous consacrerons un article spécial à cette question, très importante aujourd'hui, de la circulation des centres encéphaliques (voy. *Artères du cerveau*).

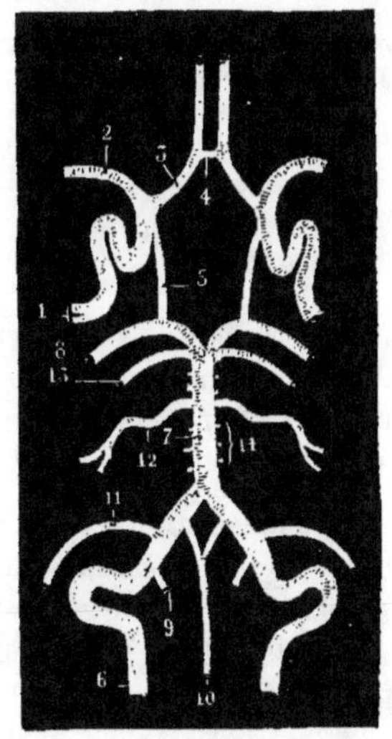

Fig. 117.

Schéma représentant les deux systèmes vertébral et carotidien à la base de l'encéphale.

1. carotide interne. — 2. cérébrale moyenne. — 3, cérébrale antérieure. — 4. communicante antérieure. — 5. communicante postérieure. — 6, artère vertébrale. — 7, tronc basilaire. — 8, vertébrale postérieure. — 9, spinale postérieure. — 10, spinale antérieure. — 11, cérébelleuse postéro-inférieure. — 12, cérébelleuse antéro-inférieure. — 13. cérébelleuse supérieure. — 14. artères protubérantielles.

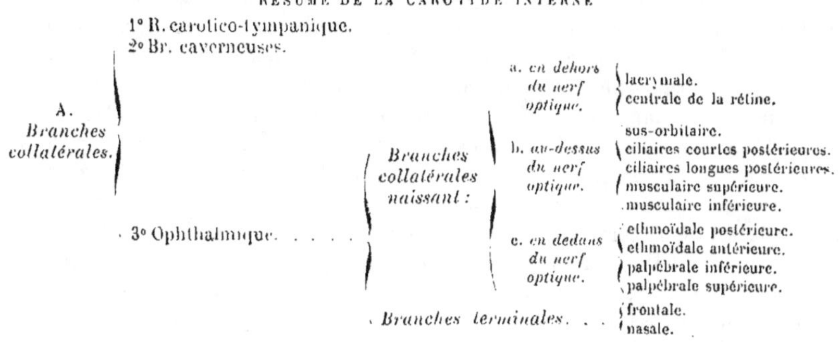

RÉSUMÉ DE LA CAROTIDE INTERNE

A. Branches collatérales.			
1° R. carotico-tympanique.			
2° Br. caverneuses.			
3° Ophthalmique	*Branches collatérales naissant :*	a. en dehors du nerf optique.	lacrymale. / centrale de la rétine.
		b. au-dessus du nerf optique.	sus-orbitaire. / ciliaires courtes postérieures. / ciliaires longues postérieures. / musculaire supérieure. / musculaire inférieure.
		c. en dedans du nerf optique.	ethmoïdale postérieure. / ethmoïdale antérieure. / palpébrale inférieure. / palpébrale supérieure.
	Branches terminales.		frontale. / nasale.

<table>
<tr><td>B.
Branches
terminales.</td><td>1° Cérébrale antérieure. . . . .
2° Cérébrale moyenne. . . . . .
3° Communicante postérieure. .
4° Choroïdienne.</td><td>Forment, avec la cérébrale postérieure (branche du tronc basilaire) et la communicante antérieure, le polygone artériel de Willis.</td></tr>
</table>

Variétés. — La carotide interne, généralement rectiligne, peut être plus ou moins flexueuse et décrire ainsi des courbes très variables par leur nombre, leur direction, leur étendue ; l'une de ces courbes vient parfois se mettre en rapport avec la face externe de l'amygdale, dont l'ablation peut, dans ce cas, être fort dangereuse. — On a rapporté quelques cas d'absence de la carotide interne. — Cette artère peut fournir anormalement : une artère laryngée, l'occipitale, la linguale, la pharyngienne inférieure, la transversale de la face, une artère méningée.

<h2 style="text-align:center">§ VI. — ARTÈRE SOUS-CLAVIÈRE</h2>
ET SES BRANCHES

L'artère sous-clavière (fig. 119,10) prend naissance : à droite, sur le tronc brachio-céphalique ; à gauche, sur la crosse de l'aorte. Fuyant presque aussitôt la ligne médiane pour gagner le membre thoracique, auquel elle est destinée, cette artère passe entre les deux muscles scalènes et s'engage ensuite au-dessous de la clavicule, où elle change de nom pour devenir l'axillaire.

1° Longueur, direction, rapports. — Différentes par leur origine, les deux artères sous-clavières le sont encore par leur longueur, leur direction et leurs rapports. — *Au point de vue de la longueur*, la sous-clavière droite est naturellement plus courte que la gauche de toute la hauteur du tronc brachio-céphalique. — *Au point de vue de la direction*, la sous-clavière droite, oblique en haut et en dehors à son origine, devient horizontale au niveau des scalènes, oblique en dehors et en bas au sortir de ces muscles. Elle décrit ainsi une longue arcade à concavité dirigée en bas. La sous-clavière gauche, au contraire, est franchement verticale à son origine, et ce n'est que plus haut qu'elle se dirige en dehors pour franchir les scalènes et atteindre la clavicule. — *Au point de vue des rapports*, il convient de diviser la sous-clavière en trois portions : une première portion, située en dedans des scalènes ; une deuxième portion, comprise entre les deux scalènes ; une troisième portion, enfin, située en dehors des scalènes. Les deux sous-clavières ne diffèrent que dans la première portion ; la seconde et la troisième sont identiques à droite et à gauche.

a. *En dedans des scalènes* (première portion), les rapports de la sous-clavière diffèrent, disons-nous, à droite et à gauche. — La *sous-clavière droite* répond : 1° en avant, à l'extrémité interne de la clavicule, à l'articulation sterno-claviculaire, au confluent de la veine jugulaire interne avec la veine sous-clavière, aux trois muscles sterno-cléido-hyoïdien, sterno-cléido-mastoïdien et peaucier qui la recouvrent, aux nerfs phrénique et pneumogastrique qui croisent perpendiculairement sa direction ; 2° en arrière, au nerf récurrent et à l'apophyse transverse de la septième cervicale ; 3° en dedans, à la carotide primitive droite, dont la sépare un espace triangulaire à sommet inférieur ; 4° en dehors, à la plèvre et au sommet du poumon droit. — La *sous-clavière gauche* présente les mêmes rapports, mais avec les variantes qui suivent : 1° en avant, elle est croisée par l'origine du tronc veineux brachio-céphalique gauche ; 2° en arrière, elle répond non seulement à la septième cervicale, mais encore à la première dorsale ; 3° en dehors, elle présente avec la plèvre et le poumon des rapports bien plus étendus que du côté droit ; 4° en dedans, enfin, elle est longée verticalement, et non croisée comme du côté opposé, par les nerfs phrénique et pneumogastrique ; en outre, le

nerf récurrent, qui contourne la sous-clavière à droite, contourne l'aorte à gauche
et ne présente avec la sous-clavière gau-
che que des rapports éloignés.

b. *Entre les scalènes* (deuxième portion), l'artère sous-clavière, tant à gauche
qu'à droite, est en rapport : en avant,
avec le scalène antérieur, qui la sépare
du nerf phrénique et de la veine sous-
clavière ; en bas, avec la face supérieure
de la première côte, qui se creuse en
gouttière pour la recevoir ; en arrière
et en haut, avec les différents cordons
nerveux qui constituent le plexus brachial.

c. *En dehors des scalènes* (troisième
portion), la sous-clavière chemine dans
la partie inférieure du triangle sus-
claviculaire. Elle répond : en avant, à la
veine sous-clavière et au muscle sous-
clavier, qui la séparent de la clavicule ; en arrière, au plexus brachial ;
en bas, à la digitation supérieure du

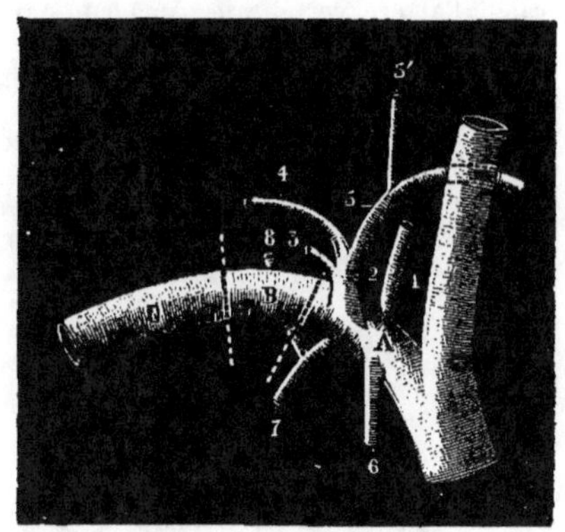

Fig. 118

Schéma de la sous-clavière.

A, B, C, première, deuxième, troisième portions. —
1, vertébrale. — 2, tronc thyro-scapulaire. — 3, scapulaire supérieure ou sus-scapulaire. — 4, scapulaire
postérieure. — 5, thyroïdienne inférieure, avec 5'. son
rameau cervical ascendant. — 6, mammaire interne. —
7, intercostale supérieure. — 8, cervicale profonde.

grand dentelé ; en haut, à l'aponévrose cervicale superficielle et au peaucier.

Variétés. — Les variétés d'origine de la sous-clavière ont été précédemment indiquées (p. 109),
à propos des anomalies de la crosse aortique : de ces variétés nous rappellerons, comme étant
une des plus intéressantes, celle où la sous-clavière droite naît à gauche et passe en arrière de
l'œsophage pour gagner sa place ordinaire. — Les variétés portant sur son trajet peuvent se
résumer comme suit : on l'a vue passer en avant du scalène antérieur, passer à travers et
muscle, traverser les faisceaux du scalène postérieur ; dans deux ou trois cas (QUAIN), les rapports
respectifs de l'artère et de la veine étaient renversés. On a vu l'artère sous-clavière se diviser et
se reconstituer un peu plus loin, formant ainsi un anneau ou une boutonnière, pour le passage
du scalène antérieur. — On l'a vue se diviser aussi en radiale et cubitale, sans former d'axillaire
par conséquent. — Quant à ses branches collatérales, elles peuvent naître sur des points très
variables ; elles peuvent aussi, ou bien se réunir les unes avec les autres pour former des troncs
communs, ou bien être accompagnées d'artères accessoires ou surnuméraires : le nombre total
des branches collatérales de la sous-clavière est naturellement diminué dans le premier cas;
il est augmenté dans le second.

2° **Distribution.** — Au cours de son trajet, l'artère sous-clavière fournit sept
branches collatérales, que nous diviserons, d'après leur direction, en branches
ascendantes, branches descendantes, branches externes.

A. — BRANCHES ASCENDANTES

Les branches ascendantes de la sous-clavière sont au nombre de deux : la vertébrale et la thyroïdienne inférieure.

1° **Artère vertébrale, tronc basilaire.** — L'artère vertébrale (fig. 116 et 119) tire
son origine de la première portion de la sous-clavière. Verticalement ascendante,
elle se place, tout d'abord, au-devant de l'apophyse transverse de la septième vertèbre cervicale, entre le long du cou et le scalène antérieur. Elle s'engage ensuite
dans le trou que présente à sa base l'apophyse transverse de la sixième cervicale
et, continuant sa marche vers le crâne, elle traverse successivement tous les trous

des apophyses transverses situées au-dessus, jusqu'à l'axis inclusivement. Dans ce trajet, l'artère vertébrale, qu'accompagne la veine de même nom, chemine entre les deux muscles intertransversaires, croisant perpendiculairement en avant les cordons nerveux qui s'échappent des trous de conjugaison.

En quittant l'axis, l'artère vertébrale se porte vers le trou de l'apophyse transverse de l'atlas, en décrivant une première courbe verticale à concavité dirigée en dedans. Au sortir de ce dernier trou, elle contourne de dehors en dedans la partie postérieure des masses latérales de l'atlas, et décrit autour d'elles une deuxième courbe, celle-ci horizontale et concave en avant.

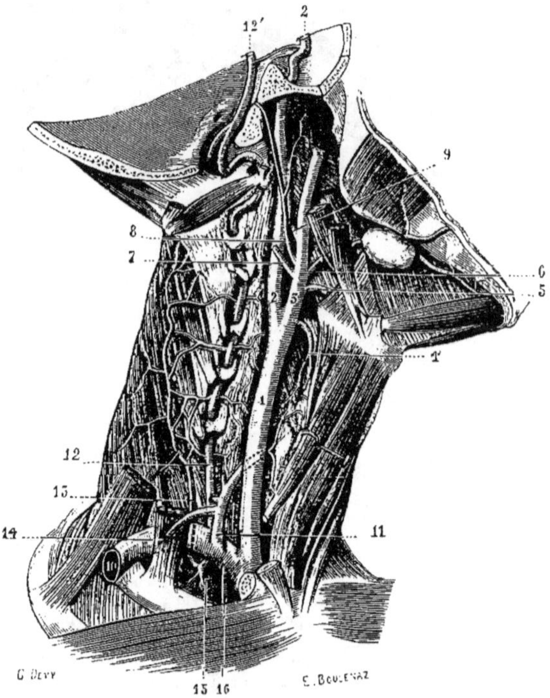

Après avoir décrit ces deux courbes, la vertébrale traverse la dure-mère entre l'arc postérieur de l'atlas et le trou occipital et pénètre dans le crâne à travers ce dernier orifice. Elle contourne ensuite obliquement la partie antéro-latérale du bulbe et se réunit, sur la ligne médiane, avec son homonyme du côté opposé, pour constituer un tronc unique, le *tronc basilaire*.

Le tronc basilaire (fig. 120,8), impair et médian, se porte d'arrière en avant et de bas en haut, entre la surface basilaire et la protubérance, et, arrivé au niveau du bord antérieur de cette dernière, se partage en deux branches terminales : la *cérébrale postérieure droite* et la *cérébrale postérieure gauche*.

Fig. 119.

Artères thyroïdienne inférieure et vertébrale.

1, carotide primitive. — 2, carotide interne. — 3, carotide externe et ses branches : 4, thyroïdienne supérieure ; 5, linguale ; 6, faciale : 7, occipitale ; 8, pharyngienne inférieure ; 9, auriculaire postérieure. — 10, sous-clavière et ses branches : 11, tronc thyro-cervical ; 12, vertébrale ; 12', cérébrale postérieure ; 13, cervicale profonde ; 14, sus-scapulaire ; 15, intercostale supérieure ; 16, mammaire interne.

Chemin faisant, l'artère vertébrale fournit de nombreuses branches collatérales. Nous les diviserons en trois groupes, savoir : 1° branches naissant de sa portion cervicale ; 2° branches naissant de sa portion intra-cranienne ; 3° branches naissant du tronc basilaire.

A. Branches collatérales naissant de sa portion cervicale. — Ces branches se réduisent à des rameaux spinaux et à des rameaux musculaires. — Les *rameaux spinaux* s'engagent dans les trous de conjugaison et se distribuent en partie au rachis, en partie à la moelle et à ses enveloppes (voy. *Moelle*). — Les *rameaux musculaires*, toujours très grêles et en nombre fort variable, se perdent dans les muscles prévertébraux, les intertransversaires, les droits et obliques postérieurs de la tête, les deux complexus.

B. Branches collatérales naissant de sa portion intra-cranienne. — Elles sont au nombre de quatre : la méningée postérieure, la spinale postérieure, la spinale antérieure, la cérébelleuse inférieure et postérieure.

1° La *méningée postérieure* se détache de la vertébrale, tantôt avant son entrée

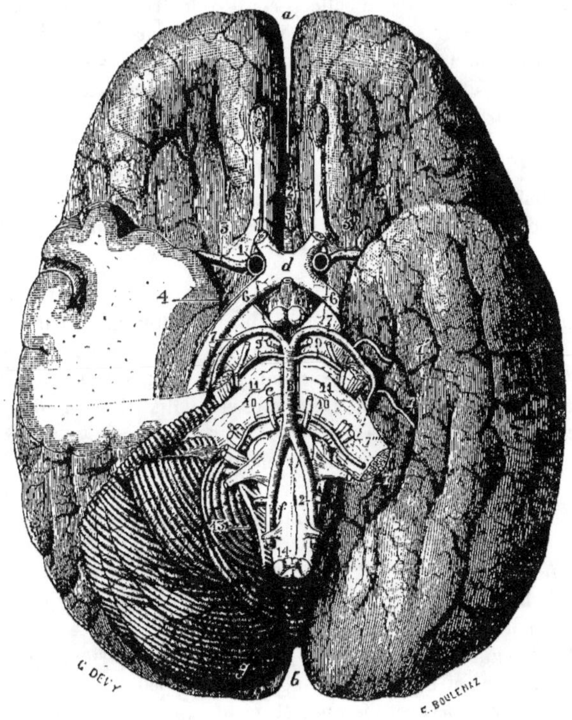

Fig. 120.

Artères de la base de l'encéphale.

(Sur l'hémisphère droit, le lobe temporo-sphénoïdal a été en partie réséqué pour mettre à nu le prolongement sphénoïdal du ventricule latéral et montrer l'artère choroïdienne.)

1, carotide interne, sectionnée à sa sortie du sinus caverneux. — 2, cérébrale antérieure. — 3, cérébrale moyenne ou sylvienne. — 4, artère choroïdienne. — 5, communicante antérieure. — 6, communicante postérieure. — 7, cérébrale postérieure, avec : 7', sa branche antérieure ; 7'' sa branche moyenne et 7''' sa branche postérieure. — 8, tronc basilaire. — 9, artère cérébelleuse supérieure. — 10, artère cérébelleuse inférieure et antérieure. — 11, artères protubérantielles, — 12, artère vertébrale. — 13, artère cérébelleuse inférieure et postérieure. — 14, artère spinale antérieure. — a, extrémité antérieure de la scissure interhémisphérique. — b, son extrémité postérieure. — c, bulbe olfactif. — d, chiasma optique. — e, protubérance. — f, bulbe rachidien. — g, cervelet, dont l'hémisphère gauche a été réséqué.

dans le crâne, tantôt après. Elle se distribue à la portion de la dure-mère, qui revêt les fosses occipitales inférieures.

2° La *spinale postérieure* naît de la vertébrale au moment où elle contourne la partie latérale du bulbe. Elle se porte d'abord en bas et en arrière et, après avoir fourni un petit rameau ascendant au quatrième ventricule, elle descend verticalement sur le côté du sillon médian postérieur jusqu'à l'extrémité inférieure de la moelle cervicale, à laquelle elle se distribue. Au-dessous de la moelle cervicale, les deux artères spinales postérieures sont continuées par des artères, analogues comme situation et comme direction, qui proviennent des artères spinales latérales, lesquelles arrivent à la moelle par les trous de conjugaison (voy. *Moelle*).

3° La *spinale antérieure* naît un peu plus loin, se porte en bas et en dedans sur la face antérieure du bulbe, où elle se réunit à celle du côté opposé pour former un tronc unique, le *tronc spinal antérieur*, lequel descend sur la ligne médiane, jusqu'à l'extrémité inférieure de la moelle cervicale, à laquelle il se distribue (voy. *Moelle*). Au-dessous de la moelle cervicale, le tronc spinal antérieur est continué, comme les artères spinales postérieures par un tronc, également médian, à la constitution duquel concourent les spinales latérales (voy. *Moelle*).

4° La *cérébelleuse inférieure et postérieure* naît sur le côté externe de la vertébrale et, de là, se porte obliquement en dehors et en arrière, en décrivant des flexuosités nombreuses. Elle passe entre les fibres radiculaires du grand hypoglosse, contourne le corps restiforme, et se divise en deux rameaux : un *rameau interne*, qui se distribue au lobe médian du cervelet; un *rameau externe*, qui couvre de ses ramifications la partie inférieure et postérieure du lobe latéral (voy. *Cervelet*).

C. BRANCHES COLLATÉRALES NAISSANT DU TRONC BASILAIRE. — Le tronc basilaire abandonne dans son parcours des branches protubérantielles, l'artère auditive interne, la cérébelleuse antérieure et inférieure, la cérébelleuse supérieure :

1° Les *branches protubérantielles*, très nombreuses et très grêles, pénètrent dans la protubérance annulaire par sa face inférieure et s'y distribuent (voy. *Artères de la protubérance*).

2° L'*artère auditive interne* est une artériole qui s'engage, avec le nerf acoustique, dans le conduit auditif interne et vient se terminer dans les différentes parties constituantes du vestibule et du limaçon ; elle naît très fréquemment de l'artère suivante.

3° La *cérébelleuse antérieure et inférieure* naît ordinairement de la partie moyenne du tronc basilaire et se distribue, comme son nom l'indique, à la partie antérieure et inférieure du cervelet (voy. *Cervelet*).

4° La *cérébelleuse supérieure* se détache de l'extrémité antérieure du tronc basilaire. Oblique en dehors et en haut, elle contourne le pédoncule cérébral en longeant le bord antérieur de la protubérance et vient couvrir de ses ramifications la face supérieure du cervelet (voy. *Cervelet*).

D. BRANCHES TERMINALES. — Le tronc basilaire (fig. 120,8) se bifurque, à son extrémité antérieure, comme nous l'avons déjà dit plus haut, en *cérébrale postérieure gauche* et *cérébrale postérieure droite*.

Fuyant la ligne médiane, l'artère cérébrale postérieure contourne le pédoncule cérébral, en décrivant une courbe régulière à concavité dirigée en arrière. Elle est parallèle à la cérébelleuse supérieure, ci-dessus décrite, dont la sépare, au niveau du bord interne du pédoncule, le nerf moteur oculaire commun.

Dès son origine, la cérébrale postérieure fournit un groupe de ramuscules, qui pénètrent dans les trous de l'espace perforé postérieur ou espace interpédonculaire. Un peu plus loin, elle reçoit la communicante postérieure, branche de la carotide interne. Au niveau du bord externe du pédoncule, elle fournit la *choroïdienne postérieure*, branche assez grêle, qui gagne les tubercules quadrijumeaux, pour se distribuer de là à la glande pinéale et à la toile choroïdienne. Puis, elle se jette sur la partie postérieure de l'hémisphère cérébral et s'y étale en

de nombreuses ramifications que nous étudierons ultérieurement (voy. livre V,
Artères du cerveau).

RÉSUMÉ DE LA VERTÉBRALE

a). Br. collatérales naissant :	1° de la portion cervicale.	r. musculaires. r. spinaux.
	2° de la portion intra-cranienne.	a. méningée postérieure. a. spinale postérieure. a. spinale antérieure. a. cérébelleuse inférieure et postérieure.
	3° du tronc basilaire.	br. protubérantielles. a. auditive interne. a. cérébelleuse inférieure et antérieure. a. cérébelleuse supérieure.
b). Br. terminales		a. cérébrales postérieures.

Variétés. — Les variétés anatomiques de l'artère vertébrale sont relatives à son origine, à son
calibre, à son trajet, à sa distribution :

a. *Au point de vue de son origine*, la vertébrale peut naître, suivant les cas, de la carotide primitive, de la thyroïdienne inférieure, du tronc brachio-céphalique ou même de l'aorte. — Dans le
cas d'origine sur le tronc brachio-céphalique, l'artère se détache, soit de ce tronc lui-même, soit
de son angle de bifurcation. — Pour ce qui est de l'origine aortique, elle est plus variable encore ;
elle a été tour à tour observée pour la vertébrale droite et pour la vertébrale gauche et peut se
faire sur les points suivants : entre le tronc brachio-céphalique et la carotide gauche, entre les
deux carotides, entre la carotide gauche et la sous-clavière gauche, enfin en aval de ce dernier
vaisseau. — Dans des cas fort rares, on voit la vertébrale provenir de deux artères d'abord distinctes, puis fusionnées ; ces deux artères d'origine peuvent émaner l'une et l'autre de la sous-
clavière, ou bien l'une de la sous-clavière et l'autre de l'aorte ou de la thyroïdienne inférieure
(QUAIN). — L'artère vertébrale peut même avoir trois branches d'origine, provenant l'une de la
sous-clavière, la seconde de la thyroïdienne inférieure, la troisième du tronc brachio-céphalique
ou de l'aorte. Ces trois branches d'origine peuvent provenir toutes les trois de la sous-clavière
(QUAIN, DUBRUEIL).

b. *Au point de vue de leur calibre*, les deux artères vertébrales peuvent être inégales : dans ce
cas, c'est généralement la vertébrale gauche (QUAIN) qui l'emporte sur celle du côté droit. Mais
ce n'est pas là une règle absolue : CRUVEILHIER a vu, en effet, la vertébrale gauche réduite à un
simple ramuscule.

c. *Au point de vue de son trajet*, l'artère vertébrale peut passer anormalement par le trou que
l'on rencontre à la base de l'apophyse transverse de la septième cervicale. — Par contre, les faits
sont nombreux où cette même artère ne pénètre dans son canal ostéo-fibreux qu'au niveau de
la cinquième cervicale, de la quatrième, de la troisième ou même de la deuxième. — On l'a vue
ressortir de son canal entre la troisième et la deuxième cervicale et y entrer de nouveau au
niveau de l'atlas. — Dans les cas où la vertébrale droite naît de l'aorte en arrière de la sous-
clavière gauche, elle peut passer en arrière de l'œsophage (STRUTHERS, HYRTL) pour venir rejoindre
l'orifice transversaire de la sixième cervicale du côté droit.

d. *Au point de vue de leur distribution*, les vertébrales peuvent, ou bien perdre quelques-unes
de leurs branches, ou bien présenter quelques branches surnuméraires. — Dans le *premier ordre
de faits*, on a noté l'absence de la cérébelleuse inférieure et postérieure, de la cérébelleuse inférieure et antérieure, de la spinale antérieure gauche, de l'une des artères spinales postérieures
et même de la cérébrale postérieure. Toutefois, ce mot d'absence, employé d'ordinaire pour
désigner cette espèce d'anomalie, est défectueux : car le vaisseau, noté comme absent, existe en
réalité, mais il est fourni par un vaisseau voisin. — Dans le *deuxième ordre de faits*, nous voyons
le tronc de l'artère vertébrale donner suivant les cas : la thyroïdienne inférieure, l'intercostale
supérieure, la cervicale profonde et même l'occipitale.

En ce qui concerne le tronc basilaire proprement dit, BATUJEFF (*Anat. Anzeiger*, 1889) l'a vu
naître de la carotide interne. — On l'a vu faire défaut, remplacé alors par les deux artères vertébrales, qui suivaient l'une et l'autre un trajet indépendant, en s'envoyant mutuellement quelques anastomoses transversales. — Dans un cas de DAVY, le tronc basilaire, en apparence
normal, était divisé en deux canaux latéraux par une cloison impaire et médiane.

A consulter, au sujet de l'artère vertébrale et du tronc basilaire : BARBIERI, *Monographia
dell'arteria vertebrale ;* — PATERSON, *Notes on abnormalities with special reference to the verte-
bral arteries*, Journ. of Anat., vol. XVIII, 1884 ; — HOCHSTETTER, *Ueber die Entwickelung der Art.
vertebralis*, Morph. Jahrb., 1890.

2° Artère thyroïdienne inférieure. —L'artère thyroïdienne inférieure (fig. 119,11)
se détache de la première portion de la sous-clavière, un peu en dehors et en

avant de la vertébrale. Elle se dirige tout d'abord verticalement en haut, jusqu'à la hauteur de la cinquième cervicale. Là, s'infléchissant sur elle-même, elle se porte horizontalement en dedans et embrasse dans une courbe à concavité antérieure la jugulaire interne, la carotide primitive, le pneumogastrique et le grand sympathique. Arrivée sur le côté interne de ce paquet vasculo-nerveux, elle se redresse en décrivant une nouvelle courbe à concavité supérieure et atteint le corps thyroïde, où elle se termine.

Au moment où la thyroïdienne inférieure croise la face postérieure de la carotide primitive, elle croise en même temps la vertébrale placée en arrière d'elle, de telle sorte qu'à la hauteur de la cinquième vertèbre cervicale, où s'opère ce double croisement, trois artères importantes, la carotide primitive, la thyroïdienne inférieure et la vertébrale, se trouvent juxtaposées suivant une même ligne antéro-postérieure.

Les différentes branches fournies par la thyroïdienne inférieure se divisent en branches collatérales et branches terminales.

A. Branches collatérales. — Chemin faisant, la thyroïdienne inférieure émet successivement :

1° Un *rameau œsophagien*, qui se distribue à la portion cervicale de l'œsophage et à la partie inférieure du pharynx ;

2° Des *rameaux trachéens*, qui se portent à la trachée et s'anastomosent inférieurement avec les artères bronchiques, branches de l'aorte ;

3° Un rameau *laryngé postérieur*, constant (Theile), quoique souvent fort grêle, qui gagne la paroi postérieure du larynx et s'y termine, en partie dans les muscles, en partie dans la muqueuse de la région ;

4° L'*artère cervicale ascendante*, qui se sépare de la thyroïdienne, au moment où celle-ci s'incurve en arrière de la jugulaire interne, et s'élève verticalement en haut jusqu'à l'atlas, en abandonnant sur son trajet deux ordres de rameaux : des *rameaux musculaires*, pour les muscles prévertébraux, les intertransversaires et les deux complexus ; des *rameaux spinaux*, qui pénètrent dans les trous de conjugaison et se terminent à la fois dans les corps vertébraux et dans la moelle épinière. Ces derniers rameaux s'anastomosent avec les rameaux spinaux de la vertébrale.

B. Branches terminales. — En atteignant le corps thyroïde (fig. 103, 6), la thyroïdienne inférieure se divise en trois branches, destinées toutes les trois à cette glande vasculaire sanguine (voy. *Corps thyroïde*) :

1° Une *branche inférieure*, qui longe horizontalement le bord inférieur du corps thyroïde et s'anastomose, sur la ligne médiane, avec celle du côté opposé ;

2° Une *branche postérieure*, qui monte le long de son bord postérieur et s'anastomose avec la branche correspondante de la thyroïdienne supérieure ;

3° Une *branche profonde*, qui se perd à la face profonde du corps thyroïde.

RÉSUMÉ DE LA THYROÏDIENNE INFÉRIEURE

a). *Br. collatérales*	r. œsophagiens. r. trachéens. r. laryngé postérieur. r. cervical ascendant.
b). *Br. terminales*	br. inférieure. br. postérieure. br. profonde.

Variétés. — La thyroïdienne inférieure naît fréquemment par un tronc commun avec l'une des autres branches collatérales de la sous-clavière, la vertébrale, la cervicale profonde (*tronc* *thyro-cervical*), la cervicale transverse la mammaire interne, etc. — Naissant par un tronc commun avec les deux scapulaires postérieure et supérieure (fig. 118,2), elle constitue le *tronc thyro-scapulaire*. — Plus rarement, elle émane d'un tronc autre que la sous-clavière, tel que la carotide primitive, le tronc brachio-céphalique, le tronc innominé (voy. p. 110), ou même la crosse aortique. — Elle peut naître par un tronc commun avec celle du côté opposé. — Elle peut manquer, remplacée ou non, dans ce cas, par la thyroïdienne de Neubauer.

Thyroïdienne de Neubauer. — On donne ce nom à une artère surnuméraire (fig. 103,16) qui, naissant soit de l'aorte, soit du tronc brachio-céphalique, chemine au-devant de la trachée et atteint la partie inférieure du corps thyroïde. On conçoit toute l'importance que peut présenter ce vaisseau dans les opérations que l'on pratique au niveau de la région sous-hyoïdienne et tout particulièrement dans la trachéotomie. L'existence de la thyroïdienne de Neubauer coïncide d'ordinaire avec l'absence de la thyroïdienne inférieure droite ; mais les deux vaisseaux peuvent exister à la fois sur le même sujet, de telle sorte que l'anomalie en question signifie suivant les cas, comme le fait remarquer Theile, tantôt un dédoublement, tantôt un simple déplacement de l'artère thyroïdienne inférieure. Du reste, la thyroïdienne de Neubauer varie beaucoup dans son volume : elle est parfois aussi considérable que la thyroïdienne inférieure, comme aussi on la voit descendre sur certains sujets aux proportions d'une simple artériole.

B. — Branches descendantes

Les branches descendantes de la sous-clavière sont au nombre de deux, comme les branches ascendantes : ce sont la mammaire interne et l'intercostale supérieure.

1° Artère mammaire interne. — L'artère mammaire interne (fig. 121,4) naît de la face inférieure de la sous-clavière, en regard de la thyroïdienne inférieure. Immédiatement après son origine, elle se porte en bas, derrière l'extrémité interne de la clavicule. Elle croise ensuite obliquement le cartilage de la première côte et descend dans le thorax le long du bord du sternum, dont elle est séparée par une distance moyenne de 10 à 15 millimètres. Sandmann (Th. Kœnigsberg, 1894), qui a mesuré cette distance sur quarante sujets, est arrivé aux moyennes suivantes : dans le premier espace intercostal, 11 millimètres ; dans le deuxième espace, 15^{mm},3 ; dans le troisième espace, 15^{mm},6 ; dans le quatrième espace, 15^{mm},4 ; dans le cinquième, 16^{mm},9 ; dans le sixième enfin, 19^{mm},8.

Dans son trajet intra-thoracique, l'artère mammaire interne suit le plus souvent un trajet vertical et à peu près rectiligne. Sur certains sujets, cependant (26 p. 100, d'après Sandmann), elle est incurvée en arc et, dans ce cas, la concavité de la courbe est dirigée, tantôt en dehors (12 p. 100), tantôt en dedans (9 p. 100) ; d'autres fois, mais plus rarement (5 p. 100), elle regarde à la fois en dehors et en dedans, autrement dit l'artère est incurvée en *S* italique. Arrivée au niveau du sixième espace intercostal, la mammaire interne se partage en deux branches terminales, que nous décrirons tout à l'heure.

Envisagée au point de vue de ses rapports, l'artère mammaire interne est croisée très obliquement, à son origine, par le nerf phrénique qui se porte sur son côté interne. Elle se trouve, en outre, recouverte par le tronc veineux brachio-céphalique. Dans le thorax, elle chemine sur la face postérieure des cartilages costaux et des muscles intercostaux internes, en avant du triangulaire du sternum et de la plèvre.

A. Branches collatérales. — Chemin faisant, la mammaire interne fournit de nombreuses branches collatérales, que l'on peut distinguer, d'après leur direction, en antérieures, postérieures, internes et externes :

1° Les *rameaux antérieurs* perforent d'arrière en avant le muscle intercostal interne et se terminent, en partie dans le muscle grand pectoral, en partie dans la peau et la glande mammaire.

2° Les *rameaux postérieurs* se dirigent en arrière vers le médiastin antérieur et se perdent, en partie dans le thymus (*artères thymiques*), en partie dans le péricarde (*artères péricardiques*). L'un de ces rameaux postérieurs vient rejoindre le nerf phrénique et, sous le nom d'*artère diaphragmatique supérieure*, descend avec lui jusque sur le diaphragme, auquel il se distribue.

3° Les *rameaux internes*, très grêles, se portent en dedans et se terminent sur la face postérieure du sternum.

4° Les *rameaux externes* constituent les *artères intercostales antérieures*. Au nombre de deux pour chaque espace intercostal, l'une supérieure, l'autre inférieure, ces artères se dirigent en dehors, la supérieure longeant le bord inférieur de la côte qui est au-dessus, l'inférieure suivant le bord supérieur de la côte qui est au-dessous. Peu après leur origine, elles traversent de dedans en dehors le muscle intercostal interne et viennent s'anastomoser par inosculation, dans l'intervalle compris entre les deux muscles intercostaux, avec les deux branches de bifurcation de l'artère intercostale postérieure correspondante.

B. Branches terminales. — Des deux branches terminales de la mammaire interne, l'une se porte en dehors, l'autre se dirige en dedans :

1° La *branche externe* ou *musculo-phrénique* descend obliquement sur la face postérieure des sept derniers cartilages costaux. Elle abandonne en dedans de nombreux ramuscules au muscle diaphragme et émet en dehors, pour chacun des espaces intercostaux qu'elle croise, deux rameaux qui deviennent de plus en plus grêles au fur et à mesure qu'on se rapproche de la douzième côte. Ces rameaux constituent les artères intercostales antérieures de ces espaces et se comportent exactement comme les intercostales antérieures, situées plus haut, qui émanent du tronc même de la mammaire.

2° La *branche interne* ou *abdominale* se porte verticalement en bas, s'échappe du thorax entre les faisceaux costaux et les faisceaux sternaux du diaphragme et arrive dans la cavité abdominale. Elle se

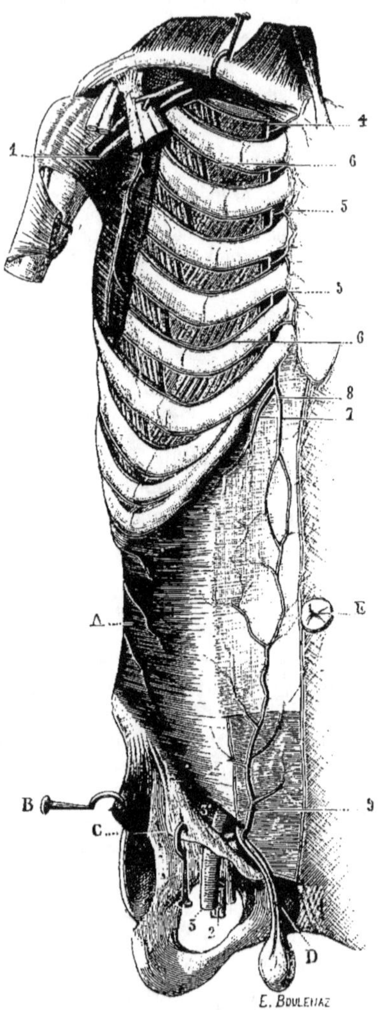

Fig. 121.

Artères mammaire interne et épigastrique.

A, muscles transverse. — B, muscle couturier. — C, aponévrose du grand oblique érignée en bas. — D, cordon et testicule. — E, ombilic. — 1, artère et veine axillaires. — 2, veine fémorale. — 3, artère fémorale. — 3', artère iliaque externe. — 4, artère mammaire interne, avec : 5, ses rameaux antérieurs ; 6, ses rameaux externes ou intercostales antérieures ; 7, sa branche de bifurcation externe ; 8, sa branche de bifurcation interne. — 9, artère épigastrique, s'anastomosant en arrière du grand droit avec la branche précédente.

place tout, d'abord, en arrière du grand droit de l'abdomen ; mais elle ne tarde pas à pénétrer dans la gaine de ce muscle et dans le muscle lui-même, où elle s'anastomose avec les ramifications terminales de l'épigastrique, branche de l'iliaque externe. Finalement, la branche interne de la mammaire se distribue aux muscles grand droit, grand et petit oblique de l'abdomen, ainsi qu'aux téguments qui les recouvrent.

RÉSUMÉ DE LA MAMMAIRE INTERNE

a). *Br. collatérales* . . . .
- r. antérieurs.
- r. postérieurs.
- r. internes.
- r. externes (intercostales antérieures).

b). *Br. terminales.* . . . . . .
- br. externe ou musculo-phrénique.
- br. interne ou abdominale.

Variétés. — L'artère mammaire interne est parfois réunie, à son origine, avec l'une ou l'autre des branches de la sous-clavière, la cervicale profonde, la thyroïdienne inférieure, l'une des scapulaires. — On l'a vue naître, mais dans des cas fort rares, de l'aorte, du tronc brachio-céphalique et même de l'axillaire. Elle peut être accompagnée, d'un côté ou des deux côtés à la fois, par des artères mammaires accessoires. — Elle s'anastomose parfois avec celle du côté opposé, au moyen d'une branche transversale, située en arrière de l'appendice xiphoïde. — On l'a vue fournir une bronchique. — Dans un cas jusqu'ici unique de HYRTL, la mammaire interne du côté droit s'échappait de la cavité thoracique à travers le quatrième espace intercostal et y entrait de nouveau, après avoir contourné le cinquième cartilage costal. — On a décrit sous le nom de *mammaire interne latérale*, une branche surnuméraire de la sous-clavière, qui se détache du tronc artériel au moment où celui-ci va s'engager entre les scalènes, et descend alors dans le thorax en suivant la face interne de la paroi thoracique latérale. On peut la suivre ainsi jusqu'au quatrième, cinquième ou sixième espace intercostal. Je l'ai vue, dans un cas, descendre jusqu'au septième. Chemin faisant, la mammaire interne latérale s'anastomose avec les artères intercostales des espaces avec lesquels elle est en rapport.

2° Artère intercostale supérieure. — L'intercostale supérieure (fig. 118,7 et 139,8) se détache de la partie postérieure et inférieure de la sous-clavière, tout près de la cervicale profonde, souvent par un tronc commun avec cette dernière. De là, elle se porte en bas, en longeant le côté externe du grand sympathique, croise successivement le col de la première et de la seconde côte et émet en dehors deux ou trois branches pour les deux ou trois premiers espaces intercostaux. Ces branches, que l'on désigne sous le nom d'*intercostales supérieures*, par opposition aux *intercostales aortiques* que nous étudierons plus loin, se comportent de tous points comme ces dernières (voy. *Intercostales aortiques*, p. 178), c'est-à-dire qu'elles se divisent, au niveau du trou de conjugaison correspondant, en deux rameaux : un *rameau dorso-spinal*, destiné aux muscles spinaux, à la moelle et au rachis ; un *rameau intercostal proprement dit*, qui parcourt l'espace intercostal correspondant et s'anastomose en avant avec les intercostales antérieures, provenant de la mammaire interne.

La première intercostale supérieure s'anastomose constamment avec les divisions antérieures de l'acromio-thoracique, branche de l'axillaire.

Variétés. — Le calibre de cette artère varie suivant l'étendue de son champ de distribution (le premier espace intercostal seulement ou les quatre premiers). — Elle naît assez fréquemment, soit de la cervicale profonde, soit de la vertébrale ; dans un de ces derniers cas (QUAIN), elle traversait le trou de l'apophyse transverse de la septième cervicale. — Je l'ai vue naître de l'axillaire. — Elle peut manquer. — On l'a vue dans un cas (BLANDIN) fournir une artère mammaire latérale.

C. — BRANCHES EXTERNES

Les branches externes de la sous-clavière sont au nombre de trois, savoir : la scapulaire supérieure, la scapulaire postérieure et la cervicale profonde. Ces trois artères se détachent ordinairement de la première portion de la sous-clavière, mais avec des variantes nombreuses. La cervicale profonde, par exemple, naît très souvent, comme nous l'avons déjà fait remarquer plus haut, d'un tronc commun avec l'intercostale supérieure. Quant aux deux artères scapulaires, elles naissent sur le côté supérieur de la sous-clavière dans le voisinage de la thyroïdienne inférieure, soit isolément, soit par un tronc commun. Il est même très fréquent de voir les artères thyroïdienne inférieure, scapulaire supérieure et scapulaire postérieure se détacher toutes les trois de la sous-clavière par un tronc commun très court (*tronc thyro-scapulaire*), disposition qui est décrite, comme l'état normal, dans les traités classiques de GRAY et de QUAIN.

1° Artère scapulaire supérieure ou sus-scapulaire. — Immédiatement après son origine, la scapulaire supérieure (fig. 124,5 et 122,2) se porte verticalement en bas et en avant. Puis, elle s'infléchit sur elle-même, pour se diriger horizontalement en dehors le long du bord postérieur de la clavicule. Située tout d'abord entre le scalène antérieur et le faisceau claviculaire du sterno-cléido-mastoïdien, elle gagne ensuite la base du triangle sus-claviculaire, où elle n'est plus recouverte que par l'aponévrose cervicale et le peaucier. Elle s'engage, enfin, au-dessous du trapèze et se dirige alors vers l'échancrure coracoïdienne, qu'elle ne tarde pas à atteindre.

Dans cette première partie de son trajet, l'artère scapulaire supérieure fournit de nombreuses branches collatérales destinées aux muscles voisins : le sterno-cléido-mastoïdien, le scalène antérieur, le sous-clavier et le trapèze. La branche qui se porte à ce dernier muscle est parfois très volumineuse ; elle s'épuise, en partie dans le muscle trapèze, en partie dans la région de l'acromion, où elle s'anastomose avec la division postérieure de l'acromio-thoracique.

Arrivée à l'échancrure coracoïdienne, la scapulaire supérieure passe ordinairement au-dessus du ligament qui convertit cette échancrure en trou (t. I, p. 474) et débouche alors dans la fosse sus-épineuse. Après avoir abandonné plusieurs rameaux à la face profonde du muscle sus-épineux, elle descend dans la fosse sous-épineuse, en contournant le bord externe concave de l'épine de l'omoplate, et se ramifie alors au-dessous du muscle sous-épineux. Ces ramifications sous-épineuses de l'artère scapulaire supérieure s'anastomosent largement avec les divisions sous-épineuses des autres artères scapulaires, la scapulaire postérieure et la scapulaire inférieure, cette dernière, branche de l'axillaire.

RÉSUMÉ DE LA SCAPULAIRE SUPÉRIEURE

a). *Br. collatérales* . . . . | r. musculaires.
b). *Br. terminales.* . . . . { r. sus-épineux.
                                      { r. sous-épineux

2° Artère scapulaire postérieure. — Cette artère (fig. 675), que l'on désigne encore, en raison de sa direction, sous le nom de *cervicale transverse*, se dirige en dehors, horizontale et flexueuse. Elle croise tout d'abord la face postérieure du scalène antérieur, passe entre les cordons du plexus cervical, contourne le scalène postérieur et, s'engageant alors profondément au-dessous du trapèze et de l'angulaire, elle se porte à l'angle postérieur et supérieur de l'omoplate.

Jusque-là, la scapulaire postérieure n'a fourni que de petits rameaux sans nom aux muscles et aux ganglions voisins. Parmi ses rameaux musculaires, il en est un, plus important que les autres, qui se dégage au niveau du bord externe de l'angulaire et se distribue alors, par des ramifications fort nombreuses au trapèze, à l'angulaire, au splénius et à la partie interne du sus-épineux. Les rameaux destinés au sus-épineux s'anastomosent, le long du bord supérieur de ce muscle, avec les rameaux externes de la scapulaire supérieure.

Arrivés à l'angle de l'omoplate, la scapulaire postérieure descend verticalement le long du bord spinal de cet os jusqu'à son angle inférieur, où elle s'anastomose avec les branches terminales de la sous-scapulaire. Dans cette dernière partie de

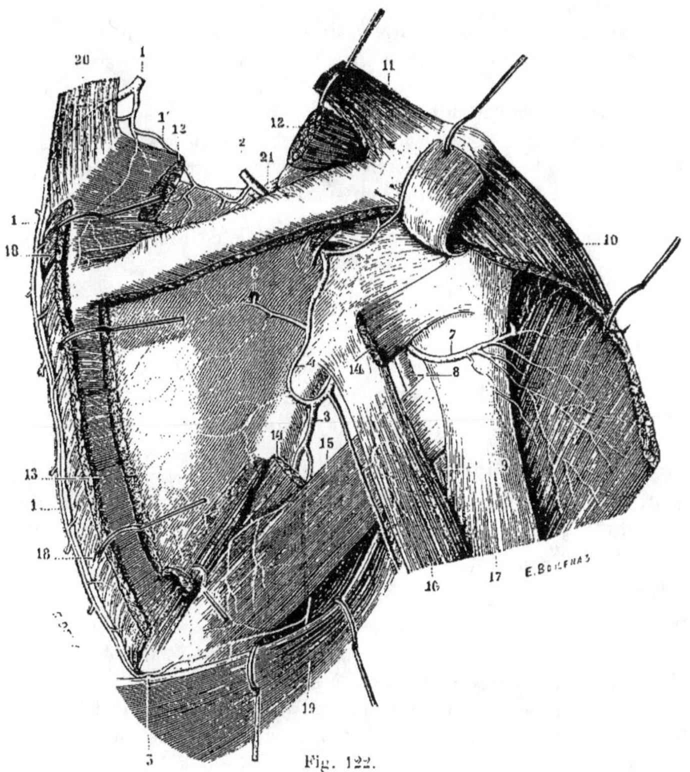

Fig. 122.

Réseau artériel de la face postérieure de l'épaule.

1. 1, scapulaire postérieure, avec 1', sa branche destinée à la fosse sus-épineuse. — 2, scapulaire supérieure. — 3, scapulaire inférieure, avec : 4, son anastomose avec la scapulaire supérieure ; 5, son anastomose avec la scapulaire postérieure ; 6, artère nourricière. — 7, circonflexe postérieure, — 8, humérale. — 9, humérale profonde. — 10, deltoïde. 11, trapèze. — 12, sus-épineux. — 14, sous-épineux. — 14, petit rond. — 15, grand rond. — 16, long triceps. — 17, vaste externe. — 18, rhomboïde, sectionné un peu en dedans du bord spinal de l'omoplate et érigné en dehors. — 19, grand dorsal, érigné en bas. — 20, angulaire. — 21, ligament coracoïdien.

son trajet, la scapulaire postérieure chemine entre les attaches du rhomboïde et celles du grand dentelé et émet deux ordres de rameaux : 1° des *rameaux internes*, qui se distribuent au rhomboïde et au grand dorsal, en s'anastomosant avec les rameaux dorsaux des branches intercostales ; 2° des *rameaux externes*, qui se portent en dehors dans les muscles sus- et sous-épineux, en s'anastomosant avec les ramifications terminales de la scapulaire supérieure et de la scapulaire inférieure.

RÉSUMÉ DE LA SCAPULAIRE POSTÉRIEURE

a). *Br. collatérales*	{ r. musculaires.	
b). *Br. terminales*.	{ r. internes.	
	{ r. externes.	

3° Artère cervicale profonde. — La cervicale profonde, qu'elle naisse isolément ou par un tronc commun avec l'intercostale supérieure, se dirige d'abord obliquement en haut et en dehors. Elle se porte ensuite d'avant en arrière entre la première côte et l'apophyse transverse de la septième vertèbre cervicale et arrive ainsi à la région de la nuque, où elle se divise en deux rameaux, l'un ascendant, l'autre descendant :

a. Le *rameau ascendant* se porte verticalement en haut entre le transversaire épineux et le grand complexus et se distribue à ces deux muscles ;

b. Le *rameau descendant* se dirige verticalement en bas et s'épuise dans les muscles des gouttières vertébrales.

Avant sa bifurcation, la cervicale profonde fournit quelques *branches spinales*, qui pénètrent dans le canal rachidien par le dernier trou de conjugaison de la région cervicale et presque toujours aussi (Theile) par l'avant-dernier.

RÉSUMÉ DE LA CERVICALE PROFONDE

a). *Br. collatérales* . . . . 1 r. spinaux.
b). *Br. terminales.* . . . . { r. ascendant.
{ r. descendant.

§ VII. — ARTÈRE AXILLAIRE

ET SES BRANCHES

L'artère axillaire (fig. 124,7) commence à la partie moyenne de la clavicule, où elle continue la sous-clavière. Descendant alors dans le creux de l'aisselle, elle traverse cette région à la manière d'une diagonale et se termine au niveau du bord inférieur du grand pectoral, où elle change de nom pour devenir l'artère humérale.

1° Direction. — Sa direction varie, on le conçoit, avec la position du membre supérieur. Lorsque le bras est pendant le long du corps, l'artère, oblique en bas et en dehors, décrit une légère courbure à concavité dirigée en bas et en dedans. Lorsque le bras est étendu horizontalement, l'artère axillaire prend elle-même une direction rectiligne et horizontale. Lorsque, enfin, le bras est élevé plus haut encore et forme avec la paroi latérale du thorax un angle de plus de 90°, l'artère décrit de nouveau une courbe, mais, cette fois, une courbe à concavité dirigée en haut.

2° Rapports. — Peu après son entrée dans l'aisselle, l'artère axillaire croise la face postérieure du muscle petit pectoral, qu'elle abandonne ensuite avant de pénétrer dans la région brachiale. Nous pouvons donc, au point de vue de ses rapports, lui considérer trois portions (fig. 123) : une *première portion*, s'étendant de la clavicule au bord supérieur du petit pectoral ; une *deuxième portion*, répondant au petit pectoral lui-même ; une *troisième portion*, s'étendant du bord inférieur du petit pectoral au bord inférieur du grand pectoral, limite inférieure du creux axillaire.

a. Dans sa première portion, l'artère axillaire, recouverte en avant par le sous-clavier, par l'aponévrose clavi-pectorale (t. I, p. 790) et par les faisceaux claviculaires du grand pectoral, repose en bas et en dedans sur le premier espace intercostal et sur la première digitation du grand dentelé. Elle répond, en avant et en dedans, à la veine axillaire et à deux affluents de ce tronc veineux, les veines

céphalique et acromio-thoracique ; en arrière et en dehors, aux cordons nerveux
du plexus brachial.

b. *Dans sa deuxième portion*, elle répond : en avant, au muscle petit pec-
toral, recouvert lui-même par le grand pectoral ; en arrière, au muscle sous-scapulaire, dont elle est séparée par une partie du plexus brachial ; en dedans, avec le cordon nerveux qui constitue la racine interne du médian ; en dehors, à la racine externe de ce même nerf médian.

c. *Dans sa troisième por-tion*, l'artère axillaire est en rapport : en avant, avec le grand pectoral ; en arrière, avec les tendons des muscles grand rond et grand dorsal, ainsi qu'avec les nerfs radial et circonflexe, deux branches terminales du plexus brachial ; en dedans, avec le nerf cubi-tal, le nerf brachial cutané interne et son accessoire ; en

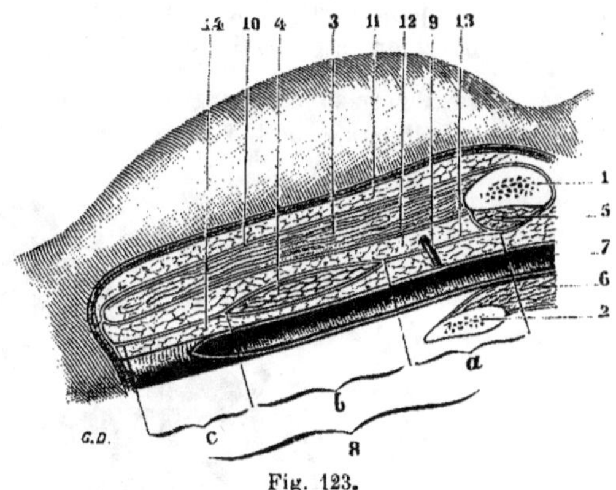

Fig. 123.

Coupe schématique de la paroi antérieure de l'aisselle, pratiquée suivant l'axe de l'artère axillaire (côté droit,
segment externe de la coupe).

1, clavicule. — 2, deuxième côte. — 3, grand pectoral. — 4, petit
pectoral. — 5, sous-clavier. — 6, digitation supérieure du grand
dentelé. — 7, artère sous-clavière. — 8, artère axillaire, avec : a, sa
première portion ; b, sa deuxième portion ; c, sa troisième portion. —
9, artère acromio-thoracique. — 10, aponévrose superficielle. — 11, tissu
cellulaire sous-cutané. — 12, tissu cellulaire sous-pectoral. — 13, aponévrose clavi-coraco-axillaire. — 14, tissu cellulaire du creux de l'aisselle.

dehors, avec le nerf médian, le nerf musculo-cutané et le muscle coraco-brachial.

3° Distribution. — L'artère axillaire, au cours de son trajet, fournit cinq branches collatérales, qui sont, en allant de haut en bas : l'acromio-thoracique, la thoracique inférieure ou mammaire externe, la scapulaire inférieure, la circonflexe
antérieure et la circonflexe postérieure.

1° ARTÈRE ACROMIO-THORACIQUE. — L'artère acromio-thoracique naît sur le côté
antérieur de l'axillaire, immédiatement au-dessus du petit pectoral. Elle traverse,
d'arrière en avant, l'aponévrose clavi-pectorale et se divise aussitôt après en deux
branches, l'une interne, l'autre externe :

a. La *branche interne*, appelée encore artère *thoracique supérieure*, se porte
en dedans, entre le grand pectoral et le petit pectoral, auxquels elle se distribue.
Chemin faisant, elle s'anastomose, d'une part avec la première intercostale,
d'autre part avec les rameaux antérieurs de la mammaire interne.

b. La *branche externe* ou *acromiale* se porte en dehors au-dessous du deltoïde
et se distribue plus particulièrement à ce muscle. Avant de s'engager au-dessous
du deltoïde, elle émet un rameau inférieur, qui descend, parallèlement à la veine
céphalique, dans l'interstice celluleux formé par le deltoïde et le grand pectoral,
et se termine dans l'un et l'autre de ces deux muscles.

2° ARTÈRE THORACIQUE INFÉRIEURE. — L'artère thoracique inférieure, que l'on
désigne encore sous le nom de *mammaire externe*, se sépare de l'axillaire en
arrière du petit pectoral. Oblique en bas, en dedans et en avant, elle chemine sur
la partie latérale du thorax entre le grand pectoral et le grand dentelé. Elle
s'étend ainsi jusqu'au cinquième, sixième ou septième espace intercostal, où elle se

termine en s'anastomosant avec les divisions antérieures des artères intercostales.

Chemin faisant, la thoracique inférieure abandonne de nombreux rameaux collatéraux aux ganglions de l'aisselle, aux muscles sous-scapulaire, grand dentelé, grand et petit pectoral, intercostaux, ainsi qu'à la glande mammaire et à la peau de la région antéro-latérale du thorax.

3° Artère scapulaire inférieure. — La scapulaire inférieure, la plus volumineuse des branches collatérales de l'axillaire, prend naissance au niveau du point où

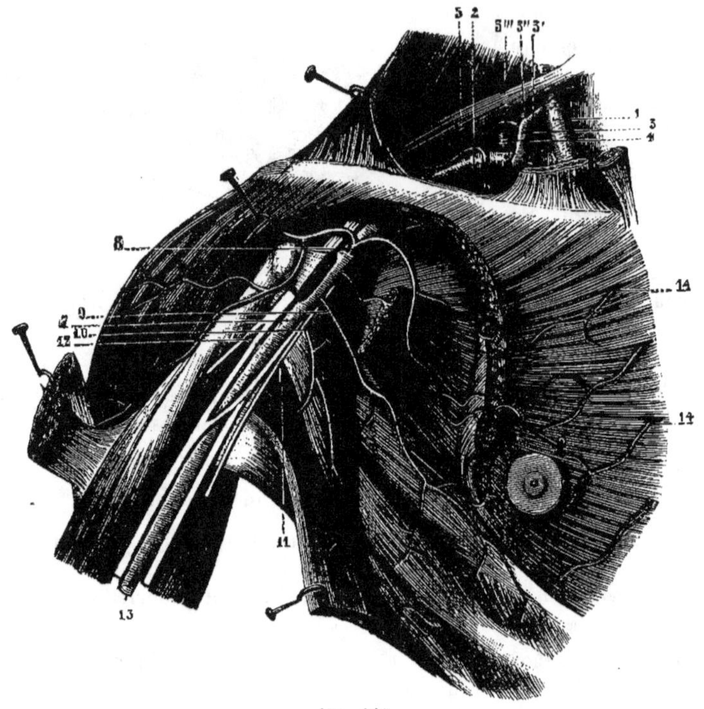

Fig. 124.

Artères sous-clavière et axillaire.

1, carotide interne. — 2, sous-clavière. — 3, tronc thyro-cervical, avec : 3', thyroïdienne inférieure ; 3", rameau cervical ascendant ; 3''', scapulaire postérieure. — 4, vertébrale. — 5, sus-scapulaire. — 6, intercostale supérieure. 7, axillaire. — 8, acromio-thoracique. — 9, mammaire externe. — 10, scapulaire inférieure. — 11, circonflexe postérieure. — 12, circonflexe antérieure. — 13, humérale. — 14, 14, rameaux antérieurs de la mammaire interne.

ce dernier vaisseau croise le bord inférieur du muscle sous-scapulaire. De là, elle se porte obliquement en bas et en dehors, fournit, dès son origine, quelques rameaux au muscle sous-scapulaire et se divise ensuite en deux branches terminales, l'une interne, l'autre externe :

a. La *branche interne* ou *thoracique* descend sur la partie latérale du thorax, entre le grand dentelé et le grand dorsal, et abandonne dans son trajet de nombreux rameaux à ces deux muscles. Quelques-unes de ses divisions se portent constamment au muscle grand rond et à la peau.

b. La *branche externe* ou *scapulaire*, oblique en bas et en arrière, s'engage dans le triangle que limitent le petit rond, le grand rond et la longue portion du triceps (fig. 112,3) et se partage immédiatement après, sur le bord axillaire de l'omoplate, en trois rameaux : un *rameau antérieur*, qui se dirige vers le sous-scapulaire et se distribue à ce muscle ; un *rameau postérieur*, qui se porte en arrière et se ramifie à la face profonde du muscle sous-épineux, en s'anastomosant avec les branches sous-épineuses de la scapulaire supérieure ; un *rameau descendant*, qui longe de haut en bas le bord axillaire de l'omoplate jusqu'à l'angle inférieur de cet os, où il s'anastomose à la fois avec la branche interne que nous venons de décrire et avec les divisions terminales de la scapulaire postérieure (p. 155).

4° ARTÈRE CIRCONFLEXE ANTÉRIEURE. — L'artère circonflexe antérieure naît sur le côté externe de l'axillaire, au niveau du bord inférieur du muscle sous-scapulaire. Se portant horizontalement en dehors, elle se jette sur la partie antérieure du col chirurgical de l'humérus, au-dessous du coraco-brachial et de la courte portion du biceps. Elle abandonne quelques rameaux à ces deux muscles et se divise elle-même, en atteignant la coulisse bicipitale, en deux rameaux terminaux, l'un ascendant, l'autre externe :

a. Le *rameau ascendant* remonte dans la coulisse bicipitale avec le tendon de la longue portion du biceps et s'épuise, après un trajet naturellement très court, dans la tête de l'humérus et dans la capsule articulaire.

b. Le *rameau externe*, continuant le trajet de la circonflexe antérieure, s'engage profondément au-dessous du deltoïde et se perd dans ce muscle. Il s'anastomose constamment avec l'artère suivante.

5° ARTÈRE CIRCONFLEXE POSTÉRIEURE. — L'artère circonflexe postérieure se détache du côté postérieur de l'axillaire, au même niveau que la précédente. Se portant obliquement en dehors et en arrière avec le nerf circonflexe, elle traverse l'espace quadrilatère (fig. 122,7) que forment la longue portion du triceps en dedans, l'humérus en dehors, le petit rond en haut, le grand rond en bas. Elle arrive ainsi à la face profonde du deltoïde et se ramifie dans ce muscle, en s'anastomosant, comme nous l'avons vu plus haut, avec le rameau externe de la circonflexe antérieure.

Dans ce trajet, l'artère circonflexe postérieure est directement appliquée contre le col chirurgical de l'humérus, autour duquel elle décrit environ les trois quarts d'un cercle. Avant de se terminer dans la masse deltoïdienne, elle fournit de nombreux rameaux collatéraux pour les muscles qui l'avoisinent, le grand rond, le petit rond et la longue portion du triceps. Quelques-unes de ses divisions, enfin, se rendent à l'articulation de l'épaule et aux téguments.

RÉSUMÉ DE L'AXILLAIRE

5 branches collatérales.

1° Acromio-thoracique		r. externe ou acromial.
		r. interne ou thoracique.
2° Thoracique inférieure ou mammaire externe. . .		r. musculaires.
		r. mammaires.
		r. cutanés.
3° Scapulaire inférieure. . .	*br. collatérales* . . .	r. musculaires.
	br. terminales . . .	r. interne ou thoracique.
		r. externe ou scapulaire.
4° Circonflexe antérieure. .	*br. collatérales* . . .	r. musculaires.
	br. terminales . .	r. ascendant.
		r. externe.
5° Circonflexe postérieure. .	*br. collatérales* . . .	r. musculaires.
		r. articulaires.
		r. cutané.
	br. terminales	r. deltoïdiens.

Variétés. — Assez fréquemment, l'artère axillaire abandonne une grosse branche, espèce de tronc commun d'où partent ses branches collatérales ou un nombre plus ou moins considérable de ces branches ; on observe, à ce sujet, les combinaisons les plus variées. — De l'axillaire se détache parfois une des branches destinées à l'avant-bras, la radiale le plus souvent, plus rarement la cubitale, exceptionnellement une interosseuse, une artère du nerf médian ou un *vas aberrans*. — Anormalement, on a vu naître de l'axillaire des branches qui émanent d'ordinaire des troncs voisins ; telles sont : la mammaire interne, la scapulaire supérieure, la scapulaire postérieure, l'humérale profonde.

La *circonflexe antérieure* peut être double. — Il en est de même de la *circonflexe postérieure*. — L'une et l'autre naissent parfois d'un tronc commun. — Il n'est pas très rare de voir la circonflexe postérieure fournir l'humérale profonde ou quelques-unes des branches de la sous-scapulaire.

La *mammaire externe* peut être accompagnée d'une artère accessoire. — Dans un cas de HENLE, elle donnait naissance à la cubitale.

La *sous-scapulaire* est souvent double. — Elle fournit assez fréquemment la mammaire externe, la circonflexe postérieure, l'humérale profonde.

§ VIII. — ARTÈRE HUMÉRALE

ET SES BRANCHES

L'artère humérale (fig. 127,1), qui continue directement l'axillaire, s'étend du bord inférieur du grand pectoral au pli du coude, où elle se bifurque en deux branches terminales : l'une *externe* ou *artère radiale*, l'autre *interne* ou *artère cubitale*.

1° Situation et direction. — Sensiblement rectiligne dans la plus grande partie de son étendue, elle descend verticalement sur le côté interne du bras. Ce n'est qu'à sa partie inférieure qu'elle s'infléchit légèrement en dehors, pour venir occuper, à la région du coude, la ligne axiale du membre.

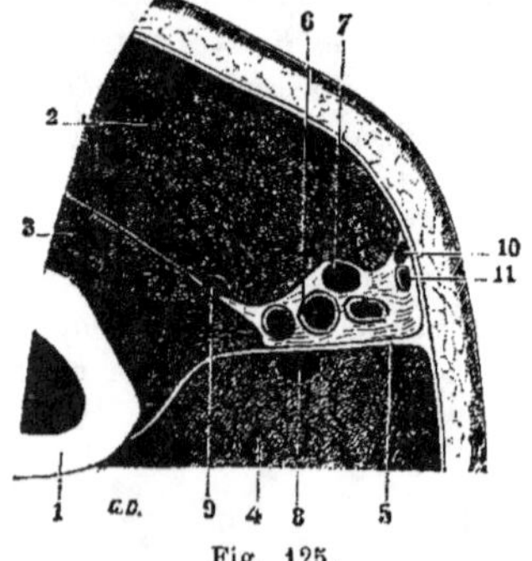

Fig. 125.

L'artère humérale, vue sur une coupe transversale passant par la partie moyenne du bras.

1, humérus. — 2, biceps — 3, brachial antérieur — 4, vaste interne. — 5, cloison intermusculaire interne. — 6, artère et veines humérales. — 7, nerf médian. — 8, nerf cubital. — 9, nerf musculo-cutané. — 10, brachial cutané interne, encore placé sous l'aponévrose. — 11, veine basilique.

2° Rapports généraux. — Dans ce trajet, l'artère humérale nous présente les rapports suivants :

a. *Au bras* (fig. 125,6), elle est recouverte, en avant, par le coraco-brachial d'abord et, plus bas, par le bord interne du biceps, son muscle satellite. — Elle repose, en arrière, sur le vaste interne supérieurement et, inférieurement, sur le brachial antérieur. — En dedans, elle répond à l'aponévrose et à la peau. — En dehors, elle longe d'abord le coraco-brachial et répond, au-dessous de ce muscle, à l'interstice celluleux qui sépare le biceps du brachial antérieur.

b. *Au coude* (fig. 126,8), elle est en rapport : en avant, avec l'expansion aponévrotique du biceps qui la croise obliquement ; en arrière, avec le brachial antérieur ; en dedans, avec le faisceau coronoïdien du rond pronateur ; en dehors, avec le tendon du biceps.

3° Rapports avec les nerfs. — L'artère humérale est accompagnée de deux veines, l'une interne, l'autre externe, réunies de loin en loin par des anastomoses transversales. Elle présente, en outre, quelques rapports importants avec les quatre nerfs suivants : brachial cutané interne, radial, cubital et médian. — Le *brachial cutané interne* longe primitivement le côté antéro-interne de l'humérale, puis, abandonnant l'artère, il perfore l'aponévrose pour devenir sous-cutané. — Le *radial*, situé à son origine derrière l'artère, s'en sépare bientôt pour gagner en dehors la gouttière de torsion de l'humérus. — Le *cubital* longe tout d'abord le côté interne de l'humérale, mais il s'en sépare, dès le tiers supérieur du bras, pour gagner la loge musculaire postérieure : il sera désormais séparé du vaisseau par l'aponévrose intermusculaire interne. — Quant au *nerf médian*, il est situé tout d'abord en dehors de l'humérale. Puis, il la croise en X, en passant le plus souvent au-devant d'elle, et vient alors se placer sur son côté interne. Au niveau du coude (fig. 126), le nerf et le vaisseau sont séparés l'un de l'autre par un petit triangle à sommet supérieur, de la base duquel s'échappe le faisceau coronoïdien du rond pronateur.

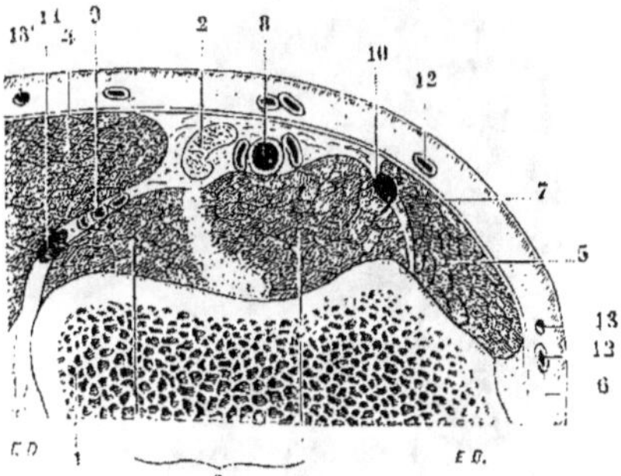

4° Distribution. — L'artère humérale fournit, au cours de son trajet, de nombreuses branches collatérales, savoir :

Fig. 126.

L'artère humérale, vue sur une coupe transversale passant par le pli du coude (côté droit, segment supérieur de la coupe).

1, humérus. — 2, tendon du biceps. — 3, brachial antérieur. — 4, long supinateur. — 5, rond pronateur. — 6, tendon des muscles sus-épitrochléens. — 7, aponévrose superficielle. — 8, artère humérale et ses veines. — 9, récurrente radiale antérieure. — 10, nerf médian. — 11, nerf radial. — 12, 12', veines superficielles. — 13, 13', nerfs superficiels.

des rameaux musculaires, l'artère nourricière de l'humérus, la collatérale externe, la collatérale interne supérieure et la collatérale interne inférieure.

1° RAMEAUX MUSCULAIRES. — Ils naissent sur le côté externe de l'artère à des hauteurs diverses, se portent en dehors et se distribuent successivement au deltoïde, au coraco-brachial, aux deux portions du biceps et au brachial antérieur. Ces rameaux musculaires, fort variables en nombre, en volume et en direction, n'ont reçu aucun nom. Il en est un, cependant, qui est à peu près constant et qui acquiert parfois des dimensions considérables : il se détache de l'humérale vers le milieu du bras et, sous le nom d'*artère bicipitale*, vient se distribuer à la courte et à la longue portion du biceps.

2° ARTÈRE NOURRICIÈRE DE L'HUMÉRUS. — L'artère nourricière est une branche fort grêle, qui se détache de l'humérale (souvent d'une collatérale) au tiers supérieur ou à la partie moyenne du bras et s'engage dans le canal nourricier de l'humérus, tout près de l'insertion inférieure du coraco-brachial.

3° COLLATÉRALE EXTERNE OU HUMÉRALE PROFONDE. — C'est la branche la plus volumineuse de l'humérale. Elle s'en détache au niveau du bord inférieur du grand rond et se jette immédiatement après dans la gouttière de torsion de l'humérus, qu'elle parcourt dans toute son étendue en compagnie du nerf radial. Elle abandonne dans son trajet de nombreux rameaux aux trois portions du triceps et se partage, un peu au-dessus de l'épicondyle, en deux rameaux terminaux, l'un antérieur, l'autre postérieur :

a. Le rameau antérieur suit le nerf radial. Comme lui, il chemine à la partie antérieure du coude, entre le brachial antérieur, qui est en dedans, et les muscles épicondyliens, qui sont en dehors. Il s'anastomose, en avant de l'articulation huméro-radiale, avec la récurrente radiale antérieure, branche de l'artère radiale.

b. Le *rameau postérieur*, restant en arrière de la cloison intermusculaire

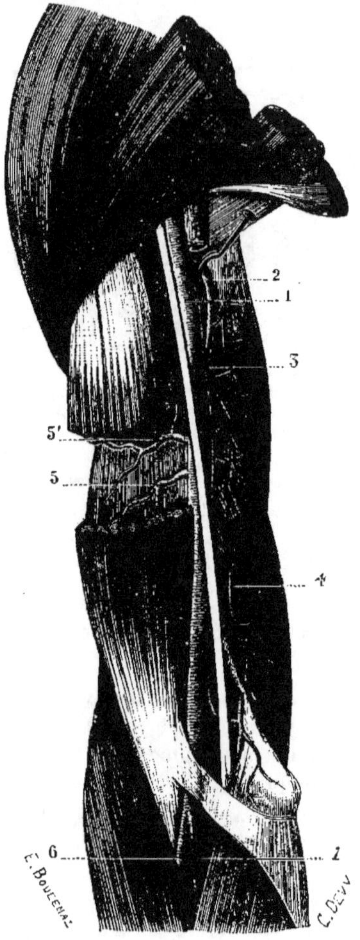

Fig. 127.

Artères du bras, vue antérieure.

1, artère humérale. — 2, humérale profonde ou collatérale externe. — 3. collatérale interne supérieure ou artère superficielle du vaste interne. — 4, collatérale interne inférieure. — 5, 5', rameaux musculaires. — 6, artère radiale. — 7, artère cubitale.

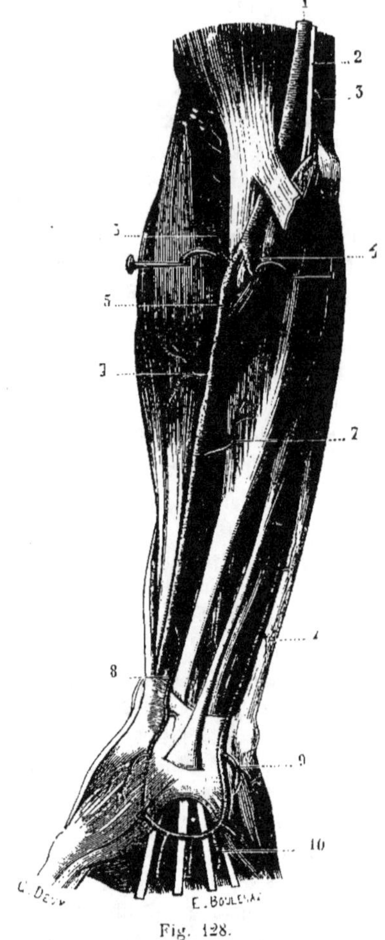

Fig. 128.

Artères de l'avant-bras, vue antérieure.

1. artère humérale. — 2, nerf médian. — 3, collatérale interne inférieure. — 4, cubitale. — 5. radiale. — 6, récurrente radiale antérieure. — 7, 7, 7, rameaux musculaires. — 8, radio-palmaire. — 9, cubito-palmaire. — 10, arcade palmaire superficielle et ses branches digitales.

externe, descend sur la face postérieure de l'épicondyle, où il s'anastomose de même (fig. 129,B) avec la récurrente radiale postérieure, branche de l'interosseuse postérieure. Il s'anastomose aussi, dans la plupart des cas, comme nous le verrons plus bas, avec l'artère collatérale interne inférieure.

Ces deux rameaux de l'humérale profonde s'épuisent dans les muscles voisins, dans le périoste et l'os.

4° Collatérale interne supérieure. — Cette artère, appelée encore *artère superficielle du vaste interne*, naît, comme la précédente, à la partie supérieure du bras. Oblique en bas et en dedans, elle traverse d'avant en arrière la cloison intermusculaire interne en compagnie du nerf cubital et descend vers la région du coude, en longeant le vaste interne. Chemin faisant, elle abandonne plusieurs

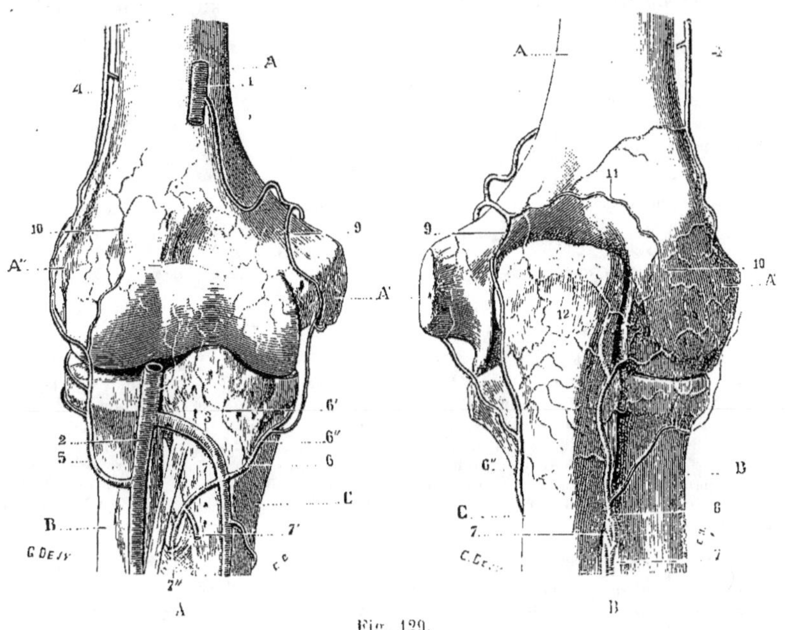

Fig. 129.

Artères de l'articulation du coude : A, vue antérieure ; B, vue postérieure.

A. humérus, avec : A', épitrochlée ; A'', épicondyle. — B. radius. — C. cubitus. — 1. humérale. — 2. radiale. — 3. cubitale. — 4, humérale profonde. — 5. récurrente radiale antérieure. — 6, tronc des récurrentes cubitales, avec : 6'. récurrente cubitale antérieure ; 6''. récurrente cubitale postérieure. — 7. tronc des interosseuses, avec : 7' interosseuse antérieure ; 7'', interosseuse postérieure. — 8. récurrente radiale postérieure. — 9. cercle péri-épitrochléen. — 10, cercle péri-épicondylien. — 11. anastomose sus olécranienne. — 12, anastomose rétro-olécranienne.

rameaux à ce muscle et vient s'anastomoser, sur le côté interne du coude, avec la récurrente cubitale postérieure.

5° Collatérale interne inférieure. — Moins considérable que la collatérale externe, la collatérale interne inférieure se sépare de l'humérale à deux ou trois travers de doigt au-dessus du pli du coude. Elle se porte obliquement en bas et en dedans, passe en arrière du médian et se divise, un peu au-dessus de l'épitrochlée, en deux rameaux, l'un antérieur, l'autre postérieur :

a. Le *rameau antérieur* se porte en avant de l'épitrochlée et s'anastomose avec la récurrente cubitale antérieure, branche de la cubitale.

b. Le *rameau postérieur*, qui naît parfois isolément de l'humérale, descend en arrière de l'épitrochlée et s'anastomose, de même, avec les divisions de la récurrente cubitale postérieure, branche de la cubitale. De ce rameau postérieur se détache ordinairement une artère, parfois assez volumineuse (fig. 129,11), qui se porte transversalement en dehors entre le triceps et la face postérieure de l'humérus et vient s'anastomoser, dans la région de l'épicondyle, soit avec l'humérale profonde, soit avec la récurrente radiale postérieure. Cette anastomose transversale jetée entre la première et la dernière collatérale de l'humérale, longe le rebord supérieur de la fosse olécranienne et nous la désignerons, pour cette raison, sous le nom d'*anastomose sus-olécranienne* du coude.

Comme pour la collatérale externe, les deux rameaux terminaux de la collatérale interne inférieure se distribuent aux muscles voisins, au périoste et à l'os.

RÉSUMÉ DE L'HUMÉRALE

5 branches collatérales.

1° Rameaux musculaires, pour	deltoïde. coraco-brachial. biceps. brachial antérieur.
2° Artère nourricière, pour.	humérus.
3° Collatérale externe	r. antérieur. r. postérieur.
4° Collatérale interne supérieure, pour.	vaste interne.
5° Collatérale interne supérieure.	r. antérieur. r. postérieur.

Variétés. — On donne le nom d'*artères aberrantes* (*vasa aberrantia*) à des artères généralement longues et grêles, qui, partant soit de l'axillaire, soit de l'humérale, se dirigent vers le coude et viennent se terminer dans l'humérale elle-même (disposition très rare) ou dans l'une de ses branches (disposition la plus fréquente). C'est dans la radiale ou dans la récurrente radiale antérieure qu'elles s'ouvrent dans la plupart des cas. Sur 33 cas, relevés par GIACOMINI, 28 appartiennent à la radiale, 5 seulement à la cubitale. — J'ai vu, sur le côté gauche d'un sujet, un vas aberrans, parti de l'axillaire, venir se terminer dans l'artère du nerf médian, à la partie inférieure du bras. — Dans un autre cas, je l'ai vu descendre plus bas encore et se terminer dans l'arcade palmaire superficielle.

L'artère humérale peut se bifurquer au-dessous du pli du coude; mais ces cas de *division abaissée* ou *tardive* sont fort rares. — Par contre, on voit assez fréquemment (une fois sur huit à dix sujets) l'artère humérale se bifurquer au-dessus du coude. Cette division, dite *élevée* ou *prématurée*, s'effectue le plus souvent dans le tiers supérieur du bras; mais on la rencontre aussi, quoique plus rarement, soit dans le tiers moyen, soit dans le tiers inférieur. Nous avons déjà vu (p. 145) que cette division peut remonter jusque dans l'aisselle et même jusqu'au cou.

La *division prématurée* de l'humérale, quel que soit le niveau où elle s'effectue, donne lieu, dans la plupart des cas, à l'une des cinq modalités suivantes :

Première modalité : Division de l'humérale en	a. radiale. b. tronc cubito-interosseux.
Deuxième modalité : Division de l'humérale en	a. cubitale. b. tronc radio-interosseux.
Troisième modalité : Division de l'humérale en	a. interosseuse ou médiane. b. tronc radio-cubital.
Quatrième modalité : Division de l'humérale en	a. radiale. b. cubitale. c. interosseuse.
Cinquième modalité : Division de l'humérale en	a. une artère aberrante. b. artère humérale ordinaire.

L'anomalie en question est le plus souvent unilatérale. Sur 61 cas observés par QUAIN, elle siégeait 43 fois d'un seul côté et 18 fois des deux côtés : 5 fois avec la même modalité, 13 fois avec une modalité différente à droite et à gauche.

Le volume, la longueur, le trajet et la distribution des artères ainsi prématurément séparées présentent des variantes fort nombreuses, qu'il nous est impossible même de résumer dans un livre classique. Nous nous contenterons de signaler qu'elles suivent d'ordinaire la même direction que le tronc principal et qu'arrivées au coude, elles deviennent souvent *superficielles*, c'est-à-dire qu'elles cheminent le long de l'avant-bras, soit entre les muscles et l'aponévrose, soit entre cette dernière et la peau. Nous ferons remarquer aussi que l'artère radiale est placée bien souvent, dans son trajet brachial, en dedans de la cubitale et, par conséquent, qu'elle croise cette dernière, au coude ou plus haut, pour gagner le côté externe de l'avant-bras.

Quelques anatomistes, HENLE et KRAUSE entre autres, expliquent la division prématurée de l'humérale, par ce fait embryogénique que le vaisseau ne s'est pas allongé, au cours de son développement, dans les mêmes proportions que le bras. Une pareille assertion aurait besoin d'être démontrée.

Lorsqu'il existe une apophyse sus-épitrochléenne (t. I, p. 267), on voit partir de son sommet un ligament, qui va s'insérer d'autre part sur l'épitrochlée. Ainsi se trouve constitué un anneau ou même un canal ostéo-fibreux, le *canal sus-épitrochléen*, limité : en haut, par l'apophyse en question ; en avant, par le ligament qui en part et sur lequel viennent s'insérer les faisceaux supérieurs du rond pronateur ; en arrière, par le brachial antérieur et la cloison intermusculaire interne. Dans ce canal, homologue du canal osseux *canal huméral*) d'un grand nombre de mammifères, passe le nerf médian et presque toujours aussi une artère, l'humérale ou la cubitale. J'ai observé tout récemment un cas dans lequel l'artère humérale tout entière traversait le canal sus-épitrochléen et abandonnait, à la partie supérieure du bras, une artère aberrante et sous-cutanée, qui venait se jeter dans l'arcade palmaire superficielle. La figure 130 nous représente de même une artère aberrante aboutissant à la radiale. Le plus souvent, dans le cas d'une apophyse sus-épitrochléenne, l'artère humérale ou l'une de ses branches, la cubitale, est recouverte par le muscle rond pronateur : cette disposition, on le conçoit, peut créer des difficultés sérieuses pour la ligature de l'humérale au pli du coude (voyez, à ce sujet, TESTUT, *L'apophyse sus-épitrochléenne chez l'homme, vingt-deux observations nouvelles*, in Journ. internat. d'Anatomie, 1889 ; DE MÊME, *L'apophyse sus-épitrochléenne, considérée au point de vue chirurgical*, in Bull. de la Soc. de chirurgie, 1889, et Lyon médical, 1892).

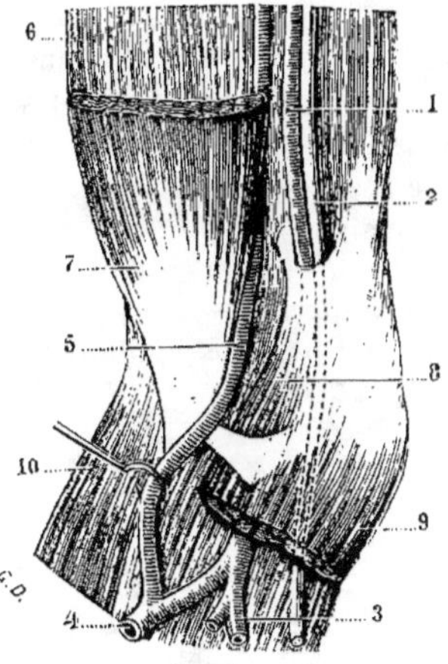

Fig. 130.

Apophyse sus-épitrochléenne.

1, artère humérale. — 2, nerf médian. — 3, artère cubitale. — 4, artère radiale. — 5, gros vas aberrans se rendant à la radiale. — 6, brachial antérieur. — 7, biceps. — 8, carré pronateur. — 9, autres muscles épitrochléens. — 10, long supinateur. — 11, apophyse sus-épitrochléenne.

§ IX. — ARTÈRES RADIALE ET CUBITALE

ET LEURS BRANCHES

La bifurcation de l'artère humérale s'effectue un peu au-dessous de l'interligne articulaire du coude, quelquefois au niveau même de cet interligne, plus rarement au-dessus. Les deux branches qui résultent de cette bifurcation, *l'artère radiale* et *l'artère cubitale*, descendent à la face antérieure de l'avant-bras, arrivent à la main et forment à la région palmaire, en s'anastomosant par inosculation, deux arcades importantes, que l'on désigne, en raison même de leur situation, sous le nom d'*arcades palmaires*.

Nous décrirons successivement :

1° *L'artère radiale* ;
2° *L'artère cubitale* ;
3° Les *arcades palmaires*.

A. — ARTÈRE RADIALE

Branche de bifurcation externe de l'humérale, qu'elle semble continuer, l'artère radiale (fig. 128, 132 et 134) s'étend du milieu du pli du coude à la partie profonde de la paume de la main.

1° Direction. — L'artère radiale se porte d'abord obliquement en bas et en dehors ; puis, après un très court trajet, elle devient à peu près verticale et descend ainsi jusqu'à l'apophyse styloïde du radius. Jusque-là, elle est pour ainsi dire rectiligne et sa direction est assez bien indiquée par une ligne droite qui réunirait le milieu du pli du coude au côté interne de l'apophyse styloïde du radius. Arrivée à cette apophyse, l'artère radiale, obliquant à la fois en bas, en arrière et en dedans, contourne le sommet de cette apophyse et gagne l'extrémité supérieure du premier espace interrosseux. Elle traverse alors d'arrière en avant le premier muscle interosseux dorsal et débouche à la région palmaire, où elle s'anastomose avec la cubito-palmaire, branche de la cubitale, pour constituer l'arcade palmaire profonde.

2° Rapports. — Au point de vue de ses rapports, il convient de diviser la radiale en deux portions : une portion antibrachiale et une portion carpienne. Nous laissons de côté pour le moment sa portion palmaire que nous étudierons à part à propos des arcades :

a. *A l'avant-bras*, la radiale chemine dans une gouttière verticale que lui forment, en dehors le long supinateur, en dedans le rond pronateur d'abord, puis le grand palmaire. Elle répond, en arrière, à la face antérieure du radius, dont la séparent successivement le court supinateur, le rond pronateur, le fléchisseur commun superficiel des doigts, le fléchisseur propre du pouce et le carré pronateur. Elle est recouverte, en avant, par le bord antérieur du long supinateur dans son tiers supérieur et, dans ses deux tiers inférieurs, par l'aponévrose et la peau. La branche antérieure du nerf radial, qui lui est accolée à la partie moyenne de l'avant-bras, occupe son côté externe.

b. *Au poignet* (fig. 132 et 133), l'artère s'applique successivement contre le ligament latéral externe de l'articulation radio-carpienne et contre la face dorsale des deux premiers os du carpe, le scaphoïde et le trapèze. Elle traverse obliquement la partie

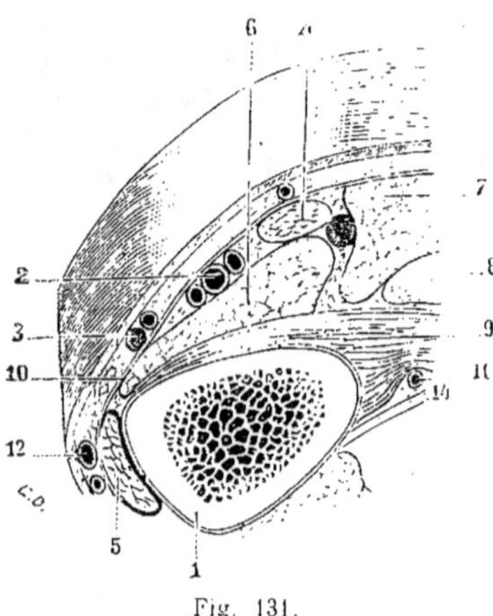

Fig. 131.

Rapports de la radiale, vue sur une coupe transversale passant par le tiers inférieur de l'avant-bras (côté droit, segment supérieur de la coupe).

1, radius. — 2, artère radiale avec ses deux veines. — 3, nerf radial. — 4, tendon du grand palmaire. — 5, tendon du long supinateur, avec sa synoviale. — 6, fléchisseur propre du pouce. — 7, fléchisseur commun superficiel des doigts. — 8, fléchisseur commun profond. — 9, carré pronateur, avec son aponévrose. — 10, aponévrose antibrachiale. — 11, artère interosseuse antérieure. — 12, veines radiales superficielles. — 13, nerf médian. — 14, ligament interosseux.

inférieure de la tabatière anatomique (t. I, p. 897), en passant successivement au-dessous des trois tendons (long abducteur, court extenseur et long extenseur du pouce) qui délimitent cette région.

3° Distribution. — Dans son long parcours du pli du coude à l'extrémité supérieure du premier espace interosseux, l'artère radiale émet de nombreuses branches, qui sont, en allant de haut en bas : la récurrente radiale antérieure, des branches musculaires, la transverse antérieure du carpe, la radio-palmaire, la dorsale du pouce, la dorsale du carpe, l'interosseuse dorsale du deuxième espace et, enfin, l'interosseuse du premier espace. De ces diverses branches, les quatre premières naissent de la portion antibrachiale de la radiale, les quatre autres se détachent de sa portion carpienne :

1° RÉCURRENTE RADIALE ANTÉRIEURE. — Cette artère naît de la radiale, immédiatement après son origine. Oblique en haut et en dehors, elle remonte entre le long supinateur et le brachial antérieur et s'anastomose, en avant de l'épicondyle, avec la branche de bifurcation antérieure de la collatérale externe, branche de l'humérale. Elle fournit, dans son trajet, de nombreux rameaux, qui se perdent dans les muscles de la région externe de l'avant-bras.

2° RAMEAUX MUSCULAIRES. — En descendant à la face antérieure de l'avant-bras, l'artère radiale abandonne un grand nombre de petits rameaux sans nom, qui se perdent dans les muscles voisins.

3° TRANSVERSE ANTÉRIEURE DU CARPE. — On donne ce nom à une petite artère qui se dirige transversalement en dedans, le long du bord inférieur du carré pronateur. Elle s'anastomose, sur la ligne axiale du membre, avec une branche analogue provenant de la cubitale.

4° RADIO-PALMAIRE. — La radio-palmaire se sépare de la radiale au niveau de l'apophyse styloïde. Elle descend ensuite verticalement en bas, passe au-devant du ligament annulaire antérieur du carpe, traverse les insertions supérieures du court abducteur du pouce, auquel elle abandonne quelques rameaux. et vient se réunir, à la paume de la main, avec la terminaison de la cubitale, pour constituer l'arcade palmaire superficielle. La radio-palmaire est d'un volume très variable. Très fréquemment, on la voit, plus petite que d'habitude, s'épuiser dans les muscles de l'éminence thénar sans contracter alors aucune anastomose avec la cubitale : l'arcade, dans ce cas, n'existe pas.

5° DORSALE DU POUCE. — La dorsale du pouce naît de la radiale à son passage dans la tabatière anatomique. Elle descend ensuite sur la face postérieure du premier métacarpien d'abord, puis sur la première phalange du pouce. Chemin faisant, elle s'épuise en rameaux cutanés, périostiques et osseux.

6° DORSALE DU CARPE. — La dorsale du carpe se sépare également de la radiale au niveau de la tabatière anatomique. De là, elle se dirige transversalement en

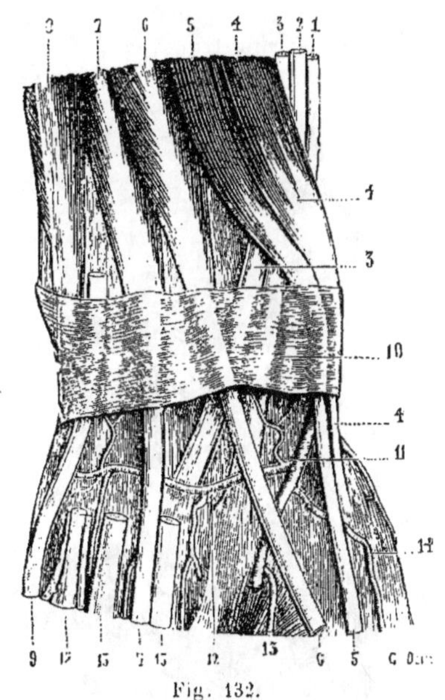

Fig. 132.

Rapports de la radiale dans la tabatière anatomique.

1, long supinateur. — 2, 3, premier et deuxième radial externe. — 4, long abducteur du pouce. — 5, court extenseur du pouce. — 6, long extenseur du pouce. — 7, extenseur propre de l'index. — 8, cubital postérieur. — 9, extenseur propre du petit doigt. — 10, ligament annulaire postérieur du carpe. — 11, artère radiale, fournissant : 12, l'artère dorsale du carpe ; 13, la première interosseuse dorsale. — 14, artère dorsale du pouce. — 15, tendons des extenseurs.

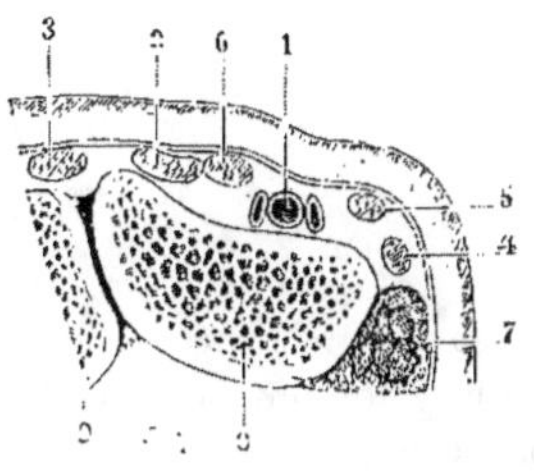

Fig. 133.

L'artère radiale, vue sur une coupe transversale passant par la tabatière anatomique (côté droit, segment supérieur de la coupe).

1, artère radiale. — 2, premier radial externe. — 3, deuxième radial externe. — 4, long abducteur du pouce. — 5, court extenseur du pouce. 6, long extenseur du pouce. — 7, court abducteur du pouce. — 8, trapèze. — 9, trapézoïde.

dedans, en suivant la face dorsale du carpe, et se réunit, dans le voisinage du bord interne de la main, avec une branche de la cubitale. De cette union résulte une arcade transversale à concavité dirigée en haut, c'est *l'arcade dorsale de la main*. Cette arcade fournit deux ordres de rameaux, des rameaux ascendants et des rameaux descendants :

a. Les *rameaux ascendants*, très nombreux et très grêles, se portent en haut vers la face postérieure de l'articulation du poignet et s'anastomosent avec l'une des divisions de l'interosseuse antérieure, branche de la cubitale (voy. plus loin, p. 171).

b. Les *rameaux descendants*, au nombre de deux ou trois, se portent en bas dans les deux ou trois derniers espaces interosseux, qu'ils parcourent dans toute leur étendue, en prenant le nom d'*artères interosseuses dorsales*. Chacune de ces artères s'anastomose, à l'extrémité supérieure de l'espace interosseux qui la loge, soit avec l'arcade palmaire profonde, soit avec l'interosseuse palmaire correspondante : ces anastomoses se font à l'aide de rameaux très courts, qui traversent en sens sagittal les muscles interosseux et sont appelés pour cette raison *artères perforantes*. Après avoir fourni quelques artérioles à la région métacarpienne, les interosseuses dorsales se terminent en fins rameaux sur la face dorsale des doigts. Quelquefois, cependant, on les voit se bifurquer et donner naissance à deux petits troncs, qui, sous le nom de *collatérales dorsales*, descendent sur les côtés des doigts jusqu'à la deuxième ou même la troisième phalange.

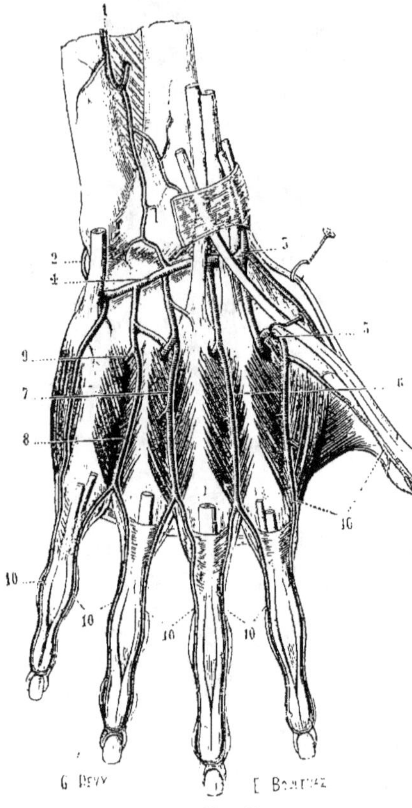

Fig. 131.

Artères de la face dorsale de la main.

1, interosseuse postérieure. — 2, cubito-dorsale. — 3, radiale. — 4, dorsale du carpe. — 5, 6, 7, 8, première, deuxième, troisième et quatrième interosseuses dorsales. — 9, une des perforantes. — 10, collatérales dorsales des doigts.

7° Interosseuse du deuxième espace. — Cette artère, qui naît très souvent de la précédente, descend verticalement dans le deuxième espace interosseux. Elle présente tous les caractères des artères interosseuses dorsales, telles que nous venons de les décrire. C'est improprement que quelques auteurs la désignent encore sous le nom de *dorsale du métacarpe*.

8° Interosseuse du premier espace. — L'interosseuse du premier espace se sépare de la radiale au moment où cette artère va traverser le premier espace interosseux pour devenir palmaire. Elle est quelquefois très volumineuse. Analogue à la précédente, elle chemine le long du premier espace interosseux et s'anastomose largement, à l'extrémité inférieure de celui-ci, avec l'interosseuse palmaire, qui fournit en se bifurquant la *collatérale externe de l'index* et la *collatérale interne du pouce*. Bien souvent encore, ces deux collatérales proviennent directement de l'interosseuse postérieure et, dans ce cas, l'interosseuse antérieure est naturellement fort réduite.

RÉSUMÉ DE LA RADIALE

a'. *Br. collatérales.*	Portion antibrachiale . . .	1° Récurrente radiale antérieure.
		2° Rameaux musculaires.
		3° Transverse antérieure du carpe.
		4° Radio-palmaire.
	Portion carpienne	5° Dorsale du pouce.
		6° Dorsale du carpe.
		7° Interosseuse du deuxième espace.
		8° Interosseuse du premier espace.
b'. *Br. terminale*		*Contribue à former l'arcade palmaire profonde.*

Variétés. — La radiale naît rarement au-dessous du coude (*origine abaissée*) ; par contre, elle naît assez fréquemment au-dessus du coude (*origine élevée*), soit au bras, soit dans l'aisselle, soit même au cou. — Dans ce dernier cas, elle suit très souvent, à l'avant-bras, un trajet superficiel. — Elle traverse parfois d'arrière en avant l'expansion aponévrotique du biceps. — On l'a vue (LANGER) passer à la face profonde du biceps pour gagner le bord externe de ce muscle ; j'ai observé (*Journ. internat. d'Anatomie*, 1889) une disposition semblable dans un cas d'apophyse susépitrochléenne : la radiale suivait le nerf musculo-cutané. — Au point de vue de son volume, elle peut être très grêle et s'arrêter au poignet. Elle peut même manquer entièrement : elle est suppléée, dans ce cas, soit par l'interosseuse antérieure, soit par la cubitale, ou bien encore par l'artère du nerf médian, qui est alors plus développée que d'habitude. — L'artère radiale, au poignet, peut passer au-dessus des muscles du long abducteur et extenseur du pouce. — Elle peut aussi traverser le deuxième espace interosseux pour gagner la région palmaire.

La *récurrente radiale antérieure* peut provenir de l'humérale, de la cubitale, de l'interosseuse. — Elle est assez souvent constituée par plusieurs rameaux séparés. — On l'a vue, plus développée que d'habitude, donner naissance à la récurrente radiale postérieure.

La *radio-palmaire* peut naître plus haut que d'habitude, dans le tiers moyen ou même dans le tiers supérieur de l'avant-bras. — Dans ce cas, ou bien les deux artères restent accolées et descendent côte à côte, ou bien la radiale gagne la région dorsale de l'avant-bras et, au lieu et place de la radiale, ne se trouve plus que la radio-palmaire. — La radio-palmaire peut être très grêle ou même faire entièrement défaut. — Par contre, elle peut, plus développée qu'elle ne l'est d'ordinaire, donner naissance à une ou deux artères digitales.

L'artère *dorsale du carpe* et l'*interosseuse du deuxième espace* peuvent être très grêles : elles sont suppléées, dans ce cas, soit par l'interosseuse postérieure du premier espace, soit par les perforantes venues de la région palmaire.

B. — ARTÈRE CUBITALE

Branche de bifurcation interne de l'humérale, l'artère cubitale (fig. 128 et 136) est habituellement un peu plus volumineuse que la radiale, dont elle se sépare à angle très aigu. Elle s'étend du milieu du pli du coude au côté interne de la région palmaire, où elle s'anastomose avec la radio-palmaire (p. 167), branche de la radiale, pour constituer l'arcade palmaire superficielle.

1° Direction. — Oblique en bas et en dedans dans la moitié supérieure de l'avant-bras, la cubitale affecte une direction sensiblement verticale dans tout le reste de son parcours, abstraction faite bien entendu de sa portion terminale, que nous étudierons à part avec les arcades artérielles de la paume de la main. Sa direction à l'avant-bras nous est assez bien indiquée par les deux lignes suivantes : 1° pour le tiers supérieur de l'artère, par une ligne oblique en bas et en dedans qui, du milieu du pli du coude, aboutirait au bord interne de l'avant-bras, à l'union de son tiers supérieur avec son tiers moyen ; 2° pour ses deux tiers inférieurs, par une ligne verticale, qui s'étendrait de la base de l'épitrochlée au côté externe du pisiforme.

2° Rapports généraux. — Au point de vue de ses rapports, il convient de diviser la cubitale en trois portions : une portion antibrachiale supérieure, une portion anti-brachiale inférieure, une portion carpienne.

a. *A la partie supérieure de l'avant-bras*, l'artère cubitale est profondément située au-dessous d'une épaisse couche musculaire, que constituent le rond pronateur, le grand palmaire, le petit palmaire et le fléchisseur commun superficiel des doigts. Elle repose, en arrière, sur le brachial antérieur d'abord, puis sur le fléchisseur commun des doigts.

b. *A la partie inférieure de l'avant-bras*, elle se dégage de la face profonde des muscles épitrochléens pour devenir relativement superficielle. Elle chemine alors (fig. 135,2) entre le tendon du cubital antérieur, qui est en dedans (et qui la recouvre en partie), et celui du fléchisseur commun superficiel des doigts, qui est en dehors. Elle repose, en arrière, sur le carré pronateur. En avant, elle n'est plus recouverte que par un double feuillet aponévrotique et la peau : de ces deux feuillets aponévrotiques, l'un, le feuillet superficiel, n'est autre que l'aponévrose d'enveloppe du membre ; l'autre, le feuillet profond, est formé par la couche celluleuse, plus ou moins épaissie à ce niveau, qui s'étale en avant du fléchisseur commun superficiel des doigts.

c. *Au poignet*, enfin, l'artère cubitale glisse en avant du ligament annulaire antérieur du carpe, en dehors du pisiforme, et descend à la paume de la main pour s'y anastomoser avec la radio-palmaire.

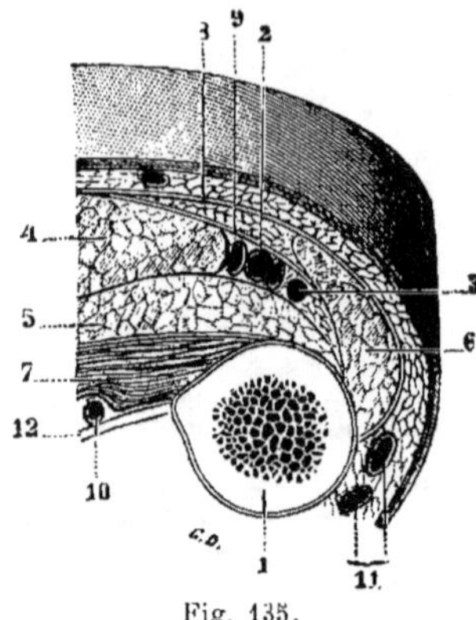

Fig. 135.

Rapports de la cubitale, vue sur une coupe transversale passant par le tiers inférieur de l'avant-bras (côté droit, segment supérieur de la coupe).

1, cubitus. — 2, artère cubitale avec ses deux veines. — 3, nerf cubital. — 4, fléchisseur commun superficiel des doigts. — 5, fléchisseur commun profond. — 6, cubital antérieur. — 7, carré pronateur avec son aponévrose. — 8, aponévrose superficielle. — 9, aponévrose profonde. — 10, artère interosseuse antérieure. — 11, veines cubitales superficielles. — 12, ligament interosseux.

3° Rapports avec les nerfs. — L'artère cubitale est accompagnée de deux veines satellites et présente, en outre, quelques rapports importants avec deux nerfs : le médian et le cubital. — Le *médian*, au pli du coude, est situé en dedans de la cubitale ; il la croise bientôt en X en passant au-devant d'elle et vient se placer en dehors, situation qu'il conserve jusqu'à la paume de la main. — Le *cubital*, situé également en dedans de la cubitale, est d'abord séparé de l'artère par toute la distance qui existe entre la gouttière épitrochléo-olécranienne et le milieu du pli du coude. Puis, il s'en rapproche peu à peu, au fur et à mesure qu'il descend, l'atteint un peu au-dessus de la partie moyenne de l'avant-bras, s'accole alors à son côté interne et ne la quitte plus.

4° Distribution. — L'artère cubitale émet dans son parcours de nombreuses branches collatérales, qui sont, en allant de haut en bas : le tronc des récurrentes cubitales, le tronc des interosseuses, des rameaux musculaires, la cubito-dorsale,

la transverse antérieure du carpe et la cubito-palmaire. Cette dernière seule se
détache de la région du poignet ; toutes les autres naissent à l'avant-bras.

1° TRONC DES RÉCURRENTES CUBITALES. — Le tronc des récurrentes cubitales
(fig. 136,5) naît de la partie postérieure de la cubitale, tout près de son origine. Il
se porte transversalement en dehors et se divise presque immédiatement après en
deux branches, l'une antérieure, l'autre postérieure :

a. La *récurrente cubitale antérieure* remonte obliquement en haut et en dedans,
entre le rond pronateur et le brachial antérieur. Elle abandonne de fins rameaux
à ces deux muscles et, comme nous l'avons
déjà vu à propos de l'humérale, vient s'anastomoser, à la face antérieure de l'épitrochlée,
avec le rameau antérieur de la collatérale
interne inférieure, branche de l'humérale.

b. La *récurrente cubitale postérieure*
chemine tout d'abord au-dessous du fléchisseur superficiel des doigts. Elle contourne
ensuite le cubitus, remonte alors le long de
la gouttière épitrochléo-olécranienne entre
les deux faisceaux d'origine du cubital antérieur et s'anastomose, en arrière de l'épitrochlée, avec le rameau postérieur de la
collatérale interne inférieure, avec la collatérale interne supérieure, et aussi avec la
récurrente radiale postérieure (fig. 129, B).
La récurrente cubitale postérieure se distribue principalement aux muscles qui l'avoisinent. Elle fournit, en outre, à la région
épitrochléo-olécranienne quelques rameaux
articulaires, périostiques et osseux.

2° TRONC DES INTEROSSEUSES. — Le tronc des
interosseuses naît également de la partie
postérieure de la cubitale un peu au-dessous
du tronc des récurrentes. Oblique en bas, en
dehors et en arrière, il gagne l'extrémité supérieure de l'espace interosseux et se partage
aussitôt en deux branches, l'interosseuse
antérieure et l'interosseuse postérieure :

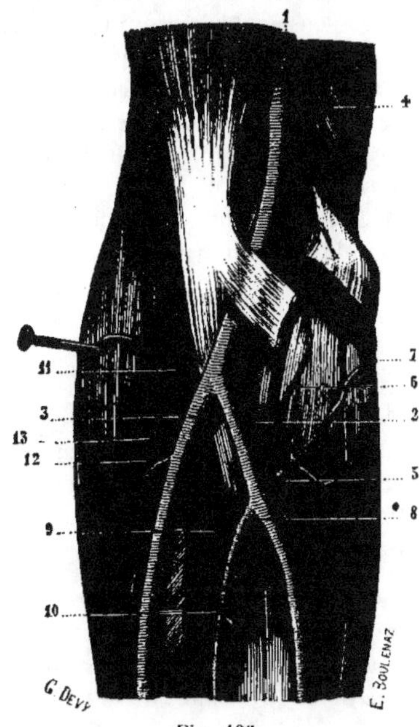

Fig. 136.

Artères du coude, face antérieure.

1, artère humérale. — 2, artère cubitale. — 3, artère radiale. — 4, collatérale interne inférieure. —
5, tronc des récurrentes cubitales. — 6, récurrente
cubitale antérieure. — 7, récurrente cubitale postérieure. — 8, tronc commun des interosseuses. —
9, interosseuse postérieure. — 10, interosseuse antérieure. — 11, récurrente radiale antérieure. —
12, 13, rameaux musculaires.

a. L'*artère interosseuse antérieure* descend verticalement dans l'interstice celluleux qui sépare le fléchisseur commun profond des doigts du fléchisseur propre
du pouce. Arrivée au niveau du carré pronateur, elle s'engage au-dessous de ce
muscle, perfore alors d'avant en arrière le ligament interosseux et se termine à la
région dorsale du poignet, en s'anastomosant avec les rameaux ascendants
p. 168) de l'artère dorsale du carpe, branche de la radiale. Au cours de son
trajet, l'artère interosseuse antérieure abandonne un nombre considérable de
rameaux, que nous pouvons, en raison de leur direction, diviser en quatre
groupes, savoir : 1° des *rameaux internes*, pour le fléchisseur commun profond
des doigts ; 2° des *rameaux externes*, pour le fléchisseur propre du pouce ; 3° des
rameaux postérieurs ou *perforants*, qui traversent à des hauteurs variables le

ligament interosseux, pour se perdre dans les muscles profonds de la région postérieure de l'avant-bras ; 4° des *rameaux antérieurs*, enfin, destinés au fléchisseur commun superficiel des doigts et au carré pronateur ; parmi ces rameaux antérieurs, il en est un qui se porte sur le médian et, sous le nom *d'artère du nerf médian*, accompagne ce nerf jusqu'au poignet.

b. L'*artère interosseuse postérieure* traverse immédiatement après son origine le ligament interosseux et débouche ainsi à la région postérieure de l'avant-bras. Elle descend alors, plus ou moins flexueuse, entre les muscles superficiels et les muscles profonds de la région et s'anastomose, un peu au-dessus du poignet, avec l'interosseuse antérieure, qui à ce niveau est devenue postérieure. Chemin faisant, l'interosseuse postérieure abandonne aux muscles qui l'avoisinent, et tout particulièrement aux muscles épicondyliens, de nombreux rameaux, dont le plus important est l'*artère récurrente radiale postérieure*. Cette artère (fig. 172,8), née de la partie la plus élevée de l'interosseuse, remonte obliquement en haut et en dehors entre l'anconé et le cubital postérieur et vient s'anastomoser, à la partie postérieure de l'épicondyle, avec le rameau postérieur de la collatérale externe ou humérale profonde (p. 162), branche de l'humérale.

3° RAMEAUX MUSCULAIRES. — Comme la radiale, la cubitale, en descendant à la face antérieure de l'avant-bras, abandonne un nombre considérable de petits rameaux sans nom, qui se distribuent aux muscles voisins.

4° CUBITO-DORSALE. — Cette branche, généralement très grêle, se détache de la cubitale à 4 ou 5 centimètres au-dessus du poignet. Oblique en bas, en dedans et en arrière, elle contourne le cubitus en passant au-dessous du tendon du cubital antérieur et vient se terminer sur le dos de la main, où elle s'anastomose avec la dorsale du carpe pour constituer l'*arcade artérielle dorsale* déjà décrite.

5° TRANSVERSE ANTÉRIEURE DU CARPE. — La transverse antérieure du carpe, également fort grêle, longe de dedans en dehors le bord inférieur du carré pronateur et s'anastomose, comme nous l'avons déjà vu, avec une branche analogue et de même nom, provenant de la radiale (p. 167).

6° CUBITO-PALMAIRE. — La cubito-palmaire se détache de la cubitale, au niveau du pisiforme. Immédiatement après son origine, elle plonge d'avant en arrière au milieu de la masse musculaire, qui constitue l'éminence hypothénar. Après avoir fourni quelques rameaux à l'adducteur, au court fléchisseur et à l'opposant du petit doigt, elle s'infléchit en dehors pour gagner la région interosseuse. Finalement, elle s'anastomose à plein canal avec la terminaison de la radiale, constituant ainsi avec ce dernier vaisseau l'*arcade palmaire profonde,* que nous allons maintenant décrire.

RÉSUMÉ DE LA CUBITALE

	1° Tronc des récurrentes cubitales.	récurrente cubitale antérieure. récurrente cubitale postérieure.	
a). *Br. collatérales.*	2° Tronc des interosseuses.	inteross. antérieure.	r. musculaires. art. du n. médian.
		inteross. postérieure.	r. musculaires. réc. rad. postérieure.
	3° Rameaux musculaires.		
	4° Cubito-dorsale.		
	5° Transverse antérieure du carpe.		
	6° Cubito-palmaire (*contribue à former l'arcade palmaire profonde*).		
b). *Br. terminale.*	*Contribue à former l'arcade palmaire superficielle.*		

Variétés. — Comme la radiale, la cubitale peut naître plus bas ou plus haut que d'habitude (*origine abaissée* ou *élevée*). — Dans le cas d'origine élevée, elle suit presque toujours à l'avant-bras un trajet superficiel ; quelquefois, cependant, elle passe au-dessous du petit palmaire. — J'ai vu, dans un cas, qui est peut-être unique, l'artère cubitale naître dans le quart inférieur du bras, traverser la cloison intermusculaire interne et passer avec le nerf cubital derrière l'épitrochlée. — Quand la cubitale est superficielle, ses branches collatérales proviennent de la radiale ou plutôt du tronc radio-interosseux. La cubitale peut être très grêle ; elle est suppléée, dans ce cas, par l'une ou l'autre des artères de l'avant-bras. — Je l'ai vue dans un cas s'arrêter au tiers inférieur de l'avant-bras. — Elle peut, enfin, faire complètement défaut (deux cas de Bousquet).

L'une ou l'autre des *récurrentes cubitales* peut naître directement de l'humérale.

Les deux *interosseuses* peuvent naître isolément. — Leur tronc se détache parfois de l'humérale. — On a vu, dans un cas, l'interosseuse se bifurquer au poignet et se terminer à la fois dans la radiale et dans la cubitale.

L'*artère du nerf médian* peut naître de la cubitale ou plus rarement de l'humérale et même de l'axillaire : j'en ai observé un cas. — Cette artère est parfois très développée et supplée alors les artères voisines, qui, dans ce cas, sont moins volumineuses que d'habitude. On la voit alors descendre à la paume de la main, en passant le plus souvent au-dessous du ligament annulaire, et s'y terminer, soit en formant l'arcade palmaire superficielle, soit en se jetant dans l'une des branches digitales de cette arcade, soit en donnant elle-même une ou plusieurs artères digitales.

C. — ARCADES PALMAIRES

En s'anastomosant réciproquement à la paume de la main, comme nous venons de le voir, les deux branches de bifurcation de l'humérale forment deux arcades, l'une *superficielle*, l'autre *profonde*.

1° Arcade palmaire superficielle. — L'arcade palmaire superficielle (fig. 137,5) résulte de l'anastomose par inosculation de la cubitale avec le radio-palmaire.

A. SITUATION. — Cette arcade est située à un centimètre environ au-dessous du ligament annulaire antérieur du carpe, entre l'aponévrose palmaire moyenne, qui la couvre, et les tendons du fléchisseur superficiel des doigts, dont elle croise la direction. Elle affecte la forme d'une courbe irrégulière à concavité dirigée en haut. Topographiquement, elle répond assez exactement à l'espace compris entre le premier et le second pli palmaire.

B. DISTRIBUTION. — L'arcade palmaire superficielle n'émet aucune branche par sa concavité. De sa convexité s'échappent, au contraire, des branches assez volumineuses, appelées *artères digitales*. Ces branches digitales sont ordinairement au nombre de quatre ; on les désigne sous les noms de première, deuxième, troisième et quatrième digitales, en procédant de dedans en dehors. Elles se portent en rayonnant vers les quatre premiers doigts, auxquels elles sont principalement destinées, en fournissant dans leur trajet quelques fins rameaux aux muscles lombricaux, aux tendons des fléchisseurs et à la peau de la région palmaire.

La *première digitale*, obliquement dirigée en bas et en dedans, croise le cinquième métacarpien et vient former la *collatérale interne du petit doigt*.

La *deuxième digitale* descend le long du quatrième espace interosseux et se bifurque, un peu au-dessous des articulations métacarpo-phalangiennes, en deux branches divergentes, qui constituent, l'une la *collatérale externe du petit doigt*, l'autre la *collatérale interne de l'annulaire*.

La *troisième digitale* longe le troisième espace interosseux et se bifurque de même en *collatérale externe de l'annulaire* et *collatérale interne du médius*.

La *quatrième digitale*, enfin, longe le deuxième espace interosseux pour former à son tour, en se bifurquant, la *collatérale externe du médius* et la *collatérale interne de l'index*.

Il existe parfois une cinquième artère digitale, tronc commun de la *collatérale externe de l'index* et de la *collatérale interne du pouce;* mais cette artère provient le plus souvent, soit de l'arcade palmaire profonde, soit de la première interosseuse postérieure (p. 168).

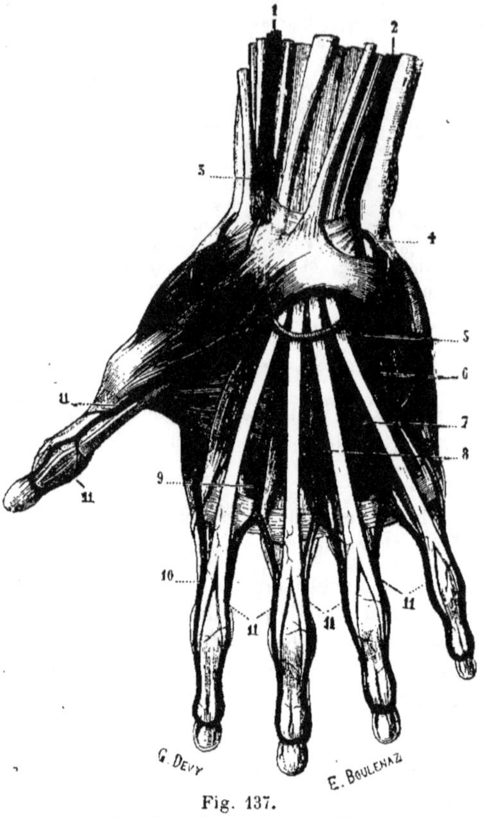

Fig. 137.

Arcade palmaire superficielle.

1, artère radiale. — 2, artère cubitale. — 3, radio-palmaire. — 4, cubito-palmaire. — 5, arcade palmaire superficielle. — 6, première digitale. — 7, deuxième digitale. — 8, troisième digitale. — 9, quatrième digitale. — 10, collatérale externe de l'index. — 11, 11, 11, collatérales des autres doigts.

C. Collatérales des doigts. — Les collatérales des doigts, au nombre de deux pour chaque doigt, l'une *interne*, l'autre *externe*, cheminent de haut en bas sur la face antérieure des phalanges, de chaque côté de la gaine des fléchisseurs. Chemin faisant, elles envoient à la face palmaire et à la face dorsale des doigts de nombreux rameaux, qui s'anastomosent entre eux sur la ligne axiale. Arrivées à la partie moyenne de la dernière phalange, la collatérale interne et la collatérale externe de chaque doigt se réunissent en formant une arcade à direction transversale et à concavité dirigée en haut. De la convexité de cette arcade partent de fins rameaux, qui se perdent, en partie dans la pulpe du doigt, en partie dans la région sous-unguéale.

2° Arcade palmaire profonde. — L'arcade palmaire profonde (fig. 138,1') résulte de l'anastomose par inosculation de la radiale et de la cubito-palmaire.

A. Situation. — Elle est profondément située au-devant de l'extrémité supérieure du métacarpe et des espaces interosseux, au-dessous des tendons fléchisseurs et de l'aponévrose palmaire profonde.

B. Distribution. — L'arcade palmaire profonde, comme la superficielle, décrit une courbe à concavité dirigée en haut. Elle émet des branches à la fois par sa concavité, par sa convexité, par sa face postérieure :

a. *Par sa concavité*, elle fournit trois ou quatre rameaux, courts et grêles, qui se dirigent en haut et se distribuent à la face antérieure du carpe.

b. *Par sa convexité*, elle émet quatre branches plus importantes, que l'on désigne sous le nom d'*artères interosseuses palmaires*. Ces artères se portent en bas, chacune dans l'espace interosseux correspondant, abandonnent quelques rameaux aux muscles interosseux et se terminent à la racine des doigts, en s'anastomosant avec l'artère digitale correspondante au niveau du point où cette dernière se bifurque. L'interosseuse du premier espace, toujours plus volumi-neuse que les autres, fournit le plus souvent, en se bifur-quant, la *collatérale externe de l'index* et la *collatérale interne du pouce,* quelquefois même la *collatérale externe du pouce.*

c. *Par sa face postérieure,* l'arcade palmaire profonde fournit les *perforantes :* ce sont des rameaux très courts, qui traversent d'avant en ar-rière l'extrémité supérieure des espaces interosseux et, par-venus à la région dorsale, se jettent dans les interosseuses dorsales (p. 168), branches de la dorsale du carpe. On ne compte que trois perforantes, correspondant aux deuxième, troisième et quatrième espaces : le premier espace en est dé-pourvu, ou plutôt la radiale, en passant de la région dorsale à la région palmaire, tient lieu ici de perforante. Les artères perforantes, au lieu de naître de l'arcade palmaire profonde, peuvent être fournies par des interosseuses palmaires tout près de leur origine.

Nous ne pouvons quitter la main sans insister sur le nom-bre vraiment considérable des

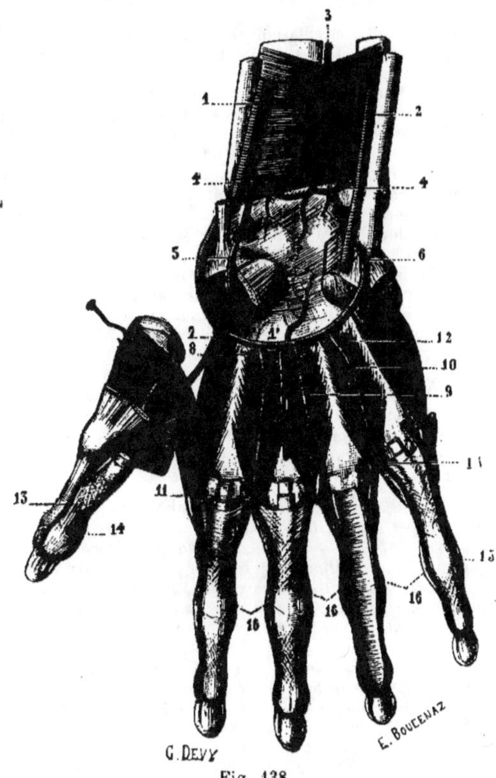

Fig. 138.

Arcade palmaire profonde.

1, artère radiale, formant en 1', l'arcade palmaire profonde. — 2, ar-tère cubitale. — 3, interosseuse antérieure. — 4, 4, transversales du carpe. — 5. radio-palmaire. — 6, cubito-palmaire. — 7, 8, 9, 10, pre-mière, deuxième, troisième et quatrième interosseuses palmaires. — 11, 11, artères digitales sectionnées. — 12, une des artères perforantes. — 13, 14, collatérale externe et collatérale interne du pouce. — 15, col-latérale interne du petit doigt. — 16, collatérales des autres doigts.

branches artérielles qui la parcourent dans tous les sens et aussi sur les nom-breuses anastomoses, anastomoses presque toujours par inosculation, que ces branches artérielles présentent entre elles. Une pareille disposition nous explique toute la gravité des plaies artérielles de la main et la nécessité qui s'impose au chirurgien, en pareil cas, de porter une ligature sur l'un et l'autre bout du vaisseau divisé.

RÉSUMÉ DES ARCADES PALMAIRES

1° ARCADE PALMAIRE SUPERFICIELLE	a). *par sa concavité* . . .	Aucune branche.	
		1re digitale	collat. int. du petit doigt.
	b). *par sa convexité* . . .	2° digitale	collat. ext. du petit doigt. collat. int. de l'annulaire.
		3° digitale . . .	collat. ext. de l'annulaire. collat. int. du médius.
		4° digitale . . .	collat. ext. du médius. collat. int. de l'index.

2° ARCADE PALMAIRE { a). *par sa concavité*. . . | rameaux ascendants ou carpiens.
PROFONDE { b). *par sa convexité*. . . | interosseuses palmaires.
{ c). *par sa face postér*. | perforantes.

Variétés. — La circulation de la paume de la main est assurée, comme nous venons de le voir, par deux systèmes, l'un superficiel, l'autre profond. Ces deux systèmes sont solidaires l'un de l'autre et il y a comme une espèce de balancement dans le développement de chacun d'eux : si le premier diminue d'importance, l'autre s'exagère, et vice versa. Cette remarque générale nous explique le plus grand nombre des anomalies qui frappent les arcades palmaires.

1° L'*arcade superficielle* peut être double, parce que chacune de ses artères constitutives, la radio-palmaire et la cubitale, se bifurque et qu'il existe entre ces deux artères une double anastomose. — Par contre, l'arcade peut manquer (très fréquent) ; mais cette absence de l'arcade palmaire comporte les modalités les plus nombreuses. — Voici celles qu'on observe le plus souvent : 1° la radio-palmaire fait défaut ou s'épuise dans l'éminence thénar ; les quatre digitales proviennent alors de la cubitale ; 2° la radio-palmaire et la cubitale ne s'anastomosent pas ; mais l'une et l'autre sont très développées et fournissent chacune un certain nombre de digitales ; 3° la cubitale s'épuise dans l'éminence hypothénar ; la radio-palmaire, très développée, fournit les quatre digitales ; 4° l'arcade n'existant pas, par suite de l'absence d'une des artères qui la constituent, un certain nombre de digitales peuvent provenir, soit de l'interosseuse antérieure, soit d'une médiane très développée ; 5° jusqu'ici, le système superficiel, quoique variant dans sa disposition, a conservé toute son importance ; dans un autre ordre de faits, il peut s'atténuer et ne fournir qu'un certain nombre de digitales ; 6° enfin, le système superficiel peut faire entièrement défaut, ses deux artères constitutives n'existant pas ou s'arrêtant l'une et l'autre dans les masses musculaires des éminences thénar et hypothénar : dans ces cas, les digitales proviennent du système profond, plus développé que d'habitude.

2° L'*arcade profonde* peut, à son tour, diminuer d'importance ou même disparaître complètement ; ses branches proviennent alors soit du système superficiel, soit du système dorsal.

Voyez, au sujet des artères du membre supérieur : NUNN, *Observations et notes sur les artères des membres*, Journ. de l'Anat.,1874 ; — CAUCHY, *Considérations sur le syst. artériel de la main*. Th. Paris. 1875 ; — GIACOMINI, *Della prematura divisione dell' arteria del bracchio*, 1874 ; — PIERRON, *Considérations sur le système artériel du bras et de l'avant-bras*, Th. Paris, 1876 ; — RUGE, *Beiträge zur Gefässlehre des Menschen*, Morph. Jahrb., 1884, p. 329 ; — M. MEYER, *Der Grundtypus des Rete dorsale der Handwurzel*, Arch. f. Anat., 1881, p. 378 ; — MOURET, *Sur la circulation de la main*, Montpellier médical, 1890 ; — STOCQUART, *Note sur les anomalies de la cubitale chez l'homme*, Bull. Soc. d'Anthropol. de Bruxelles, t. IX, 1890-1891 ; — COCCHI, *Contrib. allo studio dell' anastomosi tra radiale et cubitale alla piegatura del cubito nella divisione prematura dell' arteria bracchiale*, Atti della R. Accad. di fisiocrit., in Siena, 1891 ; — BAYER, *Beitrag zur vergleich. Anatomie der Oberarmarterien*. Morph. Jahrb., 1892 ; — ZUCKERKANDL, *Vorläufige Mitteilung über die Morphol. der Armarterien*, Verh. d. anat. Gesellsch., 1892 ; — EICHHOLZ, *Morphologie of the limb arteries in Vertebrate*, Journ. of Anat. and Physiol., 1893 ; — FALCONE, Arch. ital. de Biol., t. XXIII, 1895 ; — ZASTCHTSCHINSKI, *Morphol. u. Topographie des Arcus volaris sublimis u. profundus*, Anat. Hefte, XXII. 1896. — TANDLER, *Zur Anat. der Arterien der Hand*. Anat. Hefte. 1896.

ARTICLE II

BRANCHES QUI NAISSENT DE LA PORTION THORACIQUE DE L'AORTE

La portion thoracique de l'aorte émet un grand nombre de branches, une trentaine environ, que l'on distingue en *bronchiques, œsophagiennes moyennes, médiastines postérieures* et *intercostales aortiques*.

§ I. — ARTÈRES BRONCHIQUES

1° Nombre. — Les artères bronchiques, que l'on a appelées à juste titre les artères nourricières du poumon, sont tout aussi variables par leur origine que par leur nombre. Suivant HALLER, dont la description repose sur l'examen de vingt-cinq sujets, il existe d'ordinaire trois artères bronchiques, deux pour le côté gauche, une seulement pour le côté droit.

2° Origine. — Ces trois artères naissent le plus souvent de la portion la plus élevée de l'aorte thoracique, soit isolément, soit par des troncs communs. La bronchique droite provient fréquemment encore, soit de la crosse, soit de la première intercostale aortique. Dans un cas signalé par HALLER, les artères bronchiques se détachaient par un tronc commun de la sous-clavière.

3° Distribution. — Quelle que soit leur origine, les artères bronchiques gagnent la face postérieure de la bronche correspondante et se dirigent, le long de cette

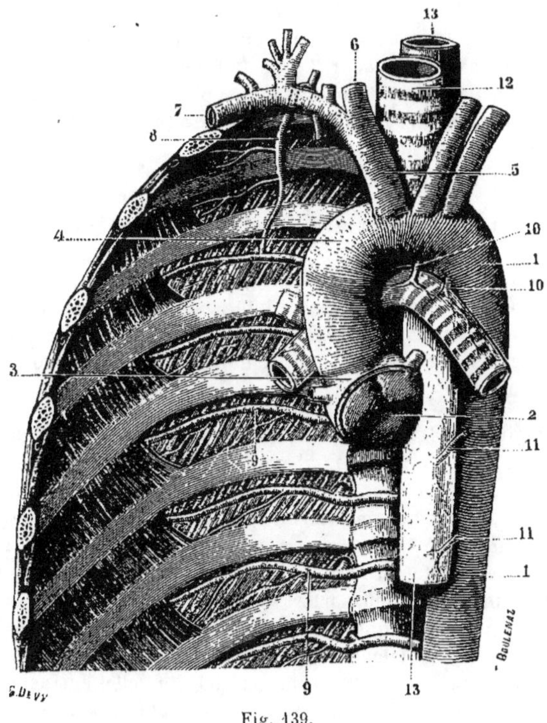

Fig. 139.

Portion supérieure de l'aorte thoracique, avec ses branches.

1, 1, aorte, avec : 2 valvules sigmoïdes ; 3, sinus de Valsalva ; 4, grand sinus de l'aorte. — 5, tronc brachio-céphalique. — 6, carotide primitive. — 7, sous-clavière et ses branches. — 8, intercostale supérieure, naissant à la face postérieure de la sous-clavière, par un tronc commun avec la cervicale profonde. — 9, 9, intercostales aortiques. — 10, rameaux bronchiques. — 11, artères œsophagiennes moyennes. — 12, trachée. — 13, œsophage.

face, vers le hile du poumon, où nous les reprendrons en faisant l'étude de ce dernier organe (voy. *Poumons*).

Avant de s'engager dans l'épaisseur du poumon, les artères bronchiques abandonnent dans leurs parcours plusieurs petits rameaux, destinés aux bronches, à l'œsophage, au péricarde et aux ganglions lymphatiques du voisinage.

§ II. — ARTÈRES ŒSOPHAGIENNES MOYENNES

Au nombre de cinq ou sept, les artères œsophagiennes moyennes (fig. 139, 11) se détachent successivement et à des hauteurs variables de la face antérieure de l'aorte thoracique. Puis, elles se portent sur l'œsophage et se distribuent aux parois de cet organe, en s'anastomosant : 1° en haut, avec les œsophagiennes supérieures, branches de la thyroïdienne inférieure ; 2° en bas, avec les œsophagiennes inférieures, branches de la diaphragmatique inférieure et de la coronaire stomachique.

§ III. — Artères médiastines postérieures

On désigne sous ce nom un groupe, numériquement fort variable, de petits rameaux qui naissent également sur la face antérieure de l'aorte descendante et se perdent dans le médiastin postérieur, sur les plèvres, sur le péricarde, sur les ganglions lymphatiques, voire même (artères diaphragmatiques postéro-supérieures) sur les piliers du diaphragme.

§ IV. — Artères intercostales aortiques

1° Nombre. — Les artères intercostales (fig. 139, 9), ainsi appelées parce qu'elles parcourent d'arrière en avant les espaces intercostaux, sont au nombre de douze de chaque côté (Sœmmering, Weber), la première occupant le premier espace intercostal, la douzième cheminant avec le douzième nerf intercostal au-dessous de la douzième côte.

2° Mode d'origine. — De ces douze artères intercostales, les deux ou trois premières proviennent, comme nous l'avons déjà vu (p. 153), de l'intercostale supérieure, branche de la sous-clavière. L'aorte thoracique fournit toutes les autres, c'est-à-dire les dix ou neuf dernières, que l'on appelle pour cette raison *intercostales aortiques*. Ces intercostales aortiques naissent régulièrement de la face postérieure de l'aorte, presque toujours isolément, quelquefois cependant par des troncs communs à deux artères voisines. A l'exception des deux premières, qui sont un peu obliques en haut et en dehors, toutes les intercostales aortiques se portent horizontalement vers les espaces intercostaux, auxquels elles sont destinées, formant ainsi, avec le tronc artériel, dont elles émanent, un véritable angle droit. Du reste, elles se logent profondément dans les gouttières transversales des corps vertébraux, en arrière du grand sympathique et de la plèvre.

3° Dimensions, rapports. — Le volume des intercostales est sensiblement égal à gauche et à droite ; les faits d'observation ne justifient nullement l'hypothèse admise encore par quelques anatomistes, que les intercostales droites l'emportent en volume sur leurs homologues du côté gauche. Il n'en est pas de même au point de vue de leur longueur et de leurs rapports : l'aorte thoracique étant située à gauche de la ligne médiane, les intercostales droites sont naturellement plus longues que les intercostales gauches. En outre, les intercostales droites, obligées de traverser la ligne médiane pour gagner leur champ de distribution, croisent successivement dans leur parcours l'œsophage, le canal thoracique, la grande veine azygos et le cordon sympathique du côté droit. Les intercostales gauches se contentent de croiser le cordon sympathique correspondant et la petite azygos.

4° Distribution. — Le mode de distribution des branches intercostales est le même pour toutes ces artères. Dans leur trajet de l'aorte aux trous de conjugaison, elles abandonnent quelques fins rameaux aux corps vertébraux sur lesquels elles cheminent. Puis, arrivées au-devant des trous de conjugaison, elles se partagent chacune en deux branches, l'une antérieure, l'autre postérieure.

1° BRANCHE POSTÉRIEURE. — La branche postérieure, qu'on appelle communément *branche dorso-spinale*, se dirige en arrière et se divise presque aussitôt en deux rameaux : un rameau spinal et un rameau dorsal.

a. Le *rameau spinal* pénètre par le trou de conjugaison correspondant et arrive dans le canal rachidien, où il se termine, en partie sur les corps vertébraux, en partie sur la moelle épinière et ses enveloppes (voy. *Moelle*).

b. Le *rameau dorsal*, continuant le trajet de la branche dorso-spinale, débouche dans les gouttières vertébrales et se distribue (fig. 140) aux muscles spinaux et aux téguments qui les recouvrent.

2° BRANCHE ANTÉRIEURE. — La branche antérieure ou *artère intercostale proprement dite*, beaucoup plus volumineuse que la précédente, glisse tout d'abord

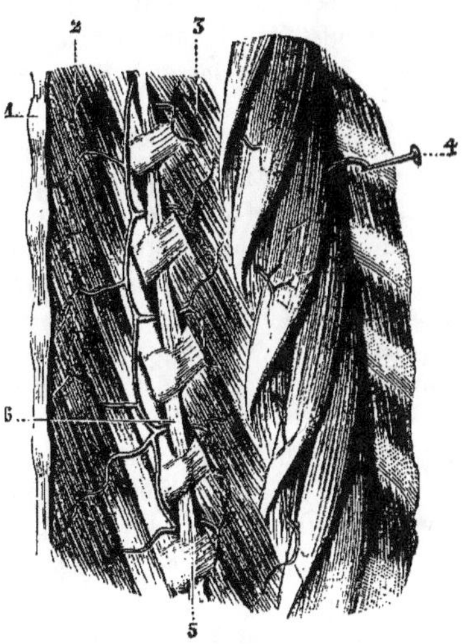

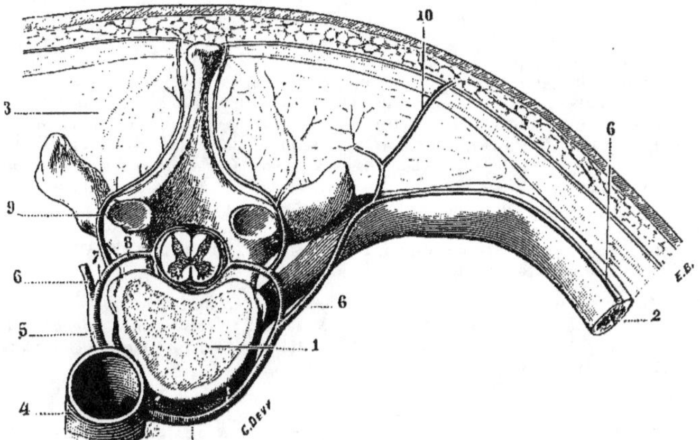

Fig. 140.

Artères profondes du dos.

1, apophyses épineuses. — 2, muscle transversaire épineux. — 3, muscles surcostaux. — 4, muscle sacro-lombaire, érigné en dehors. — 5, ligament transverso-costal postérieur. — 6, ligament transverso-costal supérieur.

Fig. 141.

Mode de distribution des artères intercostales (demi-schématique).

(L'artère est vue sur une coupe horizontale du thorax, passant par le bord inférieur d'une côte ; segment supérieur de la coupe, vu par sa face inférieure.)

1, vertèbre dorsale. — 2, côte, vue antéro-inférieure. — 3, muscles spinaux, vus en raccourci sur une coupe horizontale. — 4, artère thoracique. — 5, artère intercostale. — 6, branche intercostale proprement dite. — 7, branche dorso-spinale, avec : 8, son rameau spinal s'engageant dans la voie de conjugaison ; 9, son rameau dorsal, se rendant aux muscles spinaux. — 10, collatérale postérieure de la branche intercostale.

entre la plèvre et le muscle intercostal externe ; elle s'engage ensuite entre les deux muscles intercostal externe et intercostal interne correspondants et vient finalement se loger dans la gouttière de la côte, entre la veine qui est au-dessus et le nerf qui est au-dessous. Elle chemine ainsi jusqu'au tiers antérieur de l'espace intercostal. Arrivée là, elle abandonne la gouttière costale pour venir se placer à la partie moyenne de l'espace et se partage bientôt après en deux rameaux : l'un supérieur, l'autre inférieur. Ces deux rameaux de terminaison de l'artère intercostale viennent ensuite s'anastomoser par inosculation avec les intercostales antérieures (p. 152), branches de la mammaire interne.

Dans leur trajet demi-circulaire autour du thorax, les artères intercostales abandonnent de nombreux rameaux aux côtes, aux muscles intercostaux, à la plèvre, au tissu cellulaire sous-pleural, à la glande mammaire et à la peau du thorax. On observe à peu près constamment un rameau long et grêle qui se détache de l'artère intercostale au moment de son passage au-dessous du muscle intercostal interne, gagne le bord supérieur de la côte, qui est au-dessous, et se distribue, après un parcours variable, au périoste de cette côte et aux muscles qui s'y attachent.

RÉSUMÉ DES INTERCOSTALES AORTIQUES

a). *Br. collatérales*			r. vertébraux.
	Br. dorso-spinale	R. spinal	r. vertébral. r. médullaire.
		R. dorsal	r. musculaires. r. cutanés.
b). *Br. terminales*			r. musculaires.
	Br. intercostale		r. osseux. r. pleuraux. r. mammaires. r. cutanés.

Variétés. — Le nombre des intercostales aortiques peut augmenter ou diminuer : 1° suivant que le nombre des intercostales supérieures diminue ou augmente ; 2° suivant que le nombre des espaces intercostaux augmente ou diminue (il peut y avoir treize côtes ou onze seulement). — Les artères intercostales peuvent abandonner le sillon de la côte pour cheminer à la partie moyenne de l'espace intercostal. — On a vu des intercostales croiser obliquement la face interne d'une côte pour gagner l'espace intercostal voisin. — Deux ou trois artères voisines, du même côté, peuvent naître par un tronc commun. — Deux artères correspondantes, l'une droite, l'autre gauche, peuvent également naître par un tronc commun impair et médian. — La dernière intercostale fournit quelquefois la première lombaire. — La branche dorsale et la branche spinale peuvent naître isolément. — PATERSON (*Journ. of Anat. and Physiol.*, vol. XVIII, 1884) a vu se détacher de la face postérieure de l'aorte, à la hauteur du bord supérieur de la cinquième dorsale, une branche surnuméraire, qui se dirigeait vers le quatrième espace intercostal et, là, changeait de direction pour devenir ascendante. Elle passait entre le col des côtes et les apophyses transverses correspondantes jusqu'à la première côte. Au delà, elle se comportait comme une cervicale profonde.

A consulter : WALSTRAUS, *Abnormal origin and distribution of the upper seven right intercostal arteries, with remarks*, Journ. of Anat., vol. XVI, 1882 ; — WALTHER, *Rapports et branches des artères intercostales*, Bull. Soc. Anat., 1888 ; — RIFFEL, *La vascularisation artérielle des espaces intercostaux*, Paris, 1892.

ARTICLE III

BRANCHES QUI NAISSENT DE LA PORTION ABDOMINALE DE L'AORTE

Dans sa portion abdominale, l'aorte émet deux ordres de branches : des *branches pariétales*, qui sont destinées aux parois de l'abdomen ; des *branches viscérales*, dont le nombre et le volume sont en rapport avec l'importance des viscères que renferme la cavité abdominale.

Aux branches pariétales appartiennent la *diaphragmatique inférieure* et les *lombaires*. Les branches viscérales comprennent : le *tronc cœliaque,* la *mésentérique supérieure*, la *capsulaire moyenne*, la *rénale*, la *génitale* (*spermatique* chez l'homme, *utéro-ovarienne* chez la femme) et la *mésentérique inférieure*.

Envisagées au point de vue de leur mode d'émergence du tronc artériel, ces différentes artères peuvent encore être divisées en trois groupes, savoir :

1° Artères naissant de la face antérieure de l'aorte ; ce sont la *diaphragmatique inférieure*, le *tronc cœliaque*, la *mésentérique supérieure*, la *génitale* et la *mésentérique inférieure ;*

2° Artères naissant sur le côté de l'aorte ; ce sont la *capsulaire moyenne* et la *rénale ;*

3° Artères naissant sur la face postérieure de l'aorte ; ce sont les lombaires.

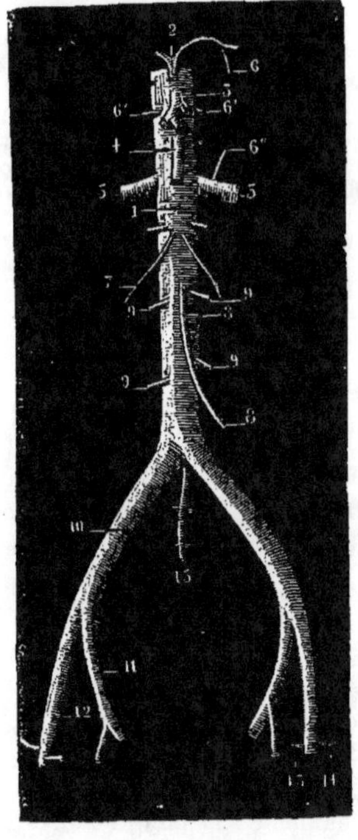

Fig. 142.

Schéma représentant les branches de l'aorte abdominale.

(Les chiffres désignent les mêmes artères que dans la figure suivante, p. 183.)

§ I. — ARTÈRES DIAPHRAGMATIQUES INFÉRIEURES

1° Origine. — Au nombre de deux, l'une droite, l'autre gauche, les artères diaphragmatiques inférieures (fig. 143,2) naissent de l'aorte immédiatement au-dessous du diaphragme, tantôt isolément, tantôt par un tronc commun, ce qui est plus rare. Très fréquemment aussi, elles tirent leur origine du tronc cœliaque, disposition qui est considérée comme étant la plus commune par certains anatomistes, THEILE et HYRTL entre autres. Exceptionnellement, on a vu les diaphragmatiques inférieures naître de la coronaire stomachique, des rénales ou de la mésentérique supérieure.

2° Trajet et distribution. — Dès leur origine, les deux diaphragmatiques s'écartent l'une de l'autre pour se porter obliquement en haut, en avant et en dehors. Elles glissent ainsi entre la face inférieure du diaphragme et le péritoine et ne tardent pas à se diviser chacune en deux branches, l'une interne, l'autre externe :

a. La *branche interne* se dirige en avant et s'anastomose avec celle du côté opposé, en formant au-devant de l'œsophage une arcade à convexité dirigée en avant.

b. La *branche externe*, beaucoup plus volumineuse que l'interne, se dirige en dehors, vers la région des fausses côtes, où elle s'anastomose avec les divisions des intercostales aortiques et de la mammaire interne.

Les deux branches de bifurcation des artères diaphragmatiques couvrent de leurs ramifications irrégulières la face inférieure du diaphragme, auquel elles se distribuent en majeure partie. Elles envoient cependant quelques fins rameaux à la partie inférieure de l'œsophage et au pancréas et un rameau, parfois assez volumineux, à la capsule surrénale (*artère capsulaire supérieure*). On voit, en outre, la diaphragmatique droite fournir quelques rameaux hépatiques, qui atteignent le bord postérieur du foie à travers le ligament coronaire.

RÉSUMÉ DES DIAPHRAGMATIQUES INFÉRIEURES

a). *Br. pariétales* . . . . | r. diaphragmatiques.

b). *Br. viscérales* . . . . {
r. œsophagiens.
r. hépatiques.
r. pancréatiques.
a. capsulaire supérieure.

Variétés. — L'une des diaphragmatiques ou même toutes les deux peuvent naître du tronc cœliaque. — Il peut exister une ou plusieurs diaphragmatiques accessoires, provenant suivant les cas : de l'aorte abdominale, du tronc cœliaque, de la coronaire stomachique, de la rénale, de la première lombaire, de la mésentérique supérieure, de la spermatique. — L'artère diaphragmatique inférieure gauche envoie, dans certains cas, des rameaux assez développés au cardia et à la grosse tubérosité de l'estomac (GIACOMINI, SPERINO).

§ II. — ARTÈRES LOMBAIRES

1° Origine et trajet. — Analogues aux intercostales aortiques, dont elles continuent la série, les artères lombaires (fig. 143, 9) naissent isolément, plus rarement par des troncs communs, sur la face postérieure de l'aorte abdominale. De là, elles se portent horizontalement dans les espaces que forment entre elles les apophyses transverses ou appendices costiformes des vertèbres lombaires.

2° Nombre. — Il y a cinq espaces intertransversaires : il y a, de même, cinq artères lombaires, que l'on désigne sous le nom de première, deuxième, etc., en allant de haut en bas. Pour nous qui, à l'exemple de Sœmmering et de Weber, avons considéré comme une intercostale l'artère qui chemine au-dessous de la douzième côte (p. 178), la première lombaire est celle qui se place entre l'apophyse transverse de la première vertèbre lombaire et l'apophyse transverse de la deuxième ; la cinquième est celle qui chemine entre l'apophyse transverse de la cinquième lombaire et le sacrum.

Des cinq artères lombaires, la dernière ou les deux dernières proviennent de la sacrée moyenne, branche terminale de l'aorte. Toutes les autres, quatre ou trois suivant les cas, sont fournies directement par l'aorte : on pourrait les appeler les lombaires aortiques.

3° Distribution. — La distribution des artères lombaires est la même, quant à ses caractères essentiels, que celle des intercostales. Elles cheminent horizontalement tout d'abord dans la gouttière des corps vertébraux, auxquels elles abandonnent quelques ramuscules, passent ensuite sous les arcades du psoas (t. I, p. 836) et, arrivées au-devant des trous de conjugaison, se divisent en deux branches, l'une postérieure ou dorso-spinale, l'autre antérieure ou abdominale. Ces deux branches se comportent, du reste, comme les deux branches homologues des artères intercostales :

a. La *branche postérieure* ou *dorso-spinale*, après avoir envoyé un rameau spinal dans le trou de conjugaison correspondant, pénètre dans la gouttière vertébrale correspondante et se distribue aux faisceaux musculaires de la masse sacro-lombaire, ainsi qu'à la peau qui les recouvre.

b. La *branche abdominale* ou *lombaire proprement dite* se porte obliquement
en bas et en dehors, derrière le muscle carré des lombes (une exception pour la dernière artère lombaire qui passe en avant). Après avoir fourni quelques rameaux

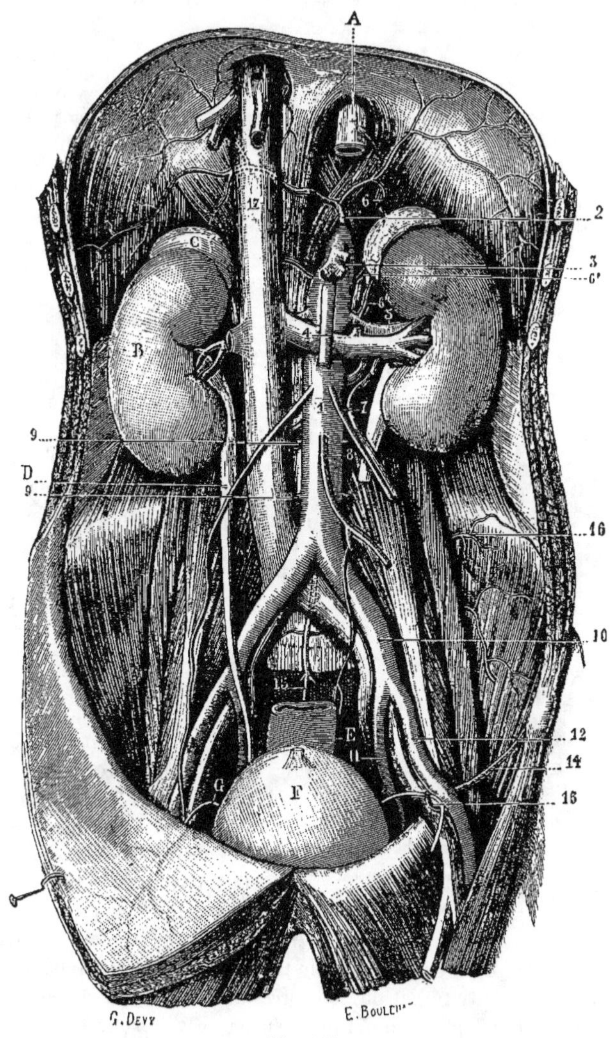

Fig. 143.

Aorte abdominale et ses branches.

A, œsophage. — B, rein. — C, capsule surrénale. — D, uretère. — E, rectum. — F, vessie. — G, canal déférent. —
1, aorte abdominale. — 2, artère diaphragmatique inférieure. — 3, tronc cœliaque. — 4, mésentérique supérieure. —
5, rénale. — 6, capsulaire supérieure. — 6', capsulaire moyenne. — 6'', capsulaire inférieure. — 7, spermatique. —
8, mésentérique inférieure. — 9, 9, lombaires. — 10, iliaque primitive. — 11, iliaque interne. — 12, iliaque externe.
— 13, épigastrique. — 14, circonflexe iliaque. — 15, sacrée moyenne. — 16, ilio-lombaire. — 17, veine cave inférieure.

au carré des lombes et au psoas, elle s'engage d'arrière en avant dans l'épaisseur
de la paroi abdomidale et se termine dans les muscles et les téguments de cette
paroi, en s'anastomosant avec les artères voisines : en avant, avec l'épigastrique

et la mammaire interne ; en haut, avec les dernières intercostales ; en bas, avec la
circonflexe iliaque et l'ilio-lombaire.

RÉSUMÉ DES ARTÈRES LOMBAIRES

a). *Br. collatérales* . . . . | r. vertébraux.

b). *Br. terminales.* { Br. dorso-spinale . . { R. spinal . . . . { r. vertébral.
                                                                  { r. médullaire.
                                             { R. dorsal . . . . { r. musculaires.
                                                                  { r. cutanés.
                      { Br. abdominale. . . . . { r. musculaires.
                                                                  { r. cutanés.

Variétés. — Deux artères voisines (du même côté) ou correspondantes (l'une à droite, l'autre
à gauche) peuvent naître par un tronc commun. — La première lombaire peut provenir de la
dernière intercostale. — Cette première lombaire fournissait une capsulaire dans un cas de
DUBRUEIL.

§ III. — TRONC CŒLIAQUE ET SES BRANCHES

Impair et médian, le tronc cœliaque (fig. 144, 3) se détache de la face antérieure de l'aorte, immédiatement au-dessous des diaphragmatiques. Son point
d'émergence, situé un peu au-dessous de
l'angle supérieur de l'orifice aortique du
diaphragme, répond ordinairement à la
partie inférieure du corps de la douzième
vertèbre dorsale.

De son origine, le tronc cœliaque se
porte horizontalement d'avant en arrière
et un peu de gauche à droite et, après
un parcours qui varie de 8 à 15 millimètres, il se divise en trois branches,
savoir : 1° une branche droite, destinée
au foie, l'*artère hépatique ;* 2° une branche gauche, destinée à la rate, l'*artère
splénique ;* 3° une branche moyenne, destinée à la petite courbure de l'estomac,
l'*artère coronaire stomachique.* Ces trois
branches terminales du tronc cœliaque
dont l'ensemble constitue le *trépied cœliaque* de HALLER, naissent très souvent

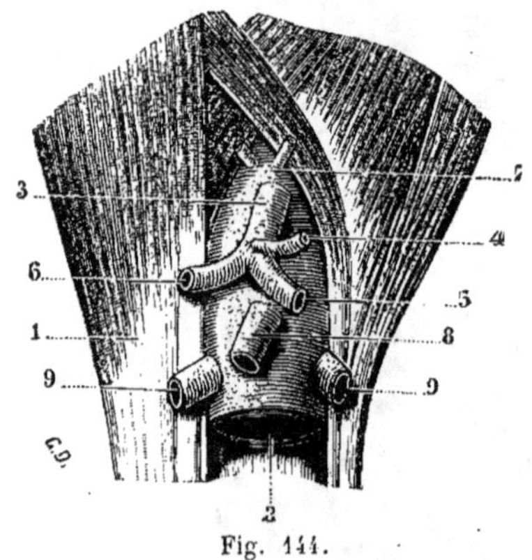

Fig. 144.

Le tronc cœliaque et ses branches.

1, piliers du diaphragme. — 2, aorte. — 3, tronc
cœliaque, avec : 4, coronaire stomachique ; 5, splénique ;
6, hépatique. — 7, diaphragmatique supérieure. — 8,
mésentérique supérieure. — 9, rénales.

sur le même point : c'est alors, pour le tronc artériel, une division *ad modum
tridentis,* une véritable trifurcation. Mais très souvent aussi, et c'est là probablement la disposition la plus commune (THEILE), la coronaire stomachique se
détache la première, sur la face supérieure du tronc cœliaque, lequel, à 2 ou
3 millimètres plus loin, se bifurque alors en hépatique et en splénique.

Envisagé au point de vue de ses rapports, le tronc cœliaque répond : 1° en haut
et à droite au lobule de Spigel ; 2° en bas, au bord supérieur du pancréas ; 3° à
gauche, à la portion cardiaque de l'estomac. Il est enlacé, sur tout son pourtour,
par les mailles du plexus solaire.

1° Artère hépatique. — L'artère hépatique (fig. 145, 7 et 147, 5), destinée au foie,
comme son nom l'indique, se porte tout d'abord horizontalement d'arrière en
avant et un peu de gauche à droite, jusqu'au voisinage du pylore. Là, elle s'inflé-

chit sur elle-même pour devenir ascendante et gagner le sillon transverse du foie,
où elle se termine. — Dans sa première portion ou portion horizontale, l'artère
hépatique, située en arrière de la veine porte, chemine au-dessous du lobule de
Spigel qu'elle embrasse par sa concavité. — Dans sa deuxième portion ou portion verticale, elle est située entre les deux feuillets de l'épiploon gastro-hépatique.

en avant de la veine porte et un peu
à gauche du canal cholédoque, qui,
comme elle, s'élèvent vers le hile du
foie ; elle constitue, avec ces derniers
canaux, le bord antérieur de l'hiatus
de Winslow (voy. *Foie*).

En atteignant le sillon transverse
du foie, l'artère hépatique se divise en
deux branches : une branche droite et
une branche gauche, lesquelles pénètrent dans le foie et s'y distribuent
(voy. *Foie*). Mais déjà l'hépatique a
fourni trois collatérales importantes,
savoir : la pylorique, la gastro-épiploïque droite et la cystique.

1° Pylorique. — Généralement très
grêle, la pylorique (fig. 146,3″) se porte
d'abord en bas vers le pylore. Puis,
elle se dirige horizontalement de droite
à gauche, en longeant la petite cour-

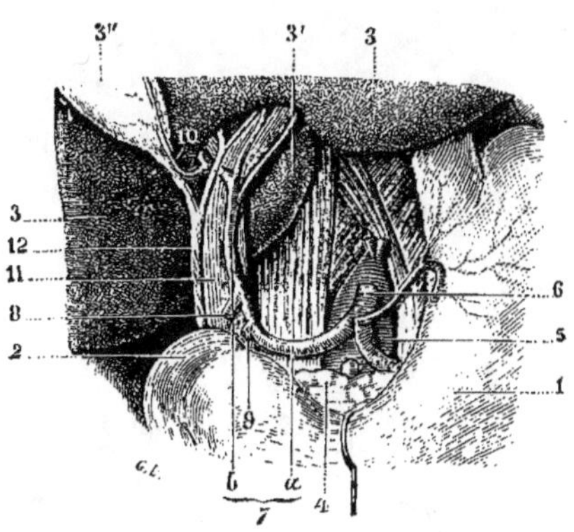

Fig. 146.

L'artère hépatique, vue antérieure.

1, estomac. — 2, duodénum (première portion). — 3, 3′,
foie, avec 3′, lobule de Spigel ; 3″ vésicule biliaire. — 4, pancréas. — 5, aorte abdominale. — 6, tronc cœliaque. — 7,
artère hépatique, avec : *a*, sa portion horizontale ; *b*, sa portion verticale. — 8, gastro-épiploïque droite. — 9, pylorique.
— 10, cystique. — 11, veine porte. — 12, cholédoque.

bure de l'estomac, et s'anastomose à plein canal avec la coronaire stomachique.
Dans son trajet, elle envoie des rameaux descendants à la face antérieure et à la
face postérieure de la région pylorique.

2° Gastro-épiploïque droite. — Cette artère (fig. 147,8), remarquable à la fois
par son volume et son trajet, se sépare de l'hépatique un peu en dehors de la
précédente. Elle descend tout d'abord en arrière de la première portion du
duodénum, qu'elle croise perpendiculairement. Puis, elle se recourbe de droite à
gauche et longe la grande courbure de l'estomac jusqu'à la partie moyenne de
cette courbure, où elle s'anastomose à plein canal avec la gastro-épiploïque
gauche, branche de la splénique. Dans ce long parcours, la gastro-épiploïque
droite fournit comme branches collatérales :

a. La *pancréatico-duodénale*, qui se détache au niveau de l'extrémité pylorique
de l'estomac, descend entre la deuxième portion du duodénum et la tête du pancréas et se distribue à ces deux organes, en s'anastomosant dans la plupart des
cas avec un rameau ascendant de la mésentérique supérieure ;

b. Des *rameaux gastriques*, qui se portent de bas en haut sur l'une et l'autre
face de l'estomac et s'anastomosent avec les rameaux gastriques descendants de la
coronaire stomachique ;

c. Des *rameaux épiploïques*, longs et grêles, qui descendent tout d'abord entre
les deux feuillets du grand épiploon jusque dans le voisinage du pubis, remontent
ensuite avec cet épiploon lui-même jusqu'au côlon transverse, dans les tuniques
duquel ils se terminent.

3° Cystique. — L'artère cystique (fig. 147,7) naît au niveau du sillon transverse du foie, soit de l'hépatique elle-même, soit de sa branche droite. Immédiatement après son origine, elle se porte sur le col de la vésicule biliaire et, là, se divise en deux rameaux ; un rameau supérieur, qui se porte sur la face supérieure ou adhérente de la vésicule ; un rameau inférieur, qui se ramifie sur sa face inférieure ou face libre (voy. *Vésicule biliaire*).

RÉSUMÉ DE L'HÉPATIQUE

1° Pylorique.

a). *Br. collatérales* . . .   2° Gastro-épiploïque droite . .   a. pancréatico-duodénale.
r. gastriques.
r. épiploïques.

3° Cystique . . . .   r. supérieur.
r. inférieur.

b). *Br. terminales*. | br. hépatiques.

2° Artère splénique.

— L'artère splénique (fig. 146,5), la plus volumineuse des trois branches du tronc cœliaque, se porte de droite à gauche vers la rate, à laquelle elle est principalement destinée. Elle longe tout d'abord le bord supérieur du pancréas, en décrivant au-dessus de cet organe des flexuosités nombreuses. Elle pénètre ensuite dans l'épiploon gastro-splénique et se divise, en atteignant le hile de la rate, en quatre ou cinq branches terminales : ces branches pénètrent dans le parenchyme de la rate et s'y distribuent en conservant toujours leur indépendance réciproque (voy. *Rate*). Au cours de son trajet, l'artère splénique fournit, en outre, de nombreuses branches collatérales, savoir : les pancréatiques, la gastro-épiploïque gauche et les vaisseaux courts.

1° PANCRÉATIQUES. — En nombre variable, les branches pancréatiques se détachent de la splénique au moment où cette

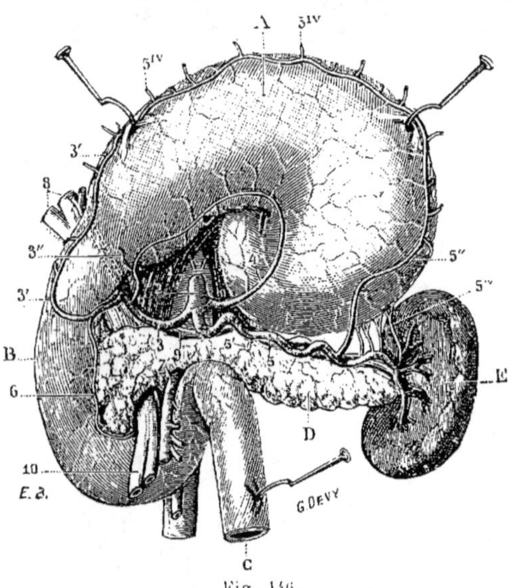

Fig. 146.

Les artères splénique et coronaire stomachique.

(L'estomac a été érigné en haut pour laisser voir le pancréas, la rate et le duodénum.)

A, estomac. — B, duodénum. — C, jéjunum. — D, pancréas. — E, rate. — 1, aorte. — 2, tronc cœliaque. — 3, artère hépatique, avec : 3', gastro-épiploïque droite ; 3'', artère pylorique. — 4, coronaire stomachique. — 5, splénique, avec : 5'. ses rameaux pancréatiques ; 5'', gastro-épiploïque gauche ; 5''', ses vaisseaux courts ; 5IV, ses branches épiploïques coupées à quelques centimètres de leur origine. — 6, branche pancréatico-duodénale de la gastro-épiploïque droite, formant avec une branche de 7, l'artère mésentérique supérieure, l'arc pancréatico-duodénal. — 8, veine porte. — 9, veine splénique. — 10, grande veine mésaraïque.

artère passe au-dessus du pancréas et se distribuent aux deux faces de cette glande (voy. *Pancréas*).

2° GASTRO-ÉPIPLOÏQUE GAUCHE. — La gastro-épiploïque gauche (fig. 146,5'') naît au niveau de la grosse tubérosité de l'estomac et se dirige d'abord en bas et en avant sur l'extrémité gauche de la grande courbure. Puis, elle parcourt horizontalement de gauche à droite cette grande courbure jusqu'à sa partie moyenne, où elle s'anastomose à plein canal avec la gastro-épiploïque droite, branche de l'hépatique.

Comme cette dernière, la gastro-épiploïque gauche fournit dans son trajet :

a. Des *rameaux ascendants* ou *gastriques*, qui se répandent de bas en haut sur les deux faces de l'estomac ;

b. Des *rameaux descendants* ou *épiploïques*, qui cheminent d'abord de haut en

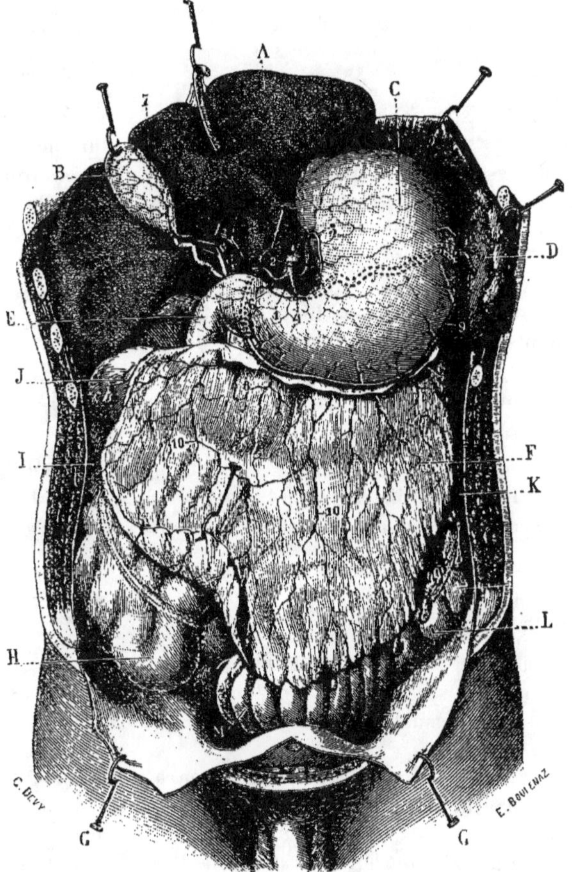

Fig. 147.

Artères de l'estomac, du foie et du grand épiploon.

A, foie. — B, vésicule biliaire. — C, estomac. — D, rate, érigée au dehors. — E, duodénum. — F, grand épiploon. — G, péritoine pariétal, rabattu en bas. — H, cæcum. — I, côlon ascendant. — J, côlon transverse. — K, côlon descendant. — L, côlon iliaque. — M, côlon pelvien. — 1, aorte. — 2, tronc cœliaque. — 3, artère coronaire stomachique. — 4, artère splénique. — 5, artère hépatique. — 6, pylorique. — 7, cystique. — 8, gastro-épiploïque droite, s'anastomosant avec : 9, gastro-épiploïque gauche. — 10, 10, rameaux du grand épiploon. — 11, veine porte.

bas, puis de bas en haut, entre les deux feuillets du grand épiploon jusqu'au côlon transverse, où ils se terminent.

3° VAISSEAUX COURTS. — Les vaisseaux courts (*vasa breviora*), ainsi appelés à cause de la brièveté de leur trajet, sont au nombre de deux à six, tirant leur origine, soit de la splénique, soit de l'une ou l'autre de ses branches terminales (fig. 146,5‴). Ils se portent horizontalement sur la grosse tubérosité de l'estomac et s'y ramifient, en s'anastomosant, d'une part avec les rameaux gastriques de l'artère précédente, d'autre part avec les rameaux cardiaques de la coronaire stomachique (voy. *Estomac*).

RÉSUMÉ DE LA SPLÉNIQUE

a). *Br. collatérales* . . .
- 1° Pancréatiques.
- 2° Gastro-épiploïque gauche. . . . { r. gastriques. / r. épiploïques.
- 3° Vaisseaux courts.

b). *Br. terminales* . . . . | br. spléniques.

3° Artère coronaire stomachique. — L'artère coronaire stomachique (fig. 146,4 et 147,3), ainsi appelée parce qu'elle parcourt à la manière d'une demi-couronne la petite courbure de l'estomac, est la plus petite des trois branches du tronc cœliaque. Elle se porte d'abord en haut et à gauche sur le côté du cardia. Puis, elle s'infléchit brusquement sur elle-même et descend alors le long de la petite courbure de l'estomac, jusqu'au voisinage du pylore, où elle s'anastomose à plein canal, comme nous l'avons déjà vu, avec la terminaison de la pylorique, branche de l'hépatique.

Chemin faisant, la coronaire stomachique abandonne par sa concavité quelques rameaux ascendants, toujours fort grêles, qui se perdent entre les deux feuillets de l'épiploon gastro-hépatique. Par sa convexité, elle fournit des rameaux plus importants, que l'on distingue en rameaux œsophagiens, rameaux cardiaques et rameaux gastriques :

1° RAMEAUX ŒSOPHAGIENS. — Les rameaux œsophagiens traversent l'orifice œsophagien du diaphragme et se distribuent à la partie inférieure de l'œsophage, en s'anastomosant avec les artères œsophagiennes moyennes venues de l'aorte (p. 177).

2° RAMEAUX CARDIAQUES. — Les rameaux cardiaques se portent transversalement sur les deux faces du cardia et descendent ensuite sur la grosse tubérosité de l'estomac, où ils s'anastomosent avec les vaisseaux courts.

3° RAMEAUX GASTRIQUES. — Nés de toute la longueur de la coronaire, les rameaux gastriques descendent, en se ramifiant, sur l'une et l'autre face de l'estomac et s'y anastomosent avec les rameaux gastriques ascendants, provenant des deux gastro-épiploïques droite et gauche.

Il résulte de la description qui précède relativement aux anastomoses des artères destinées à l'estomac, que cet organe est entouré par un cercle complet, qui, partant du cardia, longe d'abord la petite courbure, descend ensuite en arrière du pylore, contourne la grande courbure et remonte le long de la grosse tubérosité jusqu'au cardia, son point de départ. La partie supérieure et la partie inférieure de ce *grand cercle gastrique* sont réunies l'une à l'autre par des anastomoses verticales, occupant les unes la face antérieure, les autres la face postérieure de l'estomac. Il est facile de se rendre compte que les anastomoses antérieures, réunies aux anastomoses postérieures correspondantes, constituent autant de nouveaux cercles dont le plan est perpendiculaire au grand cercle gastrique, ou, ce qui revient au même, à l'axe longitudinal de l'estomac (pour la terminaison de ces artères, voy. *Estomac*).

RÉSUMÉ DE LA CORONAIRE STOMACHIQUE

a). *Br. collatérales.* . . .
- 1° Par sa concavité . . . . | r. épiploïques.
- 2° Par sa convexité . . . . { r. œsophagiens. / r. cardiaques. / r. gastriques.

b). *Br. terminale.* . . . | S'anastomose avec la pylorique.

Variétés. — Le tronc cœliaque peut être plus long que d'habitude, comme aussi il peut être réduit à une longueur de quelques millimètres seulement. Enfin, il peut manquer, ses trois branches naissant immédiatement de l'aorte. — Il peut n'avoir que deux branches, généralement la coronaire et la splénique, l'hépatique provenant d'ailleurs. — Par contre, il peut avoir quatre branches au lieu de trois, la branche surnuméraire étant une deuxième coronaire ou une gastro-duodénale. — On l'a vu fournir encore accidentellement une splénique accessoire, la mésentérique supérieure, la colique moyenne. — Dans le cas où l'hépatique provient de la mésentérique supérieure, le tronc cœliaque fournit le plus souvent la gastro-épiploïque droite.

La *coronaire stomachique* naît quelquefois directement de l'aorte. — On l'a vue double. — Elle fournit parfois une ou plusieurs diaphragmatiques, une splénique accessoire, une hépatique accessoire. — HYRTL décrit comme une disposition constante la présence d'une branche, qui remonterait vers l'extrémité gauche du sillon transverse du foie et, là, s'anastomoserait avec la branche gauche de l'artère hépatique.

L'*hépatique* peut provenir accidentellement de la mésentérique supérieure. — Elle était double dans un cas de RIVERO (*Gac. méd. de Caracas*, 1896). — Sa branche gauche naît assez fréquemment de la coronaire, quelquefois de la mésentérique ou même de la splénique. — On la voit parfois donner une diaphragmatique. — On a signalé des hépatiques accessoires provenant de la coronaire, de l'aorte, de la mésentérique supérieure, de la rénale droite. — On a vu, de même, l'artère de la vésicule biliaire naître de la mésentérique supérieure.

La *splénique* se divise quelquefois en deux branches à peu de distance de son origine. — On l'a vue fournir accidentellement : la branche gauche de l'artère hépatique, une hépatique accessoire, la gastro-épiploïque droite, la colique moyenne, la mésentérique inférieure.

§ IV. — ARTÈRE MÉSENTÉRIQUE SUPÉRIEURE

Impaire et médiane, l'artère mésentérique supérieure (fig. 148.1) se détache de la face antérieure de l'aorte, à 1 ou 2 centimètres au-dessous du tronc cœliaque, et se distribue, par des branches fort nombreuses, à tout l'intestin grêle et à la moitié droite du gros intestin.

Immédiatement après son origine, la mésentérique supérieure se porte en arrière du pancréas. Elle se dégage de cette glande au niveau de son bord inférieur et croise alors verticalement la face antérieure du duodénum. S'engageant ensuite entre les deux feuillets péritonéaux du mésentère, elle descend dans la fosse iliaque droite, en décrivant dans son ensemble une longue courbe à convexité dirigée à gauche. Elle se termine dans la région iliaque, en s'anastomosant avec la colique inférieure droite, l'une de ses propres branches, et en jetant un certain nombre de rameaux sur l'extrémité inférieure de l'iléon.

Avant son entrée dans le mésentère, la mésentérique supérieure fournit quelques rameaux au pancréas et au duodénum et une artère pancréatico-duodénale, qui se distribue à la fois à ces deux organes. Arrivée dans le mésentère, dont elle suit le bord postérieur, elle émet : 1° *par sa concavité*, trois grosses branches qui se portent à la moitié droite du côlon et qu'on appelle pour cette raison artères coliques droites ; 2° *par sa convexité*, une longue série de rameaux qui sont destinés à l'intestin grêle, ce sont les branches de l'intestin grêle.

1° Rameaux pancréatiques. — Les rameaux pancréatiques naissent en arrière du pancréas (voy. *Pancréas*) et se distribuent à cette glande, en s'anastomosant avec les rameaux pancréatiques fournis par la splénique.

2° Rameaux duodénaux. — Les rameaux duodénaux se séparent de la mésentérique supérieure à son passage au-dessous du pancréas et se jettent sur la quatrième portion ou portion ascendante du duodénum.

3° Artère pancréatico-duodénale. — Très variable comme volume, cette branche de la mésentérique supérieure chemine de gauche à droite, entre la tête du pancréas et le duodénum, et s'anastomose avec une artère de même nom (p. 185), qui provient de la gastro-épiploïque droite (voy. *Pancréas*).

4° Artères coliques droites. — Ces artères, destinées à la moitié droite du gros intestin, tirent leur origine de la concavité de la mésentérique supérieure. Elles passent du mésentère, où elles sont primitivement contenues, dans cet autre repli du péritoine (mésocôlon lombaire droit) qui rattache la moitié droite du gros intestin à la paroi postérieure de l'abdomen. On compte trois artères coliques

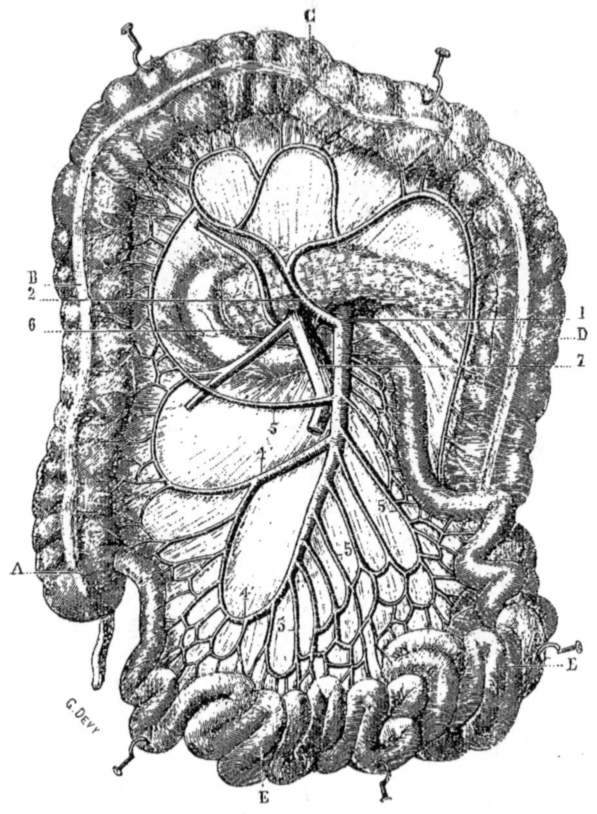

Fig. 148.

Artère mésentérique supérieure et ses branches.

A, cæcum. — B, côlon ascendant. — C, côlon transverse, érigné en haut. — D, côlon descendant. — E, intestin grêle, érigné en bas et à gauche. — 1, tronc de l'artère mésentérique supérieure. — 2, colique droite supérieure. — 3, colique droite moyenne. — 4, colique droite inférieure, s'anastomosant en 4', avec la terminaison de la mésentérique supérieure. — 5. 5, artères de l'intestin grêle. — 6, une artère pancréatico-duodénale. — 7, grande veine mésaraïque.

droites (quelquefois deux seulement), que l'on distingue en supérieure, moyenne et inférieure :

a. La *colique droite supérieure* naît le plus souvent à la hauteur du duodénum. Elle se porte obliquement en haut et en dehors et se bifurque en deux branches : l'une, ascendante, qui s'anastomose par inosculation, sur la ligne médiane, avec le rameau analogue de la colique gauche supérieure (voy. plus loin, p. 195) ; l'autre, descendante, qui s'anastomose de la même façon avec une branche ascendante de la colique droite moyenne.

b. La *colique droite moyenne* se dirige horizontalement en dehors et se divise de même en deux branches : une branche ascendante, qui se réunit avec la branche descendante de l'artère précédente ; une branche descendante, qui s'anastomose, toujours à plein canal, avec la branche ascendante de la colique droite inférieure.

c. La *colique droite inférieure*, encore appelée *iléo-colique* (HALLER), se sépare de la mésentérique supérieure un peu au-dessus du cæcum et affecte, dans son trajet, une direction oblique en bas et en dehors. Comme ses homologues, elle se divise, peu après son origine, en deux branches : l'une, ascendante, qui s'anastomose, comme nous venons de le voir, avec la branche descendante de la colique droite moyenne ; l'autre, descendante, qui se recourbe en bas et en dedans pour se réunir avec la terminaison de la mésentérique supérieure.

De ces différentes anastomoses, par lesquelles se terminent les artères coliques droites, résulte une série de longues arcades dont la convexité regarde le gros intestin. Ces arcades donnent à leur tour naissance, par leur convexité, à de nouvelles artères, plus petites, mais aussi plus nombreuses que les coliques dont elles émanent. Elles se dirigent toutes vers le gros intestin et s'y terminent, soit directement, soit en formant de nouvelles arcades : les inférieures se ramifient sur le cæcum, en envoyant constamment un rameau long et grêle à l'appendice cæcal ; les moyennes se distribuent au côlon ascendant ; les supérieures se rendent à la moitié droite du côlon transverse (voy. *Gros intestin*).

5° Branches de l'intestin grêle. — Les branches de l'intestin grêle (fig. 148,5), en nombre fort variable (de 12 à 20), naissent toutes de la convexité de la mésentérique supérieure. Immédiatement après leur origine, elles pénètrent entre les deux feuillets du mésentère et se portent obliquement en bas et en avant, vers le bord concave de l'intestin grêle.

Après un trajet de 5 à 10 centimètres, ces artères se divisent chacune en deux rameaux, l'un supérieur, l'autre inférieur : le rameau supérieur s'anastomose par inosculation avec le rameau inférieur de l'artère qui est au-dessus ; le rameau inférieur s'anastomose, de même, avec le rameau supérieur de l'artère qui est au-dessous. De ces anastomoses, il résulte une longue série d'arcades, dont la convexité est tournée en avant du côté de l'intestin grêle.

De chacune de ces arcades partent en divergeant quatre ou cinq rameaux, qui se bifurquent et s'anastomosent à leur tour, en donnant naissance à une nouvelle série d'arcades, plus petites que les précéden-

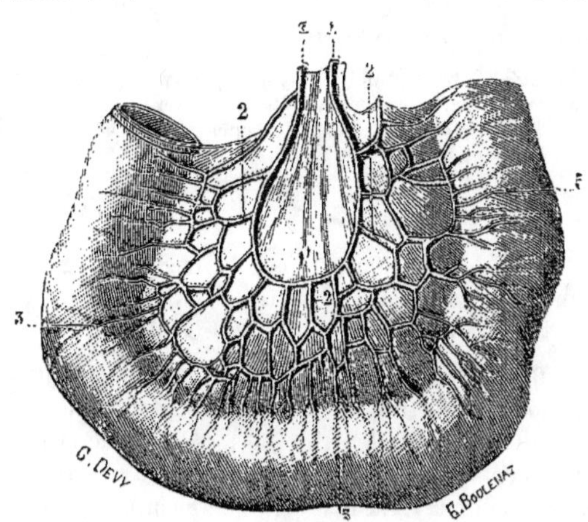

Fig. 149.

Une anse d'intestin grêle, pour montrer le mode de distribution des artères intestinales.

1, 1, deux branches artérielles s'anastomosant en anse en 1'. — 2, 2, 2, rameaux naissant de la convexité de cette anse pour former un système d'anses plus petites. — 3, 3, 3, branches terminales.

tes. Au-devant d'elles se trouve une troisième et quelquefois même une quatrième série d'arcades, formées de la même façon et toujours orientées dans le même sens, la convexité regardant l'intestin. Finalement, on voit se détacher des dernières arcades une multitude d'artérioles qui se jettent sur les deux faces de l'intestin grêle et se ramifient dans ses différentes tuniques (voy. *Intestin grêle*).

RÉSUMÉ DE LA MÉSENTÉRIQUE SUPÉRIEURE

a). Br. collatérales . . . .
- r. pancréatiques.
- r. duodénaux.
- a. pancréatico-duodénale.
- a. colique droite supérieure.
- a. colique droite moyenne.
- a. colique droite inférieure.
- br. de l'intestin grêle.

b). Br. terminale . . . . | r. anastomotique.

Variétés. — La mésentérique supérieure fournit accidentellement : la gastro-duodénale, la gastro-épiploïque droite, une pancréatique, une hépatique ou une splénique accessoire, l'artère de la vésicule biliaire. — Dans un cas d'absence de la mésentérique inférieure (FLEISCHMANN), la mésentérique supérieure fournissait les coliques droites et l'hémorrhoïdale supérieure. — HALLER et HYRTL ont observé chacun un cas de persistance de l'artère omphalo-mésentérique : dans le cas de HALLER, l'artère anormale se dirigeait vers l'ombilic et jetait une branche sur l'ouraque ; dans le cas de HYRTL, elle se perdait dans le muscle grand droit de l'abdomen.

§ V. — ARTÈRES CAPSULAIRES MOYENNES

Au nombre de deux, l'une droite, l'autre gauche, les artères capsulaires moyennes (fig. 143,5) naissent sur les côtés de l'aorte, un peu au-dessous du point d'émergence de la mésentérique supérieure. De là, elles se portent horizontalement en dehors, glissant entre le péritoine et les piliers du diaphragme, et viennent se terminer sur les deux faces des capsules surrénales où elles s'anastomosent, d'une part avec la capsulaire supérieure, branche de la diaphragmatique inférieure, d'autre part avec la capsulaire inférieure, branche de la rénale (voy. *Capsules surrénales*).

Variétés. — La capsulaire moyenne peut être très grêle et même faire défaut ; elle est suppléée, dans ce cas, par la capsulaire supérieure ou par la capsulaire inférieure. — On la voit quelquefois donner naissance à la spermatique, surtout du côté gauche.

§ VI. — ARTÈRES RÉNALES

Au nombre de deux, l'une droite, l'autre gauche, les artères rénales ou émulgentes (fig. 143,5) sont destinées aux reins. Ce sont elles qui apportent à ces organes des matériaux de l'excrétion urinaire.

1° Origine et trajet. — Les deux artères rénales prennent naissance sur les côtés de l'aorte, à un travers de doigt au-dessous de la mésentérique supérieure, le plus souvent au niveau de la moitié inférieure de la première vertèbre lombaire. Puis, elles se portent obliquement en bas et en dehors, chacune vers le hile du rein correspondant. C'est là qu'elles se terminent, nous dirons tout à l'heure comment. Les artères rénales sont remarquables par leur développement, qui est en rapport, moins avec le volume du rein, qu'avec l'activité de cet organe fonctionnant comme émonctoire de l'économie.

2° Rapports. — Envisagées au point de vue de leurs rapports, les artères rénales reposent, en arrière, sur la colonne lombaire et sur les piliers du diaphragme, dont elles croisent la direction ; plus en dehors, elles sont placées sur les attaches vertébrales du grand psoas et sur le petit psoas. En avant, elles répondent aux veines rénales et au péritoine ; l'artère rénale du côté droit est croisée, en outre, par la veine cave inférieure.

3° Distribution. — Dans leur trajet de l'aorte au hile du rein, les artères rénales fournissent quelques branches collatérales, savoir :

1° Des *rameaux ganglionnaires*, au nombre de 7 ou 8, qui naissent de l'artère rénale, tout près de son origine, et se jettent, après un trajet toujours fort court, dans les ganglions qui avoisinent la première et la seconde vertèbres lombaires ;

2° La *capsulaire inférieure*, qui se porte obliquement en haut et en dehors vers la partie inféro-interne de la capsule surrénale, à laquelle elle se distribue en s'anastomosant avec les autres artères capsulaires ;

3° Des *rameaux musculaires*, toujours très fins, pour les piliers du diaphragme ;

4° Des *rameaux pyéliques* et *urétériques*, pour le bassinet et la partie supérieure de l'uretère : il existe ordinairement deux artères urétériques, l'une pour la face antérieure du conduit, l'autre pour sa face postérieure ;

5° Des *rameaux capsulo-adipeux*, souvent très développés, pour la couche graisseuse qui entoure le rein.

Arrivées au hile, les artères rénales se partagent chacune en deux ou trois branches, dites *branches terminales*. Ces branches, après s'être subdivisées elles-mêmes, pénètrent dans le parenchyme rénal entre le bassinet et les divisions de la veine rénale et se terminent dans cet organe suivant une modalité, aujourd'hui assez bien connue, que nous étudierons plus tard (voy. *Reins*).

RÉSUMÉ DE L'ARTÈRE RÉNALE

a). *Br. collatérales*	a. capsulaire inférieure. r. musculaires. r. du bassinet et de l'uretère. r. capsulo-adipeux.
b). *Br. terminale*	artères rénales proprement dites.

Variétés. — L'artère rénale peut être double, triple, quadruple et même quintuple ; cette anomalie s'explique par ce fait que les branches terminales de la rénale s'isolent plus tôt que d'habitude. — La rénale droite et la rénale gauche peuvent naître par un tronc commun (PORTAL). — On a vu la rénale droite passer au-devant de la veine cave inférieure. — Dans les cas de déplacement du rein, l'artère rénale se détache d'ordinaire du tronc le plus voisin : c'est ainsi qu'on l'a vue naître de la mésentérique inférieure, de l'extrémité inférieure de l'aorte, de l'iliaque primitive, de l'iliaque interne, de la sacrée moyenne. — On rencontre parfois des branches aberrantes, qui, au lieu de se rendre au hile, abordent le rein, soit par sa face antérieure, soit au voisinage de l'une ou l'autre de ses extrémités. — La rénale fournit anormalement la diaphragmatique inférieure, la capsulaire moyenne, la spermatique gauche ou une spermatique accessoire, une ou plusieurs lombaires, l'hépatique ou des branches accessoires pour le foie, des branches pancréatiques, des branches intestinales.

La *capsulaire inférieure* peut faire défaut, comme aussi elle peut, plus développée qu'à l'ordinaire, donner naissance à la diaphragmatique inférieure. — Je l'ai vue, dans un cas, jeter deux branches très volumineuses dans la partie antérieure de la capsule du rein.

Au sujet de l'artère rénale et de ses variétés, voyez MACALISTER, in *Journ. of Anat. and Phys.* 1883, vol. XVII, p. 250 ; SCHMERBER, *Recherches anatomiques sur l'artère rénale*, Th. de Lyon 1895 ; WIART, *Note sur le mode de division de l'artère rénale et les rapports de ses branches au niveau du hile*, Bull. Soc. anat., 1897.

§ VII. — ARTÈRES GÉNITALES : SPERMATIQUES ET OVARIENNES

Ces artères, au nombre de deux, l'une gauche, l'autre droite, sont destinées à la glande génitale, le testicule chez l'homme (*artères spermatiques*), l'ovaire chez la femme (*artères ovariennes*). Nous les décrirons séparément dans l'un et l'autre sexe.

1° Chez l'homme : artères spermatiques. — Les artères spermatiques (fig. 143,7) naissent sur la face antérieure de l'aorte, un peu au-dessous des artères rénales, tantôt par un tronc commun, tantôt isolément, souvent même à des hauteurs un peu différentes. Obliques en bas et en dehors, elles descendent en arrière du péritoine, en avant du psoas et de l'uretère, qu'elles croisent à angle très aigu, et arrivent ainsi sur les côtés du bassin. Là, les artères spermatiques s'infléchissent sur elles-mêmes et se dirigent vers l'orifice interne du canal inguinal (t. I, p. 826), en passant, celle du côté gauche au-dessous de l'S iliaque du côlon, celle du côté droit au-dessous de la terminaison de l'intestin grêle. Elles parcourent ensuite le canal inguinal dans toute son étendue, en se mêlant aux autres éléments du cordon, sortent de ce canal par son orifice externe et descendent alors dans les bourses, pour se terminer dans la glande séminale.

A. Branches collatérales. — Durant ce long trajet, l'artère spermatique abandonne plusieurs petites branches collatérales, savoir :

1° Quelques fins rameaux à la portion moyenne de l'uretère et aux ganglions lymphatiques de la région lombaire;

2° Un rameau, constant d'après Haller, qui se dirigerait vers l'extrémité inférieure du rein et se perdrait dans l'atmosphère graisseuse de cet organe ;

3° Quelques rameaux au cordon et au crémaster, rameaux s'anastomosant toujours avec les divisions des artères honteuses externes.

B. Branches terminales. — Arrivées dans les bourses, les artères spermatiques se divisent en deux branches terminales : 1° l'une, *épididymaire*, destinée à l'épididyme ; 2° l'autre, *testiculaire*, qui se ramifie dans le testicule lui-même (voy. *Testicules*).

2° Chez la femme : artères ovariennes. — Chez la femme, la branche artérielle qui correspond à la spermatique de l'homme, prend le nom d'*ovarienne :* c'est l'*artère utéro-ovarienne* de la plupart des auteurs. Nous indiquerons plus tard, à propos des vaisseaux de l'ovaire (voy. t. IV), les raisons pour lesquelles nous avons cru devoir rejeter cette dernière dénomination et lui substituer celle d'artère ovarienne.

Depuis son origine jusqu'au bassin, l'artère ovarienne ne diffère pas de la spermatique. Mais tandis qu'au niveau du bassin, ce dernier vaisseau se dirige obliquement en dehors pour gagner l'orifice interne du canal inguinal, l'artère ovarienne, toujours très flexueuse, se porte obliquement en bas et en dedans, descend dans le bassin au niveau du bord externe du ligament large et aborde l'ovaire au voisinage de son angle externe.

Là, elle envoie à la trompe une collatérale ascendante dite *artère tubaire externe*. Puis, se portant transversalement de dehors en dedans, elle longe le bord antérieur de l'ovaire, lui abandonne de nombreux rameaux (voy. *Ovaire*) et, finalement, vient s'anastomoser à plein canal, entre l'extrémité externe de l'ovaire et l'utérus, avec un rameau de l'artère utérine, branche de l'hypogastrique (voy. *Utérine*).

RÉSUMÉ DE L'ARTÈRE SPERMATIQUE

a). *Br. collatérales*.	{	r. pour l'uretère, r. rénal. r. pour le cordon.
b). *Br. terminales*	{	br. épididymaire. br. testiculaire.

RÉSUMÉ DE L'ARTÈRE OVARIENNE

		comme ci-dessus, plus :
a). *Br. collatérales.*		art. tubaire externe. ram. pour ligaments larges.
b). *Br. terminales*		ram. pour l'ovaire. ram. anastomotique pour l'utérine.

Variétés. — Les artères spermatiques peuvent naître de la rénale ou de la capsulaire moyenne. — L'une des deux peut être double, disposition qui est loin d'être rare. — Il en existait trois d'un seul côté dans un cas de R. Quain : deux naissant de l'aorte, la troisième provenant de la rénale. — Par contre, l'une des deux spermatiques ou toutes les deux à la fois peuvent manquer et être remplacées, dans ce cas, par des branches issues de l'hypogastrique.

§ VIII. — Artère mésentérique inférieure

Impaire et médiane comme la mésentérique supérieure, la mésentérique inférieure (fig. 143,8) se détache de la face antérieure de l'aorte, à 5 ou 6 centimètres au-dessus de sa terminaison. De là, elle se porte obliquement en bas et en dehors vers la fosse iliaque du côté gauche. Puis, s'infléchissant en bas et à droite, elle descend dans l'excavation pelvienne et chemine alors sur la face antérieure du sacrum jusqu'à la troisième pièce sacrée, où elle se termine en se bifurquant. Dans son trajet, on le voit, la mésentérique inférieure décrit, comme la mésentérique supérieure, une légère courbe à concavité dirigée à droite. Elle est située dans l'épaisseur du mésocôlon iliaque : recouverte par le péritoine dans toute son étendue, elle repose successivement sur la face intérieure de l'aorte, sur le psoas, sur l'artère iliaque primitive du côté gauche et sur les deux premières vertèbres sacrées. Au point de vue de son mode de distribution, la mésentérique inférieure ne fournit aucune branche par sa concavité. Par sa convexité, au contraire, elle émet trois branches volumineuses, dites *coliques gauches,* et se termine en fournissant les deux *hémorrhoïdales supérieures.*

1° Artères coliques gauches. — Destinées à la moitié gauche du côlon, les artères coliques gauches (fig. 150,3) sont au nombre de trois (quelquefois deux seulement), que l'on distingue en supérieure, moyenne et inférieure. Elles naissent successivement de la convexité de la mésentérique inférieure et se portent en divergeant : la *colique gauche supérieure,* obliquement en haut et en dehors vers la partie supérieure du côlon descendant ; la *colique gauche moyenne* et la *colique gauche inférieure,* obliquement en bas et en dehors vers la partie inférieure du côlon descendant et le côlon ilio-pelvien.

Se comportant absolument comme les coliques du côté droit, les coliques gauches s'engagent dans le mésocôlon, se bifurquent et s'anastomosent ensemble par inosculation, de façon à former de longues arcades dont la convexité regarde en dehors.

De la convexité de ces arcades s'échappent ensuite de nombreux rameaux, qui gagnent la paroi du gros intestin, soit directement, soit en formant préalablement de nouvelles arcades plus petites : cette dernière disposition s'observe constamment au niveau de l'S iliaque du côlon.

2° Hémorrhoïdales supérieures. — Les artères hémorrhoïdales supérieures (fig. 150,7), branches de bifurcation de la mésentérique inférieure, naissent à la hauteur de la troisième vertèbre sacrée ou un peu au-dessous, au niveau de la deuxième.

Au nombre de deux, l'une droite, l'autre gauche, elles descendent sur les faces
latérales du rectum jusqu'à l'anus, en couvrant de leurs ramifications la face
antérieure et la face postérieure de cette dernière portion du gros intestin.

Les ramifications terminales de l'hémorrhoïdale supérieure s'anastomosent

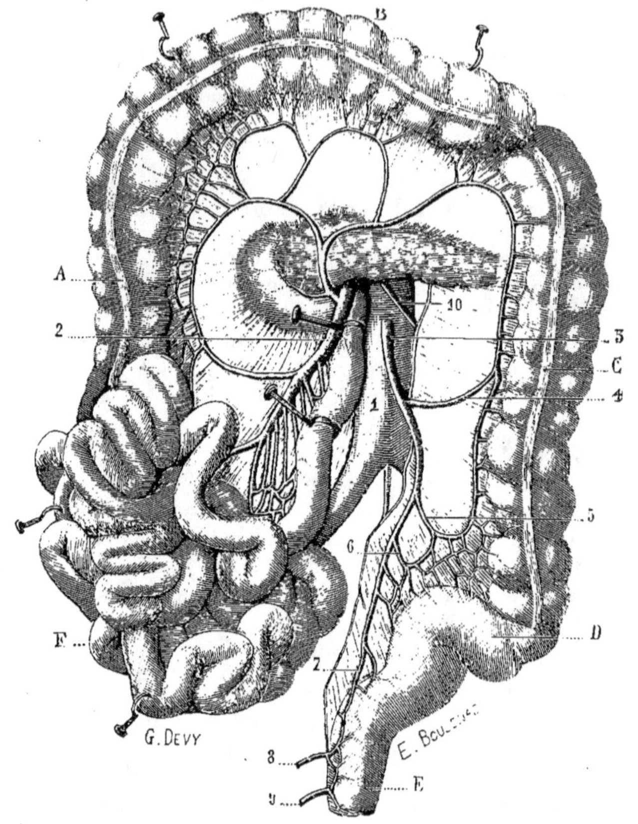

Fig. 150.

Artère mésentérique inférieure.

A, côlon ascendant. — B, côlon transverse érigné en haut. — C, côlon descendant. — D, S iliaque du côlon. — E, rec
tum. — F, masse de l'intestin grêle, érignée en bas et à droite.

1, aorte abdominale. — 2, mésentérique supérieure et ses branches. — 3, mésentérique inférieure. — 4, colique
gauche supérieure. — 5, colique gauche moyenne. — 6, colique gauche inférieure. — 7, hémorrhoïdale supérieure.
8, hémorrhoïdale moyenne. — 9, hémorrhoïdale inférieure.

largement avec les deux autres artères hémorrhoïdales, que nous décrirons ultérieurement : l'*hémorrhoïdale moyenne*, branche de l'hypogastrique et l'*hémorrhoïdale inférieure*, branche de la honteuse interne (voy. *Gros intestin*).

RÉSUMÉ DE LA MÉSENTÉRIQUE INFÉRIEURE

a). *Br. collatérales* . . . .
\(\left\{ \begin{array}{l} \text{a. colique gauche supérieure.} \\ \text{a. colique gauche moyenne.} \\ \text{a. colique gauche inférieure.} \end{array} \right. \)

b). *Br. terminale* . . . . | a. hémorrhoïdale supérieure.

Variétés. — La mésentérique inférieure peut faire défaut : elle est suppléée, dans ce cas, par
la mésentérique supérieure. — On l'a vue donner naissance à la colique droite supérieure, à une

hépatique accessoire, à une rénale accessoire. — HYRTL a signalé, sous le nom de *mésentérique moyenne*, un vaisseau naissant de l'iliaque primitive et donnant des branches au côlon transverse et au côlon descendant.

ARTICLE IV

BRANCHES TERMINALES DE L'AORTE

Arrivée au niveau de la quatrième vertèbre lombaire ou du disque intervertébral qui sépare la quatrième de la cinquième, l'artère aorte, sensiblement amoindrie par les nombreuses branches collatérales qu'elle a abandonnées sur son parcours, se divise en trois branches terminales d'importance bien différente : une branche moyenne toute petite, l'*artère sacrée moyenne*; deux branches latérales, relativement très volumineuses, les deux *artères iliaques primitives*.

En réalité, comme le démontre surabondamment l'anatomie comparée, l'artère sacrée moyenne n'est que la continuation de l'aorte, subissant ici une atrophie parallèle à celle que présente les segments vertébraux, sacrum et coccyx, sur lesquels elle repose. Nous verrons tout à l'heure que son mode de distribution confirme pleinement cette homologie de l'artère sacrée moyenne avec l'aorte sacro-coccygienne ou caudale des mammifères pourvus de queue. Comme conséquence, les deux artères iliaques primitives descendent au rang de simples branches collatérales de l'aorte et se détachent de ce dernier vaisseau, soit isolément (faits dans lesquels l'artère sacrée moyenne naît dans l'angle même de réunion des deux iliaques), soit par un tronc commun (faits dans lesquels la sacrée moyenne naît un peu au-dessus de cet angle).

Nous suivrons néanmoins la classification ordinaire, quoique inexacte, et décrirons successivement, comme branches terminales de l'aorte :

1° L'*artère sacrée moyenne* ;

2° Les *artères iliaques primitives*, ces deux artères se bifurquant bientôt elles-mêmes pour former : l'*iliaque interne* destinée au bassin et l'*iliaque externe* destinée au membre inférieur ou pelvien.

§ I. — ARTÈRE SACRÉE MOYENNE

Impaire et médiane comme l'aorte qu'elle continue, l'artère sacrée moyenne (fig. 151,8 et 152,16) se porte verticalement en bas, en cheminant au-devant de la cinquième vertèbre lombaire tout d'abord, puis au-devant du sacrum et du coccyx. Dans ce trajet, la sacrée moyenne fournit plusieurs branches collatérales que l'on peut, par analogie avec les collatérales de l'aorte, diviser en *pariétales* et *viscérales* :

1° **Branches pariétales.** — Les branches pariétales, homologues des intercostales et des lombaires, se détachent de la sacrée moyenne par paires symétriques et se portent horizontalement en dehors pour se distribuer, d'une part au canal rachidien, d'autre part aux parois de l'abdomen et du bassin.

La première de ces artères pariétales naît au niveau de la cinquième vertèbre lombaire et constitue la cinquième des artères lombaires, les quatre premières provenant, ainsi que nous l'avons déjà vu (p. 182), de l'aorte abdominale. Comme les lombaires aortiques, elle se porte au-devant du trou de conjugaison correspondant et s'y divise en deux rameaux, l'un et l'autre très grêles : un *rameau postérieur* ou *dorso-spinal*, qui se perd en partie dans le canal rachidien, en partie dans les muscles spinaux ; un *rameau antérieur*, qui se distribue aux muscles psoas et iliaque.

Les autres branches pariétales se détachent au niveau du sacrum. En nombre égal à celui des vertèbres sacrées, elles se dirigent en dehors vers les trous sacrés antérieurs (véritables trous de conjugaison de la colonne sacrée), abandonnent chemin faisant quelques rameaux musculaires, périostiques et osseux et se réunissent, au-devant des trous précités, avec les branches également transversales de la sacrée latérale (p. 201).

2° Branches viscérales. — Les branches viscérales de la sacrée moyenne, variables en nombre, mais toujours très grêles, naissent à différentes hauteurs et se portent à la face postérieure du rectum, où elles se terminent en s'anastomosant avec les artères hémorrhoïdales.

Arrivée à la face antérieure du coccyx, la sacrée moyenne s'anastomose de nouveau en arcades avec les sacrées latérales et se prolonge ensuite, sous la forme d'un ramuscule excessivement ténu, jusqu'à la glande coccygienne de LUSCHKA (voy. plus bas), dans l'épaisseur de laquelle elle se termine.

RÉSUMÉ DE LA SACRÉE MOYENNE

a). *Br. collatérales* . . . . . . { pariétales . . . . { 5° lombaire. / br. sacrées.
{ viscérales. . . . . { br. hémorrhoïdales.

b). *Br. terminales* . . . . | aboutit à la glande coccygienne.

Variétés. — Dans son trajet descendant, la sacrée moyenne se dévie quelquefois de la ligne médiane, soit à droite, soit à gauche. On l'a vue naître, dans certains cas, de l'iliaque primitive, principalement du côté gauche. Elle fournit anormalement la rénale (dans le cas de déplacement du rein) et l'hémorrhoïdale moyenne.

Glande coccygienne. — LUSCHKA (*Der Hirnanhang und die Steissdrüse des Menschen*, Berlin, 1860) a donné ce nom impropre de glande coccygienne à une petite masse arrondie ou lobulée, que l'on trouve chez l'homme directement appliquée contre la dernière pièce du coccyx. Elle mesure à peine quelques millimètres de diamètre. — Examinée au microscope, elle nous apparaît comme constituée par un amas de petits vaisseaux baignant dans un stroma conjonctif. Ces vaisseaux se disposent en plexus fort irréguliers et sont entourés par des éléments cellulaires qui présentent la plus grande analogie avec les cellules de la lymphe. — La signification de ce petit nodule est restée longtemps fort obscure. GEGENBAUR croit pouvoir le considérer aujourd'hui comme résultant de transformations subies par les branches spinales de l'artère sacrée moyenne sur un point où le canal vertébral n'existe plus et où ces branches n'ont plus de rôle. Sa formation serait donc liée à la disparition de la queue, c'est-à-dire à la disparition de la moelle coccygienne et du canal osseux qui l'enveloppait.

Voyez au sujet de la glande coccygienne, outre le mémoire de LUSCHKA, cité plus haut : PERRIN, *De la glande coccygienne*, etc. Strasbourg, 1860 ; — ARNOLD, *Ein Beitrag zu der Structur der sogen. Steissdrüse*. Centr. f. d. med. Wiss., 1864 ; — DU MÊME, *Ein weiterer Beitrag zu der Steissdrüsenfrage*, Arch. f. path. Anat., 1865 ; — DU MÊME, *Ueber die glomeruli caudales der Säugethiere*, ibid., 1867 ; — MEYER, *Coccygeal gland*, Henle u. Pfeufer's Zeitschr., 1866 ; — SERTOLI, *Ueber die Structur der Steissdrüse*, Centralbl. f. med. Wiss., 1867 ; — BANCHS, *On the coccygeal body*, Glascow med. Journ., 1867 ; — MACALISTER, *On the anatomy of the coccygeal gland*, Brit. med. Journ., 1868.

§ II. — ARTÈRE ILIAQUE PRIMITIVE

ET SES BRANCHES

Au nombre de deux, l'une droite, l'autre gauche, les artères iliaques primitives (fig. 143,10 et 151,3) s'étendent obliquement du bord inférieur de la quatrième vertèbre lombaire à la symphyse sacro-iliaque, où elles se terminent en se bifurquant. Leur longueur moyenne est de 5 à 6 centimètres.

1° **Rapports.** — Recouvertes, en avant, par le péritoine et par l'uretère, qui les croise en X, les artères iliaques primitives reposent successivement, en arrière, sur le côté de la cinquième vertèbre lombaire d'abord et puis sur le bord interne

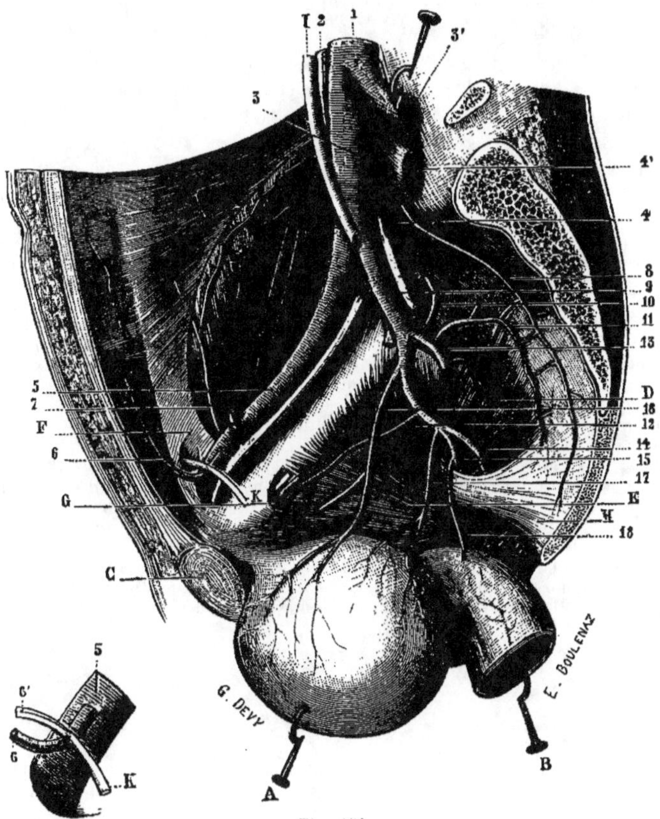

Fig. 151.

Artères iliaques du côté droit et leurs branches, chez l'homme.

A, vessie érignée en bas. — B, rectum érigné en bas et à gauche. — C, symphyse pubienne. — D, muscle pyramidal du bassin. — E, muscle releveur de l'anus. — F, orifice interne du canal inguinal. — G, trou obturateur. — H, ligament sacro-sciatique.
I, uretère. — K, canal déférent. — 1, aorte abdominale. — 2, veine cave inférieure. — 3, 3, artères iliaques primitives droite et gauche. — 4, 4, veines iliaques primitives droite et gauche. — 5, artère iliaque externe avec ses deux branches : 6, l'épigastrique ; 7, la circonflexe iliaque. — 8, artère sacrée moyenne. — 9, artère iliaque interne, avec ses collatérales : 10, l'ilio-lombaire ; 11, la sacrée latérale ; 12, l'obturatrice ; 13, la fessière ; 14, l'ischiatique ; 15, la honteuse interne ; 16, l'ombilicale ; 17, la vésicale inférieure ; 18, l'hémorrhoïdale moyenne.

du psoas. Elles sont séparées l'une de l'autre par un espace triangulaire, dont la base s'étend d'une articulation sacro-iliaque à l'autre et dont le sommet répond naturellement à la terminaison même de l'aorte. Leur angle d'écartement mesure, d'après C. KRAUSE, 65° chez l'homme, 75° chez la femme.

Les artères iliaques primitives présentent, avec les veines de même nom, des rapports immédiats qui varient légèrement à gauche et à droite. En principe, les deux veines sont placées en arrière des artères correspondantes. Mais, tandis que la veine iliaque primitive du côté droit conserve cette situation dans toute son étendue, la veine iliaque primitive gauche occupe tout d'abord la partie postérieure de l'artère, gagne ensuite son côté interne et finalement passe en arrière de l'artère iliaque primitive droite, pour se jeter dans la veine cave inférieure, laquelle est située, comme on le sait, à droite de la ligne médiane et de l'aorte.

2° Distribution. — Au cours de son trajet, l'artère iliaque primitive ne fournit que quelques branches insignifiantes et sans nom, qui se perdent dans le tissu cellulaire ambiant, sur les ganglions lymphatiques voisins, sur les veines iliaques primitives, ainsi que dans les muscles psoas et iliaque. En atteignant la symphyse sacro-iliaque, elle se partage en deux branches terminales :

1° L'une, interne, qui est l'*artère iliaque interne* ;

2° L'autre, externe, qui est l'*artère iliaque externe*.

Nous consacrerons à ces deux importantes artères les deux paragraphes suivants.

Variétés. — L'une ou l'autre des deux iliaques primitives peut être plus longue (jusqu'à 8 centimètres) ou plus courte (2 à 4 centimètres) que d'habitude (W. Krause). — Le niveau de leur origine varie, bien entendu, avec celui de la bifurcation de l'aorte, celle-ci se terminant 3 fois sur 100 au-dessus de la quatrième lombaire, et 11 fois sur 100 au-devant de la cinquième (W. Krause). — L'iliaque primitive, plus longue que d'habitude, est fréquemment flexueuse. — C'est en général la gauche qui descend plus bas que la droite (Quain). — Dans deux cas (Cruveilhier à droite, Walsham à gauche), l'iliaque primitive était absente, ses deux branches terminales naissant isolément de l'aorte.

Les deux artères iliaques primitives peuvent être réunies l'une à l'autre par une anastomose à direction transversale (Petsche).

Dans un cas aussi intéressant que rare, observé par Princeteau (*Th. Bordeaux*, 1884) l'artère iliaque primitive du côté droit faisait défaut et se trouvait suppléée par un énorme tronc qui, suivant exactement le trajet de la troisième lombaire, passait successivement en arrière du psoas, du carré des lombes et du muscle iliaque et se bifurquait finalement, à la partie moyenne de la fosse iliaque interne en deux branches, lesquelles devenaient, l'une l'hypogastrique, l'autre la fémorale.

Accidentellement, l'iliaque primitive peut fournir : la sacrée moyenne, une sacrée latérale supérieure, l'ilio-lombaire, une ou plusieurs lombaires (5°, 4° ou 3°), une rénale accessoire, l'ombilicale, l'obturatrice, une mésentérique moyenne (Hyrtl déjà mentionnée).

§ III. — ARTÈRE ILIAQUE INTERNE

ET SES BRANCHES

L'artère iliaque interne (fig. 151, 9), que l'on désigne encore sous le nom d'*artère hypogastrique*, est la branche de bifurcation interne de l'iliaque primitive. A la fois viscérale et musculaire, elle envoie ses rameaux aux viscères pelviens, aux organes génitaux externes, à la partie postéro-interne de la cuisse.

1° Origine et trajet. — Elle prend naissance au niveau de la symphyse sacro-iliaque, où elle se sépare de l'iliaque externe à angle aigu. De là, se portant obliquement de haut en bas et un peu d'avant en arrière, elle descend dans le petit bassin, en cheminant au-dessous du péritoine. Sa longueur, variable suivant les sujets, mesure de 2 à 4 centimètres.

2° Distribution. — Arrivée à la partie supérieure de la grande échancrure sciatique, l'iliaque interne s'épanouit en un bouquet d'artères, qui sont au nombre de neuf chez l'homme et de onze chez la femme.

Ces différentes artères se détachent de l'iliaque interne, tantôt isolément, tantôt par des troncs communs. Bon nombre d'anatomistes, à l'exemple de Quain, les font dériver de deux troncs principaux, l'un antérieur, l'autre postérieur ; mais une pareille disposition est loin d'être constante. En réalité, l'ordre dans lequel naissent les nombreuses branches de l'hypogastrique « varie à l'infini », comme le fait remarquer avec beaucoup de raison le professeur THEILE.

Ce qui est beaucoup plus constant, c'est le mode de distribution de ces artères. A ce point de vue, l'hypogastrique donne deux ordres de branches : 1° des branches qui sortent du bassin pour se distribuer à des organes plus ou moins éloignés de cette cavité ; 2° des branches qui se terminent dans le bassin lui-même. Ces dernières se subdivisent à leur tour en deux groupes, savoir : *a*, des artères destinées aux parois du bassin ; *b*, des artères qui se distribuent aux différents viscères contenus dans cette cavité.

Nous étudierons donc successivement, au point de vue descriptif, en ce qui concerne la distribution de l'hypogastrique :

1° Ses *branches intra-pelviennes pariétales ;*
2° Ses *branches intra-pelviennes viscérales ;*
3° Ses *branches extra-pelviennes.*

Variétés. — La longueur de l'iliaque interne peut varier entre 13 et 81 millimètres (W.KRAUSE) : cette longueur se trouve, bien entendu, en rapport inverse avec celle de l'iliaque primitive. — L'iliaque interne peut manquer comme tronc (ELLIS, ECKHARD) ; ses branches collatérales proviennent, dans ce cas, de l'iliaque externe. — Elle donne accidentellement : l'artère rénale dans quelques cas de déplacement du rein, la spermatique ou une spermatique accessoire, une épigastrique surnuméraire (PETRALI), plusieurs branches accessoires qui accompagnent généralement les branches ordinaires.

A consulter : JATSCHINSKY, *Die typischen Verzweigungsformen der arteria hypogastrica*, Intern. Monatsschr. f. Anat. u. Physiol., Bd. VIII, 1891.

A. — BRANCHES INTRA-PELVIENNES PARIÉTALES

Les branches fournies par l'iliaque interne aux parois du bassin sont au nombre de deux : l'ilio-lombaire et la sacrée latérale.

1° Artère ilio-lombaire. — L'artère ilio-lombaire (fig. 152,10) naît de la partie postérieure de l'hypogastrique. Suivant immédiatement après son origine un trajet rétrograde, elle se porte en haut et en arrière, au-devant du nerf lombo-sacré et en arrière du muscle psoas, où elle se partage en deux branches, l'une ascendante et l'autre transversale :

a. La *branche ascendante* ou *lombaire* s'élève au-devant des vertèbres lombaires et s'épuise dans les muscles psoas et carré des lombes. Elle émet d'ordinaire un *rameau spinal*, qui pénètre dans le canal vertébral à travers le dernier trou de conjugaison.

b. La *branche transversale* ou *iliaque*, se portant horizontalement en dehors, passe en arrière du psoas et se partage en deux rameaux : un *rameau superficiel*, qui chemine entre le fascia iliaca et le muscle iliaque et se distribue à ce dernier muscle, en s'anastomosant avec les divisions de la circonflexe iliaque ; un *rameau profond*, qui chemine entre le muscle iliaque et la fosse iliaque interne et se termine à la fois dans ce muscle, dans le périoste et dans l'os.

Variétés. — On a vu l'ilio-lombaire naître de l'iliaque primitive, de l'iliaque externe, de la fessière, de la sacrée latérale. — Ses deux branches peuvent naître isolément. — Elle est parfois très grêle et se trouve suppléée, dans ce cas, par des branches provenant des dernières lombaires. — Elle était absente dans un cas de DUBRUEIL.

2° Artère sacrée latérale. — Il existe ordinairement, de chaque côté, deux artères sacrées latérales (fig. 151 et 152), l'une supérieure, l'autre inférieure :

a. L'*artère sacrée latérale supérieure*, très variable dans son volume, se porte transversalement en dedans et, après s'être anastomosée avec la sacrée moyenne, s'engage dans le premier trou sacré antérieur. Elle abandonne quelques rameaux à la queue de cheval et, s'échappant du canal sacré par l'un des trous sacrés postérieurs, elle vient se terminer dans les muscles et dans la peau de la partie postérieure du bassin.

b. L'*artère sacrée latérale inférieure* descend le long du bord correspondant du sacrum, en passant en avant du muscle pyramidal et des branches antérieures des

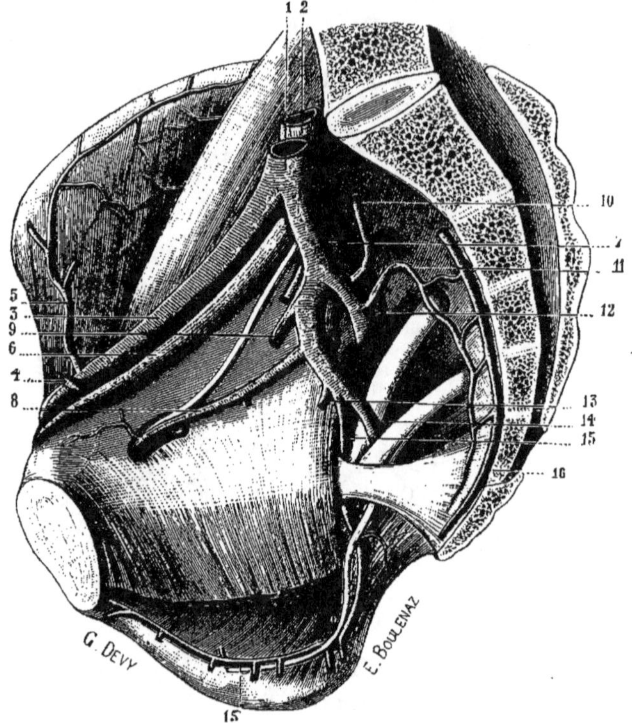

Fig. 152.

Artères iliaque externe et iliaque interne du côté droit, chez l'homme.

1, artère iliaque primitive. — 2, veine iliaque primitive. — 3, artère iliaque externe, avec ses deux branches : 4, l'épigastrique ; 5, la circonflexe iliaque. — 6, veine iliaque externe. — 7, artère iliaque interne, avec ses diverses branches : 8, l'obturatrice ; 9, l'ombilicale ; 10, l'ilio-lombaire; 11, la sacrée latérale ; 12, la fessière ; 13, la vésicale : 14, l'ischiatique ; 15, la honteuse interne. — 16, artère sacrée moyenne.

nerfs sacrés; elle se termine au niveau du coccyx, en s'anastomosant en arcade, ainsi que nous l'avons vu (p. 198), avec l'une des divisions de la sacrée moyenne. Chemin faisant, l'artère sacrée latérale inférieure émet trois ordres de rameaux : 1° des *rameaux externes*, qui se dirigent en dehors et se terminent dans les deux muscles pyramidal et ischio-coccygien ; 2° des *rameaux internes*, qui se portent transversalement en dedans et s'anastomosent avec les divisions également transversales de la sacrée moyenne ; 3° des *rameaux spinaux*, qui pénètrent dans le canal vertébral à travers les trous sacrés antérieurs, abandonnent quelques ramuscules aux nerfs de la queue de cheval et à leurs enveloppes, sortent ensuite du canal par les trous sacrés postérieurs et se terminent dans les parties molles de la région postérieure du sacrum, où ils s'anastomosent avec les divisions de l'artère fessière.

Variétés. — Les deux artères sacrées latérales peuvent naître d'un tronc commun. — On les a vues, dans certains cas, fournir l'hémorrhoïdale moyenne et la vésicale inférieure. — Les artères sacrées latérales, soit les supérieures, soit les inférieures, peuvent faire défaut. Elles sont suppléées, dans ce cas, par des artères issues des branches voisines.

B. — Branches intra-pelviennes viscérales

Les branches intra-pelviennes viscérales de l'iliaque interne sont au nombre de trois : l'ombilicale, la viscérale inférieure et l'hémorrhoïdale moyenne. La femme possède, en outre, l'utérine et la vaginale, branches qui n'ont pas leurs homologues chez l'homme.

1° Artère ombilicale. — L'artère ombilicale (fig. 151,16) est essentiellement différente chez le fœtus et chez l'adulte :

a. *Chez le fœtus*, elle est tellement considérable qu'elle semble s'échapper de l'aorte par voie de bifurcation et fournir sur son trajet, comme branches collatérales, l'iliaque externe et l'iliaque interne. Elle se porte tout d'abord sur les côtés de la vessie ; puis, s'infléchissant en haut, elle s'applique contre la paroi antérieure de l'abdomen et gagne l'ombilic, en se rapprochant graduellement de celle du côté opposé. Au niveau de l'ombilic, les deux artères ombilicales, rejointes par la veine de même nom, sortent de la cavité abdominale et s'en vont, le long du cordon, se ramifier dans le placenta, où s'opère l'hématose. Dans ce trajet, l'artère ombilicale, en remontant sur les côtés de la vessie, abandonne au réservoir urinaire un ou deux rameaux qui se distribuent à ses parois.

b. *Après la naissance*, la circulation ombilicale s'arrête par suite de la ligature et de la section du cordon. Comme conséquence, l'artère ombilicale s'affaisse et se transforme peu à peu en un cordon fibreux, qui s'étend de l'artère hypogastrique à l'ombilic. Ce cordon reste perméable, toutefois, dans sa moitié postérieure et constitue alors *l'artère ombilicale de l'adulte*, rameau relativement grêle, qui naît de la face antérieure de l'artère hypogastrique et se porte de là sur la partie latérale et supérieure de la vessie.

Variétés. — L'artère ombilicale peut persister chez l'adulte jusqu'au voisinage de l'ombilic. — L'une d'elles peut manquer. — On l'a vue fournir, comme rameaux surnuméraires, une vaginale (KRAUSE), une spermatique accessoire (TSCHAUSSOW), une hémorrhoïdale moyenne, une épigastrique accessoire (LAUTH, PISTOCCHI). — Les deux ombilicales peuvent se fusionner, un peu au-dessus de la vessie, en un tronc commun, impair et médian, qui gagne l'ombilic (voy. à ce sujet, d'AJUTOLO, *Anastomosi angolare delle arterie ombilicali*, Bollet. delle sc. med., 1891, et BARDELEBEN, *Abdominalanastomose der Nabelarterien*, Anat. Anzeiger, 1895).

2° Artère vésicale inférieure. — L'artère vésicale inférieure (fig. 151,17) naît de la face antérieure de l'hypogastrique et vient se terminer dans la prostate, après avoir recouvert de ses ramifications le bas-fond et la partie postérieure de la vessie.

Cette artère fournit constamment chez l'homme une branche longue et grêle, *l'artère déférentielle*, qui se jette sur le canal déférent et l'accompagne jusque dans les bourses, où elle s'anastomose avec les divisions de la spermatique.

Indépendamment des branches que lui abandonnent l'ombilicale et la vésicale inférieure, la vessie reçoit encore plusieurs rameaux de l'hémorrhoïdale moyenne et, chez la femme, de l'utérine ou de la vaginale (voy. *Vessie*).

Variétés. — L'artère vésicale peut naître de l'ombilicale. — Elle fournit parfois, comme rameaux surnuméraires, une honteuse interne accessoire, une prostatique. — Elle peut être double. — La déférentielle naît parfois directement de l'iliaque interne. — Cette dernière artère peut dans certains cas, plus développée que d'habitude, remplacer la funiculaire.

3° Artère hémorrhoïdale moyenne. — L'hémorrhoïdale moyenne (fig. 151,18). très variable dans son volume, se porte en bas et en dedans, sur les côtés de la portion moyenne du rectum. Après avoir abandonné à cet organe quelques rameaux qui s'anastomosent avec l'hémorrhoïdale supérieure, branche terminale de la mésentérique inférieure (p. 195), elle vient se terminer sur la paroi postérieure de la vessie, sur les vésicules séminales et sur les parties latérales de la prostate. Elle fournit, dans certains cas, l'artère déférentielle.

Chez la femme, l'artère hémorrhoïdale moyenne se porte vers la cloison recto-vaginale et se distribue à la fois à la face antérieure du rectum et à la paroi postérieure du vagin.

Variétés. — L'artère hémorrhoïdale moyenne peut naître de la honteuse interne, de l'ombilicale, de l'ischiatique, de la sacrée latérale. — Elle peut manquer; elle est alors suppléée par les autres hémorrhoïdales. — Elle fournissait, dans un cas de LESCUKA, les artères sacrées latérales.

4° Artère utérine. — L'artère utérine (fig. 153,7) se détache de l'hypogastrique à une hauteur variable, soit isolément, soit par un tronc commun avec l'ombilicale.

A. TRAJET. — Immédiatement après son origine, elle se porte obliquement en bas et en avant, en suivant tout d'abord la paroi latérale du bassin. Puis, abandonnant cette paroi pour se porter transversalement en dedans, elle gagne le bord de l'utérus, qu'elle atteint ordinairement un peu au-dessus du museau de tanche. S'infléchissant alors sur elle-même en formant une sorte de crosse, la *crosse de l'utérine*, elle remonte le long de ce bord jusqu'à la base de l'utérus, où elle se termine.

B. RAPPORTS. — Envisagée au point de vue de ses rapports, l'artère utérine peut être divisée en quatre portions, une portion descendante, une portion transversale, la crosse et une portion ascendante. — La *portion descendante* ou *pariétale* repose sur la paroi latérale du bassin, laquelle est constituée à ce niveau par l'obturateur interne, revêtu de son aponévrose. — La *portion transversale* répond à la base du ligament large. A côté d'elle cheminent des veines volumineuses. L'uretère la croise obliquement en passant en arrière d'elle : cet entrecroise-

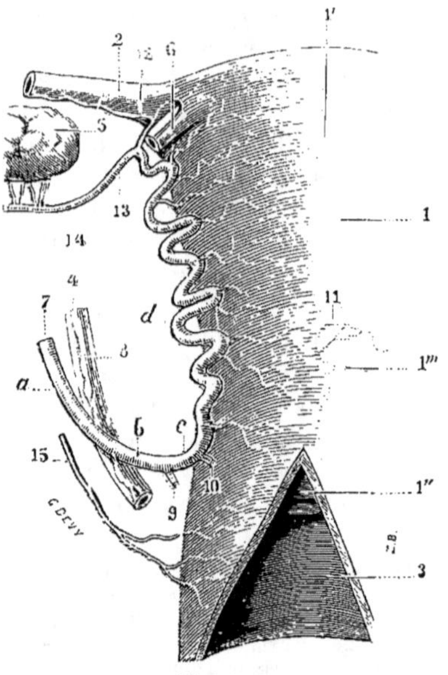

Fig. 153.

L'artère utérine, vue antérieure.

1. utérus, avec : 1'. son corps: 1". son col: 1'". son isthme. — 2, trompe. — 3, vagin. — 4, uretère. — 5. ovaire. — 6. ligament rond. — 7. artère utérine. avec : *a*, sa portion descendante; *b*. sa portion transversale; *c*. sa portion réfléchie ou crosse; *d*, sa portion ascendante. — 8. rameaux urétéraux. — 9. rameaux vaginaux postérieurs. — 10, rameaux vésico-vaginaux. — 11. cercle de Huguier. — 12. branche terminale supérieure ou artère tubaire. — 13, branche terminale supérieure, s'anastomosant en 14, avec la terminaison de l'artère ovarienne. — 15. artère vaginale.

ment a lieu ordinairement à 2 centimètres en dehors du bord de l'utérus, à peu près à égale distance de ce bord et de la paroi pelvienne. — La *troisième portion* ou *crosse utérine* décrit une courbe à concavité supéro-externe. Elle est située le plus souvent, d'après les recherches de COMMANDEUR, à 15 millimètres au-dessus et à 15 millimètres en dehors du cul-de-sac latéral du vagin. — La *portion ascen-*

dante, que nous pouvons encore appeler *portion juxta-utérine*, est extrêmement flexueuse. Elle chemine le long du bord correspondant de l'utérus, entre les deux feuillets du ligament large.

C. DISTRIBUTION. — Les nombreuses branches fournies par l'utérine se divisent en collatérales et terminales :

a. *Branches collatérales.* — L'utérine, au cours de son trajet, abandonne de nombreuses collatérales. Avant d'atteindre l'utérus, d'abord, elle fournit : 1° des *rameaux vasculaires*, qui se détachent de la portion pariétale et qui vont se ramifier dans le groupe des veines utéro-vaginales antérieures (FREDET) ; 2° des *rameaux urétéraux*, qui naissent de la portion transversale au moment de son entrecroisement avec l'uretère et qui se jettent sur ce dernier organe ; 3° des *rameaux vaginaux postérieurs*, qui se détachent de la crosse et qui se rendent au cul-de-sac postérieur du vagin ; 4° des *rameaux vaginaux antérieurs* ou mieux *vésico-vaginaux*, qui vont se distribuer au cul-de-sac antérieur et au bas-fond de la vessie. Après avoir atteint le bord de l'utérus, et tout le long de ce bord, l'artère utérine jette sur l'une et l'autre face de cet organe un grand nombre de rameaux flexueux, qui se ramifient dans les différentes parties constituantes de l'utérus (voy. t. IV, *Artères de l'utérus*).

b. *Branches terminales.* — Arrivée à la partie supérieure de l'utérus, juste au niveau de la naissance des trompes, l'utérine se partage en deux branches termi-nales : l'une, qui se porte en dehors et s'anastomose à plein canal avec l'ovarienne, branche de l'aorte abdominale (voy. *Ovaires*); l'autre, qui se jette sur la trompe, où elle prend le nom d'*artère tubaire* (voy. *Trompes*).

Variétés. — L'artère utérine peut être double ou même être représentée par des rameaux multiples. — On l'a vue naître de l'ombilicale, de l'hémorrhoïdale supérieure (HALLER). — Elle peut se détacher par un tronc commun de l'obturatrice ou de l'hémorrhoïdale moyenne. — Elle peut donner l'hémorrhoïdale moyenne, la vaginale. — Elle peut, au lieu de remonter jusqu'à la base de l'utérus, s'arrêter à sa partie moyenne, cédant ainsi à l'ovarienne (qui devient dans ce cas *utéro-ovarienne*) le soin d'irriguer la partie supérieure de l'organe. — A consulter: DAVIDSON, *Ueber die arteria uterina*, in SCHWALBE'S. Morph. Arbeit., 1895 ; FREDET, *Quelques recherches sur les artères de l'utérus*, Journ. de l'Anat., 1898.

5° Artère vaginale. — Cette artère, oblique en bas et en dedans comme la pré-cédente, se dirige sur les côtés ou bords du vagin et descend, le long de ces bords, jusqu'à la vulve. Dans son trajet, elle abandonne un rameau au col de la vessie et à la partie postérieure de l'urèthre ; mais elle se distribue principalement aux parois du vagin, en s'anastomosant, sur la ligne médiane, avec la vaginale du côté opposé (voy. *Vagin*).

C. — BRANCHES EXTRA-PELVIENNES

Les branches extra-pelviennes de l'iliaque interne sont au nombre de quatre : l'obturatrice, la fessière, l'ischiatique et la honteuse interne. La première sort du bassin par le trou obturateur ; les trois autres s'échappent par la grande échancrure sciatique.

1° Artère obturatrice. — L'artère obturatrice (fig. 152,8), très variable dans son origine, comme nous le verrons plus loin, se détache ordinairement de la face antérieure de l'hypogastrique. De là, elle se porte en avant, longe la paroi de l'excavation pelvienne parallèlement à la ligne innominée et un peu au-dessous du nerf obturateur, qui descend obliquement vers elle, s'engage avec ce nerf dans le canal sous-pubien et arrive ainsi à la région antéro-interne de la cuisse, où elle se termine en se bifurquant.

a. *Branches collatérales*. — Mais déjà, au cours de son trajet, l'obturatrice a fourni, dans le bassin, plusieurs branches collatérales, savoir :

1° Deux *rameaux musculaires*, dont l'un, ascendant, se porte sur le muscle iliaque et s'anastomose avec les divisions de l'ilio-lombaire (p. 201), et l'autre, descendant, se ramifie sur le muscle obturateur interne ;

2° Un *rameau pubien* ou *rétro-pubien*, qui se dirige en dedans sur la face postérieure du corps du pubis et s'anastomose, sur la ligne médiane, avec le rameau similaire du côté opposé (voy. fig. 157) ;

3° Un *rameau vésical* (non constant), qui se porte à la face postérieure de la vessie et s'y distribue ;

4° Un *rameau anastomotique* (fig. 157), qui se détache tout près du canal sous-pubien, se porte de bas en haut, croise perpendiculairement la branche horizontale du pubis et se jette dans l'épigastrique, branche de l'iliaque externe, à quelques millimètres seulement au delà de son origine. Ce rameau anastomotique, jeté entre l'obturatrice et l'épigastrique, présente des variations de volume fort remarquables. Son calibre, en général, est en rapport inverse avec celui de l'obturatrice : l'obturatrice est-elle volumineuse, le rameau anastomotique est grêle ; l'obturatrice est-elle petite, le rameau anastomotique qui l'unit à l'épigastrique est volumineux, tellement volumineux parfois qu'on est autorisé à dire, dans ce cas, que l'obturatrice tire réellement son origine de l'épigastrique (voy. *Epigastrique*, p. 211).

b. *Branches terminales*. — Au sortir du bassin, à la partie moyenne environ du canal sous-pubien, l'artère obturatrice se divise, ainsi que nous l'avons dit plus haut, en deux branches terminales, l'une interne, l'autre externe. — La *branche interne* contourne le rebord interne du trou obturateur, jetant successivement des rameaux sur les muscles obturateur externe, pectiné, droit interne et adducteurs de la cuisse. Elle s'anastomose avec la circonflexe antérieure et envoie d'ordinaire un rameau génital aux enveloppes du testicule chez l'homme, aux grandes lèvres chez la femme. — La *branche externe*, obliquant en dehors, descend en arrière de la bandelette sous-pubienne (voy. Arthrologie, p. 560), contourne de haut en bas le rebord externe du trou obturateur et, après avoir fourni quelques rameaux aux muscles voisins, vient s'anastomoser avec l'artère ischiatique, entre le jumeau inférieur et le carré crural. Elle s'anastomose aussi avec la branche précédente, vers la partie inférieure du trou obturateur, qui se trouve ainsi entouré par un cercle artériel complet. La branche externe de l'obturatrice émet le plus souvent un rameau articulaire qui pénètre dans l'articulation de la hanche, à travers l'échancrure ischio-pubienne et se porte, en suivant le ligament rond, (voy. Arthrologie, p. 574) jusqu'à la tête du fémur.

RÉSUMÉ DE L'OBTURATRICE

a). *Br. collatérales.*	r. musculaires. r. pubien. r. vésical. r. anastomotique.
b). *Br. terminales*	r. interne. r. externe.

Variétés. — Les variétés d'origine de l'obturatrice nous sont indiquées dans la statistique suivante de Quain, basée sur l'examen de 361 cas : elle naît 2 fois sur 3 de l'iliaque interne, 2 fois sur 7 de l'épigastrique, 1 fois sur 72 à la fois de l'iliaque externe et de l'épigastrique, 1 fois sur 72 de l'iliaque externe. — L'obturatrice peut encore, mais bien rarement, se détacher de la fémorale, soit seule, soit par un tronc commun avec l'épigastrique ; dans ce cas, elle remonte vers l'anneau crural, pénètre dans le bassin et gagne par un trajet descendant le trou sous-pubien. — Son origine sur l'épigastrique est plus souvent unilatérale que bilatérale ; elle a, en médecine opératoire, une importance considérable (voy. *Epigastrique*). — L'obturatrice fournit accidentellement : l'épigastrique (rare), l'ilio-lombaire, la vésicale inférieure, la vaginale, une hémorrhoïdale accessoire, une honteuse externe, une honteuse accessoire, la bulbeuse, la dorsale de la verge. — Voy. au sujet des anomalies de l'obturatrice : JASTSCHINSKI, *Die Abweichungen der Arteria obturatoria nebst Erklärung ihres Entstehens*, Journ. intern. d'anatomie et de physiologie, 1891.

2° Artère fessière. — La plus volumineuse des branches de l'hypogastrique, l'artère fessière (fig. 151,13 et 154,1), se porte obliquement en bas et en arrière, passe entre le dernier nerf lombaire et le premier nerf sacré, sort du bassin par la partie la plus élevée de la grande échancrure sciatique au-dessus du pyramidal par conséquent, et débouche ainsi à la région fessière. Là, elle s'infléchit de bas en haut et se divise immédiatement après en deux branches, l'une superficielle, l'autre profonde :

a. La *branche superficielle* se dirige obliquement en haut et en avant, entre le moyen fessier et le grand fessier ; elle se ramifie presque entièrement dans la moitié supérieure de ce dernier muscle et dans la peau qui le recouvre.

b. La *branche profonde* chemine d'arrière en avant entre le moyen fessier et le petit fessier et se distribue principalement à ces deux muscles ; elle envoie en même temps un rameau au tenseur du fascia lata et plusieurs ramuscules à l'os iliaque.

Variétés. — Dans un cas de ROBERTS (*Liverpool med. and sug. Reports*, 1869), l'artère fessière, absente, était suppléée par une branche de la fémorale qui se dirigeait en dehors et en arrière pour gagner les masses musculaires de la région fessière. — (Voyez, au sujet des points d'émergence des artères fessière, ischiatique et honteuse interne, les recherches de CHALOT, in *Gaz. hebd. de Montpellier*, 1884.)

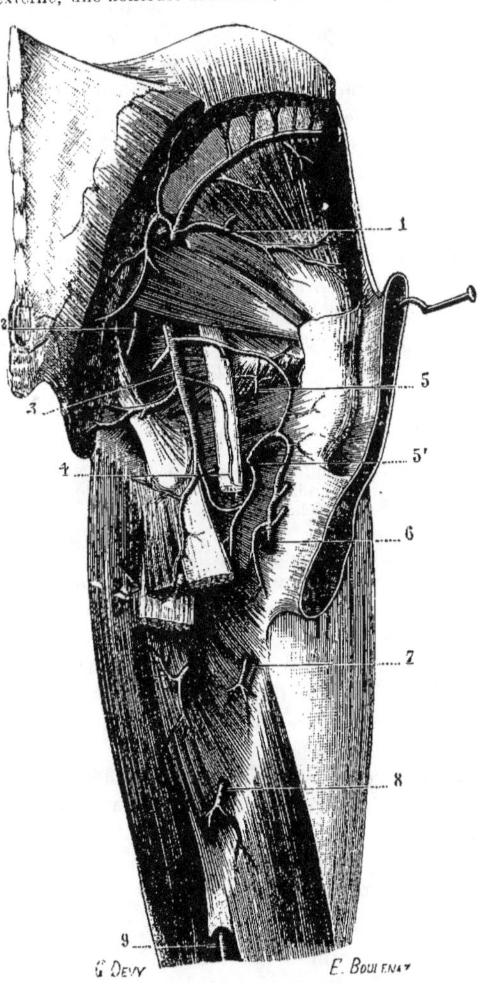

Fig. 154.

Artères de la région fessière et de la face postérieure de la cuisse.

1, artère fessière et ses branches. — 2, honteuse interne. — 3, ischiatique et ses branches. — 4, artère du nerf sciatique. — 5, 5', terminaison de la circonflexe postérieure. — 6, première perforante. — 7, deuxième perforante. — 8, troisième perforante. — 9, artère poplitée se dégageant de l'anneau des adducteurs.

3° Artère ischiatique. — L'artère ischiatique (fig. 151,14 et 154,3) descend verticalement en avant du pyramidal et du plexus sacré et s'échappe du bassin par la partie la plus inférieure de la grande échancrure sciatique, au-dessous du pyramidal. A ce niveau, l'ischiatique occupe le plus souvent le côté interne de la honteuse interne ; mais quelquefois aussi (13 fois sur 100 d'après CHALOT), elle chemine en dehors de la honteuse, entre cette dernière artère et le grand sciatique. Parvenue à la région fessière, elle se partage en deux groupes de branches, les unes postérieures, les autres descendantes :

a. Les *branches postérieures*, au nombre de trois ou quatre, se perdent dans la moitié inférieure du grand fessier et dans la peau qui recouvre ce muscle ; elles s'anastomosent, sur plusieurs points de leur trajet, avec les divisions de la fessière.

b. Les *branches descendantes*, en nombre fort variable, réunies parfois sur un tronc commun, se portent verticalement en bas, le long de la face postérieure de la cuisse, où elles s'anastomosent, d'une part avec la circonflexe postérieure, d'autre part avec la première ou les deux premières perforantes, branches de la fémorale profonde (voy. *Fémorale*). L'une de ces branches descendantes, l'*artère du nerf grand sciatique*, se jette sur le nerf grand sciatique, qu'elle accompagne jusqu'au voisinage du creux poplité. Les autres se distribuent aux muscles jumeaux, carré crural, demi-tendineux, demi-membraneux et biceps, ainsi qu'aux téguments de la région postérieure et supérieure de la cuisse.

Variétés. — L'ischiatique peut naître par un tronc commun avec la fessière. — Elle peut passer au-dessus du pyramidal ou le perforer. — On l'a vue quelquefois acquérir un développement insolite et remplacer partiellement la fémorale (voy. *Fémorale*). — Dans un cas de HYRTL, l'artère du nerf grand sciatique était très développée et se jetait, un peu au-dessus de l'articulation du genou, dans le tronc de la poplitée.

4° Artère honteuse interne. — L'artère honteuse interne (fig. 152,15 et 155,4), que certains anatomistes considèrent comme la branche terminale de l'hypogastrique, descend, comme l'artère précédente, en avant du pyramidal et du plexus sacré. Elle sort du bassin par la partie inférieure de la grande échancrure sciatique, au-dessous du pyramidal par conséquent, contourne la face externe de l'épine sciatique, et rentre de nouveau dans le bassin (ou plutôt dans l'épaisseur du périnée) par la petite échancrure sciatique. Elle chemine alors sur la face libre de l'obturateur interne, maintenue contre ce muscle par sa propre aponévrose, et gagne ainsi la face interne de l'ischion. S'infléchissant alors en haut et en avant, elle s'engage entre les deux feuillets de l'aponévrose périnéale moyenne (voy. *Muscles du périnée*), longe le côté interne de la branche ischio-pubienne correspondante et se divise, un peu au-dessous de la symphyse, en deux branches terminales : l'artère caverneuse et l'artère dorsale de la verge.

A. BRANCHES COLLATÉRALES. — Mais déjà, dans son parcours, l'artère honteuse a fourni de nombreuses branches collatérales : ce sont d'abord des *rameaux viscéraux* sans nom, qui se perdent sur le rectum, la prostate et la vessie ; puis des *rameaux musculaires*, également sans nom, qui se détachent au moment où la honteuse interne contourne l'épine sciatique et se distribuent aux muscles rotateurs de la cuisse et au grand fessier. Plus loin naissent trois branches collatérales beaucoup plus importantes, les hémorrhoïdales inférieures, la périnéale superficielle et la périnéale profonde :

a. *Hémorrhoïdales inférieures.* — Au nombre de deux ou trois, les hémorrhoïdales inférieures naissent un peu au-dessus de la petite échancrure sciatique et se portent en bas, en arrière et en dedans vers la région de l'anus. Elles se distribuent au sphincter et aux téguments qui le recouvrent, en s'anastomosant avec les divisions terminales de l'hémorrhoïdale supérieure.

b. *Périnéale superficielle.* — L'artère périnéale superficielle se sépare de la honteuse interne, au niveau de la face interne de l'ischion. Elle descend ensuite en arrière du transverse du périnée et contourne le bord postérieur de ce muscle. Se portant alors d'arrière en avant, elle chemine dans le tissu cellulaire qui sépare l'ischio-caverneux du bulbo-caverneux, abandonne quelques rameaux à ces deux muscles et vient se terminer à la partie postérieure du scrotum, où elle s'anastomose avec les honteuses externes venues de la fémorale.

c. *Périnéale profonde.* — Appelée encore *artère transverse du périnée, artère bulbeuse* ou *bulbo-uréthrale,* la périnéale profonde naît de la honteuse interne,

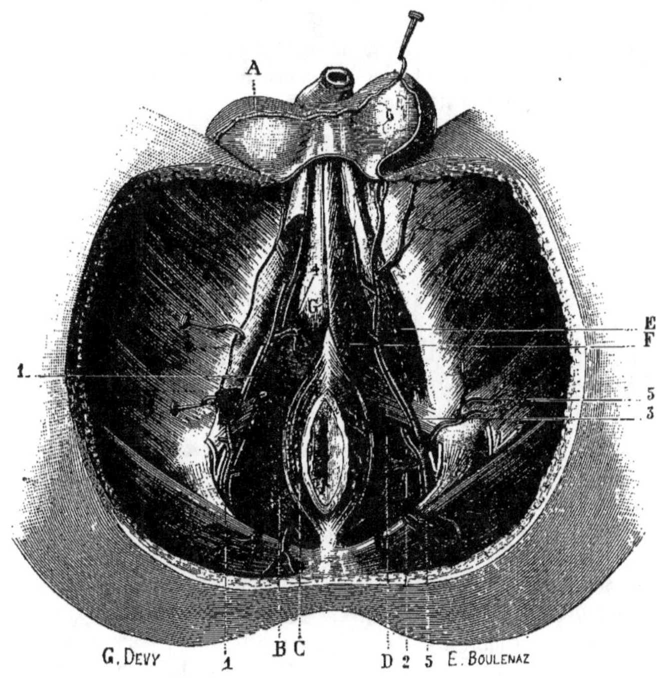

Fig. 155.

Vaisseaux du périnée chez l'homme.

A, scrotum, érigné en haut. — B, releveur de l'anus. — C, sphincter. — D, muscle transverse du périnée. — E, ischio-caverneux. — F, bulbo-caverneux. — G, bulbe de l'urèthre. — 1, artère honteuse interne, accompagnée de ses deux veines et du nerf de même nom. — 2. artère hémorrhoïdale inférieure. — 3, artère périnéale superficielle. — 4, périnéale profonde. — 5, branches musculaires. — 6, branches scrotales.

un peu en avant de la précédente. Elle chemine tout d'abord de dehors en dedans, entre les deux feuillets de l'aponévrose moyenne, et abandonne dans cette première partie de son trajet quelques ramuscules au muscle de Guthrie (voy. *Muscle du périnée*) et à la glande de Cowper. Puis, perforant d'arrière en avant le feuillet antérieur de l'aponévrose périnéale moyenne, elle débouche dans le triangle ischio-bulbaire, jette des rameaux sur les trois muscles qui délimitent ce triangle et gagne alors le côté postéro-externe du bulbe, où elle se termine en fournissant deux ordres de rameaux : 1° des *rameaux bulbaires,* qui pénètrent dans l'épaisseur du bulbe et se distribuent à cet organe ; 2° des *rameaux uréthraux,* qui longent d'arrière en avant la portion spongieuse de l'urèthre et se terminent dans ses parois. Ces derniers rameaux peuvent être suivis jusqu'à la base du gland, où ils s'anastomosent avec les ramifications terminales de la dorsale de la verge.

B. Branches terminales. — Les deux branches terminales de la honteuse interne sont, comme nous l'avons vu plus haut, la caverneuse et la dorsale de la verge :

a. *Caverneuse.* — L'une des branches terminales de la honteuse interne, l'artère caverneuse, pénètre dans le corps caverneux par son extrémité postérieure et se termine dans cet organe érectile, en fournissant des bouquets de ramuscules flexueux et contournés en spirale, que nous étudierons plus tard sous le nom d'*artères hélicines* (voy. Appareil uro-génital).

b. *Dorsale de la verge.* — Deuxième branche terminale de la honteuse interne, la dorsale de la verge traverse le ligament suspenseur de la verge et vient se placer alors sur la face supérieure du corps caverneux, qu'elle longe d'arrière en avant jusqu'à la base du gland. Elle y chemine de chaque côté du sillon médian, parallèlement à celle du côté opposé, dont elle n'est séparée que par la veine dorsale de la verge, laquelle, comme nous le verrons plus tard, est impaire et médiane.

Dans ce trajet, l'artère dorsale de la verge fournit quelques artérioles aux corps caverneux eux-mêmes et émet en dehors cinq ou six rameaux, qui contournent de haut en bas le corps caverneux correspondant et viennent se distribuer à la portion spongieuse de l'urèthre, en s'anastomosant avec les divisions antérieures de l'artère bulbeuse.

Arrivée au gland, la dorsale de la verge s'anastomose avec celle du côté opposé, de façon à former à la base de cet organe une espèce de couronne artérielle, d'où s'échappent de nombreux rameaux et ramuscules pour le gland et pour le prépuce.

C. L'artère honteuse interne chez la femme. — La description qui précède s'applique à l'homme. Chez la femme, la honteuse interne, tout en conservant dans sa distribution le même type général, présente quelques particularités qui résultent naturellement de la disposition toute spéciale de ses organes génitaux externes. C'est ainsi que parmi ses branches collatérales : 1° la *périnéale superficielle* se termine dans les grandes lèvres, lesquelles répondent aux bourses ; 2° la *périnéale profonde* ou *bulbeuse* se termine dans le bulbe du vagin, qui est l'homologue du bulbe de l'urèthre. Quant à ses deux branches terminales, l'*artère caverneuse*, très grêle, se rend aux corps caverneux du clitoris. La dorsale de la verge, devenant la *dorsale du clitoris*, s'épuise dans la muqueuse et dans les téguments qui recouvrent cet organe.

RÉSUMÉ DE LA HONTEUSE INTERNE

a). *Br. collatérales*	r. viscéraux. r. musculaires. a. hémorrhoïdale inférieure. a. périnéale superficielle. a. périnéale profonde.
b). *Br. terminales*	a. caverneuse. a. dorsale de la verge.

Variétés. — L'artère honteuse interne peut naître par un tronc commun avec l'obturatrice ou l'ombilicale. — Dans son trajet périnéal, elle peut occuper le milieu de l'espace compris entre l'ischion et la pointe du coccyx. — Elle fournit accidentellement l'hémorrhoïdale moyenne, la vésicale inférieure, l'utérine, une prostatique et même l'ischiatique. — Elle peut, plus petite que d'ordinaire, s'arrêter au périnée ; dans ce cas, les deux branches terminales et quelquefois même la bulbeuse proviennent d'une autre source, assez fréquemment d'un tronc indépendant (*honteuse accessoire* de Quain). — Cette honteuse accessoire provient elle-même soit de la honteuse interne ordinaire, soit de l'iliaque interne ou de l'une de ses branches.

La *bulbeuse* peut naître de l'obturatrice. — Elle peut être double ou bien très grêle, suppléée alors par la périnéale superficielle. — Au lieu d'occuper les côtés du bulbe, elle peut se trouver soit en arrière, soit en avant de cet organe, point important pour l'opération de la taille.

La *dorsale de la verge* peut être fort grêle d'un côté, suppléée dans ce cas par la dorsale du côté opposé. — On l'a vue naître de l'obturatrice, de l'épigastrique, de la honteuse externe (Cruveilhier), de la fémorale profonde (Tiedemann). — Il n'est pas rare de voir les deux artères dorsales s'unir l'une à l'autre par des anastomoses transversales.

Dans un cas de Quain, une honteuse accessoire fournissait les deux caverneuses, tandis que la honteuse interne du côté droit donnait naissance aux deux dorsales.

§ IV. — ARTÈRE ILIAQUE EXTERNE
ET SES BRANCHES

Branche de bifurcation externe de l'iliaque primitive, l'artère iliaque externe (fig. 151,5 et 152,3) s'étend de la symphyse sacro-iliaque à l'anneau crural, qu'elle traverse en prenant le nom de fémorale. Sensiblement rectiligne, elle suit un trajet oblique de haut en bas, de dedans en dehors et d'arrière en avant.

1° Rapports. — Dans ce trajet, l'artère iliaque externe répond : en avant et en dedans, au péritoine ; en arrière et en dehors, au muscle psoas.

La veine iliaque externe, qui l'accompagne, est placée en arrière d'elle dans sa partie supérieure, en dedans d'elle dans sa partie inférieure.

Nous signalerons encore les rapports suivants : 1° le nerf génito-crural chemine quelque temps sur la face antérieure de l'iliaque externe ; 2° l'uretère la croise à angle aigu en passant sur son côté interne ; 3° la veine circonflexe iliaque croise perpendiculairement sa face antérieure, tout près de l'anneau crural ; 4° sur l'artère iliaque externe reposent encore, à droite la portion terminale de l'intestin grêle, à gauche la portion iliaque du côlon ; enfin, sur son côté antéro-interne, viennent se placer un certain nombre de ganglions et de troncs lymphatiques.

2° Distribution. — L'artère iliaque externe fournit deux branches collatérales seulement : l'épigastrique et la circonflexe iliaque.

1° Artère épigastrique. — L'épigastrique (fig. 156,9) est une des artères les plus importantes à connaître au point de vue pratique, en raison des rapports intimes qu'elle présente avec le canal inguinal et l'anneau crural, à travers lesquels se font le plus souvent les hernies abdominales.

a. *Trajet.* — Elle naît sur le côté interne de l'iliaque externe, à quelques millimètres seulement au-dessus de l'arcade fémorale. Immédiatement après son origine, elle se porte *horizontalement* en dedans, dans une étendue de 15 à 20 millimètres. Puis, se redressant sur elle-même, elle se dirige *obliquement* en haut et en dedans, vers le bord externe de la gaine du grand droit de l'abdomen. Elle entre dans cette gaine, change de nouveau de direction pour devenir *verticale*, chemine quelque temps à la face profonde du grand droit et, finalement, pénètre dans ce muscle, où elle s'anastomose, au voisinage de l'ombilic, avec les divisions terminales de la mammaire interne.

b. *Rapports.* — Il résulte de la description qui précède que l'artère épigastrique nous présente, au point de vue de sa direction, trois portions distinctes : une portion horizontale, une portion oblique et une portion verticale.

La *portion horizontale* et la *portion oblique*, en se réunissant l'une à l'autre, forment, entre l'anneau crural qui est au-dessous et l'orifice interne du canal inguinal qui est au-dessus, une espèce d'anse à concavité dirigée en haut et en dehors. Cette anse (fig. 151,6) est embrassée, chez l'homme, par le canal déférent qui décrit, lui aussi, à ce niveau une anse à concavité dirigée en sens inverse.

Chez la femme, l'anse de l'artère épigastrique est embrassée de même par le ligament rond. Au point de vue de leurs rapports avec la paroi abdominale, la *première* et la *deuxième portion* cheminent dans le tissu cellulaire sous-péritonéal, entre le fascia transversalis qui est en avant et le péritoine qui est en arrière. L'épigastrique sépare l'une de l'autre, ainsi que nous l'avons déjà vu (t. I, p. 827), la fossette inguinale externe de la fossette inguinale moyenne.

La *troisième portion* ou *portion verticale* est située tout d'abord entre le muscle grand droit de l'abdomen et le feuillet postérieur de sa gaine, puis dans l'épaisseur même de ce muscle.

c. *Branches collatérales.* — Dans son trajet, l'artère épigastrique émet trois branches collatérales principales : la funiculaire, la sus-pubienne et l'anastomotique de l'obturatrice. Toutes les trois se séparent de l'épigastrique tout près de son origine.

La *funiculaire*, rameau très grêle, s'engage dans l'orifice interne du canal inguinal, parcourt ce canal avec les différents éléments du cordon et vient se terminer, chez l'homme, dans les enveloppes du testicule. Chez la femme, la funiculaire accompagne le ligament rond et se distribue aux grandes lèvres.

La *sus-pubienne*, également très grêle, se porte transversalement en dedans vers la symphyse du pubis et s'anastomose sur la ligne médiane, en arrière de la ligne blanche, avec l'artère homonyme du côté opposé. Il en résulte la formation d'une arcade, l'*arcade sus-pubienne*, souvent double, d'où s'échappent quelques rameaux ascendants destinés aux muscles grands droits. L'un de ces rameaux perfore le muscle et arrive jusqu'au-devant de la symphyse.

L'*anastomotique de l'obturatrice* (fig.

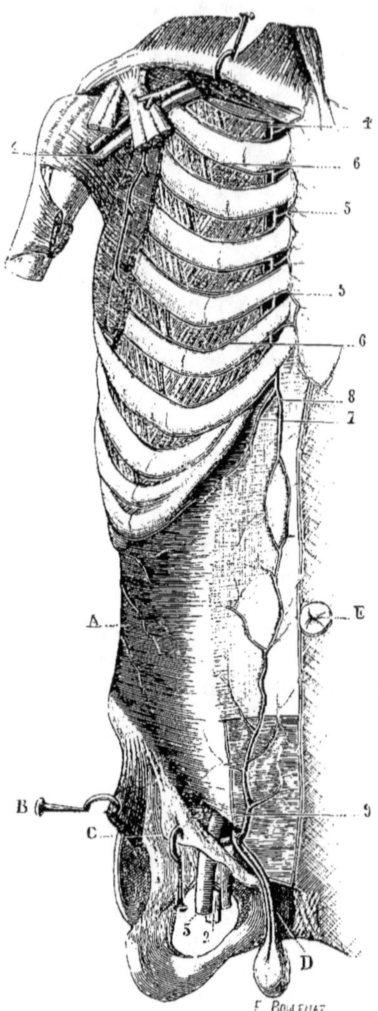

E. BOULENAZ

Fig. 156.

Artères épigastrique et mammaire interne.

A. muscle transverse. — B. muscle couturier. — C. aponévrose du grand oblique érignée en bas. — D, cordon et testicule. — E, ombilic. — 1. artère et veine axillaires. — 2. veine fémorale. — 3. artère fémorale. — 3'. artère iliaque externe. — 4, artère mammaire interne, avec : 5, ses rameaux antérieurs ; 6, ses rameaux externes ou artères intercostales antérieures ; 7. sa branche de bifurcation externe ; 8, sa branche de bifurcation interne. — 9. artère épigastrique, s'anastomosant, en arrière du grand droit, avec la branche précédente.

157,10 et fig. 158,6) descend vers l'artère obturatrice, soit verticalement, soit en décrivant une courbe à concavité externe, et s'unit à ce dernier vaisseau, comme l'indique son nom. Nous avons déjà vu (p. 206) que ce rameau anastomotique, qui est très variable dans ses dimensions, était parfois assez volumineux, pour qu'on pût le considérer avec raison comme étant, dans ce cas, l'origine vraie de l'obturatrice.

d. *Branches terminales.* — Les divisions terminales de l'épigastrique ne se distribuent pas seulement au muscle grand droit de l'abdomen, mais encore à la portion interne des muscles larges et aux téguments qui avoisinent la ligne médiane (*ligne blanche*), entre la symphyse pubienne et l'ombilic.

2° ARTÈRE CIRCONFLEXE ILIAQUE. — La circonflexe iliaque naît sur le côté externe de l'artère iliaque externe, au même niveau que la précédente. De là, se portant obliquement en haut et en dehors, elle longe le bord postérieur de l'arcade fémorale, jusqu'à l'épine iliaque antéro-supérieure : dans cette partie de son trajet, elle chemine au-dessous du péritoine, exactement dans l'angle dièdre que forme le fascia iliaca avec la paroi antérieure de l'abdomen. Depuis son origine jusqu'à l'épine iliaque, la circonflexe fournit quelques rameaux musculaires qui se perdent dans la paroi abdominale ; l'un de ces rameaux, plus considérable que les autres, et décrit tout récemment (1892) par STIEDA sous le

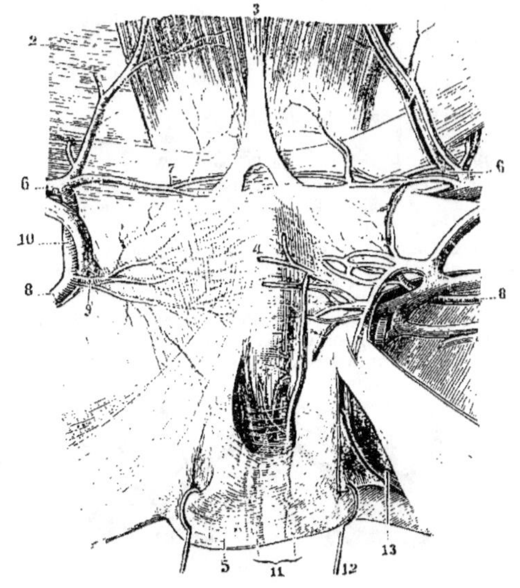

Fig. 157.

Vaisseaux de la face pelvienne de la symphyse
(d'après FARABEUF).

(Du côté gauche, il n'y a que les artères ; du côté droit, les veines sont conservées avec les artères. mais les arcades veineuses sont coupées juste sur la ligne médiane.)

1, muscles grands droits. — 2, transverse de l'abdomen. — 3, adminiculum lineæ albæ. — 4, symphyse pubienne. — 5, vessie érignée en arrière. — 6, artère épigastrique. avec 7, son rameau sous-pubien. — 8, artère obturatrice, avec 9, son rameau rétro-pubien. — 10, anastomose entre l'épigastrique et l'obturatrice. — 11, veines vésicales antérieures. — 12, lambeau aponévrotique, érigné en dedans pour laisser voir 13, la veine honteuse interne droite.

nom d'*artère épigastrique externe*, naît à 4 ou 6 centimètres au-dessous de l'épine iliaque et, de là, remonte vers l'ombilic en suivant l'interstice celluleux qui sépare le muscle transverse du petit oblique. Arrivée à l'épine iliaque antéro-supérieure, l'artère circonflexe se divise en deux branches terminales, l'une ascendante ou abdominale, l'autre transversale ou iliaque :

La *branche ascendante* ou *abdominale* remonte dans l'interstice celluleux qui sépare le muscle transverse du petit oblique et se distribue aux muscles et aux téguments de la paroi latérale de l'abdomen. Constamment, elle s'anastomose avec les branches antérieures des artères lombaires.

La *branche transversale* ou *iliaque* contourne d'avant en arrière (d'où le nom de circonflexe donné à l'artère) la lèvre interne de la crête iliaque et émet successivement deux ordres de rameaux : 1° des *rameaux externes*, qui se distribuent aux trois muscles larges de l'abdomen et aux téguments qui les recouvrent ; 2° des *rameaux internes*, qui descendent irrégulièrement sur le muscle iliaque interne et se ramifient dans son épaisseur, en s'anastomosant avec l'ilio-lombaire (p. 201), branche de l'hypogastrique.

RÉSUMÉ DE L'ILIAQUE EXTERNE

2 branches collatérales :

1° Épigastrique . . . . .

Br. collatérales . . .
a. funiculaire.
a. sus-pubienne.
a. anastomotique de l'obturatrice.

Br. terminales . . .
r. musculaires.
r. cutanés.

2° Circonflexe iliaque . . . .
br. ascendante ou abdominale.
br. transversale ou iliaque.

Variétés. — 1° *Tronc de l'iliaque externe.* — J'ai vu dans un cas (microcéphale) l'iliaque externe descendre dans le petit bassin et remonter vers l'anneau crural, après avoir décrit une longue courbe à cavité dirigée en haut. — On l'a vue fournir accidentellement : l'ilio-lombaire ou d'autres branches de l'iliaque interne (elle suppléait cette dernière dans deux cas), une circonflexe iliaque accessoire, l'obturatrice ou un rameau anastomotique pour cette artère, une sous-cutanée abdominale, la circonflexe postérieure, la fémorale profonde, une honteuse externe.

2° *Artère épigastrique.* — L'épigastrique peut d'abord naître plus haut que d'habitude, à 2, 3, 4, 5 et même 6 centimètres au-dessus de l'arcade crurale. — Elle peut aussi naître plus bas, de la fémorale, et remonter alors dans le bassin à travers l'anneau crural. — On l'a encore vue naître de l'obturatrice (rare), de l'iliaque externe par un tronc commun avec la circonflexe

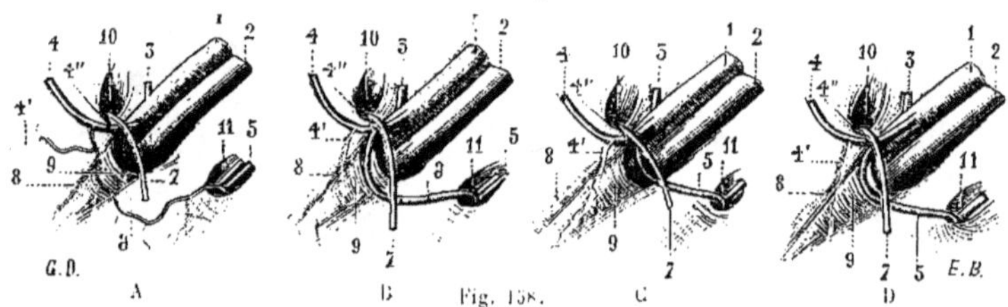

Divers modes d'origine de l'artère obturatrice (ces quatre figures représentent le canal crural et le trou obturateur du côté droit, vus du côté de l'abdomen).

A. anastomose très grêle, jetée entre l'épigastrique et l'obturatrice. — B. anastomose très volumineuse unissant les deux artères. — C, l'obturatrice naît de l'épigastrique. — D, même disposition, avec cette variante, que l'obturatrice est placée un peu plus en dedans, que dans C et se trouve appliquée contre la face postérieure du ligament de Gimbernat. — 1, artère iliaque externe. — 2, veine iliaque externe. — 3, circonflexe iliaque. — 4, épigastrique, avec, 4' son rameau sus-pubien et 4", son rameau funiculaire. — 5, obturatrice. — 6, anastomose de l'épigastrique et de l'obturatrice. — 7, canal déférent. — 8, arcade crurale. — 9, ligament de Gimbernat. — 10, orifice interne du canal inguinal. — 11, trou obturateur.

iliaque. Dans un cas de LAUTH, elle provenait à la fois, par deux racines, de l'iliaque externe et de l'iliaque interne. — Elle fournit accidentellement : une dorsale de la verge ou une clitoridienne, une sous-cutanée abdominale, une circonflexe interne, une honteuse externe accessoire. — Les branches funiculaire et sus-pubienne peuvent faire défaut.

Les variétés les plus importantes de l'épigastrique au point de vue chirurgical sont bien certainement celles qui portent sur les relations de cette artère avec l'obturatrice (fig. 158). L'artère obturatrice naissant de l'épigastrique (et ce mode d'origine s'observe 1 fois sur 4) gagne le trou sous-pubien en suivant un double trajet : ou bien elle descend verticalement en bas en longeant le côté externe de la veine fémorale ; ou bien elle se porte obliquement en dedans et en bas en croisant la face supérieure de la veine et en décrivant, en dedans de ce vaisseau, une longue courbe à concavité dirigée en haut et en dehors. Dans le premier cas, l'artère ne présente aucune importance au point de vue chirurgical. Dans le second cas, au contraire (fig. 158, D), placée en dedans de l'anneau qui livre passage à la hernie crurale, elle présente fatalement des rapports plus ou moins immédiats avec le collet du sac herniaire et peut, en conséquence, être ouverte par le bistouri dans l'opération du débridement, surtout quand ce débridement est pratiqué en dedans et en haut.

Quant à la fréquence relative de l'une ou de l'autre de ces situations occupées par l'artère obturatrice, elle nous est fournie par la statistique suivante de R. QUAIN : sur 101 cas où l'obturatrice provenait de l'épigastrique, elle descendait en dehors de la veine dans 54 cas ; elle croisait obliquement le septum crural dans 37 ; dans les 10 autres, elle contournait le bord externe du ligament de Gimbernat ; 47 fois sur 101, par conséquent, l'artère en question occupait la *position dangereuse*, c'est-à-dire le côté interne de la veine.

Au sujet des variations des artères épigastrique et obturatrice, consultez PFITZNER, *Anat. Anzeiger*, 1889, p. 504 et 528.

3° *Artère circonflexe iliaque.* — La circonflexe iliaque peut naître par un tronc commun avec l'épigastrique. — Comme cette dernière, elle peut naître plus haut ou plus bas que d'habitude. — On l'a vue double. — Elle fournit accidentellement : l'obturatrice, la circonflexe postérieure de la cuisse, une honteuse externe accessoire. — Voyez, au sujet de cette artère, STIEDA. *Ueber die arteria circumflexa ilii,* Anat. Anzeiger, 1892.

§ V. — ARTÈRE FÉMORALE
ET SES BRANCHES

L'artère fémorale ou crurale (fig. 161) est la continuation directe de l'iliaque externe. Elle s'étend de l'anneau crural (t. 1, p. 821) à l'anneau du troisième adducteur (t. I, p. 941) qu'elle traverse pour devenir artère poplitée.

1° Situation et trajet. — Elle est située à la partie antéro-interne de la cuisse, où elle suit un trajet vertical, en obliquant un peu cependant de dehors en dedans

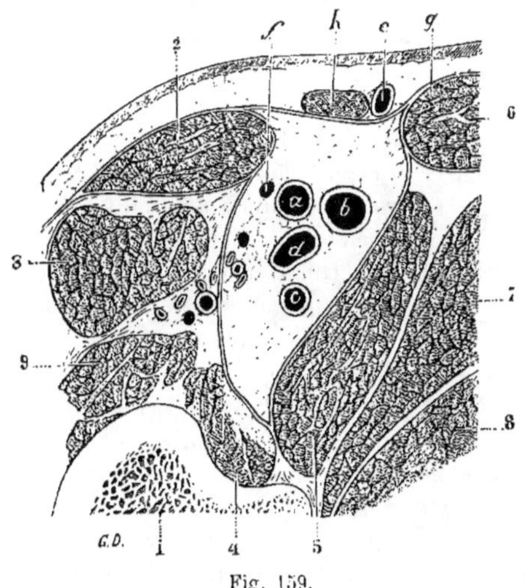

Fig. 159.

L'artère fémorale, vue sur une coupe transversale de la cuisse passant par le tiers inférieur du triangle de Scarpa (côté droit, segment supérieur de la coupe).

1, fémur scié au niveau du petit trochanter. — 2, couturier. — 3, droit antérieur. — 4, psoas-iliaque, sectionné un peu au-dessus de son insertion au petit trochanter. — 5, pectiné. — 6, moyen adducteur. — 7, court adducteur. — 8, grand adducteur. — 9, vaste externe et crural.
a, artère fémorale. — *b,* veine fémorale. — *c,* artère fémorale profonde. — *d,* veine fémorale profonde. — *e,* veine saphène interne. — *f,* nerf saphène. — *g,* aponévrose superficielle. — *h,* ganglion lymphatique superficiel.

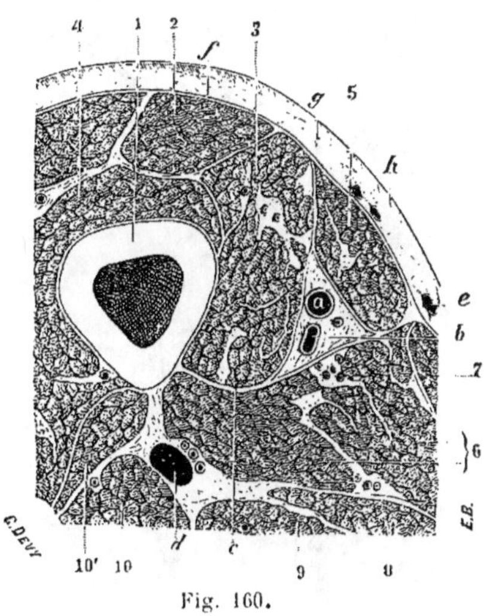

Fig. 160.

L'artère fémorale, vue sur une coupe transversale passant par la partie moyenne de la cuisse (côté droit, segment supérieur de la coupe).

1, fémur. — 2, droit antérieur de la cuisse. — 3, vaste interne. — 4, crural. — 5, couturier. — 6, grand adducteur. — 7, droit interne. — 8, demi-membraneux. — 9, demi-tendineux. — 10, 10', longue portion et courte portion du biceps.
a, artère fémorale. — *b,* veine fémorale. — *c,* cloison intermusculaire interne. — *d,* nerf grand sciatique, avec ses vaisseaux. — *e,* veine saphène interne. — *f,* aponévrose superficielle. — *g,* tissu cellulaire sous-cutané. — *h,* peau.

et d'avant en arrière. Sa direction est assez exactement représentée par une ligne droite qui, partant du milieu de l'arcade crurale, viendrait aboutir au côté interne du fémur, à quatre travers de doigt au-dessus du tubercule du troisième adducteur.

2° Rapports. — Ses rapports doivent être examinés successivement, dans l'anneau crural, dans le triangle de Scarpa, au-dessous de ce triangle :

a. *Dans l'anneau crural,* l'artère fémorale, située immédiatement au-dessous de l'arcade crurale, repose sur l'éminence ilio-pectinée. Elle répond, en dedans, à la veine fémorale, en dehors, à la bandelette ilio-pectinée (t. I, p. 819) qui la sépare du nerf crural et du muscle psoas-iliaque.

b. *Dans le triangle de Scarpa* (voy. t. I, p. 941), la fémorale représente assez bien la bissectrice qui descendrait du milieu de la base de ce triangle vers son sommet. Elle repose (fig. 159, *a*) dans la gouttière que lui forment en s'adossant l'un à l'autre le psoas-iliaque et le pectiné. Elle n'est recouverte, à ce niveau, que par l'aponévrose superficielle (*fascia cribriformis*) et par la peau. Ici encore, la veine homonyme longe son côté interne.

c. *Au-dessous du triangle de Scarpa*, (fig. 160, *a*) l'artère fémorale chemine profondément dans une nouvelle gouttière que lui forment, en dedans le moyen et le grand adducteur, en dehors le vaste interne. Elle est séparée du plan aponévrotique par le muscle couturier, son muscle satellite, qui la croise obliquement de haut en bas et de dehors en dedans. Quant à la veine fémorale, elle décrit peu à peu, autour de l'artère, un demi-tour de spire d'avant en arrière et de dedans en dehors : elle passe ainsi graduellement du côté interne de l'artère à son côté externe, situation qu'elle occupera dans le creux poplité.

d. *Rapports avec le fémur.* — Envisagée dans ses rapports avec le fémur, l'artère fémorale, au sortir de l'anneau crural, repose tout d'abord sur la tête de l'os, dont elle n'est séparée que par le pectiné et la capsule articulaire. Elle s'en écarte bientôt et ne rejoint le fémur qu'à l'anneau du troisième adducteur ; là, ses rapports avec l'os sont immédiats. Il résulte de cette description sommaire que l'artère fémorale et la diaphyse du fémur forment entre elles un angle ouvert en haut et, d'autre part, sont d'autant plus éloignées l'une de l'autre qu'on se rapproche davantage de l'anneau crural ; la distance maxima qui sépare l'artère du corps du fémur n'excède pas 3 centimètres.

e. *Gaine fibreuse.* — Dans tout son trajet, de l'anneau crural à l'anneau des adducteurs, l'artère fémorale est contenue, avec la veine de même nom, dans une gaine cellulo-fibreuse, qui prend successivement les noms de *canal crural*

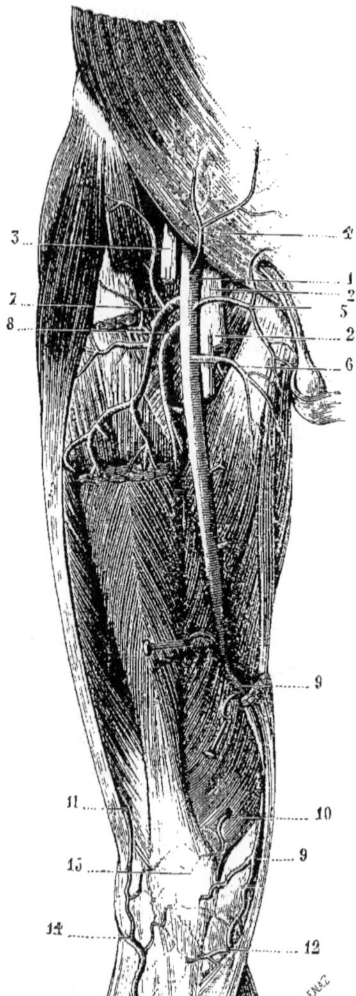

Fig. 161.

Artère fémorale et ses branches.

1, tronc de l'artère fémorale. — 2, veine fémorale, avec 2′, la saphène interne. — 3, nerf crural. — 4, artère sous-cutanée abdominale. — 5, honteuse externe supérieure. — 6, honteuse externe inférieure. — 7, artère du quadriceps. — 8, fémorale profonde. — 9, grande anastomotique. — 10, articulaire supérieure et interne. — 11, articulaire supérieure et externe. — 12, articulaire inférieure et interne. — 13, récurrente tibiale antérieure. — 14, articulaire inférieure et externe. — 15, cercle artériel du genou.

en haut et, en bas, de *canal de Hunter*. Nous avons déjà décrit cette gaine dans ses différentes portions, à propos des aponévroses de la cuisse ; il est tout à fait inutile d'y revenir ici (voy. *Aponévrose de la cuisse*, t. I, p. 947).

3° Distribution. — Outre quelques rameaux peu importants et sans nom, qui se perdent dans les muscles et qui sont essentiellement variables par leur nombre, leur origine et leur volume, l'artère fémorale fournit les six branches suivantes : la sous-cutanée abdominale, la honteuse externe supérieure, la honteuse externe inférieure, l'artère du quadriceps, la fémorale profonde et la grande anastomotique. De ces six branches, les cinq premières naissent dans le triangle de Scarpa ; la sixième se sépare de la fémorale immédiatement au-dessus de l'anneau des adducteurs.

1° Sous-cutanée abdominale. — Appelée encore *tégumenteuse abdominale*, cette artère, généralement très grêle, naît sur le côté antérieur de la fémorale, un peu au-dessous de l'anneau crural. Elle perfore immédiatement l'aponévrose (fascia cribriformis) pour devenir sous-cutanée. Se portant alors obliquement en haut et en dedans, elle croise le bord antérieur de l'arcade fémorale et gagne ainsi la paroi antérieure de l'abdomen, où elle se termine en s'anastomosant, en dedans avec l'épigastrique, en dehors avec la circonflexe iliaque. Avant de remonter vers l'abdomen, la sous-cutanée abdominale abandonne constamment plusieurs rameaux ou ramuscules aux ganglions superficiels du pli de l'aine.

2° Honteuse externe supérieure. — La honteuse externe supérieure naît au même niveau que la précédente, traverse comme elle le fascia cribriformis et chemine transversalement de dehors en dedans dans le tissu cellulaire sous-cutané. Arrivée dans le voisinage de l'orifice externe du canal inguinal, elle se divise en deux branches : une *branche supérieure* ou *pubienne*, qui se perd dans les téguments qui recouvrent le pubis ; une *branche inférieure*, qui se distribue au scrotum chez l'homme, aux grandes lèvres chez la femme.

3° Honteuse externe inférieure. — La honteuse externe inférieure se détache de la fémorale, quelquefois de la fémorale profonde, à 3 ou 4 centimètres de l'arcade crurale. Comme la précédente, elle se dirige transversalement en dedans. Elle croise tout d'abord (fig. 162, 5) la face antérieure de la veine fémorale, passe au-dessous de l'extrémité supérieure de la saphène interne (crosse de la saphène interne) et glisse ensuite quelque temps sur le pectiné et le moyen adducteur. Elle traverse, enfin, l'aponévrose au niveau de ce dernier muscle et vient, comme la honteuse externe supérieure, se terminer sur le scrotum chez l'homme, sur les grandes lèvres chez la femme.

Au cours de son trajet, l'artère honteuse externe inférieure s'anastomose successivement avec l'obturatrice, avec la funiculaire, avec la honteuse externe supérieure et avec la branche périnéale superficielle de la honteuse interne.

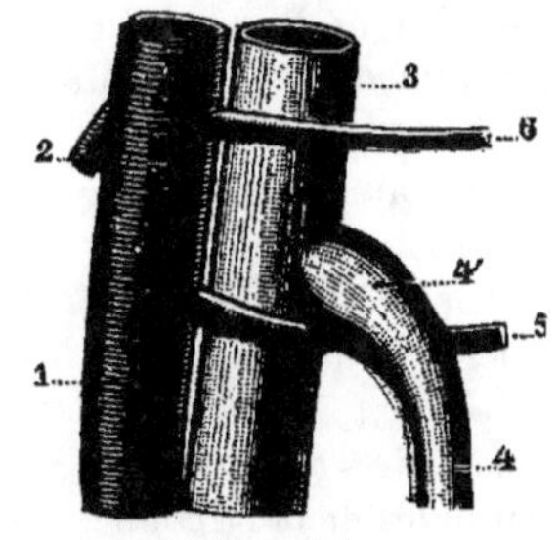

Fig. 162.

L'artère honteuse externe inférieure dans ses rapports avec la crosse de la saphène interne.

1, artère fémorale, avec 2, artère fémorale profonde. — 3, veine fémorale. — 4, saphène interne, avec 4', sa crosse. — 5, honteuse externe inférieure, passant sous la crosse de la saphène. — 6, honteuse externe supérieure.

4° Artère du quadriceps. — L'artère du quadriceps, encore appelée quelquefois *musculaire superficielle*, naît sur le côté externe de la fémorale, à 3 ou 4 centimètres au-dessous du pli de l'aine. Elle fournit, immédiatement après son origine, quelques rameaux au couturier et au psoas. Puis, se portant obliquement en bas et en dehors, elle s'engage entre le droit antérieur et le vaste interne et se divise en quatre ou cinq rameaux, qui se perdent dans les différentes portions du quadriceps crural.

5° FÉMORALE PROFONDE. — Cette artère, qu'on appelle encore *musculaire profonde*, se détache de la partie postérieure de la fémorale à 4 ou 5 centimètres au-dessous de l'arcade de Fallope. Elle présente ordinairement un volume considérable, assez considérable même pour que certains anatomistes aient cru devoir la décrire comme une branche de bifurcation de la fémorale.

a. *Trajet, terminaison.* — La fémorale profonde se porte, tout d'abord, en bas et en arrière entre le vaste interne et le pectiné. Puis, elle descend verticalement en bas, entre le moyen et le petit adducteur, qui la recouvrent, et le grand adducteur, sur lequel elle repose. Arrivée à quelques centimètres au-dessus de l'anneau dans lequel s'engage la fémorale, elle perfore d'avant en arrière les insertions du grand adducteur, arrive ainsi à la région postérieure de la cuisse et se termine dans les muscles qui forment les deux côtés supérieurs du losange poplité.

b. *Branches collatérales.* — Chemin faisant, la fémorale profonde émet successivement la circonflexe interne, la circonflexe externe et les perforantes :

La *circonflexe interne* ou *postérieure* se sépare de la fémorale profonde tout près de son origine. Elle s'engage immédiatement entre le pectiné et le col du fémur, contourne celui-ci d'avant en arrière et de dedans en dehors et, arrivée au grand trochanter, se divise en deux branches : l'une ascendante, qui se distribue aux muscles pelvi-trochantériens, en s'anastomosant avec l'ischiatique ; l'autre, descendante, qui se perd dans les muscles postérieurs de la cuisse, en s'anastomosant avec la première des artères perforantes. Indépendamment de ces deux branches terminales, la circonflexe interne abandonne sur son parcours plusieurs branches collatérales, savoir : 1° des *rameaux musculaires*, pour le pectiné, l'obturateur externe et les adducteurs ; 2° un *rameau articulaire* (non constant), qui pénètre dans l'articulation à travers l'échancrure ischio-pubienne et se termine en partie dans la tête du fémur, en partie dans la masse cellulo-graisseuse de l'arrière-fond de la cavité cotyloïde ; 3° des *rameaux périostiques* et *osseux*, destinés au col du fémur et au pourtour de la cavité cotyloïde.

La *circonflexe externe* ou *antérieure*, moins volumineuse que la précédente, se détache ordinairement au même niveau. Elle se porte transversalement de dedans en dehors entre le psoas-iliaque et le droit antérieur, abandonne quelques rameaux au vaste externe et au tenseur du fascia lata, puis contourne le grand trochanter pour venir s'anastomoser, par des rameaux toujours multiples, avec les divisions terminales de la circonflexe postérieure.

Les *perforantes* sont au nombre de trois, que l'on distingue en *supérieure*, *moyenne* et *inférieure*. Immédiatement après leur origine, elles traversent d'avant en arrière les insertions fémorales du grand adducteur, disposition qui leur a valu leur nom d'artères perforantes. Arrivées à la région postérieure de la cuisse, elles s'anastomosent entre elles tout d'abord ; mais elles s'anastomosent aussi, en haut avec les divisions des circonflexes et de l'ischiatique, en bas avec la terminaison de la fémorale profonde, que nous avons déjà vue devenir postérieure. Ces différentes anastomoses constituent, à la face postérieure de la cuisse, un vaste système ramifié, jeté entre l'ischiatique et la fémorale profonde et, par extension, entre l'hypogastrique et la fémorale. C'est par ce système, on le conçoit, que se rétablit la circulation artérielle, dans les cas où l'artère fémorale vient à être oblitérée par une ligature. Des artères perforantes se détachent de nombreux rameaux collatéraux pour le grand adducteur et les trois muscles de la région postérieure de la cuisse.

6° GRANDE ANASTOMOTIQUE. — La grande anastomotique naît de la fémorale au niveau du point où cette artère va devenir poplitée. Elle s'échappe du canal de Hunter par un orifice qui lui est commun avec le nerf saphène interne et se partage bientôt après en deux branches, l'une profonde, l'autre superficielle :

La *branche profonde*, se dirigeant en dedans, s'engage entre le vaste interne et le fémur et fournit à la fois des rameaux musculaires pour le vaste interne, des rameaux périostiques et osseux pour l'extrémité inférieure du fémur.

La *branche superficielle*, oblique en bas et en dedans, descend entre le vaste interne et le grand adducteur et vient se ramifier sur le côté interne du genou, où elle s'anastomose avec les différentes branches articulaires de la poplitée et avec la récurrente tibiale antérieure, branche de la tibiale antérieure.

RÉSUMÉ DE LA FÉMORALE

Six branches collatérales, naissant :

a). *Dans le triangle de Scarpa* .	1° Sous-cutanée abdominale. 2° Honteuse externe supérieure. 3° Honteuse externe inférieure. 4° Artère du quadriceps.	
	5° Fémorale profonde . .	circonflexe antérieure. circonflexe postérieure. perforantes.
b). *A l'anneau du 3e adducteur*.	6° Grande anastomotique.	

Variétés. — La fémorale peut, moins développée que d'habitude, se terminer à la face antérieure de la cuisse (6 cas rapportés par HENLE) ; elle est suppléée dans ce cas par l'ischiatique, laquelle se continue par la poplitée. CHRÉTIEN (*Rev. méd. de l'Est*, 1880, p. 431) a rencontré cette anomalie sur les deux cuisses d'un enfant de quinze ans. J'en ai observé moi-même deux faits : l'un en 1881, sur une femme, dans les salles de dissection de Bordeaux ; l'autre tout récemment, en 1891, dans les salles de dissection de Lyon, également sur une femme. Dans les deux cas, l'anomalie siégeait des deux côtés. Une pareille disposition existe normalement chez la plupart des oiseaux, les reptiles et les amphibiens. Elle se rencontre peut-être encore dans le développement embryonnaire des mammifères : HOCHSTETTER, en effet, l'a constatée chez des embryons de chat et de lapin (*Morphol. Jahrb.*, Bd. XVI, 1890). — La fémorale (CH. BELL) et même l'iliaque externe (TIEDEMANN, DUBRUEIL) peuvent se bifurquer (*cruralis bifida*) : la branche de bifurcation anormale descend, dans ce cas, en dedans du tronc principal et vient rejoindre ce dernier, à la manière d'un *vas aberrans*, au-dessus de l'anneau du troisième adducteur. Cette anomalie est excessivement rare : QUAIN ne l'a rencontrée qu'une fois sur 1.200 sujets examinés. — J'ai vu, dans un cas, l'artère iliaque externe se terminer par trois branches (*trifurcation*) d'égal volume, qui restaient accolées dans une étendue de 4 centimètres : l'interne était la fémorale profonde ; la moyenne, la fémorale ordinaire ; l'externe, l'artère du quadriceps ; DUBRUEIL et MARCELLIN DUVAL rapportent des faits analogues. — La fémorale donne accidentellement : l'épigastrique, la circonflexe iliaque, l'obturatrice, la dorsale de la verge, une fémorale profonde accessoire, une ou deux perforantes accessoires, l'une ou l'autre des circonflexes, une sous-cutanée abdominale accessoire, etc. — Elle fournit aussi, dans quelques cas, surtout quand elle est suppléée par l'ischiatique, une *artère saphène interne*, laquelle accompagne le nerf de même nom jusqu'à la malléole interne : cette disposition est normale chez un grand nombre de mammifères. L'artère saphène interne n'est plus représentée aujourd'hui, chez l'homme, que par la branche superficielle de la grande anastomotique (voy. au sujet de cette artère, POPOWSKY, *Ueberbleipsel der Arteria saphena beim Menschen*, Anat. Anzeiger, 1893, et SALVI, *Arteriæ superficiales et arteriæ concomitantes della extremità inferiore*, Monit. zool., 1899).

La *fémorale profonde* varie beaucoup dans son volume et dans son mode d'origine. Sur 343 cas qu'il a examinés à ce sujet, QUAIN l'a vue se détacher :

De 0 à 13 millimètres au-dessous de l'arcade fémorale.	13 fois.
De 13 à 25 — — —	146 —
De 25 à 37 — — —	183 —
De 37 à 50 — — —	109 —
De 50 à 62 — — —	19 —
De 62 à 75 — — —	72 —
A 10 centimètres — —	1 —

Voici maintenant les résultats de Viguerie sur le même sujet. En divisant les huit premiers cen timètres de l'artère fémorale en quatre portions ou quarts, chacun de 2 centimètres, ce dernier auteur a vu naître la fémorale profonde :

Du premier quart . . . . 26 fois.
Du deuxième quart . . . . 134 —
Du troisième quart . . . . 136 —
Du quatrième quart . . . . 10 —

On a encore vu naître la fémorale profonde de l'iliaque externe. — Dans certains cas, elle se détache de la face antérieure de la fémorale et croise superficiellement la veine pour gagner sa place habituelle. — Elle peut manquer comme tronc, auquel cas ses collatérales naissent isolé ment du tronc même de la fémorale. — Elle fournit accidentellement : l'épigastrique, l'obtura trice, la sous-cutanée abdominale, la circonflexe iliaque, la dorsale de la verge, une honteuse externe, des perforantes accessoires.

Les *circonflexes* sont également très variables par leur origine : l'une et l'autre peuvent naître isolément ou par un tronc commun, soit du tronc de la fémorale, soit de la fémorale pro fonde. — Elles peuvent être doubles ou bien manquer, suppléées alors par quelques artères voisines.

Les *honteuses externes* peuvent provenir de la fémorale profonde. — On les a vues, mais rarement, fournir la dorsale de la verge. — D'après Dubrueil, elles enverraient quelques ramus cules terminaux jusque sur le testicule.

La *sous-cutanée abdominale* peut, plus développée que d'habitude, fournir quelques rameaux aux muscles de la cuisse. — On l'a vue donner la circonflexe postérieure ou bien une circon flexe iliaque accessoire (fréquent).

§ VI. — Artère poplitée

et ses branches

L'artère poplitée (fig. 164,1) fait suite à la fémorale, de même que celle-ci fait suite à l'iliaque externe. Elle s'étend de l'anneau du troisième adducteur (t. I, p. 941) à l'anneau du soléaire (t. I, p. 960), où elle se termine en se bifurquant.

1° Situation et trajet. — Cette artère, contrairement à la fémorale qu'elle con tinue, est située sur la face postérieure ou dorsale du membre. Elle occupe le plan profond du creux poplité, région losangique formée en haut par le biceps et le demi-tendineux, en bas par les deux jumeaux. Oblique en bas et en dehors dans sa moitié supé rieure, l'artère poplitée suit, dans sa moitié inférieure, une direction verticale.

2° Rapports. — Les rapports qu'elle présente avec les diffé rents organes de la région poplitée peuvent être résumés comme suit. — *En avant*, elle repose successivement sur la partie postérieure du fémur, sur le ligament postérieur de l'articulation du genou et sur la face postérieure du muscle poplité, qui la sépare du tibia. — *En arrière*, elle est recou-

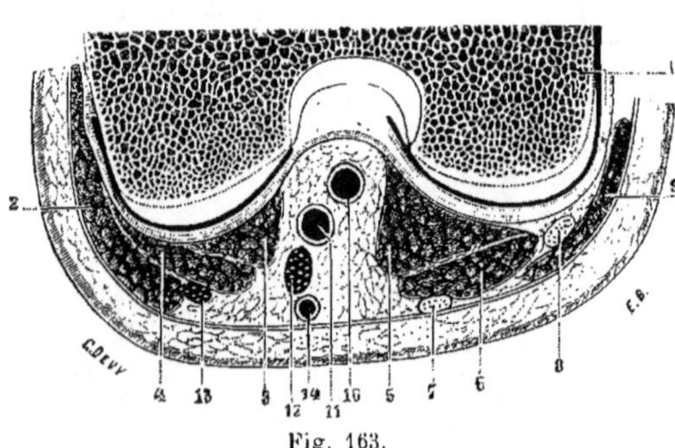

Fig. 163.

L'artère poplitée, vue sur une coupe transversale passant par l'extrémité inférieure du genou (côté droit, segment supérieur de la coupe).

1, condyle interne. — 2, biceps. — 3, plantaire grêle. — 4, jumeau externe. — 5, jumeau interne. — 6, demi-membraneux. — 7, demi-tendineux (tendon). — 8, droit interne (tendon). — 9, couturier. — 10, artère poplitée. — 11, veine poplitée. — 12, sciatique poplité interne. — 13, sciatique poplité externe. — 14, veine saphène externe.

verte tout d'abord par le demi-membraneux, puis par l'aponévrose du creux poplité, dont la sépare la veine poplitée et, enfin, par les deux jumeaux et le

plantaire grêle. — *En dedans*, elle répond au demi-membraneux, au condyle
interne du fémur et au jumeau interne. — *En dehors*, elle est successivement en
rapport en allant de haut en bas, avec le biceps, le condyle externe et le
jumeau externe.

La veine poplitée est située en arrière et un peu en dehors de l'artère. Quant au
nerf sciatique poplité interne, il chemine en arrière et en dehors de la veine
poplitée et ne présente, par conséquent, avec l'artère que des rapports plus éloignés. Nous ajouterons que l'artère, la
veine et le nerf sont contenus dans une
masse cellulo-adipeuse, toujours très développée, au sein de laquelle se trouvent
quelques ganglions lymphatiques.

3° Distribution. — Dans son trajet, l'artère poplitée émet successivement sept
branches, savoir : les deux jumelles, les
deux articulaires supérieures, l'articulaire
moyenne et les deux articulaires inférieures.

1° Artères jumelles. — Au nombre de
deux, l'une *interne*, l'autre *externe*, les
artères jumelles se détachent de la partie
postérieure de la poplitée au niveau de
l'interligne articulaire, tantôt isolément,
tantôt par un tronc commun. Elles se
portent en bas, en divergeant, et viennent
se terminer, chacune dans le jumeau qui
lui correspond, par de nombreux rameaux. Ces rameaux pénètrent le muscle
à la fois par sa face superficielle et par sa
face profonde : l'un d'eux s'accole parfois
au nerf saphène externe et, sous le nom
d'*artère saphène externe* (*arteria saphena parva* de certains auteurs par
opposition à l'*arteria saphena magna*
qui s'accole parfois à la saphène interne),
l'accompagne jusqu'à la partie moyenne
de la jambe, ou même plus bas, jusqu'à
la région dorsale du pied.

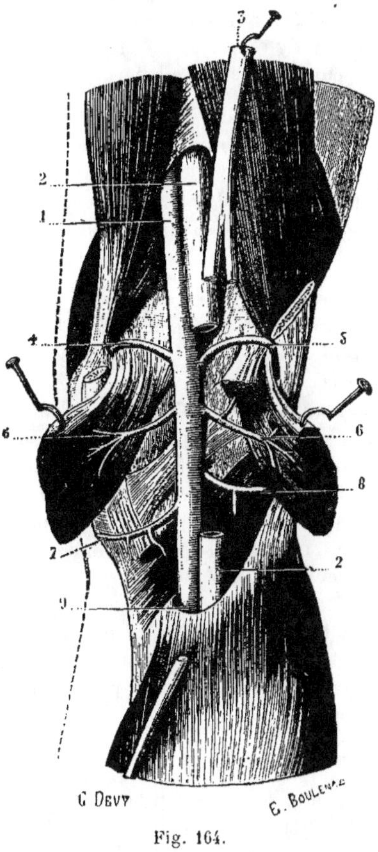

2° Artères articulaires supérieures. —
Elles naissent de la face antérieure de
la poplitée, immédiatement au-dessus
des condyles du fémur ; elles sont au nombre de deux, l'une interne, l'autre
externe :

a. L'*articulaire supérieure interne* contourne d'arrière en avant le condyle
interne, traverse les insertions du troisième adducteur et se divise alors en deux
rameaux : 1° un *rameau profond*, qui s'engage entre le fémur et le vaste interne,
s'y anastomose avec la branche profonde de la grande anastomotique et s'épuise

Fig. 164.

Artère poplitée et ses branches.

1, artère poplitée. — 2, veine poplitée. — 3, nerf
grand sciatique, érigné en dehors. — 4, articulaire supérieure et interne. — 5, articulaire supérieure et externe.
— 6, 6, jumelles. — 7, articulaire inférieure et interne.
— 8, articulaire inférieure et externe. — 9, anneau du
soléaire.

en rameaux très ténus dans le vaste interne et sur le fémur ; 2° un *rameau superficiel*, qui descend sur le côté antéro-interne du genou, où il s'anastomose, d'une part avec la branche rotulienne de la grande anastomotique, d'autre part avec l'articulaire inférieure interne.

b. *L'articulaire supérieure externe* contourne le condyle externe en passant au-dessous du biceps et se partage, de même, en deux rameaux : 1° un *rameau profond*, qui se distribue au vaste externe et à la portion du fémur que recouvre ce muscle ; 2° un *rameau superficiel*, qui se dirige sur le côté antéro-externe du genou et s'y ramifie, en s'anastomosant avec l'articulaire supérieure interne et avec l'articulaire inférieure externe.

3° Artère articulaire moyenne. — Elle naît de la face antérieure de la poplitée, un peu au-dessus de l'interligne articulaire. Se portant directement d'arrière en avant, elle traverse le ligament postérieur de l'articulation du genou et arrive dans l'espace intercondylien, où elle se termine en envoyant des rameaux : 1° aux ligaments croisés ; 2° à la synoviale articulaire ; 3° au tissu adipeux de l'échancrure intercondylienne ; 4° à l'extrémité inférieure du fémur.

4° Artères articulaires inférieures. — Les artères articulaires inférieures naissent de la face antérieure de la poplitée, au niveau ou même un peu au-dessous de l'interligne articulaire. Elles sont au nombre de deux, l'une interne, l'autre externe :

a. *L'articulaire inférieure interne* contourne d'arrière en avant la tubérosité interne du tibia, en passant au-dessous du ligament latéral interne de l'articulation du genou. Elle fournit, dans son trajet, de nombreux rameaux périostiques et osseux, qui se perdent dans la partie correspondante du tibia et vient se terminer sur le côté antéro-interne du genou, où elle s'anastomose avec les artères articulaires précédemment décrites et aussi avec la récurrente tibiale antérieure.

b. *L'articulaire inférieure externe*, analogue à la précédente, contourne de même la tubérosité externe du tibia. Elle glisse entre cette tubérosité et le ligament latéral externe et, après avoir fourni de nombreux rameaux périostiques et osseux pour le tibia, elle vient se ramifier sur le côté antéro-externe du genou, en s'anastomosant avec les différentes artères qui convergent vers cette même région.

Il résulte de la description qui précède que quatre branches de la poplitée, les deux articulaires supérieures et les deux articulaires inférieures, viennent se ramifier et s'anastomoser à la face antérieure du genou, constituant ainsi, au niveau de la rotule, un riche réseau artériel, le *réseau rotulien*, que viennent encore grossir la grande anastomotique, branche de la fémorale, et une branche récurrente de la tibiale antérieure (voy. cette artère). De ce réseau s'échappent une foule de ramuscules terminaux qui se distribuent, d'une part à la rotule et à ses ligaments, d'autre part aux téguments qui recouvrent, en avant, l'articulation du genou. C'est par ce réseau prérotulien que se rétablit la circulation dans les cas de ligature de l'artère poplitée.

4° **Mode de terminaison.** — En franchissant l'anneau du soléaire, l'artère poplitée se bifurque, ainsi que nous l'avons dit plus haut, en deux branches terminales : l'une, antérieure, qui constitue l'*artère tibiale antérieure* ; l'autre, postérieure, qui prend le nom de *tronc tibio-péronier*. Ces deux artères feront l'objet des deux paragraphes suivants :

RÉSUMÉ DE LA POPLITÉE

	jumelles *(deux)*	interne. / externe.
a). *Branches collatérales* . . .	articulaires supérieures *(deux)* .	interne. / externe.
	articulaire moyenne.	
	articulaires inférieures *(deux)* .	interne. / externe.
b). *Branches terminales*	ARTÈRE TIBIALE ANTÉRIEURE. / TRONC TIBIO-PÉRONIER.	

Variétés. — L'artère poplitée est bien certainement l'un des vaisseaux les plus constants par son origine, sa situation et son trajet. On l'a vue cependant naître de l'ischiatique (rare), dans des cas où la fémorale, considérablement réduite, s'arrêtait à la cuisse ou se terminait par une saphène interne. — On l'a vue double. — Sa bifurcation peut se faire dans le losange poplité à des hauteurs diverses ; au-dessous de l'interligne articulaire, au niveau de cet interligne, jusque dans l'espace intercondylien. — Par contre, on a vu la poplitée se diviser plus bas que d'habitude : dans un cas de PORTAL, cette division s'effectuait à la partie moyenne de la jambe. — On a vu la poplitée se diviser en tibiale antérieure et en péronière, la tibiale postérieure faisant défaut : ou bien en tibiale postérieure et péronière, cette dernière fournissant la tibiale antérieure ; ou bien encore (QUAIN) en tibiale antérieure, tibiale postérieure et péronière, le tronc tibio-péronier n'existant pas.

Dans deux ou trois observations mentionnées par QUAIN, l'artère poplitée occupait la place de la veine, et vice versa. — Dans un cas de STUART *(Journ. of Anat. and Phys.*, t. XIII), la poplitée, au lieu de gagner directement la ligne axiale du membre, descendait en dedans du jumeau interne, puis passait entre ce muscle et le condyle sous-jacent pour arriver enfin dans le creux poplité.

Les variétés des branches collatérales sont peu importantes : plusieurs d'entre elles sont assez souvent doubles. — Elles peuvent, en outre, manquer comme vaisseaux distincts, et être suppléées alors par des branches accessoires. — Il n'est pas très rare de voir l'articulaire moyenne naître soit des articulaires supérieures, soit de l'articulaire inférieure et interne.

WEBER a décrit, sous le nom d'*artère articulaire de la tête du péroné*, une branche qui émane, tantôt de la partie inférieure de la poplitée, tantôt du tronc tibio-péronier, puis se porte vers la tête du péroné et se perd dans les muscles du voisinage. Cette branche, qui parfois est assez volumineuse, doit être considérée comme une articulaire accessoire.

Voyez, au sujet de la poplitée, TH. KÖLLIKER, *Zur topograph. Anatomie der Vasa poplitea*, in Centralbl. f. Chirurgie, 1882, p. 489.

§ VII. — ARTÈRE TIBIALE ANTÉRIEURE

ET SES BRANCHES

Branche de bifurcation antérieure de la poplitée, l'artère tibiale antérieure (fig. 166,1) prend naissance à la face postérieure de la jambe, au niveau de l'anneau du soléaire. Elle s'étend de là jusqu'au ligament annulaire antérieur du tarse.

1° Situation et trajet. — Immédiatement après son origine, la tibiale antérieure traverse d'arrière en avant l'extrémité supérieure de l'espace interosseux, entre le tibia qui est en dedans, le col du péroné qui est en dehors, la membrane interosseuse qui commence un peu au-dessous d'elle. Elle arrive ainsi, de la région postérieure de la jambe, à la région antérieure. Elle descend alors jusqu'au ligament annulaire antérieur du tarse, où elle change son nom pour celui de pédieuse. Son trajet à la face antérieure de la jambe est assez exactement représenté par une ligne droite, qui partirait du tubercule du jambier antérieur pour venir se terminer à la partie moyenne de l'espace intermalléolaire. Cette ligne est légèrement oblique de haut en bas et de dehors en dedans.

2° Rapports. — Dans ce trajet, la tibiale antérieure présente les rapports suivants. — *En arrière*, elle repose sur la face antérieure du ligament interosseux dans ses trois quarts supérieurs, et, dans son quart inférieur, sur la face externe du tibia. — *En avant*, elle est recouverte tout d'abord par l'extenseur commun des orteils et le jambier antérieur, qui s'accolent l'un à l'autre au-devant d'elle.

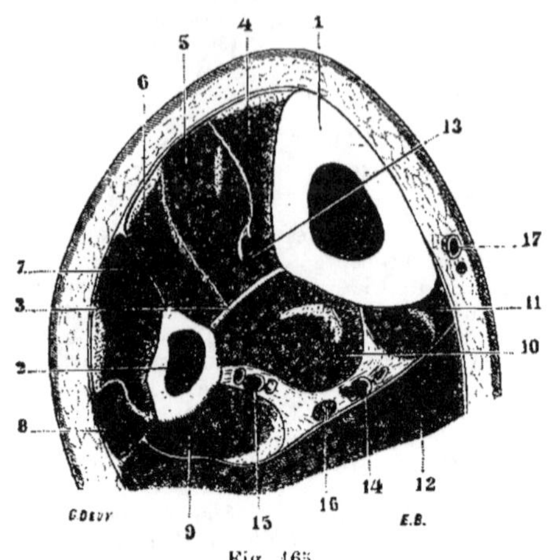

Fig. 165.

Coupe transversale de la jambe passant par l'union du tiers moyen avec le tiers inférieur (côté droit, segment supérieur de la coupe).

1, tibia. — 2, péroné. — 3, membrane interosseuse. — 4, jambier antérieur. — 5, extenseur propre du gros orteil. — 6, extenseur commun des orteils. — 7, long péronier latéral. — 8, court péronier latéral. — 9, fléchisseur propre du gros orteil. — 10, jambier postérieur. — 11, fléchisseur commun des orteils. — 12, soléaire. — 13, artère tibiale antérieure, avec veines et nerf. — 14. vaisseaux tibiaux postérieurs homonymes. — 15, vaisseaux péroniers. — 16, nerf tibial postérieur. — 17, veine saphène interne.

Plus bas, quand ces muscles se sont jetés sur leurs tendons, l'artère devient pour ainsi dire superficielle : elle ne se trouve plus recouverte que par l'aponévrose et la peau. Le tendon de l'extenseur propre du gros orteil la croise à angle très aigu, un peu au-dessus de l'articulation du cou-de-pied. — *En dedans*, la tibiale antérieure est en rapport avec le muscle jambier antérieur. — *En dehors*, elle répond d'abord à l'extenseur commun des orteils et plus bas à l'extenseur propre du gros orteil.

L'artère tibiale antérieure est constamment accompagnée par deux veines, ses veines satellites, l'une interne, l'autre externe. Le nerf tibial antérieur, qui l'accompagne également, chemine sur son côté externe.

3° Distribution. — Au cours de son trajet à la face antérieure de la jambe, l'artère tibiale antérieure abandonne successivement : la récurrente tibiale antérieure, des branches musculaires et deux malléolaires, l'une interne, l'autre externe :

1° RÉCURRENTE TIBIALE ANTÉRIEURE. — La récurrente tibiale antérieure se sépare de la tibiale antérieure immédiatement après son passage à travers l'espace interosseux. Se portant obliquement en haut et en dedans, elle chemine profondément entre le tibia et le jambier antérieur. Elle se dégage ensuite de la face profonde de ce muscle et, après avoir fourni plusieurs rameaux périostiques et osseux pour la partie supérieure du tibia, elle vient se ramifier à la face antérieure du genou, où elle s'anastomose avec les différentes artères articulaires que nous avons déjà décrites (p. 219 et 221).

2° BRANCHES MUSCULAIRES. — Nous désignons ainsi une série de rameaux sans nom, très variables en nombre, ordinairement de petit volume, qui se détachent de la tibiale antérieure à différentes hauteurs et viennent se perdre dans les muscles voisins : en dedans, dans le jambier antérieur ; en dehors, dans l'extenseur commun des orteils et l'extenseur propre du gros orteil. Il existe même quelques rameaux postérieurs, qui perforent d'avant en arrière le ligament interosseux, pour venir se terminer dans le muscle tibial postérieur.

3° MALLÉOLAIRE INTERNE. — La malléolaire interne naît sur le côté interne de la

tibiale antérieure, à 2 ou 3 centimètres au-dessus de l'articulation du cou-de-pied.
Oblique en bas et en dedans, elle glisse entre le tibia et le tendon du jambier antérieur et arrive sur la malléole interne, où elle se résout en plusieurs rameaux
divergents : les uns, *profonds* ou *articulaires*, se distribuent aux parties molles
de l'articulation ; les autres, *superficiels* ou *malléo-
laires*, se terminent sur la malléole elle-même et
dans les téguments qui la recouvrent. Ces divisions
terminales de la malléolaire interne s'anastomosent
largement avec les deux artères péronières antérieure
et postérieure, ainsi qu'avec la plantaire interne.

4° MALLÉOLAIRE EXTERNE. — La malléolaire externe
se détache de la tibiale antérieure, tantôt au même
niveau que la précédente, tantôt un peu au-dessus
ou au-dessous. Elle présente, du reste, avec la malléolaire externe la plus grande analogie. Oblique en
bas et en dehors, elle chemine tout d'abord entre
le péroné et l'extenseur commun des orteils. Elle
descend ainsi sur la malléole externe et s'y termine
en fournissant trois ordres de rameaux : 1° des *rameaux malléolaires*, pour la malléole externe et la
peau qui la recouvre ; 2° des *rameaux articulaires*,
pour l'articulation du cou-de-pied ; 3° des *rameaux
calcanéens*, qui passent au-dessous des tendons des
péroniers latéraux et se distribuent à la partie
externe du talon. Constamment, les divisions terminales de la malléolaire externe s'anastomosent avec
les péronières et avec la dorsale du tarse.

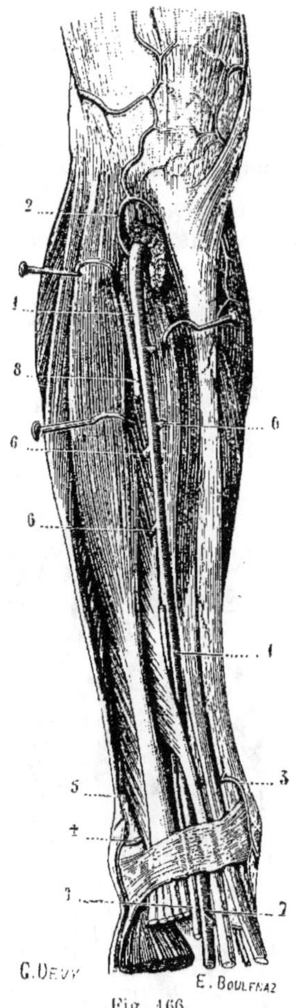

Fig. 166.

Artères de la face antérieure
de la jambe.

1, artère tibiale antérieure. — 2, récurrente tibiale antérieure. — 3, malléolaire interne. — 4, malléolaire externe.
— 5, péronière antérieure. — 6, 6, rameaux musculaires. — 7, pédieuse. —
8, nerf tibial antérieur.

RÉSUMÉ DE LA TIBIALE ANTÉRIEURE

Quatre branches collatérales :

1° Récurrente tibiale antérieure.

2° Branches musculaires. . . . . . { r. internes.
⎰ r. externes.
⎱ r. postérieurs.

3° Malléolaire interne . . . . . . { r. malléolaires.
⎱ r. articulaires.

4° Malléolaire externe . . . . . . { r. malléolaires.
⎰ r. articulaires.
⎱ r. calcanéens.

Variétés. — L'artère tibiale antérieure peut naître plus
haut que d'habitude, au-dessus de l'anneau du soléaire, à la
partie moyenne du muscle poplité ou même dans l'espace
intercondylien (voy. *Poplitée*). — Quant à son trajet, elle
peut, au lieu de traverser le ligament interosseux, suivre la
direction du nerf sciatique poplité externe et contourner la
tête du péroné (cas de VELPEAU), pour gagner la face antérieure de la jambe. — On l'a même vue, dans quelques cas
fort rares, longer le corps du péroné et ne prendre sa position
normale que dans le tiers inférieur de la jambe ou à la face dorsale du pied. — On l'a encore
vue devenir superficielle à partir du milieu de la jambe (PELLETAN).

Au point de vue de son volume, la tibiale antérieure peut être fort grêle et se terminer dans
les muscles voisins : elle peut, cependant, se trouver renforcée, vers la partie inférieure de la
jambe, par un rameau de la péronière ou de la tibiale postérieure, qui lui restitue ses dimensions ordinaires. — On l'a vue manquer et être suppléée, dans ce cas, par des rameaux perforants de la tibiale postérieure.

La *récurrente tibiale antérieure* est souvent double. — Il est assez fréquent de voir fournir un rameau descendant, qui, en longeant le péroné, vient s'anastomoser avec la péronière.

Les *malléolaires* présentent à leur tour de nombreuses variations, portant sur leur volume et sur le niveau de leur origine. — Elles peuvent manquer et sont remplacées alors, l'interne par une branche de la tibiale postérieure, l'externe par une branche de la péronière.

§ VIII. — ARTÈRE PÉDIEUSE

ET SES BRANCHES

L'artère pédieuse (fig. 167,5), continuation directe de la tibiale antérieure, prend ce nom à son passage au-dessous du ligament annulaire.

1° Situation et trajet. — Immédiatement après son origine, la pédieuse se porte obliquement d'arrière en avant et un peu de dehors en dedans et arrive bientôt à l'extrémité postérieure du premier espace interosseux. Là, elle perfore de haut en bas les parties molles qui comblent cet espace et, parvenue à la région plantaire, s'anastomose à plein canal avec la terminaison de l'artère plantaire externe. Son trajet est exactement représenté par une ligne droite, qui réunirait la partie moyenne de l'espace intermalléolaire à l'extrémité postérieure du premier espace interosseux.

2° Rapports. — La pédieuse nous présente les rapports suivants. — *En arrière*, elle glisse sur les os du tarse et sur les ligaments qui les unissent. — *En dedans*, elle côtoie le tendon de l'extenseur propre du gros orteil. — *En dehors*, elle suit le bord interne du pédieux, qui s'avance un peu sur elle à sa partie inférieure. — *En avant*, enfin, elle est séparée de la peau par un double feuillet aponévrotique, l'aponévrose dorsale superficielle et l'aponévrose du pédieux (t. I, p. 989). — Deux veines, l'une interne, l'autre externe, et un nerf, la branche terminale interne du tibial antérieur, accompagnent la pédieuse dans toute son étendue.

3° Distribution. — En dedans, l'artère pédieuse ne fournit que quelques rameaux sans nom, qui se dirigent transversalement vers le bord interne du pied et le contournent pour s'anastomoser avec les divisions de la plantaire interne. — En dehors, elle émet deux branches plus importantes, la dorsale du tarse et la dorsale du métatarse.

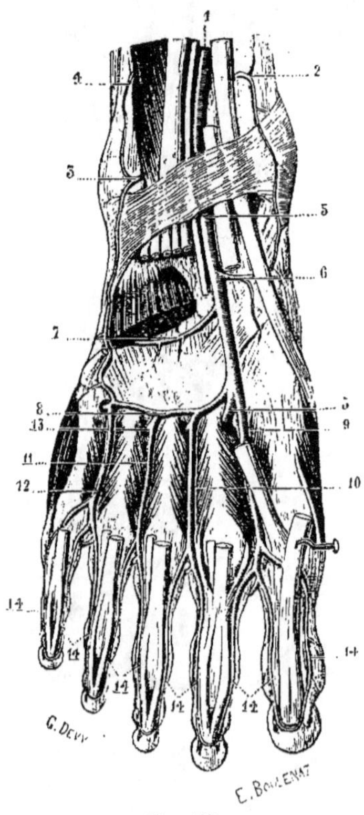

Fig. 167.

Artères de la face dorsale du pied.

1, tibiale antérieure. — 2, malléolaire interne. — 3, malléolaire externe. — 4, péronière antérieure. — 5, pédieuse. — 6, rameau pour le côté interne du tarse. — 7, dorsale du tarse. — 8, dorsale du métatarse. — 9, 10, 11, 12, première, deuxième, troisième et quatrième interosseuses dorsales. — 13, une des perforantes. — 14, collatérales dorsales.

Enfin, au moment de quitter la région dorsale pour traverser le premier espace interosseux, elle abandonne une troisième branche, l'interosseuse dorsale du premier espace.

1° Dorsale du tarse. — La dorsale du tarse naît un peu au-dessous du ligament annulaire, s'engage sous le pédieux et se porte obliquement en bas et en dehors vers le bord externe du pied, où elle s'anastomose avec les divisions latérales de la plantaire externe. Chemin faisant, elle abandonne de nombreux rameaux, qui se distribuent aux os et aux articulations du tarse, au muscle pédieux, aux tendons de l'extenseur commun et aux téguments. On divise ordinairement ces rameaux, d'après leur direction, en deux groupes : 1° *des rameaux ascendants*, qui remontent vers le cou-de-pied et s'anastomosent avec la péronière antérieure et la malléolaire externe ; 2° *des rameaux descendants*, qui se dirigent en bas et s'anastomosent à leur tour avec les divisions supérieures de l'artère suivante.

2° Dorsale du métatarse. — La dorsale du métatarse se détache de la pédieuse tout près du premier espace interosseux. De là, se portant transversalement en dehors, elle gagne le bord externe du pied, en décrivant une arcade à concavité dirigée en haut. Cette arcade, qui s'anastomose en dehors avec la plantaire externe, émet des branches à la fois par sa concavité et par sa convexité :

a. *Branches naissant de sa concavité*. — De sa concavité s'échappent quelques rameaux sans nom, qui remontent sur le tarse et, après un trajet variable, s'anastomosent avec les rameaux descendants de l'artère dorsale du tarse.

b. *Branches naissant de sa convexité*. — De la convexité de la dorsale du métatarse partent successivement trois branches, qui constituent les *interosseuses dorsales* des deuxième, troisième et quatrième espaces.

Ces artères interosseuses descendent, chacune dans l'espace qui lui correspond, au-devant des muscles interosseux dorsaux et se divisent, à la racine des orteils, en deux rameaux : un rameau interne, qui se jette sur l'orteil situé en dedans, en formant la *collatérale dorsale externe* de cet orteil ; un rameau externe, qui se jette sur l'orteil situé en dehors, en formant sa *collatérale dorsale interne*.

Chacune des interosseuses dorsales communique, à chaque extrémité de l'espace où elle chemine, avec l'interosseuse plantaire correspondante au moyen de deux rameaux, qui traversent de haut en bas les muscles interosseux et qu'on appelle pour cette raison *artères perforantes*. Il existe donc deux perforantes pour chaque espace interosseux : l'une *postérieure*, correspondant à l'extrémité postérieure de l'espace ; l'autre *antérieure*, située au voisinage des orteils.

3° Interosseuse du premier espace. — Analogue aux interosseuses que nous venons de décrire, cette artère parcourt d'arrière en avant le premier espace interosseux et se divise, à l'extrémité antérieure de cet espace, en *collatérale dorsale externe du gros orteil* et *collatérale dorsale interne du deuxième orteil*. Conformément à la formule énoncée plus haut, elle s'anastomose avec la première interosseuse plantaire sur deux points : à l'extrémité antérieure du premier espace interosseux, au moyen de la *perforante antérieure;* à l'extrémité inférieure de ce même espace, au moyen de la pédieuse elle-même, qui, en passant de la région dorsale à la région plantaire, constitue une véritable *perforante postérieure*.

La description, qui précède, de l'artère pédieuse est celle qui a été donnée par Tiedemann et par Theile et qu'ont reproduite, après eux, les auteurs classiques. Dans un mémoire récent,

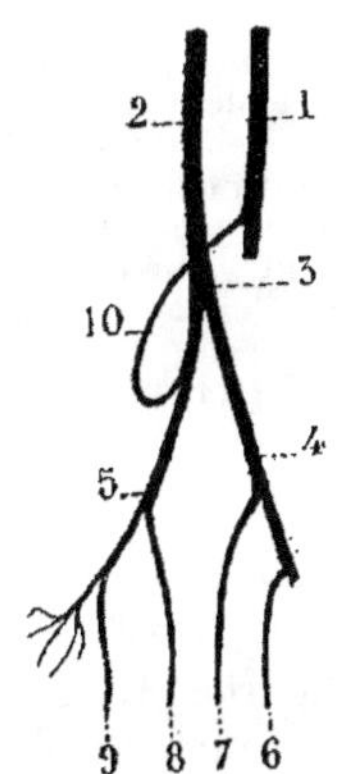

Fig. 168.

Disposition des artères de la face dorsale du pied, d'après les recherches de Salvi.

1, tibiale postérieure. — 2, tibiale antérieure. — 3, pédieuse (*dorsalis pedis communis* de Salvi), avec : 4, sa branche interne (*tarsea medialis*) ; 5, sa branche externe ou dorsale du tarse (*tarsea lateralis*) ; 6, 7, 8, 9, les quatre interosseuses dorsales.— 10, anastomotica tarsi.

Salvi (*Arteria dorsalis pedis*, Pisa, 1898) a établi que ce n'était pas là la disposition la plus fréquente : il ne l'a rencontrée, en effet, que 19 fois sur 200 pieds. D'après lui, le type le plus fréquent (137 fois sur 200 pieds), celui par conséquent qu'on devrait considérer comme normal, serait le suivant. La pédieuse, au niveau du cou-de-pied, jette en dehors une artère dorsale du tarse (*A. tarsea lateralis* de l'auteur), qui se dirige obliquement vers la base du cinquième métatarsien et s'y termine. Quant à notre dorsale du métatarse, elle n'existe pas. Les interosseuses dorsales proviennent : les deux premières de la pédieuse elle-même (*A. tarsea medialis* de l'auteur), les deux dernières de la dorsale du tarse (voy. fig. 168). Salvi décrit, en outre, sous le nom d'*arteria anastomotica tarsi*, une petite branche (fig. 168,10) qui se détache de la dorsale du tarse tout près de son origine et qui se porte ensuite dans le sinus du tarse pour s'y anastomoser, entre l'astragale et le calcanéum, avec un rameau issu de la tibiale postérieure. L'anastomotica tarsi est, comme on le voit, une anastomose jetée entre les artères du plan antérieur et celles du plan postérieur. Cette anastomose, très développée chez certains animaux, notamment chez le cheval et chez le bœuf, est rudimentaire chez l'homme, probablement à cause du développement exagéré que présentent chez lui les artères perforantes.

RÉSUMÉ DE LA PÉDIEUSE

<table>
<tr><td rowspan="7">a). Br. collatérales</td><td>1° branches internes . . .</td><td colspan="2">rameaux sans nom.</td></tr>
<tr><td rowspan="2">2° dorsale du tarse. . . .</td><td colspan="2">r. ascendants.</td></tr>
<tr><td colspan="2">r. descendants.</td></tr>
<tr><td rowspan="3">3° dorsale du métatarse .</td><td>r. ascendants.</td><td></td></tr>
<tr><td rowspan="2">r. descendants.</td><td>interosseuse du 2° espace.
interosseuse du 3° espace.
interosseuse du 4° espace.</td></tr>
<tr><td></td></tr>
<tr><td>4° interosseuse du 1er espace.</td><td colspan="2"></td></tr>
</table>

b). *Br. terminale*. . . (s'anastomose avec la plantaire externe *d'où arcade plantaire*).

Variétés. — Comme la tibiale, qu'elle continue, la pédieuse peut être superficielle (rare). — Elle peut être fort grêle et ne pas descendre au delà des os cunéiformes. — On l'a vue assez fréquemment recevoir une forte anastomose de la péronière antérieure ou même naître entièrement de cette dernière artère : elle est, dans ce cas, un peu plus externe que d'habitude. — On a vu quelquefois la tibiale antérieure se résoudre, à la face dorsale du pied, en un véritable réseau, d'où partaient irrégulièrement des branches tarsiennes et des branches métatarsiennes, sans qu'il existât une pédieuse distincte.

La *dorsale du tarse* peut être double. — On l'a vue descendre à la région plantaire en traversant le deuxième espace interosseux. Je l'ai vue, dans un cas, traverser le quatrième espace interosseux, après avoir fourni les trois dernières interosseuses. La pédieuse était toute petite.

La *dorsale du métatarse* peut également être double. — On la voit assez souvent naître d'un tronc commun avec la précédente. — Elle peut enfin, être fort grêle et manquer même complètement. Cette disposition est même très fréquente, comme nous l'avons vu plus haut : elle est suppléée, dans ce cas, soit par la dorsale du tarse, soit par des perforantes issues de l'arcade plantaire. — Les interosseuses dorsales peuvent, de même, provenir de la région plantaire par les perforantes.

§ IX. — TRONC TIBIO-PÉRONIER

ET SES BRANCHES

Le tronc tibio-péronier (fig. 169,3) est la branche de bifurcation postérieure de l'artère poplitée.

1° Situation et trajet. — Comme le tronc dont il émane et dont il continue pour ainsi dire la direction, le tronc tibio-péronier descend à la partie postérieure de la jambe et, arrivé à 3 ou 4 centimètres au-dessous de l'anneau du soléaire, son lieu d'origine, il se termine en se bifurquant. J'ai vu le tronc tibio-péronier atteindre, dans un cas, 6 centimètres et, dans un autre cas, 82 millimètres de longueur.

2° Rapports. — Verticalement descendant, le tronc tibio-péronier repose, en avant, sur le jambier postérieur et se trouve recouvert, en arrière, par l'aponévrose jambière moyenne ou profonde (t. I, p. 972) et par les quatre muscles superficiels de la région, le soléaire, le plantaire grêle et les deux jumeaux. Il est accompagné par le nerf tibial postérieur, qui est placé un peu en arrière, et

par deux veines, ses deux veines satellites, qui cheminent l'une sur son côté
externe, l'autre sur son côté interne.

3° Distribution. — Dans ce trajet, le tronc tibio-
péronier fournit comme branches collatérales :

1° Quelques *rameaux musculaires*, sans nom,
pour les muscles voisins ;

2° Un *rameau osseux*, l'artère nourricière du
tibia (fig. 169,4), qui s'engage dans le canal nourricier de cet os, lequel est situé, comme nous l'avons
vu en ostéologie (t. I, p. 331) sur la face postérieure
du tibia, à 2 ou 3 centimètres au-dessous de la ligne
d'insertion du soléaire.

Des deux branches de bifurcation du tronc tibio-
péronier, l'une, l'externe, se dirige en bas et en
dehors, c'est l'*artère péronière* ; l'autre, l'interne,
se porte en bas et un peu en dedans, c'est l'*artère
tibiale postérieure*. Leur description sera l'objet des
deux paragraphes suivants.

RÉSUMÉ DU TRONC TIBIO-PÉRONIER

a). *Branches collatérales* . . | r. musculaires.
                              | art. nourricière du tibia.

b). *Branches terminales* . . . | ART. PÉRONIÈRE.
                              | ART. TIBIALE POSTÉRIEURE.

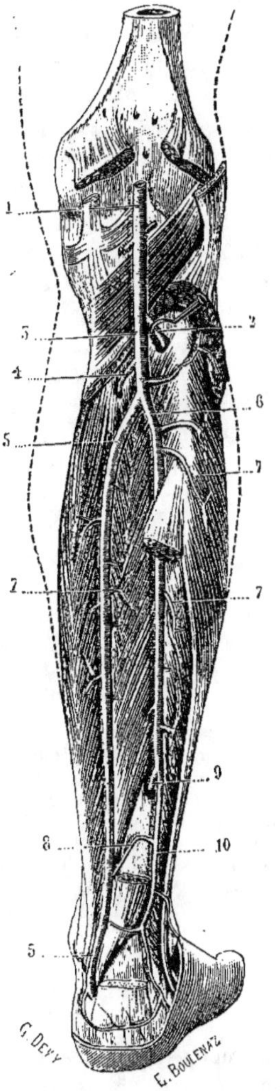

§ X. — ARTÈRE PÉRONIÈRE

L'artère péronière (fig. 169,6) est la branche de
bifurcation externe du tronc tibio-péronier.

1° Situation et trajet. — Elle est située, comme
le tronc dont elle émane, à la face postérieure de la
jambe, entre les muscles de la couche superficielle et
ceux de la couche profonde. En quittant le tronc
tibio-péronier, elle se porte tout d'abord obliquement en bas et en dehors. Puis, s'infléchissant sur
elle-même, elle devient verticale et descend ainsi
jusqu'à l'extrémité inférieure du ligament interosseux, où elle se bifurque en deux branches terminales.

2° Rapports. — A son origine et dans la première
partie de son trajet, l'artère péronière repose sur le
jambier postérieur et se trouve recouverte par l'aponévrose jambière moyenne et par le soléaire. Mais,
bientôt, elle s'engage au-dessous du fléchisseur
propre du gros orteil, chemine quelque temps sur
le côté interne du péroné, entre ce dernier muscle et le jambier postérieur, et
vient enfin se placer sur la face postérieure du ligament interosseux, qu'elle suit
désormais jusqu'à sa terminaison.

Fig. 169.

Artères de la face postérieure
de la jambe.

1, artère poplitée. — 2, tibiale antérieure. — 3, tronc tibio-péronier. —
4, artère nourricière du tibia. — 5, tibiale postérieure. — 6, péronière. —
7, 7, rameaux musculaires. — 8, anastomose entre la tibiale et la péronière. —
9, péronière antérieure. — 10, péronière
postérieure.

3° Distribution. — Les branches fournies par la péronière se distinguent en collatérales et terminales :

A. Branches collatérales. — Au cours de son trajet, l'artère péronière abandonne, comme branches collatérales, *l'artère nourricière du péroné* et une foule de rameaux musculaires sans nom, qui se perdent dans le soléaire, le jambier postérieur, le fléchisseur propre du gros orteil et les deux péroniers latéraux. Hyrtl signale, en outre, quelques ramuscules qui perforent d'arrière en avant le ligament interosseux pour venir se distribuer au muscle extenseur commun des orteils.

B. Branches terminales. — Les deux branches terminales de la péronière se distinguent en péronière antérieure et péronière postérieure :

a. *Péronière antérieure.* — La péronière antérieure (fig. 169,9) traverse d'arrière en avant l'extrémité inférieure du ligament interosseux et débouche ainsi à la face antérieure de la jambe. Elle descend alors au-devant de l'articulation tibiotarsienne et vient se terminer sur la partie externe de la région dorsale du pied. en s'anastomosant avec les divisions de la malléolaire externe de la dorsale du tarse.

b. *Péronière postérieure.* — La péronière postérieure (fig. 169,10), continuant la direction de la péronière dont elle émane, descend en arrière de la malléole externe et vient se ramifier sur la partie externe du talon. Ses divisions terminales s'anastomosent constamment avec les différentes branches artérielles de la région : la péronière antérieure, la malléolaire externe et la plantaire externe.

RÉSUMÉ DE LA PÉRONIÈRE

a). *Branches collatérales* . . . . {ram. musculaires.
art. nourricière du péroné.

b). *Branches terminales* . . . . {péronière antérieure.
péronière postérieure.

Variétés. — L'artère péronière naît parfois plus bas que d'habitude, dans le tiers moyen ou même dans le tiers inférieur de la jambe. — Elle peut aussi naître beaucoup plus haut, jusque dans le creux poplité ; elle provient quelquefois, dans ce dernier cas, de la tibiale antérieure, prématurément séparée de la poplitée. — La péronière peut être fort grêle ou même faire entièrement défaut ; elle est suppléée alors, soit par la tibiale postérieure, soit par la tibiale antérieure. — Par contre, elle peut, beaucoup plus développée que d'ordinaire, envoyer une forte anastomose à la tibiale postérieure et suppléer même cette dernière artère, filiforme ou absente.

La *péronière antérieure* peut manquer : elle est suppléée alors par la malléolaire externe, branche de la tibiale antérieure. — Elle peut, dans d'autres cas, fournir elle-même la malléolaire externe. — On l'a même vue renforcer ou même fournir les différentes artères du pied.

§ XI. — Artère tibiale postérieure

Branche de bifurcation interne du tronc tibio-péronier, l'artère tibiale postérieure (fig. 169,5) est ordinairement beaucoup plus volumineuse que la péronière.

1° Situation et trajet. — Elle présente, du reste, la même situation profonde que cette dernière. Immédiatement après son origine, elle se dirige tout d'abord un peu obliquement en bas et en dedans. Puis, s'infléchissant sur elle-même, elle descend verticalement le long de la face postérieure de la jambe jusqu'à la gouttière calcanéenne interne, où elle se termine en se bifurquant.

2° Rapports. — Au point de vue de ses rapports, la tibiale postérieure repose, en avant (voy. fig. 759 de la Myologie), sur le jambier postérieur en haut et, plus bas. sur le fléchisseur commun des orteils ; l'aponévrose jambière profonde, relativement épaisse à ce niveau, l'applique contre ces deux muscles. En arrière, elle est d'abord recouverte par le soléaire (qui, à ce niveau, ne l'oublions pas, est constitué par deux couches charnues séparées l'une de l'autre par une aponévrose, *l'aponé-*

vrose intra-musculaire du soléaire) et les jumeaux. Mais, à la partie inférieure de la jambe (fig. 170,6), quand ces deux muscles se sont jetés sur leur tendon commun (tendon d'Achille), l'artère vient se placer sur le côté interne de ce tendon et ne se trouve plus alors séparée de la peau que par un double feuillet aponévrotique.

Dans la gouttière du calcanéum, l'artère tibiale postérieure est exactement située entre le tendon du fléchisseur commun des orteils, qui est en avant et le tendon du fléchisseur propre du gros orteil, qui est en arrière.

Deux veines, l'une interne, l'autre externe, accompagnent la tibiale postérieure. Quant au nerf tibial postérieur, il est placé primitivement entre la péronière et la tibiale postérieure. Mais, au fur et à mesure qu'il descend, il se rapproche de cette dernière et l'atteint ordinairement à la partie moyenne de la jambe, pour ne plus la quitter : il occupe alors son côté externe.

3° Distribution. — La tibiale postérieure fournit des branches collatérales et des branches terminales :

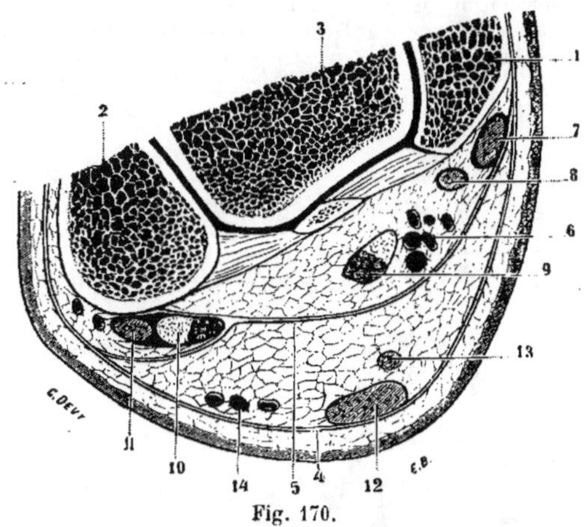

Fig. 170.

Coupe transversale du cou-de-pied droit, passant par les deux malléoles (segment supérieur de la coupe).

1, tibia. — 2, péroné. — 3, astragale. — 4, aponévrose superficielle. — 5, aponévrose profonde. — 6, artère tibiale postérieure, avec veine et nerf homonymes. — 7, muscle jambier postérieur. — 8, fléchisseur commun des orteils. 9, fléchisseur propre du gros orteil. — 10, long péronier latéral. — 11, court péronier latéral. — 12, tendon d'Achille. — 13, tendon du plantaire grêle. — 14, veine saphène externe et nerf homonyme.

A. Branches collatérales. — Au cours de son trajet, la tibiale postérieure émet comme branches collatérales :

1° Des *rameaux jambiers*, qui se détachent en nombre variable et à des hauteurs différentes, pour se distribuer : en partie (*rameaux musculaires*), au soléaire, au jambier postérieur et au fléchisseur commun des orteils ; en partie (*rameaux périostiques et osseux*), à la face postérieure du tibia.

2° Un *rameau anastomotique* (fig. 169,8), qui naît au niveau ou un peu au-dessus de la malléole interne, se dirige transversalement en dehors et vient s'anastomoser, à la face profonde du fléchisseur propre du gros orteil, avec un rameau analogue venu de la péronière.

3° Des *rameaux calcanéens* (fig. 171,2), qui naissent dans la gouttière du calcanéum, et se perdent dans le périoste sous-jacent, dans le muscle adducteur du gros orteil et dans le court fléchisseur plantaire.

B. Branches terminales. — Dans la gouttière interne du calcanéum, la tibiale postérieure se bifurque, ainsi que nous l'avons dit plus haut, en deux branches terminales (fig. 171,1), qui se distribuent à la plante du pied et qu'on appelle pour cette raison *artères plantaires*. Nous leur consacrerons le paragraphe suivant.

RÉSUMÉ DE LA TIBIALE POSTÉRIEURE

a). *Br. collatérales*	{ r. jambiers. { r. anastomotique. { r. calcanéens internes.
b). *Br. terminales*.	{ ARTÈRES PLANTAIRES.

Variétés. — Comme la péronière, la tibiale postérieure peut naître plus bas ou plus haut que d'habitude, jusque dans le creux poplité. — Quant à son volume, elle peut être réduite à une toute petite artériole, qui s'épuise dans la gouttière calcanéenne ou même à la partie moyenne de la jambe, tout près de son origine. — Dans certains cas, cependant, la tibiale postérieure, filiforme à son origine, se trouve renforcée dans son trajet par quelque branche anastomotique qui lui restitue son calibre ordinaire : cette branche de renforcement, quelquefois double, lui vient soit de la péronière, soit de la tibiale antérieure. — Enfin, la tibiale antérieure peut manquer complètement (QUAIN, DUBRUEIL) : elle est suppléée dans ce cas, comme aussi dans ceux où elle s'épuise à la jambe, par l'artère péronière, qui est alors beaucoup plus volumineuse que d'habitude.

La tibiale postérieure fournit anormalement : la tibiale postérieure ou une forte anastomose pour cette artère, une branche anastomotique pour la dorsale du tarse, l'artère nourricière du tibia (très fréquent).

§ XII. — ARTÈRES PLANTAIRES

Immédiatement après leur origine, les deux artères plantaires (fig. 171) se séparent à angle aigu, pour se diriger, l'une vers le bord interne du pied, l'autre vers son bord externe. On les distingue, d'après leur situation, sous le nom de plantaire interne et de plantaire externe.

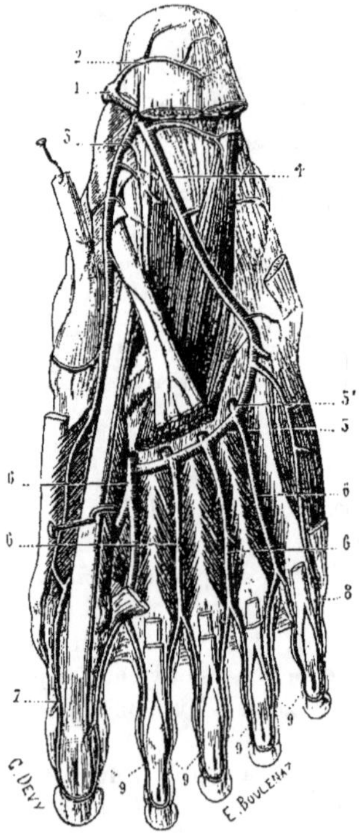

1° Artère plantaire interne. — L'artère plantaire interne (fig. 171,3) chemine d'arrière en avant, entre les muscles de la région interne et les muscles de la région moyenne. Elle arrive ainsi sur la tête du premier métatarsien, où elle se termine, soit en s'anastomosant avec la collatérale interne du gros orteil, soit en fournissant elle-même cette artère.

Chemin faisant, la plantaire interne émet une multitude de rameaux et de ramuscules sans nom, que l'on peut distinguer, d'après la direction qu'ils prennent, en quatre groupes, savoir :

1° Des *rameaux inférieurs*, qui se distribuent à l'abducteur du gros orteil et aux téguments qui le recouvrent ;

2° Des *rameaux supérieurs*, qui se perdent dans l'abducteur oblique du gros orteil, dans les os du tarse et du métatarse et dans les différentes articulations qui les unissent ;

3° Des *rameaux externes*, qui se portent en dehors dans le court fléchisseur plantaire ;

4° Des *rameaux internes*, qui se portent en dedans, sur le court fléchisseur du gros orteil et contournent ensuite le bord interne du pied pour s'anastomoser avec les divisions internes de la pédieuse (p. 226).

2° Artère plantaire externe. — L'artère plantaire externe (fig. 171,4) est beaucoup plus volumineuse que l'interne. Suivant tout d'abord une direction oblique en avant et en dehors, elle chemine entre le court fléchisseur plantaire et l'accessoire du long fléchisseur commun des orteils et arrive sur

Fig. 171.

Artères de la région plantaire.

1, tibiale postérieure. — 2, rameau calcanéen. — 3, artère plantaire interne. — 4, artère plantaire externe. — 5, arcade plantaire, avec 5', une des perforantes. — 6, 6, interosseuses plantaires. — 7, collatérale interne du gros orteil. — 8, collatérale externe du petit orteil. — 9, 9, les autres collatérales.

l'extrémité postérieure du cinquième métatarsien. Là, s'infléchissant sur elle-même, elle se porte transversalement en dedans, vers l'extrémité postérieure du premier espace interosseux, où elle se termine en s'anastomosant à plein canal avec l'artère pédieuse, qui, de dorsale qu'elle était à son origine, est devenue plantaire (p. 226). Dans cette dernière partie de son trajet, la plantaire externe, située plus profondément encore que dans sa portion initiale, glisse directement sur le métatarse, entre les interosseux et l'abducteur oblique du gros orteil. La plantaire externe nous présente donc deux portions : une portion oblique et une portion transversale. Examinons-les séparément.

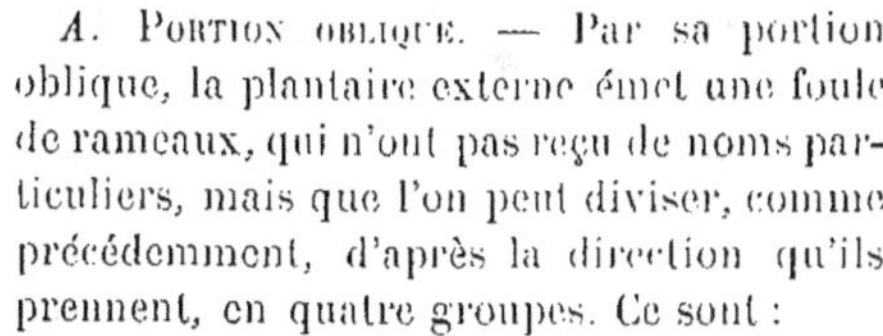

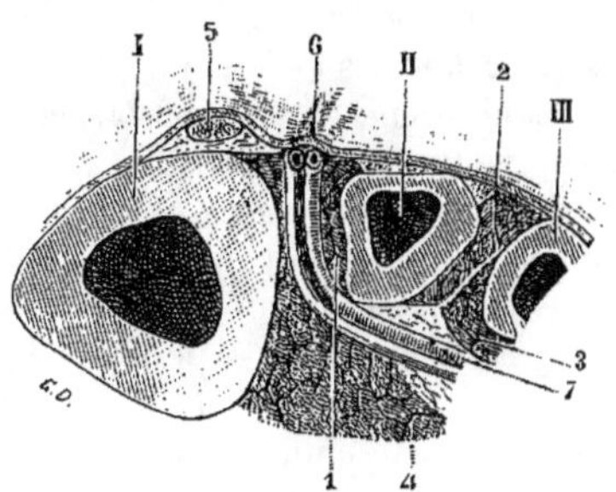

Fig. 172.

Coupe transversale du pied passant par l'extrémité postérieure du premier espace interosseux, pour montrer la continuité de la pédieuse avec la plantaire externe.

I. II, III, les trois premiers métatarsiens. — 1, premier interosseux dorsal. — 2, deuxième interosseux dorsal. — 3, premier interosseux plantaire. — 4, abducteur du gros orteil. — 5, tendon du long extenseur propre du pouce. - 6, artère pédieuse. — 7, artère plantaire externe.

A. Portion oblique. — Par sa portion oblique, la plantaire externe émet une foule de rameaux, qui n'ont pas reçu de noms particuliers, mais que l'on peut diviser, comme précédemment, d'après la direction qu'ils prennent, en quatre groupes. Ce sont :

1° Des *rameaux inférieurs*, pour le court fléchisseur plantaire, l'abducteur du petit orteil et les téguments de la plante du pied ;

2° Des *rameaux supérieurs*, pour l'accessoire du long fléchisseur, ainsi que pour les os et les articulations du tarse ;

3° Des *rameaux internes*, pour les tendons du long fléchisseur commun et pour les lombricaux ;

4° Des *rameaux externes*, qui se portent en dehors sur le court fléchisseur du petit orteil et contournent ensuite le bord externe du pied pour s'anastomoser, ainsi que nous l'avons déjà vu plus haut, avec les divisions terminales de la malléolaire externe, des deux péronières antérieure et postérieure, de la dorsale du tarse et de la dorsale du métatarse.

B. Portion transversale ou arcade plantaire. — L'arcade plantaire, couchée sur l'extrémité postérieure des quatre derniers métatarsiens, décrit une courbe à concavité dirigée en arrière et en dedans. Au point de vue homologique, elle répond exactement à l'arcade palmaire profonde de la main (p. 174) et, comme elle, émet à la fois des branches par sa concavité, par sa convexité et par sa face supérieure :

a. *Par sa concavité,* elle fournit quelques rameaux courts et grêles, qui se perdent dans les os et les articulations du tarse ;

b. *Par sa convexité,* elle émet successivement, en allant de dehors en dedans, la *collatérale externe du petit orteil* et les quatre *interosseuses plantaires.* — Ces interosseuses plantaires descendent chacune dans l'espace interosseux correspondant, abandonnent quelques ramuscules aux muscles interosseux et se terminent, au niveau des articulations métatarso-phalangiennes, en fournissant la *collatérale interne* et la *collatérale externe* des deux orteils voisins. On voit fréquemment l'interosseuse du premier espace fournir en outre une troisième collatérale, la *collatérale interne du gros orteil.* — Un peu avant sa bifurcation, chaque interosseuse plantaire communique avec l'interosseuse dorsale qui lui correspond, ainsi que nous l'avons vu plus haut, par une ou deux artérioles très courtes. appelées *perforantes antérieures* (voy. p. 227).

c. Par sa face supérieure, l'arcade plantaire fournit les *perforantes postérieures :* ce sont encore des rameaux très courts, qui traversent de bas en haut l'extrémité postérieure des espaces interosseux et, parvenus à la région dorsale, se jettent dans les artères interosseuses dorsales, tout près de leur origine. Comme à la main, les perforantes postérieures, au lieu de naître de l'arcade plantaire elle-même, peuvent se séparer des interosseuses plantaires. Comme à la main encore, nous n'avons au pied que trois perforantes postérieures, correspondant aux deuxième, troisième et quatrième espaces ; pour le premier espace, l'artère pédieuse, en passant de la région dorsale à la région plantaire, tient lieu de perforante ou plutôt même constitue la perforante postérieure de cet espace.

Quant aux *collatérales des orteils,* branches terminales des interosseuses, elles se comportent ici comme à la main, et nous renvoyons le lecteur à la description, que nous avons donnée précédemment, des collatérales des doigts (voy. p. 174).

RÉSUMÉ DES ARTÈRES PLANTAIRES

1° PLANTAIRE INTERNE	a). *Br. collatérales*		r. inférieurs. r. supérieurs. r. externes. r. internes.
	b). *Br. terminales*		collat. int. du gros orteil.
2° PLANTAIRE EXTERNE	a). *Br. collatérales naissant de la*	Portion oblique	r. inférieurs. r. supérieurs. r. externes. r. internes.
		Portion transversale ou arcade plantaire	r. tarsiens. interosseuses plantaires. perforantes postérieures.
	b). *Br. terminale*		*s'anastomose avec terminaison de la* PÉDIEUSE.

Variétés. — Les artères plantaires, tout en étant très variables, le sont beaucoup moins que les artères de la paume de la main.

La *plantaire interne* peut être très grêle, presque filiforme et elle s'épuise alors dans le court fléchisseur du gros orteil. — Par contre, elle peut être plus développée que d'habitude et fournir les trois premières collatérales des orteils.

La *plantaire externe* peut, elle aussi, être très grêle et ne prendre aucune part à la constitution de l'arcade plantaire, qui provient alors de la pédieuse. — Dans un ordre de faits inverse, la plantaire externe, plus développée que d'habitude, supplée, par les perforantes, la plupart des artères de la région dorsale.

On voit assez souvent les deux artères plantaires s'envoyer mutuellement une anastomose, qui chemine entre l'aponévrose et le muscle court fléchisseur plantaire, en formant une arcade à concavité postérieure. Quand elle existe, cette *arcade plantaire superficielle,* toujours peu développée, représente exactement l'arcade palmaire superficielle et son apparition rétablit l'homologie de circulation entre la plante du pied et la paume de la main.

A consulter, au sujet des artères du membre inférieur, MAAS, *Die Circulation der unteren Extremität,* Deutsch. Zeitschr. f. Chirurgie, 1882 ; — STIEDA, *Ein Vergleich der Arterien des Vorderarmes und des Unterschenkels,* Verh. d. anat. Gesellsch., 1891 ; — POPOWSKY, *Phylogenesis der Arteriensystems der unteren Extremitäten bei den Primaten,* Anat. Anzeiger, 1893, p. 657 ; — DU MÊME, *Das Arteriensystem der unteren Extremitäten bei den Primaten,* ibid.. 1894, p. 55.

CAPILLAIRES

Nous avons déjà vu (p. 88) que les artères, abstraction faite des réseaux admirables et des canaux dérivatifs de Sucquet, se terminaient dans les capillaires et, par l'intermédiaire de ceux-ci, dans les veines. Ces vaisseaux, jetés entre les branches terminales des artères et les radicules veineuses, sont des canaux très fins, ainsi que l'indique leur nom de capillaires (de *capillus*, cheveu). C'est à travers leurs parois que se font les échanges osmotiques entre le sang, milieu intérieur, et les éléments histologiques de l'organisme, milieu extérieur.

1° Définition anatomique. — Les vaisseaux capillaires, intermédiaires aux artères et aux veines, se rapprochent à la fois, par leur nature histologique, des canaux auxquels ils font suite et de ceux qui les continuent. C'est par gradations insensibles que l'on passe des artérioles aux capillaires et de ceux-ci aux veinules, et, de ce fait, il est assez difficile d'établir entre ces trois ordres de vaisseaux une limite nette et précise.

Les anciens histologistes, notamment HENLE et ROBIN, considérant avant tout le calibre des vaisseaux, avaient cru devoir admettre trois variétés de capillaires : les capillaires de la première variété, ayant de 7 à 30 µ ; les capillaires de la deuxième variété, ayant de 30 à 70 µ ; les capillaires de la troisième variété, mesurant de 70 à 150 µ. Mais les capillaires appartenant à ces deux dernières variétés possèdent déjà une tunique contractile et, par conséquent, ne sont pas différents des artérioles et des veinules.

KÖLLIKER et VIRCHOW ont restreint de beaucoup le domaine des capillaires, et, pour eux, on doit réserver ce mot de capillaires aux seuls vaisseaux qui ne possèdent pas de fibres musculaires lisses. Cette interprétation constitue aujourd'hui l'opinion courante parmi les histologistes. Nous

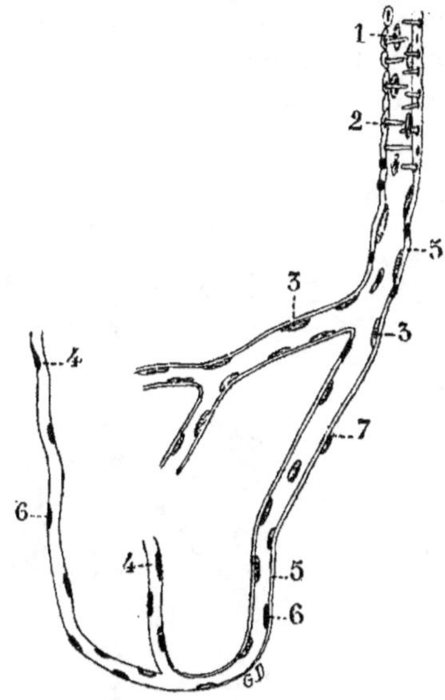

Fig. 173.

Capillaire du cerveau humain (d'après KÖLLIKER).

1, artériole, avec : 2, noyaux des fibres musculaires lisses ; 3. 3, gros capillaires ; 4, 4, capillaires plus fins ; 5, membrane amorphe de la tunique externe ; 6. noyaux de l'endothélium ; 7, un noyau conjonctif appartenant à l'adventice rudimentaire.

pouvons donc définir les capillaires, en nous plaçant à un point de vue exclusivement anatomique : des tubes vasculaires, intermédiaires aux artères et aux veines, différant des canaux artériels et des canaux veineux par l'absence, dans leurs parois, de fibres musculaires lisses. Si nous suivons une artériole dans le sens du cours du sang, le capillaire commence là où disparaît la dernière fibre lisse et il se continue jusqu'au point où apparaît de nouveau sur sa paroi l'élément contractile ; là commence la veinule.

2° Dimensions. — Le calibre des capillaires est très variable. Il varie d'abord suivant les animaux, et les variations, dans ce cas, sont naturellement en rapport avec les dimensions des globules rouges. Il varie ensuite, chez le même animal, suivant les organes ou les tissus. Il varie, enfin, en raison de l'élasticité de leur paroi, suivant le moment où on le considère, tel capillaire qui est tout petit quand il est vide ou à peu près vide, pouvant acquérir des dimensions relativement considérables quand le sang lui arrive en masse et sous une haute pression. Chez l'homme, qui doit plus spécialement nous occuper, les plus petits capillaires se rencontrent dans la rétine et dans la substance grise des centres nerveux, où leur diamètre ne dépasse pas ordinairement 5 à 8 μ : ce diamètre, on le voit, est parfois inférieur à celui des hématies et ces dernières n'y peuvent cheminer que grâce à leur grande malléabilité, qui leur permet de s'allonger et de proportionner ainsi leur diamètre à celui du vaisseau. Dans les organes glandulaires, notamment dans le foie, les capillaires sont beaucoup plus volumineux : leur diamètre mesure, en moyenne, de 10 à 15 μ. Les plus grands capillaires se trouvent dans les os : ils mesurent de 20 à 25 μ, quelquefois plus.

3° Structure. — Si l'on examine un capillaire soumis préalablement à l'action de réactifs colorants, tels que le picro-carminate d'ammoniaque ou la purpurine, on constate (fig. 173) qu'il est délimité par une membrane homogène, transparente, à double contour, présentant çà et là de nombreux noyaux. On a cru pendant longtemps, en se basant sur ce simple examen, que les vaisseaux capillaires n'étaient autre chose que de petits tubes cylindriques circonscrits par une paroi homogène et continue. L'emploi des solutions de nitrate d'argent, entre les mains de Hoyer en 1865, de Eberth et de Chrzonszczewski en 1866, de Legros en 1868, est venu démontrer, au contraire, que la paroi des capillaires (fig. 175) se compose de pièces multiples et soudées par leurs bouts, ayant chacune la valeur d'une cellule endothéliale. Le capillaire est donc un tube endothélial, autrement dit un composé de cellules endothéliales.

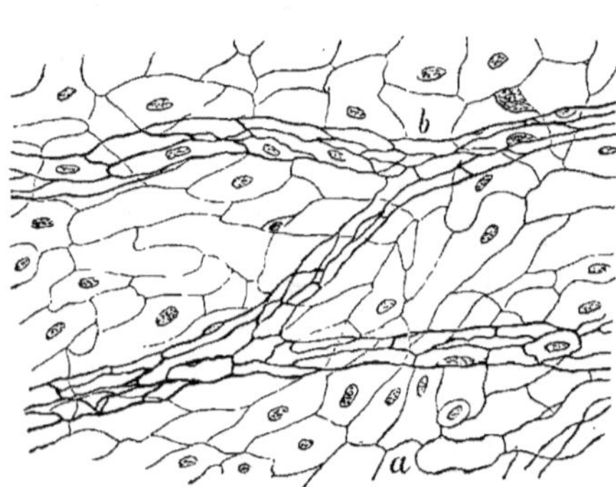

Fig. 174.

Capillaires sanguins dans le péritoine, traités par le nitrate d'argent (Klein).

a, endothélium sur la surface libre de la membrane. — *b*, vaisseaux capillaires sanguins situés dans l'épaisseur de la membrane ; on voit que leur paroi est formée par une couche d'endothélium.

a. *Cellules endothéliales*. — Les cellules endothéliales (fig. 175) sont des cellules plates, extrêmement minces, allongées dans le sens du vaisseau. Elles se continuent, sans ligne de démarcation aucune, d'une part avec les cellules endothéliales des arté-

rioles, d'autre part avec celles des veinules. Elles mesurent, en moyenne, de 10 à 30 μ
de longueur sur 3 à 5 μ de largeur. L'observation nous apprend qu'elles sont d'autant plus allongées que le capillaire est plus petit : sur les capillaires de tout petit
calibre, elles sont pour ainsi dire fusiformes ; sur les gros capillaires, au contraire,
elles sont relativement plus courtes et plus larges, affectant alors une forme plutôt
polygonale.

Envisagées au point de vue de leur disposition générale, les cellules endothéliales
des capillaires sont recourbées sur elles-mêmes comme des tuiles creuses, leur concavité regardant naturellement l'axe du vaisseau. « Suivant le diamètre des capillaires, il en faut 3 ou 4 en rangée transversale pour, sur un point donné,
faire le tour du vaisseau ; il peut arriver, pour un capillaire très fin, que, sur certains points, une seule cellule suffit à cet effet, c'est-à-dire que, se recourbant en
cercle complet, elle vienne se souder à elle-même par ses deux bords. » (MATHIAS
DUVAL.)

Quoi qu'il en soit, de leurs variétés de forme et de dimensions, les cellules endothéliales des capillaires se soudent les unes aux autres par leurs bords correspondants, de façon à former dans leur ensemble une sorte de membrane partout
continue. Les lignes de soudures sont occupées par un ciment de nature albumi-
noïde, que décèlent les imprégnations d'argent : les *lignes de ciment* ou *traits de*

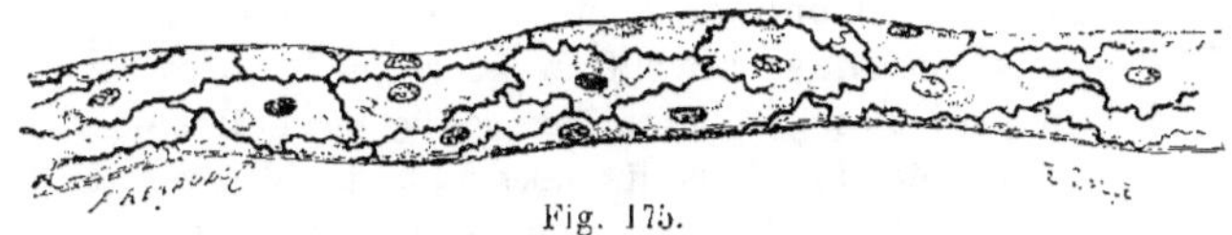

Fig. 175.

Vaisseau capillaire du mésentère de la grenouille, imprégné d'argent par injection
et coloré au picro-carminate (d'après RANVIER).

ciment deviennent ainsi le synonyme de lignes de soudure. Elles nous apparaissent
sous la forme de minces lignes noirâtres, tantôt rectilignes, tantôt plus ou moins
ondulées, quelquefois même, comme sur les capillaires du mésentère des batraciens
(fig. 175), plus ou moins dentelées.

Histologiquement, chaque cellule endothéliale se compose d'une lame protoplasmique, au centre de laquelle se dispose un noyau ovalaire, allongé comme la cellule elle-même, en sens axial, je veux dire parallèlement à l'axe du vaisseau. L'endothélium des capillaires repose extérieurement sur une mince membrane hyaline,
amorphe, ayant la signification d'une membrane basale ou vitrée (CHRZONSZCZEWSKI,
RANVIER, RENAUT). Cette membrane se voit manifestement sur les capillaires de gros
calibre, mais son existence sur les fins capillaires est tout au moins douteuse. Elle
fait, en tout cas, défaut sur les capillaires embryonnaires. Son apparition est donc
relativement tardive : on doit la considérer comme une production des cellules
endothéliales sous-jacentes.

Chez l'embryon, jusqu'au troisième mois de la vie intra-utérine, les solutions argentiques,
qu'elles soient employées en injection ou sous forme d'immersion, ne déterminent pas l'apparition, sur la paroi des capillaires, des lignes noires, onduleuses ou dentelées, qui représentent les
limites séparatives des cellules endothéliales : les capillaires, pour employer une expression de
laboratoire, ne sont pas *nitratables*. Il est très probable que, à ce stade de développement, la
paroi vasculaire est constituée par une simple lame de protoplasma, encore indivise et parsemée
de noyaux ; ou bien, si elle est déjà fragmentée en plaques cellulaires, chacune de ces plaques
est, au niveau de ses bords, immédiatement contiguë avec ses voisines. Il n'existe encore aucune
trace de ciment : ce ciment n'apparaît que plus tard, comme un produit d'élaboration de la cellule elle-même. Il convient d'ajouter que, même chez l'adulte, on rencontre un certain nombre

de capillaires non nitratables : tels sont les capillaires des glomérules du rein (RENAUT et HOR-
TOLÈS, 1881), les capillaires du lobule hépatique (RANVIER, 1885). Ces capillaires, on ne sait trop
pourquoi, sont restés à l'état embryonnaire. Peut-être qu'une pareille disposition est plus favorable que celle qui caractérise le capillaire adulte aux échanges osmotiques, lesquels, comme on
le sait, s'effectuent avec une activité toute particulière dans le lobule hépatique et dans le glomérule rénal.

b. *Plaques intercalaires*. — Au point de rencontre des cellules endothéliales, on
observe de loin en loin de petits champs polygonaux, circonscrits comme les cellules par des traits de ciment : on dirait de petites cellules dépourvues de noyaux.
Ce sont les *plaques intercalaires (Schaltplatten)* d'AUERBACH. Leur signification
n'est pas encore nettement établie. Peut-être devons-nous les considérer, avec

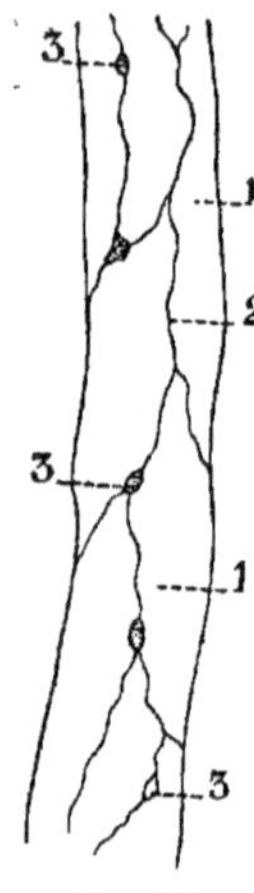

Fig. 176.

Capillaire du mé-
sentère de la
grenouille, im-
prégné d'ar-
gent (d'après
FREY).

1, 1, plaques en-
dothéliales. — 2, li-
gnes intercellulaires.
— 3, 3, 3, petits ori-
fices ou stomates.

EBERTH, comme des restes de la paroi embryonnaire qui n'auraient
pas été utilisés lors de la différenciation de cette paroi en cellules
endothéliales. RENAUT partage cette opinion : « la présence des
plaques intercalaires, dit-il, paraît due à ce que la lame du protoplasma, d'abord indivise et semée de noyaux, qui formait la paroi
du capillaire embryonnaire, en se scindant en corps cellulaires
autour de chaque noyau, a laissé de distance en distance des fragments indépendants ».

c. *Stomates*. — Sur les capillaires traités par le nitrate d'argent,
on constate çà et là (fig. 176,3) la présence de petites taches noirâtres, se montrant le plus souvent sur les lignes de soudure,
mais pouvant se rencontrer encore sur le corps de la cellule elle-
même. Un certain nombre de ces taches noires ne sont, bien certainement, que de petits blocs albuminoïdes colorés en noir par
l'argent. Les autres représentent de véritables trous creusés dans
l'épaisseur de la paroi vasculaire : ce sont les *stomates* ou *stigmates*
d'ARNOLD. Pour cet histologiste, les stomates seraient des orifices
préformés et permanents, destinés à livrer passage aux globules
du sang (globules rouges et globules blancs) dans le phénomène
de la diapédèse. RANVIER ayant constaté que ces orifices étaient à
la fois plus larges et plus nombreux sur les capillaires d'une membrane qu'on a préalablement enflammée et dans laquelle, par
suite, on a provoqué une suractivité de la diapédèse, a cru devoir
en conclure que les stomates d'ARNOLD, tout en étant de véritables
trous, ne sont nullement préformés, mais sont produits par les
éléments migrateurs du sang au moment même où ils sortent du vaisseau. Ces
conclusions de RANVIER sont très rationnelles et son opinion sur ce point a été
acceptée par la plupart des histologistes, notamment en France par RENAUT et
MATHIAS DUVAL. Les stomates sont donc des orifices accidentels et d'une durée
temporaire, se produisant au moment même du passage (par diapédèse) des globules du sang et pouvant se fermer ensuite, grâce à l'élasticité du protoplasma
ambiant.

d. *Adventice*. — Outre la couche endothéliale que nous venons de décrire et qui
constitue à elle seule, avec ou sans vitrée, la paroi des petits capillaires, on trouve
tout autour des capillaires de gros calibre un certain nombre de cellules conjonctives (fig. 177, *c*), fusiformes ou étoilées, s'appliquant contre la paroi et entremê-
lant leurs fins prolongements de façon à enlacer le vaisseau dans une sorte de réticulum. C'est à cet ensemble d'éléments conjonctifs que EBERTH donnait le nom, fort
impropre du reste, de *périthélium* ou *épithélium vasculaire externe* : les cellules en

question, en effet, ne forment nullement une couche continue comme cela a lieu pour les épithéliums de revêtement. Ces cellules conjonctives péricapillaires, avec leurs prolongements plus ou moins ramifiés et anastomosés, ne sont autre chose qu'une adventice rudimentaire : si on la suit, en effet, soit en amont, soit en aval, on la voit se compliquer peu à peu et, finalement, se continuer sans lignes de démarcation aucune, d'une part avec la tunique adventice de l'artériole, d'autre part avec celle de la veinule. Nous rappellerons en passant que, dans certains organes à fonctions élevées, tels que les centres nerveux, la gaine adventice précitée se complique et se différencie en une gaine spéciale, dite *gaine lymphatique* ou *gaine périvasculaire*. Cette gaine lymphatique, comme nous le verrons plus tard (voy. CENTRES NERVEUX), entoure le capillaire, mais sans reposer immédiatement sur la paroi : elle circonscrit ainsi, entre elle et le vaisseau, un espace circulaire plus ou moins cloisonné dans lequel circule la lymphe.

4° Réseaux capillaires. — Envisagés au point de vue de leur disposition générale au sein des organes et des tissus de l'organisme, les capillaires nous présentent ce caractère anatomique bien spécial qu'ils se divisent et se subdivisent sans que leur calibre, contrairement à ce qui a lieu pour les artères, subisse une diminution proportionnelle. Un seul capillaire peut, de la sorte, par suite de divisions successives, fournir dix, vingt, trente capillaires, capillaires qui auront chacun le même diamètre que celui dont ils émanent.

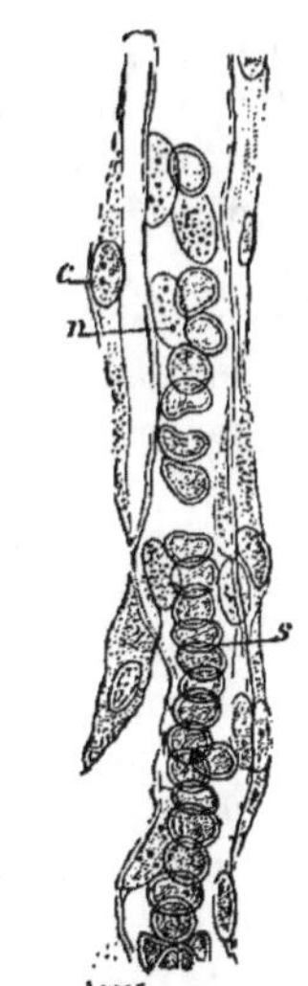

Fig. 177.

Capillaire pris dans un fascicule du nerf sciatique (RANVIER),

s, globules rouges. — *n*, noyau de l'endothélium. — *c*, cellule conjonctive, appliquée sur la surface externe du vaisseau.

Sauf les cas très rares (cela se voit au niveau de certaines papilles) où un capillaire va, sans se diviser, d'une artériole à une veinule, les capillaires se divisent à maintes reprises et, en même temps, s'anastomosent les uns avec les autres, de façon à former des réseaux. Ces réseaux sont à la fois très variables par leur forme et par leur richesse.

Pour ce qui est de leur forme, les réseaux capillaires varient, pour ainsi dire, avec chaque organe et chaque tissu, c'est ainsi que nous trouvons : 1° des *réseaux ansiformes*, c'est-à-dire formés par un nombre plus ou moins considérable de capillaires disposés en anse (villosités intestinales); 2° des

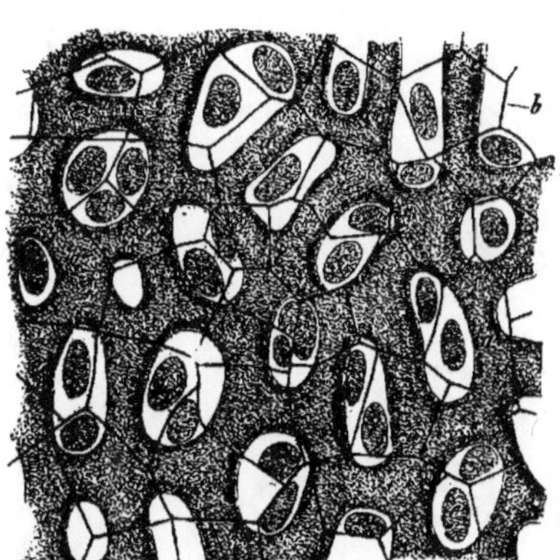

Fig. 178.

Réseau capillaire d'une cellule aérienne de la grenouille, avec l'épithélium qui le recouvre, rendu apparent par l'imprégnation d'argent et la coloration au carmin (d'après KÖLLIKER).

a, réseau capillaire. — *b*, cellules épithéliales. — *c*, leurs noyaux répondant aux mailles des capillaires.

réseaux glomérulaires, disposés en une sorte de peloton comme dans le rein; 3° des *réseaux limbiformes* (tissu cellulaire sous-cutané), ainsi appelés (RENAUT) parce que chacun d'eux, disposé sous la forme d'un petit disque plat ovalaire, a l'apparence du limbe d'une foliole de feuille composée ; 4° des *réseaux proprement dits*, à mailles quadrilatères ou polygonales allongées dans tel ou tel sens, disposés sur un seul plan comme dans les alvéoles pulmonaires (fig. 178), ou sur plusieurs plans comme dans les os, les muscles, les nerfs, etc., etc.

Quant à la richesse des réseaux capillaires, on peut établir en principe que les capillaires, pour un espace donné, sont d'autant plus abondants que l'organe où on les considère jouit d'une activité nutritive ou fonctionnelle plus considérable. C'est ainsi que les aponévroses et les tendons, qui n'ont en biologie qu'une importance bien secondaire, nous présentent des capillaires relativement rares et très espacés, formant de ce fait un réseau à mailles très larges, un réseau pauvre. Au contraire, les glandes, les muqueuses, la substance grise du névraxe, auxquelles sont dévolues des fonctions essentiellement actives, possèdent des réseaux essentiellement riches. L'organe qui, à ce point de vue, doit être placé au premier rang est le poumon où s'opère comme on le sait, entre l'air extérieur et le sang veineux, ces échanges osmotiques incessants qui constituent l'hématose. Là, dans chaque alvéole, nous rencontrons (fig. 178) un réseau capillaire tellement riche, que les mailles du réseau sont souvent moins larges que les vaisseaux qui les circonscrivent : c'est une sorte de membrane vasculaire tapissant l'alvéole.

Nous nous bornerons ici à ces quelques considérations générales sur les réseaux capillaires; nous réservant de décrire plus tard, à propos de chaque organe (comme nous l'avons déjà fait pour les os et les muscles), la disposition spéciale à son réseau capillaire.

QUATRIÈME SECTION

VEINES

ANATOMIE GÉNÉRALE

Les veines sont des canaux membraneux, à ramifications convergentes, destinés à ramener le sang des capillaires au cœur.

Envisagés dans leur ensemble, ces canaux nous offrent à étudier : 1° leur *disposition générale dans l'organisme* ; 2° leur *conformation extérieure* ; 3° leur *conformation intérieure* ; 4° leur *structure*.

§ I. — DISPOSITION GÉNÉRALE DU SYSTÈME VEINEUX

1° Origine et trajet, arbre veineux. — Les veines naissent des capillaires par des ramuscules ténus, qui se continuent directement avec ces derniers vaisseaux, ce sont les *veinules* ou *radicules veineuses*. Ces rameaux d'origine, suivant une direction inverse de celle des artères, convergent vers le cœur et ont pour caractéristique anatomique de se réunir ensemble, au cours de leur trajet, pour former des vaisseaux de plus en plus volumineux : aux ramuscules succèdent les rameaux ; les rameaux forment des branches ; les branches, à leur tour, donnent naissance à des troncs, lesquels disparaissent dans les oreillettes du cœur.

Il existe donc, à côté de l'arbre artériel, un arbre veineux, dont les ramifications assez régulièrement concordantes avec les divisions des artères, se disséminent, comme ces dernières, au sein de tous les territoires vasculaires de l'organisme.

Ici encore, l'aire d'un tronc quelconque est inférieure à la somme des aires des branches qu'il reçoit. Il en résulte que le système veineux, dans son ensemble, peut être représenté, comme le système artériel, par un cône dont le sommet, dirigé vers le cœur, répond aux orifices des veines caves et dont la base, tournée du côté des capillaires, serait égale à la somme des aires de toutes les veinules. Il y a, toutefois, cette différence importante entre les deux cônes artériel et veineux, c'est que le sang y circule dans des conditions mécaniques inverses : le sang artériel chemine dans des canaux qui vont continuellement en s'élargissant, tandis que les voies parcourues par le sang veineux se rétrécissent graduellement au fur et à mesure qu'on approche du cœur.

2° Duplicité du système veineux. — De même qu'il existe deux systèmes artériels, le système pulmonaire et le système aortique, de même aussi nous devons admettre deux systèmes veineux : le *système veineux pulmonaire*, qui fait suite au système artériel de même nom et le *système veineux général*, qui correspond au domaine de l'aorte. Le premier, ainsi qu'il a été dit plus haut, amène à l'oreillette gauche le sang artériel qui provient des réseaux capillaires du poumon ; le second apporte à l'oreillette droite le sang qu'il a recueilli dans tous les autres réseaux de l'organisme.

3° Systèmes portes. — La disposition anatomique que nous venons d'assigner aux canaux veineux en général s'applique au plus grand nombre d'entre eux. Il en est, cependant, un petit groupe, qui présentent une disposition toute particulière, ce sont les *veines portes*.

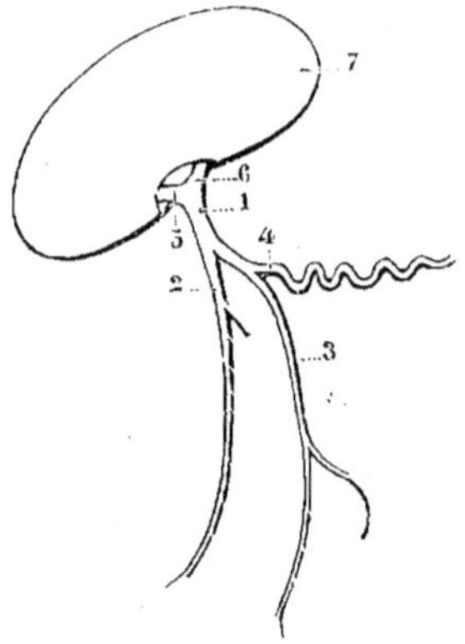

Ces veines, toutes spéciales, émanent des réseaux capillaires comme les veines ordinaires et se comportent comme elles dans la première partie de leur trajet, c'est-à-dire qu'elles reçoivent des affluents et augmentent ainsi graduellement de calibre. Puis, brusquement, elles pénètrent dans un organe et s'y ramifient, s'y capillarisent à la manière des artères. Elles sont, en définitive, constituées par un tronc principal (fig. 179), intermédiaire à deux réseaux capillaires.

On distingue dans l'économie animale trois appareils portes : 1° *l'appareil porte abdominal*, le plus important et le plus connu, qui prend naissance dans les réseaux capillaires du tube intestinal et se ramifie dans le foie ; 2° *l'appareil porte rénal*, particulièrement bien développé chez les poissons, les batraciens, les reptiles et même chez les oiseaux ; 3° *l'appareil porte pulmonaire*, qui possède chez les mollusques tous les caractères des appareils portes, mais qui se modifie et se complique chez les vertébrés, par l'apparition du cœur droit sur le trajet du vaisseau veineux qui porte le sang noir vers le champ de l'hématose. De ces trois appareils, l'homme ne possède d'une façon bien nette que le premier : il est représenté par la *veine porte*, que nous décrirons plus tard.

Fig. 179.

Schéma de la veine porte.

1, tronc de la veine porte. — 2, 3, 4, ses trois branches radiculaires (grande mésaraïque, petite mésaraïque, splénique). — 5, 6, ses deux branches terminales droite et gauche, se ramifiant dans le foie (7) à la manière des artères.

4° Relations réciproques des différents systèmes veineux. — Au total, il existe chez l'homme trois systèmes veineux : le système veineux pulmonaire, le système veineux général et le système de la veine porte. On a cru bien longtemps que ces différents systèmes étaient complètement indépendants. Il n'en est rien : il est établi aujourd'hui que les veines bronchiques, qui font partie du système veineux général, communiquent largement, dans l'épaisseur du poumon, avec les réseaux d'origine des veines pulmonaires ; et nous verrons, d'autre part, en étudiant la veine porte, que cette veine, aux confins de son territoire, entre en relations sur bien des points avec le système veineux général.

§ II. — CONFORMATION EXTÉRIEURE DES VEINES

L'étude de la conformation extérieure des veines nous offre à considérer : leur *forme*, leur *nombre* et leur *volume*, leur *direction*, leur *situation générale*, leurs *rapports*, leurs *anastomoses* et leurs *anomalies*.

1° Forme. — Les veines, comme les artères, sont cylindriques à l'état ordinaire. Mais, contrairement aux artères, qui conservent toujours leur forme, à l'état de vacuité comme à l'état de réplétion, les veines s'affaissent et s'aplatissent quand elles sont vides. De même, quand elles sont distendues outre mesure, soit par leur contenu normal, soit par une injection artificielle, la plupart d'entre elles présentent de loin en loin des renflements latéraux, qui leur donnent un aspect noueux et bosselé. Ces renflements ou bosselures répondent aux valvules et présentent, par conséquent, dans leur siège comme dans leur développement, les mêmes irrégularités que ces dernières.

2° Nombre et volume. — Les veines sont toujours plus nombreuses que les artères. Il suffit, pour démontrer la justesse d'une pareille formule, de constater : 1° que dans bien des régions, notamment sur les membres, chaque artère est accompagnée de deux veines ; seuls, les troncs artériels volumineux, comme la poplitée, la fémorale et l'axillaire, ne possèdent qu'une veine satellite ; 2° qu'il existe, au-dessous des téguments et sur toutes les parties du corps, un riche réseau veineux, le réseau superficiel, alors que, dans ces mêmes régions, à l'exception de la tête, les artères sont, sinon absentes, du moins excessivement rares et toujours de très petit volume.

Il est encore parfaitement établi par l'observation directe, tout aussi nettement que par le calcul, que le volume des veines l'emporte sur celui des artères : c'est ainsi que nous voyons le volume des deux veines caves plus considérable que celui de l'aorte ; que nous voyons les veines jugulaires interne, sous-clavière, axillaire, fémorale, rénale, etc., toutes plus volumineuses que les artères homonymes.

Le rapport volumétrique des deux systèmes artériel et veineux doit naturellement varier suivant les sujets et, sur le même sujet, suivant les conditions circulatoires du moment. C'est ce qui nous explique le défaut de concordance dans les résultats obtenus par les différents observateurs. Sans nous arrêter aux différents chiffres qui ont été donnés à ce sujet, nous pouvons admettre avec HALLER, que la capacité totale des veines est approximativement à celle des artères comme 2 : 1.

3° Direction. — Les veines suivent généralement un trajet rectiligne, comme les artères : elles sont même beaucoup moins flexueuses que ces dernières. L'examen comparatif d'un certain nombre de troncs veineux (tels que la veine splénique, les veines de la tête et de la face, les veines pulmonaires, etc., et des troncs artériels correspondants nous le démontrent surabondamment.

4° Situation et rapports. — Considérées au point de vue de leur situation, les veines se partagent en deux grands groupes, les veines superficielles et les veines profondes :

a. *Veines superficielles.* — Les veines superficielles, encore appelées *sous-cutanées*, cheminent dans la couche cellulo-graisseuse qui sépare la peau de l'aponévrose sous-jacente. Ces veines présentent dans leur trajet, comme dans leur volume, des variations souvent fort étendues, mais généralement peu importantes. Peu apparentes chez certains sujets, elles acquièrent, chez d'autres, un développement considérable, se dessinant alors à la surface des téguments sous la forme de reliefs bleuâtres.

b. *Veines profondes.* — Les veines profondes ou *sous-aponévrotiques* sont situées, comme leur nom l'indique, au-dessous de l'aponévrose. Sous le nom de *veines satellites*, elles s'accolent aux artères et les accompagnent fidèlement dans toute l'étendue de leur trajet. Cette disposition des veines profondes est tellement caractéristique qu'il suffit dans la plupart des régions, sur les membres notamment, de connaître les artères pour connaître en même temps les veines : ces dernières, en effet, portent le même nom que les artères qu'elles accompagnent ; elles présentent la même situation, les mêmes rapports, la même origine et le même mode de terminaison.

Nous avons déjà dit plus haut que les artères possèdent généralement deux veines satellites et que les gros troncs, seuls, ne sont accompagnés que d'une seule veine. Contrairement à cette proposition que l'on trouve dans tous les traités classiques, Bardeleben admet que toutes les artères, à l'exception de celles de l'intestin, sont originellement accompagnées de deux veines et que la disposition observée chez l'adulte est une disposition acquise au cours du développement, soit par l'atténuation, soit par la disparition complète de l'une d'elles. Bardeleben admet, en outre, que la plupart des nerfs craniens, cervicaux, intercostaux, la plupart des nerfs des membres, voire même les conduits excréteurs d'un certain nombre de glandes (canal de Sténon, canal cholédoque), sont originellement accompagnés, eux aussi, par une ou deux veines satellites.

Quant à la situation respective des veines et des artères correspondantes, elle varie suivant les régions et les diverses propositions qui ont été formulées à ce sujet par Serres, par Malgaigne, par Richet, n'embrassent jamais, il faut bien le reconnaître, qu'un certain nombre de faits. Toutes ces propositions se heurtent à des exceptions nombreuses et ne sauraient, en conséquence, être acceptées comme formules générales[1].

c. *Veines viscérales et veines pariétales.* — La distinction des veines en veines sous-cutanées et en veines sous-aponévrotiques, telle que nous venons de l'établir, s'applique de préférence aux membres et aux différentes régions du cou. En ce qui concerne le tronc et la tête, il faut ajouter aux groupes précités deux nouveaux groupes : les *veines viscérales*, qui proviennent des viscères, et les *veines pariétales*, qui occupent les parois des trois grandes cavités abdomino-pelvienne, thoracique et cranienne ; le type le plus parfait des veines pariétales nous est fourni par les canaux diploïques qui cheminent dans l'épaisseur même des os du crâne.

5° Anastomoses. — Les veines communiquent entre elles bien plus fréquemment encore que les artères et nous retrouvons ici toutes les variétés d'anastomoses déjà signalées à propos du système artériel : les *anastomoses par inosculation ou en arcades*, les *anastomoses par convergence*, les *anastomoses transversales, obliques, longitudinales*, enfin les *anastomoses en plexus*, dont les veines viscérales et les veines sous-cutanées nous offrent de si nombreux exemples.

a. *Différentes modalités des anastomoses veineuses.* — Envisagées spécialement au point de vue de leurs rapports avec les vaisseaux qu'elles unissent, les anastomoses veineuses peuvent être ramenées aux trois modalités suivantes :

1° Les unes relient deux points différents d'une même veine ; elles sont fort nombreuses. Verneuil fait remarquer avec raison que leur point d'origine et leur

---

[1] Voici ces différentes propositions : il suffit de les énoncer pour voir combien elles sont peu exactes. — Serres : « *Les veines recouvrent les artères dans la moitié supérieure du corps et sont recouvertes par celles-ci dans la moitié inférieure.* » — Malgaigne : « *Les veines sont situées en dehors des artères dans la moitié supérieure du corps et en dedans dans la moitié inférieure.* » — Richet : « *Dans la moitié supérieure du corps, les veines sont situées en avant et en dehors des artères et, dans la moitié inférieure, en arrière et en dedans.* »

point d'abouchement sont situés l'un et l'autre immédiatement au-dessus d'une valvule. Il existe donc, entre leurs deux extrémités, au moins une paire valvulaire ; mais, le plus souvent, on en compte plusieurs paires.

2° Les autres relient l'une à l'autre deux veines différentes. Ces deux veines, ainsi reliées, sont voisines ou éloignées. Dans le premier cas, les anastomoses, sont courtes : telles sont les branches transversales qui unissent de distance en distance les deux veines satellites d'une même artère. Dans le second cas, les anastomoses sont naturellement plus longues : tel est le canal que la saphène externe envoie à la veine saphène interne et qui, partant du creux poplité, ne rejoint ce dernier vaisseau qu'à la partie moyenne de la cuisse et quelquefois même au voisinage de l'aine.

3° Il en est d'autres, enfin, qui unissent deux systèmes veineux situés sur des plans différents : à ce groupe appartiennent ces anastomoses si nombreuses,

Fig. 180.

Anastomoses veineuses.

Divers types de canaux de sûreté (d'après Janjavay).

qui, au niveau des membres, font communiquer le réseau profond avec le réseau superficiel. Nous devons rattacher encore à ce groupe les anastomoses jetées entre les sinus méningiens et les veines sous-cutanées de la tête.

b. *Rôle des anastomoses dans la mécanique circulatoire.* — La disposition même des anastomoses veineuses indique nettement le rôle qui leur est dévolu dans la circulation du sang des capillaires vers le cœur. Supposons que, pour une cause d'ordre mécanique, cette circulation vienne à être entravée ou même complètement interrompue dans une veine quelconque. Le sang veineux, continuant à affluer des capillaires et ne pouvant à cause de l'obstacle précité suivre son trajet ordinaire, s'engagera dans les anastomoses, lesquelles le déverseront dans une veine voisine restée perméable et lui permettront ainsi de gagner le cœur par une voie détournée.

Les anastomoses constituent comme on le voit, des *voies collatérales*, des *voies dérivatives*, des *voies suppléantes :* tous ces termes sont synonymes. Leur fonctionnement n'est vraisemblablement que momentané ; mais elles sont toujours béantes, toujours prêtes à entrer en action quand le besoin s'en fait sentir. Grâce à elles, s'établit à chaque instant l'équilibration de la pression sanguine entre les différents départements du système veineux ; grâce à elles, les parois veineuses n'ont pas à redouter les effets d'une tension exagérée ; grâce à elles, les valvules elles-mêmes sont constamment protégées, soit contre le poids d'une colonne sanguine plus volumineuse et par conséquent plus lourde ; grâce à elles, enfin, se trouvent conjurés, dans la plupart des cas, les divers accidents de la stase veineuse.

Les anastomoses acquièrent donc, en mécanique circulatoire, une importance considérable, et ainsi se trouve justifiée la dénomination heureuse de *canaux de sûreté*, sous laquelle les a désignées VERNEUIL (voy. à ce sujet l'excellente étude de JARJAVAY, *Les canaux de sûreté*, Th. de Paris, 1883).

c. *Anastomoses valvulaires et avalvulaires*. — Ces canaux de sûreté, éminemment variables dans leur volume et dans leur disposition, sont munis d'une ou de plusieurs valvules, ou bien sont complètement avalvulaires. — Dans le premier cas, la circulation s'y effectue toujours dans le même sens : la veine vers laquelle se dirige le courant peut suppléer celle dont il provient : mais la réciproque n'est pas vraie : les valvules s'opposent, en effet, à ce que le courant se dirige en sens inverse. — Il n'en est pas de même dans le cas où le canal anastomotique est dépourvu de valvules : le sang peut y circuler librement, soit dans un sens, soit dans l'autre. La circulation y est *indifférente* et les deux veines, ainsi reliées par une anastomose avalvulaire, peuvent, suivant les cas, se suppléer mutuellement.

Les anastomoses valvulaires et avalvulaires sont très répandues dans l'organisme, mais leur mode de répartition ne me paraît pas encore suffisamment étudié pour se prêter à une description générale.

6° Anomalies. — Les veines, comme les artères, nous présentent de nombreuses anomalies. Ces anomalies portent, suivant le cas, sur l'origine du vaisseau, sur son trajet, sur ses rapports, sur son volume, sur son mode de terminaison, etc. On a vu des veines se dédoubler (*duplicité*), comme aussi on les a vues disparaître d'une façon complète (*absence*).

On a signalé jusqu'ici, soit dans les traités didactiques, soit dans les mémoires spéciaux, un grand nombre d'anomalies veineuses ; il n'est certainement pas un anatomiste qui n'en ait rencontré plusieurs dans ses salles de dissection. Les variations du système veineux n'ont été l'objet, cependant, d'aucune étude d'ensemble ; il y a là, en morphologie générale, une lacune à combler.

Tout ce qu'on peut dire, pour l'instant, c'est qu'un grand nombre d'anomalies veineuses s'expliquent par la persistance de dispositions embryonnaires, et qu'un grand nombre aussi reproduisent, chez l'homme, des dispositions anatomiques qui existent normalement dans la série zoologique : tel est le passage de la céphalique au-dessus de la clavicule et son abouchement dans les veines du cou, disposition qui est constante dans quelques espèces simiennes ; telle est encore l'apparition d'un sinus pétro-écailleux, dont l'existence est constante chez le chien, etc., etc.

§ III. — CONFORMATION INTÉRIEURE DES VEINES, VALVULES

1° Valeur physiologique des valvules. — Tandis que les parois artérielles sont partout lisses et unies, la surface interne des veines présente, de distance en distance, un certain nombre de replis membraneux que l'on nomme *valvules*. Ces valvules (fig. 181), faisant office de soupapes mobiles, se relèvent et s'effacent pour permettre au sang de cheminer des capillaires vers le cœur ; mais elles s'abaissent et se tendent dans toutes les circonstances où il voudrait reprendre le chemin des capillaires. Elles s'opposent ainsi à tout mouvement rétrograde. VERNEUIL a comparé ingénieusement une veine munie de valvules à une échelle : « Aussitôt qu'on a atteint un échelon, on n'est pas assuré de monter plus haut, mais on est certain de ne pas redescendre. Il en est de même du sang veineux : quand il a pénétré dans un segment intervalvulaire, il pourra bien y faire une halte plus ou moins longue ; il pourra même ne pas pénétrer dans le segment suivant ; mais, à coup sûr, il ne rétrogradera pas dans le segment qu'il a quitté. »

2° Forme et disposition générale. — Les valvules veineuses, considérées isolément, affectent pour la plupart la même configuration que les valvules sigmoïdes de l'aorte : ce sont de vrais nids de pigeon accrochés à la paroi du vaisseau, d'une façon telle que leur côté concave soit tourné du côté du cœur. Chacune d'elles nous présente donc deux faces et deux bords. — Les deux faces se distinguent en interne et externe : la face interne ou axiale, convexe, est dirigée du côté des capillaires ; la face externe ou pariétale, concave, regarde le cœur, comme nous l'avons dit plus haut ; entre cette dernière et la paroi correspondante de la veine, existe une petite cavité que l'on appelle le *sinus de la valvule*. — Des deux bords, l'un, le plus éloigné du cœur, est fixé à la paroi de la veine, c'est le bord adhérent, encore appelé *base de la valvule*; l'autre, appelé bord libre, flotte librement dans le vaisseau.

À l'extérieur, les valvules se traduisent chacune par un renflement, que limite, du côté des capillaires, une partie rétrécie ou étranglée (fig. 181). L'étranglement, on le conçoit, répond au bord adhérent de la valvule, le renflement correspond à sa cavité ou sinus.

La description qui précède s'applique aux valvules arrivées à leur complet développement. À côté d'elles, il en existe un certain nombre, qui sont restées à l'état rudimentaire ou bien qui, s'étant

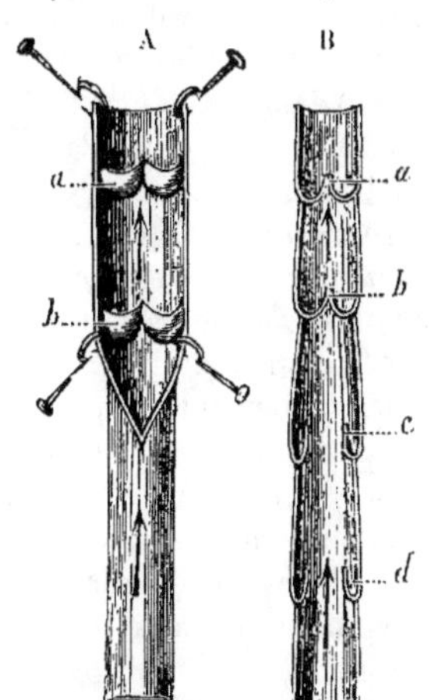

Fig. 181.

Valvules veineuses.

A, un tronçon de veine incisé dans sa moitié supérieure, pour montrer deux paires de valvules (*a* et *b*).

B, coupe schématique d'un tronçon de veine, pratiquée dans le sens de la longueur, pour montrer les valvules à l'état d'abaissement (*a* et *b*) et à l'état de relèvement (*c* et *d*).

développées, se sont atrophiées dans la suite et ne sont représentées parfois que par une simple saillie transversale et demi-circulaire.

Les valvules se disposent généralement par paires (*valvules géminées*). Plus rarement, on n'en rencontre qu'une seule (*valvules solitaires*). Plus rarement encore, on en observe trois sur le même point.

Au point de vue de leur situation sur le trajet des vaisseaux, on les divise en *pariétales* et *ostiales*. Les premières occupent un point quelconque de la paroi du vaisseau. Les secondes se disposent, comme leur nom l'indique, au niveau même de son embouchure : elles ressemblent parfois à de véritables diaphragmes, percés d'un orifice à leur centre.

3° Veines valvulaires et veines avalvulaires. — Les appareils valvulaires se répartissent d'une façon très inégale sur les différents points de l'arbre veineux et les veines doivent, sous ce rapport, se diviser en deux groupes : les veines qui possèdent des valvules et celles qui en sont dépourvues. — A ce dernier groupe (*veines avalvulaires*) appartiennent la veine cave supérieure, les troncs brachio-céphaliques, les veines pulmonaires, la veine porte et la plupart de ses affluents, la veine rénale, etc. — Les veines munies de valvules (*veines valvulaires*) se rencontrent de préférence : 1° dans les régions où la circulation s'effectue contrairement à l'action de la pesanteur ; 2° dans celles où les veines sont susceptibles d'être comprimées par le jeu des muscles. C'est ainsi que les valvules sont très multipliées sur toutes les veines des membres, sur les veines profondes plus encore que sur les veines superficielles.

4° Loi d'espacement des valvules. — Longtemps on a considéré le mode de répartition des valvules dans une veine déterminée comme n'étant soumise à aucune règle et les intervalles qui séparent ces mêmes valvules comme fort irréguliers. A la suite de mensurations nombreuses, Bardeleben (*Sitzungsb. d. Jenaischen Gesellsch. f. Med. u. Naturw.*, 1880) a établi, au contraire, que les appareils valvulaires se disposent suivant une loi rigoureuse, que l'on peut appeler la *loi d'espacement*. Cette loi peut se formuler ainsi : *l'intervalle qui sépare deux valvules consécutives est égal à la distance fondamentale D ou à un multiple simple de cette distance = 2D, 3D, 4D, ou d'une façon plus générale nD*. En voici maintenant l'explication :

Originellement, chaque veine des membres possède un nombre déterminé de valvules, qui se succèdent à des intervalles réguliers et constants, depuis l'origine du vaisseau jusqu'à sa terminaison. Ces valvules divisent ainsi le vaisseau en une série de segments ou tronçons, qui sont égaux en longueur ; et, d'autre part, chacune d'elles est séparée de sa voisine, soit en amont, soit en aval, par une distance constante. C'est à cette distance invariable que Bardeleben donne le nom de *distance fondamentale (Grunddistanz)*. Cet espacement uniforme des appareils valvulaires, qui caractérise les veines de l'embryon, s'observe encore chez le fœtus, chez l'enfant et chez l'adulte ; mais il s'en faut de beaucoup que toutes les valvules de l'embryon persistent et arrivent à un développement complet. Un certain nombre d'entre elles restent à l'état rudimentaire ; un certain nombre d'autres, qui s'étaient développées, disparaissent par régression.

Énoncer ce dernier fait c'est indiquer en même temps le mode d'espacement des valvules chez l'adulte. Sur les points où toutes les valvules se seront développées et conservées, chacune d'elles sera séparée encore des valvules voisines par la *distance fondamentale*, que nous désignons par la lettre D. Sur les points au contraire où la régression aura fait disparaître un certain nombre de valvules, une valvule quelconque sera séparée de la valvule qui lui fait suite immédiatement par 2 fois, 3 fois, 4 fois la distance fondamentale (2D, 3D, 4D), suivant que une, deux ou trois valvules auront disparu dans l'intervalle en question.

Telle est la loi de l'espacement. Reste à déterminer maintenant la valeur numérique de D, la *distance fondamentale*. L'observation a amené Bardeleben à considérer cette valeur comme étant la 106e partie environ de la longueur des membres, non compris le pied et la main. Cette fraction, tout en restant proportionnelle à la longueur des membres, varie, on le conçoit, avec le développement de ces derniers et, par conséquent, avec la taille des individus. Chez un adulte de taille moyenne, elle est de 5^{mill},5 pour le membre supérieur, et de 7 millimètres pour le membre inférieur. Ce qui revient à dire : chez un adulte de taille moyenne, une veine qui a la même longueur que le membre supérieur possède ou a possédé à sa période embryonnaire 106 valvules ; de même, une veine qui a la même longueur que le membre inférieur possède ou a possédé également 106 valvules. Actuellement, l'intervalle qui sépare deux valvules consécutives est : 1° pour le membre supérieur, 5^{mill},5, ou un multiple simple de ce nombre, soit par exemple, 11 millimètres, 16^{mill},5, 22 millimètres, etc. ; 2° pour le membre inférieur 7 millimètres ou un multiple de 7, soit 14 millimètres, 21 millimètres, 28 millimètres, etc.

§ IV. — STRUCTURE DES VEINES

Les veines présentent, suivant le vaisseau examiné, des variations structurales profondes et elles sont ainsi très différentes des artères qui, comme nous l'avons vu (p. 89), sont constituées suivant un type nettement défini et assez constant. Ces variations locales des canaux veineux portent principalement sur le développement de leurs éléments contractiles. Elles sont, ici comme ailleurs, le produit d'adaptations fonctionnelles, et, à cet effet, RENAUT propose de distinguer parmi les grosses veines, deux catégories : 1° les *veines propulsives*, qui sont très riches en fibres musculaires lisses et que l'on pourrait rapprocher des artères du type musculaire ; 2° les *veines réceptives*, qui jouent le rôle de simples réservoirs pour le sang en retour et au sein desquelles le tissu musculaire est peu abondant ou même ne prend aucune place. Un grand nombre d'auteurs, dans le but d'établir une symétrie entre les artères et les veines ont admis, dans ces dernières, une tunique interne, une tunique moyenne et une tunique externe. De ces trois tuniques, la première seule a des limites nettes et précises ; la tunique moyenne et la tunique externe ne sont séparées l'une de l'autre par aucune ligne de démarcation et doivent être confondues. Aussi, à l'exemple de WALDEYER, dont la manière de voir sur ce point a été adoptée par RANVIER, par RENAUT, par MATHIAS DUVAL, nous ne décrirons, dans la paroi veineuse, que deux tuniques : une tunique interne et une tunique externe.

1° Tunique interne. — La tunique interne répond à la tunique homonyme de la paroi artérielle. Elle nous présente, comme cette dernière, un endothélium et une couche sous-endothéliale :

a. *Endothélium.* — L'endothélium du système veineux est constitué de la même façon générale que celui du système artériel : ce sont, ici encore, des cellules plates et minces, allongées dans le sens du vaisseau, avec, au centre du corps cellulaire, un noyau allongé dans le même sens. Ces cellules endothéliales diffèrent cependant de celles des artères en ce qu'elles sont beaucoup moins allongées (fig. 182) : au lieu d'être losangiques ou même fusiformes, elles sont polygonales, presque aussi larges que longues, se rapprochant beaucoup par conséquent de la forme rectangulaire. Dans certaines veines, notamment dans la splénique et les

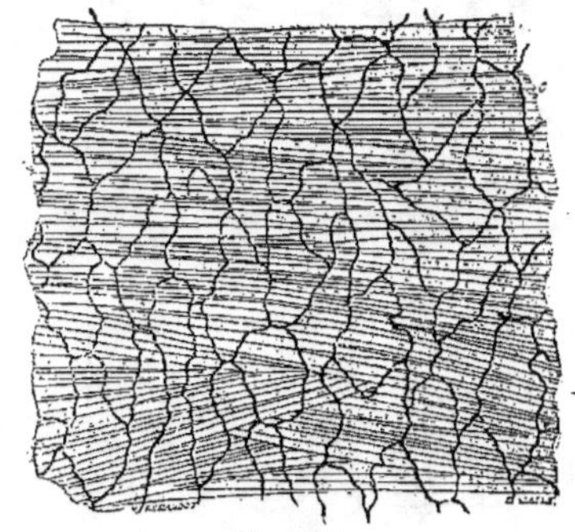

Fig. 182.

Endothélium de la tunique interne d'une grosse veine (veine jugulaire du lapin, imprégnée d'argent, d'après RANVIER).

m. fibres musculaires, disposées transversalement. — *c.* cellules endothéliales, irrégulièrement polygonales, légèrement allongées dans le sens du vaisseau.

veines de la moelle des os (RENAUT), l'endothélium devient sinueux, rappelant alors celui des vaisseaux lymphatiques.

b. *Couche sous-endothéliale, endoveine.* — Dans la plupart des veines, l'endothélium repose sur une couche conjonctivo-élastique : c'est l'*endoveine*, homologue de l'endartère. Il est formé par des éléments conjonctifs (cellules plates et faisceaux de fibrilles), contenus dans les mailles d'un fin réseau élastique à fibres longitudinales. L'endoveine, bien développé dans certaines veines, telles que les veines musculaires du triceps de l'homme (RENAUT), est peu distinct dans un grand nombre d'autres ; dans quelques veines enfin, telles que les jugulaires, les veines pulmonaires, la veine porte, il fait complètement défaut. Son épaisseur est extrêmement variable et il est à remarquer que ces variations ne sont nullement en rapport avec le diamètre du vaisseau : d'après EBERTH, en effet, la couche conjonctivo-élastique sous-endothéliale, qui manque dans la veine cave inférieure au-dessus et au-dessous du foie, fait son apparition dans la veine iliaque, augmente d'épaisseur jusqu'à la poplitée, où elle atteint son maximum, et décroît ensuite graduellement, dans les veines en amont, jusqu'à la périphérie.

2° Tunique externe. — La tunique externe répond à la fois à la tunique moyenne et à l'adventice des canaux artériels. Elle comprend trois ordres d'éléments : des éléments élastiques, des éléments conjonctifs, des éléments musculaires.

a. *Eléments élastiques, lame limitante interne.* — Les éléments élastiques forment tout d'abord à la partie interne de la tunique, entre celle-ci et la tunique interne, une lame continue, que l'on désigne sous le nom de *limitante interne.* Cette limitante est bien certainement l'homologue de celle que nous avons vue dans les artères : mais elle est ici beaucoup moins nette et n'est même représentée, dans bien des cas, que par un simple réseau élastique plus ou moins condensé. D'autre part, elle peut, dans certaines veines, être discontinue ou faire entièrement défaut. De la limitante interne partent des fibres, qui se portent en dehors vers la surface externe du vaisseau, en formant dans toute l'étendue de la tunique externe, un réseau à larges mailles. C'est dans les mailles de ce réseau que prennent place les éléments conjonctifs et les éléments contractiles.

b. *Eléments conjonctifs.* — Le tissu conjonctif est extrêmement abondant dans la tunique externe des veines. Il peut même, dans certaines veines où les fibres musculaires font défaut, constituer à lui tout seul la presque totalité de la paroi vasculaire. Il se continue en dehors, comme celui de l'adventice des artères, avec le tissu conjonctif périveineux.

c. *Eléments musculaires.* — Les éléments contractiles de la tunique externe des veines sont des fibres musculaires lisses, beaucoup plus longues que larges, chacune avec un noyau également allongé. Dans les veinules, ces fibres-cellules sont disposées en sens transversal dans la partie la plus interne de la tunique : or, il est à remarquer qu'elles ne se succèdent pas en couche continue et, d'autre part, qu'elles n'occupent parfois qu'une partie de la circonférence du vaisseau. Dans les veines de gros et de moyen calibre, les fibres musculaires se groupent en faisceaux plus ou moins volumineux, unis les uns aux autres par le tissu conjonctif. Ces

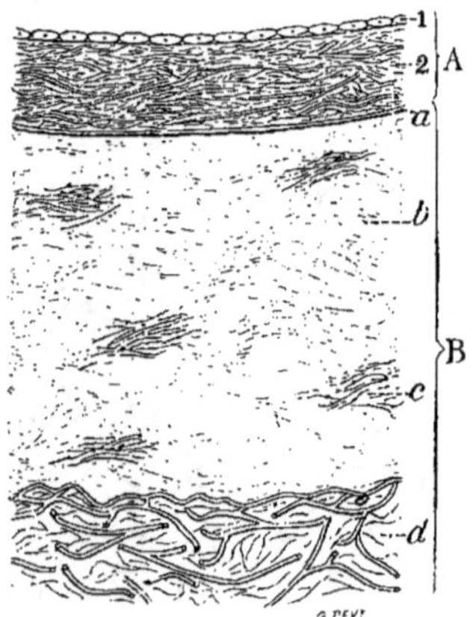

Fig. 183.

Coupe transversale d'une partie de la paroi d'une veine musculaire du premier groupe (*demi-schématique*).

A, tunique interne, avec : 1, endothélium ; 2, couche conjonctivo-élastique représentant l'endoveine.

B, tunique externe, avec : *a*, limitante interne; *b*, faisceaux musculaires disposés transversalement; *c*, faisceaux conjonctifs; *d*, partie la plus externe de la tunique, constituée exclusivement par du tissu conjonctif.

faisceaux, considéré en général, nous présentent des variations fort nombreuses, portant sur leur nombre, leur situation, leur orientation : au point de vue du nombre, on trouve des veines, telles que celles qui appartiennent au type propulsif de RENAUT, qui possèdent une riche musculature ; d'autres, au contraire, comme celles du type réceptif, dans lesquelles l'élément contractile ne forme que de minces assises ou même fait complètement défaut ; au point de vue de la situation, les fibres musculaires peuvent être observées tour à tour dans les assises internes, dans les assises moyennes ou même dans les assises les plus externes de la tunique. C'est en se basant sur cette variabilité de leur système musculaire que EBERTH a classé les veines de la façon suivante. Il admet, tout d'abord, des veines musculaires et des veines non musculaires.

Les *veines non-musculaires*, dépourvues, comme leur nom l'indique, de fibres musculaires lisses, se trouvent réduites à un endothélium reposant sur une couche conjonctivo-élastique plus ou moins développée. Appartiennent à cette catégorie les veines de la dure-mère (sinus veineux) et de la pie-mère, les veines de la rétine, les canaux de Breschet dans les os, les veines de la portion maternelle du placenta et aussi, d'après la plupart des auteurs, les veines jugulaires. Il convient, cependant, de faire une réserve pour ces dernières veines ; RANVIER, en effet, a constaté l'existence d'une mince couche annulaire dans la jugulaire interne de l'homme.

Les *veines musculaires*, celles qui possèdent dans leur tunique externe des fibres musculaires lisses, se répartissent elles-mêmes, d'après la direction de ces fibres et d'après le nombre de leurs assises musculaires, en quatre groupes. — Le *premier groupe* comprend les veines qui ne possèdent qu'une seule couche de fibres à direction transversale (fibres circulaires ou annulaires). Rentrent dans ce groupe les petites veines du cou, les mammaires internes, les veines du membre supérieur et une partie des veines du membre inférieur. — Les *veines du second groupe* ne possèdent, elles aussi, qu'un seul plan de fibres, mais de fibres longitudinales. Telles sont les veines de l'utérus gravide et les veines sus-hépatiques.— Les *veines du troisième groupe* sont caractérisées par la présence, dans la tunique externe, de deux plans de fibres : un plan de fibres circulaires en dedans et, en dehors, un plan de fibres longitudinales. Appartiennent à ce groupe : la veine cave inférieure au niveau et au-dessous du foie, la veine porte, la veine azygos, la veine spermatique, la rénale, etc. — Les *veines du quatrième groupe*, enfin, nous présentent trois plans de fibres : un plan interne, longitudinal ; un plan moyen, circulaire ; un plan externe, longitudinal comme le plan interne. Nous trouvons dans ce groupe, les iliaques, la fémorale, la poplitée, les mésentériques et l'ombilicale.

Il convient d'ajouter qu'une pareille classification s'applique exclusivement à l'homme. Les veines des animaux présentent parfois, avec les veines homonymes de l'homme, des différences structurales considérables, qui trouvent vraisemblablement leur raison d'être dans la différence de station.

3° **Structure des valvules veineuses.** — Les valvules veineuses se composent essentiellement d'une lame centrale, sur les deux faces de laquelle s'étale un mince revêtement, qui, morphologiquement, est l'équivalent de la tunique interne de la veine.

a. *Lame centrale.* — La lame centrale (fig. 184,4) constitue ce qu'on pourrait appeler le squelette de la valvule. Elle est formée par du tissu conjonctif avec réticulum élastique. On y trouve, en outre, à la base de la valvule, un certain nombre de fibres musculaires lisses (4') à direction transversale.

b. *Revêtements endothéliaux.* — Cette lame centrale est recouverte, à la fois sur sa face externe et sur sa face interne, par une couche continue de cellules endothéliales, au-dessous de laquelle se voit une couche conjonctivo-élastique. Cette dernière couche, homologue de l'endoveine, est nettement différenciée sur la face interne ou axiale de la valvule, plus mince et souvent même à peine visible sur sa face externe ou pariétale. L'endothélium lui-même diffère légèrement sur l'une et l'autre face : sur la face interne, ce sont des cellules allongées dans le sens du vaisseau, présentant par conséquent la même orientation que sur la veine ; sur la face externe, ce sont encore des cellules plus longues que larges, mais disposées d'une façon telle que leur grand axe, au lieu d'être longitudinal comme tout à l'heure, est dirigé transversalement. Au niveau du bord libre de la valvule, les deux revêtements endothéliaux se fusionnent réciproquement. Au niveau de sa base, ils se continuent l'un et l'autre avec celui de la paroi veineuse. Nous ajouterons, pour terminer cette description, qu'il existe, à la base de la valvule et sur sa face externe, une série de crêtes irrégulières qui, sur des coupes longitudinales, prennent l'aspect de bourgeons saillant en haut : elles sont destinées (Renaut) à combler le petit renflement ou sinus supra-valvulaire du vaisseau, au moment où la valvule s'accole à la paroi pour laisser passer le sang.

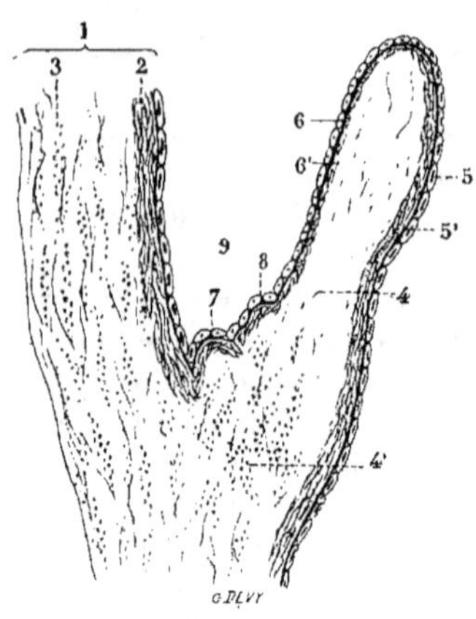

Fig. 184.

Coupe longitudinale d'une veine avec sa valvule (schématique).

1, paroi veineuse, avec : 2, sa tunique interne ; 3, sa tunique externe. — 4, lame centrale ou squelette de la valvule, avec 4', les fibres musculaires de sa base. — 5, endothélium de la face interne, avec 5', couche sous-endothéliale. — 6, endothélium de la face externe, avec 6', couche sous-endothéliale. — 7, 8, crêtes de la base de la valvule, faisant saillie dans le sinus.

4° Vaisseaux et nerfs des veines. — Les veines reçoivent des artérioles et émettent des veinules. Ces *vasa vasorum* pénètrent dans toute l'épaisseur de la tunique externe, de telle sorte que dans les veines où l'endartère se trouve très réduit, ils arrivent jusqu'au voisinage de l'endothélium. Les parois veineuses reçoivent en même temps de nombreux filets nerveux : leurs fibres terminales se divisent, comme ceux des parois artérielles, en fibres sensitives et fibres motrices, les premières pour l'endartère, les secondes pour les fibres musculaires lisses.

§ V. — Nomenclature des veines

Adoptant pour l'étude des veines le plan que nous avons déjà suivi pour celle des artères, nous les diviserons en deux grands systèmes et nous décrirons successivement, dans deux chapitres distincts :

1° Les *veines correspondant à l'artère pulmonaire ;*

2° Les *veines correspondant à l'artère aorte.*

VEINES CORRESPONDANT A L'ARTÈRE PULMONAIRE
(VEINES PULMONAIRES)

Le sang veineux apporté aux poumons par les deux branches de l'artère pulmonaire retourne dans l'oreillette gauche, à l'état de sang artériel, par des canaux à ramifications convergentes, que l'on désigne sous le nom de *veines pulmonaires*.

1° Origine. — Ces veines, nées des réseaux capillaires des lobules et des dernières ramifications bronchiques, se portent en convergeant vers le hile du poumon (voy. *Poumons*). Chemin faisant, elles se réunissent pour constituer des vaisseaux de plus en plus volumineux, de telle sorte que, arrivées au hile, elles ne forment plus que trois troncs pour le poumon droit, deux troncs pour le poumon gauche, un tronc par conséquent pour chaque lobe pulmonaire.

Le tronc qui provient du lobe supérieur du poumon droit se réunit presque aussitôt avec le tronc qui émane du lobe moyen. Il en résulte que le poumon droit ne possède, en définitive, comme le poumon gauche, que deux veines pulmonaires.

2° Trajet. — Il existe donc quatre veines pulmonaires, deux pour le côté droit, deux pour le côté gauche. De chaque côté, on les distingue en *veine pulmonaire supérieure* et *veine pulmonaire inférieure*. Ces deux veines, très volumineuses, mais très courtes, se dirigent en dedans, les supérieures un peu obliquement de haut en bas, les inférieures horizontalement, et viennent déboucher à la partie supérieure de l'oreillette gauche.

Nous avons déjà vu, à propos du cœur, que les veines pulmonaires provenant du poumon droit se jettent dans l'oreillette gauche, tout près de la cloison interauriculaire, tandis que les veines pulmonaires gauches abordent l'oreillette au voisinage de sa paroi externe.

3° Rapports. — Dans leur trajet, les veines pulmonaires sont placées tout d'abord en avant de la bronche et de l'artère pulmonaire correspondantes ; les veines du côté droit sont, en outre, croisées sur leur face antérieure par la veine cave supérieure et par la portion ascendante de l'aorte. En atteignant l'oreillette, les veines pulmonaires soulèvent le péricarde, qui les entoure alors, non pas d'une façon complète, mais sur une partie seulement de leur pourtour (voy. *Péricarde*).

4° Calibre. — Relativement à leur volume respectif, il est à remarquer que la veine pulmonaire supérieure est plus grosse, des deux côtés, que la veine inférieure correspondante. De plus, les deux veines pulmonaires droites, prises ensemble, sont un peu plus volumineuses que les deux veines pulmonaires du côté gauche. Mais il n'est pas exact de dire que, contrairement à la loi générale,

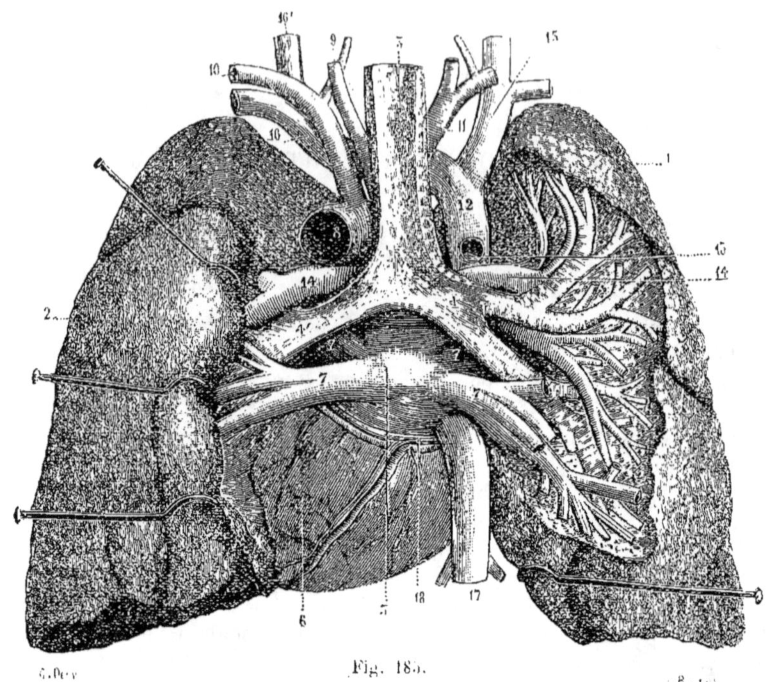

Fig. 185.

Cœur et poumons, vus par leur face postérieure.

1, poumon droit. — 2, poumon gauche. — 3, trachée-artère. — 4, 4', bronches droite et gauche. — 5, oreillette gauche. — 6, ventricule gauche. — 7, veines pulmonaires. — 8, crosse de l'aorte. — 9, carotide primitive gauche. — 10, sous-clavière gauche. — 11, tronc brachio-céphalique artériel. — 12, veine cave supérieure. — 13, abouchement de la veine azygos. — 14, artères pulmonaires. — 15, tronc veineux brachio-céphalique droit. — 16, tronc veineux brachio-céphalique gauche. — 17, veine cave inférieure. — 18, grande veine coronaire.

la capacité totalisée des quatre veines pulmonaires est inférieure à celle de l'artère du même nom. Les recherches de Portal et de Cruveilhier démontrent le contraire.

Les veines pulmonaires sont entièrement dépourvues de valvules.

Variétés. — Les deux veines pulmonaires d'un côté peuvent se réunir en un seul tronc, avant de pénétrer dans l'oreillette (disposition plus fréquente à gauche). — Par contre, le nombre de veines pulmonaires peut s'élever à trois, quatre et même cinq ; on en aurait observé jusqu'à sept (W. Krause). — On a vu : 1° la veine pulmonaire supérieure droite se jeter dans la veine cave supérieure ; 2° la veine pulmonaire supérieure gauche s'ouvrir dans le tronc veineux brachio-céphalique gauche. — La veine pulmonaire droite supérieure reçoit parfois une veine bronchique.

Voyez, au sujet des anastomoses des veines pulmonaires avec les veines bronchiques et avec les réseaux veineux du médiastin, Zuckerkandl., *Sitzungsb. d. Wiener Akad.*, 1881.

CHAPITRE II

VEINES CORRESPONDANT A L'ARTÈRE AORTE

(VEINES AORTIQUES)

Le sang artériel, disséminé dans tous les territoires organiques par les innombrables divisions de l'artère aorte, est ramené à l'oreillette droite, à l'état de sang veineux : 1° par des veines à court trajet et relativement peu volumineuses, qui proviennent du cœur et que, pour cette raison, nous appellerons *veines cardiaques* ; 2° par deux canaux beaucoup plus considérables, que l'on a désignés, probablement à cause de leur volume, sous le nom de *veines caves* ; on distingue ces dernières, d'après leur situation, en veine cave supérieure et veine cave inférieure.

Nous décrirons donc successivement dans trois articles distincts :

1° Les *veines cardiaques* ;
2° La *veine cave supérieure et ses affluents* ;
3° La *veine cave inférieure et ses affluents*.

ARTICLE I

VEINES CARDIAQUES

Nous avons déjà vu, à propos du cœur (p. 48), que le sang apporté à cet organe par les deux artères cardiaques ou coronaires, retourne aux cavités cardiaques par trois groupes de veines : 1° une veine principale, la *grande veine coronaire* ; 2° par des veines plus petites, les *venæ minores* ou *veines cardiaques accessoires* ; 3° par des veines plus petites encore, qui vont directement des faisceaux musculaires aux cavités cardiaques, les *venæ minimæ* ou *veines de Thébésius*.

1° Grande veine coronaire. — La grande veine coronaire (fig. 187,7) prend naissance au niveau de la pointe du cœur. De là, elle se porte verticalement en haut, en suivant le sillon interventriculaire antérieur, en compagnie de l'artère coronaire gauche qui longe son côté interne. Elle arrive ainsi aux oreillettes. S'infléchissant alors en dehors, presque à angle droit, elle se jette dans le sillon auriculo-ventriculaire gauche, contourne le bord gauche du cœur, arrive sur la face postérieure de l'organe et, finalement, s'ouvre dans la partie postérieure et inférieure de l'oreillette droite, tout près de la cloison interauriculaire. La grande veine coronaire se compose donc de deux portions : une portion ascendante, qui répond au sillon interventriculaire antérieur ; une portion transversale, qui chemine dans le sillon auriculo-ventriculaire gauche et qui embrasse, à la manière d'une demi-circonférence, la moitié gauche du cœur. Cette dernière portion, au moment de s'ouvrir dans l'oreillette, s'élargit plus ou moins, en constituant à ce niveau une sorte de renflement ampullaire, que l'on désigne sous le nom de *sinus de la grande veine coronaire* et que nous allons tout d'abord décrire.

A. Sinus de la grande veine coronaire. — Le sinus en question (fig. 187,7') n'est donc que la portion terminale, plus ou moins renflée, de la grande veine coronaire. Il est couché transversalement dans la partie la plus interne du sillon auriculo-ventriculaire gauche, au-dessus du ventricule, sur lequel il repose, au-dessous de

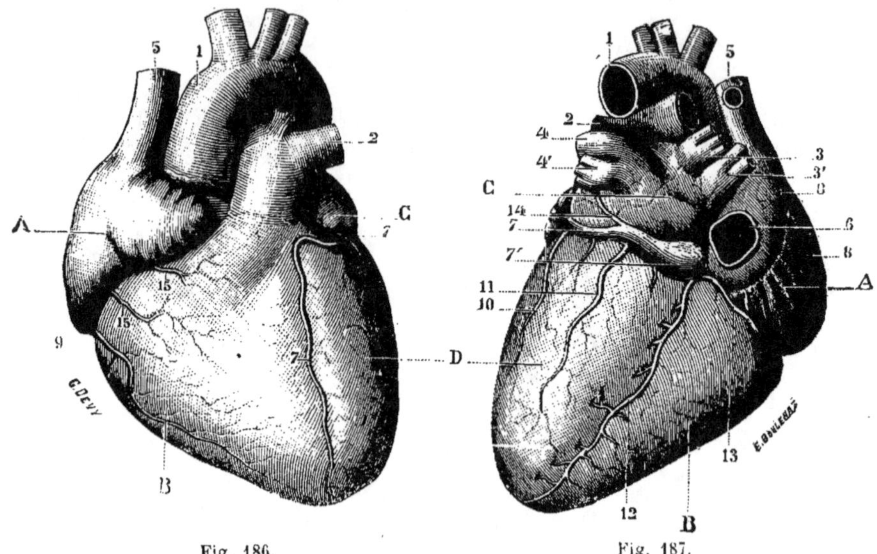

Fig. 186.

Fig. 187.

Veines du cœur, vue antérieure.   Veines du cœur, vue postérieure.

A, oreillette droite. — B, ventricule droit. — C, oreillette gauche. — D, ventricule gauche. — 1, aorte. — 2, artère pulmonaire. — 3, 3', veines pulmonaires droites. — 4, 4', veines pulmonaires gauches. — 5, veine cave supérieure. — 6, orifice de la veine cave inférieure. — 7, grande veine coronaire, avec 7', le sinus coronaire. — 8, 8', veines cardiaques accessoires. — 9, veine marginale droite ou veine du bord droit. — 10, veine marginale gauche ou veine du bord gauche. — 11, veine postérieure du ventricule gauche. — 12, veine interventriculaire postérieure. — 13, petite veine coronaire. — 14, veine de Marshall. — 15, 15, deux veines se rendant directement à l'oreillette droite.

l'oreillette, qui le recouvre et parfois même le surplombe. Sa longueur, très variable suivant les sujets, oscille entre 2 et 5 centimètres. Sa largeur, qui est de 7 ou 8 millimètres à son origine, s'accroît graduellement et atteint, à sa terminaison, 12 et même 14 millimètres.

Des deux extrémités du sinus, l'interne s'ouvre dans l'oreillette un peu au-dessous et en dedans de l'orifice de la veine cave inférieure : nous avons déjà vu, à propos du cœur, et nous le rappellerons en passant, qu'elle est pourvue d'une valvule mince et toujours incomplète, la *valvule de Thébésius*; nous rappellerons encore que cette valvule a une forme semi-lunaire, que son bord convexe ou adhérent répond à la demi-circonférence externe de l'orifice, que son bord libre ou concave regarde la cloison interauriculaire. L'extrémité externe du sinus est située immédiatement en amont de l'abouchement de la veine de Marshall (fig. 187,14), que nous décrirons dans un instant. Sur cette extrémité encore, se voit une petite val-

vule semi-lunaire appelée *valvule de Vieussens*. Mais cette valvule fait souvent
défaut. Quand elle existe, elle est implantée le plus souvent sur la paroi antérieure
du vaisseau, tournant sa con-
cavité à droite, du côté de
l'oreillette. Du reste, comme
celle de Thébésius, elle est toujours insuffisante.

Le sinus coronaire est ordinairement plus marqué chez le
nouveau-né que chez l'adulte.
Il n'est pas rare, chez le nouveau-né ou chez l'enfant, de
constater à son extrémité
externe une sorte d'étranglement extérieur, qui répond à
la valvule de Vieussens.

Histologiquement, le sinus
de la grande veine coronaire
nous présente, dans sa paroi,
une couche de fibres musculaires striées, disposées transversalement en forme d'an-

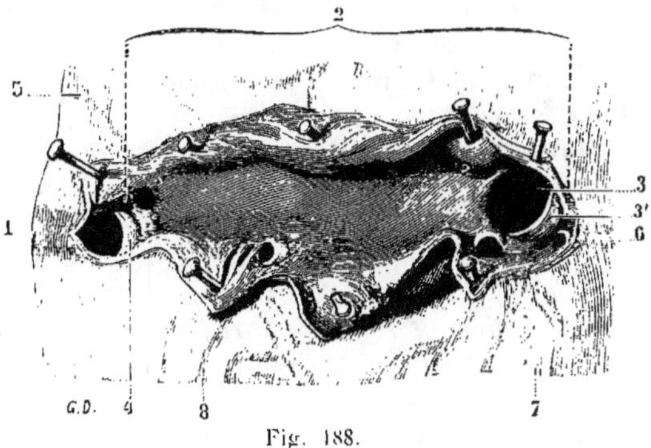

Fig. 188.

Le sinus de la veine coronaire, incisé longitudinalement
à sa partie postérieure.

(Même orientation que dans la figure 187.)

1. grande veine coronaire. — 2. sinus de la veine coronaire. — 3, son
abouchement dans l'oreillette droite, avec 3', valvule de Thébésius. —
4, valvule de Vieussens, marquant la limite entre la veine coronaire et
le sinus. — 5. veine de Marshall. — 6, petite veine coronaire. -
7, veine interventriculaire postérieure. — 8, veine postérieure du ventricule gauche.

neau. Ces fibres sont une émanation de la couche musculaire de l'oreillette.

Au point de vue morphologique, le sinus coronaire, chez l'adulte, représente le
segment terminal de la veine cave supérieure gauche de l'embryon et, de ce fait,
doit être considéré comme un vaisseau spécial, plutôt que comme une dépendance de la grande veine coronaire. La grande veine coronaire se termine, en
réalité, à l'extrémité externe du sinus : elle est l'un de ses affluents.

B. AFFLUENTS DE LA GRANDE VEINE CORONAIRE. — La grande veine coronaire reçoit
comme affluents (fig. 186 et 187) :

a. *Dans sa partie ascendante,* de nombreuses veines et veinules, sans nom, qui
naissent de la cloison interventriculaire et de la face antérieure des deux ventricules, du ventricule gauche tout particulièrement ; celles qui proviennent du ventricule droit sont peu nombreuses, fort courtes et de tout petit calibre ; celles qui
émanent du ventricule gauche sont beaucoup plus importantes.

b. *Dans sa partie transversale :* 1° quelques veinules peu importantes, qui descendent de l'oreillette gauche ; 2° des veines plus volumineuses, qui proviennent
des deux faces et du bord libre du ventricule gauche. De ces dernières veines,
l'une, plus volumineuse que les autres et assez constante, longe de bas en haut
le bord gauche du ventricule : c'est la *veine du bord gauche* (fig. 187, 10) ou la
veine marginale gauche, dénominations qui sont parfaitement justifiées par la
position du vaisseau.

C. AFFLUENTS DU SINUS. — Le sinus de la grande veine coronaire, à son tour, reçoit
comme affluents (fig. 187) :

1° La *veine oblique de l'oreillette gauche* ou *veine de Marshall* (fig. 187, 14) : elle
naît sur l'oreillette gauche, un peu au-dessous de la veine pulmonaire gauche inférieure, où elle fait suite assez souvent à un petit cordon fibreux ; de là, elle se
porte obliquement en bas et en dedans, se grossit de quelques fines collatérales et

vient s'ouvrir à la partie supéro-externe du sinus, immédiatement en aval de la valvule de Vieussens. Nous avons déjà dit, à propos du péricarde (p. 67), que cette veine et le cordon fibreux auquel elle fait suite représentent le reliquat, chez l'adulte, de la veine cave supérieure gauche de l'embryon. Rappelons, à ce sujet, que veine et cordon fibreux se trouvent situés au-dessous d'un repli du péricarde, le *repli vestigial*, si bien étudié par GRUBER ;

2° La *veine postérieure du ventricule gauche* (fig. 187,11), qui chemine de bas en haut sur la partie moyenne de la face postérieure du ventricule gauche et se jette dans le sinus au niveau de son extrémité externe ; cette veine, quand le sinus est court, se jette dans la grande coronaire, un peu en dehors de la valvule de Vieussens.

3° La *veine interventriculaire postérieure* (*vena cordis media* de HENLE), veine volumineuse (fig. 187,12), qui naît à la pointe du cœur, se jette dans le sillon interventriculaire postérieur, le parcourt de bas en haut dans toute son étendue et vient s'ouvrir à la partie inférieure du sinus, tout près de son abouchement dans l'oreillette ;

4° La *petite veine coronaire* (fig. 187, 13), veine ordinairement toute petite, non constante, qui prend naissance dans la région du bord droit du cœur, se porte ensuite de dehors en dedans dans le sillon auriculo-ventriculaire droit et se jette dans la portion terminale du sinus.

D. VALVULES. — La grande veine coronaire et ses affluents sont généralement dépourvus de valvules dans toute l'étendue de leur trajet. Chacun d'eux, cependant, nous présente, au niveau de sa terminaison, une valvule, dite *ostiale*, qui la délimite très nettement du côté du vaisseau où elle se jette. La figure 188 nous montre ces valvules ostiales sur les principaux affluents du sinus. Comme on le voit, elles ont une forme semi-lunaire et, d'autre part, elles sont toujours incomplètes, c'est-à-dire n'occupent qu'une partie de la circonférence du vaisseau. Elles sont donc *insuffisantes*, au même titre que les valvules de Thébésius et de Vieussens, à empêcher pendant la vie, le reflux du sang veineux. C'est grâce à cette insuffisance qu'une injection poussée à contre-courant, pénètre assez facilement, du sinus dans les veines et, de celles-ci, dans les veinules. La figure 188 nous montre aussi que la veine de Marshall est dépourvue de valvules.

Les veines cardiaques présentent entre elles, soit au niveau de leur origine, soit au cours de leur trajet, de fréquentes anastomoses. D'un autre côté, le réseau veineux du cœur n'est pas un réseau fermé : il communique, en effet, avec les réseaux du voisinage, par l'intermédiaire des plexus veineux qui entourent les gros vaisseaux du cœur. C'est ainsi que les plexus veineux qui recouvrent l'aorte et l'artère pulmonaire entrent en relation, en bas avec les veines de la face antérieure du cœur, en haut avec les veines du thorax, notamment avec les veines diaphragmatiques gauches. BÉRAUD, depuis longtemps déjà (in *Gaz. méd. de Paris*, 1862), a signalé deux veines qui, prenant naissance sur l'infundibulum et au voisinage du sillon interventriculaire antérieur, viennent se jeter, la première dans le plexus veineux préaortique, la seconde dans le plexus veineux qui accompagne l'artère pulmonaire. Ces veines atteignent, à l'état normal, jusqu'à 2 millimètres de diamètre. Elles peuvent vraisemblablement, dans certaines conditions pathologiques spéciales, se dilater et constituer alors, pour le sang veineux des parois cardiaques, une voie dérivative plus ou moins importante.

2° Veines cardiaques accessoires (venæ cordis minores). — Le groupe des veines cardiaques accessoires comprend des veines qui, comme les précédentes, cheminent à la surface extérieure du cœur, mais qui, au lieu de se rendre à la grande veine coronaire, s'ouvrent directement dans l'oreillette droite.

Les principales, au nombre de trois ou quatre, sont situées sur la face antérieure du ventricule droit. Nées sur divers points de la paroi ventriculaire, elles se por-

tent verticalement en haut, vers le sillon auriculo-ventriculaire, le croisent perpendiculairement et viennent s'ou-
vrir dans l'oreillette au voisinage
de sa base. Les orifices par lesquels
ils s'ouvrent dans la cavité auriculaire, ont été signalés, depuis bien
longtemps déjà, par VIEUSSENS et
THÉBÉSIUS d'abord, puis par LANNE-
LONGUE, sous le nom de *foramina*.
Parmi ces veines, de provenance ventriculaire, il y en a une qui est assez
constante et qui est souvent volumineuse : c'est celle qui longe le
bord droit du cœur ; on la désigne,
pour cette raison, sous le nom de
veine du bord droit du cœur ou *veine*
marginale droite (fig. 186,9); on
l'appelle encore *veine de Galien*,
mais cette dernière dénomination
doit être abandonnée, les veines de
Galien se trouvant dans la toile choroïdienne du troisième ventricule :

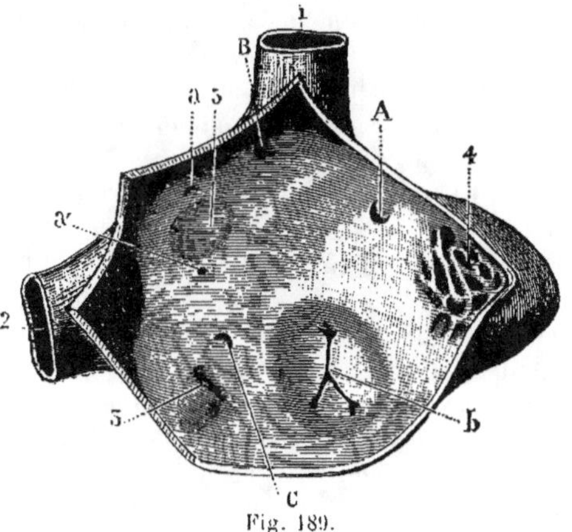

Fig. 189.

Veines de l'oreillette droite, d'après LANNELONGUE.

1, veine cave supérieure. — 2, veine cave inférieure. — 3, orifice de la grande veine coronaire. — 4, tissu réticulé de l'auricule. — 5, fosse ovale. — A, B, C, trois foramina. — a, a', deux
foraminula. — b, orifice auriculo-ventriculaire et valvule tricuspide.

elle s'ouvre à la base de l'auricule par un

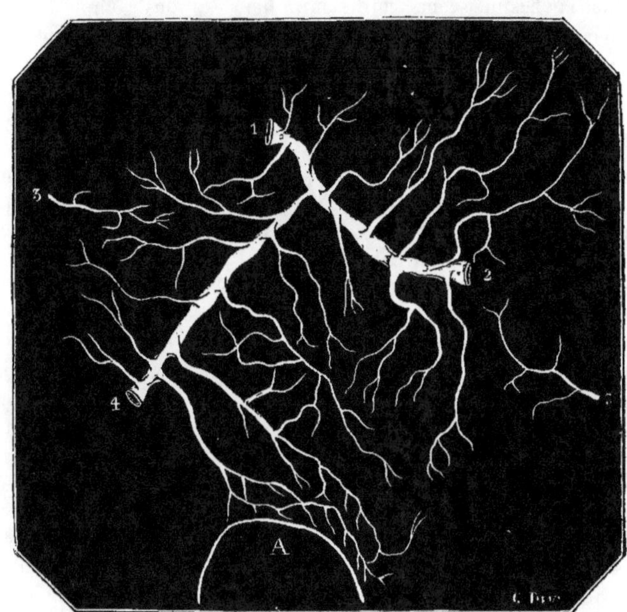

Fig. 190.

Réseau veineux intra-musculaire de l'oreillette (LANNELONGUE).

A, orifice auriculo-ventriculaire droit. — 1, 2, 4, trois foramina et canaux qui leur font suite. — 3, 3, deux veinules.

foramen qui lui est propre. LANNELONGUE décrit, en outre, trois autres foramina, qui sont situés sur les points suivants (fig. 189) : le premier (A), un peu en avant de l'extrémité gauche de l'auricule ; le second (B), près de l'embouchure de la veine cave supérieure ; le troisième (C), au voisinage de la valvule de Thébésius.

Ces trois derniers foramina (1, 2 et 4 de la figure 190) sont intimement unis les uns aux autres. Si, en effet, on pousse une injection dans l'un quelconque des trois, on la voit sortir immédiatement par les deux autres. Cette union est établie, d'après LANNELONGUE, par des canaux intra-pariétaux ou intra-musculaires qui se rendent de l'un à l'autre. Comme nous le montre la figure 190, il y aurait un premier canal reliant directement les deux foramina 1 et 2 ; le canal qui partirait du troisième foramen 4, irait se brancher sur le premier sur un point variable. C'est dans ces canaux que viennent s'ouvrir la presque totalité des veines de l'oreillette droite.

Histologiquement, les canaux veineux qui aboutissent aux foramina ne possèdent pas d'éléments contractiles leur appartenant en propre (LANNELONGUE et RANVIER). Ces éléments contractiles sont remplacés ici par les fibres musculaires striées de l'oreillette, qui entourent les canaux veineux en question dans toute leur étendue.

La description qui précède s'applique à l'oreillette droite. En est-il de même pour l'oreillette gauche et pour la cloison interauriculaire ? C'est probable. LANNELONGUE a signalé, en effet, à la partie supérieure de l'oreillette gauche, dans l'intervalle compris entre les veines pulmonaires gauches et les veines pulmonaires droites, un foramen qui serait constant. Il est l'aboutissant d'une veine, large parfois de 2 millimètres, qui provient des ganglions bronchiques situés au dessous de la bifurcation de la trachée.

3° **Veines de Thébésius** (venæ cordis minimæ). — Nous comprenons, sous ce titre, des veines de tout petit calibre, qui naissent, comme les précédentes, dans les parois cardiaques et qui, au lieu de se porter en dehors vers la surface extérieure de l'organe, se portent en dedans et s'ouvrent dans ses cavités, tant dans les ventricules que dans les oreillettes. Leurs points d'abouchement dans les cavités cardiaques constituent les *foraminula* de LANNELONGUE.

a. *Dans l'oreillette droite*, les foraminula sont fort nombreux, mais leur siège comme leur nombre n'a rien de constant. On en rencontre ordinairement plusieurs sur la cloison interauriculaire et sur cette partie de la paroi antérieure qui avoisine l'orifice auriculo-ventriculaire droit.

b. *Dans l'oreillette gauche*, les foraminula des veines de Thébésius ont été signalés, en 1868, par BOCHDALECK. Ils sont, comme dans l'oreillette droite, irrégulièrement disséminés sur les parois de cette cavité.

c. *En ce qui concerne les ventricules*, le professeur LANGER (de Vienne) a signalé en 1880, sur leur surface intérieure, l'existence de lacunes, qui rappellent de tous points les foraminula des oreillettes : on les rencontre, de préférence, au niveau de la pointe, sur la base des muscles papillaires et au voisinage des racines des gros vaisseaux du cœur. De ces lacunes, il en est certainement un grand nombre qui ne sont que de simples dépressions en cæcum de l'endocarde. Mais il en est d'autres qui, d'après l'anatomiste viennois, seraient de véritables orifices répondant à l'ouverture de canaux veineux dans les ventricules, comme il est facile de s'en convaincre, soit par l'injection de liquides colorés, soit par l'insufflation d'air dans les veines du cœur.

En se basant sur les résultats de ces injections, LANGER a cru devoir admettre dans les veines de Thébésius, les deux modalités suivantes : les unes émanent réellement, suivant notre définition, des réseaux capillaires du myocarde ou de l'endocarde ; les autres naîtraient à la surface extérieure du cœur, soit des branches de la grande coronaire, soit des cardiaques accessoires, et se porteraient ensuite directement dans les cavités cardiaques, en traversant successivement le myocarde et l'endocarde. Les veinules de ce dernier groupe constitueraient, pour le réseau veineux sous-péricardique, une sorte de voie collatérale ou dérivative et chacune d'elles deviendrait ainsi un *canal de sûreté* (voy. p. 246).

ARTICLE II

VEINE CAVE SUPÉRIEURE

ET SES AFFLUENTS

La veine cave supérieure, encore appelée veine cave descendante, est le tronc commun auquel aboutissent toutes les veines (les veines cardiaques exceptées) de la moitié du corps qui est située au-dessus du diaphragme : elle répond assez exactement, comme on le voit, à la portion thoracique de l'aorte. Embryologiquement, elle représente la portion inférieure de la jugulaire droite primitive, prolongée jusqu'au cœur par le canal de Cuvier du même côté (voy. Embryologie).

1° Origine, trajet, terminaison. — La veine cave inférieure prend naissance, en haut, à la face postérieure du cartilage de la première côte droite, où elle résulte de la réunion, à ce niveau, des deux troncs veineux brachio-céphaliques. De là, elle se porte verticalement en bas le long du bord droit du sternum, en décrivant dans son ensemble une légère courbe à concavité interne. Elle arrive ainsi à la partie supérieure du péricarde, le perfore et vient s'ouvrir à la partie supérieure et antérieure de l'oreillette droite, tout près de son auricule. Le

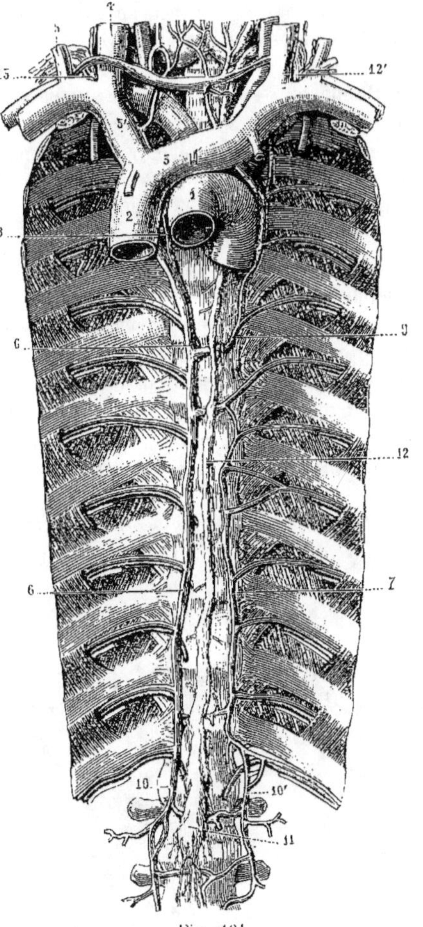

Fig. 191.

Tronc veineux brachio-céphalique.

1, crosse de l'aorte et ses branches. — 2, veine cave supérieure. — 3, tronc veineux brachio-céphalique gauche. — 3', tronc brachio-céphalique droit. — 4, jugulaire interne. — 5, jugulaire externe. — 6, 6, grande azygos. — 7, petite azygos. — 8, tronc commun des veines intercostales supérieures droites. — 9, tronc commun des veines intercostales supérieures gauches. — 10, 10', veines lombaires ascendantes. — 11, citerne de Pecquet et ses affluents. — 12, canal thoracique, avec 12', son abouchement dans la sous-clavière gauche. — 13, grande veine lymphatique, s'ouvrant dans la veine sous-clavière droite.

point d'abouchement de la veine cave supérieure dans l'oreillette répond ordinairement à l'extrémité antérieure du deuxième espace intercostal droit ou bien à l'extrémité sternale de la troisième côte (voy. fig. 192).

2° Dimensions. — La veine cave supérieure est à la fois moins longue et moins volumineuse que la veine cave inférieure. Sa longueur, assez variable suivant les sujets, à cause de la variabilité du point où se fusionnent les deux troncs brachio-céphaliques, oscille d'ordinaire entre 6 et 8 centimètres. Son diamètre est de 20 à 22 millimètres : il est, suivant la règle (p. 241), inférieur à celui des deux troncs brachio-céphaliques réunis.

3° **Rapports**. — La veine cave supérieure, depuis son origine jusqu'à sa terminaison, occupe la cavité thoracique ou, plus exactement, la partie supérieure et droite du médiastin antérieur. Nous pouvons, au point de vue de ses rapports, lui considérer deux portions : l'une supérieure, placée en dehors du péricarde; l'autre inférieure, placée dans le péricarde.

a. *Portion extra-péricardique*. — Dans sa portion extra-péricardique, la veine cave supérieure est en rapport : 1° en avant, avec le bord droit du sternum, dont elle est séparée, chez l'enfant, par le thymus et qu'elle déborde plus ou moins (fig. 192, 7) pour se mettre en rapport avec les deux premiers cartilages costaux et avec l'extrémité interne du premier espace intercostal (rappelons, en passant, que la plèvre s'étend plus ou moins sur la face antérieure du vaisseau); 2° en arrière, avec la moitié droite de la trachée, la bronche droite et les ganglions bronchiques; 3° en dedans, avec la portion ascendante de l'aorte, qui la refoule légèrement à droite, d'où la forme plus ou moins arquée que prend dans son ensemble la veine cave supérieure; 4° en dehors, avec le nerf phrénique droit, la plèvre et le poumon.

b. *Portion intra-péricardique*. — La portion de la veine cave supérieure qui est contenue dans le péricarde est très variable dans son étendue : elle représente, suivant les cas, le tiers, le quart ou le cinquième de la longueur totale du vaisseau, quelquefois moins encore. En atteignant le sac fibreux du péricarde, la veine cave supérieure le perfore; elle soulève alors la séreuse, s'en revêt sur son côté antéro-externe et, finalement, traverse la paroi de l'oreillette pour s'ouvrir dans sa cavité. Le péricarde séreux ne forme donc pas à la veine cave supérieure une gaine complète, mais l'entoure seulement dans ses deux tiers ou ses trois quarts externes et, cela, sur une hauteur de 20 à 30 millimètres (voy. *Péricarde*). Du reste, la portion intra-péricardique de la veine cave supérieure présente des rapports qui rappellent beaucoup ceux de la portion extra-péricardique. Elle répond : 1° en avant, à l'auricule; 2° en arrière, à l'artère et aux veines pulmonaires droites, qui la croisent perpendiculairement; 3° en dedans, à l'artère aorte; 4° en dehors, à la plèvre et au poumon droit.

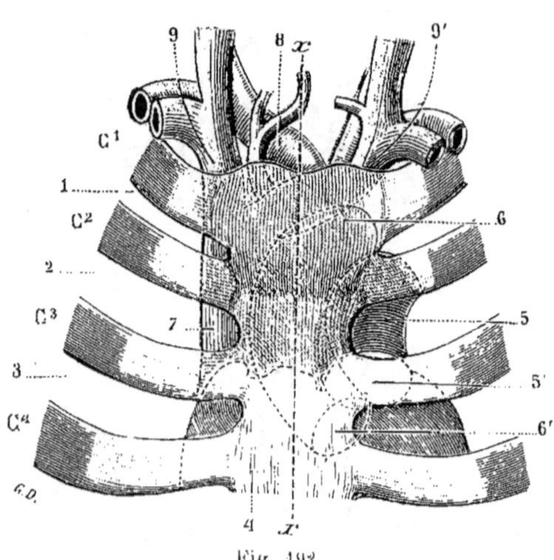

Fig. 192.

Projection sur le plastron sterno-costal des gros vaisseaux de la base du cœur.

C¹, C², C³, C⁴, les quatre premières côtes. — 1, 2, 3, les trois premiers espaces intercostaux. — 4, sternum. — 5, artère pulmonaire, avec 5', son orifice ventriculaire. — 6, aorte, avec 6', son orifice ventriculaire. — 7, veine cave supérieure. — 8, tronc brachio-céphalique artériel et 9, 9', troncs brachio-céphaliques veineux droit et gauche. — xx, ligne médio-sternale.

4° Structure. — D'après Eberth (in Stricker's *Handbuch*), la veine cave supérieure, chez l'homme, ne renferme pas d'élément contractile. C'est vraisemblablement là une disposition spéciale à l'homme ; car, chez le mouton et chez le bœuf, Remak a signalé l'existence, dans cette même veine cave supérieure, de deux couches musculaires, l'une interne à fibres circulaires, l'autre externe à fibres longitudinales. Ces différences structurales s'expliquent peut-être, comme le fait remarquer Eberth, par la différence de la station, qui est bipède chez l'homme, quadrupède chez les deux animaux précités. A son extrémité inférieure, la veine cave supérieure nous présente, sur tout son pourtour et sur une longueur de 20 à 25 millimètres, des fibres musculaires striées, qui sont une dépendance des oreillettes. Nous ajouterons que son adventice est renforcée par des expansions fibreuses, qui proviennent, en haut de l'aponévrose cervicale moyenne, en bas du sac fibreux du péricarde. La veine cave supérieure est complètement avalvulaire.

5° Affluents. — Au cours de son trajet, la veine cave supérieure ne reçoit ordinairement qu'un seul affluent : c'est la grande veine azygos, qui la pénètre à sa partie inférieure et que nous décrirons plus loin à propos des veines du thorax. A son extrémité supérieure, elle reçoit, comme veines constituantes, les deux troncs veineux brachio-céphaliques, que nous allons décrire immédiatement.

Variétés. — Il peut y avoir deux veines caves supérieures, chacune d'elles étant formée par la réunion de la jugulaire interne et de la sous-clavière du côté correspondant. Dans ce cas, la veine cave supérieure gauche descend à gauche de la ligne médiane, en avant de la crosse aortique ; arrivée au cœur, elle s'infléchit brusquement à droite et vient s'ouvrir à la partie postérieure et inférieure de l'oreillette droite. — Très rarement (Hyrtl, Gruber, Luschka), la veine cave supérieure gauche, quand elle existe, vient s'ouvrir dans l'oreillette gauche. — Dans deux cas observés par Lindner et par Jeffray, la veine coronaire aboutissait de même à l'oreillette gauche. — Dans le cas de transposition des viscères, la veine cave supérieure occupe le côté droit du corps. On l'a encore vue occuper le côté droit — sans qu'il y ait transposition de viscères (Halbertsma, Greenfield, Gruber). — Toutes ces dispositions anormales de la veine cave supérieure s'expliquent nettement par le développement (voy. Embryologie).

Accidentellement, la veine cave supérieure reçoit, comme affluents, la veine pulmonaire droite supérieure, la mammaire interne du côté droit, une thyroïdienne, une intercostale supérieure droite.

A consulter, au sujet de la veine cave supérieure, parmi les mémoire récents : Gruber, *Vorkommen einer Vena cava superior sinistra : Duplicität Vena cava superior, etc.*, Virchow's Arch., 1880. — Weigert, *Ueber einen Fallen von links verlaufenden Vena cava superior, etc.*, Virchow's Arch., 1881. — Antonelli, *Un caso di duplicità della vena cava superiore*, Res. della R. Accad. med.-chir. di Napoli, 1882. — Howden, *Case of double superior vena cava, etc.*, Journ. of Anat. and Physiol., 1886. — Hepburn, *Double superior vena cava, etc.*, Journ. of Anat. and Physiol., 1887. — Charles, *Notes of a case of persistent left superior vena cava, the right superior vena cava being in great part a fibrous cord*, Journ. of Anat. and Physiol., 1889. — Stanley Body, *Case of left superior Cava without transposition of viscera*, Journ. of Anat., vol. XXVIII, 1893.

§ I. — TRONCS VEINEUX BRACHIO-CÉPHALIQUES

Les troncs veineux brachio-céphaliques (fig. 191,3 et 3'), ainsi appelés parce qu'ils résument la circulation veineuse du membre supérieur et de la tête, sont situés à la partie supérieure du thorax. Ils sont au nombre de deux, l'un droit, l'autre gauche.

1° Origine, trajet et terminaison. — Ils prennent naissance, à droite et à gauche, en arrière de l'articulation sterno-claviculaire, où ils résultent de la réunion, à ce niveau, de la sous-clavière et de la jugulaire interne. De là, ils se portent obliquement en bas et en dedans, vers la face postérieure du premier cartilage costal du côté droit et s'y fusionnent en un tronc unique, qui est la veine cave supérieure.

2° Parallèle anatomique des deux vaisseaux. — Comme les deux troncs brachio-céphaliques prennent naissance, l'un et l'autre, au niveau de l'articulation sterno-claviculaire correspondante, c'est-à-dire sur deux points également distants de la ligne médiane; comme, d'autre part, leur point d'abouchement dans la veine cave supérieure est situé à droite de cette même ligne médiane, on voit déjà que les deux troncs veineux, droit et gauche, tout en restant homologues, ne sauraient être absolument semblables. Ils présentent, en effet, de notables différences portant sur leur longueur, leur direction, leurs rapports :

a. *Au point de vue de la longueur*, le tronc veineux brachio-céphalique droit mesure en moyenne 3 centimètres ; le tronc veineux du côté gauche, naturellement plus long, en présente 5 ou 6.

b. *Au point de vue de la direction*, le tronc veineux du côté droit est un peu oblique de haut en bas et de dehors en dedans, mais il se rapproche beaucoup de la verticale. Celui du côté gauche, au contraire, tout en présentant une obliquité de même sens, suit une direction qui se rapproche beaucoup de l'horizontale.

c. *Au point de vue des rapports*, le tronc veineux brachio-céphalique droit répond en arrière, au tronc artériel de même nom, qui lui est sensiblement parallèle ; en avant, à l'extrémité interne de la clavicule et à la partie droite de la poignée du sternum, ainsi qu'aux deux muscles sterno-cléido-hyoïdien et sterno-thyroïdien correspondants. — Le tronc veineux brachio-céphalique du côté gauche décrit une légère courbe à concavité dirigée en arrière : par sa concavité, il répond à la partie la plus élevée de la crosse aortique et embrasse les trois grosses artères qui s'en détachent ; par sa convexité, il est en rapport avec l'articulation sterno-claviculaire du côté gauche, avec les deux muscles sterno-cléido-hyoïdien et sterno-thyroïdien correspondants, avec le sterno-thyroïdien du côté opposé et avec la face postérieure du sternum, qu'il croise obliquement dans toute son étendue.

3° Structure. — Comme la veine cave supérieure, les deux troncs brachio-céphaliques sont entièrement dépourvus de valvules, disposition anatomique qui permet au sang veineux de refluer librement vers la périphérie à chaque systole auriculaire.

4° Affluents. — Aux deux troncs veineux brachio-céphaliques, que nous venons de décrire, aboutissent, comme autant d'affluents, directement ou par l'intermédiaire d'autres troncs, les six groupes veineux suivants : 1° les *veines du membre supérieur* ; 2° les *veines de la tête* ; 3° les *veines de la face* ; 4° les *veines du cou* ; 5° les *veines du thorax* ; 6° les *veines du rachis*. Nous allons décrire successivement chacun de ces six groupes.

§ II. — VEINES DU MEMBRE SUPÉRIEUR

Les veines du membre supérieur se divisent en deux groupes : les veines profondes ou sous-aponévrotiques et les veines superficielles ou sous-cutanées.

A. — VEINES PROFONDES

1° Veines profondes de la main, de l'avant-bras et du bras. — Les veines profondes du membre supérieur suivent exactement le trajet des artères : elles ont les mêmes limites, les mêmes rapports, le même nom. Elles sont, en outre, au nombre de deux pour chaque artère. C'est ainsi que nous avons : à la main, deux *veines interosseuses* pour chacune des artères homonymes, deux *arcades veineuses superficielles*, deux *arcades veineuses profondes*, répondant aux arcades artérielles de même nom ; à l'avant-bras, deux *veines radiales*, deux *veines cubitales;* au bras, deux *veines humérales.*

Nous nous arrêterons là dans cette description. Poursuivie plus longtemps, elle serait aussi fastidieuse qu'inutile : il suffit, en effet, de connaître les artères du membre supérieur, pour avoir en même temps une connaissance suffisamment complète de ses veines profondes.

Nous venons d'établir en principe que chaque artère du membre supérieur cheminait entre deux veines, ses *veines satellites*, qui lui étaient intimement accolées. Un certain nombre d'entre elles, cependant, font exception à cette loi : les artères collatérales des doigts, notamment, sont dépourvues de veines satellites qui leur correspondent exactement ; de plus, les deux artères, les plus volumineuses du membre supérieur, l'artère sous-clavière et l'artère axillaire, ne possèdent chacune qu'une seule veine. Ces deux *veines axillaire* et *sous-clavière*, en raison de leur importance et de leurs rapports, méritent une description particulière.

2° **Veine axillaire.** — La veine axillaire, née de la réunion des deux veines humérales, traverse en diagonale la région de l'aisselle et arrive au-dessous de la clavicule où elle prend le nom de sous-clavière. Dans son trajet ascendant, elle occupe tout d'abord le côté interne de l'artère homonyme. Puis, elle décrit insensiblement un quart de tour, pour venir se placer en avant d'elle.

Conformément à la règle énoncée plus haut, la veine axillaire reçoit comme affluents : deux *veines acromio-thoraciques*, deux *veines thoraciques inférieures*, deux *veines scapulaires inférieures* et quatre *veines circonflexes*, deux antérieures et deux postérieures. Toutes ces veines correspondent aux artères de même nom.

3° **Veine sous-clavière.** — Continuation directe de la veine axillaire, la veine sous-clavière s'étend de la clavicule à l'articulation sterno-claviculaire, où elle se réunit avec la jugulaire interne correspondante, pour former le tronc veineux brachio-céphalique déjà décrit.

Contrairement aux deux artères homonymes, les deux veines sous-clavières, droite et gauche, présentent la même direction, la même longueur et les mêmes rapports. — *En avant*, elles répondent tout d'abord au muscle sous-clavier et plus loin à l'extrémité interne de la clavicule. — *En arrière*, elles longent le côté antérieur de l'artère sous-clavière, dont elles sont séparées, à leur partie moyenne, par le muscle scalène antérieur. — *En bas*, elles reposent successivement sur la première côte et sur le sommet du poumon, dont les sépare la plèvre. — *En haut*, elles ne sont séparées de la peau que par le peaucier, par l'aponévrose cervicale superficielle et par l'aponévrose cervicale moyenne, qui leur adhère intimement en jetant sur leur pourtour une gaine fibreuse à peu près complète (t. I, p. 749).

A l'extrémité terminale de chacune des veines sous-clavières, se trouvent deux valvules, situées en regard l'une de l'autre et généralement assez complètes pour s'opposer au reflux du sang contenu dans le tronc brachio-céphalique.

De toutes les branches veineuses qui accompagnent les sept branches collatérales fournies par l'artère sous-clavière, deux seulement se jettent quelquefois dans la veine homonyme : ce sont les *veines intercostales supérieures*, qui, par leur origine et la plus grande partie de leur trajet, appartiennent aux parois du thorax. Toutes les autres, les *mammaires externes*, les *vertébrales*, les *thyroïdiennes inférieures*, les *cervicales profondes*, les *scapulaires inférieures* et les *scapulaires postérieures*, viennent s'ouvrir, soit dans l'une des jugulaires, soit dans le tronc veineux brachio-céphalique : nous les retrouverons ultérieurement.

Par contre, la veine sous-clavière reçoit deux veines superficielles : ce sont la jugulaire externe et la jugulaire antérieure, que nous décrirons à propos des veines du cou.

Variétés. — La *veine axillaire* peut être plus courte que d'habitude, les deux humérales ne se réunissant en un tronc commun que dans le creux axillaire lui-même. — J'ai vu, dans un cas, cette réunion s'effectuer à un centimètre seulement au-dessous de la clavicule.

La *veine sous-clavière* peut occuper, au cou, une situation plus élevée que d'habitude, cheminant au-dessus de l'artère homonyme et la recouvrant. — Relativement à ses rapports, on l'a vue passer entre la clavicule et le muscle sous-clavier (LUSCHKA), passer en arrière du scalène antérieur, avec ou sans l'artère homonyme, qui dans ce cas prend le plus souvent sa place. — Enfin, dans un cas signalé par LUSCHKA, elle se divisait en deux branches, situées l'une en avant, l'autre en arrière du scalène antérieur. — Elle reçoit accidentellement la veine céphalique du bras (voy. plus loin).

B. — VEINES SUPERFICIELLES

Les veines superficielles du membre supérieur cheminent, comme l'indique suffisamment leur nom, dans le tissu cellulaire sous-cutané. SAPPEY fait remarquer, avec beaucoup de raison, « qu'elles sont d'autant plus volumineuses que les muscles du bras et de l'avant-bras sont soumis à des contractions plus violentes et plus souvent réitérées ». Peu saillantes chez la femme et chez l'enfant, elles atteignent leur maximum de développement chez les ouvriers qui se livrent à des travaux pénibles et se servent principalement de leurs membres supérieurs. Nous les examinerons successivement à la main, à l'avant-bras et au bras :

A. Veines superficielles de la main. — A la main (fig. 193), les veines superficielles sont nombreuses, mais peu développées du côté de la région palmaire, où les pressions presque continuelles, que subit sur ce point l'organe de la préhension, gêneraient considérablement le cours du sang. Par contre, nous les rencontrons, avec un développement considérable, du côté de la région dorsale, tant sur les doigts que sur le métacarpe et le carpe.

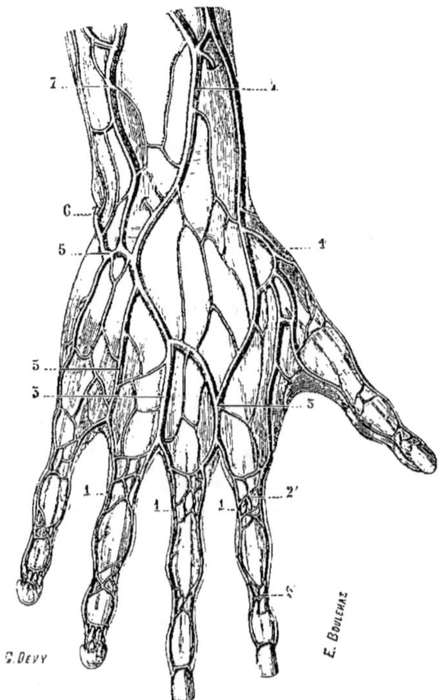

Fig. 193.

Veines superficielles du dos de la main.

1, 1, veines collatérales des doigts. — 2, 2, arcades phalangiennes. — 3, 3, 3, veines interosseuses. — 4, céphalique du pouce. — 5, salvatelle, formant en 6, l'origine de la veine cubitale. — 7, veines superficielles de l'avant-bras.

Les doigts nous présentent chacun deux collatérales, l'une interne, l'autre externe. Nées de la région voisine de l'ongle, elles cheminent de haut en bas le long des bords du doigt correspondant, en s'envoyant mutuellement de nombreuses anastomoses transversales, affectant la forme d'arcades. Ces arcades, plus ou moins plexiformes, occupent de préférence la face dorsale et la partie moyenne des phalanges.

Arrivées sur le métacarpe, les collatérales des doigts se réunissent deux à deux, pour former, dans les espaces interosseux, des troncs ascendants, analogues aux artères interosseuses. Mais une pareille disposition est loin d'être constante. Le plus souvent, les collatérales précitées s'anastomosent entre elles, sans ordre aucun, de façon à recouvrir le dos de la main d'un plexus fort irrégulier. Ce plexus forme lui-même, dans bien des cas, une véritable arcade transversale à concavité dirigée en haut : c'est *l'arcade veineuse du dos de la main*.

La collatérale interne du petit doigt a reçu des anciens anatomistes le nom de *salvatelle ;* de même, on donne le nom de *céphalique du pouce* au tronc commun qui résulte de la réunion de la collaté- rale externe de l'index et des deux col- latérales du pouce ;

a. La *salvatelle* (fig. 193,5), après s'être anastomosée avec l'extrémité in- terne de l'arcade veineuse précitée, con- tourne d'arrière en avant le bord cubital du poignet et arrive à la face antérieure de l'avant-bras, où elle prend le nom de *cubitale superficielle.* Nous la retrou- verons tout à l'heure.

b. La *céphalique du pouce* (fig. 193,4), après s'être anastomosée de la même fa- çon avec l'extrémité externe de l'arcade dorsale, contourne, elle aussi, d'arrière en avant le bord radial du poignet, pour gagner la face antérieure de l'avant- bras, où elle prend le nom de *médiane.*

B. Veines superficielles de l'avant- bras. — A l'avant-bras (fig. 194), trois veines volumineuses cheminent de bas en haut sur la face antérieure du mem- bre. Ce sont la cubitale superficielle, la radiale superficielle et la médiane. On en trouve parfois une quatrième, la cubi- tale postérieure.

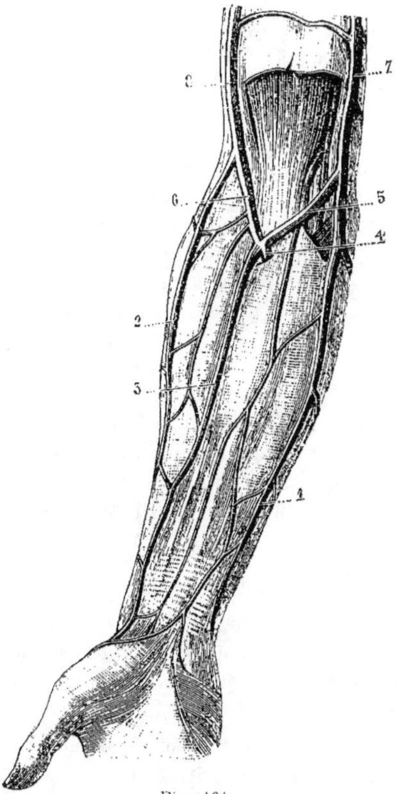

1° VEINE CUBITALE SUPERFICIELLE. — La veine cubitale superficielle (*basilique de l'avant-bras* de certains auteurs) ou sim- plement la veine cubitale (1), fait suite à la salvatelle et à l'extrémité interne de l'arcade veineuse du dos de la main. Contournant d'arrière en avant le bord

Fig. 194.

Veines superficielles de l'avant-bras
et du coude.

1. veine cubitale. — 2, veine radiale. — 3, veine médiane. — 4. anastomose jetée entre le réseau profond et le réseau superficiel. — 5, médiane basilique. — 6, médiane cépha- lique. — 7. basilique. — 8, céphalique.

interne de l'avant-bras, dans son tiers inférieur, elle gagne le plan de flexion du membre et s'élève alors jusqu'à l'épitrochlée, où elle se fusionne avec la médiane basilique (voy. plus loin), pour former la basilique du bras. Au cours de son trajet, la veine cubitale superficielle recueille de nombreux affluents, qui prennent leur origine sur le côté interne de l'avant-bras.

2° VEINE RADIALE SUPERFICIELLE. — La veine radiale superficielle (*céphalique accessoire* de quelques auteurs) ou simplement la veine radiale (2), naît de l'arcade veineuse du dos de la main, en dehors de la précédente. Se portant immédiatement après en haut et en dehors, elle chemine tout d'abord sur la face dorsale de l'avant-bras. Puis, elle contourne le bord externe à sa partie moyenne ou dans son tiers supérieur, passe ainsi sur la face antérieure du membre et, continuant son trajet obliquement ascendant, arrive à la hauteur de l'épicondyle, où elle se réunit à la médiane céphalique (voy. plus loin, pour former la céphalique du bras). Chemin faisant, la veine radiale superficielle reçoit un grand nombre de veines et de veinules, provenant pour la plupart de la face postérieure de l'avant-bras.

3° VEINE MÉDIANE. — La veine médiane (fig. 194, 3) tire son origine de la céphalique du pouce et de l'extrémité externe de l'arcade dorsale de la main. Elle naît donc, comme les deux veines précédentes, sur le plan postérieur du membre. Elle gagne rapidement le plan antérieur en contournant le bord externe du poignet, se grossit des veines de la région hypothénar et se dirige alors vers le milieu du coude, en cheminant entre les deux veines cubitale superficielle et radiale superficielle. Dans son trajet anti-brachial, la veine médiane reçoit, en dedans et en dehors, de nombreux affluents (*affluents de la médiane*), qui proviennent de la paume de la main et de la face antérieure de l'avant-bras.

Arrivée au pli du coude, un peu au-dessous de l'interligne articulaire, la veine médiane se divise en deux branches divergentes, l'une interne, l'autre externe. — La branche de bifurcation interne, appelée *médiane basilique*, se dirige obliquement en haut et en dedans, vers la veine cubitale superficielle, l'atteint et se réunit à elle, pour former un tronc unique, la *veine basilique*. — La branche de bifurcation externe, appelée *médiane céphalique*, se porte obliquement en haut et en dehors, vers la veine radiale superficielle et se réunit à elle, pour former de même un tronc unique, la *veine céphalique*.

Au moment de se bifurquer, la veine médiane reçoit constamment du réseau veineux profond une forte anastomose, dont la direction est oblique en haut et en avant : c'est la *perforante du coude* ou *veine communicante du coude*. On la voit, dans bien des cas, s'aboucher, non pas dans la terminaison de la médiane, mais dans l'origine de la médiane basilique. Cette anastomose est ordinairement dépourvue de valvules et permet, suivant les cas, aux veines sous-aponévrotiques de se dégorger dans les veines superficielles, ou, vice versa, au sang veineux du réseau superficiel d'emprunter le réseau profond pour se rendre au cœur.

4° CUBITALE POSTÉRIEURE. — Indépendamment des trois veines antibrachiales que nous venons de décrire, on en rencontre assez fréquemment une quatrième qui chemine sur le plan dorsal et qu'on appelle, pour cette raison, *veine cubitale postérieure*. Cette veine, quand elle existe, tire son origine de l'arcade veineuse du dos de la main. De là, elle se dirige vers l'épitrochlée, en suivant la face postérieure de l'avant-bras, contourne ensuite d'arrière en avant le bord interne du coude et se jette alors, soit dans la cubitale superficielle, soit dans la basilique.

C. Veines superficielles du bras. — Au bras (fig. 195), nous n'avons plus que deux veines importantes : la basilique et la céphalique.

1° VEINE BASILIQUE. — La veine basilique (fig. 195,1) résulte de la réunion de la médiane basilique avec la cubitale. Verticalement ascendante, elle longe le côté interne du bras, parallèlement au bord interne du biceps. Sous-cutanée dans la première partie de son trajet, elle traverse l'aponévrose à la partie moyenne du bras et vient s'ouvrir, après un trajet sous-aponévrotique plus ou moins long, soit dans la portion terminale de l'une des humérales, soit dans la portion initiale de l'axillaire. La veine basilique est accompagnée par le nerf brachial cutané interne.

2° VEINE CÉPHALIQUE. — La veine céphalique (fig. 195,2), formée par la réunion de la médiane céphalique avec la radiale, chemine de bas en haut sur le côté externe du bras, parallèlement au bord externe du biceps. Elle arrive ainsi au niveau de l'insertion humérale du deltoïde. Là, elle s'infléchit en dedans et suit désormais l'interstice celluleux qui sépare ce dernier muscle du grand pectoral et que nous avons désigné, en myologie, sous le nom d'*espace delto-pectoral*. Arrivée au-dessous de la clavicule, elle traverse d'avant en arrière l'aponévrose clavi-pectorale (t. I, p. 790) et vient s'ouvrir dans la veine axillaire, tout près de sa terminaison. Avant de quitter l'espace delto-pectoral, la veine céphalique émet assez souvent une petite branche anastomotique, qui passe au-dessus de la clavicule pour venir déboucher dans l'une des veines de la base du cou.

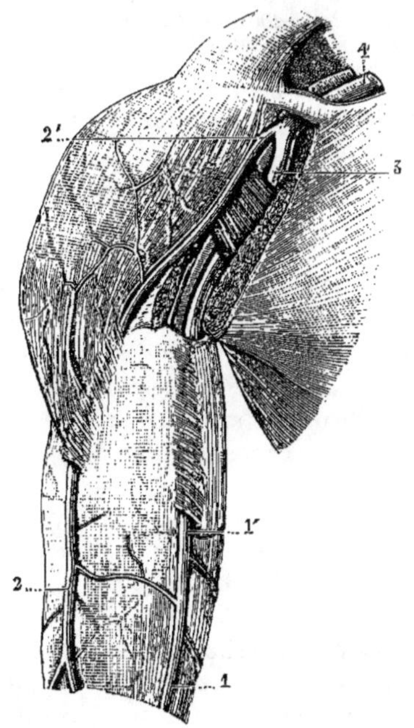

Fig. 195.
Veines superficielles du bras
et de l'épaule.

1, basilique, perforant l'aponévrose brachiale en 1'.
— 2, céphalique, perforant en 2' l'aponévrose clavi-pectorale. — 3, veine axillaire. — 4, veine sous-clavière.

C. — ANASTOMOSES DES VEINES SUPERFICIELLES AVEC LES PROFONDES

Le réseau des veines superficielles et le réseau des veines profondes du membre supérieur, loin d'être indépendants, sont unis l'un à l'autre par des anastomoses nombreuses, qui occupent de préférence le voisinage des articulations. Nous avons signalé plus haut cette anastomose volumineuse qui, dans la région du pli du coude, relie les veines profondes de la région, soit à la médiane, soit à sa branche de bifurcation interne. Mais cette anastomose n'est pas la seule. Nous voyons encore : 1° la céphalique du pouce communiquer avec les veines radiales profondes, au niveau du bord externe du poignet ; 2° la médiane communiquer avec ces mêmes veines radiales, au niveau du coude ; 3° la basilique entrer en relation, le long du bras, avec l'une des veines humérales, par plusieurs anastomoses à trajet très court, etc., etc. Ces différentes anastomoses établissent ainsi une solidarité manifeste entre les deux réseaux veineux, superficiel et profond, du membre supérieur et favorisent singulièrement, on le conçoit, la progression du sang vers la sous-clavière et le cœur.

Variétés. — Il n'est rien de plus variable que la disposition des veines superficielles à l'avant-bras et au pli du coude. Énumérer toutes ces variétés est chose impossible : elles n'ont, du reste, aucune importance pratique et oscillent toujours autour de la disposition classique décrite plus haut. Nous nous contenterons de signaler les quelques dispositions suivantes. — La *veine radiale* peut faire défaut (8 fois sur 50 d'après BERTELLI) et, avec elle, quelquefois la médiane céphalique et la céphalique elle-même ; toutes les veines de l'avant-bras, dans ce cas, gagnent l'aisselle par un seul tronc, la veine basilique. — La *veine basilique* peut être double. Je l'ai vue, dans un cas, perforer l'aponévrose et disparaître dans une des veines humérales, à 2 centimètres au-dessus de son origine. — La *veine céphalique*, arrivée au-dessous de la clavicule, peut passer entre cet os et le sous-clavier et se jette alors dans le commencement de la sous-clavière ; ou bien encore, elle peut passer au-dessus de la clavicule pour aboutir à la sous-clavière ou à la jugulaire (disposition simienne). Je l'ai vue, dans un cas, se diviser en deux branches qui venaient s'ouvrir, l'une dans la sous-clavière, l'autre dans la jugulaire externe, cette dernière branche passant au-devant de la clavicule.

A consulter, au sujet des veines du membre supérieur : H. BARKOW, *Die Venen der oberen Extremität des Menschen*, 1868 ; — BRAUNE et TRUBIGER, *Die Venen der menschl. Hand*, Leipzig, 1872 ; — BARDE-LEBEN, *Ueber die Entwick. der Extremitäten : Venen des Menschen*, Jenaische Zeitschr., vol. XIII, 1879 ; — DU MÊME, *Die Hauptvene des Armes : Vena capitalis brachii*, ibid., vol. XIV, 1880 ; — BOURCERET, *Circulations locales*, 1re partie, *la main*, Paris, 1885 ; — BERTELLI, *Ricerche intorno alle vene superficiali dell' avanbraccio*, Pisa, 1890 ; — MOURET, *Sur la circulation de la main*, Montpellier médical, 1890 ; — THIBAUDET, *Veines de la main et de l'avant-bras*, Th., Paris, 1892.

§ III. — VEINES DE LA TÊTE

Nous les diviserons, d'après la situation qu'elles occupent, en cinq groupes, savoir : 1° les *veines encéphaliques*, situées à la surface extérieure de l'encéphale et dans ses profondeurs ; 2° les *sinus de la dure-mère*, qui sont creusés dans l'épaisseur de cette dernière membrane ; 3° les *veines méningées*, qui cheminent entre la dure-mère et les os du crâne ; 4° les *veines diploïques*, qui sont situées dans l'épaisseur même de la boîte osseuse ; 5° les *veines tégumentaires*, enfin, qui sont placées en dehors du crâne, entre le périoste et le cuir chevelu.

A. — VEINES DE L'ENCÉPHALE

Les veines de l'encéphale se subdivisent elles-mêmes en veines superficielles et veines profondes :

1° **Veines superficielles**. — Les veines superficielles s'étalent à la surface extérieure des hémisphères cérébraux, du cervelet et de l'isthme de l'encéphale, sous la forme d'un riche réseau, le *réseau veineux péri-encéphalique*. Elles tirent leur origine de la substance encéphalique et viennent s'ouvrir, par des canaux toujours très variables en nombre et en dimensions, dans les sinus de la dure-mère qui les avoisinent. Nous étudierons ultérieurement ce réseau superficiel, à propos de chacune des parties constituantes de l'encéphale (voy. SYSTÈME NERVEUX CENTRAL).

2° **Veines profondes**. — Les veines profondes de l'encéphale, encore appelées *veines ventriculaires*, prennent naissance sur le pourtour des ventricules et dans les noyaux opto-striés. Sous le nom de *veines de Galien*, elles parcourent d'avant en arrière la toile choroïdienne et se jettent, soit isolément, soit par un tronc commun, dans l'extrémité antérieure du sinus droit, dont elles constituent la principale origine. Nous les étudierons plus tard, comme les veines superficielles, à propos du cerveau (voy. SYSTÈME NERVEUX CENTRAL).

B. — SINUS DE LA DURE-MÈRE

On désigne sous le nom de sinus de la dure-mère (fig. 196 et 200), des canaux veineux creusés dans l'épaisseur de cette membrane fibreuse. Ils affectent, suivant les points où on les examine, la forme d'un prisme triangulaire, d'un demi-cylindre,

plus rarement d'un cylindre parfaitement arrondi. Mais, quelle que soit leur
forme, tous les sinus se composent essentiellement de deux tuniques : une *tunique
externe*, fibreuse, qui n'est autre que la dure-mère elle-même ; une *tunique*

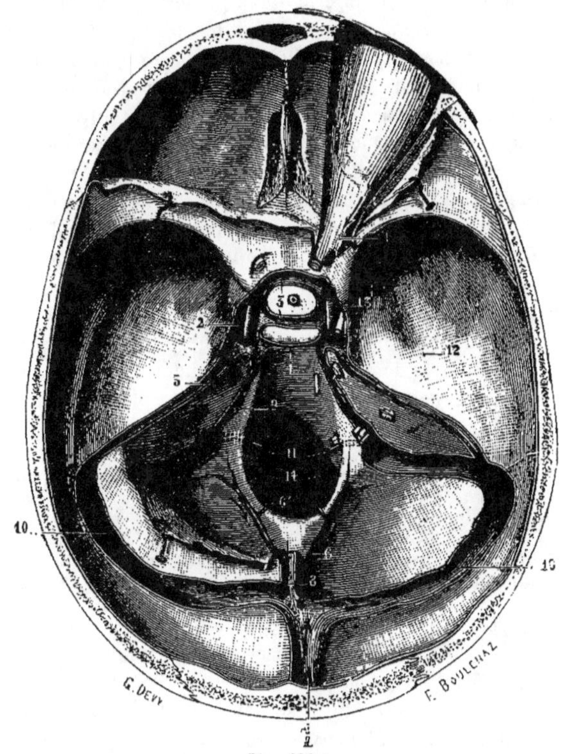

Fig. 196.

Sinus de la dure-mère à la base du crâne.

1, veine ophthalmique. — 2, sinus caverneux. — 3, sinus coronaire. — 4, sinus occipital transverse. — 5, sinus pétreux
supérieur. — 6, sinus occipital postérieur, avec 6', anastomose de ce dernier sinus avec les plexus intra-rachidiens. —
7, sinus longitudinal supérieur. — 8, sinus droit. — 9, sinus pétreux inférieur. — 10, sinus latéral. — 11, veine satellite
de l'hypoglose. — 12, veine méningée moyenne. — 13, artère carotide interne. — 14, les deux artères vertébrales.

interne, endothéliale, qui ne diffère en rien de la couche endothéliale des veines
ordinaires. Au point de vue purement descriptif, nous diviserons les sinus en
sinus pairs et en sinus impairs :

1° *Sinus pairs.*

Les sinus pairs sont au nombre de dix, cinq pour le côté gauche, cinq
pour le côté droit. Ce sont : le sinus latéral, le sinus occipital postérieur, le sinus
caverneux, le sinus pétreux inférieur et le sinus pétreux supérieur.

1° Sinus latéral. — Situé à la partie postérieure et inférieure de la cavité crânienne, le sinus latéral s'étend, de chaque côté, de la protubérance occipitale
interne au trou déchiré postérieur. Horizontal dans la première partie de son parcours, il chemine le long du bord convexe de la tente du cervelet, dans la gouttière
profonde (*gouttière latérale*, t. I, p. 167) qui sépare les fosses cérébrales des fosses
cérébelleuses. Il arrive ainsi à la base du rocher. Là, changeant brusquement de

direction, il s'infléchit en bas, en avant et en dedans (*coude* du sinus latéral), s'engage dans la gouttière pétro-mastoïdienne et gagne avec elle le trou déchiré postérieur, qu'il traverse, en constituant, au-dessous de ce trou, l'origine de la veine jugulaire interne. Le sinus latéral nous présente donc deux portions : une *portion horizontale*, qui s'étend du pressoir d'Hérophile à la base du rocher ; une *portion verticale* ou *transversale*, qui s'étend de la base du rocher à la partie postérieure du trou déchiré postérieur. De ces deux portions, la première répond à la gouttière latérale du crâne et est creusée dans l'épaisseur de la tente du cervelet ; l'autre, placée au-dessous de la tente, répond à la gouttière pétro-mastoïdienne du temporal.

Au cours de son trajet, le sinus latéral reçoit, entre autres affluents, les *veines cérébelleuses postérieures*, les *veines cérébrales inférieures* et les *veines cérébrales postérieures*. Il reçoit, en outre, au moment de changer de nom et de devenir la jugulaire interne, une veine plus ou moins volumineuse, qui débouche par le trou condylien postérieur.

Le sinus latéral du côté droit est, dans la grande majorité des cas, plus volumineux que celui du côté gauche. Nous verrons plus loin que, tandis que le premier (le droit) reçoit la plus grande partie du sang que charrie le sinus longitudinal supérieur, le second (le gauche) est l'aboutissant de la plus grande partie du sang que contient le sinus droit.

Le *sinus pétro-écailleux* (*squamo-petrosus* de Krause, *petroso-squamosus* de Luschka) part du sinus latéral au moment où il s'infléchit en bas pour gagner le trou déchiré postérieur, croise la partie la plus externe du bord supérieur du rocher, perfore alors la portion écailleuse du temporal un peu au-dessus du tubercule zygomatique et, finalement, vient s'aboucher dans une des veines temporales profondes. L'existence de ce sinus et du canal osseux qui lui livre passage constitue une disposition qui est anormale chez l'homme ; mais cette disposition est constante chez un grand nombre de mammifères, notamment chez le chien.

2° Sinus occipital postérieur. — Le plus grêle de tous les sinus, le sinus occipital postérieur naît sur le pourtour du trou occipital par un petit groupe de veinules, qui communiquent à la fois avec la portion terminale du sinus latéral et avec les premières veines rachidiennes. De là, il se porte en arrière et en haut, en suivant la crête occipitale interne, et vient s'ouvrir, au niveau de la protubérance occipitale interne, dans la portion initiale du sinus latéral correspondant.

Le sinus occipital postérieur constitue, on le voit, une sorte d'anastomose jetée entre les deux extrémités du sinus latéral correspondant ; comme le dit avec beaucoup de raison Cruveilhier, il représente la *corde de l'arc* que décrit ce dernier sinus.

3° Sinus caverneux. — Remarquable à la fois par son volume et par la brièveté de son parcours, le sinus caverneux est situé de chaque côté de la selle turcique (t. 1, p. 127). Il se dirige directement d'avant en arrière et s'étend de la partie la plus large de la fente sphénoïdale au sommet du rocher. De nombreuses brides fibreuses, ainsi que plusieurs artérioles, sillonnent dans tous les sens la cavité de ce sinus, circonscrivant çà et là des anfractuosités irrégulières, qui justifient jusqu'à un certain point le nom de *caverneux* que lui donnent tous les traités classiques.

L'artère carotide interne et le nerf moteur oculaire externe traversent, eux aussi, la cavité du sinus caverneux, l'artère de bas en haut, le nerf d'arrière en avant. Nous ferons remarquer, toutefois, que ces deux organes sont revêtus par la couche endothéliale du sinus et qu'il n'est pas rigoureusement exact de dire qu'ils baignent dans le sang veineux : ils en sont séparés par la couche endothéliale précitée. Trois autres nerfs cheminent dans l'épaisseur même de la paroi externe du sinus caverneux : ce sont, en allant de haut en bas (fig. 197), le moteur oculaire commun, le pathétique et l'ophthalmique.

Le sinus caverneux reçoit, par sa face supérieure et tout près de son origine, les veines cérébrales antérieures et inférieures. L'une de ces veines, généralement plus volumineuse que les autres, longe de dehors en dedans les petites ailes du sphénoïde en prenant peu à peu tous les caractères sinusiens : c'est le *sinus sphéno-pariétal*, décrit depuis longtemps par BRESCHET. Il communique librement, en dehors, avec les veines méningées moyennes. — Par son extrémité antérieure, le sinus caverneux reçoit la veine ophthalmique supérieure (voy. p. 283), qui débouche de l'orbite par la fente sphénoïdale et dont il n'est pour ainsi dire que la continuation. Il reçoit aussi la veine ophthalmique inférieure, lorsque cette dernière ne s'abouche pas préalablement dans l'ophthalmique supérieure. — Par son extrémité postérieure, il se continue avec le sinus pétreux inférieur, et, par son intermédiaire, aboutit à la veine jugulaire interne. — Latéralement, enfin, il émet un canal de dégagement important, la *veine du trou ovale*.

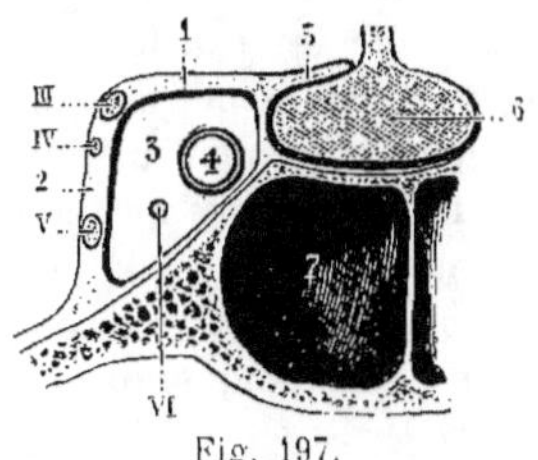

Fig. 197.

Coupe vertico-transversale du sinus caverneux, passant par le milieu de la selle turcique.

1, paroi supérieure du sinus caverneux. — 2, sa paroi externe. — 3, sinus caverneux. — 4, carotide interne. — 5, diaphragme de l'hypophyse. — 6, corps pituitaire ou hypophyse. — 7, cellules sphénoïdales.
III, moteur oculaire commun. — IV, pathétique. — V¹, ophthalmique. V², maxillaire supérieur. — VI, moteur oculaire externe.

On donne ce nom à un gros tronc veineux qui part de la partie la plus déclive du bord inférieur du sinus caverneux, se porte en dehors vers le trou ovale, s'engage dans ce trou en même temps que le nerf maxillaire inférieur, arrive ainsi à la base du crâne et, finalement, se jette dans le plexus ptérygoïdien. TROLARD, qui a décrit ce tronc veineux dès 1868, signale encore comme une nouvelle voie de dégagement du sinus caverneux une veine, dite *veine sus-ptérygoïdienne*, qui naît également de la partie inférieure du sinus caverneux et aboutit au plexus ptérygoïdien en traversant un conduit osseux particulier placé un peu en avant et en dedans du trou ovale. Cette veine sus-ptérygoïdienne existe une fois sur trois, d'après TROLARD, et, quand elle fait défaut, elle est remplacée par une série de veinules, qui suivent à peu près le même trajet et remplissent le même office.

4° Sinus pétreux inférieur. — Continuation directe du sinus caverneux, le sinus pétreux inférieur se dirige obliquement en bas, en arrière et en dehors, le long de la suture pétro-occipitale, où se trouve une gouttière destinée à le recevoir. Il arrive ainsi jusqu'à la partie antérieure du trou déchiré postérieur. Là, comme l'a nettement établi TROLARD (*Recherches sur l'Anat. du système veineux de l'encéphale et du crâne*, Th. Paris, 1868), il se coude à angle droit, traverse de haut en bas le trou déchiré et revêt alors tous les attributs d'une veine ordinaire, laquelle

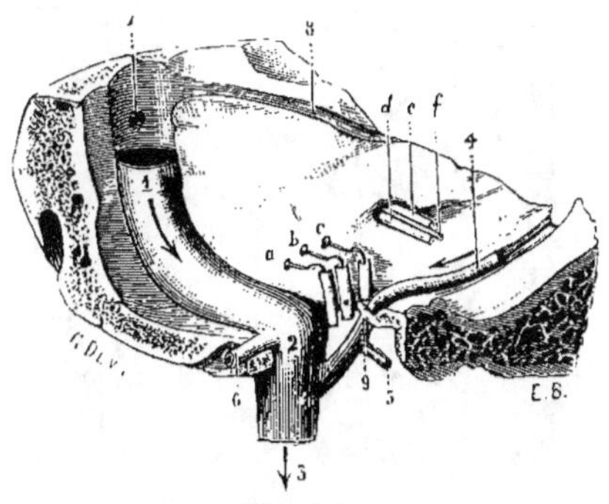

Fig. 198.

Origine de la jugulaire interne (côté gauche, la partie postérieure du trou déchiré postérieur ayant été enlevée).

1, sinus latéral. — 2, golfe de la veine jugulaire interne. — 3, jugulaire interne. — 4, sinus pétreux inférieur. — 5, anastomose avec le confluent condylien antérieur. — 6, veine condylienne postérieure. — 7, trou mastoïdien. — 8, gouttière pétreuse supérieure. — 9, languette fibro-cartilagineuse isolant le glosso-pharyngien du pneumogastrique. — a, spinal. — b, pneumogastrique. — c, glosso-pharyngien. — d, auditif. — e, intermédiaire de Wrisberg. — f, facial.

vient s'ouvrir dans la jugulaire interne (fig. 198) un peu au-dessous du golfe.

J'ai contrôlé, sur un grand nombre de crânes, la description donnée par Tro-
LARD : elle est exacte dans la plupart des cas. J'ai vu cependant, sur quelques
sujets, le sinus pétreux inférieur, se diviser, au niveau du trou déchiré, en deux
branches nettement distinctes, lesquelles se portaient isolément vers la jugulaire,
en suivant l'une le nerf glosso-pharyngien, l'autre le nerf pneumogastrique.

Nous ajouterons que le sinus pétreux inférieur ou la veine qui lui fait suite
communique toujours avec un paquet veineux qui occupe la fossette condylienne
antérieure et auquel nous donnerons, avec TROLARD, le nom de *confluent condylien
antérieur*.

A ce *confluent condylien antérieur* aboutissent cinq veines ou sinus, savoir : 1° tout d'abord,
notre sinus pétreux inférieur, qui débouche du crâne par le trou déchiré postérieur ; 2° un
deuxième sinus (*sinus pétro-occipital inférieur* de TROLARD), qui sort du crâne par le trou déchiré
antérieur et gagne la fossette condylienne, en suivant de dedans en dehors la suture pétro-
occipitale ; 3° une anastomose provenant de la vertébrale ; 4° une veine, signalée autrefois par
BRESCHET, qui émane des plexus intra-rachidiens et passe, avec l'hypoglosse, dans le trou condylien antérieur ; 5° enfin, une petite veine qui s'échappe du plexus extra-rachidien antérieur et
remonte vers le confluent en longeant la membrane occipito-atloïdienne antérieure.

5° Sinus pétreux supérieur. — Le sinus pétreux supérieur, bien moins volumineux que le précédent, est situé sur le bord supérieur du rocher, qui se creuse fréquemment en gouttière pour le recevoir. Il occupe, dans son trajet, la moitié antérieure de la grande circonférence de la tente du cervelet, dont la moitié postérieure
est longée par le sinus latéral. Par son extrémité antérieure ou interne, le sinus
pétreux supérieur communique avec l'extrémité postérieure du sinus caverneux ;
par son extrémité postérieure ou externe, il vient s'ou-
vrir dans le sinus latéral, au niveau de son coude, je veux
dire au moment où il s'infléchit en dedans pour descendre
vers le trou déchiré postérieur. Il représente donc une
anastomose jetée entre la partie moyenne du sinus latéral
et le sinus caverneux.

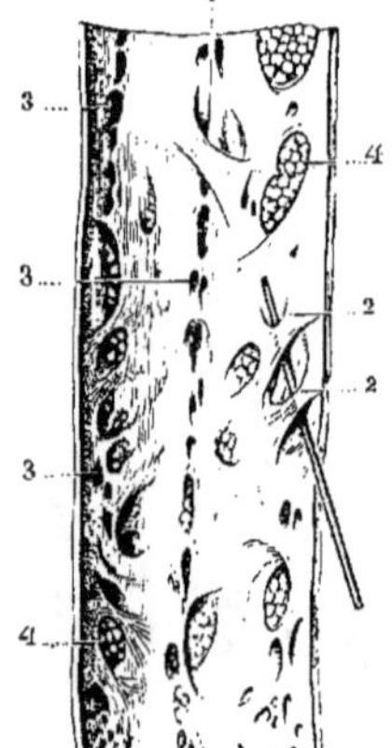

Fig. 199.

Sinus longitudinal supé-
rieur, ouvert par le mi-
lieu de sa face dorsale
et érigné en dehors.

1. sillon médian, répondant
au bord inférieur du sinus. —
2, 2. brides fibreuses. — 3, 3, orifices veineux. — 4, 4, granulations de Pacchioni.

2° Sinus impairs.

Situés sur la ligne médiane, les sinus impairs sont au
nombre de cinq, savoir : le sinus longitudinal supérieur,
le sinus droit, le sinus longitudinal inférieur, le sinus
coronaire et le sinus occipital transverse.

1° Sinus longitudinal supérieur. — Impair et médian, le
sinus longitudinal supérieur (fig. 200,4) occupe le bord
convexe de la faux du cerveau. Il s'étend, comme ce bord
lui-même, de la crête frontale à la protubérance occipitale
interne, où il se jette dans les deux sinus latéraux, qui,
comme on le sait, commencent l'un et l'autre sur ce point.
Il répond donc, dans toute son étendue, à la gouttière longitudinale que nous avons déjà décrite (t. I, p. 263) sur la
face interne de la calotte cranienne. Le sinus longitudinal
supérieur est prismatique triangulaire : sa coupe représente un triangle curviligne à base supérieure. Comme

le sinus caverneux, il est sillonné par de nombreuses brides transversales ou
obliques (fig. 199) et quelquefois même envahi par des masses granuleuses plus
ou moins considérables, dépendant des corpuscules de Pacchioni (voy. *Méninges*).

Fort grêle à son origine, le sinus longitudinal grossit progressivement d'avant en arrière, grâce aux nombreux affluents qui viennent successivement s'ouvrir dans sa cavité. Parmi ces affluents nous citerons :

1° Les *veines de la face interne* et une partie des *veines de la face externe* des hémisphères cérébraux (voy. SYSTÈME NERVEUX CENTRAL) ;

2° La *grande anastomotique cérébrale antérieure* de TROLARD, qui naît, dans la plupart des cas, de la partie moyenne du sinus pétreux supérieur (quelquefois du

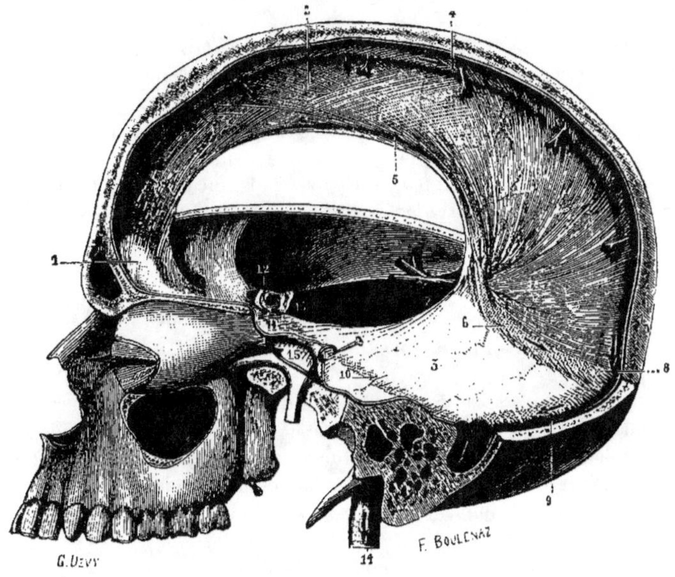

Fig. 200.

Sinus de la dure-mère, vue latérale.

1, apophyse crista-galli. — 2, faux du cerveau — 3, tente du cervelet. — 4, sinus longitudinal supérieur. — 5, sinus longitudinal inférieur. — 6, sinus droit. — 7, veine de Galien. — 8, pressoir d'Hérophile. — 9, sinus latéral gauche. — 10, sinus pétreux supérieur. — 10', confluent de ce dernier sinus avec le sinus latéral. — 11, sinus caverneux. — 12, sinus coronaire. — 13, sinus occipital transverse. — 14, veine jugulaire interne. — 15, ganglion de Gasser.

sinus caverneux), se dirige tout d'abord vers les petites ailes du sphénoïde, s'engage ensuite dans la scissure de Sylvius, s'y anastomose avec les veines voisines et vient enfin s'ouvrir dans le tiers postérieur du sinus longitudinal supérieur ;

3° La *grande anastomotique cérébrale postérieure* de LABBÉ, qui s'étend du sinus latéral au sinus longitudinal supérieur, soit directement, soit en se jetant préalablement dans la grande anastomotique cérébrale antérieure; cette dernière disposition me paraît être la plus fréquente;

4° Les *veines méningées moyennes*, plusieurs *veines diploïques* et la *veine émissaire de Santorini*, que nous étudierons dans un instant. Disons tout de suite que ces différentes veines, comme l'a parfaitement démontré TROLARD, ne s'ouvrent pas directement dans la cavité du sinus, mais se jettent préalablement dans un système de lacs sanguins à cavités aréolaires, situés dans l'épaisseur même de la dure-mère, de chaque côté du sinus. Ces cavités, dont le nombre et les dimensions augmentent avec l'âge, logent les corpuscules de Pacchioni et communiquent largement, d'une part avec les veines cérébrales, d'autre part avec le sinus longitudinal supérieur.

2° Sinus droit, pressoir d'Hérophile. — Le sinus droit (fig. 200,6) occupe la base de la faux du cerveau, ou, ce qui est la même chose, la partie moyenne de la tente du cervelet. Il est prismatique triangulaire, comme le précédent, et, comme lui, il se dirige d'avant en arrière et un peu de haut en bas.

Par son extrémité antérieure, le sinus droit reçoit, entre autres affluents :

1° Les *veines cérébrales profondes* ou *veines de Galien* (voy. NÉVROLOGIE) ;

2° Une *veine cérébelleuse supérieure*, qui provient de la face supérieure du cervelet ;

3° Deux *veines cérébrales inférieures* ou *veines basilaires*, qui naissent des parties médianes de la base du cerveau et cheminent parallèlement à la grande fente de Bichat ;

4° Enfin, le *sinus longitudinal inférieur*, qui sera décrit plus bas.

Par son extrémité postérieure, le sinus droit se continue avec la terminaison du sinus longitudinal supérieur et, par suite, avec l'origine des sinus latéraux.

Pressoir d'Hérophile ou torcular. — Il résulte des descriptions qui précèdent que six sinus, le sinus longitudinal supérieur, le sinus droit, les deux sinus latéraux et les deux sinus occipitaux postérieurs viennent aboutir à un même point, situé au-devant de la protubérance occipitale interne. Il y a là comme un vaste confluent veineux que l'on a désigné sous les noms divers de *confluent des sinus*, de *pressoir d'Hérophile*, de *torcular.*

Le mode de confluence des six sinus, longitudinal supérieur, droit, occipitaux postérieurs et latéraux, au niveau de la protubérance occipitale interne est loin d'être uniforme. Il présente, au contraire, de nombreuses variations individuelles, qui ont été bien étudiées en 1876 par RÜDINGER *Beiträge z. Anat. der Gehörorganes, der venösen Blutbahnen der Schädelhöhle*, etc., München) et, en 1894, par DUMONT *Les sinus postérieurs de la dure-mère et le pressoir d'Hérophile*, Th. de Nancy).

La présence d'un réservoir commun, où aboutissent les sinus précités, constituant le pressoir des auteurs classiques, existe bien certainement, mais il est relativement rare. DUMONT ne l'a rencontré que 10 fois sur les 50 sujets qu'il a examinés ; encore n'était-il bien complet que sur 4 ; sur les 6 autres, le sinus droit et les sinus occipitaux postérieurs ne prenaient aucune part à la constitution du confluent.

Le plus souvent, le sinus longitudinal supérieur, au lieu de descendre dans le pressoir en restant médian, se dévie à gauche ou à droite, mais ordinairement à droite, et se continue avec le sinus latéral droit. De son côté, le sinus droit, qui, comme on le sait, est en grande partie constitué par les veines de Galien, s'infléchit à gauche pour se continuer avec le sinus latéral gauche. Comme variante de cette disposition, le sinus longitudinal se bifurque en deux branches fort inégales : une branche volumineuse, qui se continue avec le sinus latéral droit, et une branche plus petite, qui se jette dans le sinus latéral gauche. De même, le sinus droit, tout en s'infléchissant vers le sinus latéral gauche, envoie un petit bras vers le sinus latéral du côté opposé. Comme on le voit, le sang qui circule dans les sinus latéraux a une origine différente à droite et à gauche. A droite, il provient en totalité ou en grande partie du sinus longitudinal supérieur qui, lui, tire son origine des veines corticales des hémisphères. A gauche, il provient, en majeure partie, et parfois même en totalité, du sinus droit, lequel résume la circulation veineuse des parties profondes du cerveau. Il convient d'ajouter que les deux sinus latéraux sont généralement inégaux en volume et que, dans ce cas, c'est presque toujours le droit (71 fois sur 100. RÜDINGER). qui l'emporte sur le gauche.

Enfin. dans un troisième type. appelé plexiforme, le sinus longitudinal supérieur et le sinus droit se divisent chacun en deux branches ordinairement inégales. qui se jettent. l'une à gauche. l'autre à droite, en formant au-devant de la protubérance

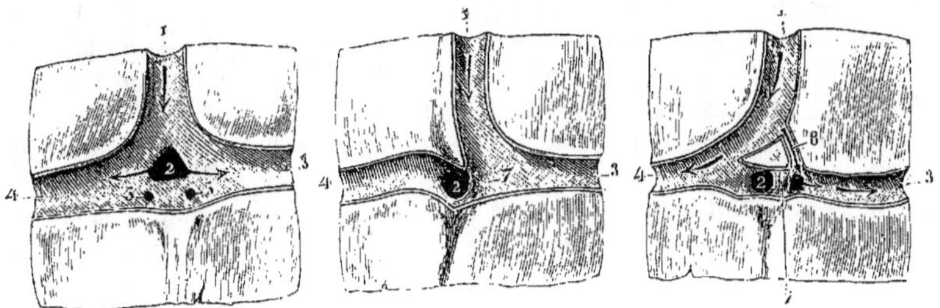

Fig. 201.

Confluent des sinus. divers types (d'après DUMONT) : A. pressoir d'Hérophile ; B, sinus longitudinal aboutissant au sinus latéral droit, sinus droit se jetant dans le sinus latéral gauche ; C. sinus longitudinal se continuant en grande partie avec le sinus latéral gauche et envoyant un petit bras au sinus latéral droit. tandis que le sinus droit se jette presque exclusivement dans ce dernier sinus.

(La dure-mère est vue par sa face postérieure ou convexe.)

1. sinus longitudinal supérieur. — 2. sinus droit. 3, sinus latéral droit. — 4. sinus latéral gauche. — 5. 5. sinus occipitaux postérieurs. 7. cloison fibreuse. 8. petit bras anastomotique jeté entre le sinus longitudinal supérieur et le sinus latéral droit.

occipitale interne une sorte de plexus veineux plus ou moins compliqué. Même dans cette disposition en plexus, ajoute RÜDINGER, les deux sinus latéraux se laissent facilement distinguer par ce fait que l'un d'eux est toujours plus volumineux que l'autre et que, dans le plus petit, il s'écoule toujours plus de sang des parties profondes du cerveau que dans le grand.

3° Sinus longitudinal inférieur. — Ce sinus (fig. 200, 5), généralement très grêle. occupe le bord concave de la faux du cerveau, dans ses deux tiers postérieurs ou seulement dans sa moitié postérieure. Il reçoit, au cours de son trajet. les veines de la faux du cerveau et vient s'ouvrir dans l'extrémité antérieure du sinus droit. Au sinus longitudinal inférieur aboutissent encore. dans certains cas. un certain nombre de veinules provenant du corps calleux, de la circonvolution du corps calleux. du lobe quadrilatère ou même du cunéus.

4° Sinus coronaire. — Le sinus coronaire ou circulaire (fig. 196, 3) entoure la base du corps pituitaire à la manière d'une ellipse horizontale. dont le grand axe serait dirigé transversalement. En avant, il confine à la gouttière optique ; en arrière. il répond à la lame quadrilatère du sphénoïde ; latéralement. il s'ouvre, à droite et à gauche. dans la partie interne du sinus caverneux. Le sinus coronaire représente donc une double anastomose transversale jetée entre le sinus caverneux d'un côté et le sinus caverneux du côté opposé.

A ce sinus aboutissent les veinules qui émanent du corps pituitaire.

5° Sinus occipital transverse. — Le sinus occipital transverse est encore une anastomose transversale jetée entre les extrémités antérieures des deux sinus caverneux. Il est situé au-dessous et en arrière de la lame quadrilatère du sphénoïde. sur la gouttière basilaire par conséquent. d'où le nom de *sinus basilaire*.

sous lequel on le désigne quelquefois. Il est ordinairement constitué par des canaux multiples plus ou moins anastomosés en plexus.

C. — Veines méningées

Les veines méningées cheminent entre la face externe de la dure-mère et la face interne du crâne, dans les sillons vasculaires que nous présentent les différentes pièces osseuses de cette cavité. Elles reçoivent à la fois des veinules provenant de la dure-mère et des veinules émanant de la paroi osseuse.

Les plus importantes de ces veines sont les *veines méningées moyennes*, qui correspondent à l'artère de même nom et occupent, comme elle, les gouttières et sillons dont l'ensemble constitue la feuille du figuier (OSTÉOLOGIE, p. 143). Les veines méningées moyennes, au nombre de deux pour chaque artère correspondante, se distinguent, d'après leur situation, en antérieure et postérieure. Très développées d'ordinaire, elles s'adossent l'une à l'autre dans la plus grande partie de leur trajet, de façon à envelopper, à elles deux, les deux tiers ou les trois quarts de la circonférence de l'artère. Plus rarement, elles sont séparées l'une de l'autre par un certain intervalle et, dans ce cas, on constate de loin en loin l'existence, entre elles, de canaux anastomotiques à direction transversale ou oblique.

Les veines méningées moyennes possèdent de très nombreux affluents. Un peu au-dessus du ptérion (OSTÉOLOGIE, p. 238), elles reçoivent à la fois les veines pariétales moyennes, des veines frontales et des veines venues de l'orbite, que l'on pourrait désigner sous le nom de *veines orbito-méningées*. Toutes ces veines réunies sur le même point forment une espèce de confluent (*carrefour veineux* de TROLARD), dont le diamètre peut atteindre jusqu'à 10 et même 12 millimètres. À ce niveau, l'artère méningée baigne en plein dans la cavité veineuse comme la carotide interne dans le sinus caverneux.

Les veines méningées moyennes communiquent en haut avec le sinus longitudinal supérieur par l'intermédiaire des lacs sanguins de la dure-mère, mentionnés ci-dessus. En bas, elles se dirigent vers le trou petit rond et se terminent de la façon suivante : la postérieure traverse ce trou avec l'artère méningée moyenne, arrive ainsi au-dessous du crâne et se jette dans le plexus ptérygoïdien ; quant à l'antérieure, elle passe aussi, dans certains cas, dans le trou petit rond et aboutit comme la précédente au plexus ptérygoïdien. Mais ce n'est pas la disposition la plus commune ; le plus souvent, en effet, elle se termine dans l'intérieur du crâne, en se jetant (TROLARD), soit dans le sinus caverneux, soit dans la veine du trou ovale (p. 273).

D. — Veines du diploé

1° Cavités veineuses du diploé. — Dans le diploé (t. I. p. 145), le sang veineux circule dans un système de lacunes ou aréoles, fort irrégulières comme forme et comme dimensions (fig. 202) et communiquant toutes les unes avec les autres, du moins pour le même os. Leur calibre varie avec l'âge : presque nulles chez le fœtus, elles présentent chez le vieillard des dimensions plus considérables que chez l'adulte. Cette circulation lacunaire est centralisée de loin en loin par de véritables canaux, que l'on peut considérer comme n'étant que des aréoles agrandies et transformées en conduits plus ou moins rectilignes.

Au point de vue histologique, les cavités veineuses du diploé (*aréoles* et *canaux*) sont constituées par une paroi osseuse que revêt une couche endothéliale, prolongement de celle qui tapisse les veines et les sinus veineux.

2° Canaux collecteurs. — On enseigne généralement, depuis BRESCHET, qu'il existe, de chaque côté du crâne, quatre canaux collecteurs, un *canal frontal*, deux *canaux pariétaux* et un *canal occipital*, se dirigeant verticalement tous les quatre de la région de la voûte vers la région de la base. TROLARD s'est élevé avec raison contre cette régularité, presque mathématique, assignée au nombre et à la direction des canaux diploïques. Cette régularité, devenue classique, se rencontre assurément, puisqu'elle a été constatée par BRESCHET et par quelques autres anatomistes ; mais elle est exceptionnelle. En réalité, les canaux et les aréoles du diploé ne présentent, au point de vue morphologique, qu'un seul caractère constant : c'est leur variabilité à l'infini.

Les réseaux veineux diploïques sont indépendants, dans le jeune âge et chez l'adulte, pour chacun des os qui constituent le crâne ; mais ils communiquent largement entre eux chez les vieillards. Cette communication s'établit par l'extension des vaisseaux d'un os à l'autre à travers les débris des sutures. Il se passe donc ici un phénomène qui n'est pas sans analogie avec ce que l'on observe dans les os longs à la dernière période de

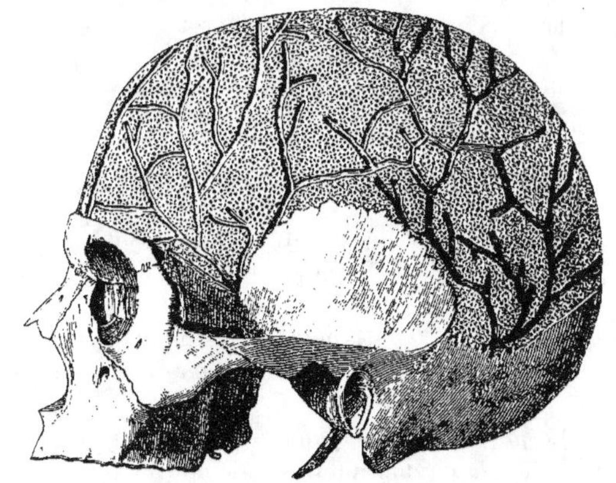

Fig. 202.

Canaux veineux du diploé.

La table externe des os de la calotte a été enlevée pour laisser voir le diploé et ses vaisseaux veineux.)

l'ossification : on voit alors les vaisseaux de l'épiphyse se mettre en rapport de continuité avec le réseau diaphysaire, dont ils étaient primitivement séparés par une zone plus ou moins épaisse de cartilage.

3° Anastomoses intra- et extra-craniennes. — Les veines diploïques communiquent avec les réseaux veineux intra-craniens et extra-craniens par deux ordres d'orifices, des orifices internes et des orifices externes :

a. Les *orifices internes*, situés à la surface interne de la cavité cranienne, se voient de préférence dans le voisinage des sillons vasculaires. Ils s'ouvrent dans les veines méningées, dans le fond des cavités qu'occupent les corpuscules de Pacchioni, et aussi dans quelques sinus, notamment dans le sinus longitudinal supérieur et dans les sinus latéraux.

b. Les *orifices externes* sont situés sur la surface externe des os du crâne et aboutissent au réseau veineux tégumentaire. On les observe principalement sur l'arcade orbitaire, dans le trou ou l'échancrure sus-orbitaire, dans la fosse temporale et à la partie postérieure de l'écaille occipitale.

E. — VEINES TÉGUMENTAIRES DU CRANE

Entre le cuir chevelu et l'aponévrose épicranienne s'étale un riche réseau veineux (fig. 203), fort irrégulier et échappant par le fait même de cette irrégularité à toute description. Tout ce qu'on peut faire, c'est de diviser les veines tégumentaires, d'après leur situation, en trois groupes : un groupe antérieur, comprenant les veines frontales ; un groupe postérieur, constitué par les veines occipitales ; un groupe latéral, enfin, comprenant les veines temporales.

Toutes ces veines, largement anastomosées entre elles, descendent, soit verticalement, soit obliquement, vers la base du crâne et s'y terminent de la façon suivante :

a. Les *veines frontales* se jettent dans les veines faciales, que nous retrouverons dans le paragraphe suivant (p. 281).

b. Les *veines occipitales* aboutissent, par un ou plusieurs troncs, à la veine jugulaire externe, que nous étudierons avec les veines du cou.

c. Les *veines pariétales* convergent vers l'arcade zygomatique et se jettent dans la veine temporale superficielle, l'une des principales branches d'origine de la veine jugulaire externe.

F. — ANASTOMOSES ENTRE LES SINUS ET LE RÉSEAU EXTRA-CRANIEN

L'étude qui précède, des différents réseaux veineux qui occupent la région de la tête, établit nettement que ces réseaux, loin d'être individuellement indépendants, présentent entre eux des relations fort nombreuses. Outre les anastomoses déjà signalées au cours de notre description, nous indiquerons ici les anastomoses suivantes jetées entre les veines extra-craniennes et les sinus méningiens. Elles sont, par ordre d'importance (TROLARD) :

1° Le *golfe de la veine jugulaire*, qui fait communiquer, à travers le trou déchiré postérieur, la circulation profonde du cou avec la terminaison du sinus latéral et du sinus pétreux inférieur ;

2° La *veine ophthalmique*, qui se termine d'une part dans le sinus caverneux et, d'autre part, se continue avec la veine faciale ;

3° La *veine du trou ovale* et la *veine sus-ptérygoïdienne*, qui de la partie inférieure du sinus caverneux aboutissent au plexus ptérygoïdien :

4° La *veine mastoïdienne*, qui traverse le trou mastoïdien et relie ainsi au sinus latéral les veines de la région mastoïdienne ;

5° Le *sinus pétro-occipital inférieur*, situé à la surface inférieure de la base du crâne, lequel réunit, à travers le trou déchiré antérieur, le sinus caverneux à ce groupe de veines, dont nous avons parlé plus haut, qui occupent la fossette condylienne antérieure (*confluent condylien antérieur*) :

6° La *veine condylienne postérieure* (elle existe 17 fois sur 20), qui part du sinus latéral, tout près de sa terminaison, s'échappe du crâne par le trou condylien postérieur et se jette dans la veine vertébrale, entre l'atlas et l'axis (fig. 198, 6) :

7° La *veine émissaire de Santorini*, souvent multiple, qui traverse de haut en bas le trou pariétal, en réunissant les veines pariétales au sinus longitudinal supérieur.

Ces divers canaux anastomotiques, auxquels s'ajoutent, sur la plupart des sujets, un certain nombre de canaux accessoires moins volumineux et moins constants, établissent, on le conçoit, une solidarité complète, au double point de vue anatomique et physiologique, entre la circulation extra-cranienne et la circulation des sinus.

À consulter, au sujet de la circulation veineuse de la tête, outre RÜDINGER (mém. indiqué p. 276) : TROLARD (mém. indiqué p. 273) ; — DU MÊME, *De l'appareil veineux des artères encéphaliques*, Journ. de l'Anat., 1890, — DU MÊME, *Des veines méningées moyennes*, Les Sciences biologiques, 1890 ; — J.-F. KNOTT, *On the cerebral sinues and their variations*, Journ. of Anat. and Phys., 1882, XVI, p. 27 ; — CH. LABBÉ, *Note sur la circulation veineuse du cerveau*, etc., Arch. de Physiologie, 1879 ; — DU MÊME, *Étude sur les granulations de Pacchioni, suivie d'une note sur les moyens de communication veineuse intra-cranienne avec l'extérieur du crâne*. Th. de Paris, 1882 :

— Du même, *Anomalies des sinus de la dure-mère*, Arch. de Physiol., 1883 ; — Browning, *The veins of the brain and its enveloppes*, Brooklyn, 1884 ; — Spering, *Circolazione venosa del capo*, Thèse de concours, Turin, 1884 ; — Hédon, *Étude anatomique sur la circulation veineuse de l'encéphale*, Th. Bordeaux, 1888 ; — Langer, *Der sinus cavernosus der harten Hirnhaut*, Sitz. d. Wien. Akad. d. Wiss., 1885 ; — Trolard, *Les lacs sanguins de la dure-mère, la veine vertébrale*, 1885 ; — Symington, *On the valvular arrangements in connection with the cranial venous circulation*, Brit. med. Journ., 1887 ; — Svijachenixoff, *Anat. d. Venen des Hinterhauptes, des Nacken u. der Schädelbasis*. Inaug. Dissert., Saint-Pétersbourg, 1889 ; — Dumont, *Les sinus postérieurs de la dure-mère et le pressoir d'Hérophile*, Th. Nancy, 1894.

§ IV. — Veines de la face

Les veines de la face se divisent en deux groupes : les veines superficielles et les veines profondes. Elles correspondent assez exactement aux artères faciale, linguale, temporale superficielle et maxillaire interne, branches de la carotide externe et à l'artère ophthalmique, branche de la carotide interne.

A. — Veines superficielles

Les veines superficielles (fig. 203) forment, au-dessous des téguments, un riche réseau dont les branches aboutissent à deux troncs principaux : en dedans, à la veine faciale ; en dehors, à la veine temporale superficielle.

1º Veine faciale. — La veine faciale (fig. 203,8) prend naissance dans la région du front, sur la ligne médiane ou au voisinage de cette ligne.

A. Situation et trajet. — Peu après son origine, elle descend à la face, qu'elle traverse obliquement en allant de haut en bas et de dedans en dehors. Elle croise ensuite le bord inférieur du maxillaire inférieur, passe dans le cou et finalement se jette dans la jugulaire interne, à 20 ou 25 millimètres au-dessous de l'angle de la mâchoire. Au cours de son trajet, elle prend successivement les noms de *veine préparate* au niveau du front, de *veine angulaire* dans l'angle interne de l'œil, de *veine faciale proprement dite* dans le reste de son parcours.

a. La *veine préparate*, généralement double (l'une pour le côté gauche, l'autre pour le côté droit), mais quelquefois simple, représente le canal collecteur des veines antérieures du crâne ou veines frontales. Elle se porte verticalement en bas, de chaque côté de la ligne médiane, et vient se terminer à une arcade veineuse placée transversalement sur la racine du nez. A cette arcade, appelée *arcade nasale*, aboutissent encore la *veine sus-orbitaire* et quelques *veines dorsales du nez*, qui longent, de chaque côté, le bord antérieur ou dorsal de cet organe.

b. La *veine angulaire*, née de l'extrémité correspondante de l'arcade nasale, descend dans le sillon qui sépare la joue de l'aile du nez. Elle reçoit à son origine l'extrémité antérieure de l'ophthalmique supérieure, plus bas les veines ou veinules de l'aile du nez et prend immédiatement au-dessous (limite bien fantaisiste, comme on le voit) le nom de veine faciale.

c. La *veine faciale proprement dite*, en quittant le sillon de l'aile du nez, se dirige obliquement en bas et en dehors, passe au-dessous des deux muscles zygomatiques, glisse sur le buccinateur et vient s'accoler au bord antérieur du masséter. Elle croise ensuite le bord inférieur du maxillaire, avec l'artère faciale, et descend alors dans la région sus-hyoïdienne, où elle se termine, comme nous l'avons indiqué plus haut, dans la jugulaire interne, plus rarement dans la jugulaire externe.

B. Rapports avec l'artère. — Les rapports de la veine faciale avec l'artère homonyme sont les suivants : à la partie toute supérieure de la face, dans l'angle

interne de l'œil, les deux vaisseaux suivent un trajet pour ainsi dire parallèle et
ils restent accolés jusqu'à la partie moyenne de l'aile du nez. Là, ils se séparent :
tandis que l'artère poursuit quelque temps encore son trajet descendant, puis s'in-

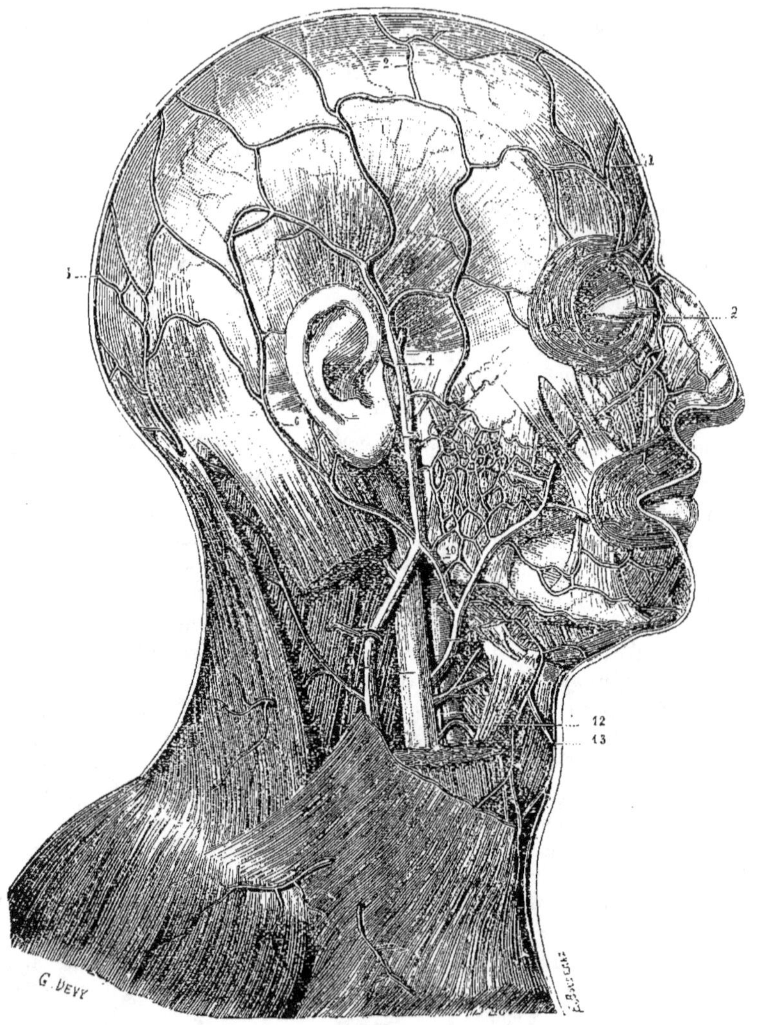

Fig. 203.

Veines superficielles du crâne et de la face, vue latérale.

1, veines frontales. — 2, veines pariétales. — 3, veines occipitales. — 4, temporale superficielle. — 5, maxillaire
interne. — 6, mastoïdienne. — 7, angulaire. — 8, faciale. — 8', plexus veineux massétérin. — 9, jugulaire externe. —
10, anastomose entre cette dernière veine et la faciale. — 11, linguale. — 12, thyroïdienne supérieure. — 13, jugulaire
antérieure. — 14, carotide. — 15, jugulaire interne. — 16, nerf pneumogastrique.

fléchit en dehors pour gagner le bord inférieur du maxillaire, et décrit ainsi dans
son ensemble une longue courbe dont la concavité est dirigée en haut et en dehors,
la veine, elle, se porte directement vers le bord du maxillaire, en suivant le chemin
le plus court ; elle représente pour ainsi dire la corde de l'arc décrit par l'artère.

Séparées l'une de l'autre dans la plus grande partie de leur parcours facial, la veine faciale et l'artère homonyme se rejoignent au niveau du point où les faisceaux antérieurs du masséter viennent s'attacher au maxillaire. Sur ce point, la veine est encore placée, tout d'abord, en arrière de l'artère. Puis, elle la croise en passant sur elle, de telle sorte qu'au cou, au niveau de la partie postérieure de la glande sous-maxillaire, les deux vaisseaux nous offrent une situation exactement inverse de celle qu'ils avaient à la face : l'artère est en arrière, la veine en avant.

C. Affluents. — Au cours de son long trajet, la veine faciale reçoit de nombreux affluents, que nous examinerons successivement à la face et au cou :

a. *Dans son parcours facial*, tout d'abord, elle reçoit : 1° les *veines nasales externes*, qui proviennent du nez et de la partie antérieure des fosses nasales (voy. t. III, Fosses nasales) ; 2° les *veines labiales*, qui émanent des lèvres ; 3° les *veines buccales*, qui proviennent des parois latérales de la bouche ; 4° les *veines massétérines antérieures*, qui proviennent de la région massétérine et qui se disposent le plus souvent en un riche plexus ; 5° la *veine alvéolaire*, veine ordinairement très volumineuse, qui tire son origine du plexus alvéolaire, lequel est situé sur la tubérosité du maxillaire et résulte de la convergence, sur ce point, des *veines sous-orbitaire, palatine supérieure, vidienne* et *sphéno-palatine*.

b. *Dans son parcours cervical*, la veine faciale est encore grossie par des veines importantes : la *veine sous-mentale*, la *veine palatine inférieure* et les *veines de la glande sous-maxillaire*, dont les noms seuls indiquent nettement la provenance.

2° Veine temporale superficielle. — Formée par les veines tégumentaires latérales du crâne ou veines pariétales (p. 280), la temporale superficielle descend en avant du pavillon de l'oreille avec l'artère de même nom, croise superficiellement l'arcade zygomatique et vient se réunir, au niveau du col du condyle, avec la veine maxillaire interne pour constituer la veine jugulaire externe.

Chemin faisant, la veine temporale superficielle recueille : 1° quelques *veines auriculaires* provenant du pavillon de l'oreille ; 2° quelques veines *palpébrales* et *orbitaires*, tirant leur origine des paupières et de la région des sourcils ; 3° plusieurs *veines faciales*, correspondant à l'artère transversale de la face.

B. — Veines profondes

Les veines profondes tirent leur origine du massif osseux de la face et principalement des trois appareils sensoriels qui se logent dans ce massif osseux : la langue, la muqueuse pituitaire, l'œil et ses annexes. Elles se jettent, pour la plupart, dans trois troncs principaux, qui sont la veine ophthalmique, la veine massétérine et la veine linguale.

1° Veines ophthalmiques. — Le sang apporté à l'orbite par l'artère ophthalmique et ses branches retourne au sinus caverneux par les veines ophthalmiques. Ces veines (fig. 204), au nombre de deux de chaque côté, se distinguent en supérieure et en inférieure :

a. *Veine ophthalmique supérieure.* — La veine ophthalmique supérieure, la plus volumineuse des deux, occupe, comme son nom l'indique, le plan supérieur de l'orbite. Elle prend naissance dans le grand angle de l'œil, où elle est formée par la convergence d'un groupe plus ou moins nombreux de veinules qui proviennent des régions voisines : les paupières, le nez, le front. A ce niveau, l'ophthalmique supérieure fait directement suite, dans bien des cas, à la veine angulaire. — Du grand angle de l'œil, elle s'engage dans l'orbite, en passant au-dessous du tendon réfléchi du grand oblique. Puis, s'infléchissant en arrière et en dehors, elle croise supérieurement le nerf optique et gagne alors la partie la plus élevée de la fente sphénoïdale, qu'elle traverse pour se jeter dans le sinus caverneux. — Dans ce trajet, la veine ophthalmique supérieure recueille successivement les veines ethmoïdales antérieure et postérieure, plusieurs veines musculaires, les deux vasa vorticosa supérieurs, la veine lacrymale, remarquable par son volume, et, quelquefois aussi, la veine centrale de la rétine.

b. *Veine ophthalmique inférieure.* — La veine ophthalmique inférieure se détache d'un riche réseau veineux, qui occupe la partie antérieure du plancher de l'orbite et à la constitution duquel concourent des branches nombreuses provenant de la face, de la paupière inférieure, du sac

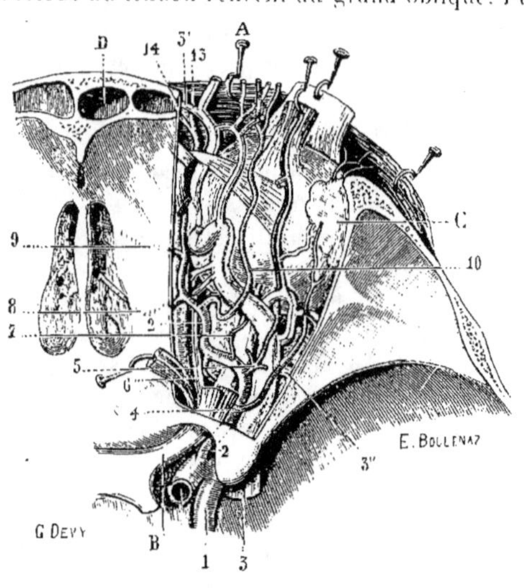

Fig. 204.

Veine ophthalmique supérieure, vue d'en haut.

1, artère carotide interne. — 2, artère ophthalmique. — 3, veine ophthalmique, avec : 3', son anastomose avec la faciale ; 3", son anastomose avec le plexus ptérygoïdien. — 4, artère lacrymale. — 4', artère centrale de la rétine. — 5, artère musculaire supérieure. — 6, artère musculaire inférieure. — 7, artères ciliaires. — 8, artère ethmoïdale postérieure. — 9, artère ethmoïdale antérieure. — 10, artère sus-orbitaire. — 11, artère palpébrale supérieure. — 12, artère palpébrale inférieure. — 13, artère frontale. — 14, artère nasale. — 15, artère et veine faciales.
A, paupières érignées. — B, nerf optique. — C, glande lacrymale. — D, sinus frontal. — E, sinus maxillaire.

lacrymal et même des fosses nasales. De là, se dirigeant obliquement en arrière et en haut, elle reçoit les veines musculaires inférieures et les deux vasa vorticosa inférieurs, envoie à la veine ophthalmique supérieure une ou deux anastomoses et arrive finalement à la partie la plus élevée de la fente sphénoïdale, où elle se termine, soit en s'abouchant dans la veine ophthalmique supérieure, soit en se jetant directement dans le sinus caverneux.

c. *Diverses anastomoses des veines ophthalmiques.* — Comme on le voit par la description qui précède, les veines ophthalmiques communiquent largement, sur tout le pourtour de la base de l'orbite, avec les veines de la face. Elles sont reliées aussi au plexus ptérygoïdien par une ou plusieurs anastomoses, lesquelles pénètrent dans l'orbite à travers la fente sphéno-maxillaire. Les recherches de Merkel, confirmées récemment par celles de Festal, tendent à établir qu'il existe, sur les confins de ces différents systèmes, des valvules disposées de telle sorte qu'une injection, poussée soit par la faciale, soit par le plexus ptérygoïdien, ne remplit pas le réseau des veines ophthalmiques. Il résulte d'une pareille disposition que si, dans des conditions ordinaires, le sang veineux de l'orbite peut se déverser librement dans le système de la veine faciale, le fait inverse ne saurait se produire : le sang de la veine faciale ne peut, par l'intermédiaire des veines ophthalmiques, traverser l'orbite et aboutir aux sinus.

A consulter au sujet des veines de l'orbite : Hyrtl. *Vena ophtalmo-meningea.* Œsterr. Zeitschr.

für prakt. Heilk., Wien, 1850. — SESEMANN, *Die Orbitalvenen des Menschen*, et., Reichert u. Dubois-Reymond's Arch., 1869. — DOBROWSKY, *Zur Lehre über die Blutcirculation im Augenhintergrunde des Hundes u. Menschen*, Centr. f. d. med. Wiss., 1870. — GURWITSCH, *Ueber die Anastomosen zwischen den Gesichts- und Orbitalvenen*, Arch. f. Ophtalm., 1883 ; — SCHULLEN, *Untersuch. über die Circulationsverhältnisse des Auges*, ibid., 1884 : — FESTAL, *Rech. anat. sur les veines de l'orbite, leurs anastomoses avec les veines des régions voisines*, Th. de Paris, 1887.

2° Veine maxillaire interne. — Nous avons vu l'artère maxillaire interne (p. 131) fournir de nombreuses branches collatérales, que l'on peut au besoin diviser en deux groupes : un premier groupe, naissant entre le maxillaire inférieur et les muscles ptérygoïdiens ; un deuxième groupe, se détachant un peu plus loin, sur la tubérosité du maxillaire supérieur ou même dans la fosse ptérygo-maxillaire.

Ces différentes branches artérielles sont accompagnées de branches veineuses qui suivent exactement le même trajet et qui se terminent suivant deux modes. — Celles qui correspondent aux artères du deuxième groupe se dirigent vers la tubérosité du maxillaire pour former un premier plexus, le *plexus alvéolaire*. De ce plexus part une veine, la *veine alvéolaire*, qui, comme nous l'avons vu tout à l'heure, est l'un des principaux affluents de la veine faciale. — Celles qui correspondent aux artères du premier groupe convergent vers les ptérygoïdiens et constituent, entre ces muscles et la branche du maxillaire inférieur, un deuxième plexus appelé *plexus ptérygoïdien*. Ce sont les *veines temporales profondes*, les *veines ptérygoïdiennes*, les *veines dentaires inférieures*, les *veines massétérines profondes* et les *veines méningées moyennes*, ces dernières (voy. p. 278) débouchant du crâne par le trou petit rond et communiquant, à leur origine, avec le sinus longitudinal supérieur. Au plexus ptérygoïdien aboutissent encore, comme nous l'avons vu, la *veine du trou ovale* et la *veine sus-ptérygoïdienne*, qui l'unissent au sinus caverneux.

Topographiquement, le plexus ptérygoïdien est situé dans la région zygomatique. Il occupe tout l'espace qui se trouve compris, d'une part entre l'épine du sphénoïde et la base de l'apophyse ptérygoïde, d'autre part entre la branche du maxillaire inférieur et les muscles ptérygoïdiens (voy. t. I, fig. 411). Il est formé par un amas de grosses veines si rapprochées et si fréquemment anastomosées entre elles que TROLARD a cru devoir le considérer comme une cavité unique, cloisonnée et aréolaire.

Le plexus ptérygoïdien communique largement, en dedans avec le plexus alvéolaire de telle sorte que les deux plexus n'en forment pour ainsi dire qu'un seul. En dehors, il donne naissance à une veine volumineuse, la *veine maxillaire interne* qui constitue sa principale voie de dégagement. Cette veine, souvent multiple ou même plexiforme, contourne le col du condyle et se réunit avec la temporale superficielle. De cette union résulte un tronc unique, la *veine jugulaire externe*, que nous retrouverons dans le paragraphe suivant à propos des veines du cou.

3° Veine linguale. — Le sang apporté à la langue par l'artère linguale retourne à la jugulaire interne par de nombreuses veines, dites *veines linguales*, que l'on peut diviser en trois groupes distincts (fig. 104) : les veines profondes, les veines dorsales et les veines ranines.

a. Les *veines profondes* de la langue, au nombre de deux de chaque côté, accompagnent l'artère linguale dans toute son étendue, formant fréquemment autour d'elle un véritable plexus. Elles sont ordinairement peu développées.

b. Les *veines dorsales* cheminent sur le dos de la langue, entre la muqueuse et les muscles sous-jacents ; elles viennent former, en arrière du V lingual, un plexus remarquable, auquel aboutissent en même temps quelques veinules provenant de l'épiglotte et plusieurs veines descendues de l'amygdale.

c. Les *veines ranines* sont situées de chaque côté du frein de la langue où elles apparaissent au-dessous de la muqueuse, sous la forme de deux lignes bleuâtres. Obliquement dirigées de haut en bas, de dedans en dehors et d'avant en arrière, elles cheminent à côté du grand hypoglosse : comme lui, elles sont séparées de l'artère linguale par le muscle hyo-glosse.

Les trois ordres de veines, issues des réseaux capillaires de la langue convergent vers le bord postérieur du muscle hyo-glosse et s'y réunissent en un tronc commun, qui est la *veine linguale proprement dite*. Cette veine se jette dans la jugulaire interne, soit directement, soit en se fusionnant préalablement avec la veine faciale, pour former un tronc commun, le *tronc linguo-facial*. Il n'est pas rare de voir le tronc linguo-facial recevoir encore, au moment de s'aboucher dans la jugulaire, la veine thyroïdienne supérieure. Il en résulte alors la formation d'un tronc plus volumineux encore, le tronc *thyro-linguo-facial* (fig. 205, 14). Ce tronc, quand il existe, est couché sur le côté externe des deux carotides externe et interne et, de ce fait, présente en médecine opératoire une importance considérable.

<h3 align="center">§ V. — VEINES DU COU</h3>

Les veines principales du cou (fig. 206) sont au nombre de six, savoir : la veine jugulaire externe, la veine jugulaire antérieure, la veine jugulaire interne, la veine jugulaire postérieure, la veine vertébrale et les veines thyroïdiennes.

1° Veine jugulaire externe. — La jugulaire externe (fig. 205 et 206) est une veine superficielle, descendant verticalement sur les parties latérales du cou : sa direction est assez exactement représentée par une ligne droite, qui s'étendrait de l'angle de la mâchoire à la partie moyenne de la clavicule.

a. *Origine, trajet, terminaison.* — Elle naît au niveau du col du condyle, où elle résulte de la fusion de deux veines déjà décrites, la *temporale superficielle* et la *maxillaire interne*. Puis, elle se porte verticalement en bas, croise obliquement la face externe du sterno-cléido-mastoïdien et s'engage, en quittant ce muscle, dans le triangle sus-claviculaire. Elle arrive ainsi à la clavicule. Là, elle perfore de dehors en dedans les deux aponévroses cervicale superficielle et cervicale moyenne et vient se terminer dans le tronc de la sous-clavière, un peu en dehors du point d'abouchement de la jugulaire interne. Dans son trajet intra-parotidien, la jugulaire envoie en dedans une branche à direction oblique ou transversale, qui aboutit, suivant les cas, soit à la faciale et par elle à la jugulaire interne, soit directement à la jugulaire interne. Cette anastomose entre les deux jugulaires externe et interne est très variable dans ses dimensions, mais elle est à peu près constante.

b. *Rapports.* — Dans sa partie la plus élevée, la jugulaire externe est contenue dans l'épaisseur de la parotide. Elle est superficielle dans tout le reste de son étendue : elle chemine, en effet, en dehors de l'aponévrose cervicale superficielle, recouverte seulement par la peau et par le muscle peaucier. Plusieurs branches du plexus cervical superficiel présentent avec la jugulaire externe, comme nous le verrons plus tard, des rapports intimes : la branche auriculaire, notamment, longe de bas en haut sa portion supérieure, la branche cervicale transverse la croise à angle droit.

c. *Affluents.* — Au cours de son trajet, la jugulaire externe reçoit comme affluents : 1° plusieurs branches anastomotiques, obliques ou transversales, provenant de la jugulaire antérieure ; 2° les *veines occipitales*, provenant des

téguments de la partie postérieure du crâne ; 3° les *veines auriculaires posté-*
rieures, provenant du pavillon de l'oreille ; 4° plusieurs veinules superficielles,
sans nom, tirant leur origine des parties postérieure et latérale du cou ; 5° une branche anastomotique, non constante chez l'homme, mais normale chez le singe, qui provient de la veine céphalique du bras et gagne la région sus-claviculaire, en passant au-dessous de la clavicule ; 6° les *veines scapulaire supérieure* et *scapulaire postérieure*, qui correspondent aux artères de même nom ; ces dernières branches veineuses s'ouvrent dans la jugulaire interne tout près de sa terminaison.

d. *Valvules.* — La jugulaire externe possède ordinairement deux valvules : l'une au niveau même de son embouchure ; l'autre à 4 ou 5 centimètres au-dessus. Ces deux valvules sont l'une et l'autre *insuffisantes* et, comme telles, ne sauraient s'opposer d'une façon complète au reflux du sang veineux.

2° Veine jugulaire antérieure.

— La veine jugulaire antérieure (fig. 206,6), dont le calibre est d'ordinaire en raison inverse de celui de la jugulaire externe, prend naissance dans la région sus-hyoïdienne, où elle résulte de la fusion en un seul tronc de plusieurs veinules cutanées et musculaires.

De la région sus-hyoïdienne, les deux jugulaires antérieures, la droite et la gauche, se portent verticale-

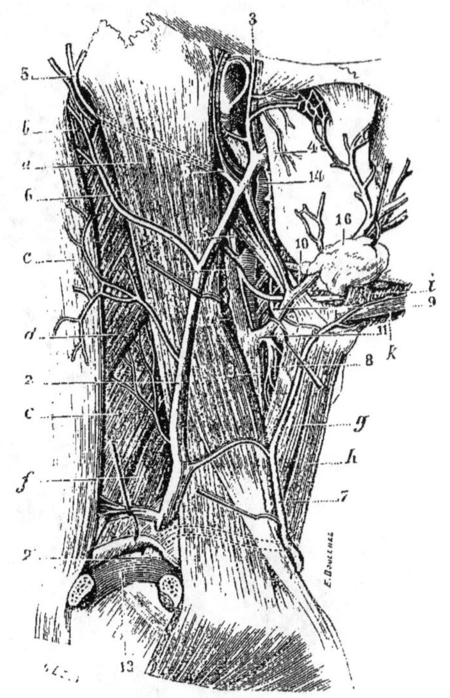

Fig. 205.

La veine jugulaire externe et ses affluents (en grande partie d'après FARABEUF).

a. sterno-cléido-mastoïdien. — *b.* complexus. — *c.* trapèze. *d.* splénius. — *e.* angulaire. — *f.* scalène postérieur. *g.* omo-hyoïdien. — *h.* sterno-cléido-hyoïdien. — *i.* mylo-hyoïdien. — *k.* digastrique.

1. jugulaire interne. — 2. jugulaire externe, avec 2' son abouchement dans la sous-clavière — 3, temporale superficielle. — 4. maxillaire interne. - 5. veine occipitale profonde. — 6. veine occipitale superficielle. — 7. jugulaire antérieure. — 8, thyroïdienne supérieure. — 9. linguale. - 10. faciale. — 11. tronc thyro-linguo-facial. — 12. sous-clavière. — 13, carotide primitive. — 14. carotide externe. — 15. grand hypoglosse. — 16. glande sous-maxillaire érignée. — 17, ganglions lymphatiques.

ment en bas, en cheminant de chaque côté de la ligne médiane. Arrivées à 1 ou
2 centimètres au-dessous de la fourchette sternale, elles se coudent brusquement
à angle droit pour se porter horizontalement en dehors. Elles perforent alors l'aponévrose cervicale superficielle, s'engagent au-dessous du sterno-cléido-mastoïdien
correspondant, traversent ensuite l'aponévrose cervicale moyenne, croisent en
avant les gros vaisseaux du cou et, finalement, viennent se terminer dans la veine
sous-clavière, un peu au-dessous de la veine jugulaire externe, quelquefois au
niveau même de cette dernière, par un orifice qui est commun aux deux vaisseaux.

Dans sa portion verticale ou descendante, la jugulaire antérieure chemine tout
d'abord dans le tissu cellulaire sous-cutané ; puis, dans un canal fibreux résultant
du dédoublement, à son niveau, de l'aponévrose cervicale superficielle. Dans sa

portion horizontale, elle est profondément située au-dessous du sterno-cléido-mastoïdien et de l'aponévrose cervicale superficielle.

La jugulaire antérieure reçoit comme affluents de nombreuses veinules, provenant des muscles et des téguments de la face antérieure du cou. Elle reçoit aussi,

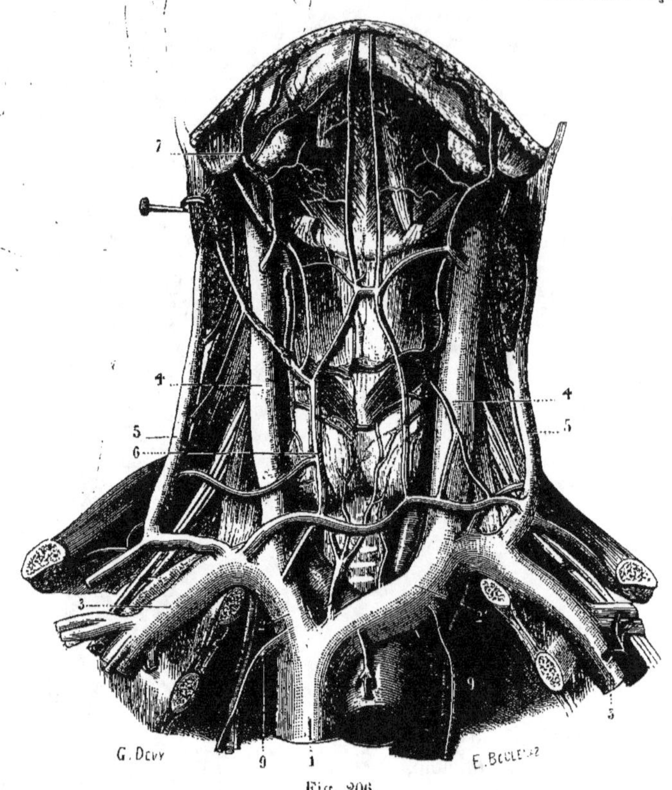

Fig. 206.

Veine cave supérieure et ses affluents.

1, veine cave supérieure. — 2, tronc brachio-céphalique droit. — 2', tronc brachio-céphalique gauche. — 3, 3', veines sous-clavières. — 4, jugulaire interne. — 5, jugulaire externe. — 6, jugulaire antérieure. — 7, veine faciale. — 8, veines thyroïdiennes. — 9, veine mammaire interne.

dans la plupart des cas, une veine parfois très volumineuse, qui provient de la région antérieure du thorax.

Plusieurs anastomoses, très variables en nombre, en volume et en direction, la relient d'une part à la jugulaire externe, d'autre part à la jugulaire interne ou à la faciale. Les deux jugulaires antérieures sont, en outre, réunies l'une à l'autre par une branche anastomotique, à direction transversale, qui est située à 1 ou 2 centimètres au-dessus du sternum.

3° **Veine jugulaire interne**. — La jugulaire interne (fig. 206,4), la plus volumineuse des veines jugulaires, est profondément située sur les parties latérales du cou.

a. *Origine, trajet, terminaison.* — Elle prend naissance dans le trou déchiré postérieur, où elle continue directement le sinus latéral (fig. 198,3). Immédiatement au-dessous du trou déchiré, elle présente un renflement souvent considérable, connu sous le nom de *golfe de la veine jugulaire interne*. Puis, elle descend vers l'orifice supérieur du thorax en suivant un trajet légèrement oblique en bas et en avant. Arrivée au niveau de l'articulation sterno-claviculaire, elle se réunit avec la veine sous-clavière correspondante pour former le tronc veineux brachio-céphalique, que nous avons déjà décrit.

b. *Rapports*. — Dans ce trajet, la jugulaire interne longe le côté externe de la carotide interne d'abord, de la carotide primitive ensuite. Elle est logée dans la même gaine que l'artère et en partage les rapports (p. 118 et 137). Tout à fait à sa partie supérieure, cependant, elle est séparée de l'artère, ainsi que nous l'avons vu, par les trois nerfs pneumogastrique, glosso-pharyngien et grand hypoglosse.

c. *Affluents*. — Un peu au-dessous du trou déchiré, la veine jugulaire interne, reçoit le sinus pétreux inférieur et résume alors, grâce à cet affluent, toute la circulation des sinus, toute la circulation encéphalique par conséquent. Elle reçoit en outre, à différentes hauteurs, toute une série de veines tributaires, savoir : 1° la *veine linguale* et la *veine faciale*, déjà étudiées (p. 285 et 281) ; 2° la *veine pharyngienne*, qui naît sur les parties latérales du pharynx d'un riche plexus, dit plexus pharyngien (voy. *Pharynx*) ; elle vient s'ouvrir dans la veine jugulaire interne à la hauteur de l'os hyoïde ; 3° les *veines laryngées*, qui suivent exactement le trajet des artères homonymes ; 4° la *veine thyroïdienne supérieure* et la *veine thyroïdienne moyenne*, que nous retrouverons dans un instant.

d. *Valvules*. — La veine jugulaire interne présente constamment au niveau de son embouchure deux valvules, ordinairement *suffisantes*, dont l'abaissement à l'état normal s'oppose à tout reflux du sang veineux provenant du tronc brachio-céphalique correspondant.

4° Veine jugulaire postérieure. — Les veines jugulaires postérieures, situées dans les profondeurs de la nuque, appartiennent en réalité au système des veines extra-rachidiennes. Elles sont au nombre de deux, l'une droite, l'autre gauche. Chacune d'elles prend naissance entre l'occipital et l'atlas, par la réunion de branches multiples qui sont, d'après Walter (*Thèse de Paris*, 1885) : 1° la veine mastoïdienne ; 2° la veine condylienne postérieure ; 3° une ou deux veines occipitales profondes ; 4° des branches plexiformes, qui entourent le trou occipital ; 5° des branches qui émanent des veines intra-rachidiennes, lesquelles forment à ce niveau, à l'angle externe du canal, un volumineux paquet ou plexus, connu sous le nom de *confluent occipito-vertébral*.

Ainsi constituée, la jugulaire postérieure descend dans les gouttières vertébrales jusqu'à la partie inférieure de la nuque. S'infléchissant alors en bas et en avant, elle s'engage entre la première côte et l'apophyse transverse de la septième vertèbre cervicale et vient s'ouvrir à la partie postérieure du tronc veineux brachio-céphalique correspondant, un peu en dehors de la veine vertébrale.

Elle recueille, dans son trajet, la plus grande partie des veines de la nuque. Les autres aboutissent aux jugulaires externes, aux veines occipitales, aux veines cervicales profondes et aux veines vertébrales.

Une anastomose transversale constante réunit l'une à l'autre les deux veines jugulaires postérieures, au niveau de l'apophyse épineuse de l'axis.

5° Veine vertébrale. — La veine vertébrale correspond, non pas à l'artère vertébrale tout entière, mais à sa portion cervicale seulement. Elle naît au-dessous du trou occipital, en s'échappant comme la jugulaire postérieure du confluent occipito-vertébral, qui la met en relation à la fois avec les veines intra-rachidiennes et avec la circulation des sinus craniens. Puis, se portant de haut en bas, elle s'engage, en compagnie de l'artère homonyme, dans les trous que présentent à leur base les apophyses transverses des vertèbres cervicales et descend ainsi jusqu'à la cinquième ou à la sixième de ces vertèbres. Dans ce trajet, l'artère est située en dedans et en avant de la veine, qui l'entoure dans les deux tiers ou les trois quarts de sa circonférence.

La veine vertébrale reçoit comme affluents trois ordres de veinules, savoir : 1° des *veinules postérieures*, qui proviennent des muscles de la nuque ; 2° des *veinules antérieures*, qui émanent des muscles prévertébraux ; 3° des *veinules internes*, qui proviennent des plexus intra-rachidiens à travers les trous de conjugaison (*veines de conjugaison*). Elle échange, en outre, avec la jugulaire postérieure de nombreuses anastomoses, à direction transversale ou plus ou moins oblique.

Au sortir du trou de l'apophyse transverse de la cinquième ou de la sixième cervicale, quelquefois de la septième, la veine vertébrale s'infléchit un peu en avant et en bas, reçoit alors les veines *cervicale ascendante* et *cervicale profonde*, qui correspondent exactement aux artères de même nom, et, finalement, vient s'ouvrir à la partie postérieure du tronc veineux brachio-céphalique, un peu en dedans de la veine jugulaire interne. Son embouchure est constamment pourvue d'une valvule.

Contrairement à la description classique, WALTHER (*loc. cit.*) admet, à la suite d'injections nombreuses, que les veines vertébrales sont toujours multiples : « On trouve presque toujours, dit-il, au lieu d'une veine régulière, plusieurs branches, ordinairement trois ou quatre, fréquemment reliées entre elles par des anastomoses et formant un véritable plexus, qui, bien injecté, remplit complètement le canal qui le contient. Ce plexus se divise, au niveau de chaque espace intertransversaire, en deux groupes : l'un antérieur, qui entoure l'artère vertébrale, l'autre postérieur, séparé du précédent par le nerf qui sort du trou de conjugaison. » Ce ne serait qu'à la partie inférieure de la région que les différentes veines vertébrales se fusionneraient en un tronc commun, que l'on pourrait appeler le *tronc vertébral*.

6° Veines thyroïdiennes. — Le sang, apporté au corps thyroïde par les artères thyroïdiennes, s'échappe de cette glande par trois ordres de veines. On les distingue, comme les artères, en thyroïdiennes supérieures, moyennes et inférieures :

a. *Veines thyroïdiennes supérieures*. — Les veines thyroïdiennes supérieures, nées de la partie supérieure du corps thyroïde, se portent en haut et en dehors, en suivant l'artère thyroïdienne supérieure. Elles recueillent, chemin faisant, quelques veinules laryngées et viennent se terminer dans la jugulaire interne par un ou plusieurs troncs. Comme nous l'avons déjà vu plus haut, leur abouchement dans la jugulaire se fait, soit directement, soit par l'intermédiaire d'un tronc qui leur est commun avec la faciale et la linguale, le *tronc thyro-linguo-facial*.

b. *Veines thyroïdiennes moyennes*. — Les veines thyroïdiennes moyennes tirent leur origine de la partie latérale du corps thyroïde et aboutissent également à la jugulaire interne, après avoir croisé transversalement ou obliquement la face antérieure de la carotide primitive.

c. *Veines thyroïdiennes inférieures*. — Les veines thyroïdiennes inférieures correspondent à l'artère thyroïdienne de NEUBAUER (p. 151), quand cette artère existe. Elles émergent du corps thyroïde au niveau de son bord inférieur. Toujours très nombreuses à leur origine, elles descendent à la face postérieure des muscles sterno-thyroïdiens, en s'anastomosant fréquemment entre elles et en formant parfois, au-devant de la trachée, un véritable plexus, assez important sur bien des sujets pour contrarier le chirurgien dans l'opération de la trachéotomie. Toutes ces veines se condensent ordinairement en deux troncs, l'un gauche,

l'autre droit : le tronc du côté droit (*veine thyroïdienne inférieure droite*) aboutit
à l'angle de réunion des deux troncs veineux brachio-céphaliques ou même directement à la veine cave supérieure ; celui du côté gauche (*veine thyroïdienne inférieure gauche*) vient s'ouvrir dans le tronc veineux brachio-céphalique gauche.

Voyez au sujet des veines du cou, FOUCHER. *Étude sur les veines du cou et de la tête*, Th. Paris.
1854 ; — LUSCHKA, *Zeitschr. f. rat. Medicin*, t. III. R. VII. p. 78 : — DE MÊME, *Die Venen des Halses*
Denkschr. der K. Acad. math. naturw.
Class. t. XX ; — CHABERT. *Mémoire sur les
veines de la face et du cou*, Paris. 1876 ; —
SÉDILEAU et DEMOULIN. *Comment il faut com-
prendre le système des veines jugulaires anté-
rieures*, Bull. soc. Anat., 1892 : — LAUNAY.
Veines jugulaires et artères carotides. Th.
Paris. 1896.

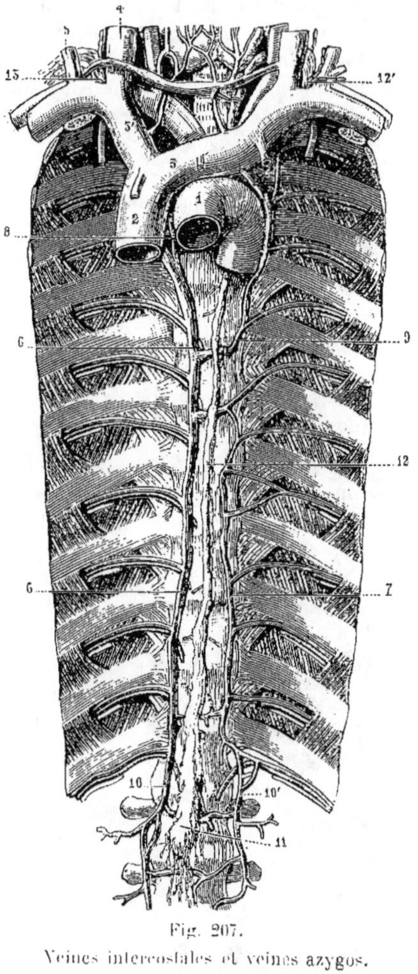

§ VI. — VEINES DU THORAX

Les veines thoraciques peuvent être
divisées, comme les artères auxquelles
elles font suite, en deux groupes distincts : les *veines pariétales*, qui proviennent des parois du thorax, et les
veines viscérales, qui émanent des
différents viscères contenus dans cette
cavité.

A. — VEINES PARIÉTALES

Les veines qui tirent leur origine
des parois thoraciques sont la mammaire interne, les intercostales, qui
forment les deux veines azygos, et
enfin, les diaphragmatiques supérieures.

1° Veines mammaires internes. —
Les ramifications de l'artère mammaire interne sont accompagnées chacune par deux veines satellites. Il en
est de même de l'artère mammaire interne elle-même. Toutefois, arrivées
au voisinage de la première côte, ou
même un peu au-dessous, les deux
veines mammaires se réunissent en
un tronc commun, qui vient s'ouvrir
dans le tronc veineux brachio-céphalique correspondant.

**2° Veines intercostales, troncs com-
muns des intercostales et veines azygos.** — Les veines intercostales corres-

Fig. 207.

Veines intercostales et veines azygos.

1. crosse de l'aorte et ses branches. — 2, veine cave supérieure. — 3, tronc brachio-céphalique gauche — 3', tronc
brachio-céphalique droit. — 4. jugulaire interne. — 5, jugulaire externe. — 6. 6, grande azygos. — 7. petite azygos. —
8, tronc commun des veines intercostales supérieures droites.
— 9. tronc commun des veines intercostales supérieures
gauches. — 10, 10'. veines lombaires ascendantes.   11, citerne de Pecquet et ses affluents. — 12, canal thoracique,
avec 12'. son abouchement dans la sous-clavière gauche. —
13, grande veine lymphatique, s'ouvrant dans la veine sous-
clavière droite.

pondent exactement aux artères de même nom, que nous avons vues naître : les
supérieures (p. 153), de l'artère sous-clavière ; les inférieures (p. 178), de l'aorte

thoracique. De même que chaque artère intercostale se divise, au-devant du trou de conjugaison correspondant, en deux branches, une branche dorso-spinale et une branche intercostale proprement dite, de même, chaque veine intercostale résulte de la fusion, au même niveau : 1° d'une *branche intercostale proprement dite*, qui chemine d'avant en arrière dans l'espace intercostal, parallèlement à l'artère homonyme et au-dessus d'elle ; 2° d'une *branche dorso-spinale*, qui provient de la région postérieure de la colonne vertébrale (canal rachidien et muscles spinaux). Ainsi constituées, les veines intercostales se dirigent en dedans, en suivant les gouttières du corps des vertèbres, recueillent encore quelques veinules sans nom provenant des corps vertébraux et se terminent de la façon suivante (voy. fig. 209) :

Il existe vingt-quatre veines intercostales, douze pour chaque côté du corps, une pour chaque espace intercostal. On les désigne comme les artères, sous les noms de 1re, 2e, 3e, etc., en procédant de haut en bas. — Des douze veines intercostales droites, les deux ou trois premières aboutissent à un tronc unique, le *tronc commun des veines intercostales supérieures droites* ; les neuf ou dix dernières se jettent dans la *grande veine azygos*. — De même, des douze veines intercostales gauches, les six ou sept premières se jettent dans un tronc commun, le *tronc commun des veines intercostales supérieures gauches*, les cinq ou six dernières viennent s'ouvrir dans la *petite veine azygos*.

Étudions maintenant chacun de ces quatre troncs :

A. TRONC COMMUN DES VEINES INTERCOSTALES SUPÉRIEURES DROITES. — Le tronc commun des intercostales supérieures droites (fig. 207,8) est formé par la réunion des veines intercostales qui cheminent dans les deux ou trois premiers espaces inter-costaux du côté droit. Il se porte obliquement en bas et en dedans et vient se terminer, selon les cas, soit dans la sous-clavière ou le tronc brachio-céphalique du côté correspondant, soit dans la veine cave supérieure, ou bien encore dans la grande veine azygos. Ce tronc est inconstant et il n'est pas rare de voir les premières veines inter-costales droites s'ouvrir isolément dans l'un ou l'autre des quatre troncs veineux précités.

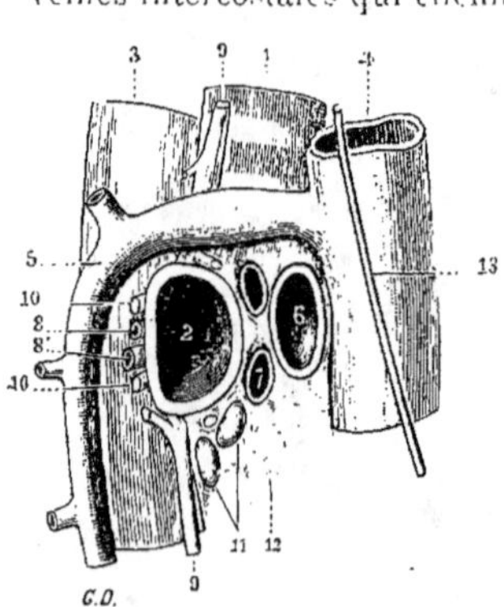

Fig. 208.

La crosse de l'azygos contournant la branche droite.

1, trachée-artère. — 2, bronche droite, coupée à 2 centimètres en dehors de la trachée. — 3, œsophage. — 4, veine cave supérieure. — 5, grande veine azygos. — 6, artère pulmonaire. — 7, veines pulmonaires. — 8, 8', artères et veines bronchiques. — 9, pneumogastrique droit. — 10, deux rameaux du plexus bronchique. — 11, ganglions lymphatiques. — 12, tissu cellulo-graisseux. — 13, nerf phrénique.

B. GRANDE VEINE AZYGOS. — La grande veine azygos (fig. 207,6) prend naissance ordinairement dans la cavité abdominale, où elle fait suite à la lombaire ascendante (p. 314) du côté droit.

Suivant, comme ce dernier vaisseau, un trajet verticalement ascendant, elle pénètre dans le thorax par le même orifice diaphragmatique qui livre passage au grand sympathique droit (souvent par l'orifice du grand nerf splanchnique) et longe ensuite de bas en haut la partie latérale droite du corps des vertèbres (très souvent sa partie antérieure), jusqu'à la hauteur du troisième espace intercostal. Là, elle s'infléchit en avant, en décrivant un crochet (*crosse de l'azygos*), dont la concavité, dirigée en bas, embrasse la bronche droite (fig. 208,5) et vient s'ouvrir à la partie postérieure de la veine cave supérieure, au moment où ce tronc veineux va s'engager dans le péricarde, à sa partie inférieure par conséquent.

Au cours de son trajet, la grande veine azygos reçoit par son côté postéro-externe les veines intercostales, que nous avons indiquées ci-dessus comme étant ses affluents, je veux dire les neuf ou dix dernières intercostales droites. Chacune d'elles présente ordinairement une valvule au niveau de son embouchure.

C'est à tort, selon moi, qu'on a nié l'existence de valvules dans la grande veine azygos. J'ai toujours rencontré, pour ma part, une valvule, ordinairement *suffisante*, non pas à l'embouchure même de cette veine, mais à 3 ou 4 centimètres en amont.

C. TRONC COMMUN DES VEINES INTERCOSTALES SUPÉRIEURES GAUCHES. — Le tronc commun des veines intercostales supérieures gauches (fig. 207,9), auquel aboutissent les premières (de 2 à 8) veines intercostales du côté gauche, se porte obliquement en bas et en dedans le long de la face latérale gauche de la colonne vertébrale, augmente de volume au fur et à mesure qu'il descend et vient s'ouvrir, tantôt dans la grande veine azygos (fig. 207), tantôt dans la petite azygos. Il est plus rare de le voir se terminer dans la sous-clavière ou dans le tronc veineux brachio-céphalique.

D. PETITE VEINE AZYGOS. — La petite veine azygos (fig. 207,7) diffère de la grande azygos en ce qu'elle est moins volumineuse et qu'elle ne va pas, comme cette dernière, jusqu'à la veine cave supérieure. On l'appelle encore la *demi-azygos*. Comme la grande azygos, elle prend le plus souvent naissance dans la partie postéro-supérieure de l'abdomen, où elle continue en haut la lombaire ascendante du côté gauche. Immédiatement après son origine, elle traverse la partie correspondante du diaphragme en compagnie, soit du sympathique, soit du grand splanchnique et arrive ainsi dans le thorax. Parvenue dans le thorax, elle chemine de bas en haut sur la partie latérale gauche de la colonne vertébrale, reçoit successivement par son côté externe les quatre, cinq ou six dernières veines intercostales gauches et vient s'ouvrir dans la grande veine azygos, en formant un crochet transversal, dont la concavité est dirigée en bas. Le point d'abouchement de la petite azygos dans la grande varie, on le conçoit, avec sa longueur ou, ce qui est identique, avec le nombre d'intercostales qu'elle a pour affluents. Ce point correspond habituellement au corps vertébral de la septième dorsale.

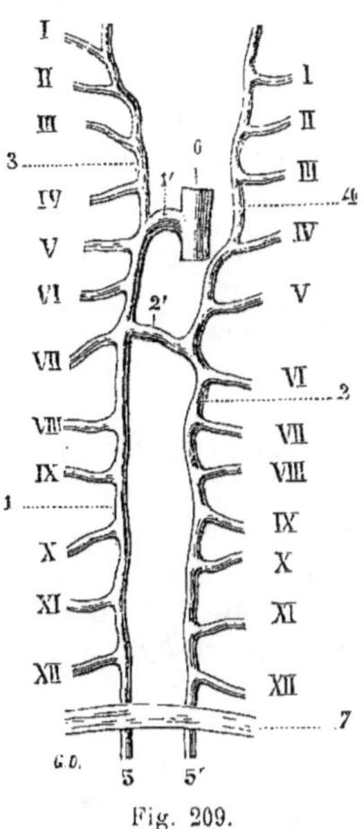

Fig. 209.

Schéma représentant le système des azygos.

I, II, III... XII, les douze veines intercostales. — 1, grande azygos, avec 1', sa crosse. — 2, petite azygos, avec 2', son abouchement dans la grande azygos. — 3, tronc commun des veines intercostales supérieures droites. — 4, tronc commun des veines intercostales supérieures gauches. — 5, 5', les deux veines lombaires ascendantes droite et gauche, constituant l'origine : la première, de la grande azygos ; la seconde, de la petite azygos. — 6, veine cave supérieure. — 7, diaphragme.

E. RÉSUMÉ. — Il résulte des descriptions précédentes que la grande veine azygos, à laquelle aboutissent directement ou indirectement la petite azygos, le tronc commun des intercostales supérieures droites et le tronc commun des intercostales supérieures gauches, résume en définitive la circulation veineuse de tous les espaces intercostaux et de la portion correspondante du rachis.

Voyez au sujet des variations anatomiques des veines intercostales et azygos. GRUBER, *Ueber die valvulæ der Vena azyga und ihrer Aeste*, Arch. f. Anat. u. Physiol., 1866 ; — CRUVEILHIER, *Anat. descript.*, t. III, p. 256 ; — QUAIN's, *Anatom.*, t. I, p. 514 ; — W. KRAUSE, *Anat. des Menschen*, t. III, p. 186 ; — MORRISON, *The arrangement of the azigos and superior intercostal veins in thorax*. Journ. of Anat., 1879, vol. XIII, p. 346 ; — FENWIK, *Ueber die subcutaneen Venen der vorderen Rumpfgegend*, Arch. f. klin. Chirurgie, 1881 ; — BRAUNE, *Ueber die Intercostalvenen des menschl. Körpers*, Ber. d. Kgl. Sahs. Gesellsch. d. Wiss., 1883 ; — CHIARUGI, *Appunti da servire alla storia del sistema delle vene azigos nei mammiferi*, Soc. tosc. di Sc. nat., Pisa, 1887.

3° Veines diaphragmatiques supérieures. — Au nombre de deux, l'une droite, l'autre gauche (elles sont plus rarement au nombre de quatre, deux de chaque côté), les veines diaphragmatiques supérieures prennent naissance sur la face supérieure du diaphragme, en arrière du sternum. Elles se portent ensuite verticalement en haut, en suivant de chaque côté le nerf phrénique correspondant, et se terminent de la façon suivante : la *veine diaphragmatique droite*, dans l'angle de réunion des deux troncs veineux brachio-céphaliques : la *veine diaphragmatique gauche*, dans le tronc veineux brachio-céphalique du même côté. J'ai vu plusieurs fois une ou deux veines diaphragmatiques, provenant des vaisseaux antérieurs du diaphragme, s'ouvrir dans la portion thoracique de la veine cave inférieure, au moment où ce vaisseau va s'engager dans le péricarde.

B. — VEINES VISCÉRALES

Nous désignerons sous ce nom générique les veines *thymiques*, *péricardiques*, *médiastines* et *œsophagiennes*, dont le nom seul indique nettement la provenance. Ces veines, ordinairement très grêles, mais toujours très variables en nombre, se divisent généralement en deux groupes, l'un droit, l'autre gauche, qui viennent se terminer : le groupe du côté droit, dans l'angle de réunion des deux troncs veineux brachio-céphaliques ; le groupe du côté gauche, dans le tronc veineux brachio-céphalique gauche.

Plusieurs branches œsophagiennes, les plus volumineuses, d'après THEILE, viennent encore s'ouvrir dans la petite azygos et dans le tronc commun des intercostales supérieures gauches.

Parmi les branches viscérales du thorax, il convient de décrire encore les *veines bronchiques*. Au nombre de deux, l'une droite, l'autre gauche, les veines bronchiques accompagnent les artères de même nom et se terminent, dans la majorité des cas, la *bronchique droite* dans la grande veine azygos, la *bronchique gauche* dans la petite azygos.

§ VII. — VEINES DU RACHIS

Les veines du rachis (fig. 210, 211 et 212) répondent à la série des rameaux artériels dorso-spinaux, que nous avons déjà étudiés en angéiologie et qui se détachent successivement de la vertébrale, des intercostales aortiques, des lombaires et de la sacrée latérale. Elles ramènent au système des veines caves le sang veineux de la colonne vertébrale, des muscles spinaux, de la moelle épinière et de ses enveloppes.

Nous les diviserons, d'après leur situation et leur provenance, en quatre groupes, savoir : 1° les *veines intra-rachidiennes*, contenues dans le canal vertébral ; 2° les *veines des corps vertébraux* ; 3° les *veines de la moelle* ; 4° les *veines extra-rachidiennes*, situées en dehors du canal vertébral.

1° **Veines intra-rachidiennes.** — Considérées dans leur ensemble, les veines intra-rachidiennes sont essentiellement constituées par quatre veines, dites *veines longitudinales*, qui descendent verticalement du trou occipital, où elles s'anastomosent avec les veines de la base du crâne, jusqu'à la base du coccyx.

a. *Veines longitudinales du rachis.* — Les veines longitudinales se distinguent, d'après leur situation, en antérieures et postérieures.

Les *veines longitudinales antérieures*, au nombre de deux, l'une droite, l'autre gauche, sont situées sur la partie la plus externe de la face postérieure du corps vertébral, tout près du pédicule.

Les *veines longitudinales postérieures*, moins volumineuses et moins nettement isolées que les précédentes, reposent de chaque côté de la ligne médiane, sur la série des lames vertébrales et des ligaments jaunes.

b. *Leurs anastomoses.* — Les quatre veines longitudinales que nous venons de décrire, presque toujours multiples et même plexiformes, sont reliées entre elles par des anastomoses nombreuses, tellement nombreuses parfois, qu'elles transforment la circulation intra-rachidienne en un véritable plexus. C'est ainsi qu'au niveau de chaque vertèbre, les deux veines longitudinales antérieures sont réunies l'une à l'autre par une anastomose transversale, située entre le corps de la vertèbre et le ligament vertébral commun postérieur. De même, les deux veines longitudinales postérieures sont reliées entre elles, au niveau de chaque paire de lames, par une anastomose également transversale. Enfin, au niveau de chaque vertèbre, chaque veine longitudinale postérieure est unie à la veine longitudinale antérieure correspondante

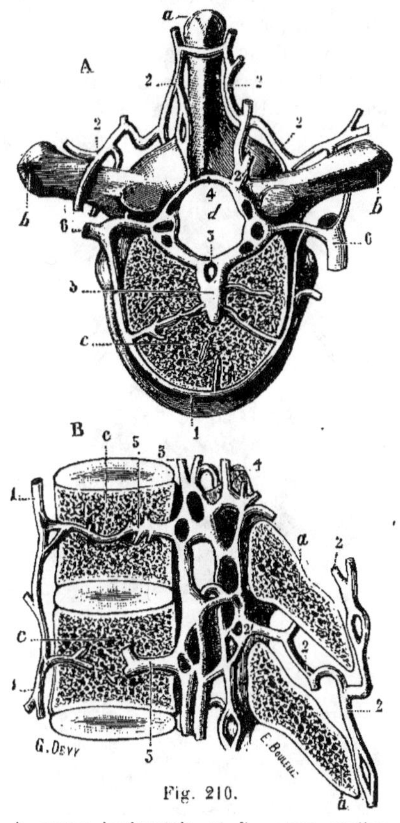

Fig. 210.

A, coupe horizontale et B, coupe vertico-médiane des vertèbres dorsales inférieures, montrant les veines intérieures et extérieures du rachis (d'après BRESCHET).

a, apophyse épineuse. — *b*, apophyses transverses. — *c*, corps vertébral. — *d*, canal rachidien.
1, veines extérieures du corps vertébral. — 2, veines postérieures, formant un plexus dans les gouttières vertébrales et communiquant, en 2′, avec les veines intra-rachidiennes. — 3, 4, veines intra-rachidiennes antérieures et postérieures. — 5, veines intérieures du corps vertébral. — 6, branches dorso-spinales des veines intercostales.

par une nouvelle anastomose qui se dirige d'arrière en avant, parallèlement au pédicule. Il résulte de cette description sommaire (voy. fig. 210, 211 et 212), que les quatre veines longitudinales du canal rachidien sont reliées entre elles, au niveau de chacune des pièces de la colonne vertébrale, par un cercle ou anneau veineux *complet*.

c. *Veines de conjugaison.* — De la partie latérale de ce cercle veineux s'échappent, à la hauteur de chaque trou de conjugaison, plusieurs branches volumineuses à direction transversale, que nous appellerons *veines de conjugaison*, et qui s'échappent du canal rachidien par les trous de conjugaison, pour venir se jeter dans les veines extra-rachidiennes : au cou, dans les veines vertébrales ; aux lombes, dans les veines lombaires ; au bassin, dans les veines sacrées latérales ; au dos, dans les veines intercostales proprement dites et, de là, dans les deux veines azygos.

Les veines de conjugaison, bien étudiées par WALTHER (*Thèse de Paris*, 1885), seraient, d'après lui, au nombre de quatre pour chaque trou de conjugaison : deux seraient situées en haut, l'une en avant, l'autre en arrière ; les deux autres reposeraient sur la paroi inférieure du trou, avec les mêmes rapports respectifs.

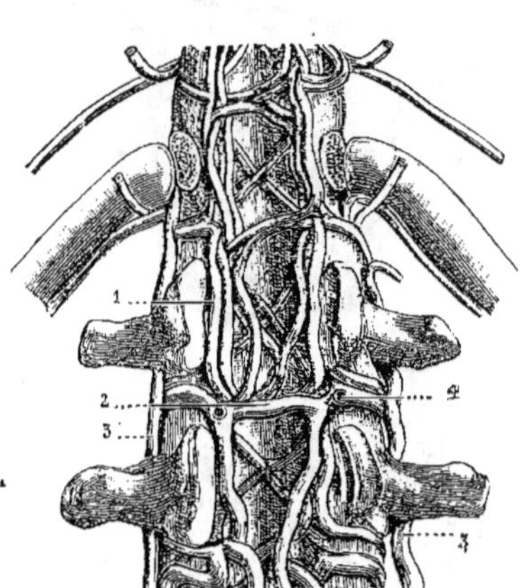

Fig. 211.

Plexus longitudinaux postérieurs
(région lombaire, d'après BONAMY).

1, veines longitudinales postérieures gauches. — 2, anastomose transversale entre les veines longitudinales gauches et droites. — 3, veines extra-rachidiennes. — 4, coupe d'une anastomose entre les veines intra-rachidiennes et les veines des gouttières.

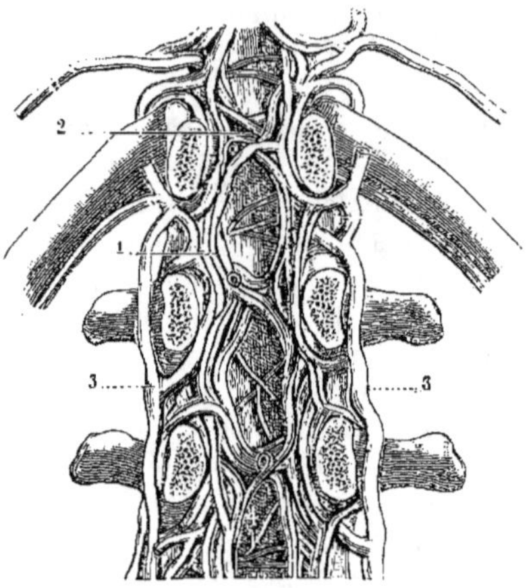

Fig. 212.

Plexus longitudinaux antérieurs
(région lombaire, d'après BONAMY).

1, veines longitudinales antérieures du côté droit. 2, anastomoses transversales, unissant les veines longitudinales antérieures d'un côté avec celles du côté opposé. — 3, veines extra-rachidiennes. — 4, coupe des veines provenant des corps vertébraux.

Ces quatre veines principales, toujours flexueuses, donnent naissance à des rameaux secondaires, également flexueux et irréguliers, qui s'anastomosent entre eux sur tout le pourtour du trou de conjugaison. Il en résulte que les nerfs rachidiens et leurs racines cheminent, à ce niveau, au centre d'un riche plexus veineux, le *plexus veineux de conjugaison*.

Les anastomoses transversales, que nous avons décrites plus haut entre les veines longitudinales postérieures du rachis, reçoivent quelques branches des veines extra-rachidiennes postérieures et aussi de nombreuses veinules provenant des lames, des apophyses épineuses, des apophyses articulaires et des apophyses transverses. Quant aux anastomoses transversales antérieures, elles reçoivent comme affluents les veines des corps vertébraux.

2° **Veines des corps vertébraux**. — Le sang veineux des corps vertébraux circule dans un système de canaux qui rappellent les veines diploïques (p. 278). Ces canaux (fig. 210) forment une série de rayons qui naissent sur les parties antérieure et latérale du corps de la vertèbre et se dirigent en convergeant vers sa face postérieure. Ils s'échappent de l'os par les trois ou quatre trous que présente cette face et se jettent alors dans l'anastomose transversale qui unit les deux veines longitudinales antérieures. Les veines des corps vertébraux communiquant d'autre part, par leur extrémité opposée, avec les veines extra-rachidiennes antérieures (fig. 210, A et B), nous sommes autorisés à les considérer comme constituant autant d'anastomoses jetées entre la circulation intra-rachidienne et la circulation extra-rachidienne.

3° **Veines de la moelle**. — Les veines qui proviennent de la moelle épinière forment autour de cet organe un riche réseau, que nous étudierons ultérieurement (voy. *Moelle épinière*). De ce réseau péri-médullaire partent, de chaque côté, des canaux collecteurs, très variables en nombre et en volume, qui se dirigent transversalement vers les trous de conjugaison. Là, ils se réunissent aux veines de conjugaison ou se jettent directement dans les réseaux extra-rachidiens.

4° **Veines extra-rachidiennes**. — Les veines extra-rachidiennes forment en arrière de la colonne vertébrale un riche plexus, auquel aboutissent une multitude de veinules, provenant des muscles des gouttières vertébrales et des téguments qui les recouvrent. De ce plexus, dont les mailles, plus ou moins larges mais toujours irrégulières, recouvrent les apophyses épineuses, les lames et les apophyses transverses, partent quelques *rameaux anastomotiques*, qui se jettent dans les veines intra-rachidiennes postérieures, après avoir traversé d'arrière en avant les ligaments jaunes. Mais le plus grand nombre des branches efférentes des plexus extra-rachidiens postérieurs se dirigent vers les apophyses transverses, passent entre ces apophyses transverses et viennent se jeter, soit dans la veine intercostale correspondante, soit dans les veines de conjugaison, réalisant dans ce dernier cas une *veine dorso-spinale*, analogue de tous points à l'artère de même nom.

Nous avons déjà vu, et nous ne ferons que le rappeler ici, qu'à la région cervicale les plexus extra-rachidiens postérieurs donnent naissance à deux veines longitudinales, les veines jugulaires postérieures (p. 289), qui sont tributaires du tronc veineux brachio-céphalique.

Sur la surface antérieure de la colonne vertébrale, principalement au cou, cheminent encore quelques veines extra-rachidiennes, dites veines antérieures (fig. 210, B). Ces veines, qui émergent des corps vertébraux et des ligaments qui les unissent, sont généralement très grêles, et se jettent dans les troncs voisins. A la région thoracique, notamment, elles s'ouvrent dans les intercostales ou dans les azygos.

A consulter, au sujet des veines de la colonne vertébrale, TROLARD, *Les sinus et les veines des parois de la cavité rachidienne*. Alger. 1892.

ARTICLE III

VEINE CAVE INFÉRIEURE

ET SES AFFLUENTS

La veine cave inférieure, encore appelée veine cave ascendante, est le tronc commun auquel aboutissent toutes les veines de la moitié sous-diaphragmatique du corps. Nous savons que, embryologiquement, elle doit être divisée en deux segments (HOCHSTETTER) : un segment inférieur (tout ce qui est situé au-dessous de la veine rénale), représentant la portion inférieure de la veine cardinale droite ; un segment supérieur (tout ce qui est situé au-dessus de la rénale), formé par une anastomose verticale entre la veine précédente et la veine omphalo-mésentérique droite (voy. EMBRYOLOGIE).

1° **Origine, trajet, terminaison**. — La veine cave inférieure prend naissance au niveau du disque intervertébral qui sépare la quatrième vertèbre lombaire de la

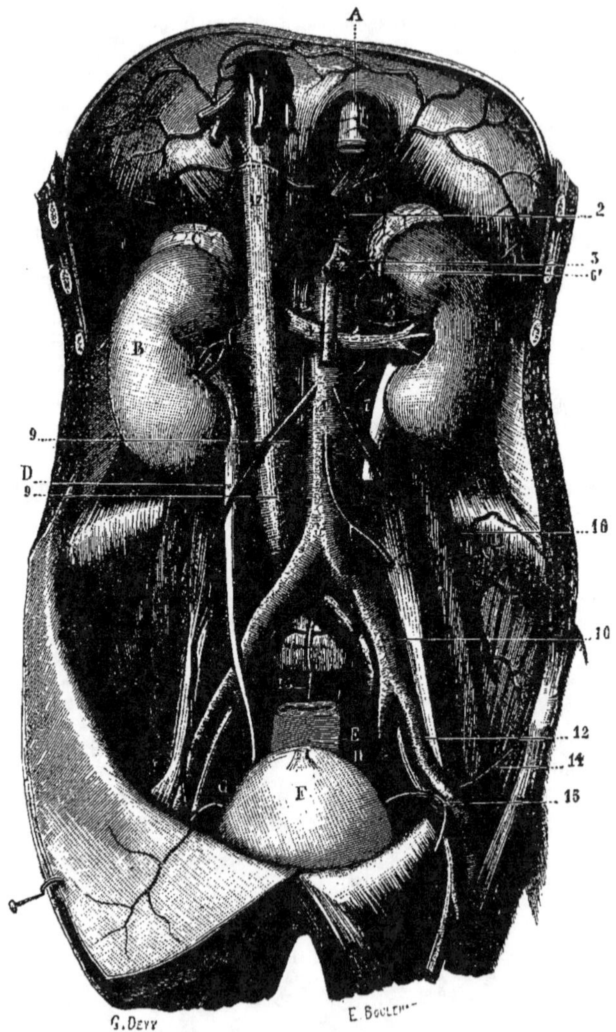

Fig. 213.

Veine cave inférieure et ses affluents.

A, œsophage. — B, rein. — C, capsule surrénale. — D, uretère. — E, rectum. — F, vessie. — G, canal déférent. 1, aorte abdominale. — 2, artère diaphragmatique inférieure. — 3, tronc cœliaque. -- 4, mésentérique supérieure. — 5, rénale. — 6, capsulaire supérieure. — 6', capsulaire moyenne. — 6'', capsulaire inférieure. — 7, spermatique. — 8, mésentérique inférieure. — 9, 9, lombaires. — 10, iliaque primitive. — 11, iliaque interne. — 12, iliaque externe. — 13, épigastrique. — 14, circonflexe iliaque. — 15, sacrée moyenne. — 16, ilio-lombaire. — 17, veine cave inférieure.

cinquième, où elle résulte de la réunion, sous un angle de 60 à 65° environ, des deux veines iliaques primitives droite et gauche.

De là, elle se porte verticalement en haut, en longeant le côté droit de la colonne vertébrale. Arrivée au-dessous du foie, elle s'infléchit légèrement à droite, passe dans le sillon que lui forme le bord postérieur de cet organe, traverse de bas en haut le centre phrénique du diaphragme par un orifice qui lui est propre (voy. *Diaphragme*, t. I, p. 848) et débouche ainsi dans la cavité thoracique. Se coudant alors à angle droit, elle se porte obliquement en avant et en dedans, perfore le péricarde et vient s'ouvrir (fig. 214,7) à la partie postérieure et inférieure de l'oreillette droite.

La veine cave inférieure est beaucoup plus longue que la veine cave supérieure : elle mesure, en moyenne, 22 à 25 centimètres de longueur. Elle est aussi plus volumineuse : son diamètre mesure, tour à tour, 20 à 22 millimètres à son origine, 24 à 26 millimètres à sa partie moyenne, 30 à 32 millimètres à sa terminaison. Son calibre va donc en augmentant au fur et à mesure qu'on se rapproche du cœur. Cela tient naturellement, ici comme pour toutes les veines, aux nombreux affluents qu'elle reçoit en route ; et, à ce sujet, il convient de faire remarquer que la veine cave inférieure présente deux renflements brusques : l'un au-dessus du point d'abouchement des veines rénales, c'est le *sinus rénal* de CALORI ; l'autre, au point d'abouchement des veines sus-hépatiques, c'est le *sinus hépatique* de CALORI.

2° Rapports. — La veine cave supérieure, au cours de son trajet, occupe successivement, comme nous l'avons vu plus haut, la cavité abdominale, l'épaisseur du diaphragme et la cavité thoracique. Nous pouvons donc, au point de vue de ses rapports, lui distinguer trois portions : une portion abdominale, une portion diaphragmatique et une portion thoracique.

a. *Portion abdominale.* — Dans l'abdomen, elle repose, en arrière, sur la colonne vertébrale, dont la séparent, par places, le cordon du grand sympathique, les artères et les veines lombaires, le pilier droit du diaphragme. — En avant, elle répond successivement au bord postérieur du mésentère, à la troisième portion du duodénum, à la tête du pancréas, à la veine porte et, enfin, au bord postérieur du foie, qui est creusé en gouttière pour la recevoir. Au niveau de la veine porte, elle est séparée de cette dernière par l'hiatus de Winslow (voy. *Péritoine*). Au niveau du foie, elle adhère intimement à la gouttière qui lui livre passage (voy. *Foie*). — En dedans, la veine cave inférieure longe tout d'abord l'aorte abdominale, dont elle n'est séparée que par quelques ganglions lymphatiques. Plus haut, par suite de son déplacement en dehors et un peu en avant, elle jette entre elle et l'aorte un espace angulaire, dont la base répond au diaphragme et dans l'aire duquel se trouvent le pilier droit du diaphragme, le ganglion de Wrisberg du côté droit et le lobe de Spigel. — En dehors, enfin, elle est successivement en rapport avec le muscle psoas du côté droit, l'uretère, le bord interne du rein droit et la partie interne de la capsule surrénale droite.

b. *Portion diaphragmatique.* — Au niveau du diaphragme, la veine cave inférieure, légèrement rétrécie et comme étranglée, adhère intimement à l'anneau fibreux qu'elle traverse.

c. *Portion thoracique.* — La portion thoracique de la veine cave inférieure est relativement toute petite, 15 à 25 millimètres de longueur en moyenne. Presque immédiatement après avoir traversé le diaphragme, la veine s'incurve en avant et en dedans pour traverser le péricarde et s'ouvrir dans l'oreillette. Elle nous présente donc, quoique très courte, deux portions distinctes, l'une extra-péricardique ;

l'autre intra-péricardique. — *Dans sa portion extra-péricardique*, la veine cave
inférieure est encore verticale. Elle répond successivement, en allant de dedans en
dehors : 1° à une lame fibreuse, souvent peu visible, ou même complètement
absente, le ligament phréno-péricardique latéral droit de Teutleben (voy. *Péricarde*, p. 72) ; 2° aux deux feuillets de la plèvre : 3° à la base du poumon droit. —

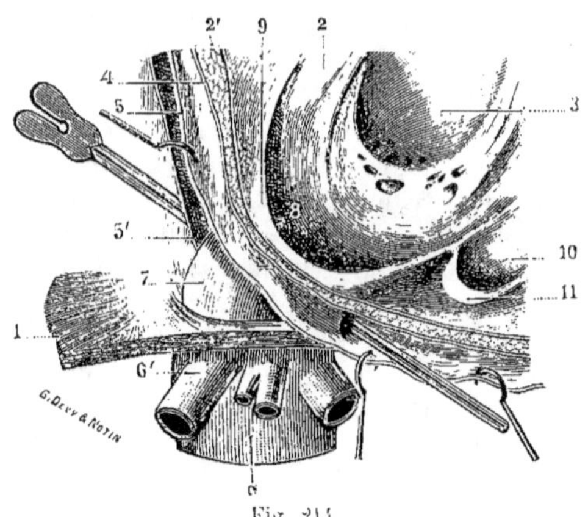

Fig. 214.

Veine cave inférieure : la portion thoracique et son mode
d'abouchement dans l'oreillette.

1, diaphragme. — 2, oreillette droite, avec 2', coupe de sa paroi.
— 3, fosse ovale. — 4, péricarde viscéral. — 5, 5', péricarde pariétal.
— 6, portion sous-diaphragmatique de la veine cave inférieure, avec
6' veines sus-hépatiques. — 7, sa portion sus-diaphragmatique ou
thoracique. — 8, son abouchement dans l'oreillette. — 9, valvule
d'Eustache. — 10, orifice d'abouchement de la grande veine coronaire, avec 11, valvule de Thébésius.

*Dans sa portion intra-péricar-
dique* (fig. 214,7), la veine cave
présente les rapports suivants :
après avoir perforé le sac fibreux, elle soulève la séreuse,
qui la revêt dans ses trois quarts
antérieurs, et perfore alors la
paroi auriculaire. La veine cave
inférieure est donc recouverte
par la séreuse péricardique sur
sa face supérieure, sur sa face
antérieure et sur sa face inférieure. Sa face postérieure est
constamment en rapport avec
le sac fibreux. Nous avons déjà
vu, à propos du cœur, que la
veine cave inférieure nous présente, au niveau de son abouchement dans la cavité auriculaire, une valvule de forme
semi-lunaire, la *valvule d'Eustache*, valvule incomplète et
tout à fait insuffisante pour s'opposer au reflux du sang veineux, au moment de
la contraction de l'oreillette. C'est, du reste, la seule valvule que possède la
veine cave inférieure.

3° **Structure**. — La veine cave inférieure, dans sa portion abdominale tout au
moins (car dans sa portion thoracique, la tunique musculeuse fait défaut), possède
deux couches de fibres musculaires lisses : une couche interne, à fibres circulaires ;
une couche externe à fibres longitudinales. La tunique musculaire, dans son
ensemble, est néanmoins peu développée et, par sa structure, la veine cave inférieure appartient manifestement aux types des veines réceptives de REYNAUD (voy.
p. 249). Comme les gros canaux veineux qui s'ouvrent dans le cœur, la veine cave
inférieure, au moment où elle prend contact avec l'oreillette, est enlacée par des
fibres musculaires striées, disposées en forme d'anneau. Ces fibres sont une dépendance des fibres musculaires de l'oreillette et en présentent tous les caractères
histologiques.

4° **Affluents**. — La veine cave inférieure reçoit, à son origine, les deux veines
iliaques primitives, lesquelles, par les iliaques externes et les iliaques internes, lui
apportent le sang veineux des membres inférieurs et de la cavité pelvienne. Elle
reçoit, en outre, au cours de son trajet les veines de l'abdomen et les veines
génitales (veines spermatiques chez l'homme, veines ovariennes chez la femme).
Nous décrirons tout d'abord les *veines iliaques*. Nous étudierons ensuite, dans
trois paragraphes distincts, les *veines du membre inférieur*, les *veines du bas-*

sin et les *veines de l'abdomen*, au nombre desquelles nous comprendrons les veines génitales et la veine ombilicale.

Variétés. — Voy. plus bas.

§ I. — VEINES ILIAQUES

Les veines iliaques sont au nombre de six, trois de chaque côté. Ce sont : 1° les veines iliaques primitives ; 2° les veines iliaques internes ; 3° les veines iliaques externes.

1° Veine iliaque primitive. — Les veines iliaques primitives (fig. 213,10, au nombre de deux, l'une droite, l'autre gauche, reposent sur la cinquième vertèbre lombaire et sur la base du sacrum.

A. Origine et terminaison. — Elles prennent naissance, l'une et l'autre, au niveau de la symphyse sacro-iliaque correspondante. Formées de chaque côté par la réunion de deux veines importantes, l'iliaque externe et l'iliaque interne, les deux veines iliaques primitives convergent l'une vers l'autre et se réunissent, sous un angle de 65° environ, pour constituer l'origine de la veine cave inférieure.

B. Parallèle anatomique des deux veines. — Comme les deux veines iliaques primitives prennent naissance l'une et l'autre au niveau de la symphyse sacro-iliaque correspondante, c'est-à-dire sur deux points également distants de la ligne médiane ; comme, d'autre part, leur point d'abouchement dans la veine cave inférieure est situé un peu à droite de cette même ligne médiane, on conçoit que les deux vaisseaux, tout en restant homologues, doivent présenter quelques différences portant sur leur longueur, sur leur direction et sur leurs rapports :

a. *Au point de vue de la longueur,* la veine iliaque primitive gauche est naturellement un peu plus longue que la droite ;

b. *Au point de vue de la direction,* les deux veines iliaques primitives sont toutes les deux obliques en haut et en dedans. Mais cette obliquité est plus prononcée pour celle du côté gauche, celle du côté droit se rapprochant beaucoup plus de la verticale.

c. *Au point de vue des rapports,* la veine iliaque primitive du côté droit longe le côté postérieur de l'artère iliaque primitive correspondante, à laquelle elle reste parallèle dans toute son étendue. La veine iliaque primitive du côté gauche, au contraire, répond successivement au côté postérieur d'abord, puis au côté interne de l'artère iliaque primitive gauche ; elle s'accole, enfin, au côté postérieur de l'artère iliaque primitive droite, qu'elle croise à angle droit au moment où elle va s'aboucher dans la veine cave.

C. Structure. — Les veines iliaques primitives, comme la veine cave inférieure, ne possèdent, dans la plupart des cas, aucune valvule dans toute l'étendue de leur parcours. Friedreich, qui a examiné à ce point de vue spécial 183 sujets, n'en a rencontré que sur 4 : une fois à gauche, deux fois à droite, une fois des deux côtés.

D. Affluents. — Au cours de leur trajet, les veines iliaques primitives ne reçoivent guère, à titre de collatérales, que la *veine sacrée moyenne,* qui va se jeter dans la veine iliaque primitive gauche et que nous décrirons plus loin à propos des veines du bassin. A son origine, elle reçoit, comme nous l'avons dit plus haut, la veine iliaque externe et la veine iliaque interne ou hypogastrique.

Variétés. — Les deux veines iliaques primitives opèrent parfois leur jonction plus haut que d'habitude, au niveau des reins et même plus haut encore, au niveau du foie. Dans ce cas, l'aorte abdominale chemine entre deux troncs veineux, que certains anatomistes appellent des veines caves. Une pareille interprétation est inexacte : les deux troncs veineux en question sont bel et bien des veines iliaques primitives, plus longues que d'habitude ; la veine cave résulte de la fusion de ces deux veines et, dans l'anomalie qui nous occupe, elle est d'autant plus courte que cette fusion s'effectue sur un point plus élevé. — Le plus souvent, dans ce cas, les deux iliaques primitives sont reliées l'une à l'autre, au niveau de la quatrième ou de la cinquième lombaire, par une anastomose à direction oblique ou transversale.

Dans des cas extrêmement rares, la veine cave inférieure peut ne pas se développer : alors, ses affluents, y compris les iliaques primitives, se jettent dans l'une des azygos, qui se développe en conséquence et supplée ainsi la veine absente. Il est à remarquer, cependant, que les veines sus-hépatiques traversent dans ce cas le diaphragme et viennent s'ouvrir isolément dans l'oreillette droite, au point où s'ouvre d'ordinaire la veine cave inférieure.

Dans les cas de transposition des viscères, la veine cave inférieure, participant au changement de position de tous les organes, occupe le côté gauche de l'aorte. — On voit quelquefois, en dehors de toute transposition viscérale, le même vaisseau se constituer sur le côté gauche de l'aorte et conserver cette situation jusqu'au rein ; à ce niveau, elle croise obliquement l'aorte pour reprendre ses rapports ordinaires.

Nous signalerons, enfin, deux faits, observés l'un par Ring (*Med. and phys. Journ.*, vol. XIII), l'autre par Lemaire (*Bull. des Sc. méd.*, t. V), dans lesquels la veine cave inférieure venait s'ouvrir dans l'oreillette gauche. Dans le cas de Lemaire, cette oreillette gauche communiquait avec la droite, par suite de la persistance du trou de Botal.

Voyez, au sujet de la veine cave inférieure et de ses variations anatomiques, parmi les travaux récents : Nicolaï, Th. inaug., Kiel, 1886 ; — Hochstetter, *Ueber die Bildung der hinteren Hohlvene bei den Säugethieren*, Anat. Anz., 1887 ; — du même, *Zur Morphol. der Vena cava inferior*, ibid., 1888 ; — du même, *Ueber der hinteren Hohlvene*, Verh. der Anat. Gesellsch., Wien, 1892 ; — Zander, *Ueber Verdoppelung der unteren Hohlvene*, Verein f. wiss. Heilkunde, Königsberg, 1892 ; — Kollmann, *Abnormitäten im Bereich der Vena cava inferior*, Anat. Anzeiger, 1893.

2° Veine iliaque externe. — La veine iliaque externe (fig. 213, 12) est située à la limite respective du grand et du petit bassin, le long du détroit supérieur.

A. Origine et trajet. — Elle commence, en bas, au niveau de l'anneau crural, où elle fait suite à la veine fémorale. De là, elle se porte obliquement en haut, en arrière et en dedans et, arrivée à la symphyse sacro-iliaque, elle se réunit à la veine iliaque interne du même côté pour former l'iliaque primitive.

B. Rapports. — Dans son trajet, la veine iliaque externe chemine le long du bord interne du psoas, sur le côté interne de l'artère homonyme. A son extrémité supérieure, au moment de se jeter dans l'iliaque primitive, elle est croisée de haut en bas et sur son côté interne par l'artère hypogastrique, qui, à ce niveau, descend dans le bassin.

C. Affluents. — La veine iliaque externe reçoit comme affluent, tout près de son origine, la veine circonflexe iliaque et la veine épigastrique :

a. *Veine circonflexe iliaque.* — La veine circonflexe iliaque répond à l'artère homonyme. Elle chemine de haut en bas et de dedans en dehors, dans l'angle dièdre que forme le fascia iliaca avec la paroi antérieure de l'abdomen. Elle atteint ainsi l'artère iliaque externe, la croise à angle droit, en passant tantôt en avant, tantôt en arrière, et finalement vient se jeter dans la veine iliaque externe. La veine circonflexe iliaque est primitivement double, mais les deux vaisseaux se réunissent toujours, quoiqu'en un point variable, avant de s'ouvrir dans l'iliaque externe.

b. *Veine épigastrique.* — La veine épigastrique, qui répond à l'artère de même nom, est, elle aussi, primitivement double. Les deux veines prennent naissance à la face postérieure du grand droit. De là, elles se portent obliquement en bas et en dehors, en suivant exactement le même trajet que l'artère épigastrique, dont elles sont les fidèles satellites. Elles s'échappent de la gaine du droit, gagnent l'arcade crurale et s'ouvrent, le plus souvent par un tronc commun, dans la portion initiale de la veine iliaque externe. La veine épigastrique reçoit, près de sa terminaison, les *veines funiculaires* ou *spermatiques postérieures* et, souvent aussi, plusieurs *veinules sus-pubiennes,* qui proviennent de la symphyse. Elle s'anastomose, au cours de son trajet, avec des veines fort nombreuses : 1° dans la gaine du muscle grand droit, avec les branches d'origine de la mammaire interne et, par leur intermédiaire, avec la sous-clavière et la veine cave supérieure ; 2° au voisinage de l'anneau crural, avec la veine obturatrice ; 3° sur divers points de la paroi abdominale antérieure, avec les veines profondes ou sous-péritonéales et les veines superficielles ou sous-cutanées.

3° Veine iliaque interne. — La veine iliaque interne ou hypogastrique (fig. 213, 11) répond assez exactement, par son trajet comme par ses branches collatérales, à l'artère de même nom.

Elle prend naissance, en bas, à la partie supérieure de la grande échancrure sciatique, où elle résulte de la réunion, à ce niveau, d'un certain nombre de veines pelviennes. De là, elle se porte en haut et, arrivée à la partie la plus élevée de la symphyse sacro-iliaque, se fusionne avec l'iliaque externe pour constituer la veine iliaque primitive.

La veine iliaque interne est, comme on le voit, un tronc très court : elle mesure, en moyenne, 4 centimètres de long. Elle est, par contre, très volumineuse : son diamètre n'est guère inférieur à 8 ou 10 millimètres. C'est que cette veine est le tronc collecteur commun de veines fort nombreuses et fort importantes. Nous les décrirons plus loin sous le nom de veines du bassin (voy. § III, p. 309).

§ II. — VEINES DU MEMBRE INFÉRIEUR

Nous diviserons les veines du membre inférieur, comme celles du membre thoracique, en veines profondes ou sous-aponévrotiques et veines superficielles ou sous-cutanées.

A. — VEINES PROFONDES

1° Veines profondes du pied et de la jambe. — Comme celles du membre supérieur, les veines profondes du membre inférieur suivent exactement le trajet des artères, dont elles portent le nom et partagent les rapports. Elles sont, en outre, au nombre de deux pour chaque artère. C'est ainsi que nous avons deux *veines pédieuses,* deux *veines tibiales antérieures,* deux *veines plantaires internes,* deux *veines plantaires externes,* deux *veines tibiales postérieures,* deux *veines péronières,* deux *troncs veineux tibio-péroniers,* etc., etc. Il suffit donc, en général, de connaître les artères du membre inférieur pour connaître en même temps ses veines profondes.

Nous venons de voir que chaque artère cheminait entre deux veines satellites. Trois artères, cependant, la poplitée, la fémorale et l'iliaque externe, font exception à cette loi : il n'existe, en effet, qu'une seule *veine poplitée,* qu'une seule *veine fémorale,* qu'une seule *veine iliaque externe.* Ces trois veines, en raison de leur importance, méritent une description spéciale.

2° Veine poplitée. — La veine poplitée, satellite de l'artère de même nom, en arrière et en dehors de laquelle elle est située, s'étend de l'anneau du soléaire à l'anneau du troisième adducteur, qu'elle traverse pour prendre le nom de fémorale. Dans ce trajet, elle parcourt de bas en haut le creux poplité et reçoit, comme affluents, les *veines jumelles* et les *veines articulaires*, correspondant (deux pour chaque artère) aux artères articulaires supérieures, moyenne et inférieures. Une autre veine volumineuse, superficielle celle-là, vient aussi la grossir : c'est la *veine saphène externe*, que nous aurons à décrire dans un instant.

3° Veine fémorale. — La veine fémorale accompagne l'artère homonyme depuis l'anneau du troisième adducteur jusqu'à l'anneau crural, au delà duquel elle prend le nom de veine iliaque externe.

Placée tout d'abord en dehors de l'artère, elle décrit graduellement autour d'elle un demi-tour de spire, en vertu duquel elle occupe son côté postérieur à la partie moyenne de la cuisse, son côté interne dans le triangle de Scarpa. Dans l'anneau crural, la veine fémorale est encore placée sur le côté interne de l'artère homonyme ; elle regarde le bord tranchant du ligament de Gimbernat (voy. t. I, p. 817), dont elle est séparée par des canaux lymphatiques et par le ganglion de Cloquet.

A la veine fémorale aboutissent, comme affluents, toutes les veines satellites des branches artérielles émises par l'artère fémorale, à l'exception des veines sous-cutanées abdominales et honteuses externes, qui viennent s'ouvrir préalablement dans la veine saphène interne, veine superficielle que nous décrirons tout à l'heure.

4° Disposition des valvules dans les veines profondes du membre inférieur. — Les veines profondes du membre inférieur possèdent de nombreuses valvules. Houzé (*Recherches sur les valvules des veines*, Thèse de Paris, 1854), qui a soigneusement étudié ces valvules sur quatre sujets, en a compté en moyenne :

Dans la veine fémorale	3
Dans la fémorale profonde	3
Dans la poplitée	2
Dans la tibiale postérieure	13
Dans le tronc tibio-péronier	2
Dans la péronière	8
Dans la plantaire	3

Friedreich (*Morphol. Jahrb.*, Bd. VII), reprenant en 1881 cette question des valvules dans les veines fémorale et iliaque, a examiné à ce propos 185 sujets. Voici les conclusions auxquelles l'ont conduit ses recherches :

a. La partie supérieure de la veine fémorale, celle qui s'étend de l'arcade crurale à 5 centimètres au-dessous, possède un appareil valvulaire comprenant le plus souvent deux valves disposées en regard l'une de l'autre. Mais l'on peut observer trois valves ou une valve unique. Quelle que soit sa disposition, la valvule fémorale est presque toujours suffisante. Les cas de valvules insuffisantes ou rudimentaires ne représentent environ que 9 p. 100 du chiffre total.

b. La veine iliaque externe possède également des valvules, qui occupent de préférence sa moitié supérieure. Ces valvules peuvent exister des deux côtés ou d'un côté seulement et, dans ce cas, l'iliaque droite est moins souvent privée que la gauche. Les cas de valvules insuffisantes s'élèvent pour l'iliaque externe à 34 p. 100.

c. En ce qui concerne la veine iliaque primitive, les valvules y sont excessivement rares. Friedreich, nous l'avons déjà dit à propos de cette dernière veine (p. 301), n'en a rencontré que sur 4 sujets, sur les 185 examinés.

Variétés. — La veine poplitée a été vue double, soit dans sa partie inférieure, soit dans toute sa longueur. — Il en est de même de la veine fémorale. — Dans ce cas, les deux veines occupent d'ordinaire les deux côtés de l'artère et peuvent s'envoyer mutuellement des anastomoses transversales plus ou moins volumineuses. — La veine poplitée, au lieu de suivre l'artère à travers l'anneau du troisième abducteur, remonte parfois le long de la région postérieure de la cuisse, jusqu'à une hauteur variable; puis, elle perfore isolément le grand adducteur et vient retrouver la fémorale au pli de l'aine. J'ai vu, dans deux cas, la poplitée remonter ainsi jusque dans le bassin en suivant le trajet de l'artère ischiatique; la veine fémorale existait quand même, mais elle prenait naissance à la cuisse et se trouvait fortement réduite de volume. — Dans un cas observé par Hutchinson (*The Lancet*, 1879), la veine saphène interne abandonnait, au niveau de son abouchement dans la fémorale, une veine sous-cutanée du volume du pouce, laquelle passait au-dessus du pubis et venait se terminer, à droite, vers le sommet du triangle de Scarpa : cette veine suppléait vraisemblablement à l'absence ou à l'atrésie de la veine iliaque externe.

Voyez, au sujet de la veine fémorale : W. Braune, *Die Oberschenkelvenen des Menschen*, Leipzig, 1871; — Gruber, *Ueber die Varietäten der Vena femoralis profunda*, Bull. de l'Acad. imp. de Saint-Pétersbourg, 1871; — Giacomini, *Osservaz. anat. per servire allo studio della circolazione venosa dell' estremità inferiore*, Giorn. della R. Accad. di Med. di Torino, 1873; — Maubrac, *Circulation veineuse de la racine de la cuisse*, Bordeaux, 1888; — du même, *Plaies et ligature de la veine fémorale*, Paris, 1889.

B. — Veines superficielles

Les veines superficielles du membre inférieur (fig. 215, 216, 218 et 219) forment au-dessous de la peau un plexus à larges mailles, qui ne le cède en rien par sa richesse au plexus veineux sous-cutané du membre thoracique.

1° Veines du pied. — Les veines du pied se comportent différemment sur sa face plantaire et sur sa face dorsale :

A. Face plantaire. — Le pied, comme la main, ne possède sur sa face plantaire que des veines superficielles peu volumineuses : la pression continuelle que subit cette région dans la station verticale, station habituelle de l'homme, y aurait singulièrement gêné la circulation de retour. Mais si les veines sous-cutanées de la plante du pied sont presque partout de petit calibre, elles sont, par contre, fort nombreuses et disposées en un réseau extrêmement riche. Il suffit, pour s'en convaincre, de savoir les mettre en évidence par une bonne injection.

Lejars, qui a employé à cet effet le procédé d'injection des veines par les artères, a été tellement frappé de cette confluence du réseau veineux superficiel de la plante du pied (fig. 215) qu'il a cru devoir désigner ce réseau sous le nom de *semelle veineuse*, dénomination aussi juste que pittoresque. Voici, sommaire-

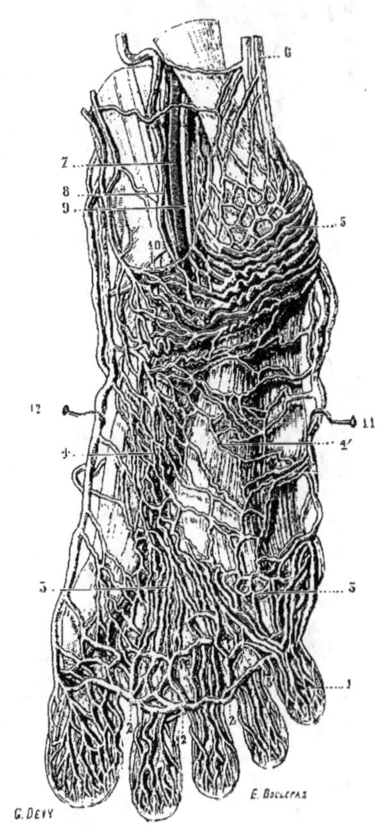

Fig. 215.

Réseau veineux de la plante du pied (d'après une préparation de Lejars).

1, veines plantaires des orteils. — 2, 2, 2, arcades veineuses de la racine des orteils. — 3, 3, veines se rendant à ces arcades. — 3', anastomose interdigitale entre le réseau plantaire et le réseau dorsal. — 4, veines se rendant à la veine marginale interne. — 4', veines se rendant à la veine marginale externe. — 5, veines du talon. — 6, veines superficielles de la jambe. — 7, artère tibiale postérieure, avec 8 et 9, ses deux veines satellites. — 10, arcade anastomotique interne. — 11, veine marginale externe. — 12, veine marginale interne.

ment résumée, la description qu'il en donne (*Communication écrite* et *Arch. de physiol.*, 1890) :

Les mailles de ce réseau, étroites et polygonales sur la partie moyenne, s'allongent à la périphérie, pour s'irradier vers les espaces interdigitaux, vers les deux bords du pied, vers le talon.

a. *En avant*, le réseau veineux se termine par une série d'arcades, qui encadrent la racine des orteils et le bord libre des espaces interdigitaux. A ces arcades, qui sont presque toujours de gros volume, aboutissent les veines plantaires des orteils; et, au niveau de chaque espace interdigital, il en part une grosse veine interosseuse dorsale, large voie anastomotique entre les deux systèmes superficiels du dos et de la plante.

b. *Sur les deux bords du pied*, la semelle veineuse se résout en une série de huit à douze gros troncs. qui se jettent, après avoir croisé les deux bords : 1° en dedans, dans la veine marginale interne. origine de la saphène interne; 2° en dehors, dans la veine marginale externe. Aux points où ces aboutissants du réseau superficiel plantaire croisent les bords du pied, il s'en détache une série de troncs profonds, qui, par les orifices aponévrotiques ménagés le long des premier et cinquième métatarsiens, gagnent la région plantaire profonde et les veines du système profond (*voies anastomotiques*).

c. *En arrière, sous le talon*, les veines restent presque toutes transversales, sinueuses et bombées, souvent grosses comme une plume d'oie ; elles y sont étroitement accolées et en nappe continue. Ce n'est qu'à la pointe du talon qu'elles s'inclinent en arrière et remontent derrière le tendon d'Achille, pour se jeter dans une arcade constante, qui l'enserre vers le milieu de sa hauteur et se continue ensuite avec le réseau superficiel de la jambe.

Toutes ces veines sont intimement adhérentes à la face profonde de la peau ; elles sont enchâssées dans de véritables canaux dermiques. Leur préparation devient très délicate. En disséquant à petits coups une mince lamelle de peau, on constate fort nettement qu'il se détache des couches profondes du derme une série de cloisons entre-croisées : c'est un stroma alvéolaire dont chaque cavité loge une bosselure veineuse. On dirait un tissu érectile.

B. FACE DORSALE. — A la face dorsale du pied, nous retrouvons, comme à la face dorsale de la main, des veines à la fois nombreuses et de fort calibre. Elles s'y étalent en un riche réseau, affectant le plus souvent la forme d'une arcade transversale à concavité dirigée du côté de la jambe. A la convexité de cette arcade, *arcade veineuse dorsale du pied*, aboutissent les veines dorsales des orteils, largement anastomosées entre elles (fig. 217), et aussi ces veines plantaires, ci-dessus décrites, qui contournent de bas en

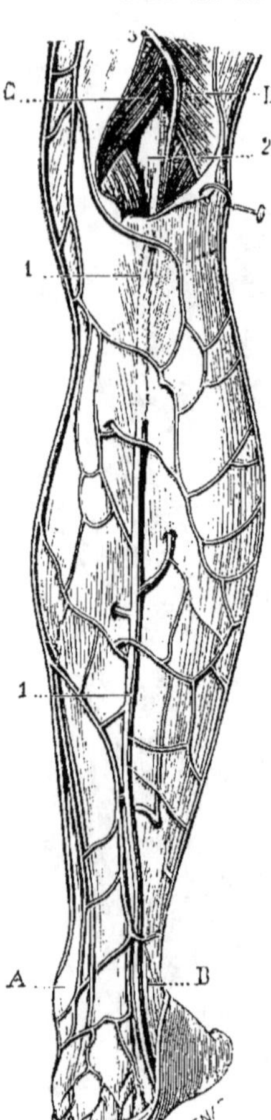

Fig. 216.

Veines superficielles de la jambe, vue postérieure.

A. malléole interne. — B. malléole externe. — C, demi-tendineux. — D. biceps crural. — 1, veine saphène externe. — 2. veine poplitée. — 3. anastomose entre la saphène externe et la saphène interne.

haut les deux bords interne et externe du pied. De l'une et l'autre de ces deux extrémités partent deux veines, appelées *veine dorsale interne* et *veine dorsale externe*.

Ces deux veines dorsale interne et dorsale externe se portent l'une et l'autre obliquement en
arrière et en haut et changent de nom en atteignant la jambe : la dorsale externe devient la
saphène externe ; la dorsale interne prend le
nom de *saphène interne*.

La saphène externe et la saphène interne sont
les deux troncs auxquels aboutissent toutes les
veines superficielles de la jambe et de la cuisse.

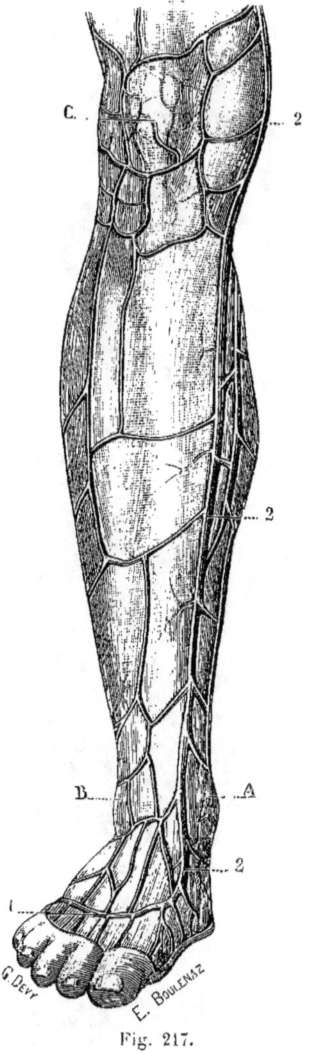

2° Veine saphène externe. — Née de la veine
dorsale externe ou, ce qui revient au même, de
l'extrémité externe de l'arcade dorsale du pied,
la saphène externe (fig. 216, 1) passe en arrière
de la malléole externe, longe ensuite pendant
quelque temps le côté externe du tendon d'Achille
et vient enfin se placer dans le sillon longitudinal des deux jumeaux, qu'elle parcourt de bas en
haut jusqu'à la partie moyenne du creux poplité.
Là, elle s'infléchit en avant, en formant un léger
coude, et vient s'ouvrir à la partie postérieure
de la veine poplitée. La saphène externe, superficielle au niveau du pied, perfore l'aponévrose
en arrière de la malléole et, à partir de ce point
jusqu'à son abouchement dans la poplitée, chemine au-dessous du plan aponévrotique (voy.
t. I, fig. 522, e).

Au moment de s'ouvrir dans la veine poplitée,
la veine saphène externe émet dans la plupart
des cas un *canal anastomotique* (fig. 216, 3), qui,
se portant en haut et en dedans, contourne la face
interne de la cuisse et vient s'ouvrir dans la saphène interne, un peu au-dessous de son abouchement dans la veine fémorale.

Dans son trajet ascendant, la veine saphène
externe, qu'accompagnent le nerf de même nom
et une artériole issue des jumelles, est successivement grossie par de nombreuses veines, à direction transversale ou oblique, qui proviennent
des téguments de la partie postérieure et externe
de la jambe.

La saphène externe possède de nombreuses
valvules : on en compte ordinairement de 8 à 15 depuis son origine jusqu'à sa
terminaison.

Fig. 217.

Veines superficielles de la jambe,
vue antérieure.

A. malléole interne. — B, malléole externe.
— C, rotule. — 1, arcade dorsale du pied.
— 2, veine saphène interne.

3° Veine saphène interne. — La veine saphène interne (fig. 217, 2 et 218, 1)
fait suite à la dorsale interne et, par l'intermédiaire de cette dernière, à l'extré-

mité interne de l'arcade dorsale du pied. Verticalement ascendante, elle passe en avant de la malléole interne, longe ensuite successivement la face interne de la jambe, le côté interne du genou et la face antéro-interne de la cuisse jusqu'à 3 ou 4 centimètres au-dessous de l'arcade fémorale. Là, elle s'infléchit en avant, perfore l'aponévrose en décrivant un crochet à concavité inférieure (crosse de la saphène interne) et s'ouvre à la partie antéro-interne de la veine fémorale.

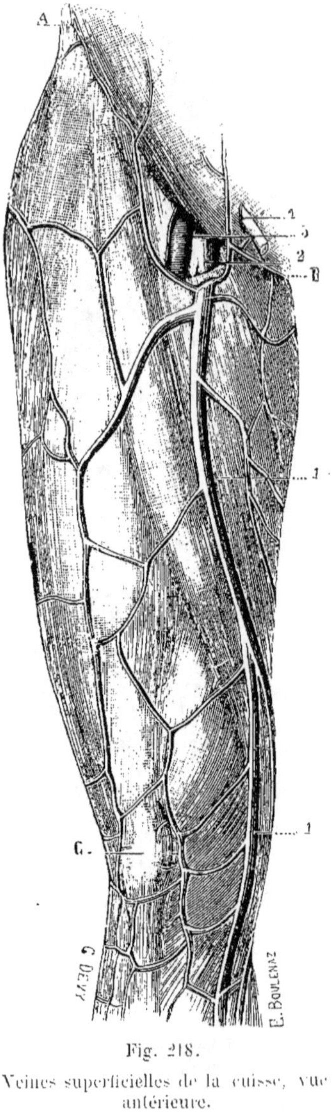

Jusqu'au niveau du point où elle perfore la fascia cribriformis, la saphène interne est superficielle, je veux dire chemine dans le tissu cellulaire sous-cutané. Sa crosse, seule, est profonde ou sous aponévrotique. L'orifice aponévrotique qui livre passage à la saphène interne est limité en dehors et en bas par un repli aponévrotique de forme semi-lunaire, bien connu en anatomie topographique sous le nom de *ligament falciforme* d'ALLAN BURNS ou *ligament de Hey*; la crosse de la saphène est comme à cheval sur la corne inférieure du ligament. Au-dessous d'elle, comme nous l'avons déjà vu à propos des artères, passe l'artère honteuse externe inférieure (fig. 219, 5 pour, de là, gagner les bourses.

Dans son long trajet, la veine saphène interne reçoit comme affluents : 1° les *veines sous-cutanées de la partie antérieure et interne de la jambe*; 2° toutes les *veines sous-cutanées de la cuisse*; 3° le *canal anastomotique*, ci-dessus décrit, que lui envoie la saphène externe; 4° les *veines honteuses externes superficielles*, qui proviennent du scrotum; 5° les *veines sous-cutanées abdominales*, qui descendent de la partie antéro-inférieure de la paroi abdominale. Ces dernières accompagnent en partie l'artère homonyme, branche de la fémorale; mais, en partie aussi, elles sont indépendantes de ce dernier vaisseau.

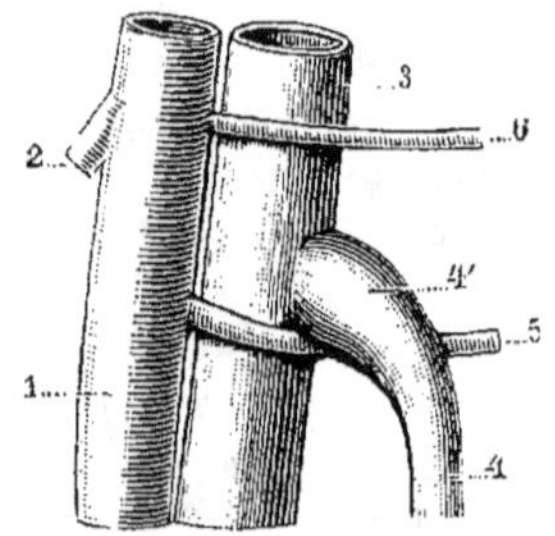

Fig. 219.

Abouchement de la saphène interne dans la veine fémorale.

1, artère fémorale, avec : 2, artère fémorale profonde. — 3, veine fémorale. — 4, saphène interne, avec : 4′, sa crosse. — 5, honteuse externe inférieure, passant sous la crosse de la saphène. — 6, honteuse externe supérieure.

Fig. 218.

Veines superficielles de la cuisse, vue antérieure.

A, épine iliaque antéro-supérieure. — B, pubis. — C, rotule. — 1, 1, saphène interne. — 2, veine fémorale. — 3, artère fémorale. — 4, cordon inguinal.

Comme la saphène externe, la saphène interne est très riche en valvules ; mais ces valvules sont toujours fort variables par leur situation, par leur développement individuel et par leur nombre. Houzé, dans son mémoire déjà cité, estime que ce nombre varie de 11 à 20. Klotz, qui a repris la question en 1887 (*Arch. f. Anat. u. Physiol.*, p. 159), est arrivé à un chiffre un peu supérieur : il a compté 30 valvules chez le fœtus. Mais il a établi, en même temps, qu'un certain nombre de ces valvules s'atrophiaient peu à peu, au fur et à mesure qu'on avançait en âge. C'est ainsi qu'à vingt-cinq ans il a rencontré déjà 5 valvules atrophiées sur 30 ; à cinquante-quatre ans, 12 valvules atrophiées sur 30 ; à soixante-dix ans, 26 valvules atrophiées sur un total de 32. Il n'en restait donc plus, dans ce dernier cas, que 6 suffisamment développées pour remplir les fonctions qui leur sont dévolues.

C. — Anastomoses des veines superficielles avec les profondes

Comme nous l'avons déjà constaté au membre supérieur, les deux réseaux superficiel et profond du membre inférieur sont reliés l'un à l'autre par de nombreuses branches anastomotiques, qui les rendent solidaires au double point de vue anatomique et fonctionnel.

C'est ainsi que, sur le dos du pied, l'arcade dorsale et ses rameaux afférents communiquent sur plusieurs points avec le réseau veineux situé au-dessous de l'aponévrose.

La saphène interne communique à son tour : 1° au niveau du cou-de-pied, avec les veines pédieuses, les veines tibiales antérieures et les veines tibiales postérieures ; 2° le long de la jambe, avec ces mêmes veines tibiales antérieures et tibiales postérieures ; 3° à la cuisse, avec la veine fémorale par deux ou trois anastomoses, qui perforent l'aponévrose en dedans du muscle couturier.

Quant à la saphène externe, elle s'anastomose, elle aussi, dans le voisinage du cou-de-pied, avec les veines plantaires externes d'une part, et d'autre part, avec les veines péronières antérieures et postérieures.

Voyez, à ce sujet, Houzé, *loc. cit.* ; — Le Dentu, *Rech. anat. sur la circulation veineuse du pied et de la jambe*, Th. Paris, 1867 ; — Klotz, *loc. cit.* — Braune u. Müller, *Die Venen des Fusses und Unterschenkels*, Leipzig, 1890. — Voyez aussi, au sujet des voies collatérales de la circulation veineuse du membre inférieur, Jaboulay et Condamin, *Lyon médical*, 1889, p. 145.

§ III. — Veines du bassin

Les veines du bassin correspondent exactement aux branches artérielles fournies par l'artère iliaque interne ou hypogastrique. Nées sur différents points des parois du bassin ou des viscères contenus dans cette cavité, les veines pelviennes convergent pour la plupart vers la partie la plus élevée de la grande échancrure sciatique et s'ouvrent dans la *veine hypogastrique* ou *iliaque interne*, ci-dessus décrite (p. 303). Du reste, comme les veines profondes des membres, les veines du bassin sont au nombre de deux pour chaque artère : ces deux veines satellites, toutefois, se réunissent ordinairement en une seule, un peu avant leur terminaison dans l'hypogastrique. Nous pouvons diviser les veines du bassin, comme les artères qu'elles accompagnent en trois groupes : *veines extra-pelviennes, veines intra-pelviennes pariétales, veines intra-pelviennes viscérales.*

1° Veines extra-pelviennes. — Les veines extra-pelviennes sont les fessières, les ischiatiques, les obturatrices et les honteuses internes :

a. *Veines fessières et ischiatiques*. — Les veines fessières et ischiatiques suivent exactement le même trajet que les artères homonymes (voy. p. 207). Elles ramènent à l'hypogastrique le sang veineux de la fesse et de la partie postérieure et supérieure de la cuisse.

b. *Veines obturatrices*. — Les veines obturatrices prennent naissance à la partie interne de la cuisse, entrent dans le bassin par la gouttière sous-pubienne, s'anastomosent avec les veines épigastriques et se jettent finalement dans l'iliaque interne.

c. *Veines honteuses internes*. — Les veines honteuses internes ramènent à l'iliaque interne le sang veineux de la verge, du périnée et de la partie inférieure du rectum.

Le sang apporté à la verge par les deux artères dorsales et les deux artères caverneuses aboutit en grande partie à deux veines volumineuses, qui cheminent d'avant en arrière sur le dos de la verge et qui, pour cette raison, sont appelées *veines dorsales de la verge* (voy. *Verge*). On les distingue, d'après leur situation, en superficielle et profonde. — La *veine dorsale superficielle* provient des enveloppes de la verge et, dans toute son étendue, chemine dans le tissu cellulaire sous-cutané. En atteignant le pubis, elle s'infléchit, soit à droite, soit à gauche, et vient se jeter dans la saphène interne, branche de la fémorale. — La *veine dorsale profonde* (fig. 220,1) tire son origine du gland et des corps caverneux. Impaire et médiane comme la précédente, elle chemine d'avant en arrière dans le sillon médian supérieur du pénis, au-dessous de l'enveloppe élastique de cet organe, entre les deux artères dorsales, qui suivent, mais en sens inverse, la même direction. Arrivée à la racine de la verge, elle traverse le ligament suspenseur du pénis d'abord, puis l'aponévrose périnéale

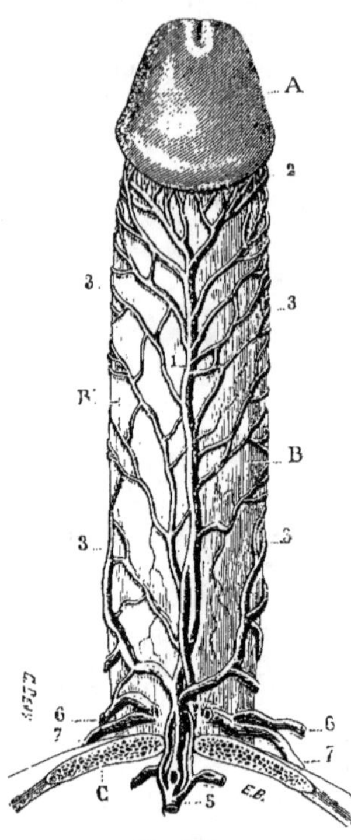

Fig. 220.

La veine dorsale profonde et ses affluents.

A, gland. — B, B, corps caverneux. — C, coupe du pubis, pratiquée un peu au-dessous de la symphyse.

1, veine dorsale profonde. — 2, son origine en arrière du gland (plexus rétro-balanique). — 3, 3, ses affluents, provenant du corps caverneux et du corps spongieux. — 4, la veine dorsale, bifurquée et disposée en une sorte de plexus, le plexus sous-pubien. — 5, plexus de Santorini. — 6, 7, anastomoses de la veine dorsale superficielle avec les honteuses externes et l'obturatrice.

moyenne et vient se jeter dans le *plexus veineux de Santorini*, riche plexus situé entre le pubis et la prostate.

C'est de la partie postérieure et externe du plexus de Santorini que naissent les veines honteuses internes. Suivant le même trajet que les artères homonymes (voy. p. 208), mais en sens inverse, elles descendent le long des branches ischio-pubiennes, croisent la face interne de l'ischion, recueillent chemin faisant les *veines périnéales superficielles*, qui proviennent du scrotum et des téguments du périnée, les *veines bulbeuses* ou *périnéales profondes*, qui tirent leur origine des parties profondes du périnée et notamment du bulbe de l'urèthre, les *veines hémorrhoïdales inférieures*, qui émanent de la partie inférieure du rectum et, finalement, viennent s'ouvrir dans la veine hypogastrique en contournant de bas en haut la face externe de l'épine sciatique. Les veines honteuses internes sont ordinairement au nombre de deux pour chaque artère : toutefois, au voisinage de l'épine sciatique, quelquefois plus bas, ces deux veines se réunissent presque toujours en un tronc commun.

Chez la femme, les veines honteuses internes, analogues à celles de l'homme, tirent leur principale origine des organes érectiles de la vulve (voy. *Organes génitaux*). Elles recueillent encore, au cours de leur trajet, les veines périnéales et les veines hémorrhoïdales inférieures, contournent la face externe de l'épine sciatique, entrent dans le bassin par la grande échancrure sciatique et s'ouvrent dans la veine hypogastrique.

Au sujet des veines extra-pelviennes, voyez : Lenhossék, *Das venöse Convolut der Beckenhöhle beim Manne*, Wien, 1871 ; — Tschaussow, *Zur Frage nach den Venenplexus des Perinäums und des Becken beim Manne*, Medic. Bote, 1882 ; — Du même, *Zur Frage von den Venengeflechten u. Muscheln in vorderen Abschnitt des weibl. Dammes, einschliesslich der Beckengeflechten*, Arch. f. Anat. u. Physiol., 1885.

2° Veines intra-pelviennes pariétales. — Ce sont les ilio-lombaires, les sacrées latérales et la sacrée moyenne :

a. *Veine ilio-lombaire*. — La veine ilio-lombaire suit le même trajet que l'artère homonyme ; elle reçoit ordinairement les branches veineuses qui sortent par les deux derniers trous de conjugaison de la colonne lombaire.

b. *Veines sacrées latérales*. — Les veines sacrées latérales accompagnent également l'artère de même nom. Elles sont presque exclusivement formées par les branches dorso-rachidiennes, qui débouchent dans le bassin par les trous sacrés antérieurs. Toujours multiples, souvent plexiformes, elles viennent s'ouvrir, soit dans l'iliaque interne, soit dans l'iliaque primitive.

c. *Veine sacrée moyenne*. — La veine sacrée moyenne prend naissance au-devant du coccyx par une branche médiane, émanant de cet os, à laquelle aboutissent deux branches latérales provenant, l'une du plexus vésical, l'autre du plexus hémorrhoïdal inférieur. Ainsi formée, la veine sacrée moyenne se dirige verticalement en haut, cheminant côte à côte avec l'artère de même nom. Elle recueille, au cours de son trajet : 1° de nombreuses branches anastomotiques, obliques ou transversales, qui lui viennent des veines sacrées latérales ; 2° des branches osseuses, plus nombreuses encore, qui proviennent de la partie antérieure du sacrum. Finalement, elle vient se jeter dans la veine iliaque primitive gauche.

On voit que par leur mode d'origine, non moins que par leur trajet et leur terminaison, les veines pariétales du bassin, se rattachent manifestement au système des intercostales et des azygos que nous avons décrit au thorax.

3° Veines intra-pelviennes viscérales. — Elles comprennent les veines vésicales et les veines hémorrhoïdales moyennes, auxquelles viennent s'ajouter, chez la femme, les veines utérines et les veines vaginales :

a. *Veines vésicales*. — Les veines vésicales, issues des différentes tuniques de la vessie (voy. *Vessie*), se dirigent vers la base de cet organe et se jettent, les antérieures dans le plexus de Santorini, les postérieures dans le plexus séminal, les latérales dans le plexus vésico-prostatique. Ces trois plexus, du reste, communiquent largement entre eux, de façon à ne former pour ainsi dire qu'un seul et même plexus, auquel je donnerai le nom de *plexus pelvi-vésical*. De la partie latérale de ce plexus, partent deux ou trois veines, dites *vésicales*, qui se portent en dehors et en haut dans la veine iliaque interne.

b. *Veines hémorrhoïdales moyennes*. — Les veines hémorrhoïdales moyennes, accompagnant les artères de même nom, ne sont pas constantes et, quand elles existent, elles proviennent rarement du rectum. Elles tirent plutôt leur origine des organes voisins, des vésicules séminales et de la vessie chez l'homme, de la

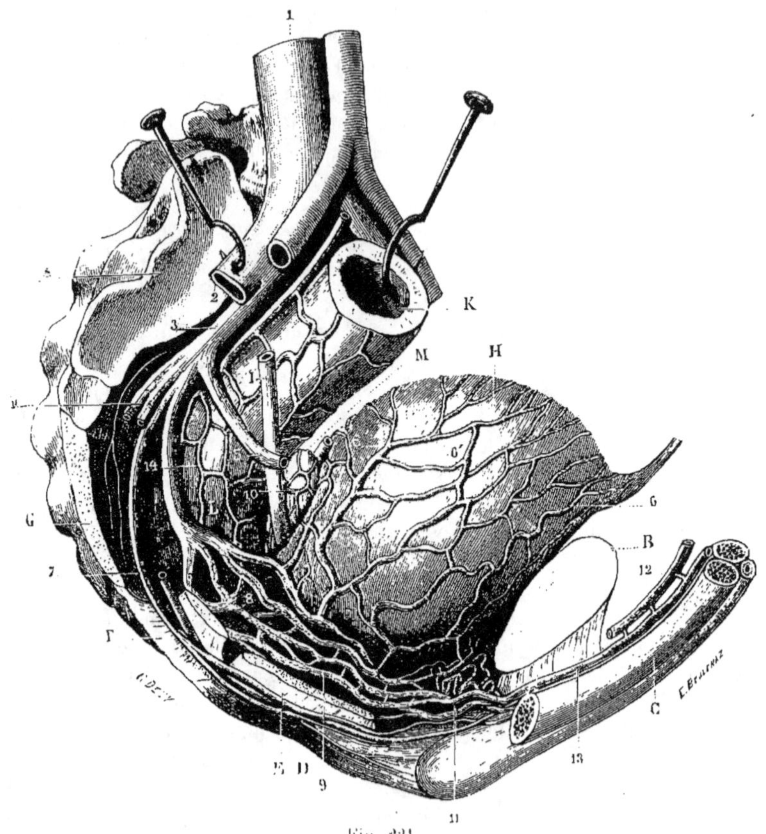

Fig. 221.

Les veines du bassin chez l'homme.

A, auricule du sacrum. — B, symphyse pubienne. — C, verge, dont le corps caverneux droit a été réséqué à sa partie postérieure. — D, sphincter externe de l'anus. — E, releveur de l'anus. — F, ischio-coccygien. — G, section des ligaments sacro-sciatiques. — H, vessie, avec H', l'ouraque. — I, uretère. — K, côlon ilio pelvien. — L, rectum. — M, vésicule séminale et canal déférent.

1, veine cave inférieure. — 2, veine iliaque externe du côté droit. — 3, veine hypogastrique. — 4, veines fessières. — 5, veine obturatrice. — 6, 6', 6'', veines vésicales. — 7, veine honteuse interne. — 8, plexus hémorrhoïdal. — 9, plexus vésico-prostatique. — 10, plexus-séminal.

vessie et du vagin chez la femme. Le nom d'hémorrhoïdales convient donc très mal à ces veines, qui ne présentent avec les plexus veineux du rectum que des anastomoses indirectes.

c. *Veines utérines*. — Les veines utérines au nombre de deux de chaque côté, naissent de la partie inférieure du plexus utérin (voy. *Utérus*) et gagnent l'hypogastrique, en passant entre les deux feuillets des ligaments larges. Elles présentent à leur origine, des connexions intimes avec les veines utéro-ovariennes et avec le plexus vaginal.

d. *Veines vaginales*. — Les veines vaginales naissent du plexus vaginal (voy. *Vagin*), lacis vasculaire qui embrasse la totalité du vagin, mais qui est surtout développé à son extrémité inférieure.

Parmi les nombreuses veines pelviennes que nous venons de signaler, nous n'avons fait aucune mention de vaisseaux veineux correspondant à l'artère ombilicale du fœtus. Aux deux artères ombilicales fait suite, cependant, une veine volumineuse, la *veine ombilicale ;* mais cette veine n'a aucun rapport avec le bassin. En débouchant de l'ombilic, en effet, la veine ombilicale, au lieu de descendre vers le pubis comme le font les artères homonymes, traverse d'avant en arrière la cavité abdominale et vient s'ouvrir, en partie dans la veine cave inférieure, en partie dans la veine porte. Nous comprendrons donc la veine ombilicale au nombre des affluents de la veine cave inférieure et la décrirons dans le paragraphe suivant.

§ IV. — VEINES DE L'ABDOMEN

A la circulation veineuse de l'abdomen se rapportent tout d'abord, deux groupes importants : les *veines pariétales*, qui proviennent des parois abdominales ; les *veines viscérales*, qui émanent des viscères contenus dans cette cavité.

Les premières sont formées par les *veines diaphragmatiques inférieures* et par les *veines lombaires*, auxquelles nous pouvons ajouter les veines *sous-cutanées abdominales*, les *veines épigastriques* et *circonflexes iliaques*, déjà décrites à propos de la saphène interne (p. 308) et de l'iliaque externe (p. 302). Les secondes comprennent les *veines capsulaires*, les *veines rénales*, la *veine porte*, les *veines portes accessoires*, les *veines sus-hépatiques*.

Enfin, nous rattacherons aux veines de l'abdomen la *veine ombilicale* et les *veines spermatiques*, qui prennent naissance sans doute en dehors de la cavité abdominale, mais qui entrent dans cette cavité et l'occupent dans une grande partie de leur trajet.

Toutes les veines précitées sont en définitive tributaires de la veine inférieure.

1° Veines diaphragmatiques inférieures. — Les veines diaphragmatiques inférieures correspondent exactement aux artères du même nom, branches de l'aorte abdominale. Au nombre de deux pour chaque artère, elles prennent naissance sur la face inférieure ou concave du diaphragme et viennent s'ouvrir à la partie antérieure de la veine cave inférieure, au moment où celle-ci va franchir l'orifice diaphragmatique qui lui est propre. Les veines diaphragmatiques reçoivent ordinairement les *veines capsulaires supérieures*, provenant des capsules surrénales.

2° Veines lombaires. — Les veines lombaires, au nombre de trois ou quatre pour chaque côté, accompagnent dans toute l'étendue de leur trajet les artères homonymes. Analogues aux veines intercostales, elles prennent naissance dans les muscles larges de l'abdomen et dans les téguments qui les recouvrent. Elles se dirigent ensuite transversalement vers la colonne vertébrale, recueillent au niveau des trous de conjugaison des *branches dorso-spinales*, qui proviennent des réseaux intra- et extra-rachidiens, passent au-dessous des arcades du psoas et viennent s'ouvrir isolément à la partie postérieure de la veine cave inférieure.

En raison de la situation de la veine cave inférieure sur le côté droit de la colonne vertébrale, les veines lombaires gauches sont naturellement un peu plus longues que leurs homologues du côté droit. Elles croisent la ligne médiane en passant en arrière de l'aorte.

Au niveau de la base des apophyses transverses, les veines lombaires sont reliées entre elles par une série d'anastomoses dirigées verticalement. Ces anastomoses sont, suivant les cas, rectilignes ou arciformes. Souvent aussi, elles se bifurquent et sont doubles dans une certaine partie de leur étendue, formant ainsi une espèce d'anneau ou de boutonnière, à travers laquelle s'échappe le nerf rachidien à sa sortie du trou de conjugaison. Il n'est pas rare de les voir plus ou moins plexiformes. En tout cas, l'ensemble de ces anastomoses longitudinales jetées entre les différentes veines lombaires constitue, de chaque côté de la colonne vertébrale, un petit tronc vertical plus ou moins nettement différencié suivant les sujets, que l'on désigne, en raison de sa direction, sous le nom de *veine lombaire ascendante*.

Les veines lombaires ascendantes communiquent largement en bas avec les veines ilio-lombaires, branches tributaires de l'iliaque interne ou de l'iliaque primitive. En haut, elles forment ordinairement les origines des azygos (voy. p. 292), branches tributaires de la veine cave supérieure. Il existe donc, entre la veine cave supérieure et le système des veines iliaques, une longue anastomose, voie collatérale importante, susceptible de suppléer, le cas échéant, la veine cave inférieure.

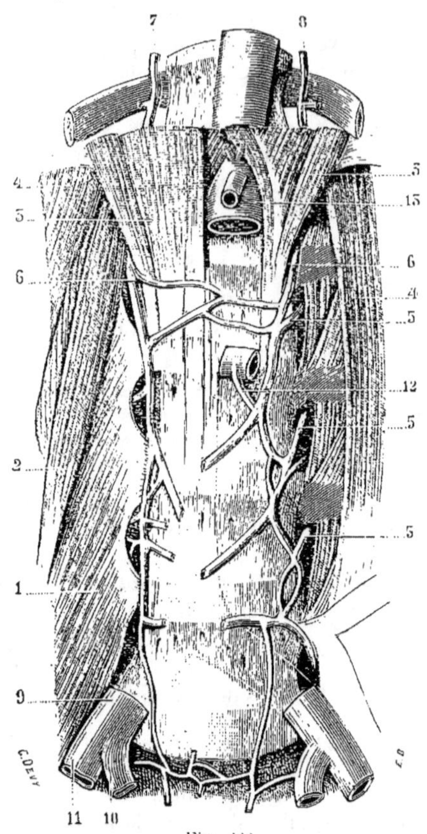

Fig. 222.

Les veines lombaires, vue antérieure.

(Les muscles grand et petit psoas ont été enlevés du côté gauche : la veine cave inférieure et la partie supérieure des iliaques primitives sont représentées en pointillé.)

1, psoas. — 2, petit psoas. — 3, diaphragme. — 4, carré des lombes. — 5, 5, 5, veines lombaires. — 6, 6, lombaire ascendante. — 7, grande azygos. — 8, petite azygos. — 9, veine iliaque primitive. — 10, veine iliaque interne. — 11, veine iliaque externe. — 12, canal réno-azygo-lombaire, unissant les veines lombaires et la petite azygos à la veine rénale gauche. 13, aorte abdominale.

3° **Veines capsulaires principales**. — Les veines capsulaires principales ou veines centrales de la capsule surrénale s'échappent de la face antérieure de cet organe et, se portant transversalement en dedans, viennent s'ouvrir dans la veine cave inférieure, un peu au-dessous du point de débouchement des veines diaphragmatiques. La veine capsulaire du côté gauche se jette très fréquemment dans la veine rénale correspondante (voy. *Capsules surrénales*).

4° **Veine rénale**. — Les veines rénales répondent aux artères de même nom. Elles ramènent à la veine cave le sang veineux du rein.

a. *Origine, trajet et terminaison*. — Au nombre de deux, l'une pour le côté droit, l'autre pour le côté gauche, les veines rénales, remarquables par leur volume et par la brièveté de leur trajet, prennent naissance au hile du rein où elles sont constituées par la réunion de cinq ou six branches émergeant du parenchyme rénal (voy. *Reins*). De là, elles se portent transversalement de dehors en dedans et un peu obliquement de bas en haut et viennent s'ouvrir sur les côtés de la veine cave inférieure. Elles cheminent en avant de l'artère homonyme et en arrière du péritoine qui les recouvre sur toute leur longueur.

b. *Rapports*. — Nous avons déjà dit plusieurs fois que la veine cave inférieure était située non pas sur la ligne médiane, mais un peu à droite de cette ligne ; d'autre part, le rein du côté droit, repoussé par le foie, est placé un peu plus bas que le rein du côté gauche. De cette double disposition anatomique résultent, pour les deux veines rénales, quelques légères différences, portant sur leur longueur et leur direction : la veine rénale gauche est un peu moins oblique que la droite ; de plus, elle est un peu plus longue. obligée qu'elle est d'aller chercher la veine cave à droite de la ligne médiane; pour l'atteindre, elle passe en avant de l'aorte et en arrière de l'artère mésentérique supérieure (fig. 213,4).

c. *Affluents*. — Dans leur trajet, les veines rénales reçoivent quelques affluents, notamment : 1° les *veines capsulaires inférieures*, qui descendent des capsules surrénales ; 2° les *veines adipeuses*, ordinairement très grêles, qui proviennent de l'atmosphère graisseuse du rein (voy. *Rein*).

d. *Anastomoses*. — La veine rénale présente dans son court trajet plusieurs anastomoses, qui peuvent au besoin devenir des voies dérivatives et recevoir le sang veineux du rein, lorsqu'une circonstance quelconque d'ordre pathologique vient s'opposer à son libre déversement dans la veine cave inférieure. Ces anastomoses, véritables canaux de sûreté dans le sens que nous avons attribué à ce mot (p. 246), ont été récemment étudiées par LEJARS (*Bull. Soc. anatomique*, 1888) : la plus importante d'entre elles bien certainement est un canal veineux (*réno-azygo-lombaire* de LEJARS), qui se détache de la partie postéro-inférieure de la veine rénale et qui vient s'ouvrir d'autre part, après s'être bifurqué, à la fois dans la petite azygos et dans une grosse veine lombaire. Ce tronc existerait 88 fois sur 100 sujets et, d'autre part, se rencontrerait beaucoup plus souvent à gauche qu'à droite : LEJARS, sur 88 sujets, l'a observé 62 fois à gauche, 6 fois à droite seulement.

Nous devons signaler encore, comme susceptible de suppléer la veine rénale, un groupe de veinules, décrites depuis longtemps par VERNEUIL, qui s'échappent du rein en dehors du hile, pour aller s'ouvrir dans les troncs voisins, veine cave inférieure, veine lombaire, veine du plexus spermatique.

5° Veine porte. — La veine porte, que l'on désigne encore quelquefois sous le nom de *système porte*, en raison de la disposition particulière qu'elle présente, est un des vaisseaux collecteurs les plus importants de l'économie : il recueille, en effet, le sang veineux de tous les viscères abdominaux, à l'exception du foie et du rein. Formée par la réunion de trois veines volumineuses, la splénique, la mésentérique supérieure et la mésentérique inférieure, la veine porte se dirige vers le foie et se capillarise dans cet organe à la manière d'une artère, justifiant ainsi la comparaison ancienne qui faisait du système porte un arbre, dont les racines plongent dans toute l'étendue du tube gastro-intestinal et dont les branches se ramifient dans le foie. Nous diviserons la veine porte en trois portions : ses branches d'origine, son tronc, ses branches terminales.

A. BRANCHES D'ORIGINE. — Trois grosses veines, la splénique, la mésentérique inférieure et la mésentérique supérieure, se réunissent dans le voisinage de la tête du pancréas, pour former le tronc de la veine porte.

a. *Veine splénique*. — La veine splénique correspond exactement à l'artère de même nom. Elle tire son origine de la face interne de la rate par six ou huit branches distinctes, qui se réunissent presque immédiatement après leur sortie de cet organe.

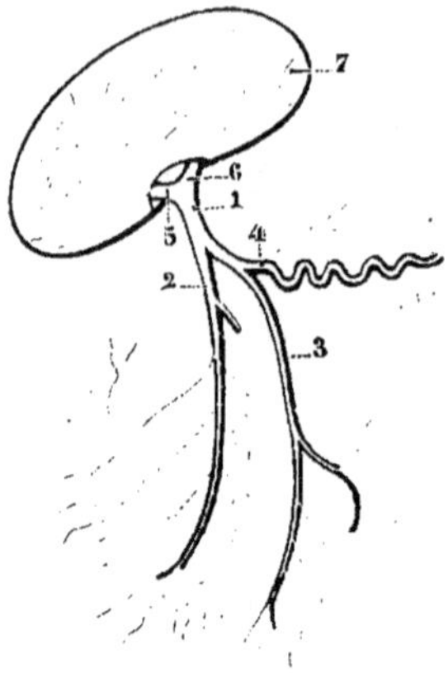

Ainsi constituée, elle se porte horizontalement de gauche à droite, le long du bord supérieur du pancréas, au-dessous et en arrière de l'artère splénique. Contrairement à cette artère, qui est très flexueuse, la veine est sensiblement rectiligne.

Chemin faisant, elle reçoit comme affluents : 1° la *veine gastro-épiploïque gauche*, qui provient de la grande courbure de l'estomac (voy. *Estomac*); 2° les *veines gastriques* correspondant aux vaisseaux courts; 3° les *veines pancréatiques* et plusieurs *veines duodénales*, dont le nom seul indique l'origine (voy. *Pancréas* et *Duodénum*).

b. *Veine mésentérique inférieure ou petite mésaraïque*. — La veine mésentérique inférieure, que l'on désigne encore sous le nom de petite mésaraïque, répond à l'artère mésentérique inférieure, branche de l'aorte. Impaire comme cette artère, elle s'étend du rectum, où elle fait suite aux plexus hémorrhoïdaux (voy. *Rectum*), jusqu'à la face postérieure de la tête du pancréas, où elle se réunit avec la veine splénique. Elle décrit ainsi, dans son ensemble, une longue arcade à concavité dirigée à droite.

Dans ce trajet, la veine mésentérique inférieure reçoit par sa convexité les trois *veines coliques gauches*, qui correspondent aux branches artérielles de même nom et lui apportent le sang veineux de la plus grande partie du rectum, du côlon ilio-pelvien, du côlon descendant et de la moitié gauche du côlon transverse.

c. *Veine mésentérique supérieure ou grande mésaraïque*. — La veine mésentérique supérieure, encore appelée grande mésaraïque, correspond, elle aussi, par son origine et par son trajet à l'artère homonyme. Comme elle, elle est impaire et située à droite de la ligne médiane. Comme elle, elle décrit une longue courbe à concavité dirigée à droite, répondant par son extrémité inférieure à la terminaison de l'intestin grêle et par son extrémité supérieure à la partie postérieure du pancréas. Comme elle, enfin, elle chemine tout d'abord le long du bord postérieur du mésentère et croise ensuite de bas en haut la face antérieure de la troisième portion du duodénum, pour disparaître immédiatement après au-dessous du pancréas.

La veine mésentérique supérieure reçoit par sa concavité les trois *veines coliques droites* (voy. *Gros intestin*) et par sa convexité toutes les *veines de l'intestin grêle* (voy. *Intestin grêle*). Ces différentes veines intestinales, comme nous le verrons plus loin en étudiant la circulation du tube intestinal, s'anastomosent plusieurs fois entre elles au sortir de l'intestin et forment ainsi deux ou trois séries d'arcades, rappelant assez bien les arcades artérielles que nous avons déjà rencontrées sur le trajet des artères mésentériques.

Fig. 223.

Schéma de la veine porte.

1. tronc de la veine porte. — 2, 3, 4, ses trois branches radiculaires (grande mésaraïque, petite mésaraïque, splénique. — 5, 6, ses deux branches terminales droite et gauche, se ramifiant dans le foie 7, à la manière des artères.

B. Tronc de la veine porte. — Des trois branches que nous venons de décrire, la veine splénique et la mésentérique inférieure se réunissent l'une à l'autre au niveau du bord supérieur du pancréas, sur la ligne médiane ou à peu de distance

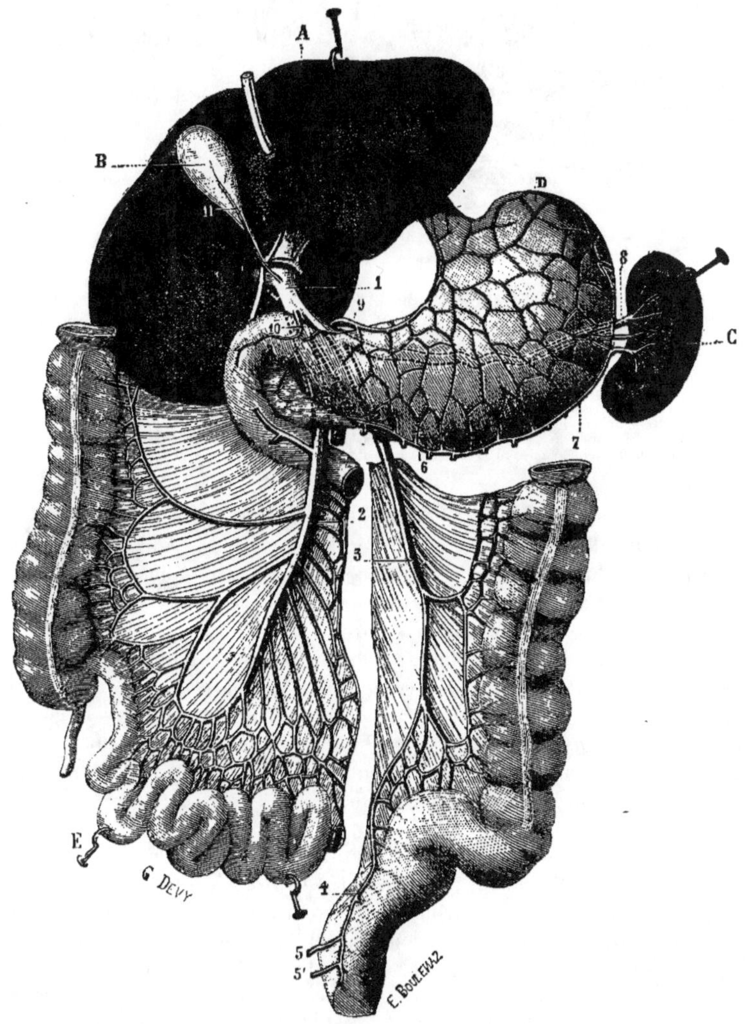

Fig. 223 *bis*.

Veine porte et ses branches d'origine.

A, foie. — B, vésicule biliaire. — C, rate. — D, estomac. — E, masse de l'intestin grêle éloignée en bas et à droite. — 1, tronc de la veine porte. — 2, grande mésaraïque. — 3, petite mésaraïque. — 4, veines hémorrhoïdales supérieures. — 5, 5', veines hémorrhoïdales moyennes et inférieures. — 6, veine gastro-épiploïque droite. — 7, veine gastro-épiploïque gauche. — 8, veine splénique. — 9, veine coronaire stomachique. — 10, veine pylorique. — 11, veine cystique.

de cette ligne. Il en résulte un tronc unique, le *tronc commun de la splénique et de la mésentérique inférieure*. Ce tronc continue de gauche à droite le trajet de la veine splénique et se réunit à son tour, après un parcours de 3 ou 4 centimètres seulement, avec la veine mésentérique supérieure. Le nouveau tronc qui résulte de cette union est la *veine porte proprement dite*. La veine splénique étant presque horizontale et la veine mésentérique supérieure, presque verticale,

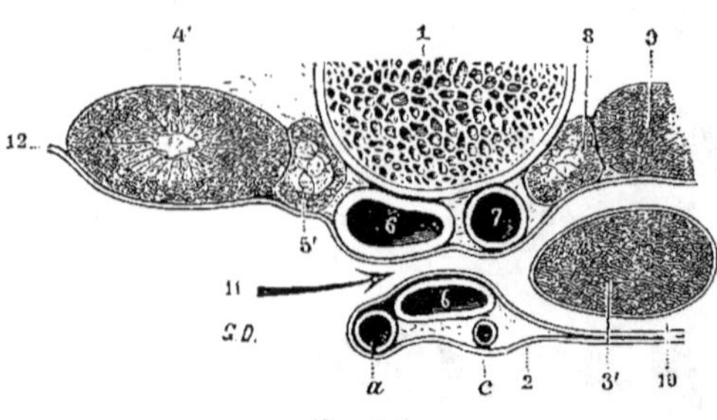

Fig. 224.

Les rapports de la veine porte, vus sur une coupe transversale du tronc.

1. corps vertébral. — 2. épiploon gastro-hépatique, avec *a*, canal cholédoque ; *b*, veine porte ; *c*, artère hépatique. — 3. lobule de Spigel, recouvert en avant par l'épiploon gastro-hépatique. — 3′, le même, coupé en travers et entouré par le péritoine. — 4. rein droit. — 4′, sa coupe. — 5. capsule surrénale droite. — 5′, sa coupe. — 6, veine cave inférieure. — 7. aorte. — 8. capsule surrénale gauche. — 9, rein gauche. — 10. arrière-cavité des épiploons. — 11. hiatus de Winslow. — 12. feuillet pariétal du péritoine, tapissant la paroi abdominale postérieure.

on voit que l'angle de la réunion de ces deux vaisseaux diffère peu de l'angle droit : il mesure 80° environ. Le sommet de cet angle répond ordinairement à la partie la plus élevée de la tête du pancréas.

Ainsi formé, le tronc de la veine porte se dirige obliquement de bas en haut et un peu de gauche à droite vers le sillon transverse du foie, où il se termine en se bifurquant. Il mesure 8 à 12 centimètres de longueur.

Dans ce trajet, la veine porte chemine, dans la plus grande partie de son étendue, entre les deux feuillets de l'épiploon gastro-hépatique, en constituant le bord antérieur de l'hiatus de Winslow. — En avant (fig. 740,*b*), elle est successivement en rapport avec la tête du pancréas, la deuxième portion du duodénum, l'artère hépatique, les lymphatiques du foie et le canal cholédoque ; ce dernier chemine sur son côté externe. — En arrière, elle répond à l'hiatus de Winslow, qui la sépare de la veine cave inférieure.

Elle reçoit, à des hauteurs variables, quelques affluents collatéraux, notamment : la *veine gastro-épiploïque droite*, la *veine pylorique*, la *veine coronaire stomachique*, veines qui correspondent aux artères de même nom. Elle reçoit généralement aussi la *veine cystique*, qui, comme son nom l'indique, provient de la vésicule biliaire ; cette dernière veine cependant s'ouvre, sur bien des sujets, dans la branche droite de bifurcation de la veine porte.

C. BRANCHES TERMINALES. — Arrivé au hile du foie, le tronc de la veine porte se divise, ainsi que nous l'avons dit, en deux grosses branches terminales. Ces deux branches, dont l'une se dirige à droite et l'autre à gauche, sont couchées dans le sillon transverse du foie. Elles semblent former là un vaisseau unique, presque horizontal, sur lequel vient se brancher perpendiculairement le tronc même de la veine porte. Quelques anatomistes désignent ce vaisseau transversal, occupant toute l'étendue du hile, sous le nom de *sinus de la veine porte*, dénomination qui ne répond à rien et qui doit être abandonnée.

La *branche droite* de bifurcation de la veine porte, remarquable par son volume, pénètre dans le lobe droit du foie ; la *branche gauche*, plus longue, mais moins volumineuse que la précédente, disparaît dans le lobe gauche. L'une et l'autre, parvenues dans l'épaisseur du foie, s'y ramifient et s'y résolvent en réseaux capillaires, suivant une modalité, aujourd'hui bien connue, que nous étudierons ultérieurement (voy. *Foie*).

Finalement, le sang veineux charrié par le système porte aboutit toujours à la veine cave inférieure, par l'intermédiaire des veines sus-hépatiques (p. 322).

Le système porte est entièrement dépourvu de valvules, du moins dans ses grosses branches, d'où l'injection facile de ses différents territoires par une injection poussée du tronc vers les capillaires d'origine.

Variétés. — Le tronc de la veine porte s'éloigne fort rarement de la disposition classique : on l'a vu cependant (SERRES, LAWRENCE, ABERNETHY) déboucher directement dans la veine cave inférieure sans traverser le foie. — Dans une observation jusqu'ici unique de MENDE, la veine porte, chez un anencéphale, ne traversait nullement le foie, comme dans le cas précédent, et venait s'ouvrir dans l'oreillette droite. — Quant aux branches d'origine de la veine porte, elles ne présentent également que des variations très rares et, du reste, peu importantes. — Au sujet des communications du système porte avec le système veineux général, voy. plus loin, p. 321.

6° Veines portes accessoires. — Indépendamment du sang veineux que lui amène la veine porte, le foie en reçoit encore de plusieurs autres veines plus petites, qui se ramifient dans son intérieur comme la veine porte elle-même, et qui deviennent ainsi de véritables *veines portes accessoires.*

a. *Disposition anatomique des veines portes accessoires.* — SAPPEY (*Mémoires de la Soc. de Biol.*, 1859, p. 2), qui les a étudiées avec le plus grand soin, les rattache à cinq groupes, savoir :

1° Le *premier groupe* (*groupe gastro-hépatique*), situé dans l'épiploon gastro-hépatique, comprend plusieurs veinules, qui proviennent soit de la petite courbure

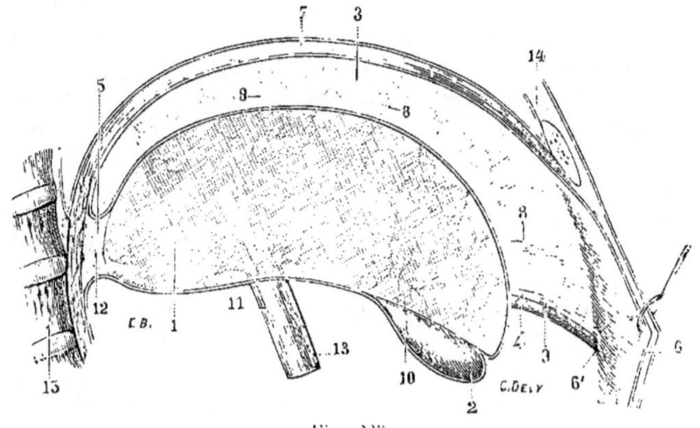

Fig. 225.

Schéma montrant, sur une coupe sagittale du foie, les veines portes accessoires.

1, foie. — 2, vésicule biliaire. — 3, ligament suspenseur du foie. — 4, ligament rond. — 5, ligament coronaire. — 6, paroi abdominale, avec 6', ombilic. — 7, diaphragme. — 8, 8, 8, veines portes accessoires du ligament suspenseur (*quatrième groupe*). — 9, veines portes accessoires du cinquième groupe (*groupe parombilical*). — 10, veines portes accessoires du deuxième groupe (*groupe cystique*). — 11, veines portes accessoires du troisième groupe. — 12, une veine porte accessoire du ligament coronaire. — 13, veine porte. — 14, paroi thoracique. — 15, colonne vertébrale.

de l'estomac, soit de l'épiploon lui-même. Elles viennent se jeter dans les lobules qui limitent en avant et en arrière le sillon transverse du foie. La veine pylorique fait quelquefois partie de ce groupe.

2° Le *deuxième groupe* (*groupe cystique*), plus considérable que le précédent, est formé par douze ou quinze veinules qui, de la moitié inférieure de la vésicule biliaire, se rendent aux lobules hépatiques voisins de cette vésicule.

3° Le *troisième groupe* (*groupe des veinules nourricières*) comprend tout un ensemble de veinules fort petites, qui, naissant des parois même de la veine porte, de l'artère hépatique et des conduits biliaires, viennent se ramifier, après avoir traversé la capsule de Glisson, dans les lobules du voisinage.

4° Le *quatrième groupe* (*groupe du ligament suspenseur*) se compose de veinules également très grêles, qui prennent naissance à la face inférieure du diaphragme et descendent vers le foie en suivant le ligament suspenseur de cet organe. Nous ferons remarquer, en passant, que toutes les veines (elles sont parfois fort nombreuses) qui cheminent entre les deux feuillets séreux du ligament suspenseur ne se rendent pas au foie. Un grand nombre d'entre elles, suivant un trajet ascendant, se jettent dans les veines diaphragmatiques inférieures. CALORI, en 1888, a signalé, dans l'épaisseur du ligament coronaire, principalement dans le ligament triangulaire gauche, la présence de veinules qui rappellent exactement celles qui cheminent entre les deux feuillets du ligament suspenseur : les unes se jettent dans les diaphragmatiques ; les autres se rendent au foie, constituant ainsi un nouveau groupe de veines portes accessoires.

5° Le *cinquième groupe* (*groupe parombilical*) enfin, le plus intéressant de tous, est constitué par toute une série de veinules, plus ou moins anastomosées entre elles, qui prennent naissance dans la paroi antérieure de l'abdomen au voisinage de l'ombilic et, de là, se portent vers le sillon longitudinal du foie, en suivant le bord inférieur du ligament suspenseur. Voici la description qu'en donne SAPPEY : « Les plus importantes viennent se terminer sur le bord tranchant du foie, à l'entrée du sillon longitudinal. D'autres, beaucoup plus ténues et qui ne sont le plus souvent visibles qu'après avoir été injectées, entrent dans le sillon et se distribuent dans les lobules de sa partie la plus profonde. D'autres, très déliées aussi, suivent le contour de la veine ombilicale, qu'elles enlacent de leurs anastomoses ; une ou deux de ces dernières s'ouvrent constamment, soit dans la branche gauche de la veine porte, au niveau même de l'insertion du cordon de la veine ombilicale, soit, plus souvent encore, dans la portion de ce cordon qui est restée perméable. A leur origine, les veines de ce groupe communiquent, d'une part avec les veines épigastriques et mammaires internes, de l'autre avec les veines tégumenteuses de l'abdomen. » Ici, comme pour le quatrième groupe, toutes les veines parombilicales ne se portent pas vers le foie : il y en a toujours un certain nombre dans les valvules tournées vers le cœur (HENLE, CALORI) indiquant nettement que le sang y circule d'arrière en avant, c'est-à-dire du foie vers la paroi abdominale.

b. *Leur importance en pathologie.* — De ces cinq groupes de veines portes accessoires, les trois premiers naissent directement du tube digestif ou de ses annexes, comme la veine porte elle-même. Ils n'ont, en pathologie, qu'une bien faible importance. Mais il n'en est pas de même des deux autres. Le quatrième et le cinquième groupe proviennent des parois abdominales, où elles entrent en relation : 1° d'une part, avec les radicules des veines thoraciques et mammaires internes, tributaires de la veine cave supérieure ; 2° d'autre part, avec les veines épigastriques et les veines sous-cutanées abdominales, tributaires de la veine cave inférieure. Ces deux groupes constituent de véritables anastomoses faisant communiquer la veine porte avec l'une et l'autre des deux veines caves. On conçoit, dès lors, toute l'importance qu'acquièrent ces veines anastomotiques dans les cas où, par suite d'une lésion du foie (cirrhose), le sang de la veine porte ne s'écoule plus librement à travers cet organe. Cédant alors à une exagération de la pression intra-vasculaire, elles se dilatent progressivement et, de minuscules qu'elles étaient, acquièrent parfois un volume très considérable. Elles forment ainsi autant de chemins détournés, ou, si l'on veut, autant de courants dérivatifs, grâce auxquels le sang, recueilli dans les viscères abdominaux et emprisonné dans le tronc de la veine porte devenue imperméable, s'écoule dans l'une ou l'autre des deux veines caves et arrive quand même à l'oreillette droite.

L'une de ces veines surtout participe à cette augmentation de calibre : c'est celle (*veine parombilicale principale*) qui, naissant de la paroi abdominale, dans le voisinage de l'ombilic, s'engage dans le ligament suspenseur et vient déboucher dans la branche terminale gauche de la veine porte. Elle prend parfois des proportions véritablement insolites et, comme elle longe le bord inférieur du ligament suspenseur, elle peut en imposer pour des cas de persistance de la veine ombilicale, qui suit absolument le même trajet (voy. plus loin, *Veine ombilicale*).

c. *Autres communications du système porte avec le système veineux général*. — Les vaisseaux que nous venons d'indiquer ne sont pas les seuls à favoriser la circulation dérivative, qui s'établit le plus souvent lorsque le courant normal de la veine porte à la veine cave inférieure à travers le foie est gêné ou interrompu. Le système porte communique, par un bon nombre de ses radicules, avec des réseaux veineux qui sont tributaires du système des veines caves : il y a là, aux confins des deux systèmes, des anastomoses qui les unissent l'un à l'autre et qui augmentent de calibre à l'état pathologique, pour permettre au sang emprisonné dans le système porte de s'écouler, par un trajet rétrograde, dans la veine cave ou dans l'azygos.

La plus importante peut-être de ces anastomoses se trouve au niveau du rectum (voy. *Rectum*), où la veine hémorrhoïdale supérieure, branche d'origine de la veine porte, s'unit avec les hémorrhoïdales moyennes et les hémorrhoïdales inférieures, qui se jettent dans l'hypogastrique, soit directement, soit par l'intermédiaire de la veine honteuse interne.

Il en existe une autre au niveau du cardia, où les radicules de la coronaire stomachique entrent en relation avec les veines œsophagiennes, lesquelles vont se déverser, soit dans les intercostales, soit dans les azygos. Mariau a signalé, de même, l'existence de nombreuses veinules qui, partant de la face postérieure de l'estomac, gagnent la région du cardia, puis passent sur le diaphragme pour gagner, finalement, les capsulaires et, de là, les rénales. — Un troisième groupe d'anastomoses existe dans les parois elles-mêmes du tube intestinal, où les radicules des veines mésentériques communiquent avec les radicules de plusieurs petits troncs, qui, au lieu de se diriger vers le foie, se rendent, soit à la veine cave inférieure, soit à l'un de ses affluents. L'ensemble de ces veines anastomotiques qui relient ainsi le territoire porte à celui de la veine cave inférieure constitue ce qu'on appelle le *système de Retzius*. Elles sont extrêmement fréquentes et sont surtout développées sur les points où le tube intestinal est rapproché de la paroi abdominale. Nous les rencontrons tout d'abord au niveau du duodénum, où elles communiquent avec les veines capsulaires. Nous les rencontrons encore au niveau de l'intestin grêle, où l'on voit assez fréquemment quelques veines ou veinules, issues du réseau d'origine de la grande mésaraïque, gagner la paroi abdominale postérieure et là, à droite et à gauche du mésentère, s'anastomoser avec les veines tributaires des spermatiques (Mariau). Mais nous les rencontrons surtout au niveau des côlons ascendant et descendant : on voit constamment, à la face postérieure de ces deux organes, des veines issues du réseau intestinal et communiquant par conséquent avec les radicules du système porte aboutir, d'une façon plus ou moins directe, soit aux veines des parois abdominales (veines épigastriques et mammaires internes), soit à la rénale. Tuffier et Lejars ont même signalé l'existence d'*anastomoses porto-rénales directes*, c'est-à-dire de canaux veineux qui se rendent directement d'une veine colique à la veine rénale.

Ce sont là des anastomoses bien connues et qui sont signalées aujourd'hui dans la plupart des traités classiques. Mais il doit y en avoir bien d'autres et je n'en veux pour preuve que cette observation intéressante de RINDFLEISCH (*Histologie pathologique*, trad. franç. de GROSS, p. 477), dans laquelle, la veine porte étant oblitérée, le sang contenu dans ce vaisseau s'écoulait par les veines très dilatées du plexus spermatique. Je signalerai encore, à ce sujet, un fait de HYRTL, qui a vu une veine de l'uretère se jeter dans la veine colique gauche ; un deuxième fait du même anatomiste, qui a pu, par une injection poussée dans la mésentérique, remplir les plexus veineux du vagin et de l'utérus ; et aussi les recherches anatomiques du professeur LUSCHKA (*Die Lage d. Bauchorgane des Menschen*), desquelles il résulte que la veine splénique entre normalement en relation, dans le voisinage de la queue du pancréas, avec les branches radiculaires de l'azygos. Je rappellerai enfin, mais pour mémoire seulement, ces anastomoses directes qui, chez certains animaux, unissent le tronc même de la veine porte avec la veine cave inférieure, anastomoses qui ont été si bien étudiées par Cl. BERNARD et sur l'existence desquelles l'illustre professeur du collège de France avait édifié sa théorie, si séduisante au premier abord, de la *veine porte rénale*.

A consulter, au sujet des communications de la veine porte avec le système veineux général : LEJARS, *Un fait de suppléance de la circulation porte par la veine rénale gauche et la veine cave*, Progrès médical, 1888 ; — CALORI, *Mem. della Accad. di Bologna*, 1889 ; — TISCHER, *Medic. New*, 1890 ; — BAUMGARTEN, *Ueber die Nabelvene des Menschen und ihre Bedeutung für d. Circulationstörung bei Lebercirrhose*, Tübingen, 1890 ; — SALAGHI, *Il circolo della vena porta nei suoi rapporti colla circolazione generale*, Gazz. med. lombarda, 1891 ; — MARIAU, *Rech. anat. sur la veine porte et particulièrement sur ses anastomoses avec le syst. veineux général*, Th. de Lyon, 1893.

7° Veines sus-hépatiques. — Le sang apporté au foie par la veine porte et par l'artère hépatique est recueilli par les veines sus-hépatiques, dont nous étudierons plus tard le mode d'origine dans l'intérieur du foie (voy. *Foie*). Ces veines se dirigent toutes en arrière vers cette gouttière profonde que présente le bord postérieur du foie pour loger la veine cave inférieure. Elles sortent du foie au niveau de cette gouttière et s'ouvrent immédiatement dans la veine cave inférieure. On divise généralement les veines sus-hépatiques en deux groupes : un groupe inférieur et un groupe supérieur (fig. 741).

a. Groupe supérieur. — Il est constitué par deux grosses veines, les *grandes veines sus-hépatiques*, qui occupent la partie la plus élevée de cette gouttière et se jettent dans la veine cave inférieure immédiatement au-dessous de l'orifice diaphragmatique, qui lui livre passage. De ces deux veines, l'une, la droite, provient du lobe droit ; l'autre, la gauche, un peu moins volumineuse, émane à la fois du lobe droit et du lobe gauche.

b. Groupe inférieur. — Le groupe inférieur comprend un nombre variable de petites branches, les *petites veines sus-hépatiques*, qui débouchent dans les trois quarts inférieurs de la gouttière précitée. Elles proviennent, en partie du lobe droit, en partie du lobe de Spigel.

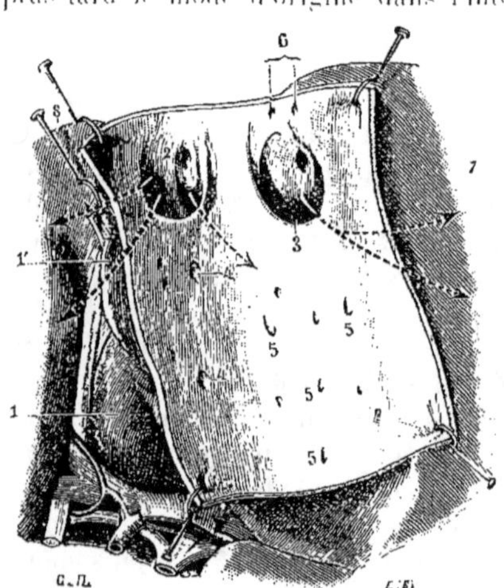

Fig. 226.

La veine cave inférieure dans sa gouttière hépatique, ouverte en arrière pour montrer les orifices des veines sus-hépatiques.

1, lobule de Spigel. — 1', son prolongement postérieur érigné à gauche. — 2, orifice de la veine hépatique gauche. — 3, orifice de la veine hépatique droite. — 4, 4', orifices des veines du lobule de Spigel. — 5, 5', orifices des veines hépatiques inférieures. — 6, 6, orifices de deux veines diaphragmatiques inférieures. — 7, lobe droit du foie. — 8, son bord postérieur.

Variétés. — Dans les cas où la veine cave inférieure ne s'est pas développée et que ses affluents ordinaires se jettent dans le système des azygos, les veines sus-hépatiques, faisant exception à cette règle, viennent s'ouvrir directement dans l'oreillette droite.

Même dans les cas où la veine cave est normale, on peut voir les veines sus-hépatiques se porter isolément vers le cœur : Rothe et Hyrtl en ont rapporté des exemples. — A un degré moins avancé de l'anomalie, Huber et Morgagni ont vu les veines sus-hépatiques s'aboucher dans la veine cave inférieure au-dessus et non au-dessous du diaphragme.

8° Veines génitales : spermatiques et utéro-ovariennes. — Ces veines, que nous désignons sous le nom de génitales parce qu'elles répondent plus ou moins aux

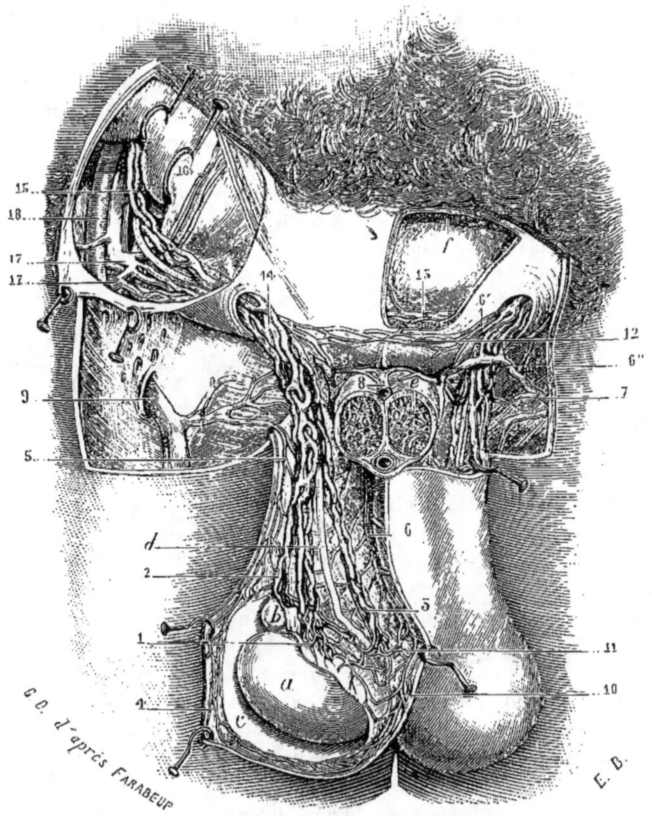

Fig. 227.

Veines spermatiques et veines du cordon (d'après Ch. Périer).

1. faisceau de veines émergeant du corps d'Highmore. — 2, faisceau émergeant de la tête de l'épididyme. — 3. faisceau de veines funiculaires, émergeant de la queue de l'épididyme. — 4, réseau veineux des tuniques du scrotum. — 5. veines de la paroi externe du scrotum. — 6, veines de la cloison du scrotum : 6'. une de ses branches terminales pour les veines du cordon ; 6''. autre branche terminale pour les honteuses externes. — 7, 7. veines honteuses externes. — 8. veine dorsale de la verge. — 9. crosse de la saphène interne. — 10, anastomose des veines du scrotum avec le paquet veineux du corps d'Highmore. — 11. anastomose de la veine de la cloison du scrotum avec le paquet des veines funiculaires. — 12. anastomose prépubienne des veines du cordon. — 13, anastomose rétro-pubienne de ces mêmes veines. — 14, veines du cordon à leur entrée dans le canal inguinal. — 15. veines spermatiques, remontant à la veine cave. — 16, vaisseaux épigastriques. — 17, 17. embouchure commune des veines épigastriques et du faisceau des veines funiculaires, venant de la queue de l'épididyme. — 18, artère iliaque externe. - *a*, testicule. — *b*. tête de l'épididyme. — *c*, tunique vaginale ouverte. — *d*, canal déférent. — *e*, coupe de la verge. — *f*, coupe du muscle grand droit de l'abdomen.

artères homonymes, sont toujours très volumineuses. Elles tirent leur origine; chez l'homme, du testicule et de l'épididyme, ce sont les *veines spermatiques* ;

chez la femme, de l'ovaire et d'une partie de l'utérus, ce sont les *veines utéro-ovariennes*.

A. Chez l'homme : veines spermatiques. — Les veines spermatiques, parfaitement décrites par Ch. Périer (*Consid. sur l'anat. et la phys. des veines spermatiques,* Thèse de Paris, 1864), prennent naissance dans le testicule et l'épididyme (voy. *Testicules*). Leurs branches d'origine, toujours fort nombreuses, convergent vers le corps d'Highmore et, après avoir traversé la tunique albuginée, se disposent en un riche plexus, le *plexus spermatique*. De ce plexus s'échappent huit à dix veines, qui remontent vers l'abdomen, en embrassant le canal déférent et en constituant ainsi un des éléments importants du cordon. Du reste, elles se partagent constamment en deux groupes, un groupe antérieur et un groupe postérieur : le *groupe antérieur*, de beaucoup le plus important, comprend cinq ou six veines volumineuses, situées en avant du canal déférent et de l'artère spermatique ; le *groupe postérieur* est formé par deux ou trois veines seulement, qui cheminent en arrière du canal déférent, tout à côté de l'artère déférentielle.

Ces différentes veines spermatiques, que viennent constamment grossir dans leur trajet quelques veinules funiculaires, s'engagent avec le cordon dans le canal inguinal, le parcourent dans toute son étendue, débouchent dans l'abdomen et se terminent de la façon suivante. — Les *veines du groupe postérieur* se réunissent ordinairement en un seul tronc et viennent s'ouvrir dans les veines épigastriques. — Les *veines du groupe antérieur* accompagnent l'artère spermatique. Elles forment tout d'abord en traversant la fosse iliaque interne un plexus important, appelé *plexus pampiniforme*. De ce plexus partent le plus souvent deux veines, lesquelles ne tardent pas à se réunir pour former un seul tronc, la *veine spermatique*. Cette veine, fidèle satellite de l'artère spermatique, remonte avec elle dans la région lombaire, reçoit chemin faisant quelques veinules provenant de l'uretère, du péritoine et de l'atmosphère graisseuse du rein et vient enfin s'ouvrir : à droite, dans la veine cave inférieure ; à gauche, dans la veine rénale correspondante.

Le testicule gauche descendant un peu plus bas que le testicule droit, la veine spermatique gauche est nécessairement un peu plus longue que son homonyme du côté opposé. De plus, elle se trouve comprimée, à son passage à travers le bassin, par la portion iliaque du côlon. Enfin, à sa terminaison, le sang qu'elle charrie rencontre à angle droit le courant toujours rapide de la veine rénale. Cette triple disposition anatomique apporte un trouble grave et permanent à la circulation de retour dans ce vaisseau et nous explique surabondamment pourquoi le varicocèle se développe de préférence du côté gauche.

Notons encore, comme une condition nouvelle essentiellement favorable au développement des varices du cordon, que les veines spermatiques ne possèdent, malgré leur longueur et leur direction verticalement ascendante, que des valvules fort rares et souvent incomplètes.

B. Chez la femme : veines utéro-ovariennes. — Chez la femme, les veines spermatiques de l'homme ont pour homologues les veines utéro-ovariennes. Elles naissent à la fois : 1° de l'utérus, où elles s'anastomosent, ainsi que nous l'avons déjà vu, avec les veines utérines, tributaires de l'hypogastrique ; 2° des trompes de Fallope ; 3° du ligament rond ; 4° de l'ovaire ; 5° du ligament large (voy. dans le tome IV, ces différents organes).

Situées tout d'abord dans l'épaisseur de ce dernier ligament, les veines utéro-ovariennes s'en dégagent bientôt pour remonter dans le bassin, forment, elles aussi, leur *plexus pampiniforme*, se fusionnent de chaque côté en un tronc commun et se terminent exactement comme les veines spermatiques : l'utéro-ovarienne du côté gauche, dans la veine rénale correspondante ; l'utéro-ovarienne du côté droit, dans la veine cave inférieure.

9° Veine ombilicale. — Comme l'artère de même nom, la veine ombilicale est un organe fœtal, qui, sans disparaître entièrement après la naissance, subit tout au moins une transformation complète.

a. Chez le fœtus, la veine ombilicale a pour fonction de ramener au foie et à la veine cave inférieure le sang que les artères ombilicales apportent aux réseaux placentaires. Née du placenta, où elle est formée par la réunion de nombreuses branches radiculaires, elle suit le cordon, pénètre dans l'abdomen par l'anneau ombilical et gagne la face inférieure du foie en longeant le bord inférieur du ligament suspenseur. Au foie, elle se loge dans le sillon longitudinal, qu'elle parcourt d'avant en arrière. Elle abandonne, chemin faisant, une vingtaine de petites branches (TUELLE), qui se ramifient pour la plupart dans le lobe gauche, et se partage, en atteignant le sillon transverse, en deux branches terminales : l'une, le *canal de communication de la veine ombilicale avec la veine porte,* se continue avec la branche de bifurcation gauche de la veine porte ; l'autre, sous le nom de *canal veineux,* continue pour ainsi dire la direction de la veine ombilicale, parcourt la partie postérieure du sillon longitudinal et, finalement, vient s'ouvrir dans la veine cave inférieure (voy. *Foie*).

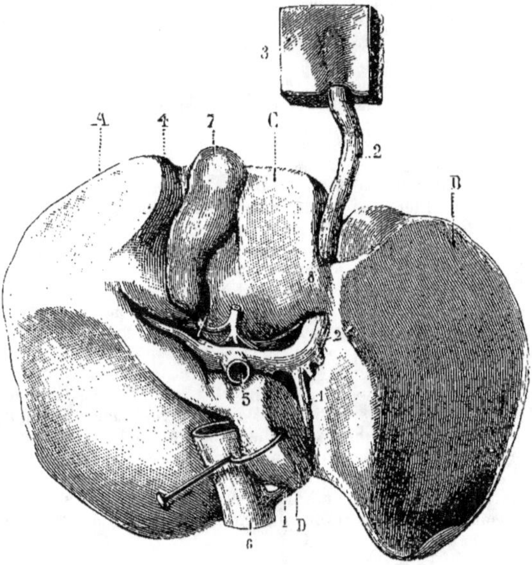

Fig. 228.

Foie d'un nouveau-né, vu par sa face inférieure, pour montrer la veine ombilicale et le canal veineux.

A, lobe droit. — B, lobe gauche. — C, lobe carré. — D, lobe de Spigel, érigné à droite pour découvrir le canal veineux.

1, canal veineux. — 2, veine ombilicale, avec 2', son renflement. — 3, segment de la paroi antérieure de l'abdomen, vu par sa face postérieure. — 4, bord antérieur du foie. 5, veine porte. 6, veine cave inférieure. 7, vésicule biliaire. — 8, pont de substance hépatique, reliant le lobe carré au lobe gauche et transformant, à son niveau, le sillon longitudinal en un canal complet.

b. Après la naissance, la veine ombilicale, n'ayant plus aucun rôle à jouer, s'oblitère d'abord à son extrémité antérieure. Puis, l'oblitération gagnant de proche en proche, s'étend progressivement jusqu'à la veine porte ; elle est ordinairement complète quinze ou dix-huit mois après le passage du fœtus à la vie aérienne. Finalement, la portion abdominale de la veine ombilicale se transforme en un véritable cordon fibreux, qui s'étend de l'ombilic au sillon transverse du foie, en longeant le bord inférieur du ligament suspenseur. Sous cette forme nouvelle, il prend le nom de *ligament rond du foie.*

Le canal veineux s'oblitère à son tour et revêt, lui aussi, tous les caractères extérieurs d'un cordon fibreux, couché dans la partie postérieure du sillon longitudinal, entre la branche gauche de la veine porte et la face antérieure de la veine cave inférieure.

Variétés. — Burow a signalé depuis déjà longtemps (*Müller's Archiv.*, 1838) l'existence d'un petit tronc veineux, qui naît des deux veines épigastriques et qui, après avoir cheminé quelque temps sur la paroi abdominale, vient s'ouvrir dans la veine ombilicale. Tout récemment, Wertheimer (*Journ. de l'Anatomie*, 1886) a pu injecter lui-même ce vaisseau sept fois sur treize sujets. Pendant les premiers mois de la vie embryonnaire, il existe un riche réseau veineux, qui s'étend de la paroi abdominale antérieure à la veine ombilicale ; mais ce réseau, que j'appellerai *pariéto-ombilical*, s'atténue graduellement pendant les derniers mois de la vie intra-utérine et finit même par disparaître d'une façon à peu près complète après la naissance, quand la ligature et la chute du cordon ont mis fin à la circulation des vaisseaux ombilicaux. La *veine de Burow* n'est qu'un reliquat de ce réseau veineux, qui est essentiellement transitoire chez l'homme, mais qui existe à l'état permanent chez les batraciens et chez les reptiles.

Il semble résulter de quelques observations rapportées par Monro, Krause, Cruveilhier, Pégot, Menière, Kleb, Manec que la veine ombilicale peut rester perméable chez l'adulte et continuer à charrier du sang de la paroi abdominale vers le foie. Nous savons ce que pense Sappey de cette prétendue perméabilité. Pour lui, le vaisseau qu'on a considéré comme une veine ombilicale non oblitérée ne serait autre que l'une des veines portes accessoires qui longent la veine ombilicale et qui, pour une cause quelconque (cirrhose), se serait anormalement dilatée.

Une pareille opinion avait déjà rallié le plus grand nombre des anatomistes, quand un mémoire relativement récent, publié par Baumgarten dans le *Centralblatt* de 1877, est venu tout remettre en question. Cet anatomiste a constaté, en effet, dans le cordon de la veine ombilicale, 54 fois sur 60, la présence d'un canal occupant le centre du cordon, possédant un véritable revêtement endothélial et contenant même du sang à l'état frais. Il n'a pas hésité à en conclure que la veine ombilicale restait perméable dans la grande majorité des cas.

Wertheimer, reprenant à ce sujet les recherches de Baumgarten, a constaté lui aussi, comme une disposition à peu près constante, l'existence d'un canal central dans le cordon fibreux de la veine ombilicale. Mais, contrairement à l'opinion de l'anatomiste allemand, il considère ce canal, non pas comme un reste de la veine ombilicale elle-même, mais comme une *veine de formation nouvelle*, qui se serait développée après la naissance au centre de la veine oblitérée et dans l'épaisseur même du caillot oblitérateur. Cette veine, qui est souvent multiple, mesure de 1,4 à 1,5 de millimètre de diamètre. Si les conclusions de Wertheimer viennent à être confirmées, nous aurons une nouvelle veine porte accessoire à ajouter à celles déjà décrites par Sappey.

LYMPHATIQUES

ANATOMIE GÉNÉRALE

Les lymphatiques sont, comme les veines, des canaux membraneux à ramifications convergentes, chargés de recueillir et d'apporter au système veineux deux importants liquides de l'organisme, la *lymphe* et le *chyle*. Se basant sur la différence de leur contenu, la plupart des physiologistes divisent ces canaux en deux groupes : les *vaisseaux lymphatiques proprement dits*, dans lesquels circule la lymphe, et les *vaisseaux chylifères*, qui renferment le chyle. Une pareille distinction ne saurait être maintenue en anatomie, les lymphatiques et les chylifères présentant le même aspect extérieur et la même structure. Les chylifères, en effet, ne sont que les vaisseaux lymphatiques du tube intestinal.

Au cours de leur trajet, les vaisseaux lymphatiques traversent des masses globuleuses, qui leur sont annexées et que l'on désigne sous le nom de *ganglions lymphatiques*. C'est là un des traits les plus caractéristiques de leur nature : tout vaisseau lymphatique, avant d'aboutir au système veineux, doit nécessairement, suivant la formule déjà ancienne de Mascagni, traverser un ou plusieurs ganglions.

Le système lymphatique, envisagé dans son ensemble, comprend donc deux ordres d'organes :

1° Des *vaisseaux ;*

2° Des *ganglions.*

Voyez pour l'histoire de la découverte des lymphatiques : Milne-Edwards, *Physiologie et anatomie comparée*, t. IV, 1859 ; — Sappey, *Traité d'anatomie, physiologie et pathologie des vaisseaux lymphatiques*, gr. in-fol., 1874 ; — Du même, *Traité d'anatomie descriptive*, t. II ; — Caverni, in *Storia del metodo sper.*, III, cap. VI, Firenze, 1893.

§ I. — VAISSEAUX LYMPHATIQUES

Envisagés au point de vue de l'anatomie générale, les vaisseaux lymphatiques nous offrent à étudier : leur *disposition générale*, leur *configuration extérieure* et *intérieure*, leur *mode d'origine*, leur *terminaison*, leur *structure*.

1° Disposition générale des vaisseaux lymphatiques. — Des réseaux où ils prennent naissance, les vaisseaux lymphatiques se dirigent tous vers deux gros troncs collecteurs, le canal thoracique et la grande veine lymphatique, lesquels sont situés dans le thorax et s'ouvrent eux-mêmes dans les veines sous-clavières. Ils sont donc convergents comme les canaux veineux. Mais ils diffèrent considérablement de ces derniers par la façon même dont ils progressent : tandis que les veines ont pour caractéristique de converger les unes vers les autres et de se réunir pour donner naissance à des troncs de plus en plus rares, mais de plus en plus volumineux, les vaisseaux lymphatiques cheminent parallèlement les uns aux autres, échangent entre eux des anastomoses, tout en conservant leur individualité, et présentent pour ainsi dire le même calibre depuis leur origine jusqu'à leur terminaison. Leur accroissement est, en effet, très faible et n'est nullement proportionnel à la longueur de leur trajet, comme cela s'observe pour les veines.

Au point de vue de leur situation, les vaisseaux lymphatiques de la tête, du cou, du tronc et des membres se divisent en *superficiels* et *profonds* : les premiers cheminent dans le tissu cellulaire sous-cutané, les seconds au-dessous de l'aponévrose superficielle. Les uns et les autres s'accolent ordinairement aux veines correspondantes, dont ils partagent les rapports, occupant les mêmes interstices, traversant les mêmes orifices musculaires ou aponévrotiques, etc.

Les lymphatiques viscéraux (foie, ovaire, testicule) se divisent de même en *superficiels* et *profonds* : les superficiels rampent à la surface extérieure de l'organe dont ils émanent ; les profonds sont situés dans son épaisseur et s'en échappent, avec les autres vaisseaux, au niveau du hile.

Les lymphatiques, soit superficiels, soit profonds, suivent généralement un trajet rectiligne. On en voit, cependant, qui s'incurvent dans divers sens, se contournent sur eux-mêmes et affectent ainsi une disposition plus ou moins flexueuse. De ce nombre sont (SAPPEY) : les lymphatiques de la partie externe de la jambe, quand ils arrivent au genou ; ceux de la face postérieure de l'avant-bras, quand ils atteignent le coude ; ceux de la face supérieure du foie, soit qu'ils traversent le diaphragme, soit qu'ils glissent sur la face inférieure de ce muscle pour gagner les ganglions mésentériques.

2° **Anastomoses.** — Au cours de leur trajet, les vaisseaux lymphatiques s'anastomosent les uns avec les autres, comme le font les artères et les veines. Mais ces anastomoses sont bien moins fréquentes que sur les deux autres systèmes vasculaires. Elles sont aussi bien moins variées et nous ne rencontrons guère ici, en dehors des réseaux d'origine bien entendu, que des *anastomoses obliques* et des *anastomoses longitudinales.* Une variété que l'on observe assez fréquemment sur le réseau superficiel est la suivante : un vaisseau jusque-là unique, se divise brusquement en deux branches ; ces deux branches s'écartent l'une de l'autre sous un angle plus ou moins aigu et chacune d'elles vient ensuite, après un parcours variable, s'aboucher dans le vaisseau voisin. Cette disposition, que l'on pourrait appeler *anastomose par bifurcation divergente* ou bien encore *anastomose en Y,* rappelle de tous points le mode de terminaison de la veine médiane, qui se bifurque au coude et dont les deux branches vont en divergeant se jeter, l'une dans la veine radiale, l'autre dans la veine cubitale.

3° **Configuration extérieure et intérieure.** — Les vaisseaux lymphatiques sont cylindriques comme les vaisseaux sanguins. D'autre part, ils présentent, comme les veines, mais d'une façon à la fois plus prononcée et plus régulière, une série de renflements et d'étranglements alternatifs, qui leur donnent un aspect noueux (fig. **229**). Le vaisseau lymphatique se trouve ainsi divisé en une multitude de petits tronçons, qui tous vont en se rétrécissant de la périphérie au centre et dont l'ensemble rappelle assez bien l'aspect que donnerait une série de cornets ou de troncs de cône régulièrement emboîtés les uns dans les autres.

Une pareille disposition, essentiellement caractéristique des lymphatiques, est due aux *valvules* que l'on trouve dans l'intérieur du vaisseau. Ces valvules présentent dans leur configuration, dans leur mode d'agencement et dans leur rôle, la plus grande analogie avec celles des veines. Elles affectent une forme semi-lunaire et se disposent régulièrement par paires à la même hauteur et directement en face l'une de l'autre. Chacune d'elles nous présente : 1° un bord adhérent, répondant à l'étranglement précité ; 2° un bord libre, flottant dans la lumière du vaisseau ; 3° une face interne ou axiale, convexe, tournée du côté des capillaires ; 4° une face externe ou pariétale, concave, dirigée vers le cœur et circonscrivant, avec la portion correspondante de la paroi vasculaire, ce qu'on appelle le *sinus* ou la *poche* de la valvule. La poche valvulaire, comme nous les montrent nettement les figures 229 et 230, répond à la partie renflée du vaisseau.

Les valvules sont plus multipliées dans les vaisseaux lymphatiques que dans les veines. Sappey, qu'il faut toujours faire intervenir quand il s'agit de lymphatiques, en a rencontré de 60 à 80 sur les lymphatiques des membres supérieurs, depuis leur origine à l'extrémité des doigts, jusqu'aux ganglions de l'aisselle ; il en a compté de 80 à 100 sur ceux des membres inférieurs. Quant à la distance qui sépare les appareils valvulaires les uns des autres, elle serait, d'après les recherches du même anatomiste : de 2 à 3 millimètres au voisinage du réseau d'origine ; de 6 à 8 millimètres sur les

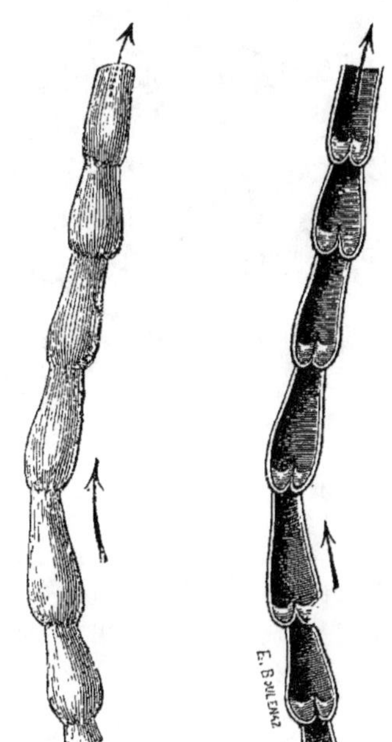

Fig. 229.
Un vaisseau lymphatique, avec ses renflements et ses étranglements successifs.

Fig. 230.
Le même, coupé suivant sa longueur pour montrer la disposition de ses valvules.

(Les flèches indiquent le cours de la lymphe.)

troncs ; de 12 à 15 millimètres sur quelques gros troncs ; et enfin, sur le canal thoracique, de 6 à 10 millimètres et même davantage.

4° Structure des vaisseaux lymphatiques. — Les vaisseaux lymphatiques commencent, au sein des organes ou des tissus, par de fins canalicules dont la structure, relativement simple, rappelle celle des capillaires sanguins, ce sont les *capillaires lymphatiques*. A ces capillaires lymphatiques font suite d'autres canaux, plus volumineux et d'une structure plus complexe, que nous désignerons sous le nom de *troncules* et de *troncs lymphatiques* : ce sont les *vaisseaux lymphatiques proprement dits* de certains anatomistes.

Capillaires lymphatiques. — Les capillaires lymphatiques mesurent, en moyenne, de 20 à 60 µ de largeur. Ils sont donc beaucoup plus épais que les capillaires sanguins, dont le diamètre, on s'en souvient, peut descendre jusqu'à 5 ou 6 µ.

Leur forme est variable. Dans le tissu conjonctif lâche, là où rien ne les comprime, ils sont plus ou moins cylindroïdes. Mais, dans le tissu conjonctif modelé (aponévroses, tendons), obligés de prendre place dans les interstices des faisceaux tendineux, ils se moulent sur les parois de ces interstices et, de ce fait, revêtent la forme de fentes plus ou moins étroites, les *fentes lymphatiques : c'est la dispo-sition, disons-le en passant, qu'affectent les lymphatiques dans le centre phrénique du diaphragme.

Un caractère anatomique bien spécial des capillaires lymphatiques, c'est qu'ils sont toujours très mal calibrés. Si on les suit quelque temps dans leur trajet (fig. 231), on les voit alternativement se renfler et se rétrécir et, cela, d'une façon toujours très irrégulière. Ces dilatations locales peuvent intéresser tout le pourtour du vaisseau ou bien ne porter que sur un de ses côtés, auquel cas elles ressemblent à des bosselures. D'autres fois, on voit partir de la paroi du vaisseau des sortes de diverticulums, longs ou courts, sessiles ou plus ou moins pédi-culés, tantôt cylindriques, tantôt ampul-laires, mais complètement fermés à leur extrémité libre.

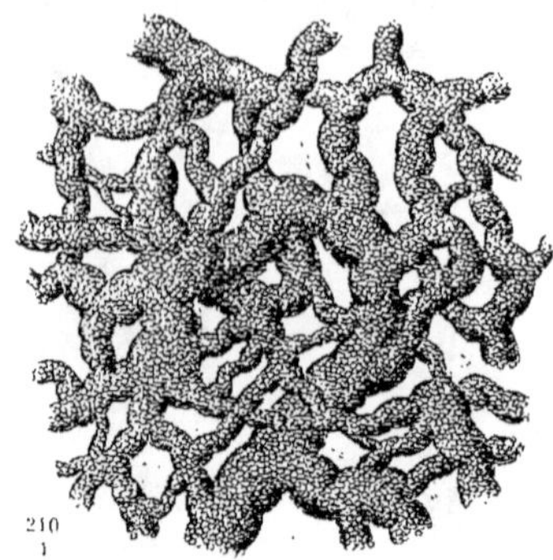

Fig. 231.

Réseau lymphatique de la partie posté-rieure de la peau de la cuisse (d'après SAPPEY).

Un autre caractère anatomique des capillaires lymphatiques, c'est de s'unir entre eux par de fréquentes anastomoses, de façon à former des réseaux. Ces réseaux lymphatiques sont toujours très irréguliers, beau-coup plus irréguliers que les capillaires sanguins.

Histologiquement, les capillaires lymphatiques se com-posent, comme les capillaires sanguins, de cellules endothé-liales, aplaties ou minces, soudées par leurs bords. Cette soudure s'effectue ici, comme dans la couche endothéliale des vaisseaux sanguins, à l'aide d'un ciment de nature albu-minoïde, qui se colore en noir sous l'influence des sels d'argent. Les imprégnations argentiques délimitent ainsi nettement les cellules endothéliales, et ce n'est que sur des capillaires traités par cette méthode qu'on peut bien les voir et les étudier. Elles nous apparaissent alors sous forme de plaques losangiques ou irrégulièrement polygonales, allon-gées dans le sens du vaisseau : leur longueur oscille d'ordi-naire entre 30 et 40 μ; leur largeur, entre 10 et 20 μ. Les bords de ces cellules, vraiment caractéristiques (fig. 232), sont fortement sinueux, profondément dentelés, rappelant assez bien le contour d'une feuille de chêne ou celui des différentes pièces d'un de ces jeux d'enfant, appelés jeux de patience : on dit, et c'est là l'expression courante, qu'ils sont *découpés en feuilles de chêne ou en jeu de patience.*

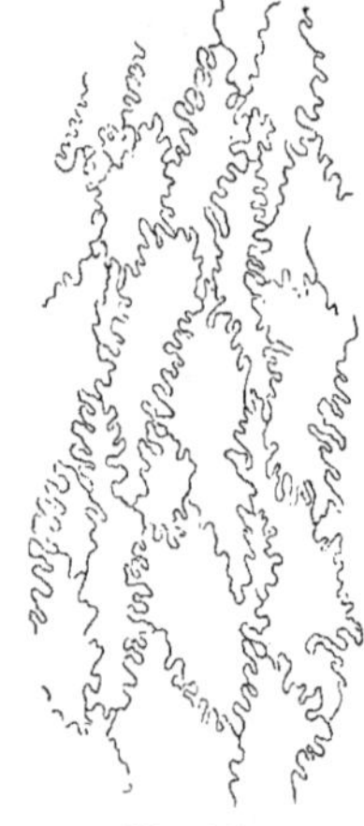

Fig. 232.

Endothélium lympha-tique, découpé en feuille de chêne ou en jeu de patience.

Chaque cellule endothéliale nous présente, à son centre, un noyau ovalaire, qui se colore sous l'action des réactifs appropriés.

En dehors de l'endothélium, on ne trouve plus rien qui appartienne en propre au capillaire lymphatique. Le vaisseau est donc uniquement constitué par la couche de cellules que nous venons de décrire : c'est un simple tube endothélial.

5° Troncules et troncs lymphatiques (vaisseaux lymphatiques proprement dits). — Les capillaires donnent naissance à des troncules, ceux-ci à des troncs. La paroi de ces vaisseaux nous présente, comme celle des artères, trois tuniques concentriques, que nous désignerons sous les noms de tunique interne, tunique moyenne et tunique externe :

a. *Tunique interne*. — La tunique interne est essentiellement constituée par un endothélium, découpé en feuilles de chêne ou en jeu de patience, en tout semblable à celui des capillaires. Au-dessous de lui, et constituant la *couche sous-endothéliale*, se trouvent des fibres élastiques anastomosées, formant dans leur ensemble un réseau à mailles longitudinales.

b. *Tunique moyenne*. — La tunique moyenne, de nature musculaire, se compose en grande partie de fibres musculaires lisses. Ces fibres, qui, en règle générale, sont d'autant plus abondantes que le vaisseau est plus volumineux, se disposent d'une façon fort irrégulière : la plupart d'entre elles sont circulaires ; les autres sont longitudinales ou obliques. — Dans le canal thoracique, qui est le plus volumineux de tous les troncs lymphatiques, on rencontre assez nettement trois assises de fibres musculaires : 1° une assise interne, plexiforme, c'est-à-dire formée par des fibres qui s'entrecroisent dans tous les sens ; 2° une assise moyenne, composée de fibres dont la disposition générale est annulaire ; 3° une

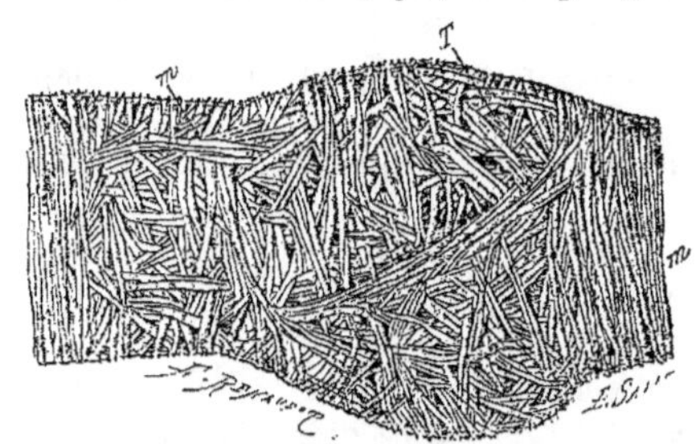

Fig. 233.

Renflement supra-valvulaire d'un vaisseau lymphatique du mésentère d'un jeune chat (imprégnation au nitrate d'argent, d'après RANVIER).

m, *m*, fibres musculaires lisses.
T. intrication des fibres au niveau du renflement supra-valvulaire.

assise externe, plexiforme comme l'interne. Tous ces faisceaux de fibres musculaires lisses sont séparés les uns des autres par des éléments conjonctivo-élastiques. — RANVIER a appelé l'attention sur la disposition essentiellement plexiforme (fig. 233) que présente la couche musculaire au niveau des renflements supra-valvulaires, disposition qui serait comparable jusqu'à un certain point à celle que l'on rencontre dans le réseau du myocarde. Il fait remarquer, à ce sujet, que ce renflement supra-valvulaire est, comme le myocarde lui-même, une sorte de poche contractile destinée à chasser la lymphe qui s'est accumulée au-dessus de la valvule.

c. *Tunique externe*. — La tunique externe ou adventice se compose ici, comme pour les artères, de faisceaux du tissu conjonctif et de fibrilles élastiques anastomosés en réseau. Assez mal délimitée en dedans, où ses éléments constitutifs se continuent avec les éléments similaires de la tunique moyenne, elle est encore très mal circonscrite en dehors, où elle se confond insensiblement avec le tissu conjonctif ambiant.

Structure des valvules. — Les valvules lymphatiques, comme les valvules veineuses, sont de simples replis de la tunique interne. Elles se composent donc d'une lame centrale conjonctivo-élastique, portant sur chacune de ses faces un revêtement endothélial. Il convient d'ajouter que, tandis que l'endothélium de la face interne présente exactement les mêmes caractères que celui du vaisseau, l'endothélium de la face externe diffère du précédent en ce que ses cellules sont moins allongées et ont des bords moins sinueux. C'est, on le voit, une disposition analogue à celle que nous avons déjà constatée (p. 252) sur le revêtement endothélial des valvules veineuses.

6° Origine des lymphatiques. — La question de l'origine des lymphatiques a été longtemps controversée et aujourd'hui encore, malgré les nombreuses recherches qui ont été entreprises sur ce sujet, elle est loin d'être complètement élucidée. Deux théories principales ont été émises : l'une, qui veut que les capillaires lymphatiques présentent des orifices à travers lesquels passent les éléments de la lymphe, nous l'appellerons la *théorie du réseau ouvert;* l'autre, qui rejette toutes sortes d'orifices sur les radicules lymphatiques, ce sera, par opposition à la précédente, la *théorie du réseau fermé.*

A. Théorie du réseau ouvert. — Les orifices que posséderaient les orifices capillaires lymphatiques et qui feraient de l'ensemble du système un réseau ouvert, ont été signalés : 1° au niveau des séreuses; 2° au niveau du tissu conjonctif.

a. *Orifices faisant communiquer les lymphatiques avec les séreuses.* — C'est surtout sur le centre phrénique du diaphragme que ces orifices ont été décrits. Le centre phrénique, on le sait, se compose essentiellement de petits faisceaux tendineux, disposés parallèlement et présentant, dans leurs interstices, des canalicules lymphatiques qui, en raison de leur étroitesse, ont reçu le nom de *fentes lymphatiques.* Le feuillet pariétal du péritoine s'étale sur sa face inférieure, recouvrant alternativement les faisceaux tendineux et les vaisseaux lymphatiques placés dans leur intervalle. Sur les points où elles se correspondent, la séreuse péritonéale et la paroi des vaisseaux lymphatiques sont intimement accolées l'une à l'autre : c'est à ce niveau qu'on a signalé les communications précitées, en se basant à la fois sur des faits expérimentaux et sur des faits histologiques.

Recklinghausen (1862), en déposant du lait ou une émulsion de graisse sur la face abdominale du centre phrénique, a vu les éléments figurés du lait ou les globules adipeux pénétrer peu à peu dans les lymphatiques du centre phrénique. Il a observé le même fait avec des liquides, tenant en suspension des particules solides (cinabre, bleu de cobalt, encre de Chine) : quelque temps après les avoir placés sur le centre phrénique, il les retrouvait dans les lymphatiques sous-jacents. Ces expériences de Recklinghausen ont été reprises plus tard et confirmées dans ce qu'elles ont d'essentiel par de nombreux histologistes, notamment par Ludwig et par Schweigger-Seidel. Des observations analogues ont été faites par Dybkowski sur la plèvre du chien et par Wagner sur la plèvre du lapin. L'expérimentation démontre donc que les liquides tenant en suspension des particules solides passent dans les lymphatiques sous-jacents et on en a conclu, non sans raison, qu'il existe des communications entre les deux cavités voisines : celle d'où part le liquide et celle où il se rend.

Voyons maintenant ce que dit l'anatomie. Si on imprègne par le nitrate d'argent la surface péritonéale du centre phrénique, on constate tout d'abord que l'endothélium ne forme pas une surface régulièrement unie, mais se déprime plus ou moins au niveau des gouttières que limitent çà et là les tendons constitutifs du centre phrénique; on constate aussi que les cellules endothéliales sont beaucoup plus petites dans les dépressions intertendineuses que sur les parties qui répondent directement aux faisceaux tendineux. Or, la plupart des observateurs, et Recklinghausen le premier, ont remarqué que l'imprégnation argentique délimitait, par des lignes régulières et partout égales, les larges cellules tapissant la surface des tendons, alors qu'on obtenait des résultats beaucoup moins nets pour les petits éléments qui revêtent le fond des gouttières. Là, les lignes noires intercellulaires présentent des renflements irréguliers : de plus, on rencontre, par places, de petits espaces clairs entourés d'une bordure noire et situés généralement aux points de convergence de plusieurs cellules voisines. Ce sont ces figures qui ont été considérées comme répondant à des lacunes intercellulaires, autrement dit à des *stomates*.

RANVIER, reprenant la question quelques années plus tard, a décrit, lui aussi, au niveau des gouttières intertendineuses, des orifices arrondis ou ovalaires, circonscrits (fig. 234,2) par un amas plus ou moins considérable de toutes petites cellules. Ces trous donnent accès dans des dépressions, cylindriques ou en entonnoir, qui descendent chacune jusqu'au vaisseau lymphatique sous-jacent: ce sont les *puits lymphatiques* ou *citernes lymphatiques*. Si l'on explore les puits lymphatiques en faisant varier l'objectif, on constate que leurs parois et aussi leur fond sont tapissés par des cellules analogues à celles qui délimitent ses bords. Les puits lymphatiques ne sont donc pas des canaux ouverts à leurs deux extrémités, mais de simples dépressions, de véritables trous borgnes. Les cellules qui les ferment doivent être considérées, d'après RANVIER, comme des cellules lymphatiques, susceptibles, grâce à leur amœboïsme, de se déplacer et de pénétrer par diapédèse dans les vaisseaux lymphatiques situés au-dessous.

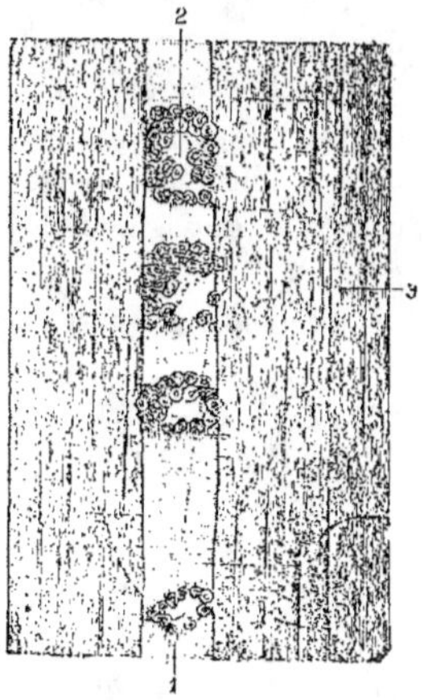

TOURNEUX et HERRMANN, à leur tour, ont été amenés par de longues et patientes recherches à décrire dans les puits lymphatiques un revêtement cellulaire partout continu. Mais, contrairement à l'opinion de RANVIER, qui fait de ces cellules de simples globules blancs, TOURNEUX et HERRMANN, en se basant surtout sur ce fait que les petites cellules en question se continuent par des gradations insensibles avec les grandes cellules endothéliales qui revêtent les faisceaux tendineux, croient devoir les envisager comme des cellules jeunes destinées à remplacer les lamelles endothéliales enlevées par la desquamation. Chaque puits lymphatique deviendrait ainsi, pour la séreuse péritonéale, un *centre de rénovation cellulaire*. Quoi qu'il en soit de la valeur d'une pareille interprétation, le puits lymphatique n'est toujours qu'une simple dépression et non un véritable orifice : une double assise de cellules, appartenant, l'une à la séreuse, l'autre au vaisseau sous-jacent, sépare la cavité péritonéale de la fente lymphatique. RENAUT partage cette opinion : il n'existe, dit-il, entre les voies lymphatiques et les séreuses d'origine pleuro-péritonéale, aucune communication libre à pleine ouverture et réellement anatomique dans le sens vasculaire du mot ; on ne trouve que des chemins frayés laborieusement et secondairement par les cellules migratrices.

b. *Orifices faisant communiquer les vaisseaux lymphatiques avec les tissus conjonctifs.* — C'est encore sur un fait expérimental qu'est basée cette hypothèse d'une communication directe entre le système lymphatique et les espaces du tissu conjonctif. Si l'on injecte dans le tissu cellulaire sous-cutané ou même si l'on dépose sur une incision de la peau un liquide tenant en suspension des particules solides,

Fig. 234.

Puits lymphatique du diaphragme (d'après RANVIER).

1, cellules contenues dans le puits lymphatique. — 2, puits lymphatique, au niveau d'une fente lymphatique. — 3, tendon du centre phrénique.

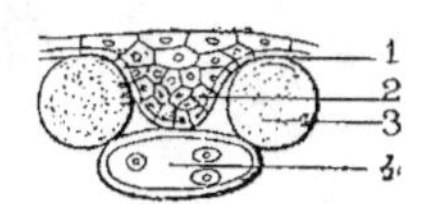

Fig. 235.

Coupe d'un puits lymphatique (d'après TOURNEUX).

1, infundibulum péritonéal. — 2, petites cellules épithéliales en voie de prolifération. — 3, faisceau tendineux du diaphragmedon. — 4, canal lymphatique fermé.

on constate que ce liquide passe peu à peu dans les lymphatiques de la région : de
là, concluent certains auteurs, l'existence d'orifices creusés dans la paroi des capillaires lymphatiques et faisant communiquer directement les lymphatiques avec
les espaces du tissu cellulaire ambiant. On pourrait objecter tout d'abord que la
piqûre ou l'incision faite aux téguments pour introduire le liquide dans le tissu
conjonctif a par elle-même ouvert un grand nombre de lymphatiques et qu'il est
dès lors très naturel de voir le liquide injecté pénétrer, grâce à ces ouvertures
artificielles, dans le système lymphatique. Mais on peut objecter avec tout autant
de raison que l'existence de ces orifices, qui établiraient une communication
directe entre les vaisseaux lymphatiques et les espaces conjonctifs, n'a jamais été
constatée de visu, mais simplement supposée.

B. THÉORIE DU RÉSEAU FERMÉ. — Les canaux de communication décrits entre les
séreuses et les lymphatiques sous-séreux n'existant pas, du moins à l'état permanent, d'autre part, les orifices de communication signalés entre les capillaires
lymphatiques et les espaces conjonctifs n'existant pas davantage, force est
d'admettre que le système lymphatique prend naissance au sein des tissus par un
réseau fermé. C'est là, du reste, ce que nous démontre l'observation directe : les
capillaires lymphatiques, traités par l'argent, ne nous présentent jamais, dans
leurs parois, de solution de continuité et il en est de même de leurs divercules
latéraux ; ces diverticules, quelles que soient leur forme et leur longueur, se terminent toujours en cul-de-sac (fig. 236, 1'), je veux dire par des extrémités closes.
RANVIER, qui a étudié tout récemment (1895) les diverticules latéraux des capillaires lymphatiques, sur la peau de la grenouille et sur l'oreille du rat, a toujours
vu l'injection s'arrêter à leur extré-
mité, pour l'excellente raison que
cette extrémité est une extrémité
fermée. REGAUD (1894), sur les lymphatiques de la glande mammaire
(voy. *Mamelles*), est arrivé à des
conclusions analogues.

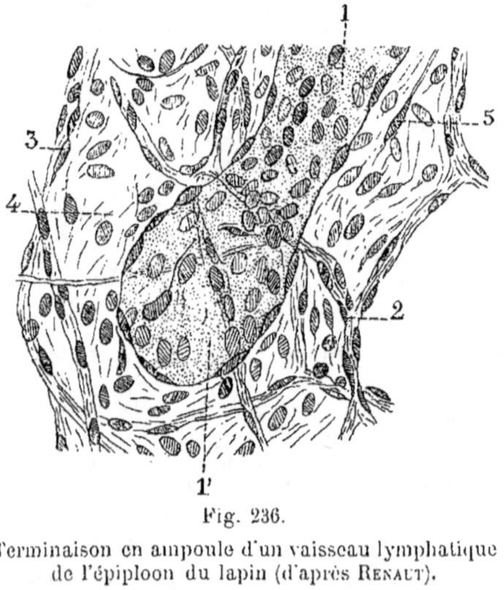

L'étude du développement confirme de tous points les données de
l'histologie. Comme l'a démontré
RANVIER, les vaisseaux lymphatiques
s'accroissent du centre à la périphérie. Sur les lymphatiques déjà exis-
tants apparaissent çà et là des bourgeons endothéliaux, qui, suivant
leur développement ultérieur, forment des canaux nouveaux ou bien
de simples diverticulums. Mais dans
l'un et l'autre cas, ils représentent
une simple évagination de l'endothélium vasculaire et, à ce titre,
sont formés par des cellules plates

Fig. 236.

Terminaison en ampoule d'un vaisseau lymphatique
de l'épiploon du lapin (d'après RENAULT).

1, vaisseau lymphatique, terminé par un ampoule close (1') et
dont la paroi est limitée par une simple ligne endothéliale. —
2, capillaire sanguin. — 3, autre capillaire sanguin directement
tributaire d'une veine. — 4, tissu conjonctif. — 5, cellule fusiforme du tissu conjonctif.

réunies les unes aux autres en une couche partout continue.
Les réseaux d'origine lymphatique constituent donc, à l'état embryonnaire
comme à l'état adulte, un système complètement fermé, ce qui n'empêche pas leurs

parois de se laisser traverser, soit par les liquides, soit par des éléments figurés. Le passage des liquides se fait par filtration et, comme l'a fort bien dit RENAUT, les extrémités closes des lymphatiques plongent dans les espaces du tissu conjonctif comme autant de dialyseurs. Quant aux éléments figurés, les globules blancs, par exemple, ils traversent la paroi endothéliale avec la plus grande facilité grâce à leurs mouvements amiboïdes. Il est probable qu'ici, comme pour les capillaires sanguins, les orifices qui leur ont livré passage, orifices non préformés mais accidentels, ne sont que temporaires et doivent, une fois le passage effectué, se refermer d'eux-mêmes, grâce à l'élasticité du protoplasma cellulaire.

7° Vaisseaux et nerfs. — Les vaisseaux lymphatiques qui font suite aux capillaires et qui possèdent par conséquent leurs deux tuniques moyenne et externe, possèdent des vaisseaux sanguins (véritables *vasa vasorum*), qui se ramifient dans ces deux tuniques. Ils possèdent également un certain nombre de filets nerveux. Ces filets nerveux forment dans la tunique adventice (QUÉNU et DARIER) un plexus dépourvu de cellules ganglionnaires, d'où s'échappent de fines fibrilles destinées vraisemblablement, les unes (*motrices*) aux fibres musculaires lisses, les autres (*sensitives*) à la couche endothéliale.

§ II. — GANGLIONS LYMPHATIQUES

On donne ce nom, depuis CHAUSSIER, à de petits renflements de consistance molle, de forme et de volume variables, qui s'échelonnent de loin en loin sur le trajet des vaisseaux lymphatiques : ce sont les *glandes lymphatiques* (*Lymphdrüsen*) de BICHAT et des anciens anatomistes. Ces ganglions lymphatiques nous offrent à considérer, leur *disposition générale*, leur *configuration extérieure*, leur *structure*, leurs *vaisseaux*.

1° Disposition générale des ganglions. — Les ganglions lymphatiques s'échelonnent toujours, ainsi que nous l'avons dit plus haut, sur le trajet des canaux vecteurs, soit de la lymphe, soit du chyle. Les rapports des ganglions et des canaux lymphatiques sont intimes : le ganglion reçoit un groupe de vaisseaux par un ou plusieurs points de sa surface et en émet un deuxième groupe par le point opposé. Les premiers sont appelés *vaisseaux afférents;* les seconds, *vaisseaux efférents*. L'observation nous apprend que, pour un ganglion déterminé, les vaisseaux afférents sont plus nombreux que les vaisseaux efférents; mais, par contre, ces derniers sont plus volumineux. On désigne généralement sous le nom de *hile*, le point du ganglion par lequel débouchent les vaisseaux efférents, accompagnés d'un nombre plus ou moins considérable de vaisseaux sanguins. Le hile est ordinairement représenté, sur la surface du ganglion, par une dépression plus ou moins accusée.

Au point de vue topographique, les ganglions lymphatiques se divisent comme les lymphatiques eux-mêmes, en *superficiels* et *profonds :* les premiers occupent le tissu cellulaire sous-cutané; les autres sont situés au-dessous de l'aponévrose d'enveloppe des membres ou dans les cavités viscérales. Au groupe des ganglions superficiels appartiennent certains ganglions de l'aine et les ganglions sus-épitrochléens. Mais ce sont presque les seuls; les autres font partie du second groupe.

Les ganglions lymphatiques sont parfois solitaires, comme le ganglion préauriculaire et le ganglion tibial antérieur ; mais cette disposition est relativement rare. Le plus souvent, ils se réunissent par groupes circonscrits de trois, six, dix, quinze, etc. ; ou même ils forment de longues traînées, irrégulières mais continues, que l'on désigne parfois sous le nom de *chapelets ganglionnaires*.

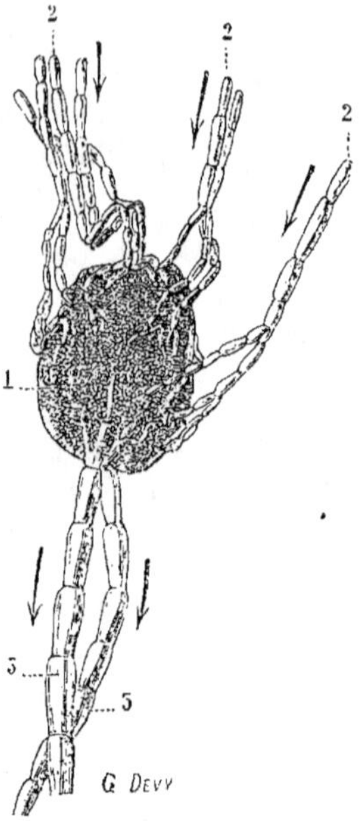

Qu'ils soient solitaires ou agminés, les ganglions lymphatiques se placent constamment sur le trajet des gros troncs vasculaires. C'est ainsi que nous les voyons se grouper : au membre inférieur, autour de la poplitée et de la fémorale ; au membre supérieur, autour de l'axillaire et de l'humérale ; au cou, autour de la sous-clavière et des carotides ; dans l'abdomen, autour des iliaques, des mésentériques, de l'aorte, de la veine cave inférieure, etc., etc. On conçoit qu'un pareil voisinage soit parfois fort incommode : ces ganglions peuvent, en effet, en augmentant de volume, comprimer les vaisseaux sur les parois desquels ils reposent, les veines surtout, et jeter ainsi dans la circulation sanguine une perturbation plus ou moins grave.

Fig. 237.

Un ganglion lymphatique avec ses vaisseaux afférents et efférents.

1, ganglion lymphatique. — 2. 2. 2. vaisseaux afférents. — 3, 3, vaisseaux efférents.

2° Configuration extérieure. — Les ganglions lymphatiques se présentent sous les formes les plus diverses. La plupart d'entre eux sont globuleux et irrégulièrement sphériques. D'autres sont plus ou moins aplatis, offrant alors, suivant les cas, des contours arrondis, ovalaires, triangulaires, etc. Certains sont manifestement réniformes.

Leur volume n'est pas moins variable : les plus gros ne dépassent pas d'ordinaire le volume d'une olive. Le plus grand nombre présentent les dimensions d'un pois légèrement allongé. Mais en il existe de bien moins volumineux ; il en est même, dans chaque groupe, un certain nombre qui échappent par leur petitesse aux investigations du scalpel et qui ne se révèlent à l'œil que lorsqu'ils ont été grossis par le processus morbide ou bien par une injection mercurielle poussée dans ses vaisseaux afférents. Ce dernier fait, on le conçoit, enlève une grande partie de leur valeur aux différentes recherches, que l'on a entreprises dans le but d'évaluer le nombre des ganglions. Ce nombre paraît osciller entre 400 et 600.

La couleur des ganglions est, en général, d'un gris rougeâtre. Mais cette coloration varie en passant d'un groupe à l'autre : c'est ainsi que les ganglions sous-cutanés sont d'un rouge vif ; ceux du mésentère sont d'un rose pâle dans les intervalles de la digestion et presque blancs au moment où se fait l'absorption du chyle ; ceux qui reçoivent les lymphatiques du foie présentent un aspect jaunâtre ; ceux de la rate sont bruns, ceux de la racine du poumon plus ou moins noirâtres.

Les ganglions lymphatiques sont toujours moins développés chez l'adulte que chez l'enfant. Ils s'atténuent encore chez le vieillard, mais sans disparaître entièrement, comme l'ont enseigné à tort Mascagni, Ruysch et Haller.

3° Structure des ganglions lymphatiques. — Si l'on sectionne un ganglion lymphatique en faisant passer le couteau par le hile et en suivant la direction de son grand axe (fig. 238), on constate tout d'abord que l'organe est entouré par une membrane conjonctive, qui, en raison de sa situation, prend le nom de *capsule*. On constate ensuite que la masse ganglionnaire sous-jacente à la capsule est constituée par deux substances d'aspect différent : 1° une substance périphérique, d'un blanc rosé ou rougeâtre, molle, comme granuleuse, c'est la *substance corticale ;* 2° une substance centrale, d'une coloration gris jaunâtre, comme spongieuse, c'est la *substance médullaire*. La substance corticale est délimitée, en dehors, par une ligne irrégulièrement festonnée ou, si l'on veut, par une série de lignes courbes, à convexité externe, formant à leurs points d'union, des angles rentrants. La limite séparative de la substance corticale et de la substance médullaire est indiquée par une ligne

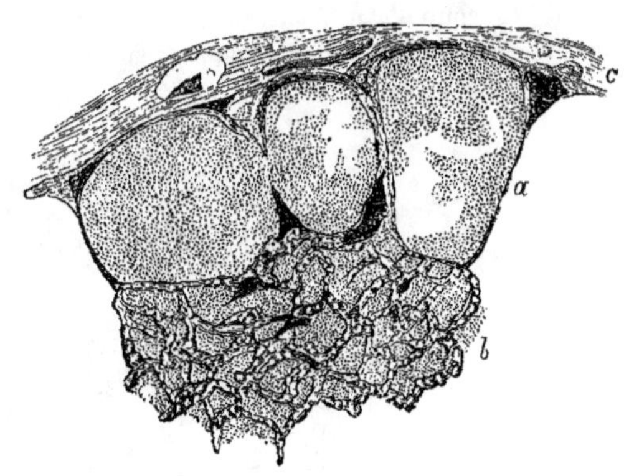

Fig. 238.

Coupe verticale au travers d'un ganglion lymphatique, dont les lymphatiques ont été injectés (KLEIN).

c, la capsule externe avec les vaisseaux lymphatiques en coupe. — *a*, les follicules lymphatiques; autour d'eux sont les sinus lymphatiques corticaux. — *b*, la substance médullaire; on y voit les sinus lymphatiques injectés entre les masses du tissu adénoïde.

sinueuse, assez peu nette. La substance corticale et la substance médullaire, disons-le tout de suite, ne diffèrent que par leur aspect extérieur : elles ont exactement, comme nous le verrons tout à l'heure, la même constitution histologique. Dans les pages qui suivent, nous étudierons tout d'abord ces trois parties constituantes du ganglion lymphatique et décrirons ensuite les vaisseaux et les nerfs.

A. CAPSULE. — La capsule entoure le ganglion sur tout son pourtour. Arrivée au hile, elle s'engage dans la dépression de ce dernier, en se fronçant comme une cicatrice (RENAUT). Elle forme là, à l'entrée du ganglion et tout autour des vaisseaux qui entrent ou qui sortent, une masse conjonctive plus ou moins volumineuse et plus ou moins étendue en profondeur, à laquelle His a donné le nom de *stroma du hile*. C'est le *noyau du hile* de certains auteurs.

Histologiquement, la capsule du ganglion lymphatique se compose essentiellement de faisceaux du tissu conjonctif entrecroisés dans tous les sens, auxquels se mêlent en proportions variables des cellules conjonctives et des fibres élastiques. A ces éléments conjonctivo-élastiques s'ajoutent, chez certains animaux, notamment chez le bœuf et le cheval, des fibres musculaires lisses, disposées de préférence dans les couches profondes de la membrane. Chez l'homme, ces fibres musculaires lisses ont entièrement disparu. On en rencontre, cependant de temps à autre, comme l'ont établi depuis longtemps les recherches de HEYFELDER, confirmées depuis par celles de BRÜCKE, de His et de RECKLINGHAUSEN ; mais, quand elles existent, elles sont relativement rares, infiniment moins développées que chez les animaux précités.

Par sa surface externe, la capsule ganglionnaire se confond peu à peu avec le tissu conjonctif lâche des régions avoisinantes. Quant à sa surface interne, elle émet un système de prolongements, qui, sous forme de cloisons, traversent successivement la substance corticale et la substance médullaire et viennent ensuite, au niveau du hile, se fusionner avec le stroma ci-dessus décrit. Ces prolongements ont exactement la même structure que la membrane dont elles émanent, mais ils diffèrent beaucoup d'aspect suivant qu'on les examine dans la substance corticale ou dans la substance médullaire : dans la substance corticale, ils sont disposés en sens

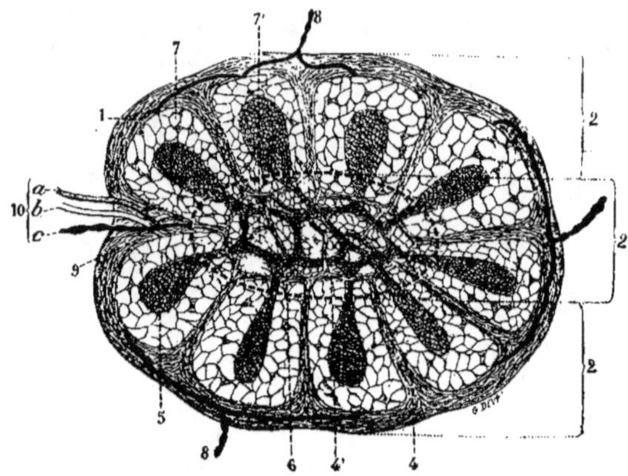

Fig. 239.

Schéma, représentant, sur une coupe transversale, la constitution anatomique d'un ganglion lymphatique.

1, capsule fibreuse. — 2, 2, substance corticale. — 3, substance médullaire. — 4, 4', travées et trabécules, émanant de la capsule. — 5, follicules lymphatiques. — 6, cordons folliculaires. — 7, 7', sinus lymphatiques occupés par un fin réticulum entre les mailles duquel circule la lymphe. — 8, 8, lymphatiques afférents. — 9, stroma du hile. — 10, hile avec : *a*, une artère ; *b*, une veine ; *c*, un lymphatique efférent.

radiaire et, sans être équidistants, sont séparés les uns des autres par des intervalles assez réguliers ; dans la substance médullaire, ils sont d'abord beaucoup plus minces, puis ils se dirigent dans tous les sens, s'anastomosant les uns avec les autres de façon à former dans leur ensemble une sorte de réticulum. Quoi qu'il en soit de ces différences portant sur leur épaisseur et sur leur orientation, toutes les lames cloisonnantes, aussi bien celles de la substance médullaire que celles de la substance corticale, divisent l'espace circonscrit par la capsule en une multitude de loges, de forme et de dimensions variables : c'est dans ces loges que se dispose la substance ganglionnaire proprement dite.

B. SUBSTANCE CORTICALE. — Dans la couche corticale (fig. 239,2), la substance ganglionnaire forme de petites masses sphériques, ovoïdes ou piriformes, que l'on désigne, en raison de leur analogie avec les follicules clos de l'intestin, sous le nom de *follicules*. Chacun de ces follicules prend place dans l'une des loges que circonscrivent les cloisons émanées de la capsule, mais il ne la remplit pas entièrement : entre sa surface extérieure et la paroi de la loge, se trouve un espace important dans lequel circule la lymphe et qui constitue le *sinus du follicule*. Nous décrirons tout d'abord le sinus, puis le follicule lui-même.

a. *Sinus lymphatique*. — Le sinus lymphatique (fig. 240, 4) est une cavité entourant le follicule sur tout son pourtour. Il reçoit au niveau de la capsule, les vaisseaux lymphatiques afférents et, de ce fait, est rempli de lymphe. On lui distingue

deux parois : une paroi interne, qui n'est autre que la surface extérieure du follicule lui-même; une paroi externe, qui est formée à la fois par la capsule du ganglion et par les cloisons qui en émanent. Les deux parois interne et externe sont

unies l'une à l'autre par un système
de travées conjonctives, verticales
ou obliques, de dimensions fort
variables, irrégulièrement anastomosées et formant dans leur ensemble une sorte de réticulum, le
réticulum du sinus. Ces travées se
détachent, à leur extrémité externe,
de la capsule ou de ses prolongements; puis, elles traversent le
sinus, arrivent au follicule et, là, se
continuent, comme nous le verrons
tout à l'heure, avec le tissu réticulé
de cette dernière formation. Le réticulum du sinus n'est donc pas un
tissu spécial, mais une simple dépendance de la charpente conjonctive
du ganglion. Les fibres qui le constituent se composent en réalité « de
fibrilles conjonctives ou de petits
faisceaux de fibrilles, qui s'unissent
ou se séparent au niveau des anastomoses » (RANVIER), disposition rappelant exactement celle que nous
présentent les faisceaux fibrillaires
des travées du grand épiploon. Il
convient d'ajouter que les deux parois du sinus, ainsi que les travées
qui les unissent, sont revêtues, dans

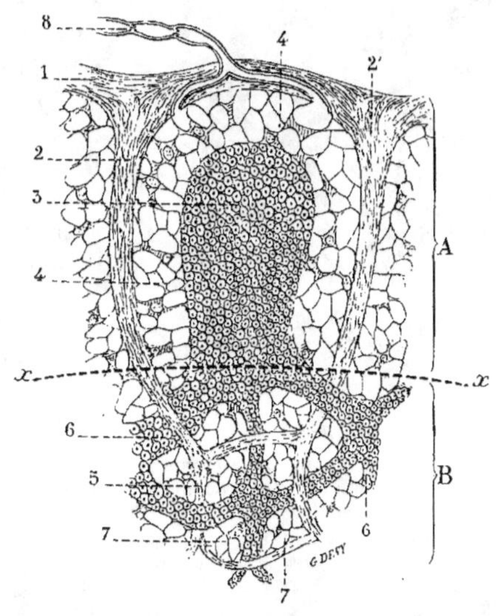

Fig. 240.

Un follicule de la figure précédente, isolé et grossi.

A, substance corticale. — B, substance médullaire. — *x.x.* limite séparative des deux substances.

1, capsule fibreuse — 2.2'. travées issues de cette capsule et
circonscrivant une loge ovoïde. — 3, follicule lymphatique. —
4, 4, sinus du follicule avec son réticulum. — 5, trabécules de la
substance médullaire, provenant des travées de la substance
corticale. — 6.6, cordons folliculaires, provenant des follicules
de la substance corticale. — 7,7, sinus de la substance médullaire (système caverneux) continuant les sinus de la substance
corticale. — 8, un lymphatique afférent, s'ouvrant, après bifurcation, dans le sinus du follicule.

toute leur étendue par un endothélium (fig. 241, *f*), qui se continue, au niveau de
la capsule, avec les vaisseaux lymphatiques afférents. Le sinus est donc une
cavité fermée, au même titre que les lymphatiques auxquels il fait suite.

b. *Follicule.* — Au premier abord (fig. 240,3), le follicule nous apparaît comme
constitué exclusivement par des amas de cellules arrondies, plus ou moins tassées
les unes contre les autres : c'est, en effet, le seul élément que l'on observe à sa
surface quand on examine une coupe du ganglion. Mais, si l'on chasse au pinceau
les cellules en question, on aperçoit au-dessous d'elles un riche réticulum, formant
pour ainsi dire le squelette du follicule. Les follicules se composent donc de deux
éléments : un réticulum et des cellules.

Le réticulum se continue, à la périphérie du follicule, avec celui du sinus. Ses
trabécules, cependant, sont plus fines, plus délicates, plus richement anastomosées ; ses mailles, à leur tour, sont à la fois plus étroites et plus régulières.
Aux points de croisement des trabécules, se voient des noyaux, en général très
volumineux (fig. 242, 2). de forme arrondie ou ovalaire. La valeur du réticulum
folliculaire a été longtemps controversée. Pour certains histologistes, notamment
pour KÖLLIKER, IHS, FREY, il serait formé par des cellules étoilées, anastomosées

entre elles : les noyaux que nous avons signalés tout à l'heure aux points nodaux du réticulum représenteraient le corps cellulaire et, quant aux trabécules elles-mêmes, elles ne seraient autres que les prolongements de ces corps cellulaires. Le tout constituerait ainsi une sorte de tissu spécial que KÖLLIKER a désigné sous le nom de *tissu cytogène* : c'est le *tissu réticulé* de FREY, le *tissu adénoïde* de His. Contrairement à cette opinion, RANVIER et RENAUT, en France, considèrent les trabécules du réticulum folliculaire comme étant la continuation, dans le follicule, des travées du réticulum du sinus et ayant, par conséquent, la même signification que ces dernières : ce sont de simples faisceaux de fibrilles conjonctives provenant indirectement de la capsule et, à ce titre, faisant partie du système de charpente ou de soutien du ganglion. Quant aux noyaux que l'on rencontre aux points de croisement des trabécules, ce sont les noyaux de larges cellules endothéliales, qui, ici, comme dans le sinus, revêtent les trabécules du réticulum.

Les cellules libres des follicules (nous employons ce mot de *libres*, pour les distinguer des cellules endothéliales qui sont *fixes*), celles que nous avons chassées par le pinceau pour mettre à nu le réticulum, ont la signification de cellules lymphatiques. Bien que présentant tous les caractères généraux des cellules lymphatiques en circulation dans la lymphe et dans le sang, elles diffèrent de ces dernières en ce qu'elles sont plus petites, que leur protoplasma est relativement fort réduit, que leur noyau est souvent double et que la plupart d'entre elles, comme l'a constaté RANVIER, jouissent de mouvements amiboïdes très actifs. Ce sont des *cellules lymphatiques jeunes* et ce fait nous fournit déjà une forte présomption en faveur de l'opinion, assez généralement admise, qui fait du follicule un lieu de production de cellules lymphatiques. Nous y reviendrons plus loin.

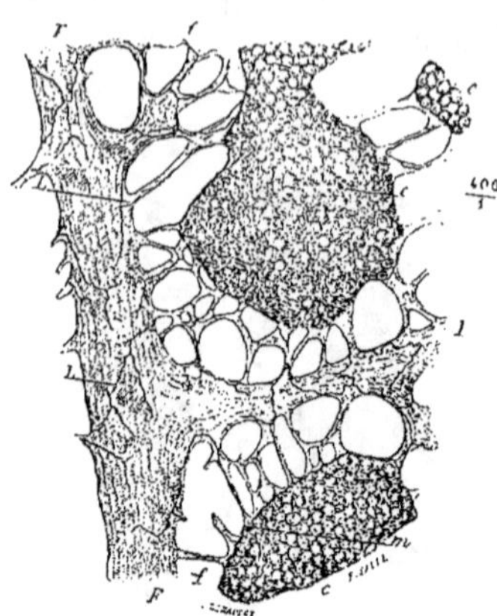

Fig. 241

Endothélium des sinus lymphatiques, après injection interstitielle de nitrate d'argent (d'après RANVIER).

F, travée conjonctive. — L, lignes intercellulaires de l'endothélium dessinées par le nitrate d'argent.

ff, réticulum de la substance médullaire, dont les travées montrent des lignes intercellulaires imprégnées d'argent. — *c*, cordons folliculaires coupés en travers. — *m*, limites des cordons folliculaires.

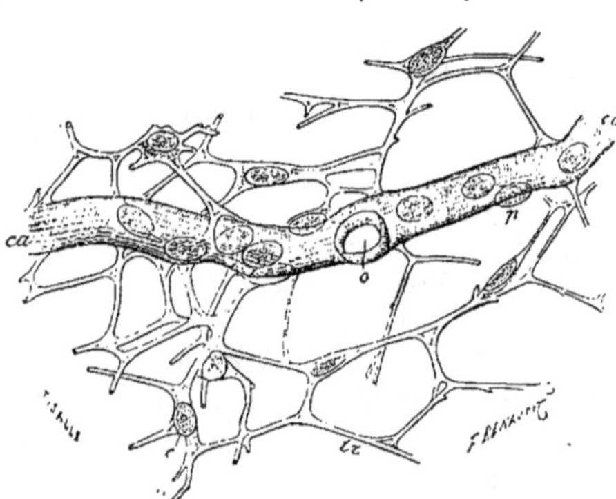

Fig. 242.

Tissu conjonctif réticulé d'un follicule du ganglion lymphatique du chien, dégagé au pinceau sur des coupes faites après injection interstitielle d'une solution d'acide osmique (d'après RANVIER).

ca, capillaire sanguin. — *o*, coupe transversale d'un autre capillaire anastomosé avec le précédent. — *tr*, travée du réticulum conjonctif. — *c*, noyau de ce réticulum. — *p*, noyau des cellules endothéliales appliquées sur le capillaire.

Outre le réticulum conjonctif et les cellules lymphatiques qui remplissent ses mailles, le follicule nous présente encore des vaisseaux sanguins. Nous nous contenterons ici de les signaler, nous réservant de les décrire à propos des vaisseaux des ganglions (voy. p. 342).

C. SUBSTANCE MÉDULLAIRE. — La substance médullaire (fig. 239, 2 et 240, B) est la continuation, avec quelques modifications peu importantes, de la substance corticale. Pour avoir une notion exacte de sa constitution anatomique, il nous suffira de prendre, à la limite des deux couches périphérique et centrale, les trois parties constitutives de la substance corticale et de voir comment elles se comportent en passant d'une couche à l'autre.

Les cloisons fibreuses tout d'abord (fig. 239, 5), en arrivant dans la couche médullaire, se divisent, s'amincissent et se dirigent dans tous les sens. Elles continuent, du reste, à s'anastomoser les unes avec les autres et, de ce fait, circonscrivent des loges, mais des loges très irrégulières, mal fermées, communiquant largement les unes avec les autres.

Les follicules lymphatiques, à leur tour, au lieu de conserver leur forme sphéroïdale, se décomposent chacun en deux ou trois prolongements, qui, en raison de leur forme cylindroïde, ont reçu le nom de *cordons folliculaires.* Ces cordons (fig. 239, 6), qui continuent directement les follicules, qui ne sont que les follicules eux-mêmes sous une autre forme, s'engagent, plus ou moins contournés et plus ou moins flexueux, dans les intervalles des cloisons fibreuses sus-indiquées, se bifurquant et s'anastomosant les uns avec les autres, de façon à former dans leur ensemble un vaste réseau, le *réseau folliculaire,* dont chaque maille (fig. 243) nous présente à sa partie moyenne une cloison fibreuse. Du reste, les cordons folliculaires ont exactement la même structure et la même signification que les follicules eux-mêmes : ce sont des amas de cellules lymphatiques jeunes occupant les mailles d'un fin réticulum conjonctif.

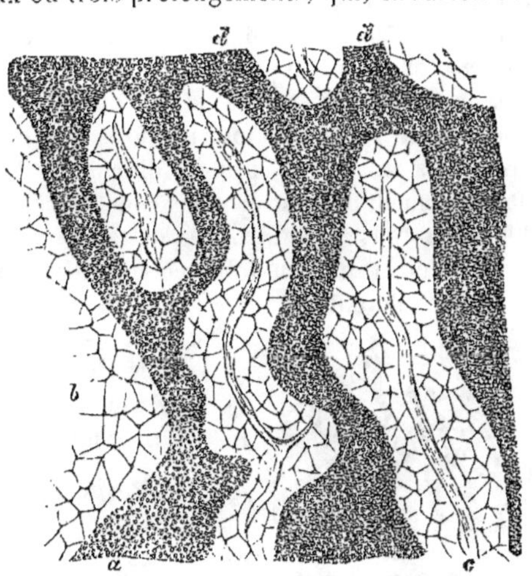

Fig. 243.

Coupe au travers de la substance médullaire d'un ganglion lymphatique (d'après KLEIN).

a, passage des follicules de la substance corticale dans les cordons médullaires. — *b,* sinus lymphatiques avec leur réticulum. — *c,* trabécules conjonctives. — *d, d,* cordons médullaires.

Chaque cordon folliculaire, ici comme dans la couche corticale du ganglion, se trouve séparé des cloisons fibreuses voisines par un espace cloisonné, entièrement analogue, comme disposition et comme structure, au sinus des follicules : c'est le *sinus du cordon folliculaire* (fig. 243, *b*). Tous les sinus de la substance médullaire, il est à peine besoin de le faire remarquer, communiquent les uns avec les autres, formant ainsi dans leur ensemble, un système de cavités anfractueuses, un vrai labyrinthe dans lequel circule la lymphe. En amont, je veux dire à l'union de la substance corticale avec la substance médullaire, les sinus des cordons folliculaires se continuent directement avec les sinus des follicules. En aval, du côté du hile, ils s'ouvrent dans un réseau lymphatique, qui occupe le stroma conjonctif du hile et qui donne naissance aux vaisseaux efférents.

Comme on le voit, la substance médullaire n'est nullement une substance spéciale, mais la continuation directe, dans la zone centrale du ganglion, de la substance corticale. Les deux substances corticale et médullaire possèdent des éléments semblables et semblablement disposés. La seule différence qui existe entre les deux (et encore cette différence est-elle de médiocre importance), c'est que la substance folliculaire, qui dans la couche corticale forme des masses relativement volumineuses et de forme plus ou moins sphérique, se dispose, dans la couche centrale, sous forme de cordons irréguliers, courant dans toutes les directions et fréquemment anastomosés entre eux.

D. RÉSUMÉ : SYSTÈME FOLLICULAIRE ET SYSTÈME CAVERNEUX. — En résumé, si nous faisons abstraction de la capsule fibreuse et de ses prolongements, nous pouvons dire que le ganglion lymphatique, tant dans sa portion médullaire que dans sa portion corticale, se compose de deux systèmes : le système folliculaire et le système caverneux. — Le *système folliculaire*, disposé en masse globuleuse dans la couche corticale (follicules), en cordons anastomosés dans la couche médullaire (cordons folliculaires), est essentiellement constituée par un réticulum conjonctif d'une extrême délicatesse, renfermant dans ses mailles des amas de cellules lymphatiques. — Le *système caverneux* est représenté par ces espaces cloisonnés qui séparent la substance folliculaire, soit de la capsule fibreuse, soit de ses prolongements. Ces espaces, relativement simples autour des follicules de la couche corticale, beaucoup plus irréguliers autour des cordons folliculaires de la couche médullaire, sont tapissés intérieurement d'un revêtement endothélial continu, qui les sépare, d'une part des cloisons fibreuses, d'autre part des cellules lymphatiques du follicule. Ils communiquent tous entre eux. Ils reçoivent, au niveau de la capsule fibreuse, les lymphatiques afférents du ganglion et aboutissent, du côté du hile, aux lymphatiques efférents. Le système caverneux du ganglion peut donc être considéré comme une vaste cavité anfractueuse, intermédiaire aux lymphatiques afférents et aux lymphatiques efférents.

4° Vaisseaux sanguins. — Les *artères* destinées aux ganglions, abordent ceux-ci au niveau du hile. Elles s'engagent immédiatement dans le stroma conjonctif du hile, s'y ramifient et pénètrent alors dans les cloisons fibreuses du ganglion, dans les cloisons de la substance médullaire d'abord, puis dans celles de la substance corticale. Au cours de leur trajet, elles émettent latéralement une multitude de fines artérioles qui, après avoir traversé les sinus lymphatiques, atteignent la substance folliculaire et s'y résolvent, tant dans les cordons folliculaires que dans les follicules, en un riche *réseau capillaire*. Ce réseau capillaire terminal présente cette disposition caractéristique (fig. 244), que les capillaires qui le forment se dirigent pour la plupart en sens radiaire, c'est-à-dire de la périphérie au centre. Dans la substance folliculaire, on voit constamment un certain nombre de trabécules du réticulum qui semblent venir se fixer sur la face externe du vaisseau (fig. 242) : en réalité, comme l'a démontré RANVIER, elles ne s'y fixent pas, mais elles s'y

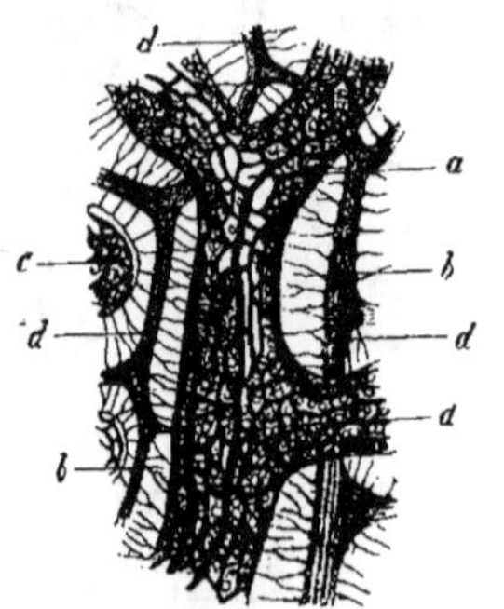

Fig. 244.

Vaisseaux des ganglions lymphatiques (substance médullaire d'un ganglion inguinal de bœuf, d'après FREY).

a, cordon folliculaire avec ses vaisseaux sanguins entrecroisés. — *b*, sinus lymphatiques avec leur réticulum. — *c*, cordon folliculaire, coupé en travers. — *d*, trabécule conjonctive.

infléchissent et s'y anastomosent pour former là, comme à la limite du follicule, une sorte de natte enveloppante. Il en résulte que chaque vaisseau possède pour ainsi dire deux tuniques ; une tunique endothéliale qui lui appartient en propre et une sorte d'adventice qui est une dépendance du réticulum folliculaire. — Les *veinules* qui naissent des réseaux capillaires précités suivent exactement, mais en sens inverse, le même trajet que les artérioles. Après avoir traversé de dedans en dehors les sinus périfolliculaires, elles se jettent dans les cloisons fibreuses, gagnent avec elles le noyau du hile et, finalement, s'échappent du ganglion en même temps que les lymphatiques efférents.

5° Voies lymphatiques. — Les voies lymphatiques du ganglion comprennent : 1° les lymphatiques afférents ; 2° les voies lymphatiques intra-ganglionnaires ; 3° les lymphatiques efférents. — Les *lymphatiques afférents* (fig. 237, 2), en nombre variable, abordent le ganglion par les points les plus divers de la périphérie, mais jamais au niveau du hile. Ils pénètrent dans l'épaisseur de la capsule, s'y ramifient plus ou moins et, finalement (fig. 240, 8), se jettent dans les sinus périfolliculaires. Dans leur traversée capsulaire, les lymphatiques efférents perdent leurs tuniques externe et moyenne, qui se fusionnent avec les éléments conjonctivo-élastiques de la capsule, de telle sorte que, au moment où ils viennent s'ouvrir dans le sinus, ils sont réduits à leur seule couche endothéliale. — Les *voies lymphatiques intra-ganglionnaires* sont constituées par les espaces cloisonnés, ci-dessus décrits, qui entourent les follicules et les cordons folliculaires. Ces voies lymphatiques sont constamment placées en dehors de la substance folliculaire elle-même : ni dans les follicules, ni dans les cordons folliculaires, on ne trouve de traces d'un canal lymphatique quelconque. — Les *lymphatiques efférents*, nous l'avons dit encore plus haut, émanent d'un réseau lymphatique qui occupe le stroma du hile (fig. 239, *b*). Ils s'échappent du ganglion au niveau du hile, en même temps que les veines.

Envisagés au point de vue biologique, les ganglions lymphatiques sont, tout d'abord, des organes essentiellement lymphopoïétiques, je veux dire des lieux de production de globules blancs ou leucocytes. Nous en avons la preuve dans ce simple fait d'observation que les globules blancs sont beaucoup moins nombreux dans la lymphe qui va aux ganglions que dans celle qui en sort.

La lymphe amenée aux ganglions par les lymphatiques afférents s'engage dans les sinus des follicules et des cordons folliculaires où son cours, par suite de la disposition anfractueuse de ces derniers, se trouve naturellement ralenti. Les globules blancs qu'elle contient en certain nombre, grâce à leur amœboïsme, traversent la paroi interne du sinus (barrière bien faible puisqu'elle est constituée par une simple couche endothéliale) et pénètrent dans l'épaisseur même de la substance folliculaire. Là, au contact du riche réseau capillaire que nous avons décrit plus haut, sous l'action vivifiante d'un oxygène que leur apporte un sang sans cesse renouvelé, ces globules blancs voient renaître leurs propriétés amiboïdes et, aussi, leur aptitude à la multiplication. Aussi, se multiplient-ils avec une extrême activité, et voilà pourquoi les mailles du réticulum folliculaire sont remplies d'éléments tout nouvellement formés. Ces cellules jeunes, grâce toujours à leurs mouvement amiboïdes, repassent ensuite dans les voies lymphatiques intraganglionnaires, qui les amènent finalement dans les lymphatiques afférents.

Mais les globules blancs, arrivés dans la substance folliculaire, ne se contentent pas de se multiplier. Ils se débarrassent aussi des particules étrangères, des globules de graisse, voire même de certains microbes pathogènes, qu'ils ont recueillis au cours de leurs pérégrinations et qu'ils charrient avec eux dans leur protoplasma. Le ganglion n'est donc pas seulement, pour les leucocytes, un lieu de multiplication, c'est encore un lieu d'épuration et de rénovation. RENAUT compare cette épuration des globules blancs au sein des follicules à ce qui se passe dans le lobule pulmonaire, où les globules rouges viennent, de même, se débarrasser de leur acide carbonique et prendre une nouvelle charge d'oxygène. Les formations folliculaires du ganglion deviennent ainsi des « sortes d'homologues de la surface respiratoire » interposés sur le cours de la lymphe.

Au total, le ganglion lymphatique est, pour la lymphe qui le traverse, un organe à la fois producteur et épuratoire. La lymphe qui sort du ganglion est beaucoup plus riche en globules blancs que celle qui y arrive et, d'autre part, ces globules blancs, comme revivifiés à leur passage dans les follicules par une sorte d'hématose, s'en vont maintenant, plus jeunes, plus actifs, plus aptes à remplir au sein des tissus et des organes les importantes fonctions qui leur sont dévolues.

§ III. — NOMENCLATURE DES LYMPHATIQUES

Tous les vaisseaux lymphatiques de l'économie aboutissent chez l'homme, comme nous l'avons déjà dit plus haut, à deux canaux collecteurs de premier ordre, le *canal thoracique* et la *grande veine lymphatique*, lesquels s'abouchent à leur tour dans le système veineux.

Nous décrirons tout d'abord ces deux canaux collecteurs. Puis, nous étudierons méthodiquement les différents groupes ganglionnaires du corps, en ayant soin d'indiquer successivement, pour chacun d'eux : 1° les vaisseaux lymphatiques qui s'y rendent ou *vaisseaux afférents* ; 2° les vaisseaux lymphatiques qui en partent ou *vaisseaux efférents*.

Parmi les nombreux travaux qui ont été publiés sur l'anatomie des lymphatiques, nous signalerons les suivants : Pecquet, *Experimenta nova anatomica, quibus incognitum chyli receptaculum et ab eo per thoracem in ramos usque subclavios vasa lactea deleguntur*, Parisiis, 1651 ; — Ruysch, *Dilucidatio valvularum in vasis lymphaticis et lacteis : cui accesserunt observationes anatomicæ rariores*, Haag, 1665 ; — Haase, *De vasis cutis et intestinorum absorbentibus*, Lipsiæ, 1786 ; — Mascagni, *Vasorum lymphaticorum corporis humani Historia et Iconographia*, Senis, 1787, traduit en italien en 1816 (2ᵉ édition en 1829) et en allemand en 1789 ; — Cruickshank, *Anatomy of the absorbing ressels of the human body*, London, 1786 ; — Klose, *De vasis lymphaticis eorumque usu*, Duisburgi, 1793 ; — Assalini, *Essai médical sur les vaisseaux lymphatiques*, Turin, 1787 ; — Soemmering, *Tabula trunci vertebralis vasorum absorbentium corporis humani*, Gottingæ, 1798 ; — Lauth, *Essai sur les vaisseaux lymphatiques*, Strasbourg, 1824 ; — Panizza, *Osservazioni antropo-zootomico-fisiologiche*, Pavia, 1830 ; — Fohmann, *Mémoires sur les communications des vaisseaux lymphatiques avec les veines*, etc., Liége, 1832 ; — De même, *Mémoires sur les vaisseaux lymphatiques de la peau, des membranes muqueuses, séreuses, du tissu nerveux et musculaire*, Liège, 1823 ; — Breschet, *Le système lymphatique, considéré sous le rapport anatomique, physiologique et pathologique*, Paris, 1836 ; — Teichmann, *Das säugadersystem vom anatomische Standpunkte bearbeitet*, Leipzig, 1861 ; — Beaunis, *Anatomie générale et physiologie du système lymphatique*, Strasbourg, 1864 ; — Klein, *The anatomy of the lymphatic system*, London, 1873-1875 ; — Sappey, *Traité*, etc. (déjà signalé p. 327).

CANAUX COLLECTEURS LYMPHATIQUES

Les deux canaux collecteurs de la lymphe, *canal thoracique* et *grande veine lymphatique*, échappent entièrement à la loi de symétrie et, par conséquent, demandent chacun une description particulière.

§ I. — CANAL THORACIQUE

1° Origine et trajet. — Le canal thoracique (fig. 245,12), ainsi appelé parce qu'il occupe le thorax dans la plus grande partie de son étendue, prend naissance au-devant de la deuxième ou de la troisième vertèbre lombaire par une dilatation en ampoule, connue sous le nom de *réservoir du chyle* ou *citerne de Pecquet* (11). De là, il pénètre dans le thorax par l'orifice aortique du diaphragme (voy. t. Ier, fig. 848). Puis, continuant son trajet ascendant, il chemine en avant de la colonne vertébrale jusqu'à la hauteur de la quatrième vertèbre dorsale. S'infléchissant alors en haut et à gauche, il se dirige obliquement vers l'apophyse transverse de la septième vertèbre cervicale, où il repose sur le muscle long du cou. Là, il s'incurve de nouveau en avant et en bas, en décrivant un crochet à concavité inférieure (fig. 251,1'), et finalement, vient s'ouvrir dans l'angle de réunion des veines sous-clavière et jugulaire interne du côté gauche.

2° Rapports. — Dans ce long trajet, le canal thoracique est d'abord placé entre l'aorte abdominale et le pilier droit du diaphragme. — Dans le thorax, il repose en arrière sur la série des corps vertébraux, ayant à sa gauche l'aorte et à sa droite la grande veine azygos. — Sa portion oblique passe en arrière de l'aorte et de la carotide primitive gauche. — Enfin, son crochet terminal est situé sur le côté interne de l'artère sous-clavière du même côté.

3° Direction et calibre. — Le canal thoracique est rarement rectiligne ; il décrit ordinairement des flexuosités, parfois très multipliées et très considérables. Large de 5 à 6 millimètres au niveau de la citerne de Pecquet, il mesure de 2 à 3 millimètres dans sa portion thoracique et présente habituellement un nouveau renflement au moment de se terminer dans la veine sous-clavière. Tous les anatomistes font remarquer avec raison que le canal thoracique, contrairement à ce que l'on observe pour les veines, n'augmente nullement de volume en raison directe des affluents qu'il reçoit.

4° Affluents. — Cinq troncs lymphatiques se donnent rendez-vous, au-devant des premières vertèbres lombaires, pour former par leur réunion le canal thoracique, savoir :

a. *Deux troncs ascendants*, l'un droit, l'autre gauche, résumant, chacun pour la moitié qui lui correspond, la circulation lymphatique des membres inférieurs, du bassin, des testicules, des reins et du gros intestin :

b. *Deux troncs descendants*, l'un droit, l'autre gauche, résumant la circulation lymphatique des huit ou neuf derniers espaces intercostaux et de la partie postérieure du diaphragme :

c. *Un tronc antérieur*, enfin, résumant la circulation lymphatique (y compris les chylifères) de l'intestin grêle, de l'estomac, du foie et de la rate.

Ces cinq troncs d'origine du canal thoracique, convergeant vers la partie supérieure de la colonne lombaire, viennent s'ouvrir dans la citerne de Pecquet ou tout au moins dans son voisinage.

Dans son passage à travers le thorax, le canal thoracique ne reçoit que deux ou trois vaisseaux lymphatiques, ordinairement peu importants, provenant du foie, des premiers espaces intercostaux et des ganglions du médiastin postérieur. Enfin, à sa terminaison, il reçoit : 1° les lymphatiques de la moitié gauche de la tête et du cou ; 2° les lymphatiques du membre supérieur gauche ; 3° les lymphatiques du poumon gauche et du cœur ; 4° les lymphatiques de la moitié gauche des parois thoraciques, à l'exception des lymphatiques intercostaux, qui se jettent, comme nous l'avons déjà vu, dans la citerne de Pecquet.

5° **Valvules du canal thoracique**. — Le canal thoracique, différant en cela des autres troncs lymphatiques, ne présente que des valvules fort rares et presque toujours incomplètes. Il en existe constamment deux au niveau de son abouchement dans la sous-clavière. Ces deux valvules ostiales s'ouvrent naturellement dans le sens de la direction suivie par la lymphe,

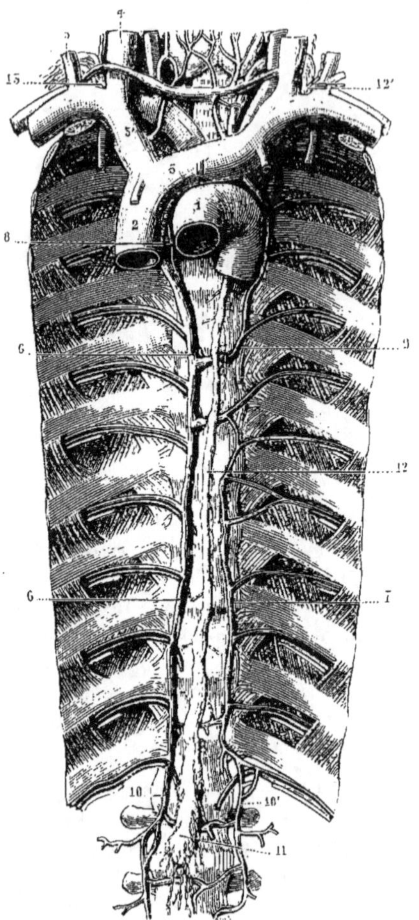

Fig. 245.

Canal thoracique et grande veine lymphatique.

1. crosse de l'aorte et ses branches. — 2. veine cave supérieure. — 3. tronc brachio-céphalique gauche. — 3'. tronc brachio-céphalique droit. — 4. jugulaire interne. — 5. jugulaire externe. — 6. 6. grande azygos. — 7. petite azygos. — 8. tronc commun des veines intercostales supérieures droites. — 9. tronc commun des veines intercostales supérieures gauches. — 10, 10'. veines lombaires ascendantes. — 11. citerne de Pecquet et ses affluents. — 12. canal thoracique avec 12'. son abouchement dans la sous-clavière gauche. — 13. grande veine lymphatique s'ouvrant dans la veine sous-clavière droite.

et, comme elles sont complètes, elles s'opposent à tout reflux du sang veineux de la sous-clavière dans le canal thoracique.

Variétés. — Le canal thoracique se bifurque parfois en deux branches, qui peuvent s'ouvrir isolément dans les troncs veineux du cou ; mais le plus souvent ces deux branches se réunissent de nouveau, interceptant entre elles un espace ovalaire plus ou moins étendu. — Il se résolvait en un vrai plexus au niveau de la 6ᵉ vertèbre dorsale, dans un cas de THEILE. — Il a été vu double dans toute son étendue par SŒMMERING et OTTO, triple par CRUIKSHANK. — ALBINUS et WURTZER Müller's Arch., 1884, p. 311) l'ont vu s'ouvrir dans la veine azygos. — Par suite d'une inversion, on a rencontré le canal thoracique à droite et la grande veine à gauche. — Dans ce cas, il peut y avoir, selon les cas, transposition concomitante des viscères, transposition de la crosse aortique seulement, ou bien disposition normale de l'aorte et des troncs sus-aortiques. — Dans un cas récent signalé par CALORI Mem. della Accad. di Bologna, 1890 , cette inversion du canal thoracique coexistait avec une anomalie d'origine de l'artère sous-clavière droite, qui se détachait de l'aorte à gauche de la ligne médiane et passait ensuite en arrière de l'œsophage pour se porter dans la région sus-claviculaire du côté droit. — Trois fois SAPPEY a vu le canal thoracique entièrement dépourvu de valvules : la valvule ostiale elle-même était réduite à quelques filaments allant d'une paroi à l'autre.

La plupart des anomalies ci-dessus indiquées se retrouvent normalement chez quelques mammifères. C'est ainsi que la duplicité du canal thoracique s'observe le plus souvent chez le cheval : les deux canaux ne se réunissent ordinairement qu'à la base du cœur (COLIN). — Chez le dauphin, CUVIER a vu le canal thoracique se bifurquer en avant, pour déboucher dans la veine jugulaire par deux orifices distincts. — Chez le bœuf (COLIN), le canal thoracique est rarement simple dans toute son étendue ; il se bifurque généralement vers la base du cœur et, quelquefois même, son extrémité antérieure se dispose en un véritable plexus. — HODGKIN signale de même la disposition plexiforme du canal thoracique chez le Macropus Parryi de l'ordre des Marsupiaux. — Chez le porc (PANIZZA), le canal thoracique s'ouvre quelquefois dans la veine azygos.

Consulter, au sujet des variations du canal thoracique chez l'homme et chez les animaux : HALLER, Elementa physiologiæ, t. VII ; — BRESCHET, Le système lymphatique, etc., Paris, 1836 ; — TODD, Art. Lymphatic system de la Cyclopædia of Anat. and Physiol., t. III ; — COLIN, Physiologie comparée des animaux domestiques, t. II, Paris, 1871.

§ II. — GRANDE VEINE LYMPHATIQUE

La grande veine lymphatique (fig. 245,13 et 251,2), située du côté droit, est le rendez-vous de tous les vaisseaux lymphatiques qui ne sont pas tributaires du canal thoracique. Longue tout au plus de 1 à 2 centimètres, elle est située à la partie antéro-latérale de la base du cou, entre la jugulaire interne et la sous-clavière. Sur ce point convergent, pour la former :

1° Les *lymphatiques du membre supérieur droit* :

2° Les *lymphatiques de la moitié droite de la tête et du cou* :

3° Les *lymphatiques du poumon droit* ;

4° Les *lymphatiques de la moitié droite des parois du thorax*, à l'exception des *lymphatiques intercostaux*, qui aboutissent par un tronc descendant à la citerne de Pecquet.

La grande veine lymphatique, ainsi constituée, se dirige obliquement en bas et en dedans et vient s'ouvrir dans l'angle de réunion des veines jugulaire interne et sous-clavière du côté droit (fig. 251,2). Elle représente assez exactement, comme on le voit, le crochet terminal du canal thoracique.

Variétés. — Les troncs d'origine de la grande veine lymphatique sont très variables en nombre. Mais ils le sont aussi par leur mode de terminaison : au lieu de se réunir en un tronc commun pour former la veine lymphatique, comme l'indique notre description, ils peuvent s'ouvrir isolément dans la veine sous-clavière, dans la veine jugulaire interne ou même dans le tronc veineux brachio-céphalique. Il existe sur ce point des particularités individuelles, variant pour ainsi dire sur chaque sujet. Ces observations s'appliquent encore, bien entendu, aux troncs lymphatiques similaires du côté gauche, qui se jettent d'ordinaire dans le crochet du canal lymphatique.

GROUPES GANGLIONNAIRES LYMPHATIQUES

VAISSEAUX AFFÉRENTS ET VAISSEAUX EFFÉRENTS

Si l'on en excepte quelques ganglions des membres, les ganglions poplités et les ganglions sus-épitrochléens par exemple, qui sont nettement isolés, les quatre ou cinq cents ganglions échelonnés sur le trajet des vaisseaux lymphatiques forment un ensemble continu, où toute division ne saurait être qu'arbitraire. Nous admettrons cependant, pour la commodité de l'étude et suivant en cela l'exemple donné par tous les auteurs classiques, onze groupes ganglionnaires, savoir :

1° Le *ganglion tibial antérieur* ;
2° Les *ganglions poplités* ;
3° Les *ganglions inguinaux* ou *ganglions de l'aine* ;
4° Les *ganglions iliaques externes* ;
5° Les *ganglions du bassin* ;
6° Les *ganglions lombo-aortiques* ou *ganglions abdominaux* ;
7° Les *ganglions du thorax* :
8° Les *ganglions de la tête* ;
9° Les *ganglions du cou* ;
10° Les *ganglions sus-épitrochléens* ;
11° Les *ganglions axillaires*.

Nous allons, dans les pages qui suivent, étudier successivement ces différents groupes ganglionnaires. Après avoir indiqué succinctement leur situation, leurs rapports, le nombre de leurs ganglions constituants, nous décrirons pour chacun d'eux ses *vaisseaux lymphatiques afférents* et ses *vaisseaux lymphatiques efférents*. Nous prendrons ainsi les vaisseaux lymphatiques au sortir de leurs réseaux d'origine et nous les conduirons, de ganglions en ganglions, jusqu'aux grands canaux collecteurs décrits dans le chapitre précédent. Nous suivrons, on le voit, une méthode absolument semblable à celle que nous avons déjà adoptée pour les veines.

§ I. — GANGLION TIBIAL ANTÉRIEUR

1° Groupe ganglionnaire. — On désigne sous ce nom de ganglion tibial antérieur un tout petit ganglion situé à la face antérieure de la jambe, au-devant de la partie supérieure du ligament interosseux. Ce ganglion, parfaitement représenté par Mascagni dans ses belles planches du système lymphatique, est quelquefois double (Meckel). Hewson l'a vu descendre, dans un cas, au-dessous de la portion moyenne de la jambe.

2° Lymphatiques afférents. — Au ganglion tibial antérieur aboutissent les *vaisseaux lymphatiques pédieux* et *tibiaux antérieurs*. Ces vaisseaux prennent naissance (Sappey) à la partie profonde de la plante du pied, par plusieurs rameaux et ramuscules, qui se réunissent ordinairement en un tronc commun. Ce tronc, satellite de l'arcade plantaire, remonte à la face dorsale du pied, en traversant le même anneau musculaire que l'artère pédieuse. Il longe ensuite cette artère en

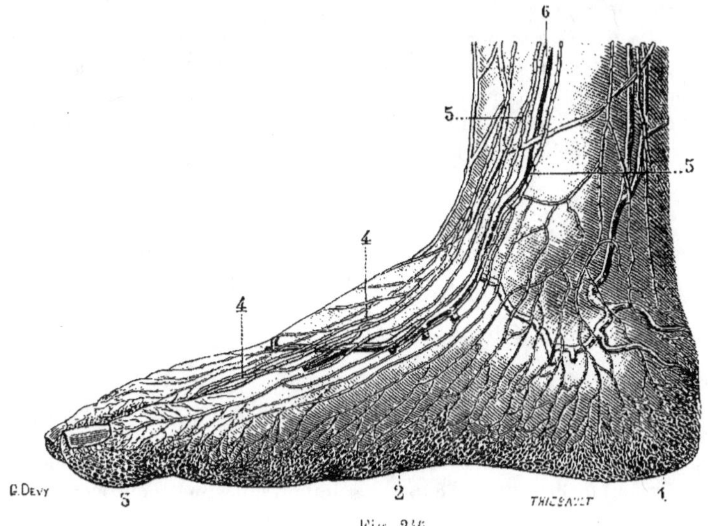

Fig. 246.

Lymphatiques superficiels du pied, vue latérale interne.

1, réseau lymphatique du talon. — 2, réseau du bord interne du pied. — 3, réseau du gros orteil. — 4, 4, lymphatiques de la face dorsale du pied. — 5, troncs qui accompagnent la veine saphène interne. 6, veine saphène interne.

se dirigeant d'avant en arrière. Au niveau du cou-de-pied, il est rejoint par un deuxième tronc, qui provient de la région plantaire interne et tous les deux remontent alors jusqu'au ganglion précité, en suivant exactement le trajet des vaisseaux tibiaux antérieurs.

3° Lymphatiques efférents. — Du ganglion tibial antérieur partent deux troncs lymphatiques. Ces deux troncs lymphatiques efférents, immédiatement après leur origine, traversent d'avant en arrière le ligament antérieur de la jambe par le même orifice qui livre passage à l'artère tibiale antérieure. Ils arrivent ainsi à la région postérieure de la jambe et remontent alors vers le creux poplité, où ils se terminent dans les ganglions de cette région.

§ II. — GANGLIONS POPLITÉS

1° Groupe ganglionnaire. — Les ganglions poplités, situés à la face postérieure du genou, comme l'indique suffisamment leur nom, sont ordinairement au nombre de quatre, tous sous-aponévrotiques. L'un d'eux est placé immédiatement au-dessous de l'aponévrose, au point d'abouchement de la saphène externe dans la veine poplitée. Les autres, plus volumineux et plus profondément situés, s'échelonnent le long de l'artère poplitée.

2° Lymphatiques afférents. — Les ganglions poplités reçoivent comme vaisseaux afférents :

1° Les *lymphatiques efférents du ganglion tibial antérieur*, ci-dessus décrit ;

2° Les *lymphatiques saphènes externes*, qui tirent leur origine du bord externe du pied et de la face postérieure du talon ; ces lymphatiques se réunissent ordinairement en deux ou trois troncs principaux, qui suivent exactement le même trajet que la veine saphène externe ;

3° Les *lymphatiques tibiaux postérieurs*, qui proviennent à la fois de la partie profonde de la plante du pied et de la partie profonde de la jambe et suivent le même trajet que l'artère tibiale postérieure ;

4° Les *lymphatiques péroniers*, au nombre de deux ou trois, qui accompagnent l'artère et les veines de même nom ;

5° Les *lymphatiques articulaires*, qui proviennent de l'articulation du genou et suivent le trajet des artères articulaires décrites plus haut (voy. Artères).

3° Lymphatiques efférents. — Des ganglions poplités partent quatre troncs, dits efférents. Ces troncs passent avec l'artère et la veine poplitée à travers l'anneau du troisième adducteur et, suivant à partir de ce point la gaine des vaisseaux fémoraux, aboutissent aux ganglions inguinaux profonds.

§ III. — GANGLIONS INGUINAUX

1° Groupes ganglionnaires. — Les ganglions inguinaux, qu'on appelle encore *ganglions de l'aine*, forment un groupe très important situé dans le triangle de Scarpa (t. Ier, p. 941). On les distingue, d'après leur situation, en ganglions superficiels et ganglions profonds.

a. *Ganglions superficiels*. — Les ganglions superficiels ou sous-cutanés sont situés entre la peau et l'aponévrose fémorale, qui porte à ce niveau le nom de fascia cribriformis. Ils sont au nombre de dix à quinze ; leur ensemble forme une nappe triangulaire dont la base, dirigée en haut, répond au pli de l'aine et dont le sommet, dirigé en bas, est situé à 5 centimètres au-dessous. Leur volume, très variable, oscille entre celui d'un pois et celui d'une petite amande : les *ganglions supérieurs* ont ordinairement la forme d'un ellipsoïde aplati dont le grand axe est transversal, parallèle par conséquent à l'arcade fémorale : les *ganglions inférieurs* sont également elliptiques, mais leur grand axe se dirige de haut en bas et non de dehors en dedans : les *ganglions moyens*, intermédiaires aux ganglions des deux groupes précédents, sont plutôt sphéroïdes qu'elliptiques.

b. *Ganglions profonds*. — Les ganglions profonds ou sous-aponévrotiques, au nombre de deux ou trois seulement, occupent le tiers interne du canal crural, le côté interne de la veine par conséquent. L'un d'eux, connu sous le nom de *ganglion de Cloquet*, mérite une mention spéciale : il est appliqué (t. Ier, fig. 663,9) contre le bord externe ou concave du ligament de Gimbernat ; il n'est séparé du péritoine que par le septum crural (t. Ier, p. 821) et par le fascia propria (t. Ier, p. 824) et son inflammation a pu, dans certains cas, déterminer des accidents qui rappelaient de tous points un étranglement herniaire.

2° Lymphatiques afférents. — Nous décrirons séparément les afférents des ganglions superficiels et les afférents des ganglions profonds :

A. AFFÉRENTS DES GANGLIONS SUPERFICIELS. — Aux ganglions inguinaux superficiels aboutissent les lymphatiques superficiels du membre inférieur, les lymphatiques superficiels de la fesse, les lymphatiques superficiels du périnée et de l'anus, les lymphatiques superficiels de la moitié sous-ombilicale de l'abdomen.

a. *Lymphatiques superficiels du membre inférieur.* — Les lymphatiques superficiels du membre inférieur, abstraction faite des trois ou quatre troncs qui accompagnent la veine saphène externe et se rendent aux ganglions poplités, aboutissent tous aux ganglions inguinaux.

Ces lymphatiques superficiels prennent naissance, par un réseau à mailles très fines, sur tous les points des téguments du membre inférieur; mais ces réseaux d'origine sont à la fois plus riches et plus faciles à mettre en évidence au niveau des orteils et de la plante du pied. — Sur les orteils eux-mêmes, les réseaux lymphatiques sont beaucoup plus riches à la face plantaire qu'à la face dorsale. Les radicules qui en partent convergent les unes vers le côté interne, les autres vers le côté externe de l'orteil correspondant, et forment quatre petits troncs collatéraux (deux de chaque côté) qui se dirigent d'avant en arrière vers la région dorsale du pied. Là, ils s'anastomosent entre eux et donnent ainsi naissance à un *plexus lymphatique dorsal,* dont les mailles s'enchevêtrent avec celles du plexus veineux de même nom. — Le réseau lymphatique de la plante du pied rappelle par sa richesse et par son aspect celui de la face inférieure des orteils. Du côté interne et du côté externe de ce réseau plantaire partent de nombreux ramuscules et rameaux, qui contournent le bord correspondant du pied, pour gagner la face dorsale et s'y anastomoser avec le plexus lymphatique précité.

Finalement, les lymphatiques superficiels du pied remontent le long de la face antéro-interne du membre, en suivant de préférence le trajet de la veine saphène interne, et viennent se terminer dans le groupe inférieur des ganglions superficiels de l'aine.

b. *Lymphatiques superficiels de la fesse.* — Les lymphatiques superficiels de la fesse naissent

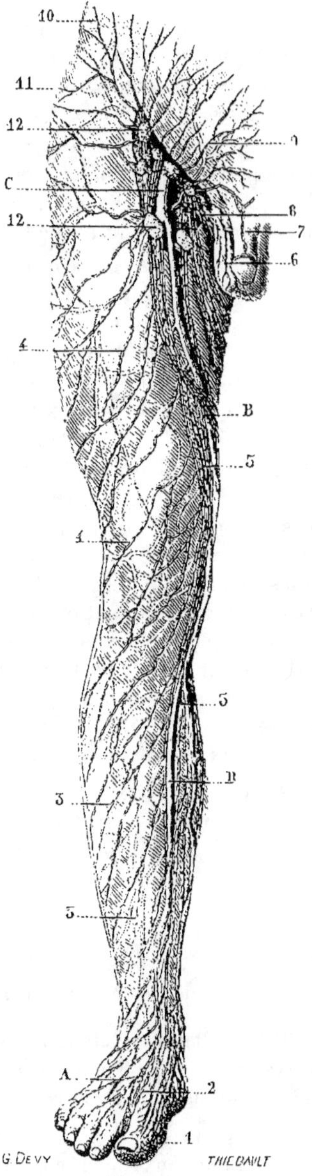

Fig. 247.

Lymphatiques du membre inférieur, vue antérieure.

A, arcade veineuse dorsale du pied. — B, veine saphène interne. — C, veine fémorale. — 1, réseau lymphatique du bord interne du pied. — 2, lymphatiques superficiels de la face dorsale du pied. — 3, lymphatiques superficiels de la face antérieure de la jambe — 4, 4, lymphatiques superficiels de la face antérieure de la cuisse. — 5, 5, troncs accompagnant la saphène interne. — 6, lymphatiques du scrotum. — 7, lymphatiques des téguments de la verge. — 8, lymphatiques du périnée. — 9, lymphatiques de la paroi abdominale. — 10, lymphatiques des lombes. — 11, lymphatiques de la fesse. — 12, ganglions de l'aine.

des téguments de la région fessière. Ils se divisent, au point de vue de leur trajet et de leur terminaison, en *externes* et *internes* : les premiers contournent d'arrière en avant le côté externe de la cuisse et se rendent aux ganglions supérieurs et externes du pli de l'aine ; les seconds se mêlent aux lymphatiques superficiels du périnée et, contournant le côté interne de la cuisse, viennent se jeter dans les ganglions supérieurs et internes.

c. Lymphatiques superficiels du périnée et de l'anus. — Ils prennent naissance dans les téguments de la région périnéale, se dirigent obliquement en avant et en haut, contournent le bord interne de la cuisse et aboutissent aux ganglions supérieurs et internes du pli de l'aine.

d. Lymphatiques des organes génitaux externes. — Les lymphatiques des organes génitaux externes de l'homme et de la femme proviennent : 1° *chez l'homme*, du scrotum, de la peau de la verge, du prépuce, de la muqueuse du gland et de la muqueuse uréthrale ; 2° *chez la femme*, des grandes et des petites lèvres, de la muqueuse qui revêt le vestibule et le clitoris, du canal de l'urèthre et du quart antérieur du vagin (voy., dans le tome IV, ces différents organes). Les lymphatiques des organes génitaux externes se rendent, comme les lymphatiques du périnée, aux ganglions supéro-internes du pli de l'aine.

e. Lymphatiques superficiels de la moitié sous-ombilicale de l'abdomen. — Ces vaisseaux lymphatiques naissent, comme l'indique suffisamment leur nom, des téguments de la région lombaire, de la région costo-iliaque et de la région sous-ombilicale. On peut les diviser en postérieurs, moyens et antérieurs : les *postérieurs* se dirigent obliquement en bas, en avant et en dedans, en croisant la crête iliaque ; les *antérieurs* ou *internes*, partant de la face antérieure du muscle grand droit, se dirigent obliquement en bas et en dehors ; les *moyens* suivent un trajet qui se rapproche plus ou moins de la verticale. Tous convergent vers la même région, le triangle de Scarpa, et viennent se terminer dans les ganglions supérieurs et dans les ganglions moyens du pli de l'aine.

B. Afférents des ganglions profonds. — Aux ganglions inguinaux profonds aboutissent deux ordres de vaisseaux lymphatiques, savoir :

a. Les *lymphatiques efférents des ganglions poplités*, qui ont déjà reçu eux-mêmes les lymphatiques efférents du ganglion tibial antérieur ;

b. Tous les autres *lymphatiques profonds du membre inférieur*, à l'exception de ceux de la face postérieure de la cuisse, qui se rendent aux ganglions hypogastriques. Ces vaisseaux lymphatiques profonds, provenant des masses musculaires, des os et du périoste, suivent généralement le trajet des artères et des veines.

3° Lymphatiques efférents. — Comme pour les vaisseaux afférents, il convient d'examiner séparément, pour les lymphatiques efférents, ceux qui émanent des ganglions superficiels et ceux qui proviennent des ganglions profonds :

A. Efférents des ganglions superficiels. — Les lymphatiques efférents des ganglions inguinaux superficiels traversent d'avant en arrière le fascia cribriformis et, arrivés sur les vaisseaux fémoraux, se partagent en trois groupes (Sappey) : 1° un *groupe externe*, comprenant deux ou trois troncs qui cheminent au-devant de l'artère fémorale et se rendent, après avoir traversé l'anneau crural, dans le plus externe des trois ganglions iliaques (voy. le paragraphe suivant) ; 2° un *groupe moyen*, formé de trois ou quatre troncs, qui rampent au-devant de la veine fémorale et aboutissent au ganglion iliaque externe moyen ; 3° un *groupe interne*, enfin, dont les troncs, beaucoup plus nombreux, se portent en dedans de la veine fémorale et se terminent dans les ganglions *inguinaux profonds*, pour lesquels ils constituent un nouveau groupe de lymphatiques afférents.

B. Efférents des ganglions profonds. — Les lymphatiques efférents des ganglions inguinaux profonds traversent à leur tour l'anneau crural dans sa partie interne et se divisent, en arrivant dans l'abdomen, en deux groupes, l'un externe l'autre interne : le *groupe externe* aboutit au plus interne des trois ganglions iliaques externes ; le *groupe interne* oblique en dedans vers le petit bassin et se termine dans les ganglions hypogastriques.

§ IV. — GANGLIONS ILIAQUES EXTERNES

1° Groupes ganglionnaires. — Les ganglions iliaques externes sont situés dans l'abdomen, immédiatement au-dessus de la portion moyenne de l'arcade fémorale. Ils sont ordinairement au nombre de trois, occupant : l'un, *ganglion externe*, le côté externe de l'artère iliaque externe ; le deuxième, *ganglion interne*, le côté interne de la veine de même nom ; le troisième, *ganglion moyen*, la face antérieure de ces deux vaisseaux.

2° Lymphatiques afférents. — Les ganglions iliaques externes reçoivent trois ordres de vaisseaux lymphatiques, savoir :

a. Les *lymphatiques efférents des ganglions inguinaux*, décrits dans le paragraphe précédent ;

b. Les *lymphatiques épigastriques*, qui proviennent des muscles de la paroi abdominale, principalement du grand droit, et suivent exactement le même trajet que l'artère et les veines épigastriques ; ils aboutissent au ganglion moyen ;

c. Les *lymphatiques circonflexes iliaques*, qui naissent à la fois du muscle iliaque et des trois muscles larges de la paroi abdominale ; satellites de l'artère circonflexe iliaque, ils descendent, comme elle, le long du bord postérieur de l'arcade fémorale et viennent se terminer dans le ganglion externe.

3° Lymphatiques efférents. — Les ganglions iliaques externes donnent naissance à cinq ou six troncs. La plupart de ces troncs, troncs efférents, se dirigeant obliquement en haut, en arrière et en dedans, longent l'artère et la veine iliaques externes et aboutissent finalement aux ganglions lombaires. Les plus internes de ces troncs, cependant, descendent dans le bassin pour se terminer dans les ganglions hypogastriques.

§ V. — GANGLIONS DU BASSIN

1° Groupes ganglionnaires. — Les ganglions situés dans l'excavation pelvienne sont toujours très nombreux, mais généralement peu volumineux. Ils forment deux groupes : les ganglions hypogastriques et les ganglions sacrés.

a. *Ganglions hypogastriques.* — Les ganglions hypogastriques sont placés sur les parois latérales du petit bassin ; ils occupent exactement l'espace que circonscrivent entre elles les deux artères iliaque interne et iliaque externe. Les plus antérieurs de ce groupe s'avancent, le long des vaisseaux obturateurs, jusqu'au pubis. Cruveilhier a signalé comme constant un *ganglion obturateur*, situé sur l'orifice interne du canal sous-pubien. Contrairement à lui, Poirier conclut de recherches récentes (1887) qu'à l'état normal il n'existe aucun ganglion lymphatique à l'entrée du canal sous-pubien : le ganglion le plus rapproché de ce canal serait placé à 15 ou 20 millimètres au-dessus et en arrière, le long de la veine iliaque externe.

b. *Ganglions sacrés.* — Les ganglions sacrés s'échelonnent irrégulièrement, de chaque côté du rectum, sur la face antérieure du sacrum : on en rencontre toujours quelques-uns sur la ligne médiane, le long de l'artère sacrée moyenne.

2° **Lymphatiques afférents.** — Aux ganglions pelviens aboutissent une multitude de vaisseaux lymphatiques, provenant à la fois et de l'extérieur du bassin et de l'intérieur de cette cavité. Ce sont :

a. Les *lymphatiques fessiers* et les *lymphatiques ischiatiques*, qui, accompagnant les veines de même nom, amènent aux ganglions hypogastriques la lymphe recueillie par leurs radicules à la partie postérieure de la cuisse et dans la région fessière ;

b. Les *lymphatiques obturateurs*, qui, prenant naissance au milieu des muscles adducteurs de la cuisse, accompagnent de même la veine obturatrice et entrent dans le bassin par le canal sous-pubien :

c. Les *lymphatiques viscéraux*, qui proviennent du rectum, de la vessie, de la prostate, des vésicules séminales, des canaux déférents chez l'homme ; et, chez la femme, de l'utérus et des trois quarts postérieurs du vagin (voy., pour plus de détails, dans le tome IV, chacun de ces différents organes).

3° **Lymphatiques efférents.** — Les vaisseaux lymphatiques qui émanent des ganglions hypogastriques remontent vers l'abdomen, en croisant les artères iliaque externe et iliaque primitive, et se jettent dans les ganglions lombaires après un trajet fort court, durant lequel ils échangent entre eux de nombreuses anastomoses (*plexus hypogastrique* et *plexus iliaque externe* de MASCAGNI).

Les lymphatiques efférents des ganglions sacrés aboutissent à un groupe de ganglions, placés dans l'angle de bifurcation de l'aorte, lesquels sont en relation, d'une part avec les ganglions lombaires, d'autre part avec les ganglions préaortiques.

§ VI. — GANGLIONS LOMBO-AORTIQUES OU ABDOMINAUX

1° **Groupes ganglionnaires.** — Les ganglions contenus dans la cavité abdominale sont remarquables par leur nombre, par la variabilité de leur volume et par l'irrégularité tout au moins apparente de leur dissémination. Nous les diviserons cependant, toujours pour la commodité de la description, en trois groupes, savoir : les ganglions latéraux ou lombaires, les ganglions médians ou préaortiques et les ganglions viscéraux.

a. *Ganglions lombaires.* — Les ganglions latéraux ou lombaires s'échelonnent de chaque côté de la colonne lombaire et des deux gros troncs vasculaires, aorte et veine cave inférieure, qui reposent sur elle. Ils forment ainsi une chaîne non interrompue, qui s'étend depuis la portion moyenne de l'artère iliaque primitive jusqu'à la première vertèbre lombaire. SAPPEY en compte de vingt à trente de chaque côté.

b. *Ganglions préaortiques.* — Les ganglions préaortiques ou sus-aortiques sont couchés au-devant de l'aorte et de la veine cave inférieure ; quelques-uns s'insinuent toujours entre ces deux vaisseaux. Ils forment, eux aussi, une chaîne non interrompue, qui s'étend depuis la bifurcation de l'aorte jusqu'au bord supérieur du pancréas.

c. *Ganglions viscéraux.* — Nous désignerons sous ce nom toute une série de ganglions, qui sont situés à la périphérie de la plupart des viscères de l'abdomen, de préférence au niveau du hile. C'est ainsi que nous rencontrons : 1° des *ganglions gastriques*, situés le long de la grande et de la petite courbure de l'estomac ; 2° des *ganglions spléniques*, placés sur la face interne de la rate ; 3° des *ganglions pancréatiques*, longeant le bord supérieur du pancréas ; 4° des *ganglions hépatiques*, situés au-dessous du foie, dans l'épaisseur de l'épiploon gastro-hépatique ; 5° des *ganglions mésentériques*, disséminés entre les deux feuillets du mésentère ; ces ganglions mésentériques sont extrêmement nombreux (130 à 150 d'après THEILE) : les uns, les plus volumineux, occupent le bord postérieur du mésentère ; les autres sont situés dans le mésentère lui-même et se rapprochent plus ou moins de l'intestin grêle : un groupe important (*groupe iléo-colique*) se rencontre constamment dans l'angle de réunion de l'iléon avec le gros intestin ; 6° des *ganglions mésocoliques*, enfin, disposés sous la forme d'un immense fer à cheval le long du bord postérieur du gros intestin, depuis le cæcum jusqu'à l'origine du rectum.

2° Lymphatiques afférents. — Aux ganglions abdominaux aboutissent les vaisseaux lymphatiques suivants :

a. Les *lymphatiques efférents des ganglions iliaques externes* et les *lymphatiques efférents des ganglions pelviens*, que nous avons décrits tout à l'heure ;

b. Les *lymphatiques spermatiques* : nés du testicule, de l'épididyme et du canal déférent (voy. ces *Organes*), ces lymphatiques se réunissent en sept ou huit troncs volumineux, qui suivent dans toute leur étendue le trajet de l'artère et des veines spermatiques : partie intégrante du cordon, ils traversent le canal inguinal, pénètrent dans l'abdomen et aboutissent aux ganglions lombaires, à la hauteur des reins ; chez la femme, ces lymphatiques sont représentés par un groupe homologue, les *lymphatiques utéro-ovariens*, qui proviennent de l'utérus et de l'ovaire (voy. *Utérus* et *Ovaire*) :

c. Les *lymphatiques lombaires*, qui prennent naissance dans les muscles larges de l'abdomen et suivent le même trajet que les artères et les veines lombaires ; comme les lymphatiques intercostaux avec lesquels ils présentent une analogie complète, ils reçoivent comme affluents, au niveau des trous de conjugaison, plusieurs rameaux lymphatiques provenant des gouttières vertébrales et du canal rachidien :

d. Les *lymphatiques rénaux* et *surrénaux*, qui proviennent du rein et des capsules surrénales et s'accolent dans leur trajet à la veine rénale ; SAPPEY recommande, pour les mettre en évidence, de faire passer un courant d'eau par l'artère rénale ; on voit alors le liquide revenir à la fois par la veine et par les lymphatiques ;

e. Les *lymphatiques de l'estomac*, qui se rendent, les uns aux ganglions de la petite courbure, les autres aux ganglions de la grande courbure, en suivant les trois principales artères de l'estomac, la coronaire stomachique et les deux gastro-épiploïques droite et gauche ;

f. Les *lymphatiques de la rate*, qui aboutissent tout d'abord aux ganglions spléniques et, par leur intermédiaire, aux ganglions pancréatiques ;

g. Les *lymphatiques du pancréas*, qui se portent dans les ganglions placés sur le bord supérieur de cet organe et aussi dans les ganglions qui entourent le tronc cœliaque ;

h. Les *lymphatiques du foie*, divisés ordinairement en lymphatiques superficiels et lymphatiques profonds et venant se terminer, en partie dans les ganglions hépatiques et les ganglions abdominaux, en partie dans les ganglions des médiastins et dans le canal thoracique lui-même ; nous décrirons ces lymphatiques en détail à propos du foie ;

i. Les *lymphatiques de l'intestin grêle*, appelés encore *chylifères* parce qu'ils charrient du chyle : ces vaisseaux (fig. 248) s'échappent du bord adhérent de l'intestin grêle et cheminent d'avant en arrière entre les deux feuillets du repli mésentérique ; ils aboutissent, de ganglion en ganglion, aux ganglions mésentériques postérieurs d'abord et, finalement, aux groupes ganglionnaires qui sont placés en avant de l'aorte et de la veine cave inférieure ;

j. Les *lymphatiques du gros intestin* : ceux qui proviennent de la partie supérieure du rectum et de la partie inférieure du côlon descendant traversent tout d'abord les ganglions mésocoliques correspondants et se jettent

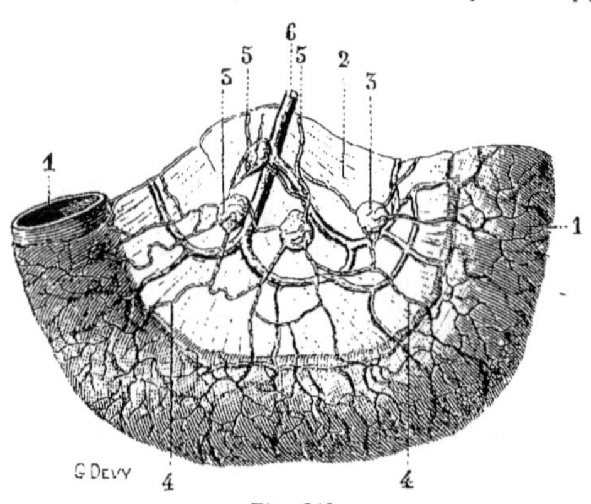

Fig. 248.

Lymphatiques de l'intestin.

1. une anse d'intestin grêle. — 2. mésentère. — 3, 3. ganglions mésentériques. — 4, 4. lymphatiques afférents de ces ganglions, provenant de l'intestin. — 5, 5, lymphatiques efférents. — 6. une branche d'origine de la veine porte.

ensuite dans les ganglions lombaires du côté gauche ; ceux qui émanent des autres portions du gros intestin (côlon transverse, côlon ascendant, cæcum), après avoir traversé de même leurs ganglions propres, aboutissent au groupe supérieur des ganglions mésentériques.

3° Lymphatiques efférents. — Des ganglions abdominaux partent de nombreux vaisseaux efférents qui convergent tous vers l'extrémité inférieure du canal thoracique, lequel est situé, comme on le sait, entre l'aorte et le pilier droit du diaphragme. Ils se réunissent les uns aux autres, à la manière des veines, au fur et à mesure qu'ils se rapprochent de ce point, de telle sorte qu'en arrivant à la citerne de Pecquet (p. 345), ils ne forment plus que trois troncs, deux ascendants et un antérieur :

Les deux *troncs ascendants*, l'un droit, l'autre gauche, résument la circulation lymphatique des membres inférieurs, du bassin et des organes qu'il renferme, des testicules, de l'urèthre, des reins, des parois abdominales.

Le *tronc antérieur* résume la circulation lymphatique de l'estomac, de l'intestin grêle, du gros intestin, de la rate et de la plus grande partie du foie.

Ces trois troncs constituent, ainsi que nous l'avons déjà vu, les principaux troncs d'origine du canal thoracique.

§ VII. — GANGLIONS DU THORAX

1° Groupe ganglionnaire. — Les ganglions du thorax doivent être divisés, d'après leur situation, en ganglions pariétaux et ganglions viscéraux :

a. *Ganglions pariétaux*. — Les ganglions pariétaux, situés, comme leur nom l'indique sur les parois thoraciques, forment trois groupes : les ganglions diaphragmatiques, les ganglions intercostaux et les ganglions mammaires internes. — Les *ganglions diaphragmatiques*, au nombre de quatre à six, reposent sur la convexité du muscle diaphragme. On en trouve ordinairement deux ou trois au niveau de la base du péricarde, et un ou deux autour de l'orifice quadrilatère qui livre passage à la veine cave inférieure. — Les *ganglions intercostaux* occupent la partie la plus interne des espaces intercostaux. On en compte deux ou trois pour chaque espace, quelquefois quatre, rarement un plus grand nombre. On en rencontre parfois entre les deux muscles intercostaux interne et externe ; mais la plupart d'entre eux s'appliquent contre la paroi latérale des corps vertébraux. — Les *ganglions mammaires internes*, au nombre de six à dix de chaque côté, s'échelonnent le long de l'artère mammaire interne depuis l'appendice xiphoïde jusqu'au cartilage de la première côte.

b. *Ganglions viscéraux*. — Les ganglions viscéraux se rattachent de même à quatre groupes : les ganglions médiastinaux antérieurs et postérieurs, les ganglions cardiaques et les ganglions bronchiques. — Les *ganglions médiastinaux antérieurs*, en nombre fort variable, sont logés dans le médiastin antérieur, entre le sternum et le cœur. — Les *ganglions médiastinaux postérieurs*, dont le nombre et le volume varient également suivant les sujets, sont situés dans le médiastin postérieur, entre le cœur et la colonne vertébrale. — Les *ganglions cardiaques* reposent sur la base du cœur, au-dessous de la crosse aortique et de la bifurcation de la trachée. — Les *ganglions bronchiques*, enfin, toujours fort nombreux, forment une chaîne non interrompue qui s'étend, à droite et à gauche, depuis la bifurcation de la trachée jusqu'au hile du poumon : quelques-uns se dissimulent même sous le parenchyme pulmonaire, autour des premières ramifications bronchiques (voy. *Poumons*).

2° **Lymphatiques afférents**. — A ces différents groupes ganglionnaires aboutissent de nombreux vaisseaux lymphatiques :

a. Les *ganglions diaphragmatiques*, tout d'abord, reçoivent quelques lymphatiques efférents du foie (voy. *Foie*) et tous les lymphatiques du diaphragme, provenant à la fois du centre phrénique et de la portion charnue de ce muscle. Ces lymphatiques ne font que traverser les ganglions diaphragmatiques ; ils se jettent, finalement, les antérieurs dans les ganglions mammaires internes : les postérieurs dans les ganglions sus-pancréatiques, auxquels ils arrivent en traversant de haut en bas l'orifice aortique du diaphragme.

b. Les *ganglions mammaires internes* sont le rendez-vous commun des vaisseaux lymphatiques qui proviennent de la portion sus-ombilicale du muscle grand droit et de ceux qui prennent naissance dans la partie antérieure des espaces intercostaux.

c. Les *ganglions intercostaux* reçoivent les vaisseaux lymphatiques des espaces intercostaux. On compte en général deux vaisseaux lymphatiques pour chaque espace. Nés des muscles intercostaux et de la plèvre, ils suivent de dehors en dedans le trajet de l'artère et de la veine intercostales correspondantes et reçoivent, comme cette dernière, au niveau du trou de conjugaison, un ou plusieurs affluents lymphatiques, provenant des gouttières vertébrales et du rachis.

d. Les *ganglions médiastinaux antérieurs* reçoivent les lymphatiques du thymus, du péricarde et quelques rameaux émanant de la face convexe du foie.

e. Les *ganglions médiastinaux postérieurs*, à leur tour, reçoivent les lymphatiques de l'œsophage (voy. *Œsophage*) : les *ganglions cardiaques*, les lymphatiques du cœur (voy. *Cœur*) : les *ganglions bronchiques*, les lymphatiques des bronches et du poumon (voy. *Poumons*).

3° Lymphatiques efférents. — Les lymphatiques efférents des ganglions intercostaux, à l'exception de ceux qui proviennent des ganglions situés dans les deux ou trois premiers espaces, descendent verticalement vers la base du thorax, en formant de chaque côté de la colonne vertébrale, deux troncs qu'on a comparés, non sans raison, aux veines azygos, quoique cheminant en sens inverse. Ces deux troncs descendants, résumant, comme on le voit, la circulation lymphatique des huit ou neuf derniers espaces intercostaux, traversent de haut en bas l'orifice aortique du diaphragme, pénètrent dans l'abdomen et se jettent alors dans la citerne de Pecquet.

Tous les autres lymphatiques efférents des ganglions du thorax se dirigent en haut vers l'orifice supérieur de cette cavité. Après s'être anastomosés et réunis ensemble en des troncs de moins en moins nombreux, mais de plus en plus volumineux, ils convergent vers l'espace angulaire que forment de chaque côté la veine jugulaire interne et la veine sous-clavière et s'ouvrent enfin, ceux du côté gauche dans le canal thoracique, ceux du côté droit dans la grande veine lymphatique.

§ VIII. — GANGLIONS DE LA TÊTE

1° Groupes ganglionnaires. — Les ganglions de la tête sont situés entre celle-ci et le cou. Ils constituent pour ainsi dire, à la limite respective de ces deux importantes régions, un cercle complet. Pour la commodité de l'étude, nous diviserons ces ganglions à l'exemple de SAPPEY, en cinq groupes, savoir : les *ganglions sous-occipitaux*, les *ganglions mastoïdiens*, les *ganglions parotidiens*, les *ganglions sous-maxillaires* et les *ganglions sus-hyoïdiens*. Exceptionnellement, on rencontre quelques ganglions à la face : ils sont toujours de petites dimensions et se disposent ordinairement le long de la veine faciale.

a. *Ganglions sous-occipitaux*. — Les ganglions sous-occipitaux, au nombre de deux ou trois seulement, reposent sur le grand complexus, immédiatement au-dessous de la ligne courbe supérieure de l'occipital.

b. *Ganglions mastoïdiens*. — Les ganglions mastoïdiens, au nombre de quatre ou cinq de chaque côté, sont situés, les uns sur la face externe de l'apophyse mastoïde, les autres un peu au-dessous de cette saillie osseuse ; ces derniers se trouvent recouverts par le muscle sterno-cléido-mastoïdien.

c. *Ganglions parotidiens*. — Les ganglions parotidiens occupent, soit la face externe, soit l'épaisseur même de la glande parotide. Mais tous, d'après SAPPEY, sont placés au-dessous de l'aponévrose parotidienne ; les ganglions parotidiens superficiels, décrits par certains anatomistes, n'existent pas. On observe constamment au-dessus du groupe ganglionnaire parotidien, immédiatement en avant du tragus, un ganglion volumineux, le *ganglion préauriculaire*, qui s'engorge parfois dans les affections du conduit auditif, ainsi que dans les affections des paupières ou de la conjonctive.

d. *Ganglions sous-maxillaires*. — Les ganglions sous-maxillaires longent la face interne et le bord inférieur de la mâchoire inférieure : on en compte de douze à quinze, tous recouverts par le peaucier et par l'aponévrose cervicale superficielle.

e. *Ganglions sus-hyoïdiens.* — Les ganglions sus-hyoïdiens comprennent un, deux ou trois petits ganglions, qui sont couchés sur la face inférieurs du muscle

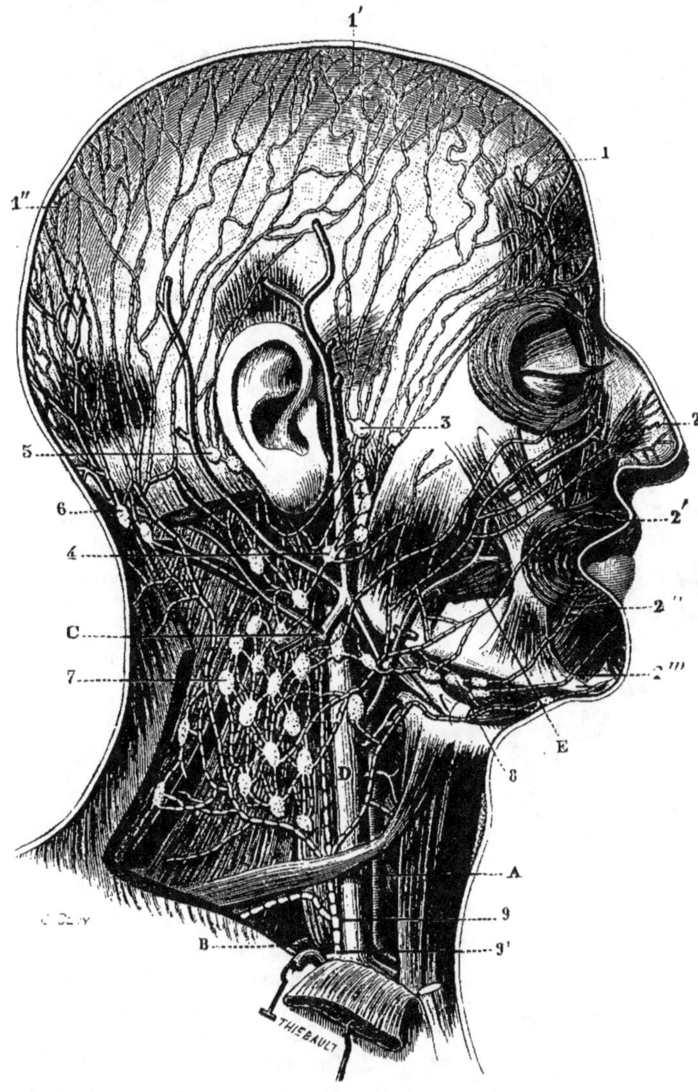

Fig. 249.

Lymphatiques de la tête et du cou.

A, carotide primitive. — B, artère sous-clavière. — C, veine jugulaire externe. — D, veine jugulaire interne. — E, veine faciale. — 1, 1', 1", lymphatiques frontaux, pariétaux et occipitaux. — 2, lymphatiques du nez. — 2, 2", lymphatiques des lèvres. — 2"', lymphatiques du menton. — 3, ganglion préauriculaire. — 4, ganglions parotidiens. — 5, ganglions mastoïdiens. — 6, ganglions sous-occipitaux. — 7, ganglions cervicaux. — 8, ganglions sous-maxillaires. — 9, grande veine lymphatique, se jetant en 9', dans la veine sous-clavière.

mylo-hyoïdien, entre les ventres antérieurs des deux muscles digastriques.

Anormalement, on peut rencontrer à la face de petits ganglions lymphatiques de la grosseur d'un grain de blé ou même d'un pois. J'en ai observé un à la partie moyenne du sillon naso-génien, tout à côté de l'artère faciale. JABOULAY en a rencontré trois dans l'espace compris entre le bord antérieur du masséter et la commissure labiale, mais ces ganglions géniens doivent être bien rares. VIGIER (*Des adénites géniennes*. Gaz. hebd. de Méd. et de Chir., 1892) qui a examiné à ce point de vue spécial trente sujets, n'a rencontré qu'un seul ganglion, situé sur le maxillaire inférieur au contact de l'artère faciale.

2° Lymphatiques afférents. — Les cinq groupes ganglionnaires précités sont le rendez-vous commun des lymphatiques du crâne et des lymphatiques de la face.

A. LYMPHATIQUES DU CRANE. — Les vaisseaux lymphatiques du crâne se divisent, d'après leur situation et leur origine, en lymphatiques extra-craniens et lymphatiques intra-craniens :

a. *Lymphatiques extra-craniens.* — Les lymphatiques extra-craniens prennent naissance dans les parties molles et tout particulièrement dans les téguments qui recouvrent la voûte du crâne. Ils descendent ensuite vers l'origine du cou et se divisent, comme les veines extra-craniennes, en trois groupes, un groupe frontal, un groupe pariétal et un groupe occipital, dont les noms seuls indiquent nettement la provenance. — Les *lymphatiques frontaux* se dirigent obliquement en bas et en dehors, descendent au-devant de l'oreille, croisent l'arcade zygomatique et viennent se jeter dans les ganglions parotidiens. — Les *lymphatiques pariétaux* cheminent de haut en bas sur la face latérale du crâne et aboutissent, en partie aux ganglions parotidiens, en partie aux ganglions mastoïdiens. — Les *lymphatiques occipitaux* occupent la région postérieure de la tête et se rendent aux ganglions de même nom.

b. *Lymphatiques intra-craniens.* — Les lymphatiques intra-craniens, provenant des centres nerveux et de leurs enveloppes, seront étudiés ultérieurement (voy. SYSTÈME NERVEUX CENTRAL). Qu'il nous suffise d'indiquer ici qu'ils s'échappent de la cavité cranienne par les mêmes orifices que les veines intra-craniennes (jugulaire interne, méningée moyenne) et aboutissent aux ganglions du cou.

B. LYMPHATIQUES DE LA FACE. — Les vaisseaux lymphatiques de la face se divisent, comme ceux du crâne, en superficiels et profonds :

a. *Lymphatiques superficiels.* — Les lymphatiques superficiels proviennent de tous les points des téguments qui recouvrent la face et principalement de la peau des pommettes, du lobe du nez et des lèvres, où ils forment de très riches réseaux. A l'exception des lymphatiques de la pommette et de la partie externe des paupières, qui se rendent aux ganglions parotidiens, tous les lymphatiques superficiels de la face descendent vers la région sus-hyoïdienne et, là, se jettent dans les ganglions sous-maxillaires et les ganglions sus-hyoïdiens.

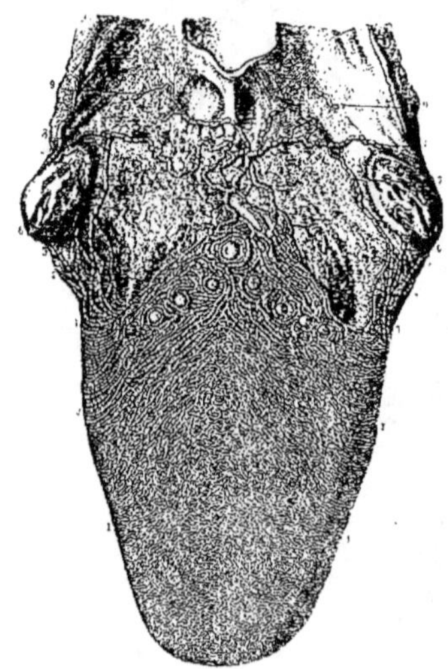

Fig. 250.

Vaisseaux lymphatiques de la face dorsale de la langue (d'après SAPPEY).

1, 1. réseau lymphatique du tiers antérieur de la langue. — 2. 2. réseau lymphatique de la partie moyenne. — 3. réseau qui répond aux papilles calciformes. — 4. tronc lymphatique afférent à ce dernier réseau. — 5. l'un de ces troncs qui se porte en dehors des amygdales pour se rendre dans les ganglions moyens du cou. — 6. vaisseaux lymphatiques antérieurs du voile du palais, s'anastomosant avec les troncs latéraux de la face dorsale et formant avec ceux-ci un petit plexus. — 7. 7. autre tronc latéral, passant en dedans de l'amygdale correspondante. — 8. 8. troncs partant de la partie médiane du plexus. — 9. 9. autres troncs moins volumineux, dépendant des précédents et disparaissant comme eux au moment où ils s'engagent dans l'épaisseur des parois du pharynx.

Un ou deux gros troncs accompagnent ordinairement la veine faciale, depuis l'angle interne de l'œil jusqu'au bord inférieur du maxillaire.

b. *Lymphatiques profonds.* — Les lymphatiques profonds, que l'on peut encore appeler en raison de leur origine *lymphatiques des sens*, proviennent des parties profondes de la face et tout particulièrement de la région orbitaire, des fosses nasales et de la langue. Nous ne faisons que les mentionner ici, nous réservant de les décrire en détail avec les organes des sens (voy. ORGANES DES SENS).

3° **Lymphatiques efférents**. — Les vaisseaux lymphatiques qui s'échappent du cercle ganglionnaire de la tête aboutissent tous aux ganglions cervicaux, qu'ils traversent, avant de se jeter dans les gros canaux collecteurs de la base du cou.

§ IX. — GANGLIONS DU COU

1° **Groupes ganglionnaires**. — Tous les ganglions du cou se développent à la partie antérieure ou prévertébrale de cette région. La partie postérieure ou post-

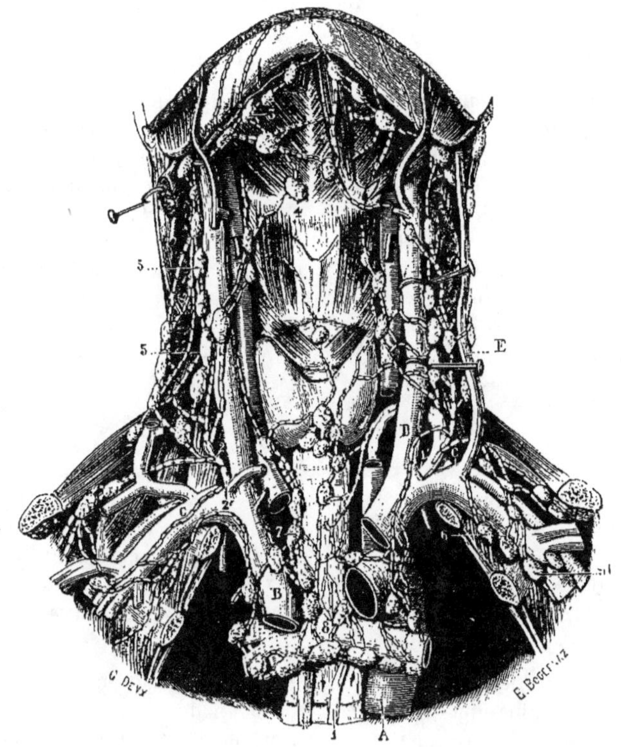

Fig. 254.

Lymphatiques du cou et du thorax, vue antérieure.

A, aorte. — B, veine cave supérieure. — C, veine sous-clavière. — D, jugulaire interne. — E, jugulaire externe. — 1, canal thoracique, avec 1', son abouchement dans la veine sous-clavière gauche. — 2, grande veine lymphatique, avec 2', son abouchement dans la veine sous-clavière droite. — 3, ganglions sous-maxillaires. — 4, ganglions sus-hyoïdiens. — 5, 5, ganglions cervicaux. — 6, ganglions axillaires. — 7, ganglions trachéens. — 8, ganglions bronchiques.

vertébrale, vulgairement connue sous le nom de *nuque*, en est totalement dépourvue. Les ganglions cervicaux sont excessivement nombreux et aussi très variables par leur situation, leurs rapports, leur volume. Ils se répartissent en deux groupes, l'un superficiel, l'autre profond :

a. *Ganglions superficiels*. — Les ganglions cervicaux superficiels, au nombre de quatre à six (THEILE), sont disséminés sur la face externe du sterno-cléido-mastoïdien, le long du bord postérieur de ce muscle et dans la partie inférieure du triangle sus-claviculaire. Ils semblent se grouper autour de la veine jugulaire externe et sont recouverts par l'aponévrose cervicale superficielle et par le peaucier.

b. *Ganglions profonds*. — Les ganglions cervicaux profonds sont beaucoup plus nombreux : on en compte ordinairement de vingt à trente (THEILE). Placés au-dessous du muscle sterno-cléido-mastoïdien, sur les faces latérales du pharynx et de l'œsophage, ils forment, le long de la jugulaire interne, une chaîne non interrompue qui occupe toute la hauteur du cou.

2° Lymphatiques afférents. — Aux ganglions cervicaux se rendent tout d'abord les lymphatiques efférents des ganglions de la tête, que nous avons décrits dans le paragraphe précédent. Ces ganglions reçoivent en outre, et à des hauteurs diverses, les lymphatiques du pharynx, de l'œsophage, du larynx, de la trachée, du voile du palais et du corps thyroïde (voy. ces divers organes).

3° Lymphatiques efférents. — Tous les vaisseaux lymphatiques qui sont tributaires des ganglions cervicaux traversent ces ganglions et se dirigent ensuite de haut en bas vers la base du cou. Dans ce trajet, ils s'anastomosent entre eux, puis se réunissent, à la manière des veines, en troncs de plus en plus importants, mais de moins en moins nombreux. Arrivés dans l'espace angulaire que circonscrivent la jugulaire interne et la sous-clavière, ils ne forment plus que trois ou quatre troncs, qui viennent s'ouvrir, à gauche dans le canal thoracique, à droite dans la grande veine lymphatique. Ces troncs, que l'on peut désigner sous le nom de *troncs jugulaires*, s'anastomosent constamment avant leur terminaison, soit directement, soit par leurs rameaux d'origine, avec les lymphatiques sous-claviers qui proviennent du membre supérieur.

§ X. — GANGLIONS SUS-ÉPITROCHLÉENS

1° Groupe ganglionnaire. — On donne ce nom de ganglions sus-épitrochléens à un ou deux ganglions, quelquefois trois, qui sont situés en avant et un peu au-dessus de l'épitrochlée dans le voisinage de la veine basilique. J'ai rencontré dans un cas quatre ganglions sus-épitrochléens. Ces ganglions, quel que soit leur nombre, sont logés dans le tissu cellulaire sous-cutané, entre la peau et l'aponévrose superficielle.

2° Lymphatiques afférents. — Aux ganglions sus-épitrochléens aboutissent deux ou trois troncs lymphatiques, provenant des deux doigts internes et du bord interne de la main. Ces lymphatiques gagnent l'épitrochlée en longeant le côté antéro-interne de l'avant-bras ; ils suivent exactement le même trajet que la veine cubitale superficielle.

3° Lymphatiques efférents. — Les vaisseaux efférents des ganglions sus-épitrochléens, continuant le trajet des lymphatiques afférents, se dirigent verticalement en haut, en suivant la veine basilique. Avec cette veine, ils perforent l'aponévrose brachiale, un peu au-dessous du bord inférieur du grand pectoral et, cheminant désormais avec les lymphatiques profonds, ils remontent vers le creux de l'aisselle pour se terminer dans les ganglions de cette région.

§ XI. — GANGLIONS DE L'AISSELLE

1° Groupes ganglionnaires. — Les ganglions de l'aisselle sont excessivement nombreux, très variables en forme et en dimensions. Mais tous sont profondément placés au-dessous des muscles pectoraux et de l'aponévrose du creux axillaire. Les ganglions superficiels ou sous-cutanés décrits par quelques anatomistes, notamment par BLANDIN, n'existent pas chez l'homme, du moins à l'état normal. Les ganglions axillaires se répartissent en trois groupes, que l'on distingue, d'après leur situation, en externe, antéro-interne et postéro-interne.

a. *Groupe externe*. — Ce groupe est de beaucoup le plus important des trois. Les ganglions qui le constituent et qui représentent la plus grande partie des ganglions axillaires, longent pour la plupart les côtés antérieur et interne de l'artère et de la veine axillaire, en formant le long de ces deux vaisseaux un véritable chapelet, qui s'étend sans interruption de la base de l'aisselle à son sommet, du bord inférieur du grand pectoral au bord externe de la première côte. On pourrait les appeler, en raison de leur situation, les *ganglions satellites des vaisseaux axillaires*.

b. *Groupe antéro-interne*. — Les ganglions antéro-internes, au nombre de quatre ou cinq, sont couchés sur la paroi interne ou thoracique du creux de l'aisselle, dans la partie inférieure de l'angle dièdre que forment en se rencontrant le muscle grand dentelé et les deux muscles pectoraux.

c. *Groupe postérieur*. — Les ganglions postérieurs, au nombre de trois ou quatre, sont situés en arrière et en dedans du paquet vasculo-nerveux, dans le voisinage du bord inférieur du muscle grand dorsal et de l'artère scapulaire inférieure. C'est à ces ganglions postérieurs qu'aboutissent les lymphatiques de la nuque et de la région scapulaire postérieure, ainsi que ceux des régions postérieure et latérale du thorax.

Variétés. — On trouve parfois quelques ganglions dans l'interstice qui sépare le grand pectoral du deltoïde : AUBRY (de Rennes) en a compté trois dans un cas ; j'en ai observé moi-même deux sur trois sujets. — MICHEL a signalé l'existence de tout petits ganglions lymphatiques radiaux et cubitaux situés sur le trajet des artères radiale et cubitale. — DUBOIS (Soc. Anat., 1856) en a rencontré cinq le long des artères radiale, cubitale et interosseuse. — On observe presque toujours deux ou trois petits ganglions le long de l'artère humérale ; — MASCAGNI a rencontré un petit ganglion dans le voisinage de l'ombilic. — Des ganglions superficiels du creux axillaire ont été signalés par THEILE et BLANDIN ; mais ces ganglions, comme nous l'avons dit plus haut, n'existent jamais à l'état normal.

Au sujet des ganglions de l'aisselle, voy. KIRMISSON, *Bull. Soc. anat.*, 1884, p. 153 ; POIRIER, *Progrès médical*, 1888, p. 68.

2° Lymphatiques afférents. — Les ganglions de l'aisselle reçoivent, comme lymphatiques afférents : les lymphatiques efférents des ganglions sus-épitrochléens, les lymphatiques superficiels et les lymphatiques profonds du membre supérieur, les lymphatiques superficiels de la moitié sus-ombilicale du tronc, les lymphatiques superficiels de la nuque, les lymphatiques de la mamelle.

a. *Lymphatiques efférents des ganglions sus-épitrochléens*. — Les lymphatiques efférents des ganglions sus-épitrochléens cheminent, ainsi que nous l'avons vu plus haut, sur les côtés de la veine basilique.

b. *Lymphatiques superficiels du membre supérieur*. — Les lymphatiques superficiels du membre supérieur, analogues à ceux du membre inférieur, prennent naissance par un réseau à mailles très fines sur tous les points des téguments qui recouvrent la main, l'avant-bras et le bras. Mais ces réseaux d'origine sont à la fois beaucoup plus riches et plus faciles à mettre en évidence en deux points : sur les doigts et à la paume de la main.

Sur les doigts eux-mêmes, les réseaux lymphatiques sont beaucoup plus riches à la face palmaire qu'à la face dorsale. Les ramuscules qui en partent se dirigent, les uns vers le côté interne, les autres vers le côté externe du doigt correspon-

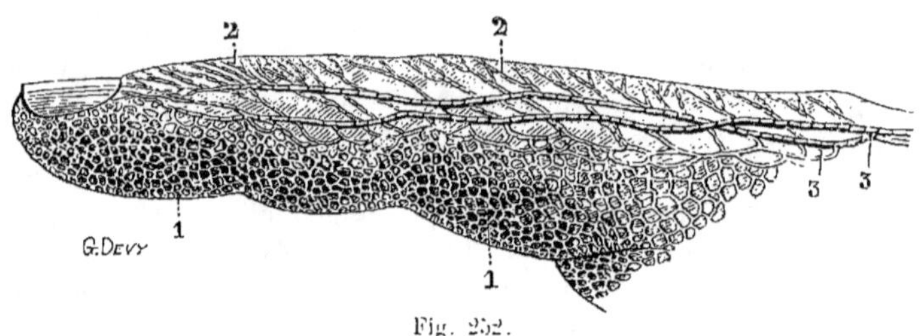

Fig. 252.

Lymphatiques des doigts, vue latérale.

1, 1, réseau lymphatique de la face palmaire. — 2, 2, vaisseaux lymphatiques de la face dorsale. — 3, 3, troncs collecteurs latéraux.

dant et forment quatre petits troncs collatéraux (deux de chaque côté), qui se portent de bas en haut en suivant les artères et les veines collatérales (fig. 253). Parvenus à la racine des doigts, ils s'infléchissent légèrement en arrière et, comme les veines, se jettent dans la région dorsale de la main.

A la paume de la main, il existe également un riche réseau occupant toute l'étendue de la région. Ce réseau, dont la figure ci-contre (fig. 253) donne une idée très nette, émet sur tout son pourtour une foule de rameaux divergents que nous diviserons, avec SAPPEY, en supérieurs, inférieurs, internes et externes : les *rameaux supérieurs* s'élèvent vers la face antérieure de l'avant-bras et se condensent en trois ou quatre troncs qui accompagnent la veine médiane ; les *rameaux inférieurs* se dirigent vers les espaces interdigitaux et les contournent d'avant en arrière pour gagner la région dorsale ; les *rameaux internes* contournent le bord interne de la main et viennent rejoindre les troncs lymphatiques qui proviennent de la face dorsale du petit doigt ; les *rameaux externes* contournent, de même, le bord externe de la main, pour venir se jeter dans les troncs lymphatiques qui proviennent du pouce. Indépendamment de ces quatre ordres de rameaux, que nous pouvons appeler rameaux excentriques, le réseau lymphatique palmaire émet un *tronc lymphatique central*, parfaitement décrit et figuré par SAPPEY. Ce tronc, généralement volumineux, résulte de la réunion de cinq ou six troncules qui convergent vers le bord interne de la main après avoir traversé l'aponévrose palmaire. Ainsi formé, il contourne d'avant en arrière le bord externe du deuxième métacarpien et vient se réunir, sur la face dorsale du premier espace interosseux, aux lymphatiques du pouce et de l'index.

A l'avant-bras, les troncs lymphatiques superficiels, dont nous venons de voir l'origine, se dirigent vers le pli du coude, en se groupant pour la plupart autour des trois veines superficielles de la région, la cubitale, la radiale et la médiane. Arrivés au pli du coude, la plupart des lymphatiques du groupe interne se perdent, ainsi que nous l'avons déjà vu, dans les ganglions sus-épitrochléens. Les autres, pour-

suivant leur trajet ascendant, cheminent sur le côté antéro-interne du bras, où
viennent successivement les rejoindre les lympha-
tiques de la région brachiale postérieure. Puis, ils
s'engagent dans le creux axillaire, au-dessous du
bord inférieur du grand pectoral et se terminent
dans les ganglions de cette région. On voit assez fréquemment un ou deux troncs lymphatiques suivre
la veine céphalique dans l'espace delto-pectoral et
ne pénétrer dans le creux de l'aisselle, comme la
céphalique du reste, qu'à quelques millimètres au-
dessous de la clavicule.

c. Lymphatiques profonds du membre supérieur.
— Les lymphatiques profonds du membre supérieur
proviennent des masses musculaires, des os et du
périoste. Ils gagnent l'aisselle en suivant le trajet
des artères et sont ordinairement au nombre de
deux pour chaque artère ; c'est ainsi que nous avons
des *lymphatiques cubitaux, radiaux, interosseux
antérieurs* et *postérieurs*, etc., etc., satellites des
artères cubitale, radiale, interosseuse antérieure et
interosseuse postérieure, etc.

d. *Lymphatiques superficiels de la moitié sus-
ombilicale du tronc.* — Les lymphatiques superficiels de la moitié sus-ombilicale du tronc se divisent,
d'après leur provenance, en trois groupes : antérieurs, postérieurs et latéraux. — Les *troncs lymphatiques antérieurs* se dirigent vers le bord inférieur du grand pectoral, qu'ils contournent pour
pénétrer dans le creux de l'aisselle. — Les *troncs
lymphatiques postérieurs* convergent vers la paroi
postérieure de l'aisselle et contournent le bord inférieur du grand dorsal avant de se jeter dans les
ganglions axillaires. — Les *troncs lymphatiques
latéraux* cheminent verticalement de bas en haut
sur la paroi latérale de l'abdomen et du thorax.
Ils pénètrent dans le creux de l'aisselle entre les
muscles grand pectoral et grand dorsal et, comme
les précédents, se perdent dans les ganglions de
cette région.

e. *Lymphatiques superficiels de la nuque.* — Les
lymphatiques superficiels de la nuque, dont le nom
seul indique l'origine, se dirigent obliquement en
bas et en dehors vers la face postérieure de l'épaule.
Arrivés au niveau du bord inférieur du grand dorsal, ils contournent ce muscle d'arrière en avant et
disparaissent dans le creux de l'aisselle.

f. *Lymphatiques de la mamelle.* — Les lymphatiques de la mamelle, dont nous étudierons plus
tard le mode d'origine sur la glande mammaire (voy. *Mamelles*), se mêlent

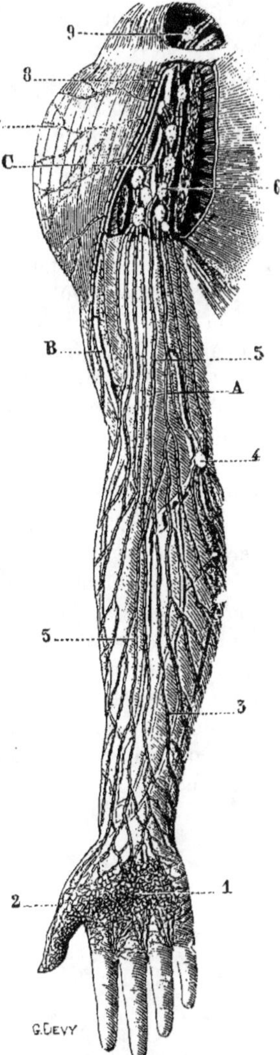

Fig. 253.

Lymphatiques du membre supérieur, vue antérieure.

A. veine basilique. — B, veine céphalique. — C, veine axillaire. — 1, réseau
de la paume de la main. — 2, tronc collatéral externe du pouce. — 3, 3, lymphatiques superficiels de la face antérieure
de l'avant-bras. — 4, ganglion sus-épitrochléen. — 5, lymphatiques superficiels de la face antérieure du bras. —
6, ganglions de l'aisselle. — 7, lymphatiques de l'épaule. — 8, tronc satellite de la
veine céphalique. — 9, ganglions du cou.

pour la plupart aux lymphatiques antérieurs du thorax. Comme eux, ils gagnent l'aisselle et aboutissent de préférence à ce groupe ganglionnaire que nous avons signalé plus haut sur la paroi interne du creux axillaire, dans l'angle dièdre formé par la réunion des deux muscles grand pectoral et grand dentelé. Rappelons en passant que, outre ces lymphatiques qui se rendent aux ganglions axillaires et que l'on peut appeler *lymphatiques mammaires externes*, il existe des *lymphatiques mammaires internes* qui se dirigent en dedans, perforent d'avant en arrière les espaces intercostaux et se jettent dans les ganglions mammaires internes (voy. *Mamelles*).

3° Lymphatiques efférents. — Les vaisseaux efférents des ganglions axillaires, suivant le trajet de l'artère et de la veine de même nom, passent au-dessous de la clavicule et débouchent dans le triangle sus-claviculaire, où ils se réunissent en deux ou trois troncs, les *troncs lymphatiques sous-claviers*. Après s'être anastomosés avec les lymphatiques cervicaux, ces troncs sous-claviers, qui résument la circulation lymphatique du membre supérieur, de la nuque et de la moitié sus-ombilicale du tronc viennent enfin s'ouvrir : à droite, dans la grande veine lymphatique ; à gauche, dans le canal thoracique.

Nous nous arrêterons là dans cette étude essentiellement pratique des ganglions et des canaux lymphatiques. Comme on l'a vu, nous n'avons pris les lymphatiques viscéraux qu'à leur sortie des viscères, sans nous préoccuper, ni de leur origine, ni de leur trajet dans l'épaisseur même du parenchyme où ils vont recueillir la lymphe. Nous avons laissé là et à dessein une lacune importante : nous la comblerons ultérieurement, en étudiant les différents organes contenus dans les trois grandes cavités cranienne, thoracique et abdominale. A propos de chacun de ces organes, en effet, nous retrouverons ses vaisseaux lymphatiques et décrirons alors, autant du moins que pourra nous le permettre l'état actuel de nos connaissances, leur mode d'origine et leurs rapports avec les éléments histologiques au sein desquels ils naissent et cheminent.

LIVRE V

SYSTÈME NERVEUX CENTRAL

ANATOMIE GÉNÉRALE

Tous les animaux, quelque rang qu'ils occupent dans la série, sont doués de la faculté de sentir, de se mouvoir et de se nourrir. A la sensibilité, à la motilité et à la nutrilité viennent s'ajouter, chez les vertébrés supérieurs, tout un ensemble de facultés nouvelles, qui président aux différents actes psychiques et que l'on comprend sous la dénomination générique de facultés intellectuelles et affectives.

L'ensemble des organes destinés à ces différentes fonctions constitue le système nerveux, et l'on désigne sous le nom de *névrologie* (de νεῦρον, nerf et λόγος, discours) cette partie de l'anatomie qui s'occupe de leur description.

Le système nerveux est primitivement fort simple et ce n'est que par une série de transformations successives qu'il arrive à ce degré de complexité qui le caractérise chez l'homme. Chez quelques cœlentérés, comme l'hydre d'eau douce, qui est constituée simplement par deux feuillets cellulaires accolés, le système nerveux est représenté par des cellules d'origine ectodermique, disséminées dans toute l'étendue de la surface externe du corps et jouant à la fois le rôle de cellules sensitives et d'organes contractiles (*cellules neuro-musculaires* de KLEINENBERG). Chez d'autres animaux du même groupe, certaines méduses par exemple, qui possèdent des organes tactiles, des espèces d'yeux et des poches auditives, les cellules neuro-musculaires, physiologiquement doubles, se sont décomposées en deux éléments histologiques distincts : des cellules exclusivement musculaires et des cellules essentiellement nerveuses, lesquelles, au lieu de rester disséminées comme tout à l'heure, se trouvent maintenant groupées en une sorte d'anneau. Mais ces cellules nerveuses sont encore situées dans l'ectoderme et en parfaite continuité avec lui.

Si nous nous élevons graduellement dans l'échelle zoologique, nous voyons bientôt l'appareil nerveux, bien que naissant toujours au sein de l'ectoderme, s'isoler peu à peu de ce dernier et s'enfoncer au-dessous du tégument externe comme pour se mettre à l'abri des injures extérieures et protéger ainsi les délicates fonctions qui lui sont dévolues. Ainsi isolé et différencié, le système nerveux forme de véritables organes internes, d'aspect très variable. Chez les annélides, chez les arthropodes et chez les mollusques, il se compose d'une série de petites masses ou ganglions, reliés les uns aux autres par de petits cordons ou nerfs : ces ganglions forment, du côté ventral, une chaîne régulière et continue, que couronne en avant le *collier œsophagien*. Chez les vertébrés, enfin, il se présente sous la forme d'une longue tige de substance nerveuse, plus ou moins renflée du côté de l'extrémité céphalique et logée dans un canal osseux, le canal cranio-rachidien. Il est connu sous le nom d'*axe cérébro-spinal* ou *névraxe*.

Il est difficile d'établir des relations embryogéniques entre le système ganglionnaire des invertébrés et le système cérébro-spinal des vertébrés : la raison en est que la chaîne ganglionnaire des invertébrés est placée sur le côté ventral du tube digestif, tandis que l'axe cérébro-spinal des vertébrés est rejeté tout entier en arrière de ce même tube digestif. Les tuniciers (ascidies) possèdent à l'état larvaire un système nerveux central qui se rapproche beaucoup plus de celui des vertébrés : il consiste en un long cordon primitivement creusé d'une cavité centrale, qui, comme le cordon cérébro-spinal des vertébrés, provient d'une invagination de l'ectoderme et occupe le côté dorsal de l'animal. L'homologie entre les deux formations est ici évidente et il nous paraît rationnel d'admettre, avec GEGENBAUR et BALFOUR, que le système cérébro-spinal des vertébrés dérive du système nerveux des tuniciers.

De l'organe nerveux central, renfermé dans le canal osseux cranio-rachidien, émanent des cordons nerveux, appelés *nerfs*, qui s'échappent du canal précité et vont ensuite, après un trajet plus ou moins long, se ramifier dans les différents appareils de l'économie, appareil locomoteur, appareil sensoriel, appareil vasculaire, etc.

Le système nerveux, considéré dans son ensemble, comprend donc deux ordres d'organes : 1° des organes centraux, logés dans le canal osseux cranio-rachidien et constituant le *système nerveux central*; 2° des organes périphériques, situés en dehors de ce canal et constituant le *système nerveux périphérique*. Nous ne nous occuperons ici que du système nerveux central. Le système nerveux périphérique fera l'objet d'un livre à part, le livre VI, qui commencera notre troisième volume.

Envisagé à un point de vue purement morphologique, le système nerveux central peut être défini : cette masse volumineuse de substance nerveuse, à la fois blanche et grise, qui occupe le canal neural de la colonne vertébrale (t. I, p. 183) et donne naissance aux nerfs. On le désigne encore sous les noms divers de *centres nerveux*, de *myélencéphale*, d'*axe encéphalo-médullaire*, d'*axe cérébro-spinal*, de *névraxe*. Tous ces termes sont synonymes.

Le myélencéphale est, sans conteste, l'organe le plus important du corps, en raison des hautes fonctions qui lui sont dévolues et qui ont fait placer l'homme, à juste titre, au premier rang parmi les primates. C'est malheureusement aussi l'un des plus complexes et des moins connus.

Longtemps on s'est borné, dans l'étude anatomique des centres nerveux, à une simple énumération de leurs parties constituantes, à une description banale de ce que l'on voyait, soit à la surface extérieure, soit sur des coupes macroscopiques. Dans ces derniers temps, grâce au concours de la physiologie expérimentale, de l'anatomie pathologique et du développement, on est arrivé à déceler, là où les méthodes purement anatomiques ne pouvaient nous faire voir que de la substance blanche ou de la substance grise, une série de systèmes indépendants, jouissant chacun de fonctions spéciales et parfaitement définies. D'autre part, des méthodes de coloration nouvelles, notamment la méthode d'Ehrlich au bleu de méthylène et la méthode de Golgi au chromate d'argent, celle-ci perfectionnée par RAMON Y CAJAL, ont permis aux histologistes d'isoler en place les éléments nerveux, de les suivre sur une grande étendue de leur trajet et de constater, d'une façon plus nette et plus précise qu'on ne l'avait fait jusqu'ici, leurs relations réciproques. La morphologie cérébro-spinale s'est ainsi éclairée d'un jour tout nouveau et, s'il existe encore dans son domaine beaucoup de points obscurs, il serait injuste de ne pas reconnaître qu'il en est un grand nombre aussi qui sont nettement élucidés et définitivement acquis.

Il suffit d'examiner un encéphale dépouillé de ses enveloppes ou de couper en travers un segment quelconque de la moelle épinière pour constater que les centres nerveux se composent essentiellement de deux substances : une *substance blanche* et une *substance grise*. Dans la moelle épinière, la substance grise est placée au centre de l'organe, la substance blanche à la périphérie. Dans l'encéphale, la substance blanche est presque tout entière centrale ; quant à la substance grise, elle s'y dispose en partie à la périphérie (cortex), en partie au centre (noyaux opto-striés, noyaux du cervelet, etc.). Mais ces deux substances ne diffèrent pas seulement par leur aspect, par leur situation, par leur consistance, par leurs attributions fonctionnelles ; elles diffèrent encore au point de vue structural et il importe, avant de les étudier méthodiquement sur telle ou telle partie du névraxe, d'être préalablement bien fixé sur leur constitution anatomique générale. A ce sujet, le névraxe renferme comme éléments constituants, à la fois dans ses parties blanches et dans ses parties grises :

1° Des *éléments nerveux ;*
2° Des *éléments de soutien ;*
3° Des *vaisseaux sanguins ;*
4° Des *voies lymphatiques.*

Nous étudierons séparément chacun de ces éléments et nous commencerons par les plus importants, les éléments nerveux.

§ I. — ÉLÉMENTS NERVEUX DES CENTRES

Le névraxe nous présente deux ordres d'éléments nerveux : des fibres et des cellules. Ces deux éléments, disons-le tout de suite, se rencontrent dans la substance grise ; la substance blanche ne possède que des fibres.

A. — FIBRES NERVEUSES DES CENTRES

Les fibres nerveuses constituent l'élément essentiel de la substance blanche, mais elles existent aussi, quoiqu'en proportions beaucoup moindres, dans la substance grise. Ici, comme dans les nerfs périphériques, ce sont de simples conducteurs, transportant l'influx nerveux, les uns dans un sens, les autres dans l'autre, mais toujours dans le même sens pour une fibre donnée.

1° Constitution anatomique. — Nous verrons plus tard, à propos du système nerveux périphérique, que les fibres nerveuses qui entrent dans la constitution des nerfs, se composent de trois parties bien distinctes : 1° une partie centrale, plus ou moins régulièrement cylindrique, à laquelle Purkinje a donné le nom de *cylindraxe ;* 2° tout autour du cylindraxe, une première gaine, relativement épaisse, formée par une substance grasse appelée myéline, c'est la *gaine de myéline ;* 3° tout autour de ce manchon de myéline, une deuxième gaine, formée par une membrane enveloppante excessivement mince, c'est la *gaine de Schwann.*

De ces trois parties, la dernière, la gaine de Schwann, fait constamment défaut sur les fibres des centres et c'est là un des caractères essentiels de leur constitution histologique. Quant à la myéline, qui n'est, comme la gaine de Schwann, qu'une partie accessoire, elle peut également faire défaut : la fibre, alors, n'est entourée que par une couche protoplasmique (fig. 255, B,3), qui est fort mince et qui, très probablement, n'existe que par places. En conséquence, les fibres des centres s'offrent à nous sous deux aspects : 1° sous forme de fibres à myéline (*fibres myéliniques*) ; 2° sous forme de fibres sans myéline (*fibres amyéliniques* ou *cylindraxes nus*). Les premières occupent de préférence la substance blanche, qui, disons-le en passant, doit à leur myéline la coloration qui la caractérise ; les autres, les fibres amyéliniques, se rencontrent dans la substance grise.

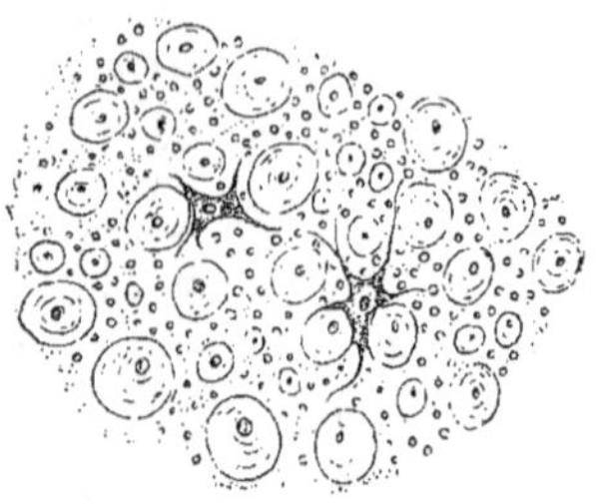

Fig. 254.

Coupe transversale de la substance blanche de la moelle, montrant : 1° les fibres nerveuses transversalement coupées, avec leur myéline disposée en zones concentriques ; 2° entre elles, la névroglie avec deux cellules ramifiées (KLEIN).

Vues sur des coupes transversales de la moelle, après durcissement au bichromate et coloration au carmin (fig. 254), les fibres à myéline nous apparaissent sous la forme de cercles plus ou moins déformés. Au centre de chacun d'eux, se voit la coupe du cylindraxe fortement teintée en rouge et, tout autour de lui, la gaine de myéline, constituée, non pas par une couche unique et homogène, mais par un système de couches concentriques, au nombre de quatre ou cinq pour chaque fibre. Cette disposition, signalée pour la première fois par GERLACH, a été attribuée par lui à l'action des réactifs. Il paraît plus rationnel d'en chercher l'explication dans le mode de constitution de la gaine myélinique, qui, comme nous le verrons plus loin à propos des nerfs, se compose d'une série de segments ayant la forme de cornets et s'emboîtant les uns dans les autres.

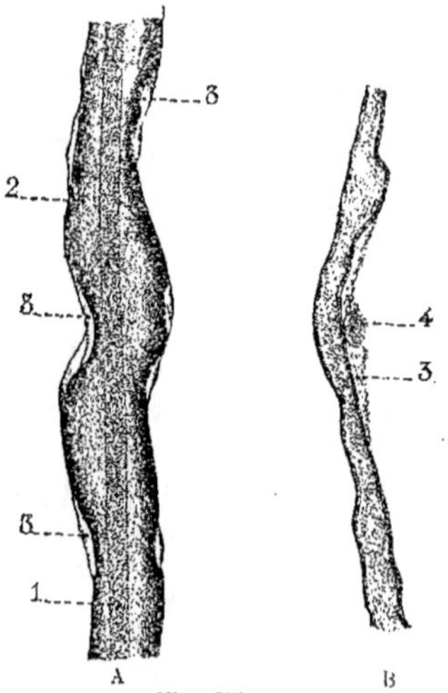

Les fibres à myéline des centres ne diffèrent pas seulement des fibres à myéline de la périphérie par l'absence de la gaine de Schwann. Elles en différeraient aussi, d'après bon nombre d'auteurs, par l'absence d'étranglements annulaires. Il est bon de rappeler, cependant, que TOURNEUX et LEGOFF ont réussi à les mettre en évidence sur certaines fibres des centres et, d'autre part, SCHIFFERDECKER et KOSSEL, en traitant par le nitrate d'argent, chez le bœuf et la grenouille, les fibres à myéline de la moelle épinière, ont pu constater sur ces fibres de véritables croix latines, telles qu'on les rencontre, au niveau des étranglements annulaires, sur les fibres nerveuses périphériques. Du reste, les fibres des centres nous présentent de loin en loin des noyaux, appliqués contre une de leurs faces et baignant au sein d'une lame protoplasmique plus ou moins étendue (fig. 255,4) : or, ces noyaux ont évidemment la

Fig. 255.

Deux fibres nerveuses des cordons antérieurs de la moelle épinière (d'après RANVIER).

1, cylindraxe. — 2, gaine de myéline. — 3, enveloppe protoplasmique discontinue. — 4, noyau.

même signification que ceux qui, sur les fibres périphériques, caractérisent les segments interannulaires.

2° Dimensions. — Les fibres nerveuses des centres sont très variables dans leurs dimensions et il suffit, pour s'en convaincre, de jeter un simple coup d'œil sur une coupe transversale de la moelle (fig. 254). On y découvre, un peu dans toutes les régions, des fibres très volumineuses, des fibres toutes petites et, entre les deux, des fibres de dimensions moyennes. Les plus volumineuses mesurent jusqu'à 150 µ de diamètre ; les plus petites n'ont que 4 ou 5 µ.

3° Collatérales. — On a enseigné pendant longtemps que le cylindraxe, qui constitue la partie essentielle de la fibre nerveuse, s'étendait de son origine à sa terminaison sans s'interrompre et sans se diviser. Il est universellement admis aujourd'hui, et nous devons la connaissance de ce fait aux recherches de GOLGI, que les cylindraxes, au cours de leur trajet, émettent des divisions secondaires, d'importance variable, que l'on désigne aujourd'hui sous le nom générique de *collatérales*. Tantôt le cylindraxe se divise, par une sorte de dichotomie, en deux branches d'égal volume. Tantôt, et c'est le cas le plus fréquent, il émet sous un angle plus ou moins voisin de l'angle droit une ou plusieurs branches plus petites, qui, à leur tour, peuvent donner naissance à des rameaux d'une importance encore moindre.

Ces collatérales se rencontrent à chaque pas dans l'étude du névraxe : c'est ainsi pour citer quelques exemples, que

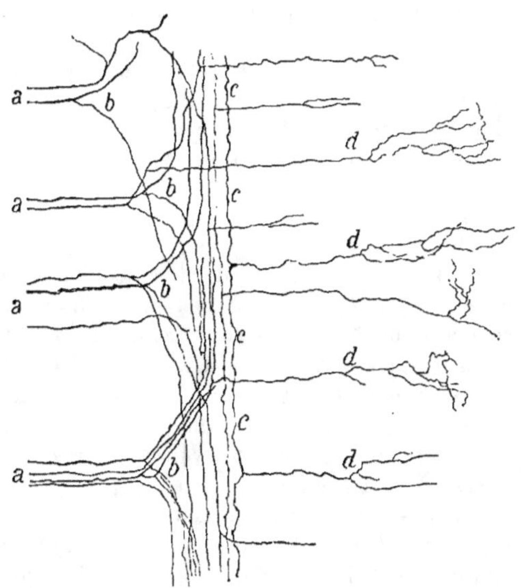

Fig. 256.

Coupe longitudinale de la moelle d'un embryon humain de 20 centimètres, pratiquée au niveau du sillon collatéral postérieur, pour montrer le mode de terminaison des racines postérieures (d'après LENHOSSÉK).

a, a, racines postérieures (faisceau interne). — *b, b*, leur bifurcation à leur entrée dans la moelle. — *c*, fibre longitudinale du faisceau de Burdach. — *d, d, d*, fibres collatérales.

les fibres des racines postérieures des nerfs rachidiens, à peine entrées dans la moelle, se bifurquent chacune en deux branches, l'une ascendante, l'autre descendante, branches qui fournissent ensuite chacune une ou plusieurs collatérales à direction antéro-postérieure (fig. 256, *d*) ; que les fibres du corps calleux, avant de se terminer, envoient toujours vers l'écorce un certain nombre de collatérales ascendantes ; que presque toutes les fibres qui constituent les cordons de la moelle abandonnent chemin faisant de nombreuses collatérales, etc., etc.

Une pareille disposition, on le conçoit, a une importance considérable au double point de vue physiologique et anatomo-pathologique : au point de vue physiologique, car il nous explique les divers modes d'irradiation de l'influx nerveux ; au point de vue anatomo-pathologique, car elle nous permet de comprendre certains faits de dégénérescence, qui, au premier abord, nous paraissent bizarres et à peu près inexplicables. Nous reviendrons naturellement sur ces collatérales à propos de la constitution anatomique des divers segments du névraxe.

B. — CELLULES NERVEUSES DES CENTRES

Tandis que les fibres nerveuses jouent le rôle de simples conducteurs, les cellules nerveuses sont de véritables centres : centres récepteurs pour les impressions périphériques, centres d'émission pour les incitations motrices, centres élaborateurs pour les phénomènes qui constituent la vie psychique, etc. Les cellules deviennent ainsi l'élément fondamental de l'axe encéphalo-médullaire. On ne les rencontre, sauf quelques exceptions toujours très rares, que dans les parties grises et c'est à leur présence, tout particulièrement aux corpuscules pigmentaires contenus dans leur protoplasma, que la substance grise doit la coloration plus ou moins foncée qui lui est propre. Cette coloration peut même sur certains points, par suite de l'abondance du pigment, devenir franchement noirâtre : tels sont le locus cœruleus du quatrième ventricule et le locus niger du pédoncule cérébral.

1° Dimensions. — Les cellules nerveuses varient beaucoup dans leurs dimensions. Très volumineuses dans les cornes antérieures de la moelle et dans les noyaux d'origine des nerfs moteurs bulbo-protubérantiels, elles acquièrent dans les zones motrices du cerveau des dimensions telles qu'on leur a donné le nom de cellules géantes. Elles sont généralement beaucoup plus petites dans les régions sensitives, notamment dans les cornes postérieures de la moelle. Les plus petites se rencontrent dans l'écorce du cervelet.

Chez l'homme et chez les vertébrés supérieurs, le diamètre des cellules nerveuses oscille entre 5 et 6 μ pour les plus petites, entre 100 et 130 μ pour les plus volumineuses. Les vertébrés inférieurs et les invertébrés nous présentent des cellules plus grandes encore : on rencontre, chez la torpille (FRITSCH), des cellules qui atteignent 150 et même 200 μ de diamètre, qui sont visibles à l'œil nu par conséquent.

PIERRET (*C. R. Acad. des Sc.*, 1878), examinant comparativement, au point de vue de leur volume, les cellules motrices des différents segments du névraxe, a constaté que ces cellules sont d'autant plus volumineuses que les fibres nerveuses auxquelles elles donnent naissance se rendent à une région plus éloignée : c'est ainsi que les cellules des cornes antérieures du renflement lombaire de la moelle, d'où proviennent les nerfs destinés aux membres inférieurs, sont deux fois volumineuses comme celles de la région dorsale, qui donnent naissance à des nerfs beaucoup plus courts, les nerfs intercostaux. En ce qui concerne les cellules sensitives, les résultats sont identiques et PIERRET en a conclu, comme formule générale, que les dimensions des cellules motrices ou sensitives des centres nerveux sont, chez l'homme, en raison directe de la distance qui les sépare, les premières de la région musculaire qu'elles innervent, les secondes du centre cérébral auquel elles se rendent.

2° Forme. — Les cellules nerveuses sont tout aussi variables dans leur forme que dans leurs dimensions : elles sont, suivant les points où on les examine, globuleuses, ovoïdes, pyramidales, fusiformes, étoilées, etc. Mais, quelle que soit leur forme générale, elles présentent toutes ce caractère commun, sur lequel nous aurons longuement à revenir tout à l'heure, c'est de donner naissance, à leur périphérie, à un certain nombre de prolongements. On désigne communément sous le nom de *pôle* le point du corps cellulaire d'où se détache le prolongement et, de ce fait, les cellules sont dites *unipolaires*, *bipolaires*, *multipolaires*, suivant qu'elles émettent un, deux ou un plus grand nombre de prolongements. On a encore décrit des cellules nerveuses *apolaires*, c'est-à-dire sans prolongement, mais cette variété de cellule n'existe pas chez l'homme, du moins à l'état adulte.

3° **Constitution histologique**. — Envisagées au point de vue de leur constitution histologique, les cellules nerveuses des centres se composent essentiellement de trois parties : 1° un corps cellulaire ; 2° un noyau, contenant un ou plusieurs nucléoles ; 3° des prolongements.

A. CORPS CELLULAIRE. — Le corps cellulaire (fig. 257) se compose d'une masse protoplasmique finement granuleuse, parcourue par un système de fibrilles qui lui donnent un aspect finement strié. Cette striation du corps des cellules nerveuses, signalée pour la première fois par REMAK en 1844, a été étudiée depuis par une foule d'histologistes, au nombre desquels nous citerons MAX SCHULTZE, FROMMANN, DEITERS, KÖLLIKER, RANVIER, FLEMMING, RAUBER, KUPFFER, etc. Elle est aujourd'hui universellement admise.

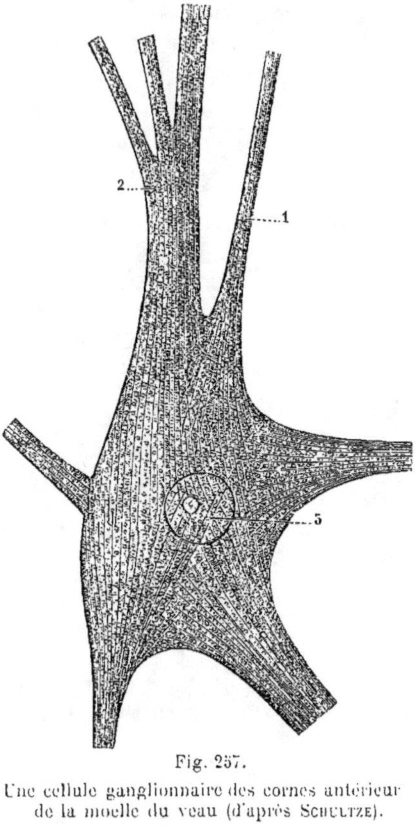

a. *Réticulum protoplasmique* ou *protoplasma proprement dit*. — Les fibrilles protoplasmiques, primitivement contenues dans les prolongements (ce sont elles, du reste, qui, en s'accolant les unes aux autres, forment ces prolongements), abordent la cellule au niveau même où ces prolongements se soudent au corps cellulaire, au niveau des pôles par conséquent. Pénétrant alors dans la masse protoplasmique, elles s'y étalent en s'écartant légèrement les unes des autres, y rencontrent sous les angles les plus divers des fibrilles provenant des prolongements voisins, s'entrecroisent avec ces dernières dans tous les sens et forment ainsi un vaste réticulum à mailles polygonales, qui occupe toute l'étendue du corps cellulaire. On le voit, dans certains cas (SCHULTZE, RAUBER), se disposer, autour du noyau, en un certain nombre de zones concentriques.

b. *Paraplasma*. — Les espaces circonscrits par le réticulum que nous venons de décrire sont comblés par une masse intermédiaire homogène, demi-liquide, de nature albumineuse, à laquelle KUPFFER a donné le nom de *paraplasma*, pour le distinguer du réticulum lui-même qui, pour lui, serait le *protoplasma proprement dit*. Le paraplasma de KUPFFER renferme des granulations pigmentaires, qui, suivant le cas, sont jaunâtres, brunes ou même complètement noires. Ces granulations pigmentaires sont constantes chez l'adulte, mais leur nombre varie beau-

Fig. 257.

Une cellule ganglionnaire des cornes antérieur de la moelle du veau (d'après SCHULTZE).

1. prolongement cylindraxile. — 2, prolongements protoplasmiques. — 3, noyau.

coup suivant les points que l'on examine. Dans la plupart des régions de la substance grise, elles sont relativement rares et se disposent de préférence à la périphérie du corps cellulaire. Dans quelques régions, au contraire, notamment au niveau du locus niger de Sœmmering, elles sont confluentes, fortement colorées, occupent d'autre part toute l'étendue du corps cellulaire, de telle sorte que la cellule nerveuse ne nous présente, dans ce cas, qu'un seul point clair, celui qui répond à son noyau.

c. *La cellule nerveuse après action du nitrate d'argent.* — Si l'on traite les cellules nerveuses des centres par le nitrate d'argent, on constate que la masse protoplasmique tout entière est striée en travers par des bandes alternativement claires et foncées. Cette striation transversale, dont nous devons la découverte à Grandry, se produit de même (Frommann) sur les prolongements des cellules nerveuses (fig. 258). On a cru devoir en conclure que les fibrilles qui entrent dans la constitution du protoplasma cellulaire et de ses prolongements n'étaient pas homogènes, mais se composaient en réalité de deux substances, chimiquement différentes, qui alternaient régulièrement comme les disques des fibres musculaires striées. Cette interprétation, formulée d'abord par Schmidt, puis par Jakimovitch, et acceptée par beaucoup d'histologistes, paraît devoir être abandonnée. Des recherches récentes de Fischel nous apprennent, en effet, que les solutions argentiques produisent des striations analogues sur des organes qui n'ont rien de commun avec les éléments nerveux et qui, d'autre part, ont une stucture parfaitement homogène : sur les canaux biliaires, sur les canalicules séminifères et jusque sur le tissu muqueux du cordon ombilical. La striation transversale de Grandry ne serait donc qu'un fait purement physique, et non l'expression d'une structure spéciale du protoplasma des cellules nerveuses.

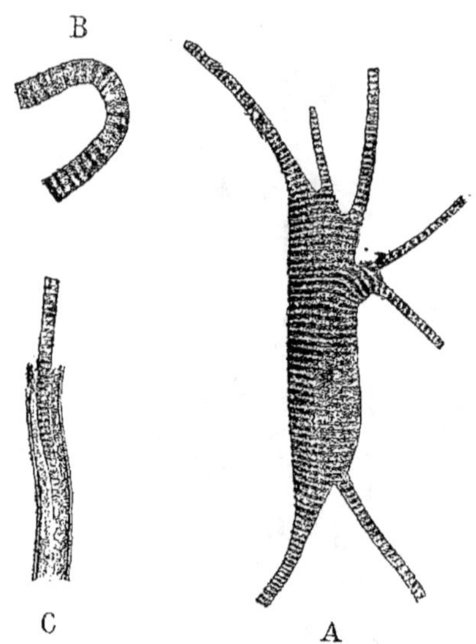

Fig. 258.

Striation transversale des cellules nerveuses et des cylindraxes, traités par le nitrate d'argent (d'après Grandry).

A, cellule nerveuse de la corne antérieure de la moelle du bœuf. — B, cylindraxe isolé et recourbé. — C, cylindraxe en partie contenu dans une fibre nerveuse à myéline.

d. *La cellule nerveuse étudiée par la méthode de Nissl : partie chromatique et partie achromatique.* — La méthode de coloration de Nissl (durcissement par l'alcool, puis coloration par la fuchsine), de date récente, nous montre le protoplasma de la cellule nerveuse sous un aspect tout nouveau. Sur les cellules traitées par cette méthode (fig. 259), on constate nettement que certaines parties de la cellule se colorent, tandis que d'autres ne se colorent pas : les premières sont dites achromatiques (de ἀ privatif et χρῶμα, couleur) ; les secondes sont appelées *chromatiques.*

Les *parties achromatiques* sont justement le réticulum, signalé ci-dessus, et aussi la substance amorphe et demi-liquide, qui se dispose entre ses mailles.

Les *parties chromatiques*, que l'on désigne encore, à cause de leur grande affinité pour le réactif colorant, sous le nom de *parties chromophiles*, sont formées par une substance appelée *chromatine*. Elle est constituée par des « granulations élémentaires agglutinées entre elles par une substance amorphe homogène » (MARINESCO). Cette chromatine cellulaire (fig. 259) se dispose, le long des travées du réticulum, sous forme de petites masses isolées (*corpuscules chromatiques*, *grains chromatiques*), différant d'aspect suivant qu'on les examine au centre de la cellule ou à la périphérie. Au centre, ce sont des masses polygonales, relativement petites, à contours irréguliers, formant autour du noyau des zones concentriques plus ou moins bien dessinées. Au fur et à mesure qu'ils s'éloignent du noyau, les corpuscules chromatiques deviennent plus volumineux et, de plus, ils s'allongent de façon à former comme des fuseaux, lesquels se disposent parallèlement au contour du protoplasma cellulaire. Ces faisceaux, au niveau des pôles, s'infléchissent en dehors et pénètrent alors dans les divers prolongements de la cellule, où ils affectent constamment une direction longitudinale : ils s'y atténuent peu à peu et finissent par disparaître à une certaine distance. Il est à remarquer, et le fait a été signalé pour la première fois par SCHAFFER (1893), qu'il y a toujours un prolongement dans lequel ne pénètrent jamais les masses chromatiques, c'est le prolongement cylindraxile (fig. 259,2). Il est donc très facile, sur des cellules traitées par la méthode de NISSL, de distinguer ce prolongement cylindraxile des autres prolongements cellulaires.

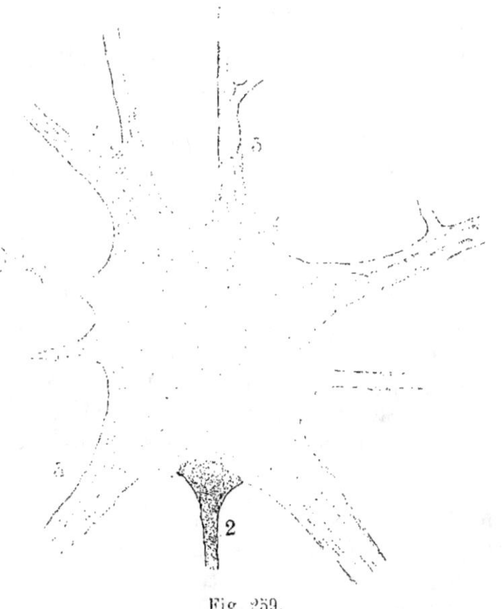

Fig. 259.

Cellule nerveuse de la corne antérieure de la moelle, colorée par la méthode de Nissl (d'après NISSL).

1, noyau. — 2, cylindraxe. — 3,3, prolongement protoplasmique. — 4,4, masses de chromatine. — 4', l'une de ces masses, disposée en croissant au niveau de la bifurcation d'un prolongement protoplasmique.

La signification fonctionnelle des dépôts chromatiques que nous présente la cellule nerveuse est encore fort obscure. On tend à admettre, cependant, que la chromatine est en rapport avec l'activité propre de la cellule considérée comme centre d'énergie ; et, ce qui semble justifier une pareille conclusion, c'est que les corpuscules chromatiques se réduisent au fur et à mesure que la cellule fonctionne (*chromatolyse*) et qu'on n'en trouve plus aucune trace dans les cellules fatiguées par un excès de travail (voy. plus loin p. 387). MARINESCO suppose que le courant afférent, celui qui arrive à la cellule par ses prolongements protoplasmiques, subit des modifications d'intensité en traversant la cellule nerveuse grâce aux éléments chromatiques du protoplasma. « L'onde nerveuse, dit-il, subit une augmentation d'énergie potentielle due à l'ébranlement des éléments chromatophiles ; les vibraions nerveuses augmentent d'ampleur, d'intensité ». Quant au mécanisme intime de cette augmentation d'énergie potentielle, MARINESCO croit devoir la rattacher à des actes chimiques, dans lesquels interviennent les corpuscules chromatiques.

c. *Résumé*. — Au total, le protoplasma qui constitue le corps cellulaire se compose de deux substances bien distinctes : 1° une *substance achromatique*, qui comprend elle-même deux parties : une partie organisée, le réticulum protoplasmique ou protoplasma proprement dit ; une partie amorphe, demi-liquide, de nature albumineuse, le paraplasma de KUPFFER ; 2° une *substance chromatique* ou *chromatine*, qui, sous les noms divers de corpuscules chromatiques, de grains chromatiques, d'éléments chromatiques, se dissémine dans toute l'étendue du corps cellulaire.

Ces deux substances ont une signification morphologique bien différente. La substance achromatique est pour l'influx nerveux, un élément de conduction ; c'est la partie fondamentale de la cellule nerveuse ; comme le dit VAN GEHUCHTEN, c'est de son état d'intégrité que dépend l'état du cylindraxe et que dépend la vie même du neurone. Quant à la substance chromatique, elle n'est pour le protoplasma cellulaire qu'un élément contingent, mais qui n'en est pas moins nécessaire pour le bon fonctionnement du neurone ; il est comme un élément de réserve, qui s'accumule dans la cellule pendant la période de repos et qui disparaît peu à peu pendant la période d'activité.

Nous ajouterons, en ce qui concerne la constitution anatomique des cellules nerveuses des centres, que ces cellules sont entièrement dépourvues d'enveloppe et, par conséquent, n'ont d'autres limites qui les espaces qui les séparent des éléments histologiques voisins. Elles diffèrent ainsi de certaines cellules périphériques, qui, comme nous le verrons plus tard, sont contenues dans une sorte de capsule leur appartenant en propre.

B. NOYAU ET NUCLÉOLE. — Le noyau des cellules nerveuses (fig. 257,3) revêt l'aspect d'une petite masse, arrondie ou ovoïde, à contours plus ou moins bien limités, située au centre du corps cellulaire ou dans son voisinage. Ses dimensions oscillent entre 3 et 18 μ. Il est habituellement unique. Un grand nombre d'histologistes, cependant (REMAK, SCHULTZE, SCHWALBE, etc.), ont rencontré parfois deux noyaux dans la même cellule. KÖLLIKER, de son côté, a depuis longtemps établi l'existence, chez les animaux jeunes, de cellules nerveuses à noyaux multiples.

Le noyau renferme dans sa masse, le plus souvent sur un point excentrique, un nucléole volumineux, arrondi, bien limité, réfringent, auquel peuvent se joindre, dans certaines cellules, un ou deux nucléoles accessoires.

Histologiquement, le noyau des cellules nerveuses se compose, comme les autres formations nucléaires, de deux substances : 1° une substance réticulée, qui présente une affinité toute spéciale pour les matières colorantes et qui, pour cette raison, est appelée *substance chromatique* ou *chromatine nucléaire* ; 2° une substance homogène intermédiaire, qui a reçu le nom de *karyoplasma*. Cette dernière substance fixe mal ou même pas du tout les réactifs colorants ; aussi l'a-t-on dénommée, par opposition à la première, *substance achromatique* ou *achromatine*. La chromatine nucléaire, qu'il ne faut pas confondre avec la chromatine du corps cellulaire, s'épaissit tout autour du nucléole. Elle s'épaissit aussi à la périphérie du noyau et forme à ce dernier une sorte de membrane enveloppante, dite *membrane nucléaire*.

C. PROLONGEMENTS. — Les cellules nerveuses, avons-nous dit plus haut, émettent

sur tout leur pourtour des prolongements cylindriques et diversement ramifiés,
qui se séparent du protoplasma cellulaire sur des points appelés *pôles*. Ces prolongements, comme nous le montre la figure 257 (1 et 2), sont essentiellement constitués par les fibrilles du corps cellulaire, qui, pour les former, convergent vers les
pôles et, là, s'accolent les unes aux autres en nombre plus ou moins considérable
suivant l'importance du prolongement. Les cellules de la moelle et de l'encéphale
appartenant au type multipolaire, les prolongements, sur ces cellules, sont
toujours multiples et le plus souvent fort nombreux. Il suffit, pour avoir une idée
générale de leur disposition et de leur richesse, de jeter
un coup d'œil sur les figures 261 et 262, qui représentent,
la première une cellule motrice des cornes antérieures de
la moelle, la seconde une cellule de l'écorce cérébelleuse.
Ces prolongements sont de deux ordres : les uns, qui se
continuent avec les cylindraxes des fibres nerveuses, qui
ne sont par conséquent que des cylindraxes et qu'on
appelle pour cette raison *prolongements cylindraxiles ;*
les autres, qui n'ont aucun rapport direct avec les fibres
nerveuses et que l'on désigne sous le nom banal de *pro-*
longements protoplasmiques.

a. *Prolongement cylindraxile.* — Le prolongement
cylindraxile ou prolongement nerveux (*axone* de quelques
auteurs) a été nettement vu par WAGNER, en 1851, chez
la torpille. Il a été observé de nouveau, trois ans plus
tard (1854), par REMAK dans la moelle du veau. Mais c'est
incontestablement à DEITERS (1865) que revient l'honneur
de l'avoir sérieusement étudié et d'avoir établi cette loi,
aujourd'hui classique, que chaque cellule nerveuse se
continue, par un de ses prolongements au moins, avec le
cylindraxe d'une fibre nerveuse. De ce fait, le terme de
prolongements de Deiters est devenu, pour tous les histologistes, le synonyme de prolongement cylindraxile.

Le prolongement cylindraxile naît habituellement du
corps cellulaire lui-même (fig. 257 et 259) ; mais il peut
aussi, pour certaines cellules (fig. 260, 3), se séparer de
l'un de ses prolongements protoplasmiques, à une distance
plus ou moins grande de son point d'origine. Il se distingue des prolongements protoplasmiques par son diamètre plus faible, par son calibre uniforme, par la netteté
de son contour, par son aspect lisse et régulier. On lui

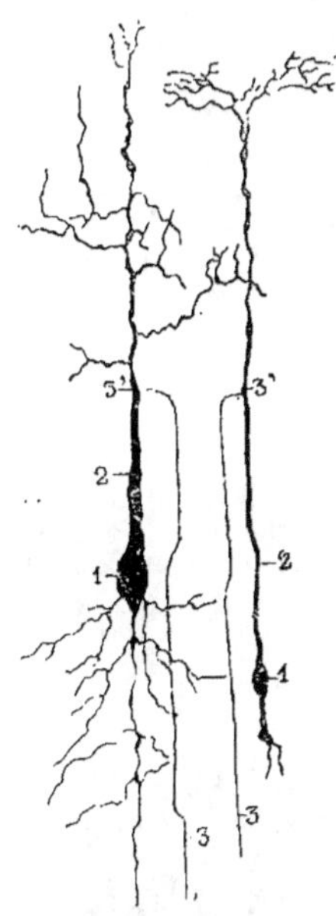

Fig. 260.

Cylindraxes prenant nais-
sance sur les prolonge-
ments protoplasmiques
(lobe optique d'un em-
bryon de poulet, d'après
VAN GEHUCHTEN).

1, corps cellulaire. — 2.2, prolongements protoplasmiques. —
3,3, cylindraxes, avec 3', 3', leur
origine sur les prolongements protoplasmiques.

attribue encore comme caractère anatomique de ne pas se diviser, et ce fait se
trouve encore énoncé dans tous les traités classiques antérieurs à ces dernières
années : mais les recherches récentes de GOLGI et de RAMON Y CAJAL ont démontré
que, contrairement à cette assertion, les prolongements cylindraxiles émettent,
au cours de leur trajet et sous un angle qui est ordinairement voisin de l'angle
droit, des divisions secondaires appelées *collatérales.* C'est ainsi que nous voyons
le cylindraxe de la cellule nerveuse représentée dans la figure 262 abandonner,
peu après son origine, deux branches collatérales. Il a été déjà question plus haut
de ces collatérales (p. 371) et nous aurons à y revenir plus tard, pour les décrire
alors avec plus de détails, lorsque nous étudierons la structure de la moelle épinière.

On admet généralement que chaque cellule des centres nerveux ne possède qu'un seul prolongement cylindraxile. Cette règle, pour être exacte, n'en souffre pas moins quelques exceptions. Ramon y Cajal a découvert récemment, dans la couche la plus superficielle de l'écorce cérébrale, des cellules spéciales, dites *cellules de Cajal*, qui présentent deux ou même un plus grand nombre de prolongements cylindraxiles (voy. *Cerveau*). Le même auteur signale encore l'existence de cellules à cylindraxes multiples dans le lobe optique des oiseaux et dans la substance gélatineuse de la moelle épinière, mais ces deux derniers faits ont été contestés.

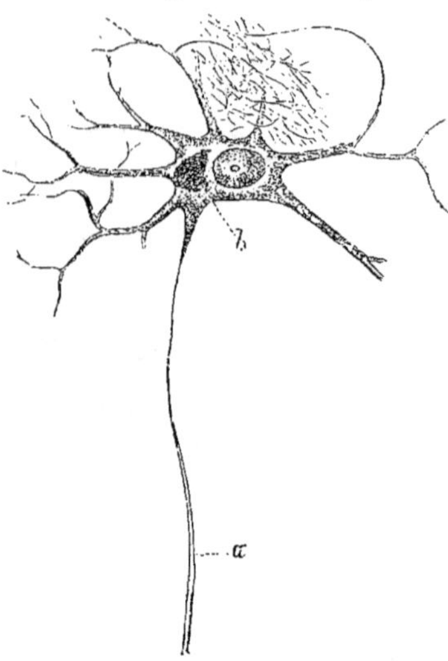

Fig. 261.

Une cellule ganglionnaire de la corne antérieure de la moelle de l'homme (Klein).

a, prolongement cylindraxile, considérablement aminci à son origine. — *b*, pigment.

Deiters et, après lui, la plupart des histologistes ont décrit sur le prolongement cylindraxile, immédiatement après son origine, une sorte de rétrécissement, qui se voit très nettement sur la figure 261 : le cylindraxe (*a*), en quittant le corps cellulaire dont il émane, s'atténue peu à peu, puis peu à peu revient à ses dimensions initiales pour conserver ensuite, dans son trajet ultérieur, une forme assez régulièrement cylindrique. Les préparations obtenues par la méthode de Golgi et par la méthode d'Ehrlich ne présentent aucune trace de cette disposition. Aussi Lenhossek n'hésite-t-il pas à rejeter entièrement le rétrécissement en question : pour lui, ce serait une production artificielle, résultant d'un tiraillement mécanique qui, au cours de la préparation, aurait affaibli le cylindraxe à ce niveau ; ou bien encore le pseudo-rétrécissement ne serait qu'une image trompeuse provenant de ce que la myéline, qui commence à engainer le cylindraxe sur ce point, y modifierait par un simple effet d'optique la largeur de ce dernier.

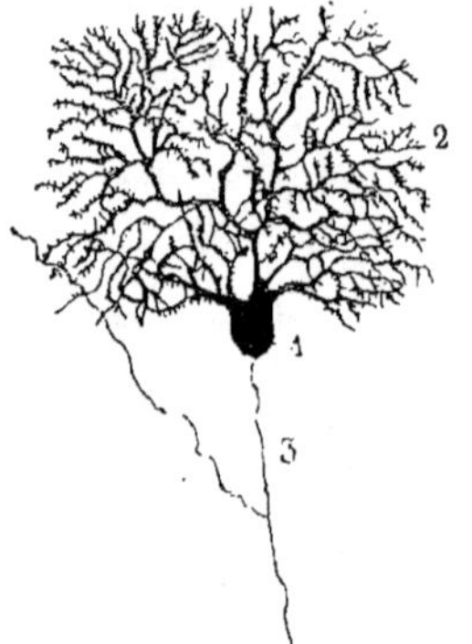

Fig. 262.

Cellule de Purkinje du cervelet (chat de 15 jours, d'après Ramon y Cajal).

1, corps cellulaire. — 2, dendrites. — 3, prolongement cylindraxile, avec deux collatérales.

b. *Prolongements protoplasmiques.* — Les prolongements protoplasmiques (fig. 257,2) ont reçu ce nom de Deiters, qui les considérait, avec raison du reste, comme des prolongements non modifiés du protoplasma cellulaire. Ces prolongements sont éminemment variables par leur nombre et par leur calibre. Ils varient beaucoup aussi, quant à leur disposition générale, pour chaque catégorie de cellules nerveuses. Toutefois, ils sont assez semblables pour les cellules d'une même catégorie : nous verrons plus tard, en étudiant isolément chaque segment du névraxe, que les cellules des cornes antérieures de la moelle ont toutes un air de famille qui les caractérise, et qu'il en est de même des cellules de Purkinje du cervelet (fig. 262), des grandes cellules pyramidales de l'écorce cérébrale, etc.

Morphologiquement, les prolongements protoplasmiques se distinguent du prolongement cylindraxile en ce qu'ils sont plus ou moins régulièrement calibrés : la plupart sont plus ou moins coudés, noueux, variqueux ; il en est même quelques-uns qui sont hérissés de piquants, ce qui leur donne comme un aspect épineux.

Quoi qu'il en soit de leur forme, tous les prolongements protoplasmiques s'écartent de la cellule en suivant un trajet plus ou moins radiaire ; ils se divisent plusieurs fois au cours de leur trajet et se résolvent finalement, par suite de ces divisions et subdivisions successives, en une multitude de branches, de rameaux et de ramuscules, qui rappellent assez bien dans leur ensemble l'aspect de certains arbres, vus l'hiver quand ils sont entièrement dépouillés de leurs feuilles. De là le nom de *dendrites* (de δένδρον, arbre), qui leur a été donné par His et qui est aujourd'hui classique. On les appelle encore des *neuro-dendrites*, des *prolongements dendritiques* ou *neuro-dendritiques*. Tous ces termes sont synonymes.

Modifications des cellules nerveuses dans les divers états fonctionnels. — Il est rationnel de penser que les cellules nerveuses, se comportant en cela comme certains autres éléments histologiques, les cellules glandulaires par exemple, diffèrent morphologiquement suivant qu'on les examine à l'état actif, à l'état de fatigue, ou à l'état de repos. La solution du problème présente, on le conçoit, des difficultés fort nombreuses et les recherches entreprises à ce sujet par FLESCH, NISSL, VAS, HODGE, MANN et autres observateurs, ne nous ont fourni jusqu'ici que des résultats incertains, souvent même contradictoires.

C'est ainsi que le corps cellulaire augmenterait de dimensions pendant la période d'activité d'après NISSL et VAS, diminuerait au contraire dans les mêmes conditions suivant HODGE et MANN. En ce qui concerne le noyau, l'excitation de la cellule nerveuse le ferait augmenter de volume d'après VAS, le rapetisserait et le ratatinerait d'après MANN. Même contradiction pour la colorabilité du corps cellulaire : pour les uns, cette colorabilité serait augmentée par le fonctionnement ; pour les autres, elle serait au contraire plus grande au moment du repos.

LUGARO, en 1895, a repris et complété, en les variant, les expériences de ses prédécesseurs. Comme VAS, il a limité son étude au ganglion cervical supérieur du lapin ; mais il est probable que ses conclusions, touchant les cellules sympathiques périphériques, s'appliquent également aux cellules des centres, tout au moins dans ce qu'elles ont d'essentiel. Voici ces conclusions :

1° La cellule elle-même, à l'état d'activité, augmente de volume : il y a comme une turgescence de sa masse protoplasmique. La fatigue amène peu à peu l'atténuation volumétrique du corps cellulaire.

2° Le noyau ne subit aucun changement de volume dans les degrés modérés d'activité. Quand l'activité est continue et prolongée, il subit des modifications analogues à celles du corps cellulaire. VAS avait fait connaître que le noyau, pendant la période de fonctionnement de la cellule, quittait sa place au centre pour se rapprocher de la périphérie ; cette migration était même si prononcée dans certains cas, que le contour cellulaire était soulevé par le noyau, qui tendait ainsi à faire hernie. Pour LUGARO, ces formes de cellules avec noyau formant saillie sur le contour protoplasmique seraient tout aussi fréquentes dans les ganglions au repos que dans les ganglions en activité et, de ce fait, n'auraient aucune signification.

3° L'état fonctionnel exerce encore une action sur la substance chromatique du corps cellulaire. Mais, à ce sujet, LUGARO n'a pu arriver, pas plus que ses prédécesseurs, à des conclusions précises et, cela, pour des raisons multiples, dont la principale assurément réside dans ce fait que, pour une même région et dans des conditions physiologiques absolument identiques, la quantité de substance chromatique varie beaucoup comme caractère individuel. Il pense, cependant, que les premières phases de l'activité déterminent une légère augmentation de la substance chromatique, tandis que dans les phases ultérieures, accompagnées de fatigue, cette substance chromatique diminue et présente en même temps une distribution plus diffuse. Les conclusions de LUGARO concordent sur ce point avec celles de NISSL et de VAS : l'activité détruit une partie de la substance chromatique, en même temps qu'elle atténue son affinité pour les colorants. On peut donc dire, en employant quatre adjectifs très explicites par eux-mêmes : 1° que les cellules nerveuses sont, au moment de leur mise en activité *hyperchromatisées* et *hyperchromophiles* ; 2° qu'elles sont, après fonctionnement et quand survient la fatigue, *hypochromatisées* et *hypochromophiles*.

Tout récemment (1897 et 1898), PUGNAT (de Genève), en soumettant à des excitations électriques les ganglions de jeunes chats, a constaté sur les cellules nerveuses de ces ganglions des modifications structurales qui confirment entièrement les conclusions précitées de LUGARO. L'activité de la cellule nerveuse a pour conséquence une disparition graduelle de ses éléments chromatiques ou *chromatolyse* (*chromolyse* de van Gehuchten) : la cellule fatiguée est plus petite qu'à l'état normal et, d'autre part, elle ne possède que peu ou point de chromatine, suivant que la chromatolyse a été partielle ou complète.

C. — Rapports réciproques des fibres et des cellules. Neurone

Les deux éléments que nous venons de décrire, les fibres et les cellules nerveuses, présentent entre eux des rapports anatomiques absolument intimes. Si nous suivons, en effet, un prolongement de Deiters à partir de son origine sur le protoplasma cellulaire, nous le voyons bientôt (sauf pour quelques-uns d'entre eux, qui se terminent au voisinage même de la cellule dont ils émanent) s'entourer d'une gaine de myéline et former ainsi, avec cette dernière, une véritable fibre nerveuse, dont il constitue l'élément essentiel, le cylindraxe. Cette fibre nerveuse pourra ensuite (fig. 263) s'échapper du névraxe pour pénétrer dans un nerf périphérique : son cylindraxe, à quelque distance du névraxe qu'on l'examine, sera toujours la continuation directe du prolongement de Deiters, le prolongement de Deiters lui-même. Vice versa, si nous suivons de dehors en dedans une fibre à myéline, nous la voyons, après un certain parcours, se dépouiller de sa gaine myélinique, puis, le cylindraxe, ainsi mis à nu, se continuer sans ligne de démarcation aucune avec un prolongement de Deiters et, par ce dernier, aboutir à une cellule nerveuse.

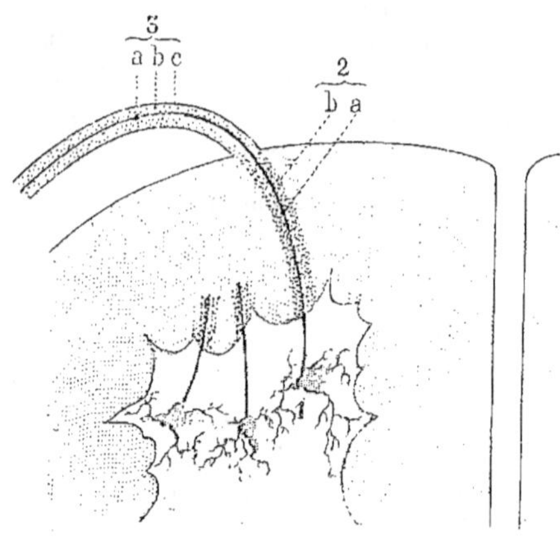

Fig. 263.

Mode d'origine et constitution d'une fibre nerveuse.

1, une cellule motrice des cornes antérieures de la moelle. — 2, fibre nerveuse des centres, avec : *a.* son cylindraxe; *b.* sa gaine de myéline. — 3, fibre nerveuse périphérique, avec : *a.* son cylindraxe; *b.* sa gaine de myéline; *c*, sa gaine de Schwann.

La fibre nerveuse se continue donc directement avec la cellule nerveuse et ne saurait en être séparée : elle fait partie intégrante de cette dernière au même titre que les prolongements protoplasmiques. La cellule nerveuse avec ses divers prolongements forme ainsi, au double point de vue anatomique et fonctionnel, un tout continu, un tout indivisible, une véritable unité nerveuse, à laquelle Waldeyer a donné le nom de *neurone*.

Ce terme de neurone est aujourd'hui classique et, comme il reviendra à chaque instant dans nos descriptions, il est bon de bien le définir : *le neurone n'est autre qu'une cellule nerveuse avec tous les prolongements qui en émanent.* Chaque neurone comprend donc trois parties : 1° une première partie, centrale, qui est la cellule proprement dite, c'est-à-dire le corps cellulaire avec son noyau et ses nucléoles; 2° une deuxième partie, périphérique (par rapport à la cellule elle-même), constituée par les prolongements protoplasmiques et leurs diverses ramifications; 3° une troisième partie, encore périphérique, formée par le prolongement cylindraxile, quelles que soient du reste la largeur et la destinée de celui-ci, je veux dire qu'il reste à l'état nu ou qu'il s'enveloppe de myéline, qu'il se termine dans les centres nerveux ou qu'il passe dans le système nerveux périphérique.

Voyons maintenant quels sont, dans le névraxe, les rapports des différents neurones entre eux.

D. — RAPPORTS DES NEURONES ENTRE EUX

Les fibres et les cellules nerveuses devant être considérées, non plus comme des éléments indépendants, mais comme des éléments qui sont réciproquement fusionnés pour former des neurones, la constitution anatomique du névraxe nous apparaît actuellement sous un jour tout nouveau et à la formule, donnée plus haut, que le système nerveux central se compose de fibres et de cellules nerveuses, nous pouvons substituer celle-ci, à la fois plus simple et plus exacte : *le système nerveux central est un composé de neurones.* Ces neurones diffèrent beaucoup, on le conçoit, par leur signification physiologique ; ils diffèrent aussi naturellement par leur disposition anatomique, celle-ci variant, pour chacun d'eux, suivant sa fonction. Il est donc nécessaire, pour bien interpréter plus tard les phénomènes complexes dont le névraxe est le siège, d'être bien fixé préalablement sur les relations réciproques des différents neurones. Cette question, d'une importance capitale, est restée longtemps obscure. Ce n'est que dans ces dernières années, et grâce à la méthode de Golgi, qu'elle a pu être résolue d'une façon satisfaisante. A ce sujet, nous examinerons successivement les conceptions anciennes et les conceptions nouvelles.

1° Conceptions anciennes — Les conceptions que nous appelons anciennes, bien qu'elles soient postérieures à 1871, reposent

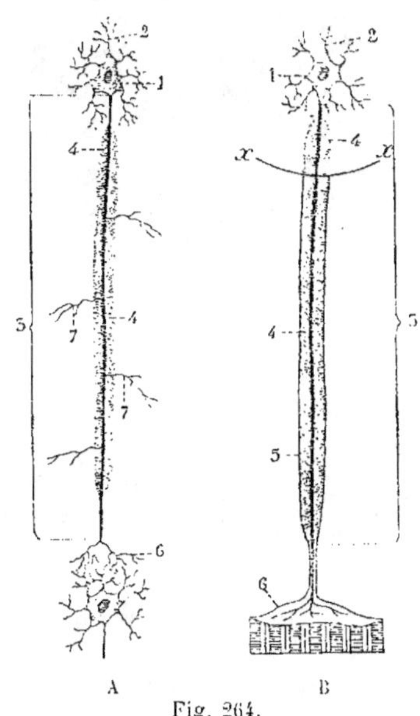

Fig. 264.

Un neurone schématique : A, neurone moteur central ; B, neurone moteur périphérique.

1, cellule nerveuse. — 2, prolongement protoplasmique. — 3, prolongement cylindraxile, avec : 4. sa gaine de myéline ; 5. sa gaine de Schwann (dans la figure B) ; 6. son arborisation terminale (entourant une cellule nerveuse radiculaire dans la figure A, reposant sur une fibre musculaire dans la figure B). — 7, collatérales.

xx, point où le prolongement cylindraxile abandonne le névraxe pour passer dans un nerf.

sur ce fait anatomique, tout hypothétique du reste (car on ne l'avait jamais constaté), que les cellules nerveuses s'anastomosent entre elles dans l'épaisseur de la substance grise. Ce fait a inspiré deux théories principales, la théorie de Gerlach et la théorie de Golgi :

a. *Théorie de Gerlach.* — D'après GERLACH, les prolongements protoplasmiques des cellules nerveuses, par suite de leurs divisions et subdivisions successives, se résolvent en une multitude de fibrilles, très fines, très délicates, qui s'anastomosent entre elles d'abord, puis avec les prolongements similaires des cellules voisines. Il en résulte la formation d'un vaste réseau, partout continu, qui occupe toute la hauteur de la substance grise et à la formation duquel concourent à la fois les prolongements protoplasmiques de toutes les cellules nerveuses. Ce réseau, dit *réseau de Gerlach* (fig. 265), sert de trait d'union aux cellules nerveuses qui le constituent, et ainsi s'expliquent les actions diverses qu'exercent les cellules les unes sur les autres, soit à l'état physiologique, soit à l'état pathologique.

Mais ce n'est pas tout : sur certains points du réseau en question, on voit un certain nombre de fibrilles converger vers un point commun et, en s'accolant ensemble, donner naissance à un petit cordon qui, plus loin, s'entoure de myéline et acquiert de la sorte toute la valeur d'un cylindraxe (fig. 265,4). Il existerait donc, d'après la conception de Gerlach, deux ordres de cylindraxe ou, ce qui revient au même, deux ordres de fibres nerveuses : les unes, les fibres ordinaires, celles que nous avons eues en vue jusqu'ici et qui sont universellement admises, qui

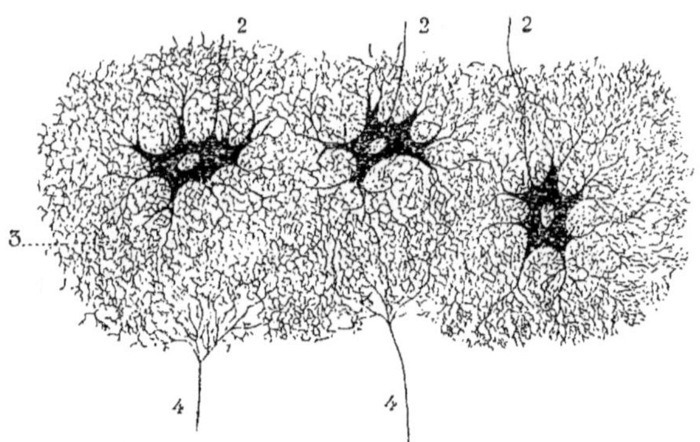

Fig. 265.

Figure schématique montrant le mode de constitution du réseau de Gerlach.

1,1,1, trois cellules nerveuses, appartenant au type I, avec : 2.2.2, leur cylindraxe, long et non ramifié. — 3, réseau de Gerlach, formé par les anastomoses des prolongements protoplasmiques des cellules précitées. — 4,4, deux cylindraxes provenant dudit réseau.

proviennent, par le prolongement de Deiters, de la cellule nerveuse elle-même; les autres, qui tireraient leur origine du réseau de Gerlach et, de ce fait, émaneraient, comme le réseau lui-même, des prolongements protoplasmiques ou dendrites. Ajoutons que, dans l'opinion de Gerlach, ce dernier mode d'origine était spécial aux fibres sensitives des racines postérieures de la moelle épinière.

Le réseau interprotoplasmique de Gerlach n'a pas résisté au contrôle des observations faites à l'aide de la méthode de Golgi. Il n'a plus aujourd'hui qu'un intérêt historique.

b. *Théorie de Golgi.* — La méthode chromo-argentique employée par Golgi à l'étude des centres nerveux, en colorant les plus fines expansions cellulaires, a permis à ce dernier de suivre beaucoup plus loin que ne l'avaient fait ses prédécesseurs les prolongements cellulaires, soit protoplasmiques, soit cylindraxiles, et d'arriver, en ce qui concerne leur trajet et leur terminaison, à des conclusions entièrement nouvelles.

Les prolongements protoplasmiques, tout d'abord, se terminent toujours par des extrémités libres. Ils ne s'anastomosent jamais, soit au cours de leur trajet, soit par leurs fibres terminales, avec les prolongements des cellules voisines. C'est la négation absolue du réseau de Gerlach.

Quant aux prolongements cylindraxiles, ils se comportent suivant deux modalités différentes et, à cet effet, Golgi a cru devoir admettre deux ordres de cellules, en se basant exclusivement, pour établir cette distinction, sur la disposition de leur prolongement cylindraxile. Nous désignerons ces deux espèces de cellules sous les noms de cellule de Golgi type I et cellule de Golgi type II. — La *cellule de Golgi type I* (fig. 266) est constituée comme suit : un corps cellulaire, de forme et de dimensions variables; des prolongements protoplasmiques, plus ou moins nombreux et plus ou moins ramifiés; un cylindraxe très long, naissant sur un point quelconque du corps cellulaire, fournissant quelques fines collatérales tout en conservant son individualité et, finalement, s'entourant de myéline pour former une fibre nerveuse. C'est, comme on le voit, le type classique, tel que l'avait établi Deiters (on donne quelquefois à cette cellule le nom de *cellule type de Deiters*), tel que nous l'avons décrit plus haut. — La *cellule de Golgi type II* (fig. 267) diffère

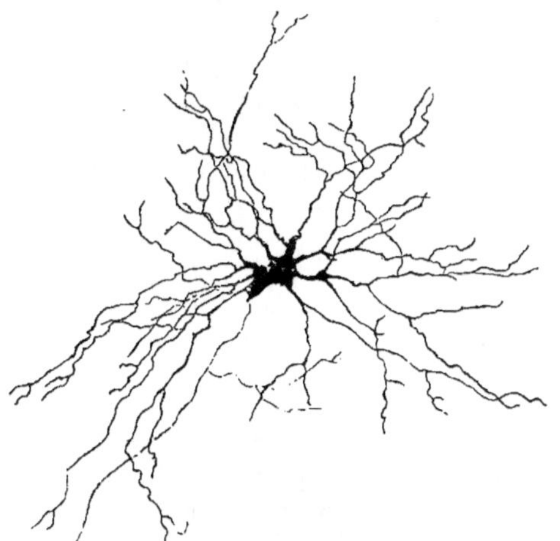

Fig. 266.

Cellule de Golgi, type I : cellule motrice des cornes antérieures de la moelle d'un fœtus humain de 30 centimètres; le cylindraxe est en rouge, avec une collatérale (d'après LENHOSSEK).

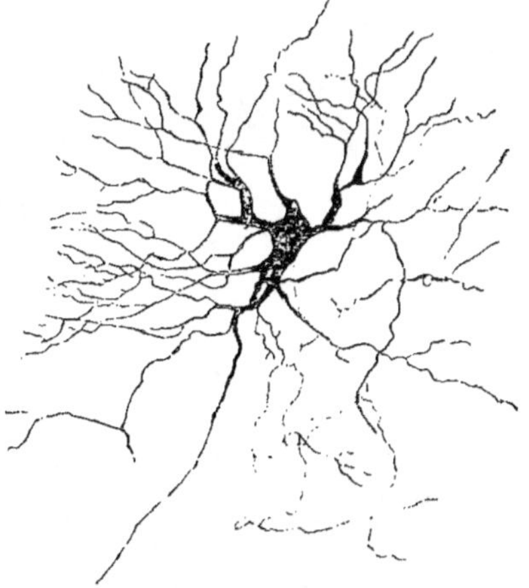

Fig. 267.

Cellule de Golgi, type II : une cellule de la couche granuleuse de l'écorce du cervelet ; le cylindraxe, fortement ramifié, est en rouge (d'après KÖLLIKER).

de la précédente en ce que son cylindraxe est très court, qu'il est moins nettement individualisé, qu'il ne s'entoure jamais de myéline et ne se termine pas par une fibre nerveuse. Presque immédiatement après son origine, il se divise et se subdivise, comme le ferait un prolongement protoplasmique, et se résout de la sorte en un certain nombre de fibrilles, qui, au lieu de s'en aller au loin, comme le fait ordinairement le prolongement de Deiters, restent dans le voisinage de la cellule dont elles émanent. Or, et c'est là le point essentiel de la théorie de GOLGI, ces fibrilles cylindraxiles, disposées parfois en de véritables arborisations, s'anastomosent avec les fibrilles de même nature des cellules voisines, de façon à former, en pleine substance grise, un riche réseau : c'est le *réseau diffus de Golgi* ou, tout simplement, le *réseau de Golgi*. Il convient d'ajouter qu'à ce réseau viennent encore se rendre, à titre d'éléments accessoires (fig. 268) : 1° un premier groupe de collatérales, tirant leur origine des prolongements cylindraxiles des cellules du type I ; 2° un deuxième groupe de collatérales, provenant des fibres nerveuses de la substance blanche ; 3° les arborisations terminales d'un certain nombre de fibres, probablement sensitives, qui se perdent ainsi dans le réseau en question. C'est grâce à ce réseau que les cellules nerveuses sont mises en relation entre elles et s'actionnent réciproquement, dans les processus pathologiques comme dans les conditions de la vie normale.

Comme on le voit, la théorie de Golgi présente la plus grande analogie avec celle de Gerlach : c'est encore ici un réseau anastomotique qui relie entre elles les cellules nerveuses. Toutefois, les deux théories diffèrent essentiellement par la nature même du réseau qui leur sert de base. Tandis que, pour GERLACH, ce réseau serait formé exclusivement par les prolongements protoplasmiques des cellules nerveuses, il ne comprendrait, pour GOLGI, que des fibrilles issues de prolongements cylindraxiles : il est *interprotoplasmique* dans le premier cas, *intercylindraxile* dans le second.

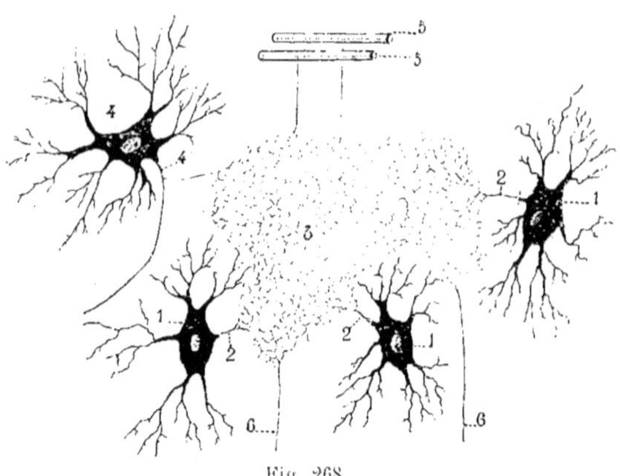

Fig. 268.

Figure schématique, montrant le mode de constitution du réseau de Golgi.

1.1.1. trois cellules appartenant au type II, avec : 2.2.2, leur cylindraxe, court et ramifié. — 3. réseau de Golgi, formé par les anastomoses des ramifications cylindraxiles précitées. — 4, une cellule du type I. dont le cylindraxe 4′, envoie une collatérale dans le plexus. — 5.5, deux fibres de la substance blanche, envoyant chacune une collatérale dans le plexus. — 6.6, deux cylindraxes (probablement sensitifs), naissant du réseau de Golgi.

Nous ajouterons, pour en finir avec la théorie de GOLGI, que, pour cet histologiste, les cellules du type I (ou cellules de Deiters) seraient des cellules motrices ; les cellules du type II, des cellules sensitives. Une pareille distinction est malheureusement tout hypothétique et nous verrons tout à l'heure qu'elle ne doit pas être maintenue.

2° Conceptions nouvelles. — En 1888, RAMON Y CAJAL substitue au procédé lent de coloration employé par GOLGI le procédé rapide et ce qu'il appelle le procédé de la double et de la triple imprégnation. Puis, après avoir ainsi perfectionné la méthode, il l'applique successivement, en utilisant de préférence les embryons et les sujets jeunes, à l'étude de la moelle, du cerveau, du bulbe olfactif, des centres optiques, du grand sympathique, etc. Ces recherches, admirablement conduites, ont été, quant aux résultats, extraordinairement fécondes et l'on a pu dire avec raison qu'elles ont ouvert une ère nouvelle dans l'étude structurale des centres nerveux. Du reste, les conclusions du savant histologiste espagnol ont été confirmées depuis par KÖLLIKER, LENHOSSEK, VAN GEHUCHTEN et bien d'autres. Elles resteront vraisemblablement, comme restent les faits d'observation qui sont nettement constatés et que chacun peut reproduire en se plaçant dans des conditions déterminées.

a. *Existence de fibres collatérales.* — Parmi les faits mis en lumière par les longues et patientes recherches de RAMON Y CAJAL, nous rappellerons tout d'abord l'existence de fibres collatérales, qui se détachent çà et là des prolongements cylindraxiles, soit que ces prolongements soient encore à l'état nu, soit qu'ils aient revêtu leur manchon de myéline. Ces fibres collatérales, parfois fort nombreuses, ont été déjà mentionnées plus haut (p. 371) ; nous n'y reviendrons pas ici.

b. *Mode de terminaison des prolongements protoplasmiques.* — Nous rappellerons ensuite le mode de terminaison des prolongements protoplasmiques, terminaison qui se fait toujours par des extrémités libres. Ce fait, nettement indiqué par Golgi, a été confirmé par Cajal : il a désormais toute la valeur d'une loi en morphologie nerveuse.

c. *Mode de terminaison des prolongements cylindraxiles.* — En ce qui concerne les prolongements cylindraxiles, Ramon y Cajal a constaté, et c'est là une de ses découvertes les plus importantes, qu'ils se terminent, comme les prolongements protoplasmiques, par des extrémités libres et qu'il en est absolument de même de leurs collatérales. Dans le groupe des cellules du type I, le fait était déjà admis et démontré pour certaines cellules, notamment pour les cellules motrices des cornes antérieures de la moelle, dont le cylindraxe se termine, sur les muscles striés, par des arborisations bien connues. Mais ce mode de terminaison est encore celui des cylindraxes qui émanent des cellules du type II : ces cylindraxes, eux aussi, aboutissent à des arborisations terminales, et les fibrilles qui constituent ces arborisations, au lieu de former un réseau, ainsi que le voulait Golgi, restent libres et indépendantes, tout comme les arborisations terminales des fibres motrices. Dès lors, il n'y a plus aucune raison à conserver la distinction établie par l'histologiste italien, des cellules nerveuses des centres en cellules du type I et cellules du type II. Les unes et les autres ont leur cylindraxe qui se termine exactement de la même façon et, si elles diffèrent entre elles, c'est tout simplement parce que les premières (les cellules du type I) ont un cylindraxe à long parcours, tandis que dans les secondes (les cellules du type II), ce même cylindraxe présente un trajet relativement fort court : celles-là sont des *cellules à cylindraxe long ;* celles-ci, des *cellules à cylindraxe court.* C'est là, on en conviendra, un caractère différentiel de médiocre importance. Du reste, comme le fait remarquer fort judicieusement Lenhossek, on trouve aisément dans le névraxe, entre les deux types précités, tous les types intermédiaires : l'écorce cérébrale, notamment, nous présente des formes cellulaires qu'il serait très embarrassant de classer dans le type I ou dans le type II.

d. *Absence de caractères anatomiques distinctifs entre les cellules motrices et les cellules sensitives.* — La distinction physiologique des cellules du type I en cellules motrices et des cellules du type II en cellules sensitives, n'a pas plus de valeur. Golgi, pour établir cette distinction, s'était basé sur ce simple fait que les cellules du type I sont spéciales aux cornes antérieures de la moelle, tandis que les cellules du type II se rencontreraient particulièrement dans les cornes postérieures et la substance gélatineuse de Rolando : or, il résulte des recherches de Lenhossek et de Cajal que c'est précisément dans ces dernières régions, cornes postérieures et substance de Rolando, que les prétendues cellules sensitives sont les plus rares ; d'autre part, la plupart des cellules qu'on y rencontre appartiennent au type I, cellules à cylindraxe long.

e. *Résumé.* — Au total, les prolongements des cellules nerveuses, tant les prolongements cylindraxiles que les prolongements protoplasmiques, se terminent tous, quel que soit leur mode de ramescence, par des extrémités absolument libres ; sur aucun point de leur trajet, elles ne s'anastomosent, soit entre elles, soit avec les prolongements semblables des cellules voisines. Par conséquent, les réseaux décrits tour à tour par Gerlach et par Golgi n'existent pas au sens précis du mot. Ce sont de simples feutrages, dans lesquels des fibrilles nerveuses, d'origine et de valeur diverses, arrivent au contact, se croisent et s'entrecroisent dans tous les sens, mais sans jamais s'unir, sans jamais perdre leur indépendance anatomique : elles sont *contiguës,* aussi immédiatement *contiguës* qu'on le voudra ; elles ne sont jamais *continues.* Il en résulte comme corollaires :

1° Que les neurones, quelle que soit l'intrication apparente de leurs prolongements, sont des unités anatomiques absolument indépendantes ;

2° Qu'ils agissent les uns sur les autres, *non pas par des anastomoses* (puisque ces anastomoses n'existent pas), *mais par de simples contacts* de leurs divers prolongements (*articulations* de certains auteurs) ; c'est là, on le conçoit, un fait d'une importance capitale en physiologie et en pathologie nerveuses.

E. — SIGNIFICATION FONCTIONNELLE DES DIVERSES PARTIES DU NEURONE

Le neurone se compose, comme nous l'avons vu plus haut, des parties suivantes : une partie centrale, formée par la cellule proprement dite ; une partie périphérique, comprenant les divers prolongements du corps cellulaire. Chacune de ces parties a une attribution spéciale.

1° Rôle du corps cellulaire. — Le corps cellulaire, qui constitue la partie essentielle du neurone (on sait qu'il existe seul pendant une bonne partie de la vie embryonnaire), est tout d'abord un centre d'activité fonctionnelle : suivant la situation qu'il occupe et le rôle qui lui est dévolu, il dirige vers les organes contractiles des incitations motrices (*cellules motrices*), envoie aux épithéliums glandulaires des incitations sécrétoires (*cellules sécrétoires*), reçoit les impressions venues du dehors (*cellules sensitives* ou *sensorielles*), analyse ces impressions, les élabore, les transforme (*cellules psychiques*), etc.

La cellule nerveuse est encore un *centre trophique*, je veux dire qu'elle tient sous sa dépendance la nutrition de ses prolongements. Si l'on vient à sectionner sur un point quelconque l'un de ces prolongements, le bout qui est au delà de la section ou bout périphérique ne tarde pas à dégénérer : il meurt peu à peu, comme meurent les membres qu'on a détachés du corps, comme meurent les rameaux qu'on a isolés du tronc. Le bout central au contraire reste intact, pour quelque temps du moins, et cela parce qu'il a conservé ses relations anatomiques avec le corps cellulaire. Ce fait est parfaitement exact pour le prolongement cylindraxile : nous savons, en effet, depuis les célèbres expériences de WALLER, que lorsqu'on sectionne une racine spinale antérieure (laquelle est formée par des cylindraxes), le bout périphérique dégénère, tandis que le bout central conserve son intégrité. Le fait est encore exact pour les prolongements protoplasmiques et c'est encore à WALLER que nous en devons la démonstration : nous verrons ultérieurement que les fibres nerveuses qui vont du ganglion spinal à la périphérie représentent morphologiquement les prolongements protoplasmiques des cellules du ganglion ; or, si on sectionne ces fibres, le bout central (celui qui est encore relié au ganglion spinal) reste intact, tandis que le bout périphérique dégénère.

Il est rationnel de penser que cette loi de l'influence trophique des cellules nerveuses sur leurs propres prolongements, nettement démontrée pour les neurones périphériques, doit s'appliquer également aux neurones centraux, c'est-à-dire aux neurones dont les prolongements, soit protoplasmiques, soit cylindraxiles, sont tout entiers contenus dans le névraxe. De nombreux faits de dégénérescence secondaire, empruntés à l'anatomie pathologique, confirment de tous points ces conclusions à priori et la loi en question devient ainsi une loi générale.

Dans ces derniers temps, on a constaté que la loi de dégénérescence, telle que l'avait formulée WALLER, était trop absolue et par cela même légèrement inexacte. De nombreux observateurs, au nombre desquels nous citerons FOREL, MARINESCO, DARKEWITCH, MARIE, ONUFROWICZ, KLIPPEL, ont signalé l'existence, dans le bout central des nerfs moteurs sectionnés, de lésions dégénératives, qui se propagent de proche en proche et que l'on peut suivre jusqu'au noyau d'origine (*dégénération rétrograde*). Le noyau d'origine lui-même finit par se ressentir de la section et les cellules nerveuses qui le constituent subissent, du fait de cette section, des modifications structurales que l'on constate très nettement par l'emploi de la méthode de Nissl. Ce sont : 1° la dissolution des corpuscules chromatiques (*chromatolyse* de MARINESCO, *chromolyse* de VAN GEHUCHTEN), c'est-à-dire la transformation de ces corpuscules en granulations élémentaires de volume irrégulier, devenant de plus en plus fins au fur et à mesure que le processus pathologique avance ; 2° la tuméfaction plus ou moins considérable du corps cellulaire ; 3° le déplacement du noyau, qui, de central qu'il était, vient occuper une situation plus ou moins excentrique. Quelques-unes des cellules ainsi frappées réparent plus tard leur lésion et, notamment, régénèrent toute leur substance chromatique : les autres disparaissent entièrement. La loi vallérienne, tout en restant exacte dans ses grandes lignes, doit être complétée comme suit : toute section faite sur un cylindraxe ne détermine pas seulement la dégénérescence du bout périphérique ; il influe aussi, quoique d'une façon moins active, sur la nutrition du bout central et du corps cellulaire lui-même, qui, de ce fait, sont eux aussi plus ou moins atteints dans leur constitution anatomique. On dirait que toutes les parties du neurone sont solidaires les unes des autres et que toute atteinte portée sur l'une quelconque de ces parties se répercute sur les autres.

Quoique survenant sous l'influence d'une même cause, les troubles nutritifs observés sur le bout central des prolongements nerveux sectionnés diffèrent considérablement, dans leur nature, de ceux qui surviennent, dans les mêmes conditions, sur le bout périphérique. Sur le bout périphérique, c'est un processus essentiellement actif aboutissant rapidement à la destruction matérielle de l'organe. Sur le bout central, c'est un processus à marche lente, amenant l'atrophie plutôt qu'une dégénérescence vraie.

La dégénérescence du bout périphérique est, comme nous l'avons dit plus haut, la conséquence de son isolement : il se détruit parce qu'il n'est plus soumis à l'influence trophique qu'exerce sur lui, dans les conditions normales, le corps cellulaire du neurone. Le mécanisme en vertu duquel se développe l'atrophie rétrograde du bout central et de la cellule qui lui fait suite est plus obscur. Pour l'expliquer, MARINESCO et GOLDSCHEIDER font intervenir l'inactivité du neurone en question, que la section a séparé du neurone ou des neurones avec lesquels il est normalement en relation et dont le fonctionnement, de ce fait, est plus ou moins suspendu. Cette explication me paraît très acceptable : la portion du neurone placée au-dessus de la section s'atrophie comme s'atrophie tout organe qui, pour une raison quelconque, se trouve condamné au repos.

2° Rôle des prolongements. — Les prolongements des neurones sont des conducteurs de l'influx nerveux. Nous établirons d'abord ce fait pour les deux ordres de prolongements, puis nous indiquerons quel est, pour chacun d'eux, le sens dans lequel se fait la conduction.

a. *Rôle du prolongement cylindraxile.* — Le prolongement cylindraxile jouit de la conductilité nerveuse, tous les auteurs sont d'accord sur ce point : les cylindraxes des cellules motrices des circonvolutions cérébrales conduisent aux cellules des cornes antérieures de la moelle les incitations motrices voulues par l'encéphale ; à leur tour, les cylindraxes issus de ces dernières cellules vont, sous le nom de racines antérieures ou nerfs moteurs, porter ces incitations motrices volontaires jusqu'aux muscles.

b. *Rôle des prolongements protoplasmiques.* — Quant aux prolongements protoplasmiques ou dendrites, leur signification physiologique est moins nettement établie. GOLGI, tout d'abord, leur refuse toute signification nerveuse. Pour lui, ils auraient pour attribution de se mettre en contact avec les vaisseaux et d'y puiser les matériaux nécessaires à la nutrition et au fonctionnement de la cellule : ils seraient, pour cette dernière, un simple appareil nutritif. Pour émettre une pareille opinion, GOLGI se basait sur ce fait que les fibrilles terminales des dendrites présentaient des connexions intimes avec les parois des vaisseaux capillaires. Mais ces connexions, qui avaient été décrites par NANSEN, par SALA, par MARTINOTTI, sont rejetées par tous les auteurs qui, dans ces dernières années, ont appliqué la méthode argentique à l'étude des centres nerveux (VAN GEHUCHTEN).

L'opinion qui semble prévaloir aujourd'hui parmi les histologistes, c'est que les prolongements protoplasmiques sont, comme les prolongements cylindraxiles, de véritables conducteurs nerveux. Plusieurs faits militent en faveur d'une pareille conclusion. — C'est tout d'abord la communauté d'origine et la communauté de structure des deux ordres de prolongements : si l'un est conducteur, pourquoi l'autre ne le serait-il pas ? — Puis, il existe, comme nous l'avons déjà vu, des prolongements cylindraxiles, qui, au lieu de se détacher du corps cellulaire, prennent origine sur un prolongement protoplasmique, à une distance plus ou moins grande du corps cellulaire (fig. 269,3). Dans ce cas, il est incontestable que la portion du prolongement protoplasmique, qui est comprise entre le corps cellulaire et le point d'émergence du cylindraxe précité, sert à la conduction : on ne comprendrait pas,

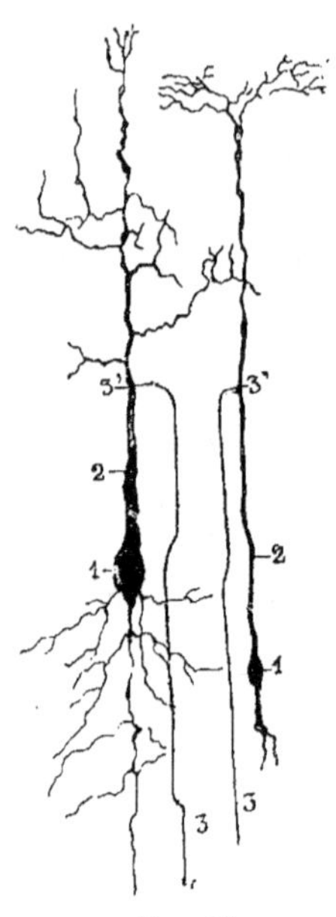

Fig. 269.

Cylindraxes prenant naissance sur les prolongements protoplasmiques (lobe optique d'un embryon de poulet, d'après VAN GEHUCHTEN).

1, corps cellulaire. — 2,2, prolongements protoplasmiques. — 3,3, cylindraxes, avec 3',3', leur origine sur les prolongements protoplasmiques.

sans cela, comment le cylindraxe pourrait recevoir l'influx nerveux de sa cellule nerveuse. Or, si on accorde la conductilité à une partie du prolongement protoplasmique, pourquoi ne pas l'accorder à l'autre et pourquoi, généralisant la conclusion, ne pas l'accorder à tous les prolongements protoplasmiques depuis leur extrémité initiale jusqu'à leur extrémité terminale ? — Enfin RAMON Y CAJAL et VAN GEHUCHTEN rappellent en faveur de la conductilité des dendrites deux faits qui me paraissent très démonstratifs dans l'espèce. Dans le bulbe olfactif des mammifères (voy. *Origine réelle des nerfs craniens*), les cellules mitrales ne prennent contact avec les filets olfactifs que par leurs prolongements protoplasmiques ; or, dans ce cas, tout au moins, les impressions odorantes qu'apportent les filets olfactifs ne peuvent arriver aux cellules précitées, qu'en suivant les prolongements protoplasmiques de ces dernières. Les lobes optiques des oiseaux nous offrent une disposition absolument semblable : leurs cellules superficielles n'entrent en relation avec les fibres du nerf optique que par leurs prolongements protoplasmiques. C'est donc par ces prolongements que l'ébranlement nerveux arrive aux cellules optiques. Ces deux derniers faits ne me paraissent soulever aucune objection. Les prolongements protoplasmiques sont donc des conducteurs nerveux au même titre que les prolongements cylindraxiles.

c. *Sens de la conduction dans les deux ordres de prolongements.* — Des observations nombreuses, dans le détail desquelles il serait trop long d'entrer, nous apprennent que l'influx nerveux se transmet dans un sens tout différent pour les prolongements protoplasmiques et pour les prolongements cylindraxiles : sur les premiers, il va des arborisations terminales vers la cellule ; sur les seconds, il part de la cellule pour gagner les arborisations terminales. La transmission de l'influx nerveux se fait donc *dans un sens centripète* pour les dendrites, *dans un sens centrifuge* pour les prolongements cylindraxiles, en prenant naturellement pour centre, non pas le névraxe (centres nerveux), mais bien le corps cellulaire du neurone. Autrement dit, et pour employer des expressions qui rendent toute confusion impossible, la conduction est *cellulipète* (se porte vers la cellule) dans les dendrites ou prolongements protoplasmiques, *cellulifuge* (fuit la cellule) dans les prolongements cylindraxiles.

Donnons maintenant quelques exemples empruntés aux neurones périphé-

riques. Ces neurones se divisent en neurones moteurs et neurones sensitifs. —
Les neurones moteurs sont constitués par les cellules des cornes antérieures de
la moelle, dont les prolongements cylindraxiles sortent de la moelle par les
racines antérieures et se rendent aux muscles, où ils se terminent par des arborisations terminales (fig. 272,5). Pour que le muscle se contracte, il faut qu'une
excitation lui soit envoyée par la cellule nerveuse dont il dépend. Or, cette excitation, pour se rendre de la cellule motrice à la fibre contractile, suit, de la
moelle vers le muscle, le prolongement cylindraxile (5') qui unit les deux organes
et qui, de ce fait, devient un conducteur à con-
duction cellulifuge. — Parmi les neurones sensitifs, nous prendrons, comme un excellent
exemple, le neurone olfactif. La cellule de ce
neurone (fig. 270, A, 3) se trouve dans l'épaisseur
de la muqueuse olfactive. Elle est bipolaire et
possède par conséquent deux prolongements :
son prolongement périphérique, très court
puisqu'il se perd dans la couche épithéliale
de la muqueuse, représente un prolongement
protoplasmique ; son prolongement central,
beaucoup plus long puisqu'il se rend au bulbe
olfactif, a la signification d'un prolongement
cylindraxile. Eh bien, dans l'acte physiologique par lequel une impression odorante
gagne les centres nerveux, l'impression perçue par l'extrémité libre du prolongement
protoplasmique est transportée par celui-ci
jusqu'à la cellule olfactive, qui, dans un
deuxième temps, la transmet au bulbe olfactif
par le prolongement cylindraxile : comme on
le voit, le premier prolongement jouit de la
conduction cellulipète, le second de la conduction cellulifuge.

Cette loi de la conduction nerveuse dans le
neurone (cellulipète pour les dendrites, cellulifuge pour le cylindraxe) est une loi générale.
On a signalé cependant, à titre d'exception, ce

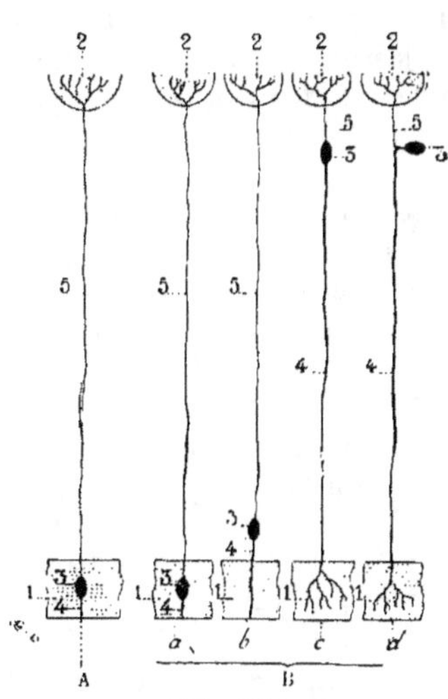

Fig. 270.

Homologie du neurone sensitif périphérique et du neurone olfactif.

A. Neurone olfactif. — 1, muqueuse olfactive.
— 2, bulbe olfactif. — 3, corps cellulaire du neurone. avec : 4. son prolongement protoplasmique ; 5, son prolongement cylindraxile.

B. Neurone sensitif : a. chez le ver de terre ;
b, chez les mollusques ; c, chez les poissons ;
d, chez les mammifères. — 1, tégument externe.
— 2, centre nerveux. — 3. corps cellulaire du
neurone. avec : 4. son prolongement périphérique ou protoplasmique ; 5. son prolongement
central ou cylindraxile.

qui se passe dans le neurone sensitif périphérique ; mais l'exception, comme
nous allons le voir, est plus apparente que réelle. Le neurone sensitif périphérique (fig. 270,d et 274,5) est constitué de la façon suivante : sa cellule se trouve
située dans le ganglion spinal ; c'est une cellule primitivement bipolaire, comprenant, comme la cellule olfactive, deux prolongements : un prolongement périphérique, qui va de la cellule au tégument externe ; un prolongement central, qui, de la
cellule, se rend à la corne postérieure de la moelle et s'y termine par une arborisation. Dans ce neurone, le prolongement périphérique, entouré de myéline et
faisant partie d'un nerf, nous apparaît manifestement comme étant un cylindraxe ;
d'autre part, comme les impressions vont de dehors en dedans, de la surface
tégumenteuse au ganglion spinal, la conduction s'y fait dans un sens franchement
cellulipète. Cela paraît exact au premier abord, surtout si l'on s'en tient au fait
isolé. Mais si l'on se place à un point de vue plus général et qu'on compare le

neurone sensitif aux neurones sensoriels, notamment au neurone olfactif dont il a été question plus haut, l'on arrive aisément à une interprétation toute différente (fig. 270) : la cellule olfactive, bipolaire comme nous l'avons déjà vu, a pour homologue, dans le neurone sensitif, la cellule du ganglion spinal, laquelle, elle aussi, est primitivement bipolaire et reste bipolaire chez les poissons (fig. 270, c) ; il y a cette simple différence entre les deux cellules, que la première est restée à la périphérie (disposition primitive), tandis que la seconde s'est éloignée du tégument externe pour se placer tout à côté du névraxe ; du reste, chez le ver de terre (fig. 270, a), la cellule sensitive présente exactement la même disposition que la cellule olfactive. Dès lors, le prolongement périphérique du neurone sensitif est le représentant du prolongement protoplasmique du neurone olfactif et acquiert, de ce fait, toute la valeur d'un prolongement protoplasmique ; d'autre part, le prolongement central de ce même neurone sensitif, homologue du prolongement central du neurone olfactif, devient un prolongement cylindraxile. Nous avions donc raison d'écrire, plus haut, que l'exception était purement apparente. La loi précitée conserve toute sa valeur et nous la formulerons de nouveau à titre de conclusion : *dans les prolongements protoplasmiques, la conduction est cellulipète ; dans les prolongements cylindraxiles, elle est cellulifuge.*

3° Mode de transmission de l'ébranlement dans les diverses manifestations de l'activité nerveuse. — Les notions nouvelles introduites dans la morphologie des centres nerveux par les découvertes de Golgi et de Cajal ont naturellement modifié les idées, jusqu'ici classiques, sur l'action réciproque des cellules nerveuses, notamment sur la transmission de l'influx nerveux dans les différentes régions du névraxe. Les anastomoses de neurone à neurone étant maintenant abandonnées, force a été de substituer à l'*action par continuité* l'*action par contiguïté ou par simple contact* : un neurone agit sur un autre neurone, non pas parce qu'il existe des fibres allant de l'un à l'autre, mais parce que le prolongement cylindraxile de l'un entre en contact, par ses fibrilles terminales, avec les prolongements protoplasmiques de l'autre. C'est au niveau de ce contact, ou mieux de cette *articulation* (le mot est employé aujourd'hui par bon nombre d'histologistes), que l'ébranlement nerveux passe d'un neurone à l'autre, tantôt sans se modifier, tantôt en changeant de nature : c'est à ce niveau notamment que se produit la transformation d'une impression périphérique en incitation motrice, transformation qui constitue le mouvement réflexe.

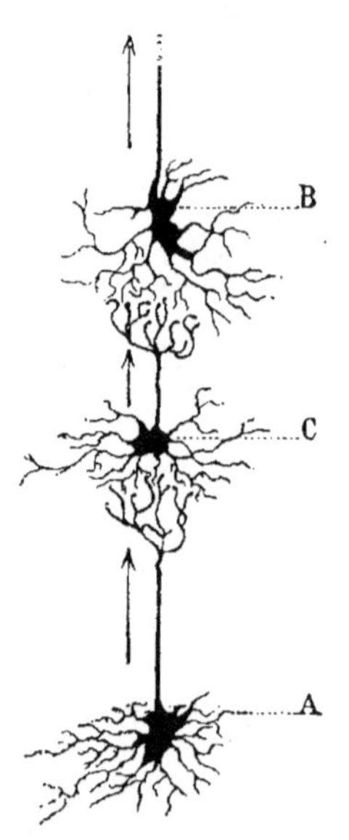

Fig. 271.

Association des neurones.

A, premier neurone. — B, deuxième neurone. — C, neurone intercalaire.

Prenons deux exemples, tous les deux fort simples : le mouvement volontaire et le mouvement réflexe. — Pour expliquer le *mouvement volontaire*, on disait autrefois : une incitation motrice, partie d'une cellule de l'écorce cérébrale, passe dans le prolongement cylindraxile de cette cellule, lequel descend dans la moelle et, après un certain parcours, vient s'anastomoser avec une cellule des cornes antérieures ; cette deuxième cellule, ainsi mise en activité, renvoie vers le muscle l'incitation qu'il a reçue, et le muscle se contracte. Voilà donc bien deux cellules, l'une cérébrale, l'autre spinale, réunies l'une à l'autre par une fibre anastomotique qui permet à la première d'influencer la seconde.

Nous disons aujourd'hui : une incitation motrice (fig. 272), née dans une cellule cérébrale, descend dans la moelle, en suivant le prolongement cylindraxile de la cellule précitée ; ce prolongement cylindraxile se termine, à un moment donné, par une touffe de fibrilles terminales, qui s'articulent (prennent contact) avec les prolongements protoplasmiques d'une cellule des cornes antérieures ; grâce à cette articulation, il transmet son ébranlement à cette dernière cellule, qui, à son tour, la renvoie vers le muscle. — Le mécanisme est exactement le même pour le *mouvement réflexe*. Avec les idées anciennes (fig. 272), une impression partie de la périphérie gagne la moelle le long d'une fibre sensitive (1), qui vient s'anastomoser avec une cellule motrice des cornes antérieures (3) et lui transmet, grâce à cette anastomose, l'ébranlement nerveux, qu'elle enverra ensuite elle-même vers le muscle par l'intermédiaire d'une fibre motrice (2). Avec les idées nouvelles, l'explication doit être modifiée comme suit (fig. 274) : l'impression péri-

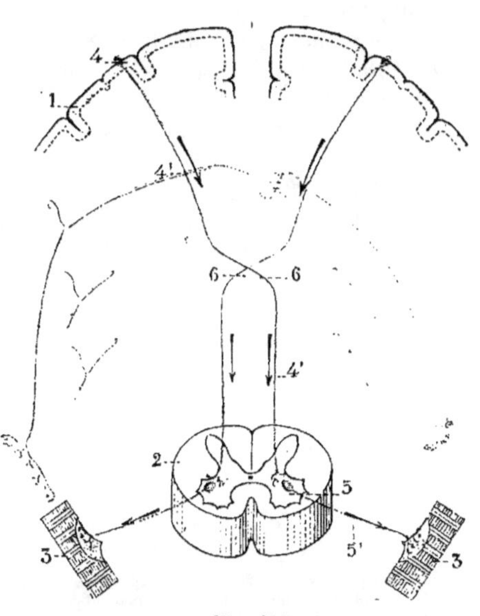

Fig. 272.

Schéma d'un mouvement volontaire.

1, écorce cérébrale. — 2, un tronçon de moelle, vu par sa face antérieure. — 3, un muscle strié. — 4, cellule cérébrale affectée à la motilité volontaire, avec 4', son prolongement cylindraxile (*neurone moteur central*). — 5, cellule motrice des cornes antérieures, avec 5', son prolongement cylindraxile (*neurone moteur périphérique*). — 6, entrecroisement des fibres motrices d'origine cérébrale.

phérique, point de départ du réflexe, est encore transmise à la moelle par une fibre nerveuse; mais cette fibre, au lieu de s'anastomoser avec la cellule motrice, se résout en une touffe de fibrilles à terminaison libre, qui entourent la cellule motrice et s'articulent avec les dendrites de cette dernière. C'est par cette articulation que l'ébranlement nerveux passe du neurone sensitif dans le neurone moteur et s'y transforme en cette incitation motrice, qui, réfléchie vers la périphérie, déterminera la contraction du muscle (voy. fig. 274).

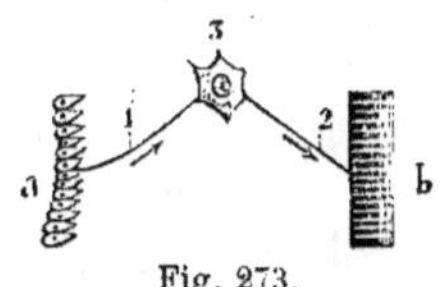

Fig. 273.

Schéma d'un mouvement réflexe d'après les idées anciennes.

a, épithélium sensible. — *b*, fibre musculaire. — 1, fibre sensitive. — 2, fibre motrice. — 3, cellule nerveuse, centre du réflexe.

Il serait superflu de multiplier les exemples. Les deux qui précèdent sont plus que suffisants pour bien nous fixer sur le mode de transmission de l'ébranlement nerveux, soit d'un neurone à un autre, soit d'un neurone à plusieurs autres neurones. Ce mode de transmission peut être résumé dans les trois propositions suivantes :

1° Le *corps du neurone*, est un centre d'activité: Il peut entrer en jeu, je veux dire passer de l'état de repos à l'état d'activité, à la suite d'une modification intime, encore inconnue, survenant elle-même dans des conditions diverses, telle que l'anémie, l'hypérémie, l'accumulation de CO_2 dans les capillaires ambiants, etc. Mais, le plus souvent, sa mise en jeu est la conséquence d'une excitation, que lui apportent, soit ses propres prolongements protoplasmiques, soit les fibrilles terminales du prolongement cylindraxile d'un neurone voisin. Le corps cellulaire, une fois ébranlé, transmet toujours l'ébranlement, quelle que soit sa nature, dans son prolongement cylindraxile, jamais dans ses dendrites.

2° Les *prolongements protoplasmiques* sont des conducteurs cellulipètes. L'ébranlement nerveux leur est communiqué de deux façons : *a)* ou bien par une excitation externe comme cela se voit pour les neurones sensitifs et sensoriels périphériques; *b)* ou bien par les fibrilles terminales du prolongement cylindraxile (ou de ses collatérales) d'un neurone voisin, comme cela a lieu pour les neurones centraux ; dans ce dernier cas, l'ébranlement se transmet sur le point où la fibrille cylindraxile de l'un des deux neurones s'articule avec les prolongements

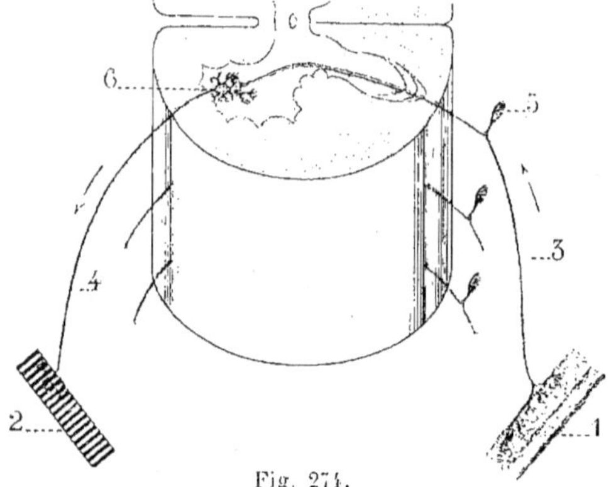

Fig. 274.

Schéma d'un mouvement réflexe.

1, surface sensible. — 2, fibre musculaire striée. — 3, fibre sensitive (centripète), se terminant par une arborisation autour d'une cellule motrice et de ses dendrites. — 4, fibre motrice (centrifuge), se terminant sur la fibre musculaire par une arborisation (plaque terminale). — 5, cellule du ganglion spinal, constituant avec ses deux prolongements le *neurone sensitif périphérique*. — 6, cellule de la corne antérieure, constituant, avec ses prolongements protoplasmiques et la fibre nerveuse, le *neurone moteur périphérique*.

protoplasmiques de l'autre neurone (fig. 274). Quelle que soit la modalité suivant laquelle les prolongements protoplasmiques ont été ébranlés, ils transmettent toujours cet ébranlement au corps cellulaire dont ils émanent.

3° Le *prolongement cylindraxile* est un conducteur cellulifuge. L'ébranlement lui est exclusivement communiqué par le corps cellulaire sur lequel il est implanté. Il le transporte alors, soit par son tronc, soit par les collatérales qu'il émet en route, jusqu'à son arborisation terminale et, là, il le transmet suivant les cas : *a)* ou bien à un organe étranger au système nerveux, tel qu'une fibre musculaire striée, une fibre musculaire lisse, un organe glandulaire ; *b)* ou bien aux prolongements protoplasmiques d'un autre neurone, avec lequel il est articulé ; *c)* ou bien encore directement au corps cellulaire d'un autre neurone, mais toujours par action de contact, par simple contiguïté.

Déductions physiologiques et pathologiques, amœboïsme des cellules nerveuses. — La théorie du neurone, telle que nous venons de l'exposer, jette un jour tout nouveau sur le mécanisme en vertu duquel se produisent bon nombre de phénomènes d'ordre physiologique ou pathologique :

a. *Réflexes.* — Dans l'ordre physiologique, nous avons déjà vu plus haut (p. 390) comment il faut interpréter aujourd'hui les mouvements volontaires, les mouvements réflexes et, en général, tous les actes qui nécessitent la propagation de l'influx nerveux le long d'une chaîne de neurones.

b. *Sommeil.* — Tout récemment et presque à la même époque, LÉPINE et MATHIAS DUVAL nous ont donné, du sommeil, une explication aussi neuve qu'ingénieuse. Dans un article publié dans la *Revue médicale* de 1894, LÉPINE, à propos d'une observation très intéressante de paralysie hystérique, émet subsidiairement l'opinion que « le sommeil naturel pourrait bien être causé par le retrait des prolongements des cellules du sensorium, amenant ainsi l'isolement de celles-ci ».

Quelques mois plus tard (*Soc. de Biol.*, février 1895), MATHIAS DUVAL, sans connaître les réflexions dont LÉPINE faisait suivre son article, formule de nouveau cette hypothèse, en la complétant et en l'appuyant sur un fait nouveau, l'amœboïsme des prolongements des cellules nerveuses, je veux dire la propriété qu'auraient ces prolongements de se retirer et de s'étendre comme le font les prolongements ou pseudopodes d'une amibe : le sommeil serait la conséquence d'un retrait des prolongements des neurones de l'écorce cérébrale, ayant perdu tout contact avec les prolongements cylindraxiles des neurones voisins ; et, d'autre part, le réveil se produirait au moment où ces contacts, momentanément perdus, se rétabliraient par suite du retour des prolongements précités à leurs dimensions primitives. Les idées de MATHIAS DUVAL sur ce point ont été longuement développés par deux de ses élèves, CH. PUPIN (*Thèse de Paris*, 1896) et R. DEYBER (*Th. de Paris*, 1898), aux mémoires desquels je renvoie le lecteur qui voudrait avoir, sur ce sujet tout d'actualité, de plus amples renseignements.

Mais cette théorie histologique du sommeil normal s'applique également au sommeil hypnotique et au sommeil provoqué par les substances médicamenteuses. Ici, comme tout à l'heure, la cessation de toute vie intellectuelle qui caractérise le sommeil provient de ce que les prolongements protoplasmiques des cellules sensitivo-sensorielles de l'écorce cérébrale se sont rétractés, sont devenus plus courts et, de ce fait, ont perdu tout contact avec les arborisations cylindraxiles qui, à l'état de veille, leur apportent incessamment les excitations de toute nature puisées dans le monde extérieur.

c. Paralysies motrices, sensitives ou sensorielles. — L'amœboïsme des neurones une fois admis, nous pouvons l'introduire dans le domaine de la pathologie nerveuse et expliquer par lui une foule de phénomènes, notamment ces paralysies hystériques, soit motrices, soit sensitives, ou sensorielles, qui apparaissent brusquement et disparaissent de même. Autrefois c'étaient des *paralysies sans lésion de matière*, des *paralysies essentielles*. Aujourd'hui, ce seraient des *paralysies par retrait des prolongements nerveux*, interrompant momentanément ces articulations de neurone à neurone, dont l'intégrité est une condition essentielle pour le fonctionnement normal du névraxe (voy., à ce sujet, GEREST, *Application de la théorie des neurones à l'étude des affections nerveuses systématiques*, Th. de Lyon, 1897).

d. Éducation. — A propos de l'action réciproque des neurones, TANZI a émis l'opinion, très acceptable du reste, que les cellules nerveuses, semblables en cela à nos autres organes, s'hypertrophiaient lorsqu'elles étaient soumises à un travail souvent répété. Or, si cette hypertrophie d'origine fonctionnelle se produit, non seulement sur le corps cellulaire, mais encore sur ses prolongements, ceux-ci, devenus plus larges et surtout plus longs, modifient naturellement les contacts par lesquels ils entrent en relation avec les arborisations terminales des neurones voisins : les contacts anciens sont mieux assurés ; d'autres, qui n'existaient pas, s'établissent, et ainsi s'explique ce fait, d'observation journalière, que certains actes, tels que l'action d'écrire, l'action de parler par signes, le jeu d'un instrument, etc., qui primitivement s'accomplissaient avec des difficultés extrêmes, deviennent, par l'exercice, plus réguliers, relativement faciles, plus ou moins automatiques. Et cela est vrai, non seulement pour les actes indiqués ci-dessus, mais pour tout ce qui se rapporte à l'éducation en général. Les conceptions anciennes, basées sur l'existence de connexions anatomiques originelles et immuables, se prêtaient mal à l'interprétation de pareils faits. Avec les théories nouvelles, qui réduisent les connexions réciproques des neurones à de simples rapports de contiguïté entre leurs prolongements et qui, d'autre part, admettent comme possible l'hypertrophie de ces prolongements, tout s'explique d'une façon on ne peut plus satisfaisante. Le névraxe perd ainsi de sa fixité : par l'exercice et par l'éducation, il devient modifiable dans sa constitution histologique ; il est, comme l'a fort bien dit MATHIAS DUVAL, un organe essentiellement malléable.

e. Faits expérimentaux en faveur de l'amœboïsme des cellules nerveuses. — Lorsque LÉPINE et MATHIAS DUVAL introduisirent en neurohistologie l'amœboïsme des cellules nerveuses, cet amœboïsme était considéré par eux comme tout hypothétique. Nous n'avions à cette époque, en effet, que deux faits en faveur de la théorie nouvelle : le premier, c'est la constatation, faite par WIEDERSHEIM que, dans le cerveau de la *Leptodera hyalina*, les cellules nerveuses ne sont pas immobiles, mais présentent de véritables changements de forme, rappelant les mouvements amœboïdes ; le second, c'est que les prolongements périphériques des neurones olfactifs, véritables prolongements protoplasmiques de ces neurones sont, eux aussi, doués de mouvements oscillatoires.

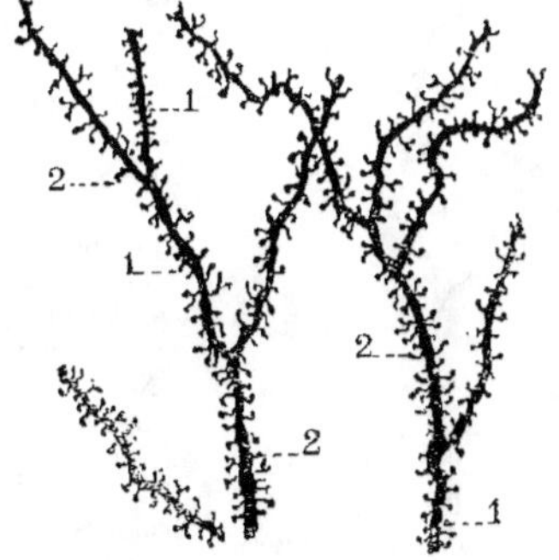

Fig. 275.

Portion du panache terminal d'une cellule pyramidale de la souris adulte (d'après RAMON Y CAJAL).

1, 1, rameaux protoplasmiques. — 2, 2, épines collatérales.

Depuis lors, des expériences nombreuses ont été faites dans différents laboratoires qui, toutes tendent à démontrer que les cellules nerveuses et notamment leurs dendrites, possèdent réellement cette propriété, que leur avait attribuée hypothétiquement Mathias Duval, de changer de forme et de dimension dans certaines conditions données.

En 1897, Demoor, à l'institut Solway de Bruxelles, constate chez le chien que, sous l'influence du sommeil provoqué par les anesthésiques (chloral, chloroforme, morphine), des modifications

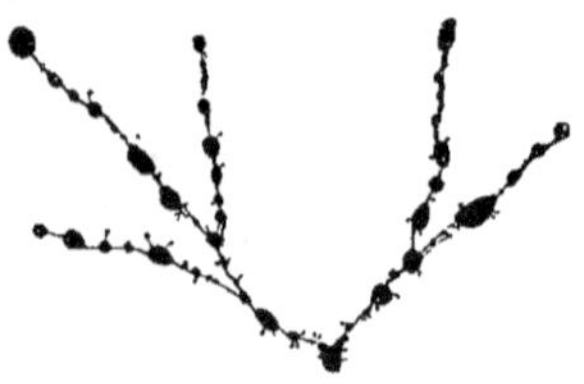

Fig. 276.

Ramifications protoplasmiques d'une cellule pyramidale d'une souris adulte, épuisée par la fatigue (d'après Manouélian).

profondes se manifestent sur les ramifications protoplasmiques des cellules pyramidales de l'écorce. Ces ramifications, comme nous le verrons plus loin (voy. *Cerveau*) sont hérissées latéralement d'une multitude de petites aspérités, assez régulièrement distribuées (fig. 275), ayant, suivant le cas, la forme de petites épines ou l'aspect d'appendices piriformes. Eh bien, sous l'action des narcotiques précités, ces appendices s'atténuent ou disparaissent même complétement : ils rentrent dans la tige protoplasmique sur laquelle ils sont implantés. D'autre part les ramifications protoplasmiques deviennent plus épaisses et nous présentent çà et là des renflements, arrondis ou ovalaires, qui lui donnent un aspect moniliforme (*état perlé* de certains auteurs).

La même année et dans le même laboratoire, Mlle Stephanowska, en employant tour à tour l'action des vapeurs d'éther, l'inhalation du gaz d'éclairage, l'excitation du cerveau, constate, sur les cellules de l'écorce, les mêmes modifications que celles signalées par Demoor.

Cette année même (1898) Manouélian, dans le laboratoire de Mathias Duval, a endormi des animaux, non plus par les narcotiques ou les anesthésiques, mais par la fatigue. « A cet effet, s'adressant à des souris, il les a soumises à des actions incessantes, les agitant, les piquant dans leur cage, de façon à ne pas leur laisser prendre le moindre instant de repos. Alors les animaux tombaient épuisés, haletants, en instance de sommeil ; le plus souvent, ils se montraient insensibles à de nouvelles excitations ; ils dormaient par excès de fatigue (Mathias Duval). » Or, dans ces conditions, Manouélian a vu se produire, sur les ramifications protoplasmiques des cellules pyramidales de l'écorce cérébrale, des transformations (fig. 276) qui rappellent exactement celles

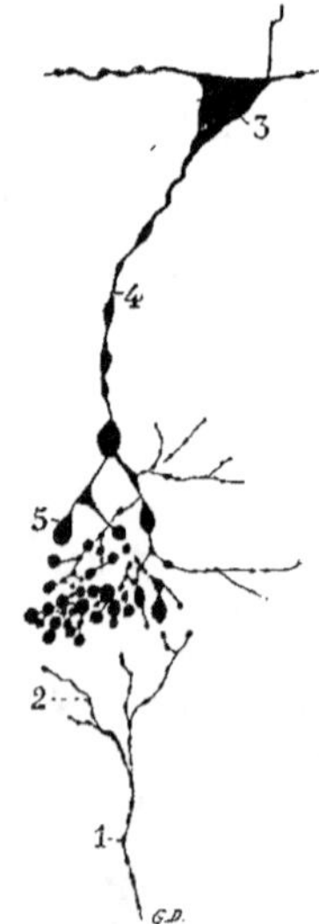

Fig. 277.

Cellule du bulbe olfactif de la souris adulte épuisée par la fatigue (d'après Manouélian).

1, fibrille olfactive. — 2, son arborisation terminale. — 3, cellule mitrale, avec : 4, son prolongement protoplasmique; 5, son arborisation terminale.

que produisent les anesthésiques, à savoir : la disparition des épines et la présence, sur les ramifications en question, de renflements en boule (un véritable *état perlé*). Il est rationnel de penser que ces ramifications protoplasmiques ne peuvent augmenter d'épaisseur, sans diminuer en même temps de longueur, diminution de longueur qui entraîne nécessairement comme conséquence des modifications dans les rapports de leurs arborisations terminales et, probablement, des cessations de contact entre ces arborisations terminales et les arborisations des neurones voisins. Mais cette cessation de contact réciproque entre deux neurones, parfaitement articulés dans les conditions normales, elle a été nettement constatée par Manouélian dans les glomérules du bulbe de l'olfactif, où s'enchevêtrent (s'articulent), comme nous le verrons plus loin à propos de la voie olfactive, l'arborisation terminale cylindraxile de la cellule olfactive et l'arborisation terminale protoplasmique de la cellule mitrale. « Nous avons eu sous les yeux, écrit Mathias Duval, deux ou trois pièces où la *désarticulation* est évidente : les arborisations, qui se pénètrent à l'état normal, se sont écartées comme les doigts des deux mains qui se séparent après s'être enlacées. » Nous représentons ci-contre l'une de ces pièces : on voit très nettement que, par suite de leur passage à l'état perlé et du retrait qui en est la conséquence, les ramifications protoplasmiques de la cellule initiale (3) ont perdu tout contact avec l'arborisation terminale de la fibrille olfactive (1).

Nous ajouterons que Odier, dans des recherches fort intéressantes faites, au commencement de 1898, dans le laboratoire d'histologie de la faculté de médecine de Genève, a observé lui aussi, sur les cellules nerveuses de la moelle épinière, une série de faits entièrement confirmatifs de ceux que nous venons d'exposer.

La théorie de l'amœboïsme des cellules nerveuses tend donc à passer de l'état hypothétique à l'état de fait anatomiquement constaté. Par conséquent, les explications que nous avons données ci-dessus du sommeil physiologique ou provoqué, des paralysies essentielles, de l'éducation, etc., ne sont pas seulement des explications ingénieuses. Elles sont, probablement aussi, des explications vraies.

f. *Hypothèse de Mathias Duval : nerfs incitateurs des mouvements amœboïdes.* — L'amœboïsme des cellules nerveuses étant admis, il est naturel de se demander comment les arborisations protoplasmiques terminales sont incitées, soit à s'étendre, soit à se

retirer, autrement dit à prendre contact (*s'articuler*) avec les neurones voisins ou à interrompre
ces contacts (*se désarticuler*). C'est là une question bien embarrassante, qui de longtemps sans
doute ne pourra être résolue d'une façon nette et précise.

Nous verrons plus loin, en étudiant les origines et les terminaisons réelles des nerfs craniens,
que les deux nerfs optique et olfactif possèdent chacun un certain nombre de *fibres centrifuges*,
lesquelles ont leur cellule d'origine dans le cerveau et vien-
nent se terminer, pour le premier nerf dans la rétine, pour
le second dans le bulbe olfactif. La signification fonctionnelle de ces fibres centrifuges est fort obscure. CAJAL, en
ce qui concerne celles des nerfs optiques, pense qu'elles ont
pour fonction d'agir sur les prolongements des spongioblastes de la rétine. SOUKHANOFF, à son tour, suppose qu'elles
transportent « des impulsions centrales qui régularisent et
donnent du tonus à la substance protoplasmique des neurones périphériques ».

MATHIAS DUVAL et ses deux élèves, DEYBER et MANOUÉLIAN,
se rangeant à l'avis de CAJAL et de SOUKHANOFF, pensent
eux aussi que les fibres centrifuges en question ont une
influence certaine sur le fonctionnement des cellules nerveuses autour desquelles elles se terminent, mais ils spéci-
fient nettement que cette influence s'exerce tout particulièrement sur leurs prolongements protoplasmiques. Pour
eux, les fibres centrifuges, ou plus exactement, les cellules
cérébrales dont elles dérivent, seraient comme les agents
régulateurs des mouvements amœboïdes. « Par l'entre-
mise de ces fibres, écrit MANOUÉLIAN, les cellules cérébrales
commanderaient les arborisations protoplasmiques des
neurones olfactifs cérébraux (cellules mitrales du bulbe
olfactif) ; elles en provoqueraient l'état de rétraction ou

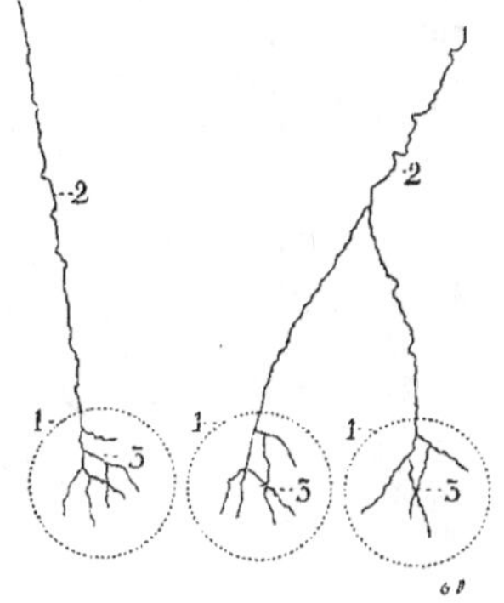

Fig. 278.

Fibres centrifuges intra-glomérulaires du
bulbe olfactif de la souris adulte (d'après
MANOUÉLIAN).

1, 1, 1, trois glomérules olfactifs. — 2, 2, deux
fibres centrifuges, provenant du cerveau. — 3, 3, 3,
leurs arborisations terminales.

d'allongement et, par là, présideraient à un passage plus
ou moins facile du courant nerveux. » Les fibres nerveuses centrifuges deviennent ainsi des *fibres
commandant à d'autres fibres*, d'où le nombre de *nervi nervorum* sous lequel les désigne
MATHIAS DUVAL.

§ 11. — ÉLÉMENTS DE SOUTIEN

Entre les éléments essentiels des centres nerveux, les fibres et les cellules nerveuses, se disposent, à titre d'éléments accessoires, deux ordres de cellules : les
cellules épendymaires et les *cellules de la névroglie*. Ces deux ordres de cellules
forment par leur ensemble ce qu'on est convenu d'appeler le *tissu de soutènement
des centres*, ce que VIRCHOW, depuis longtemps déjà, a désigné sous le nom de
névroglie. Le tissu conjonctif vrai, abstraction faite de celui qui entre dans la
constitution des vaisseaux, n'existe pas dans le névraxe.

1° **Cellules épendymaires.** — Les cellules épendymaires (*cellules épithéliales
de quelques auteurs*) se disposent tout autour du canal central qui s'étend d'une
extrémité à l'autre de l'axe encéphalo-médullaire, canal très étroit au niveau de la
moelle, très large au contraire au niveau de l'encéphale où il forme les ventricules. Ces cellules se disposent en une rangée unique, mais cette rangée est partout continue et, de ce fait, constitue la paroi des cavités précitées.

Morphologiquement, les cellules épendymaires sont cylindroïdes, plus larges
cependant à l'extrémité qui regarde le canal (base) qu'à l'extrémité opposée
(sommet). Elles se composent essentiellement : 1° d'une masse protoplasmique,
légèrement granuleuse ; 2° d'un noyau volumineux, arrondi et ovalaire, plus
rapproché de la base de la cellule que de son sommet et renfermant un ou
plusieurs nucléoles. Sur la base de la cellule se voit un mince plateau, de nature
cuticulaire.

Etudiées chez l'embryon et sur des préparations faites à l'aide de la méthode de

Golgi (fig. 279), les cellules épendymaires présentent deux prolongements, l'un central, l'autre périphérique. — Le *prolongement central*, très épais mais très court, se porte à la surface du canal de l'épendyme et s'y termine ordinairement par une sorte de filament beaucoup plus grêle, rarement rectiligne, le plus souvent incurvé ou même flexueux, qui flotte librement dans la lumière du canal. Longtemps on a pris ce prolongement central pour un cil vibratile ; il est reconnu aujourd'hui qu'il n'est, comme le plateau qu'il surmonte, qu'une production cuticulaire. — Le *prolongement périphérique*, plus mince que le précédent, mais surtout beaucoup plus long, s'éloigne du canal central en suivant une direction radiaire. Il traverse ainsi du centre à la périphérie toute l'épaisseur du névraxe et, arrivé à sa surface extérieure, il se termine par un petit renflement de forme conique dont la base répond à la pie-mère. Dans leur ensemble, les bases de ces petits renflements terminaux forment sur la surface libre de la moelle une sorte de membrane limitante continue, revêtant l'aspect d'une mosaïque (LENHOSSÉK) : c'est la *membrane limitante méningée* de His, le *revêtement névroglique endothéliforme* de RENAUT. Au cours de leur trajet, les prolongements périphériques des cellules épendymaires ne s'anastomosent jamais entre eux. De plus, ils ne se ramifient pas comme le font les prolongements protoplasmiques des neurones : tout au plus, en voit-on un certain nombre, au moment d'atteindre la pie-mère, se diviser en deux branches, toutes les deux terminales (fig. 280).

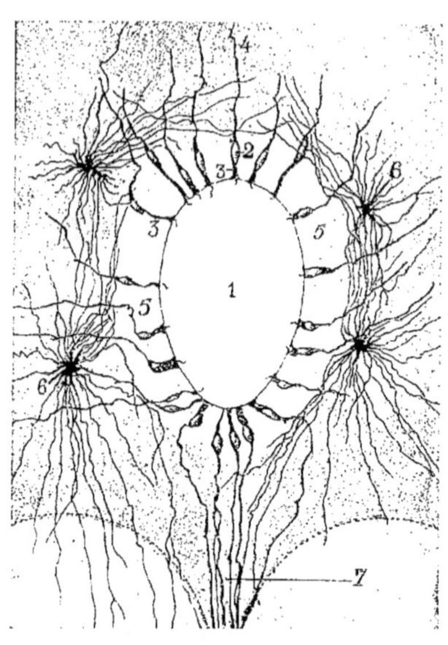

Fig. 279.

Cellules épendymaires et substance gélatineuse centrale (embryon humain de 24 centimètres, d'après LENHOSSÉK).

1, canal central. — 2, cellules épendymaires, avec : 3, leur prolongement central ; 4, leur prolongement périphérique. — 5, substance gélatineuse centrale. — 6 6, cellules névrogliques. — 7, cône épendymaire postérieur.

Une question encore controversée, c'est de savoir si ces deux ordres de prolongements, dont l'existence est si nette pendant la vie embryonnaire, persistent chez l'adulte. Le fait n'est pas douteux pour les vertébrés inférieurs (poissons, reptiles, batraciens), qui conservent toute leur vie la disposition fœtale. En est-il de même chez les mammifères ? Les histologistes s'accordent bien à admettre que le prolongement central, celui qui se dirige vers le canal de l'épendyme, n'existe plus chez l'adulte. Mais, en ce qui concerne le prolongement périphérique, les avis sont partagés. RAMON Y CAJAL, RETZIUS, SALA pensent que ce dernier prolongement s'atrophie peu à peu au cours du développement ontogénique, de telle sorte que, chez l'adulte, il se termine par une extrémité libre à une faible distance du canal épendymaire. LENHOSSÉK, toutefois, s'élève contre cette opinion : en dehors de la période fœtale, dit-il, l'imprégnation chromo-argentique (méthode de Golgi) réussit mal et, si les prolongements en question paraissent se terminer tout au voisinage de leur cellule d'origine, c'est qu'ils n'ont été imprégnés que dans leur portion initiale ; mais l'autre portion n'en existe pas moins et, pour LENHOSSÉK, les prolongements périphériques des cellules épendymaires s'étendent, chez l'adulte comme chez l'embryon, jusqu'à la surface extérieure du névraxe. La question, on le voit, appelle de nouvelles recherches.

Envisagées au point de vue de leur origine embryonnaire, les cellules de l'épen-

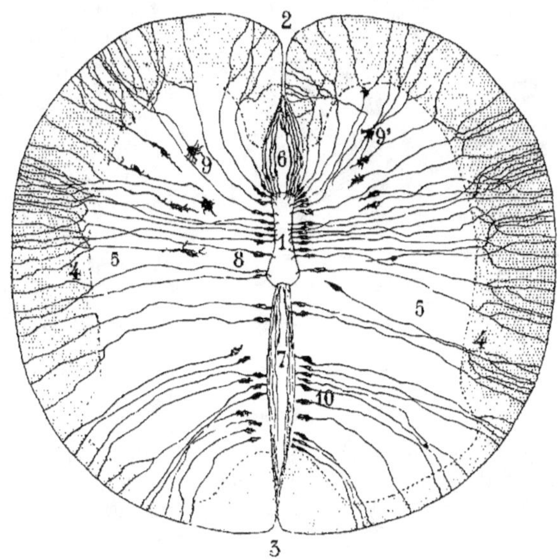

Fig. 280.

Coupe horizontale de la moelle d'un embryon humain de 3 centimètres, pour montrer les cellules épendymaires et les cellules névrogliques en voie d'évolution (d'après Retzius).

1. canal central. 2. sillon médian antérieur. 3. sillon médian postérieur. — 4. substance blanche. — 5. substance grise. — 6, cône épendymaire antérieur. — 7, cône épendymaire postérieur (futur septum postérieur). — 8, cellules épendymaires. — 9.9, cellules névrogliques à divers degrés de développement: la plupart d'entre elles ont perdu leur prolongement central et se sont plus ou moins écartées du canal épendymaire ; quelques-unes, notamment celle qui est indiquée par le chiffre 9. a déjà un certain nombre de ses prolongements de nouvelle formation. — 10, cellules névrogliques, orientées en sens radiaire, non plus par rapport au canal central, mais par rapport au septum postérieur.

dyme dérivent directement des cellules épithéliales qui revêtent le canal médullaire primitif (*spongioblastes* de His). Elles ont donc une origine ectodermique.

2° Cellules de la névroglie. — Les cellules de la névroglie, encore appelées *cellules de Deiters* du nom de l'auteur qui les a décrites pour la première fois, se rencontrent dans toute l'étendue des centres nerveux, mais elles sont beaucoup plus abondantes dans la substance blanche que dans la substance grise. Ce sont, en général, des cellules de toutes petites dimensions (de 8 à 10 μ en moyenne), s'interposant entre les éléments nerveux et revêtant exactement la forme des espaces dans lesquels elles se trouvent. C'est assez dire qu'elles présentent sur leur surface extérieure l'empreinte des divers éléments histologiques avec lesquels elles sont en contact et, de ce fait, qu'elles ont des formes très irrégulières. Au point de vue structural, elles se composent (fig. 284) : 1° d'une masse protoplasmique, tantôt homogène, tantôt finement granuleuse ; 2° d'un noyau arrondi, à contours très nets, se colorant vivement par le carmin et renfermant un certain nombre de granulations foncées.

Ce qui caractérise avant tout, morphologiquement, les cellules névrogliques, c'est la présence de prolongements, toujours très nombreux, qui se détachent de tout leur pourtour et rayonnent ensuite dans tous les sens. Ces prolongements sont quelquefois relativement courts, auquel cas les cellules qui les portent ressemblent assez bien à une sorte de sphère épineuse. Mais, le plus souvent, ils s'étendent à une grande distance et, comme d'autre part ils sont très minces et orientés dans toutes les directions, il en résulte que l'élément histologique tout entier rappelle jusqu'à un certain point l'aspect d'une araignée avec son corps mince et ses longues pattes grêles (fig. 262) : de là le nom de *cellules-araignées* (*Spinnenzellen*) qui a été donné par JASTROWITZ aux cellules névrogliques, dénomination qui est encore employée par certains auteurs.

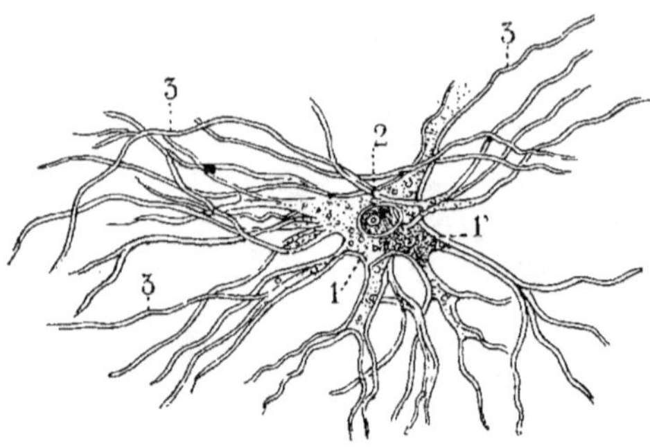

Fig. 281.

Cellule névroglique de l'écorce cérébrale d'un supplicié (d'après VIGNAL).

1,1', corps cellulaire. — 2, noyau. — 3,3, prolongements.

précités de simples expansions du protoplasma des cellules névrogliques, RANVIER (*Techn. histol.*, p. 819) admet que ces prolongements « ne partent pas de la cellule et ne font que la traverser. Ils passent à côté du noyau et sont plongés dans le protoplasma qui l'entoure. Lorsqu'ils émergent de la cellule, le protoplasma les accompagne encore sur une certaine longueur et souvent en unit deux ou trois, qui se séparent ensuite ». Tout récemment, WEIGERT s'est rangé à cette opinion.

Quoi qu'il en soit, les prolongements des cellules névrogliques, qu'ils soient longs ou courts, conservent dans toute leur longueur un diamètre à peu près invariable. D'autre part, et c'est là un des traits caractéristiques de leur nature, ils ne présentent, pour la plupart, aucune trace de

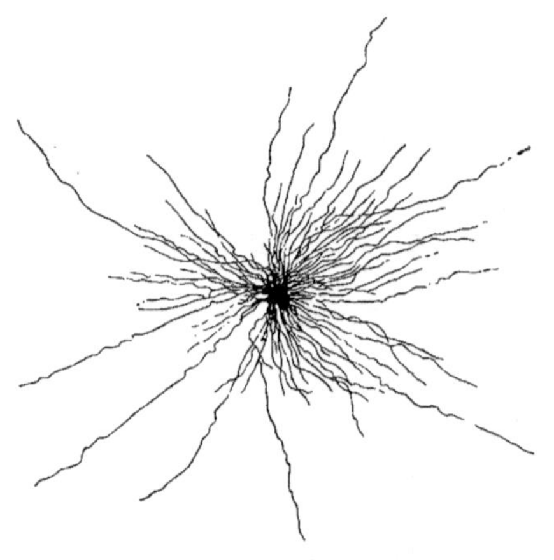

Fig. 282.

Une cellule-araignée de la moelle épinière d'un enfant de neuf mois (d'après LENHOSSÉK).

division et ne s'anastomosent jamais, soit entre eux, soit avec les prolongements semblables des cellules névrogliques voisines. En conséquence, les cellules de la névroglie nous apparaissent, au même titre que les cellules nerveuses ou neurones, comme des éléments indépendants.

Mais, si les fibres névrogliques ne présentent pas d'anastomoses au sens précis du mot, elles prennent réciproquement contact, s'accolent les unes aux autres, s'entrecroisent dans les sens les plus divers, de façon à former dans leur ensemble une sorte de feutrage tout aussi complexe et tout aussi inextricable que celui

formé par les prolongements des cellules nerveuses. Ce feutrage (fig. 283), partou
continu à lui-même, occupe, avec une disposition un peu particulière pour chaque
région, toute l'étendue du névraxe. Sous forme de cloisons, tantôt relativement
épaisses (*septa*), tantôt d'une minceur extrême (*septula*), il s'insinue entre les
éléments nerveux, les divise en segments plus ou moins importants, les maintient
dans leur situation respective en même temps qu'il sert de soutien à leurs vais-

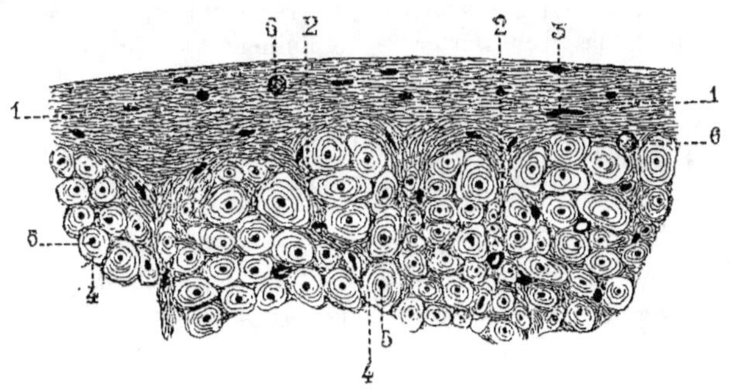

Fig. 283.

Coupe transversale du cordon latéral de la moelle épinière, au niveau du faisceau
cérébelleux direct (d'après SCHÄFER).

1, névroglie corticale ou marginale. — 2,2. cloisons névrogliques. — 3,3, cellules de la névroglie. — 4, une fibre
nerveuse. avec 5, son cylindre. — 6, un corpuscule amylacé.

seaux nourriciers : ainsi s'explique le mot de *tissu de soutènement*, sous lequel
on désigne la névroglie. Les rapports des vaisseaux avec les cloisons névrogliques sont intimes. Quelques histologistes ont même émis l'opinion que les
prolongements des cellules de la névroglie entrent en contact, par leur extrémité, avec les parois des capillaires et, de ce fait, pourraient bien avoir un rôle
dans le transport des sucs nutritifs; mais c'est là une opinion encore tout
hypothétique.

La névroglie est, comme on le voit, un tissu intercalaire : c'est l'ancienne
substance amorphe des centres nerveux de ROBIN, le *tissu conjonctif des centres*
de certains histologistes. Nous devons faire remarquer, toutefois, que ces deux
dernières dénominations consacrent deux erreurs : la première, une erreur
d'observation, car la névroglie est essentiellement constituée par un élément
figuré, la cellule névroglique; la seconde, une erreur d'interprétation, car le
tissu névroglique diffère essentiellement, quant à sa nature et à son origine, du
tissu conjonctif vrai.

Il est admis aujourd'hui par la grande majorité des histologistes que les cellules
de la névroglie ont exactement la même origine que les cellules épendymaires ci-
dessus décrites : comme elles, elles proviennent, par une différenciation spéciale,
des cellules épithéliales qui tapissent le canal médullaire primitif et, par conséquent, sont des dérivés ectodermiques. Le fait avait été énoncé depuis longtemps
déjà par M. DUVAL (1877), par RENAUT (1882), par RANVIER (1883), et il a été confirmé, dans ces derniers temps, par les histologistes qui se sont le plus occupés
de la structure des centres nerveux, par NANSEN, par RAMON Y CAJAL, par LENHOSSEK,
par VAN GEHUCHTEN, etc. Nous nous en tiendrons pour l'instant à cette simple affirmation. Nous reviendrons sur cette question à propos de la structure de la moelle
épinière et nous indiquerons alors les diverses phases évolutives que suivent les

cellules épithéliales primitives ou spongioblastes pour devenir cellules névrogliques.

§ III. — Vaisseaux sanguins

Les centres nerveux, comme tous les organes auxquels sont dévolues des fonctions importantes, sont très vasculaires. Ils reçoivent, en effet, comme nous le verrons plus tard, des troncs artériels volumineux : artère cérébrale antérieure artère cérébrale moyenne, tronc basilaire, etc. Nous ferons remarquer tout de suite que ces troncs artériels ne pénètrent pas dans la masse nerveuse au niveau d'un hile pour s'y diviser en branches et en rameaux, comme cela s'observe pour la plupart de nos viscères, le foie et la rate par exemple. Tout autre est le mode d'irrigation du névraxe. On conçoit, en effet, que des artères volumineuses, avec leurs brusques alternatives de retrait et d'expansion, ne pourraient se trouver en contact avec des éléments aussi délicats que le sont les neurones, sans jeter un trouble plus ou moins profond dans le fonctionnement de ces derniers. Se comportant donc ici d'une façon toute spéciale, les artères destinées au névraxe se ramifient tout autour de l'organe dans une membrane appelée *pie-mère* et ce n'est qu'à l'état de vaisseaux de petit calibre qu'ils abordent la masse nerveuse et pénètrent dans son épaisseur.

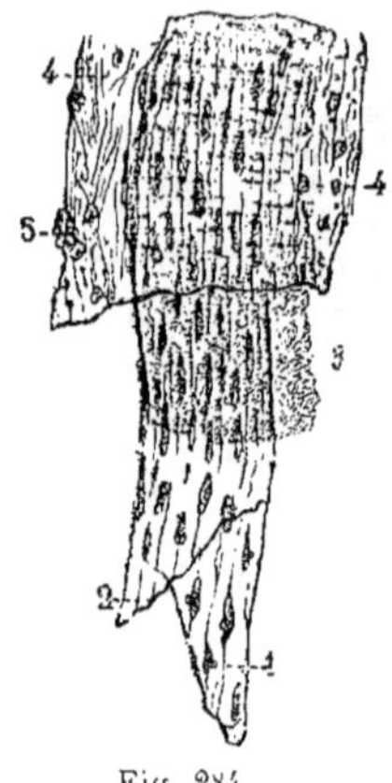

Fig. 284.

Artère cérébrale de grosseur moyenne, déchirée de façon à montrer ses différentes couches dans leur ordre de superposition (d'après Obersteiner).

1. endothélium. — 2, membrane fenêtrée. — 3, tunique musculaire. — 4, adventice, avec 5, pigment.

Histologiquement, les artères des centres nerveux (sauf celles de tout petit calibre) nous présentent encore quatre couches qui sont en allant de dedans en dehors (fig. 284) : 1° une *couche endothéliale*, formée par des cellules allongées dans le sens du vaisseau ; 2° une *couche élastique*, très mince, ne possédant ni cellules, ni noyaux, présentant çà et là de petits points clairs qui sont peut-être des trous (*membrane fenêtrée* de quelques auteurs) ; 3° une *couche musculaire*, formée par des fibres lisses disposées en travers par rapport à l'axe de l'artère ; 4° une *couche conjonctive*, appelée *adventice*.

Arrivées dans l'intérieur du névraxe, les artères cheminent en sens radiaire le long des cloisons névrogliques qui leur servent de support. Elles se divisent et se subdivisent, sans jamais s'anastomoser et, finalement, se résolvent en des réseaux de capillaires. Ces réseaux diffèrent, quant à leur disposition fondamentale, pour la substance blanche et pour la substance grise. — *Dans la substance blanche*, qui est principalement formée par des fibres, les mailles du réseau sont allongées dans le sens de la direction de ces fibres. Suivant la remarque de Renaut, elles sont arciformes, c'est-à-dire recourbées en forme d'**U** et s'agencent de telle façon que les branches des **U** superposées s'insèrent sur le plein des **U** placés au-dessus et au-dessous. — *Dans la substance grise*, les mailles du réseau capillaire diffèrent de celles du réseau précédent en ce qu'elles ont des dimensions à peu près égales dans tous les sens et, d'autre part, qu'elles sont beaucoup plus serrées. La richesse particulière du réseau vasculaire dans la substance grise est en rapport avec ce fait anatomique que cette substance est essentiellement constituée par des cellules nerveuses, au niveau desquelles les échanges nutritifs s'effectuent avec une activité plus grande que partout ailleurs.

Les réseaux capillaires des centres nerveux donnent naissance à des veinules, celles-ci à des veines, qui gagnent, par des trajets divers, la surface extérieure du névraxe. Ces veines suivent, tantôt le même trajet que les artères correspondantes, tantôt un trajet absolument indépendant.

Ce qui caractérise avant tout, au point de vue morphologique, les vaisseaux sanguins des centres nerveux, c'est qu'ils sont entourés par une gaine à signification spéciale, qui se rattache à la circulation lymphatique et que nous allons décrire dans le paragraphe suivant.

§ IV. — Voies lymphatiques

Les centres nerveux sont entièrement dépourvus de réseaux lymphatiques canaliculés. La lymphe y circule dans les espaces interorganiques et dans les gaines qui entourent les vaisseaux.

1° Espaces interorganiques. — Ces espaces, décrits tout d'abord par Obersteiner, puis par Klebs, par Rossbach et Sehrwald, sont situés, comme leur nom l'indique, entre les éléments nerveux et leurs éléments de soutien. Ce ne sont, bien entendu, que de simples interstices, sans revêtement endothélial, tels qu'on les rencontre dans bon nombre de nos viscères (fig. 285).

L'existence des espaces lymphatiques péricellulaires n'est pas admise par tous les histologistes et, pour plusieurs d'entre eux, ils ne seraient que des productions artificielles, provenant de ce fait que, sous l'influence des réactifs durcissants auxquels on soumet les segments nerveux destinés à l'étude, les corps cellulaires se rétractent et diminuent de volume, laissant autour d'eux une sorte de vide, dont les dimensions sont naturellement en rapport avec le degré de la rétraction. L'objection n'est certes pas sans valeur, mais elle n'est pas non plus sans réplique : car nous pouvons parfaitement admettre que la rétraction que subit le corps cellulaire du fait des réactifs n'a fait qu'agrandir et rendre plus nette une cavité qui existe

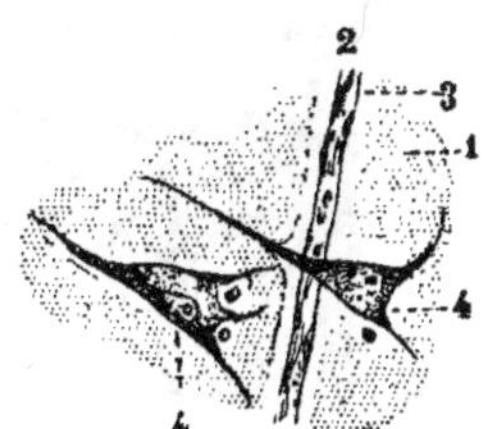

Fig. 285.

Espaces lymphatiques des centres nerveux, une portion de la corne d'Ammon (d'après Obersteiner).

1, substance nerveuse. — 2, un capillaire sanguin. — 3, gaine lymphatique (espace de His). — 4,4, deux cellules nerveuses autour desquelles se trouvent des espaces lymphatiques, dits espaces péricellulaires ; dans ces espaces se voient des corpuscules lymphatiques.

normalement. Deux faits militent en faveur de cette dernière interprétation : le premier, c'est qu'on rencontre parfois, autour des cellules nerveuses, des corpuscules lymphatiques doués de mouvements amiboïdes ; le second c'est que, sous l'influence d'un processus inflammatoire ou à la suite d'un simple œdème, ces corpuscules lymphatiques se multiplient au point de former de véritables traînées plus ou moins continues.

Il existe donc, tout autour des éléments nerveux, des espaces lymphatiques, qui séparent ces derniers des éléments voisins, espaces très étroits et pour ainsi dire virtuels dans les conditions physiologiques ordinaires, mais susceptibles de s'élargir, soit (sur le sujet vivant) sous l'action de certains processus morbides tels que l'inflammation et l'œdème, soit (sur le sujet mort) à la suite d'une injection expérimentale poussée dans l'épaisseur du névraxe.

2° Gaines lymphatiques. — Robin a constaté le premier, en 1858, tout autour des vaisseaux des centres nerveux, l'existence d'une membrane, qui les enveloppe à la manière d'un cylindre creux ou d'un manchon, en laissant un intervalle entre elle et le vaisseau : c'est, si l'on veut, un tube membraneux d'un diamètre plus grand, dans lequel se trouve inclus, libre et flottant, le vaisseau sanguin. Telle est la gaine lymphatique (fig. 286).

La paroi de cette gaine, toujours très mince, est une dépendance de l'adventice, comme nous le verrons plus loin. Histologiquement, elle est constituée, du moins pour les gros vaisseaux, par des faisceaux extrêmement minces et délicats de tissu conjonctif, le long desquels se disposent de simples noyaux ou de véritables cellules plates, fusiformes ou losangiques (Lépine). Sa surface extérieure répond aux éléments nerveux. Sa surface intérieure regarde le vaisseau, dont elle est séparée par un intervalle qui varie suivant les cas, de 10 à 30 μ.

Cet espace circulaire qui sépare le vaisseau de la gaine précitée est cloisonné çà et là par de fines trabécules, qui s'étendent de sa paroi externe à sa paroi interne. Il est comblé par un liquide clair et transparent, qui, au point de vue de sa signification morphologique, doit être considéré comme de la lymphe. Il renferme, en proportions variables, des corpuscules lymphatiques, des granulations graisseuses et parfois même de « véritables gouttes d'huile, pouvant atteindre 1 centième de millimètre et même plus » (Robin). On y rencontre aussi, dans certains cas et en dehors de tout état pathologique, des grains d'hématoïdine, qui vraisemblablement sont arrivés là en traversant la paroi du vaisseau. D'après Lépine, ces granulations d'hématoïdine seraient situées, non pas dans la cavité périvasculaire elle-même, mais dans l'épaisseur de la gaine.

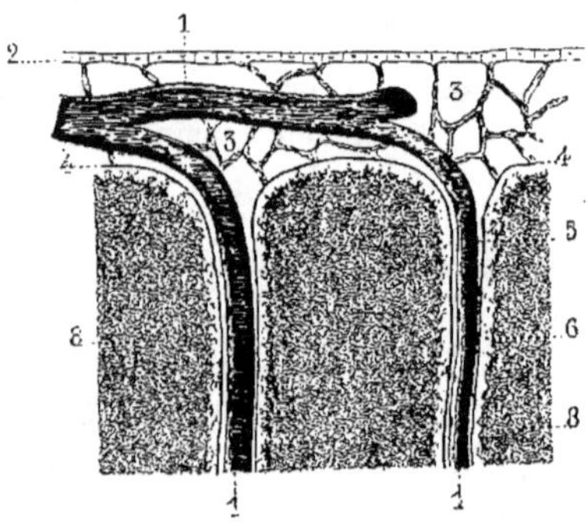

Fig. 286.

Coupe transversale d'une circonvolution cérébrale et de ses enveloppes : gaines adventitielle et péri-adventitielle (demi-schématique, imitée de A. Key et Retzius).

1,1, vaisseaux. — 2. feuillet viscéral de l'arachnoïde. — 3. espaces sous-arachnoïdiens. — 4. pie-mère, s'enfonçant en forme d'entonnoir dans la substance cérébrale et se continuant avec l'adventice du vaisseau. — 5. espace lymphatique adventitiel. — 6. espace lymphatique périadventitiel. — 7, espaces épicérébraux de His. — 8. substance cérébrale.

Les gaines lymphatiques s'observent à la fois sur les veinules et sur les artérioles, mais elles sont toujours plus développées sur ce dernier ordre de vaisseaux que sur le premier. Au moment où l'artère devient capillaire vrai, l'espace lymphatique se termine par une sorte de cul-de-sac : ce n'est pas que la gaine cesse brusquement d'exister, mais elle s'applique, à ce niveau, contre la paroi du capillaire, en ne laissant entre elle et le vaisseau aucun vide. Du côté périphérique, les gaines lymphatiques s'étendent jusqu'à la surface extérieure du névraxe et, là (fig. 286), s'ouvrent dans les espaces sous-arachnoïdiens, qui deviennent ainsi leur rendez-vous commun. Vice versa, on peut dire, avec autant de justesse, que les gaines lymphatiques des vaisseaux des centres nerveux sont des prolongements intra-cérébraux et intra-spinaux des espaces sous-arachnoïdiens.

Nous ajouterons, en ce qui concerne la constitution anatomique des gaines lymphatiques, que Eberth a signalé l'existence, sur l'une et l'autre de leurs parois, d'un revêtement endothélial continu. Ce revêtement endothélial se rencontrerait de même sur les fines trabécules qui vont d'une paroi à l'autre. De ce fait, les gaines lymphatiques deviennent comme autant de « séreuses minuscules, qui se sont développées à l'état de poches distinctes, pour former un organe protecteur et atténuateur des actions mécaniques qui se passent entre les vaisseaux et les tissus nerveux ambiants » (RENAUT).

Gaines péri-adventitielles, espaces épispinaux et épicérébraux. — Les gaines lymphatiques périvasculaires que nous venons de décrire dans les centres nerveux se trouvent situées, tantôt dans l'épaisseur de la tunique adventice des vaisseaux, tantôt, comme c'est le cas pour les vaisseaux de tout petit calibre, entre cette tunique adventice et la tunique musculaire. Elle est donc, suivant les cas, *intra-adventitielle* ou *sous-adventitielle*.

A la suite de quelques injections heureuses, His (1865) a constaté, tout autour de la gaine adventitielle, une deuxième gaine qui entoure la première à la manière d'un manchon et qui, par conséquent, se trouve limitée, d'une part par la tunique adventice du vaisseau, d'autre part par les éléments histologiques constitutifs des centres. Cette deuxième gaine se distingue nettement de la première par sa situation : elle est *sus-adventitielle* ou *périadventitielle*. His affirme du reste, que les deux gaines sont entièrement indépendantes l'une de l'autre, je veux dire ne communiquent sur aucun point. Du côté central, les gaines périadventitielles font suite vraisemblablement aux espaces péricellulaires ci-dessus décrits. Du côté périphérique, elles viennent aboutir à un système de lacunes, qui se trouvent creusées entre la surface extérieure des centres nerveux et la pie-mère qui les recouvre : ce sont, suivant les régions (moelle, cervelet, cerveau) que l'on considère, les *espaces épispinaux, épicérébelleux et épicérébraux* de His.

Admises par les uns, considérées par d'autres comme des productions artificielles, les gaines périadventitielles me paraissent avoir la même signification que les espaces péricellulaires. Ce sont de simples interstices, à peu près virtuels dans les conditions ordinaires, mais susceptibles, à la suite de piqûres suivies d'injection ou bien dans certaines conditions pathologiques, de s'élargir et d'acquérir ainsi une capacité réelle. Comme dans les gaines adventitielles, la lymphe y circule de dedans en dehors et vient très probablement se jeter, soit par simple filtration, soit grâce à des communications encore mal connues, dans les espaces sous-arachnoïdiens.

§ V. — DIVISION DES CENTRES NERVEUX

Le système nerveux central, revêtant tout naturellement la même configuration générale que le conduit osseux qui le loge et le protège, se présente à nous sous la forme d'une longue tige cylindrique, la *moelle épinière* (fig. 287,5), couronnée à son extrémité supérieure par un renflement volumineux, l'*encéphale* (fig. 287,1).

La moelle épinière occupe le canal rachidien ; l'encéphale, la cavité cranienne. Ces deux portions extrêmes du névraxe sont unies l'une à l'autre par une portion intermédiaire, le *bulbe rachidien* (fig. 287,4), lequel traverse le trou occipital et répond à la fois au crâne et au rachis.

Nous étudierons tout d'abord la moelle épinière. Nous décrirons ensuite le bulbe rachidien, qui lui fait suite et terminerons notre étude, par la description de l'encéphale. La masse encéphalique se divise en trois portions, savoir : une portion volumineuse, occupant à elle seule les neuf dixièmes de la cavité cranienne, le *cerveau ;* une portion plus petite, située au-dessous et en arrière de la précédente, le *cervelet ;* une portion plus petite encore, couchée dans la gouttière basilaire, l'*isthme de l'encéphale*, reliant le cervelet au cerveau et celui-ci au bulbe rachidien. Le cerveau étant l'aboutissant de la plupart

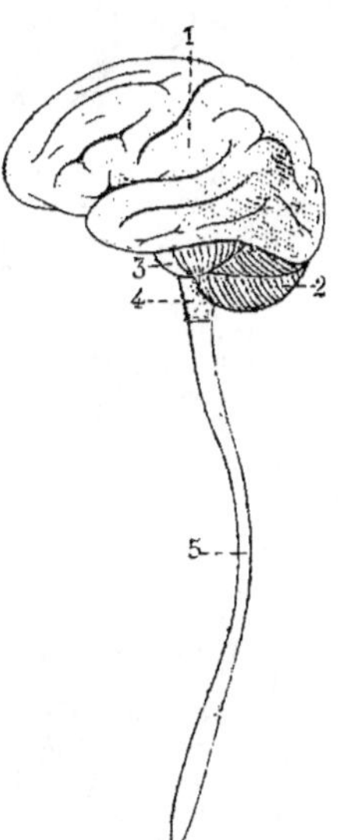

Fig. 287.

Schéma représentant l'ensemble du névraxe.

1, cerveau. — 2, cervelet. — 3, isthme de l'encéphale. — 4, bulbe rachidien. — 5, moelle épinière.

des faisceaux qui naissent de la moelle et du bulbe, c'est par le cerveau que nous devrons naturellement terminer l'étude du névraxe. D'autre part, l'isthme de l'encéphale présentant dans sa constitution, à côté des éléments qui proviennent du bulbe et de la moelle, des éléments qui lui sont transmis par le cervelet, nous aurons tout avantage, et cela au grand bénéfice de la clarté, à étudier préalablement le cervelet. Nous décrirons donc les cinq parties constituantes du névraxe proprement dit dans l'ordre suivant :

1° La *moelle épinière* ;
2° Le *bulbe rachidien* ;
3° Le *cervelet* ;
4° L'*isthme de l'encéphale* ;
5° Le *cerveau.*

C'est dans l'épaisseur des centres nerveux que naissent ou se terminent les nerfs, soit rachidiens, soit craniens. Nous croyons être utile aux élèves en résumant, dans un chapitre spécial (ch. vi), tout ce qui a trait à leur *origine* où à leur *terminaison réelle*, question si importante et si profondément remaniée dans ces dernières années.

Envisagés dans leurs rapports avec le canal squelettique où ils sont contenus, la moelle, le bulbe et l'encéphale ne sont pas directement en contact avec la paroi osseuse de ce conduit. Ils en sont séparés, dans toute leur étendue, par un système d'enveloppes membraneuses, qui les entourent de toutes parts et auxquelles on a donné le nom de *méninges*. Leur étude est inséparable de celle du système nerveux central. Nous leur consacrerons notre septième et dernier chapitre.

A consulter, au sujet de l'anatomie générale des centres nerveux, parmi les publications récentes : KEY et RETZIUS, *Studien in der Anatomie des Nervensystems und des Bindegewebes*, Stockholm, 1876 ; — RANVIER, *Leçons sur l'histologie du système nerveux*. Paris, 1878 ; — BELLONCI. *Ricerche comparative sulla struttura di centri nervosi*, Roma, 1880 ; — RANVIER, *De la névroglie*. Arch. de Physiol. norm. et path., 1883 ; — GIERKE, *Die Stützsubstanz des Centralnervensystems*. Arch. f. mikr. Anat., 1885 et 1886 ; — FÉRÉ, *Traité élémentaire d'anatomie médicale du système nerveux*, Paris, 1886 ; — GOLGI, *Sulla fina anatomia degli organi centrali*. Milano, 1886 ; — NANSEN. *The structure and combination of the histological elements of the central nervous systems*, Bergen, 1887 ; — MINGAZZINI, *Manuale di anatomia degli organi nervosi centrali dell'uomo*, Roma, 1889 ; — HIS. *Histogenese u. Zusammenhang der Nervenelement*, Arch. f. Anat. u. Physiol., 1890 ; — KÖLLIKER, *Zur feineren Anatomie des Centralnervensystems, das Rückenmark*, Zeitschr. f. wiss. Zool., 1890 ; — GOLGI, *La rete nervosa diffusa degli organi centrali del sistema nervoso*, in Arch. ital. de Biol., 1891 ; — WALDEYER, *Ueber einige neuere Forschungen im Gebiete der Anatomie des Nervensystems*, Deutsch. medicin. Woch., 1891 ; — VAN GEHUCHTEN, *La structure des centres nerveux*, La Cellule, 1891 ; — RETZIUS, *Zur Kenntniss der Ependymzellen der Centralorgane*, Verh. d. biol. Vereins, Stockholm, 1892 ; — SCHAFER, *The nerve cell. considered as the basis of Neurology*, Brain, 1893 ; — EDINGER, *Zwölf Vorlesungen über den Bau der nervosen Centralorgane*, etc., 1893 ; — VAN GEHUCHTEN. *Le système nerveux de l'homme*, Lierre, 1893 (2ᵉ édition, Louvain, 1897 ; — OBERSTEINER, *Anat. des centres nerveux*, trad. franç., 1893 ; — KÖLLIKER, *Handbuch der Gewebelehre*, etc., Sechste Aufl., Bd. II, 1893 ; — R. Y. CAJAL, *Les nouvelles idées sur la structure du système nerveux chez l'homme et chez les vertébrés*, trad. franç. par AZOULAY. Paris, 1894 ; — LENHOSSEK, *Beitrage zur Histologie des Nervensystems und der Sinnesorgane*, Wiesbaden, 1894 ; — D'ABUNDO, *Rech. ultérieures sur les voies lymphatiques du système nerveux central*, Arch. ital. de Biologie, 1895 ; — RENAUT, *Sur les cellules nerveuses multipolaires et la théorie du neurone de Waldeyer*, Bull. Acad. de méd., 1895 ; — LUGARO. *Sur les modifications des cellules nerveuses dans les divers états fonctionnels*, Arch. ital. de Biol.. 1895 ; — WEIGERT, *Beiträge z. Kenntniss der normalen menschl. Neuroglie*, Frankfurt-a.-Mein, 1895 ; — FLATAU. *Ueber die Neuronenlehre*, Zeitschr. f. klin. Med., 1895 ; — MARINESCO. *Théorie des neurones, application au processus de dégénérescence et d'atrophie dans le système nerveux*, Presse médic., 1895 ; — MARAGLIANO, *La dottrina dei neuroni*, Gaz. degli Osped., 1895 ; — TANZI, *I fatti e le induzioni nell'odierna istologia del sistema nervoso*, Riv. sperim. di Freniatria e di medicina legale, 1895 ; — MORAT. *Ganglions et centres nerveux*, Arch. de Physiol., 1895 ; — LENHOSSEK, *Der feinere Bau des Nervensystems im Lichte neuerster Forschungen*, Zw. Auflage, Berlin, 1895 ; — DÉJERINE, *Ana-*

tomie des centres nerveux, Paris, 1895 (en cours de publication) ; — Klippel, *Les neurones, les lois fondamentales de leur dégénérescence*. Arch. de Neurol., 1896 ; — Pupin, *Le neurone et les hypothèses histologiques sur son mode de fonctionnement*. Th. Paris, 1896 ; — Demoor, *La plasticité morphologique des neurones cérébraux*, Arch. de Biol., t. XIV. 1896 ; — Dercum, *Les fonctions des neurones*, The Journ. of nervous a. neurol. diseases, 1896 ; — Wanda Sczawinska, *Sur la structure réticulaire des cellules nerveuses*, C. R. Acad. de Sc., 1896 ; — Meyer, *Ueber eine Verbindungsweise der Neuronen*, Arch. f. mikr. Anat., 1896 ; — Donaggio, *Sulla presenza di un reticolo nel protoplasma della cellula nervosa*, Riv. Speaim. di Freniatria, 1896 ; — Colucci, *Sulla morfologia e sul valore delle parti constituenti la cellula nervosa*, Ann. di Neurol. vol. XIV, 1896 ; — Van Gehuchten, *L'anatomie fine de la cellule nerveuse*, Rev. neurol., 1897 : — Soukhanoff. *Les théories des neurones en rapport avec l'explication de quelques faits psychiques normaux et pathologiques*, Arch. de Neurol., 1897 : — M. Stefanowska, *Les appareils terminaux des dendrites cérébraux*, Bruxelles, 1897 ; — Du même auteur, *Sur le mode d'articulation entre les neurones cérébraux*, Soc. Biol., 1897 ; — R. y Cajal, *Die Struktur des nervosen Protoplasma*, Monatsschr. f. Psychiatrie, 1897 ; — Bonbarda, *Les neurones, l'hypnose et l'inhibition*, Rev. neurol., 1897 : — Gerest, *Les affections nerveuses systématiques et la théorie des neurones*, Th. Lyon, 1897 ; — Marinesco, *Rech. sur l'histol. de la cellule nerveuse*. etc.. C. R. Acad. des Sc.. 1897 ; — Du même, *Pathologie de la cellule nerveuse*, Rapp. présenté au Congrès de méd. de Moscou, 1897 ; — Du même, *Veranderungen d. Nervencentren nach Ausreissung d. Nerven*, etc., Neurol. Centralbl.. 1898 ; — Du même, *Sur la chromatolyse de la cellule nerveuse*, Interm. des Biolog., 1898 ; — Soukhanoff, *Contrib. à l'étude des modifications que subissent les prolong. dendritiques des cellules nerveuses sous l'influence des narcotiques*, La Cellule, 1898 ; — Pugnat. *Des mod. histologiques de la cellule nerveuse dans les divers états fonctionnels*. Bibliogr. anat.. 1898 ; — Du même, *De l'importance fonctionnelle du corps cellulaire du neurone*, Rev. neurol., 1898 ; — Van Gehuchten. *A propos du phénomène de la chromatolyse*, Bull. de l'Acad. de méd. de Belgique. 1898 ; — Levi, *Sulla Cariocinesi delle cellule nervose*, Rev. di Patolog. nervosa, 1898 : — Du même, *Consid. sulla struttura del nucleo delle cellule nervose*, Rev. di patol. nervosa, 1898 ; — Capobianco e Fragnito, *Nuove ricerche sulla genesi e i rapporti mutui degli elementi nervosi e nevroglici*, Ann. di Neurologia, 1898 ; — Robertson, *Hist. norm. et path. de la névroglie*, Edinb. Hosp. Reports, 1898 ; — Whitwell. *On the Structure of the Neuroglia*. The Brit. med. Journ., 1898 ; — Lugaro, *A proposito di un pressunto rivestimento isolatore della cellula nervosa*, Rev. di patol. nervosa, 1898 : — Donaggio, *Contrib. alla conoscenza dell'ultima struttura della cellula nervosa nei vertebrati*, Rev. sper. di Freniatria, 1898 : — Nissl, *Nervenzellen u. graue Substanz*, Münch. med. Woch., 1898 ; — Soury, *Hist. des doctrines contemporaines de l'histol. du syst. nerv. central, théorie des neurones*, Rev. neurol., 1898 ; — Bonne. *Les champs névrogliques endothéliformes chez les mammifères*, Rev. neurol., 1898 ; — Odier, *Rech. expérim. sur les mouvements de la cellule nerveuse de la moelle épinière*, Genève, 1898 : — Manouélian. *Contrib. à l'étude du bulbe olfactif: hypothèse des nervi nervorum*, Soc. de Biol., 1898 ; — Deyber, *État actuel de la question de l'Amœboïsme nerveux*, Th. Paris, 1898 ; — M. Duval, *L'amœboïsme des cellules nerveuses*, Rev. scient.. 1898 ; — Renaut. *Le neurone et la mémoire cellulaire*. Disc. prononcé à la séance de rentrée de l'université de Lyon, 1898 : — Donaggio, *Nuove osservaz. sulla struttura della cellula nervosa*, Riv. sperim. di Freniatria. 1898 : — Lenhossek, *Kritisches Referat über die Arbeit* Bethe's. *Die anatom. Elemente der nervensystems*, etc., Neurol. Centralbl., 1899 ; — Havet, *L'état moniliforme des neurones chez les invertébrés avec quelques remarques sur les vertébrés*, La Cellule, 1899 ; — Van Gehuchten, *Conduction cellulipète ou axipète*, Bibliogr. anat., 1899.

CHAPITRE PREMIER

MOELLE ÉPINIÈRE

La moelle épinière (angl. *spinal cord*, allem. *Rückenmark*) est cette partie du système nerveux central qui occupe la portion rachidienne du canal neural ou, plus simplement, le canal rachidien. Elle doit ce nom de moelle à l'analogie grossière que présentent sa consistance et sa situation avec celles de la moelle des os longs, qui, comme elle, est molle et contenue dans un canal osseux.

Après quelques *considérations générales* sur la moelle épinière, nous étudierons successivement, dans autant de paragraphes distincts, sa *conformation extérieure*, sa *conformation intérieure*, sa *constitution anatomique* et, enfin, sa *circulation*.

§ I. — CONSIDÉRATIONS GÉNÉRALES

Les considérations anatomiques générales que présente la moelle épinière sont relatives : 1° à sa *forme*; 2° à ses *limites*; 3° à ses *dimensions*; 4° à sa *consistance* et à son *poids*; 5° à sa *direction*; 6° à ses *rapports généraux*; 7° à ses *moyens de fixité*.

1° Forme. — La moelle épinière, comme nous le montre la figure 288, affecte la forme d'une longue tige cylindrique, qui descend de l'encéphale dans le canal rachidien, d'où le nom de *prolongement rachidien de l'encéphale* qui lui a été donné, fort improprement du reste, par CHAUSSIER.

La moelle ne représente pourtant pas un cylindre parfait : elle est légèrement aplatie d'avant en arrière, de telle sorte que son diamètre transversal l'emporte constamment, de un millimètre à un millimètre et demi, sur son diamètre antéro-postérieur. Le cylindre médullaire nous présente, en outre, deux renflements fusiformes fort étendus, occupant, l'un la région cervicale, l'autre la région dorso-lombaire (fig. 288,5 et 6). Le premier, *renflement supérieur* ou *renflement cervical*, s'étend de la troisième vertèbre cervicale à la deuxième dorsale; il présente son maximum de développement à la hauteur de la sixième cervicale. Le deuxième, *renflement inférieur* ou *renflement lombaire*, commence au niveau de la neuvième vertèbre dorsale et va en augmentant jusqu'au niveau de la douzième. Au-dessous de ce point, la moelle épinière s'atténue très rapidement; elle s'effile pour ainsi dire à la manière d'un crayon taillé et se termine en formant une espèce de cône, dit *cône terminal* (fig. 288,7).

Les deux renflements précités répondent, le premier à l'origine des nerfs qui se rendent aux membres supérieurs; le second à l'émergence des nerfs qui descendent dans les membres inférieurs ou abdominaux. De là, les noms de *renflement brachial* et de *renflement abdominal*, sous lesquels les désignent encore certains auteurs.

Envisagés d'une manière générale, ces deux renflements sont la conséquence de

l'apparition et du développement des membres, comme nous le démontre nettement l'embryologie : depuis déjà longtemps, SERRES a établi pour le poulet (et des
observations analogues ont été faites depuis pour bon nombre de mammifères), que
la moelle est, dans les premiers stades de son développement, uniformément
cylindrique : ce n'est que le sixième jour, quand les membres postérieurs font leur
apparition sur les côtés du tronc, que le renflement pos-
térieur apparaît lui aussi sur la moelle lombaire ; quant
au renflement antérieur, il ne se montre que deux jours
plus tard, en même temps que se voient sur les côtés du
tronc les ébauches du membre antérieur. Les deux renflements antérieur et postérieur apparaissent en même
temps que les membres homonymes ; puis, une fois qu'ils
ont fait leur apparition, ils s'accusent progressivement au
fur et à mesure que les membres se développent. Les
deux formations anatomiques sont donc intimement liées
l'une à l'autre.

L'anatomie comparée confirme de tous points les enseignements de l'embryologie. Si nous étudions, en effet,
dans la série animale les deux renflements en question,
nous constatons que leur développement est toujours en
rapport avec celui des membres correspondants : très
développés chez les animaux qui ont des membres longs
et puissants (ex. : antherpoïdes, carnassiers, etc.), ils sont
considérablement réduits chez ceux que caractérisent des
membres rudimentaires (ex. : renflement lombaire pour le
phoque, renflement cervical pour les marsupiaux) et font
complètement défaut chez ceux qui, comme les serpents,
sont entièrement dépourvus de membres.

La tératologie et l'anatomie pathologique, à leur tour,
nous apportent leur contingent de preuves, la première
en nous faisant connaître que les renflements, soit cervical, soit lombaire, sont très atténués chez des sujets qui
ont des membres avortés (ectromélie), le second en nous
montrant que l'amputation d'un membre détermine à la
longue la diminution de volume du renflement qui lui
correspond.

Du reste, qu'on l'examine au niveau de ses parties
renflées ou au niveau de ses parties étroites, la moelle est
symétrique dans le sens transversal : elle se compose,
par conséquent, de deux moitiés latérales parfaitement
semblables. On dit parfois qu'il existe deux cerveaux, un
cerveau gauche et un cerveau droit ; on peut dire de
même, et avec tout autant de raison, qu'il y a une moelle
droite et une moelle gauche.

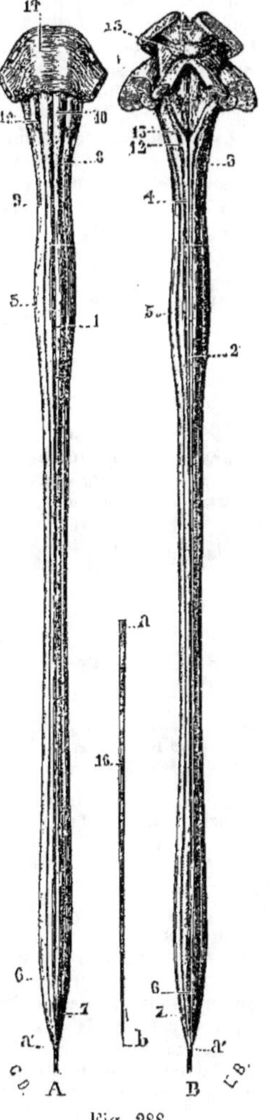

Fig. 288.

Moelle épinière, bulbe et
protubérance : A, vue antérieure ; B, vue postérieure.

(Pour ne pas agrandir démesurément les dimensions verticales de ces figures, le filum terminal a été détaché de
l'extrémité inférieure de la moelle et placé entre les deux.)

1, sillon médian antérieur. — 2, sillon médian postérieur. — 3, sillon collatéral postérieur. — 4, sillon intermédiaire
postérieur. — 5, renflement cervical. — 6, renflement lombaire. — 7, cône terminal. — 8, ligne d'implantation des
racines antérieures. — 9, cordon latéral. — 10, pyramide antérieure du bulbe. — 11, olive. — 12, pyramide postérieure.
— 13, corps restiforme. — 14, protubérance. — 15, tubercules quadrijumeaux. — 16, filum terminale, avec : a, son
extrémité supérieure, répondant à a' l'extrémité inférieure de la moelle ; b, son extrémité inférieure, répondant au coccyx.

Gall et Spurzheim, au commencement de ce siècle (1810), prétendaient que la moelle épinière, tant chez l'homme que chez les animaux, présentait un léger renflement au niveau de chaque paire rachidienne et, par suite, un rétrécissement relatif dans l'intervalle de deux paires consécutives. On pourrait donc, et Gall et Spurzheim soutenaient nettement cette manière de voir, considérer la moelle comme un composé de segments superposés, rappelant jusqu'à un certain point la moelle ventrale des invertébrés (vers et insectes). Une pareille conclusion ne pouvait provenir que d'une idée préconçue, car le fait d'observation lui-même est inexact, du moins en ce qui concerne l'homme : la moelle humaine n'est pas plus large au niveau des paires nerveuses que dans leur intervalle.

Mais si la moelle épinière, dans sa configuration extérieure, ne présente d'autre trace de métamérisation que la succession régulière des paires nerveuses, ce n'est pas une raison pour rejeter sans appel la conclusion, formulée ci-dessus, touchant sa disposition segmentaire. Cette disposition segmentaire existe manifestement chez les vertébrés inférieurs (fig. 31), où elle se traduit à l'œil,

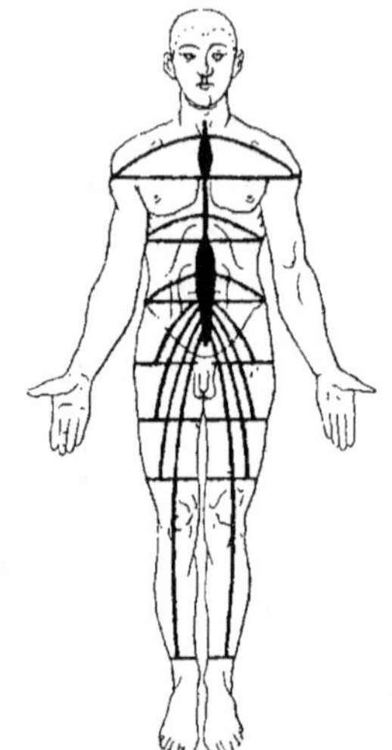

Fig. 290.

Schéma montrant qu'à chaque étage spinal correspond un étage périphérique (d'après Brissaud).

soit par des renflements et des rétrécissements alternatifs de la moelle totale (Luderitz en 1881 et, tout récemment, Houssay), soit par l'aspect moniliforme que prennent, sur des coupes longitudinales, les colonnes cellulaires de la substance grise. Une pareille disposition en chapelet a été observée jusque chez le chien par Schiffendecker et chez les anthropoïdes (gorille) par Waldeyer. D'un autre côté, la physiologie expérimentale nous apprend que si, à l'exemple de Masius et van Lair, on pratique deux sections de la moelle épinière, l'une au-dessus, l'autre au-dessous d'une paire rachidienne, le segment médullaire ainsi isolé se suffit à lui-même pour produire des réflexes et, de ce fait, jouit manifestement d'une certaine individualité. Nous savons, du reste, que des centres fonctionnels, déjà assez nombreux (leur nombre augmentera certainement dans la suite), tels que le centre ciliospinal, le centre ano-spinal et le centre génito-spinal, ont pu être localisés dans tel ou tel segment de la moelle épinière.

Dès lors, il paraît tout rationnel de penser que, malgré sa forme extérieure, où toute trace de division a disparu au cours du développement ontogénique, la moelle épinière des mammifères supérieurs, analogue en cela à celle des vertébrés inférieurs, n'en est pas moins, physiologiquement, un composé de segments appelés *neuromères*, à chacun desquels correspond, à droite et à gauche, une zone cutanée ou *dermatomère* et un groupe musculaire ou *myomère*.

Des faits cliniques, aujourd'hui fort nombreux et bien interprétés par Brissaud (*Presse médicale*, 1894), anesthésie localisée, éruptions cutanées d'origine nerveuse (zonas), déposent en faveur d'une pareille assertion : ils trouvent dans la métamérie spinale une explication des plus satisfaisantes, en même temps qu'ils lui apportent l'appui d'une démonstration, qui, pour être indirecte, n'en a pas moins une grande valeur. Ces mêmes faits cliniques nous apprennent encore que la division métamérique du tégument externe en correspondance avec la disposition segmentaire de la moelle épinière, s'observe non seulement sur le tronc, mais encore sur les membres et cela se comprend, chacun des membres se développant aux dépens d'un certain nombre de métamères. Nous aurons à revenir sur cette question à propos du système nerveux périphérique et nous indiquerons alors, en nous basant sur des travaux récents, quels sont les territoires qui, sur le membre supérieur et le membre inférieur, sont en rapport avec tel ou tel segment de la moelle.

2° Limites. — Du côté proximal, c'est-à-dire du côté de l'encéphale, la moelle se continue directement avec le bulbe, et ses limites, sur ce point, sont purement conventionnelles. Les anatomistes s'accordent généralement à assigner à la moelle, comme limite supérieure, ce que nous appellerons plus tard (voy. *Bulbe*) l'*entre-croisement* ou *décussation des pyramides*. Cette décussation, constituée par des faisceaux nerveux qui vont d'un côté à l'autre en se croisant sur la ligne médiane, est d'ordinaire assez visible sur la face antérieure du cylindre bulbo-médullaire.

Du côté opposé ou côté distal, la moelle se termine, ainsi que nous l'avons dit plus haut, par le cône terminal. Mais ce cône n'est pas, en réalité, la limite infé-rieure de la moelle épinière : de son sommet s'échappe un prolongement très mince, très délicat, presque fili-forme (fig. 291, 7), qui, sous le nom de *filum terminale*, descend au milieu des nerfs de la *queue de cheval*[1] et prolonge la moelle jusqu'à la base du coccyx.

Le filum terminale, comme nous le verrons plus tard (p. 465), nous présente, dans une partie de son étendue tout au moins, tous les éléments histologiques fonda-mentaux de la moelle épinière. C'est donc, en réalité, une portion de la moelle (*moelle coccygienne* ou *cau-dale*), mais une portion incomplètement différenciée, toute rudimentaire : il est à la moelle ce que le coccyx, pièce squelettique rudimentaire, est à la colonne ver-tébrale.

Rapportées à son enveloppe osseuse, les limites de la moelle sont les suivantes. — *Du côté du crâne*, sa limite supérieure est établie par un plan horizontal qui raserait l'articulation de l'atlas avec les condyles de l'occipital. — *Du côté du sacrum*, le cône terminal correspond chez l'adulte au corps de la deuxième ver-tèbre lombaire, rarement à celui de la première. Mais sa situation par rapport au rachis varie beaucoup sui-vant les âges : chez l'enfant naissant, la moelle des-cend jusqu'à la troisième lombaire et même jusqu'à la quatrième ; au cinquième mois de la vie intra-utérine, elle répond à la base du sacrum ; au troisième mois, enfin, elle occupe toute la longueur du canal sacré et descend ainsi jusqu'à la base du coccyx. La moelle épinière, en parcourant les divers stades de son évolution ontogénique, remonte donc dans le canal vertébral depuis la base du coccyx (position qu'elle oc-cupe chez l'embryon) jusqu'à la deuxième vertèbre lom-baire (position qu'elle occupe chez l'adulte). Nous ferons remarquer, toutefois, que ce mouvement ascensionnel n'existe pas réellement. Le mot d'ascension implique-rait ici, en effet, une idée de raccourcissement : or, la moelle épinière, semblable en cela à sa gaine osseuse, non seulement ne se raccourcit pas, mais continue à s'allonger depuis son apparition jusqu'à l'adolescence. Seulement, et c'est là pour ce qui nous occupe le fait

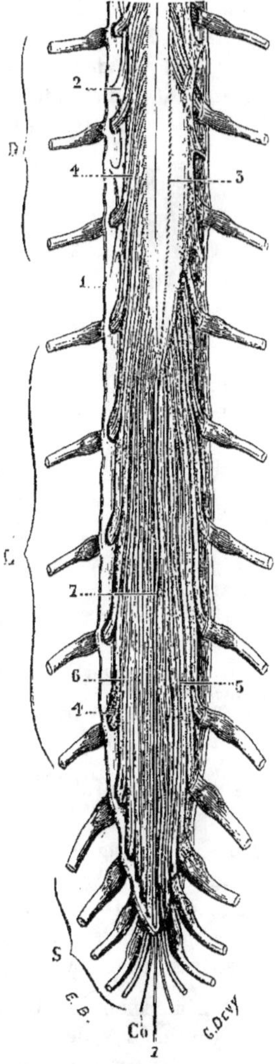

Fig. 291.

Extrémité inférieure de la moelle épinière et queue de cheval, vues par leur face antérieure.

1, dure-mère rachidienne. — 2, ligament dentelé. — 3, sillon collatéral postérieur. — 4,4, racines postérieures des nerfs rachidiens. — 5, racines antérieures du côté gauche, les racines postérieures de ce même côté ayant été réséquées. — 6, queue de cheval. — 7,7, filum terminale et ligament coccygien.

[1] On désigne sous le nom de *queue de cheval* (*cauda equina*) l'ensemble des derniers nerfs rachidiens (fig. 291,6), qui, partis du renflement lombaire, parcourent un long trajet vertical pour se rendre de leur point d'émergence à leur orifice de sortie, rappelant ainsi jusqu'à un certain point le *mode d'implantation des crins sur la queue d'un cheval*.

capital, elle s'allonge moins que cette dernière et perd ainsi successivement le contact avec un certain nombre de vertèbres, lesquelles dépassent peu à peu le cône terminal. Le mouvement d'ascension, signalé ci-dessus, n'est donc qu'apparent : il dépend tout simplement de l'inégalité de développement de la colonne vertébrale et de la moelle, modifiant naturellement les rapports réciproques du contenant et du contenu.

Pour établir ces données générales sur quelques chiffres, nous rappellerons que, au commencement du quatrième mois de la vie intra-utérine, la longueur de la colonne vertébrale est de 8 centimètres, celui de la moelle de 7 centimètres. Or, chez l'enfant d'un an, la colonne vertébrale mesure 27 centimètres, la moelle 20 centimètres seulement : la première s'est donc accrue de 19 centimètres, tandis que l'accroissement de la seconde n'est que de 13 centimètres. Il résulte naturellement de ce défaut de parallélisme entre le développement du tube contenant et celui du cylindre contenu : 1° que le cône terminal, alors même qu'il n'a cessé de s'allonger, se trouve situé maintenant à 8 centimètres au-dessus de la base du coccyx ; 2° que chaque segment de moelle se trouve, de même, situé au-dessus de la vertèbre ou de l'espace intervertébral qui lui correspondait directement pendant la vie embryonnaire.

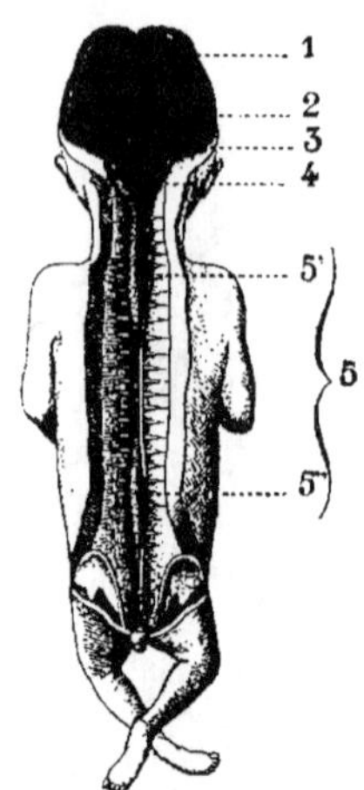

Fig. 292.

Embryon humain de trois mois, de grandeur naturelle (d'après KÖLLIKER).

1, hémisphères cérébraux. — 2, cerveau moyen. — 3, cervelet. — 4, bulbe. — 5, moelle épinière avec : 5', son renflement cervical; 5", son renflement lombaire.

Une dernière conséquence de l'ascension apparente de la moelle au cours de son développement ontogénique est un changement de direction des racines des nerfs rachidiens. Primitivement, quand la moelle a la même longueur que le canal rachidien, le point d'origine spinal de ces racines est placé sur le même plan horizontal que les trous de conjugaison vers lequel elles se rendent : en conséquence, elles suivent un trajet nettement transversal. Plus tard, par suite des faits exposés ci-dessus, les trous de conjugaison sont descendus au-dessous du point d'émergence des nerfs auxquels ils livrent passage et, de ce fait, ces nerfs sont maintenant obligés, pour gagner leurs trous respectifs, de suivre une direction oblique en bas et en dehors. Nous nous contentons ici de signaler cette disposition, devant y revenir plus loin, avec quelques détails, à propos des nerfs rachidiens.

3° **Dimensions.** — Arrivée à son complet développement, la moelle présenterait 45 centimètres de longueur d'après SAPPEY, 44^{cent},8, d'après RAVENEL, 46^{cent},8 d'après PFITZNER. En mesurant la moelle épinière sur huit sujets, quatre hommes et quatre femmes, j'ai obtenu un chiffre moyen un peu moins élevé, 43 centimètres.

Quant à ses dimensions sur le plan horizontal, elles varient naturellement suivant les points examinés, la moelle, comme nous l'avons déjà vu, étant un cylindre irrégulièrement calibré, présentant deux renflements séparés par une portion intermédiaire relativement étroite. Voici quels sont, pour chacune de ces trois régions, la circonférence du cylindre médullaire, son diamètre transversal et son diamètre antéro-postérieur :

	Renfl. cervical	Renfl. lombaire	Port. intermédiaire
Circonférence	38^{mm}	33^{mm}	27^{mm}
Diamètre transversal.	13	12	10
Diamètre antéro postérieur.	9	9	8

Examinée dans la série animale, la moelle épinière nous présente, au point de vue de sa longueur, des variations fort étendues. Ces variations paraissent être en rapport avec le développement de la portion caudale du rachis, la moelle descendant très bas chez les animaux qui possèdent une queue longue et puissante, remontant au contraire très haut chez ceux qui sont dépourvus de cet appendice. C'est ainsi que, dans un même groupe, le groupe des didelphiens, nous voyons le cylindre médullaire (H. Milne-Edwards) s'étendre jusqu'aux vertèbres sacrées chez l'ornithorynque qui a une longue queue, tandis que, chez l'échidné dont la queue est rudimentaire, il ne dépasse pas le milieu de la région dorsale.

Voyez au sujet de la longueur absolue et relative de la moelle épinière : Fest, *Th. inaug.*, Saint-Pétersbourg, 1874 ; — Ravenel, *Zeitschr. f. Anat. und Entwickl.*, 1877 ; — Pfitzner, *Morph. Jahrb.*, 1883.

4° Consistance et poids. — La moelle a une consistance plus ferme que celle du cerveau et du cervelet et elle le doit vraisemblablement à l'épaisse couche de substance blanche qui constitue sa périphérie. D'après Chaussier, cette consistance serait un peu moindre chez la femme que chez l'homme et, d'autre part, elle irait en diminuant de l'enfant à l'adulte et de celui-ci au vieillard.

La densité de la moelle épinière, étudiée par Krause et Fischer (1866), est de 1.0244 pour la substance blanche et de 1.0382 pour la substance grise. Plus récemment, Baistrocchi (1884), à la suite de nombreuses recherches, est arrivé aux chiffres suivants en ce qui concerne la densité de la moelle totale : 1.0387 pour l'homme ; 1.0348 seulement pour la femme.

Quant au poids absolu de la moelle épinière dépouillée des racines des nerfs rachidiens, il est en moyenne de 26 à 30 grammes chez l'homme, 1 ou 2 grammes de moins chez la femme. Sappey a pris successivement, sur huit sujets du sexe masculin et âgés de vingt-cinq à soixante ans, le poids de la moelle, de l'isthme de l'encéphale, du cervelet, du cerveau et de l'encéphale tout entier. Voici quel est, en moyenne, le poids absolu de chacune des portions du névraxe :

Moelle épinière	27 grammes.
Isthme et bulbe.	26 —
Cervelet	140 —
Cerveau	1170 —
Encéphale	1358 —

Si nous comparons entre eux ces divers chiffres, nous voyons que le poids de la moelle épinière est à celui :

De l'isthme et du bulbe. . . . . comme	1 :	1
Du cervelet. . . . . —	1 :	5
Du cerveau. . . . . —	1 :	43
De l'encéphale . . . . —	1 :	48

ce qui revient à dire que la moelle épinière présente le même poids que l'isthme et le bulbe réunis, qu'elle pèse cinq fois moins que le cervelet, quarante-trois fois moins que le cerveau, quarante-huit fois moins que l'encéphale. La moelle représente donc en chiffres ronds, chez l'homme, les 2 centièmes de la masse encéphalique. Nous ajouterons que ce rapport volumétrique ou pondéral de la moelle à l'encéphale présente son minimum chez l'homme. Il va ensuite en augmentant à mesure qu'on descend dans la série zoologique, non pas parce que la moelle a un volume graduellement croissant, mais parce que le cerveau perd peu à peu de l'importance considérable qu'il a acquis chez les primates et en particulier chez l'homme.

5° Direction. — La moelle épinière suit exactement les inflexions de la colonne vertébrale et présente, par conséquent, deux courbures : une courbure cervicale à concavité postérieure et une courbure dorsale à concavité dirigée en avant. L'origine supérieure de la courbure dorsale est nettement indiquée, sur le plan antérieur de la moelle, par une sorte de promontoire, saillant en avant, qui répond à l'émergence du septième ou du huitième nerf cervical. On pourrait penser au premier abord que ces courbures n'existent que parce que la moelle, renfermée dans un canal flexueux, est obligée de suivre les inflexions de ce dernier. Il n'en est rien, car si on enlève la moelle et si on la plonge dans un liquide de même densité, le liquide de Müller par exemple, on constate nettement que les courbures précitées persistent, avec leur même situation et leur même orientation (Flesch, Tanzi). Les courbures de la moelle épinière appartiennent donc en propre à cet organe. Les recherches de Flesch sur les animaux nous apprennent même qu'elles se montrent de très bonne heure et qu'elles précèdent, dans leur développement, celui de la colonne vertébrale elle-même. Il en résulte que l'enveloppe osseuse de la moelle, au lieu d'influencer cette dernière, est au contraire influencée par elle : le rachis se modèle sur la moelle, comme la paroi cranienne se modèle sur la masse encéphalique.

6° Rapports généraux. — La moelle épinière occupe le centre du canal rachidien ; mais il s'en faut de beaucoup qu'elle le remplisse entièrement (fig. 294). Le diamètre de la moelle étant à celui du canal comme 3 est à 5, il existe entre elle et la paroi osseuse un espace considérable, plus considérable à la région cervicale qu'à la région dorsale. Cet espace périmédullaire est comblé, à l'état frais : 1° tout d'abord, par les méninges et le liquide céphalo-rachidien, qui entourent directement la moelle ; 2° au delà des méninges, dans l'espace dit épidural, par des plexus veineux, par une graisse demi-fluide et, enfin, par l'appareil ligamenteux qui, au niveau du canal vertébral, réunit les unes aux autres les différentes pièces constitutives du rachis.

7° Moyens de fixité. — Au milieu de toutes ces parties molles, qui deviennent pour lui autant de moyens de protection, le cylindre médullaire reste fixe et à peu près immobile. Il doit cette fixité à un ensemble de dispositions anatomiques que nous allons rapidement énumérer :

a. *A son extrémité supérieure*, tout d'abord, la moelle est maintenue en position par sa continuité même avec le bulbe et, par le bulbe, avec l'encéphale.

b. *A son extrémité inférieure*, elle est rattachée au squelette par un prolongement de la dure-mère, qui sous le nom de *ligament coccygien de la moelle*, enveloppe le filum terminale à la manière d'une gaine, descend avec lui dans le canal sacré et vient s'implanter sur la base du coccyx (voy. plus loin, p. 465).

c. *Dans toute sa hauteur*, enfin, depuis l'atlas jusqu'à la première lombaire, la moelle est fixée à la surface interne de la dure-mère (laquelle est fixée elle-même au rachis par les gaines fibreuses qu'elle jette sur les nerfs spinaux) : 1° par un système de *prolongements filiformes*, qui partent irrégulièrement de ses faces antérieure et postérieure ; 2° par deux longs rubans conjonctifs l'un droit, l'autre

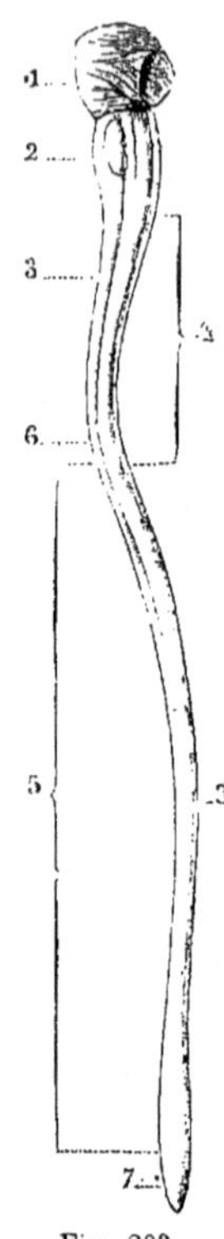

Fig. 293.

La moelle, vue latérale gauche.

1, protubérance. — 2, bulbe. — 3, 3, moelle, avec : 4, sa courbure cervicale ; 5, sa courbure dorsale. — 6, sorte de promontoire séparant ces deux courbures. — 7, cône terminal.

gauche, qui se détachent de ses parties latérales et que l'on désigne sous le nom
de *ligaments dentelés*. Ces prolongements filiformes, ainsi que les ligaments den-

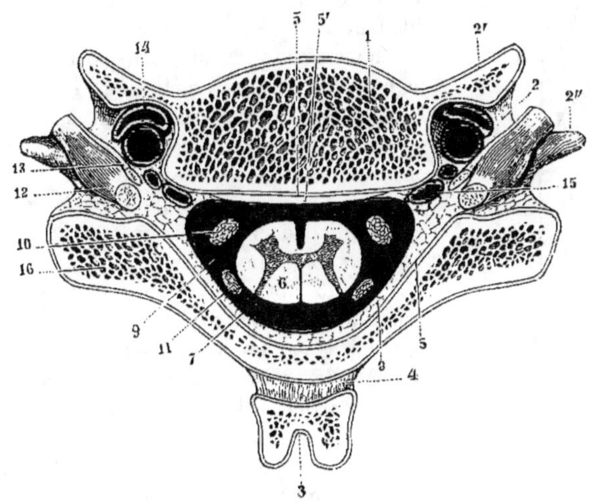

Fig. 294.

Coupe horizontale du rachis passant par la partie supérieure de la sixième vertèbre cervicale.

1, sixième cervicale. — 2, son apophyse transverse, avec : 2', tubercule antérieur; 2''. tubercule postérieur, — 3, apophyse épineuse de la cinquième. — 4, ligament interépineux. — 5, périoste. · 5', ligament vertébral commun postérieur. — 6, moelle épinière. — 7. dure-mère. — 8. espace épidural. — 9. cavité arachnoïdienne ou espace sous-dural. — 10, paquet de racines antérieures. — 11. paquet de racines postérieures. — 12. racines postérieures et ganglion spinal. — 13, racine antérieure en coupe. — 14. artère et veine vertébrales. — 15, veines intra-rachidiennes. — 16, apophyse articulaire supérieure.

telés, sont des dépendances de la pie-mère et seront décrits avec cette dernière
membrane (voy. *Méninges*).

§ II. — CONFORMATION EXTÉRIEURE DE LA MOELLE

Envisagé au point de vue de sa configuration extérieure, le cylindre médullaire
nous offre à considérer quatre faces : une face antérieure, une face postérieure
et deux faces latérales.

1° Face antérieure. — La face antérieure (fig. 295) nous présente tout d'abord,
sur la ligne médiane, un sillon longitudinal, qui s'étend sans interruption d'une
extrémité à l'autre de la moelle épinière : c'est le *sillon médian antérieur*. Si on
écarte les lèvres de ce sillon, ce qui est relativement facile, on constate qu'il a
une profondeur de 2 ou 3 millimètres et on constate aussi qu'il est limité, à sa
partie profonde, par une bandelette blanchâtre qui passe transversalement d'un
côté à l'autre : cette bandelette, sur laquelle nous aurons à revenir plus tard,
est la *commissure blanche* de la moelle. Dans le sillon médian antérieur pénètre
un double prolongement de la pie-mère et, avec lui, des vaisseaux plus ou moins
importants.

De chaque côté du sillon médian antérieur et à 2 ou 3 millimètres en dehors
de ce sillon, nous rencontrons les *racines antérieures* des nerfs rachidiens, que
nous décrirons plus tard à propos du système nerveux périphérique. Ces racines

se détachent de la moelle d'une façon essentiellement irrégulière, les unes plus près, les autres plus loin de la ligne médiane, de telle sorte que l'ensemble des points qui représentent leur émergence ne s'échelonnent pas suivant une même ligne verticale, mais se disposent suivant une bande de 1 à 2 millimètres de largeur (fig. 295,3). Le sillon longitudinal qu'on décrit à ce niveau, sous le nom de *sillon collatéral antérieur*, n'existe pas.

Entre le sillon médian antérieur et les racines antérieures des nerfs rachidiens, se voit un cordon longitudinal, d'aspect blanchâtre : c'est le *cordon antérieur* de la moelle.

Le cordon antérieur de la moelle est quelquefois divisé, à sa partie supérieure, en deux faisceaux secondaires par un sillon longitudinal peu profond, appelé *sillon intermédiaire antérieur* ou *paramédian antérieur*. Mais ce sillon est bien loin d'être constant. BERTELLI, qui l'a étudié sur de tout jeunes enfants, l'a rencontré dans une proportion de 9 fois sur 20. Il n'existe, d'ailleurs, qu'à la partie toute supérieure de la région cervicale. En haut, il fait suite le plus souvent au sillon, qui, au bulbe, sépare la pyramide antérieure de l'olive. De là, il descend obliquement en bas et un peu en dedans et vient se terminer, après un parcours variable, sur les bords du sillon médian antérieur.

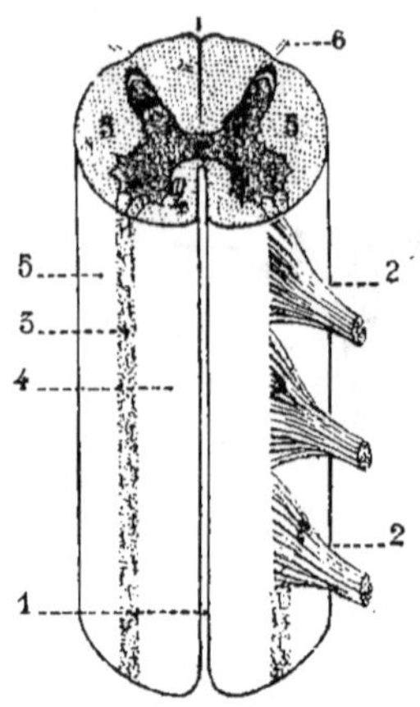

Fig. 295.

Un tronçon de moelle cervicale, vue antérieure.

(Du côté droit, les racines ont été arrachées.)

1, sillon médian antérieur. — 2, racines antérieures des nerfs rachidiens. — 3, zone d'implantation de ces racines. — 4, cordon antérieur. — 5, cordon latéral. — 6, racines postérieures.

2° Face postérieure. — La face postérieure de la moelle (fig. 296) présente avec la précédente de nombreuses analogies. Nous y constatons tout d'abord un sillon longitudinal et médian, le *sillon médian postérieur*. Ce sillon, qui occupe comme l'antérieur toute la hauteur de la moelle, a pour caractères distinctifs d'être très étroit et surtout peu profond. Vainement cherchons-nous à l'ouvrir : toute tentative pour écarter l'une de l'autre les deux lèvres, reste infructueuse. C'est qu'il existe ici, aux lieu et place de la scissure profonde observée tout à l'heure, une mince cloison névroglique (voy. p. 470), disposée en sens sagittal, laquelle s'unit intimement, à droite et à gauche, avec la substance nerveuse : c'est le *septum médian postérieur* (fig. 297,2'). Si nous pénétrons le long de cette cloison (mais la voie ainsi ouverte est tout artificielle), nous constatons qu'elle s'étend jusqu'au voisinage du centre de la moelle et qu'elle se termine là au contact d'une lamelle transversale, de coloration grisâtre : c'est la *commissure grise* de la moelle.

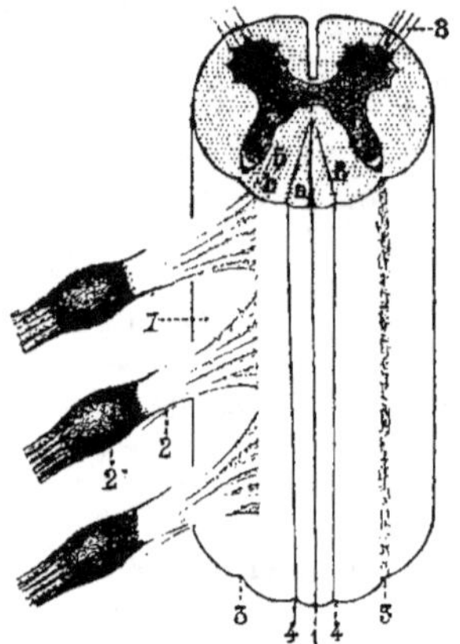

Fig. 296.

Un tronçon de moelle cervicale, vue postérieure.

(Du côté droit, les racines ont été arrachées.)

1, sillon médian postérieur. — 2, racines postérieures des nerfs rachidiens, avec 2', leur ganglion. — 3, sillon collatéral postérieur. — 4, sillon intermédiaire ou paramédian postérieur. — 5, cordon postérieur, avec : *a*, faisceau de Goll ; *b*, faisceau de Burdach. — 6, septum paramédian postérieur. — 7, cordon latéral. — 8, racines antérieures.

De chaque côté du sillon médian postérieur, à 3 millimètres environ en dehors de ce sillon, se voient les *racines postérieures* des nerfs rachidiens. Ces racines postérieures se distinguent des racines antérieures, en ce qu'elles naissent régulièrement les unes au-dessous des autres, suivant une même ligne verticale : il existe là, le long de leur ligne d'implantation, un véritable sillon longitudinal à fond grisâtre, c'est le *sillon collatéral postérieur.*

Entre ce dernier sillon et le sillon médian se trouve, comme en avant, un cordon de substance blanche : c'est le *cordon postérieur* de la moelle. Ce cordon est indivis dans la plus grande partie de son étendue. Mais lorsqu'on l'examine à la région cervicale, on découvre à sa partie supérieure, entre le sillon médian et le sillon collatéral, un troisième sillon appelé *sillon intermédiaire postérieur* ou *sillon paramédian postérieur.* Ce dernier sillon va en s'atténuant de haut en bas et disparaît d'ordinaire au niveau de la deuxième ou de la troisième vertèbre dorsale ; en tout cas, sur tout le segment médullaire où il existe, il divise notre cordon postérieur en deux faisceaux secondaires, l'un interne, l'autre externe. Nous étudierons ultérieurement ces deux faisceaux, que nous désignerons alors, le premier sous le nom de *faisceau de Goll,* le second sous celui de *faisceau de Burdach.*

3° Faces latérales. — Les faces latérales de la moelle nous présentent un troisième cordon, le *cordon latéral.* Ce cordon est exactement limité, en avant par l'émergence des racines antérieures, en arrière par l'émergence des racines postérieures ou, ce qui revient au même, par le sillon collatéral postérieur. Sa partie moyenne donne attache, depuis l'atlas jusqu'à la première vertèbre lombaire, au bord interne du ligament dentelé.

4° Résumé. — En résumé, la moelle épinière est divisée en deux moitiés latérales par deux sillons médians, l'un antérieur, l'autre postérieur. Chacune de ces deux moitiés nous présente, à son tour, trois cordons blanchâtres : 1° un *cordon antérieur,* limité en dedans par le sillon médian antérieur, en dehors par l'émergence des racines antérieures ; 2° un *cordon latéral,* compris entre les racines antérieures et les racines postérieures ; 3° un *cordon postérieur,* enfin, limité en dehors par l'émergence des racines postérieures, en dedans par le sillon médian postérieur ; ce dernier cordon est subdivisé lui-même, à la région cervicale, en deux faisceaux, l'un interne ou faisceau de Goll, l'autre externe ou faisceau de Burdach.

§ III. — CONFORMATION INTÉRIEURE DE LA MOELLE

Pour prendre une notion exacte de la configuration intérieure de la moelle épinière, il importe d'étudier cet organe sur des coupes transversales pratiquées à différentes hauteurs. Si nous examinons l'une de ces coupes, celle par exemple qui est représentée dans la figure ci-après (fig. 297) et qui répond à la partie moyenne de la région dorsale, nous reconnaissons tout d'abord, les différents détails que nous a révélés l'étude de la configuration extérieure, savoir : 1° les deux sillons médians antérieur et postérieur, chacun avec ses caractères propres, le premier, large et profond, le second très étroit et tout superficiel, prolongé en avant par une cloison névroglique, le septum médian postérieur ; 2° l'émergence des racines antérieures et des racines postérieures ; 3° enfin, les trois cordons antérieur, postérieur et latéral avec leurs limites respectives. Nous constatons aussi, sur cette même coupe, que la moelle épinière se compose de deux substances physiquement bien distinctes : une substance grise, qui est située au centre; une substance blanche, qui occupe la périphérie. Nous étudierons tout d'abord la disposition générale de chacune de ces deux substances ; puis, sous le titre de variations régionales, nous indiquerons les particularités qu'elles présentent suivant les régions où on les considère.

1° Substance grise. — Dans chaque moitié de la moelle, la substance grise (fig. 297 et 305) affecte la forme d'un croissant, dont la concavité est dirigée en dehors et dont les deux extrémités, appelées *cornes*, se trouvent placées l'une en

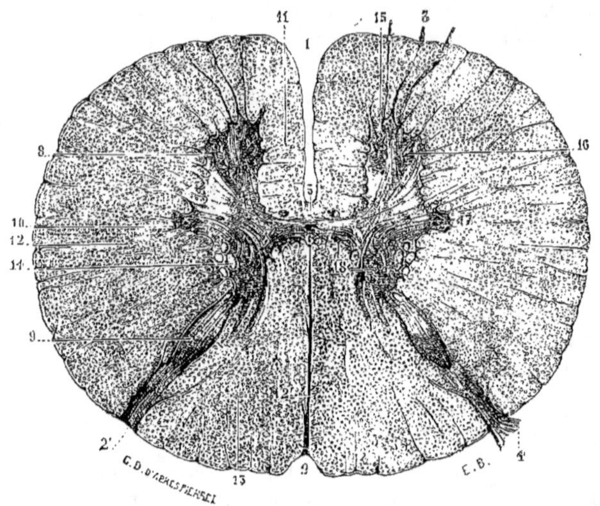

Fig. 297.

Coupe transversale de la moelle épinière de l'homme, pratiquée à la partie moyenne de la région dorsale (d'après un dessin de Pierret).

1, sillon médian antérieur. — 2, sillon médian postérieur. — 2', sillon collatéral postérieur. — 3, racines antérieures ou motrices. — 4, racines postérieures ou sensitives. — 5, commissure blanche. — 6, commissure grise. — 7, canal central ou canal de l'épendyme. — 8, corne antérieure. — 9, corne postérieure. — 10, corne latérale ou tractus intermedio-lateralis. — 11, cordon antérieur. — 12, cordon latéral. — 13, cordon postérieur. — 14, formation réticulaire. — 15, 16, groupes cellulaires antéro-interne et antéro-externe de la corne antérieure. — 17, groupe cellulaire du tractus intermedio-lateralis. — 18, cellules de la colonne vésiculaire de Clarke.

avant, c'est la *corne antérieure*, l'autre en arrière, c'est la *corne postérieure*. La limite séparative des deux cornes, toute conventionnelle du reste, est indiquée par une ligne transversale passant par le canal central de la moelle ou canal de l'épendyme. La corne antérieure, par sa partie postéro-externe, donne naissance à un petit prolongement transversal qui constitue comme une troisième corne, la *corne latérale*. Les deux croissants gris, droit et gauche, sont réunis l'un à l'autre par une bande transversale que l'on désigne sous le nom très significatif de *commissure grise*. La substance grise centrale nous offre donc à considérer les quatre parties suivantes : 1° la corne antérieure; 2° la corne postérieure; 3° la corne latérale; 4° la commissure grise.

A. Corne antérieure. — La corne antérieure (fig. 297), relativement volumineuse, regarde directement en avant, quelquefois en avant et en dehors. Confondue en arrière avec la corne postérieure, elle se termine en avant à une certaine distance de la surface extérieure de la moelle : elle est donc entourée sur tout son pourtour, sauf sur le point où elle se continue avec la corne postérieure, par le manteau médullaire. Son contour, irrégulier et comme festonné, nous présente une série nombreuse de pointes qui s'avancent plus ou moins loin dans la substance blanche ambiante. Topographiquement, on distingue à la corne antérieure deux parties : une partie antérieure ou *tête* et une partie postérieure ou *base*. Du reste, il n'existe entre ces deux parties aucune ligne de démarcation bien nette. La corne antérieure, quel que soit le point où on la considère, se présente à l'œil avec un aspect partout homogène.

B. Corne postérieure. — La corne postérieure (fig. 297,9) se dirige obliquement en arrière et en dehors. Elle se distingue de la précédente en ce qu'elle est plus petite plus mince, comme effilée, et qu'elle ne présente pas, sur sa ligne de contour, ces espèces de festons et de piquants qui caractérisent la corne antérieure. Elle en diffère, d'autre part, en ce qu'elle s'étend jusqu'au voisinage du sillon collatéral postérieur : elle n'est séparée de la surface extérieure de la moelle, en effet, que par une mince lamelle de substance blanche, qui répond à l'entrée des racines postérieures et qui est appelée *zone marginale* de Lissauer ou, tout simplement, *zone de Lissauer*.

La configuration spéciale de la corne postérieure lui a fait distinguer trois parties (fig. 298) : 1° une partie antérieure ou *base*, qui se continue, comme nous l'avons déjà dit, avec la base de la corne antérieure ;

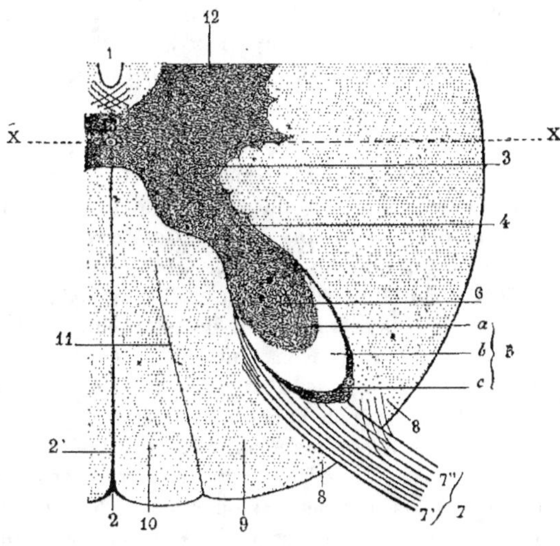

Fig. 298.

Topographie de la corne postérieure.

XX, limite séparative de la corne antérieure et de la corne postérieure.

1, sillon médian antérieur. — 2, sillon médian postérieur, avec 2', septum médian postérieur. — 3, base de la corne postérieure. — 4, son col. — 5, sa tête, avec : *a*, noyau de la tête : *b*, substance gélatineuse de Rolando; *c*, couche zonale de Waldeyer. — 6, faisceaux longitudinaux de Kölliker. — 7, racine postérieure, avec : 7' son faisceau interne; 7'' son faisceau externe. — 8.8, zone de Lissauer. — 9, faisceau de Burdach. — 10, faisceau de Goll. — 11, septum intermédiaire ou paramédian. — 12, base de la corne antérieure. — 13, canal de l'épendyme.

2° une partie postérieure ou *tête*, dont le sommet, plus ou moins effilé en arrière, a reçu le nom d'*apex*; 2° entre la base et la tête, une partie moyenne plus ou moins rétrécie, qui constitue le *col*.

La tête diffère des autres parties en ce qu'elle n'est pas homogène : en effet, tandis que sa partie antérieure (*noyau de la tête* de Waldeyer) présente tous les caractères de la substance grise en général, sa partie toute postérieure est formée par une substance particulière, transparente, d'apparence gélatineuse, à laquelle, pour cette raison, on donne le nom de *substance gélatineuse de Rolando*. Cette substance, vue sur des coupes horizontales de la moelle (fig. 298,*b*), revêt la forme d'un croissant, dont la concavité, dirigée en avant, coiffe la partie correspondante de la tête (le noyau) comme le ferait un **U** ou un **V** majuscule. La substance gélatineuse de Rolando est délimitée en arrière, du côté de la zone de Lissauer et des racines postérieures, par une mince couche, comme elle disposée en croissant, mais présentant tous les attributs de la substance grise ordinaire : c'est la *couche zonale* de WALDEYER. Le noyau de la tête nous présente constamment un certain nombre de faisceaux verticaux, sectionnés en travers sur les coupes horizontales, auxquelles KÖLLIKER a donné le nom de *faisceaux longitudinaux de la corne postérieure* (fig. 298, 6). Nous ne faisons ici que signaler l'existence de ces faisceaux, nous y reviendrons plus loin à propos de la structure de la moelle et indiquerons alors quelle est leur signification probable.

Au total, si nous introduisons la pointe d'une aiguille dans le sillon collatéral postérieur et si nous l'enfonçons dans la substance grise parallèlement à l'axe de la corne postérieure, nous rencontrons successivement : 1° la zone de Lissauer ; 2° la couche zonale de Waldeyer ; 3° la substance gélatineuse de Rolando proprement dite ; 4° le noyau de la tête de la corne postérieure ; 5° le col de cette corne ; 6° sa base.

C. CORNE LATÉRALE. — De la partie postéro-externe de la corne antérieure s'échappe un prolongement transversal, de forme triangulaire, qui pénètre dans le cordon latéral et s'y termine en une pointe plus ou moins effilée (fig. 297,10). Ce prolongement est le *tractus intermedio-lateralis* de CLARKE, désigné plus souvent aujourd'hui sous le nom de *corne latérale* ou *corne moyenne*. Cette corne latérale n'est, pour ainsi dire, bien visible qu'à la partie supérieure de la moelle dorsale. Au-dessus et au-dessous de cette région, elle s'atténue graduellement ou même disparaît d'une façon complète en tant que prolongement distinct ; mais ses éléments histologiques n'en existent pas moins, plus ou moins fusionnés alors avec la partie latérale de la corne antérieure.

Dans l'angle rentrant que forment la corne latérale et la corne postérieure, on voit la substance grise (fig. 297,14) envoyer dans les cordons latéraux tout un système de prolongements transversaux ou obliques, lesquels se divisent et s'anastomosent en formant une sorte de réseau, dans les mailles duquel se trouvent emprisonnés de petits îlots de substance blanche. C'est à cet ensemble qu'on a donné le nom de *formation réticulaire (processus reticularis)* de DEITERS.

Cette formation réticulaire, que l'on voit très nettement sur les coupes pratiquées à la partie supérieure de la moelle cervicale, est due, en réalité, à ce que les cordons latéraux se fractionnent à ce niveau en de petites colonnettes distinctes, qui pénètrent isolément et peu à peu dans l'épaisseur des cornes anciennes ; ls finissent même, sur un point un peu plus élevé (voy. *Bulbe*), par les traverser entièrement pour venir s'entrecroiser sur la ligne médiane avec les colonnettes similaires venues du côté opposé.

D. COMMISSURE GRISE. — La substance grise de la moelle, telle que nous venons de la décrire, ressemble assez bien, dans chaque moitié de l'organe, à une grosse virgule (**9**) : une virgule dont la tête, dirigée en avant, représente la corne antérieure, dont la queue, dirigée en sens opposé, constitue la corne postérieure. Les deux vigules de substance grise, la droite et la gauche, se regardent par leur convexité et sont unies l'une à l'autre par une bande transversale de même substance (fig. 297,6), que l'on désigne sous le nom de *commissure grise*. La substance grise dans son ensemble, rappelle donc la lettre majuscule **H**. En arrière, la commissure grise répond au septum médian postérieur. En avant, elle est séparée du sillon médian postérieur par une lame de substance blanche, à direction transversale, formation que nous avons déjà vue dans le fond du sillon médian antérieur et qui constitue la *commissure blanche*.

a. *Substance gélatineuse centrale*. — La commissure grise nous présente à son centre un canal longitudinal (fig. 299,8) : c'est le *canal central* de la moelle ou *canal de l'épendyme*. Tout autour de ce canal se voit une zone d'aspect spécial. semi-transparente, finement granuleuse : c'est la *substance gélatineuse centrale*.

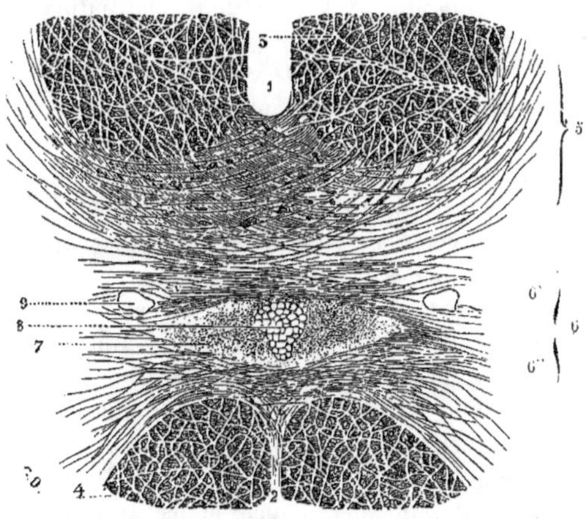

Fig. 299.

Coupe transversale de la moelle pour montrer la région de la commissure
(modifiée d'après Schwalbe).

1, sillon médian antérieur. — 2, septum médian postérieur. — 3, cordon antérieur. — 4, cordon postérieur. — 5, commissure blanche. — 6, commissure grise, avec : 6'. sa portion préépendymaire ou commissure grise antérieure; 6'', sa portion rétroépendymaire ou commissure grise postérieure. — 7, substance gélatineuse centrale. — 8, canal de l'épendyme oblitéré. — 9, veines de la commissure grise.

Elle revêt, sur des coupes horizontales de la moelle, une forme circulaire ou plutôt elliptique à grand axe transversal (fig. 299,7); son étendue en surface est, au niveau du renflement lombaire, de 0,68 millimètre carré (Stilling) ; elle n'est que de 0,04 millimètre carré à la région dorsale. En avant et en arrière, la substance gélatineuse centrale se termine par des limites très nettes ; sur les côtés, au contraire, elle se confond graduellement avec la partie correspondante de la substance grise.

b. *Division de la commissure grise : portion préépendymaire et portion rétro-épendymaire*. — Si nous menons une ligne transversale par le canal de l'épendyme, nous divisons notre commissure grise en deux parties : une partie antérieure ou préépendymaire, appelée quelquefois *commissure grise antérieure*; une partie postérieure ou rétro-épendymaire, appelée *commissure grise postérieure*.

— La *commissure grise antérieure* est toujours fort mince. Elle se continue en avant, comme nous l'avons vu plus haut, avec la commissure blanche. Elle nous présente, à droite et à gauche de la ligne médiane, deux veines à direction longitudinale (fig. 299,9), que nous désignerons sous le nom de *veines de la commissure grise*. — La *commissure grise postérieure* est plus importante, mais son épaisseur (dimension en sens sagittal) varie beaucoup suivant les points où on la considère. C'est au niveau du cône terminal, à la hauteur du troisième ou qua-

trième nerf sacré, qu'elle atteint son maximum : elle est de 0ᵐᵐ,40 d'après Stilling. Elle descend à 0ᵐᵐ,13 au niveau du renflement lombaire à 0ᵐᵐ,03 au niveau
de la moelle dorsale et, de nouveau, présente 0ᵐᵐ,13 au niveau du renflement cervical. Son développement, comme l'a fait remarquer Schwalbe, paraît être en rapport avec celui des racines postérieures correspondantes : c'est que la commissure grise postérieure, comme nous le verrons plus tard, reçoit un grand nombre
de fibres collatérales provenant de ces racines.

c. *Canal de l'épendyme.* — Le canal de l'épendyme (fig. 299, 8), qui occupe toute
la hauteur de la moelle épinière, est un conduit longitudinal creusé au centre de
la commissure grise : on l'appelle encore quelquefois, non sans raison, le *ventricule de la moelle.* Cet étroit conduit, vestige du large canal que présente la moelle
aux premiers stades de son développement embryonnaire (voy. Embryologie), ne
possède plus, chez l'adulte, qu'un ou deux dixièmes de millimètres de diamètre.
Il s'ouvre en haut dans le quatrième ventricule et s'arrête, en bas, à la partie
moyenne du *filum terminale.* Mais il est bien rare de le voir perméable dans toute
son étendue. Le plus souvent, il est oblitéré par places et sur des longueurs
parfois considérables. Sa forme est également fort variable : on admet généralement qu'il est ovalaire pour la moelle cervicale, circulaire pour la moelle dorsale,
triangulaire ou bien en forme de **T** pour la moelle lombaire et de nouveau circulaire pour le *filum terminale.* Schulz, sur 20 moelles d'adultes parfaitement normales, ne l'a vu perméable dans toute sa longueur que sur 4 ; sur 10 (dans la
moitié des cas par conséquent), il était complètement oblitéré d'un bout à l'autre.

d. *Ventricule terminal.* — On rencontre fréquemment, à l'extrémité inférieure
du cône terminal, un petit renflement, quelquefois arrondi, mais le plus souvent
ovalaire ou fusiforme à grand axe vertical. Ce renflement, déjà signalé par Huber
en 1741, observé de nouveau par C. Krause en 1830, a été particulièrement bien
décrit en 1875 par W. Krause, qui l'a considéré comme un *cinquième ventricule* et
lui a donné le nom de *ventricule terminal de la moelle :* il répond, en effet, à
une dilatation locale du canal de l'épendyme et n'est autre chose qu'un reste du
canal médullaire de l'embryon, qui, sur ce point, ne s'est pas réduit ou s'est beaucoup moins réduit que dans les portions sus- et sous-jacentes. — Le ventricule
terminal de Krause mesure de 8 à 10 millimètres de hauteur sur une largeur d'un
demi-millimètre à 2 millimètres. Vu sur une coupe horizontale passant par sa
partie moyenne (fig. 300, 1), il revêt la forme d'un triangle dont la base est dirigée
en avant et la pointe en arrière. La paroi antérieure, relativement épaisse, est
constituée par la substance nerveuse du névraxe. Quant à sa paroi postérieure,
elle est, au contraire, fort mince, tellement mince, qu'elle paraît formée tout simplement par la pie-mère. Mais, au-dessous de la pie-mère, nous trouvons encore
les trois plans suivants : 1° un reste des cordons postérieurs, qui, à ce niveau et
par suite de la disparition du sillon médian postérieur, sont accolés l'un à l'autre ;
2° la substance gélatineuse centrale ; 3° une couche non interrompue de cellules
épithéliales, appartenant à l'épendyme. Le ventricule terminal est donc fermé de
toutes parts et l'orifice, décrit par Stilling, qui ferait communiquer sur ce point
le canal épendymaire avec les espaces sous-arachnoïdiens, n'est vraisemblablement
qu'un produit artificiel. — Envisagé au point de vue de sa destinée chez l'homme,
le ventricule de Krause persiste, sans modifications bien importantes, chez l'adolescent et chez l'adulte. Puis, il se réduit peu à peu et finit même par s'oblitérer ;
d'après les recherches de Staderini, cette oblitération serait complète à partir de
40 ans. Le ventricule de Krause existe chez un grand nombre de mammifères, du

moins chez les sujets jeunes : Saint-Remy l'a rencontré chez le rat, le cobaye, le lapin, le chat, le chien ; il l'a vainement cherché chez les oiseaux, les reptiles, les batraciens et les poissons. Nous ajouterons que le ventricule terminal de la moelle,

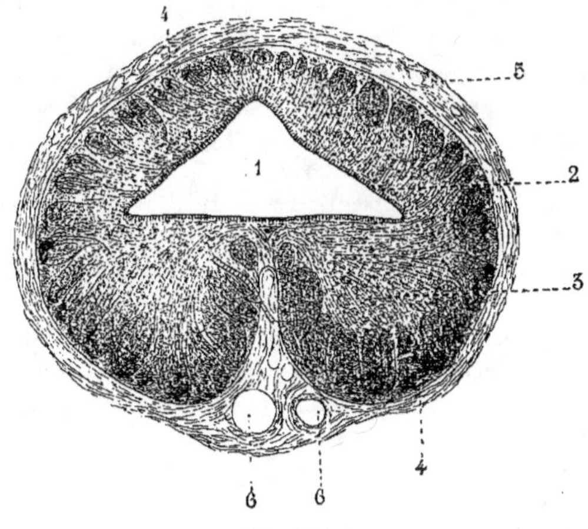

Fig. 300.

Coupe horizontale passant par la partie moyenne du ventricule terminal.
(jeune fille de 21 ans, d'après Krause).

1, ventricule. — 2, revêtement épithélial. · 3, substance gélatineuse centrale. — 4, substance blanche.
5, méninges. — 6, artère et veine spinales antérieures.

situé à l'origine du *filum terminale*, ne saurait être homologué au sinus rhomboïdal des oiseaux, qui appartient à la moelle sacrée et qui, du reste, est une formation toute différente.

Le canal de l'épendyme et son renflement, quand ils sont perméables, renferment, comme toutes les cavités ventriculaires, du liquide céphalo-rachidien.

2° Substance blanche. — La substance blanche de la moelle (fig. 297 et 305) se dispose tout autour de la substance grise, en formant, de chaque côté, les trois cordons que nous avons déjà indiqués ; le cordon antérieur, le cordon postérieur et le cordon latéral. Il convient d'ajouter que, au point où elles entrent en contact, la substance blanche et la substance grise ne sont pas seulement contiguës, mais se pénètrent l'une et l'autre de façon à rendre leur isolement complètement impossible.

a. *Cordon postérieur.* — Le cordon postérieur (fig. 297,13), le mieux délimité des trois, revêt la forme d'un triangle, dont la base, convexe, répond à la surface extérieure de la moelle, et dont le sommet, tronqué, se moule sur la face postérieure de la commissure grise. Son bord externe, oblique en arrière et en dehors, répond au côté interne de la corne postérieure. Son bord interne, rectiligne, est en rapport avec le septum médian postérieur, qui la sépare du cordon homologue du côté opposé. Rappelons, en passant, que dans sa portion supérieure, notre cordon postérieur se trouve divisé, par le septum paramédian postérieur, en deux faisceaux : l'un, interne, ou faisceau de Goll ; l'autre, externe, ou faisceau de Burdach.

b. *Cordon antérieur, commissure blanche.* — Le cordon antérieur (fig. 297,14) affecte, comme le précédent, la forme d'un triangle à base dirigée en avant. Il a pour limite : en dedans, le sillon médian antérieur ; en dehors, la corne antérieure et, en avant d'elle, les filets radiculaires qui en émanent. Sa base, arrondie et convexe, répond à la surface extérieure de la moelle. Son sommet, fortement tronqué, repose sur la partie antérieure de la commissure grise. Tandis que les deux cornes postérieures sont entièrement isolées, les deux cornes antérieures sont unies l'une à l'autre, à leur extrémité postérieure, par une mince lame de substance blanche, à direction transversale, que nous avons déjà rencontrée plusieurs fois dans notre description : c'est la *commissure blanche*. Elle est comprise entre la commissure grise et le fond du sillon médian antérieur. L'épaisseur de la commissure blanche varie, comme celle de la commissure grise, suivant les régions où on l'examine. Au niveau du renflement lombaire, elle mesure 0^mm,60 et c'est sur ce point qu'elle présente son maximum de développement. A la région dorsale, elle n'a plus que 0^mm, 20 et elle conserve cette dernière dimension au niveau du renflement cervical. Ce n'est qu'à la partie toute supérieure de la moelle cervicale qu'elle s'accroît ; encore cet accroissement est-il peu important. Nous verrons plus tard quelles sont les fibres qui entrent dans la constitution de la commissure blanche. Qu'il nous suffise de dire, pour l'instant, que ces fibres sont de deux ordres : des fibres transversales (éléments de beaucoup les plus importants) et des fibres longitudinales (éléments accessoires).

c. *Cordon latéral*. — Le cordon latéral (fig. 297, 12) est le plus volumineux des trois. Il a la forme d'un segment de cercle, dont le bord externe, régulièrement arrondi, répond à la surface extérieure de la moelle, dont le bord interne, fort irrégulier, se moule exactement sur la partie externe de la substance grise. En arrière, le cordon latéral est nettement délimité par le sillon collatéral postérieur, d'où émergent les racines postérieures. Mais il n'en est pas de même en avant : le sillon collatéral antérieur n'existant pas et, d'autre part, les filets radiculaires antérieurs ne formant sur ce point aucune limite nette et précise, le cordon latéral se fusionne avec le cordon antérieur dans tout l'intervalle compris entre la tête de la corne antérieure et l'émergence des racines. Voilà pourquoi certains auteurs (nous verrons plus loin que l'histologie justifie pleinement cette manière de voir) réunissent les deux cordons précités en un seul, le *cordon antéro-latéral*.

3° **Variations régionales.** — Les différentes parties que nous venons de décrire, comme entrant dans la constitution fondamentale de la moelle épinière, se retrouvent sur toutes les coupes transversales de cet organe, quelle que soit la hauteur à laquelle elles sont faites. Elles se modifient cependant d'une façon plus ou moins profonde, en passant d'une région à une autre, de telle sorte qu'un œil exercé pourra toujours, une coupe transversale de la moelle étant donnée, déterminer la région à laquelle elle appartient. Ces modifications, dites *régionales*, sont relatives : 1° à la configuration que revêt la substance grise ; 2° au développement volumétrique respectif de la substance blanche et de la substance grise.

A. Variations relatives a la configuration de la substance grise. — Ces variations sont nombreuses et réellement caractéristiques :

a. *A la partie supérieure de la région cervicale* (fig. 301, 1), la substance grise est relativement peu développée. Elle est représentée, de chaque côté, par un corps grêle, allongé d'avant en arrière et de dedans en dehors. La corne antérieure se termine par une sorte de pointe qui regarde en avant et un peu en dedans. La corne postérieure, encore plus mince et plus effilée, se dirige très obliquement en arrière et en dehors. Comme nous le montre nettement la coupe 1 de la figure 301, l'intervalle compris entre les deux cornes antérieures est beaucoup moins grand que celui qui sépare les deux cornes postérieures. Quant à la corne latérale, elle existe, quoique assez peu marquée. En arrière d'elle et sur le côté externe de la corne postérieure, se voit très nettement la formation réticulaire de Deiters.

b. *Au niveau du renflement cervical* (fig. 301, 2 et 3), la substance grise a beaucoup augmenté de volume et, d'autre part, l'orientation de chacune des deux moitiés de cette substance a changé : tout à l'heure, elle était fortement oblique, d'avant en arrière et de dedans en dehors ; elle se rapproche beaucoup maintenant du plan antéro-postérieur. La corne antérieure est très volumineuse : plus ou moins confondue avec la corne latérale, elle revêt la forme d'un triangle dont les trois angles sont antérieur, externe et interne. La corne postérieure a également augmenté de volume. Elle est, toutefois, beaucoup plus mince que l'antérieure. Elle se dirige en avant et en arrière et se termine, au niveau du sillon collatéral postérieur, par une extrémité pointue. La formation réticulaire est moins marquée et tend manifestement à disparaître.

c. *Au niveau de la région dorsale* (fig. 301, 4 et 5), la substance grise est fortement réduite, si on la compare à celle du renflement cervical. La corne antérieure est mince et grêle, à extrémité antérieure plus ou moins pointue. La corne postérieure est, elle aussi, très mince, s'effilant en arrière. La corne latérale est nettement marquée, mais en arrière d'elle la formation réticulaire n'existe plus. Ce qui caractérise essentiellement la substance grise de la moelle dorsale, c'est l'apparition, sur le côté antéro-interne de la corne postérieure, d'une saillie plus ou moins développée, mais constante, que nous étudierons plus loin sous le nom de *colonne de Clarke:* sa présence seule, sur une coupe de moelle, suffit à indiquer que cette coupe appartient à la région dorsale.

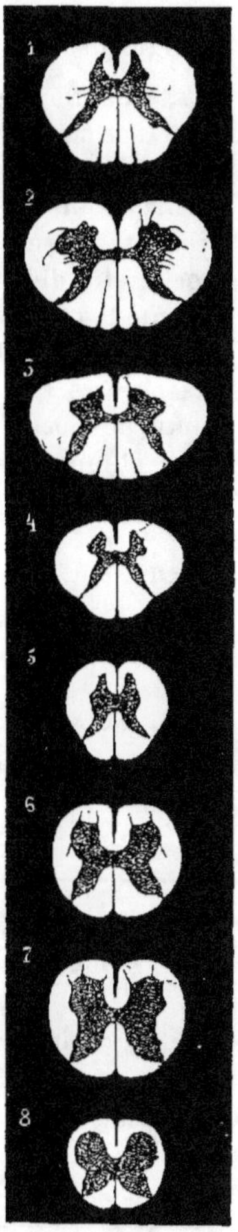

d. *Au niveau du renflement lombaire* (fig. 301, 6 et 7), la substance grise reprend peu à peu les belles dimensions qu'elle avait dans le renflement cervical. La corne antérieure, très massive, se termine en avant, par une extrémité arrondie. La corne postérieure est presque aussi volumineuse que l'antérieure, ce qui la différencie de la corne postérieure du renflement cervical, qui est bien moins développée que la corne antérieure correspondante. Quant à la corne latérale, elle n'existe plus.

e. *Au niveau du cône terminal* (fig. 301, 8), notre substance grise est moins volumineuse sans doute qu'au niveau du renflement lombaire. Mais elle est encore très développée, surtout si on la compare à la substance blanche, qui s'atténue graduellement et ne lui forme plus qu'une enveloppe très mince. Les deux cornes existent encore, mais la ligne transversale suivant laquelle elles entrent en contact devient de plus en plus large et déjà, à la partie moyenne du cône termi-

Fig. 301.

Coupes transversales de la moelle humaine, pratiquées à différentes hauteurs (d'après Erb).

1, à la partie supérieure de la portion cervicale. — 2, 3, au niveau du renflement cervical. — 4, 5, au niveau de la portion dorsale. — 6, 7, au niveau du renflement lombaire. — 8, au niveau du cône terminal.

nal, elles ne forment plus qu'une seule et même masse, de forme ovalaire à grand axe antéro-postérieur. Sur la coupe 8 de la figure 301, la corne antérieure nous apparaît sous une forme arrondie ; la corne postérieure, sous la forme d'un triangle à sommet postéro-externe.

B. VARIATIONS PORTANT SUR LE VOLUME RESPECTIF DE LA SUBSTANCE BLANCHE ET DE LA SUBSTANCE GRISE. — Les modifications régionales portent ensuite sur le développement volumétrique respectif de la substance blanche et de la substance grise. Ce dernier point ne peut être éclairci, on le conçoit, que par des mensurations fort précises, prises successivement sur les différentes parties constituantes de la moelle et à différentes hauteurs. Ces mensurations ont été faites, avec tout le soin et toute la compétence que demandait une pareille étude, par STILLING. Nous résumons dans le tableau suivant les résultats de ses patientes recherches sur ce sujet. Les chiffres que renferme ce tableau indiquent en millimètres carrés, pour une moitié de moelle, la superficie des trois cordons et des deux cornes, mesurée sur vingt et une coupes transversales de la moelle épinière, dont le niveau se trouve indiqué dans la première colonne :

TABLEAU INDIQUANT EN CHIFFRES LES VARIATIONS VOLUMÉTRIQUES QUE PRÉSENTENT, SUIVANT LA HAUTEUR OU ON LES EXAMINE, LA SUBSTANCE BLANCHE ET LA SUBSTANCE GRISE DE LA MOELLE

AU NIVEAU de l'orifice des racines de la :	SUBSTANCE BLANCHE				SUBSTANCE GRISE			DEMI-MOELLE tout entière.
	cordons antérieurs.	cordons latéraux.	cordons postérieurs.	les trois cordons réunis.	cornes antérieures.	cornes postérieures.	les deux cornes réunies.	
	mill. c.	mill. c.	mill. c.	mill. c.	mill. c.	mill. c.	mill. c.	mill. c.
3e paire cervicale	6,13	13,21	13,47	32.84	5,71	5,49	11,20	41.04
4e	7,57	13,23	13,72	34,52	6,16	6,45	12,61	47,13
5e et 6e.	11,75	15,70	14,68	42,13	11,40	8,30	19,70	61,83
7e	10,90	15,17	14,30	40,37	10,75	7,47	18,22	58,59
7e (*fibres inférieures*) . .	9,97	11,98	12,26	34,21	11,29	6,70	17,99	52,20
8e	11,27	12,79	9,30	33,96	8,07	5,81	13,88	47,84
1re paire dorsale.	5,71	14,06	8,95	28,72	3,86	3,17	7,03	35,75
2e à 8e	4,24	13,55	6,43	24,22	2,73	2,61	5,34	29,56
9e à 11e.	4,25	13,02	6,59	23,86	1,99	2,61	4,60	28,46
12e	4,30	11,00	6,64	21,94	2,95	3,52	6,47	28,41
3e paire lombaire. . . .	6,01	6,48	8,65	21,14	6,26	7,03	13,29	34,43
4e	7,54	6,32	8,69	22,52	12,03	8,96	20,99	43,51
5e	5,68	5,16	6,25	17,09	14,43	10,45	24,88	44,97
1re paire sacrée.	5,50	4,96	6,61	17,07	14,62	9,11	23,73	40,80
2e	6,03	5,37	5,95	17,35	14,30	9,03	23,33	41,68
3e (*fibres supérieures*) . .	4,54	3,77	3,67	11,98	12,16	6,97	19,13	31,11
3e (*fibres moyennes*). . .	4,18	3,11	2,83	10,12	11,55	7,20	18,75	28,87
3e (*fibres inférieures*) .	3,36	2,50	1,73	7,59	8,02	5,74	13,76	21,35
4e	2,30	2,33	1,51	6,14	5,34	5,43	10,77	16,99
5e	0,75	0,97	0,44	2,16	2,36	3,62	5,98	8,14
Paire coccygienne. . . .	0,36	0,45	0,16	0,97	0,97	1,70	2,67	3,64

Traduits en langage graphique, ces différents chiffres nous donnent les trois tableaux ci-après, où l'on voit d'un simple coup d'œil les fluctuations que présente, soit le volume de la moelle prise en totalité, soit le volume de chacune de ses parties constituantes :

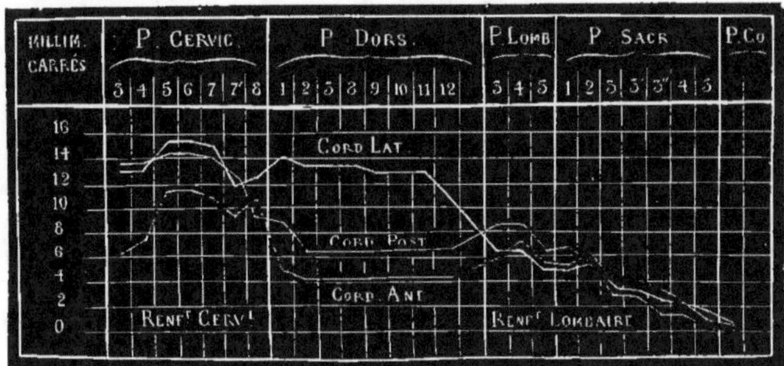

Fig. 302. — Tableau graphique indiquant les volumes respectifs des trois cordons de la moelle.

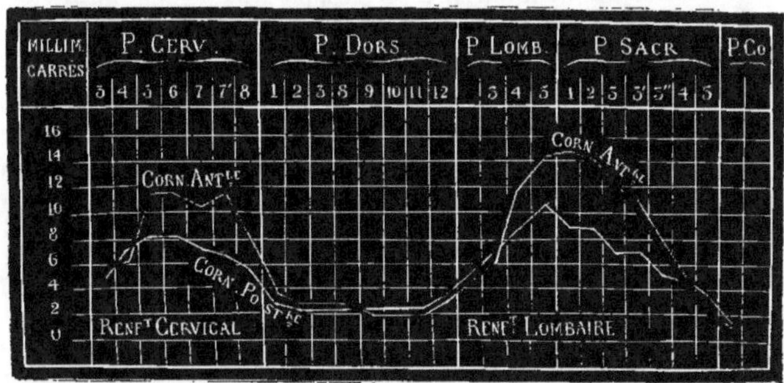

Fig. 303. — Tableau graphique indiquant les volumes respectifs de la corne antérieure et de la corne postérieure.

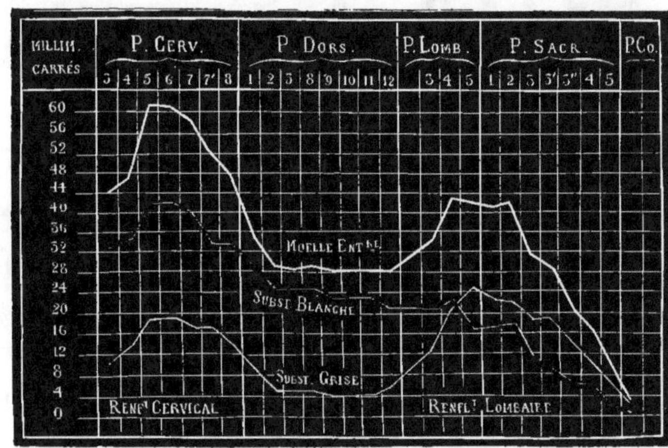

Fig. 304. — Tableau graphique indiquant les volumes respectifs de la substance blanche, de la substance grise et de la moelle totale.

(Ce tableau, ainsi que les précédents, se rapporte à une moitié de la moelle seulement.)

L'inspection du troisième de ces tableaux nous fixe encore, d'une façon aussi nette que précise, sur le mode de formation des deux renflements cervical et lombaire. Le premier résulte à la fois d'un développement local de la substance grise, qui mesure 20 millimètres carrés, et de la substance blanche, qui atteint 44 millimètres carrés. Le second est presque exclusivement formé par la substance grise, qui, de 4 millimètres carrés qu'elle présente à la région dorsale, atteint, à la hauteur de la cinquième paire lombaire, jusqu'à 25 millimètres carrés ; la substance blanche augmente à peine au niveau du renflement lombaire. Ce dernier fait s'explique naturellement par la constitution même des cordons blancs : ces cordons, en effet, abstraction faite des racines nerveuses et des fibres commissurales longitudinales, comprennent des fibres descendantes ou motrices et des fibres ascendantes ou sensitives. Or, le paquet moteur, abandonnant successivement des fibres à chaque groupe cellulaire des cornes antérieures, diminue au fur et à mesure qu'il descend ; de même, le paquet sensitif, recevant des fibres de chaque nerf rachidien, grossit au fur et à mesure qu'il s'élève. Il en résulte, comme le fait remarquer fort judicieusement SAPPEY, que ces deux paquets de fibres se trouvent réduits à leur plus petit nombre au niveau du renflement lombaire, le premier étant presque épuisé et le second ne faisant qu'apparaître.

4° Résumé de la conformation intérieure de la moelle. — Si nous cherchons maintenant à résumer en quelques mots les notions que vient de nous révéler, sur la conformation intérieure de la moelle épinière, l'étude méthodique de ses coupes transversales, nous pouvons formuler les trois propositions suivantes (fig. 305) :

a. *La moelle épinière* se compose essentiellement de deux substances : 1° une *substance grise*, qui occupe le centre et n'atteint la surface extérieure que sur deux points, au niveau de l'émergence des racines postérieures droites et gauches, autrement dit dans les deux sillons collatéraux postérieurs ; encore convient-il d'ajouter qu'il s'interpose entre l'extrémité postérieure de la corne et la surface de la moelle, une mince lame de substance blanche, la *zone marginale* de LISSAUER ; 2° une *substance blanche*, qui entoure la précédente à la manière d'un manteau ; d'où l'expression, aussi juste que

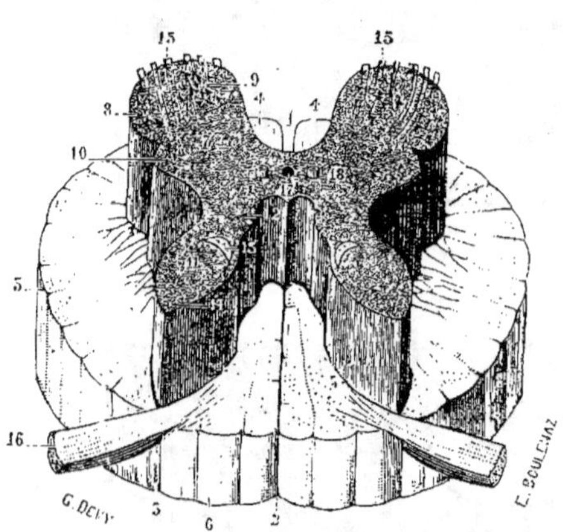

Fig. 305.

La colonne grise centrale, dégagée de son manteau médullaire (schématique).

1. sillon médian antérieur. — 2. sillon médian postérieur. — 3. sillon collatéral postérieur. — 4, cordon antérieur de la moelle. — 5. cordon latéral. — 6. cordon postérieur. — 7. corne antérieure. avec : 8. son noyau antéro-interne ; 9. son noyau antéro-externe ; 10. son noyau postéro-externe. occupant la corne latérale ou tractus intermedio-lateralis. — 11. corne postérieure. avec 12. colonne vésiculaire de Clarke. — 13, faisceau longitudinal de la corne postérieure. — 14. substance gélatineuse de Rolando. — 15, racines antérieures. — 16. racines postérieures. — 17. canal de l'épendyme. — 18. veines de la commissure grise.

pittoresque, de *manteau médullaire* que lui donnent quelques auteurs.

b. *La substance grise*, considérée dans son ensemble, affecte la forme d'une colonne profondément cannelée et présentant à son centre le canal de l'épendyme.

Ses cannelures ou gouttières sont au nombre de quatre : une antérieure, une postérieure et deux latérales.

c. *La substance blanche* se dispose en cordons longitudinaux, qui sont au nombre de six, trois de chaque côté : un antérieur, un postérieur et un latéral. Ces trois cordons s'enfoncent dans les cannelures précitées de la façon suivante : 1° les deux *cordons antérieurs*, remplissent la cannelure antérieure ; ils sont séparés à leur partie antérieure par le sillon médian antérieur et unis à leur partie toute postérieure par la commissure blanche; 2° les *cordons latéraux*, séparés des précédents par des limites purement artificielles, remplissent les cannelures latérales ; 3° les *cordons postérieurs*, enfin, s'enfoncent dans la cannelure postérieure ; chacun d'eux est séparé du cordon latéral correspondant par le sillon collatéral postérieur et par les racines postérieures qui s'y engagent ; d'autre part, les deux cordons postérieurs sont entièrement séparés l'un de l'autre, sur la ligne médiane, par le sillon médian postérieur d'abord, puis par le septum névroglique qui s'étend du fond de ce sillon à la commissure grise.

§ IV. — CONSTITUTION ANATOMIQUE DE LA MOELLE

Le mode de constitution de la moelle épinière est une des questions les plus ardues de l'anatomie de texture et longtemps nous en avons été réduits, à ce sujet, à des formules tout hypothétiques. Tel fait physiologique ou morbide trouvait une explication plausible dans telle disposition anatomique, et on décrivait cette disposition sans l'avoir vue : elle devait être, donc elle était. C'était de l'anatomie basée, non pas sur l'observation vraie, mais sur de simples suppositions. On ne pouvait avoir mieux et on s'en contentait. Le schéma structural, du reste, était parfaitement malléable et, suivant les besoins, on le modifiait ou on le complétait toutes les fois qu'un fait nouveau venait démontrer qu'il était mal construit ou insuffisant.

La physiologie expérimentale, utilisant tour à tour les méthodes de destruction et les méthodes d'excitation, nous avait bien appris, depuis longtemps déjà, que les diverses parties de la moelle réagissaient d'une façon différente, notamment que tel cordon était affecté à la sensibilité, tel autre à la motilité, que la corne antérieure était motrice et la corne postérieure sensitive, etc. ; mais l'expérimentation, ainsi appliquée, était insuffisante, — précisément parce qu'elle ne pouvait nettement localiser son action investigatrice, — pour permettre de délimiter exactement des parties fonctionnellement distinctes.

L'anatomie pathologique avec les dégénérescences secondaires (TÜRK, CHARCOT, BOUCHARD, etc.) nous a fourni à ce sujet des résultats autrement précis. Nous savons, depuis les célèbres expériences de WALLER, que la cellule nerveuse ou corps du neurone est le centre trophique de la fibre nerveuse qui en émane, d'où cette conclusion, déjà formulée dans notre anatomie générale (p. 386), que lorsqu'on sectionne une fibre nerveuse ou un paquet de fibres nerveuses accolées et morphologiquement identiques, le bout périphérique dégénère, tandis que le bout central conserve, quelque temps du moins, son intégrité anatomique. Ceci étant admis, supposons qu'un caillot hémorrhagique vienne interrompre dans sa continuité, soit dans le cerveau, soit dans le pédoncule cérébral, le paquet de fibres (faisceau pyramidal) auquel est dévolue la fonction de transporter des centres corticaux aux cellules de la corne antérieure les incitations motrices volontaires : ce paquet de fibres dégénérera peu à peu au-dessous du point où il a été interrompu et, si plus tard on a l'occasion d'autopsier le sujet et d'examiner sa moelle, on ouvera dans la substance blanche (fig. 306, 2 et 3), l'un du côté correspondant à la lésion, l'autre du côté opposé, deux faisceaux dégénérés, nettement délimités et parfaitement reconnaissables au milieu des faisceaux ambiants restés intacts. On sera naturellement amené à localiser dans ces deux faisceaux la conduction des mouvements volontaires. On n'aura plus alors qu'à les suivre pas à pas sur des coupes sériées, pour avoir, quant à leur direction, à leur forme, à leur volume, des notions nettes et précises. Mais ces lésions dégénératives, si précieuses dans l'espèce, nous pouvons expérimentalement les provoquer, les faire naître. Si chez un animal, par exemple, nous sectionnons les racines postérieures ou sensitives des nerfs rachidiens, ces racines, qui sont les cylindraxes des cellules des ganglions spinaux et qui par conséquent ont leur centre trophique dans ces ganglions, ces racines, dis-je, dégénéreront depuis la section jusqu'à leur terminaison dans l'épaisseur du névraxe. Dès lors, nous n'aurons, le processus dégénérateur ayant fait son œuvre,

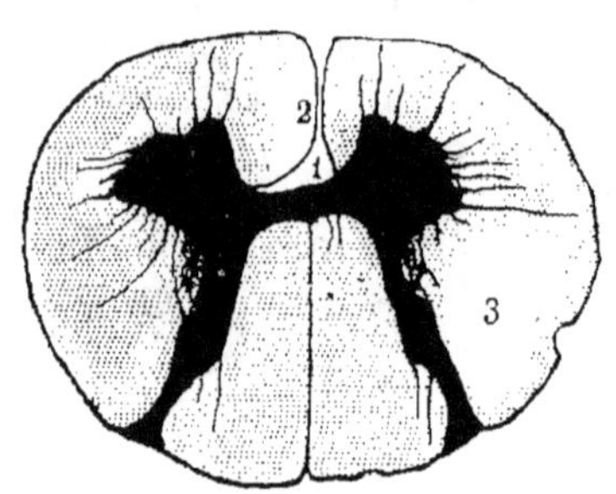

Fig. 306.

Dégénération secondaire du faisceau pyramidal dans un cas d'hémiplégie par lésions cérébrales, moelle cervicale (d'après Marie).

(Les parties sclérosées sont en clair.)

1, sillon médian antérieur. — 2, faisceau pyramidal direct. — 3, faisceau pyramidal croisé.

qu'à sacrifier l'animal et à examiner méthodiquement sur des coupes en série quelles sont les parties dégénérées : le trajet suivi par la dégénérescence nous indiquera nettement quelles sont, à l'état normal, les voies de conduction sensitives. On voit par ces deux exemples toute l'importance qu'a l'étude des dégénérescences, soit pathologiques, soit expérimentales, pour la localisation anatomique des différentes voies de conduction dans la moelle épinière.

En 1876, FLECHSIG a introduit dans l'étude structurale des centres nerveux une méthode aussi ingénieuse que féconde. Elle repose tout entière sur ce fait que les faisceaux de fibres qui entrent dans la constitution du névraxe, primitivement constitués par de simples cylindraxes, prennent leur gaine de myéline, non pas simultanément, mais successivement et, cela, suivant des règles parfaitement déterminées, je veux dire à des époques qui sont variables suivant les faisceaux, mais qui sont fixes pour chacun d'eux. Il paraît rationnel de penser que toutes les fibres qui se myélinisent en même temps sont fonctionnellement similaires et, d'autre part, que des faisceaux qui revêtent leur gaine de myéline à des époques différentes doivent avoir des fonctions également différentes ; en d'autres termes, les faisceaux blancs de la moelle différeraient au point de vue fonctionnel suivant l'époque où apparaît leur myéline. Or, la comparaison des résultats fournis par l'étude des dégénérescences avec ceux obtenus par la méthode de Flechsig, en nous montrant la concordance de ces résultats, nous apprend du même coup combien est exacte cette assertion à priori. Pour citer quelques exemples, nous rappellerons que le faisceau de Burdach, le faisceau cérébelleux direct et le faisceau pyramidal, trois faisceaux à fonctions nettement différentes, prennent leur gaine de myéline, le premier chez l'embryon de 25 centimètres, le second au septième mois de la vie intra-utérine, le troisième dans le neuvième mois et même quelque temps après la naissance. FLECHSIG, à la suite de recherches fort nombreuses, faites sur des embryons et des fœtus de tout âge, nous a donné, de la substance blanche de la moelle épinière, une topographie systématique qui est aujourd'hui classique et que nous exposerons tout à l'heure.

Mais la méthode de myélinisation, pas plus du reste que celle des dégénérescences, n'ont pu nous fixer sur les relations réciproques des divers éléments histologiques qui entrent dans la constitution de la moelle. Ces relations, pourtant certaines, nous ont échappé jusqu'au jour où GOLGI, RAMON Y CAJAL, KÖLLIKER, LENHOSSÉK, VAN GEHUCHTEN, etc., utilisant une méthode nouvelle, réussirent à colorer les cylindraxes jusque dans leurs ramifications les plus ténues et purent ainsi les suivre jusqu'à leur terminaison. L'introduction dans la technique histologique de la méthode au chromate d'argent ouvre une ère nouvelle dans l'étude structurale de la moelle épinière. Grâce à elle, la constitution anatomique de cet organe nous apparaît enfin d'une façon claire, et nous pouvons maintenant, aux formules anciennes plus ou moins hypothétiques, substituer une description basée sur des observations précises.

La moelle épinière, abstraction faite de ses vaisseaux, auxquels nous consacrerons un paragraphe à part, renferme, comme les centres nerveux en général, deux ordres d'éléments histologiques, des éléments nerveux et des éléments de soutien. Nous décrirons séparément (il y a tout avantage pour cela) ces deux espèces d'éléments, et nous commencerons par les éléments nerveux, que nous étudierons successivement :

1° *Dans la substance grise ;*

2° *Dans la substance blanche.*

A. — ÉLÉMENTS NERVEUX DE LA SUBSTANCE GRISE

La colonne grise centrale, formée par les deux cornes et la commissure grise, se compose, comme nous l'avons vu plus haut, de deux substances d'aspect différent : la substance grise proprement dite ou *substance spongieuse* et la *substance gélatineuse*. De ces deux substances, la première occupe la presque totalité de la formation grise. La seconde se voit sur deux points : 1° tout autour du canal central, où elle forme une sorte de zone circulaire (fig. 299, 7), connue sous le nom de *substance gélatineuse centrale ;* 2° en arrière de la tête de la corne postérieure, qu'elle coiffe à la manière d'un croissant (fig. 298, *b*), en formant ce que l'on appelle la *substance gélatineuse de Rolando.* La masse grise, soit dans sa portion spongieuse, soit dans sa portion gélatineuse, nous présente, en fait d'éléments nerveux, des fibres et des cellules :

1° *Fibres nerveuses de la substance grise.*

Les fibres nerveuses de la substance grise appartiennent toutes, sauf quelques exceptions, à la catégorie des fibres amyéliniques : ce sont des cylindraxes nus. Extrêmement nombreuses, très variables dans leurs dimensions et présentant les directions les plus diverses, elles s'entrecroisent dans tous les sens et forment dans leur ensemble un riche réticulum, dont la figure 307 nous donne une idée très nette. Ce réticulum, on le voit, est absolument inextricable, et ce n'est que sur les préparations où la réduction chromo-argentique n'est que partielle, que l'on peut véritablement se rendre un compte exact du trajet des fibres nerveuses. Mais tout inextricable qu'il est, le réticulum nerveux de la substance grise n'est jamais un plexus au sens précis du mot. C'est un simple feutrage, un simple entremêlement, où chaque fibrille ne s'anastomose jamais avec les fibrilles voisines et conserve jusqu'au bout son indépendance anatomique : le neurone, ne l'oublions pas, est une unité anatomique entièrement indépendante.

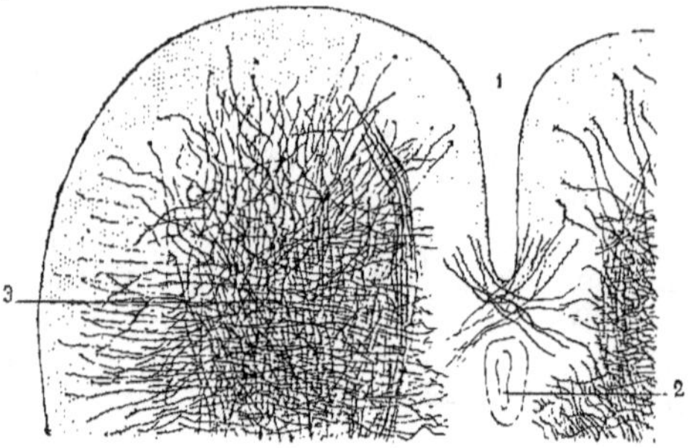

Le réticulum nerveux précité reçoit les fibres les plus diverses. Il comprend : 1° des cylindraxes qui vont aux racines antérieures ou motrices (quelques-uns, nous le verrons plus loin, se rendent aux racines postérieures) ; 2° les arborisations terminales des cylindraxes qui constituent les racines postérieures ou sensitives ; 3° des cylindraxes qui, des cellules de la substance grise, se rendent aux divers cordons de la moelle pour devenir fibres de cordons ; 4° des cylindraxes qui, partis des cellules de l'encéphale, viennent

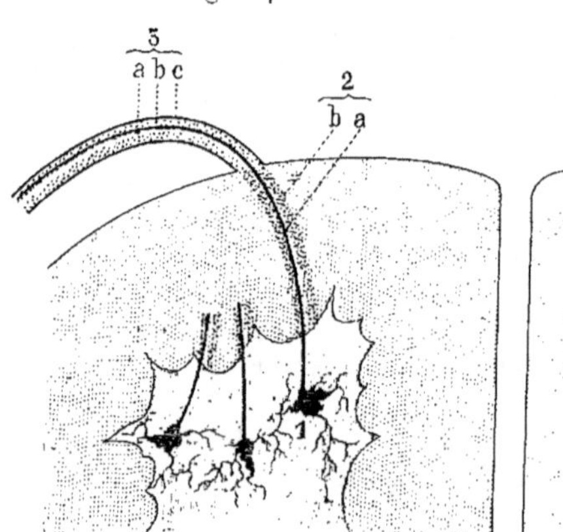

Fig. 307.

Le réticulum nerveux de la corne antérieure, vu sur une coupe horizontale (moelle lombaire d'un chat de deux jours, d'après VAN GEHUCHTEN).

1, sillon médian antérieur. — 2, canal de l'épendyme. — 3, réticulum nerveux de la corne antérieure.

se terminer dans la substance grise par des arborisations plus ou moins riches ; 5° les cylindraxes courts des cellules de Golgi type II (p. 383) ; 6° les innombrables fibrilles collatérales que les fibres des cordons, au cours de leur trajet, jettent dans les cornes antérieures ou postérieures.

Ces différents groupes de fibres seront décrits plus loin au fur et à mesure que nous les rencontrerons dans notre étude. Nous nous bornerons ici (toute description de détails serait prématurée et partant mal comprise) à la simple énumération qui précède.

2° Cellules nerveuses de la substance grise : leurs différentes espèces.

Les cellules nerveuses de la substance grise de la moelle appartiennent toutes au type multipolaire. Elles sont extrêmement variables dans leurs dimensions : les unes, toutes petites, mesurent à peine 7 à 8 μ ; les autres, très volumineuses, gigantesques, atteignent jusqu'à 120 et 130 μ, et sont, par conséquent, sur des

Fig. 308.

Mode d'origine d'une fibre nerveuse des racines antérieures.

1, une cellule motrice des cornes antérieures de la moelle. — 2, fibre nerveuse des centres avec : a, son cylindraxe ; b, sa gaine de myéline. — 3, fibre nerveuse périphérique, avec : a, son cylindraxe ; b, sa gaine de myéline ; c, sa gaine de Schwann.

préparations bien colorées, visibles à l'œil nu. Leur forme est tout aussi variable :

elles sont, suivant les cas, globuleuses, pyramidales, fusiformes, triangulaires, étoilées, etc. Quelles que soient leur forme et leurs dimensions, les cellules nerveuses de la substance grise nous présentent toutes deux ordres de prolongements (voy. *Anatomie générale*) : des prolongements protoplasmiques ou dendrites, plus ou moins nombreux, plus ou moins longs, plus ou moins ramifiés, jouissant de la conduction cellulipète ; un prolongement cylindraxile, jouissant de la conduction cellulifuge. Ces cellules, suivant la destinée du cylindraxe qui en émane, se distinguent en trois groupes : 1° cellules de racine ou radiculaires ; 2° cellules de cordons ou cordonales ; 3° cellules à cylindraxe court.

1° Cellules radiculaires. — Les cellules de racines ou cellules radiculaires sont celles dont le prolongement cylindraxile se rend aux racines des nerfs rachidiens (fig. 308, 1). Ces cellules sont, pour la plupart, très volumineuses. On en rencontre un certain nombre, cependant, de moyennes ou même de petites dimensions. Leur cylindraxe se dirige horizontalement vers la surface extérieure de la moelle, et,

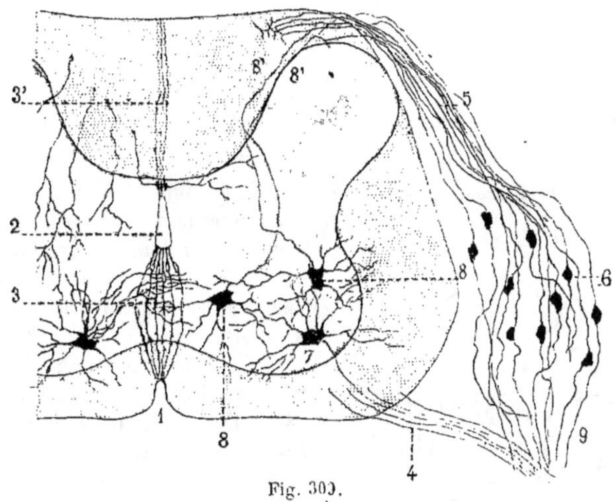

Fig. 309.

Coupe transversale de la moelle embryonnaire du poulet, montrant la position des cellules radiculaires (d'après van Gehuchten).

1, sillon médian antérieur. — 2, canal central. — 3, cône épendymaire antérieur. — 3', cône épendymaire postérieur. — 4, racines antérieures ou motrices. — 5, racines postérieures. 6, ganglion spinal. — 7, une cellule radiculaire antérieure. — 8, 8, deux cellules radiculaires postérieures, avec : 8', 8', leur cylindraxe passant dans les racines postérieures. — 9, réunion des deux racines antérieure et postérieure pour former le nerf rachidien.

s'échappant alors de l'organe, passe dans les racines des nerfs rachidiens. Nous rappellerons, en passant, que ces cylindraxes cheminent tout d'abord dans la substance grise à l'état de cylindraxe nu, qu'ils s'entourent bientôt d'un manchon de myéline et traversent alors la substance blanche ; qu'enfin, au sortir de la moelle, ils s'entourent d'une deuxième gaine, la gaine de Schwann (fig. 308, c). Ils revêtent ainsi successivement tous les attributs des fibres nerveuses périphériques.

Physiologiquement, les cellules radiculaires sont motrices, et la presque totalité des cylindraxes qui en proviennent se dirigent d'arrière en avant pour passer dans les racines antérieures, dont ils forment les éléments constitutifs. Quelques-uns d'entre eux, cependant, suivant une direction opposée (fig. 309, 8'), se portent d'avant en arrière, traversent dans toute sa longueur la corne postérieure et s'échappent par le sillon collatéral postérieur avec les racines postérieures. De ce fait, les racines postérieures, qui sont essentiellement sensitives, possèdent réellement, à titre d'éléments accessoires, quelques fibres motrices. Ces fibres motrices à trajet postérieur ont été découvertes en même temps, par Cajal et Lenhossék sur des embryons de poulet. Elles ont été revues depuis par van Gehuchten et par Retzius. Leur existence n'est donc pas douteuse, chez les oiseaux tout au moins ; car jusqu'ici aucun histologiste ne les a retrouvées chez l'homme.

Les cellules radiculaires, on le voit, se divisent donc en deux espèces : les *cellules radiculaires antérieures*, motrices, qui envoient leur cylindraxe dans les racines antérieures ; les *cellules radiculaires postérieures*, également motrices ou peut-être vaso-motrices, dont le cylindraxe sort de la moelle avec les racines postérieures.

Depuis longtemps déjà (1876) Stricker avait démontré expérimentalement la présence, dans les racines postérieures de fibres centrifuges, à action vaso-motrice et trophique, qui ont été bien étudiées depuis (1892) par Morat. Anatomiquement, ces fibres centrifuges avaient été bien vues (en 1887), à l'aide de la méthode wallérienne, par Joseph : fibres restant intactes dans le bout central d'une racine postérieure sectionnée. Les recherches de Cajal et de Lenhossék, qui datent de 1890, n'ont donc fait que confirmer, par une méthode nouvelle, un fait déjà connu ; mais ils l'ont précisé et complété en ce sens qu'ils nous ont appris que c'est dans la corne antérieure et tout à côté des cellules motrices ordinaires que se trouvent les cellules d'origine de ces fibres centrifuges à trajet postérieur. Tout récemment, les fibres centrifuges de la racine postérieure ont été étudiées à nouveau, chez le chien, au double point de vue physiologique et anatomique par Bonne (voy. sa thèse, *Recherches sur les éléments centrifuges des racines postérieures*, Lyon 1897).

2° Cellules cordonales. — Les cellules cordonales sont ainsi appelées parce que le cylindraxe qu'elles émettent se rend à la substance blanche de la moelle et là, après s'être entouré de myéline, devient une fibre nerveuse des cordons. Du reste, il se jette, suivant les cas, dans le cordon antérieur, dans le cordon latéral ou dans le cordon postérieur, d'où la subdivision des cellules cordonales en cellules cordonales antérieures, cellules cordonales latérales et cellules cordonales postérieures. Ces cellules, extrêmement nombreuses, sont habituellement de dimensions moyennes. On les rencontre un peu sur tous les points de la substance grise.

D'ordinaire, les cylindraxes des cellules cordonales vont au cordon du même côté, je veux dire restent dans la moitié de la moelle où se trouve leur cellule d'origine (fig. 310, 1, 2 et 3) : les cellules, dans ce cas, peuvent être appelées *cellules cordonales homolatérales* ou *homomères* (de ὁμός, le même et μέρος, côté). Cette disposition, je le répète, est celle que l'on observe le plus souvent. —Pour d'autres cellules, le cylindraxe suit un trajet tout différent (fig. 310, 4) : au lieu de rester

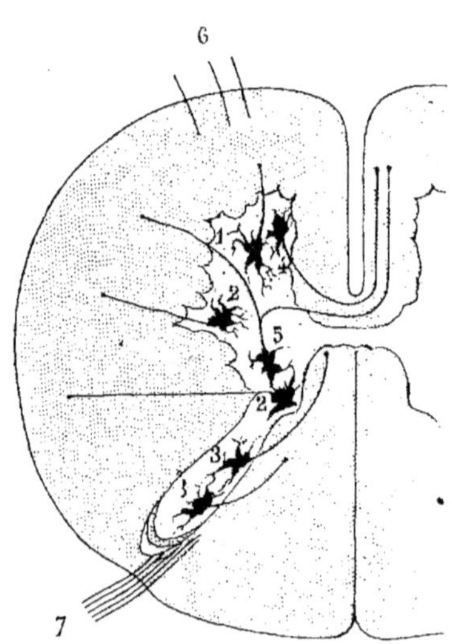

Fig. 310.

Diverses espèces de cellules cordonales.

1, 2, 3, cellules cordonales homomères ou homolatérales des cordons antérieur (1), latéral (2) et postérieur (3). — 4, cellule cordonale hétéromère ou hétérolatérale. — 5, cellule cordonale bilatérale. — 6, racine antérieure. · 7, racine postérieure.

dans la moitié de moelle où il prend naissance, il croise la ligne médiane en passant dans la commissure antérieure et gagne ainsi la substance blanche du côté opposé. Ces cellules cordonales, dont le cylindraxe change ainsi de côté, ont reçu de van Gehuchten le nom de *cellules cordonales hétéromères* (de ἕτερος, autre, et μέρος, côté). Nous les appellerons encore, pour les distinguer des cellules homolatérales, cellules *cordonales hétérolatérales* ou *altérolatérales*. Ce sont les *cellules commissurales* de Cajal, ainsi appelées parce que leur cylindraxe passe par les commissures. — Enfin, il existe une troisième variété de cellules cordonales que caractérise la disposition suivante : leur cylindraxe (fig. 310,5) se divise en pleine substance grise, peu après son origine par conséquent, en deux branches divergentes, dont l'une se rend aux cordons médullaires du même côté, tandis que l'autre franchit la ligne médiane et va aux cordons du côté opposé. Ces cellules, qui envoient ainsi leur cylindraxe, après bifurcation de ce dernier bien entendu, dans les deux moitiés de la moelle, sont à la fois homolatérales et hétérolatérales : nous les appellerons *cellules cordonales bilatérales* ou *dimères* (de δίς, deux et μέρος, côté).

Quelle que soit leur destinée, qu'ils restent du côté correspondant ou passent du côté opposé, les cylindraxes des cellules cordonales nous présentent, quant à leur trajet et à leur mode de terminaison, des caractères communs. Au sortir de leur cellule d'origine, ils suivent quelque

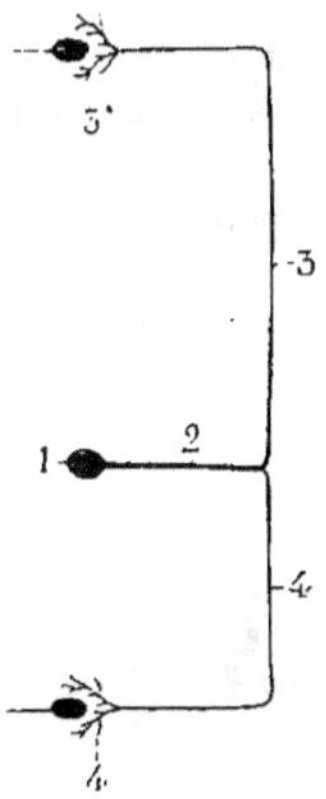

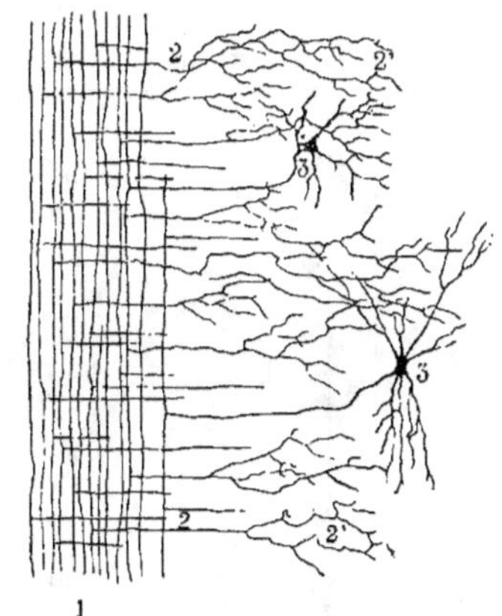

Fig. 311.

Une cellule cordonale, vue à l'état d'isolement (schématique).

1, corps cellulaire. — 2, cylindraxe, avec : 3, sa branche ascendante se terminant en 3' autour d'une cellule nerveuse ; 4, sa branche descendante se terminant en 4' autour d'une deuxième cellule nerveuse.

Les fibres 2, 3 et 4 représentent des fibres endogènes.

Fig. 312.

Coupe longitudinale du cordon latéral de la moelle (d'après van Gehuchten).

1, fibres longitudinales du cordon latéral. — 2,2, collatérales, avec 2', 2', leurs arborisations terminales. — 3, 3, deux cellules nerveuses dont le prolongement cylindraxile se rend à la substance blanche du cordon latéral et se bifurque en une branche ascendante et une branche descendante (cellules cordonales homomères).

temps, dans la substance grise, un trajet plus ou moins horizontal. Puis, arrivés dans la substance blanche, ils se coudent brusquement pour se porter, soit en haut, soit en bas, et devenir fibre ascendante dans le premier cas, fibre descendante dans le second. Mais, le plus souvent, au lieu de simplement se couder, le cylindraxe se bifurque en T (fig. 311,2) et fournit ainsi deux branches de direction contraire : une branche ascendante (3), plus volumineuse et plus longue ; une branche descendante (4), plus grêle et à trajet court. Dans ce dernier cas, les cylindraxes des cellules cordonales, après leur pénétration dans le cordon, se comportent exactement comme les racines postérieures, qui, à leur entrée dans la moelle, se divisent de même en une branche ascendante et une branche descendante (fig. 333).

Si maintenant nous suivons dans son trajet vertical notre cylindraxe devenu fibre de cordon, nous le voyons, qu'il soit ascendant ou descendant, abandonner de loin en loin de fines collatérales, qui se portent horizontalement vers la substance grise et s'y résolvent chacune en une arborisation ou touffe terminale (nous y reviendrons plus tard). Puis, quand il est arrivé au bout de sa course, il s'infléchit à son tour vers la substance grise, la pénètre et s'y résout, comme l'ont fait ses collatérales, en une arborisation terminale. Ces cylindraxes, que nous avons représentés schématiquement dans la figure ci-contre (fig. 313), deviennent ainsi de véritables commissures longitudinales entre des segments de la colonne grise centrale plus ou moins éloignés, le segment dont elles émanent, et celui ou ceux dans lesquels ils se terminent.

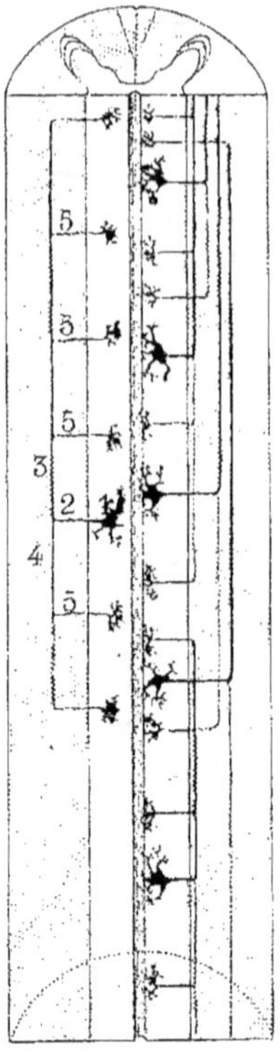

La longueur des fibres issues des cellules cordonales est très variable : les unes, très courtes (*voies courtes*), se terminent dans la substance grise à 1 ou 2 centimètres au-dessus ou au-dessous du point où elles prennent naissance ; d'autres, de longueur moyenne (encore des *voies courtes*), ne retournent à la substance grise qu'après avoir franchi l'espace répondant à cinq ou six paires nerveuses ; d'autres, plus longues encore (*voies longues*), dépassent les limites supérieures de la moelle et se terminent au-dessus d'elle, soit dans le bulbe, soit dans un segment quelconque de la masse encéphalique. Mais, quelle que soit la longueur de leur cylindraxe, les cellules cordonales, envisagées au point de vue de leur valeur morphologique, sont toujours réductibles au type suivant : c'est une cellule nerveuse (fig. 314, C) qui est en relation, d'une part par ses prolongements protoplasmiques avec l'arborisation cylindraxile d'une cellule placée en aval (cellule A), d'autre part par l'arbo-

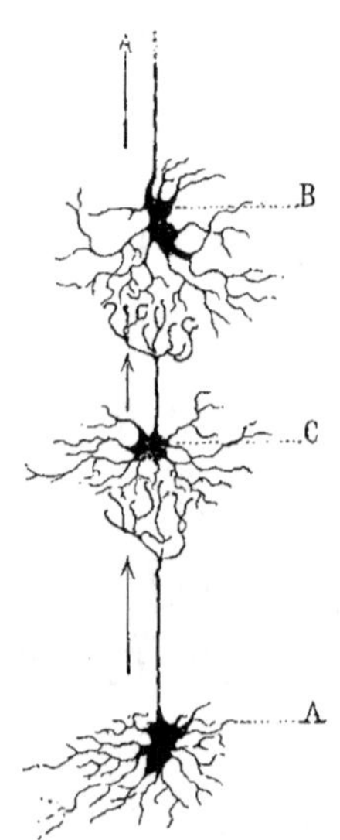

Fig. 314.

Association des neurones.

A, premier neurone. — B, deuxième neurone. — C, neurone intercalaire.

Fig. 313.

Coupe frontale de la moelle passant par le canal central, pour montrer les cellules commissurales longitudinales (schématique).

1, une cellule commissurale longitudinale. — 2, fibre de cette cellule, avec : 3, sa branche ascendante ; 4, sa branche descendante ; 5, leurs collatérales.

(Sur le côté droit, on a représenté six cellules analogues.)

risation terminale de son cylindraxe (je fais abstraction des collatérales qu'émet ce dernier) avec une deuxième cellule placée en amont (cellule B). C'est, comme on le voit, un *neurone intercalaire*, un *neurone d'association*, recevant l'ébranlement nerveux du neurone A et le transmettant, après un parcours variable, au neurone B. De ce fait, le neurone intercalaire ou d'association que constituent la cellule cordonale et ses prolongements, n'est par lui-même, ni moteur, ni sensitif. Sa valeur fonctionnelle dépend uniquement de la nature même de l'ébranlement

nerveux que lui transmet le neurone A ; autrement dit, elle est la même que celle
de ce dernier neurone. Suivant les cas, les deux neurones A et B sont tous les
deux ou sensitifs ou moteurs ; le neurone intercalaire C est alors lui-même sensitif
dans le premier cas, moteur dans le second. Dans une troisième modalité, le neurone A étant sensitif, le neurone B est moteur ; le neurone intercalaire C n'en est
pas moins sensitif, puisqu'il reçoit l'ébranlement nerveux d'un neurone sensitif :
mais il le transmet à un neurone moteur et celui-ci le transforme en incitation
motrice, ce qui a lieu dans les mouvements réflexes.

Sous le nom de *cellules pluricordonales*, Ramón y Cajal a décrit des cellules nerveuses dont le
cylindraxe se divise dans la substance grise en deux ou trois branches, qui constituent autant
de fibres nerveuses et qui se rendent à des cordons différents. C'est ainsi qu'il existe des cellules dont le cylindraxe fournit, après bifurcation, une fibre pour le cordon postérieur et une
fibre pour le cordon latéral ou le cordon antérieur. Du reste, dans ces cas de division du cylindraxe en fibres multiples, ces fibres peuvent rester du côté correspondant à la cellule dont elles
émanent, ou bien l'une d'entre elles peut franchir la ligne médiane pour se rendre à l'un des cordons du côté opposé : c'est là une disposition, on le voit, qui rappelle exactement les cellules
cordonales hétérolatérales dont il a été question plus haut.

3° Cellules à cylindraxe court. — Ces cellules ont été découvertes par Golgi et nous
les avons décrites, en anatomie générale (p. 383), sous le nom de cellules de Golgi
type II. Elles ont pour caractère essen-
tiel que leur cylindraxe, contrairement à
celui des cellules radiculaires et cordonales précédemment étudiées, ne s'entoure jamais de myéline et, d'autre part,
ne sort pas de la substance grise. Peu
après son origine, il se ramifie à la manière des prolongements protoplasmiques
(fig. 315) et se résout, par suite de divisions successives, en une multitude de
fibrilles terminales qui se perdent dans
le réticulum de la substance grise, au
voisinage même du corps cellulaire dont
elles émanent. Comme on le voit, ce cylindraxe perd très rapidement son individualité : il est, par conséquent, très court
et ainsi se trouve justifié le terme de
cellule à cylindraxe court qui a été donné
par Cajal aux cellules de Golgi type II.
Ces cellules sont de petites dimensions
et irrégulièrement disséminées dans la

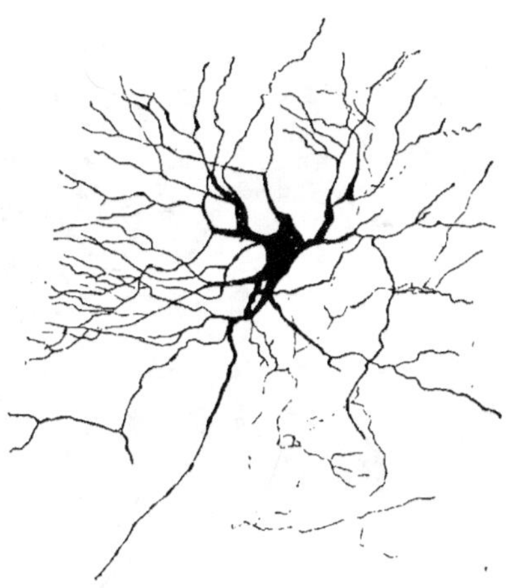

Fig. 315.

Une cellule de Golgi type II ; le cylindraxe,
fortement ramifié, est en rouge (d'après
Kölliker).

substance grise. Golgi avait cru devoir les considérer comme des cellules sensitives ; mais nous avons déjà vu, en anatomie générale (p. 385), que cette opinion,
tout hypothétique du reste, devait être abandonnée. Les neurones à cylindraxe
court sont de simples éléments intercalaires servant de trait d'union entre d'autres
neurones rapprochés, je veux dire occupant le même niveau ou des niveaux différents, mais peu distants l'un de l'autre. Ce sont encore des *neurones d'association*,
mais des neurones d'association à champ peu étendu et, à ce sujet, il est bon de
rappeler que leur cylindraxe, s'il se ramifie ordinairement dans la moitié de la
moelle où il prend naissance, peut aussi, dans certains cas, franchir la ligne
médiane et se terminer alors du côté opposé. Dans le premier cas, la transmission de l'ébranlement nerveux sera directe ; dans le second cas, elle sera croisée.

Nous résumons dans le tableau suivant les différentes espèces de cellules nerveuses que renferme la substance grise de la moelle :

Cylindraxe se terminant :

I. Cellules radiculaires .	*a.* Dans les racines antérieures.	*C. rad. antérieures.*
	b. Dans les racines postérieures.	*C. rad. postérieures.*
II. Cellules cordonales. .	*a.* Dans la substance blanche du même côté	*C. cord. homolatérales.*
	b. Dans la substance blanche du côté opposé.	*C. cord. hétérolatérales.*
	c. A la fois dans la substance blanche du même côté et dans celle du côté opposé.	*C. cord. bilatérales.*
III. Cellules a cylindraxe court	*a.* Dans la substance grise du même côté	*C. à cyl. c. homolatérales.*
	b. Dans la substance grise du côté opposé.	*C. à cyl. c. hétérolatérales.*

3° *Mode de répartition des cellules nerveuses dans la substance grise : cellules groupées et cellulaires solitaires.*

Les trois espèces de cellules nerveuses que nous venons d'étudier pour ainsi dire à l'état d'isolement ne sont pas réparties dans la moelle d'une façon quelconque. Si un certain nombre d'entre elles sont disséminées sans ordre apparent sur les

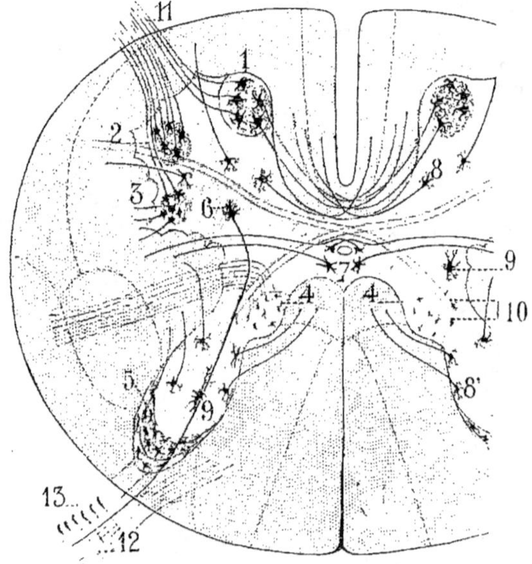

Fig. 316.

Mode de répartition des cellules nerveuses dans la substance grise (*schématique*).

1, 2, 3, noyau antéro-interne, noyau antéro-externe et noyau latéral de la corne antérieure. — 4, 4, colonne de Clarke. — 5, groupe de la colonne gélatineuse de Rolando. — 6, une cellule radiculaire postérieure. — 7, groupe péri-épendymaire. — 8, 8, cellules solitaires. — 9, cellules de Golgi, type II. — 10, cellules d'origine du faisceau de Gowers (faisceau croisé). — 11, racines antérieures. — 12, racines postérieures. — 13, ganglion spinal.

points les plus divers de la substance grise, les autres se disposent par groupes sur des points parfaitement déterminés, en formant autant de systèmes réguliers. Examinés sur des coupes horizontales de la moelle, ces groupes cellulaires se présentent, on le conçoit, sous forme de *noyaux* ; sur des coupes longitudinales, ils constituent de véritables *colonnes*. Le mode de répartition des éléments cellulaires dans la substance grise a, en physiologie et surtout en anatomie pathologique, une importance considérable. Nous l'examinerons successivement : 1° dans la corne antérieure ; 2° dans la corne postérieure ; 3° dans la commissure grise.

1° Cellules nerveuses de la corne antérieure. — La corne antérieure nous offre à considérer le noyau antéro-interne, le noyau antéro-externe, le noyau postéro-externe et les cellules solitaires :

a. *Noyau antéro-interne.* — Le noyau antéro-interne (fig. 316, 1) est situé, comme son nom l'indique, à l'angle antérieur et interne de la corne antérieure. Il se compose de deux espèces de cellules : 1° des cellules radiculaires motrices, remarquables par leur volume, dont le cylindraxe se rend aux racines antérieures des nerfs rachidiens ; 2° des cellules cordonales hétérolatérales (*cellules commissurales* de Cajal), dont les cylindraxes, obliquant en dedans, franchissent la ligne médiane à travers la commissure antérieure et gagnent le cordon antérieur du côté opposé, pour suivre, à partir de là, un trajet longitudinal et se terminer finalement dans la substance grise des cornes antérieures ou postérieures. Ces cellules commissurales occupent la partie postérieure du groupe et s'étendent plus ou moins loin le long du bord interne de la

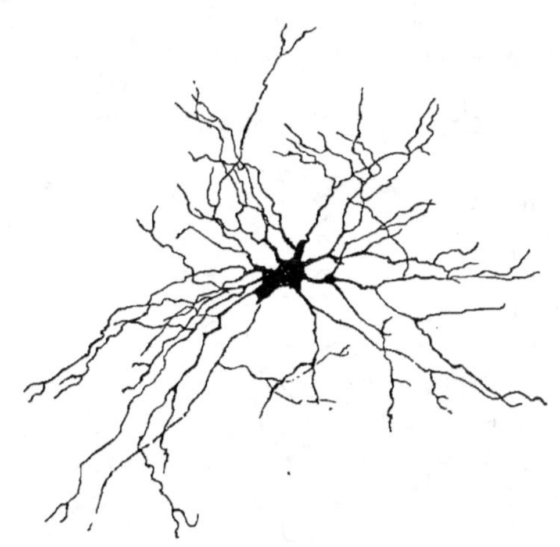

Fig. 317.

Cellule motrice des cornes antérieures de la moelle d'un fœtus humain de 30 centimètres, le cylindraxe en rouge avec une collatérale (d'après Lenhossék).

corne. Elles sont un peu moins volumineuses que les cellules radiculaires et, de plus, elles affectent pour la plupart une disposition fusiforme à grand axe orienté en sens sagittal.

b. *Noyau antéro-externe.* — Le noyau antéro-externe (fig. 316, 2), situé en dehors du précédent, occupe l'angle antéro-externe de la corne. Il est presque exclusivement constitué par des cellules motrices de grandes dimensions, qui envoient leur cylindraxe dans les racines antérieures des nerfs rachidiens : c'est le principal noyau d'origine de ces racines. Dans la partie supérieure de la moelle cervicale et dans la moelle dorsale, où les cornes antérieures sont relativement étroites, les deux noyaux cellulaires antéro-interne et antéro-externe arrivent au contact l'un de l'autre et sont, à vrai dire, fusionnés en un noyau unique. Mais, au niveau des deux renflements cervical et lombaire, là où la tête de la corne antérieure est volumineuse et étalée en travers, les deux noyaux précités sont nettement distincts.

c. *Noyau postéro-externe.* — Le noyau postéro-externe (fig. 316, 3), encore appelé *noyau latéral*, occupe la corne latérale ou tractus intermedio-lateralis. Les cellules qui le constituent sont, pour la plupart, de dimensions moyennes, fusiformes ou étoilées. Ce sont, en partie, des cellules cordonales envoyant leur cylindraxe dans le cordon antérieur ou le cordon latéral, en partie des cellules radiculaires envoyant leur cylindraxe dans les racines antérieures. Ces derniers éléments

sont considérés par certains auteurs, notamment par Pierret, comme constituant
les origines spinales du grand sympathique. Les cornes latérales n'existant réellement que dans la partie supérieure de la moelle dorsale, le groupe cellulaire postéro-externe n'existe, lui aussi, comme noyau nettement distinct, que dans cette
dernière région. Toutefois, le noyau en question ne disparaît pas entièrement
quand disparaît la corne latérale ; ses éléments, comme l'a démontré Waldeyer,
se rencontrent réellement dans toute la hauteur de la moelle épinière, avec cette
seule différence, peu importante dans l'espèce, qu'ils sont très abondants et réunis
en groupe dans la région où la corne latérale est bien développée, moins nombreux et plus ou moins disséminés sur les points où la corne latérale n'existe

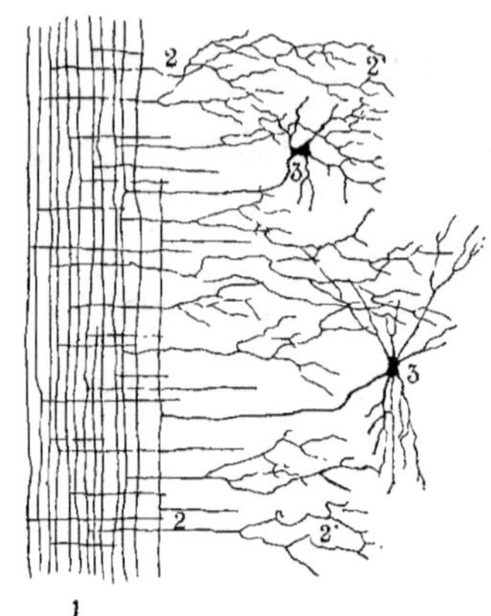

Fig. 318.

Coupe longitudinale du cordon latéral de
la moelle (d'après van Gehuchten).

1, fibres longitudinales du cordon latéral. — 2. 2,
collatérales. avec : 2'. 2', leurs arborisations terminales. — 3, 3. deux cellules cordonales dont le
cylindraxe se rend au cordon latéral.

pas. Lenhossék, en s'appuyant sur l'étude
des préparations de Weigert, partage à ce
sujet l'opinion de Waldeyer.

d. *Cellules solitaires de la corne antérieure.* — Les cellules solitaires de la corne
antérieure (fig. 316) sont disséminées un peu
partout, en arrière et en dedans des trois
groupes ci-dessus décrits. — Ces cellules appartiennent presque toutes à la catégorie des
cellules dites cordonales. Mais leurs cylindraxes, bien que se portant toujours dans
l'un des cordons de la moelle pour y devenir
fibres longitudinales, suivent néanmoins les
directions les plus diverses : les uns, et ce
sont les plus nombreux, se dirigent en dehors vers le cordon latéral et s'y terminent,
soit dans sa couche superficielle, soit dans sa
couche profonde ; les autres, se portant en
avant, gagnent le cordon antérieur du côté
correspondant ; quelques-uns, enfin, se dirigeant en dedans, croisent la ligne médiane

à travers la commissure antérieure pour se rendre au cordon antérieur du côté
opposé. Les cellules, d'où émanent ces derniers cylindraxes (*cellules commissurales* de Cajal) occupent de préférence la partie la plus interne de la corne. —
Indépendamment de ces cellules cordonales, nous trouvons, dans la corne antérieure et dans la région de la base, un certain nombre de *cellules radiculaires
postérieures* (p. 431), je veux dire des cellules dont le cylindraxe traverse d'avant
en arrière toute l'étendue de la corne postérieure, sort de la moelle par le sillon
collatéral postérieur et se mêle alors aux racines postérieures ou sensitives des
nerfs rachidiens. Comme ces dernières, elles traversent le ganglion spinal, mais
sans présenter, comme nous le montre la figure 309, la moindre connexion avec
les cellules nerveuses ganglionnaires. Puis, au sortir du ganglion, elles passent
dans le nerf rachidien.

2° Cellules nerveuses de la corne postérieure. — La corne postérieure, à son
tour, nous présente la colonne de Clarke, le groupe de la substance gélatineuse de
Rolando et des cellules solitaires :

a. *Colonne de Clarke.* — La colonne de Clarke (fig. 316, 4) se trouve située à la
partie interne de la base des cornes postérieures, un peu en arrière de la commis-

sure. Ce groupe cellulaire, signalé par STILLING dès 1843, mais particulièrement bien décrit par LOCKHART CLARKE en 1851, porte indifféremment les noms de *noyau dorsal de Stilling* ou de *colonne vésiculaire de Clarke*. Ces deux termes sont synonymes, mais le dernier semble avoir prévalu dans l'usage.

Vue en coupe horizontale, la colonne de Clarke revêt une forme arrondie ou légèrement ovalaire à grand axe antéro-postérieur : tandis que sa moitié externe fait corps avec la substance grise de la corne postérieure, sa moitié interne baigne en plein dans la substance blanche du cordon postérieur (faisceau de Burdach).

Vue en coupe longitudinale, elle n'occupe qu'une partie de la moelle épinière : elle commence, en bas, au niveau du deuxième nerf lombaire, s'étend ensuite sans interruption dans toute la hauteur de la moelle dorsale et se termine, en haut, au niveau du huitième nerf cervical. La colonne de Clarke caractérise donc la moelle dorsale et il suffit de constater sa présence sur une coupe pour affirmer que cette

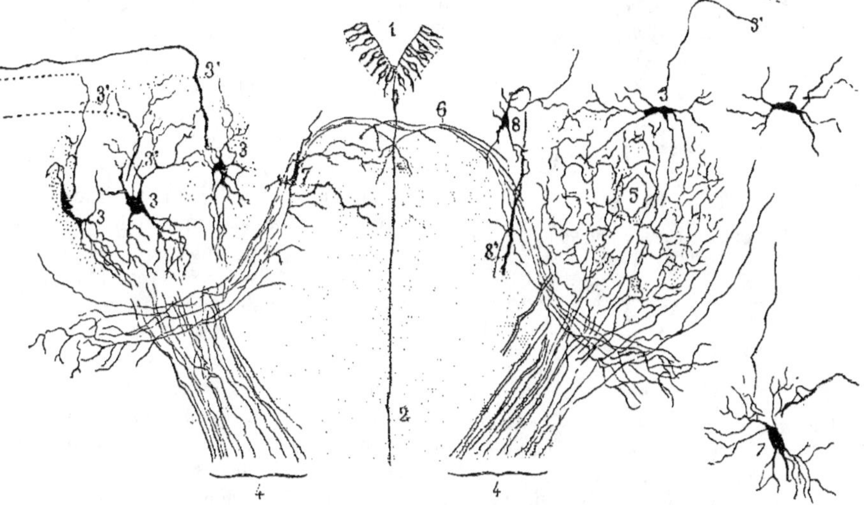

Fig. 319.

Les colonnes de Clarke, vues sur une coupe horizontale de la moelle (embryon humain de 30 centimètres, imité de LENHOSSÉK).

(Du côté gauche, on a supprimé le réticulum pour ne laisser que les cellules ; du côté droit, au contraire, on n'a dessiné que le réticulum.)

1, canal central. — 2, septum médian postérieur. — 3, 3, 3, 3, quatre cellules de Clarke, avec 3', leur cylindraxe, se rendant au faisceau cérébelleux direct et formant par leur ensemble un faisceau à trajet horizontal appelé faisceau cérébelleux horizontal. — 4. collatérales des racines postérieures. allant former 5. le réticulum de la colonne de Clarke. — 6, autres collatérales des racines postérieures, se rendant, par la commissure, à la corne postérieure du côté opposé. — 7, cellules solitaires de la corne postérieure. — 8, cellule cordonale du cordon postérieur, dont le cylindraxe (8'). forme une fibre endogène de ce cordon.

coupe n'appartient, ni à la moelle cervicale, ni à la moelle lombaire. Il est bon de faire observer, cependant, que si la formation de Clarke fait défaut dans la moelle cervicale et dans la moelle lombaire en tant que groupe cellulaire nettement différencié, elle n'y est pourtant pas complètement absente : elle y est représentée, comme l'a établi depuis longtemps STILLING et comme le confirment les recherches plus récentes de WALDEYER, par des cellules nerveuses, rares et disséminées sans doute, mais identiques morphologiquement à celles qui constituent les colonnes de Clarke. Ces cellules, que nous appellerons cellules de Clarke, peuvent être suivies, du côté distal (en bas), jusqu'à l'origine du nerf coccygien. Du côté proximal (en haut), elles s'étagent de même, quoique assez rares, dans toute la longueur de la moelle cervicale et se prolongent ainsi jusqu'aux noyaux post-pyramidal et restiforme (noyau de Goll et noyau de Burdach), qui, au bulbe, sont vraisemblablement les homologues de la colonne de Clarke.

Histologiquement, les colonnes de Clarke sont formées par des cellules de dimensions moyennes (50 à 80 μ); quelques-unes, cependant, se rapprochent beaucoup par leur volume des cellules motrices de la corne antérieure. Ces cellules (fig. 319) sont de deux ordres : au centre, ce sont des cellules étoilées, avec des prolongements protoplasmiques très ramifiés et fortement flexueux; à la périphérie,

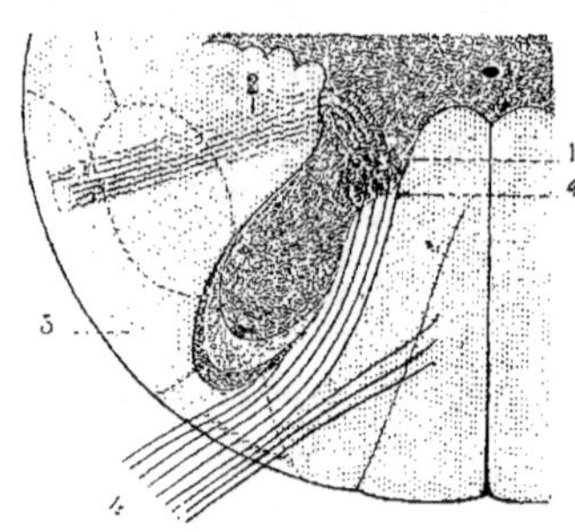

Fig. 320.

Faisceau cérébelleux horizontal
(schématique).

1, colonne de Clarke. — 2, faisceau cérébelleux horizontal. — 3, 3, faisceau cérébelleux direct (il n'est que la continuation du précédent). — 4, fibres radiculaires postérieures, avec 4', leurs arborisations terminales autour des cellules de la colonne de Clarke.

ce sont des cellules fusiformes, disposées pour la plupart parallèlement au contour de la colonne de Clarke, c'est-à-dire allongées dans le sens antéro-postérieur pour les cellules latérales, allongées dans le sens transversal pour les cellules antérieures et postérieures. Envisagées maintenant au point de vue de leurs connexions, les cellules de la formation vésiculaire de Clarke appartiennent à la catégorie des cellules cordonales homolatérales (p. 432). Leurs cylindraxes, dont le trajet a été bien décrit par Lenhossék et par van Gehuchten, s'échappent du groupe cellulaire par sa partie antérieure (fig. 320) et, de là, se dirigent d'arrière en avant jusqu'au niveau d'une ligne transversale menée par le canal de l'épendyme. Se coudant alors sur eux-mêmes, ils se portent transversalement en dehors, cheminent quelque temps dans la substance grise, passent ensuite dans le cordon latéral et, finalement, se terminent dans la partie toute superficielle de ce cordon, en se coudant une seconde fois pour devenir fibres longitudinales ascendantes. C'est l'ensemble de ces fibres, disons-le par anticipation, qui constitue cet important faisceau médullaire, que nous étudierons plus loin sous le nom de faisceau cérébelleux direct.

b. *Groupe cellulaire de la substance gélatineuse de Rolando.* — Le groupe de la substance gélatineuse de Rolando (fig. 316,5) comprend un grand nombre de cellules nerveuses, la plupart de petite taille, remarquables par le développement de leurs expansions protoplasmiques, situées à la partie toute postérieure de la tête de la corne, dans cette substance spéciale que nous avons décrite plus haut (p. 417) sous le nom de substance gélatineuse de Rolando. Ramon y Cajal, qui a fait de ces cellules une étude spéciale, en admet trois espèces, correspondant à trois zones concentriques, que nous distinguerons en première, deuxième et troisième, en allant d'arrière en avant. — Les *cellules de la première zone* (fig. 321,4) occupent la couche zonale de Waldeyer, je veux dire cette couche mince, qui sépare la substance de Rolando proprement dite de la zone de Lissauer (voy. p. 418) : ce sont les *cellules limitantes* de Cajal. Elles sont relativement volumineuses, triangulaires ou fusiformes à grand axe transversal. Leur cylindraxe se porte d'abord d'arrière en avant dans la substance gélatineuse; puis, obliquant en dehors, il se rend à la partie postérieure du cordon latéral, où il se termine en devenant une fibre de cordon. Les cellules de cette première zone sont donc des cellules cordonales. — Les *cellules de la deuxième zone*, situées en pleine substance gélatineuse, sont des cellules toutes petites, fusiformes comme les précédentes, mais à grand axe antéro-postérieur. Ce sont encore des cellules cordonales, qui envoient leur cylindraxe, soit dans le cordon latéral, soit dans le cordon postérieur. — Les *cellules de la troisième zone* (fig. 321, 5) sont des cellules étoilées. Leur cylindraxe, ou bien s'épuise, après des divisions multiples, dans la substance grise elle-même; ou bien, s'échappant de la substance grise, il vient se terminer comme celui des cellules précédentes, dans le cordon postérieur ou dans la partie postérieure du cordon latéral. Ces cellules de la troisième zone sont donc de deux ordres : les unes sont des cellules cordonales ; les autres appartiennent à la catégorie des cellules de Golgi type II.

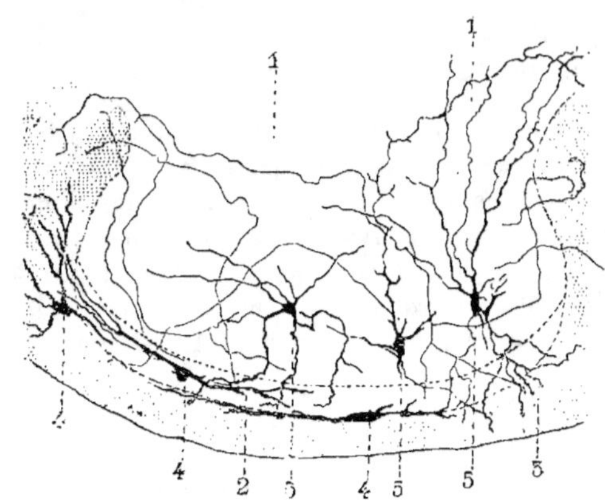

Fig. 321.

Coupe horizontale de la substance de Rolando d'un pigeon de 13 jours (d'après RAMON Y CAJAL).

1. substance gélatineuse de Rolando. — 2. sa couche zonale. — 3. faisceau de Burdach. — 4, 4, 4, trois cellules fusiformes de la couche zonale. — 5, 5, 5, trois cellules étoilées de la substance gélatineuse.

(On voit que quelques cylindraxes de ces cellules se rendent au faisceau de Burdach, pour y former les fibres endogènes du cordon postérieur.)

c. *Cellules solitaires de la corne postérieure.* — Les cellules solitaires de la corne postérieure, très variables dans leur forme et dans leur volume, se disséminent un peu partout sur la base, le col et la partie postérieure de la tête. Certains auteurs ont décrit à la partie externe de la base un groupe spécial, le *groupe basal postérieur.* WALDEYER, de son côté, a signalé l'existence (chez le gorille) d'un groupe de cellules particulières, qui serait également situé dans la région de la base, un peu en dehors de la colonne de Clarke. Toutes ces cellules existent réellement, mais elles ne me paraissent pas suffisamment nombreuses et surtout suffisamment tassées, pour justifier l'opinion de ceux qui en font des groupes à part parmi les cellules solitaires.

Envisagées au point de vue de leurs relations, les cellules solitaires de la corne postérieure appartiennent, les unes à la catégorie des cellules de Golgi type II, les autres au groupe des cellules cordonales. Les premières, on le sait, ne prennent aucune part à la formation des cordons : leur cylindraxe, plus ou moins divisé, s'épuise dans la substance grise elle-même, soit du côté correspondant, soit du côté opposé, après avoir traversé la commissure. Les secondes, les cellules cordonales, envoient leur cylindraxe, pour la plupart, dans le cordon latéral, soit du côté correspondant (cellules homolatérales), soit du côté opposé à travers la commissure blanche antérieure (cellules hétérolatérales ou commissurales) ; un certain nombre d'entre elles cependant, de préférence celles qui se disposent le long du bord interne de la corne, jettent leur cylindraxe dans le cordon postérieur.

Nous ajouterons, en terminant, que quelques cylindraxes issus des cellules cordonales, au lieu de se porter immédiatement en dehors pour passer dans la substance blanche, se dirigent en haut et suivent quelque temps, en pleine substance grise, un trajet longitudinal. Ce sont eux vraisemblablement qui, en s'accolant par groupes plus ou moins importants, constituent les *faisceaux longitudinaux de la corne postérieure* de KÖLLIKER, dont il a été question plus haut (p. 418) et qui, après un parcours vertical variable, s'infléchissent en dehors et gagnent alors le cordon latéral.

3° Cellules nerveuses de la commissure grise. — La commissure grise nous présente, dans la substance gélatineuse centrale, tout autour du canal épendymaire par conséquent, un certain nombre de cellules nerveuses, de grosseur variable, fusiformes ou étoilées : elles forment, par leur ensemble, ce qu'on pourrait appeler le *groupe central* ou *groupe péri-épendymaire*. Ces cellules nerveuses sont des cellules cordonales : leur cylindraxe se dirige, pour les unes dans le cordon latéral du côté correspondant (cellules cordonales homolatérales ou homomères), pour les autres dans le cordon antérieur du côté opposé (cellules cordonales hétérolatérales ou hétéromères).

B. — ÉLÉMENTS NERVEUX DE LA SUBSTANCE BLANCHE

La substance blanche de la moelle épinière est représentée, comme nous l'avons vu plus haut, par les trois cordons antérieur, latéral et postérieur. Elle comprend histologiquement, outre quelques cellules nerveuses aberrantes, qui sont toujours très rares et que nous ne ferons que mentionner, des fibres nerveuses à myéline, ayant tous les caractères des fibres à myéline des centres, tels que nous les avons indiqués en anatomie générale (p. 369). Nous n'y reviendrons pas ici. Ces fibres,

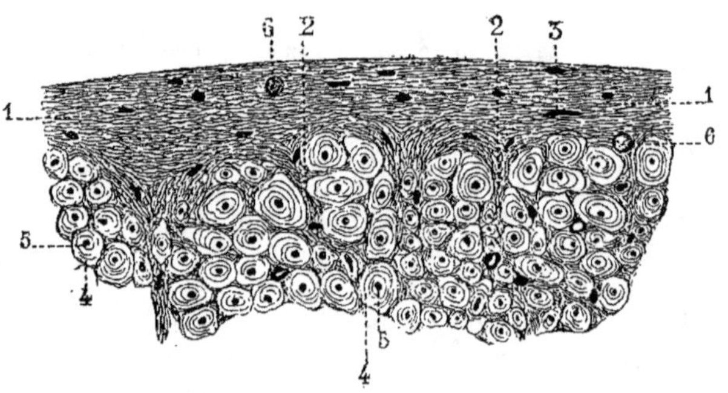

Fig. 322.

Coupe transversale du cordon latéral au niveau du faisceau cérébelleux direct (d'après SCHÄFER).

1, névroglie corticale ou marginale. — 2,2, cloisons névrogliques. — 3,3, cellules de la névroglie. — 4, une fibre nerveuse avec : 5, son cylindraxe. — 6, un corpuscule amylacé.

vues sur des coupes horizontales de la moelle (fig. 369), se présentent sous la forme d'une multitude de petits cercles, tangents les uns aux autres et groupés par des cloisons névrogliques en fascicules et faisceaux plus ou moins importants. Un simple coup d'œil jeté sur la préparation nous permet de constater que leur diamètre est fort variable (de 2 à 15 μ en moyenne) et nous pouvons, à cet effet, admettre, avec FLECHSIG, quatre catégories de fibres : des fibres fortes, des fibres moyennes, des fibres fines et des fibres très fines. Les fibres fines se rencontrent de préférence dans la partie profonde du cordon latéral et dans la partie interne (faisceau de Goll) du cordon postérieur ; on trouve les fibres fortes à la périphérie du cordon antéro-latéral. Le diamètre du cylindraxe est, lui aussi, très variable ; mais ses variations, quoique concordant généralement avec celles de la fibre totale, ne sont pas nécessairement proportionnelles à ces dernières.

Abstraction faite de ces différences de volume, les fibres des cordons médullaires sont toutes constituées de la même façon et nous savons cependant qu'elles sont fonctionnellement très différentes, les unes étant des conducteurs de la motilité, les autres des conducteurs sensitifs. Fort heureusement, l'anatomie pathologique et l'étude du développement, par les méthodes indiquées ci-dessus (p. 427), viennent en aide à l'anatomie et nous pouvons, grâce à elles, décomposer la substance blanche en un certain nombre de faisceaux ou *systèmes* (c'est aujourd'hui l'expression consacrée), jouissant chacun d'une fonction déterminée et, d'autre part, parfaitement autonomes tant à l'état morbide qu'à l'état normal. Nous allons décrire tout à l'heure ces différents systèmes et nous établirons pour chacun d'eux, autant du moins que cela se pourra, son origine et sa terminaison. Mais nous devons, d'ores et déjà, établir en principe que les fibres des faisceaux médullaires, quelle que soit leur situation, peuvent toujours être ramenées à l'une des trois catégories suivantes : 1° *fibres d'origine radiculaire*, allant aux racines antérieures ou provenant des racines postérieures ; 2° *fibres d'origine spinale*, émanant des cellules cordonales de la substance grise de la moelle ; 3° *fibres d'origine encéphalique*, provenant des cellules situées au-dessus de la moelle, dans l'un quelconque des segments de la masse encéphalique.

Ceci posé, nous examinerons successivement, au point de vue de leur systématisation, le cordon antérieur, le cordon latéral et le cordon postérieur :

1° *Systématisation du cordon antérieur.*

Le cordon antérieur nous présente deux faisceaux distincts [1] : le faisceau pyramidal direct et le faisceau-restant ou faisceau fondamental du cordon antérieur.

1° Faisceau pyramidal direct. — Le faisceau pyramidal direct, encore appelé *faisceau pyramidal antérieur* ou *faisceau de Türck* (fig. 323, 1) est situé à la partie interne du cordon antérieur. Il nous apparaît, sur les coupes horizontales de la moelle, sous la forme d'une bandelette aplatie transversalement et limitant, à droite et à gauche, le sillon médian antérieur. Il doit son nom de faisceau *pyramidal* à ce que, en passant de la moelle au bulbe, il vient occuper, dans ce dernier organe, la partie superficielle d'une grosse colonne nerveuse, appelée *pyramide.* D'autre part, il est dit *direct* (pour le distinguer du faisceau pyramidal *croisé* que nous étudierons tout à l'heure), parce qu'il descend *directement* de l'encéphale dans la moelle épinière, autrement dit parce qu'il occupe, dans la moelle épinière, le même côté que dans l'encéphale : celui qui provient de l'hémisphère droit est situé dans la moitié droite de la moelle et, réciproquement, celui qui descend de l'hémisphère gauche est situé, dans la moelle, à gauche de la ligne médiane.

Les fibres constitutives du faisceau pyramidal direct prennent naissance, en haut dans les grosses cellules pyramidales de la zone motrice de l'écorce céré-

---

[1] Nous réserverons le mot de *cordon* à chacune des trois divisions principales de la substance blanche de la moelle et nous emploierons celui de *faisceau* pour désigner les divisions secondaires des cordons. C'est ainsi que nous dirons *faisceau de Burdach* au lieu de *cordon de Burdach*, *faisceau de Goll* au lieu de *cordon de Goll*, etc.

brale : chacune d'elles est le prolongement cylindraxile d'une cellule pyramidale. Elles suivent, comme nous venons de le voir, un trajet direct. Toutefois, au fur et à mesure qu'elles descendent dans la moelle, elles s'inclinent vers la ligne médiane, *successivement, les unes à la suite des autres, paquets par paquets :* elles gagnent ainsi la commissure blanche antérieure, la traversent et passent du côté opposé. Finalement, elles se rendent aux cornes antérieures et, là, se

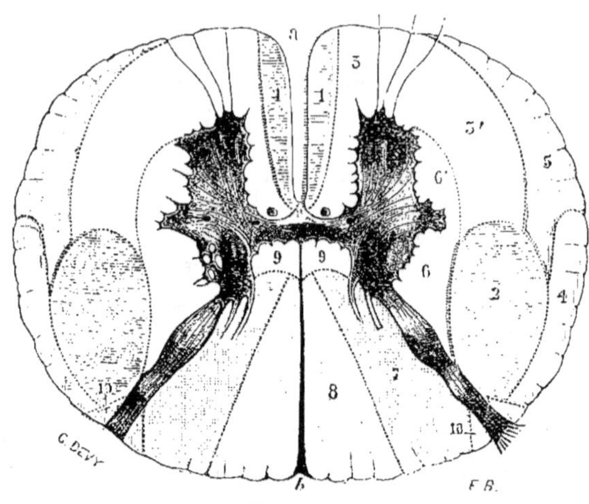

Fig. 323.

Systématisation de la moelle épinière.

a, sillon médian antérieur. — *b*, sillon médian postérieur. — 1, faisceau pyramidal direct (*en rouge strié*). — 2, faisceau pyramidal croisé (*en rouge strié*). — 3, faisceau-restant ou fondamental du cordon antérieur (*en jaune*). — 3, faisceau-restant ou faisceau fondamental du cordon latéral (*en jaune*). — 4, faisceau cérébelleux direct (*en jaune orange*). — 4, faisceau ascendant de Gowers (*en bleu plein*). — 6, 6', faisceau latéral profond. — 7, faisceau de Burdach (*en bleu quadrillé*). — 8, faisceau de Goll (*en bleu plein*). — 9, faisceau ventral du cordon postérieur (*en jaune*). — 10, 10, zone de Lissauer (*en bleu strié*).

résolvent en des arborisations ou touffes terminales, qui entourent les grosses cellules motrices situées dans cette corne.

Envisagé à un point de vue purement morphologique, le faisceau pyramidal direct est un composé de fibres nerveuses, qui vont des cellules motrices cérébrales d'un côté aux cellules motrices spinales du côté opposé. Physiologiquement, il a pour fonction de conduire à ces dernières cellules (qui les transporteront ensuite elles-mêmes aux muscles) les incitations volontaires parties du cerveau : de là les noms divers de *faisceau moteur volontaire*, de *tractus moteur*, de *conducteur des incitations volontaires*, que lui donnent indistinctement les auteurs.

Les fibres motrices cortico-spinales que nous venons de décrire sont des fibres grosses (de 10 à 12 μ en moyenne). Outre ces fibres, qui constituent ses éléments essentiels, le faisceau pyramidal direct possède, mêlées aux précédentes, un certain nombre d'autres fibres, beaucoup plus fines (2 à 4 μ), qui prennent leur myéline beaucoup plus tôt et qui conservent leur intégrité quand le faisceau pyramidal dégénère en conséquence d'une lésion cérébrale. Ces dernières fibres, dont la proportion dans le faisceau pyramidal direct est de 15 ou de 20 p. 100, ont donc une signification spéciale : les unes paraissent descendre du cervelet ; les autres sont des fibres commissurales longitudinales à trajet court, reliant entre eux des étages différents de la substance grise.

2° Faisceau-restant ou faisceau fondamental du cordon antérieur. — Le faisceau-restant du cordon antérieur est, comme son nom l'indique, ce qui reste du cor-

don antérieur, le faisceau pyramidal direct une fois mis de côté : c'est le *faisceau
fondamental du cordon antérieur* de certains auteurs. Il occupe tout l'espace compris entre le faisceau précédent et les racines antérieures (fig. 323, 3). Il comprend
deux ordres de fibres, les unes horizontales, les autres longitudinales. — Les premières ne sont autres que les racines antérieures des nerfs
rachidiens. Elles émanent des cellules motrices des cornes
antérieures et après un trajet horizontal, directement postéro-
antérieur pour certaines d'entre elles, plus ou moins oblique
pour les autres, elles s'échappent de la moelle pour former les
racines antérieures des nerfs rachidiens. — Les fibres à trajet
longitudinal tirent leur origine des cellules cordonales de la
substance grise. Ces cellules cordonales, du reste, qui envoient
leur cylindraxe au faisceau-restant du cordon antérieur,
occupent dans l'une et l'autre cornes les points les plus divers :
noyau antéro-interne de la corne antérieure, base de la corne
antérieure, base et col de la corne postérieure, et jusqu'au
groupe péri-épendymaire. En pénétrant dans la substance blanche, les fibres qui émanent de ces différentes cellules (fig. 324)
se divisent chacune en deux branches, l'une ascendante plus
longue et plus grosse ; l'autre descendante plus courte et plus
fine : l'une et l'autre, arrivées au bout de leur trajet (et ce
trajet est ordinairement fort court), s'infléchissent en arrière
et pénètrent de nouveau dans la corne antérieure pour s'y
terminer, autour de nouvelles cellules, par des arborisations
libres. Comme on le voit, ces fibres, naissant de cellules spinales et se terminant tout autour d'autres cellules spinales
situées un peu au-dessus ou un peu au-dessous, relient les uns
aux autres les étages successifs de la corne antérieure et,
de ce fait, deviennent de véritables *fibres commissurales
longitudinales.* — Au point de vue fonctionnel, elles associent
étroitement le groupe cellulaire dont elles émanent aux groupes cellulaires
auxquels elles se rendent : elles jouent ainsi un rôle important dans la propagation unilatérale des mouvements réflexes.

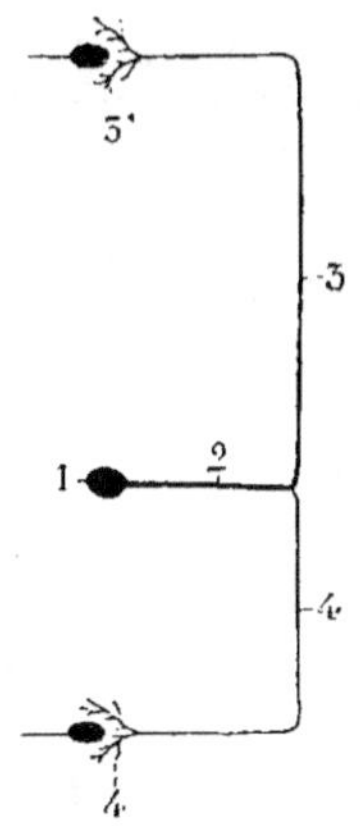

Fig. 324.

Une cellule cordonale,
vue à l'état d'isole-
ment (schématique).

1, corps cellulaire. —
2, cylindraxe. avec : 3, sa
branche ascendante se terminant en 3' autour d'une
cellule nerveuse ; 4, sa branche descendante se termi-
nant en 4' autour d'une
deuxième cellule nerveuse.

Les fibres 2, 3 et 4 représentent des fibres endo-
gènes.

Commissure blanche. — La commissure blanche antérieure de la moelle, qui réunit l'un
à l'autre les deux cordons antérieurs et que nous avons déjà décrite plus haut (p. 422) au
point de vue de sa forme, de ses rapports et de ses dimensions, comprend les éléments les
plus divers.

Nous y rencontrons tout d'abord, de préférence à sa partie antérieure : 1° les fibres du faisceau
pyramidal direct ou faisceau de Türk, qui s'y entrecroisent avec leurs homologues du côté
opposé pour gagner ensuite les noyaux moteurs de la corne antérieure, où elles se terminent ;
2° les nombreuses fibrilles collatérales qu'émettent ces dernières fibres au cours de leur trajet
et qui, elles aussi, s'entrecroisent dans la commissure. A ces collatérales du cordon antérieur
viennent se joindre un certain nombre d'autres collatérales, provenant des cordons latéraux.

Nous y trouvons ensuite tout un système de fibres, également transversales et croisées, qui
émanent des cellules cordonales hétéromères de la substance grise, soit de la corne antérieure,
soit de la corne postérieure : ces fibres, nous le savons (voy. p. 433), se rendent, après entrecroisement, au cordon antérieur ou au cordon latéral.

Outre les fibres précitées, à direction transversale et croisées, la commissure blanche antérieure nous présente des fibres à direction longitudinale. Ces fibres longitudinales forment, chez
les animaux (SCHWALBE), deux faisceaux compactes et nettement distincts, occupant à droite et à
gauche la partie postéro-interne de la commissure blanche. Chez l'homme, nous ne trouvons
plus, aux lieu et place de ces deux faisceaux, que de tout petits fascicules (fig. 299), à contour
arrondi ou prismatique, irrégulièrement disséminés sur les différents points de la commissure.
La signification de ces faisceaux longitudinaux n'est pas encore nettement élucidée. Il est pro-

bable que ce ne sont que de simples faisceaux erratiques du cordon antérieur, qui ont été entraînés du côté de la ligne médiane par les fibres à direction transversale.

2° *Systématisation du cordon latéral.*

Le cordon latéral comprend cinq systèmes différents, savoir (fig. 323) : le faisceau cérébelleux direct, le faisceau pyramidal croisé, le faisceau antéro-latéral ou faisceau de Gowers, le faisceau latéral profond et le faisceau-restant ou faisceau fondamental du cordon latéral.

1° Faisceau cérébelleux direct. — Le faisceau cérébelleux direct (fig. 323, 4), bien décrit pour la première fois par FLECHSIG, occupe la partie postérieure et superficielle du cordon latéral. Il apparaît, sur l'écorce de la moelle, sous la forme d'une bandelette, aplatie transversalement et fort mince. — Topographiquement, il s'étend, dans le sens antéro-postérieur, depuis le sillon collatéral postérieur jusqu'au voisinage d'une ligne transversale qui passerait par le canal de l'épendyme. Sa face externe, convexe, répond à la pie-mère. Sa face interne, concave, embrasse le faisceau pyramidal croisé et une partie, la partie toute postérieure, du faisceau de Gowers. Son extrémité postérieure confine à la partie la plus reculée de la corne postérieure, dont elle est séparée, cependant, par la zone marginale de LISSAUER. Son extrémité antérieure, enfin, répond au faisceau de Gowers.

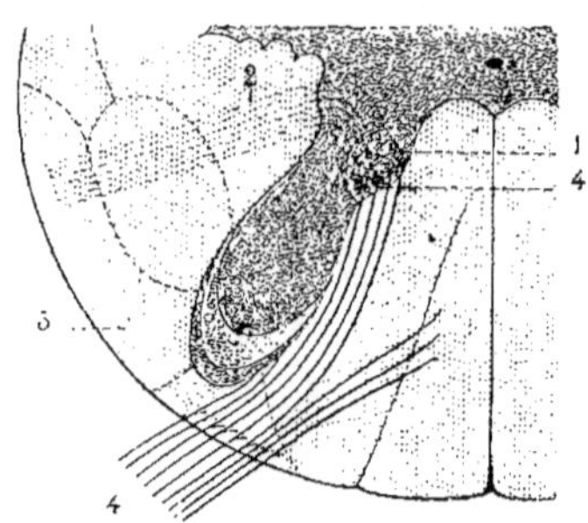

Fig. 325.

Faisceau cérébelleux horizontal
(schématique).

1. colonne de Clarke. — 2, faisceau cérébelleux horizontal. — 3, 3, faisceau cérébelleux direct (il n'est que la continuation du précédent). — 4, fibres radiculaires postérieures, avec 4', leurs arborisations terminales autour des cellules de la colonne de Clarke.

Envisagé au point de vue de sa constitution anatomique, le faisceau cérébelleux direct est essentiellement formé par des fibres longitudinales, qui tirent leur origine de la colonne de Clarke et des cellules qui, sur la moelle lombaire et la moelle cervicale, sont les homologues de cette colonne. Nous avons déjà vu, à propos de la corne postérieure, le trajet complexe que suivent les fibres efférentes des cellules de Clarke, mais il ne sera peut-être pas inutile de le rappeler ici : parties de la face antérieure de la colonne (fig. 325, 2), ces fibres se portent d'abord en avant jusqu'au niveau d'une ligne transversale passant par le canal de l'épendyme ; puis, se coudant en dehors, elles se portent horizontalement vers le cordon latéral (*faisceau cérébelleux horizontal* de FLECHSIG) et, arrivées dans la partie superficielle de ce cordon, se recourbent en haut pour devenir verticalement ascendantes et constituer ainsi, par leur ensemble, notre faisceau cérébelleux direct (3). Elles remontent alors, sans interruption et sans entrecroisement (d'où le nom de *direct* donné au faisceau en question), jusqu'au bulbe et au cervelet, où nous le retrouverons.

Histologiquement, les fibres constitutives du faisceau cérébelleux direct appartiennent pour la plupart, comme toutes les fibres à long parcours, à la catégorie des fibres grosses (10 à 15 μ). Ces fibres, étant ascendantes par rapport à leur cellule d'origine, dégénèrent de bas en haut dans le cas de lésion de la moelle et se rattachent bien certainement à la transmission centripète des impressions. Mais quelle est la nature de ces impressions, que les cellules de Clarke transmettent ainsi au cervelet? Nous l'ignorons complètement. Certains auteurs ont fait du faisceau cérébelleux direct la principale voie conductrice de la sensibilité musculaire. Mais des faits nombreux contredisent formellement cette opinion.

2° Faisceau pyramidal croisé. — Le faisceau pyramidal croisé (fig. 323, 2), situé en dedans du précédent, tire son nom de faisceau *pyramidal* de ce que, au niveau du bulbe, il occupe, comme le faisceau pyramidal direct, la colonne de substance blanche appelée *pyramide*. D'autre part, il est dit *croisé* parce qu'il occupe, dans la moelle, le côté opposé à celui qu'il occupait dans son trajet encéphalique. C'est au niveau de la partie inférieure du bulbe, disons-le par anticipation, que le faisceau en question croise la ligne médiane et change ainsi de côté.

Morphologiquement, le faisceau pyramidal croisé, qu'on désigne encore en raison de sa situation sous le nom de *faisceau pyramidal latéral*, se présente sous la forme d'un gros cordon, arrondi ou ovalaire à la région cervicale, plus ou moins triangulaire aux régions dorsale et lombaire. De ses deux faces, l'externe répond en partie au faisceau

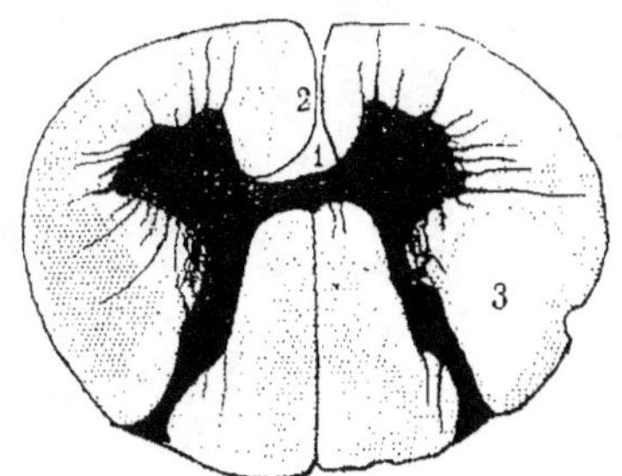

Fig. 326.

Dégénération secondaire du faisceau pyramidal dans un cas d'hémiplégie par lésion cérébrale, moelle cervicale (d'après MARIE).

(Les parties sclérosées sont en clair.)

1, sillon médian antérieur. — 2, faisceau pyramidal direct. — 3, faisceau pyramidal croisé.

cérébelleux direct, en partie au faisceau de Gowers ; l'interne regarde la colonne grise centrale, dont elle est séparée par le faisceau latéral profond. Son extrémité postérieure s'applique contre la partie postéro-externe de la corne postérieure. Son extrémité antérieure ne dépasse guère, même dans les régions où il est le plus développé, une ligne transversale menée par la commissure grise.

Le faisceau pyramidal croisé se compose de fibres longitudinales à longs parcours (voies longues), qui prennent naissance, en haut, dans les cellules pyramidales de la zone motrice du cortex cérébral pour se rendre de là, après entrecroisement, aux cellules motrices de la corne antérieure de la moelle. Tant que ces fibres restent confinées dans le faisceau pyramidal, elles suivent un trajet verticalement descendant; mais quand elles sont arrivées (après un parcours qui est naturellement variable pour chacune d'elles) en regard du segment de substance grise auquel elles sont destinées, elles s'infléchissent en avant (fig. 327, 2) pour devenir horizontales, s'échappent du faisceau par sa partie antérieure, traversent successivement le faisceau latéral profond et la corne antérieure et, finalement, jettent leurs arborisations terminales autour des cellules motrices de cette corne.

Comme on le voit, le faisceau pyramidal croisé a exactement la même constitution anatomique que le faisceau pyramidal direct, avec lequel, du reste, il est confondu au niveau et au-dessus du bulbe. Il a aussi la même signification physiologique : c'est un conducteur des incitations motrices volontaires, unissant les centres moteurs de l'écorce cérébrale, centres de volition, aux cellules motrices des cornes antérieures de la moelle, centres d'exécution.

3° Faisceau ascendant antéro-latéral ou faisceau de Gowers. — Le faisceau de Gowers (fig. 323, 5), ainsi appelé du nom du médecin anglais qui, le premier, a bien décrit la zone d'altération dépendant de la dégénération de ce faisceau, se trouve situé en avant du faisceau pyramidal croisé et du faisceau cérébelleux direct. Il fait pour ainsi dire suite à ce dernier et occupe, en avant de lui, la partie toute superficielle de la moitié antérieure du cordon latéral. Il dépasse même, du moins à la partie supérieure de la moelle, les limites de ce dernier cordon pour empiéter de quelques millimètres sur le cordon antérieur. Dans son ensemble, il affecte la forme d'un croissant à concavité interne, traversé de part en part, à son extrémité antérieure, par les racines antérieures des nerfs rachidiens. Des faits, aujourd'hui nombreux, empruntés à l'anatomie pathologique nous apprennent que le faisceau de Gowers dégénère de bas en haut et doit, en conséquence, se rattacher à la conduction centripète des impressions.

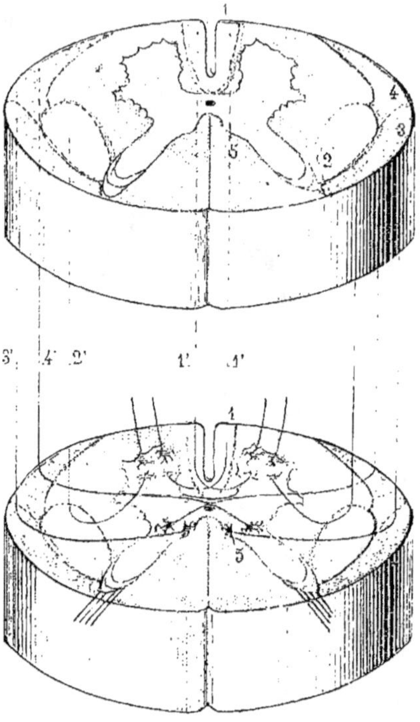

Ainsi entendu, le faisceau de Gowers présente beaucoup d'analogie avec le faisceau cérébelleux direct, qui est placé immédiatement en arrière de lui : tous les deux revêtent la forme de minces bandelettes occupant en bordure la partie la plus externe du cordon latéral ; tous les deux suivent un trajet ascendant ; tous les deux augmentent de volume au fur et à mesure qu'ils s'élèvent et tous les deux encore, à la suite de lésions de la moelle, dégénèrent de bas en haut. Ces deux formations ont pourtant une signification toute différente. L'observation anatomo-pathologique, tout d'abord, nous apprend que si les deux faisceaux sont contigus dans toute la hauteur de la moelle épinière, ils se séparent peu à peu à la hauteur du bulbe, comme l'ont établi les recherches de Tooth : tandis que le faisceau cérébelleux direct reste en arrière, le faisceau de Gowers se porte en avant jusqu'au voisinage de la pyramide, où il revêt la forme d'un petit triangle à base antérieure (fig. 373). D'autre part, nous savons par les faits pathologiques que les deux faisceaux peuvent dégénérer isolément. Enfin l'étude du développement vient, à son tour, déposer en faveur d'une distinction à établir entre le faisceau de Gowers et le faisceau cérébelleux direct : le premier, en effet, ne prend sa gaine de myéline que quelque temps après le faisceau cérébelleux.

Pour Sherrington et pour Edinger, le faisceau de Gowers tire son origine des cellules cordonales hétéromètres (cellules commissurales) de la corne postérieure. Les fibres nerveuses qui émanent de ces cellules (fig. 62, 4') croisent la ligne

Fig. 327.

Figure schématique montrant le mode de constitution des principaux faisceaux du cordon antéro-latéral.

1. faisceau pyramidal direct. — 2, faisceau pyramidal croisé. — 3. faisceau cérébelleux direct. — 4. faisceau de Gowers. — 1'. 2'. 3'. 4'. les fibres constitutives de ces différents faisceaux. — 5. colonne de Clarke.

médiane à travers la commissure antérieure, passent ainsi du côté opposé, se portent alors transversalement de dedans en dehors et, arrivées dans le faisceau de Gowers, se redressent pour suivre, à partir de ce point, un trajet longitudinal. Le faisceau de Gowers est donc un faisceau sensitif, mais un faisceau sensitif *croisé*, je veux dire suivant dans la moelle épinière le côté opposé à celui où il prend origine. Il s'élève ainsi sans interruption jusqu'au bulbe. Nous devons le laisser là pour l'instant. Nous l'y reprendrons quand nous étudierons la structure de ce dernier organe et nous le suivrons alors jusqu'à l'écorce cérébrale, où il se termine.

4° Faisceau latéral profond. — En dedans du faisceau pyramidal croisé et de la partie postérieure du faisceau de Gowers, et se moulant exactement sur la face externe de la colonne grise, se trouve un quatrième faisceau, que l'on désigne, en raison de sa situation, sous le nom de *faisceau latéral profond* (fig. 323,6,6'). C'est le *faisceau limitant latéral (seitliche Grenzschicht)* de Flechsig. Les fibres qui entrent dans la constitution de ce faisceau appartiennent à la catégorie des fibres fines : leur diamètre varie ordinairement de 2 à 5 µ. Elles proviennent des cellules cordonales de la corne postérieure, de la corne latérale et de la corne antérieure. Au sortir de la substance grise, elles prennent une direction longitudinale et, après un trajet variable mais toujours très court (ce sont des voies courtes), elles entrent de nouveau dans la substance grise pour s'y terminer sous forme d'arborisations libres. Ces fibres, on le voit, relient entre eux les étages successifs (mais les étages voisins), de la colonne grise centrale : ce sont des commissures longitudinales à court trajet.

5° Faisceau-restant ou faisceau fondamental du cordon latéral. — Ce faisceau, comme l'indique suffisamment son nom, est ce qui reste du cordon latéral, déduction faite des quatre faisceaux déjà étudiés (fig. 323,3') : c'est le *faisceau fondamental du cordon latéral* de certains auteurs. Il est limité : 1° en avant, par les racines antérieures, qui le séparent du faisceau-restant du cordon antérieur ; 2° en arrière, par le faisceau pyramidal croisé ; 3° en dehors, par le faisceau de Gowers ; 4° en dedans, par le faisceau latéral profond.

Morphologiquement, le faisceau-restant du cordon latéral a la même signification que le précédent : ses fibres proviennent des cellules cordonales, soit de la corne antérieure, soit de la corne postérieure, et retournent à la substance grise après un trajet variable, mais ordinairement très court. Ce sont encore des commissures longitudinales, disposées en arc, qui relient les uns aux autres les différents étages de la colonne grise centrale.

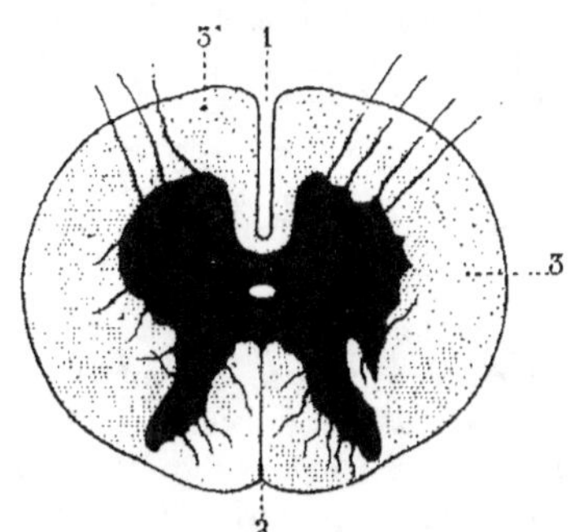

Fig. 328.

Moelle cervicale d'un chien, sacrifié trois mois après l'ablation de la moitié droite du cervelet (d'après Marchi).

1. sillon médian antérieur. — 2. sillon médian postérieur. — 3, 3, zone en partie dégénérée : cette zone s'observe presque en totalité dans le cordon antéro-latéral du côté correspondant (3), mais elle occupe aussi la partie toute superficielle du cordon antérieur du côté opposé (3') : sur la moelle lombaire, on ne la rencontre que du côté correspondant.

Fibres cérébelleuses descendantes. — Outre le faisceau pyramidal direct et le faisceau pyramidal croisé, il existe dans la moelle des fibres à long parcours qui dégénèrent de haut en bas et qui, par conséquent, ont leur cellule d'origine dans l'encéphale. Marchi (*Riv. sper. di freniatria*, 1888) a observé leur dégénérescence à la suite de l'extirpation du cervelet : ce sont donc des fibres d'origine cérébelleuse, des *fibres cérébelleuses descendantes*. Envisagées au point de vue topographique, ces fibres, au lieu de former un ou plusieurs faisceaux distincts, se disséminent irrégulièrement au sein des autres faisceaux. Nous avons déjà signalé leur présence, à titre d'éléments accessoires, dans le faisceau pyramidal direct. On les rencontre encore, à l'état de dissémination variable, dans tous les autres faisceaux du cordon antérieur et du cordon latéral, jusque dans le faisceau cérébelleux direct lui-même, qui se trouve avoir ainsi deux sortes de fibres cérébello-spinales, les unes ayant leur cellule d'origine dans la moelle (fibres à dégénérescence ascendante), les autres ayant leur cellule d'origine dans le cervelet (fibres à dégénérescence descendante). Nous reviendrons sur ces dernières fibres à propos du cervelet.

3° *Systématisation du cordon postérieur.*

Le cordon postérieur a été particulièrement bien étudié, dans ces derniers temps, par Singer et Münzer (1890), par Déjerine et Sottas (1896), par Gombault et Philippe (1894 et 1897) et par Margulicz (1897), auquel nous devons une excellente étude sur la moelle des singes.

1° Division macroscopique du cordon postérieur : faisceau de Goll et faisceau de Burdach. — Rappelons-nous tout d'abord que le cordon postérieur comprend deux faisceaux : l'un interne ou faisceau de Goll ; l'autre externe ou faisceau de Burdach. Déjà l'étude de la configuration extérieure de la moelle épinière (p. 414), en nous montrant le sillon intermédiaire ou paramédian, nous a révélé l'existence de ces deux faisceaux. L'examen d'une coupe transversale (fig. 329) nous apprend, en outre, qu'une cloison névroglique plus ou moins nettement différenciée, le *septum intermédiaire* ou *paramédian*, les sépare l'un de l'autre.

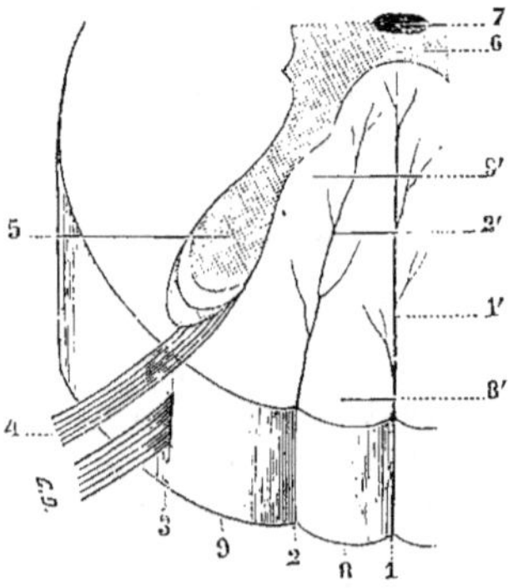

a. *Faisceau de Goll.* — Le faisceau de Goll (fig. 329,8), encore appelé faisceau grêle, occupe la partie la plus interne du cordon postérieur : il confine immédiatement au sillon médian postérieur et, en avant de ce sillon, à la cloison névroglique médiane (*septum médian postérieur* ou *dorsal*) qui le sépare de celui du côté opposé. Vu sur des coupes horizontales de la moelle, il revêt l'aspect d'un triangle allongé en sens sagittal, dont la base située en arrière, répond à la surface de la moelle et dont le sommet dirigé en avant, s'étend jusqu'au niveau de la commissure grise,

Fig. 329.

Le cordon postérieur, vu en long et en coupe horizontale.

1, sillon médian postérieur, avec 1', septum médian. — 2, sillon intermédiaire ou paramédian, avec 2', septum paramédian. — 3, sillon collatéral postérieur. — 4, racine postérieure du quatrième nerf cervical. — 5, corne postérieure. — 6, commissure grise. — 7, canal central. — 8, 8', faisceau de Goll. — 9, 9', faisceau de Burdach.

sans toutefois l'atteindre. Un tout petit intervalle, appartenant au faisceau de Burdach, le sépare de la commissure.

b. *Faisceau de Burdach.* — Le faisceau de Burdach (fig. 329,9), appelé encore *faisceau cunéiforme* (*Burda'sche Keilstrang*), s'avance à la manière d'un coin entre la corne postérieure et le faisceau précédent. De forme triangulaire comme le faisceau de Goll, le faisceau de Burdach nous présente, comme tout triangle : 1° un sommet, dirigé en avant, qui s'étend jusqu'à la commissure grise postérieure ; 2° une base, convexe en arrière, qui répond à la surface extérieure de la moelle ; 3° une face interne, qui est adossée au faisceau de Goll ; 4° une face externe, enfin, qui s'applique et se moule sur le côté interne de la corne postérieure dans toute son étendue.

2° Constitution anatomique du cordon postérieur : données de l'embryologie et

données de l'anatomie pathologique. — Le cordon postérieur est constitué par des fibres à myéline, de dimensions fort variables (fibres grosses, fibres moyennes et fibres fines), ce qui nous indique déjà qu'il comprend des conducteurs, sinon entièrement distincts au point de vue physiologique, du moins fort différents quant à la longueur de leur parcours.

Les études embryologiques, d'autre part, nous apprennent que ces conducteurs prennent leur gaine de myéline à des époques différentes et, à cet effet, FLECHSIG a été amené à distinguer, dans le cordon postérieur, cinq zones distinctes, savoir (voy. fig. 330) : 1° une *zone antéro-externe* (4), qui commence en arrière de la commissure et, de là, s'étend jusqu'au sillon collatéral postérieur, en s'appliquant en bordure contre la face interne de la corne postérieure ; 2° une *zone interne* (6), qui répond assez exactement à notre faisceau de Goll ; 3° une *zone postérieure* (5), qui occupe la partie la plus reculée du cordon postérieur, entre le sommet de la corne et le faisceau de Goll ; 4° une *zone médiane* (8), mince bandelette allongée en sens sagittal, plane en dedans, convexe en dehors (formant un ovale avec celle du côté opposé), qui confine à la ligne médiane en empiétant naturellement sur le faisceau de Goll ; 5° une *zone moyenne* (7), enfin, qui est située, comme son nom l'indique, à la partie moyenne du cordon ; elle revêt la forme d'un triangle, dont la base, dirigée en arrière, confine à la zone postérieure.

En ce qui concerne la signification attribuée par FLECHSIG à chacune de ces cinq zones, nous n'essaierons même pas de l'esquisser. L'élève nous saura gré de ne pas imposer à sa mémoire des notions qui sont encore trop incertaines et qui, parfois, concordent mal avec les données, autrement précises, que nous fournit à ce sujet l'anatomie pathologique.

L'étude méthodique des dégénérescences du cordon postérieur, que ces dégénérescences soient pathologiques ou expérimentales (SINGER et MÜNZER,

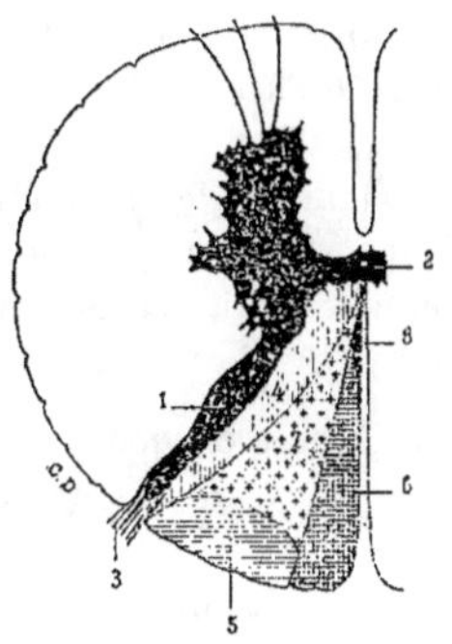

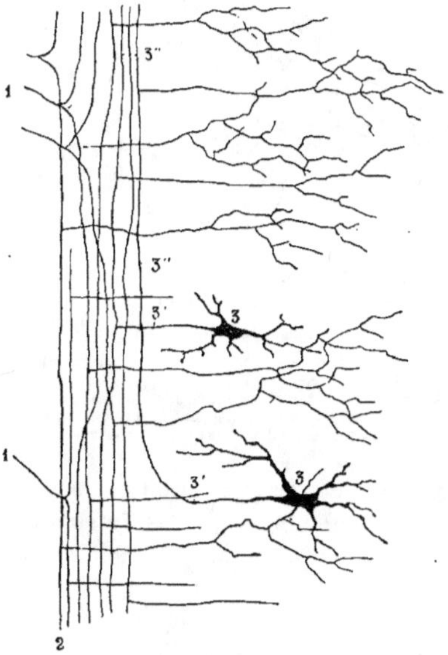

Fig. 330.

Topographie du cordon postérieur d'après le développement (*schématique*).

1, corne postérieure. — 2, commissure. — 3, racine postérieure. — 4, zone antéro-externe. — 5, zone postérieure. — 6, zone interne ou faisceau de Goll. — 7, zone moyenne. — 8, zone médiane, représentant le centre ovale de FLECHSIG.

Fig. 331.

Coupe longitudinale du cordon postérieur, montrant à la fois ses fibres exogènes et ses fibres endogènes (d'après RAMON Y CAJAL).

1, 1, racines postérieures. — 2, 2, fibres radiculaires ou exogènes du cordon postérieur. — 3, 3, deux cellules cordonales de la substance grise, dont les prolongements cylindraxiles (3') passent dans le cordon postérieur et y deviennent fibres longitudinales endogènes (3").

Tooth, Margulicz), nous apprend que les deux faisceaux de Burdach et de Goll, peu différents en somme par leur nature, sont constitués en majeure partie par les fibres des racines postérieures ou fibres radiculaires. Mais elle nous apprend aussi qu'à ces fibres venues du dehors et appelées pour cette raison *fibres exogènes*, se mêlent constamment un certain nombre de fibres qui proviennent directement de la moelle épinière et que l'on désigne, par opposition aux précédentes, sous le nom de *fibres endogènes*. Ces deux sortes de fibres, on le voit, sont nettement distinctes par leur origine. Mais elles le sont aussi par leur nature et, de ce fait, il convient de les étudier séparément.

3° Fibres exogènes ou radiculaires. — Les fibres exogènes ou radiculaires proviennent, comme leur nom l'indique, des racines postérieures. Elles ne sont autres que ces racines elles-mêmes et, pour prendre d'elles une notion exacte, il nous suffira d'étudier la manière dont se comportent les racines postérieures, une fois qu'elles ont pénétré dans la moelle épinière. Voyons, tout d'abord, quelle est leur disposition au niveau et un peu en dedans du sillon collatéral postérieur.

A. Mode de pénétration des racines postérieures dans la moelle. — Les racines postérieures ou sensitives des nerfs rachidiens, nous ne devons pas l'oublier (voy. p. 382), tirent leur origine des cellules nerveuses des ganglions spinaux : elles sont constituées par les prolongements internes ou cylindraxiles de ces cellules. A ce titre, elles devront toutes, suivant la règle établie par Cajal, se terminer dans le névraxe par des arborisations libres, je veux dire par des arborisations qui ne présenteront avec les cellules de la substance grise spinale que de simples rapports de contiguïté.

Ces racines pénètrent dans le sillon collatéral postérieur et s'y étalent, à la partie moyenne de la zone de Lissauer (fig. 332), en une série de fascicules que tous les auteurs, jusqu'à ce jour, ont distingué en deux groupes, l'un externe l'autre interne. — Le *groupe externe* ou *groupe latéral* (fig. 332,2) est constitué par des fibres grêles, à développement tardif : elles ne prennent, en effet, leur gaine de myéline qu'après la naissance. Bechterew a émis l'opinion, mais cette opinion est toute hypothétique, que les fibres radiculaires externes serviraient à la conduction de la sensibilité cutanée. — Le *groupe interne* ou *groupe médian* (fig. 332,3), beaucoup plus considérable que le précédent, se compose en grande partie de fibres grosses et à développement précoce : elles se myélinisent, en effet, dès le cinquième mois de la vie intra-utérine. Pour Bechterew, ces fibres se rattacheraient au sens musculaire et joueraient ainsi un rôle important dans la fonction de l'équilibre du corps. C'est là une opinion tout aussi hypothétique que celle, formulée plus haut, qui a été émise au sujet de fibres radiculaires externes.

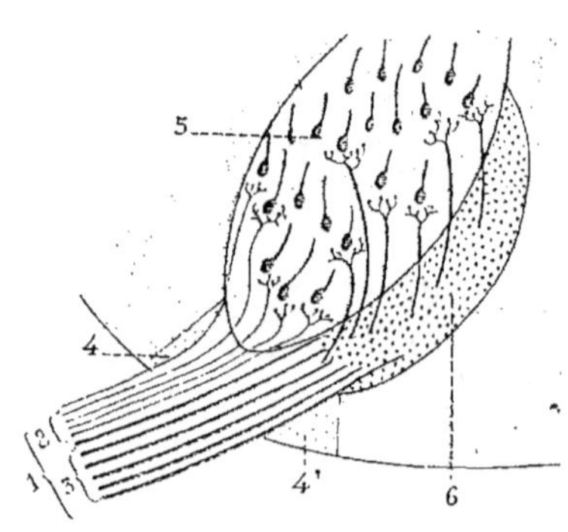

Fig. 332.

Schéma indiquant, sur une coupe transversale, le mode de pénétration des racines postérieures dans la moelle épinière.

(Grossissement de la figure 336, A.)

1, racine postérieure, avec : 2, son faisceau de fibres grêles ; 3, son faisceau de fibres grosses. — 4, 4', zone de Lissauer. — 5, corne postérieure ; 6, zone cornuradiculaire, de laquelle s'échappent un certain nombre de fibres courtes se rendant à la corne postérieure.

B. Bifurcation des fibres radiculaires. — Quelle que soit la catégorie à laquelle

elles appartiennent, qu'elles soient fines ou grosses, toutes les fibres radiculaires
postérieures, une fois arrivées dans la zone de Lissauer, se bifurquent chacune,
sous un angle de 150 à 160° (fig. 333) en deux branches, l'une ascendante, l'autre
descendante :

a. *Branches descendantes.* — Les branches descendantes (fig. 334,7) extrêmement grêles, suivent de haut en bas la zone de Lissauer ou même la partie avoisinante du faisceau de Burdach. Après un trajet qui est toujours très court, quel-

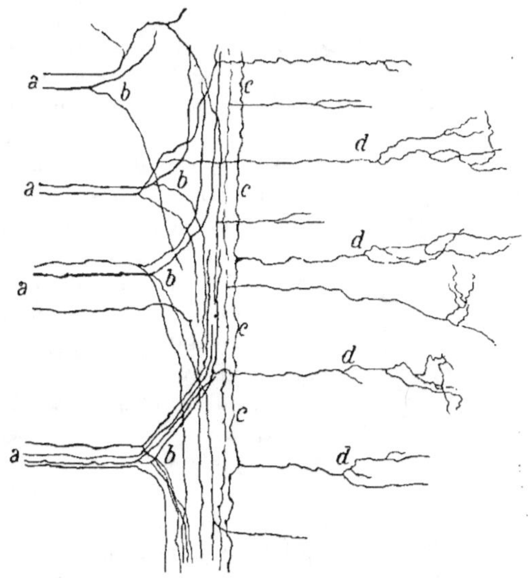

Fig. 333.

Coupe longitudinale de la moelle d'un embryon humain de 20 centimètres, pratiquée au niveau
du sillon collatéral postérieur pour montrer le mode de terminaison des racines postérieures
(d'après LENHOSSÉK).

a, a, racines postérieures (faisceau interne). — b, b, leur bifurcation à leur entrée dans la moelle. — c, fibre longitudinale du faisceau de Burdach. — d, d, d, fibres collatérales.

ques centimètres seulement, elles s'infléchissent en avant et en dehors, pénètrent
dans la corne postérieure et s'y terminent chacune par une arborisation libre,
laquelle entre en relation, mais toujours par simple contact, avec l'un quelconque des groupes cellulaires de cette corne, tout particulièrement avec les cellules de la substance gélatineuse. Ces fibres descendantes, révélées à la fois par
la méthode de Golgi et par les dégénérescences pathologiques (ODDI et ROSSI,
MARINESCO, DÉJERINE et THOMAS), ne forment pas de faisceaux individualisés et compactes, mais, au contraire, restent disséminées dans la région qu'elles traversent.
De ce fait, elles n'ont, en anatomie soit normale soit pathologique, qu'une importance tout à fait secondaire. Nous n'en parlerons pas davantage.

b. *Branches ascendantes.* — Les branches ascendantes (fig. 334, 8, 9 et 10) sont
autrement importantes et nous retiendront plus longtemps. Mais, ici encore, il y a
une distinction à établir entre celles qui proviennent du groupe radiculaire externe
(fibres fines) et celles qui naissent du groupe radiculaire interne (fibres grosses). Les
premières, très courtes, pénètrent, immédiatement après leur origine, dans la tête

de la corne postérieure et se terminent par des arborisations libres, qui entrent en relation avec les cellules nerveuses de cette corne ; comme on le voit, elles ne traversent nullement le cordon postérieur et, par conséquent, ne prennent aucune part à la constitution de ce cordon. Les secondes, celles qui tirent leur origine des fibres radiculaires grosses, occupent tout d'abord la partie interne de la zone de Lissauer. Se portant ensuite en avant et en dedans, elles contournent le sommet de la substance gélatineuse de Rolando et se jettent dans le cordon postérieur, en formant dans leur ensemble un volumineux faisceau, que nous appellerons désormais sous le nom de *faisceau radiculaire du cordon postérieur*. Remarquons tout de suite que ce faisceau ne renferme pas toutes les fibres de la racine postérieure ; il ne comprend même pas toutes les fibres du groupe radiculaire interne, mais seulement (ceci découle nettement des lignes qui précèdent) les branches de bifurcation ascendantes de ces dernières fibres. Il nous reste maintenant à le suivre pas à pas dans ses différentes étapes au sein du cordon postérieur.

C. Trajet intra-médullaire du faisceau radiculaire postérieur. — À son entrée dans le cordon postérieur, notre faisceau radiculaire vient se placer sur le côté interne de la corne postérieure. Puis, se portant de bas en haut et de dehors en dedans, il traverse obliquement ce faisceau de Burdach, atteint le côté interne du faisceau de Goll et pénètre dans ce dernier faisceau, où il restera désormais jusqu'à sa terminaison. Le faisceau radiculaire occupe donc successivement, dans le cordon postérieur, les trois points suivants (fig. 335,5) : 1° Le côté interne de la corne postérieure ; 2° la partie moyenne du faisceau de Burdach ; 3° le faisceau de Goll.

Sur chacun de ces points, il présente une forme spéciale, que l'on voit nettement sur

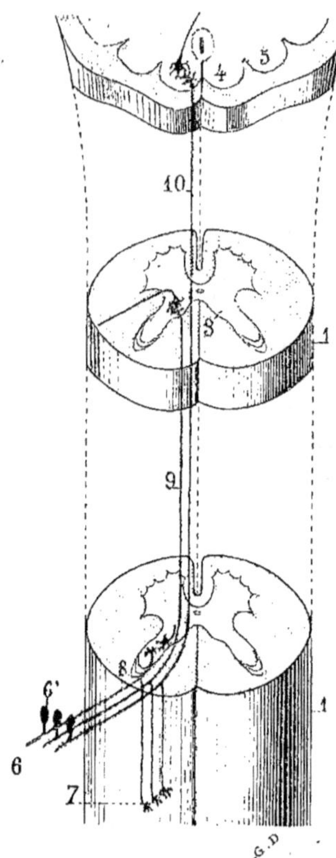

Fig. 334.

Schéma montrant le trajet et la terminaison des fibres radiculaires postérieures.

1, 1, deux tronçons de la moelle cervicale. — 2, un tronçon de bulbe. — 3, 3, colonne de Clarke. — 4, noyau de Goll. — 5, noyau de Burdach. — 6, trois fibres radiculaires, avec 6', leur ganglion. — 7, leur branche de bifurcation descendante. — 8, branche ascendante courte (voie courte). — 9, branche ascendante moyenne (encore voie courte). — 10, branche ascendante longue (voie longue).

les coupes et qu'il est important de signaler. — *Sur le côté interne de la corne postérieure (première étape)* le faisceau radiculaire revêt la forme d'un croissant (fig. 336,A), dont le bord concave se moule exactement sur la partie postéro-interne de la corne et dont le bord convexe fait saillie dans le faisceau de Burdach : c'est le *champ cornu-radiculaire* de P. Marie. Sa pointe postérieure répond à la partie correspondante de la zone de Lissauer. Sa pointe antérieure s'avance ordinairement jusqu'à la partie moyenne de la corne, quelquefois un peu plus loin. Il est à remarquer que, pour un faisceau radiculaire donné, cette première étape

est toujours très courte, je veux dire que le faisceau en question ne reste que
très peu de temps accolé à la substance grise de la corne et s'en sépare pour se
jeter en plein dans le faisceau de Burdach, situation qui constitue sa deuxième
étape. Cela se comprend si l'on songe
que, immédiatement au-dessus d'un faisceau radiculaire, un autre entre dans la
moelle, qui viendra, lui aussi, s'appliquer
contre la corne postérieure : or, il ne
pourra le faire qu'à la condition d'en chasser celui qui s'y trouve déjà, autrement dit
de prendre sa place en le refoulant en dedans. Il résulte d'une pareille disposition
que, pour une même racine, le champ cornu-radiculaire a une hauteur relativement
très faible et, de ce fait, n'est appréciable
que sur un petit nombre de coupes transversales. — *Dans le faisceau de Burdach*
(deuxième étape), le faisceau radiculaire
parcourt un trajet beaucoup plus long
(plusieurs centimètres). Mais il est à
remarquer que, en raison de sa direction obliquement ascendante (fig. 335,5"),
il augmente graduellement l'intervalle qui
le sépare de la corne postérieure, diminuant d'autant celui qui le sépare du faisceau de Goll. Dans cette deuxième étape,
le faisceau radiculaire s'est aplati dans
le sens transversal en même temps qu'il
s'est allongé dans le sens antéro-postérieur. Il nous apparaît maintenant
(fig. 336,B) sous la forme d'une étroite
bandelette, disposée parallèlement au
bord interne de la corne postérieure et
s'étendant depuis la surface extérieure
de la moelle jusqu'au voisinage de la
commissure grise ou même jusqu'à cette
commissure. C'est la *bandelette externe*
de Pierret, et, comme on le voit, la ban-

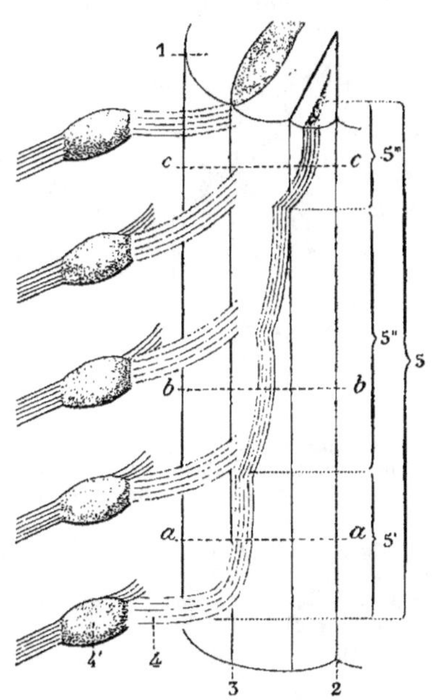

Fig. 335.

Trajet intra-médullaire du faisceau radiculaire
postérieur.

1, moitié gauche de la moelle épinière, vue par sa face
postérieure. — 2, sillon médian postérieur. — 3, sillon
collatéral postérieur. — 4, racines postérieures, avec :
4' leurs ganglions. — 5, faisceau radiculaire du cordon
postérieur, avec : 5' sa première étape (sur le côté interne de la corne postérieure) ; 5", sa deuxième étape (à la
partie moyenne du faisceau de Burdach) ; 5"', sa troisième
étape (dans le faisceau de Goll).

aa, bb, cc, plans horizontaux, au niveau desquels ont
été faites les trois coupes transversales représentées
dans la figure suivante.

On voit que le faisceau radiculaire d'un nerf quelconque (5) est graduellement repoussé en dedans par les
faisceaux radiculaires sus-jacents, qui, successivement,
effectuent les mêmes étapes que le faisceau 5.

delette externe n'est pas une formation nouvelle : c'est tout simplement la zone
cornu-radiculaire, vue sur un point un peu plus élevée, ayant changé de place
et aussi de forme. — *Dans le faisceau de Goll (troisième étape)* le faisceau
radiculaire change encore d'aspect : il perd sa partie antérieure (nous verrons
pourquoi tout à l'heure) ; puis, il se renfle à sa partie postérieure et revêt alors,
sur les coupes transversales (fig. 336,C) l'aspect d'un triangle, dont la base,
dirigée en arrière, répond à la périphérie de la moelle et dont le sommet repose
sur un point quelconque du septum médian. Une fois entré dans le faisceau de
Goll, le faisceau radiculaire conserve cette configuration triangulaire jusqu'à sa
terminaison, c'est-à-dire jusqu'à la hauteur du bulbe.

Au cours de ses différentes étapes, le faisceau radiculaire ne change pas seule-

ment de forme : il change aussi de volume. L'observation nous démontre à ce sujet
que, pour une même racine, la bandelette externe est moins volumineuse que le
champ cornu-radiculaire et, d'autre part, que le champ triangulaire du faisceau de
Goll est, lui aussi, moins volumineux que le champ de la bandelette externe. Le

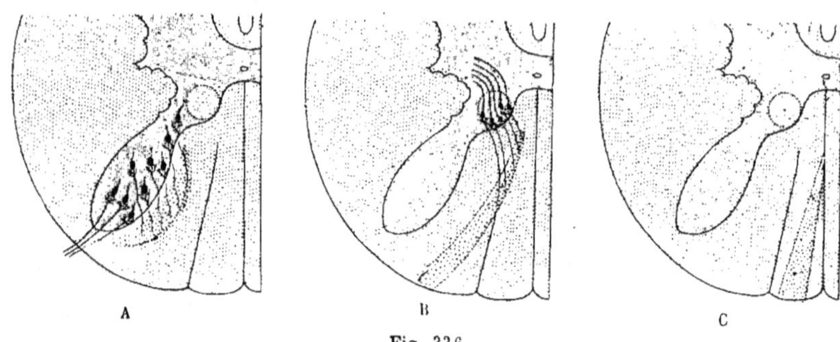

Fig. 336.

Coupes transversales de la moelle pour montrer le faisceau radiculaire : A, dans sa première
étape (sur le côté interne de la corne postérieure); B, dans sa deuxième étape (à la partie
moyenne du faisceau de Burdach); C, dans sa troisième étape (en plein dans le faisceau
de Goll).

Ces trois coupes A, B, C sont faites, en ce qui concerne le faisceau radiculaire, au niveau des trois plans
aa, bb, cc de la figure précédente.

faisceau radiculaire va donc en diminuant d'importance depuis son entrée dans
la moelle jusqu'à son entrée dans le faisceau de Goll. Cela tient à ce que, chemin
faisant, il abandonne continuellement un certain nombre de ses fibres, lesquelles
se rendent à la corne postérieure. Nous sommes ainsi amenés à la dernière
partie de notre description, à savoir : où et comment se terminent les fibres constitutives du faisceau radiculaire?

D. MODE DE TERMINAISON DU FAISCEAU RADICULAIRE. — Les fibres constitutives du
faisceau radiculaire, tout en ayant la même origine et la même valeur morphologique (toutes sont des cylindraxes des cellules ganglio-spinales), diffèrent beaucoup quant à la longueur de leur trajet : ce trajet, très court pour certaines d'entre
elles, est, pour d'autres, extrêmement long. A cet effet, nous pouvons, avec SINGER
et MÜNZER, diviser les fibres radiculaires (voy. fig. 335) en fibres courtes, fibres
moyennes et fibres longues, en ajoutant que chaque faisceau radiculaire renferme à
la fois des fibres de ces trois catégories. Voyons maintenant ce qu'elles deviennent :

a. *Fibres courtes.* — Les fibres ascendantes courtes (fig. 337,3) se séparent du
faisceau radiculaire pendant sa première étape, c'est-à-dire alors que ce faisceau
radiculaire est immédiatement appliqué sur le côté interne de la corne postérieure.
Se portant obliquement en avant et en dehors, elles pénètrent dans la tête de la corne
postérieure et s'y résolvent en des arborisations terminales libres autour des
éléments cellulaires, soit de la substance gélatineuse, soit de la substance spongieuse. Elles se terminent exactement, on le voit, comme les branches ascendantes
des faisceaux radiculaires à fibres grêles ci-dessus décrites. Ce sont des *voies courtes*
par excellence ; leur trajet intra-médullaire ne dépasse pas 1 ou 2 centimètres.

b. *Fibres moyennes.* — Les fibres ascendantes moyennes (fig. 337,4) se séparent
du faisceau radiculaire pendant sa deuxième étape, c'est-à-dire pendant la traversée
du faisceau de Burdach. Cette étape est pour certaines racines (notamment pour les

dernières sacrées) relativement longue, et les fibres moyennes peuvent ainsi effectuer, en plein faisceau de Burdach, un trajet de 6 ou 7 centimètres. Arrivées au bout de leur course, elles s'infléchissent en avant et en dehors, et pénètrent dans la corne postérieure, non plus au voisinage de son sommet, comme cela a lieu pour les fibres courtes, mais au niveau de la colonne de Clarke : c'est là qu'elles se terminent, toujours par des arborisations libres, autour des cellules d'origine du faisceau cérébelleux direct (voy. p. 446). Les impressions périphériques apportées à la moelle par les fibres courtes passent donc dans les cellules de la colonne de Clarke et, de là, dans le faisceau cérébelleux direct, qui les amène ensuite au cervelet. Pour les segments de la moelle où la colonne de Clarke n'existe pas en tant que colonne nettement diffé-

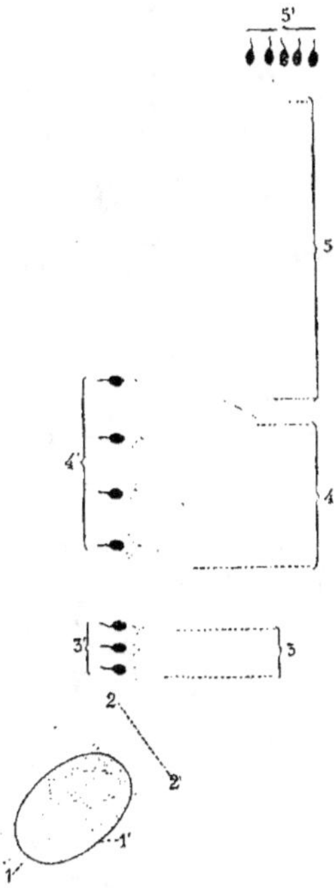

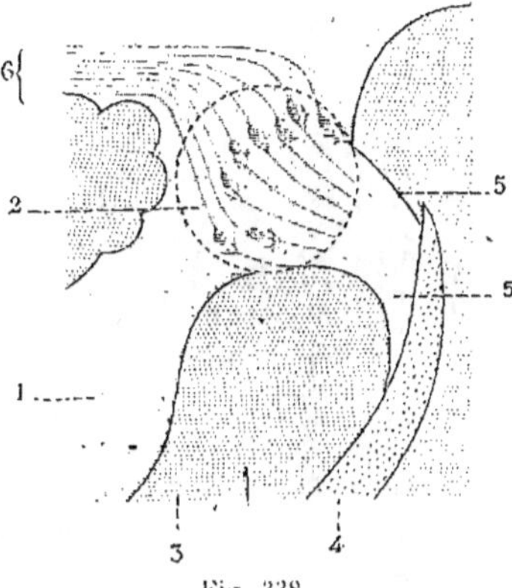

Fig. 337.

Schéma représentant le faisceau radiculaire postérieur avec ses trois ordres de fibres.

1, racine postérieure, avec 1'. son ganglion. — 2, 2', ligne pointillée indiquant son entrée dans la moelle. — 3, fibres courtes, se terminant dans 3', corne postérieure. — 4, fibres moyennes, se terminant dans 4', colonne de Clarke. — 5, fibres longues, se rendant à 5'. noyaux du bulbe (noyaux de Goll et de Burdach).

Fig. 338.

Schéma indiquant le mode de terminaison des fibres moyennes dans la colonne vésiculaire de Clarke.

(Grossissement de la fig. 336, B.)

1, Corne postérieure avec 2, colonne de Clarke. — 3, faisceau de Burdach. — 4, faisceau radiculaire (à sa deuxième étape). — 5. 5. un groupe de fibres moyennes, se séparant du faisceau radiculaire à sa partie antéro-externe pour venir se terminer dans la colonne de Clarke. — 6, origine du faisceau cérébelleux direct.

renciée, il me paraît rationnel d'admettre que nos fibres moyennes se rendent aux cellules nerveuses, ci-dessus décrites (p. 439), qui sont, à leur niveau, les homologues des cellules de Clarke.

c. *Fibres longues.* — Les fibres longues (fig. 337, 5) sont celles qui, du paquet radiculaire, passent dans le faisceau de Goll ; autrement dit, c'est le faisceau radiculaire lui-même, débarrassé, au cours de ses deux premières étapes, de ses fibres courtes et de ses fibres moyennes. Ces fibres longues sont caractérisées par ce fait qu'elles vont d'un trait jusqu'au bulbe. Elles sont naturellement d'autant plus longues qu'elles proviennent d'une racine placée plus bas dans la série : les moins longues sont celles de la région cervicale ; les plus longues, celles de la région sacrée. — Quelle que soit leur origine et leur longueur, elles se rendent toutes au faisceau de Goll. Il est à peine besoin de faire remarquer que ce faisceau de Goll s'accroît graduellement au fur et à mesure qu'il s'élève, parce que, chemin faisant, il ne perd aucune des fibres qu'il a reçues et, d'autre part, en reçoit constamment de nouvelles : un paquet au niveau de chaque racine. — Dans l'épaisseur du faisceau de Goll, les différents faisceaux radiculaires qui constituent ce faisceau n'occupent pas une situation quelconque, mais, au contraire, se disposent toujours d'une façon systématique, que l'on peut exprimer comme suit : tout paquet radiculaire qui arrive dans le faisceau vient se placer sur le côté externe du paquet radiculaire sous-jacent et le refoule en dedans et un peu en arrière, en attendant d'être refoulé à son tour et dans le même sens par le paquet radiculaire suivant (fig. 339). Il en résulte que, sur les coupes horizontales du faisceau de Goll, quel que soit le niveau de la coupe, les fibres radiculaires sont d'autant plus rapprochées du septum médian que leur point d'entrée dans la moelle épinière est placé plus bas. Autrement dit, les fibres les plus internes sont celles qui viennent de plus bas, les fibres les plus externes celles qui sont d'acquisition le plus récente. Telle est la loi formulée par KAHLER en 1882 et confirmée depuis par la plupart des neuro-pathologistes. — Si, maintenant, nous faisons l'application de cette formule à la coupe horizontale passant par la dernière paire cervicale, nous pouvons admettre que le faisceau de Goll se compose à ce niveau (voy. fig. 340) de trois zones qui s'adossent les unes aux autres suivant un axe obliquement dirigé de dedans en dehors et un peu d'arrière en avant, savoir : 1° une zone postéro-interne (*a*), renfermant des fibres longues du nerf coccygien et des nerfs sacrés, c'est la *zone sacrée ;* 2° une zone moyenne (*b*), formée par les fibres longues des nerfs lombaires, c'est la *zone lombaire ;* 3° une zone antéro-externe (*c*), comprenant les fibres longues des nerfs dorsaux ou tout au moins des nerfs dorsaux inférieurs, c'est la *zone dorsale.* Les fibres longues des nerfs cervicaux (*d*) viendront

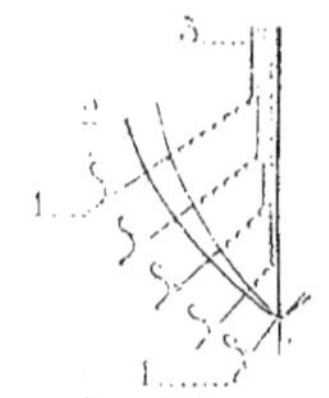

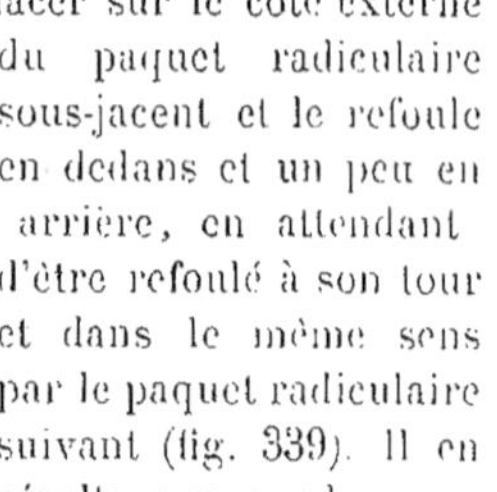

Fig. 339.

Mode d'agencement des fibres radiculaires dans le faisceau de Goll.

1, 1, racines postérieures. — 2, ganglion spinal. — 3, faisceau de Goll. — On voit, par ce schéma, que chaque paquet radiculaire qui arrive vient se placer sur le côté externe du paquet sous-jacent.

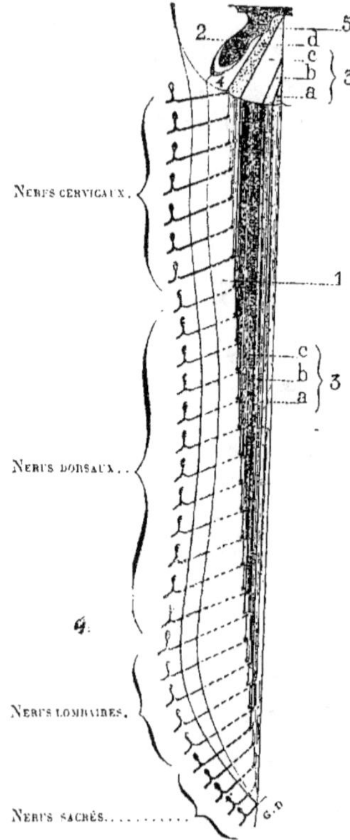

Fig. 340.

Schéma montrant le mode de constitution du faisceau de Goll.

1, moitié gauche de la moelle épinière, vue postérieure. — 2, corne postérieure. — 3, faisceau de Goll, avec : *a*, paquet de fibres longues sacrées ; *b*, paquet de fibres longues lombaires ; *c*, paquet de fibres longues dorsales. — 4, faisceau de Burdach, avec *d*, paquet de fibres longues cervicales. — 5, septum intermédiaire ou paramédian, séparant le faisceau de Goll du faisceau de Burdach.

ensuite, suivant la règle, se placer sur le côté externe de la zone dorsale, constituant ainsi une quatrième zone, la *zone cervicale.* Mais cette dernière zone, le faisceau de Goll étant tout entier occupé par les trois premiers, devra forcément rester dans le faisceau de Burdach : il cheminera dans la partie la plus interne de ce faisceau jusqu'au bulbe. — Quelle que soit leur situation dans le cordon postérieur, qu'elles suivent le faisceau de Goll ou le faisceau de Burdach, toutes les fibres radiculaires longues ont exactement la même destinée. Arrivées au bulbe, elles rencontrent, à la partie moyenne de cet organe, deux groupes cellulaires importants, que nous étudierons plus tard (voy. *Bulbe*) sous les noms de *noyau de Burdach* et de *noyau de Goll :* elles entrent dans ces noyaux et s'y terminent, chacune par une arborisation libre. C'est à ce niveau, rappelons-le en passant, que les impressions recueillies à la périphérie passent du neurone périphérique ou protoneurone dans le neurone central.

5° Fibres endogènes ou spinales. — Les fibres endogènes, ainsi appelées parce qu'elles proviennent, non du dehors comme les fibres précédentes, mais bien de la moelle elle-même, sont relativement peu nombreuses et, de ce fait, constituent pour le cordon postérieur un élément accessoire. Mais leur existence est constante, comme l'attestent d'un commun accord la méthode histologique de Golgi et la méthode des dégénérescences secondaires.

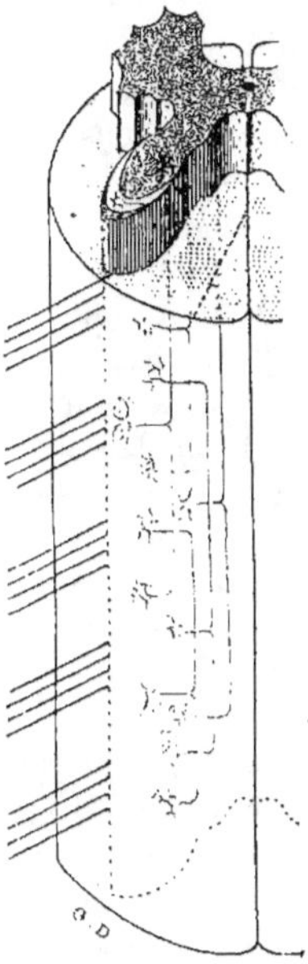

A. Origine et trajet. — Envisagées au point de vue de leur origine, les fibres endogènes pro-

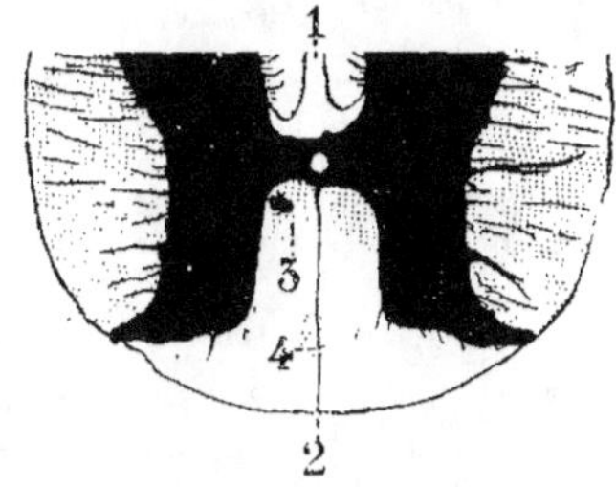
Fig. 342.

Moelle lombaire dans un cas de tabes (P. Marie).

(Les parties dégénérées sont en clair.)

1. sillon médian antérieur. — 2, sillon médian postérieur. — 3, zone ventrale ou cornu-commissurale des cordons postérieurs. — 4, zone médiane ou faisceau ovale de Flechsig.

(On voit que, dans le cordon postérieur, les zones 3 et 4, formées par des fibres endogènes, ont conservé leur intégrité ; tout le reste, constitué par des fibres radiculaires, est dégénéré.)

Fig. 341.

Les fibres endogènes du cordon postérieur (schématique).

viennent des cellules cordonales (p. 432) de la corne postérieure : la figure 321 nous présente un certain nombre de ces fibres, s'échappant des cellules nerveuses de la substance gélatineuse de Rolando et passant dans le faisceau de Burdach ; la figure 319 nous en montre une tirant son origine d'une des cellules solitaires (7) de la substance spongieuse. Arrivées dans le cordon postérieur, les fibres endogènes se divisent chacune en deux branches (fig. 341), l'une ascendante, l'autre descendante. Ces deux branches, après un trajet variable mais ordinairement très court (ce sont des *voies courtes*), s'infléchissent en dedans, entrent de nouveau dans la corne postérieure et s'y résolvent, chacune, en une arborisation terminale libre, laquelle arborisation enlace de ses fibrilles les cellules nerveuses, soit de la substance gélatineuse, soit de la substance spongieuse. Ces fibres ont donc la même signification générale que celles qui forment le faisceau fondamental du cordon antéro-latéral : ce sont des commissures longitudinales à court trajet, reliant entre eux les étages successifs de la corne postérieure.

B. Mode de répartition topographique. — Les fibres endogènes du cordon postérieur sont, pour la plupart, éparpillées dans les différentes régions de ce cordon. Il en est un certain nombre cependant, tant dans le faisceau de Goll que dans le faisceau de Burdach, qui s'accolent les unes aux autres, de façon à former des groupes plus ou moins importants et plus ou moins distincts. Il convient, à ce sujet, d'examiner séparément les branches ascendantes et les branches descendantes.

C. Fibres endogènes ascendantes, faisceau ventral du cordon postérieur. — Les fibres ascendantes (branches de bifurcations supérieures des fibres endogènes,

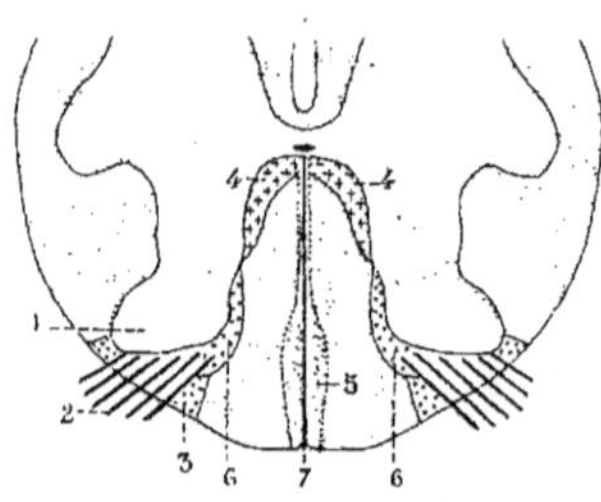

Fig. 343.

Le faisceau ventral du cordon postérieur, vu sur une coupe transversale de la moelle passant par la deuxième racine lombaire (d'après une coupe de Philippe).

1. corne postérieure. — 2, racines sensitives. — 3, zone de Lissauer. — 4, faisceau ventral (fibres endogènes ascendantes). — 5, centre ovale de Flechsig (fibres endogènes descendantes). — 6, zone cornu-radiculaire. — 7, sillon médian postérieur et septum médian.

fibre 3 de la figure 324) se condensent à la partie antérieure du cordon en un faisceau plus ou moins nettement individualisé (fig. 343,4), que l'on désigne ordinairement sous le nom de *faisceau ventral du cordon postérieur* : c'est la *zone cornu-commissurale* de P. Marie, le *champ de Westphal* de certains auteurs. Ce faisceau, qui présente son maximum de développement à la région lombaire, revêt à ce niveau la forme d'un croissant, dont le corps se loge dans l'angle que forme la corne postérieure avec la commissure grise (angle cornu-commissural). Sa pointe antérieure ou interne, plus ou moins tronquée, répond à l'extrémité antérieure du septum médian ; sa pointe postérieure ou externe, plus ou moins effilée, s'étend jusqu'à la partie moyenne du bord interne de la corne et entre en contact, à ce niveau, avec le faisceau radiculaire ci-dessus décrit. Le champ ventral du cordon postérieur se retrouve, à peu près avec ses mêmes caractères morphologiques, dans la moelle dorsale et la moelle cervicale : mais il est moins important que dans la moelle lombaire. C'est au niveau de la moelle dorsale moyenne qu'il paraît être le plus fortement réduit. Le faisceau ventral constitué par des fibres ascendantes, dégénère naturellement de bas en haut. On le voit, dans certains cas de tabes, conserver son intégrité (fig. 342,3), alors que toutes les fibres radiculaires dégénèrent et, d'autre part, Ehrlich et Bruegger d'abord, puis Singer et Münzer l'ont vu dégénérer après destruction expérimentale de la substance grise centrale. Il a donc au milieu des autres éléments du cordon, une réaction qui lui est propre et il doit cela à sa constitution toute spéciale, la grande majorité de ses fibres appartenant au groupe des fibres endogènes.

D. Fibres descendantes. — Les fibres descendantes (branches de bifurcation inférieures des fibres endogènes, fibre 4 de la fig. 324) forment dans la partie postéro-interne du cordon postérieur, un faisceau plus ou moins nettement individualisé, que l'on voit dégénérer de haut en bas à la suite de lésions localisées dans la substance grise de la corne postérieure. Ce faisceau existe dans toute la hauteur de la moelle épinière. Mais, en changeant de région, il change à la fois de place et de forme, et nous devons, par conséquent, l'examiner successivement sur chacun des différents segments de la moelle :

a. *Cône terminal et moelle sacrée : faisceau triangulaire médian.* — Au niveau du cône terminal et de la moelle sacrée, tout d'abord, les fibres endogènes descendantes sont représentées par un petit faisceau triangulaire, qui occupe la partie postéro-interne du faisceau de Goll et auquel Gombault et Philippe, en 1894, ont donné le nom de *faisceau triangulaire médian.* Ce faisceau, vu en coupe, revêt, comme son nom l'indique, la forme d'un triangle (fig. 344, A), dont la base, située en arrière, répond à la surface extérieure de la moelle, et dont le sommet s'avance plus ou moins loin du côté de la commissure : au niveau des dernières racines sacrées et du cône terminal, ce sommet reste à égale distance de la commissure et de la périphérie de la moelle (Philippe). Du reste, sa face interne est immédiatement en contact avec le septum médian, qui le sépare du faisceau similaire celui du côté opposé.

b. *Moelle lombaire : centre ovale de Flechsig.* — Au niveau de la moelle lombaire, le faisceau endogène descendant est encore situé immédiatement en dehors de la ligne médiane, mais il a fui la périphérie : il occupe maintenant la partie moyenne du faisceau de Goll. Il nous apparaît, en coupe transversale, sous la forme d'une petite bandelette (fig. 344, B) plane en dedans, convexe en dehors, située entre la commissure grise et le sillon médian postérieur, mais n'atteignant ni l'une ni l'autre. Réuni à celui du côté opposé, il forme un champ de forme elliptique, dont le grand axe est dirigé en sens sagittal : c'est le *centre ovale de Flechsig.* Rappelons, en passant, que, d'après les recherches de Flechsig (voy. p. 450 et fig. 330, 8) cette région constituée par le centre ovale se myélinise à part. Le faisceau endogène descendant est donc individualisé de très bonne heure.

c. *Moelle dorsale inférieure : bandelette périphérique.* — Au niveau de la moelle dorsale inférieure, notre faisceau endogène descendant s'est porté en arrière, tout contre la surface extérieure de la moelle. Il y revêt (fig. 344, C) la forme d'une bandelette allongée en sens transversal : c'est la *bandelette périphérique dorsale.* Son extrémité interne répond au septum médian. Son extrémité externe s'avance plus ou moins loin du côté de la corne : elle est située, d'ordinaire, à égale distance de la corne et du sillon médian postérieur.

d. *Moelle dorsale supérieure et moelle cervicale : faisceau en virgule.* — Au niveau de la moelle dorsale supérieure et de la moelle cervicale, le faisceau

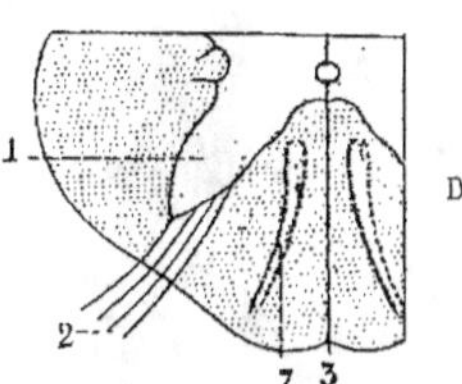
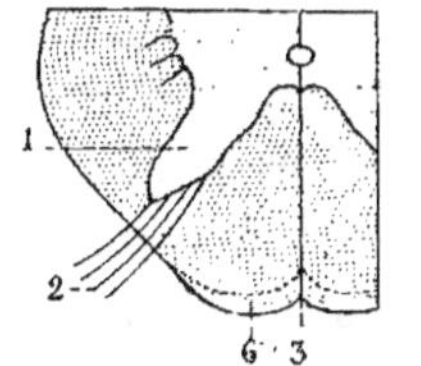
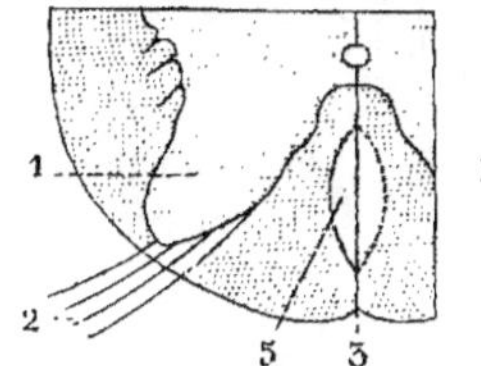
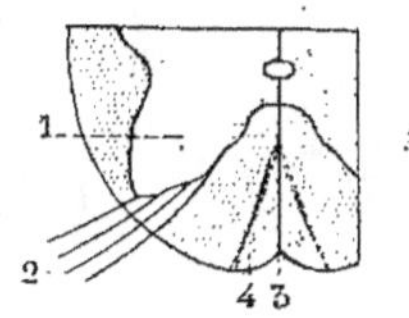

Fig. 344.

Le faisceau endogène descendant, vu successivement : A, sur le cône terminal; B, sur la moelle lombaire; C, sur la moelle dorsale inférieure; D, sur la moelle dorsale supérieure.

1, corne postérieure. — 2, racines sensitives. — 3, sillon médian postérieur. — 4, faisceau triangulaire médian de Gombault et Philippe. — 5, centre ovale de Flechsig — 6, bandelette périphérique dorsale. — 7, faisceau en virgule de Schültze.

endogène descendant est représenté par le *faisceau en virgule*. Ce faisceau (fig. 344, D et 345, 2) bien décrit par Schultze en 1883, est placé en plein faisceau de Burdach. Il commence à une faible distance de la commissure grise et, de là, se porte obliquement en arrière et en dehors, parallèlement à la corne postérieure. Il n'occupe, en général, que les deux tiers antérieurs du faisceau de Burdach. A son extrémité antérieure, il est relativement volumineux et arrondi ; puis il va en s'effilant, comme le ferait une virgule (**9**), d'où le nom de *faisceau en virgule*, sous lequel le désignent aujourd'hui la plupart des neuro-pathologistes. La signification du faisceau en virgule de Schultze n'a été bien véritablement établie que dans ces dernières années. Schultze avait cru devoir le considérer comme formé par des fibres radiculaires à trajet descendant. Mais Tooth, d'une part, Gombault et Philippe de l'autre, ont démontré que le faisceau en question ne dégénère pas à la suite de la destruction, soit expérimentale, soit pathologique, des racines postérieures : ce fait, on le conçoit, est en opposition formelle, avec l'opinion formulée par Schultze. Il est généralement admis aujourd'hui que la virgule de Schultze a exactement la même signification que la bandelette périphérique dorsale, le centre ovale de Flechsig et le triangle médian de Gombault et Philippe : c'est, au même titre que ces derniers faisceaux, un paquet de fibres endogènes descendantes.

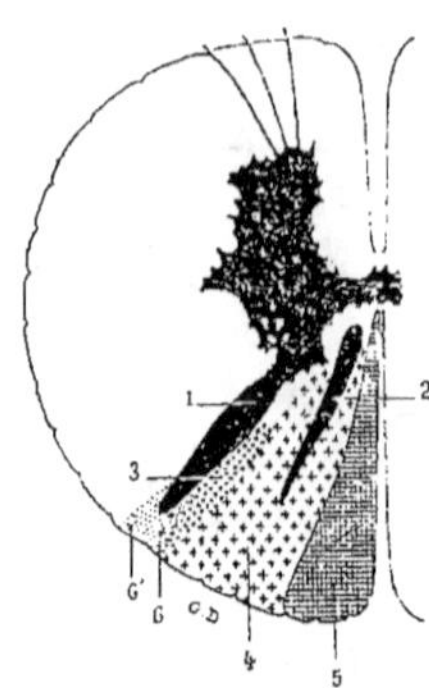

Fig. 345.

La bandelette externe et le faisceau en virgule de Schultze (*schématique*).

1, corne postérieure. — 2, faisceau en virgule. — 3, zone cornu-radiculaire. — 4, faisceau de Burdach. — 5, faisceau de Goll.

TABLEAU SYNOPTIQUE INDIQUANT LA CONSTITUTION DES CORDONS SUPÉRIEURS

I. Fibres exogènes.....
  a) Fibres ascendantes.
    1° Courtes (*allant à la corne postérieure*).
    2° Moyennes (*allant à la colonne de Clarke*).
    3° Longues (*allant aux noyaux du bulbe*).
  b) Fibres descendantes.

II. Fibres endogènes.....
  a) Fibres ascendantes.
  b) Fibres descendantes.
    1° Virgule de Schultze (dans la moitié supérieure de la moelle).
    2° Bandelette périphérique (dans la moelle dorsale inférieure).
    3° Centre ovale de Flechsig (dans la moelle lombaire).
    4° Triangle médian (pour la moelle sacrée et le cône terminal)

Zone de Lissauer. — La zone marginale de Lissauer (fig. 346, 10 et 10') ou tout simplement la zone de Lissauer, du nom de celui qui, le premier, a signalé son existence et bien décrit son mode de constitution, est située, comme nous l'avons vu plus haut (p. 417), dans le fond du sillon collatéral postérieur, entre l'angle externe du cordon postérieur et l'angle interne du cordon latéral. Elle revêt dans son ensemble la forme d'un petit quadrilatère, allongé dans le sens transversal.

Elle répond au faisceau des racines postérieures, qui, naturellement, la traversent d'arrière en avant pour se rendre à destination. Or, en traversant la zone de Lissauer, le faisceau radiculaire la divise en deux segments, l'un externe, l'autre interne. — Le *segment externe* (10), plus volumineux, de forme quadrilatère, se loge entre la corne postérieure et la partie la plus reculée du cordon latéral. — Le *segment interne* (10'), beaucoup plus petit, de forme triangulaire, s'enfonce à la manière d'un coin entre les faisceaux horizontaux des racines postérieures et les fibres verticales du faisceau de Burdach.

La zone de Lissauer présente ses plus grandes dimensions à la région lombaire. Vient ensuite la région cervicale et, enfin, la région dorsale, où son développement est le plus faible. Elle dégénère de bas en haut, comme les faisceaux sensitifs.

Considérée au point de vue de sa constitution anatomique, la zone de Lissauer est formée presque exclusivement par de fines fibres nerveuses, qui ont leur origine dans les racines postérieures. Ces fibres, pour Lissauer, ne seraient autres que les fibres fines que possède la racine postérieure. Pour d'autres neurologistes, elles représenteraient les collatérales qu'abandonnent les fibres radiculaires en pénétrant dans le névraxe. En réalité, la zone de Lissauer renferme à la fois des fibres radiculaires (qui, comme nous l'avons vu plus haut, s'y bifurquent chacune en deux branches, l'une ascendante, l'autre descendante) et des collatérales issues de ces fibres radiculaires. Ces différentes fibres, après un trajet variable, mais ordinairement très court, dans la zone de Lissauer, se dirigent en avant et disparaissent, les unes dans la corne postérieure, les autres dans le faisceau de Burdach (voy. plus haut, *Mode de pénétration des racines postérieures dans la moelle*, p. 452).

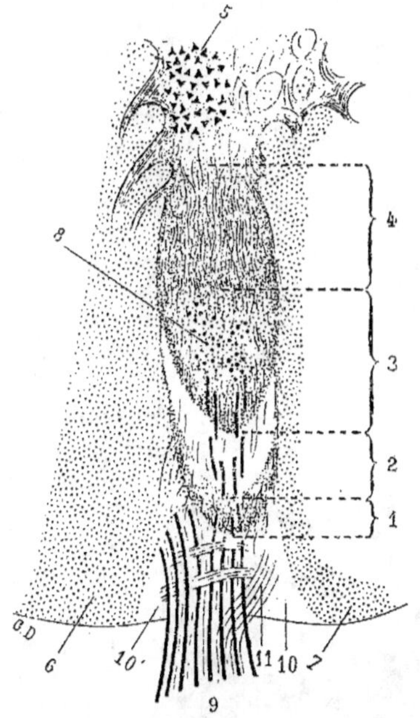

4° *Résumé de la systématisation de la substance blanche.*

1° **Topographie de la substance blanche : division systématique de chacun des trois cordons.** — En résumé, nous rencontrons :

a. *Dans le cordon antérieur*, deux faisceaux : le faisceau pyramidal direct et le faisceau-restant ou faisceau fondamental du cordon antérieur (faisceau commissural longitudinal antérieur de certains auteurs) ;

b. *Dans le cordon latéral*, cinq faisceaux : le faisceau cérébelleux direct, le faisceau pyramidal croisé, le faisceau de Gowers, le faisceau latéral profond et le faisceau-restant ou faisceau fondamental du cordon latéral (faisceau commissural longitudinal latéral de certains auteurs) ;

c. *Dans le cordon postérieur*, deux faisceaux (nous faisons abstraction du faisceau ventral et du faisceau endogène descendant, qui sont encore trop peu connus et qui, d'ailleurs, ne sont pas toujours nettement individualisés) : le faisceau de Burdach et le faisceau de Goll.

Fig. 346.

Schéma, représentant la zone de Lissauer.

1. couche zonale de Waldeyer. — 2. substance gélatineuse proprement dite. — 3, noyau de la tête. — 4, col de la corne postérieure. — 5, colonne vésiculaire de Clarke. — 6, fibres du cordon postérieur. — 7, fibres du cordon latéral. — 8, faisceaux de fibres à trajet vertical. — 9, racines postérieures. — 10, segment externe et 10', segment interne de la zone de Lissauer. — 11, fines fibres radiculaires aboutissant à cette zone.

2° **Systématisation plus simple.** — De même que le cordon antérieur et le cordon latéral ne sont séparés par aucune limite naturelle et doivent, en conséquence, être réunis en un cordon unique, qui est le cordon antéro-latéral, de même aucune limite précise ne sépare l'un de l'autre le faisceau-restant du cordon antérieur et le faisceau-restant du cordon latéral. Ces deux faisceaux, malgré les fibres radiculaires antérieures qui les traversent, sont à la fois contigus et continus. D'autre part, ils ont la même valeur anatomique, l'un et l'autre étant formés essentiellement par des fibres commissurales longitudinales.

Pour toutes ces raisons, nous réunirons ces deux faisceaux en un seul, que nous appellerons indistinctement le *faisceau-restant du cordon antéro-latéral*, le *faisceau fondamental du cordon antéro-latéral*, le *faisceau commissural antéro-latéral*.

Mais ce n'est pas tout : le faisceau latéral profond qui se moule sur la face externe de la colonne grise et que nous avons décrit comme un faisceau distinct, possède exactement les mêmes éléments que le faisceau précédent et peut, par conséquent lui être incorporé.

Nous arrivons ainsi, pour chaque moitié de la moelle, à une systématisation plus simple, que nous résumons dans le tableau suivant :

Cordons	Faisceaux	Cellules d'origine	Lieu de terminaison
I. Cordon antéro-latéral	1° F. *pyramidal direct*	Écorce cérébrale	Cornes antérieures.
	2° F. *pyramidal croisé*	Écorce cérébrale	Cornes antérieures.
	3° F. *cérébelleux direct*	Colonne de Clarke	Écorce cérébelleuse.
	4° F. *de Gowers*	Substance grise spinale	Écorce cérébrale.
	5° F. *fondamental antéro-latéral*	Substance grise spinale	Subst. grise spinale.
II. Cordon posté-rieur	1° F. *de Burdach*	Ganglion spinal (*fibres exogènes*) et subst. grise spinale (*fibres endogènes*)	Subst. grise spinale
	2° F. *de Goll*	Ganglion spinal (*fibres exogènes*, et subst. grise spinale (*fibres endogènes*)	Subst. grise spinale.

3° Variations régionales des différents faisceaux de la moelle. — Si, maintenant, nous examinons une série de coupes horizontales de la moelle (fig. 347), pour avoir, sur les faisceaux sus-indiqués, quelques notions complémentaires relatives à leurs variations de volume et à leur étendue verticale, nous constatons tout d'abord que les deux *faisceaux pyramidaux* (2 et 2'), faisceaux moteurs volontaires, faisceaux à trajet descendant, s'atténuent graduellement de haut en bas et finissent par disparaître. Cette atténuation graduelle des deux faisceaux pyramidaux s'explique nettement par ce fait que les faisceaux en question, au cours de leur trajet, jettent continuellement des fibres dans les cornes postérieures et n'en reçoivent pas de nouvelles. On admet généralement que le faisceau pyramidal direct s'arrête à la partie inférieure de la moelle dorsale et le faisceau pyramidal croisé au voisinage de la quatrième racine lombaire. Tout récemment Déjerine et Thomas ont établi que ces deux faisceaux descendaient un peu plus bas : ils ont pu suivre (4 fois sur 5) le faisceau pyramidal direct jusqu'à la première racine lombaire inclusivement et le faisceau pyramidal croisé jusqu'à la troisième et la quatrième paires sacrées. — Le *faisceau cérébelleux direct* (3) fait son apparition au niveau de la huitième ou de la neuvième dorsale et, comme il reçoit continuellement des fibres au fur et à mesure qu'il s'élève, son volume s'accroît progressivement de bas en haut. — Le *faisceau de Gowers*, qui n'est pas représenté sur les coupes de la figure 347, empruntée à Flechsig, s'accroît lui aussi de bas en haut et pour les mêmes raisons. Il occupe toute la hauteur de la moelle, depuis la partie inférieure du renflement lombaire jusqu'au bulbe et à la protubérance. — Le *faisceau fondamental antéro-latéral*, que l'on pourrait encore appeler, en raison des fonctions qui lui sont dévolues, le *faisceau d'association antéro-latéral*, conserve dans toute la hauteur de la moelle un déve-

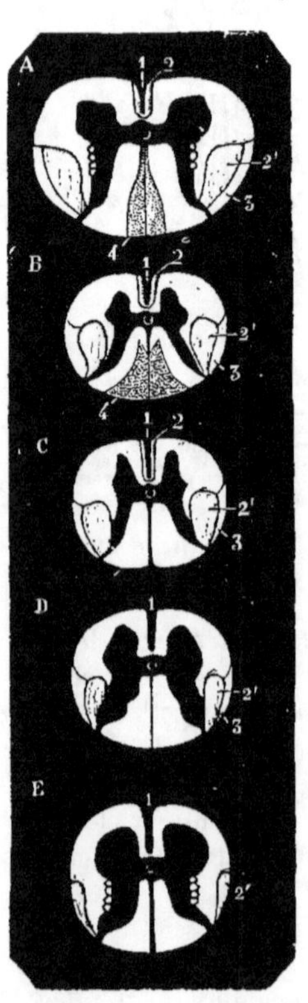

Fig. 347.

Figure schématique, représentant cinq coupes transversales de la moelle, pratiquées à différentes hauteurs (d'après Flechsig).

A, au niveau de la sixième paire cervicale. — *B*, au niveau de la troisième paire dorsale. — *C*, au niveau de la sixième paire dorsale. — *D*, au niveau de la douzième paire dorsale. — *E*, au niveau de la quatrième paire lombaire. 1, sillon médian antérieur. — 2, faisceau pyramidal direct. — 2', faisceau pyramidal croisé. — 3, faisceau cérébelleux direct. — 4, faisceau de Goll.

loppement à peu près invariable et cela se conçoit : au fur et à mesure que ses fibres rentrent dans la substance grise pour s'y terminer, il reçoit de cette même substance grise des fibres nouvelles qui compensent celles qu'il a perdues. Il est à remarquer, cependant, qu'il augmente de volume au niveau des deux renflements cervical et lombaire. — Le *faisceau de Goll*, formé de fibres longues, constamment grossi par les paquets que lui apporte chaque racine (voy. fig. 340), s'accroît de bas en haut, comme le faisceau de Gowers et le faisceau cérébelleux direct. — Quant au *faisceau de Burdach*, n'étant en grande partie qu'un lieu de passage pour des fibres radiculaires qui, en définitive, se rendent aux cornes postérieures, il ne s'accroît pas régulièrement. Il s'écarte peu de ses dimensions moyennes et ses variations, toutes locales, sont en rapport avec l'importance des racines postérieures correspondantes.

Filum terminale. — Le filum terminale ou fil terminal, qui fait suite à la moelle (p. 409) et représente la moelle caudale des animaux, s'étend du sommet du cône terminal à la base du coccyx. Sa longueur est, en moyenne, de 5 ou 6 centimètres chez le fœtus à terme, de 22 ou 23 centimètres chez l'adulte. Comme nous l'avons vu, il chemine tout d'abord au milieu des nerfs de la queue de cheval, dans le cul-de-sac inférieur de la dure-mère (fig.348.4). Arrivé au sommet de ce cul-de-sac, il le traverse ou, plus exactement, la méninge fibreuse, jusque-là séparée du filum par un certain intervalle, s'accole à lui et l'accompagne jusqu'à sa terminaison. C'est cette expansion de la dure-mère, formant gaine au filum et lui adhérant d'une façon intime, qui constitue le ligament coccygien

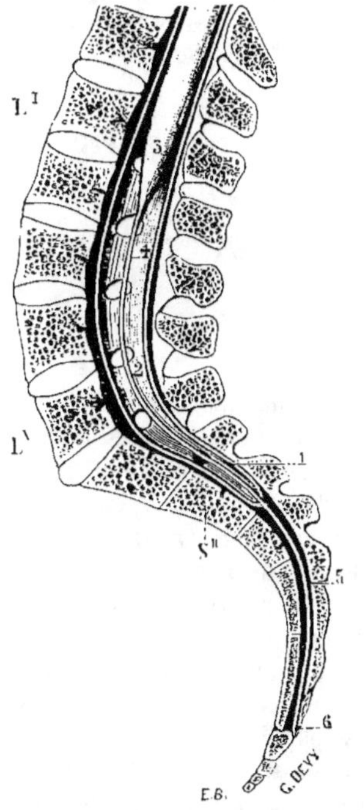

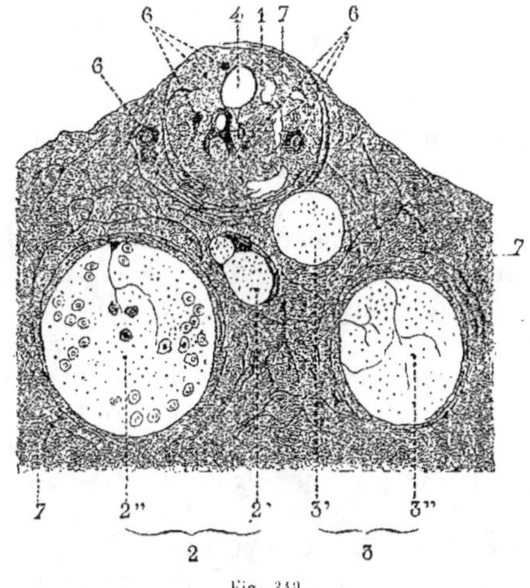

Fig. 348.

Coupe sagittale du canal rachidien, pour montrer l'extrémité inférieure de la moelle et le filum terminale.

LI. LV. première et cinquième vertèbres lombaires. — SII. deuxième sacrée. — 1, dure-mère. — 2, cul-de-sac dural. — 3, extrémité inférieure de la moelle. — 4, portion du filum située dans l'intérieur du cul-de-sac. — 5, portion du filum située au-dessous du cul-de-sac et ligament duro-coccygien. — 6, son attache au coccyx.

Fig. 349.

Coupe horizontale du filum terminale, un peu au-dessous du cul-de-sac dural (d'après Rauber).

1, filum. — 2, nerf coccygien d'un côté, avec : 2' sa racine motrice; 2", sa racine sensitive, présentant, sur la coupe, des cellules nerveuses éparses qui forment son ganglion. — 3, nerf coccygien du côté opposé, avec : 3' sa racine motrice; 3", sa racine sensitive sectionnée au-dessous de son ganglion. — 4, veine. — 5, artère. — 6, 6, 6, troncules nerveux, représentant les rudiments des deuxième et troisième nerfs coccygiens (32e et 33e paires). — 7, 7, tissu conjonctif.

ou plutôt duro-coccygien. Le filum nous présente, par conséquent, deux segments : l'un, supérieur, libre et flottant dans le cul-de-sac dural ; l'autre, inférieur, emprisonné dans l'épaisseur du ligament duro-coccygien. Luschka, depuis longtemps déjà, avait distingué ces deux segments sous les noms respectifs d'interne et d'externe. Ces deux dénominations, on en conviendra, prêtent à confusion, les deux segments en question étant tous les deux médians et tous les deux également inclus dans la dure-mère. Nous leur substituerons celles, plus justes à notre avis, de segment supérieur et de segment inférieur.

Le *segment supérieur du filum* (4) mesure, en moyenne, 14 centimètres de longueur. Sa largeur prise à 9 centimètres au-dessous du cône terminal, est de 900 μ (Tourneux). Histologiquement, ce segment diffère beaucoup suivant les points où on l'examine. A sa partie supérieure, il nous présente encore tous les éléments que nous avons constatés au niveau du ventricule de Krause : un canal central, de la substance blanche, une enveloppe piale, une artère et une veine volumineuses et quelques autres vaisseaux de petit calibre. En arrière et sur les côtés, descendent les racines antérieure et postérieure du nerf coccygien et quelques nerfs coccygiens accessoires, formant les 32ᵉ et 33ᵉ paires rachidiennes. Au fur et à mesure qu'on s'éloigne du cône terminal, les éléments médullaires s'atténuent et finissent même par disparaître : le canal central, à 3 ou 4 centimètres au-dessous du sommet du cône ; la substance nerveuse, un peu plus bas, à 7 ou 8 centimètres. La partie inférieure du segment interne n'est plus constituée, par conséquent, que par des faisceaux conjonctifs à direction longitudinale, servant de substratum aux vaisseaux et aux nerfs précités.

Le *segment inférieur du filum* (5) a une longueur moyenne de 5 ou 6 centimètres. Il diffère du segment supérieur, par son aspect, qui rappelle celui des tendons, et aussi par sa force et sa résistance, qui sont beaucoup plus considérables. Il est à peine besoin de faire remarquer que le segment inférieur doit ces caractères à la gaine durale qui est venue s'ajouter à ses éléments propres. Au cours de son trajet, il est relié à la paroi antérieure du canal sacré par de minces tractus, qui sont la continuation du ligament sacro-dural antérieur. Puis, arrivé à la partie inférieure du canal osseux, il se résout en un certain nombre de petites languettes divergentes, qui viennent se fixer, les unes sur la première pièce coccygienne, les autres sur la deuxième ou même sur la troisième. Envisagé au point de vue de sa structure, le segment inférieur du filum nous présente encore, tout en haut (fig. 350,1), les petits cordons nerveux qui constituent les rudiments des deuxième et troisième nerfs coccygiens. Mais ces nerfs entièrement dépourvus de fonctions, s'atténuent peu à peu et disparaissent : le filum n'est plus formé, alors, que par des éléments conjonctifs ; il n'est plus qu'une simple formation fibreuse. Nous ajouterons que, à 15 millimètres au-dessous du cul-de-sac dural et sur un parcours de 1 centimètre environ, Tourneux (1892) a décrit une sorte de tissu érectile, constitué par des « faisceaux de fibres musculaires lisses, à direction longitudinale, tantôt épars, tantôt groupés au pourtour des cavités vasculaires ».

C. — COLLATÉRALES DES CORDONS MÉDULLAIRES

Chaque fibre des cordons médullaires, qu'elle soit ascendante ou descendante, abandonne, au cours de son trajet, un certain nombre de fibrilles, dites *collatérales*, qui se portent directement vers la substance grise, la pénètrent et s'y terminent. Ces collatérales, découvertes par Golgi en 1889 et particulièrement bien décrites en 1889 par Cajal, sont extrêmement nombreuses. Elles constituent ainsi un élément important dans la texture de la moelle et, si nous n'en avons rien dit jusqu'ici, c'est, tout d'abord, parce que nous n'avons pas voulu compliquer encore notre description déjà fort complexe, puis parce qu'il nous paraissait peu rationnel de décrire, soit avec la substance grise, soit avec la substance blanche, des formations histologiques qui appartiennent à la fois à l'une et à l'autre, à la substance blanche par leur origine et à la substance grise par leur terminaison. Leur étude, mêlée à celle de la substance grise ou de la substance blanche, eût été nécessairement morcelée et, partant, fort difficile à suivre au milieu de descriptions extrinsèques. Elle sera, maintenant que les deux substances spinales nous sont bien connues, très courte et d'une facilité extrême.

1° Disposition générale des collatérales des cordons. — Les collatérales des cordons médullaires sont des fibres très fines (fig. 350), qui se séparent à angle droit des fibres nerveuses des cordons et se portent ensuite vers la substance grise centrale, en suivant, sur le plan horizontal, un trajet convergent et plus ou moins radiaire. Arrivées dans la substance grise, elles se divisent, se subdivisent et, finalement, se résolvent chacune en une arborisation terminale libre. Les derniers ramuscules de cette arborisation offrent d'habitude, sur leurs parcours, de très nombreuses sinuo-

sités, donnant naissance à angle droit à de petites pousses et se terminant par une
nodosité (CAJAL). Ils s'entremêlent avec les ramuscules des arborisations voisines
d'abord, puis avec les autres fibres, d'origine et de signification diverses, qu'elles
rencontrent dans la moelle (prolongements protoplasmiques des cellules nerveuses,
arborisations cylindraxiles des cellules de Golgi type II,
fibres de la névroglie, etc.). Il en résulte la formation,
dans toute l'étendue de la substance grise, d'un vaste
réticulum (fig. 351), à mailles très irrégulières et très
étroites, absolument inextricable. Rappelons-nous, toutefois, que, quelque complexe que soit ce réticulum, ce
n'est jamais un réseau au sens précis du mot : c'est un
simple feutrage et les arborisations terminales de nos
collatérales n'en conservent pas moins leur indépendance
jusqu'au bout. Elles se comportent donc exactement
comme les arborisations terminales des fibres nerveuses
dont elles émanent et, comme ces dernières , elles n'entrent en relation avec les éléments de la substance grise,
cellules ou fibres, que par simple contact.

**2° Dispositions particulières des collatérales pour cha-
cun des trois cordons médullaires.** — Les collatérales des
cordons médullaires présentent quelques caractères particuliers, suivant qu'elles émanent du cordon antérieur, du
cordon latéral ou du cordon postérieur.

a. *Collatérales du cordon antérieur.* — Les collatérales du cordon antérieur (fig. 351,4) sont les plus volumineuses de toutes (CAJAL). Nées des fibres du cordon
antérieur, notamment du faisceau pyramidal direct, elles
se portent d'avant en arrière et viennent se terminer, pour
la plupart, dans la corne antérieure du même côté, en particulier tout autour des cellules motrices. Un certain nombre d'entre elles, très visibles dans la figure 351 (4'), croisent la ligne médiane à travers la commissure antérieure
et se rendent ensuite à la corne antérieure du côté opposé.

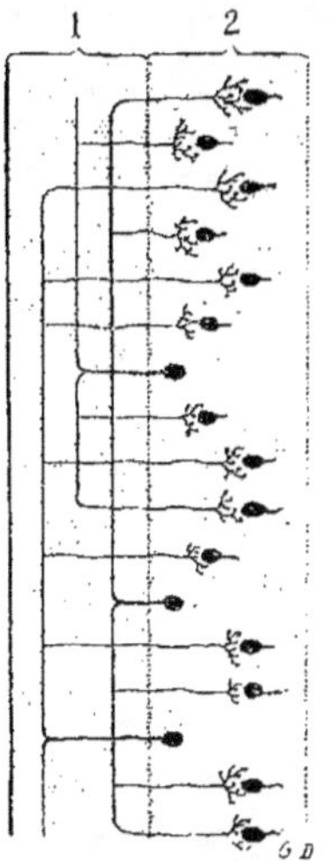

Fig. 350.

Un segment de moelle vu
en long pour montrer
la disposition des colla-
térales.

1, substance blanche. — 2,
substance grise.
On voit des fibres nerveuses
(cylindraxes) se rendant au cordon blanc et s'y divisant chacune
en une branche ascendante et
une branche descendante; de
l'une et l'autre de ces branches
partent de nombreuses collatérales qui reviennent à la substance grise.

b. *Collatérales du cordon latéral.* — Les collatérales qui dérivent des fibres
du cordon latéral (fig. 351,5) se portent transversalement de dehors en dedans et
se ramifient tout particulièrement dans la portion moyenne et la portion postérieure de la substance grise. Quelques-unes traversent la commissure grise en
arrière du canal de l'épendyme et viennent se terminer dans la corne postérieure
du côté opposé. Ces dernières collatérales sont très visibles sur la figure 351, où
elles forment deux faisceaux nettement distincts, les faisceaux désignés par les
chiffres 5' et 5''.

c. *Collatérales du cordon postérieur.* — Ces collatérales proviennent, pour la
plus grande partie, des fibres radiculaires ou exogènes du cordon postérieur ; les
autres sont fournies par les fibres endogènes. RAMON Y CAJAL les distingue en quatre
groupes. — Les *collatérales du premier groupe* (fig. 351,a) proviennent, soit du
rameau ascendant, soit du rameau descendant des fibres radiculaires, quelquefois
des fibres radiculaires avant leur bifurcation, comme cela se voit sur la figure 333.
Elles traversent d'arrière en avant toute l'étendue de la corne postérieure et vien-

nent se terminer, dans la corne antérieure, tout autour des cellules motrices. Elles sont en rapport avec les mouvements réflexes : ce sont les *fibres sensitivo-motrices* de Cajal, les fibres *réflexo-motrices* de Kölliker. La figure 352 (A) nous montre six de ces collatérales, qui émanent, les unes de la branche ascendante, les autres de la branche descendante de la fibre radiculaire 1, et qui se portent ensuite, sui-

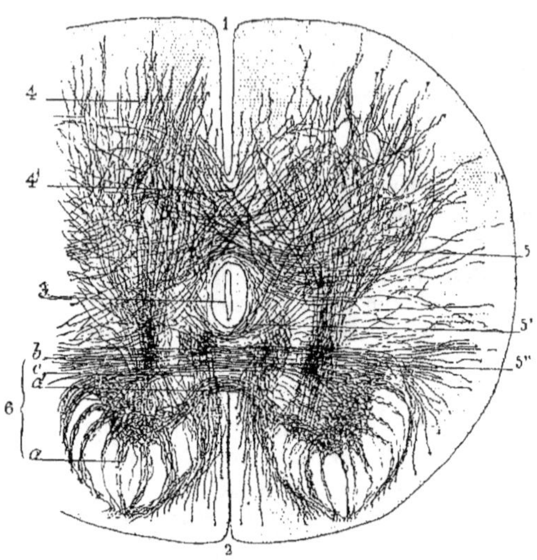

Fig. 351.

Coupe transversale de la moelle dorsale d'un chien nouveau-né, montrant la disposition générale des collatérales des cordons (d'après Ramon y Cajal).

1, sillon collatéral antérieur. — 2, sillon collatéral postérieur. — 3, canal de l'épendyme. — 4, collatérales des cordons antérieurs, avec 4', leur faisceau croisé. — 5, collatérales du cordon latéral, avec 5' et 5'', deux faisceaux croisés passant dans la commissure grise. — 6, collatérales du cordon postérieur, avec : *a*, collatérales pour la corne postérieure (premier groupe) ; *b*, collatérales pour la corne antérieure (deuxième groupe) ; *c*, collatérales pour la colonne de Clarke (troisième groupe) ; *d*, collatérales pour la commissure (quatrième groupe).

vant le trajet indiqué plus haut, vers les cellules motrices correspondantes de la corne antérieure. La figure 352 (B) nous montre encore ces collatérales sensitivo-motrices ; mais l'une d'elles, indiquée par le chiffre 4, nous présente une disposition toute particulière : au lieu de se rendre directement à la cellule motrice de la corne antérieure, ses ramifications terminales se perdent tout autour d'une cellule d'association (6), laquelle, à son tour, envoie des collatérales à un nombre plus ou moins considérable de cellules motrices. Grâce à cette cellule d'association, la collatérale 4 tient sous sa dépendance toutes les cellules motrices précitées : tous les muscles actionnés par ces cellules motrices entrent en contraction, sous l'influence de la seule excitation qu'apporte à la moelle la collatérale 4. — Les *collatérales du second groupe* (fig. 351, *b*) traversent la substance de Rolando, en une série de petits faisceaux méridiens et viennent former en avant d'elles, dans le noyau de la tête, un plexus extrêmement serré. — Les *collatérales du troisième groupe* (fig. 351, *c*) se rendent à la colonne de Clarke. Leurs fibrilles terminales, très fines, très serrées, se disposent en une série de petits plexus circulaires, entourant chacun une cellule nerveuse (fig. 319,4). Les cellules nerveuses se trouvent contenues dans ces plexus comme dans un nid : ce sont les *nids péricellulaires* de quelques auteurs. — Les *collatérales du quatrième groupe* (fig. 351, *d* et 319,6) sont des fibres commissurales transverses, allant d'un côté à l'autre de la moelle. Elles forment par leur ensemble un petit faisceau arciforme, à concavité dirigée

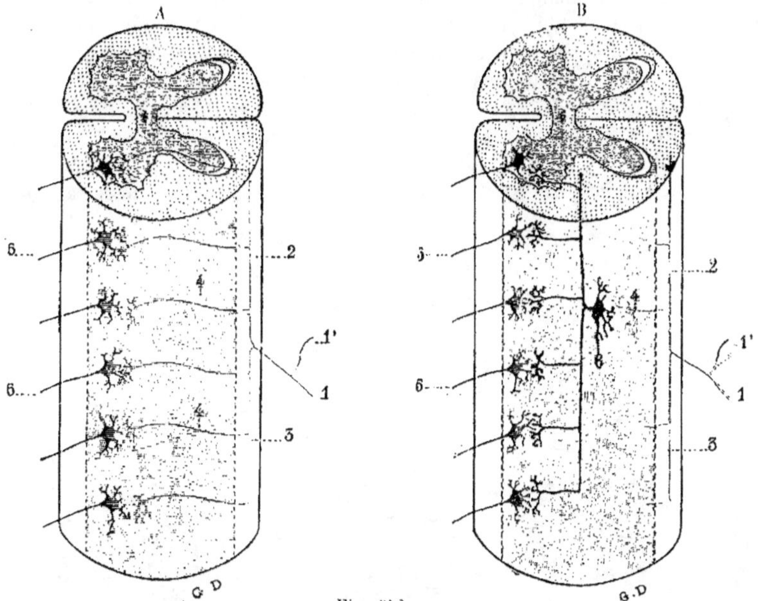

Fig. 352.

Figures schématiques montrant le mécanisme suivant lequel se produisent les mouvements réflexes : A, mouvement réflexe par action directe de la fibre sensitive sur les cellules motrices; B, mouvement réflexe, avec intercalation d'une cellule commissurale ou cellule d'association entre la fibre sensitive et les cellules motrices.

1, racine postérieure, avec : 1', son ganglion; 2, sa branche ascendante; 3, sa branche descendante. — 4, collatérales des deux branches 2 et 3. — 5, racines antérieures. — 6, cellule cordonale, recevant l'ébranlement nerveux d'une collatérale des racines postérieures et le transmettant, par ses collatérales, à six cellules motrices des cornes antérieures.

en arrière, dont la partie moyenne répond à la partie la plus reculée de la commissure postérieure et les deux extrémités au faisceau de Burdach.

D. — ÉLÉMENTS DE SOUTIEN DE LA MOELLE

La moelle épinière, comme tous les autres segments du névraxe, possède, outre ses éléments nerveux, un appareil de soutènement, que l'on désigne, depuis VIR-CHOW, sous le nom de névroglie. Il se compose, ici comme ailleurs, de deux sortes de cellules, toutes les deux munies de prolongements plus ou moins longs : les *cellules épendymaires* et les *cellules névrogliques*. Nous avons déjà étudié (p. 395), dans les quelques pages que nous avons consacrées à l'anatomie générale des centres nerveux, les caractères généraux de ces deux formations. Nous devons donc nous borner ici à signaler les particularités, du reste peu nombreuses, qu'elles présentent dans la moelle épinière, ce qui nous permettra d'être bref.

1° **Cellules épendymaires.** — Les cellules épendymaires se disposent en couronne tout autour du canal de l'épendyme (fig. 279). Ce sont des cellules épithéliales, allongées en sens radiaire, présentant chacune deux prolongements : un *prolongement central*, très épais, très court, qui se porte vers la paroi du canal de l'épendyme et s'y termine par une sorte de filament très grêle, qui flotte librement dans la lumière du canal ; un *prolongement périphérique*, plus mince, mais plus long, qui traverse à la manière d'un rayon toute l'épaisseur de la moelle et vient se terminer à la face profonde de la pie-mère par un petit renflement conique.

Vues sur une coupe transversale de moelle embryonnaire (fig. 353), les cellules épendymaires se disposent un peu différemment à la partie antérieure, à la partie postérieure et sur les côtés. — *A la partie antérieure*, les prolongements périphériques des cellules épendymaires, à la fois très épais et très nombreux, se portent de la paroi antérieure du canal de l'épendyme au sillon médian antérieur : les prolongements voisins de la ligne médiane suivent un trajet franchement sagittal ;

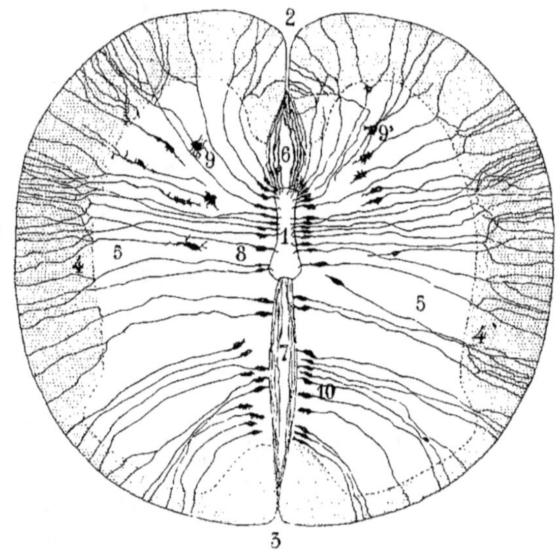

Fig. 353.

Coupe horizontale de la moelle d'un embryon humain de 3 centimètres, pour montrer les cellules épendymaires et les cellules névrogliques en voie d'évolution (d'après Retzius).

1, canal central. — 2, sillon médian antérieur. — 3, sillon médian postérieur. — 4, substance blanche. — 5, substance grise. — 6, cône épendymaire antérieur. — 7, cône épendymaire postérieur (futur septum médian postérieur). — 8, cellules épendymaires. — 9, 9'. cellules névrogliques à divers degrés de développement : la plupart d'entre elles ont perdu leur prolongement central et se sont plus ou moins écartées du canal épendymaire ; quelques-unes, notamment celle qui est indiquée par le chiffre 9, ont déjà un certain nombre de leurs prolongements de nouvelle formation. — 10, cellules névrogliques (anciennes cellules épendymaires), orientées en sens radiaire par rapport au septum médian postérieur.

les autres, ceux qui sont latéraux, décrivent une légère courbe à concavité interne. Ces prolongements antérieurs constituent, par leur ensemble, une formation d'aspect tout spécial (fig. 353,6), à laquelle Retzius a donné le nom de *cône épendymaire antérieur*. — *A la partie postérieure*, nous retrouvons une formation analogue, quoiqu'un peu moins développée. Ici encore nous voyons un paquet de prolongements, plus ou moins tassés les uns contre les autres et tous dirigés en sens sagittal, relier la paroi postérieure du canal central au sillon médian postérieur de la moelle : c'est le *cône épendymaire postérieur* de Retzius. Ce cône épendymaire postérieur persiste chez l'adulte, et c'est lui, rappelons-le en passant, qui forme le septum médian postérieur de la moelle. On a longtemps considéré ce septum comme un prolongement de la pie-mère, qui s'insinuerait dans le sillon médian postérieur et s'étendrait de là, en comblant ledit sillon, jusqu'à la commissure grise. Mais le cylindre médullaire n'est nullement divisé, à sa partie postérieure, par une fente profonde. Le sillon médian postérieur est, comme nous l'avons vu, tout superficiel, et la cloison séparative qui lui fait suite en avant est formée tout entière par des éléments qui appartiennent en propre à la moelle : c'est, comme l'a démontré Lenhossék, une cloison névroglique, à la constitution de laquelle la pie-mère est entièrement étrangère. — *Sur les côtés*, les prolongements périphériques des cellules épendymaires sont plus fins et surtout beaucoup plus espacés que dans les cônes épendymaires antérieur et postérieur. Ils font même complètement défaut au niveau de la région qui deviendra plus tard la corne postérieure et le cordon postérieur. Ce dernier fait s'explique par le développement : il est la conséquence de la réduction graduelle que subit le canal central dans le sens postéro-antérieur. Par suite de cette réduction, les cellules épendymaires, qui rayonnaient vers la corne postérieure et le cordon postérieur ont perdu peu à peu tout contact avec le canal et elles se transforment ultérieurement en de simples cellules névrogliques. Nous voyons nettement ces cellules sur la figure 353 et nous constatons que, tout en changeant de nature, elles ont conservé leur orientation primitive : elles sont encore disposées en sens radiaire, non plus par rapport au canal de l'épendyme, tel qu'il est maintenant, mais par rapport au septum médian postérieur.

Nous avons déjà indiqué, en anatomie générale, la constitution histologique des cellules épendymaires, leur origine ectodermique, leur transformation au cours du développement ontogénique. Le lecteur voudra bien se reporter, pour ces différents détails, à la page 395. Nous ne saurions y revenir ici sans tomber dans des redites.

2° Cellules névrogliques. — Les cellules névrogliques, avec leurs prolongements innombrables, s'irradiant dans tous les sens et disposés en un riche réticulum, constitue l'élément essentiel de l'appareil de soutènement de la moelle épinière.

A. Forme, volume, constitution histologique. — (Voy. p. 397.)

B. Origine et développement. — Nous avons déjà dit, en anatomie générale, (p. 399) que les cellules névrogliques, quelles que soient leur forme et leur situation chez l'adulte, dérivaient, au même titre que les cellules épendymaires, des cellules épithéliales qui tapissent le canal médullaire primitif. Elles ne sont que des cellules épendymaires modifiées et l'étude du développement de la moelle nous permet de suivre pas à pas les diverses phases de leur évolution. Tout d'abord, elles perdent peu à peu leur prolongement interne et, du même coup, leurs relations avec le canal central. Puis, c'est le prolongement périphérique qui subit, à son tour, l'atrophie régressive et cesse alors de relier à la pie-mère la cellule dont il dérive. Au fur et à mesure que s'atténuent et disparaissent les prolongements primitifs, d'autres prolongements s'échappent du protoplasma cellulaire, tout d'abord courts et peu nombreux, se multipliant dans la suite et acquérant peu à peu ce développement remarquable qui caractérise les cellules névrogliques de l'adulte. Mais ce n'est pas tout. Au cours de leurs transformations, les cellules en question émigrent de la région péri-épendymaire pour se rapprocher plus ou moins de la surface extérieure de la moelle : les unes restent dans la substance grise ; d'autres passent dans la substance blanche ; un certain nombre, émigrant plus loin encore, se réfugient jusqu'au-dessous de la pie-mère. Les cellules névrogliques ne sont donc, nous le voyons maintenant, que des dérivés de l'épithélium épendymaire : ce sont des cellules épendymaires, qui ont perdu tout ou partie de leurs deux prolongements primitifs, qui les ont remplacés par des appendices de nouvelle formation. incomparablement plus nombreux, et qui, enfin, ont quitté la région épendymaire pour se disséminer, à une distance plus ou moins grande de ce canal, sur les différents points de la moelle épinière. La figure 353 nous présente un certain nombre de cellules névrogliques encore embryonnaires, et nous y constatons très nettement (voy. la légende) les diverses transformations que nous venons d'indiquer. Nous ajouterons que, d'après Lenhossék, ces cellules névrogliques, non seulement se transforment, mais encore se multiplient.

C. Mode de répartition de la névroglie dans la moelle épinière. — La névroglie se rencontre dans toute l'étendue de la moelle épinière. Nous l'envisagerons séparément autour de la moelle, dans la substance blanche, dans la substance grise :

a. *Autour de la moelle*, la névroglie se dispose en une couche mince, mais partout continue, qui répond en dehors à la pie-mère, en dedans à la substance blanche

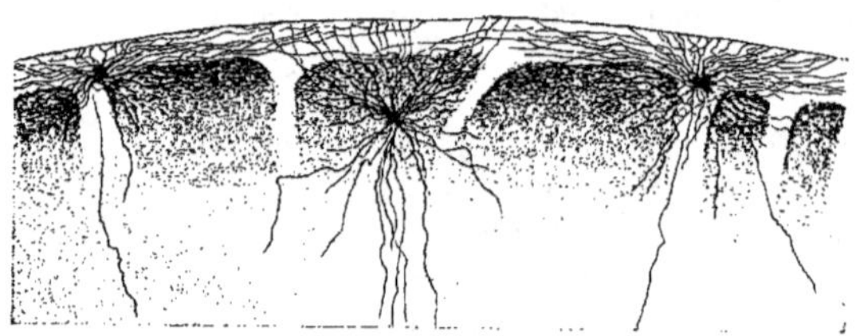

Fig. 354.

Névroglie corticale ou marginale de la moelle épinière (enfant de huit mois d'après Lenhossék).

de la moelle : c'est la *névroglie corticale* ou *marginale* (fig. 354). Son épaisseur, d'après Kölliker, varie de 22 à 45 μ. Histologiquement, elle comprend : 1° des cellules névrogliques, de forme étoilée ; 2° des *fibres névrogliques*, se dirigeant. les unes parallèlement à la surface de la moelle, les autres perpendiculairement à cette surface.

b. *Dans la substance blanche* (fig. 355), les cellules névrogliques, toujours fort nombreuses, appartiennent encore à la catégorie des cellules étoilées à prolongements longs. Ils rayonnent dans tous les sens et, en s'entrelaçant avec les prolongements des cellules voisines, ils forment des systèmes de cloisons qui, elles aussi, présentent les directions les plus diverses : les unes, disposées en sens radiaire, s'étendent de la névroglie corticale, à laquelle elles font suite, jusqu'à la substance grise ; les autres se dirigent, par rapport a ces dernières, transversalement ou obliquement. Ces cloisons névrogliques, tantôt relativement épaisses (*septa*), tantôt relativement minces (*septula*), séparent les uns des autres les différents faisceaux et fascicules des trois cordons antérieur, postérieur et latéral. Elles servent, en outre, de soutien aux vaisseaux nourriciers de la moelle.

c. *Dans la substance grise*, les cellules névrogliques diffèrent de celles de la substance blanche en ce qu'elles sont plus rares, plus délicates, à prolongements plus courts. Elles se disséminent un peu partout sur les différents points de la corne antérieure, de la corne postérieure et de la commissure grise. De plus, elles forment deux masses compactes, qui se distinguent nettement du reste de la substance grise par leur aspect pâle et leur transparence : ce sont la substance gélatineuse de Rolando et la substance gélatineuse centrale. — La *substance gélatineuse de Rolando* (fig. 298,*b*), que nous avons déjà étudiée en grande partie à propos de la topographie de la substance grise (p. 417), revêt la forme d'un croissant, dont la concavité dirigée en avant coiffe la tête de la corne postérieure. Elle varie beaucoup en dimensions suivant les segments de la moelle où on l'examine : sa

surface en coupe horizontale représente, à la région dorsale, le quart
seulement de la surface totale de la
corne postérieure ; elle en représente le tiers au niveau du renflement cervical et les deux cinquièmes
au niveau du renflement lombaire.
Son développement, comme l'a déjà
fait remarquer STILLING, paraît donc
être proportionnel à l'importance
des racines postérieures correspondantes. Cela se conçoit, si l'on songe
que la substance de Rolando renferme au sein de sa masse névroglique plusieurs groupes de cellules
nerveuses (voy. p. 440), auxquelles
se rendent un certain nombre des
fibres radiculaires postérieures. —
La *substance gélatineuse centrale*
(fig. 299,7) est située, comme son
nom l'indique, au centre même de
la colonne grise. Vue sur des coupes
horizontales, elle entoure le canal

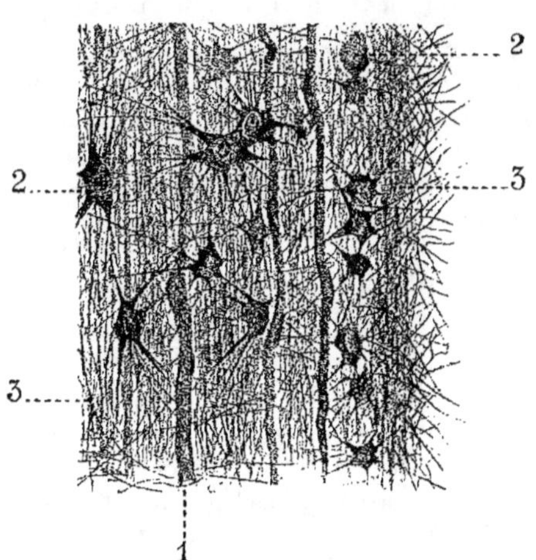

Fig. 355.

Coupe longitudinale du cordon latéral d'une moelle de bœuf (liquide de Müller et carmin, d'après KÖLLIKER).

1,1, cylindraxes des fibres nerveuses. — 2,2, cellules névro-gliques étoilées, envoyant leurs prolongements dans tous les sens. — 3, 3, réticulum névroglique.

de l'épendyme à la manière d'un anneau arrondi ou elliptique. C'est à sa partie interne que se disposent les cellules épendymaires, ci-dessus décrites, qui forment avec elle la paroi du canal. La substance gélatineuse centrale nous présente, comme la substance gélatineuse de Rolando, des cellules nerveuses, mais elles y sont extrêmement rares et cette région péri-épendymaire est presque exclusive-ment constituée par de la névroglie. Les cellules y sont remarquables, sinon par leur grosseur, du moins par la force et la longueur de leurs prolongements : ce sont les *cellules-araignées géantes* (*Riesenspinnenzellen*) de quelques auteurs. Leurs prolongements internes se disposent concentriquement (fig. 279) au canal de l'épendyme et entourent ainsi ce canal d'une sorte de collier névroglique.

§ V. — VAISSEAUX DE LA MOELLE

La circulation artérielle et veineuse de la moelle nous est aujourd'hui assez bien connue, grâce aux travaux de DURET (*Progrès médical*, 22 novembre 1873), d'ADAMKIEWICZ (*Sitz. d. Kais. Akad. d. Wissensch.*, Wien, 1881 et 1882) et de KADYI (*Denkschr. der Math. naturwiss. Classe der Akad. der Wissensch.*, Krakau, 1889).

A. — ARTÈRES

A l'exemple d'ADAMKIEWICZ, nous étudierons tout d'abord le mode de formation du réseau qui entoure la moelle ; nous décrirons ensuite les nombreuses artères qui, de ce réseau, pénètrent dans la moelle elle-même.

1° Réseau extra-médullaire. — A la constitution du réseau extra-médullaire concourent trois ordres d'artères, savoir : les artères spinales antérieures, les artères spinales postérieures, les artères spinales latérales.

A. ARTÈRES SPINALES ANTÉRIEURES. — Les artères spinales antérieures (fig. 356), au nombre de deux, l'une droite, l'autre gauche, se détachent des vertébrales un peu en arrière du point où ces artères se réunissent pour former le tronc basilaire. De là, elles se portent au-devant du bulbe et se fusionnent bientôt sur la ligne médiane pour constituer le *tronc spinal antérieur*. Ce tronc longe de haut en bas le sillon médian antérieur et se termine d'ordinaire au niveau de la cinquième paire cervicale. Au-dessous de ce point, le tronc spinal antérieur est continué par les spinales latérales.

B. ARTÈRES SPINALES POSTÉRIEURES. — Les artères spinales postérieures (fig. 357), également au nombre de deux, l'une droite, l'autre gauche, naissent des vertébrales un peu en arrière des précédentes et gagnent immédiatement la face postérieure du bulbe et de la moelle, en se plaçant de chaque côté du sillon médian postérieur. Chacune d'elles se divise bientôt en deux branches : l'une, interne, qui chemine sur le faisceau de Burdach en dedans des racines postérieures ; l'autre, externe, qui vient se placer en dehors de ces mêmes racines. Ces deux branches se portent verticalement en bas, parallèlement au sillon médian postérieur et s'arrêtent, comme les spinales antérieures, à la partie inférieure de la moelle cervicale. Plus bas, elles sont remplacées par des artères de même calibre et de même direction, fournies par les spinales latérales.

C. ARTÈRES SPINALES LATÉRALES. — Les artères spinales latérales (fig. 356 et 357), ainsi appelées parce qu'elles abordent la moelle par ses côtés, ont les origines les plus diverses. Elles naissent successivement : au cou, de la vertébrale et de la cervicale ascendante ; au thorax, des artères intercostales ; aux lombes, des artères lombaires ; au bassin, des artères sacrées (voy., en ANGÉIOLOGIE, ces différentes artères).

Chacune de ces artères s'engage dans le trou de conjugaison avec le nerf rachidien correspondant et, lorsque celui-ci se partage en ses deux racines, elle se divise, elle aussi, en deux branches, qui suivent : l'une, la racine antérieure, pour aboutir au sillon médian antérieur ; l'autre, la racine postérieure, pour gagner le sillon collatéral postérieur. — Arrivées sur la ligne médiane, la première se bifurque et fournit un rameau ascendant et un rameau descendant : un rameau ascendant, qui s'anastomose par inosculation avec le rameau descendant de l'artère similaire située au-dessus ; un rameau descendant, qui s'anastomose également à plein canal avec le rameau ascendant de l'artère similaire située au-dessous. — La seconde, c'est-à-dire celle qui arrive à la face postérieure de la moelle en suivant la racine postérieure, se divise de même, au niveau du sillon collatéral, en deux rameaux ascendants et deux rameaux descendants : deux rameaux ascendants, qui s'anastomosent avec les rameaux descendants de l'artère similaire située au-dessus ; deux rameaux descendants, qui s'unissent aux rameaux ascendants de l'artère similaire située au-dessous.

Comme on le voit par cette description, malheureusement trop schématique, les branches antérieures des artères spinales latérales forment au-devant de la moelle un tronc médian, qui continue le tronc spinal antérieur, déjà épuisé à la région cervicale. Les branches postérieures, à leur tour, remplacent et continuent, au-dessous de la moelle cervicale, les artères spinales postérieures, issues des artères vertébrales.

Les artères spinales latérales sont très variables en nombre, et il s'en faut de beaucoup que chaque racine emporte avec elle un rameau artériel. — *En avant*, sur les racines antérieures, il existe, d'un côté ou de l'autre, un rameau seulement toutes les trois ou quatre paires nerveuses (ADAMKIEWICZ). Le nombre total de ces rameaux varie de trois à dix dans toute la hauteur de la moelle : on en rencontre un généralement, au niveau de la dixième ou de la onzième paire dorsale, beaucoup plus volumineux que les autres, qui irrigue la moelle dans une étendue de 14 à 15 centimètres. — *En arrière*, sur les racines postérieures, ils sont un peu plus nombreux : on en compte, en moyenne, deux pour trois paires nerveuses.

D. CERCLE PÉRIMÉDULLAIRE. — Quoi qu'il en soit du nombre et du volume des rameaux anastomotiques fournis par les artères spinales latérales, la moelle est parcourue de haut en bas par cinq colonnes artérielles (fig. 358) : une, antérieure, qui occupe le sillon médian antérieur ; quatre, postérieures, qui, de chaque côté de la ligne médiane, longent le sillon collatéral postérieur. Ces dernières, fréquemment anastomosées entre elles, forment, le long des racines postérieures, un

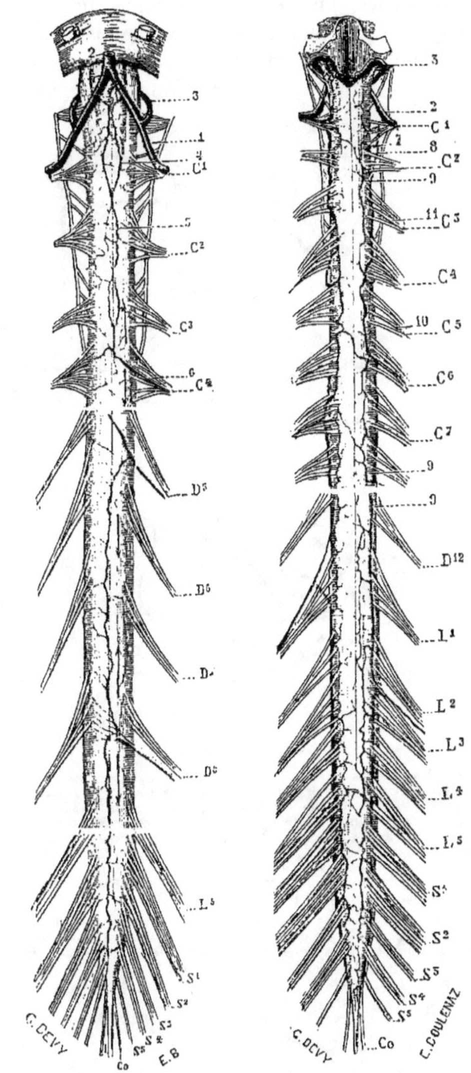

Fig. 356.

Circulation artérielle de la moelle, face antérieure (d'après ADAMKIEWICZ).

Fig. 357.

Circulation artérielle de la moelle, face postérieure (d'après ADAMKIEWICZ).

1, artère vertébrale. — 2, tronc basilaire. — 3, artère cérébelleuse postérieure et inférieure. — 4, artère spinale antérieure. — 5, la même, s'anastomosant avec le rameau ascendant de l'artère spinale latérale 6. — 7, artère spinale postérieure, avec : 8, sa branche externe ; 9, sa branche interne. — 10, 11, deux artères spinales latérales, suivant le trajet des racines postérieures.

(Les lettres majuscules C, D, L, S, désignent les paires nerveuses cervicales, dorsales, lombaires et sacrées ; Co, paire coccygienne.)

véritable réseau, le *réseau radiculaire postérieur*. Ces deux réseaux radiculaires postérieurs, le droit et le gauche, sont reliés l'un à l'autre par des anastomoses transversales, qui croisent le sillon médian postérieur. D'autre part, chacun d'eux est mis en relation avec le tronc spinal antérieur par des branches, également horizontales, qui cheminent entre les deux ordres de racines et qu'on désigne pour cette raison sous le nom d'*anastomoses inter-radiculaires*. Il résulte d'une pareille

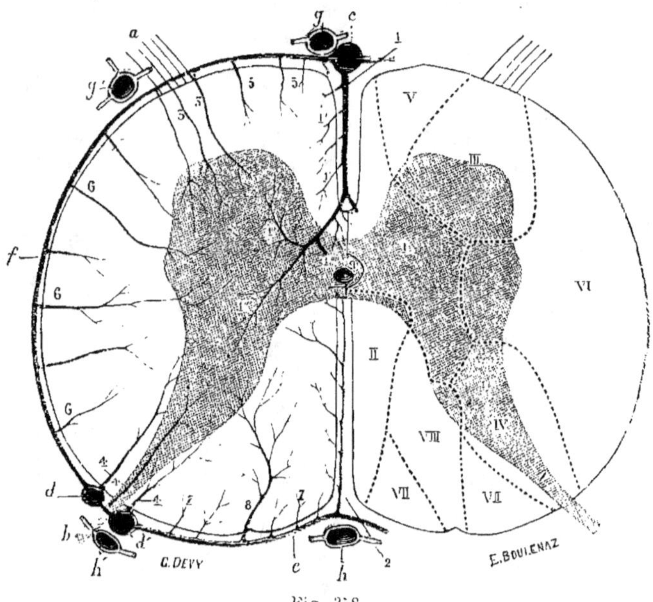

Fig. 358.

Artères intra-médullaires, vues sur une coupe horizontale.

CÔTÉ GAUCHE DE LA FIGURE. — *a*, racines antérieures. — *b*, racines postérieures. — *c*, artère spinale antérieure. — *d*, *d'*, les deux branches de l'artère spinale postérieure. — *e*, anastomose transversale entre les spinales postérieures du côté gauche et celles du côté droit. — *f*, anastomose transversale entre les spinales postérieures et la spinale antérieure. — *g*, *g'*, canaux veineux antérieurs, l'un médian, l'autre latéral. — *h*, *h'*, canaux veineux postérieurs, l'un médian, l'autre latéral. — 1, artère médiane antérieure, avec : 1', ses rameaux pour le faisceau de Türck; 1'', son rameau récurrent pour la corne antérieure; 1''', son rameau postérieur pour la corne postérieure; 1'''', son rameau anastomotique ascendant. — 2, artère médiane postérieure. — 3,3, artères radiculaires antérieures. — 4,4, artères radiculaires postérieures. — 5, artères périphériques du cordon antérieur. — 6, artères périphériques du cordon latéral. — 7, artères périphériques du cordon postérieur. — 8, artère interfuniculaire.

CÔTÉ DROIT DE LA FIGURE. — Du côté droit de la figure, les lignes en pointillé indiquent les différents territoires vasculaires de la moelle. Les chiffres romains qui servent à les désigner, indiquent en même temps les artères qui les alimentent et qui sont représentées, sur le côté gauche de la figure, par des chiffres arabes de même valeur. Ainsi le territoire I est alimenté par l'artère 1, le territoire II, par l'artère 2, le territoire III, par l'artère 3, etc.

disposition que, sur une coupe transversale (fig. 358), la moelle est entourée d'un cercle artériel complet. C'est de ce cercle, *cercle périmédullaire*, que partent les nombreuses artères destinées à l'intérieur même de la moelle.

2° **Artères intra-médullaires**. — Avec DURET, nous diviserons les artères intra-médullaires en trois groupes (fig. 358) : les artères médianes, les artères radiculaires et les artères périphériques.

A. ARTÈRES MÉDIANES. — Les artères médianes, ainsi appelées parce qu'elles pénètrent dans les sillons médians, se distinguent en antérieures et en postérieures :

a. *Artères médianes antérieures*. — Les artères médianes antérieures (fig. 358,1) parcourent d'avant en arrière le sillon médian antérieur, en jetant un certain nombre de rameaux collatéraux dans le faisceau pyramidal direct (1'). Elles pénètrent ensuite dans la moelle et, après avoir abandonné quelques ramuscules à la partie antérieure de la commissure, elles se terminent en fournissant, pour chaque côté de la moelle, trois ordres de rameaux, savoir : un *rameau récurrent* (1"), qui se porte dans la partie interne des cornes antérieures ; 2° un *rameau postérieur* (1'"), destiné à la base des cornes postérieures et notamment à la colonne de Clarke (*artère de la colonne de Clarke*) ; 3° des *rameaux verticaux* (1""), les uns ascendants, les autres descendants, qui s'anastomosent avec les rameaux similaires des artères médianes sus- et sous-jacentes (*artères anastomotiques longitudinales centrales*).

b. *Artères médianes postérieures.* — Les artères médianes postérieures (fig. 358,2) cheminent d'arrière en avant le long du septum médian postérieur, jettent chemin faisant quelques fins rameaux dans la partie interne des faisceaux de Goll, envoient un ou deux ramuscules à la partie interne de la colonne de Clarke et viennent se terminer dans la commissure grise, en arrière du canal de l'épendyme.

B. ARTÈRES RADICULAIRES. — Les artères radiculaires pénètrent dans la moelle, en suivant, comme leur nom l'indique, le trajet des racines. Elles se divisent, comme ces dernières, en antérieures et postérieures :

a. *Artères radiculaires antérieures.* — Les artères radiculaires antérieures (fig. 358,3) se distribuent à la tête de la corne antérieure.

b. *Artères radiculaires postérieures.* — Les artères radiculaires postérieures (fig. 358,4) ont un trajet beaucoup plus complexe. Elles fournissent trois groupes de rameaux (DURET), qui sont situés : les uns, au milieu des faisceaux radiculaires, ce sont les *rameaux moyens* ; les autres, en dedans ou en dehors de ces mêmes faisceaux, ce sont les *rameaux internes* et les *rameaux externes*. Les rameaux moyens se distribuent à la substance gélatineuse et à la corne postérieure qui lui fait suite. Les rameaux externes contournent en dehors la substance gélatineuse et s'épuisent en fins ramuscules dans la partie externe de la corne correspondante. Les rameaux internes, enfin, pénètrent en plein dans le faisceau de Burdach et s'y épuisent en grande partie.

C. ARTÈRES PÉRIPHÉRIQUES. — Sous le nom d'artères périphériques (fig. 358,6), nous désignerons, avec DURET, toutes les artères qui pénètrent dans la moelle par des points autres que ceux que nous venons de signaler. On en compte ordinairement de huit à dix sur une coupe transversale de la moelle. Il en existe constamment une ou deux dans le septum névroglique qui sépare le faisceau de Goll du faisceau de Burdach : ce sont les *artères interfuniculaires* d'ADAMKIEWICZ. Les artères périphériques cheminent de dehors en dedans en sens radiaire. Elles sont principalement destinées à la substance blanche.

3° Réseaux capillaires. — La disposition des réseaux capillaires dans la moelle varie avec la région examinée :

a. *Dans la substance grise.* — La substance grise présente sur presque tous les points un riche réseau, développé surtout au niveau des groupes cellulaires.

C'est ainsi que, dans la corne antérieure, les trois colonnes ganglionnaires décrites plus haut sont entourées d'un réseau à mailles très fines et quadrilatères. La colonne de Clarke possède un réseau plus riche encore : ADAMKIEWICZ, à la suite d'injections heureuses, a pu voir entre les mailles de ce réseau un deuxième réseau beaucoup plus fin, auquel il donne le nom de *réseau intercapillaire*.

Dans les cornes postérieures, le réseau vasculaire se caractérise par des mailles allongées dans le sens antéro-postérieur.

La commissure grise est relativement pauvre en vaisseaux. Quant à la substance gélatineuse qui entoure le canal de l'épendyme, elle en est totalement dépourvue.

b. *Dans la substance blanche.* — La substance blanche est beaucoup moins vasculaire que la substance grise. Les vaisseaux qui lui appartiennent en propre affectent, en général, les mêmes directions que les faisceaux au milieu desquels ils cheminent.

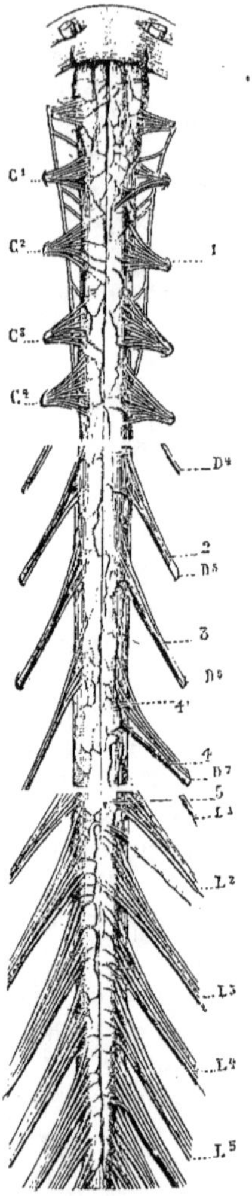

B. — VEINES

Les veines intra-médullaires (fig. 359 et 360), issues des différentes parties de la moelle, se dirigent vers la périphérie de cet organe et aboutissent à six canaux collecteurs, trois antérieurs et trois postérieurs :

Des trois canaux antérieurs, l'un longe le sillon médian antérieur : c'est la *veine médiane antérieure*. Les deux autres, plus petits, suivent la ligne d'émergence des racines antérieures : ce sont les *veines latérales antérieures*.

Les trois canaux postérieurs présentent une disposition analogue : l'un d'eux, la *veine médiane postérieure*, occupe la ligne médiane; les deux autres, les *veines latérales postérieures*, se disposent le long des racines postérieures.

Des anastomoses fort nombreuses et fort irrégulières unis-

Fig. 359.
Circulation veineuse de la moelle, face antérieure (d'après ADAMKIEWICZ).

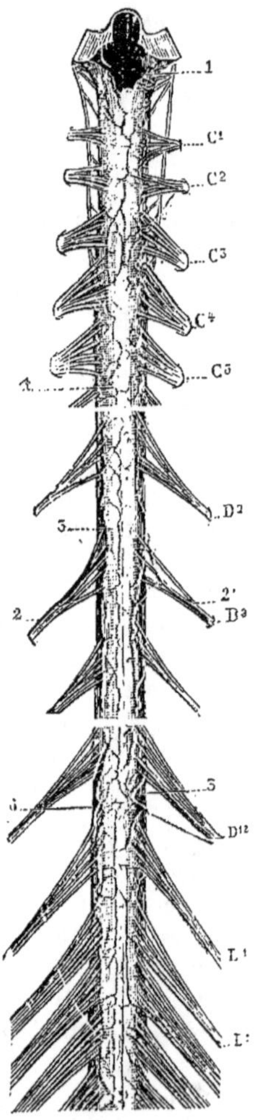

Fig. 360.
Circulation veineuse de la moelle, face postérieure (d'après ADAMKIEWICZ).

Fig. 359. — 1, 2, 3, rameaux radiculaires suivant le trajet des racines antérieures. — 4, autre rameau radiculaire répondant à la 7e dorsale, avec 4', son rameau de bifurcation supérieur. — 5, veine médiane antérieure.

Fig. 360. — 1, veines du bulbe. — 2, 2', veines radiculaires suivant le trajet des racines postérieures. — 3, branche supérieure de bifurcation de la veine radiculaire répondant à la 12e dorsale. — 4, veine médiane postérieure. — 6,6, veines longitudinales longeant les racines postérieures.

(Les lettres majuscules C, D, L., indiquent les paires nerveuses, cervicales, dorsales et lombaires.)

sent entre eux ces différents canaux. Les veines qui en partent se portent vers les trous de conjugaison en suivant les racines tant antérieures que postérieures des nerfs spinaux et, finalement, viennent se déverser dans les plexus veineux extra-rachidiens (voy. ANGÉIOLOGIE).

C. — VOIES LYMPHATIQUES

La moelle épinière, comme les autres segments du myélencéphale, est entièrement dépourvue de canaux lymphatiques vrais. La lymphe y chemine, d'une part dans les interstices qui séparent les uns des autres les différents éléments histologiques, d'autre part dans un système de canaux spéciaux qui, sous le nom de *gaines périvasculaires*, se disposent tout autour des artères. Ces voies lymphatiques ont été déjà décrites à propos des centres nerveux en général. Nous n'y reviendrons pas ici (voy. p. 491).

A consulter, au sujet de la moelle épinière, parmi les travaux récents (1881-1896) : LÜDERITZ, *Ueber das Rückenmarks-segment*, Arch. f. Anat. u. Physiol., 1881 ; — RENAUT, *La neurologie et l'épendyme*, Arch. de Physiol., 1882 ; — LAURA, *Sur la structure de la moelle épinière*, Arch. ital. de biologie, 1882 ; — PFITZNER, *Ueber Wachsthumsbeziehungen zwischen Rückenmark und Wirbelkanal*, Morphol. Jahrb., 1883 ; — LUSTIG, *Zur Kenntniss des Faserverlaufes im menschl. Rückenmark*, Sitz. d. Wiener Akad., 1883 ; — HOLLIS, *Researches into the histology of the central grey substance of the spinal cord and medulla oblongata*, Journ. of Anat., 1883 and 1884 ; — COLMAN, *Notes on the minute structure of the spinal cord of a human fœtus*, Journ. of Anat. and Physiol., 1884 ; — EHRLICH u. BRIEGER, *Ueber die Ausschaltung des Lendenmarks*, Zeitschr. f. klin. Medic., 1884 ; — VIGNAL, *Sur le développement des éléments de la moelle des mammifères*, Arch. de Physiol., 1884 ; — GAD, *Ueber Centren u. Leitungsbahnen im Rückenmark des Frosches*, Verh. d. physiol. Gesellsch. zu Berlin, 1884 ; — SCHULTZ, *Zur Vacuolenbildung in d. Ganglien-zellen d. Rückenmark*, Neurol. Centralbl., 1884 ; — LÖWENTHAL, *Des dégénérations secondaires de la moelle épinière consécutives aux lésions expérimentales médullaires et corticales*, Dissert. Genève, 1885 ; — BECHTEREW, *Ueber d. Bestandtheile der Hinterstränge des Rückenmarks*, Neurol. Centralbl., 1885 ; — SPITZKA, *Kurze Notiz die lumbalanschwellung des Rückenmarks betr.*, Nour. Centralbl., 1885 ; — DU MÊME, *The comparative anatomy of the pyramidal tract.*, Journ. of comparat. Medicine and Surgery, 1886 ; — SHERRINGTON, *Note on two newly-described tracts in the spinal cord*, Brain, 1886 ; — DU MÊME, *Outlying nervecells in the mammalian spinal cord*, Phil. Trans., vol. CLXXXI ; — GOWERS, *Weitere Bemerkungen über den aussteigenden antero-lateral Strang.*, Neurol. Centralbl., 1886 ; — STEINLECHNER-GRESTCHISCHNIKOFF, *Ueber den Bau des Rückenmarks bei Mikrocephalen*, Arch. f. Psychiatrie, 1886 ; — WAGNER, *Zur Anat. des Rückenmarks u. der Medulla oblongata*, Centralbl. f. Nervenheilkund., 1886 ; — BECHTEREW, *Le cerveau de l'homme dans ses rapports et connexions intimes*, Arch. slaves de biologie, 1887 ; — SAINT-REMY, *Rech. sur la portion terminale du canal de l'épendyme chez les vertébrés*, Paris, 1887 ; — TAKAES. *Ueber den Verlauf der hinteren Wurzelfasern in Rückenmark. etc.*, Neurol. Centralbl., 1887 ; — VIRCHOW (H.), *Ueber Zellen in der substantia gelatinosa Rolandi*, Neurol. Centralbl., 1887 ; — MARCHI, *Sulle degener. consec. alla estirpazione totale e parziale del cervelleto*, Riv. sperim. di freniatria, 1887 ; — MOTT, *Schape u. Size of the cells of Clarke's column*, Brit. med. Journ., 1887 ; — HELWEG, *Studien über den centralen Verlauf d. vaso-motorischen Nervenbahnen*, Arch. f. Psychiatrie, 1887 ; — CORNING, *Ueber die Entwicklung der Substantia gelatinosa Rolandi beim Kaninchen*, Arch. f. mikr. Anat., 1888 ; — MARCHI, *Sul decorso dei cordoni posteriori nel midollo spinale*, Riv. sper. di Freniatria, 1888 ; — WALDEYER, *Das Gorilla-Rückenmark*, Abh. d. Königl. Preuss. Akad. d. Wiss., 1888 ; — POPOFF, *Rech. sur la structure des cordons postérieurs*, Arch. de Neurol., 1889 ; — TOOTH, *Note on the antero-lateral ascending tract*, St. Barth. Hosp. Reports, vol. XXIII ; — DU MÊME, *Lectures on degeneration of the spinal cord*, 1889 ; — LISSAUER, *Beitrag zum Faserverlauf im Hinterhorn d. menschl. Rückenmarks, etc.*, Arch. f. Psychiatrie, 1886 ; — DU MÊME, *Ueber Veränderungen d. Clarke'schen Säule bei Tabes dorsalis*, Fortsch. d. Medicin, 1889 ; — ILIS, *Die Neuroblasten u. deren Entstehung im embryonalen Mark*, Arch. f. Anat. u. Physiol., 1889 ; — FRANCOTTE, *De la dégénérescence ascendante secondaire du faisceau de Gowers.* Bruxelles, 1889 ; — KRONTHAL, *Histol. von den grossen Zellen in den Vorderhörnern*, Neurol. Centralbl., 1889 ; — FRASER, *On the pyramidal tracts of certain rodents*, Dubl. Journ., 1889 ; — BERTELLI, *Le sillon intermédiaire antérieur de la moelle humaine dans la première année de sa vie*, Arch. ital. de biol., 1889 ; — LENHOSSÉK, *Ueber die Pyramidenbahnen im Rückenmarke einiger Säugethiere*, Anat. Anz., 1889 ; — WALDEYER, *Ueber die Verlauf d. hinteren Nervenwurzeln*, Sitz. d. Gesellsch. naturf. Freunde, Berlin, 1889 ; — LENHOSSÉK, *Untersuch. über die Entwicklung der Markscheiden u. den Faserverlauf im Rückenmark*, Arch. f. mikr. Anat., 1889 ; — WEIGERT, *Be-*

merk. u. d. Neurogliagerüst des menschl. Centralnervensystems. Anat. Anz., 1890 ; — AUERBACH, *Zur Anatomie d. Vorderseitenstrangreste,* Virchow's Arch., 1890. Bd. 121 ; — LENHOSSÉK. *Ueber Nervenfasern in d. hinteren Wurzeln,* etc., Anat. Anz., 1890 ; — DU MÊME. *Zur Kenntniss der Neuroglia d. menschl. Rückenmarkes,* Verh. d. anat. Gesellsch., 1891 ; — EDINGER, *Einiges vom Verlauf der Gefühlsbahnen im centralen Nervensystem,* Deutsch. med. Woch., 1890 ; — KÖLLIKER. *Zur feineren Anatomie des Centralnervensystems ; zweiter Beitrag : das Rückenmark,* Zeitschr. f. wiss. Zool., 1890 ; — MOTT. *Bipolar cells of the spinal cord and their connections,* Brain. 1890 ; — AUERBACH. *Zur Anatomie d. aufsteigenden degenerierenden System des Rückenmarks.* Anat. Anzeiger, 1890 ; — BECHTEREW. *Sur la situation et les dimensions variables des voies pyramidales chez l'homme et chez les animaux,* etc., Neurol. Centralbl., 1890 ; — DU MÊME. *Ueber die Pyramidenbahnen beim Menschen u. d. Thieren,* Neurol. Centralbl., 1890 ; — RAMON Y CAJAL, *Sur l'origine et les ramifications des fibres nerveuses de la moelle embryonnaire,* Anat. Anz., 1890 ; — DU MÊME, *Nuevas observaciones sobre la estructura de la medula espinal de los mamiferos.* 1890 ; — DU MÊME, *A quelle époque apparaissent les expansions des cellules nerveuses de la moelle épinière du poulet.* Anat. Anz., 1890 ; — DU MÊME, *La medula espinal de los reptiles y la substancia gelatinosa di Rolando.* 1891 ; — SCHAFFER, *Vergl.-anat. Untersuch. u. Rückenmarksfaserung,* Arch. f. mikr. Anat., 1891 ; — ODDI e ROSSI, *Sur les cours des voies afférentes de la moelle épinière,* Arch. ital. de biologie, 1891 ; — SINGER R. MÜNZER. *Beitr. z. Anat. d. Centralnervensystems, insbesondere des Rückenmarkes,* Wien. Denkschr., 1891 ; — LAVDOWSKY, *Vom Aufbau d. Rückenmarkes,* Arch. f. mikr. Anat., 1891 ; — LACHI. *Contrib. alla istogenesi d. nevroglia d. midollo spinale del pollo.* Atti d. soc. tosc. d. sc. nat., 1891 ; — KAISER, *Die Functionem der Ganglienzellen des Halsmarkes.* Haag, 1891 ; — VAN GEHUCHTEN. *La structure des centres nerveux : la moelle épinière et le cervelet.* La cellule, 1891 ; — HELD, *Die Beziehungen des Vorderseitenstranges zu Mittel u. Hinterhirn.* Abh. d. math.-phys. Klass. d. Königl. Sächsischer Gesellsch. d. Wiss., Leipzig, 1892 ; — BREGLIA. *Osservaz. sulla comparsa della mielina in alcuni fasci dei cordoni del midollo spinale.* Giorn. d. Assoziazione d. natural. e medici, 1892 ; — MINGAZZINI, *Sulla fina struttura del midollo spinale dell' uomo.* Riv. sper. di Freniatria, 1892 ; — RETZIUS, *Zur Kenntniss der ersten Entwicklung der nervösen Elemente im Rückenmark des Hühnchens,* Biol. Untersuch., 1893 ; — DU MÊME. *Die nervösen Elemente im Rückenmark der Knochenfische.* Biol. Untersuch., 1893 ; — TANZI. *Sur les courbes de la moelle épinière chez l'homme.* Riv. sper. di Fren., 1893 ; — PALADINO, *Dei limiti precisi fra il nevroglio e gli elementi nervosi del midollo spinale.* Bull. della R. Accad. med. di Roma. 1893 ; — VAN GEHUCHTEN, *Les éléments nerveux moteurs des racines postérieures.* Anat. Anz., 1894 ; — WILLIAMSON, *The direct pyramidal tracts of the spinal cord,* Brit. med. Journ., 1893 ; — COLLINS, *Dispositions et fonctions des cellules de la moelle cervicale,* The New-York med. Journal, 1893 ; — BRISSAUD, *De la névroglie dans la moelle normale et dans la syringomyélie,* Rev. neur., 1894 ; — MOORHEAD. *Level of termination of spinal cord.,* Trans. of the roy. Acad. of Med. in Ireland, 1894 ; — PICK, *Asymétrie des moitiés de la moelle,* Allg. Zeitsch. f. Psych., 1894 ; — BECHTEREW, *Faisceau olivaire de la portion cervicale de la moelle,* Neurol. Centralbl., 1894 ; — DU MÊME, *Die sensiblen Bahnen im Rückenmark,* Neurol. Centralbl., 1894 ; — DU MÊME, *Ueber ein besonderes, intermediäres, in den Pyramiden-seitenstrangbahnen befindliches Fasersystem.* Neur. Centralbl., 1895 ; — GABRI. *A proposito delle cellule radicolari posteriori di Lenhossék e Cajal,* Monit. Zool., 1895 ; — KRAUSS, *The histological conformation of the medull,* Journ. of nervous and mental diseases, New-York, 1895 ; — MARTIN, *Contrib. à l'étude de la structure interne de la moelle épinière chez le poulet et chez la truite.* La Cellule, 1895 ; — ATHIAS, *Cellules nerveuses en développement dans la moelle épinière du têtard de la grenouille,* Journ. de l'Anat., 1895 ; — VAN GEHUCHTEN, *La moelle épinière de la truite,* La Cellule, 1895 ; — DÉJERINE et SPILLER. *Contrib. à l'étude de la texture des cordons postérieurs de la moelle épinière.* etc., Soc. Biol., 1895 ; — DÉJERINE et SOTTAS. *Sur la distribution des fibres endogènes dans le cordon postérieur de la moelle et sur la constitution du cordon de Goll,* Soc. Biol., 1895 ; — DÉJERINE et THOMAS, *Sur les fibres pyramidales homolatérales,* Soc. de Biol., 1896 ; — DÉJERINE, *Terminaison inférieure des faisceaux pyramidal direct et pyramidal croisé,* Soc. Biol., 1896 ; — DUFOUR, *Quelques considérations sur le groupement des fibres endogènes dans les cordons postérieurs de la moelle,* Soc. Biol., 1896 ; — HOCHE, *Ueber Verlauf a. Endigungsweise der Fasern des oralen Hinterstrangfeldes im Lendenmarke,* Neurol. Centralbl., 1896 ; — COLELLA, *Sulla istogenesi della nevroglia nel midollo spinale,* Arch. p. l. Sc. med., 1896 ; — FUSARI, *Del tractus spinalis nervi trigemini e di alcuni fasci di fibre descendenti nel funiculus antero-lateralis medullæ spinalis,* Bull. d. Sc. med. di Bologna, 1896 ; — DE MASSARY. *Le tabes dorsalis, dégénérescence du protoneurone centripète,* Th. Paris. 1896 ; — DÉJERINE et THOMAS. *Contrib. à l'étude du trajet intra-médullaire des racines postérieures dans la région cervicale et dorsale supérieure de la moelle épinière,* Soc. Biol.. 1896 ; — BRUCE, *D'un faisceau spécial de la zone latérale de la moelle épinière,* Rev. neurol., 1896 ; — MARTINOTTI, *Sur quelques particularités des cellules nerveuses de la moelle. mises en évidence avec la réaction noire de Golgi,* Giorn. de R. Acad. di Med., Torino. 1896 ; — MARGULICZ, *Zur Lehre von Verlauf d. hint. Wurzeln beim Menschen,* Neurol. Centr.. 1896 ; — DU MÊME. *Experim. Untersuch. über d. Aufbau der Hinterstränge beim Affen,* Monatsschr. f. Psych. u. Neurol., 1897 ; — BECHTEREW, *Ueber das besond. med. Bündel der Seitenstränge,* Neur. Centr.. 1897 ; — GUISET, *Le prétendu champ ovale de Flechsig dans le renflement lombaire de la moelle,* Rev. (russe) de Psychiatrie, 1897 ; — SHERRINGTON. *On the question wether any fibres of the mammalian dorsal spinal cord are of intraspinal origine*, Journ. of Physiol.. 1897 : — STADERINI. *Il ventricolo di Krause nella sua conformazione, etc.*, Monit. zool. 1897 : — MOTT. *Les voies afférentes de la moelle au cerveau chez les singes.* Monatssch. f. Psych.. 1897 ; — PHILIPPE. *Contrib. à l'étude anat. et clin. du tabes*, Th. Paris. 1897 ; — MARINESCO, *Contrib. à l'étude des localisations des noyaux moteurs dans la moelle épinière*, Rev. neur., 1898 ; — ROSSOLIMO. *Ueber den Centralen Verlauf des Gowerschen Bündels.* Neurol. Centralbl., 1898 : — RUSSELL, *Contrib. to the study of some of the afferent and efferent of the spinal cord*, Brain, 1898 : — BRIAU et BONNE. *Rech. sur le trajet intramédullaire des racines postérieures.* Rev. neur.. 1898; — SCHAFFER. *Beitr. zum Faserverlauf der Hinterwurzeln in Cervicalmarke des Menschen*, Neur. Centr.. 1898 ; — ARGUTINSKY. *Ueb. d. Gestalt und d. Enstehungsweise des ventriculus ter min alis u. über das Filum terminale des Ruckenmarkes bei Neugeborenen*, Arch. f. mikr. Anat., 1898 : — VAN GEHUCHTEN et DE BUCK. *Contrib. à l'étude des localisations des noyaux moteurs dans la moelle lombo-sacrée et de la vacuolisation des cellules nerveuses*, Rev. neurol., 1898 ; — BISCHOFF. *Zur Anat. der Hinterstrangskerne bei Saügethieren*, Jahrb. f. Psychiatrie, 1899 : — ETTLINGER et NAGEOTTE. *Note sur les fibres descendantes des cordons postérieurs de la moelle à la région lombo-sacrée*, Soc. de Biol.. 1899 : — MARINESCO. *Contrib. à l'étude du trajet des racines postérieures dans la moelle*, Roumanie méd.. 1899 : — ACQUISTO. *A proposito dell'origine esogena di alcune fibre della radici anteriori*, Monit. zool. ital.. 1899 ; — DU MÊME, *Sul decorso spinale delle fibre radicolari posteriori*, ibid.. 1899.

CHAPITRE II

BULBE RACHIDIEN

Le bulbe rachidien (allem. *Verlangerte Mark*, angl. *spinal bulbe*) fait suite à la moelle épinière, d'où le nom de *moelle allongée* (*medulla oblungata*) que lui donnent encore, après HALLER, quelques anatomistes modernes. Le bulbe est, sans conteste, l'une des parties les plus intéressantes du névraxe, non pas seulement à cause des importantes fonctions qui lui sont dévolues, mais aussi à cause de sa constitution complexe. C'est comme nous le verrons plus loin, une sorte de carrefour où se donnent rendez-vous, pour entrer en relation les uns avec les autres, les éléments constitutifs de la moelle, du cervelet, du cerveau et d'un grand nombre de nerfs dits bulbaires. Plusieurs travaux de date récente sont venus heureusement faire la lumière sur les relations réciproques de ces divers éléments, de telle sorte que la constitution anatomique du bulbe, qui est restée si longtemps à l'état d'inconnue, nous apparaît aujourd'hui tout aussi nette et tout aussi précise que celle de la moelle épinière.

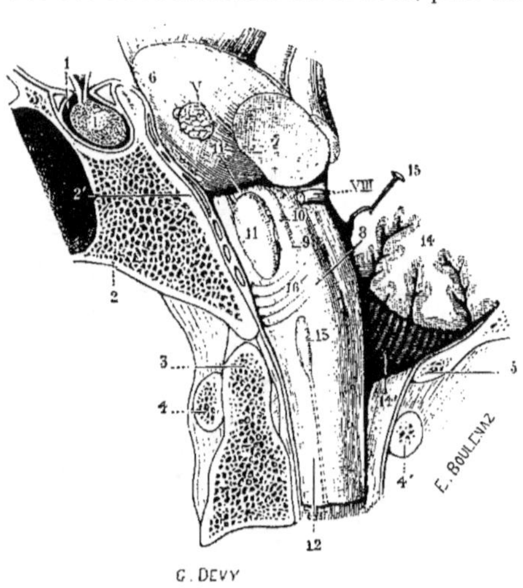

Fig. 361.

Le bulbe et la protubérance, vue latérale; leurs rapports avec le canal cranio-rachidien.

1, selle turcique, avec 1', corps pituitaire. — 2, coupe de l'apophyse basilaire, avec 2', légère saillie en rapport avec le sillon bulbo-protubérantiel. — 3, apophyse odontoïde. — 4, 4', arcs antérieur et postérieur de l'atlas. — 5, rebord postérieur du trou occipital. — 6, protubérance. — 7, coupe du pédoncule cérébelleux moyen. — 8, corps restiforme. — 9, sillon latéral du bulbe. — 10, faisceau latéral du bulbe. — 11, olive, avec 11', fossette sus-olivaire. — 12, cordon antérieur de la moelle. — 13, tubercule cendré de Rolando. — 14, cervelet, avec 14', son amygdale. — 15, quatrième ventricule, dont le toit est légèrement érigué. — 16, fibres arciformes. — V, trijumeau. — VIII, racine postérieure de l'auditif.

§ I. — CONSIDÉRATIONS GÉNÉRALES

Les considérations générales auxquelles se prête le bulbe sont relatives à ses limites, sa forme, ses dimensions, son poids, sa direction et ses rapports.

1° Limites. — Le bulbe rachidien se trouve limité : 1° en haut, par la protubérance annulaire ; 2° en bas, par un plan horizontal, qui passerait immédiatement au-dessous de l'entrecroisement des pyramides (voy. 408 et p. 484), au-dessus du premier nerf cervical. Ces deux limites, rapportées aux parois du canal osseux cranio-rachidien, correspondent : la supérieure, à la partie moyenne de la gouttière basilaire ;

l'inférieure, à l'articulation qui unit les condyles de l'occipital aux masses latérales de l'atlas. L'examen d'une coupe sagittale de la région nous apprend que le plan séparatif du bulbe et de la moelle passe, en arrière, par le bord supérieur de l'arc postérieur de l'atlas et, en avant, par la partie moyenne de l'apophyse odontoïde et par la partie moyenne aussi de l'arc antérieur de l'atlas.

2° **Forme**. — Le bulbe, comme la moelle qu'il continue, revêt la forme d'un cylindroïde aplati d'avant en arrière. Il convient d'ajouter, cependant, qu'il va en s'élargissant au fur et à mesure qu'il s'élève, de telle sorte que le diamètre transversal de son extrémité supérieure l'emporte d'un bon tiers sur celui de son extrémité inférieure. Nous pouvons donc considérer le bulbe comme un tronc de cône, qui serait aplati d'avant en arrière et dont la grande base serait située en haut du côté de la protubérance. Sa petite base, représentée par le plan horizontal suivant lequel le bulbe s'unit à la moelle épinière répond à l'extrémité inférieure de l'organe. Cette extrémité inférieure est souvent désignée, en raison de son étroitesse relative, sous le nom de *collet du bulbe*.

3° **Dimensions**. — La longueur du bulbe est de 27 à 30 millimètres. Son diamètre antéro-postérieur ne dépasse guère 12 ou 13 millimètres. Son diamètre transversal, qui est de 16 ou 17 millimètres au niveau de son extrémité inférieure, s'accroît graduellement de bas en haut, comme nous venons de le voir : il atteint successivement 20, 22 et même 25 millimètres.

4° **Poids**. — Le poids du bulbe rachidien est de 6 à 7 grammes : MANOUVRIER donne, comme moyennes, 6gr,805 chez l'homme, 6gr,36 chez la femme. Il représente le 1/226, environ, de la masse encéphalique.

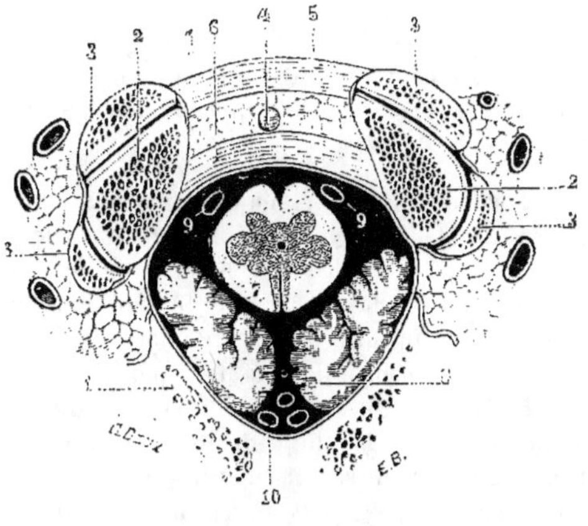

5° **Direction**. — Le bulbe, suivi de bas en haut, a tout d'abord une direction verticale, comme la moelle à laquelle il fait suite ; puis, il s'infléchit légèrement en avant pour venir se coucher dans la gouttière basilaire de l'occipital. Le bulbe décrit donc dans son ensemble une courbure à concavité dirigée en avant et en bas (fig. 361). Toutefois, cette courbure est toujours peu accusée : l'angle que forment entre elles la portion verticale et la portion oblique est de 135° environ.

6° **Rapports**. — Considéré dans ses rapports généraux, le bulbe est, pour ainsi dire, à cheval entre le crâne et le rachis : il occupe la cavité cranienne par

Fig. 362.

Coupe horizontale du bulbe passant par le trou occipital (sujet congelé).

1, rebord postérieur du trou occipital. — 2, condyle de l'occipital. — 3, masses latérales de l'atlas. — 4, sommet de l'apophyse odontoïde, rasé, mais non intéressé par la coupe. — 5, ligament occipito-atloïdien antérieur, sectionné un peu au-dessus de l'arc antérieur de l'atlas — 6, ligament transverse. — 7, bulbe rachidien. — 8, tonsilles. — 9, 9, artères vertébrales. — 10, veines rachidiennes.

son extrémité supérieure, la cavité rachidienne par son extrémité inférieure.

a. *En avant*, il est successivement en rapport, en allant de haut en bas, avec la gouttière basilaire de l'occipital et avec la moitié supérieure de l'apophyse odontoïde. Il est bon de rappeler que ses rapports avec ces deux formations osseuses ne sont pas immédiats (fig. 362) : dans le crâne, le bulbe est séparé de l'occipital par la dure-mère et par des veines plus ou moins volumineuses, à direction transversale ou oblique ; dans le canal rachidien, il est séparé de l'apophyse odontoïde par le ligament transverse de l'articulation atloïdo-odontoïdienne et par les nombreux ligaments (t. I, p. 430) qui, de l'occipital, descendent dans le canal rachidien.

b. *En arrière* (fig. 361), le bulbe rachidien est recouvert dans la plus grande partie de son étendue par le cervelet, dont il est séparé par le quatrième ventricule ou ventricule bulbo-cérébelleux. Au-dessous du cervelet et hors de la cavité crânienne, il répond à l'espace, relativement large, qui se trouve compris entre le trou occipital et l'arc postérieur de l'atlas : c'est sur ce point qu'il peut être facilement atteint par un instrument pointu ou tranchant, glissant d'arrière en avant le long de l'écaille occipitale et traversant successivement les masses musculaires de la nuque, le ligament occipito-atloïdien postérieur et les méninges. Chacun sait qu'une blessure du bulbe à ce niveau est presque toujours foudroyante.

c. *Sur les côtés*, le bulbe est croisé par l'artère vertébrale qui, comme on le sait, se dirige obliquement de bas en haut, d'arrière en avant et de dehors en dedans. Il répond successivement, en allant de haut en bas, au cervelet, aux condyles de l'occipital et à l'articulation qui unit les condyles aux masses latérales de l'atlas.

§ II. — CONFORMATION EXTÉRIEURE

Le bulbe rachidien, avons-nous dit plus haut, affecte la forme d'un tronc de cône, légèrement aplati d'avant en arrière. Nous pouvons, en conséquence, lui considérer une face antérieure, une face postérieure, deux faces latérales, une base et un sommet :

1º **Face antérieure**. — Vu en avant (fig. 363), le bulbe nous présente un sillon longitudinal : c'est le *sillon médian antérieur* du bulbe, occupant exactement la même situation que le sillon homonyme de la moelle épinière.

Ce sillon se termine en haut, du côté de la protubérance, par une petite fossette triangulaire, plus ou moins profonde : c'est le *foramen cæcum* ou *trou borgne* de VICQ-D'AZYR. En bas, du côté de la moelle, il est interrompu par une série de faisceaux, fort variables en nombre et en volume, qui passent obliquement de droite à gauche et de gauche à droite, en s'entrecroisant sur la ligne médiane à angle très aigu. Cet entrecroisement, que l'on désigne sous le nom d'*entrecroisement* ou *décussation des pyramides*, nous verrons pourquoi tout à l'heure, commence d'ordinaire à 20 ou 22 millimètres au-dessous du trou borgne et se poursuit, par conséquent, dans une étendue verticale de 6 à 8 millimètres. Si, maintenant, nous écartons les deux lèvres du sillon antérieur pour juger de ses dimensions, nous constatons tout d'abord que, sauf à la partie inférieure où s'effectue l'entrecroisement précité, il est presque aussi profond que sur la moelle épinière. Nous constatons aussi que son fond est encore constitué par une lame de substance blanche qui unit l'une à l'autre les deux moitiés du bulbe et que l'on désigne ordinairement sous le nom de *raphé* (ῥαφή, couture, de l'infinitif ῥάπτειν, qui veut dire coudre).

De chaque côté du sillon médian, se voient deux cordons blancs, longitudinaux
et parallèles : ce sont les *pyramides antérieures*. Ces pyramides paraissent continuer en haut les cordons antérieurs de la moelle. Mais cette continuité n'est qu'apparente : les pyramides, comme nous le verrons plus tard, possèdent des éléments
tout autres que ceux qui entrent dans
la constitution des cordons antérieurs.
Assez étroites au niveau du collet, les
deux pyramides augmentent graduellement de largeur au fur et à mesure qu'elles
s'élèvent. Tout à fait en haut, elles subissent comme une sorte d'étranglement et
disparaissent alors sous les fibres transversales de la protubérance annulaire.
Du sillon transversal qui sépare la pyramide de la protubérance s'échappe un
nerf volumineux (fig. 363, VI), le nerf
moteur oculaire externe.

En dehors, les pyramides sont séparées de la face latérale du bulbe par un
sillon vertical, généralement bien marqué. Nous lui donnerons le nom de *sillon
collatéral antérieur du bulbe* : on l'appelle encore, en raison de sa situation en
avant de l'olive, *sillon pré-olivaire*. Ce
sillon collatéral antérieur répond exactement à la ligne d'émergence des racines
antérieures des nerfs rachidiens ; il donne
lui-même naissance à dix ou douze filets
radiculaires, lesquels convergent les uns
vers les autres et s'unissent bientôt en un
tronc unique, qui n'est autre que le nerf
grand hypoglosse.

2° **Face postérieure**. — Vu en arrière
(fig. 364), le bulbe est très différent

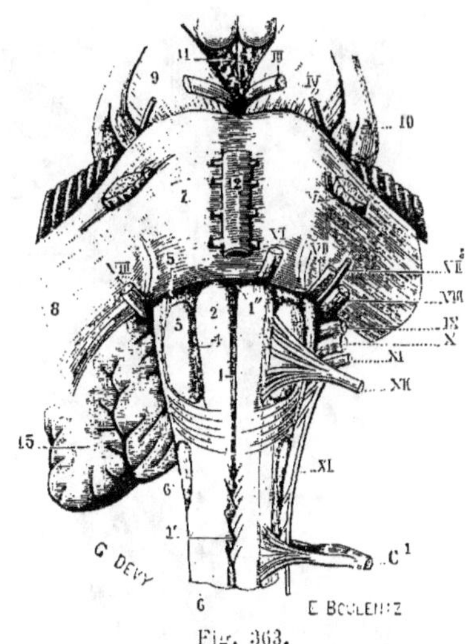

Fig. 363.

Bulbe et protubérance, vus par leur face
antérieure.

1. sillon médian antérieur du bulbe, avec : 1′. entrecroisement des pyramides ; 1″. trou borgne. — 2. pyramide antérieure. — 3. olive. — 4. sillon pré-olivaire. —
5. fossette sus-olivaire et fossette latérale. — 6. faisceau latéral, avec 6′. tubercule cendré de Rolando. —
7. protubérance annulaire. — 8. pédoncules cérébelleux moyens. — 9. pédoncules cérébraux. — 10. bandelettes optiques et corps genouillés. — 11. espace
interpédonculaire. — 12. tronc basilaire. — 13, cervelet.

III, moteur oculaire commun. — IV. pathétique. —
V. trijumeau. — VI. moteur oculaire externe. — VII.
facial. — VIIa. intermédiaire de Wrisberg. — VIII, auditif. — IX. glosso-pharyngien. — X. pneumogastrique.
— XI. spinal. — XII. hypoglosse. — C. première paire
cervicale.

suivant qu'on l'examine dans sa moitié inférieure ou dans sa moitié supérieure :

A. MOITIÉ INFÉRIEURE. — Dans sa moitié inférieure, il ne diffère pas de la moelle
cervicale, à laquelle il fait suite, et nous présente comme cette dernière : 1° un
sillon médian postérieur, tout superficiel, continué en avant, comme pour la
moelle, par le *septum médian postérieur*, lequel se prolonge jusqu'à la *commissure
grise* ; 2° un *sillon collatéral postérieur*, d'où émergent les filets radiculaires du
spinal, du pneumogastrique et du glosso-pharyngien ; 3° un cordon de substance
blanche, le *cordon postérieur du bulbe*, compris entre les deux sillons précédents
et divisé lui-même par le *sillon intermédiaire* ou *paramédian postérieur* en deux
faisceaux secondaires, l'un interne, *faisceau de Goll* ou *faisceau grêle*, l'autre
externe, *faisceau de Burdach* ou *faisceau cunéiforme*. Tous ces détails nous sont
déjà connus (voy. p. 414). Nous n'insistons pas et nous passons immédiatement à
la moitié supérieure.

B. Moitié supérieure. — Dans sa moitié supérieure, le bulbe présente un tout autre aspect, dû aux circonstances suivantes. Les cordons postérieurs (faisceau de Goll et faisceau de Burdach), jusque-là verticalement ascendants, se portent obliquement en dehors, à la manière des deux branches d'un **V** (fig. 364); ils s'écartent ainsi de leurs similaires du côté opposé et délimitent, sur la ligne médiane, un espace angulaire à sinus dirigé en haut. Par suite de cet écartement, la partie de la commissure grise qui constitue le fond du sillon médian postérieur s'amincit, se rupture et disparaît; du même coup, le canal de l'épendyme, ouvert en arrière, perd sa forme tubulaire et, suivant les cordons postérieurs dans leur mouvement de projection en dehors, il s'étale en surface de façon à former la face inférieure ou *plancher du quatrième ventricule*. Le quatrième ventricule n'est, comme on le voit, que le canal de l'épendyme, fortement agrandi, ouvert à sa partie postérieure et étalé en surface. Il est bon de faire remarquer, cependant, que cette expression de *canal ouvert* à sa partie postérieure, appliquée au quatrième ventricule, expression que l'on trouve à peu près partout dans les classiques, n'est pas rigoureusement exacte : le quatrième ventricule, après la disparition de la commissure grise, est encore fermé en arrière, comme nous le verrons plus tard lorsque nous en ferons la description, par une couche épithéliale dépendant de l'épendyme.

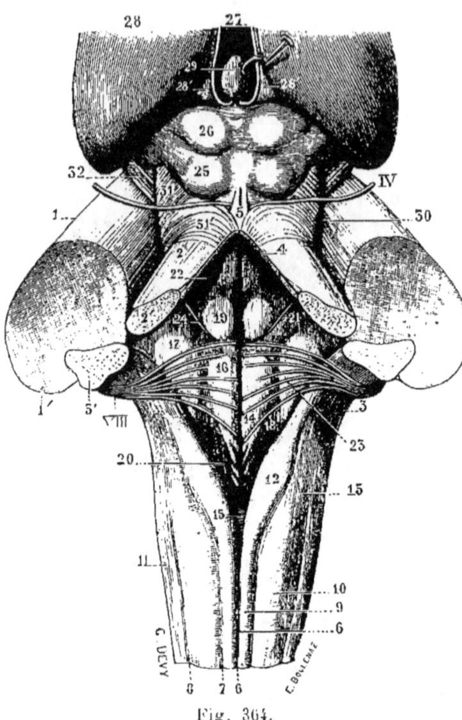

Fig. 364.

Plancher du quatrième ventricule et tubercules quadrijumeaux.

1, pédoncules cérébelleux moyens. — 2, pédoncules cérébelleux supérieurs. — 3, pédoncules cérébelleux inférieurs. — 1', 2', 3', leurs coupes. — 4, coupe de la valvule de Vieussens. — 5, frein de cette valvule. — 6, sillon médian postérieur. — 7, sillon intermédiaire postérieur. — 8, sillon collatéral postérieur. — 9, faisceau de Goll. — 10, faisceau de Burdach. — 11, faisceau latéral du bulbe — 12, pyramides postérieures. — 13, corps restiformes. — 14, tige du calamus. — 15, verrou. — 16, aile blanche interne. — 17, aile blanche externe. — 18, aile grise. — 19, eminentia teres. — 20, fovea inferior. — 21, fovea superior. — 22, locus cœruleus. — 23, barbes du calamus ou stries acoustiques. — 24, baguette d'harmonie de Bergmann. — 25, tubercules quadrijumeaux postérieurs (testes). — 26, tubercules quadrijumeaux antérieurs (nates). — 27, ventricule moyen. — 28, couche optique. — 28', triangle de l'habénula. — 29, glande pinéale, érignée en avant. — 30, sillon latéral de l'isthme. — 31, faisceau latéral de l'isthme, avec 31', fibres se rendant à la valvule de Vieussens. — 32, pédoncules cérébraux. — IV, nerf pathétique. — VIII, nerf auditif.

a. *Formations placées sur le plancher ventriculaire.* — Nous décrirons plus loin (voy. p. 586) le quatrième ventricule avec tous les détails que comporte son étude ; qu'il nous suffise de dire pour l'instant (fig. 364) :

1° Qu'il a la forme d'un losange à grand axe dirigé de bas en haut ;

2° Qu'il se continue en bas avec le canal de l'épendyme, en haut avec l'aqueduc de Sylvius ;

3° Que sa moitié inférieure seulement fait partie du bulbe, sa moitié supérieure appartenant à la protubérance ;

4° Qu'on rencontre, enfin, dans cette moitié inférieure ou bulbaire, la seule dont nous ayons à nous occuper ici, les particularités suivantes. — Sur la ligne médiane, se voit un sillon longitudinal, plus ou moins profond ; ce sillon, désigné sous le nom de *tige du calamus scriptorius*, aboutit en bas au canal de l'épendyme, dont il n'est que la continuation ; l'espace angulaire en forme de **V** qui existe à ce niveau et qui résulte de l'écartement des deux cordons de Goll est appelé *bec du calamus ;* en arrière et au-dessus de lui s'étale une lame de substance grise à direction transversale, le *verrou* ou *obex*, qui va d'un cordon de Goll à l'autre et qui représente l'extrémité supérieure de la commissure grise. — Sur la tige du calamus viennent s'implanter, comme les barbes d'une plume sur leur tige, une série de filaments blanchâtres excessivement ténus. Ces filaments, connus sous le nom de *barbes du calamus* ou de *stries acoustiques*, se dirigent transversalement en dehors, sortent du ventricule en contournant ses bords latéraux et, bientôt après, se réunissent en un seul faisceau qui se jette dans le nerf auditif (voy. l'origine réelle de ce nerf). — Enfin, de chaque côté du sillon médian, se trouvent trois régions oblongues, affectant chacune la forme d'un triangle allongé de bas en haut. Ces trois régions, quelquefois peu distinctes, mais ordinairement très accusées, ont reçu le nom d'*ailes*. On les distingue, en allant de dedans en dehors, en *aile blanche interne*, *aile grise*, *aile blanche externe*. Elles sont formées par la substance grise sous-jacente et donnent naissance : l'aile blanche interne, au nerf grand hypoglosse ; l'aile grise, à la racine sensitive des deux nerfs mixtes, le glosso-pharyngien et le pneumogastrique ; l'aile blanche externe, à la racine antérieure ou vestibulaire de l'auditif. (Voy., pour plus de détails, dans l'*Isthme de l'encéphale*, l'article spécial consacré au quatrième ventricule.)

b. *Formations placées en dehors du plancher ventriculaire.* — La portion bulbaire du quatrième ventricule est limitée latéralement par deux cordons de substance blanche, qui paraissent être les prolongements des faisceaux de Goll et de Burdach. Rien ne les différencie, en effet, de ces derniers, à l'extérieur tout au moins. Mais en passant de la moitié inférieure du bulbe dans sa moitié supérieure, ils changent de nom : les faisceaux de Goll deviennent les *pyramides postérieures ;* à leur tour, les faisceaux de Burdach prennent le nom de *corps restiformes* (de *restis*, corde, parce qu'ils sont arrondis en forme de corde).

Les pyramides postérieures, à leur origine, je veux dire au niveau du bec du calamus, nous présentent un renflement de forme ovalaire : c'est le *renflement mamelonné du bulbe* ou *clava* (de *clava*, massue). Au-dessus de ce renflement, elles s'amincissent peu à peu et se terminent, par une extrémité plus ou moins effilée, sur le côté interne des corps restiformes.

Les corps restiformes, situés en dehors des pyramides postérieures, suivent, commes elles, une direction oblique en haut et en dehors. Arrondis en forme de cordons, ils semblent continuer les faisceaux de Burdach et se confondent en haut, sans ligne de démarcation aucune, avec les pédoncules cérébelleux inférieurs, qui descendent du cervelet vers le bulbe. De ce fait, le terme de corps restiforme devient synonyme de pédoncule cérébelleux inférieur.

Limité en dedans par le sillon intermédiaire ou paramédian, le corps restiforme ou pédoncule cérébelleux inférieur a pour limite externe un deuxième sillon, qui n'est autre que le sillon collatéral postérieur, déjà signalé à propos de la moitié inférieure du bulbe, et qui laisse échapper les trois nerfs spinal, pneumogastrique et glosso-pharyngien.

Le long du bord antérieur du corps restiforme, un peu au-dessous de sa partie moyenne, se voit une petite saillie de couleur grisâtre, connue sous le nom de *tubercule cendré de Rolando* (fig. 361, 13). Cette saillie, plus accusée chez l'enfant que chez l'adulte, a une forme oblongue à grand axe vertical. Son extrémité supérieure, arrondie, se trouve située à 5 ou 6 millimètres au-dessous d'une autre saillie, celle-ci beaucoup plus volumineuse, qui occupe la face latérale du bulbe et que nous décrirons tout à l'heure sous le nom d'*olive*. Son extrémité inférieure, plus mince, s'effile en une sorte de queue qui longe le sillon collatéral postérieur. Le tubercule cendré, nous le disons par anticipation, est constitué par la tête de la corne postérieure, qui, à ce niveau, s'est fortement déjetée en dehors et fait pour ainsi dire hernie à la surface extérieure du bulbe. Elle n'est recouverte, en effet, que par une couche extrêmement mince de substance blanche.

Le sillon collatéral postérieur et les nerfs qui en naissent servent de limite à la face postérieure du bulbe. Au delà, se trouve la face latérale.

3° Faces latérales, fibres arciformes. — Comprise entre la face antérieure et la face postérieure, la face latérale du bulbe (fig. 365) a naturellement pour limites : en avant, le sillon collatéral antérieur ; en arrière, le sillon collatéral postérieur. Elle est constituée par un cordon de substance blanche, que nous désignerons sous le nom de *cordon latéral du bulbe*. Ce cordon, qui semble être le prolongement direct du cordon homonyme de la moelle épinière, est en partie recouvert, dans sa moitié supérieure, par une saillie volumineuse, à contour bien accusé, qui appartient en propre au bulbe et qui porte le nom d'*olive*.

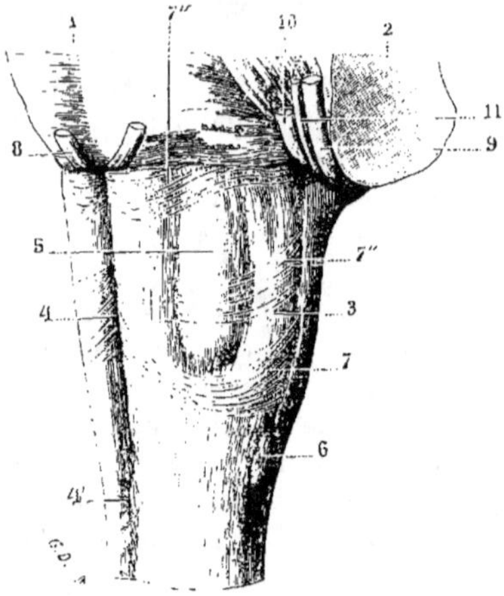

L'*olive bulbaire*, encore appelée *olive inférieure* pour la distinguer d'une autre formation que nous décrirons dans la protubérance sous le nom d'olive supérieure, se présente (fig. 365, 5) sous la forme d'une saillie oblongue, à grand axe vertical, de couleur blanchâtre, à surface ordinairement lisse et unie, située sur le plan latéral du bulbe immédiatement en dehors de la pyramide antérieure. Sa hauteur varie de 12 à 16 millimètres ; sa largeur est de 4 ou 5 millimètres. — En avant, l'olive est séparée de la pyramide antérieure par un sillon longitudinal :

Fig. 365.

Le bulbe, vue antéro-latérale, pour montrer les fibres arciformes.

1, protubérance — 2, pédoncule cérébelleux moyen. — 3, bulbe rachidien, vue antéro-latérale gauche. 4, sillon médian antérieur, avec 4', décussation des pyramides. — 5, olive. — 6, tubercule cendré de Rolando. — 7, 7', 7'', fibres arciformes externes. — 8, moteur oculaire externe. — 9, acoustique. — 10, facial. — 11, intermédiaire de Wrisberg.

c'est le *sillon pré-olivaire*, déjà mentionné, d'où émergent les filets radiculaires de l'hypoglosse. — En arrière, elle est limitée également par un sillon de même direction le *sillon rétro-olivaire*. — Son extrémité supérieure, quoique très voisine de la protubérance, n'atteint pas tout à fait ce dernier organe : elle en est séparée par une petite dépression, plus ou moins profonde, la *fossette sus-olivaire*. Dans cette fossette prennent naissance le nerf facial et, en arrière de lui, l'intermédiaire de Wrisberg. — Son extrémité inférieure, située à 5 ou 6 millimètres au-dessus et en avant du tubercule cendré de Rolando, est habituellement contournée et parfois même plus ou moins masquée par des fibres à trajet arciforme, que nous décrirons dans un instant.

L'olive n'occupe que la partie antérieure du cordon latéral. En arrière d'elle, le cordon latéral se trouve réduit à une bandelette fort mince, mais toujours très visible (fig. 361,10). A l'extrémité toute supérieure de cette bandelette, entre elle et la protubérance, se voit une dépression, qui continue en arrière la fossette sus-olivaire et que l'on désigne sous le nom de *fossette latérale du bulbe :* c'est dans cette fossette qu'émerge le nerf auditif.

Pour en finir avec les faces du bulbe, nous signalerons la présence, sur ces différentes faces, d'un système de fibres en anse, qui se détachent des corps restiformes et se portent ensuite vers le sillon médian antérieur, en décrivant une longue courbe, dont la cavité, dirigée en dedans, embrasse successivement le cordon latéral, l'olive et la pyramide antérieure (fig. 365, 7, 7' et 7") : ce sont les *fibres arciformes,* dont l'ensemble constitue le *stratum zonale* de quelques auteurs. Nous ne faisons que mentionner ici ce système des fibres arciformes du bulbe. Nous reviendrons sur elles à propos de la constitution anatomique du bulbe et nous indiquerons alors, avec quelques détails, leur origine, leur trajet et leur mode de terminaison.

4° Base. — La base du bulbe, dirigée en haut, se continue avec la protubérance annulaire :

a. *En avant et sur les côtés,* les deux organes sont nettement séparés par le trajet différent de leurs fibres d'abord, ces fibres étant longitudinales pour le bulbe et transversales pour la protubérance, puis par un sillon horizontal, toujours très marqué, le *sillon bulbo-protubérantiel.* Ce sillon, nous le savons déjà, nous présente successivement, en allant de dedans en dehors : 1° le foramen cæcum, dans lequel s'engagent des vaisseaux ; 2° l'émergence du nerf moteur oculaire externe ; 3° la fossette sus-olivaire et la fossette latérale, d'où émergent les trois nerfs facial, intermédiaire de Wrisberg et auditif.

b. *Au delà de la fossette latérale,* sur tout le plan dorsal par conséquent, aucune ligne de démarcation n'existe entre le bulbe et la protubérance. La limite séparative des deux organes, toute conventionnelle, est représentée par un plan à peu près horizontal, passant à la fois par les fossettes latérales du bulbe et par les angles latéraux du quatrième ventricule.

5° Sommet. — Le sommet, tronqué, se continue de même avec la moelle cervicale. Le point où se fait la jonction des deux organes a reçu, comme nous l'avons déjà dit plus haut, le nom de *collet du bulbe.* C'est là, disons-le tout de suite, une expression inexacte, car le cylindre bulbo-médullaire, dans la grande majorité des cas, ne nous présente à ce niveau aucune espèce de rétrécissement brusque, ainsi que le laisserait supposer la dénomination précitée. Rappelons, en passant, que la limite réciproque entre le bulbe et la moelle est un plan horizontal mené par la partie inférieure de l'entrecroisement des pyramides, immédiatement au-dessus du premier nerf cervical.

§ III. — Conformation intérieure

Pour prendre une notion exacte de la conformation intérieure du bulbe rachidien, il convient, comme nous l'avons fait pour la moelle épinière, d'examiner des coupes pratiquées sur cet organe.

Si nous jetons les yeux sur une coupe horizontale passant par la partie inférieure du bulbe (fig. 366), nous reconnaissons tout d'abord les deux sillons médians
antérieur et postérieur, chacun avec ses caractères propres, et nous constatons,
d'autre part, qu'un plan sagittal, mené par les deux sillons, divise l'organe en deux moitiés parfaitement symétriques. Chacune de ces moitiés nous présente deux substances, une substance grise et une substance blanche, et ces deux substances, dans leur configuration générale comme dans leurs rapports réciproques, rappellent assez bien les formations homologues de la moelle cervicale. La substance grise, notamment, se dispose de chaque côté sous la forme d'un croissant et, ici encore, les deux croissants sont unis l'un à l'autre par une commissure grise, au centre de laquelle est creusé un canal longitudinal, qui n'est autre que le canal de l'épendyme.

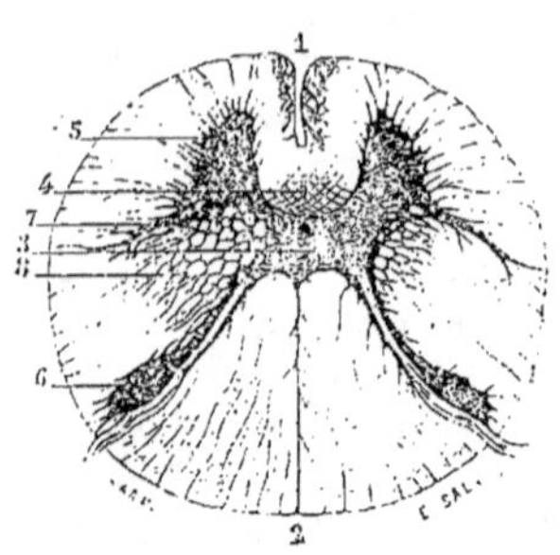

Fig. 366.

Coupe du bulbe, au niveau de sa partie
inférieure (d'après Mathias Duval).

1, sillon médian antérieur. — 2, sillon médian postérieur. — 3, commissure grise. —
4, commissure blanche antérieure. — 5, corne
antérieure. — 6, corne postérieure. — 7, corne
latérale. — 8, faisceau pyramidal croisé, se dirigeant vers la ligne médiane pour s'y entrecroiser avec celui du côté opposé en décapitant
les cornes antérieures.

Si maintenant nous examinons une deuxième
coupe, horizontale comme la première, mais passant par le tiers supérieur du bulbe (fig. 367),
cette coupe nous présente un aspect tout nouveau

L'organe est encore divisible en deux moitiés symétriques, mais ces deux moitiés
ne sont plus séparées l'une de l'autre que par le sillon médian antérieur. Le
sillon médian postérieur a disparu et il en est de même du septum médian pos-
térieur. Quant au canal de l'épendyme, il s'est élargi et ouvert en arrière pour former le quatrième ventricule. De leur côté, les deux moitiés latérales, si elles nous présentent encore de la substance grise et de la substance blanche, sont bien différentes de ce qu'elles étaient tout à l'heure, tellement différentes qu'il est absolument impossible, au premier abord, de reconnaître dans celle-ci les éléments de celle-là. C'est que, dans l'intervalle compris entre les deux coupes, la substance blanche et la substance grise spinales ont subi des transformations profondes. D'autre part, des formations nouvelles ont apparu, s'ajoutant aux formations déjà existantes, se mêlant à elles, les masquant plus ou moins, les rendant parfois méconnaissables.

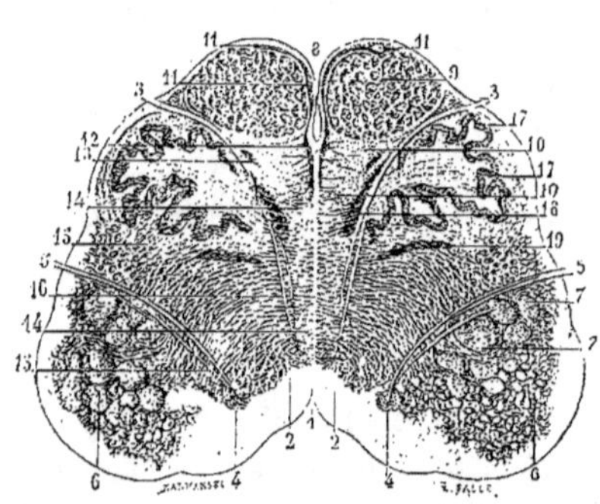

Fig. 367.

Coupe du bulbe rachidien au niveau de la partie
moyenne des olives (d'après Mathias Duval).

1, tige du calamus. — 2, 2, noyau des hypoglosses. —
3, 3, hypoglosses. — 4, noyau des pneumogastriques. — 5,
pneumogastriques. — 6, noyaux restiformes. — 7, 7, tête
des cornes postérieures. — 8, sillon médian antérieur. —
9, faisceau pyramidal. — 10, faisceau sensitif. — 11, noyaux
prépyramidaux. — 12, 13, petit amas de substance grise.
— 14, formation réticulaire. — 15, fibres arciformes. —
16, raphé. — 17, olive. — 18, parolive interne. — 19, parolive externe.

Nous allons tout d'abord, dans le
paragraphe suivant (§ IV), décrire méthodiquement, une à une, les modifications
diverses que présente le bulbe en s'élevant de la moelle vers la protubérance.
Puis, ces modifications une fois connues, nous étudierons dans le paragraphe V,

en manière de synthèse, une série de coupes horizontales de l'organe pratiquées à différentes hauteurs.

§ IV. — CONSTITUTION ANATOMIQUE ET CONNEXIONS

Envisagé au point de vue de sa constitution anatomique, le bulbe rachidien, qui est la continuation de la moelle épinière, possède tous les éléments, substance blanche et substance grise, que renferme ce dernier organe. Mais il présente, en outre, des éléments nouveaux, qui lui appartiennent en propre et dont on chercherait vainement les analogues dans la moelle. Nous avons donc à examiner, à propos de la constitution anatomique du bulbe, les trois éléments suivants :

1° Les *parties blanches transmises au bulbe par la moelle ;*

2° Les *parties grises transmises au bulbe par la moelle ;*

3° Les *parties surajoutées* ou *parties propres au bulbe.*

Dans les descriptions qui vont suivre, nous nous occuperons essentiellement des éléments nerveux. Les éléments de soutien (névroglie) présentent à peu de chose près, dans le bulbe, la même disposition que dans la moelle (voir p. 469) et nous ne saurions les décrire à nouveau sans tomber dans des redites.

A. — PARTIES BLANCHES TRANSMISES AU BULBE PAR LA MOELLE

La substance blanche se répartit dans la moelle, ainsi que nous l'avons vu (p. 469) en sept faisceaux principaux, savoir :

1° *Pour le cordon antéro-latéral,* le faisceau pyramidal direct, le faisceau pyramidal croisé, le faisceau cérébelleux direct, le faisceau de Gowers et le faisceau-restant ou faisceau fondamental du cordon antéro-latéral ;

2° *Pour le cordon postérieur,* le faisceau de Goll ou faisceau grêle et le faisceau de Burdach ou faisceau cunéiforme.

Ces différents faisceaux possèdent exactement dans le bulbe la même structure et la même signification fonctionnelle que dans la moelle. Mais tous n'y occupent pas la même situation. En passant de la moelle dans le bulbe, ils se comportent de la façon suivante (voy. fig. 368) :

1° **Faisceau pyramidal direct.** — Le faisceau pyramidal direct (fig. 368,1), dont les fibres se sont déjà entrecroisées à des hauteurs diverses à travers la commissure antérieure, passe directement de la moelle dans le bulbe, sans s'entrecroiser de nouveau. Il vient se placer dans la pyramide antérieure du côté correspondant. Il y occupe la partie externe.

2° **Faisceau pyramidal croisé.** — Au niveau du collet du bulbe, le faisceau pyramidal croisé (fig. 368,2) s'infléchit en avant, en dedans et en haut. Il atteint ainsi la ligne médiane, s'y entrecroise avec celui du côté opposé et vient constituer alors la pyramide antérieure. Il y rencontre le faisceau pyramidal direct et se confond avec lui.

Constatons, avant d'aller plus loin, que, pour un côté quelconque du bulbe, la pyramide antérieure est formée à la fois : 1° par le faisceau pyramidal direct du côté correspondant ; 2° par le faisceau pyramidal croisé du côté opposé, qui est venu le rejoindre en traversant la ligne médiane. Cette pyramide antérieure est naturellement en rapport avec la motilité volontaire, les fibres constitutives du faisceau pyramidal direct et du faisceau pyramidal croisé ayant pour fonction commune, comme nous l'avons déjà dit maintes fois, de transporter de l'encéphale aux cornes antérieures et de là aux muscles les incitations de la volonté.

Il résulte de la disposition ci-dessus indiquée que, si l'on ne considère que l'extrémité supérieure de la moelle épinière, l'entrecroisement du faisceau pyramidal (nous donnerons désormais ce nom au faisceau moteur volontaire) est seulement *partiel* et que les incitations motrices parties de l'un quelconque des deux hémisphères cérébraux se partagent, à l'extrémité inférieure du bulbe, en deux courants : les unes, qui restent du côté où se trouve l'hémisphère dont elles émanent et suivent le faisceau pyramidal direct; les autres, qui passent du côté opposé en suivant le faisceau pyramidal croisé. Mais comme les fibres du faisceau pyramidal direct s'entrecroisent, elles aussi, successivement, paquets par paquets, dans toute la hauteur de la moelle épinière avec les fibres similaires du côté opposé (p. 444), nous devons conclure : 1° qu'en définitive, toutes les fibres du faisceau pyramidal passent de gauche à droite et vice versa, avant de se terminer dans les cornes antérieures; 2° que l'entrecroisement de ces fibres est réellement *total*, et qu'en conséquence toutes les incitations volontaires, parties de l'un quelconque des hémisphères cérébraux, aboutissent aux masses musculaires du côté opposé. Les processus anatomo-pathologiques qui intéresseront la continuité du faisceau pyramidal au-dessus du bulbe, auront donc pour effet immédiat de déterminer une paralysie motrice du côté opposé à la lésion ou, plus simplement et pour emprunter le langage de la pathologie, une *hémiplégie croisée*.

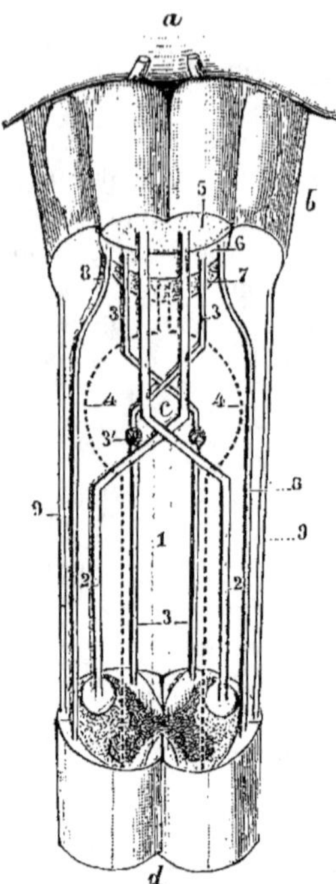

Fig. 368.

Entrecroisement des pyramides : schéma représentant le passage des différents faisceaux de la moelle dans le bulbe.

a, protubérance annulaire. — *b*, bulbe, vu par sa face antérieure. — *c*, entrecroisement des pyramides. — *d*, tronçon de moelle cervicale.

1, faisceau pyramidal direct (*en rouge*). — 2, faisceau pyramidal croisé (*en rouge*). — 3, faisceau sensitif (*en bleu*). — 4, faisceau fondamental antéro-latéral (*en pointillé noir*). — 5, faisceau pyramidal. — 6, faisceau sensitif ou ruban de Reil. — 7, faisceau fondamental du bulbe. — 8, faisceau de Gowers (*en bleu*). — 9, faisceau cérébelleux direct (*en jaune*)

Nous venons de voir que le faisceau pyramidal, en passant du bulbe dans la moelle, se divise en deux parties : l'une, beaucoup plus volumineuse, qui passe, après entrecroisement, dans le cordon latéral du côté opposé (*faisceau pyramidal croisé*); l'autre, toute petite, représentant environ le vingtième de la précédente, qui descend dans le cordon antérieur du côté correspondant (*faisceau pyramidal direct*). C'est là la disposition classique, c'est-à-dire celle qu'on rencontre le plus souvent. Mais cet entrecroisement des pyramides est sujet à des variations fort nombreuses, qu'il est important de connaître pour se rendre compte d'un certain nombre de faits d'ordre pathologique. Nous pouvons, à cet égard, admettre les quatre variétés suivantes :

Première variété. — Il y a inversion de volume entre le faisceau croisé et le faisceau direct, celui-ci étant maintenant six, sept et même huit fois plus volumineux que celui-là. Cette variabilité dans le développement respectif des deux faisceaux pyramidaux influe naturellement (PIERRET) sur la configuration extérieure de la moelle, qui prend, suivant les cas, la *forme plate* ou la *forme ronde* : la forme plate, quand le faisceau pyramidal direct est tout petit ou même absent; la forme ronde, quand ce même faisceau direct se trouve grossi aux dépens du faisceau croisé.

Deuxième variété. — Les deux faisceaux pyramidaux s'entrecroisent en totalité au niveau du collet du bulbe : la moelle, dans ce cas, ne possède pas de faisceau direct.

Troisième variété. — Les deux faisceaux pyramidaux ne s'entrecroisent pas du tout : chacun d'eux occupe dans la moelle le même côté que dans le bulbe et l'encéphale.

Quatrième variété. — L'un des deux faisceaux pyramidaux se partageant comme à l'ordinaire en faisceau croisé et en faisceau direct, le deuxième passe en totalité dans le cordon latéral du côté opposé ; la moelle épinière, dans ce cas, ne possède qu'un seul faisceau pyramidal direct. Elle est naturellement alors asymétrique, comme le fait remarquer CHARCOT, et il importe d'être bien fixé sur l'origine de cette asymétrie pour ne pas s'exposer, le cas échéant, à la considérer comme pathologique. (Au sujet des *fibres homolatérales* du faisceau pyramidal croisé, voy. dans le chapitre V (§ V) la *voie descendante ou motrice*.)

3° Faisceau de Goll et faisceau de Burdach, origine du ruban de Reil. — Le

cordon postérieur de la moelle, abstraction faite de ses fibres endogènes reliant les uns aux autres les étages successifs de la corne postérieure, renferme des fibres radiculaires, qui, comme leur nom l'indique, proviennent des racines sensitives des nerfs rachidiens. Ces fibres radiculaires sont de deux ordres : les unes, après un trajet relativement court dans le faisceau de Burdach, se terminent dans la corne postérieure, ce sont des *voies courtes;* les autres, beaucoup plus étendues, remontent sans interruption jusqu'au bulbe, ce sont des *voies longues,* et nous savons, pour l'avoir déjà vu plus haut, qu'elles se disposent systématiquement d'une façon telle, qu'elles sont d'autant plus internes qu'elles proviennent de plus bas (voy. fig. 340).

Au niveau du collet du bulbe, les deux faisceaux de Goll et de Burdach sont formés, celui-là en totalité, celui-ci en majeure partie, par des fibres appartenant aux voies longues. Ces fibres constituent donc un faisceau compacte et volumineux, que nous appellerons *faisceau sensitif postérieur de la moelle : sensitif,* parce qu'il transporte au centre les impressions recueillies à la périphérie; *postérieur,* parce qu'il est situé dans le cordon postérieur de la moelle, contrairement à un autre faisceau sensitif, le faisceau de Gowers, qui, lui, chemine dans le cordon antéro-latéral.

Les fibres constitutives du faisceau sensitif postérieur de la moelle (ensemble des fibres radiculaires longues), arrivées à la partie moyenne du bulbe, y rencontrent deux masses de substance grise, de formation locale, que nous décrirons plus loin : l'une, interne, située dans l'épaisseur du faisceau de Goll, c'est le *noyau de Goll* ou *noyau grêle;* l'autre, externe, occupant l'épaisseur du faisceau de Burdach, c'est le *noyau de Burdach* ou *noyau cunéiforme.* Nos fibres sensitives

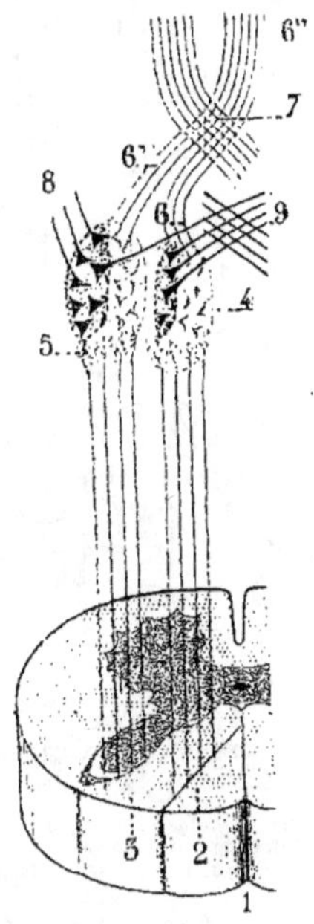

Fig. 369.

Terminaison supérieure des cordons postérieurs de la moelle.

1, sillon médian postérieur. — 2, faisceau de Goll. — 3, faisceau de Burdach. — 4, noyau de Goll. — 5, noyau de Burdach. — 6, 6'; fibres sensitives constituant le ruban de Reil (6"). — 7, leur entrecroisement dans le raphé. — 8, fibres cérébelleuses à trajet direct (*en noir*). — 9, fibres cérébelleuses à trajet croisé (*en noir*).

se terminent dans ces deux masses grises (fig. 369), et elles s'y terminent comme se terminent toutes les fibres sensitives dans leurs noyaux terminaux, je veux dire par des arborisations libres qui enlacent les cellules nerveuses du noyau. Les noyaux de Goll et de Burdach deviennent ainsi les *noyaux terminaux intra-bulbaires* du faisceau sensitif postérieur. Mais le faisceau sensitif ne finit pas là, il ne fait qu'y relayer.

En effet, des cellules nerveuses des noyaux précités partent de nouvelles fibres (fig. 369,6,6′), qui physiologiquement continuent les précédentes et se rendent ensuite, les unes au cervelet, les autres (et ce sont incomparablement les plus nombreuses) à l'écorce cérébrale. Ces fibres bulbo-cérébrales, véritables conducteurs sensitifs, forment par leur ensemble un faisceau compacte aussi volumineux qu'important : c'est le *ruban de Reil* ou, plus exactement, la *portion initiale du ruban de Reil*, car nous verrons plus tard que, à ce faisceau issu des noyaux de Goll et de Burdach, viennent se joindre, pour former le ruban de Reil, d'autres fibres, provenant des noyaux terminaux des nerfs sensitifs bulbo-protubérantiels. Si maintenant nous suivons dans leur trajet ascendant (fig. 370) les fibres constitutives du ruban de Reil, nous les voyons, peu après leur origine, se porter obliquement en avant et en dedans, en décrivant une courbe à concavité interne, atteindre la ligne médiane en avant du canal de l'épendyme, s'y entrecroiser avec leurs homologues du côté opposé et, se redressant alors, venir s'appliquer à la face profonde du faisceau pyramidal pour gagner avec lui les hémisphères.

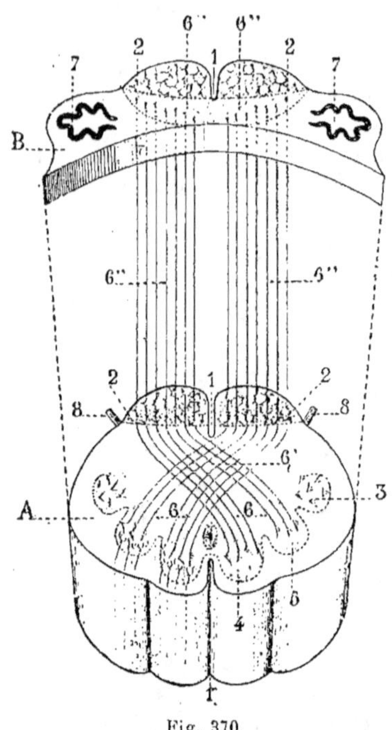

Fig. 370.

Schéma montrant l'origine et l'entrecroisement du ruban de Reil.

A, coupe du bulbe passant par l'entrecroisement sensitif. — B, coupe du bulbe passant par la partie moyenne de l'olive (la partie postérieure de la coupe a été enlevée).

1, sillon médian antérieur. — 1′, sillon médian postérieur. — 2, 2, faisceau pyramidal. — 3, tête de la corne postérieure. — 4, noyau de Goll. — 5, noyau de Burdach. — 6, ruban de Reil, portion horizontale. — 6′, son entrecroisement sur la ligne médiane. — 6″, sa portion ascendante. — 7, olive bulbaire. — 8, nerf grand hypoglosse.

Le faisceau sensitif postérieur de la moelle, abstraction faite de son interruption dans les noyaux de Goll et de Burdach, se comporte donc exactement, à la partie inférieure du bulbe, comme le faisceau pyramidal croisé : celui de droite passe à gauche et, vice versa, celui du côté gauche passe du côté droit. Dans sa nouvelle situation, il occupe la zone qui est placée immédiatement en arrière du faisceau pyramidal ou faisceau moteur volontaire. Il s'élève ainsi, en conservant la situation précitée, jusqu'à la base du bulbe et passe alors dans la protubérance annulaire, où nous le retrouverons.

En s'entrecroisant ainsi sur la ligne médiane avec leurs homologues du côté opposé, les fibres motrices du faisceau pyramidal et les fibres sensitives du ruban de Reil contribuent à former ce que l'on appelle le *raphé médian* du bulbe. Mais à la constitution de ce raphé concourent encore d'autres fibres, notamment les fibres arciformes, que nous étudierons ultérieurement (voy. p. 508).

A quel niveau se fait exactement l'entrecroisement sensitif? Sappey et Duval, en 1876 (C. R. Acad. des Sciences), ont établi que les faisceaux sensitifs ne commencent à s'entrecroiser que lorsque les faisceaux moteurs ont déjà effectué leur entrecroisement. Quelques années plus tard, Debove et Gombault (Arch. de Neurologie, 1881), ayant eu l'occasion d'examiner le bulbe d'un sujet qui avait succombé à une sclérose latérale amyotrophique, ont rencontré des fibres sensitives restées saines au milieu de fibres motrices dégénérées. Ils en ont conclu que les fibres sensitives se mêlaient, en s'entrecroisant, aux fibres motrices et qu'en conséquence l'entrecroisement des deux faisceaux sensitif et moteur n'était pas successif, mais simultané. Cette observation mérite d'être enregistrée, mais il convient d'attendre de nouveaux faits pour se prononcer définitivement sur la valeur des conclusions qu'elle renferme. Il pourrait se faire, en effet, que les prétendues fibres sensitives, observées par DEBOVE et GOMBAULT au milieu des fibres dégénérées, fussent tout autre chose que des conducteurs sensitifs, des fibres arciformes par exemple.

4° Faisceau fondamental ou faisceau-restant du cordon antéro-latéral. — Le faisceau fondamental ou faisceau-restant du cordon antéro-latéral (fig. 368,4) se compose de fibres longitudinales à court trajet (*voies courtes*), qui relient les uns aux autres les étages successifs de la colonne grise centrale. Ces fibres, on le sait, naissent des cellules cordonales de la corne antérieure ou postérieure, passent dans la substance blanche, y suivent pendant quelque temps une direction longitudinale et, de nouveau, entrent dans la substance grise pour s'y terminer par des arborisations libres. Les deux faisceaux fondamentaux antéro-latéraux, celui de droite et celui de gauche, suivent dans la moelle un trajet verticalement ascendant et sont par conséquent parallèles. En atteignant le collet du bulbe, ils s'écartent l'un et l'autre de la ligne médiane pour se porter à la fois en dehors, en arrière et en haut (fig. 368,4). Puis, ils s'infléchissent en dedans et s'accolent sur la ligne médiane, mais sans s'entrecroiser : celui de gauche, reste du côté gauche, celui de droite reste du côté droit. Ce déplacement une fois effectué, les deux faisceaux fondamentaux, de superficiels qu'ils étaient, sont devenus profonds : ils sont situés maintenant immédiatement en arrière du ruban de Reil (fig. 368 et 371). Ils conservent cette situation, du reste, jusque dans la protubérance et dans le pédoncule cérébral.

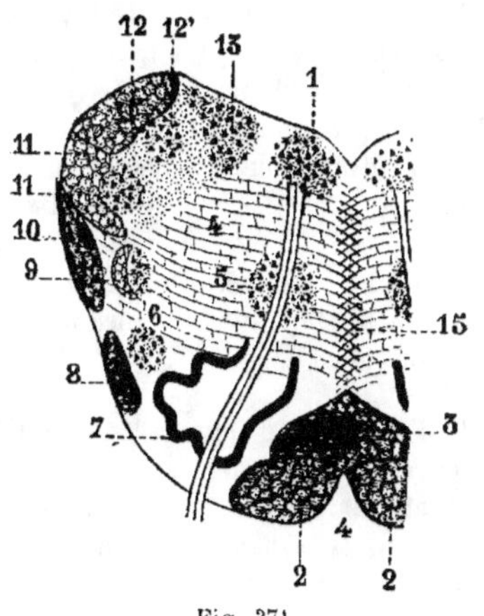

Fig. 371.

Les différents faisceaux de la moelle épinière, vus sur une coupe transversale du bulbe (schématisé d'après un dessin de BECHTEREW).

1, noyau de l'hypoglosse. — 2, faisceau pyramidal. — 3, ruban de Reil. — 4, formation réticulaire. — 5, noyau de Roller. — 6, noyau latéral. — 7, olive. — 8, faisceau de Gowers. — 9, racine inférieure du trijumeau. — 10, faisceau cérébelleux direct. — 11, corps restiforme, faisant suite au faisceau de Burdach, avec 11', noyau de Burdach. — 12, pyramide postérieure, faisant suite au faisceau de Goll, avec 12', noyau de Goll. — 13, base des cornes postérieures. — 14, sillon médian antérieur. — 15, raphé, avec les fibres du faisceau fondamental antéro-latéral.

En changeant ainsi de position et en s'écartant momentanément de la ligne médiane pour gagner de nouveau cette ligne, les deux faisceaux fondamentaux antéro-latéraux circonscrivent dans leur ensemble un espace elliptique, en forme de *boutonnière ;* c'est dans cette boutonnière (fig. 368) que passent le faisceau pyramidal croisé et le ruban de Reil, pour se porter l'un et l'autre vers la ligne médiane et s'y entrecroiser, comme nous l'avons vu, avec leurs homologues du côté opposé.

Les fibres constitutives du faisceau fondamental antéro-latéral sont en rapport, les unes avec la motilité, les autres avec la sensibilité. Mais, quelle que soit leur signification physiologique, elles appartiennent toutes, comme nous l'avons dit plus haut, à la catégorie des voies courtes et, comme telles, rentrent dans la substance grise à un niveau qui est peu différent de celui où elles prennent origine. C'est dire que les fibres de provenance spinale se terminent dans la partie inférieure du bulbe. Et pourtant le faisceau en question, au lieu de s'épuiser, persiste dans toute la hauteur du bulbe et même de la protubérance. C'est que, au fur et à mesure qu'il perd ses fibres spinales, il en reçoit de nouvelles, morphologiquement identiques aux premières, qui émanent des noyaux gris du bulbe et relient ces noyaux bulbaires aux autres noyaux sus- ou sous-jacents.

Envisagées au point de vue de leur disposition, les fibres du faisceau fondamental bulbaire ne forment plus, comme dans la moelle, des colonnes compactes. La grande majorité d'entre elles se disposent en de tout petits fascicules, irrégulièrement disséminés dans ce que nous appellerons tout à l'heure la substance réticulaire. Un certain nombre d'entre elles, cependant, se groupent en un cordon assez volumineux, qui chemine à gauche et à droite de la ligne médiane, un peu au-dessous du plancher ventriculaire : c'est la *bandelette longitudinale postérieure* (*hinteres Längsbündel* des anatomistes allemands). Nous ne faisons que mentionner ici cette bandelette postérieure. Nous la retrouverons à propos de la protubérance et nous verrons alors, d'une part, qu'elle est en grande partie motrice, d'autre part qu'elle relie les uns aux autres les différents noyaux d'origine des nerfs bulbo-protubérantiels. De ce fait, elle acquiert la même signification que le faisceau fondamental du cordon antérieur et peut être considérée comme la continuation de ce dernier.

5° Faisceau de Gowers. — Le faisceau de Gowers comprend des fibres sensitives à long parcours (voies longues), qui se sont déjà entrecroisées, paquets par paquets, dans toute la hauteur de la commissure antérieure (p. 448). C'est le *faisceau sensitif latéral* de la moelle, par opposition au faisceau sensitif postérieur que nous avons décrit plus haut. Ce faisceau, continuant son trajet ascendant, gagne directement, je veux dire sans s'entrecroiser de nouveau, le faisceau latéral du bulbe. A la hauteur de la partie inférieure de l'olive, il rencontre un noyau, le *noyau latéral du bulbe* de Bechterew (voy. plus loin p. 513), qui est une dépendance des cornes postérieures de la moelle. Après s'être interrompu, partiellement ou en totalité, entre les éléments cellulaires de ce noyau, le faisceau de Gowers se rapproche du ruban de Reil et se fusionne avec ce dernier, pour remonter ensuite avec lui jusqu'à l'écorce cérébrale.

Le ruban de Reil, la fusion des deux faisceaux une fois effectuée, comprend maintenant toutes les fibres sensitives d'origine spinale, et il est bon de faire remarquer que ces fibres sont toutes entrecroisées, mais à des niveaux différents : celles qui émanent des noyaux de Burdach et de Goll (portion initiale du ruban de Reil) s'entrecroisent en bloc à la partie inférieure du bulbe : celles qui proviennent du faisceau de Gowers se sont entrecroisées successivement, paquets par paquets, fibres par fibres, dans toute la hauteur de la moelle.

Il existe ainsi une analogie évidente entre le faisceau sensitif ou ruban de Reil et le faisceau moteur ou faisceau pyramidal. Ce dernier en effet comprend, comme le faisceau sensitif, deux ordres de fibres spinales : des fibres qui proviennent du faisceau pyramidal latéral (faisceau pyramidal croisé) et qui s'entrecroisent en bloc à la partie inférieure du bulbe ; des fibres qui proviennent du faisceau pyramidal antérieur (faisceau pyramidal direct ou faisceau de Türck) et qui s'entrecroisent successivement dans toute la hauteur de la commissure antérieure de la moelle. En définitive, toutes les fibres, soit du faisceau pyramidal, soit du ruban de Reil, sont des fibres croisées.

6° Faisceau cérébelleux direct. — Comme le faisceau de Gowers, le faisceau

cérébelleux direct ne subit, dans le bulbe, aucun entrecroisement. En quittant la
moelle (fig. 372, 2), il s'infléchit en arrière, croise obliquement la ligne d'insertion du nerf spinal, se jette sur le corps restiforme et gagne avec lui le cervelet :
il se termine probablement dans la par-
tie dorsale du vermis supérieur.

Mais toutes les fibres du faisceau cérébelleux direct ne suivent pas cette voie.
Un certain nombre d'entre elles (Monakow, Löwenthal) pénètrent dans la
protubérance, en même temps que le
faisceau de Gowers (fig. 372, 3) et suivent momentanément le même trajet
que les faisceaux sensitifs du ruban
de Reil. Arrivées au-dessous des tubercules quadrijumeaux postérieurs, elles
se séparent de ce ruban de Reil, contournent d'avant en arrière et de dehors
en dedans le pédoncule cérébelleux
supérieur et disparaissent alors dans
la valvule de Vieussens. Là, elles s'entrecroisent sur la ligne médiane avec
leurs homologues du côté opposé et
aboutissent, finalement, à la partie antérieure ou ventrale du vermis supérieur.

Toutes les fibres constitutives du
faisceau cérébelleux direct, qu'elles suivent la voie du pédoncule cérébelleux
inférieur ou celle du pédoncule céré-

Fig. 372.

Figure schématique montrant le mode de terminaison du faisceau cérébelleux direct.

a, cervelet. — *b*, tubercules quadrijumeaux postérieurs. —
c, pédoncule cérébral. — *d*, protubérance annulaire. —
e, bulbe rachidien.
1, faisceau cérébelleux direct (*en bleu*), avec : 2, son faisceau postérieur ou dorsal, allant directement au cervelet :
3, son faisceau antérieur ou ventral, passant sous la protubérance. — 4, partie latérale du ruban de Reil, avec : 4',
ses fibres (continuation des fibres 3) se rendant à la valvule
de Vieussens ; 4", ses fibres (faisceau acoustique, se dirigeant vers les tubercules quadrijumeaux. — 5, vermis supérieur.

belleux supérieur, se terminent donc dans la même région du cervelet, la région
du vermis supérieur. Il y a, cependant, une différence importante dans le trajet
de ces deux ordres de fibres, c'est que les premières sont directes, tandis que les
secondes sont croisées.

Le faisceau cérébelleux direct et le faisceau de Gowers présentent au bulbe les mêmes rapports
respectifs qu'à la moelle épinière : le faisceau cérébelleux direct est en arrière ; le faisceau de

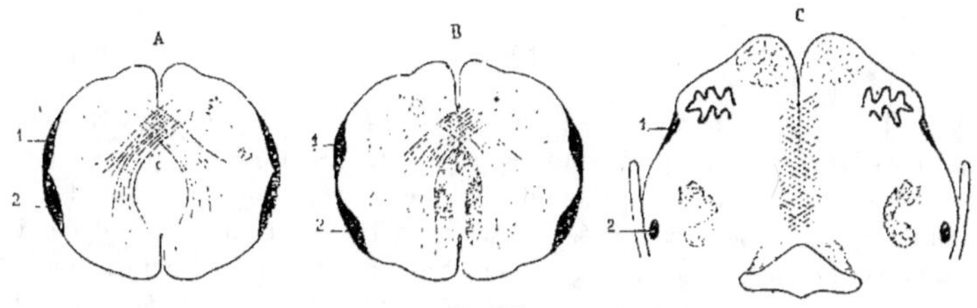

Fig. 373.

Coupes transversales du bulbe d'un singe, sur lequel on avait pratiqué une hémisection de la moelle entre la
7e et la 8e cervicale (d'après Tooth).

1, faisceau de Gowers. — 2, faisceau cérébelleux direct. — On voit que ces deux faisceaux, encore contigus dans la coupe A, passant par la partie inférieure du bulbe, tendent à se séparer dans la coupe B, qui passe plus haut, et sont entièrement séparés l'un de
l'autre dans la coupe C, qui est pratiquée au niveau du ventricule.

Gowers, en avant. A la partie tout inférieure du bulbe, ces deux faisceaux sont encore contigus
et, pour ainsi dire, confondus l'un avec l'autre. Mais au fur et à mesure qu'on s'élève, ils se
séparent, comme le démontrent nettement les recherches expérimentales de Tooth sur le singe

(fig. 373) : tandis que le faisceau cérébelleux direct se trouve en regard du bord externe du quatrième ventricule, le faisceau de Gowers, beaucoup plus antérieur, est placé immédiatement en arrière de l'olive. Tooth a encore observé cette séparation des deux faisceaux en question sur le bulbe de l'homme, dans un cas d'écrasement de la moelle s'étant produit entre la huitième cervicale et la première dorsale.

7° Résumé. — En résumé, des sept faisceaux constitutifs de la moelle épinière, un seul, en passant de la moelle dans le bulbe, s'entrecroise sur la ligne médiane avec le faisceau homonyme du côté opposé : c'est le faisceau pyramidal croisé. Tous les autres, le faisceau pyramidal direct, le faisceau cérébelleux direct, le faisceau de Gowers, le faisceau fondamental antéro-latéral, le faisceau de Burdach et le faisceau de Goll ne changent nullement de côté. Il convient d'ajouter cependant que ces deux derniers faisceaux, les faisceaux de Burdach et de Goll, qui se terminent dans les noyaux postérieurs du bulbe (noyaux de Burdach et de Goll), renaissent pour ainsi dire au delà de ces noyaux pour constituer le ruban de Reil, lequel ruban de Reil, presque immédiatement après son origine, s'entrecroise sur la ligne médiane avec celui du côté opposé.

Il existe donc, dans la partie inférieure du bulbe, deux entrecroisements superposés : un entrecroisement inférieur, *entrecroisement moteur*, formé par les fibres du faisceau pyramidal croisé (*Pyramidenkreuzung* des anatomistes allemands) ; un entrecroisement supérieur, *entrecroisement sensitif*, situé immédiatement au-dessus du précédent, formé par les fibres du ruban de Reil (*Schleifenkreuzung* des anatomistes allemands).

Il découle encore des lignes qui précèdent que, dans la région du bulbe occupée par les pyramides antérieures, depuis ces pyramides jusqu'au voisinage du plancher du quatrième ventricule, se disposent à droite et à gauche (fig. 368) trois plans successifs de fibres longitudinales, dont l'origine et la valeur anatomo-physiologique se trouvent résumées dans le tableau suivant :

1° *Plan superficiel*. . . Faisceau moteur volontaire, formé par. . . faisceau pyramidal direct de la moelle du côté correspondant et faisceau pyramidal croisé du côté opposé.

2° *Plan moyen* . . . . Faisceau sensitif, formé par. . . . . ruban de Reil du côté opposé (continuation des faisceaux de Goll et de Burdach) et faisceau de Gowers du côté correspondant.

3° *Plan profond*. . . Faisceau d'association, formé par . . . . faisceau fondamental antéro latéral du côté correspondant, grossi de fibres homologues d'origine bulbaire.

B. — Parties grises transmises au bulbe par la moelle

La substance grise de la moelle se prolonge aussi dans le bulbe. Mais, comme la substance blanche, elle subit, dans ce passage, des transformations tellement profondes, qu'il est tout à fait impossible de la retrouver et de la reconnaitre d'emblée sur une coupe transversale passant par la partie supérieure ou seulement par la partie moyenne du bulbe. Il faut, pour cela, examiner méthodiquement une série de coupes sériées, pratiquées de bas en haut, et assister pour ainsi dire à chacune des phases de ces transformations. On arrive alors à reconnaitre assez facilement, dans les différentes régions du bulbe, ce qui se rapporte aux cornes antérieures et aux cornes postérieures.

Les conditions anatomiques nouvelles, les éléments perturbateurs (qu'on me permette cette expression) qui viennent ainsi bouleverser la colonne grise centrale de la moelle, peuvent être ramenés à quatre, savoir :

1° L'entrecroisement du faisceau pyramidal croisé ;
2° L'entrecroisement des fibres sensitives du ruban de Reil ;
3° La formation du quatrième ventricule ;
4° L'apparition des fibres arciformes.

1° Action de l'entrecroisement moteur ; décapitation des cornes antérieures. — L'entrecroisement du faisceau pyramidal croisé ou entrecroisement moteur (*Pyramidalkreuzung* des anatomistes allemands) a pour résultat de diviser la corne antérieure, jusqu'ici compacte, en deux parties distinctes. Voici comment s'opère cette division. Le faisceau pyramidal croisé est situé, dans la moelle (voy. fig. 323, 2), à la partie postérieure du cordon antéro-latéral ; d'autre part, il doit occuper, après entrecroisement (fig. 368, 2), la pyramide bulbaire du côté opposé. Pour effectuer le trajet de sa position initiale *a* à sa position nouvelle *a'* (fig. 374), le faisceau en question traverse en plein les cornes antérieures : il sépare ainsi la tête de la base ; autrement dit, il *décapite les cornes antérieures*, expression qui est aujourd'hui classique. Or, les deux parties, ainsi séparées, ne se réuniront pas à nouveau, même quand le faisceau pyramidal croisé aura terminé son entrecroise-

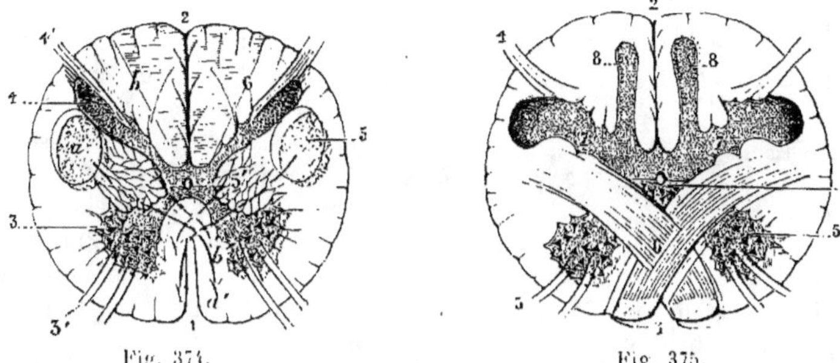

Fig. 374.Fig. 375.

Fig. 374. — Coupe du bulbe rachidien à la partie inférieure de l'entrecroisement des pyramides.

1, sillon médian antérieur. — 2. sillon médian postérieur. — 3. cornes antérieures (*en rouge*), avec 3', racines antérieures. 4. cornes postérieures (*en bleu*), avec 4'. racines postérieures. — 5, faisceau pyramidal croisé, avec 5'. ses faisceaux les plus internes s'inclinant vers la corne antérieure, qu'ils se disposent à franchir et à décapiter. — 6, faisceau de Burdach. — 7. faisceau sensitif latéral.

(La flèche rouge *aa'* indique le trajet que suivent les fibres du faisceau pyramidal croisé au niveau de l'entrecroisement des pyramides ; la flèche bleue *bb'* indique, de même, le trajet que suivent les fibres sensitives.)

Fig. 375. — Coupe du bulbe rachidien au niveau de l'entrecroisement des pyramides, partie motrice (d'après M. Duval).

1, sillon médian antérieur. — 2. sillon médian postérieur. — 3. racines motrices. — 4. racines sensitives. — 5. base des cornes antérieures, dont la tête (5') a été détachée par le passage du faisceau pyramidal croisé. — 6. entrecroisement des deux faisceaux pyramidaux croisés, allant former les pyramides antérieures. — 7, cornes postérieures (*en bleu*). — 8. noyaux de Burdach ou postpyramidaux.

ment, c'est-à-dire aura passé tout entier du cordon latéral dans le cordon antérieur du côté opposé. Il en résulte que chacune des cornes antérieures nous apparaîtra désormais sous la forme de deux noyaux ou bien de deux colonnes, suivant qu'on les considère en coupe ou en hauteur (fig. 378) : un noyau postérieur (5), représentant la base ; un noyau antérieur (5'), représentant la tête.

2° Action de l'entrecroisement sensitif : décapitation des cornes postérieures. — L'entrecroisement du ruban de Reil (*Schleife* des anatomistes allemands) ou entrecroisement sensitif (*Schleifenkreuzung* des anatomistes allemands) a exactement, sur la corne postérieure, la même action que l'entrecroisement moteur sur la corne antérieure. Le ruban de Reil (fig. 374), au sortir des noyaux de Burdach et de

Goll, où il prend naissance, se trouve situé en arrière des cornes postérieures au point *b*. Or, pour aller de ce point *b* au point *b'*, qu'il devra occuper après son entrecroisement sur la ligne médiane, il est obligé de traverser d'arrière en avant le col des cornes postérieures suivant la flèche indicatrice de la figure 374 : il les *décapite* et les décompose, comme cela a été fait pour les cornes antérieures, en deux parties : une externe (5), représentant la tête ; une interne (5'), représentant la base. Ici encore, les deux parties ne se rejoindront pas, de telle sorte que, sur toutes les coupes transversales du bulbe passant au-dessus de l'entrecroisement sensitif, la corne postérieure nous apparaîtra sous la forme de deux noyaux ou colonnes, qui seront la continuation, l'une de la tête, l'autre de la base.

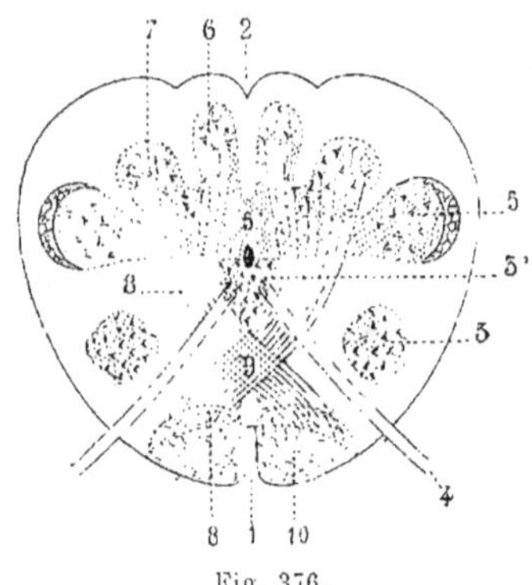

Fig. 376.

Coupe transversale passant par l'entre-croisement sensitif (schématique).

1, sillon médian antérieur. — 2, sillon médian postérieur. — 3 et 3', tête et base de la corne antérieure (en *rouge*). — 4, grand hypoglosse. — 5 et 5', tête et base de la corne postérieure. — 6, noyau de Goll. — 7, noyau de Burdach. — 8, 8, ruban de Reil ou faisceau sensitif. — 9, entrecroisement sensitif. — 10, faisceau pyramidal.

3° Action de la formation ventriculaire : déplacement latéral des deux colonnes sensitives.

— Nous venons de voir que le déplacement du faisceau pyramidal croisé et du ruban de Reil avait pour résultat de diviser chacune des cornes de la moelle en deux parties. Ces parties conservent pendant quelque temps encore leur situation respective. Mais la formation du quatrième ventricule, qui n'est, comme nous l'avons dit plus haut (p. 486), que l'agrandissement et l'étalement en surface du canal de l'épendyme, vient bientôt modifier cette situation.

La base de la corne antérieure, qui, dans la moelle, est située en avant et en

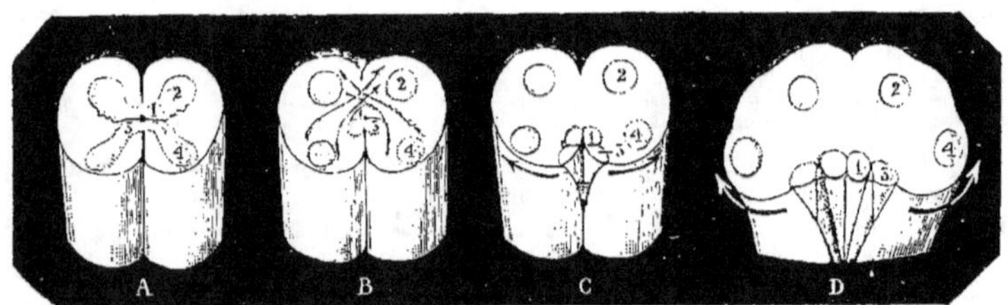

Fig. 377.

Schéma représentant les modifications que subit la colonne grise centrale en passant de la moelle dans le bulbe.

A, la colonne grise au-dessous de l'entrecroisement des pyramides. — B, décapitation des cornes antérieures et des cornes postérieures (d'où quatre colonnes grises). — C, les cordons postérieurs et les deux colonnes sensitives se déjettent en dehors au moment où le canal de l'épendyme va s'élargir et s'étaler pour former le quatrième ventricule. — D, la situation nouvelle qu'occupent les quatre colonnes grises, lorsque la formation ventriculaire est complètement effectuée.

1, base des cornes antérieures. — 2, tête des cornes antérieures. — 3, base des cornes postérieures. — 4, tête des cornes postérieures.

(La teinte rouge représente les colonnes motrices ; la teinte bleue, les colonnes sensitives.)

dehors du canal épendymaire, conserve ses rapports avec la ligne médiane : elle s'étale sur le plancher du quatrième ventricule, immédiatement en dehors de la tige du calamus. Sa tête, plus profonde, se trouve rejetée en avant et un peu en dehors.

En ce qui concerne la corne postérieure, sa base qui, au niveau de la moelle, est placée en arrière du canal de l'épendyme, se renverse en dehors et en avant (fig. 377, c), lorsque ce dernier commence à s'ouvrir et que les cordons postérieurs s'écartent de la ligne médiane pour venir occuper une position latérale : tout en restant à découvert sur le plancher du quatrième ventricule, elle vient se placer immédiatement en dehors de la base des cornes antérieures et sur le même plan qu'elles. Quant à sa tête, suivant elle aussi le mouvement général par lequel les parties postérieures du bulbe se portent en dehors et en avant, elle se déjette vers les parties latérales du bulbe : c'est elle qui, sous le nom de *tubercule cendré de Rolando* (p. 488), vient faire hernie pour ainsi dire sur la partie externe du corps restiforme, un peu au-dessous et en arrière de l'olive.

4° Action des fibres arciformes : fragmentation des colonnes sensitives et motrices en tronçons superposés, formation des noyaux d'origine des nerfs craniens. — Chaque moitié du bulbe nous présente donc, maintenant, aux lieu et place de la colonne grise centrale que possède la moelle, quatre colonnes distinctes, deux motrices et deux sensitives, suivant chacune, sur le point que nous venons d'indiquer, un trajet vertical et parallèle (fig. 378) : les deux colonnes dérivées de la base des cornes sont superficiellement placées, nous avons dit pourquoi, sur le plancher

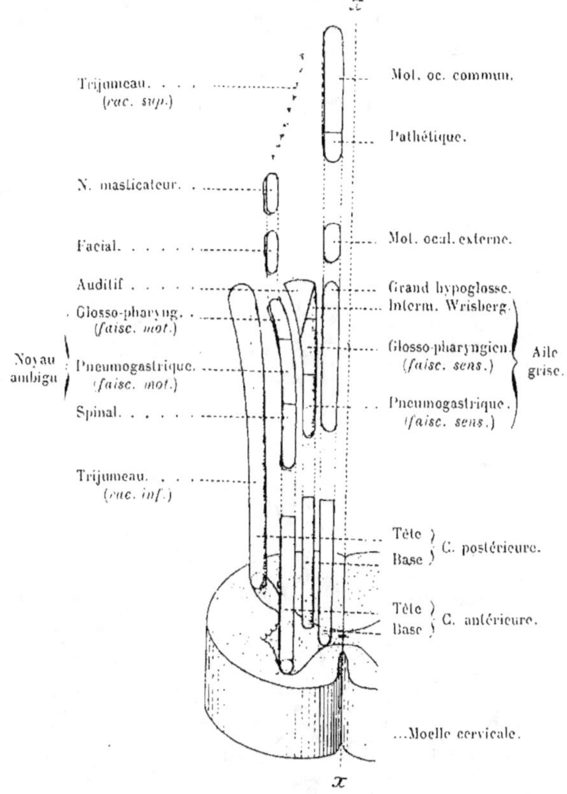

Fig. 378.

Les noyaux bulbo-protubérantiels, vus en long, avec leur correspondance avec les formations grises homologues de la moelle épinière.

Les noyaux teintés en rouge dérivent de la corne antérieure et sont moteurs. Les noyaux teintés en bleu proviennent de la corne postérieure et sont sensitifs. Ceux figurés en teinte foncée représentent la base des cornes, soit antérieure, soit postérieure, et sont superficiellement placés sur le plancher du quatrième ventricule. Ceux figurés en teinte plus claire, représentent les têtes et sont profondément placés au-dessous du plancher ventriculaire dans l'épaisseur même du bulbe; ils ne sont visibles que sur les coupes (voy. fig. 377).

ventriculaire ; les deux colonnes représentant la tête, sont situées en avant des précédentes dans l'épaisseur du névraxe. Alors entrent en scène les fibres arciformes (voy. plus loin, p. 509) lesquelles descendent en groupes serrés du corps restiforme, en se portant vers l'olive et de là vers la ligne médiane. Ces fibres ne se contentent pas de passer à côté des colonnes en question : elles les traversent, les interrompent dans leur continuité et les divisent ainsi en un certain nombre de tronçons régulièrement superposés dans le sens vertical (fig. 378). Ces différents tronçons, indépendants les uns des autres, deviennent autant de *noyaux de substance grise*, où la plupart des nerfs craniens trouvent leur origine ou leur terminaison, et chacun d'eux, en raison même de sa situation, peut toujours être rattaché morphologiquement, comme nous le montre nettement la figure ci-dessus, à l'une des quatre colonnes précitées, c'est-à-dire : à la tête ou à la base des cornes antérieures, s'ils sont moteurs ; à la tête ou à la base des cornes postérieures, s'ils sont sensitifs.

a. *Noyaux dérivés de la base de la corne antérieure.* — C'est ainsi que la base de la corne antérieure (colonne motrice postérieure) forme, sur le plancher du

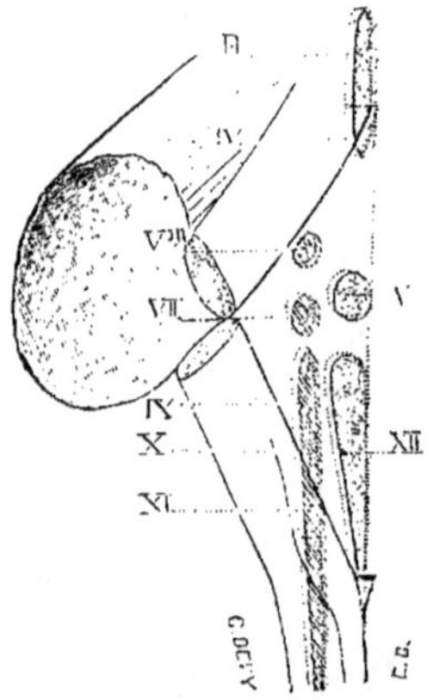

Fig. 379.

Schéma des noyaux d'origine des nerfs bulbo-protubérantiels (*noyaux moteurs*).

(Les noyaux teintés en rouge plein dérivent de la base des cornes antérieures : les noyaux figurés en rouge quadrillé, de la tête de ces mêmes cornes.)

III, nerf moteur oculaire commun. — IV, nerf pathétique. — Vᵐ, petite racine du trijumeau ou nerf masticateur. — VI. noyau du moteur oculaire externe (*eminentia teres*). — VII, noyau du facial. — IX, X. noyaux moteurs des deux nerfs mixtes glosso-pharyngien et pneumogastrique. — XI, nerf spinal. — XII, nerf grand hypoglosse.

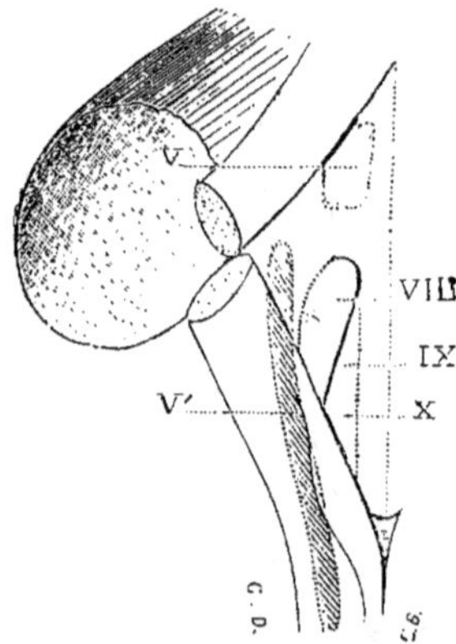

Fig. 379 *bis*.

Schéma des noyaux d'origine des nerfs bulbo-protubérantiels (*noyaux sensitifs*).

(Les noyaux teintés en bleu plein dérivent de la base des cornes postérieures ; les noyaux figurés en teinte quadrillée, de la tête de ces mêmes cornes.)

V, racine postérieure ou ventriculaire du trijumeau (*locus cœruleus*). — V', racine inférieure ou bulbaire de ce même nerf. — VIII, nerf auditif (sa branche vestibulaire). — IX, X, noyaux sensitifs des deux nerfs mixtes glosso-pharyngien et pneumogastrique (à sa partie toute supérieure. l'aile grise donne naissance à l'intermédiaire).

quatrième ventricule et de chaque côté de la ligne médiane (fig. 379, en rouge plein) : le *noyau de l'hypoglosse* d'abord (aile blanche interne), puis le *noyau du moteur oculaire externe* (eminentia teres). Plus haut, au delà des limites du quatrième ventricule et un peu au-dessous de l'aqueduc de Sylvius, elle forme un nouveau noyau, d'où émergent à la fois, à la partie postérieure le *pathétique*, à la partie antérieure le *moteur oculaire commun*.

b. *Noyaux dérivés de la tête de la corne antérieure.* — La tête de la corne antérieure (colonne motrice antérieure) constitue tout d'abord (fig. 279, en rouge quadrillé) le *noyau ambigu* (*nucleus ambiguus* ou *noyau antéro-latéral* de STIL-LING), colonne mince et allongée, où prennent successivement naissance le spinal d'abord, puis les fibres motrices des deux nerfs mixtes pneumogastrique et glosso-pharyngien ; cette même colonne forme, par ses parties les plus internes, un *noyau accessoire pour l'hypoglosse* (DUVAL), le plus souvent fragmenté par le passage des fibres arciformes. Au-dessus du noyau ambigu, mais dans la même direction, la tête des cornes antérieures forme deux autres noyaux : le premier, *noyau du facial*, répond au plan de séparation du bulbe et de la protubérance ; le second, *noyau masticateur*, est situé en pleine protubérance, un peu en arrière du point d'émergence du trijumeau.

c. *Noyaux dérivés de la base de la corne postérieure.* — La base de la corne postérieure (colonne sensitive postérieure) forme tout d'abord (fig. 379 *bis*, en bleu plein) l'aile blanche externe et l'aile grise du quatrième ventricule, véritables noyaux sensitifs où viennent se terminer : 1° dans l'aile blanche externe, la racine vestibulaire de l'auditif ; 2° dans l'aile grise et successivement, en allant de bas en haut, les filets sensitifs du glosso-pharyngien (nerf mixte) les filets sensitifs du pneumogastrique (autre nerf mixte) et l'intermédiaire de Wrisberg. Plus haut, à la partie supérieure du ventricule, elle se termine en formant une nappe grisâtre, le *locus cœruleus*, où aboutissent peut-être (nous y reviendrons plus tard à propos des origines et terminaisons réelles des nerfs craniens) un certain nombre de faisceaux radiculaires du trijumeau.

d. *Noyaux dérivés de la tête de la corne postérieure.* — Quant à la tête de cette même corne postérieure (colonne sensitive antérieure), elle constitue une longue colonne (fig. 379 *bis*, en bleu quadrillé), qui s'étend depuis l'entrecroisement du faisceau sensitif jusque dans la protubérance. Sur le côté externe de cette colonne, naissent successivement un grand nombre de fibres nerveuses, qui remontent avec elle jusque dans la partie moyenne de la protubérance, puis s'infléchissent en avant et en dehors pour se jeter dans le trijumeau. L'ensemble de ces fibres constitue l'une des plus importantes racines de ce nerf, sa *racine inférieure* ou *bulbaire*.

Examinons maintenant les parties propres au bulbe.

C. — PARTIES PROPRES AU BULBE

Les parties propres au bulbe, celles qui n'ont pas leurs équivalents dans la moelle épinière, parties surajoutées par conséquent, sont : 1° deux noyaux de substance grise, les *noyaux des cordons postérieurs* ; 2° l'*olive inférieure* ; 3° les *noyaux accessoires de l'olive* ; 4° le *corps restiforme* ; 5° les *fibres arciformes* ; 6° la *formation réticulaire*.

1° Noyaux des cordons postérieurs.

— Les cordons postérieurs du bulbe nous présentent, au milieu de leur masse blanche, deux petits amas de substance grise, à peu près d'égale valeur au point de vue morphologique, que l'on désigne sous le nom générique de *noyaux*

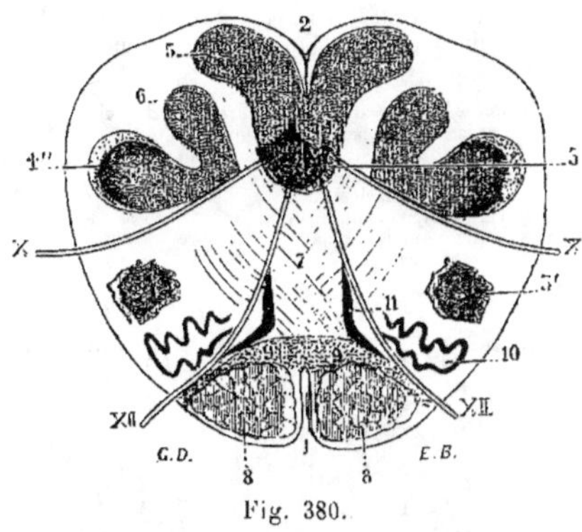

Fig. 380.

Coupe du bulbe rachidien au niveau de l'extrémité inférieure des olives (d'après M. DUVAL).

1, sillon médian antérieur. — 2, sillon médian postérieur. — 3, base des cornes antérieures, avec 3', leur tête. — 4, base des cornes postérieures, avec : 4', leur tête ; 4'', racine bulbaire du trijumeau. — 5, noyau de Goll. — 6, noyaux de Burdach. — 7, raphé. — 8, faisceau pyramidal (*en rouge*). — 9, faisceau sensitif ou ruban de Reil (*en bleu*). — 10, olive. — 11, noyau juxta-olivaire antéro-interne. — X, nerf pneumogastrique (portion sensitive). — XII, nerf grand hypoglosse.

des cordons postérieurs. De ces deux noyaux, l'un est situé dans le faisceau de Goll, c'est le *noyau du faisceau de Goll* ou *noyau de Goll*; l'autre occupe le faisceau de Burdach, c'est le *noyau du faisceau de Burdach* ou *noyau de Burdach*. Ces deux masses grises, ainsi que nous le verrons tout à l'heure, ne sont pas isolées, mais sont reliées, en avant, à la partie des cornes postérieures qui avoisine la commissure. Aussi, au lieu de les considérer comme des formations nouvelles et surajoutées au bulbe, serait-il plus rationnel peut-être de ne voir en elles qu'une émanation des cornes postérieures de la moelle, présentant la plus grande analogie avec les colonnes vésiculaires de Clarke.

a. *Noyau de Goll.* — Le noyau de Goll (*noyau post-pyramidal, noyau du cordon grêle, clava*), comme son nom l'indique, se développe en plein faisceau de Goll : il commence, en bas, au niveau du collet du bulbe, pour, de là, s'étendre sans interruption jusqu'à 3 ou 4 millimètres au-dessus du bec du calamus. Vu sur des coupes horizontales du bulbe (fig. 381, 4), il revêt la forme d'un quadrilatère allongé en sens sagittal. — Son bord externe, légèrement concave, répond aux fibres du faisceau de Goll. — Son bord interne, rectiligne, longe le septum médian postérieur, qui le sépare de celui du côté opposé. — Son extrémité postérieure, arrondie et renflée en massue (d'où son nom de *clava*), se rapproche plus ou moins de la surface extérieure de la moelle, mais sans jamais l'atteindre. — Son extrémité antérieure, plus mince, parfois nettement pédiculée, se confond avec la substance grise de la commissure.

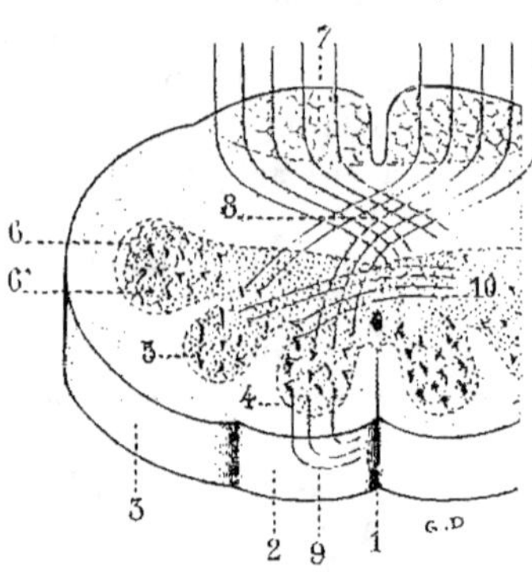

Fig. 381.

Les deux noyaux postérieurs du bulbe, noyau de Goll et noyau de Burdach, vus sur une coupe horizontale (schématique).

1. sillon médian postérieur. — 2, faisceau de Goll. — 3, faisceau de Burdach. — 4, noyau de Goll. — 5, noyau de Burdach. — 6, racine inférieure du trijumeau, coiffant la tête de la corne postérieure 6'. — 7, pyramide antérieure. — 8, fibres sensitives constituant l'origine du ruban de Reil. — 9, fibres cérébelleuses à trajet direct. — 10. fibres cérébelleuses à trajet croisé.

b. *Noyau de Burdach.* — Le noyau de Burdach (*noyau cunéiforme, noyau restiforme*) est situé dans le faisceau de même nom, entre le noyau de Goll, qui est en dedans, et la tête de la corne postérieure, qui est en dehors. Il nous apparaît, sur des coupes horizontales de

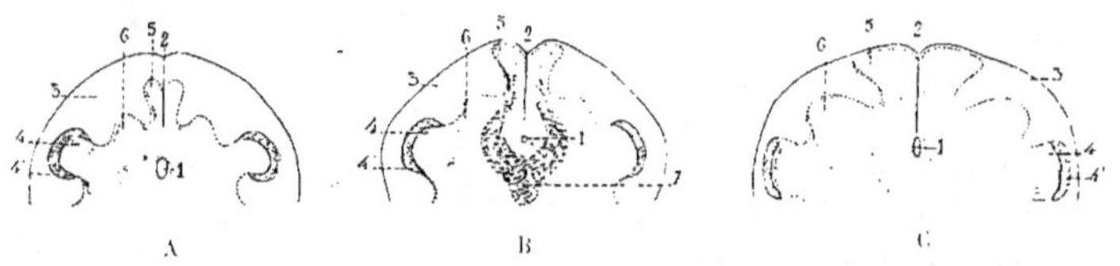

Fig. 382.

Les noyaux de Goll et de Burdach, vus sur des coupes horizontales du bulbe, passant : A, immédiatement au-dessus de la décussation des pyramides; B, un peu au-dessous de l'olive; C, par la partie inférieure de l'olive.

1. canal de l'épendyme. — 2. sillon médian postérieur. — 3, cordon postérieur. — 4. tête de la corne postérieure, avec : 4', racine inférieure du trijumeau. — 5, noyau de Goll. — 6, noyau de Burdach. — 7, entrecroisement sensitif.

la moelle (fig. 382), sous la forme d'un petit triangle, dont le sommet, tronqué et arrondi, regarde la surface extérieure de la moelle et dont la base, dirigée en avant, se fusionne avec la substance grise de la corne postérieure. Tout petit sur les coupes inférieures du bulbe, il acquiert graduellement de l'importance au fur et à mesure qu'il s'élève, de telle sorte que, sur des coupes passant par le sommet du ventricule, il a à peu près le même volume que le noyau de Goll. Il convient d'ajouter que sa coloration n'est pas uniforme et, d'autre part, que son contour est presque toujours vague et indécis : il en résulte que, au lieu de former, comme certains noyaux gris, une masse grise compacte, il est plutôt constitué par des traînées irrégulières de substance grise mêlées à des faisceaux de fibres nerveuses. Si, maintenant, nous envisageons le noyau de Burdach au point de vue de son développement en sens vertical, nous le voyons commencer, en bas, un peu au-dessus du précédent ; par contre, il remonte plus haut que lui et l'on peut suivre ses éléments cellulaires jusqu'au voisinage du cervelet.

D'après BLUMENAU, le noyau de Burdach n'a pas une constitution anatomique homogène et l'on peut, à cet égard, le diviser en deux parties, l'une externe, l'autre interne. La partie interne (noyau interne de Burdach) se compose presque exclusivement de cellules de petites ou moyennes dimensions : leur diamètre est de 25 à 40 μ. La partie externe (noyau externe de Burdach) diffère de la précédente en ce qu'elle renferme des cellules volumineuses, mesurant de 50 à 80 μ. Les cylindraxes de la partie interne (fig. 381) se dirigent vers la ligne médiane ; ceux de la partie externe, vers le corps restiforme.

c. Connexions des deux noyaux de Goll et de Burdach. — Les noyaux des cordons postérieurs du bulbe, nous l'avons déjà dit (p. 493), sont les aboutissants des faisceaux postérieurs de la moelle épinière, ou, plus exactement, des fibres longues sensitives qui constituent en entier le faisceau de Goll et en grande partie le faisceau de Burdach. C'est dans leur épaisseur, tout autour de leurs cellules (fig. 369), que se terminent, par des arborisations libres, les fibres sensitives en question. D'autre part, les cylindraxes qu'émettent les cellules des noyaux de Goll et de Burdach, fibres nouvelles continuant les premières après une simple interruption dans les noyaux précités, se dirigent en haut, en se partageant en deux groupes : les uns, de beaucoup les plus nombreux, constituent la portion initiale du ruban de Reil, que nous avons déjà vue plus haut ; les autres se rendent au cervelet, en constituant les fibres arciformes, que nous étudierons dans un instant. Nous ajouterons que ces fibres destinées au cervelet sont en partie directes et en partie croisées et que, d'après BLUMENAU, elles prendraient leur principale origine dans la partie externe du noyau de Burdach ou noyau externe de Burdach.

2° **Olive inférieure.** — L'olive inférieure ou olive bulbaire, que nous avons déjà vue en saillie en étudiant la configuration extérieure du bulbe (p. 488), est une petite masse ovoïde à grand axe vertical, occupant l'espace compris entre la pyramide antérieure et le faisceau latéral.

A. FORME. — Allongée de bas en haut, aplatie d'avant en arrière, l'olive inférieure est essentiellement constituée par une mince couche de substance grise, emprisonnant à son centre une certaine quantité de substance blanche. La couche grise n'enveloppe pourtant pas l'olive dans toute son étendue : elle est interrompue à sa partie interne et inférieure, sur un point qui est appelé, pour cela, le *hile de l'olive.* Examinée sur des coupes transversales (fig. 385, 3), l'olive nous apparaît sous l'aspect d'une lamelle gris jaunâtre, irrégulièrement plissée, formant par conséquent une série d'angles alternativement saillants et rentrants. L'espace circonscrit par cette lame est comblé par une substance blanche homogène, le *centre médullaire* de l'olive.

B. Dimensions. — La hauteur de l'olive est de 12 à 15 millimètres ; sa largeur est de 5 à 7 millimètres ; son diamètre antéro-postérieur, de 2 à 4 millimètres.

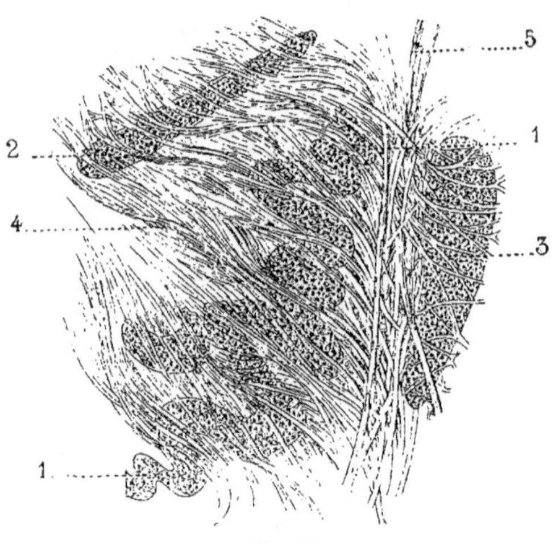

Fig. 383.

Coupe transversale d'une partie de l'olive et de ses noyaux accessoires (d'après Schwalbe).

1. 1, lame grise de l'olive. — 2, parolive externe. — 3, parolive interne. 4, fibres nerveuses. — 5, faisceaux radiculaires du grand hypoglosse.

L'épaisseur de la membrane grisâtre qui s'étale à sa périphérie, mesure environ 0,3 millimètres.

C. Structure. — La lame de substance grise qui circonscrit l'olive est en grande partie constituée par de toutes petites cellules nerveuses de 15 à 25 μ de diamètre, à forme arrondie, de coloration jaunâtre, possédant un seul cylindraxe et trois ou cinq prolongements protoplasmiques richement ramifiés (Kölliker). A ces cellules se mêlent un grand nombre de fines fibres nerveuses, formant un inextricable plexus. Ces fibres sont de valeurs diverses (fig. 383) : les unes, appartenant au groupes des fibres arciformes et disposées en faisceaux plus ou moins importants, ne font que traverser l'olive ; d'autres s'y terminent par des arborisations libres, qui enlacent les cellules nerveuses ; d'autres, enfin, y prennent leur origine, je veux dire ne sont autre chose que les cylindraxes des cellules de l'olive.

D. Connexions. — L'olive bulbaire est en connexion : 1° au-dessous du bulbe, avec la moelle cervicale ; 2° au-dessus du bulbe, avec le cervelet et le cerveau.

a. *Avec la moelle cervicale*. — L'olive est reliée à la moelle cervicale par un petit faisceau de forme triangulaire, qui a été décrit tout récemment (1894) par Bechterew sous le nom de *faisceau olivaire de la moelle cervicale*. Ce faisceau (fig. 384, 4) apparaît au niveau de la partie supérieure du renflement cervical et prend vraisemblablement naissance (cela n'est pas douteux pour Bechterew) dans la corne antérieure. De là, il se porte verticalement en haut, en cheminant dans la région occupée par les racines antérieures, grossit au fur et à mesure qu'il s'élève, pénètre dans le bulbe, y rencontre l'olive et se termine dans l'extrémité inférieure de cet organe. La signification du faisceau olivaire de la moelle cervicale nous est totalement inconnue. Nous savons seulement qu'il se myélinise très tard et n'arrive à son complet développement qu'après la naissance.

b. *Avec le cerveau*. — L'olive est reliée au cerveau par un faisceau ascendant qui, déjà vu en 1881 par Wernicke, a été décrit quelques années plus tard par Bechterew sous le nom de *faisceau central de la calotte* et par Helweg sous celui de *faisceau ovale de la calotte*. Ce faisceau naît sur le côté supéro-externe de l'olive. De là, il se porte obliquement en haut et en dedans et, cheminant dans la substance réticulaire, il traverse successivement la protubérance annulaire et le pédoncule cérébral. Dans le pédoncule cérébral, où il occupe la région de la

calotte (d'où son nom), il traverse l'entrecroisement des pédoncules cérébelleux
supérieurs, passe sur le côté interne du noyau rouge de STILLING et disparaît définitivement au voisinage de la substance grise du troisième ventricule. C'est vraisemblablement le même faisceau qui a été signalé tout récemment par LEYS
(*Soc. biol.*, 1895) sous le nom de *faisceau céré-
bro-olivaire*. Le faisceau central de la calotte,
comme le faisceau olivaire de la moelle cervicale,
ne prend sa myéline qu'après la naissance : de
ce fait, BECHTEREW incline à penser que ces deux
faisceaux appartiennent à un même système de
fibres, interrompues par l'olive.

c. *Avec le cervelet*. — L'olive est reliée au cervelet par un système de fibres, fort nombreuses,
qui cheminent dans l'épaisseur du pédoncule cérébelleux inférieur (fig. 384, 6) : elles font partie des
fibres arciformes, qui, en raison de leur importance, méritent une description à part. Nous les
étudierons tout à l'heure. Nous nous contenterons de rappeler ici que ces fibres cérébello-
olivaires sont croisées ; je veux dire que, suivies
à partir du cervelet, elles traversent la ligne
médiane du raphé bulbaire pour aboutir à l'olive
du côté opposé. Ces connexions croisées nous
expliquent ce fait que, après la destruction de
l'hémisphère droit du cervelet, on observe l'atrophie de l'olive bulbaire gauche et, vice versa,
que la destruction de l'hémisphère cérébelleux
gauche entraîne comme conséquence l'atrophie
de l'olive bulbaire du côté droit.

3° Noyaux accessoires de l'olive ou parolives.

— Sur les deux côtés interne et externe de l'olive
se voient des formations grises que l'on désigne
indistinctement sous les noms de *noyaux accessoires de l'olive*, d'*olives accessoires*, de *noyaux
juxta-olivaires*, de *parolives*. Elles sont au nombre de deux, que l'on distingue, d'après leur
situation, en externe et interne.

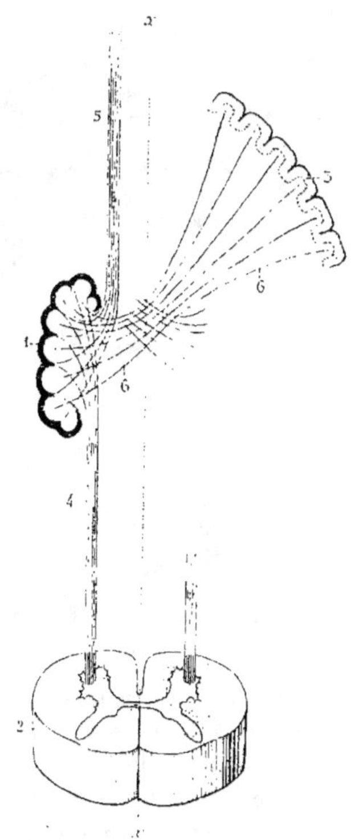

Fig. 384.

Schéma indiquant les connexions
de l'olive bulbaire.

r.r., ligne médiane. — 1, olive du côté
gauche. — 2, moelle cervicale. — 3, cervelet (hémisphère droit). — 4, faisceau allant
à la moelle. — 5, faisceau central de la
calotte. — 6, faisceau cérébello-olivaire.

a. *Parolive externe*. — La parolive externe (*noyau juxta-olivaire postéro-
externe* de SAPPEY, *äussere Nebenolive* de SCHWALBE) est située, comme son nom
l'indique, sur le côté externe de l'olive, entre cette dernière et la tête de la corne
antérieure. Sur des coupes horizontales du bulbe (fig. 385, 4), elle revêt l'aspect
d'une mince lame de substance grise, légèrement incurvée en arc, se terminant en
pointe à l'une et à l'autre de ses deux extrémités.

b. *Parolive interne*. — La parolive interne (*noyau juxta-olivaire antéro-
interne* de SAPPEY, *innere Nebenolive* de SCHWALBE), plus importante que la précédente, se trouve située sur le côté interne de l'olive, entre ce dernier organe et la
pyramide antérieure. Vue sur des coupes horizontales passant par la moitié inférieure de l'olive (fig. 385, 5), elle nous apparaît comme formée par deux lamelles,

toutes les deux fort minces, qui se portent, en s'effilant, l'une en avant, l'autre en dehors. Ces deux lamelles, du reste, se réunissent par leur base, en formant par leur ensemble une sorte d'équerre, dans l'ouverture de laquelle s'avance la partie antéro-interne de l'olive. Sur des coupes passant plus haut, la parolive interne a perdu cette disposition en équerre et revêt alors (fig. 388), comme la parolive interne, la forme d'une lamelle unique plus ou moins incurvée en arc.

c. Structure et valeur morphologique des parolives. — Les deux parolives interne et externe se composent, comme les olives, de cellules nerveuses irrégulièrement disséminées le long des travées d'un riche réticulum. Otto KLINKE, qui a étudié tout récemment (1897) ces cellules nerveuses à l'aide de la méthode de Nissl, n'admet aucune différence essentielle entre elles et

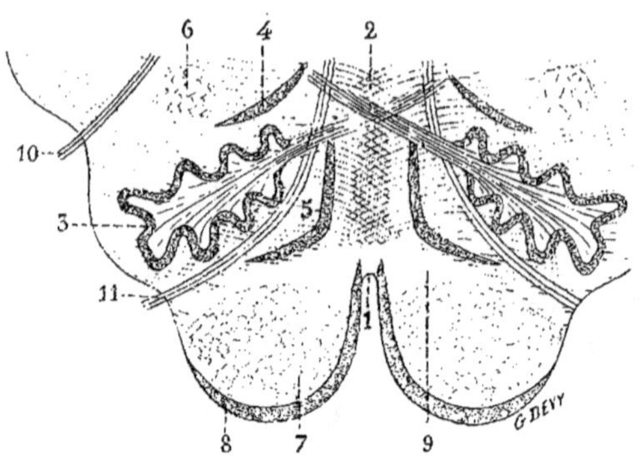

Fig. 385.

L'olive et les parolives, vues sur une coupe transversale du bulbe.

1, sillon médian antérieur. — 2, raphé. — 3, olive. — 4, parolive externe. — 5, parolive interne. — 6, noyau ambigu. — 7, faisceau pyramidal. — 8, noyaux prépyramidaux. — 9, ruban de Reil. — 10, pneumogastrique. — 11, grand hypoglosse.

celles de l'olive. Les parolives ayant exactement la même structure que l'olive, il est rationnel de penser qu'elles ont la même valeur et les mêmes connexions.

4° Corps restiformes. — Les corps restiformes sont absolument distincts des faisceaux postérieurs de la moelle. Par contre, ils se continuent directement en haut avec les pédoncules cérébelleux inférieurs. Pédoncules cérébelleux inférieurs et corps restiformes ne sont qu'une seule et même colonne qui porte deux noms différents. Les fibres qui la constituent, quoique de valeur fort différente, peuvent être ramenées à l'un des deux groupes suivants : 1° fibres reliant la moelle au cervelet ; 2° fibres allant du bulbe au cervelet.

Les premières, *fibres spino-cérébelleuses*, ne sont autres que les fibres du faisceau cérébelleux direct, qui, comme nous l'avons vu plus haut, se rendent au vermis supérieur, en suivant pour la plupart le pédoncule cérébelleux inférieur. A ces fibres, vraisemblablement sensitives, il convient d'ajouter les fibres cérébelleuses descendantes décrites par MARCHI, qui sont très probablement motrices (voy. *Moelle.* p. 449, et *Cervelet*, p. 547).

Les secondes, *fibres bulbo-cérébelleuses*, vont du bulbe au cervelet ou du cervelet au bulbe. Si nous les suivons de haut en bas, nous les voyons, au sortir du cervelet, s'infléchir en bas et en arrière, passer dans le pédoncule cérébelleux inférieur et descendre avec lui sur les parties postéro-latérales du bulbe. En atteignant ce dernier organe, elles s'écartent les unes des autres et se déploient en un large éventail, dont les différents faisceaux se portent vers la ligne médiane en décrivant une courbe dont la concavité est dirigée en dedans et en haut : ce sont les *fibres arciformes*, que nous avons déjà eu l'occasion de signaler maintes fois dans les pages qui précèdent et que nous allons maintenant décrire.

5° Fibres arciformes. — Les fibres arciformes (fig. 386, 7, 7' et 7'') tirent donc leur origine des pédoncules cérébelleux inférieurs. Pour gagner la ligne médiane, que presque toutes doivent franchir, les unes suivent la surface extérieure du bulbe, les autres cheminent dans son épaisseur, d'où leur division toute naturelle en deux groupes : les fibres arciformes externes et les fibres arciformes internes. Les fibres arciformes externes se subdivisent à leur tour en postérieures et antérieures.

a. *Fibres arciformes internes.* — Les fibres arciformes internes ou profondes (fig. 387, 11) se portent vers la ligne médiane et s'y entrecroisent avec les fibres similaires venues du côté opposé, en contribuant à former le raphé. On les voit, sur de bonnes coupes (fig. 388), suivre les chemins les plus divers et occuper en général tout l'espace qui sépare les corps restiformes des pyramides antérieures. Elles se divisent et s'entremêlent d'une façon aussi complexe que variée. Ne respectant rien sur leur passage, elles traversent, les unes l'olive et les noyaux juxta-olivaires, les autres les colonnes grises provenant des cornes antérieures ou postérieures, quelques-unes la racine ascendante du trijumeau. Le vaste réseau que forment dans le bulbe les fibres arciformes internes constitue l'un des principaux éléments de la formation réticulaire (voy. plus loin). Après entrecroisement sur la ligne médiane, les fibres arciformes internes se terminent les unes dans l'olive (*pédoncule de l'olive*, fig. 388, 7'), les autres dans les noyaux de Burdach et de Goll. Celles qui vont à l'olive pénètrent dans cette dernière au niveau du hile : elles constituent, par leur ensemble, le *faisceau cérébello-olivaire* de certains auteurs et nous voyons que ce faisceau est un faisceau croisé.

b. *Fibres arciformes externes postérieures.* — Ces fibres, décrites par EDINGER (fig. 387, 8), contournent de dehors en dedans le cordon postérieur du bulbe, pénètrent dans ce cordon un peu en dehors du bec du calamus et, finalement, se perdent dans les noyaux de Burdach et de Goll du côté correspondant.

c. *Fibres arciformes externes antérieures, noyaux arciformes.* — Les fibres arciformes externes antérieures (fig. 386 et 387), naissent principalement de la partie externe et superficielle du corps restiforme. Se portant de là en dehors et en avant, elles passent entre les filets radiculaires des nerfs glosso-pharyngien, pneumogastrique et spinal, contournent successivement le faisceau latéral, l'extrémité inférieure de l'olive ou l'olive elle-même, la pyramide antérieure et arrivent ainsi au sillon médian antérieur.

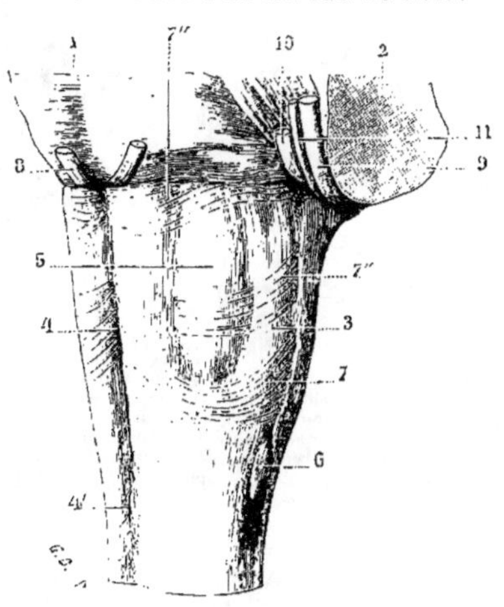

Fig. 386.

Le bulbe, vue antéro-latérale, pour montrer les fibres arciformes.

1. protubérance. — 2, pédoncule cérébelleux moyen. — 3, bulbe rachidien, vue antéro-latérale gauche. — 4, sillon médian antérieur, avec 4', décussation des pyramides. — 5, olive. — 6, tubercule cendré de Rolando. — 7, 7', 7'', fibres arciformes externes. — 8, moteur oculaire externe. — 9, acoustique. — 10, facial. — 11, intermédiaire de Wrisberg.

Là, elles s'enfoncent dans ce sillon et disparaissent dans la profondeur du bulbe, en s'entrecroisant, dans le raphé médian, avec les fibres similaires du côté opposé. Il n'est pas rare de voir un certain nombre d'entre elles s'arrêter au sillon qui sépare la pyramide de l'olive et pénétrer alors, à travers ce sillon, dans la profondeur du bulbe. On voit encore, sur quelques sujets, les fibres arciformes les plus élevées se condenser en un faisceau distinct, lequel se dispose au-devant de la base des pyramides en une espèce d'arcade : ce faisceau, qui longe le bord inférieur de la protubérance ou pont de Varole et qui lui est parallèle, est connu sous le nom d'*avant-pont* ou de *ponticule*.

Rien n'est plus variable que le développement des fibres arciformes externes antérieures : elles forment parfois une couche continue qui recouvre l'olive et descend même à plusieurs millimètres au-dessous de ce dernier organe. Par contre, il est des sujets où ces fibres sont très rares et peu visibles. C'est qu'il existe entre les fibres internes ou profondes et les fibres externes ou superficielles

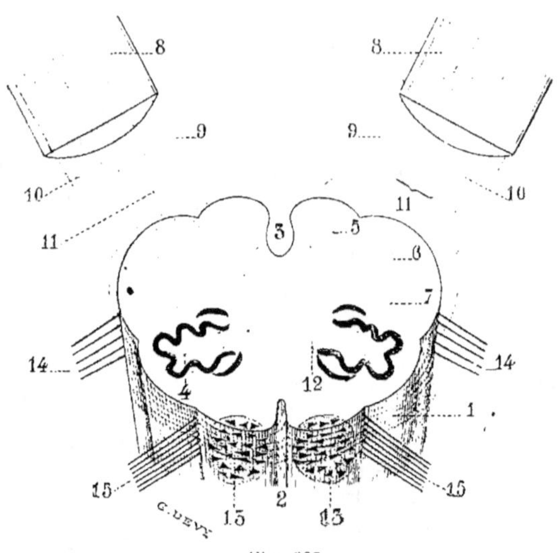

Fig. 387.

Schéma montrant le trajet des fibres arciformes.

1, bulbe rachidien, vue antérieure. — 2, sillon médian antérieur. — 3, quatrième ventricule. — 4, olive, avec ses noyaux accessoires. — 5, noyau de Goll. — 6, noyau de Burdach. — 7, trijumeau. — 8, pédoncule cérébelleux inférieur, vu par sa face antérieure. — 9, fibres arciformes externes postérieures ou dorsales. — 10, fibres arciformes externes antérieures ou ventrales. — 11, fibres arciformes internes. — 12, pédoncule de l'olive. — 13, 13, noyaux prépyramidaux. — 14, pneumogastrique. — 15, grand hypoglosse.

une sorte de balancement numérique, en vertu duquel le développement de celles-ci est en raison inverse du développement de celles-là.

Le long des fibres arciformes externes antérieures se disposent de petits amas de substance grise, que l'on désigne, quels que soient leur volume et leur situation, sous le nom générique de *noyaux arciformes*. Cette substance grise périphérique se développe de préférence à la partie antérieure et à la partie interne de la pyramide antérieure, où elle forme, dans la plupart des cas, une masse compacte, très visible sur les coupes transversales (fig. 387, 13) : ce sont les *noyaux pyramidaux* ou *prépyramidaux*. Les noyaux pyramidaux commencent, en bas, au niveau ou un peu au-dessous de l'extrémité inférieure de l'olive. De là, ils se prolongent jusqu'à la protubérance et pénètrent même dans cette dernière, où ils se fusionnent avec les noyaux gris protubérantiels. Cette continuité des deux formations grises nous fixe, du même coup, sur la signification du noyau pyramidal et de tous les noyaux arciformes en général : ils sont une dépendance de la substance grise protubérantielle et ont la même valeur morphologique. Ils ont, du reste, la même structure et nous trouvons dans les noyaux arciformes, comme dans les noyaux de la protubérance, des cellules de petites dimensions, habituellement fusiformes, plus rarement globuleuses (KÖLLIKER).

Après être entrées dans le bulbe, soit par le sillon médian antérieur, soit par le sillon préolivaire, les fibres arciformes externes antérieures s'entrecroisent, dans le raphé, avec les fibres similaires du côté opposé. Puis, continuant leur trajet en dehors et en arrière, elles traversent l'olive, gagnent les cordons postérieurs et s'y terminent, soit dans le noyau de Goll, soit dans le noyau de Burdach. Ces fibres constituent donc, par leur ensemble, un faisceau d'association entre l'un des hémisphères cérébelleux et les noyaux postérieurs du bulbe du côté opposé.

d. *Valeur morphologique des fibres arciformes.* — Les fibres arciformes que nous venons de décrire ont des valeurs fort diverses et nous pouvons, à cet effet, distinguer les trois groupes suivants :

Le *premier groupe* est constitué par les fibres du faisceau olivaire cérébelleux. Ces fibres parties de l'une des olives remontent, après entrecroisement, dans l'hémisphère cérébelleux opposé et s'y terminent, comme nous le verrons plus tard, en partie dans le corps dentelé, en partie dans l'écorce.

Le *deuxième groupe* comprend les fibres qui unissent le cervelet aux noyaux de Burdach et de Goll. Ces fibres ne sont autre chose que les cylindraxes des cellules externes des noyaux précités et, à ce titre, elles continuent pour ainsi dire les fibres sensitives des cordons postérieurs de la moelle, dont les arborisations terminales enlacent leurs cellules d'origine. Des noyaux postérieurs, elles gagnent le corps restiforme correspondant, remontent avec lui dans le cervelet et se terminent vraisemblablement dans le vermis supérieur. Il est bon de rappeler que, de ces fibres bulbo-cérébelleuses, les unes, les fibres arciformes externes postérieures, sont directes, je veux dire ne s'entrecroisent pas sur la ligne médiane ; les autres sont croisées.

Le *troisième groupe* est représenté par des fibres qui, naissant des noyaux terminaux des nerfs sensitifs bulbaires, vont de là au cervelet, probablement au noyau du toit : c'est le *faisceau sensoriel cérébelleux* d'EDINGER. Ces fibres, en partie directes, en partie croisées, sont aux nerfs sensitifs bulbaires ce que les fibres du deuxième groupe sont aux nerfs sensitifs spinaux : chaque nerf sensitif, quelque rang qu'il occupe dans la série, se trouve donc relié au cervelet par des conducteurs, dont les uns sont croisés, les autres directs. Les connexions entre le cervelet et les noyaux sensitifs du bulbe, parfaitement démontrées pour l'auditif et le trijumeau, sont moins nettes en ce qui concerne le pneumogastrique et le glosso-pharyngien ; mais leur existence ne paraît pas douteuse.

Outre les trois groupes de fibres précités, groupes qui sont admis par la grande majorité des neurologistes, le système des fibres arciformes renferme probablement encore des fibres qui, après interruption dans un noyau et entrecroisement dans le raphé, se rendent au cerveau. A cette catégorie appartiennent sans doute celles des fibres arciformes externes antérieures, qui entrent en relation avec les noyaux arciformes. Elles ont ainsi la même signification que les fibres transversales de la protubérance : ce sont des fibres protubérantielles aberrantes.

6° **Formation réticulaire du bulbe, noyau de Roller et noyau latéral.** — La formation réticulaire, ainsi appelée parce qu'elle revêt, sur les coupes, l'aspect d'un riche réseau, occupe toute la partie centrale du bulbe (fig. 388, 3′). Cette formation réticulaire existe déjà, quoique très peu développée, à la partie supérieure de la moelle cervicale, où nous l'avons déjà signalée (p. 418) en arrière de la corne latérale. Elle ne constitue donc pas en réalité, pour le bulbe, une formation nouvelle ; mais elle y acquiert un développement tellement considérable qu'elle mérite une mention spéciale et c'est à ce titre que nous la décrivons ici.

A. Limites. — Dans le sens sagittal, la formation réticulaire du bulbe s'étend depuis la face postérieure de la pyramide jusqu'aux noyaux de substance grise qui forment le plancher du quatrième ventricule. Dans le sens transversal, elle va, pour chaque moitié de la moelle, depuis le raphé jusqu'au cordon postérieur ou au corps restiforme.

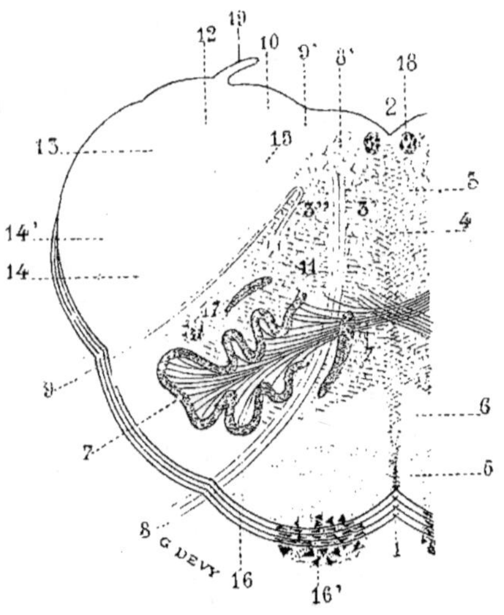

Fig. 388.

La formation réticulaire du bulbe, vue sur une coupe horizontale passant par la partie moyenne de l'olive (demi-schématique).

1. sillon médian antérieur. — 2. quatrième ventricule. — 3. formation réticulaire, avec : 3', sa partie interne (*substance réticulaire blanche*) ; 3", sa partie externe (*substance réticulaire grise*). — 4, raphé. — 5, pyramide antérieure. — 6. ruban de Reil. — 7, olive inférieure avec ses deux noyaux accessoires. — 7'. pédoncule de l'olive. — 8. grand hypoglosse, avec 8'. son noyau d'origine. — 9. pneumogastrique, avec 9'. son noyau terminal. — 10, noyau dorsal externe de l'auditif. — 11. noyau ambigu (noyau d'origine des fibres motrices des nerfs mixtes, et du nerf spinal). — 12, noyau de Goll. — 13. noyau de Burdach. — 14. tête de la corne postérieure, avec 14', racine inférieure du trijumeau. — 15, faisceau solitaire. — 16. fibres arciformes externes antérieures, avec 16'. noyau prépyramidal. — 17, noyau latéral. — 18, noyau du funiculus teres. — 19. ligula.

B. Division. — Le faisceau radiculaire de l'hypoglosse, obliquement dirigé d'arrière en avant et de dedans en dehors, divise ce vaste champ réticulé en deux parties inégales : une partie interne (3'), plus petite, de forme triangulaire ; une partie externe (3"), plus grande, de forme quadrangulaire ou trapézoïdale. La première, presque exclusivement constituée par de la substance blanche, est appelée *formation réticulaire blanche* ; la seconde, beaucoup plus riche en cellules nerveuses, a reçu le nom de *formation réticulaire grise*.

C. Constitution anatomique. — Histologiquement, la formation réticulaire, outre la névroglie qui ne présente aucune particularité importante, comprend deux ordres d'éléments : des fibres et des cellules.

a. *Fibres nerveuses.* — Les fibres nerveuses se distinguent en transversales et longitudinales. — Les *fibres transversales* se dirigent obliquement de dehors en dedans et d'arrière en avant, en décrivant une légère courbe à concavité postéro-interne. Elles appartiennent, pour la plupart, au système des fibres arciformes ci-dessus décrites. — Les *fibres longitudinales* cheminent parallèlement à l'axe du bulbe. Elles se disposent en tout petits fascicules, irrégulièrement disséminés dans les mailles du réticulum que forment les fibres transversales. La formation réticulaire nous présente, cependant : 1° le *faisceau central de la calotte* de Bechterew, que nous avons déjà décrit plus haut, à propos des connexions de l'olive ; 2° la *bandelette longitudinale postérieure* (fig. 426,5), que nous retrouverons dans la protubérance ; 3° le *faisceau solitaire* (fig. 388,15), qui est une dépendance des nerfs glosso-pharyngien et pneumogastrique et que nous décrirons plus loin (voy. ch. vi) à propos des origines réelles de ces deux nerfs.

b. *Cellules nerveuses, noyau de Roller et noyau latéral.* — Les cellules nerveuses diffèrent par leur forme et leurs dimensions : les unes, de forte taille
(de 80 à 90 μ), étoilées, rappellent les cellules motrices des cornes antérieures de
la moelle ; les autres, de moyennes ou de petites dimensions, sont arrondies ou
fusiformes. Les unes et les autres se disséminent irrégulièrement dans le champ
réticulaire, sans jamais former de noyau nettement distinct : c'est, pour employer
une expression de KÖLLIKER, un *noyau diffus*. Quelques auteurs, cependant, décrivent dans la formation réticulaire du bulbe, deux noyaux : le *noyau de Roller* et
le *noyau latéral*. Le noyau de Roller ou *noyau central inférieur* de BECHTEREW
(fig. 371,5) est situé un peu en arrière du hile de l'olive ; il entre en relation avec
les fibres du faisceau fondamental antéro-latéral de la moelle. Le noyau latéral
(fig. 388,17), beaucoup plus superficiel, se trouve situé entre l'extrémité externe de
l'olive, qui est en avant, et la racine inférieure du trijumeau, qui est en arrière ;
ce serait, d'après BECHTEREW, un noyau d'interruption pour les fibres constitutives
du faisceau de Gowers.

§ V. — ÉTUDE DU BULBE A L'AIDE DE COUPES TRANSVERSALES

Nous venons, dans les pages qui précèdent, d'étudier le bulbe par une méthode
que l'on pourrait appeler analytique, en disséquant
pour ainsi dire une à une ses parties constituantes.
Ces parties nous étant maintenant bien connues au
point de vue de leur situation, de leur forme, de
leur trajet et de leur signification morphologique,
nous possédons toutes les notions nécessaires pour
examiner fructueusement les coupes transversales
du bulbe. Les coupes transversales de cet organe
sont ordinairement les seules que l'on utilise dans
la pratique et il est indispensable de bien se fami-
liariser avec elles à l'état normal, si l'on veut plus
tard, en anatomie pathologique, reconnaître et
interpréter sainement les modifications que pourra
leur faire subir le processus morbide. Nous passe-
rons successivement en revue, en allant de bas en
haut, les six coupes suivantes : 1° coupe passant par
la partie inférieure de l'entrecroisement des pyramides ; 2° coupe portant sur la partie moyenne de
l'entrecroisement des pyramides (entrecroisement
moteur) ; 3° coupe passant par la partie supérieure
de ce même entrecroisement (entrecroisement sensitif) ; 4° coupe portant sur la partie inférieure des
olives ; 5° coupe répondant à la partie moyenne des olives ; 6° coupe passant par
la partie toute supérieure des olives.

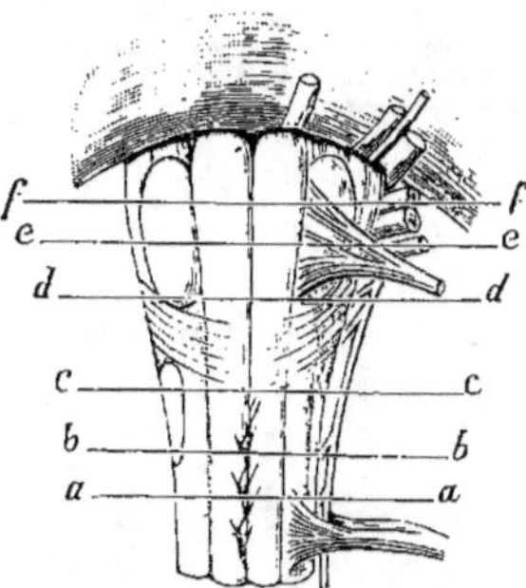

Fig. 389.

Le bulbe, vue antérieure, avec
indication des niveaux par
lesquels passent les six coupes
ci-dessous décrites.

1, moelle épinière. — 2, bulbe. — 3,
protubérance. — 4, facial. — 5, auditif.
— 6, glosso-pharyngien. — 7, pneumogastrique. — 8, spinal. — 9, grand
hypoglosse. — 10, premier nerf cervical.

Les axes *aa, bb, cc, dd, ee, ff,* indiquent les points par lesquels passent les
six coupes transversales qui sont décrites
plus bas.

1° Coupe passant par la partie inférieure de l'entrecroisement des pyramides.
— Cette coupe (fig. 390) répond exactement à la limite de la moelle et du bulbe.
Les deux sillons médians antérieur et postérieur, ainsi que les trois cordons de la
moelle, ne sont pas modifiés. Le cordon postérieur, cependant, est beaucoup plus

développé en largeur, ce qui tient à l'accroissement des faisceaux qui représentent les voies longues.

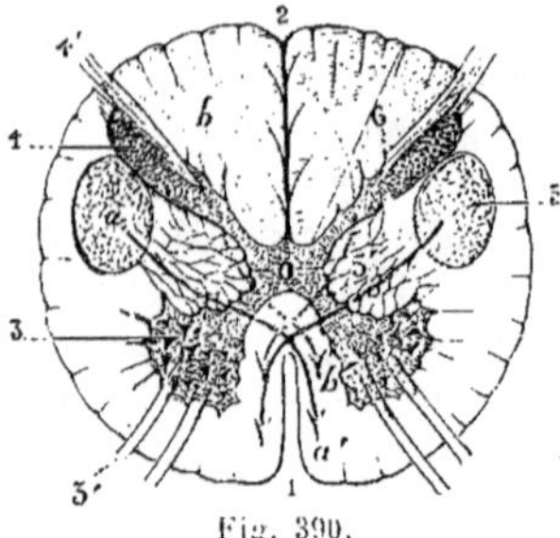

Fig. 390.

Coupe du bulbe rachidien à la partie inférieure de l'entrecroisement des pyramides (*aa* de la figure 390).

1, sillon médian antérieur. — 2. sillon médian postérieur. — 3. cornes antérieures (*en rouge*), avec 3'. racines antérieures. — 4, cornes postérieures (*en bleu*), avec 4'. racines postérieures. — 5. faisceau pyramidal croisé, avec 5', ses faisceaux les plus internes, s'inclinant vers la corne antérieure qu'ils se disposent à franchir et à décapiter. — 6. faisceau de Burdach. — 7. faisceau sensitif latéral.

(La flèche rouge *aa'* indique le trajet que suivent les fibres du faisceau pyramidal croisé au niveau de l'entrecroisement des pyramides : la flèche bleue *bb* indique, de même, le trajet que suivront plus haut les fibres sensitives pour s'entrecroiser sur la ligne médiane.)

Les cornes postérieures, elles aussi, sont peu modifiées, soit dans leur forme, soit dans leur constitution anatomique. Toutefois, elles sont plus inclinées en dehors, et ce déplacement, qui est encore léger, mais qui va s'accuser dans les coupes sus-jacentes, est naturellement la conséquence de l'accroissement volumétrique des cordons postérieurs, qui, pour pouvoir se loger, sont obligés de repousser en avant la colonne grise centrale.

En ce qui concerne les cornes antérieures, leur tête devient plus volumineuse et s'étale principalement en avant et en dehors. Les cornes latérales sont très marquées, mais fusionnées avec les cornes antérieures. En revanche, la partie de la corne qui rattache la tête à la base s'amincit considérablement par suite d'un empiétement des cordons latéraux sur son côté externe. Cela tient à ce que les fibres du faisceau pyramidal croisé (fig. 110,5 et 5') ont commencé à se porter en dedans : ils occupent déjà la partie externe de la corne, se disposant à la traverser, ou, pour employer l'expression classique, à la *décapiter*, ce qu'ils feront plus haut.

2° Coupe portant sur la partie moyenne de l'entrecroisement des pyramides (entrecroisement moteur).

— Cette deuxième coupe (fig. 391) nous fait assister à l'entrecroisement des deux faisceaux pyramidaux (*Pyramidenkreuzung* des anatomistes allemands). Nous voyons chacun de ces faisceaux, suivant le trajet de la flèche indicatrice *aa'* de la figure précédente, se porter obliquement en avant et en dedans, s'entrecroiser sur la ligne médiane avec celui du côté opposé et venir se placer alors sur le côté du sillon médian antérieur, où en se redressant en haut, il constitue ce gros faisceau longitudinal, que nous avons appelé la *pyramide antérieure*.

En exécutant ce mouvement de translation, le faisceau pyramidal croisé traverse nécessairement la corne antérieure au niveau de son col : il la *décapite*, c'est-à-dire sépare sa tête de sa base. Cette corne antérieure, jusque-là indivise, se trouve séparée maintenant en deux tronçons : l'un, interne (5), représentant la base et conservant ses rapports avec le canal central ; l'autre, externe (5'), représentant la

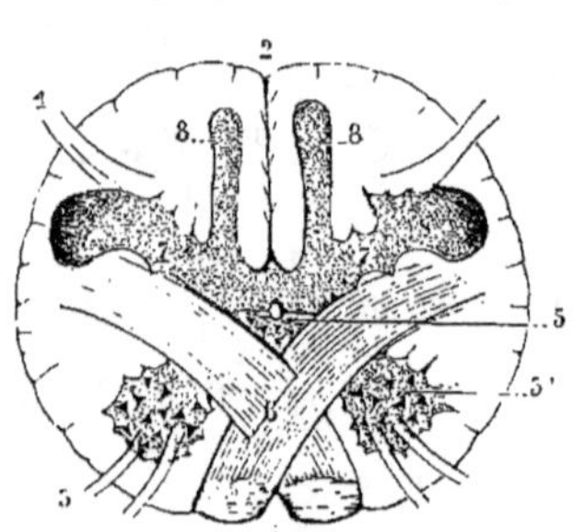

Fig. 391.

Coupe transversale du bulbe portant sur la partie moyenne de l'entrecroisement des pyramides, entrecroisement moteur (*bb* de la figure 390, d'après M. Deval.).

1. sillon médian antérieur. — 2. sillon médian postérieur. — 3. racines motrices. — 4. racines sensitives. — 5. base des cornes antérieures, dont la tête 5' a été détachée par le passage du faisceau pyramidal croisé. — 6. entrecroisement des deux faisceaux pyramidaux croisés, allant former les pyramides antérieures. — 7. cornes postérieures (*en bleu*). — 8. noyaux de Goll, se reliant, en avant, à la base des cornes postérieures.

tête et situé en dehors et un peu en arrière de la pyramide antérieure. Ces deux tronçons, comme nous l'avons déjà vu, ne se réuniront plus désormais : ils formeront, dans toute la hauteur du bulbe et de la protubérance, deux colonnes distinctes, toutes les deux motrices (voy. fig. 378).

Sur cette même coupe, nous constatons que la corne postérieure a accentué son mouvement de translation en avant et en dehors. Par suite de ce déplacement, elle affecte maintenant une direction presque transversale. En même temps, de la commissure postérieure se sont détachés deux prolongements de substance grise, l'un droit, l'autre gauche, qui se dirigent d'avant en arrière dans l'épaisseur des faisceaux de Goll : ce sont les *noyaux de Goll*, encore appelés *noyaux des cordons grêles* ou *noyaux postpyramidaux*. Le noyau de Burdach n'existe pas encore, mais nous le trouverons sur la coupe suivante. Sur celle-ci, il est à peine indiqué par une toute petite saillie en forme d'épine qui se détache de la partie postérieure de la corne, à peu près à égale distance de la tête de cette corne et du noyau de Goll.

3° Coupe passant par la partie supérieure de l'entrecroisement des pyramides (entrecroisement sensitif). — Sur cette coupe (fig. 392), l'entrecroisement moteur est terminé. Toutes les fibres des faisceaux pyramidaux croisés ont passé de droite à gauche et vice versa : ils se trouvent maintenant, dans la pyramide antérieure, du côté opposé à celui qu'elles occupaient dans la moelle. Le faisceau pyramidal direct, qui ne s'est pas entrecroisé, est entièrement fusionné avec lui et occupe son côté externe.

Les cornes antérieures sont toujours décomposées en deux tronçons : l'un postérieur, qui représente sa base ; l'autre antérieur, qui représente sa tête. Ces deux tronçons occupent la même situation que dans la coupe précédente.

La corne postérieure, de plus en plus repoussée en avant par le cordon postérieur, qui s'accroît sans cesse, affecte maintenant une direction nettement transversale. Le noyau de Goll existe encore, avec la forme et les dimensions qu'il avait tout à l'heure, mais il n'est plus seul : en dehors de lui et partant de la base de la corne, s'est développé un nouveau prolongement, moins considérable, mais de même nature :

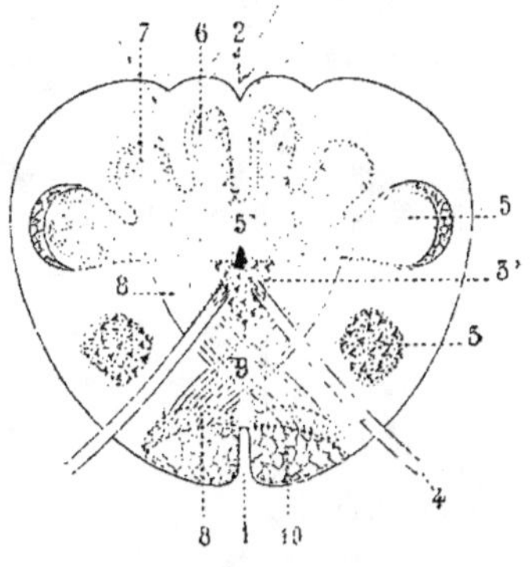

Fig. 392.

Coupe transversale du bulbe, passant par l'entrecroisement sensitif (cc de la figure 390).

1. sillon médian antérieur. — 2. sillon médian postérieur. — 3 et 3'. tête et base de la corne antérieure (*en rouge*). — 4. grand hypoglosse — 5 et 5', tête et base de la corne postérieure. — 6. noyau de Goll. — 7. noyau de Burdach. — 8.8. ruban de Reil ou faisceau sensitif. — 9. entrecroisement sensitif. — 10, faisceau pyramidal.

c'est le *noyau de Burdach* ou *noyau cunéiforme*, ainsi appelé parce qu'il occupe l'épaisseur du faisceau de même nom.

En avant du canal de l'épendyme, sur le point où s'est effectué tout à l'heure l'entrecroisement des fibres motrices, nous voyons de nouveaux faisceaux qui s'entrecroisent de la même façon avec leurs homologues du côté opposé : ce sont les faisceaux sensitifs du ruban de Reil (*Schleifenkreuzung* des anatomistes allemands). Nous savons déjà que ces faisceaux proviennent, en partie du noyau de Goll, en partie du noyau de Burdach ; et nous savons aussi qu'ils vont tous, après entrecroisement, se placer en arrière de la pyramide antérieure pour devenir ascendants et remonter, de là, jusqu'au cerveau.

Pour effectuer leur entrecroisement les faisceaux constitutifs du ruban de Reil, qu'ils proviennent du noyau de Goll ou du noyau de Burdach, passent tous, suivant la flèche indicatrice *bb'* de la figure 390, au travers de la corne postérieure correspondante et la décapitent. Désormais, cette corne postérieure sera divisée, comme la corne antérieure, en deux tronçons : l'un, interne, représentant la base; l'autre, externe, représentant la tête. Ces deux tronçons formeront de même, dans toute la hauteur du bulbe et de la protubérance, deux colonnes distinctes, toutes les deux sensitives : elles deviendront les noyaux terminaux des nerfs sensitifs bulbo-protubérantiels (voy. fig. 378).

4° Coupe portant sur la partie inférieure des olives. — Les deux entrecroisements moteur et sensitif sont l'un et l'autre terminés et nous voyons nettement,

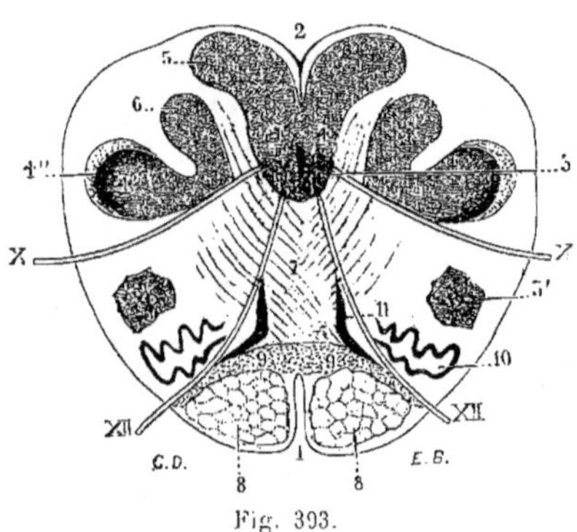

Fig. 393.

Coupe du bulbe rachidien au niveau de l'extrémité inférieure des olives (*dd* de la figure 390, d'après M. Duval).

1, sillon médian antérieur. — 2, sillon médian postérieur. — 3, base des cornes antérieures. — 3', leur tête. — 4, base des cornes postérieures. — 4', leur tête. avec 4'', racine bulbaire du trijumeau. — 5, noyaux de Goll. — 6, noyaux de Burdach. — 7, raphé. — 8, faisceau pyramidal (*en rouge*). — 9, faisceau sensitif ou ruban de Reil. — 10, olive. — 11, noyau juxta-olivaire antéro-interne ou parolive interne. — XI, nerf pneumogastrique (racine sensitive). — XII, nerf grand hypoglosse.

sur cette coupe (fig. 393), la situation nouvelle occupée par les faisceaux médullaires qui se sont déplacés. Ces faisceaux se succèdent, en allant d'avant en arrière, dans l'ordre suivant : sur le plan superficiel, en constituant la pyramide proprement dite, se trouvent les fibres motrices; en arrière des fibres motrices, se disposent les fibres sensitives formant le ruban de Reil ; plus en arrière encore, sont venues se placer, mais celles-ci sans avoir subi d'entrecroisement, les fibres du faisceau fondamental antéro-latéral de la moelle, formant maintenant le *faisceau fondamental du bulbe*.

Sur la ligne médiane, tout l'espace compris entre le ruban de Reil et le canal de l'épendyme est constitué par des fibres entrecroisées : leur ensemble constitue le *raphé du bulbe*. De chaque côté du raphé se voit un vaste réticulum, la *formation réticulaire*, à la constitution de laquelle concourent à la fois les fibres arciformes, à direction transversale, et les fibres longitudinales du faisceau fondamental bulbaire.

En ce qui concerne les colonnes grises centrales, nous reconnaissons facilement les deux colonnes motrices et les deux colonnes sensitives, occupant à peu de chose près la même situation que dans la figure précédente. La tête de la corne postérieure s'est pourtant enrichie d'un élément nouveau : elle se trouve coiffée maintenant par un faisceau de fibres longitudinales, qui revêt sur notre coupe la forme d'un croissant à concavité interne. Les fibres qui forment ce faisceau naissent de la corne elle-même et constituent par leur ensemble la racine inférieure ou bulbaire du trijumeau. Les noyaux de Goll et de Burdach persistent, chacun dans la position qui lui est propre. Ils sont même beaucoup plus développés que dans la coupe précédente.

Nous rencontrons, enfin, sur notre coupe, une formation nouvelle, l'*olive infé-rieure* ou *olive bulbaire*. Elle nous apparaît sous la forme d'une lame de substance grise, irrégulièrement plissée, située dans l'intervalle qui sépare la pyramide de la tête des cornes antérieures. En dedans d'elle, se trouve le *noyau juxta-olivaire antéro-interne* ou *parolive interne*, lame grise en forme d'équerre dont la partie transversale limite en arrière la portion sensitive de la pyramide.

Des deux nerfs que nous présente la figure 393, et que nous retrouverons dans la coupe suivante, l'un, marqué XII, est le grand hypoglosse, l'autre, marqué X, est le faisceau sensitif du pneumogastrique. Le premier, nerf moteur, prend nais-sance dans la colonne grise qui représente la base des cornes antérieures (aile blanche interne); le second, nerf sensitif, aboutit à la colonne grise qui représente la base des cornes postérieures (partie inférieure de l'aile grise).

5° Coupe répondant à la partie moyenne des olives. — La modification la plus importante que nous présente le bulbe à ce niveau (fig. 394) est la disposition du canal central qui, en s'élargissant et en rejetant sur les côtés les for-mations nerveuses qui le fermaient en arrière, est devenu le *quatrième ventricule.*

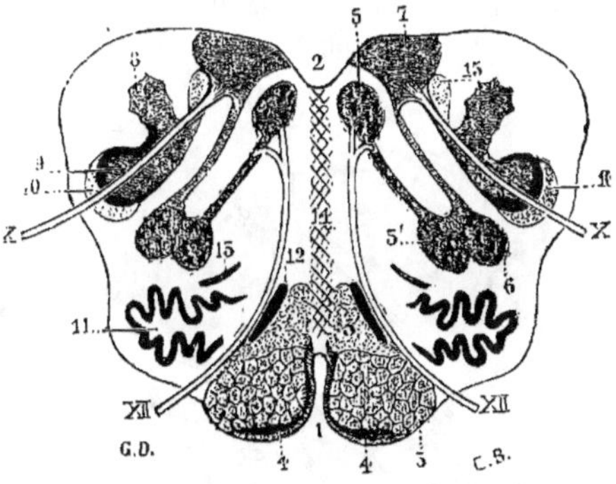

Sur son plancher, se trouvent deux colonnes de substance grise : l'une, motrice, se rattachant morpholo-giquement à la base des cornes anté-rieures et longeant de chaque côté la ligne médiane, c'est l'*aile blanche interne;* l'autre, sensitive, repré-sentant la base des cornes posté-rieures et située, non plus en arrière, mais en dehors de la précédente, ce sont les deux *ailes grise* et *blanche externe.*

La tête des cornes antérieures se voit un peu en arrière de l'olive, constituant en 5′ le noyau accessoire de l'hypoglosse, en 6 le noyau am-bigu ou noyau moteur des nerfs mixtes. On voit, en effet, deux petits faisceaux à trajet récurrent s'échapper de ces deux noyaux et aller grossir les faisceaux principaux du grand hypoglosse (XII) et du pneumogastrique (X).

Quant à la tête des cornes postérieures, elle se voit, en 9, coiffée par la racine bulbaire du trijumeau (10).

L'olive, à peine modifiée dans son contour, occupe la situation qu'elle avait dans la coupe précédente. Elle est flanquée maintenant, en dedans et en dehors du hile, de ses deux noyaux accessoires : sur le côté interne du hile, le *noyau juxta-olivaire antéro-interne* ou *parolive interne;* sur le côté externe du hile, entre l'olive et le noyau accessoire de l'hypoglosse, le *noyau juxta-olivaire postéro-externe* ou *parolive externe.*

La formation réticulaire s'est agrandie : elle s'étend, en largeur, depuis le raphé

Fig. 394.

Coupe du bulbe rachidien au niveau de la partie moyenne des olives (*ee* de la figure 390 d'après M. Duval).

1. sillon médian antérieur. — 2, plancher du quatrième ven-tricule. — 3, pyramides antérieures (*en rouge*). — 3', faisceau sensitif ou ruban de Reil (*en bleu*). — 4, noyaux arciformes ou prépyramidaux. — 5. noyau principal de l'hypoglosse, avec 5', son noyau accessoire. — 6, noyau ambigu ou noyau moteur des nerfs mixtes. — 7, leur noyau sensitif. — 8, noyau de Burdach. — 9. tête de la corne postérieure, coiffée par 10, la racine bul-baire du trijumeau. — 11. olive. — 12. noyau juxta-olivaire antéro-interne. — 13, noyau juxta-olivaire postéro-externe. — 14. raphé. — 15. faisceau solitaire. — X, nerf pneumogastrique. — XII, nerf grand hypoglosse.

jusqu'à la tête de la corne postérieure; dans le sens antéro-postérieur, depuis le plancher du quatrième ventricule jusqu'à la pyramide. Le grand hypoglosse, dans son trajet intra-bulbaire, la traverse obliquement et la partage ainsi en deux parties : l'une interne, plus petite, qui est la formation réticulaire blanche; l'autre externe, plus grande, qui est la formation réticulaire grise. Dans la formation réticulaire se trouvent le noyau de Roller et le noyau latéral; ces deux noyaux ne sont pas représentés dans la figure 394, mais ils se voient très nettement dans la figure 388 (p. 512).

Les pyramides possèdent encore la même situation, la même forme et la même constitution que précédemment. Nous devons noter, cependant, l'apparition, sur leur côté antérieur et sur leur côté interne, d'une couche de substance grise (4): cette couche de substance grise, située à la surface extérieure du bulbe, constitue à droite et à gauche les *noyaux arciformes* ou *prépyramidaux*, lesquels se disposent sur le trajet des fibres arciformes.

Nous appellerons enfin l'attention du lecteur sur l'apparition d'un faisceau longitudinal, à coupe ovalaire (15), qui se trouve situé, sur notre figure, immédiatement au-dessous de la colonne sensitive du plancher ventriculaire, entre cette colonne et le noyau de Burdach : c'est le *faisceau solitaire* de Stilling, sur la signification duquel nous aurons à revenir à propos de l'origine réelle des nerfs mixtes.

6° Coupe passant par la partie toute supérieure de l'olive. — Cette coupe (fig. 395) diffère peu de la précédente. A droite et à gauche de la ligne médiane, nous avons toujours, se succédant régulièrement d'avant en arrière, le faisceau pyramidal, le ruban de Reil et le faisceau fondamental du bulbe, ce dernier disséminé par petits paquets dans la formation réticulaire.

En avant, le sillon médian persiste et il est même plus profond : nous approchons du trou borgne. De chaque côté de ce sillon, nous retrouvons les noyaux prépyramidaux ou arciformes, plus développés encore que dans la coupe précédente.

En arrière, le quatrième ventricule s'est considérablement élargi et nous reconnaissons nettement, à droite et à gauche du calamus, nos trois ailes : blanche interne, grise et blanche externe.

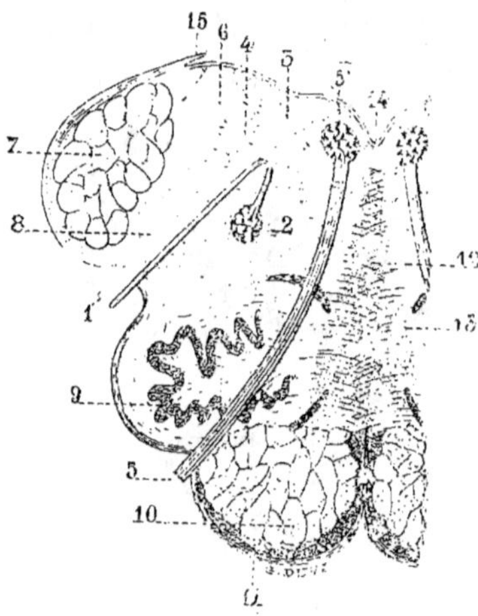

Fig. 395.

Coupe du bulbe rachidien, au niveau de la partie supérieure de l'olive (*ff* de la figure 390, en partie d'après van Gehuchten).

1, glosso-pharyngien, avec : 2, son noyau moteur ou noyau ambigu: 3, son noyau sensitif ou noyau de l'aile grise ; 4, faisceau solitaire. — 5, grand hypoglosse, avec 5', son noyau d'origine. — 6, noyau dorsal et racine descendante de l'auditif. — 7, pédoncule cérébelleux inférieur. — 8, racine descendante du trijumeau. — 9, olive et parolives. — 10, pyramide antérieure. — 11, noyaux pyramidaux ou arciformes. — 12, raphé. — 13, ruban de Reil. — 14, quatrième ventricule. — 15, ligula.

Les colonnes résultant de la dislocation de la substance grise centrale existent encore et leur situation a à peine changé. C'est ainsi que nous voyons : 1° la colonne motrice, représentant la base de la corne antérieure, occuper la partie juxta-médiane du plancher ventriculaire, où elle forme l'aile blanche interne ; 2° la colonne sensitive, représentant la base de la corne postérieure se placer en

dehors de la précédente, toujours sur le plancher ventriculaire, où elle constitue à
la fois l'aile grise et l'aile blanche externe ; 3° la colonne motrice représentant la
tête de la corne antérieure se montre sur le côté externe de l'olive ; elle forme à ce
niveau le noyau ambigu, d'où s'échappent les fibres radiculaires motrices des nerfs
mixtes ; 4° la colonne sensitive représentant la tête de la corne postérieure occupe
la partie interne du corps restiforme ; elle est, comme sur la coupe précédente, en
rapport avec la racine inférieure du trijumeau.

Dans le cordon postérieur, le noyau de Goll a disparu et il en est, de même du
noyau de Burdach. Les fibres longues d'origine spinale se sont toutes terminées
au-dessous de la coupe et, de ce fait, le cordon postérieur, devenu corps restiforme
ou pédoncule cérébelleux inférieur, ne renferme plus que des fibres d'origine
cérébelleuse. On voit ces fibres, fibres arciformes pour la plupart, s'échapper du
corps restiforme pour parcourir de dehors en dedans le champ réticulaire, gagner
la ligne médiane et s'y entrecroiser avec leurs similaires du côté opposé.

En ce qui concerne l'olive, elle persiste avec sa forme caractéristique et ses
grandes dimensions. La parolive externe et la parolive interne persistent, elles
aussi, mais elles sont représentées par des lames beaucoup moins étendues que
sur la coupe précédente. C'est qu'elles sont intéressées ici sur un point qui est
tout voisin de leur extrémité supérieure. Sur
une coupe passant à 2 ou 3 millimètres plus
haut, olives et parolives auront entièrement
disparu.

§ VI. — VAISSEAUX DU BULBE

1° Artères. — Les artères du bulbe rachidien, parfaitement étudiées par DURET (*Artères
nourricières du bulbe rachidien*, Arch. de
Physiol., 1873), proviennent toutes de l'artère
vertébrale ou de ses branches. Nous les diviserons comme celles de la moelle, en trois groupes : artères médianes, artères radiculaires,
artères périphériques.

A. ARTÈRES MÉDIANES. — Les artères médianes
se distinguent, d'après leur situation, en antérieures et postérieures :

a. *Artères médianes antérieures.* — Les
artères médianes antérieures (fig. 396,1') proviennent, les unes des vertébrales, les autres
(et c'est le plus grand nombre) des artères
spinales antérieures. Immédiatement après leur
origine, elles descendent dans le sillon médian
antérieur, pénètrent dans l'épaisseur du bulbe
et se portent vers le plancher du quatrième
ventricule, en suivant toujours la ligne médiane. Elles ont pour caractères d'être recti-

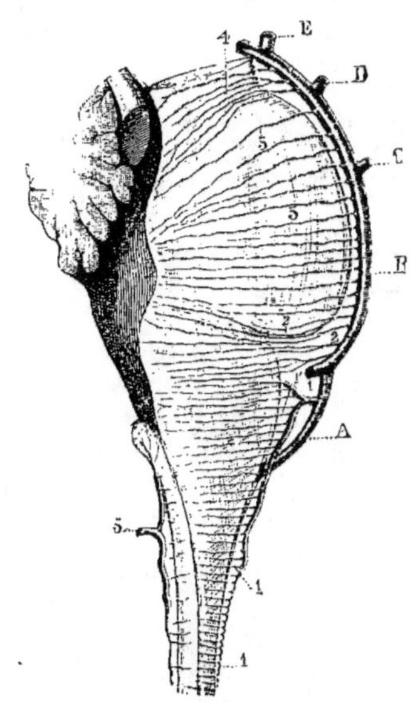

Fig. 396.

Artères médianes du bulbe et de la
protubérance (d'après DURET).

A. artère vertébrale gauche. — B. tronc basilaire. — C. cérébelleuse inférieure et antérieure.
— D. cérébelleuse supérieure. — E. cérébrale
postérieure.

1. artère spinale antérieure. — 1' 1'. ses branches médianes. — 2, artères sous-protubérantielles. — 3. 4. artères médio-protubérantielles.
—5. artère spinale postérieure, avec ses branches
médianes.

lignes et horizontales, formant ainsi dans le plan antéro-postérieur « une échelle
à lignes parallèles très remarquable » (DURET). Dans leur trajet, ces artères aban-

donnent aux parties centrales du bulbe quelques rameaux collatéraux. Arrivées au plancher du ventricule, elles s'épanouissent en de véritables arborisations, que l'on voit surgir du fond du calamus et courir au-dessous de la membrane épendymaire. Leurs divisions terminales se perdent autour des noyaux d'origine des nerfs (*artères des noyaux* de Duret). On rencontre parfois une ou plusieurs artérioles le long des barbes du calamus. Au nombre des artères médianes antérieures,

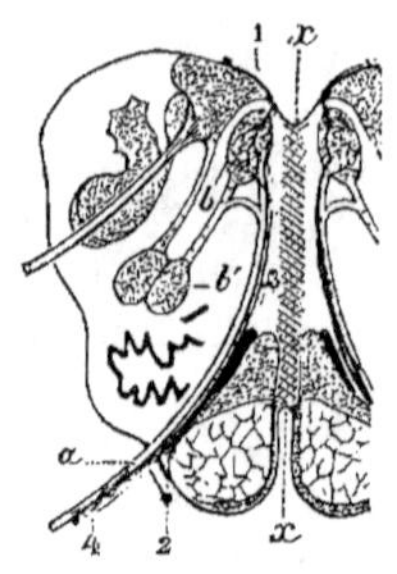

Fig. 397.

Schéma représentant le mode de distribution d'une artère radiculaire.

a, nerf grand hypoglosse. — *b*, son noyau d'origine. — *b'*, son noyau accessoire. — 1, artère ventriculaire pour le noyau *b*. — 2, artère radiculaire, avec : 3, son rameau ascendant, s'anastomosant avec 1, tout autour du noyau. — 4, son rameau descendant, se jetant sur le nerf.

nous devons ranger trois ou quatre troncules (2), qui, émanant du tronc basilaire, pénètrent dans le trou borgne (*artères sous-protubérantielles* de Duret) et partagent ensuite la distribution des artères précédentes.

b. *Artères médianes postérieures.* — Les artères médianes postérieures (fig. 115,5), beaucoup moins importantes que les antérieures, sont fournies par les spinales postérieures. Elles s'engagent, comme l'indique leur nom, dans le sillon médian postérieur. Il est à remarquer qu'elles diminuent de volume en allant de bas en haut : les plus élevées, qui sont aussi les plus grêles, répondent au bec de calamus.

B. ARTÈRES RADICULAIRES. — Les artères radiculaires (fig. 116,2), ainsi appelées parce qu'elles se portent vers les racines des nerfs, ont pour caractères communs d'atteindre cette racine à quelques millimètres seulement en dehors de leur émergence et de se diviser immédiatement après en deux rameaux : l'un *externe* ou *descendant*, qui accompagne le nerf vers la périphérie; l'autre *interne* ou *ascendant*, qui remonte, avec le nerf, jusqu'à son noyau d'origine et se capillarise autour de ce noyau. Il résulte d'une pareille disposition que chaque noyau d'origine, placé sur le plancher du quatrième ventricule, reçoit du sang de deux sources différentes : des artères radiculaires et des artères médianes.

Voici maintenant, sous forme de tableau, quelle est la provenance des artères radiculaires pour chacun des nerfs qui émergent du bulbe. On verra, par ce tableau, que ces artères radiculaires naissent ordinairement (voy. fig. 398) des troncs artériels les plus voisins.

1° *Moteur oculaire externe*	tronc basilaire.
2° *Facial*	1° tronc basilaire ou vertébrale;
3° *Auditif*	2° tronc basilaire ou cérébelleuse inférieure et
4° *Intermédiaire de Wrisberg.*	antérieure.
5° *Glosso-pharyngien*	vertébrale.
6° *Pneumogastrique.*	vertébrale.
7° *Spinal*	1° en bas, vertébrale;
	2° en haut, cérébelleuse inférieure et postérieure.
8° *Grand hypoglosse*	1° spinale antérieure;
	2° vertébrale.

C. ARTÈRES PÉRIPHÉRIQUES. — Nous désignons sous ce titre, comme nous l'avons fait pour la moelle, toutes les artères qui ne peuvent trouver place dans l'un ou l'autre des deux groupes précédents. Elles sont très grêles et varient beaucoup par leur nombre, leur origine et leurs terminaisons. Elles se distribuent à la pyramide antérieure, à l'olive, au cordon latéral, au corps restiforme, à la pyramide postérieure et au plancher du quatrième ventricule :

a. *Artères des pyramides antérieures.* — Les artères des pyramides antérieures

et des olives proviennent, soit de la vertébrale directement, soit des spinales antérieures. En ce qui concerne les olives, on voit généralement (DURET) deux ou trois
artérioles suivre le trajet des racines de l'hypoglosse et pénétrer dans cet organe
par son hile.

b. *Artères des cordons latéraux et postérieurs.* — Le cordon latéral, le corps
restiforme et la pyramide postérieure re-
çoivent leurs artères en partie de la cérébelleuse inférieure et postérieure, en
partie des spinales postérieures.

c. *Artères du plancher ventriculaire.*
— La circulation du plancher du quatrième ventricule est un peu plus complexe. Indépendamment des artères médianes, qui irriguent la région du calamus, et du rameau ascendant de la spinale
postérieure, qui se porte vers l'angle
inférieur, le quatrième ventricule reçoit
encore un certain nombre de branches,
transversales ou obliques, qui proviennent de la cérébelleuse inférieure et postérieure et qui se distribuent à ses parties
latérales. Il est à remarquer que ces dernières branches, avant d'aborder le plancher ventriculaire, cheminent pour la
plupart, soit dans les plexus choroïdes,
soit dans la toile choroïdienne.

2° Veines. — Les veines issues du bulbe
forment autour de cet organe un riche
réseau qui, d'une part, se continue en bas
avec le réseau veineux de la moelle,
d'autre part communique largement, en

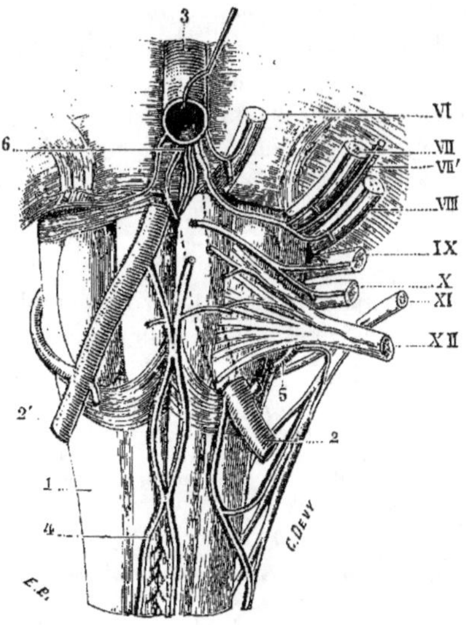

Fig. 398.

Artères des nerfs bulbaires (demi-
schématique).

1, bulbe, vue antérieure. — 2, 2′, artères vertébrales.
— 3, tronc basilaire. — 4, artère spinale antérieure. —
5, artère cérébelleuse postérieure et inférieure. — 6,
bouquet sous-protubérantiel.
VI, moteur oculaire externe. — VII, facial. — VII′, intermédiaire de Wrisberg. — VIII, auditif. — IX, glosso-
pharyngien. — X, pneumogastrique. — XI, spinal. —
XII, grand hypoglosse.

haut, avec les veines du cervelet et de la protubérance. En examinant attentivement le réseau veineux péribulbaire, on y trouve les mêmes éléments que dans le
réseau veineux périmédullaire, c'est-à-dire une veine médiane antérieure, une
veine médiane postérieure et des veines radiculaires :

a. *Veine médiane antérieure.* — La veine médiane antérieure, continuation de
a veine homonyme de la moelle, longe de bas en haut le sillon médian antérieur
du bulbe et, arrivée au niveau du sillon bulbo-protubérantiel, se jette dans l'une
des veines qui cheminent à la face antérieure de la protubérance. Quelquefois aussi
elle se recourbe en dehors pour sortir, avec la veine de l'hypoglosse, par le trou
condylien antérieur. Chemin faisant, la veine médiane antérieure reçoit de nombreuses veinules qui proviennent du sillon médian antérieur, principalement du
trou borgne. Elle reçoit encore quelques affluents des pyramides antérieures et
même des olives.

b. *Veine médiane postérieure.* — La veine médiane postérieure continue de
même la veine homonyme de la moelle épinière. Elle chemine de bas en haut le
long du sillon médian postérieur jusqu'à l'angle inférieur du quatrième ventricule. Là, elle s'infléchit le plus souvent en dehors, soit à droite, soit à gauche,

soit (après bifurcation) des deux côtés à la fois, et vient se terminer, avec les veines radiculaires postérieures, dans l'un des sinus de la base du crâne ou bien encore dans le plexus veineux du trou occipital.

c. *Veines radiculaires*. — Les veines radiculaires, ainsi appelées parce qu'elles suivent le trajet des racines nerveuses, entrent toujours en relation, d'une part avec la veine médiane antérieure, d'autre part avec la veine médiane postérieure. Ces veines sont très variables par leur nombre et par leur développement. L'une des plus volumineuses est la *veine de l'hypoglosse*, qui existe environ dans la moitié des cas et qui aboutit au confluent condylien antérieur (voy. Angéiologie). On voit encore, sur bien des sujets, des veines analogues suivre l'un ou l'autre des trois nerfs glosso-pharyngien, pneumogastrique et spinal, et se jeter, au niveau du trou déchiré postérieur, soit dans le sinus latéral, soit dans le sinus pétreux inférieur, ou bien encore dans l'origine du sinus occipital postérieur.

3° Lymphatiques. — Les voies lymphatiques du bulbe rachidien sont exactement les mêmes que celles de la moelle (voy. *Moelle*).

Voyez, au sujet du bulbe rachidien, parmi les publications récentes : Homén. *Ueber secundäre Degeneration im verlängerten Mark u. Rückenmark*, Arch. f. path. Anat., 1882 ; — Mendel, *Ueber das solitäre Bündel*, Arch. f. Psychiatrie, 1884 ; — Vejas, *Experim. Beiträge zur Kenntniss d. Verbindungsbahne d. Kleinhirns und des Verlaufs der Funiculi graciles und cuneati*, Arch. f. Psychiatrie, 1885 ; — Edinger, *Zur Kenntniss d. Verlaufes d. Hinterstrangfasern in der Medulla oblongata u. im unteren Kleinhirnschenkel*, Neur. Centralbl., 1885 ; — Freud, *Zur Kenntniss d. Olivenzwischenschicht*, Neurod. Centralbl., 1885 ; — Bechterew, *Ueber die Längfaserzüge der Formatio reticularis Medullæ oblongatæ et Pontis*, Neurol. Centralbl., 1885 ; — Du même, *Ueber eine bisher unbekannte Verbindung der grossen Oliven mit den Grosshirn*, ibid., 1885 ; — Du même, *Ueber die innere Abtheilung des Strickkörpers und den achten Hirnnerven*, ibid., 1885 ; — Du même *Ueber die Bestandtheile des Corpus restiforme*, Arch. f. Anat. u. Physiol., 1886 ; — Darkschewitsch u. Freud, *Ueber die Beziehung d. Strickkörpers zum Hinterstrang u. Hinterstrangkern*, etc., Centralbl., 1886 ; — Hollis, *Some points in the histology of the medulla oblongata, pons Varolii and cerebellum*, Journ. of Anat. and Physiol. vol. 18 and 19 ; — Mingazzini, *Intorno alla fina anatomia del nucleus arciformis*, Atti d. R. Accad. med. di Roma, 1889 ; — Jelgersma, *Ueber die nuclei arciformes*, Centralbl. f. Nervenheilk., 1889 ; — Pal, *Ueber d. Verlauf der Fibræ arcuatæ anteriores*, Arb. a. d. Inst. f. allg. u. sp. Path., Wien, 1890 ; — Blumenau, *Ueber d. äusseren Kern des Keilsstranges im verlängerten Mark*, Neurol. Centralbl., 1890 ; — Du même, *Einige Bemerkungen über d. äusser. kern d. Keilstranges*, ibid., 1891 ; — Magini, *Sui filamenti dell' epitelio ependimale nel bulbo dell'uomo*, Boll. d. R. Accad. di Roma, 1891 ; — Kölliker, *Der feinere Bau d. verlängerten Markes*, Anat. Anzeiger, 1891 ; — Mingazzini, *Sulle origini e connessioni delle fibræ arciformes e del raphe nella porzione distale della medulla oblongata nell'uomo*, Intern. Monatsschr. f. Anat., 1892 ; — Du même, *Ulteriori ricerche alle fibræ arciformes*, etc., ibid., 1893 ; — Popoff, *De la névroglie et de sa distribution dans les régions du bulbe et de la protubérance chez l'homme adulte*, Arch. de Psych., de Neurol. et de Méd. légale, 1893 ; — Bechterew, *Ueber das Olivenbündel des cervicalen Theiles von Rückenmark*, Neurol. Centralbl., 1894 ; — Cramer, *Beitr. z. feineren Anatomie der Medulla oblongata u. der Brücke*, etc., Iéna, 1894 ; — Turner, *The results of experimental destruction of the tubercle of Rolando*, Brain, 1895 ; — Jacobsohn, *Ueber die Lage der Pyramidenvorderstrangsfasern in der medulla oblongata*, Neurol. Centralbl., 1895 ; — Luys, *Description d'un faisceau de fibres cérébrales descendantes allant se perdre dans le corps olivaire*, Soc. de Biol., 1895 ; — Bettoni, *Quelques observations sur l'anat. de la moelle allongée, du pont et des pédoncules cérébraux*, Arch. ital. di Biol., 1895 ; — Staderini, *Du mode de terminaison du canal central dans le bulbe rachidien*, Arch. ital. de Biol., vol. XXIII (1895) ; — Du même, *Observations comparatives sur le développ. et sur les caractères définitifs de la cavité du quatrième ventricule à son extrémité caudale*, R. Istit. di Studi, Firenze 1896 ; — Marchi, *Sulla origine del lemnisco*, Riv. di patol. nervosa e mentale, 1896 ; — Klinke, *Sur les cellules des olives inférieures*, Neurol. Centralbl., 1897 ; — Russell, *L'origine et la destination de certains faisceaux afférents et efférents dans la moelle allongée*, Brain, 1897.

Voyez aussi, au sujet du bulbe, la bibliographie de l'origine réelle des nerfs (ch. vii et un certain nombre de mémoires indiqués dans la bibliographie de la moelle épinière (p. 479).

CHAPITRE III

CERVELET

Le cervelet (*petit cerveau*, allem. *Kleinhirn*, angl. *cerebellum* ou *little brain*) est cette portion de la masse encéphalique qui occupe la partie postérieure et inférieure de la cavité cranienne. Il existe chez tous les animaux pourvus de cerveau et de moelle, dans les cinq classes de vertébrés par conséquent ; mais il y existe à des degrés de développement fort différents. Envisagé d'une façon générale et dans l'ensemble de la série, le cervelet, organe impair et symétrique, se compose essentiellement de trois parties : une partie médiane, qui forme le *lobe médian* ou *lobe moyen* ; deux parties latérales, qui constituent les *lobes latéraux* ou *hémisphères cérébelleux*. Or, le lobe médian se rencontre chez tous les vertébrés. Mais il n'en est pas de même des hémisphères : ceux-ci font défaut chez les poissons, les batraciens, les reptiles et les oiseaux, où le cervelet se trouve réduit à sa partie médiane. Les hémisphères font leur première apparition chez les mammifères inférieurs et acquièrent graduellement de l'importance au fur et à mesure qu'on s'élève dans la série. C'est dans l'ordre des primates, et en particulier chez l'homme, qu'ils atteignent leur plus haut degré de développement.

Après quelques considérations générales sur le cervelet, nous étudierons successivement : 1° sa conformation extérieure et ses rapports ; 2° son mode de segmentation périphérique ; 3° sa conformation intérieure ; 4° sa structure ; 5° ses connexions avec les autres parties du névraxe ; 6° enfin, ses vaisseaux.

§ I. — CONSIDÉRATIONS GÉNÉRALES

1° **Situation.** — Le cervelet est situé dans l'étage inférieur de la base du crâne, en arrière de la protubérance et des tubercules quadrijumeaux, au-dessus du bulbe, au-dessous du cerveau. RICHARD OWEN avait émis l'assertion que le cervelet, qui est débordé en arrière par le lobe occipital chez l'homme, déborde ce dernier chez les singes. HUXLEY n'eut pas de peine à démontrer qu'une pareille assertion, basée du reste sur l'examen de figures inexactes, est complètement erronée : chez les singes comme chez l'homme, le cervelet est entièrement recouvert par la partie la plus reculée de la masse cérébrale. Une ligne à peu près horizontale, continuant le bord supérieur de l'arcade zygomatique et aboutissant à la protubérance occipitale externe, indique assez bien, sur la surface exocranienne, la limite séparative du cervelet et du cerveau.

2° **Dimensions.** — Les dimensions du cervelet sont les suivantes : son diamètre transversal, le plus long des trois, est de 8 à 10 centimètres ; son diamètre antéropostérieur, de 5 centimètres et demi à 6 centimètres et demi ; son diamètre vertical, autrement dit son épaisseur, mesure en moyenne 5 centimètres.

3° Poids. — Le cervelet pèse 140 grammes en moyenne, soit la huitième partie du poids du cerveau. Mais ce chiffre varie beaucoup suivant les individus, suivant les âges et suivant les sexes :

a. *Variations individuelles*. — Il varie, d'abord, suivant les individus. En dehors de toute influence pathologique, on observe des cervelets qui ne pèsent que 130 ou même 125 grammes et, d'autre part, des cervelets qui dépassent la moyenne de 15, de 20 et de 25 grammes.

b. *Variations suivant les âges*. — Il varie aussi, et dans des proportions encore plus grandes, suivant les âges. Il est universellement admis que, chez les enfants,

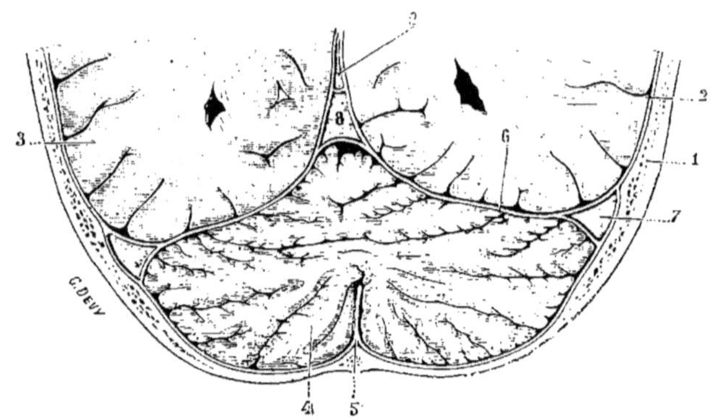

Fig. 399.

Coupe frontale du crâne, intéressant le cerveau et le cervelet.

1. crâne. — 2, dure-mère. — 3. cerveau. — 4. cervelet. — 5. faux du cervelet. — 6. tente du cervelet. 7, sinus latéral. — 8, sinus droit. — 9, sinus longitudinal inférieur.

le cervelet est relativement beaucoup moins développé que chez l'adulte. Chaussier a vu, en effet, le cervelet fœtal représenter seulement la 17e, la 21e, la 26e et même la 43e partie du poids du cerveau, tandis que chez l'adulte, nous venons de le voir tout à l'heure, il en représente la 8e partie.

c. *Variations sexuelles*. — Le poids du cervelet varie-t-il aussi suivant les sexes ? Gall et Cuvier ont écrit depuis longtemps que le cervelet est plus volumineux chez la femme que chez l'homme. Mais les recherches de Parchappe, confirmées plus tard par les nombreuses pesées de Broca, seraient plutôt favorables à l'opinion contraire. Reprenant à son tour la question, Sappey est arrivé aux résultats suivants :

	CHEZ L'HOMME	CHEZ LA FEMME	DIFFÉRENCE AU PROFIT DE L'HOMME
Poids moyen de l'encéphale . .	1358	1256	102
— du cerveau . . .	1187	1093	94
— du cervelet. . . .	143	137	6

Le poids absolu du cervelet de l'homme l'emporte donc de 6 grammes sur celui de la femme. Mais il est facile de se rendre compte, par une règle arithmétique des plus simples, que si, au lieu de s'arrêter au poids absolu, on considère le poids relatif, on obtient un rapport absolument inverse. En effet, si on représente par 1,000 le poids de l'encéphale, le poids du cervelet est de 109 chez la femme et de 105 seulement chez l'homme. Il résulte de la comparaison de ces différents chiffres que l'assertion, énoncée plus haut, de Gall et Cuvier, est exacte si l'on a en vue le poids relatif ; erronée, tout au contraire, s'il s'agit du poids absolu.

4° Consistance. — Le cervelet, examiné à l'état frais, nous présente à peu de chose près la même consistance que le cerveau. Sa portion centrale, cependant, est un peu plus consistante. Par contre, sa portion corticale, probablement parce qu'elle est plus richement vascularisée, est un peu plus molle, plus délicate et, de ce fait, s'altère plus rapidement. Chacun sait combien il est difficile de dépouiller le cervelet de son enveloppe pie-mérienne : quelque précaution qu'on prenne, on enlève presque toujours, avec la membrane cellulo-vasculaire, une portion de l'écorce sous-jacente, plus ou moins ramollie, parfois diffluente.

§ II. — Conformation extérieure et rapports

Le cervelet a été comparé tour à tour à un ellipsoïde aplati de haut en bas, à un double sphéroïde également aplati dans le sens vertical, à un cœur de carte à jouer. De ces diverses comparaisons, nous retiendrons la dernière, qui est la plus banale peut-être, mais qui est aussi la plus exacte : le cervelet, vu d'en haut (fig. 400), ressemble donc à un cœur de carte à jouer, dont l'échancrure serait postérieure et dont le sommet, dirigé en avant, serait fortement tronqué pour recevoir la protubérance et le bulbe rachidien. Nous pouvons, en conséquence, lui considérer deux faces, l'une supérieure, l'autre inférieure, et une circonférence.

1° Face supérieure. — La face supérieure (fig. 400) nous présente sur la ligne médiane une saillie longitudinale, plus prononcée en avant qu'en arrière, qui s'étend depuis l'échancrure postérieure du cervelet jusqu'aux tubercules quadrijumeaux. Cette saillie se trouve divisée, par des sillons transversaux et parallèles, en une série de segments ou anneaux, disposition qui l'a fait comparer à un ver à soie et qui lui a valu le nom de *vermis supérieur* ou *éminence vermiculaire supérieure*.

De chaque côté du vermis, la face supérieure du cervelet nous présente une surface à peu près plane, mais non horizontale ; elle est en effet fortement inclinée de dedans en dehors et de haut en bas. A elles deux, la surface du côté droit et celle du côté gauche rappellent assez bien les deux versants d'un toit (fig. 399), dont la crête serait formée par le vermis.

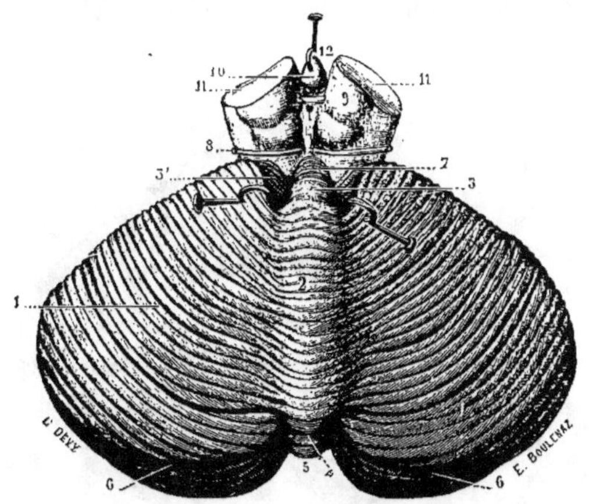

Fig. 400.

Cervelet, vu par sa face supérieure.

1, face supérieure du cervelet. — 2, vermis supérieur. — 3, lobule central, avec 3', ses ailes latérales. — 4, vermis postérieur. — 5, échancrure postérieure du cervelet. — 6, 6, grand sillon circonférentiel de Vicq d'Azyr. — 7, valvule de Vieussens. — 8, nerf pathétique. — 9, tubercules quadrijumeaux. — 10, glande pinéale érignée en avant. — 11, coupe des pédoncules cérébraux. — 12, troisième ventricule.

Homologiquement, le vermis représente le lobe moyen du cervelet de l'anatomie comparée. Les parties larges situées à droite et à gauche du vermis constituent les lobes latéraux ou hémisphères.

Envisagée au point de vue de ses rapports, la surface supérieure du cervelet répond aux hémisphères cérébraux qui, comme nous l'avons vu, la recouvrent entièrement chez l'homme et chez les primates. Elle en est séparée par une simple cloison fibreuse, de même direction qu'elle (fig. 399,6), qui est une dépendance de la dure-mère et que l'on désigne, en raison de sa situation, sous le nom de tente du cervelet (voy. *Méninges*).

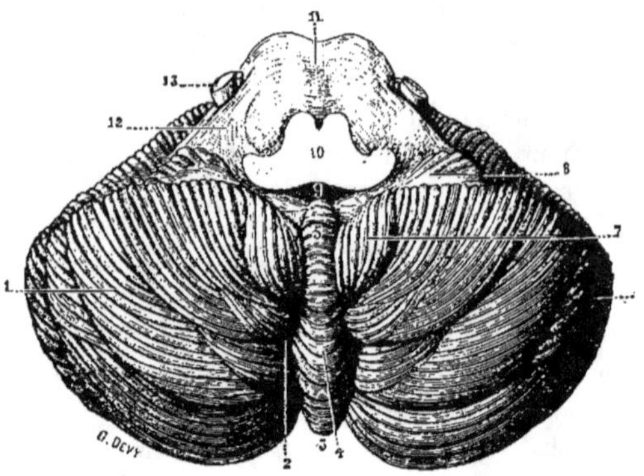

Fig. 401.

Cervelet, vu par sa face inférieure.

1, face inférieure du cervelet. — 2. 2. grande scissure médiane, logeant e vermis inférieur. — 3, échancrure postérieure. — 4, éminence cruciale de Malacarne. — 5, luette. — 6, grand sillon circonférentiel de Vicq d'Azyr. — 7, lobule rachidien ou amygdale. — 8, lobule du pneumogastrique. — 9, quatrième ventricule. — 10, coupe de l'extrémité supérieure du bulbe. — 11, protubérance annulaire. — 12, pédoncule cérébelleux moyen. — 13, nerf trijumeau avec ses deux racines.

supérieure de l'organe, une saillie longitudinale, que à l'autre, décomposent encore en une série de segments transversaux : c'est le *vermis inférieur* ou *éminence vermiculaire inférieure*. Il est situé immédiatement au-dessous du vermis supérieur, avec lequel il se confond, du reste, représentant avec lui, chez l'homme, le lobe moyen du cervelet.

2° **Face inférieure**. — La face inférieure (fig. 401) nous présente tout d'abord, sur la ligne médiane, un sillon large et profond, la *grande scissure médiane du cervelet*. Au fond de cette scissure, nous rencontrons, comme sur la face des sillons, allant d'un côté à l'autre : c'est le

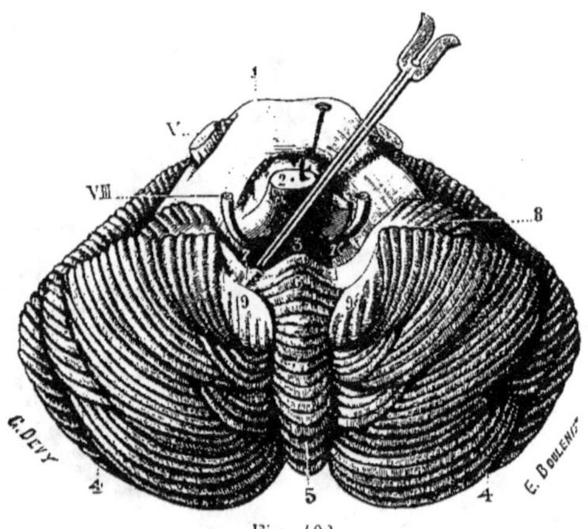

Fig. 402.

Valvules de Tarin, vues par leur face inférieure.

(Cette figure est la même que la précédente, sur laquelle on a enlevé les amygdales.)

1, protubérance annulaire. — 2, bulbe rachidien, fortement érigué en haut. — 3, quatrième ventricule. — 4. 4'. hémisphères cérébelleux. — 5, vermis inférieur. — 6. luette. — 7. 7'. valvules de Tarin. — 8. lobules du pneumogastrique. — 9. 9'. surfaces des deux sections qui ont été pratiquées pour l'ablation des amygdales. — V, racines du trijumeau. — VIII. racine postérieure de l'auditif.

De chaque côté de la grande scissure médiane et du vermis inférieur, s'étalent les hémisphères cérébelleux. Vus sur cette face, les hémisphères sont convexes et régulièrement arrondis comme les fosses occipitales inférieures, sur lesquelles ils reposent et se moulent.

Revenons maintenant au vermis inférieur que nous n'avons fait qu'indiquer, et

qui, en raison de sa disposition toute spéciale, mérite de nous arrêter un instant. De chaque côté de cette éminence, à la réunion de son tiers postérieur avec son

tiers moyen (fig. 402 et 403), s'échappent deux prolongements à direction transversale, qui plongent et disparaissent chacun dans l'hémisphère correspondant. La
portion du vermis qui donne ainsi naissance à ces prolongements latéraux est
dénommée *pyramide de Malacarne*, du nom du médecin italien qui a appelé sur
elle l'attention des anatomistes. On la désigne encore sous le nom d'*éminence cruciale de Malacarne*, parce qu'elle émet, au niveau de sa base, quatre prolongements en forme de croix : les deux prolongements latéraux, signalés ci-dessus, qui

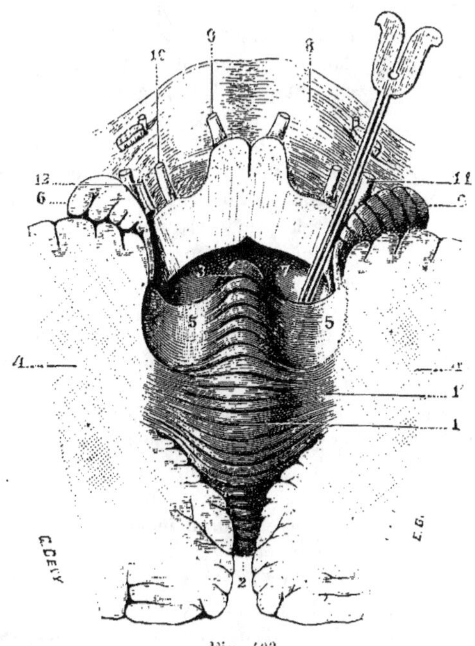

Fig. 403.

La pyramide de Malacarne et les valvules de Tarin, vue inférieure.

1, pyramide de Malacarne, avec 1', 1', ses deux bras latéraux. — 2, tubercule postérieur ou vermis postérieur. —
3, luette. — 4, coupe horizontale des hémisphères cérébelleux. — 5, 5, valvules de Tarin. — 6, lobule du pneumogastrique ou flocculus. — 7, quatrième ventricule. — 8, protubérance annulaire. — 9, moteur oculaire externe. — 10, facial.
— 11, auditif. — 12, intermédiaire de Wrisberg.

s'enfoncent à droite et à gauche dans les hémisphères cérébelleux ; le prolongement
postérieur et le prolongement antérieur, qui ne sont autres que les parties correspondantes du vermis lui-même.

La portion tout antérieure du vermis inférieur ou, ce qui revient au même, la
partie antérieure du bras antérieur de l'éminence cruciale (fig. 401, 5), a reçu le
nom de *luette*. Légèrement aplatie dans le sens transversal, la luette s'avance librement dans le quatrième ventricule, où elle se termine par une extrémité arrondie
et mousse. De chaque côté de la luette, se détachent deux minces lamelles de
substance blanche, aplaties de haut en bas et se dirigeant horizontalement de
dedans en dehors : on les désigne sous le nom de *valvules de Tarin*, appellation
fort inexacte, les lamelles en question ne remplissant en aucune façon le rôle qui
est dévolu d'ordinaire aux véritables valvules. Il serait bien préférable, assurément, de les désigner sous le nom de *membranes de Tarin* : c'est le *voile médullaire postérieur* des anatomistes allemands.

Quoi qu'il en soit de ces appellations, les valvules ou membranes de Tarin ne sont bien visibles et ne peuvent être bien étudiées qu'à la condition d'enlever préalablement les deux lobules cérébelleux (tonsilles ou amygdales), qui les recouvrent et les dissimulent à l'œil : c'est ce qui a été fait sur les figures 402 et 403. Chacune d'elles nous apparaît alors sous la forme d'un croissant à concavité antérieure, et nous pouvons, en conséquence, lui distinguer deux bords, deux extrémités et deux faces. — Des *deux bords,* l'un est antérieur, l'autre postérieur. Le bord postérieur convexe (dos du croissant) fait corps avec le centre médullaire du cervelet. Le bord antérieur, régulièrement concave et fort mince, flotte librement dans la cavité du quatrième ventricule; il est continué, en bas et en arrière, par la membrana tectoria, qui, comme nous le verrons plus loin, s'étale au-dessus de la moitié inférieure du quatrième ventricule. — Les *deux extrémités* se distinguent en interne et externe : l'interne se confond avec le côté correspondant de la luette; l'externe, contournant le corps restiforme, vient se continuer avec le centre médullaire du lobule du pneumogastrique ou flocculus, que nous étudierons dans un instant. — Les *deux faces,* enfin, sont l'une supérieure, l'autre inférieure : la face inférieure, extra-ventriculaire, est en rapport dans toute son étendue avec un autre lobule du cervelet, celui-là même que nous avons dû enlever pour bien voir la valvule de Tarin, le lobule rachidien ou amygdale; la face supérieure fait partie du quatrième ventricule et se trouve naturellement recouverte par l'épithélium épendymaire. Cette dernière face forme avec la valvule de Vieussens (*voile médullaire antérieur* des

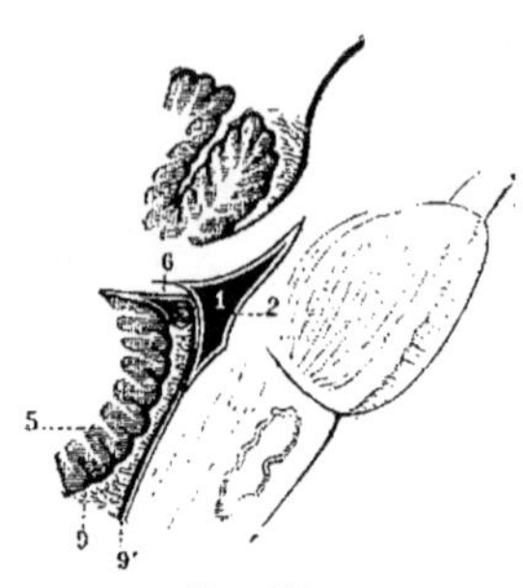

Fig. 404.

Coupe sagittale du quatrième ventricule, pratiquée un peu en dehors de la ligne médiane.

1. quatrième ventricule. — 2. son plancher. — 5. amygdale. — 6. valvule de Tarin. — 9, 9', feuillet supérieur et feuillet inférieur de la toile choroïdienne.

(La ligne jaune indique l'épendyme; les traits rouges, la pie-mère et ses dépendances.)

anatomistes allemands), qui est située au-dessus, une espèce de cul-de-sac en forme de nid de pigeons que l'on voit très nettement sur des coupes sagittales passant un peu en dehors de l'extrémité interne de la valvule de Tarin (fig. 404); ce prolongement en cul-de-sac est, naturellement, une dépendance du quatrième ventricule.

Les anatomistes, depuis longtemps déjà, ont comparé la luette et les valvules de Tarin, qui lui font suite latéralement, au voile du palais, lequel termine en arrière la paroi supérieure de la bouche et se compose, comme on sait, d'un prolongement médian, la luette, continuée sur les côtés par deux lames membraneuses en forme de croissant : voilà pourquoi les deux lobules cérébelleux, qui sont appliqués contre les valvules de Tarin, ont reçu le nom d'amygdales ou tonsilles. On conviendra qu'une pareille comparaison, ainsi que la terminologie qui en dérive, sont assez bien justifiées par la disposition anatomique elle-même.

Au point de vue de ses rapports, la face inférieure du cervelet doit être examinée séparément sur la ligne médiane et sur les côtés. — *Sur la ligne médiane,* elle répond tout d'abord à la crête occipitale interne et à la faux du cervelet, qui s'insère sur cette crête. Plus en avant, elle repose sur le bulbe et sur la protubérance annulaire, dont elle est séparée par le quatrième ventricule. — *Sur les côtés,* la face inférieure des hémisphères cérébelleux est successivement en rapport, en allant d'avant en arrière, avec la face postéro-supérieure du rocher, la suture temporo-occipitale (trou déchiré postérieur et organes qui le traversent) et les fosses occipitales inférieures.

3° **Circonférence.** — La circonférence du cervelet sert de limite respective à ses deux faces supérieure et inférieure.

Elle nous présente tout d'abord, comme nous l'avons dit plus haut, deux échancrures médianes, l'une antérieure, l'autre postérieure. — L'*échancrure postérieure* (*incisura marsupialis* des anatomistes allemands), de forme trapézoïdale, répond au bord antérieur de la faux du cervelet et à la crête occipitale interne. Dans le fond de cette échancrure (fig. 401, 5), se voit une saillie arrondie, qui n'est autre que l'extrémité postérieure du lobe moyen du cervelet, résultant de la réunion, sur ce point, des deux vermis supérieur et inférieur. On donne quelquefois à cette saillie médiane le nom de *vermis postérieur*. — L'*échancrure antérieure* (*incisura semilunaris* des anatomistes allemands), plus grande que la précédente, loge la protubérance annulaire et le bulbe rachidien. C'est par cette échancrure, sorte de *hile cérébelleux* (fig. 400 et 401), que s'échappent les pédoncules du cervelet, destinés à mettre cet organe en relation anatomique et physiologique avec les autres portions du névraxe.

De chaque côté des échancrures médianes, la circonférence du cervelet prend la forme d'un bord arrondi et mousse. Fortement convexe en dehors, ce bord nous présente à sa partie la plus externe une sorte de saillie angulaire, appelée *angle latéral du cervelet*. C'est, comme nous le montre la figure 401, un angle à sommet arrondi et mousse : il répond, le cervelet étant en place, à l'espace compris entre la base du rocher et la portion mastoïdienne du temporal.

En arrière de l'angle latéral, le bord cérébelleux répond à la portion horizontale de la gouttière latérale (t. I, p. 107); en avant, au bord supérieur du rocher ou, ce qui est tout comme, à la gouttière pétreuse supérieure qui est creusée sur ce bord. Les deux vaisseaux veineux qui cheminent dans les gouttières osseuses précitées, le sinus latéral et le sinus pétreux supérieur, se disposent tout autour de la circonférence du cervelet et l'encadrent ainsi dans une espèce de cercle veineux, qui est interrompu en avant seulement au niveau de l'isthme de l'encéphale.

§ III. — Mode de segmentation périphérique

Nous avons déjà vu que le cervelet comprenait trois lobes, un lobe moyen et deux lobes latéraux ou hémisphères. La surface extérieure de ces lobes n'est pas lisse et unie. Elle nous présente, au contraire, une multitude de sillons, généralement curvilignes et concentriques, qui ont pour résultat de décomposer les lobes en des segments plus petits. Ces sillons ont une profondeur très inégale, et nous pouvons, à cet effet, les diviser en deux ordres :

1° **Sillons du premier ordre, segmentation lobulaire.** — Les sillons du premier ordre, qui sont les plus profonds, descendent jusqu'à la masse centrale, dont ils restent séparés cependant par l'épaisseur de la couche grise corticale. Les segments qu'ils circonscrivent portent le nom de lobules.

A. Sillons. — Examinés à la surface des hémisphères (fig. 400 et 401), les sillons du premier ordre décrivent pour la plupart des courbes régulières à concavité dirigée en avant et en dedans. On en compte, en général, de douze à quinze à la surface du cervelet. Le plus important de tous est le *grand sillon circonférentiel* de Vicq d'Azyr (fig. 401, 6), qui occupe, ainsi que son nom l'indique, la moitié postérieure de la circonférence du cervelet et semble, en conséquence, diviser l'organe en deux parties, l'une supérieure, l'autre inférieure. Le grand sillon circonférentiel se termine, en avant, sur la face externe du pédoncule cérébelleux moyen, immédiatement en arrière du flocculus.

B. Lobules. — Parmi les lobules, on se borne d'ordinaire à en décrire quatre, deux de chaque côté : ce sont les lobules du pneumogastrique et les lobules du bulbe rachidien.

a. *Lobules du pneumogastrique.* — Les lobules du pneumogastrique ou flocculi (fig. 401, 8) sont couchés sur le bord inférieur du pédoncule cérébelleux moyen, en arrière des deux nerfs facial et auditif, en avant et au-dessus du pneumogastrique, voisinage qui leur a valu leur nom. Chacun de ces lobules se présente sous la forme d'une sorte de touffe proéminente (*flocculus*), un peu allongée dans le sens transversal, plus volumineuse en dedans qu'en dehors, nettement isolée sur tout son pourtour : il mesure en moyenne 18 millimètres de longueur sur 8 millimètres de largeur. Un pédicule plus ou moins étroit (*pédoncule du flocculus*) le rattache à la masse cérébelleuse. C'est à la substance blanche de ce pédicule qu'aboutit, on s'en souvient, l'extrémité externe de la valvule de Tarin.

b. *Lobules du bulbe rachidien.* — Les lobules du bulbe rachidien ou, tout simplement, les *lobules rachidiens* (fig. 401, 7) sont ainsi appelés parce qu'ils sont situés en arrière et sur les côtés du bulbe. On les désigne encore, en raison de leurs rapports avec les valvules de Tarin et la luette (que l'on a comparées, comme on le sait, au voile du palais), sous le nom d'*amygdales* ou *tonsilles*. Leur longueur varie de 25 à 30 millimètres ; leur largeur de 15 à 18 millimètres. — En dehors, l'amygdale s'applique contre la partie correspondante de l'hémisphère cérébelleux, dont elle est séparée par un sillon profond à direction antéro-postérieure. — En dedans, elle répond successivement à la luette, qu'elle comprime latéralement et au corps restiforme sur lequel elle se moule. — Son extrémité antéro-supérieure s'étend jusqu'au bord libre de la valvule de Tarin et comble exactement tout l'espace compris entre la luette, qui est en dedans, et le flocculus, qui est en dehors. — Son extrémité postéro-inférieure, arrondie et plus ou moins renflée, descend avec le bulbe dans le canal rachidien (fig. 362, 8 . L'amygdale est donc située, comme le bulbe lui-même, en partie dans le crâne, en partie dans le rachis. Une sorte d'étranglement, répondant au pourtour du trou occipital, nous indique, sur sa surface extérieure, la limite séparative de ses deux portions intra-cranienne et intra-rachidienne. — L'amygdale est reliée à sa partie supéro-interne à la masse blanche de la luette. Sa surface extérieure est parcourue par de nombreux sillons dont la direction est oblique d'arrière en avant et un peu de dedans en dehors.

2° Sillons du second ordre, segmentation lamellaire. — Moins profonds que les précédents, les sillons du second ordre ne descendent que jusqu'à la lame de substance blanche qui forme la partie centrale du lobule. Ils décomposent ces derniers en segments plus petits, qui sont les lames et les lamelles :

a. *Lames.* — Les lames, aplaties perpendiculairement aux sillons qui les délimitent, sont appliquées les unes contre les autres comme les feuillets d'un livre. Entre elles s'insinue un mince prolongement pie-mérien, qui descend jusqu'au fond du sillon séparatif. Le bord superficiel ou bord libre des lames répond naturellement à la surface extérieure du cervelet. Leur bord profond ou bord adhérent se confond avec la substance blanche du lobule.

b. *Lamelles.* — Les lamelles, qui ne sont que de petites lames, n'apparaissent généralement pas à la surface extérieure du cervelet. Elles occupent, pour la plu-

part, la profondeur des sillons du premier ou du second ordre, qu'il faut entrebâiller pour prendre une idée exacte de leur disposition : on les voit alors, toujours très variables dans leurs dimensions et dans leur trajet, occuper la surface latérale des lames, s'étendre d'une lame à une lame voisine ou même unir l'un à l'autre deux lobules contigus.

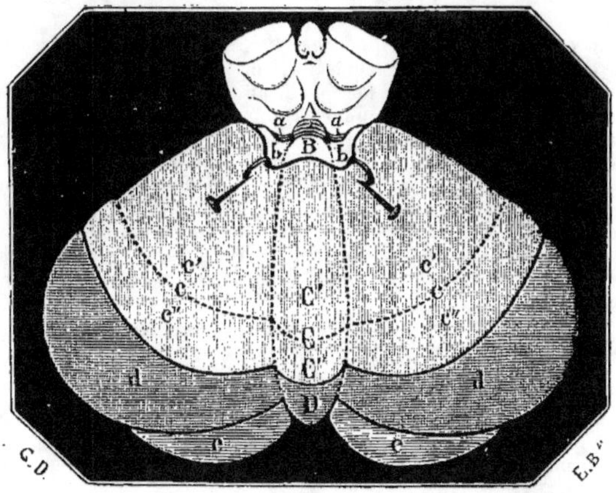

Topographie cérébelleuse. — Le lobule du pneumogastrique et le lobule rachidien. que nous avons décrits plus haut. ne sont pas les seuls que l'on rencontre à la surface extérieure du cervelet. En réalité, les sillons du premier ordre divisent la masse

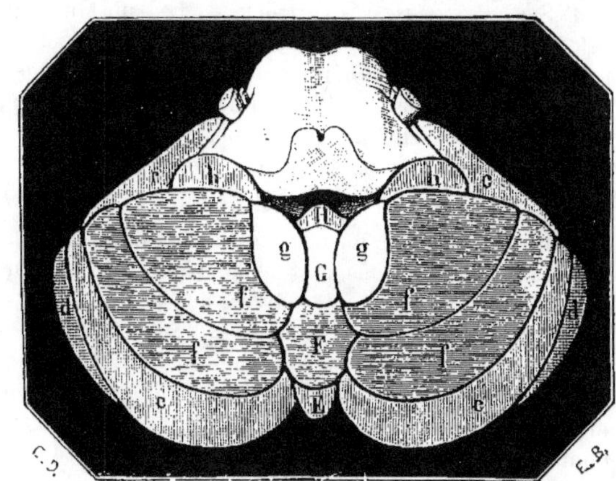

Fig. 405.

Topographie cérébelleuse : lobules de la face supérieure.

1° *Lobules impairs et médians.* — A. lingula. — B. lobule central. — C, éminence du vermis, se décomposant en C'. le culmen et C" le déclive. — D, bourgeon terminal. — E. tubercule postérieur. — F. pyramide. — G. uvula. -- H, nodule.
2° *Lobules pairs et latéraux.* — a. frein de la lingula. — b. ailes du lobule central. — c. lobule quadrilatère. — d, lobule semi-lunaire supérieur. — e. lobule semi-lunaire inférieur. -- f. f. lobule grêle et lobule digastrique ou cunéiforme. — g. amygdale. — h, lobule du pneumogastrique.

cérébelleuse en vingt-six lobules, dont douze appartiennent à la face supérieure. quatorze à la face inférieure. De ces vingt-six lobules, huit sont impairs et médians ; les dix-huit autres sont pairs et symétriquement disposés de chaque côté de la ligne médiane.

a. *Lobules de la face supérieure* (fig. 405). — Le vermis supérieur. tout d'abord. nous présente quatre lobules qui sont, en allant d'avant en arrière : 1° la *lingula*, formée par quatre ou cinq lames transversales qui s'étalent entre les deux pédoncules cérébelleux supérieurs. en constituant la couche superficielle ou couche grise de la valvule de Vieussens (p. 571) ; 2° le *lobule central*, petite saillie également transversale. située immédiatement en arrière de la lingula et la recouvrant ; 3° l'*éminence du vermis supérieur* (*monticulus*), comprenant la plus grande partie du vermis et prenant à sa partie antérieure le nom de *culmen* (sommet. partie la plus élevée). à sa partie postérieure celui de *déclive* (pente) ; 4° le *bourgeon terminal*, enfin. qui représente la partie la plus reculée du vermis.

Sur les lobes latéraux ou hémisphères. nous rencontrons successivement. toujours en procédant d'avant en arrière : 1° le *frein de la lingula*, qui continue latéralement la lingula et qui repose sur les pédoncules cérébelleux supérieurs : 2° les *ailes du lobule central*, qui font suite latéralement au lobule de même nom ; 3° le *lobule quadrilatère*, le plus

Fig. 406.

Topographie cérébelleuse : lobules de la face inférieure.

(Se reporter, pour les indications, à la légende de la figure précédente.)

considérable de tous les lobules de la face supérieure. qui se continue de même avec l'éminence du vermis supérieur et qui comprend lui-même deux parties : l'une antérieure (*c*), correspondant au culmen ; l'autre postérieure (*c''*), correspondant au déclive ; 4° le *lobule semi-lunaire supérieur*, enfin, le plus reculé de tous, qui embrasse par sa concavité le bord postérieur convexe du lobule précédent.

b. *Lobules de la face inférieure* (fig. 406). — Comme le vermis supérieur. le vermis inférieur se décompose en quatre lobules, savoir : 1° le *nodule*, qui n'est autre que l'extrémité antérieure du vermis ; 2° l'*uvula* ou *luette*, qui lui fait suite en arrière ; 3° la *pyramide*, qui comprend toute la partie centrale et volumineuse du vermis inférieur ; 4° le *tubercule postérieur*, qui forme l'extrémité postérieure du vermis et qui se réunit, dans le fond de l'échancrure postérieure, avec le bourgeon terminal ou dernier lobule du vermis supérieur.

La face inférieure des hémisphères nous présente, à son tour, dix lobules, cinq de chaque côté. Ce sont en allant d'avant en arrière : 1° le *lobule du pneumogastrique*, que nous avons décrit plus haut et qui est relié au nodule par la valvule de Tarin ; 2° l'*amygdale* ou *tonsille*, déjà décrite, qui se relie à l'uvula par une lame de substance blanche analogue à la valvule de Tarin ; 3° le *lobule digastrique*, ainsi appelé parce qu'il présente deux saillies ou ventres, et qui se continue en dedans avec la pyramide du vermis ; 4° le *lobule grêle*, qui est situé en arrière du précédent et qui répond lui aussi, à sa partie interne, à la pyramide du vermis ; 5° le *lobule semi-lunaire inférieur*, enfin, qui coiffe le lobule grêle et qui s'étend en arrière jusqu'au grand sillon circonférentiel de Vicq-d'Azyr. Ce dernier lobule correspond au tubercule postérieur ou dernier lobule du vermis.

Nous devons reconnaître, en terminant cette énumération, fort longue et fort complexe. mais heureusement peu importante, que les lobules en question présentent des variations individuelles souvent très étendues et que, d'autre part, leurs limites respectives sont loin d'être toujours très précises.

§ IV. — CONFORMATION INTÉRIEURE

Si nous pratiquons sur le cervelet une coupe quelconque, nous constatons que cet organe, comme les autres portions du névraxe, nous présente deux espèces de substances : de la substance grise et de la substance blanche. Nous les décrirons séparément.

1° Substance grise.— La substance grise du cervelet se divise en substance grise périphérique et substance grise centrale :

A. SUBSTANCE GRISE PÉRIPHÉRIQUE. — La substance grise périphérique ou corticale (*cortex cerebelli*) s'étale tout autour du cervelet sous la forme d'une lame fort mince, recouvrant régulièrement toutes les saillies et descendant sans s'interrompre dans le fond de tous les sillons. Elle forme donc au cervelet une enveloppe à peu près continue [1] : elle n'est interrompue, en effet, qu'à la partie antérieure de l'organe, pour livrer passage aux pédoncules.

B. SUBSTANCE GRISE CENTRALE. — La substance grise centrale est représentée par un certain nombre de formations, qui toutes sont groupées au centre du cervelet et que nous désignerons sous les noms de noyaux dentelés, noyaux dentelés accessoires et noyaux du toit. Ces divers noyaux, du reste, sont pairs et disposés symétriquement à droite et à gauche de la ligne médiane.

a. *Noyaux dentelés.* — Au nombre de deux, l'un droit, l'autre gauche, les noyaux dentelés sont situés à la partie interne des hémisphères, à 7 ou 8 millimètres en dehors de la ligne médiane (fig. 407, 3). On les désigne encore sous les noms de *corps dentelés*, de *corps rhomboïdaux*, d'*olives cérébelleuses*, de *corps ciliaires du cervelet*. Chacun d'eux est constitué par une lame irrégulièrement plissée, dont la disposition rappelle assez exactement celle de l'olive bulbaire. Cette lame, excessivement mince, nous apparaît sur les coupes (fig. 408, 1) sous l'aspect d'une simple ligne, fortement sinueuse, plissée en zigzag, d'une coloration gris jaunâtre, emprisonnant à son centre une masse homogène de substance blanche.

Obliquement allongés d'arrière en avant et de dehors en dedans, plus larges à leur extrémité postérieure qu'à leur extrémité antérieure, les noyaux dentelés du

cervelet revêtent, dans leur ensemble, la forme d'un bonnet ou d'une *bourse* (Huguenin), dont le fond est dirigé vers l'écorce et dont l'ouverture, connue sous le nom de *hile*, regarde en avant et en dedans vers la ligne médiane.

Le développement des corps dentelés est en rapport avec celui des hémisphères cérébelleux. Chez l'homme, où ils atteignent leurs plus grandes dimensions, ils mesurent en moyenne 25 à 30 millimètres de longueur, sur 10 ou 20 millimètres de largeur et 8 ou 10 millimètres de hauteur.

b. *Noyaux dentelés accessoires*. — Les noyaux dentelés accessoires occupent le côté interne du noyau dentelé principal. Ils sont au nombre de deux

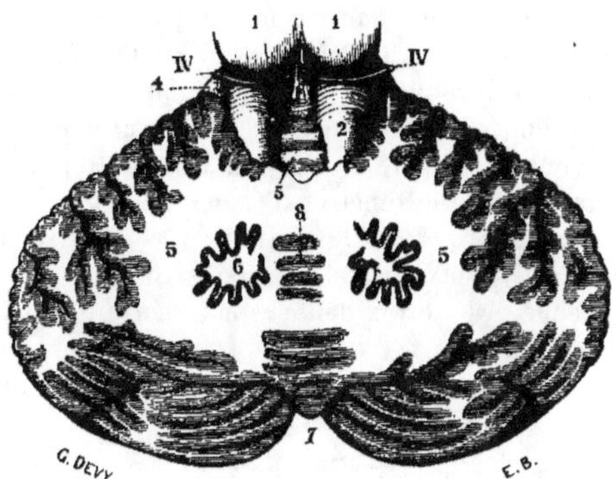

Fig. 407.

Coupe horizontale du cervelet passant par le grand sillon circonférentiel.

(Segment inférieur de la coupe, vu d'en haut.)

1, tubercules quadrijumeaux inférieurs. — 2, pédoncules cérébelleux supérieurs. — 3, valvule de Vieussens. — 4, isthme de l'encéphale. — 5, 5, centre médullaire du cervelet. — 6, corps dentelé, ouvert à sa partie antéro-interne. — 7, échancrure postérieure. — 8, coupe du vermis inférieur. — IV, nerf pathétique.

et se distinguent, d'après leur situation, en externe et interne. — Le *noyau dentelé accessoire externe* (fig. 408, 3), que l'on désigne indistinctement sous les noms de *bouchon*, *embolus*, *nucleus emboliformis*, est situé immédiatement en dedans du noyau dentelé. Il se présente, sur des coupes horizontales du cervelet, sous la forme d'une petite colonne de substance grise, qui se dirige d'avant en arrière, parallèlement à la ligne médiane. Son extrémité antérieure, la plus volumineuse des deux, est renflée et arrondie ; son extrémité postérieure, au contraire, s'effile en une sorte de pointe plus ou moins aiguë. L'embolus mesure, en moyenne, 16 millimètres de longueur, 4 millimètres de largeur et 3 millimètres d'épaisseur. — Le *noyau dentelé accessoire interne* (fig. 408, 4), appelé *noyau globuleux* (*nucleus globosus*), occupe le côté interne du noyau précédent. Comme lui, il affecte une direction antéro-postérieure. Comme lui encore, il représente une petite co-

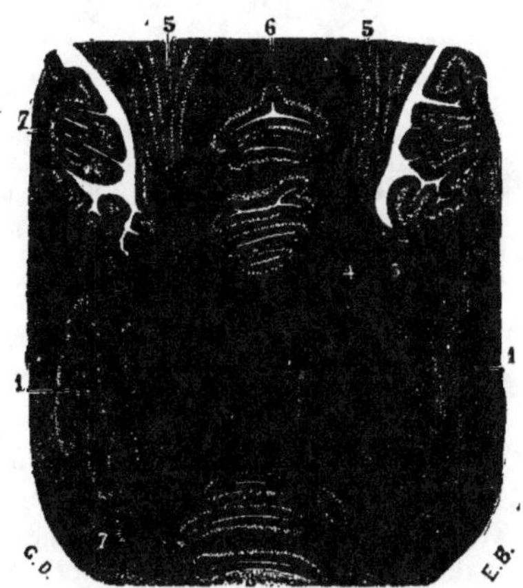

Fig. 408.

Coupe horizontale du cervelet, pour montrer les noyaux dentelés et les noyaux accessoires (d'après Stilling).

1, noyau dentelé. — 2, noyau du toit (*nucleus fastigii*). — 3, noyau emboliforme ou bouchon (*embolus*). — 4, divers fragments du noyau sphérique (*nucleus globosus*). — 5, pédoncules cérébelleux supérieurs. — 6, circonvolution de la lingula. — 7, centre médullaire. — 8, vermis inférieur.

lonne grise, qui s'atténue d'une extrémité à l'autre ; mais, tandis que l'embolus a sa grosse extrémité dirigée en avant, le noyau globuleux a la sienne dirigée en arrière. Le noyau globuleux est, en outre, fort irrégulier dans son contour et il est rare que la coupe l'intéresse dans toute sa longueur : aussi se présente-t-il le plus souvent, comme dans la figure 408, sous la forme de deux ou trois noyaux complètement isolés les uns des autres. Cet isolement n'est qu'apparent et leur continuité réciproque est toujours établie, soit au-dessus, soit au-dessous de la coupe que l'on a sous les yeux. Envisagé au point de vue de ses dimensions, le noyau globuleux mesure en moyenne 13 millimètres de longueur, sur 4 millimètres de largeur et 6 millimètres d'épaisseur.

c. *Noyaux du toit.* — Stilling a décrit sous le nom de noyaux du toit (*nucléi fastigii*) deux nouvelles masses grises, l'une droite, l'autre gauche, situées en dedans des noyaux dentelés accessoires, de chaque côté de la ligne médiane. Ils appartiennent, non pas aux hémisphères cérébelleux comme les noyaux précédents, mais bien au lobe moyen ou vermis.

Vu sur des coupes horizontales du cervelet, chaque noyau du toit se présente (fig. 408, 2) sous la forme d'une masse irrégulièrement ovoïde à grand axe antéro-postérieur. En avant, il se termine franchement par une extrémité arrondie. En arrière, il se résout en une série de pointes irrégulières, qui disparaissent peu à peu dans le centre médullaire. Leurs dimensions sont les suivantes : ils mesurent, en moyenne, 6 ou 7 millimètres dans le sens antéro-postérieur, 4 ou 5 millimètres dans le sens vertical.

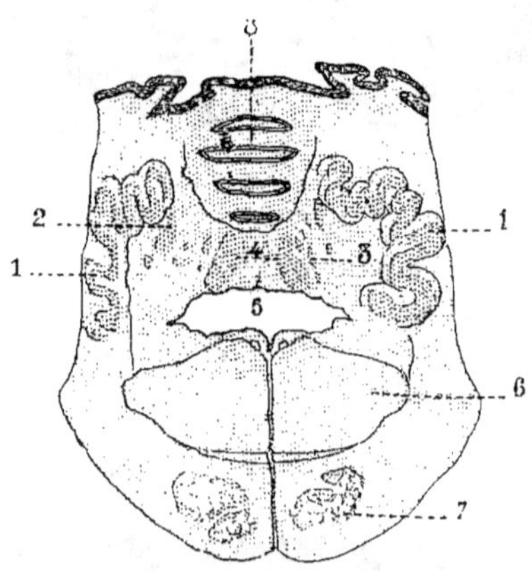

Fig. 409.

Coupe transversale du cervelet et de la protubérance, passant un peu au-dessus du milieu du quatrième ventricule (d'après Kölliker).

1, corps dentelé. — 2, embolus. — 3, noyaux globuleux. — 4, noyaux du toit. — 5, quatrième ventricule. — 6, calotte protubérantielle. — 7, faisceau pyramidal. — 8, vermis supérieur.

Les deux noyaux du toit, comme nous le montre nettement la figure 408, sont très voisins l'un de l'autre. Ils ne sont séparés en effet que par une lame de substance blanche toujours fort mince. Encore, cette lame n'est-elle bien distincte qu'à la partie antérieure. A leur extrémité postérieure, en effet, les deux noyaux arrivent au contact sur la ligne médiane et se trouvent reliés l'un à l'autre par une commissure transversale (Huguenin).

On peut encore mettre en évidence les noyaux du toit en pratiquant sur le cervelet une coupe transversale, passant par le tiers postérieur de la protubérance. Cette dernière coupe (fig. 409) nous montre, tout d'abord, que les noyaux du toit, de même que les noyaux dentelés accessoires, sont placés en regard du hile des noyaux dentelés. Elle nous montre en même temps que le nom de *noyau du toit* que Stilling a donné à ces noyaux, est parfaitement justifié par leur situation au-dessus de la paroi postérieure ou toit du quatrième ventricule : un tout petit intervalle, en effet, les sépare de la membrane épendymaire.

2° Substance blanche. — La substance blanche forme au centre du cervelet une masse volumineuse, le *centre médullaire* (fig. 410, 19). Elle renferme, à sa partie moyenne, les différents noyaux de substance grise que nous venons de décrire et

laisse échapper, par sa périphérie, de nombreux prolongements, qui se portent, à
la manière de rayons divergents, vers la substance grise de l'écorce. Chacun de
ces prolongements aboutit à un lobule du cervelet et le pénètre. Là, il fournit une
série variable de rameaux collatéraux, qui pénètrent de même dans les lames. Ces
prolongements de deuxième ordre se divisent à leur tour en des prolongements
plus petits encore (prolongements de troisième ordre), qui viennent constituer la
partie centrale des lamelles.

Il en résulte que chacun des segments cérébelleux (lobes, lames et lamelles),
formé à sa périphérie par une mince couche de la substance corticale, possède à sa
partie moyenne un prolongement plus ou moins considérable (branche, rameau ou
ramuscule) de la substance blanche centrale. Cette disposition *arborescente* du
centre médullaire, toute spéciale au cervelet, a reçu des anciens anatomistes le
nom d'*arbre de vie*, soit à cause de l'importance qu'ils lui accordaient, soit plutôt
à cause de son analogie avec les feuilles du thuya ou arbre de vie.

Il y a naturellement autant d'arbres de vie que l'on fait de coupes, chaque coupe
ayant le sien avec ses caractères propres. D'ordinaire, cependant, on n'en distingue
que deux : l'*arbre de vie du lobe médian* (fig. 410) et l'*arbre de vie des lobes
latéraux* (fig. 411), le premier apparaissant sur les coupes du lobe médian, le
second sur les coupes des hémisphères.

3° Les deux substances étudiées sur les coupes. — Pour prendre une notion
exacte des rapports réciproques de la substance blanche et la substance grise, trois
coupes sont nécessaires :
l'une verticale et médiane,
la deuxième verticale et latérale, la troisième horizontale.

a. *Coupe vertico-médiane.*
— La première de ces cou-
pes, coupe vertico-médiane
ou sagittale (fig. 410), est
pratiquée en plein lobe médian. Elle nous permet de
constater : 1° la continuité du
vermis supérieur et du vermis inférieur, constituant
dans leur ensemble le lobe
médian du cervelet ; 2° la
disposition plus ou moins
ovalaire de la substance
blanche centrale, qui est
surtout allongée, comme on
le voit, dans le sens antéro-
postérieur ; 3° les divisions
successives en branches,

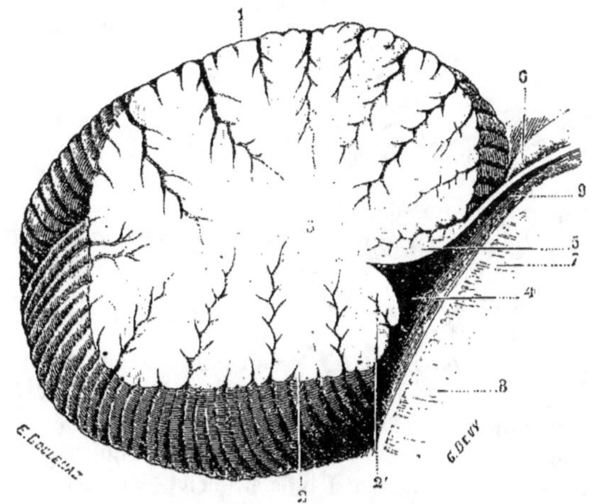

Fig. 410.

Coupe vertico-médiane du cervelet (segment gauche de la
coupe, vu par sa face interne).

1, vermis supérieur. — 2, vermis inférieur, avec : 2', luette. — 3, centre
médullaire du cervelet. — 4, quatrième ventricule. — 5, valvule de
Vieussens. — 6, tubercule quadrijumeau inférieur. — 7, protubérance
annulaire. — 8, bulbe rachidien. — 9, aqueduc de Sylvius.

rameaux et ramuscules des prolongements qui s'échappent de cette substance
blanche centrale, *arbre de vie du lobe médian ;* 4° la disposition rotacée des différents lobules constitutifs du lobe médian, dont les axes convergent vers le centre
médullaire à la manière des rayons d'une roue ; 5° la constitution anatomique de

la valvule de Vieussens, qui n'est, comme nous le verrons plus loin (voy. p. 572,) qu'un demi-lobule ; nous voyons nettement, en effet, sur cette coupe, d'une part que la couche profonde ou lame blanche de cette valvule se continue avec le centre médullaire, d'autre part que sa couche superficielle ou couche grise se continue de même avec la substance grise corticale ; 6° en bas et en avant, immédiatement en arrière de la valvule de Vieussens, l'interruption de la substance grise corticale ; cette portion de la surface extérieure du cervelet, ainsi dépourvue d'écorce grise, contribue à former le plafond ou voûte du quatrième ventricule : elle est revêtue par l'épendyme.

b. *Coupe vertico-latérale.* — La coupe vertico-latérale (fig. 411) doit être faite parallèlement à la direction du pédoncule cérébelleux moyen. Elle porte non plus sur le lobe moyen, mais bien sur les hémisphères cérébelleux. Cette coupe nous montre : 1° le centre médullaire, se continuant en avant avec le pédoncule cérébelleux moyen et envoyant, par tous les autres points de son pourtour, des prolongements ramifiés, dont l'ensemble constitue *l'arbre de vie des lobes latéraux* ou *arbre de vie des hémisphères* ; 2° le noyau dentelé, vu dans sa plus grande longueur et baignant en pleine substance blanche ; 3° les dimensions relatives des lobules et leur inclinaison variable sur le centre médullaire. Les lobules postérieurs ou circonférentiels sont les plus longs. Viennent ensuite ceux de la face inférieure et, enfin, ceux de la face

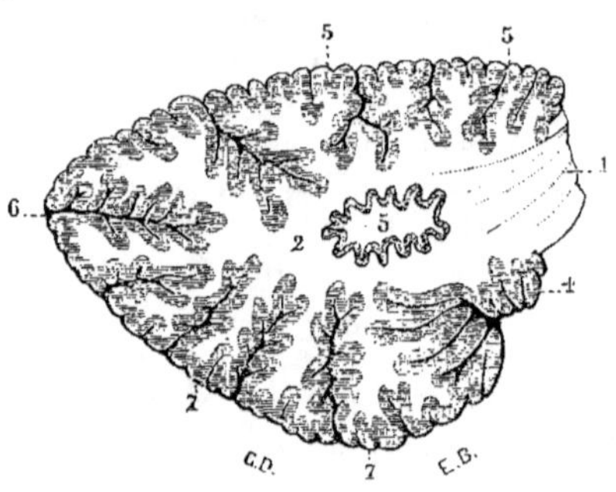

Fig. 411.

Coupe vertico-latérale du cervelet, pour montrer l'arbre de vie des hémisphères (*côté gauche*).

1. pédoncule cérébelleux moyen. — 2. centre médullaire du cervelet. — 3, corps dentelé. — 4, lobule du pneumogastrique. — 5, 5, lobules supérieurs. — 6, lobules postérieurs. — 7, 7, lobules inférieurs.

supérieure, qui sont les plus petits. Au point de vue de leur direction, les lobules postérieurs se rapprochent beaucoup de l'horizontale ; les autres, pour la plupart, tombent obliquement sur le centre médullaire ; un ou deux seulement, répondant à la partie moyenne des hémisphères, affectent une direction sensiblement verticale.

c. *Coupe horizontale.* — La coupe horizontale enfin (fig. 407 et 408), pratiquée parallèlement à la valvule de Vieussens, intéresse à la fois le lobe moyen et les hémisphères. Elle nous présente : 1° à la périphérie, la coupe des lobules cérébelleux ; 2° à la partie moyenne du centre médullaire, les deux corps dentelés, leurs noyaux accessoires (embolus et nucleus globosus) et les noyaux du toit, tels que nous les avons décrits plus haut.

§ V. — STRUCTURE DU CERVELET

L'étude de la configuration intérieure du cervelet nous a révélé la présence, dans cet organe, des trois parties suivantes : 1° l'écorce ; 2° les noyaux centraux ; 3° le centre médullaire. Ces différentes parties constitutives du cervelet ont chacune une structure spéciale et il convient de les étudier séparément.

1° Structure de l'écorce. — L'écorce cérébelleuse a une épaisseur de 1 millimètre à 1 millimètre et demi. Vue sur une coupe transversale, soit à l'œil nu, soit
à l'aide d'une loupe, elle nous présente deux zones d'aspect différent (fig. 412). De
ces deux zones, l'une, externe ou superficielle (3), est d'un gris pâle ; l'autre,

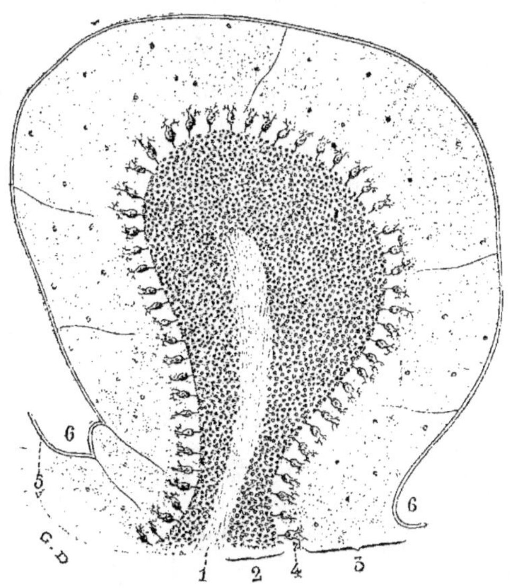

Fig. 412.

Coupe sagittale d'une lamelle cérébelleuse (schématique).

1, centre médullaire. — 2, couche granuleuse. — 3, couche moléculaire. — 4, couche des cellules de Purkinje.
5, pie-mère. — 6, 6, sillons cérébelleux.

interne ou profonde (2), est d'un jaune rougeâtre. La première a reçu le nom de
couche moléculaire ; la seconde, celui de *couche granuleuse.* Entre ces deux
couches s'étale une rangée de grosses cellules nerveuses (4), qui ont été découvertes
par PURKINJE, en 1837, et que l'on désigne depuis sous le nom de *cellules de Purkinje.* Nous décrirons successivement :

1° Les *cellules de Purkinje ;*
2° La *couche moléculaire ;*
3° La *couche granuleuse.*

A. CELLULES DE PURKINJE. — Situées à la limite des deux couches moléculaire et
granuleuse, les cellules de Purkinje (fig. 413) sont des cellules de grandes dimensions, ayant la forme d'un ovale ou d'une poire, dont la grosse extrémité serait
tournée en dedans. De plus, elles sont légèrement aplaties, comme l'est une lentille ou une graine de courge. Leur longueur est, en moyenne, de 50 à 60 μ ; leur
largeur, de 30 μ ; leur épaisseur, de 25 μ. Chez l'homme, comme chez tous les
mammifères, elles se disposent en une seule rangée ; il en est de même chez les
oiseaux ; chez les vertébrés inférieurs (reptiles, batraciens, poissons), elles forment
au contraire des rangées multiples et superposées. Histologiquement, les cellules
de Purkinje se composent d'un protoplasma finement granuleux et très pauvre en
granulations pigmentaires. Il renferme à son centre un gros noyau sphérique

de 10 à 15 μ de diamètre, lequel, à son tour, possède un nucléole très distinct.

a. *Son pôle externe : prolongements protoplasmiques.* — Le pôle externe ou périphérique des cellules de Purkinje donne naissance (fig. 413) à un ou plusieurs prolongements protoplasmiques ou dendrites, qui pénètrent dans la zone moléculaire et s'y épanouissent en une luxuriante arborisation. Les ramuscules de cette arborisation, que l'on peut suivre jusqu'à la surface du cervelet, présentent sur leur trajet une infinité d'épines collatérales, insérées perpendiculairement sur elles (Cajal), et se terminent tous par des extrémités libres. Il est à remarquer que l'arborisation protoplasmique des cellules de Purkinje n'est pas sphérique, mais aplatie comme le corps cellulaire lui-même, autrement dit disposée en une sorte d'éventail. Obersteiner a comparé fort ingénieusement leurs ramifications à celles de ces arbres fruitiers que l'on applique contre un treillage et qui, de ce fait, se développent dans deux sens seulement. D'autre part, l'éventail dendritique des cellules de Purkinje est toujours orienté d'une façon telle que, dans une lamelle cérébelleuse quelconque, ses faces sont perpendiculaires à celles de la lamelle. Il en résulte que les cellules de Purkinje revêtent un aspect tout différent suivant que la coupe sur laquelle on les examine est perpendiculaire à la direction de la lamelle ou lui est parallèle : dans le premier cas (fig. 413, A), la cellule nous apparaît suivant l'une de ses faces, dans toute sa largeur par conséquent ; dans le second cas (fig. 413, B), elle se montre de profil, c'est-à-dire suivant l'un de ses bords.

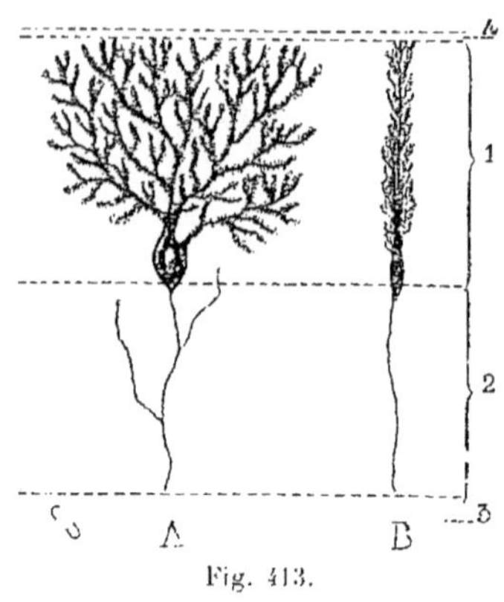

Fig. 413.

Une cellule de Purkinje, vue : A, de face ; B, de profil.

1, couche moléculaire. — 2, couche granuleuse. 3, couche médullaire. — 4, pie-mère.

b. *Son pôle interne : prolongement cylindraxile.* — Le pôle interne ou central laisse échapper un seul prolongement, plus fin que le précédent et non ramifié : c'est le prolongement cylindraxile (fig. 414, 1). Ce prolongement s'entoure de myéline presque immédiatement après son émergence. Cheminant en sens radiaire, il traverse la couche granuleuse et disparaît dans le centre médullaire de l'organe : nous verrons plus loin ce qu'il devient. Peu après son origine, le prolongement cylindraxile des cellules de Purkinje émet deux ou trois collatérales, qui, suivant un trajet récurrent, remontent dans la couche moléculaire et s'y terminent par une petite arborisation longitudinale. Cette arborisation terminale entre en contact avec les ramifications protoplasmiques de plusieurs cellules de Purkinje et établissent probablement entre ces cellules, comme le fait remarquer Cajal, une certaine solidarité fonctionnelle.

B. Couche externe ou moléculaire. — La couche moléculaire, outre les prolongements divers que lui envoient les cellules de Purkinje et les cellules de la couche granuleuse, possède, comme éléments lui appartenant en propre, des cellules étoilées de petites dimensions (*petites cellules étoilées* du cervelet), dont Cajal, pour la première fois, nous a donné une bonne description.

Ces cellules, qui mesurent de 9 à 18 μ de diamètre (Kölliker), occupent de préférence les deux tiers internes de la couche. — Elles émettent, un peu dans tous les sens, de nombreux prolongements protoplasmiques, qui se terminent librement dans la couche moléculaire. — Leur prolongement cylindraxile, ordinairement fort long, chemine parallèlement à la surface du cervelet, parallèlement aussi au plan des arborisations protoplasmiques des cellules de Purkinje. Il émet,

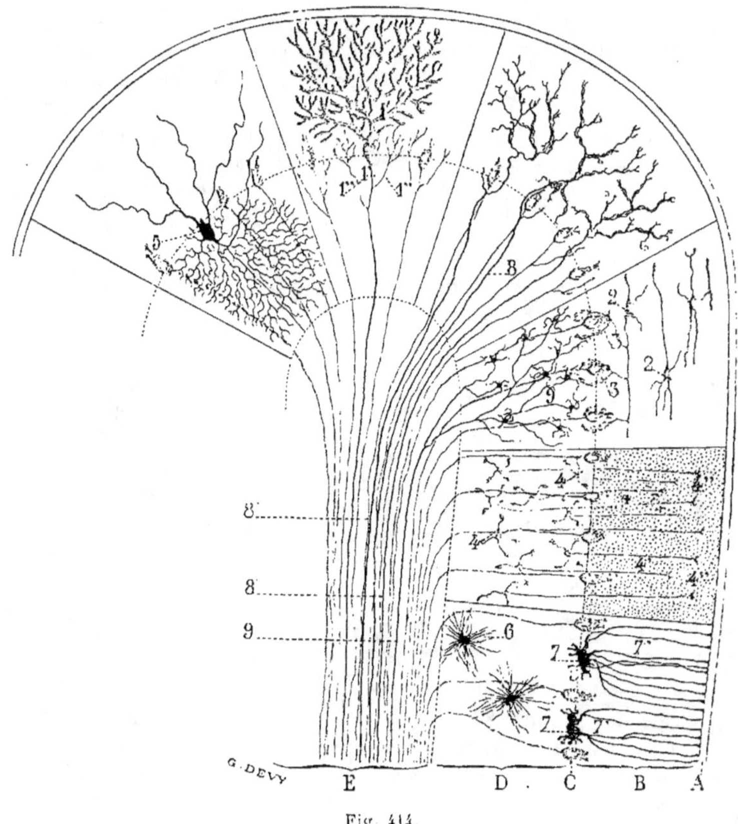

Fig. 414.

Schéma représentant, sur une coupe transversale d'une lame cérébelleuse
et d'après les descriptions de Cajal, les éléments histologiques de l'écorce du cervelet.

(Pour rendre la figure plus démonstrative, on l'a divisée en six cases, dans chacune desquelles a été représenté un élément spécial. Mais ces éléments ne se trouvent pas ainsi à l'état d'isolement : ils sont réunis et diversement entremêlés sur tous les points de l'écorce.)

A, pie-mère. — B, couche moléculaire. — C, couche des cellules de Purkinje. — D, couche granuleuse. — E, centre médullaire.
1, cellule de Purkinje, vue de face, avec : 1', son cylindraxe ; 1", les collatérales récurrentes de ce cylindraxe — 2, petites cellules étoilées de la couche moléculaire, avec 3, les corbeilles terminales (Endkorben) de son cylindraxe. — 4, grains de la couche granuleuse, avec 4', leurs prolongements cylindraxiles formant, après bifurcation en T, les fibres dites parallèles; ces fibres parallèles (4') sont ici vues en coupe, sous forme de simples points. — 5, grandes cellules étoilées de la couche granuleuse. — 6, petites cellules névrogliques. — 7, grandes cellules névrogliques, avec 7', fibres radiaires de Bergmann. — 8, 8, fibres grimpantes. — 9, fibre mousseuse ou moussue.

au cours de son trajet, des collatérales descendantes (fig. 415,5), qui se portent vers les cellules de Purkinje et se terminent tout autour d'elles par de fines ramifications formant plexus. Après avoir émis ces collatérales, le prolongement cylindraxile s'infléchit en dedans et, à son tour, se termine exactement comme les collatérales précitées.

Les cellules de Purkinje se trouvent ainsi entourées sur tout leur pourtour (fig. 415,6) par un système de fibrilles, qui reposent directement sur le protoplasma cellulaire et l'enlacent comme dans un réseau. Kölliker, qui a parfaitement décrit, après Cajal, ces arborisations péricellulaires, leur a donné le nom de *corbeilles terminales (Endkörben)*.

Comme nous le montre la figure 415, les nombreuses fibrilles qui enveloppent le corps d'une cellule de Purkinje, arrivées au pôle central de celui-ci, se réunissent et s'accolent de façon à former une sorte de pinceau, qui entoure la portion initiale du cylindraxe de la cellule de Purkinje, précisément dans le point où la gaine myélinique fait encore défaut (Cajal).

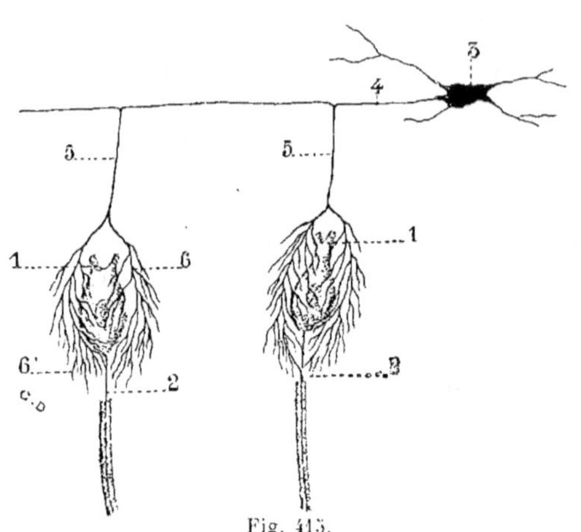

Fig. 415.

Schéma représentant le mode de terminaison des cylindraxes des petites cellules étoilées.

1. cellule de Purkinje. — 2. son cylindraxe, au moment où il s'entoure de myéline. — 3, une cellule étoilée de la couche moléculaire. — 4, son cylindraxe, avec 5, 5, deux collatérales. — 6, corbeille terminale, avec 6, sa terminaison autour de l'origine du cylindraxe de la cellule de Purkinje, non encore entouré de myéline.

C. Couche interne ou granuleuse. — La couche interne ou granuleuse (*couche rouillée* de certains auteurs) renferme deux sortes de cellules nerveuses, les *grains* et les *grandes cellules étoilées*, auxquels il convient de joindre des cellules névrogliques.

a. *Grains*. — Les grains constituent l'élément fondamental de la couche granuleuse. Ce sont de petites cellules polyédriques, mesurant 4 à 6 μ de diamètre, disposées en masses serrées dans toute la hauteur de la couche. Elles possèdent, comme toutes les cellules nerveuses, des prolongements protoplasmiques et un prolongement cylindraxile :

Leurs *prolongements protoplasmiques*, au nombre de 3 ou 4, sont relativement peu développées. Ils se terminent chacun par une petite arborisation de 3 ou 4 rameaux, à la fois courts et épais. Cette arborisation terminale entre en relation de contact avec les grains voisins.

Leur *prolongement cylindraxile* présente une disposition remarquable. Suivant tout d'abord un trajet excentrique, il passe dans la couche moléculaire et là, à une hauteur variable pour chacun d'eux, il se termine en **T**. La branche horizontale du **T**, formant naturellement un angle droit avec la direction initiale de la fibre cylindraxile, chemine parallèlement à la surface cérébelleuse et parallèlement aussi à la direction de la lame où elle se trouve contenue : Ramon y Cajal, pour cette raison sans doute, lui a donné le nom de *fibre parallèle*. — Les fibres parallèles (fig. 416,2) sont très longues : elles vont d'un bout à l'autre des lames cérébelleuses et se terminent, à chacune de leurs extrémités, par une sorte d'épaississement variqueux et libre. Du reste, elles n'émettent au cours de leur trajet aucune collatérale. — Si l'on veut bien se rappeler, maintenant, que les arborisations protoplasmiques des cellules de Purkinje sont perpendiculaires à la direction des lamelles cérébelleuses, on en conclura que les fibres parallèles sont perpendiculaires, à leur tour, au plan d'orientation de ces dernières cellules. Par conséquent, sur toutes les coupes où les fibres parallèles seront vues en long, les cellules de Purkinje seront vues de profil (fig. 416,3) et vice versa, sur les coupes où les cellules de Purkinje seront vues dans le sens de la largeur, les fibres nous apparaîtront en coupe transversale (fig. 414,4"). Chemin faisant, les fibres parallèles croisent donc à angle droit les bords de toutes les cellules de Purkinje qui se trouvent sur leur passage. Ramon y Cajal fait remarquer qu'elles reposent sur les épines que présentent latéralement les ramuscules protoplasmiques de ces cellules et, de ce fait, entrent en relation avec elles. Dès lors, il est rationnel d'admettre (la conduction dans tout cylindraxe étant cellulifuge) que chaque grain actionne toute la série des cellules de Purkinje qui se trouvent dans la zone parcourue par sa fibre parallèle.

b. *Grandes cellules étoilées.* — Ces cellules (fig. 414,5), décrites pour la première fois par Golgi, diffèrent tout d'abord des précédentes, en ce qu'elles sont

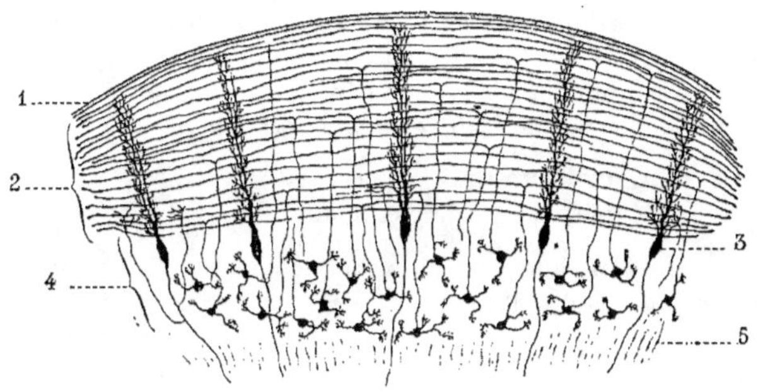

Fig. 416.

Coupe longitudinale (frontale) d'une lamelle cérébelleuse (imité de Cajal).

1, pie-mère. — 2, couche moléculaire, avec les fibres parallèles. — 3, cellule de Pukinje. — 4. couche granuleuse avec les grains. — 5, centre médullaire.

beaucoup plus volumineuses et infiniment plus larges. — Leurs *prolongements protoplasmiques* sont très développés et divergent dans tous les sens. Ils se ramifient, en partie dans la couche granuleuse, en partie dans la couche moléculaire. — Leur *prolongement cylindraxile*, analogue à celui des cellules de Golgi type II, que nous avons vues dans la moelle épinière, se résout immédiatement après son origine en une foule de fines ramifications, qui courent dans les sens les plus divers. Suivant Golgi, les ramifications cylindraxiles des grandes cellules étoilées contribueraient à former un plexus, à la constitution duquel concourraient d'autre part les autres fibres cérébelleuses. Contrairement à cette opinion, Ramon y Cajal pense qu'ici comme ailleurs elles se terminent librement, au moyen d'extrémités variqueuses, arciformes et superposées au corps des grains.

c. *Cellules névrogliques.* — La couche granuleuse du cervelet nous présente (van Gehuchten) deux espèces de cellules névrogliques, les unes petites, les autres volumineuses :

Les *premières*, de petite taille, ont des prolongements très courts, qui s'épuisent dans la couche granuleuse elle-même.

Les *secondes*, les cellules névrogliques volumineuses, sont situées de préférence dans la partie externe de la couche granuleuse, au voisinage des cellules de Purkinje. Leurs prolongements, toujours très nombreux, peuvent se distinguer en internes et externes. — Les *prolongements internes*, relativement peu développés, se terminent dans la couche granuleuse, tout à côté du corps cellulaire dont ils émanent. — Les *prolongements externes* ou périphériques, beaucoup plus longs, pénètrent dans la couche moléculaire, la traversent dans toute son épaisseur et viennent se terminer au dessous de la pie-mère par un petit renflement conique à base externe. Ces dernières fibres, qui strient en sens radiaire la zone moléculaire, avaient été déjà signalées en 1857 par Bergmann, d'où le nom de *fibres de Bergmann* que lui donnent encore aujourd'hui certains anatomistes. Bergmann avait même décrit, sous le nom de *membrane basale*, une membrane délicate, amorphe, qui se trouvait immédiatement au-dessous de la pie-mère et qui était l'aboutissant des fibres radiaires. Il est probable que cette prétendue membrane n'est autre que l'ensemble des renflements terminaux des fibres radiaires, qui, en s'élargissant au niveau de leur base, arrivent réciproquement au contact et se juxtaposent ainsi plus ou moins.

Nous ajouterons, en ce qui concerne la névroglie cérébelleuse, que la pie-mère ne repose pas directement sur la substance nerveuse. Ici, comme pour la moelle, elle en est séparée par une mince couche névroglique qui, en raison de sa situation, prend le nom de *névroglie périphérique* ou *marginale*.

2° Structure des noyaux centraux. — Nous comprenons, sous ce titre, le noyau dentelé, les noyaux dentelés accessoires et le noyau du toit :

A. Noyau dentelé. — La lame grise du noyau dentelé se compose de deux ordres d'éléments : des cellules et des fibres. — Les *cellules nerveuses*, de taille moyenne, mesurent de 20 à 30 μ. D'autre part, elles sont assez espacées les unes des autres : on en compte environ de 8 à 10 d'une face à l'autre de la lame grise. Leurs prolongements protoplasmiques, au nombre de 2 à 3, sont richement ramifiés : leur prolongement cylindraxile, très grêle et très long, s'échappe de la lame grise, tantôt par sa face externe, tantôt par sa face interne. Outre ces cellules à cylindraxe long, on rencontre encore dans la lame grise du corps dentelé un certain nombre de cellules à cylindraxe court et ramifié (cellules de Golgi type II). Leur signification nous est complètement inconnue. Il est probable qu'ici, comme dans la moelle, ce sont des cellules d'association entre d'autres groupes cellulaires. — Les *fibres nerveuses* appartiennent à la catégorie des fibres à myéline des centres. Elles se disposent en faisceaux plus ou moins volumineux et, d'autre part, suivent les directions les plus variables : les unes traversent la lame grise, en allant d'une

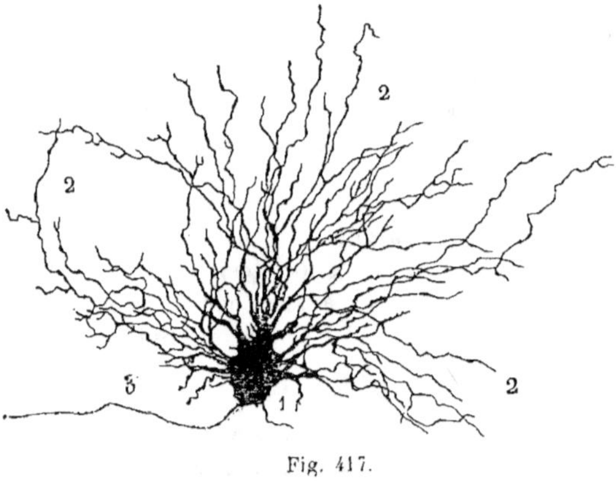

Fig. 417.

Une cellule nerveuse du noyau dentelé du cervelet. (embryon de 34 cent., d'après Lenhossék.)

1, corps cellulaire.   2, 2, 2, prolongements protoplasmiques.
3, cylindraxe (*en rouge*).

face à l'autre ; les autres, suivant une direction contraire, la parcourent parallèlement à ses faces ; d'autres, enfin, s'entremêlent dans tous les sens, formant ainsi dans les intervalles des cellules un riche plexus.

Sur le côté externe du noyau dentelé, s'étale une couche de fibres à myéline, diversement imbriquées, que l'on désigne indistinctement sous le nom de *capsule externe du noyau dentelé* ou de *plexus extra-ciliaire*. Une couche analogue de fibres plexiformes se voit dans le centre médullaire du noyau dentelé : c'est le *plexus intra-ciliaire* de certains auteurs.

B. Noyaux dentelés accessoires. — Les noyaux dentelés accessoires (noyau globuleux et embolus), n'étant que des parties détachées du noyau dentelé, ont exactement la même structure que ce dernier.

C. Noyaux du toit. — Les noyaux du toit sont en grande partie constitués par de grosses cellules nerveuses, qui mesurent de 40 à 59 μ et renferment une grande quantité de pigment brun jaunâtre (OBERSTEINER) ; les cylindraxes qui en émanent se dirigent, pour la plupart, vers le pédoncule cérébelleux inférieur. Outre ces éléments cellulaires, on trouve encore dans les noyaux du toit un grand nombre de fibres nerveuses, avec ou sans myéline, disposées en faisceaux ou en plexus. Ces fibres suivent les directions les plus diverses et nous nous contenterons de signaler celles, à direction transversale, qui, à travers la ligne médiane, vont d'un noyau à l'autre (*commissure des noyaux du toit*).

3° Structure du centre médullaire. — Le centre médullaire du cervelet est essentiellement constitué par des fibres nerveuses. On y rencontre encore, appliquées contre les faisceaux de fibres, des cellules de névroglie aux prolongements longs et grêles ; mais ces derniers éléments n'ont qu'une importance tout à fait secondaire.

A. Origine et signification des fibres cérébelleuses. — Les fibres cérébelleuses appartiennent à la catégorie des fibres à myéline. Elles se divisent naturellement en deux groupes : celles qui ont leur cellule d'origine dans le cervelet et celles qui ont leur cellule d'origine en dehors du cervelet. Les premières représentent les cylindraxes des cellules de Purkinje et des cellules des noyaux centraux. Les secondes, provenant des régions les plus diverses du névraxe et apportées au cervelet par les pédoncules, viennent se terminer par des arborisations libres, soit dans l'écorce, soit dans les noyaux centraux. Nous indiquerons plus loin, autant du moins que pourra nous le permettre l'état actuel de nos connaissances, les connexions probables de ces différentes fibres.

B. Fibres mousseuses et fibres grimpantes. — Parmi les fibres qui se terminent dans l'écorce, RAMON Y CAJAL a décrit

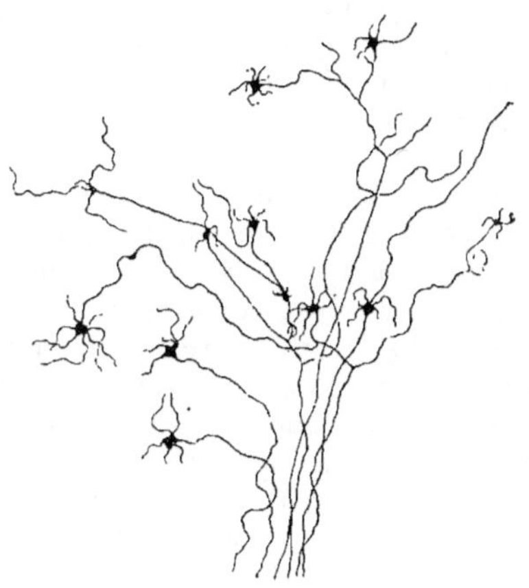

Fig. 418.
Fibres mousseuses du cervelet
(d'après VAN GEHUCHTEN).

deux variétés, qu'il a désignées, en raison de leur configuration, sous les noms de fibres mousseuses et de fibres grimpantes. — Les *fibres mousseuses* ou *moussues* (fig. 418) sont des fibres grosses, richement ramifiées, se terminant dans la couche granuleuse. Ce qui les caractérise essentiellement, c'est qu'elles présentent de distance en distance des épaississements noueux, d'où s'échappent de courtes expansions divergentes, formant des sortes de rosaces et ressemblant à la *mousse* qui recouvre les arbres (R. Y CAJAL). Ces fibres et leurs ramifications diverses se terminent au milieu des grains et entrent ainsi en relation avec eux. RAMON Y CAJAL se demande, mais sans produire aucun fait à l'appui de cette hypothèse, si les fibres mousseuses ne sont pas la continuation de celles qui, à la moelle, forment le faisceau cérébelleux direct. — Les *fibres grimpantes* (fig. 418,8) traversent la couche granuleuse, arrivent dans la couche moléculaire et, là, se terminent tout autour des prolongements protoplasmiques des cellules de Purkinje par des arborisations variqueuses et plexiformes. Ces arborisations terminales s'élèvent (*grimpent*) le long des prolongements de la cellule de Purkinje, comme le font « les lianes le long des branches d'un arbre des tropiques » (CAJAL). La signification anatomique des fibres grimpantes nous est complètement inconnue ; nous ne savons même pas quel est le département du névraxe où elles prennent leur origine.

Il résulte des recherches d'ATHIAS sur l'histogénèse de l'écorce du cervelet (*Th. de Paris*, 1897) que, primitivement, la cellule de Purkinje ne possède pas de prolongement protoplasmique et que, à ce moment, la fibre grimpante est manifestement en rapport avec le corps cellulaire. Plus tard, au fur et à mesure que le panache protoplasmique se développe, la fibre grimpante se sépare peu à peu du corps cellulaire pour enlacer le tronc protoplasmique d'abord, puis successivement chacune de ses branches. Ce fait d'une arborisation terminale enveloppant une cellule nerveuse tant que celle-ci n'a pas de prolongements protoplasmiques, puis se jetant sur les prolongements protoplasmiques, au fur et à mesure que ceux-ci se développent, est fort intéressant : on ne saurait demander de meilleure preuve en faveur de l'opinion qui considère les prolongements protoplasmiques des cellules nerveuses comme des organes récepteurs des incitations nerveuses.

C. TRAJET ET CONNEXIONS DES FIBRES CÉRÉBELLEUSES. — Envisagées au point de vue de leur trajet et de leurs connexions, les fibres cérébelleuses se divisent en intrinsèques et extrinsèques :

a. *Fibres intrinsèques.* — Les fibres intrinsèques sont celles qui, dans toute leur étendue, sont situées dans le cervelet ; ce sont des fibres d'association ou fibres commissurales. Nous les distinguerons en trois groupes : fibres commissurales courtes, fibres commissurales longues, fibres cortico-nucléaires. — Les *fibres commissurales courtes* (fig. 419, *g g'*) réunissent, dans une même moitié du cervelet, deux points de l'écorce peu éloignés l'un de l'autre. Elles ont pour la plupart une disposition arquée. Sur certains points, elles se condensent immédiatement au-dessous de l'écorce en une couche de $0^{mm},2$ à $0^{mm},5$. — Les *fibres commissurales longues* (fig. 419, *f f'*) partent d'une région quelconque de l'écorce, traversent la ligne médiane, en passant pour la plupart au-dessus des noyaux du toit, et viennent se terminer dans la région homologue du côté opposé. L'ensemble de ces fibres commissurales longues joue, par rapport aux deux moitiés du cervelet, le même rôle que remplit le corps calleux par rapport aux deux hémisphères cérébraux. — Les *fibres cortico-nucléaires*, comme leur nom l'indique, sont celles qui mettent en relation l'écorce cérébelleuse avec les masses grises centrales. Ces fibres existent bien certainement, mais elles sont encore mal connues.

b. *Fibres extrinsèques.* — Les fibres extrinsèques relient le cervelet aux autres départements du névraxe. Elles sont de deux ordres : les unes naissent dans le cervelet pour aller se terminer en dehors de lui ; les autres, tirant leur origine de la moelle, du bulbe, de la protubérance ou du cerveau, viennent se terminer dans le cervelet. Les unes et les autres, qu'elles soient par rapport au cervelet centripètes

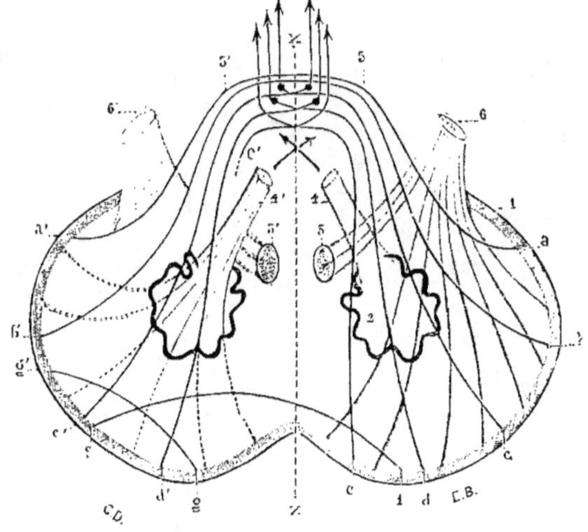

Fig. 419.

Schéma représentant, sur une coupe horizontale, les différents groupes de fibres cérébelleuses.

(Les pédoncules supérieurs sont représentés en bleu, les moyens en noir, les inférieurs en rouge.)

1. écorce cérébelleuse. — 2. noyaux dentelés. — 3. 3′. noyaux du toit. — 4, 4′, pédoncules cérébelleux supérieurs. — 5. 5′, pédoncules cérébelleux moyens. — 6. 6′, pédoncules cérébelleux inférieurs. — aa′, bb′. deux fibres en anses ou commissurales interhémisphériques. — cc′. dd′. deux fibres protubérantielles. — ee′. deux fibres cérébrales. ff′. une fibre commissurale intrinsèque longue. — gg′. une fibre commissurale intrinsèque courte. — XX, ligne médiane.

ou centrifuges, passent par les pédoncules cérébelleux, dont elles constituent les éléments essentiels et que nous allons maintenant décrire.

§ VI. — Connexions extrinsèques du cervelet, ses pédoncules

Six gros cordons, trois de chaque côté, s'échappent de l'échancrure antérieure du cervelet et, sous le nom de *pédoncules cérébelleux*, mettent ce dernier organe en relation avec les autres portions du névraxe. On les distingue, en raison même de leur situation, en supérieurs, moyens et inférieurs. Les inférieurs descendent vers le bulbe ; les moyens se portent vers la protubérance annulaire ; les inférieurs, vers les tubercules quadrijumeaux. De ces différents pédoncules, les inférieurs nous sont en grande partie connus (voy. *Bulbe*, p. 508); les autres, les moyens et les supérieurs, font partie de l'isthme de l'encéphale et, à ce titre, seront décrits dans le chapitre suivant. Nous allons donc nous borner ici à étudier leur connexion avec le cervelet lui-même et aussi (car il ne faudrait pas trop morceler leur étude) à indiquer sommairement, sauf à y revenir ultérieurement avec plus de détails, quel est leur mode de terminaison.

1° Pédoncules cérébelleux inférieurs. — Les pédoncules cérébelleux inférieurs se portent obliquement en bas et en arrière vers le bulbe rachidien, où ils prennent le nom de corps restiformes. Nous savons que les corps restiformes, à leur tour, se continuent, en apparence tout au moins, avec les cordons postérieurs de la moelle épinière. Envisagés au point de vue de leur constitution anatomique, les pédoncules cérébelleux inférieurs renferment des fibres de valeur fort différente. Nous les distinguerons en deux groupes : les fibres ascendantes et les fibres descendantes.

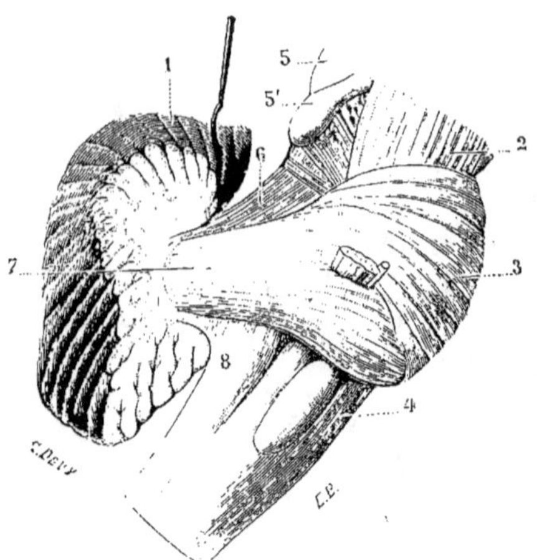

Fig. 420.

Les trois pédoncules cérébelleux du côté gauche, vue latérale.

(Les trois pédoncules ont été débarrassés des portions du cervelet qui les recouvrent et les rendent ainsi peu visibles avant toute préparation.)

1, cervelet. — 2, pédoncule cérébral. — 3, protubérance annulaire. — 4, bulbe, érigné en avant. — 5, 5'. tubercules quadrijumeaux supérieurs et inférieurs. — 6, pédoncule cérébelleux supérieur. — 7, pédoncule cérébelleux moyen. — 8, pédoncule cérébelleux inférieur.

A. Fibres ascendantes. — Les fibres ascendantes conduisent au cervelet les impressions sensitives. Elles ont leur cellule d'origine dans la moelle et le bulbe et, par conséquent, dégénèrent de bas en haut. Ce sont : les fibres du faisceau cérébelleux direct, les fibres venues des noyaux de Goll et de Burdach soit du côté correspondant soit du côté opposé, les fibres du faisceau cérébelleux olivaire et les fibres du faisceau sensoriel cérébelleux.

a. *Fibres du faisceau cérébelleux direct.* — Ces fibres, on le sait, émanent des colonnes de Clarke.

Elles suivent, tout d'abord, la partie toute superficielle du cordon latéral de la moelle et du bulbe. Elles passent ensuite, pour la plupart, dans le pédoncule cérébelleux inférieur, pénètrent avec ce dernier dans le centre médullaire du cervelet et, finalement, viennent se terminer dans l'écorce du vermis supérieur.

b. *Fibres venues des noyaux de Goll et de Burdach du côté correspondant.* — Ces fibres constituent les fibres arciformes externes postérieures, que nous avons décrites à propos du bulbe (p. 508).

c. *Fibres venues des noyaux de Goll et de Burdach du côté opposé.* — Ces fibres, beaucoup plus nombreuses que les précédentes, forment les fibres arciformes externes antérieures et une partie des fibres arciformes internes (voy. p. 509).

d. *Fibres du faisceau cérébelleux olivaire.* — Les fibres du faisceau cérébelleux olivaire proviennent de l'olive bulbaire et s'échappent en grande partie, sinon en totalité, par le hile ; après s'être entrecroisées sur la ligne médiane avec celles

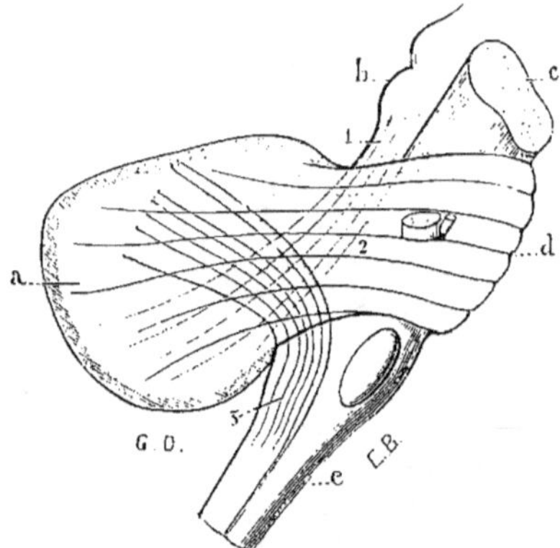

Fig. 421.

Figure demi-schématique représentant les trois pédoncules du cervelet.

a, cervelet. — b, tubercules quadrijumeaux. — c, pédoncule cérébral. — d, protubérance annulaire. — e, bulbe rachidien. — 1, pédoncule cérébelleux supérieur (en bleu). — 2, pédoncule cérébelleux moyen (en noir). — 3, pédoncule cérébelleux inférieur (en rouge).

du côté opposé, elles passent dans le pédoncule cérébelleux inférieur, pénètrent dans le cervelet et viennent se terminer, en partie dans le noyau dentelé, qu'elles abordent par sa face externe, en partie dans la substance grise de l'écorce.

c. Fibres du faisceau sensoriel cérébelleux. — EDINGER a décrit sous ce nom un faisceau qui, partant du noyau dentelé et du noyau du toit, gagne le côté interne du pédoncule cérébelleux inférieur, arrive dans le bulbe et se termine dans les noyaux du trijumeau, de l'auditif, du glosso-pharyngien et du pneumogastrique. En réalité et conformément aux conceptions actuelles, ce faisceau sensitivo-sensoriel est constitué par des cylindraxes, qui émanent des cellules des noyaux précités, remontent de là dans le cervelet et se terminent, par des arborisations libres, autour des éléments cellulaires du noyau du toit : ce sont donc des fibres à trajet ascendant et elles sont pour la plupart directes. Il paraît rationnel d'admettre que ces fibres ascendantes bulbo-cérébelleuses sont les homologues des fibres cérébelleuses de la moelle et des fibres cérébelleuses des noyaux de Goll et de Burdach : elles sont, pour les nerfs bulbaires, ce que ces dernières fibres sont pour les nerfs rachidiens. Les unes et les autres relient au cervelet les neurones sensitifs périphériques et seraient, pour certains auteurs, les voies conductrices de la sensibilité musculaire.

B. **FIBRES DESCENDANTES.** — Nous avons déjà vu, en étudiant la moelle, que le cordon antéro-latéral de cet organe renferme des fibres à dégénération descendante, qui proviennent du cervelet. Ces fibres, que MARCHI, le premier, a vues dégénérer à la suite de destructions expérimentales des hémisphères cérébelleux, ont bien certainement leurs cellules d'origine dans le cervelet, mais on ne sait encore d'une façon précise si ces cellules d'origine sont situées dans l'écorce ou dans les noyaux centraux : peut-être sont-elles la continuation des prolongements cylindraxiles des cellules de Purkinje. Quoi qu'il en soit de leur origine intra-cérébelleuse, les fibres de Marchi se portent en bas en suivant un trajet qui a été bien indiqué dans ces derniers temps (*Soc. de Biol.*, 1897). Du cervelet, elles descendent dans le corps restiforme correspondant (quelques auteurs les font passer en partie par le pédoncule cérébelleux moyen), longent le côté externe du plancher ventriculaire, traversent le noyau de Deiters et, bientôt après, se divisent en deux faisceaux : un faisceau antérieur, qui suit l'espace compris entre l'olive et le noyau ambigu ; un faisceau postérieur, qui chemine en avant du noyau de l'hypoglosse. Ils arrivent ainsi dans le cordon antéro-latéral de la moelle et, finalement, viennent se terminer dans les cornes antérieures, autour des cellules radiculaires.

Ces fibres cérébelleuses descendantes conduisent aux cornes antérieures des incitations qui sont encore assez mal définies, mais qui, à coup sûr, sont en rapport avec la motilité, et ainsi s'explique, par une action directe sur les neurones moteurs périphériques, l'influence qu'a le cervelet sur la locomotion, en particulier sur le maintien de l'équilibre et la coordination des mouvements.

Le faisceau descendant décrit par MARCHI, qui relierait directement le cervelet à la moelle épinière, a été contesté en Angleterre par FERRIER et RUSSELL : et, pourtant, ces observateurs ont constaté, après l'ablation d'un hémisphère cérébelleux, l'existence de fibres dégénérées dans le bulbe et même dans la moelle cervicale. Voilà donc la question des connexions cérébello-spinales une fois encore remise à l'étude. Pour FERRIER et RUSSELL, l'influence, incontestable et incontestée, qu'a le cervelet sur la fonction motrice s'exercerait par l'intermédiaire du cerveau : les incitations d'origine cérébelleuse se rendraient d'abord au cerveau pour, de là, être réfléchies vers la moelle. Comme on le voit, c'est exactement l'inverse de l'opinion courante, d'après laquelle l'incitation motrice, partant des cellules de l'écorce cérébrale, passerait par les noyaux du pont, arriverait par les pédoncules cérébelleux moyens à l'écorce cérébelleuse et, de là, descendrait dans le cordon antéro-latéral de la moelle par les pédoncules cérébelleux inférieurs'

2° Pédoncules cérébelleux moyens. — Les fibres constitutives du pédoncule cérébelleux moyen se divisent, comme celles du pédoncule inférieur, en fibres ascendantes et fibres descendantes :

A. FIBRES DESCENDANTES. — Les fibres descendantes ou centrifuges (le cervelet étant pris pour centre) prennent naissance dans l'écorce des hémisphères cérébelleux ; elles continuent vraisemblablement les prolongements cylindraxiles des cellules de Purkinje. Elles contournent en dehors les noyaux dentelés, sortent du cervelet et arrivent bientôt à la protubérance, où elles forment deux groupes, les fibres en anse et les fibres protubérantielles proprement dites (fig. 419). — Les *fibres en anse* ou *intercérébelleuse* traversent la ligne médiane et remontent dans l'hémisphère cérébelleux du côté opposé. Elles constituent ainsi de longues commissures en forme d'arc, unissant l'une à l'autre deux régions symétriques du même organe. — Les *fibres protubérantielles proprement dites* ne dépassent pas la protubérance : les unes, fibres directes, restent dans le côté correspondant ; les autres, fibres croisées, franchissent la ligne médiane pour passer du côté opposé. Mais qu'elles soient directes ou croisées, les fibres protubérantielles se terminent toutes de la même façon : leurs arborisations terminales disparaissent dans les noyaux gris de la protubérance ou noyaux du pont (voy. *Protubérance*).

B. FIBRES ASCENDANTES. — Les fibres ascendantes ou centripètes, découvertes récemment par CAJAL, ont leur cellule d'origine dans les formations grises de la protubérance ou noyaux du pont. Elles se portent dans les pédoncules cérébelleux moyens, les unes dans le pédoncule correspondant, les autres dans le pédoncule du côté opposé, et pénètrent avec eux dans le cervelet. Elles se rendent à l'écorce des hémisphères, en constituant peut-être les fibres grimpantes ci-dessus décrites. Leur valeur fonctionnelle n'est pas encore nettement élucidée. Les travaux les plus récents tendent à les rattacher aux voies de conduction motrices.

3° Pédoncules cérébelleux supérieurs. — Le pédoncule cérébelleux supérieur s'échappe du noyau dentelé au niveau du hile. Mais le noyau dentelé, s'il est son

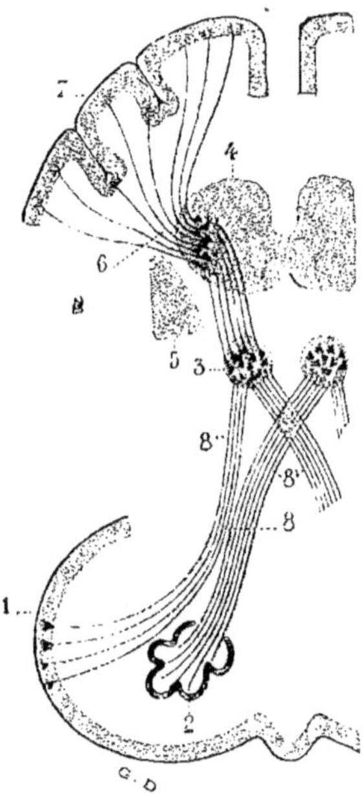

Fig. 422.

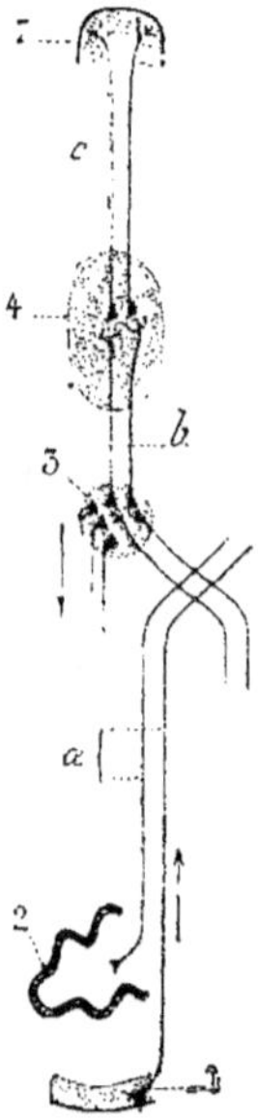

Fig. 422 bis.

Fig. 422. — Origine et trajet du pédoncule cérébelleux supérieur.

1, écorce cérébelleuse. — 2, noyau dentelé. — 3, noyau rouge. — 4, thalamus. — 5, corps strié. — 6, capsule interne. — 7, écorce cérébrale. — 8, pédoncule cérébelleux supérieur, avec : 8', son faisceau croisé ; 8", son faisceau direct.

Fig. 422 bis. — Schéma de la voie cérébello-cérébrale par le pédoncule cérébelleux supérieur.

1, 2, 3, 4 et 7, comme dans la figure précédente. — *a*, neurone cortico-nucléaire. — *b*, neurone nucléo-thalamique. — *c*, neurone thalamo-cortical origine principale, n'est pas sa seule origine. Le pédoncule supérieur, en effet, reçoit un certain nombre de faisceaux additionnels, qui proviennent de l'écorce, des noyaux dentelés accessoires et même du noyau du toit.

Ainsi constitué, le pédoncule cérébelleux supérieur se dirige obliquement vers les tubercules quadrijumeaux (fig. 420,6), s'entrecroise, presque en totalité, au-dessous de ces tubercules avec celui du côté opposé et vient se placer alors dans l'étage supérieur du pédoncule cérébral. Arrivé à l'extrémité antérieure du pédoncule, il se jette dans le noyau rouge de la calotte (voy. *Pédoncules cérébraux*), lequel entre en relation à son tour, d'une part avec la couche optique, d'autre part avec l'écorce cérébrale.

L'ablation expérimentale d'un hémisphère cérébelleux (GUDDEN) amène la dégénérescence du pédoncule cérébelleux supérieur correspondant et du noyau rouge du côté opposé. D'un autre côté, on a observé la dégénérescence de ces mêmes parties, mais en sens inverse, en conséquence de lésions siégeant, soit dans la couche optique (MENDEL), soit dans l'écorce de la région rolandique (FLECHSIG, HÖSEL). Ce double fait de dégénérescence, centrifuge dans un cas, centripète dans l'autre, dénote bien certainement la présence, dans le pédoncule cérébelleux supérieur, de deux ordres de fibres, les unes descendantes, les autres ascendantes, et le pédoncule cérébelleux supérieur se trouve ainsi avoir la même constitution que les deux pédoncules moyens et inférieurs. Mais si le fait lui-même n'est pas douteux, il nous est tout à fait impossible actuellement d'indiquer d'une façon précise où se trouvent, pour chacun des groupes de fibres précités, la cellule d'origine et le point de terminaison. (Voy. *Noyau rouge de la calotte,* p. 603.)

D'après CAJAL, le pédoncule cérébelleux supérieur, peu après sa sortie du centre médullaire du cervelet, abandonne un certain nombre de fibres descendantes, que l'on peut suivre jusque dans la moelle cervicale. Ces fibres, qui ont leur cellule d'origine dans l'écorce cérébelleuse et qui sont vraisemblablement en rapport avec la motilité, envoient leurs collatérales dans les noyaux des nerfs moteurs bulbo-protubérantiels. Ainsi se trouveraient établies, par les fibres descendantes précitées, des connexions étroites entre les nerfs moteurs et l'écorce du cervelet. Tout récemment (1896), KLIMOFF a pu suivre un faisceau descendant, qui, du pédoncule cérébelleux supérieur, se rendait au noyau d'origine de l'oculo-moteur commun (voy. ch. VI).

<h2 style="text-align:center">§ VII. — VAISSEAUX DU CERVELET</h2>

1° Artères. — Le réseau vasculaire du cervelet est alimenté par six branches artérielles, trois de chaque côté : la *cérébelleuse inféro-postérieure,* qui provient de la vertébrale ; la *cérébelleuse inféro-antérieure* et la *cérébelleuse supérieure,* qui sont fournies toutes les deux par le tronc basilaire. Ces artères couvrent de leurs ramifications irrégulières et flexueuses toute la surface extérieure du cervelet : la cérébelleuse supérieure se distribue de préférence à la face supérieure de l'organe ; la cérébelleuse inféro-antérieure et la cérébelleuse inféro-postérieure irriguent sa face inférieure, la première en avant, la seconde en arrière. Contrairement à ce que nous observerons plus tard sur le cerveau, les grosses divisions artérielles du cervelet cheminent à la surface de l'organe plutôt que dans la profondeur des sillons.

Les six artères cérébelleuses s'anastomosent fréquemment entre elles, de façon à former dans la pie-mère un seul et unique réseau, que l'on remplit ordinairement et avec assez de facilité par une injection poussée dans l'une quelconque des artères précitées. Le réseau cérébelleux communique, en outre, d'une part avec le réseau du quatrième ventricule et du bulbe, d'autre part avec les divisions des artères cérébrales postérieures.

Du réseau pie-mérien s'échappent une multitude de fines artérioles, qui pénètrent dans l'épaisseur du cervelet et se distribuent aux différents éléments anato-

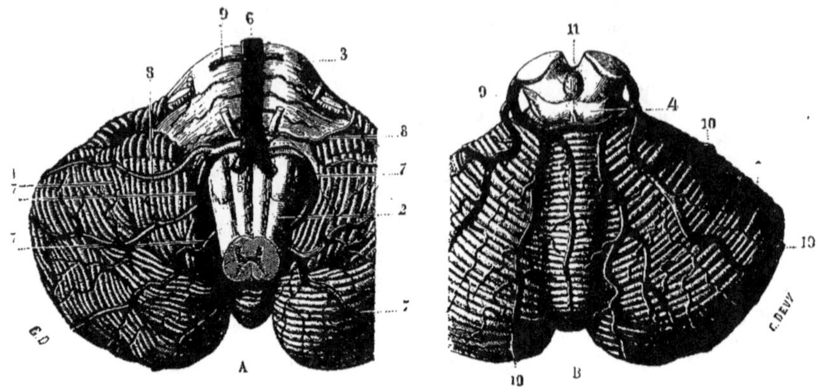

Fig. 423.

Artères du cervelet : A, vues sur la face inférieure, B, vues sur la face supérieure.

1, cervelet. — 2, bulbe rachidien. — 3, protubérance annulaire. — 4, tubercules quadrijumeaux postérieurs. — 5, artère vertébrale. — 6, tronc basilaire. — 7, artère cérébelleuse inféro-postérieure. — 8, artère cérébelleuse inféro-antérieure, naissant à droite par un tronc commun avec la précédente. — 9, artère cérébelleuse supérieure. — 10, 10, 10, rameaux contournant la circonférence du cervelet pour passer sur sa face opposée.

miques de cet organe. L'une de ces branches artérielles, plus volumineuses que les autres, se rend au noyau dentelé qu'elle pénètre au niveau du hile : c'est l'*artère du noyau dentelé*.

Les vaisseaux capillaires du cervelet forment, dans la couche moléculaire, un réticulum très dense, à mailles ovales, dont les axes longitudinaux sont orientés en sens radiaire. Dans la couche granuleuse, se voit également un riche réseau capillaire, mais à mailles plus étroites. Enfin, dans la substance médullaire, les mailles du réseau deviennent rapidement plus larges et se disposent parallèlement à la direction des faisceaux nerveux (OBERSTEINER).

2° Veines. — Les veines du cervelet sont indépendantes des artères et beaucoup moins flexueuses que ces dernières. Elles se divisent, d'après leur situation, en médianes et latérales :

A. VEINES CÉRÉBELLEUSES MÉDIANES. — Les veines cérébelleuses médianes, encore appelées *veines vermiennes*, sont au nombre de deux, l'une supérieure, l'autre inférieure :

a. *Veine vermienne supérieure.* — La veine vermienne supérieure, la plus importante des deux, chemine d'arrière en avant sur le vermis supérieur. Elle recueille, au cours de son trajet, de nombreuses veinules, issues du vermis, de la partie interne des hémisphères cérébelleux, de la valvule de Vieussens et vient se jeter, dans la plupart des cas, dans la veine de Galien. Elle aboutit encore, mais plus rarement, au sinus droit ou à l'une des veines cérébrales internes.

b. *Veine vermienne inférieure.* — La veine vermienne inférieure tire son origine du vermis inférieur et des parties avoisinantes. Cheminant en sens inverse de la précédente, elle se porte en arrière et en haut et, finalement, se jette dans l'un

des sinus qui s'ouvre dans le pressoir d'Hérophile, le plus souvent dans le sinus
droit ou l'un des deux sinus latéraux.

B. Veines cérébelleuses latérales. — Les veines cérébelleuses latérales se distinguent, de même, en supérieures et inférieures : les premières occupent la face supérieure du cervelet ; les secondes cheminent sur sa face inférieure. Les unes et les
autres se portent en dehors vers la circonférence de l'organe et se jettent en grande
partie dans le sinus latéral correspondant. Quelques-unes cependant, les plus antérieures, aboutissent au sinus pétreux supérieur. Aux veines latérales de la face
inférieure du cervelet se rend ordinairement la *veine du noyau dentelé* satellite
de l'artère homonyme.

3° **Lymphatiques**. — Les voies lymphatiques du cervelet ne présentent aucune
particularité (voy. *Anatomie générale*).

Voyez, au sujet du cervelet, parmi les publications récentes : Gudden, *Ueber d. Verbindungs-
bahnen des Kleinhirns*, Ber. d. deutsch. Natürf.-Versamml., 1882 ; — Mendel, *Secundäre Degeneration in Bindearme*, Neurol. Centralbl., 1882 ; — Beevor, *Die Kleinhirnrinde*, Arch. f. Anat. u.
Physiol., 1883 ; — Fusari, *Sull' origine delle fibre nervose nello strato molecolore delle circonvoluzioni cerebellari dell-uomo*, Atti della R. Acad. delle Scienze di Torino, 1883 ; — Loewenthal,
Parcours central du faisceau cérébelleux direct, Bull. Soc. vaud., 1885 ; — Obersteiner, *Der
feinere Bau der Kleinhirnrinde*, Biol. Centralbl., 1885 ; — Bechterew, *Zur Anatomie der Schenkel
des Kleinhirns, insbes. der Brückenarme*, Neurol. Centralbl., 1885 ; — Du même, *Ueber die Bestandtheile des vorderen Kleinhirnstiels*, Neurol. Centralbl., 1887 ; — Marchi, *Des dégénérations consécutives à l'extirpation totale et partielle du cervelet*, Arch. ital. de Biologie, 1886 ; — Lahousse,
Rech. sur l'histogenèse du cervelet, Gand, 1888 ; — Bellonci e Stefani, *Contribution à l'histogenèse
de l'écorce cérébelleuse*, Arch. ital. de Biologie, 1889 ; — Edinger, *Ueber die Bedeutung des Kleinhirns in der Tierreihe*, Ber. d. Senkenberg'schen Gesellsch., 1889 ; — Mingazzini, *Intorno al decorso
d. fibre appart. al pedunculus medius cerebelli ed al corpus restiforme*, Arch. per le Sc. mediche,
1890 ; — Kölliker, *Das Kleinhirn*, Zeitschr. f. wiss. Zoologie, 1890 ; — Brosset, *Contribution à
l'étude des connexions du cervelet*, Th. de Lyon, 1890 ; — Ramon y Cajal, *Sobre los fibros nerviosas
de la capa molecular del cerebelo*. Rev. trimestr. de histol. normal e patologica, 1888 et 1889 ; —
Du même. *Sur l'origine et la direction des prolongements nerveux de la couche moléculaire du
cervelet*, Journ. internat. d'Anatomie, 1889 ; — Du même. *Sur les fibres nerveuses de la couche granuleuse du cervelet et sur l'évolution des éléments cérébelleux*, ibid., 1890 ; — Du même, *A propos
de certains éléments bipolaires du cervelet avec quelques détails nouveaux sur l'évolution des fibres
cérébelleuses*, ibid., 1890 ; — Ramon (P.). *Estructura del cerebelo de los peces*, Gaz. sanit. de Barcelona, 1890 ; — Du même. *Cerebelo de los reptiles*, ibid., 1891 ; — Cramer, *Einseitige Kleinhirn-
atrophie, etc. nebst einem Beitrag z. Anatomie der Kleinhirnstiele*, Beitr. z. pathol. Anatomie,
1891 ; — Van Gehuchten, *La structure des centres nerveux : la moelle épinière et le cervelet*, La
Cellule, 1891 ; — Herrick, *Illustrations of the architecture of the cerebellum*, The Journ. of. comp.
Neurology, 1891 ; — Retzius, *Die nervosen elemente der Kleinhirnrinde*, Biol. Untersuch., 1892 ;
— Schaper, *Zur feineren Anatomie des Kleinhirns der Teleostier*, Anatom. Anzeiger, 1893 ; — Falcone, *La corteccia del cervelleto*. Napoli ; — Capobianco, *Sopra una particolarita di struttura della corteccia del cervelleto*. Rif. med., 1893 ; — Perrier, *Cervelet et ses rapports*, Brain,
1894 ; — Azoulay, *Quelques particularités de la structure du cervelet chez l'enfant*, Soc. anatomique, Paris, 1894 ; — Lui, *Sullo sviluppo istologico della corteccia cerebellare*, Riv. sperim.
di freniatria, 1894 ; — Lugaro. *Sulla structura dell nucleo dentalo del cervelleto nell'uomo*,
Monit. zool. ital., 1895 ; — Bruce, *On the flocculus*, Brain, 1895 ; — Kuithan, *The histol. conformation des Kleinhirnes bei Säugethieren*, Dissert. München, 1895 ; — Kunnermann, *Ueber die
Morphologie des Kleinhirns bei Säugethieren*, Erlangen, 1895 ; — Stroud, *The development of the
cerebellum in man and the cat*, Journ. of compar. neurol., 1895 ; — Bield, *Absteigende Kleinhirn-
bahnen*, Neurol. Centr., 1895 ; — Klimoff. *Connexions du cervelet avec le noyau oculo-moteur
commun*, Wratch, 1896 ; — Dogiel, *Die Nervenelemente im Kleinhirn der Vögel u. Säugethiere*,
Arch. f. mikr. Anat., 1896 ; — Thomas, *Le faisceau cérébelleux descendant*, Soc. A. Biol., 1897;
— Du même, *Le cervelet*, Th. de Paris, 1897 ; — Stöhr, *Ueber die kleinen Rindenzellen des Kleinhirns des Menschen*, Anat. Anz., 1897, Bd. XII ; — R. y Cajal, *Ueber die Beziehungen der Nervenzellen zur den Neurogliazellen. etc.*, Monatsschr. f. Psychiatrie, 1897 ; — Athias, *Rech. sur l'his-
logénèse du cervelet*, Th. de Paris, 1897 ; — Hill, *Note sur les granulations de la couche granuleuse
du cervelet*, Brain, 1897 ; — Mahaim, *Le cervelet*, Ann. de la Soc. méd.-chir. de Liège, 1898 ; —
Mott, *Les voies afférentes de la moelle au cerveau chez les singes*, Monatsschr. f. Psych. u. Neurol.,
1898 ; — Bruce, *Note sur la terminaison supérieure des faisceaux cérébelleux direct et antéro-latéral
ascendant*, Brain, 1898 ; — Schaper, *Zur Morphol. des Kleinhirns*, Anat. Anz., Bd. XVI, 1899 ; —
Weindenreich. *Zur Anat. der centralen Kleinhirnkerne der Säuger*. Zeitschr. f. Anat. u. Anthrop., 1899.

CHAPITRE IV

ISTHME DE L'ENCÉPHALE

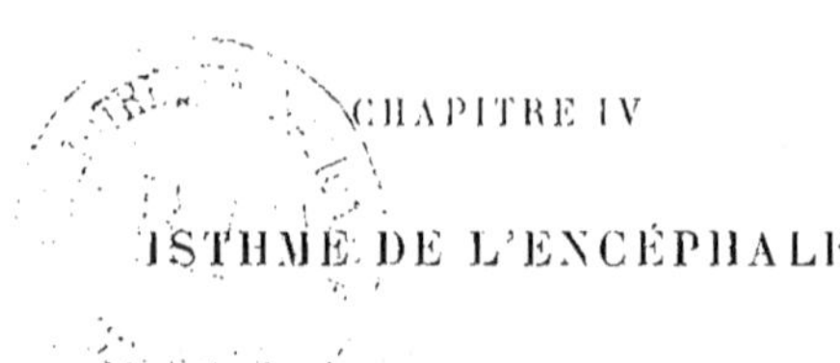

On donne le nom d'isthme de l'encéphale à cette portion de la masse encéphalique qui unit entre eux le cerveau, le cervelet et le bulbe. Il repose sur la gouttière basilaire de l'occipital, au-dessous du cerveau, en avant du cervelet, au dessus du bulbe rachidien.

Vu par sa face inférieure (fig. 424), l'isthme de l'encéphale nous apparait sous la forme d'une masse blanche volumineuse, la *protubérance annulaire*, de laquelle s'échappent quatre prolongements : deux prolongements latéraux, qui ne sont autres que les *pédoncules cérébelleux moyens* ; deux prolongements antérieurs, qui constituent les *pédoncules cérébraux*.

Si nous l'examinons, au contraire, par sa face supérieure ou dorsale (fig. 364), nous le voyons constitué : 1° en arrière, par deux autres prolongements du cervelet, les *pédoncules cérébelleux supérieurs*, lesquels sont unis l'un à l'autre par une mince lame de substance nerveuse, la *valvule de Vieussens* ; 2° en avant, par quatre éminences arrondies, que l'on appelle les *tubercules quadrijumeaux*. Au-dessous de ces tubercules, se trouve un canal, à direction antéro-supérieure : c'est l'*aqueduc de Sylvius*, lequel fait communiquer le quatrième ventricule ou ventricule bulbo-cérébelleux avec le ventricule moyen du cerveau.

Sur les côtés, enfin (fig. 441), l'isthme de l'encéphale nous présente un sillon antéro-postérieur, le *sillon latéral de l'isthme*, qui divise cet organe, superficiellement du moins, en deux plans ou étages, l'un inférieur, l'autre supérieur. Du fond de ce sillon latéral émane une lame de substance blanche, de forme triangulaire, laquelle se dirige ensuite en haut et disparait au-dessous des tubercules quadrijumeaux : c'est le *faisceau triangulaire de l'isthme* ou *ruban de Reil*.

Nous avons donc à étudier successivement, à propos de l'isthme encéphalique, les huit formations suivantes :

1° La *protubérance annulaire* ;
2° Les *pédoncules cérébelleux moyens* ;
3° Les *pédoncules cérébelleux supérieurs* ;
4° La *valvule de Vieussens* ;
5° Les *tubercules quadrijumeaux* ;
6° Le *ruban de Reil* ;
7° L'*aqueduc de Sylvius* ;
8° Les *pédoncules cérébraux*.

Nous consacrerons un dernier paragraphe à l'étude synthétique du *quatrième ventricule*, que nous n'avons fait qu'indiquer, pour ainsi dire, à propos du bulbe et à propos du cervelet.

ARTICLE I

PROTUBÉRANCE ANNULAIRE

La protubérance annulaire, encore appelée mésophale ou pont de Varole (angl. *Pons Varolii*, allem. *Brücke*), est cette éminence, de couleur blanche et de forme quadrilatère, qui occupe la partie centrale du plan inférieur de l'isthme. Elle doit son nom à la disposition toute spéciale de ses fibres superficielles lesquelles, en allant d'un côté à l'autre, recouvrent à la manière d'un pont ou d'un demi-anneau les faisceaux longitudinaux du bulbe et des pédoncules cérébraux, qui constituent les parties profondes de l'organe. Son développement, dans la série animale, est assez régulièrement proportionnel à celui des hémisphères cérébelleux ou, ce qui revient au même, à celui des pédoncules cérébelleux moyens : comme ces deux formations nerveuses, la protubérance fait défaut chez les vertébrés inférieurs ; elle fait son apparition chez les mammifères, acquiert graduellement de l'importance au fur et à mesure qu'on s'élève dans la série et atteint chez les primates ses plus grandes dimensions. En mesurant, sur huit sujets (4 hommes et 4 femmes), les trois principaux diamètres de la protubérance, j'ai obtenu les moyennes suivantes : pour le diamètre vertical (hauteur), 27 millimètres ; pour le diamètre transversal (largeur), 38 millimètres ; pour le diamètre antéro-postérieur (épaisseur), 25 millimètres. Nous étudierons successivement, dans la protubérance annulaire : 1° sa conformation extérieure et ses rapports ; 2° sa conformation intérieure ; 3° sa constitution anatomique et ses connexions ; 4° ses vaisseaux.

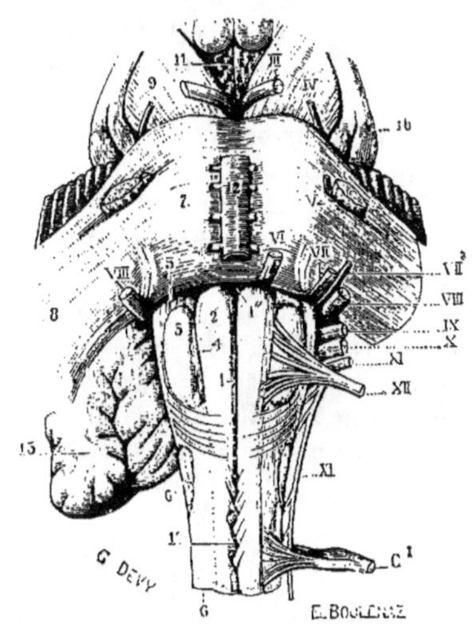

Fig. 424.

Protubérance et bulbe rachidien, vus par leur face antéro-inférieure.

1, sillon médian antérieur du bulbe, avec : 1', entre-croisement des pyramides ; 1'', trou borgne. — 2. pyramide antérieure. — 3, olive. — 4, sillon préolivaire. — 5. fossette sus-olivaire et fossette latérale. — 6. faisceau latéral, avec 6', corps cendré de Rolando. — 7, protubérance annulaire. — 8, pédoncules cérébelleux moyens. — 9. pédoncules cérébraux. — 10, bandelettes optiques et corps genouillés. — 11, espace interpédonculaire. — 12. tronc basilaire. — 13, cervelet.
III. moteur oculaire commun. — IV. pathétique. — V. trijumeau. — VI. moteur oculaire externe. — VII. facial. — VII'', intermédiaire de Wrisberg. — VIII. auditif. — IX. glosso-pharyngien. — X. pneumogastrique. — XI. spinal. — XII, grand hypoglosse. — C¹. première paire cervicale.

§ I. — CONFORMATION EXTÉRIEURE ET RAPPORTS

Envisagée au point de vue de sa conformation extérieure, la protubérance annulaire revêt une forme irrégulièrement cuboïde. Nous lui considérerons en conséquence, comme à tout organe de forme cubique, les six faces suivantes : une face antérieure, une face postérieure, une face inférieure, une face supérieure et deux faces latérales.

1° Face antérieure. — La face antérieure (fig. 424), convexe à la fois dans le sens transversal et dans le sens longitudinal, repose sur la partie antérieure de la gouttière basilaire. Inclinée comme elle de haut en bas et d'avant en arrière, elle forme avec l'horizontale un angle de 65 à 70 degrés. Elle nous présente successivement : 1° sur la ligne médiane, un sillon longitudinal, le *sillon basilaire*, qui répond le plus souvent au tronc basilaire, mais qui n'est nullement déterminé par la présence de ce vaisseau ; il s'élargit en effet en allant de bas en haut, tandis que le calibre de l'artère diminue ; et, d'autre part, on voit assez fréquemment le tronc basilaire, suivant un trajet flexueux, se dévier latéralement à droite ou à gauche, sans que le sillon en question cesse pour cela d'être antéro-postérieur et médian ; 2° de chaque côté du sillon basilaire, une saillie également longitudinale, arrondie et mousse, c'est le *bourrelet pyramidal*, ainsi appelé parce qu'il est formé par la pyramide du bulbe (p. 485) qui, en traversant la protubérance, soulève à son niveau les faisceaux antérieurs de ce dernier organe ; 3° un peu en dehors du bourrelet pyramidal, l'*émergence du nerf trijumeau* ; cette émergence se fait par deux racines, parfaitement distinctes : une grosse racine ou racine sensitive, constituée par quarante à soixante faisceaux nerveux ; une petite racine ou racine motrice, placée en avant et en dedans de la précédente et formée par six ou sept faisceaux nerveux seulement (voy. *trijumeau*).

Sur sa face antérieure, la protubérance annulaire est constituée dans toute son étendue par un système de faisceaux blancs, qui se portent transversalement d'un pédoncule cérébelleux à l'autre et qui, par leur aspect général, rappellent assez bien, suivant la comparaison de FOVILLE, une chevelure à raie médiane, dont les deux moitiés iraient, en se tordant légèrement, se ramasser chacune dans le pédoncule cérébelleux correspondant.

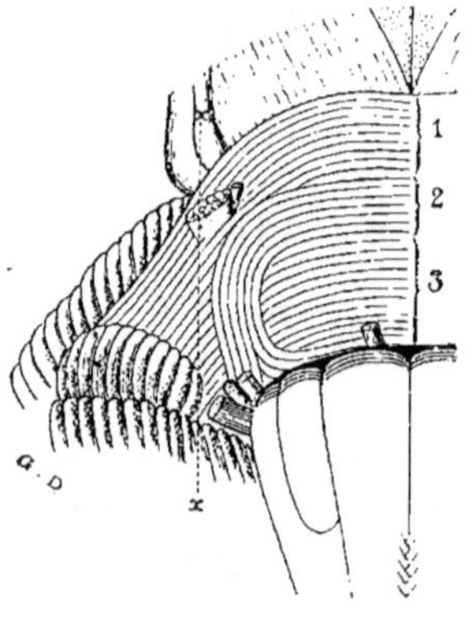

Ces faisceaux superficiels de la protubérance peuvent être divisés en trois groupes (fig. 425) : les supérieurs, les moyens et les inférieurs. — Les *faisceaux supérieurs* (1), les plus élevés, suivent tout d'abord une direction nettement transversale. Puis, s'infléchissant en bas et en arrière, ils passent au-dessus de l'émergence du trijumeau et gagnent, pour la plupart, la face postérieure du pédoncule cérébelleux moyen. — Les *faisceaux inférieurs* (3), parallèles aux précédents, passent au-dessous du trijumeau et se rendent, en partie à la face antérieure du pédoncule cérébelleux moyen, en partie à son bord inférieur. — Les *faisceaux moyens* (2) ne se distinguent pas, à leur origine sur la ligne médiane, des faisceaux précédents, soit antérieurs, soit postérieurs. Comme eux, ils suivent tout d'abord un trajet transversal jusqu'à la partie inférieure du trijumeau. Puis, au lieu de passer directement dans la partie correspondante du pédoncule, ils se coudent sur eux-mêmes sous un angle de 100 à 110 degrés et se portent en arrière et en bas vers

Fig. 425.

Les fibres transversales de la protubérance (schématique).

1, faisceaux supérieurs. — 2, faisceaux moyens. — 3, faisceaux inférieurs. — 4, pédoncule cérébelleux moyen.

x x, limite latérale de la protubérance.

l'origine du facial et de l'auditif. Dans cette deuxième partie de leur trajet, les faisceaux moyens croisent à angle droit les faisceaux inférieurs, comme nous le montre la figure ci-dessus. Il est difficile de les suivre au delà des deux nerfs facial et auditif : la plupart d'entre eux passent vraisemblablement dans la partie postérieure du pédoncule cérébelleux moyen ; quelques-uns, les plus internes, se réfléchissent en dedans pour suivre, pendant quelque temps du moins, le bord inférieur de la protubérance.

2° **Face postérieure**. — La face postérieure de la protubérance (fig. 426) fait partie du plancher du quatrième ventricule : elle en représente la moitié supérieure (*triangle protubérantiel* du quatrième ventricule). Nous y remarquons, tout d'abord, un sillon médian, déjà décrit à propos du bulbe, qui prolonge en haut la tige du calamus, et aboutit, au-dessous des tubercules quadrijumeaux, à l'aqueduc de Sylvius. De chaque côté de ce sillon, nous rencontrons successivement : 1° tout à fait en arrière, à la limite du bulbe et immédiatement en dehors de la ligne médiane, une saillie arrondie, l'*eminentia teres*, qui répond à l'origine du nerf moteur oculaire externe ; 2° un peu en dehors de l'eminentia teres, une dépression souvent très marquée, la *fovea superior* ou *fossette supérieure* ; 3° en avant de cette fossette, une tache d'un noir bleuâtre et à contours mal définis, le *locus cæru-*

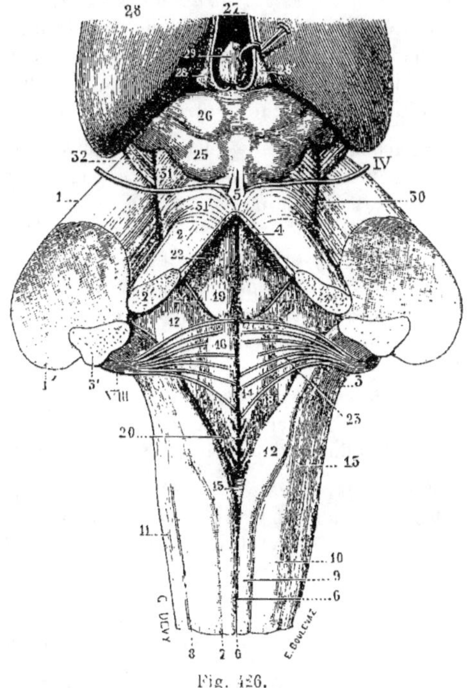

Fig. 426.

Isthme de l'encéphale, vue postérieure.

1, pédoncules cérébelleux moyens. — 2, pédoncules cérébelleux supérieurs. — 3, pédoncules cérébelleux inférieurs. — 1', 2', 3', leurs coupes. — 4, coupe de la valvule de Vieussens. — 5, frein de cette valvule. — 6, sillon médian postérieur. — 7, sillon intermédiaire postérieur. — 8, sillon collatéral postérieur. — 9, faisceau de Goll. — 10, faisceau de Burdach. — 11, faisceau latéral du bulbe. — 12, pyramides postérieures. — 13, corps restiformes. — 14, tige du calamus. — 15, verrou. — 16, aile blanche interne. — 17, aile blanche externe. — 18, aile grise. — 19, eminentia teres. — 20, fovea inferior. — 21, fovea superior. — 22, locus cæruleus. — 23, barbes du calamus ou stries acoustiques. — 24, baguette d'harmonie de Bergmann. — 25, tubercules quadrijumeaux postérieurs (testes). — 26, tubercules quadrijumeaux antérieurs (nates). — 27, ventricule moyen. — 28, couche optique. — 28', triangle de l'habénula. — 29, glande pinéale érignée en avant. — 30, sillon latéral de l'isthme. — 31, faisceau latéral de l'isthme, avec 31', fibres se rendant à la valvule de Vieussens. — 32, pédoncules cérébraux. — IV, nerf pathétique. — VIII, nerf auditif.

leus, où aboutit une partie des fibres du trijumeau (voy. ce nerf). La face postérieure de la protubérance est recouverte, comme tout le ventricule du reste, par le cervelet (voy. fig. 410).

3° **Face inférieure**. — La face inférieure répond à la base du bulbe :

a. *Du côté antérieur ou ventral* (fig. 424), elle est nettement séparée de ce dernier organe par le *sillon bulbo-protubérantiel*, que constituent successivement, en allant de dedans en dehors, le trou borgne, l'étranglement qui se voit à l'extrémité supérieure de la pyramide, la fossette sus-olivaire et la fossette latérâle. Tous ces détails nous sont déjà connus (voy. *Bulbe*) et nous n'insistons pas. Le sillon bulbo-protubérantiel répond, comme nous l'avons déjà vu, à la partie moyenne de la gouttière basilaire ;

b. *Du côté postérieur ou dorsal* (fig. 364), dans la région du quatrième ventricule, la protubérance et le bulbe sont en continuité intime. La limite, toute conventionnelle, qui les sépare est représentée, comme nous l'avons déjà dit à propos du bulbe, par une ligne transversale qui réunirait l'un à l'autre les deux angles latéraux du quatrième ventricule.

4° Face supérieure. — La face supérieure de la protubérance annulaire répond aux pédoncules cérébraux et se continue avec eux comme la face inférieure se continue avec le bulbe :

a. *Du côté postérieur ou dorsal* (fig. 364), aucune ligne de démarcation ne sépare les deux organes ;

b. *Du côté antérieur ou ventral* (fig. 424), au contraire, la protubérance se distingue nettement des pédoncules cérébraux par la direction transversale de ses fibres, qui forment, en avant de ces derniers, un bourrelet plus ou moins saillant. Là encore, il existe entre les deux organes un sillon séparatif, que l'on peut appeler le *sillon protubérantiel supérieur*. Ce sillon, envisagé dans ses rapports avec la base du crâne, est ordinairement situé (fig. 361) à 1 ou 2 millimètres au-dessous du bord supérieur de la lame quadrilatère du sphénoïde.

5° Faces latérales. — Sur les côtés, la protubérance se confond avec les pédoncules cérébelleux moyens. Ses faces latérales n'existent donc pas en réalité : elles sont déterminées artificiellement par une section verticale et antéro-postérieure, qui raserait le côté externe de la racine du trijumeau (*xx* de la figure 425).

§ II. — Conformation intérieure

Si nous jetons les yeux sur une coupe transversale de la protubérance, nous constatons tout d'abord que cet organe, parfaitement libre à sa partie antérieure et à sa partie postérieure (face ventriculaire), se continue directement, sur les côtés, avec les pédoncules cérébelleux moyens. Nous constatons ensuite la présence d'un raphé médian, qui s'étend sans interruption de la tige du calamus au sillon basilaire et qui divise la coupe en deux moitiés latérales, analogues comme aspect et comme constitution. La protubérance, comme la moelle et le bulbe, se compose donc de deux moitiés symétriques.

Les coupes transversales de la protubérance (fig. 427) nous apprennent encore que cet organe n'est pas homogène et qu'on peut, à cet égard, le diviser en deux étages, un étage antérieur ou ventral et un étage postérieur ou dorsal. — Le premier, plus compacte, plus dur, plus blanc, se compose en grande partie de faisceaux transversaux ou arciformes qui vont des pédoncules cérébelleux moyens au raphé. A la partie moyenne de ces faisceaux transversaux se voit la coupe d'un gros faisceau longitudinal, compacte ou divisé en faisceaux secondaires, qui n'est autre que le faisceau pyramidal du bulbe. — L'étage dorsal de la protubérance se distingue du précédent, en ce qu'il est un peu plus mou, qu'il a une coloration un peu moins blanche et que sa constitution paraît beaucoup plus complexe. Il possède, en effet, les éléments les plus divers : 1° tout en avant, appliquée contre la couche antérieure, se trouve la coupe d'un faisceau longitudinal, d'abord triangulaire, puis étalé en travers, c'est le faisceau sensitif ou ruban de Reil ; 2° tout en arrière, immédiatement au-dessous du quatrième ventricule, se dispose une mince couche d'un gris jaunâtre, qui représente la substance grise ventriculaire ; 3° à la partie moyenne, entre le ruban de Reil et la substance grise ventriculaire, se voit une surface quadrilatère, qui présente le même aspect que la formation réti-

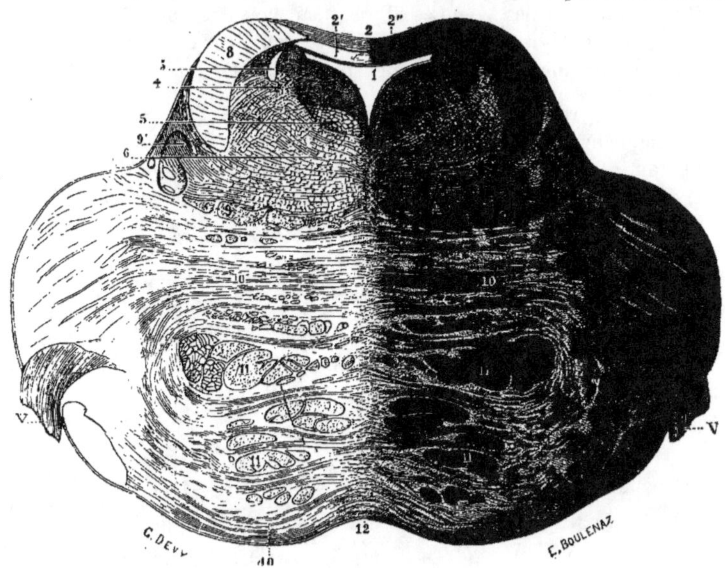

Fig. 427.

Coupe vertico-transversale de la protubérance au niveau de sa partie supérieure
(d'après STILLING).

1, quatrième ventricule. — 1', son épendyme (*en jaune*). — 2, valvule de Vieussens, avec 2', sa couche blanche (*velum medullare anticum*), 2'', sa couche grise (*lingula*). — 3, racine supérieure du trijumeau. — 4, cellules nerveuses qui accompagnent cette racine. — 5, bandelette longitudinale postérieure. — 6, formation réticulaire. — 7, sillon latéral de l'isthme. — 8, coupe des pédoncules cérébelleux supérieurs. — 9, 9', portion interne et portion externe du ruban de Reil. — 10, 10, fibres transversales de la protubérance. — 11, 11, ses fibres longitudinales. — 12, raphé. — V, trijumeau.

culaire du bulbe, c'est la *formation réticulaire de la protubérance*. L'étage dorsal de la protubérance est appelé par certains auteurs *calotte protubérantielle* et, cela, parce qu'il se continue en haut avec cette région du pédoncule cérébral que nous étudierons plus loin sous le nom de *calotte*.

Outre les faisceaux précités, on rencontre encore, en examinant des coupes sériées de la protubérance, d'autres fibres de valeurs diverses, les unes longitudinales, les autres transversales ou obliques, qui appartiennent pour la plupart aux nerfs bulbo-protubérantiels. Nous y reviendrons plus tard.

§ III. — CONSTITUTION ANATOMIQUE ET CONNEXIONS

La protubérance annulaire, comme nous le montrent les différentes coupes de cet organe, se compose à la fois, tant dans l'étage antérieur que dans la calotte, de substance blanche et de substance grise.

A. — SUBSTANCE BLANCHE

La substance blanche comprend de nombreux faisceaux de fibres, morphologiquemment très différentes, que nous distinguerons, d'après leur direction, en trois groupes, savoir : 1° des fibres transversales ; 2° des fibres longitudinales ; 3° les fibres arciformes de la formation réticulaire.

1° **Fibres transversales**. — Les fibres transversales sont de deux ordres : les unes proviennent du cervelet ; les autres, tirant leur origine des noyaux terminaux de l'acoustique, constituent le corps trapézoïde.

A. Fibres transversales d'origine cérébelleuse. — Les fibres transversales d'origine cérébelleuse proviennent des pédoncules cérébelleux moyens. Elles occupent toute la hauteur de l'étage antérieur ou ventral de la protubérance. Obersteiner les divise, d'après leur situation, en trois couches (fig. 434) : 1° les

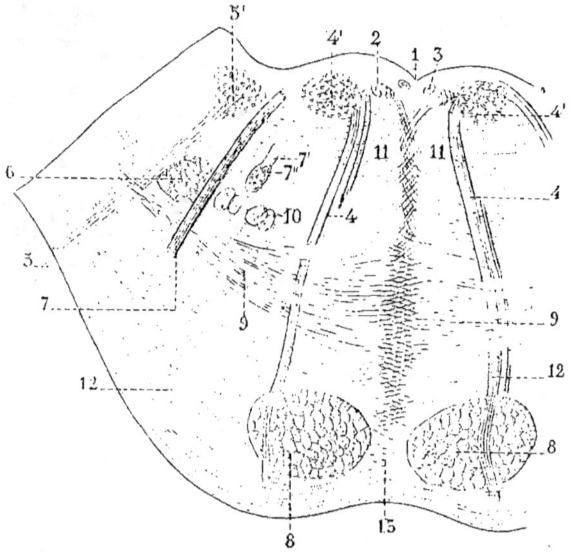

Fig. 428.

Coupe transversale de la protubérance répondant environ au milieu du quatrième ventricule, pour montrer le corps trapézoïde (imité de Schwalbe).

1, tige du calamus. — 2. fasciculus teres. — 3, une veinule. — 4, moteur oculaire externe, avec : 4' son noyau. — 5, acoustique, avec : 5' son noyau. — 6, racine inférieure du trijumeau. — 7, facial (branche de sortie), avec : 7', sa branche d'origine ; 7'' son noyau. — 8, faisceau pyramidal. — 9, 9, fibres transversales, constituant le corps trapézoïde. — 10, olive supérieure. — 11, formation réticulaire. — 12, fibres transversales d'origine cérébelleuse. — 13, raphé.

fibres superficielles (*stratum superficiale pontis*), qui passent au-devant du faisceau pyramidal ; 2° les fibres profondes (*stratum profundum pontis*), qui sont situées en arrière de ce même faisceau pyramidal ; 3° les fibres moyennes (*stratum complexum*), qui cheminent entre les deux groupes précédents et, par conséquent, répondent, comme situation, au faisceau pyramidal, qu'elles contournent ou qu'elles traversent.

Au point de vue de leurs connexions, ces fibres nous sont connues. Nous avons déjà vu, en effet, à propos du cervelet (p. 548), qu'elles sont de deux ordres. — Les unes, *fibres intercérébelleuses*, arrivées à la ligne médiane, franchissent cette ligne médiane et remontent vers le cervelet à travers le pédoncule du côté opposé. Elles constituent ainsi de longues commissures, en forme d'anse, mettant en relation deux régions homologues des hémisphères cérébelleux. — Les autres, *fibres cérébello-protubérantielles*, s'arrêtent dans la substance grise protubérantielle ou noyaux du pont, soit du côté correspondant, soit du côté opposé.

De ces noyaux du pont partent ensuite d'autres fibres, qui, suivant un trajet longitudinal, passent dans le pédoncule cérébral et remontent jusqu'à l'écorce cérébrale : ce sont les *fibres cortico-protubérantielles*, que nous retrouverons plus tard dans le pédoncule cérébral, dans la partie inférieure de la capsule interne et jusque dans le centre ovale.

B. Fibres transversales d'origine acoustique, corps trapézoïde. — Le noyau antérieur de la branche cochléaire du nerf auditif, qui occupe, comme nous le verrons plus loin, le côté antéro-externe du corps restiforme, donne naissance à des fibres transversales, lesquelles se dirigent en dedans et viennent se terminer, les unes dans l'olive supérieure du côté correspondant, les autres dans l'olive supérieure du côté opposé. L'ensemble de ces fibres constitue une couche rubanée et compacte (fig. 428, 9), à laquelle on donne le nom de *corps trapézoïde*. — Chez la plupart des animaux, qui ont la protubérance relativement peu développée, le corps trapézoïde est presque entièrement libre, je veux dire placé à la surface extérieure du névraxe. Il nous apparaît alors sous la forme d'une lame quadrilatère, placée à la face antérieure du bulbe immédiatement au-dessus des olives (fig. 429, 5). Les pyramides passent en avant d'elle et, de ce fait, semblent l'interrompre à sa partie moyenne. — Chez l'homme, où la protubérance acquiert un développement remarquable, ce système de fibres transversales est complètement recouvert par les faisceaux inférieurs de ce dernier organe, mais il n'en existe pas moins, formant chez lui, comme chez les mammifères inférieurs, un ruban nettement différencié, allant d'un noyau acoustique antérieur à l'autre (fig. 428, 9). Il est situé dans la partie antérieure de la calotte protubérantielle, immédiatement

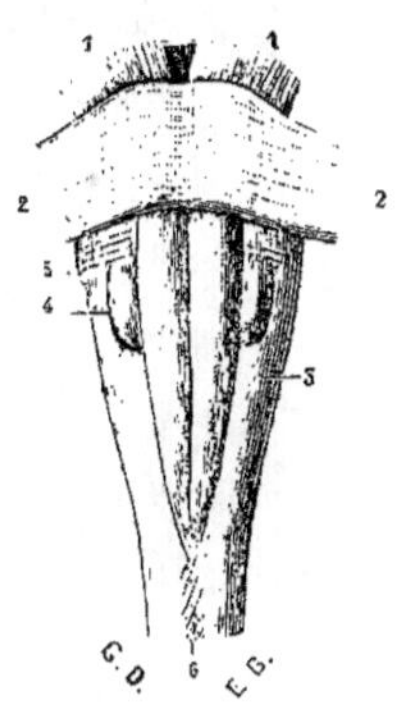

Fig. 429.

Le corps trapézoïde, vu sur la face antérieure du bulbe chez le cynocéphale.

1, pédoncule cérébral. — 2, protubérance annulaire, moins développée que chez l'homme. — 3, bulbe rachidien. — 4, olive bulbaire. — 5, corps trapézoïde (*en bleu*). — 6, décussation des pyramides et moelle épinière.

en avant de l'olive supérieure. Le long de ses fibres, en avant et un peu en dedans de l'olive, se voit une petite masse de substance grise, que l'on désigne sous le nom de *noyau trapézoïde*. — Le corps trapézoïde et le noyau homonyme appartiennent à la voie acoustique centrale et nous les retrouverons à propos de la terminaison réelle de ce dernier nerf (voy. chap. vi).

2° Fibres longitudinales. — Les fibres longitudinales de la protubérance, abstraction faite des fibres cortico-protubérantielles signalées ci-dessus, et sur lesquelles nous reviendrons plus loin (p. 566) proviennent pour la plupart du bulbe rachidien, ce sont : 1° le faisceau pyramidal et le faisceau géniculé ; 2° le faisceau sensitif ou ruban du Reil ; 3° le faisceau commissural longitudinal, auquel nous rattacherons la bandelette longitudinale postérieure.

A. Faisceau pyramidal et faisceau géniculé. — Le faisceau pyramidal, continuation de la pyramide antérieure du bulbe, occupe la partie moyenne de l'étage antérieur de la protubérance. Sur les coupes passant par la partie inférieure de l'organe, les fibres pyramidales forment, comme au bulbe, un faisceau unique, arrondi ou ovalaire, situé à droite et à gauche de la ligne médiane (fig. 146,1). Sur les coupes de la partie supérieure, elles se disposent au contraire en faisceaux multiples, très variables dans leur forme et leur volume, séparés les uns des autres par des paquets plus ou moins importants de fibres transversales (fig. 426,11).

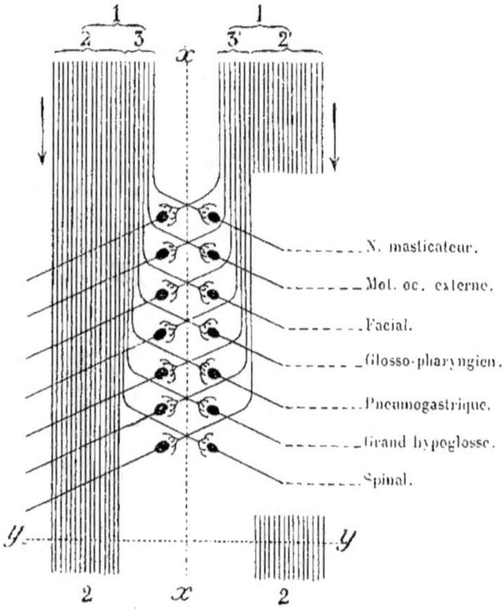

Si nous étudions le faisceau pyramidal sur des coupes pratiquées à différentes hauteurs, nous constatons nettement qu'il est d'autant plus volumineux qu'on l'examine sur des coupes appartenant à un niveau plus élevé. Autrement dit, il s'accroît au fur et à mesure qu'il se rapproche du pédoncule cérébral. Cet accroissement graduel du faisceau moteur volontaire relève des deux faits suivants. Tout d'abord, au faisceau pyramidal s'ajoutent continuellement, au fur et à mesure qu'elles naissent, les fibres cortico-protubérantielles, signalées ci-dessus, qui des noyaux du pont s'élèvent vers l'écorce cérébrale. D'autre part, le long du faisceau

Fig. 430.

Mode de terminaison du faisceau géniculé.

xx, ligne médiane. — yy, limite du bulbe et de la moelle. — 1, 1', faisceau moteur gauche et droit, avec : 2, 2', faisceau pyramidal, descendant jusqu'à la moelle — 3, 3', faisceau géniculé, se terminant, après entrecroisement sur la ligne médiane, dans les noyaux moteurs bulbo-protubérantiels.

pyramidal proprement dit, qui se rend, comme on le sait, aux cornes antérieures de la moelle épinière et tient ainsi sous sa dépendance la motilité volontaire de tous les muscles innervés par les nerfs rachidiens, chemine un paquet de fibres également longitudinales, qui fait son apparition à la partie supérieure du bulbe et que l'on peut suivre, à travers la protubérance, le pédoncule, la capsule interne et le centre ovale, jusqu'au pied des deux circonvolutions frontale ascendante et pariétale ascendante. Ce faisceau nouveau, non représenté dans la moelle, se trouve situé sur le côté postéro-interne du faisceau pyramidal : on le désigne sous le nom de *faisceau géniculé*, parce qu'il occupe, dans la capsule interne, cette portion de la capsule qu'on appelle le *genou* (voy. *Capsule interne*).

Envisagé au point de vue de sa signification, le faisceau géniculé, disons-le tout de suite, est encore un faisceau moteur volontaire. Mais au lieu de descendre dans la moelle comme le faisceau pyramidal, il s'arrête à la protubérance et au bulbe et se termine (fig. 430,3), après entrecroisement sur la ligne médiane, dans les noyaux d'origine des nerfs moteurs bulbo-protubérantiels : noyau du nerf masticateur, noyau du moteur oculaire externe, noyau du facial, noyau du grand hypoglosse et probablement aussi noyau du spinal et noyaux moteurs des deux nerfs mixtes glosso-pharyngien et pneumogastrique. Le faisceau géniculé est pour ces noyaux des nerfs bulbo-protubérantiels ce que le faisceau pyramidal est aux noyaux moteurs (cellules radiculaires des cornes antérieures) des nerfs rachidiens.

Un peu au-dessus du bord inférieur de la protubérance, les fibres du faisceau géniculé, destinées aux nerfs masticateur, facial, hypoglosse, etc., s'entrecroisent sur la ligne médiane, comme nous venons de le voir, avec leurs homologues du côté opposé et viennent ensuite se perdre dans leurs noyaux d'origine : les noyaux du nerf masticateur, du facial inférieur, de l'hypoglosse, etc. Ce fait anatomique, en apparence insignifiant, acquiert une importance considérable dans la séméiologie de quelques affections protubérantielles. Il nous explique notamment comment il se fait qu'une lésion, un caillot hémorrhagique par exemple, siégeant à la partie supérieure de la protubérance, amène une *hémiplégie croisée*, portant à la fois sur les membres et sur la face, tandis que cette même lésion, si elle siège à la partie inférieure, détermine une hémiplégie croisée pour les membres et directe pour la face (*hémiplégie alterne*). Dans le premier cas, en effet, comme on peut le voir par le schéma ci-contre (fig. 431), la lésion destructive des conducteurs kinésodiques a intéressé à la fois les fibres destinées aux membres et celles destinées à la face *avant leur entrecroisement*, d'où hémiplégie croisée à la fois pour les membres et pour la face. Dans le second cas, au contraire, elle a intéressé : 1° les fibres destinées au membre *avant leur entrecroisement*, d'où *hémiplégie croisée* pour les membres ; 2° les fibres destinées à la face, *déjà entrecroisées*, d'où *hémiplégie directe* pour la face.

B. Faisceau sensitif ou ruban de Reil. — Ce faisceau est la continuation du faisceau sensitif ou ruban de Reil, déjà décrit (p. 493) dans le bulbe rachidien. Il est placé

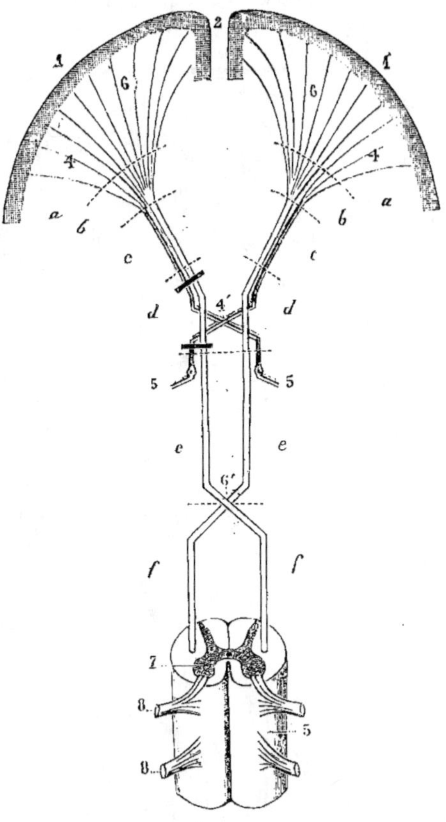

Fig. 431.

Trajet comparé des fibres motrices bulbaires et des fibres motrices rachidiennes.

1, écorce cérébrale (zone motrice). — 2, grande scissure interhémisphérique. — 3, un tronçon de moelle épinière, vu par sa face antérieure. — 4, fibres motrices bulbaires. — 4', leur entrecroisement à la partie inférieure de la protubérance. — 5, un noyau bulbaire, avec le nerf qui en émane. 6, fibres motrices rachidiennes constituant le faisceau pyramidal. — 6', leur entrecroisement à la partie inférieure du bulbe (décussation des pyramides). — 7, cornes antérieures de la moelle. — 8, 8, deux nerfs rachidiens. — *a*, centre ovale. — *b*, capsule interne. — *c*, pédoncule cérébral. — *d*, protubérance. — *e*, bulbe. — *f*, moelle épinière.

Du côté droit (côté gauche de la figure) les deux traits noirs transversaux représentent deux lésions destructives : 1° la lésion la plus élevée, *intéressant le faisceau bulbaire et le faisceau rachidien avant leur entrecroisement*, détermine une *hémiplégie croisée* ; 2° la lésion inférieure, *intéressant le faisceau rachidien avant son entrecroisement et le faisceau bulbaire déjà entrecroisé*, produit une paralysie directe pour la face et croisée pour le reste du corps (*paralysie alterne*.)

(fig. 426, 9) à la partie antérieure de la calotte protubérantielle, entre les fibres transversales d'origine cérébelleuse et la formation réticulaire. En raison de son importance, nous consacrerons au ruban de Reil un paragraphe à part (voy. p. 578).

C. Faisceau commissural longitudinal. — Le faisceau commissural moteur est le représentant du faisceau fondamental du cordon antéro-latéral de la moelle épinière. Nous savons que ce sont des voies courtes, non entrecroisées, reliant les uns aux autres les étages successifs de la colonne grise centrale. Ici, comme dans le bulbe, ce faisceau est représenté par une série nombreuse de tout petits fascicules, qui se trouvent irrégulièrement disséminés dans la formation réticulaire. A ce système commissural ou système d'association se rattache la bandelette longitudinale postérieure.

D. BANDELETTE LONGITUDINALE POSTÉRIEURE. — La bandelette longitudinale postérieure ou faisceau longitudinal postérieur (*hinteres Langsbündel* des anatomistes allemands) est, comme son nom l'indique, un faisceau longitudinal occupant la partie postérieure de la protubérance.

a. *Situation, forme et rapports.* — Elle est située à la partie toute postérieure de la calotte, de chaque côté du raphé médian, un peu au-dessous du plancher du quatrième ventricule et de l'aqueduc de Sylvius. Plus épaisse en dedans qu'en dehors, elle nous apparaît sur les coupes horizontales de la protubérance, sous la forme d'une poire, dont la grosse extrémité serait dirigée en dedans (fig. 426, 5 et 448,4). Les deux bandelettes droite et gauche sont très rapprochées l'une de l'autre sur la ligne médiane et arrivent même au contact sur certains points.

b. *Étendue.* — La bandelette longitudinale est fort longue. On la suit sans interruption depuis la partie moyenne du bulbe jusqu'au niveau de la commissure postérieure du

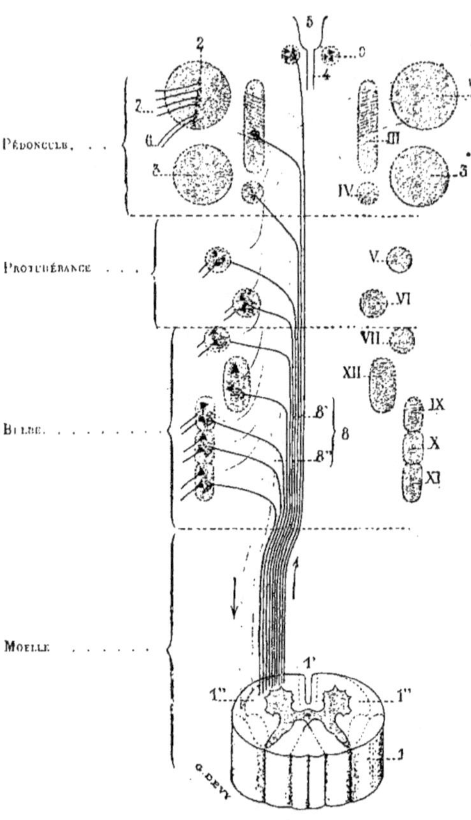

Fig. 432.

Mode de constitution de la bandelette longitudinale postérieure : fibres d'association ascendantes et descendantes.

1, un tronçon de moelle cervicale, avec : 1', sillon médian antérieur : 1'', faisceau fondamental antéro-latéral. — 2, tubercule quadrijumeau antérieur. — 3, tubercule quadrijumeau postérieur. — 4, aqueduc de Sylvius. — 5, troisième ventricule. — 6, fibres acoustiques. — 7, fibres optiques. — 8, bandelette longitudinale postérieure, avec : 6'. ses fibres d'association ascendantes (*en noir*) ; 8''. ses fibres d'association descendantes (*en bleu*). — 9, noyau de la bandelette longitudinale postérieure.

III, noyau de l'oculo-moteur commun. — IV, noyau du pathétique. — V, noyau moteur du trijumeau. — VI, noyau oculo-moteur externe. — VII, noyau du facial. — IX, noyau moteur du glosso-pharyngien. — X, noyau moteur du pneumogastrique. — XI, noyau du spinal. — XII, noyau moteur de l'hypoglosse.

cerveau, mais sans pouvoir se fixer d'une façon bien précise sur ses connexions, soit inférieures, soit supérieures. — Du *côté de la moelle*, son origine nous échappe : il est, cependant, très probable qu'elle se continue avec le faisceau fondamental du cordon antéro-latéral. — Du *côté du cerveau*, le mode de terminaison de la bandelette longitudinale postérieure est encore bien moins élucidé :

tandis que certains auteurs, comme MEYNERT, la prolongent jusqu'au noyau lenticulaire et même plus loin encore jusqu'à l'écorce des hémisphères, d'autres,
avec FOREL et FLECHSIG, l'arrêtent au niveau de l'extrémité antérieure de l'aqueduc
de Sylvius. EDINGER se range à cette dernière opinion et, d'après lui, la bandelette
longitudinale postérieure se terminerait dans un petit noyau de substance grise,
le *noyau de la bandelette longitudinale postérieure*, qui se trouve situé dans la
paroi du troisième ventricule, tout à côté de l'orifice antérieur de l'aqueduc de
Sylvius (fig. 432, 9).

c. *Constitution anatomique.* — Envisagée au point de vue de sa signification
anatomique et de ses connexions, la bandelette longitudinale postérieure paraît
être constituée par trois ordres de fibres : des fibres d'association ascendantes, des
fibres d'association descendantes, des fibres motrices radiculaires.

Les *fibres d'association ascendantes* ont la même signification que les fibres
constitutives du faisceau fondamental antéro-latéral de la moelle. Elles émanent
des cellules cordonales des cornes antérieures ou postérieures de la moelle ou de
leurs équivalents bulbaires et, après un trajet variable, mais ordinairement très
court, viennent se terminer par des arborisations libres dans les noyaux moteurs
bulbo-protubérantiels (fig. 432, 8'). Elles apportent à ces différents noyaux des
incitations d'origine périphérique qui suscitent leur mise en activité et deviennent
ainsi des facteurs importants de la motilité réflexe. Les fibres d'association ascendantes sont directes, je veux dire ne changent pas de côté.

Les *fibres d'association descendantes*, décrites récemment par HELD, proviennent des éléments cellulaires des tubercules quadrijumeaux antérieurs. Se portant
tout d'abord obliquement en bas et en dedans, elles s'entrecroisent, sur la ligne
médiane, avec celles du côté opposé (fig. 432, 8"). Puis, s'infléchissant en bas,
elles se mélangent aux fibres d'association ascendantes ci-dessus décrites et se
portent, avec elles, jusqu'à la partie supérieure de la moelle. Chemin faisant, elles
jettent leurs branches collatérales ou terminales dans les noyaux d'origine des
nerfs moteurs bulbo-protubérantiels et viennent vraisemblablement s'épuiser dans
les cornes antérieures de la moelle cervicale. Si l'on veut bien se rappeler que
les tubercules quadrijumeaux antérieurs sont les aboutissants d'un certain nombre
de fibres optiques et acoustiques (fig. 432, 7 et 6), on en conclura que les fibres
d'association descendantes apportent aux noyaux moteurs précités des incitations
toutes spéciales, dont l'origine est dans la rétine ou dans le labyrinthe : ce sont
encore, pour les noyaux moteurs bulbo-protubérantiels, de véritables voies
réflexes, mais des *voies réflexes sensorielles*, les fibres d'association ascendantes
étant des *voies réflexes sensitives*.

Les *fibres radiculaires*, dont nous devons la connaissance à MATHIAS DUVAL et
LABORDE (elles ne sont pas représentées dans le schéma de la figure 432), naissent
d'un des noyaux moteurs du bulbe et, de là, se rendent directement dans un nerf
moteur, acquérant de la sorte toute la valeur des fibres nerveuses périphériques
encore plongées dans l'épaisseur du névraxe. C'est ainsi que les faisceaux les plus
internes de la bandelette longitudinale partent du noyau du moteur oculaire
externe, s'entrecroisent sur la ligne médiane et, finalement, émergent de la protubérance avec le moteur oculaire commun du côté opposé. Les faisceaux en question de la bandelette longitudinale constituent donc, pour ce dernier nerf, de véritables filets radiculaires et nous aurons à y revenir à propos des origines réelles
des nerfs moteurs de l'œil.

Outre les fibres que nous venons d'indiquer comme entrant dans la constitution anatomique

de la bandelette longitudinale postérieure, MAHAIM a écrit tout récemment (1895), en se basant
sur des faits de dégénérescence expérimentale, un nouveau faisceau qu'il désigne, en raison de
sa situation, sous le nom de *faisceau latéro-dorsal*. Ce faisceau prend naissance, en bas, dans
la partie toute supérieure de la colonne gélatineuse où se termine le trijumeau. De là, il se
porte en haut, suit quelque temps l'angle latéro-dorsal de la formation réticulaire, se mélange
ensuite intimement aux fibres de la bandelette longitudinale postérieure et atteint avec celle-ci
le noyau de l'oculo-moteur commun, dans lequel il s'épuise. MAHAIM estime que le faisceau en
question constitue vraisemblablement une voie d'association entre le nerf trijumeau et le nerf
moteur oculaire commun.

3° Fibres arciformes de la formation réticulaire. — La formation réticulaire de
la protubérance, comme nous l'avons vu, occupe la région de la calotte. Continuation de la formation réticu-
laire du bulbe, elle a la
même constitution anato-
mique que cette dernière.
Nous y rencontrons, avec
des cellules nerveuses de
forme et de dimensions fort
variables, deux ordres de
fibres, les unes longitudinales, les autres transversales ou arciformes. Les
fibres longitudinales ont été
étudiées plus haut. Quant
aux fibres arciformes, elles
se portent de dehors en dedans, gagnent la ligne médiane et s'y entrecroisent
en formant le raphé. La
valeur de ces fibres arciformes est encore mal connue :
un certain nombre d'entre
elles, bien certainement,

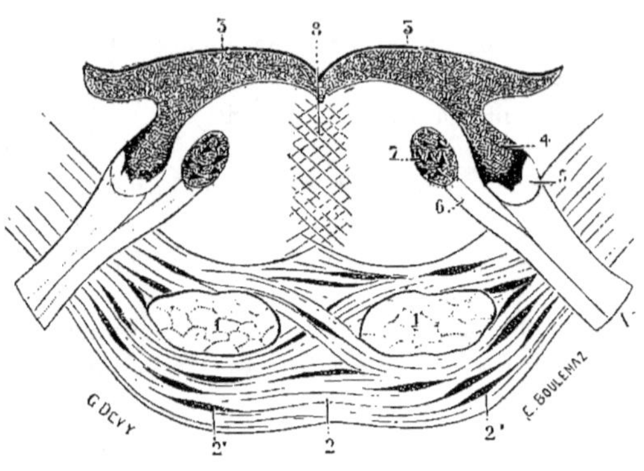

Fig. 433.

Schéma d'une coupe vertico-transversale de la protubérance,
pratiquée au niveau de l'émergence de la cinquième paire
(d'après MATHIAS DUVAL).

V, nerf trijumeau à son émergence. — 1, 1, faisceaux longitudinaux provenant des pyramides antérieures. — 2, fibres transversales de la protubérance avec stratifications irrégulières de la substance grise. 2'. — 3, substance grise du plancher du quatrième ventricule. — 4, substance gélatineuse
de Rolando (tête de la corne postérieure). — 5, racine inférieure ou bulbaire
du trijumeau, se recourbant pour émerger de la protubérance. — 6, petite
racine du trijumeau ou nerf masticateur. — 7, son noyau d'origine (*en rouge*).
— 8, raphé.

tirent leur origine, soit des noyaux des nerfs protubérantiels, soit des cellules
nerveuses de la formation réticulaire ; les autres proviennent du cervelet.

B. — SUBSTANCE GRISE

La substance grise de la protubérance annulaire comprend, comme celle du
bulbe rachidien, deux ordres de formations : 1° des formations qui prolongent
celles du bulbe et de la moelle (formations transmises) ; 2° des formations qui lui
appartiennent en propre.

1° Formations grises d'origine bulbo-spinale. — Les formations grises transmises à la protubérance par le bulbe et la moelle constituent une série de colonnes
ou noyaux, dans lesquels viennent se terminer ou prendre origine les filets constitutifs d'un certain nombre de nerfs craniens. Ces noyaux qui représentent la
base ou la tête, soit des cornes antérieures (pour les nerfs moteurs), soit des
cornes postérieures (pour les nerfs sensitifs), sont au nombre de six, savoir
(voy. fig. 378 et 379) : 1° le *noyau du moteur oculaire externe*, sous-jacent à l'eminentia teres ; 2° le *noyau du facial*, situé plus profondément, en avant et un peu

en dehors du précédent, à la limite du bulbe et de la protubérance ; 3° le *locus cœruleus*, nappe irrégulière d'un bleu noirâtre, situé immédiatement au-dessous de l'épendyme ; 4° le *noyau du pathétique*, qui est placé un peu au-dessous de la portion inférieure de l'aqueduc de Sylvius ; 5° le *noyau du moteur oculaire commun*, qui fait suite au précédent et qui passe dans la calotte du pédoncule cérébral, où nous le retrouverons ; 6° le *noyau masticateur*, d'où émane la racine motrice du trijumeau et qui est placé au centre de la protubérance, un peu en arrière et en dedans de l'émergence de ce nerf ; 7° la *partie la plus élevée du noyau de la racine inférieure du trijumeau*, colonne grise à direction verticale dont la plus grande partie appartient au bulbe et qui représente la tête de la corne postérieure. Nous nous contentons ici de rappeler ces différents noyaux, que nous avons déjà mentionnés à propos du bulbe et que nous retrouverons, pour les décrire alors avec tous les détails utiles, dans le chapitre consacré aux origines réelles des nerfs craniens.

2. Formation grises propres à la protubérance. — Les formations grises qui appartiennent en propre à la protubérance constituent : 1° la substance grise protubéranticielle proprement dite ; 2° l'olive supérieure ; 3° le noyau réticulé de la calotte.

A. Substance grise protubéranticielle proprement dite, noyaux du pont. — La substance grise protubéranticielle proprement dite est disséminée un peu partout dans l'étage inférieur de la protubérance. Elle se dispose entre les faisceaux de fibres transversales sous forme d'îlots, plus ou moins importants mais toujours fort irréguliers, que l'on voit très nettement sur les coupes horizontales de l'organe (fig. 434, 19). Ces îlots, que l'on désigne sous le nom de *noyaux du pont (nuclei pontis)*, sont surtout développés à la partie antérieure du faisceau pyramidal : ils s'étendent, en bas jusqu'au bord inférieur de la protubérance et se continuent là avec les noyaux prépyramidaux du bulbe, qui ont vraisemblablement la même signification.

Histologiquement, les noyaux du pont se composent de cellules fusiformes ou étoilées, mesurant de 20 à 30 μ. — Tout autour d'elles se dispose un riche lacis

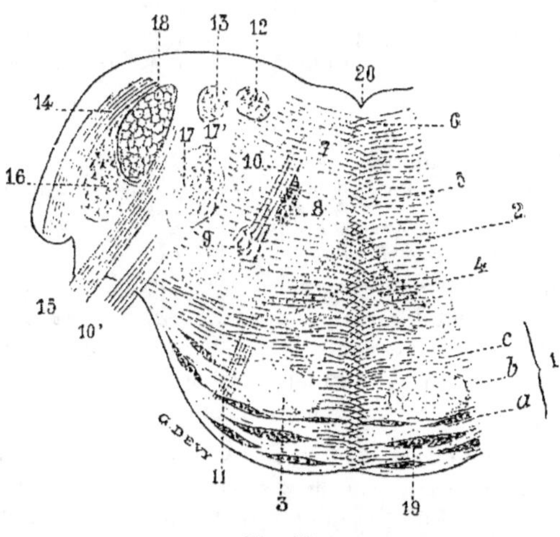

Fig. 434.

Coupe vertico-transversale de la protubérance au niveau de sa partie inférieure (schématisée d'après une coupe de KÖLLIKER, légèrement modifiée).

1, étage inférieur, avec : *a*, faisceaux superficiels ; *b*, faisceaux moyens ; *c*, faisceaux profonds. — 2, étage supérieur ou calotte. — 3, faisceau pyramidal. — 4, ruban de Reil. — 5, faisceau commissural longitudinal. — 6, bandelette longitudinale postérieure. — 7, fibres arciformes internes. — 8, substance réticulaire grise. — 9, noyau du facial. — 10, 10', nerf facial. — 11, moteur oculaire externe. — 12, noyau dorsal de l'auditif. — 13, racine descendante de l'auditif. — 14, nerf cochléaire. — 15, nerf vestibulaire. — 16, noyau antérieur de l'auditif. — 17, racine inférieure du trijumeau, avec 17' son noyau terminal (substance gélatineuse). — 18, pédoncule cérébelleux inférieur. — 19, noyaux du pont. — 20, quatrième ventricule.

nerveux à la constitution duquel concourent, d'après CAJAL : 1° les arborisations terminales des fibres descendantes du pédoncule cérébelleux moyen, lesquelles proviennent des cellules de Purkinje ; 2° les arborisations terminales des fibres dites *cortico-protubérantielles*, qui proviennent de l'écorce cérébrale, en particulier du lobe frontal (*faisceau cortico-protubérantiel antérieur*) et du lobe temporal (*faisceau cortico-protubérantiel postérieur* ou *faisceau de Meynert*) ; 3° de nombreuses collatérales fournies par les fibres du faisceau pyramidal. — Les cylindraxes des cellules des noyaux du pont, directement ou après entrecroisement dans le raphé, remontent dans le cervelet par les pédoncules cérébelleux moyens (fibres ascendantes de ces pédoncules) et se terminent, comme nous l'avons déjà vu, dans la substance corticale de l'organe, en formant peut-être les fibres grimpantes.

Les noyaux du pont sont donc en connexion, d'une part avec le cervelet par les fibres ascendantes et descendantes du pédoncule cérébelleux moyen, d'autre part avec le cerveau par les collatérales du faisceau pyramidal et par les deux faisceaux cortico-protubérantiels. On les voit dégénérer (PIERRET) dans les cas d'atrophie du cervelet. Ils dégénèrent aussi, mais d'une façon moins accentuée, lorsque le faisceau pyramidal et les faisceaux cortico-protubérantiels dégénèrent en conséquence d'une lésion cérébrale.

B. OLIVE SUPÉRIEURE. — On donne le nom d'olive supérieure à une petite lame de substance grise, qui, à l'état de développement parfait, se contourne et se plisse irrégulièrement comme l'olive bulbaire. Elle est située (fig. 428, 10) en pleine protubérance, sur le corps trapézoïde, un peu en avant et en dedans du noyau du facial. Rudimentaire chez l'homme, elle est très développée chez certains animaux, notamment chez les cétacés, chez le chat, chez le mouton (MATHIAS DUVAL). — L'olive supérieure ou protubérantielle présente la même structure que l'olive inférieure ou bulbaire. — Au point de vue de ses connexions, l'olive supérieure est l'aboutissant d'un certain nombre de fibres, soit collatérales, soit terminales, provenant du noyau acoustique antérieur et des stries acoustiques (voy. *Terminaisons réelles de l'acoustique*). Les cylindraxes qui émanent de ses cellules suivent une double voie : les uns se jettent dans le faisceau acoustique central, qu'ils contribuent à former (voy. *Terminaisons réelles de l'acoustique*) ; les autres se portent en arrière vers le noyau du nerf moteur oculaire externe et se terminent dans ce noyau, constituant ainsi la branche centripète d'un arc réflexe dont le nerf moteur précité forme la branche centrifuge.

C. NOYAU RÉTICULÉ DE LA CALOTTE ET NOYAU CENTRAL SUPÉRIEUR. — BECHTEREW a décrit sous ces noms deux amas de substance grise, qui sont situés dans la calotte protubérantielle et qui ne sont autres que les cellules nerveuses de la formation réticulaire. Ce sont par conséquent des noyaux mal différenciés, des *noyaux diffus* pour employer une expression de KÖLLIKER. Le noyau réticulé de la calotte occupe les deux tiers inférieurs de la protubérance ; il fait suite au noyau de Roller ou central inférieur, qui est situé dans le bulbe. Le noyau central supérieur, qui continue en haut le noyau réticulé, occupe, de chaque côté du raphé, le tiers supérieur de la protubérance.

§ IV. — VAISSEAUX DE LA PROTUBÉRANCE

1° Artères. — Les artères de la protubérance annulaire se distinguent en artères médianes et artères latérales :

a. *Artères protubérantielles médianes.* — Les artères protubérantielles médianes continuent la série des artères médianes antérieures du bulbe (fig. 436, 3). Toujours très nombreuses, elles naissent de la face supérieure du tronc basilaire et pénètrent immédiatement après dans l'épaisseur de la protubérance. Elles se portent directement d'avant en arrière, en suivant la ligne médiane, jettent à droite et à gauche un certain nombre de ramuscules collatéraux et viennent s'épanouir en de fines ramifications sur le plancher du quatrième ventricule.

b. *Artères protubérantielles latérales.* — Les artères protubérantielles latérales proviennent du tronc basilaire ou des deux principales collatérales de ce tronc, la

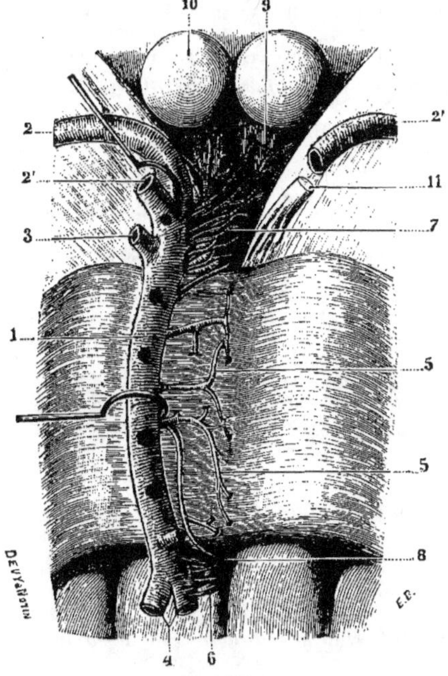

Fig. 435.

Artères protubérantielles médianes.

(Le tronc basilaire a été soulevé et érigné à droite.)

1, tronc basilaire. — 2, cérébrale postérieure du côté droit; — 2', cérébrale postérieure du côté gauche. — 3, cérébelleuse supérieure. — 4, cérébelleuse antérieure et inférieure. — 5, 5, artères protubérantielles médianes. — 6, artères du trou borgne (bouquet sous-protubérantiel). — 7, bouquet sus-protubérantiel. — 8, trou borgne du bulbe. — 9, espace inter-pédonculaire. — 10, tubercules mamillaires. — 11, nerf moteur oculaire commun.

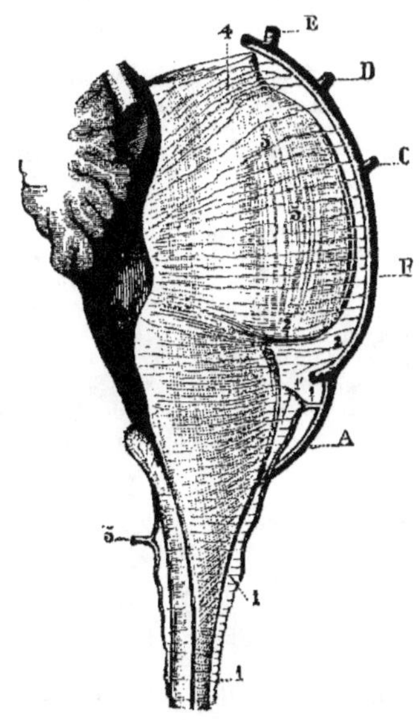

Fig. 436.

Artères médianes de la protubérance et du bulbe (d'après DURET).

A, artère vertébrale gauche. — B, tronc basilaire. — C, cérébelleuse inférieure et antérieure. — D, cérébelleuse supérieure. — E, cérébrale postérieure. — 1, artère spinale antérieure. — 1', 1', ses branches médianes. — 2, artères sous-protubérantielles. — 3, 4, artères médio-protubérantielles. — 5, artère spinale postérieure avec ses branches médianes.

cérébelleuse inféro-antérieure et la cérébelleuse supérieure. Elles pénètrent dans la protubérance sur les points les plus divers et se perdent dans l'épaisseur de cet organe. L'une d'elles, sous le nom d'*artère du trijumeau* (DURET), se dirige transversalement vers l'émergence de ce nerf et se comporte alors de la même façon que les artères radiculaires du bulbe, c'est-à-dire qu'elle se divise, en atteignant le tronc nerveux, en deux rameaux : un rameau descendant, qui suit le trijumeau vers le ganglion de Gasser ; un rameau ascendant, qui disparaît dans la protubérance avec le nerf lui-même et l'accompagne très probablement jusqu'à ses noyaux de terminaison.

2° Veines. — Les veines de la protubérance se dirigent vers la face antérieure de l'organe, où elles constituent un riche réseau à mailles fort irrégulières, le *réseau veineux protubérantiel*. Ce réseau communique largement, en bas avec le réseau veineux du bulbe, sur les côtés et en arrière avec le réseau veineux du cervelet. Les veines efférentes du plexus protubérantiel se distinguent en supérieures et latérales : les premières, ordinairement de petit calibre, gagnent le bord supérieur de la protubérance et, là, se jettent dans la veine communicante postérieure, je veux dire dans cette veine à direction transversale qui unit, à ce niveau, les deux veines basilaires ; les secondes, les veines latérales, sont représentées par deux ou trois troncules qui se rendent, soit aux sinus pétreux, soit aux veines cérébelleuses.

3° Lymphatiques. — Les voies lymphatiques de la protubérance annulaire ne présentent aucune particularité importante. (Voir *Anatomie générale*, p. 32.)

A consulter au sujet de la constitution anatomique de la protubérance annulaire, parmi les travaux récents : BECHTEREW, *Ueber die Längsfaserzüge der formatio reticularis medullæ oblongatæ et pontis*, Neurol. Centralbl., 1885 ; — DU MÊME, *Untersuch. über die Schleifenschicht*, Ber. d. Kgl. Sachs. Gesellsch. d. Wiss., 1885 ; — JAKOWENKO, *Zur Frage über den Bau des hinteren Längsbündels*, Neurol. Centralbl., 1888 ; — KÖPPEN, *Ueber d. hintere Längsbündel*, Tagebl. d. deutsch. Naturforschersaml. in Heidelberg, 1890 ; — CAJAL, *Le pont de Varole*, Bibliogr. anat., 1894 ; — GATTEL, *Beitr. zur Kenntniss d. motorischen Bahnen im Pons*, Verh. d. Phys. med. Ges. in Würzburg, 1895 ; — VAN GEHUCHTEN, *Le faisceau longitudinal postérieur*, Acad. roy. de méd. de Belgique, 1895 ; — LUYS, *Nouvelles fibres antéro-postérieures de la région protubérantielle*, Soc. biol., 1895 ; — BETTONI, *Quelques observations sur l'anat. de la moelle allongée, de la protubérance et des pédoncules cérébraux*, Arch. ital. d. Biol., 1895 ; — MAHAIM, *Rech. sur les connexions qui existent entre les noyaux des nerfs moteurs du globe oculaire d'une part et d'autre part, le faisceau longitudinal postérieur et la formation réticulaire*, Bull. de l'Acad. roy. de Belgique, 1895 ; — PUSATERI, *Sulla fina anatomia del ponte di Varolio nell'uomo*, Riv. di patol. nerv. e ment., 1896.

ARTICLE II

PÉDONCULES CÉRÉBELLEUX MOYENS

Les pédoncules cérébelleux moyens (angl. *middle peduncles*, allem. *Brücken-arm*) unissent le cervelet à la protubérance annulaire.

1° Conformation extérieure et rapports. — Ils se présentent à nous (fig. 424, 8) sous la forme de deux cordons blancs, occupant les parties latérales de l'isthme de l'encéphale. En partant du cervelet, ils se dirigent obliquement en bas et en dedans. Aplatis d'avant en arrière, ils nous présentent chacun une extrémité interne, une extrémité externe, une face antérieure et une face postérieure :

L'*extrémité interne* se continue, comme nous l'avons vu dans le paragraphe précédent, avec la protubérance : un plan sagittal, passant par le côté externe du trijumeau, forme la limite conventionnelle entre les deux organes.

L'*extrémité externe* pénètre dans le cervelet au niveau de son échancrure antérieure.

La *face antérieure*, convexe et libre dans la plus grande partie de son étendue, repose sur le rocher. Elle est recouverte en dehors par de nombreuses lamelles du cervelet et notamment par le lobule du pneumogastrique ou flocculus.

La *face postérieure* est fort courte. Le pédoncule, à ce niveau, se confond en effet, presque immédiatement à sa sortie du cervelet, avec les parties latérales de la protubérance.

2° Constitution anatomique et connexions. — Envisagés au point de vue de leur constitution anatomique, les pédoncules cérébelleux moyens se composent exclusivement de fibres nerveuses à myéline qui, du cervelet, descendent vers la protubérance ou, vice versa, remontent de la protubérance vers le cervelet. Nous avons déjà indiqué plus haut, à propos du cervelet (p. 548) et de la protubérance (p. 557), quelle est l'origine et la terminaison de ces fibres; nous ne saurions y revenir ici sans tomber dans des redites inutiles.

ARTICLE III

PÉDONCULES CÉRÉBELLEUX SUPÉRIEURS

Les pédoncules cérébelleux supérieurs (angl. *superior peduncules*, allem. *Bindearm*) sont encore deux cordons blancs, reliant l'un à l'autre le cervelet et le cerveau.

1° Conformation extérieure et rapports. — Situés dans le plan supérieur de l'isthme (fig. 437,2), ils se dirigent obliquement de bas en haut, d'arrière en avant et un peu de dehors en dedans, de l'échancrure antérieure du cervelet, où ils prennent naissance, aux tubercules quadrijumeaux postérieurs, au-dessous desquels ils disparaissent. Du reste, ils sont aplatis d'arrière en avant et de haut en bas et nous présentent en conséquence : 1° deux faces, que l'on distingue en antérieure et postérieure ; 2° deux bords, l'un externe, l'autre interne ; 3° deux extrémités, l'une inférieure, l'autre supérieure.

a. *Face postérieure.* — La face postérieure ou supérieure, convexe et lisse, est entièrement recouverte par le cervelet ; mais un double feuillet de la pie-mère sépare l'un de l'autre les deux organes, de telle sorte qu'il suffit de soulever et de récliner en arrière les lamelles cérébelleuses pour dégager le pédoncule et mettre sa face postérieure à découvert. A sa partie toute supérieure, cette face est croisée trans-

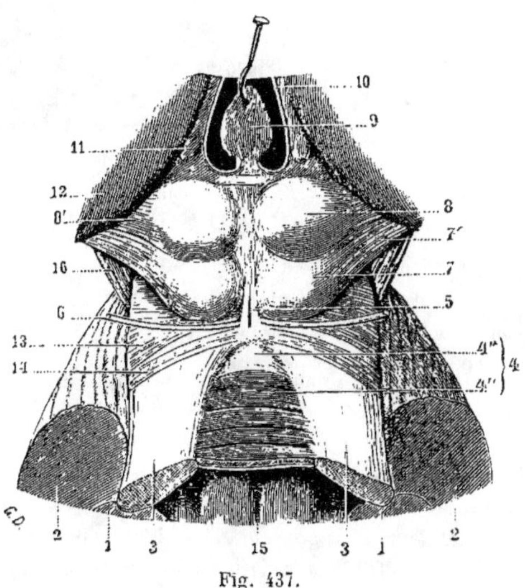

Fig. 437.

L'isthme de l'encéphale, vue supérieure.

1, pédoncules cérébelleux inférieurs. — 2, pédoncules cérébelleux moyens. — 3, pédoncules cérébelleux supérieurs — 4. valvule de Vieussens. avec : 4'. sa partie grise (*lingula*): 4'', sa partie blanche (*voile médullaire supérieur*). — 5. frein de la valvule de Vieussens. — 6. pathétique. — 7. tubercules quadrijumeaux postérieurs (*testes*), avec : 7', son bras conjonctival. 8, tubercules quadrijumeaux antérieurs (*nates*), avec : 8' son bras conjonctival. — 9. glande pinéale érignée en avant. — 10, ventricule moyen. — 11. triangle de l'habenula. — 12, pulvinar. — 13, faisceau latéral de l'isthme. — 14. faisceau allant à la valvule de Vieussens. — 15, quatrième ventricule. — 16, pédoncules cérébraux.

versalement par les faisceaux ascendants du ruban de Reil, qui lui adhèrent intimement (fig. 437, 13). Elle est croisée aussi, immédiatement au-dessous de ces derniers, par quelques fibres du faisceau cérébelleux direct (fig. 437,14), qui s'infléchissent en arrière pour gagner la valvule de Vieussens et, de là, le vermis supérieur.

b. *Face antérieure*. — La face antérieure ou inférieure (fig. 439, 1) se confond, dans sa partie externe, avec la formation réticulaire de la protubérance et du pédoncule cérébral (cela se voit très nettement sur des coupes transversales de l'isthme). Sa partie interne, libre et légèrement concave, concourt à former la paroi postérieure ou voûte du quatrième ventricule.

c. *Bord externe*. — Le bord externe, épais, arrondi et mousse, répond au sillon latéral de l'isthme et se fusionne à ce niveau avec la protubérance.

d. *Bord interne*. — Le bord interne, mince, presque tranchant, donne attache à

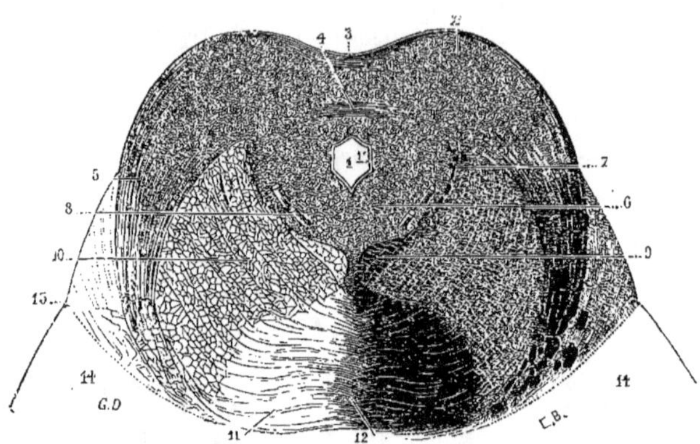

Fig. 438.

Coupe vertico-transversale de la calotte, passant au niveau des tubercules quadrijumeaux postérieurs (d'après Schwalbe).

1. aqueduc de Sylvius, avec 1', son épendyme (*en jaune*). — 2, tubercules quadrijumeaux postérieurs. — 3, entrecroisement de leurs fibres superficielles. — 4, entrecroisement de leurs fibres profondes. — 5, ruban de Reil. — 6, substance grise entourant l'aqueduc. — 7, coupe des faisceaux qui constituent la racine supérieure du trijumeau. — 8, coupe des faisceaux appartenant au nerf pathétique. — 9, bandelette longitudinale postérieure. — 10, formation réticulaire. — 11, pédoncules cérébelleux supérieurs, s'entrecroisant sur la ligne médiane, en 12. — 13, sillon latéral de l'isthme. — 14, protubérance annulaire.

la valvule de Vieussens, qui va s'attacher, d'autre part, sur le bord interne du pédoncule du côté opposé (voy. fig. 439).

e. *Extrémité inférieure*. — L'extrémité inférieure ou postérieure disparaît dans le centre médullaire du cervelet, au milieu de l'échancrure antérieure de cet organe.

f. *Extrémité supérieure*. — L'extrémité supérieure ou antérieure s'engage au-dessous des tubercules quadrijumeaux et échappe alors à nos regards. Si nous essayons de suivre nos deux pédoncules, dans ce trajet caché, sur une série de coupes transversales régulièrement étagées (fig. 438, 448, 477), nous les voyons se rapprocher graduellement l'un de l'autre, entrer en contact sur la ligne médiane, se pénétrer réciproquement et, finalement s'entrecroiser d'une façon telle que le pédoncule cérébelleux du côté gauche passe à droite et, vice versa, que les fibres du pédoncule droit passent du côté gauche. Cet entrecroisement effectué, les deux pédoncules cérébelleux supérieurs cheminent dans l'étage supérieur du pédoncule cérébral et se perdent, presque immédiatement après, dans les noyaux rouges de la calotte (voy. *Pédoncule cérébral*). D'après Marchi, dont les conclusions sur ce point ont été confirmées récemment par Mahaim, l'entrecroisement du pédoncule cérébelleux supérieur ne serait pas total : il existe un fais-

ceau, très peu important du reste, qui ne franchit pas la ligne médiane et qui, par
conséquent, unit chaque pédoncule au noyau rouge correspondant.

2° Constitution anatomique et connexions. — Les pédoncules cérébelleux
supérieurs, comme les moyens, sont exclusivement formés par de la substance
blanche. Ils renferment des fibres nerveuses à myéline, qui se dirigent parallèlement à l'axe même du pédoncule. Nous avons déjà indiqué, à propos des connexions du cervelet, quelle était la signification probable de ces fibres (voy. p. 548).
Il est tout à fait inutile d'y revenir ici.

ARTICLE IV

VALVULE DE VIEUSSENS

La valvule de Vieussens (fig. 437, 4) est une membrane nerveuse, constituée à
la fois par de la substance blanche et par de la substance grise, qui relie l'un à
l'autre les deux pédoncules cérébelleux supérieurs.

1° Conformation extérieure et rapports. — Comme l'espace qu'elle est destinée
à combler, la valvule de Vieussens a une forme triangulaire à base inférieure.
Elle nous offre à considérer, par conséquent : 1° deux faces, l'une postérieure,
l'autre antérieure ; 2° deux bords latéraux, l'un droit, l'autre gauche ; 3° une base ;
4° un sommet.

a. *Face postérieure.* — La face postérieure ou mieux postéro-supérieure est fortement inclinée de haut en bas et d'avant en arrière. Elle est recouverte, dans toute
son étendue, par la partie correspondante du vermis supérieur ou lobe moyen du
cervelet. Entre les deux formations s'interpose un double feuillet de la pie-mère,
de telle sorte qu'il suffit de récliner en arrière le vermis pour mettre cette face à
découvert. On constate alors qu'elle présente une coloration blanche dans son
quart antérieur (4′), une coloration grise dans les trois quarts postérieurs (4″).

b. *Face antérieure.* — La face antérieure ou mieux antéro-inférieure, constituée
par de la substance blanche dans toute son étendue, contribue, comme les deux
pédoncules cérébelleux supérieurs, à former la voûte du quatrième ventricule ;
elle est du reste, comme toutes les parois de la cavité ventriculaire, tapissée par
l'épendyme. Elle repose, à sa partie postérieure, sur la luette ou extrémité antérieure du vermis inférieur, mais sans lui adhérer.

c. *Bords.* — Les bords latéraux, obliques en haut et en avant, répondent aux
pédoncules cérébelleux supérieurs et s'unissent intimement à eux.

d. *Base.* — La base se confond, de même, d'une façon intime avec le lobe moyen
du cervelet. La valvule de Vieussens, du reste, n'est autre chose, comme nous le
verrons tout à l'heure, qu'une portion du cervelet.

e. *Sommet.* — Le sommet, dirigé en avant, est fortement mousse et arrondi. Il
donne naissance à un prolongement fasciculé, souvent bifide, qui vient s'implanter d'autre part dans l'espace angulaire que forment, en s'écartant l'un de l'autre,
les deux tubercules quadrijumeaux postérieurs. Ce prolongement (fig. 437, 5) est
connu sous le nom de *frein* de la valvule de Vieussens. — De chaque côté du frein,
émergent deux cordons nerveux très grêles, les *nerfs pathétiques* ou *nerfs de la
quatrième paire* (fig. 437, 6). — On voit enfin, dans certains cas, une toute petite

bandelette transversale, placée en arrière du frein, unir l'un à l'autre les points d'émergence de ces deux nerfs.

2° Constitution anatomique. — La valvule de Vieussens se compose essentiellement de deux lames de substance nerveuse superposées, une lame de substance blanche et une lame de substance grise (fig. 439).

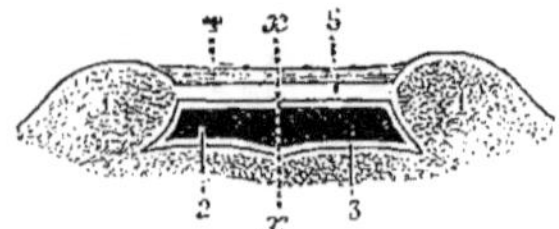

Fig. 439.

Coupe vertico-transversale du quatrième ventricule, pratiquée au niveau de la valvule de Vieussens.

1, 1, pédoncules cérébelleux supérieurs. — 2, cavité du quatrième ventricule. — 3, son plancher. — 4, lame grise et 5, lame blanche de la valvule de Vieussens. — xx, ligne médiane. — (Le trait jaune représente l'épendyme.)

a. *Lame blanche*. — La lame de substance blanche (5) répond à la face antérieure, où elle constitue une nappe uniforme : c'est le *voile médullaire antérieur* des anatomistes anglais et allemands. Elle se continue à sa partie inférieure avec le centre médullaire du cervelet, dont elle n'est qu'une dépendance.

b. *Lame grise*. — La lame de substance grise (4) s'étale en arrière de la précédente ; mais elle n'occupe, ainsi que nous l'avons dit plus haut, que les trois quarts inférieurs de la valvule, le quart supérieur étant exclusivement formé par la lame blanche. Cette substance grise (fig. 437, 4″) se dispose en une série de plis transversaux qui rappellent exactement, par leur aspect extérieur, la disposition des lames cérébelleuses. L'analogie existe encore quand on examine la configuration intérieure de ces plis : chacun d'eux, en effet, est constitué par une lame de substance grise, au sein de laquelle s'insinue de bas en haut un mince prolongement de la substance blanche sous-jacente. Cette disposition s'observe très nettement sur des coupes sagittales de la valvule de Vieussens (fig. 440, 2).

c. *Structure des deux lames*. — Envisagées au point de vue de leur structure, les deux lames de la valvule de Vieussens sont constituées comme suit : la lame grise par des éléments cellulaires, qui rappellent exactement ceux de l'écorce cérébelleuse ; la lame blanche, par des fibres nerveuses à myéline qui viennent du cervelet ou qui s'y rendent, mais dont les connexions sont encore très hypothétiques. Un certain nombre d'entre elles, comme nous l'avons déjà vu en étudiant le bulbe (voy. p. 496), proviennent du faisceau cérébelleux direct et vont au vermis supérieur, constituant ainsi une

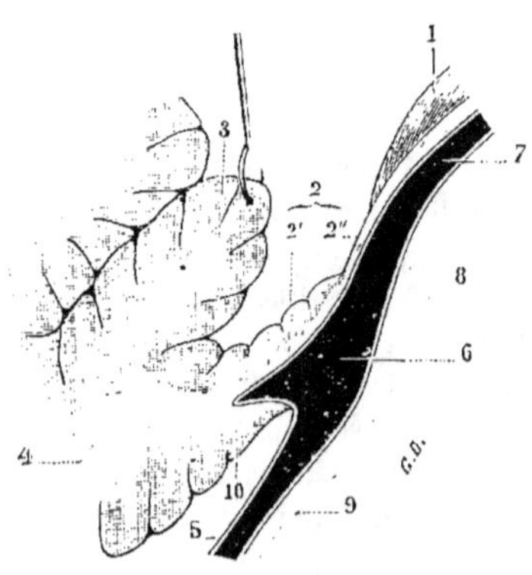

Fig. 440.

La valvule de Vieussens, vue en coupe sagittale.

1, tubercules quadrijumeaux postérieurs. — 2, valvules de Vieussens, avec : 2′ sa couche grise ou lingula ; 2″, sa couche blanche. — 3, lobule central érigné en haut. — 4, centre médullaire du cervelet. — 5, luette. — 6, quatrième ventricule. — 7, aqueduc de Sylvius. — 8, protubérances. — 9, bulbe rachidien. — 10, membrane tectoria, faisant suite à l'épendyme.

longue voie commissurale entre ce dernier organe et la colonne de Clarke de la moelle épinière.

3° Signification anatomique. — A tout prendre, la valvule de Vieussens, envisagée au point de vue de sa signification anatomique, est une simple dépendance du vermis supérieur du cervelet : elle équivaut (fig. 440, 2) à un lobule qui, au lieu d'être arrondi comme les lobules ordinaires, s'est étalé en surface. Ce lobule n'est autre que le lobule le plus antérieur du vermis supérieur, celui que nous avons désigné (p. 531) sous le nom de *lingula*.

ARTICLE V

TUBERCULES QUADRIJUMEAUX

On donne le nom de tubercules quadrijumeaux (angl. *corpora quadrigemina*, allem. *Vierhügel*) à quatre saillies en forme de mamelon, qui se trouvent situées à la partie postéro-supérieure de la protubérance et des pédoncules cérébraux (fig. 444, 8 et 9). Ces tubercules, dont l'ensemble constitue la *lame quadrijumelle* de quelques anatomistes, sont disposés deux par deux de chaque côté de la ligne médiane, en avant de la valvule de Vieussens, en arrière du ventricule moyen, au-dessus de l'aqueduc de Sylvius, au-dessous de la toile choroïdienne et du bourrelet du corps calleux. Ils forment la lèvre inférieure de la partie moyenne de la fente cérébrale de Bichat. Leur développement dans la série animale varie en raison inverse de celui du cervelet : ils sont donc rudimentaires chez l'homme, où le cervelet atteint ses plus grandes dimensions. Chez les vertébrés non mammifères, notamment chez les oiseaux, les tubercules quadrijumeaux de l'homme et des mammifères sont représentés par deux renflements volumineux, l'un droit, l'autre gauche, que l'on désigne, en anatomie comparée, sous le nom de *lobes optiques*. Ces lobes optiques présentent une cavité centrale qui communique avec l'aqueduc de Sylvius et qui, de ce fait, acquiert la signification d'un simple diverticulum des cavités ventriculaires.

1° Conformation extérieure. — Les tubercules quadrijumeaux se divisent en antérieurs et postérieurs (supérieurs et inférieurs de quelques auteurs) : les premiers sont encore désignés sous le nom de *nates* (fesses), les seconds sous celui de *testes* (testicules).

a. *Sillon cruciforme des tubercules quadrijumeaux.* — Un sillon transversal, légèrement courbe et à concavité antérieure, sépare nettement les tubercules antérieurs des tubercules postérieurs. Un deuxième sillon, celui-ci antéro-postérieur et médian, isole de même les saillies du côté droit de celles du côté gauche. Ces deux sillons, se rencontrant naturellement à angle droit

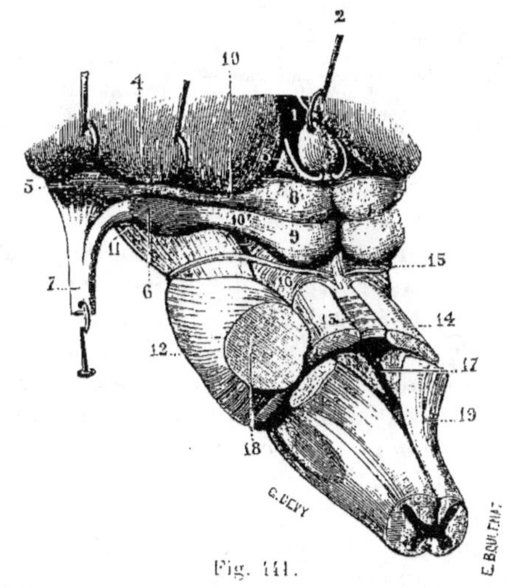

Fig. 444.

L'isthme de l'encéphale, vu par en haut et à gauche pour montrer les tubercules quadrijumeaux et leurs relations avec les corps genouillés.

1, ventricule moyen. — 2, glande pinéale. — 3, triangle de l'habenula. — 4, extrémité postérieure de la couche optique, soulevée pour laisser voir : 5, le corps genouillé externe ; 6, le corps genouillé interne ; 7, la bandelette optique avec ses deux racines. — 8, tubercule quadrijumeau antérieur. — 9, tubercule quadrijumeau postérieur. — 10, bras antérieur et 10', bras postérieur des tubercules quadrijumeaux. — 11, pédoncule cérébral. — 12, protubérance. — 13, valvule de Vieussens. — 14, pédoncules cérébelleux supérieurs. — 15, nerf pathétique. — 16, faisceau latéral de l'isthme. — 17, quatrième ventricule. — 18, pédoncules cérébelleux moyens. — 19, pédoncules cérébelleux inférieurs.

au centre de la lame quadrijumelle, forment par leur ensemble une sorte de croix, dont les quatre branches ont une longueur à peu près égale : c'est le *sillon cruciforme* des tubercules quadrijumeaux.

b. *Parallèle anatomique des tubercules quadrijumeaux.* — Quoique conformés sur le même type, les tubercules quadrijumeaux antérieurs et postérieurs diffèrent sur certains points. — Les *tubercules antérieurs* ou *nates* (fig. 437,8), de coloration grisâtre, présentent chacun la forme d'un ovoïde à grand axe dirigé en avant et en dehors. Leur longueur, correspondant à leur grand axe, est de 10 à 12 millimètres; leur largeur, de 7 ou 8 millimètres. Entre les deux tubercules quadrijumeaux antérieurs, et formant la partie la plus antérieure du sillon cruciforme, existe une petite dépression triangulaire dans laquelle vient se placer le conarium ou glande pinéale : c'est le *lit de la glande pinéale* (*triangle sous-pinéal* d'OBERSTEINER). — Les *tubercules postérieurs* ou *testes* (fig. 437, 7) diffèrent des précédents en ce qu'ils sont plus petits : ils mesurent, en moyenne 8 millimètres de longueur sur 6 millimètres de largeur. Ils en diffèrent encore par leur coloration, qui est d'un gris plus clair, et par leur forme, qui est moins allongée, presque hémisphérique.

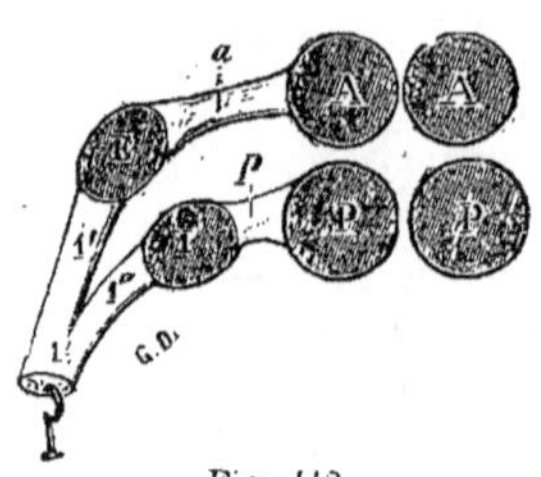

Fig. 442.

Schéma représentant les rapports de la bandelette optique avec les corps genouillés et les tubercules quadrijumeaux.

A, tubercules antérieurs (*nates*). — P, tubercules postérieurs (*testes*). — E, corps genouillés externes. — I, corps genouillés internes.

a, bras des tubercules antérieurs. — b, bras des tubercules postérieurs.

1, bandelette optique, avec : 1', sa racine externe; 1'', sa racine interne.

c. *Bras conjonctivaux.* — Les tubercules quadrijumeaux antérieurs, par leur extrémité externe, donnent naissance à un prolongement ou bras, que l'on désigne sous le nom de *bras antérieur des tubercules quadrijumeaux* ou de *bras conjonctival antérieur* (fig. 441, 10) : c'est un petit cordon blanchâtre, qui se porte transversalement en dehors vers le corps genouillé externe de la couche optique (voy. *Couche optique*). De même, les tubercules quadrijumeaux postérieurs laissent échapper, à leur extrémité externe, un prolongement analogue, appelé *bras postérieur des tubercules quadrijumeaux* ou *bras conjonctival postérieur* (fig. 441, 10') : il se dirige obliquement en dehors et en avant pour aboutir au corps genouillé interne.

d. *Sillon interconjonctival.* — Les deux bras antérieur et postérieur sont séparés l'un de l'autre par un sillon plus ou moins profond : c'est le *sillon interbrachial* ou *interconjonctival*. Il n'est que la continuation de la branche transversale du sillon cruciforme, qui, comme nous l'avons dit plus haut, sépare les unes des autres les quatre éminences de la lame quadrijumelle.

Comme moyen mnémotechnique des rapports respectifs des tubercules quadrijumeaux avec les corps genouillés, l'élève pourra retenir les quatre majuscules **AEPI** (fig. 442), que l'on devra lire : tubercule **A**ntérieur, relié au corps genouillé **E**xterne; tubercule **P**ostérieur, relié au corps genouillé **I**nterne.

2° Constitution anatomique et connexions. — Les tubercules quadrijumeaux antérieurs et postérieurs sont encore plus différents par leur structure et leur signification anatomique que par leur configuration extérieure et, à ce sujet, il convient de les examiner séparément.

A. TUBERCULES QUADRIJUMEAUX ANTÉRIEURS. — Les tubercules quadrijumeaux antérieurs se rattachent essentiellement à la vision, accessoirement au sens de l'ouïe.

a. *Structure.* — Ils se composent à la fois de substance blanche et de substance grise, lesquelles se disposent en quatre couches, que nous désignerons sous le nom de première, deuxième, etc., en allant de haut en bas :

La *première couche* ou *stratum zonale* (fig. 443,1), très mince chez l'homme (30 à 40 μ), est située immédiatement au-dessous de la pie-mère. Elle est exclusivement formée par des fibres à myéline présentant une disposition plus ou moins plexiforme. Ce sont, en grande partie, des fibres optiques, qui sont apportées au tubercule par le bras conjonctival antérieur.

La *deuxième couche*, beaucoup plus développée que la précédente (fig. 443,2), est une couche grise. Épaisse à sa partie moyenne, mince à sa périphérie, convexe sur sa face externe, concave sur sa face interne, elle recouvre la partie saillante du tubercule quadrijumeau, comme le ferait une calotte : de là le nom de *cappa cinerea* que lui a donné Tartuferi. Elle se compose en majeure partie de cellules de petites dimensions, dont les cylindraxes ont pour la plupart une direction postéro-antérieure.

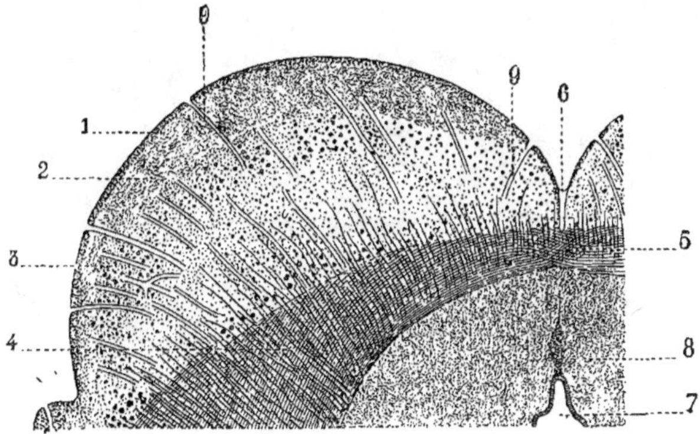

Fig. 443.

Coupe frontale du tubercule quadrijumeau antérieur
(d'après Tartuferi).

1, première couche ou stratum zonale. — 2. deuxième couche. — 3, troisième couche. — 4, quatrième couche. — 5, raphé médian. — 6, sillon séparant les deux tubercules quadrijumeaux antérieurs. — 7, aqueduc de Sylvius. — 8, substance grise de l'aqueduc. — 9, vaisseaux.

La *troisième couche* (fig. 443,3), couche mixte, renferme à la fois des cellules et des fibres. — Les *cellules* sont, pour la plupart, volumineuses, multipolaires, à cylindraxe long ; quelques-unes cependant, de moyennes et de petites dimensions, arrondies ou fusiformes, appartiennent à la catégorie des cellules à cylindraxe court (cellules de Golgi type II). — Les *fibres* sont orientées dans le sens sagittal : elles sont, par conséquent, vues en coupe sur la figure 443, qui représente une section transversale des tubercules quadrijumeaux.

La *quatrième couche* (fig. 443,4), couche mixte également, nous montre, comme la précédente, une multitude de grosses cellules multipolaires, auxquelles se mêlent quelques cellules plus petites à cylindraxe court. Quant aux fibres, elles se dirigent pour la plupart de dehors en dedans et d'avant en arrière, en décrivant une courbe dont la concavité regarde l'aqueduc de Sylvius. Elles forment, à la partie profonde de la couche, un épais faisceau qui repose directement sur la substance grise de l'aqueduc. Sur la ligne médiane, elles s'entrecroisent avec celles du côté opposé, formant ainsi une sorte de raphé très visible (6) sur la figure 443.

b. *Connexions.* — Envisagé au point de vue de ses connexions, le tubercule quadrijumeau antérieur reçoit des fibres et il en émet (fig. 444).

Ses *fibres afférentes* sont en grande partie des fibres optiques, provenant du bras conjonctival antérieur. A ce premier faisceau, qui est le faisceau principal, s'ajoutent, d'après Held, un certain nombre d'autres fibres, en rapport avec le sens de l'ouïe, qui proviennent du faisceau acoustique ou partie latérale du ruban de

Reil (voy. le paragraphe suivant). Toutes ces fibres, fibres optiques et fibres acoustiques, se terminent dans la substance grise du tubercule quadrijumeau, par des arborisations libres.

Ses *fibres efférentes*, de valeur diverse, forment trois groupes principaux. Les unes, fibres internes, traversent la ligne médiane pour se rendre au tubercule quadrijumeau antérieur du côté opposé : ce sont des fibres d'association entre organes symétriques. — D'autres fibres, ascendantes ou corticales, passent dans le bras conjonctival antérieur, gagnent le centre ovale et, finalement, viennent se terminer dans l'écorce du lobe occipital du côté correspondant (voy. *Terminaisons réelles du nerf optique*) : ces fibres, toutefois, ne sont pas admises par tous les auteurs, du moins chez l'homme. — D'autres enfin, fibres descendantes, contribuent à former la bandelette longitudinale postérieure (p. 562) : elles se portent en bas et en dedans, s'entrecroisent sur la ligne médiane avec celles du côté opposé, disparaissent dans la bandelette précitée et se terminent dans les noyaux moteurs bulbo-protubérantiels, principalement dans les noyaux moteurs de l'œil : ce sont des voies réflexes, associant certains mouvements des yeux aux impressions optiques et acoustiques. Peut-être, à ces fibres descendantes, qui sont manifestement motrices, faut-il ajouter d'autres fibres descendantes, d'une signification encore mal connue, qui se portent dans le ruban de Reil en constituant la voie centrifuge de cette dernière formation.

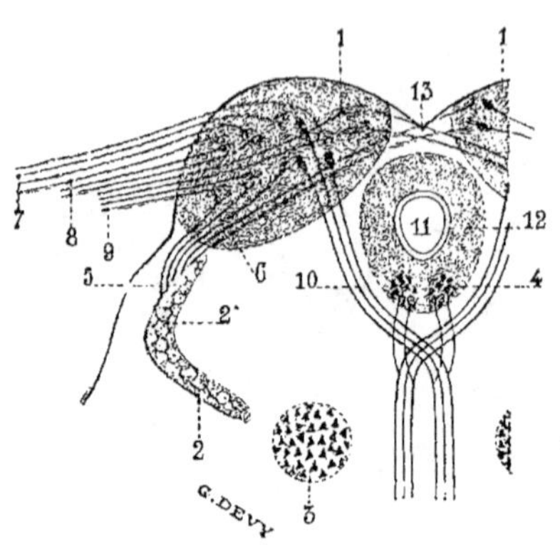

Fig. 444.

Schéma montrant les connexions des tubercules quadrijumeaux antérieurs.

1, 1. tubercules quadrijumeaux antérieurs. — 2. 2', portion interne et portion externe du ruban de Reil. — 3. noyau rouge. — 4. noyau du moteur oculaire commun. — 5, trois fibres acoustiques allant au tubercule du côté correspondant. — 6, deux fibres acoustiques se rendant au tubercule du côté opposé. — 7, quatre fibres optiques, provenant de la bandelette optique. — 8. deux fibres optiques se rendant à l'écorce. — 9. quatre fibres acoustiques, se rendant à l'écorce cérébrale. — 10. trois fibres se rendant, après entrecroisement, dans la bandelette longitudinale postérieure. — 11. aqueduc de Sylvius. — 12, substance grise de l'aqueduc. — 13, raphé.

B. TUBERCULES QUADRIJUMEAUX POSTÉRIEURS. — Les tubercules quadrijumeaux postérieurs sont essentiellement affectés au sens de l'ouïe.

a. Structure. — Ils nous présentent, comme les antérieurs, de la substance blanche et de la substance grise. Mais ces deux substances, se disposant ici d'une façon plus simple, ne forment pour ainsi dire que deux couches. — La *première couche*, en allant de haut en bas, est formée par de la substance blanche : c'est le *stratum zonale* des tubercules quadrijumeaux postérieurs. Les fibres qui la constituent se continuent, pour la plupart, avec le bras conjonctival postérieur. — La *deuxième couche*, couche grise, *ganglion des tubercules quadrijumeaux postérieurs* de certains auteurs, forme au-dessous du stratum zonale une masse compacte, biconvexe sur les coupes, reposant sur la substance grise qui entoure l'aqueduc de Sylvius. Histologiquement, cette deuxième couche nous présente les mêmes éléments que la substance grise des tubercules quadrijumeaux antérieurs : grosses cellules multipolaires, en nombre prédominant; cellules de moyenne ou de petite taille, beaucoup plus rares, les unes à cylindraxe long, les autres à cylindraxe court.

b. *Connexions*. — Les fibres du tubercule quadrijumeau postérieur se distinguent, comme celles de l'anté-
rieur, en afférentes et efférentes :

Les *fibres afférentes* (fig. 445, 3)
émanent du faisceau acoustique
ou portion externe du ruban de
Reil (voy. *Ruban de Reil*, p. 583).
Elles abordent le tubercule par
son côté postéro-externe et se
terminent dans la masse grise
centrale par des arborisations
libres. Un certain nombre franchissent la ligne médiane pour
se rendre au tubercule du côté
opposé.

Les *fibres efférentes* (fig. 445)
ne sont autres que les cylindraxes des cellules sus-indiquées.
Elles suivent trois directions :
les unes, internes (4), se portent,
après entrecroisement sur la

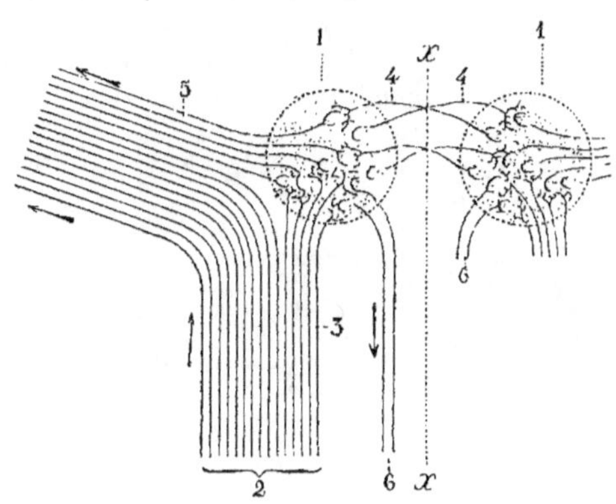

Fig. 445.

Schéma montrant les connexions des tubercules
quadrijumaux postérieurs.

x x. ligne médiane. — 1,1', tubercules quadrijumeaux postérieurs
gauche et droit. — 2. faisceau acoustique central. — 3, fibres afférentes. — 4, 4', fibres efférentes commissurales. — 5, fibres efférentes
ascendantes. — 6, 6', fibres efférentes descendantes.

ligne médiane, dans le tubercule quadrijumeau du côté opposé ; d'autres, ascendantes ou corticales (5), passant par le bras conjonctival postérieur, se rendent
à l'écorce du lobe temporal du côté
correspondant; d'autres enfin, fibres
descendantes (6), se portent en bas
dans la région de la calotte et se
mêlent aux fibres du ruban de Reil.

3° **Vaisseaux**. — Les tubercules
quadrijumeaux possèdent six artères, trois de chaque côté, savoir :
1° une *artère quadrijumelle antérieure*, qui provient de la cérébrale
postérieure et se distribue, comme
son nom l'indique, au tubercule
quadrijumeau antérieur; 2° une *artère quadrijumelle moyenne*, qui
émane également de la cérébrale
postérieure et qui se termine par de
fines ramifications dans l'intervalle
des deux tubercules quadrijumeaux;
3° une *artère quadrijumelle postérieure*, qui provient de l'artère
cérébelleuse supérieure et se perd
en ramuscules très fins sur le tubercule quadrijumeau postérieur. Ces
six artères s'anastomosent entre

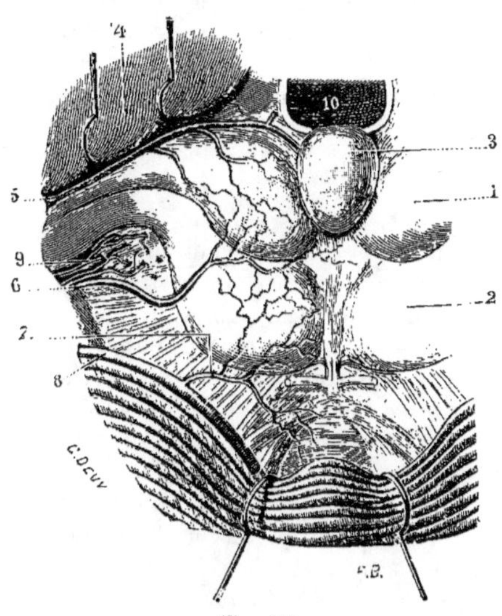

Fig. 446.

Artères des tubercules quadrijumeaux.

1. tubercules quadrijumeaux antérieurs. — 2. tubercules quadrijumeaux postérieurs. — 3. glande pinéale. — 4. pulvinar érigné
en haut. — 5, artère quadrijumelle antérieure. — 6. artère
quadrijumelle moyenne. — 7. artère quadrijumelle postérieure.
— 8. artère cérébelleuse supérieure. — 9, artères pédonculaires
latérales. — 10, ventricule moyen.

elles de façon à constituer au-dessus de la lame quadrijumelle un riche réseau pie-mérien, qui communique à sa périphérie, d'une part avec les artères de la toile choroïdienne, d'autre part avec le réseau du cervelet. Les rameaux et ramuscules qui s'échappent du réseau pie-mérien pénètrent dans les tubercules quadrijumeaux perpendiculairement à leur surface et cheminent dans leur épaisseur en suivant une direction radiaire (fig. 443, 9). — *Les veines des tubercules quadrijumeaux* se jettent pour la plupart, après un trajet naturellement fort court, dans les veines de Galien.

Voyez, au sujet de la structure des tubercules quadrijumeaux : DARKSCHEWITSCH. *Zur Anatomie d. Corpus quadrigeminum*, Neurol. Centralbl., 1885 ; — TARTUFERI, *Sull' anatomia minuta d. eminenze bigemine anteriori dell' uomo.* Mem. prem. d. R. Instit. Lombardo di Milano, 1885 ; — DU MÊME, *Sull' anatomia minuta delle eminenze bigemine anteriori dell' uomo.* Arch. ital. per le malattie nervose, 1885 ; — FLECHSIG. *Weitere Mittheilungen ü. d. Beziehungen d. ant. Vierhügels zum Hörnerven*, Neurol. Centralbl., 1890 : — HELD. *Der Ursprung des tiefen Markes des Vierhügel-region*, Neurol. Centralbl., 1890.

ARTICLE VI

RUBAN DE REIL

Si nous examinons l'isthme de l'encéphale par l'une de ses faces latérales (fig. 447), nous constatons la présence, à la partie antéro-supérieure de cette face,

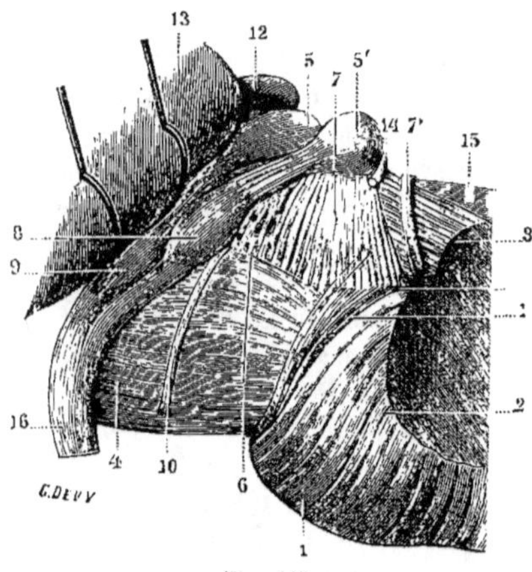

Fig. 447.

L'isthme de l'encéphale, vu par sa face latérale gauche.

1, protubérance annulaire. — 2, pédoncule cérébelleux moyen. — 3, pédoncule cérébelleux supérieur. — 4, pédoncule cérébral. — 5, 5', tubercules quadrijumeaux antérieur et postérieur. — 6, 6', partie antérieure et partie postérieure du sillon latéral de l'isthme. — 7, faisceau latéral de l'isthme, avec 7', petit faisceau se rendant à la valvule de Vieussens. — 8, corps genouillé interne. — 9, corps genouillé externe. — 10, tractus peduncularis transversus. — 11, faisceau longeant la protubérance et se rendant à la calotte. — 12, glande pinéale. — 13, pulvinar (fortement érigné en haut). — 14, pathétique. — 15, valvule de Vieussens. — 16, bandelette optique.

d'une bandelette de substance blanche (16), formant un relief tantôt considérable, tantôt peu accusé : c'est le *faisceau triangulaire* ou *faisceau latéral de l'isthme*. De forme triangulaire, il émerge par sa base du sillon latéral de l'isthme. Puis se portant en haut et un peu en avant, il contourne successivement le bord externe et la face postérieure du pédoncule cérébelleux moyen et arrive bientôt au tubercule quadrijumeau postérieur. Là, un certain nombre de ses fibres (fig. 447, 7), celles qui forment sa partie postérieure, s'infléchissent en arrière et se perdent dans la substance blanche de la valvule de Vieussens : ces fibres, nous le savons déjà (voy. p. 497), représentent la portion protubérantielle du faisceau cérébelleux direct de la moelle épinière. Les autres, et c'est le plus grand nombre (fig. 447, 7), disparaissent sous le tubercule quadrijumeau postérieur.

Le faisceau latéral de l'isthme, tel que nous venons de le décrire, est encore désigné par certains auteurs sous le nom de *Ruban de Reil*. Mais c'est à tort; il ne renferme en effet qu'une faible portion des fibres du ruban de Reil ; c'est une portion du ruban de Reil, non le ruban de Reil tout entier. Pour voir celui-ci dans toute son étendue, il convient d'examiner une coupe horizontale de la protubérance passant par sa partie moyenne ou par son tiers supérieur. Le ruban de Reil nous apparaît alors (fig. 426, 9 et 9' et 448, 10 et 10') sous la forme d'un volumineux faisceau de fibres longitudinales, situé à la partie tout antérieure de la calotte et s'étendant en largeur depuis le sillon latéral de l'isthme jusqu'à la ligne médiane.

Le ruban de Reil, disons-le tout de suite, est un faisceau sensitif : il est formé essentiellement par des fibres à trajet ascendant, qui prennent origine dans les

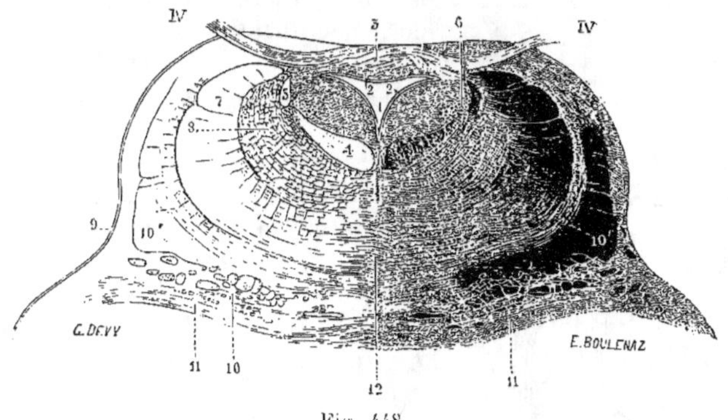

Fig. 448.

Coupe vertico-transversale de la protubérance passant par le point d'entrecroisement des nerfs pathétiques (d'après STILLING).

1. aqueduc de Sylvius. — 2, sa substance grise. — 3, entrecroisement des pathétiques. — 4, bandelette longitudinale postérieure. — 5, racine supérieure du trijumeau.   6, cellules sensitives accompagnant cette racine. — 7, pédoncules cérébelleux supérieurs. — 8, formation réticulaire. — 9, sillon latéral de l'isthme. — 10 et 10', portion interne et externe du ruban de Reil. — 11, 11, fibres transversales de la protubérance. — 12, raphé. — (Le trait jaune représente l'épendyme.)

noyaux terminaux des nerfs sensitifs, soit spinaux, soit bulbo-protubérantiels, et, de là, s'élèvent vers le cerveau. C'est le *lemniscus* (ruban) ou *laqueus* (lacet) de certains auteurs, la *Schleife* des anatomistes allemands. Le ruban de Reil, fort complexe, nous est aujourd'hui assez bien connu, grâce aux récents travaux de FOREL, de FLECHSIG, de MONAKOW, de MOTT, de HÖSEL, de HELD, de DÉJERINE, etc. Nous étudierons successivement : 1° ses origines et sa constitution anatomique ; 2° son trajet, sa forme, ses rapports ; 3° sa division topographique ; 4° sa terminaison.

1° Origines et constitution anatomique. — Le ruban de Reil tire son origine des noyaux de Goll et de Burdach. Nous avons déjà indiqué, à propos du bulbe (p. 493), tous les détails de son origine ; nous n'avons ici qu'à les rappeler. Les fibres qui émanent de la partie interne des deux noyaux précités et qui constituent par leur ensemble la portion initiale du ruban de Reil, se portent en avant en décrivant une courbe à concavité interne, s'entrecroisent sur la ligne médiane avec celles du côté opposé (*entrecroisement sensitif, Schleifenkreuzung*) et, se redressant alors pour devenir longitudinales et cheminer de bas en haut, elles s'appliquent contre la face postérieure du faisceau pyramidal ou faisceau moteur volontaire (fig. 370, 6").

Peu après son redressement, le ruban de Reil est rejoint latéralement par le faisceau de Gowers (fig. 449, 10), autre faisceau sensitif, qui s'unit intimement à lui. Cette fusion effectuée, notre ruban renferme tous les conducteurs sensitifs d'origine spinale et, si l'on veut bien se rappeler que les fibres du faisceau de Gowers se sont déjà entrecroisées dans la moelle épinière, on en déduira cette formule, admise aujourd'hui par la grande majorité des anatomistes, à savoir : que le ruban de Reil, au bulbe tout au moins, est tout entier un faisceau croisé.

Au cours de son trajet ascendant, le ruban de Reil reçoit des faisceaux additionnels de tous les noyaux sensitifs du bulbe et de la protubérance : noyau du pneumogastrique, noyau du glosso-pharyngien, noyaux de l'auditif, noyau du trijumeau sensitif. Ces faisceaux additionnels (fig. 449, 6, 7, 8, 9) naissent de leurs noyaux respectifs, comme la portion initiale du ruban naît des noyaux de Burdach et de Goll ; ils se portent en haut et en dedans, s'entrecroisent dans le raphé avec leurs homologues du côté opposé et disparaissent alors dans la masse du ruban, dont ils deviennent parties constituantes.

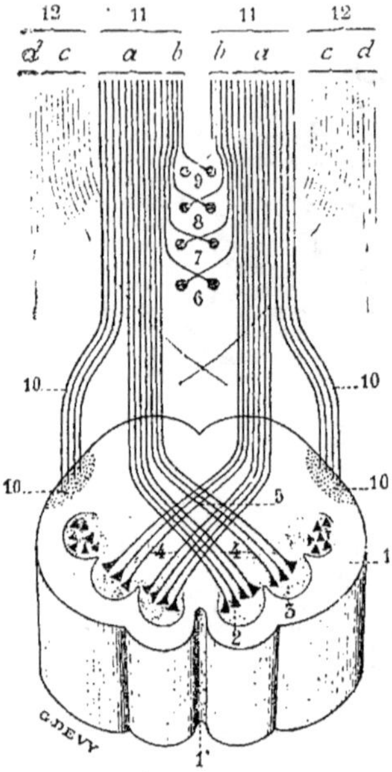

De ces différents faisceaux de renforcement bulbo-protubérantiels, le plus important, par son volume et par son trajet ultérieur, est le faisceau dit *acoustique*. Le faisceau acoustique, comme nous le verrons plus tard (voy. *Terminaisons réelles de l'auditif*), est formé : 1° par les fibres qui émanent des noyaux terminaux de la racine cochléaire de l'auditif, le noyau antérieur et le tubercule acoustique ; les fibres qui naissent des noyaux de la racine vestibulaire sont indépendantes du faisceau acoustique ; 2° par des fibres additionnelles, qui proviennent de l'olive supérieure et du noyau trapézoïde. Ces fibres acoustiques sont en grande partie croisées ; un certain nombre seulement sont directes. Les unes et les autres entièrement confondues (fig. 449, 12), viennent se placer sur le côté externe du ruban de Reil. Nous y reviendrons dans un instant.

Au total, le ruban de Reil, pris dans son acception la plus large, comprend deux ordres de fibres : 1° des *fibres d'origine spinale* (ruban spinal ou rachidien), provenant en partie des noyaux de Burdach et de Goll, en partie du faisceau de Gowers ; 2° des *fibres d'origine bulbo-protubérantielle* (ruban bulbo-protubérantiel ou cranien), provenant des noyaux terminaux des nerfs sensitifs du bulbe et de la

Fig. 449.

Schéma montrant le mode de constitution du ruban de Reil.

1, coupe du bulbe passant un peu au-dessous du bec du calamus, avec 1'. sillon médian postérieur. — 2. noyau de Goll. — 3. noyau de Burdach. — 4. portion initiale du ruban de Reil. — 5. entrecroisement sensitif. — 6. noyau du pneumogastrique. — 7. noyau du glosso-pharyngien. — 8. noyau du nerf vestibulaire. — 9. noyau du trijumeau sensitif. — 10. faisceau de Gowers, déjà entrecroisé dans la moelle. — 11, portion interne du ruban de Reil, avec : *a*. sa portion spinale ou médullaire : *b*, sa portion bulbo-protubérantielle. — 12. portion externe ou latérale du ruban de Reil, formé par les fibres du nerf cochléaire, avec : *c*, sa portion croisée : *d*, sa portion directe.

protubérance. Bien qu'elles naissent à des niveaux différents et portent des noms distincts, ces deux ordres de fibres ont exactement la même signification ; ce sont les cylindraxes des cellules nerveuses, autour desquelles viennent s'épanouir les arborisations terminales des neurones sensitifs périphériques. Le ruban de Reil devient ainsi, comme nous l'avons dit plus haut en définissant ce faisceau, l'ensemble des conducteurs sensitifs et sensoriels (les fibres optiques et olfactives exceptées) remontant vers le cerveau.

2° Trajet, forme, rapports. — Depuis son redressement en arrière de la pyramide, le ruban de Reil ne cesse de suivre un trajet ascendant. D'autre part, il ne cesse de s'accroître et, cela, par suite de l'adjonction successive, à sa portion initiale, des nombreux faisceaux additionnels énumérés ci-dessus. Si son volume se modifie, sa situation est assez fixe : on le rencontre constamment, à droite et à gauche de la ligne médiane, dans la partie la plus antérieure de la formation réticulaire (fig. 450, 2).

Quant à sa forme, elle est un peu variable suivant les points où portent les coupes. — Dans toute la hauteur du bulbe (fig. 450, A), il a la forme d'un triangle

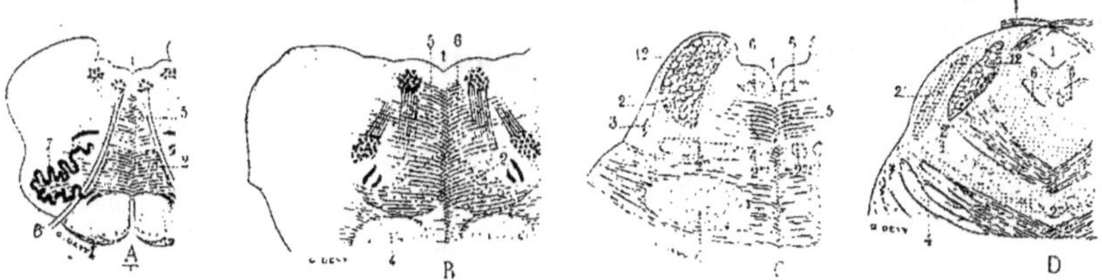

Fig. 450.

Schéma montrant le ruban de Reil sur des coupes pratiquées à différentes hauteurs : A, au niveau du tiers supérieur du bulbe ; B, à la partie inférieure de la protubérance ; C, à la partie moyenne de la protubérance ; D, au niveau de l'émergence du pathétique.

1, quatrième ventricule. — 2, ruban de Reil, avec : 2', sa portion externe ou latérale : 2'', sa portion interne ; 2''', sa portion médiale. — 3, noyau latéral du ruban de Reil. — 4, faisceau pyramidal. — 5, faisceau commissural longitudinal. — 6, bandelette longitudinale postérieure. — 7, olive bulbaire. — 8, grand hypoglosse : — 9, facial. — 10, moteur oculaire externe. — 11, pathétique. — 12, pédoncule cérébral.

dont le sommet, dirigé en arrière, répond au raphé. Les deux rubans, le droit et le gauche, sont adossés l'un à l'autre sur la ligne médiane. Ils forment ainsi comme une couche unique et, comme cette couche est située entre les deux olives, certains auteurs la désignent parfois sous le nom de *couche inter-olivaire*. — Dans la partie inférieure de la protubérance (fig. 450, B), le ruban de Reil est encore triangulaire, mais son diamètre antéro-postérieur s'est atténué, en même temps que son diamètre transversal s'est agrandi. — Un peu plus haut (fig. 450, C), il s'aplatit d'avant en arrière et revêt peu à peu l'aspect d'une bandelette ou d'un ruban (d'où son nom), orienté en sens frontal. Tandis que son bord interne s'est légèrement écarté du raphé, son bord externe s'est étendu jusqu'à la partie latérale de la protubérance. — Plus haut encore, la partie externe du ruban, continuant à se développer en dehors, sort de la protubérance et, d'autre part, s'infléchit en arrière, formant avec sa direction première un angle droit ou voisin de l'angle droit. Le ruban tout entier, vu en coupe, nous apparaît alors sous la forme d'une sorte d'équerre (fig. 450, D).

Au niveau du point où la partie externe du ruban de Reil commence à s'infléchir en arrière pour former la branche externe de l'équerre, immédiatement en regard du sillon latéral de l'isthme, se voit un petit amas de substance grise, qui appartient à titre d'annexe à cette partie du ruban : c'est le *noyau latéral du ruban de Reil* (fig. 450, C, 3), qu'il faut bien se garder de confondre avec le noyau latéral du bulbe. Ce noyau est l'aboutissant d'un certain nombre des fibres du ruban ; mais, à son tour, il fournit au ruban un nombre beaucoup plus considérable de fibres additionnelles, de telle sorte que celui-ci, dans ses relations avec le noyau en question, s'accroît au lieu de s'atténuer.

3° Division topographique. — Les coupes frontales du bulbe et de la protubérance nous montrent le ruban de Reil comme étant partout continu à lui-même et, de ce fait, absolument indivis. Il est bon, cependant, de le diviser en trois portions : une portion externe, une portion interne et une portion médiale. Une pareille division, en effet, n'est pas faite seulement pour la commodité de l'étude ; elle répond encore, comme nous allons le voir, à une division anatomique et physiologique.

4° Mode de terminaison. — Les trois portions du ruban de Reil, portion médiale, portion interne, portion externe, se terminent chacune d'une façon spéciale et il convient, à ce sujet, de les étudier séparément :

A. TERMINAISON DE LA PORTION MÉDIALE. — Cette portion, relativement toute petite (fig. 450, 2), répond au bord interne du ruban. Il confine à la ligne médiane, d'où le nom de *portion médiale du ruban*, de *ruban médial*, que lui donnent la plupart des auteurs, depuis FOREL : c'est le *faisceau médian accessoire* de BECHTEREW. Ce faisceau, arrivé au bord supérieur de la protubérance, passe dans le pédoncule cérébral et, là, s'infléchissant en avant, il abandonne la région de la calotte pour descendre dans celle du pied. Dans la région du pied, il occupe encore le côté interne du pédoncule ; mais il se mêle peu à peu aux fibres internes et supérieures du faisceau pyramidal et suit vraisemblablement alors le même trajet que ce dernier faisceau. La signification de la portion médiale du ruban de Reil n'est pas encore nettement élucidée. BECHTEREW estime, et son opinion est partagée à cet égard par plusieurs neurologistes, notamment par HÖSEL, qu'elle est la continuation, dans le pédoncule et la protubérance, du faisceau géniculé de la capsule interne.

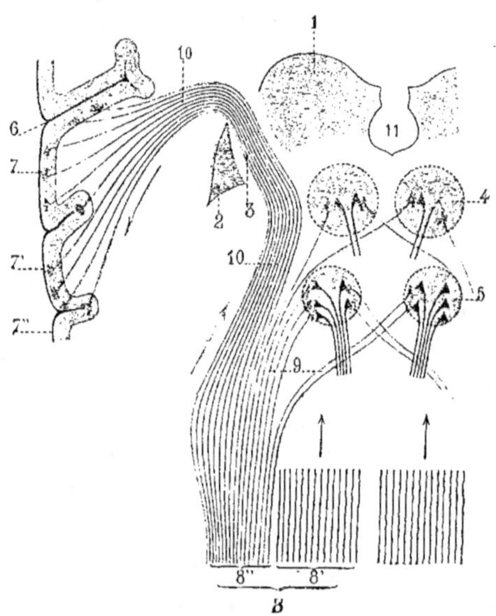

Fig. 451.

Mode de terminaison du faisceau acoustique ou portion externe du ruban de Reil.

1. couche optique. — 2. noyau lenticulaire. — 3. capsule interne. — 4. tubercules quadrijumeaux antérieurs. — 5. tubercules quadrijumeaux postérieurs. — 6. scissure de Sylvius. — 7, 7', 7''. première, deuxième et troisième circonvolutions temporales. — 8. ruban de Reil, avec : 8', sa portion interne (faisceaux sensitifs) ; 8'', sa portion externe ou faisceau acoustique. — 9, fibres courtes, pour les tubercules quadrijumeaux. — 10, fibres longues pour l'écorce cérébrale. — 11, troisième ventricule.

terne. Deux faits semblent militer en faveur de cette assimilation : le premier, c'est que le faisceau en question ne prend sa myéline que fort tard, après la naissance, comme le fait le faisceau pyramidal ; le second, c'est que, d'après SPITZKA, il serait très développé chez les cétacés, lesquels n'ont pas de faisceau pyramidal. Si l'interprétation, encore hypothétique, de BECHTEREW venait à être confirmée, il faudrait, on le conçoit, rayer le ruban médial du groupe des conducteurs sensitifs. Ce serait un faisceau moteur, morphologiquement analogue au faisceau pyramidal : il prendrait naissance, en haut, dans le pied des deux circonvolutions fron-

tale ascendante et pariétale ascendante (voy. *Faisceau géniculé*) et se terminerait,
en bas, dans les noyaux moteurs de la protubérance et du bulbe.

B. TERMINAISON DE LA PORTION EXTERNE. — La portion externe du ruban de Reil,
encore appelée *ruban latéral* ou *ruban inférieur* (allem. *Untereschleife*), comprend la partie externe du ruban. Elle n'est autre que la continuation du faisceau
acoustique ci-dessus décrit et, de ce fait, transmet au cerveau des impressions
d'une nature toute spéciale : celles qu'apporte au noyau acoustique antérieur et au
tubercule acoustique la branche cochléaire du nerf auditif.

Le ruban latéral est, tout d'abord, entièrement dissimulé dans l'épaisseur de la
protubérance (fig. 450, B). Puis, comme cela a été dit plus haut, il s'échappe de
l'organe au niveau du sillon latéral de l'isthme et ce sont ses fibres, libres et extérieures maintenant (fig. 450, D, 2'), qui, sous le nom de faisceau triangulaire de
l'isthme, se dirigent vers les tubercules quadrijumeaux.

Nous verrons plus tard, en étudiant les voies acoustiques centrales (voy. *Terminaisons réelles de l'auditif*), quel est le trajet ultérieur du ruban latéral. Qu'il
nous suffise d'énoncer ici que les fibres qui le constituent sont de deux ordres
(fig. 451) : les unes (9), fibres internes, fibres courtes, servant aux mouvements
réflexes, s'inclinent en dedans et se terminent dans les tubercules quadrijumeaux
(de préférence dans les postérieurs), soit du côté correspondant, soit du côté
opposé ; les autres (10), fibres externes, fibres longues, fibres corticales, suivent
successivement le bras postérieur des tubercules quadrijumeaux, la région sous-
optique, le segment postérieur de la capsule interne et, finalement, viennent se
terminer dans les deux premières circonvolutions temporales.

C. TERMINAISON DE LA PORTION INTERNE. — La portion interne du ruban de Reil
(*ruban interne*, *ruban supérieur*, allem. *Obe-
reschleife*) est la plus volumineuse des trois
(fig. 448, 10) : elle apporte au cerveau toutes les
impressions périphériques, à l'exception de celles
que recueillent les trois nerfs olfactif, optique et
cochléaire. Des nombreuses fibres qui constituent
le ruban interne, un petit nombre, arrivées au
pédoncule, passent dans la région du pied ; les
autres continuent à cheminer dans la calotte.

a. *Premier groupe : ruban du pied.* — Le premier groupe (*ruban du pied, Fussschleife* de
HÖSEL) émane de la face antérieure ou ventrale du
ruban et vient se placer, dans la région du pied,
à la partie externe du faisceau pyramidal, immédiatement au-dessus du faisceau cortico-protubérantiel postérieur (fig. 478,e). Ce faisceau est
constitué en grande partie par des fibres fines ;
on y rencontre aussi des fibres grosses, mais
elles y sont beaucoup plus rares. Les auteurs ne
sont pas d'accord sur son trajet ultérieur. Pour
HÖSEL, il pénètre, selon toute vraisemblance, dans
le globus pallidus du noyau lenticulaire, en ressort
à sa partie supérieure, après ou sans interruption
dans les cellules de ce noyau, et finalement va se terminer dans l'écorce de l'insula.

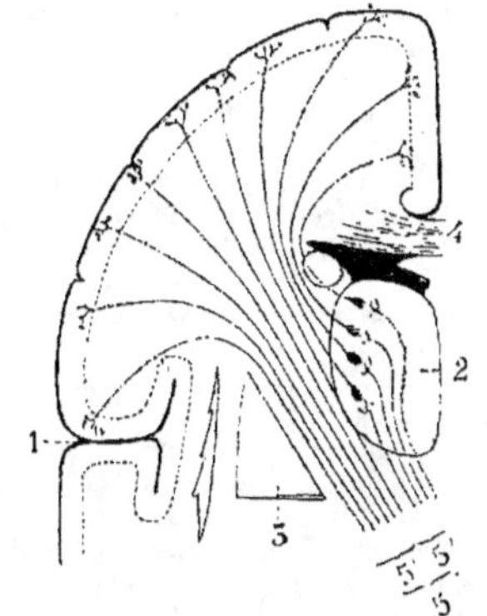

Fig. 452.

Schéma montrant, sur une coupe
frontale de la capsule interne, le
mode de terminaison du ruban
de Reil.

1, scissure de Sylvius. — 2, couche
optique. — 3, noyau lenticulaire. — 4,
corps calleux. — 5, ruban de Reil, avec :
5' ses fibres directes constituant le ruban
cortical ; 5'', ses fibres interrompues dans
la couche optique constituant le ruban thalamique.

b. *Deuxième groupe : ruban cortical et ruban thalamique.* — Le deuxième groupe, qui représente la presque totalité du ruban interne (le groupe précédent étant relativement peu important), parcourt d'arrière en avant toute la calotte pédonculaire et arrive ainsi dans la région sous-optique. Là, ses fibres se subdivisent vraisemblablement en deux groupes (fig. 452) : les unes, fibres directes, passent dans le segment postérieur de la capsule interne et, de là, se rendent à l'écorce des circonvolutions rolandiques (*ruban cortical, Rindenschleife* de certains auteurs); les autres, de beaucoup les plus nombreuses, pénètrent dans la couche optique et s'y terminent par des extrémités libres autour des cellules de ce noyau (*ruban thalamique, Thalamusschleife* de certains auteurs); de ces cellules partent ensuite d'autres fibres, qui, à leur tour, aboutissent aux circonvolutions rolandiques. Au total, toutes les fibres du deuxième groupe se rendent à la zone sensitivo-motrice de l'écorce, les unes directement, les autres après interruption dans la couche optique.

Il n'est pas possible, dans l'état actuel de nos connaissances, d'indiquer quelle est l'importance respective de chacun des deux faisceaux, cortical direct et cortical indirect ou thalamique. Du reste, la question des relations du ruban de Reil avec l'écorce cérébrale est encore fort controversée. A côté des auteurs qui, avec FLECHSIG et HÖSEL, font remonter les fibres du ruban de Reil directement vers l'écorce, il en est d'autres, notamment MONAKOW et MAHAIM, qui rejettent formellement l'existence de ces fibres directes et qui font interrompre les fibres sensitives en question dans les éléments cellulaires de la couche optique. BIELSCHOWSKY (1895), à la suite de recherches expérimentales poursuivies chez le chien, arrive à conclure, lui aussi, que les fibres du ruban de Reil ne vont pas directement à l'écorce cérébrale. DÉJERINE, à son tour (1895), se range à l'opinion formulée par MONAKOW et MAHAIM. Se basant sur ce double fait, d'une part que la dégénérescence ascendante du ruban de Reil en conséquence de lésions bulbaires ou protubérantielles ne peut être suivie au delà de la partie inférieure de la couche optique, d'autre part qu'un grand nombre de lésions corticales siégeant sur toute la région rolandique et le lobe pariétal n'ont pas amené la dégénérescence du ruban de Reil, il n'admet pas que les fibres de cette formation aillent directement des noyaux de Goll et de Burdach à l'écorce cérébrale. Pour lui, la voie sensitive bulbo-corticale comprend au moins deux neurones : un neurone inférieur ou bulbo-thalamique, représenté par le ruban de Reil interne, et un neurone supérieur, que l'on pourrait appeler thalamo-cortical, reliant la couche optique à l'écorce. MONAKOW admet, en outre, entre les deux neurones précités, et les associant l'un à l'autre, un neurone court qui serait représenté par une de ces cellules de Golgi type II, que nous avons déjà rencontrées dans les cornes postérieures de la moelle épinière.

Nous ajouterons, pour en finir avec la structure du ruban de Reil, que, aux fibres ascendantes ci-dessus décrites se mêlent, d'après certains auteurs, des fibres descendantes, dont les cellules d'origine seraient dans l'écorce, dans la couche optique ou dans quelques noyaux inférieurs. La signification de ces fibres descendantes, que l'on retrouve dans les voies sensorielles centrales (voy. *Voie olfactive, voie optique et voie acoustique*) est encore fort obscure. En ce qui concerne tout spécialement le ruban de Reil et ses fibres descendantes d'origine thalamique, DÉJERINE les croit très rares, si tant est qu'elles existent. Sans doute, on peut observer des altérations descendantes du ruban de Reil dans les cas de lésions thalamiques ou sous-thalamiques. Mais ces altérations, qui surviennent tardivement, qui marchent lentement, qui diminuent de haut en bas, consistent plutôt en une atrophie lente qu'en une dégénérescence véritable, et peut-être s'agit-il alors, comme le pense DÉJERINE, d'une *atrophie rétrograde* ou *cellulipète* (voy. p. 387), s'effectuant de l'extrémité de la fibre nerveuse vers sa cellule d'origine et analogue à celle qui se produit à la longue dans le segment central ou cellulipète d'un faisceau spinal ou encéphalique qui aurait été interrompu par une lésion.

Voyez, au sujet du ruban de Reil, parmi les publications récentes : ROLLER, *Die Schleife*, Arch. f. mikr. Anat., Bd. XIX ; — SPITSKA, *Contributions to the anatomy of the Lemniscus*, Med. Record, 1884 ; — FLECHSIG und HÖSEL, *Die Centralwindungen ein Centralorgan der Hinterstränge*, Neurol. Centralbl., 1890 ; — MONAKOW, *Neue experimentelle Beiträge zur Anatomie der Schleife*, Neurol. Centralbl., 1885 ; — EDINGER, *Ueber die Forsetzung d. hinteren Wurzeln zum Gehirn*, Anat. Anz. : 1889 ; — Hösel, *Nouvelle contribution à l'étude du trajet de la couche corticale du ruban de Reil et des fibres centrales du trijumeau chez l'homme*, Arch. f. Psychiatrie, 1893 : — DU MÊME, *Terminaison du ruban de Reil*, Neurol. Centralbl., 1893 ; — MAHAIM, *Réplique au mémoire précédent*, ibid., 1893 ; — HÖSEL, *Beiträge zur Anatomie der Schleife*, Neurol. Centralbl., 1894 : — DU MÊME, *Contrib. à l'anatomie du Lemniscus*, Congr. intern. de méd. de Rome, 1894 ; — DÉJERINE (M. et Mme), *Sur les connexions du ruban de Reil avec la corticalité cérébrale*, Soc. biol., 1895 ; — JACOB, *Contrib. à l'étude du trajet du ruban de Reil supérieur ou cortical*, Neurol. Centralbl.,

1895; — Bielchowsky, *Le ruban supérieur et l'écorce cérébrale*, Neurol. Centralbl., 1895; — Schlesinger, *Bemerk. über d. Aufbau d. Schleife*, Neurol. Central., 1896; — Flechsig, *Notiz die « Schleife » betreffend*, Neurolog. Centralbl., 1896; — Mahaim, *Note à propos des récents travaux concernant le trajet du ruban de Reil médian*, Liège, 1896; — Marchi, *Sulla origine del lemnisco*, Riv. di patol. nervosa e mentale, 1898.

ARTICLE VII

AQUEDUC DE SYLVIUS

L'aqueduc de Sylvius (fig. 453,5 et 455,1) est un canal longitudinal, qui fait communiquer le quatrième ventricule avec le ventricule moyen du cerveau ou troisième ventricule.

1° Situation et rapports. — Il est situé (fig. 453,3) sur la ligne médiane, au-dessus de la calotte protubérantielle et pédonculaire, au-dessous des tubercules quadrijumeaux et de la commissure blanche postérieure. Obliquement dirigé de bas en haut et d'arrière en avant, il fait avec le plan horizontal un angle de 50 à 55°. Sa longueur est, en moyenne, de 15 millimètres.

2° Conformation intérieure. — L'aqueduc de Sylvius est plus large à ses deux extrémités qu'à sa partie moyenne, où il n'est représenté bien souvent que par une simple fente verticale. Il prend naissance, en arrière, dans l'angle supérieur du quatrième ventricule, au-dessous du sommet de la valvule de Vieussens. Il vient s'ouvrir, en avant, à la partie postéro-supérieure du ventricule moyen par un orifice évasé en forme de cupule, auquel on donne le nom d'*anus* (voy. *Ventricule moyen*).

Examiné sur des coupes transversales, ce canal revêt un aspect différent suivant le point où porte la coupe (fig. 454). À son extrémité postérieure, il a la forme d'un **T** ou plutôt d'un triangle curviligne à base supérieure. — Plus en avant, sous les tubercules quadrijumeaux postérieurs, il prend la forme d'une fente, orientée en sens sagittal, relativement large à sa partie moyenne et creusée en sillon à ses deux extrémités (fig. 454,3). Au niveau des tubercules quadrijumeaux antérieurs, il ressemble à un cœur de carte à jouer, dont la base, dirigée en haut, forme le toit de l'aqueduc. Ce toit, convexe en bas à sa partie moyenne, se relève au niveau de ses bords : il forme ainsi à droite et à gauche, deux recessus latéraux, qui sont vraisemblablement les homologues atrophiés des diverticulums que l'aqueduc, chez les oiseaux, envoie dans les lobes

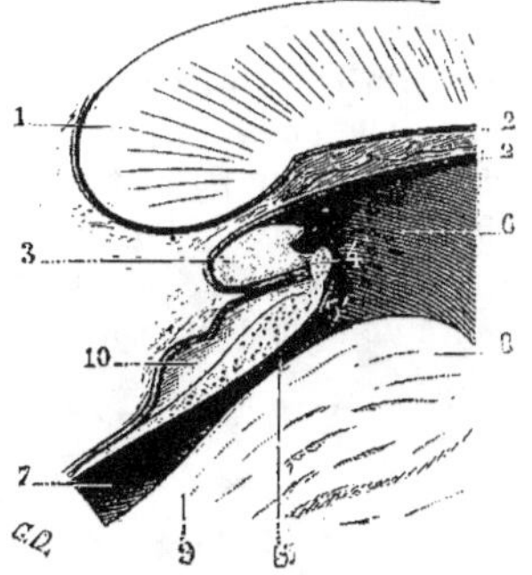

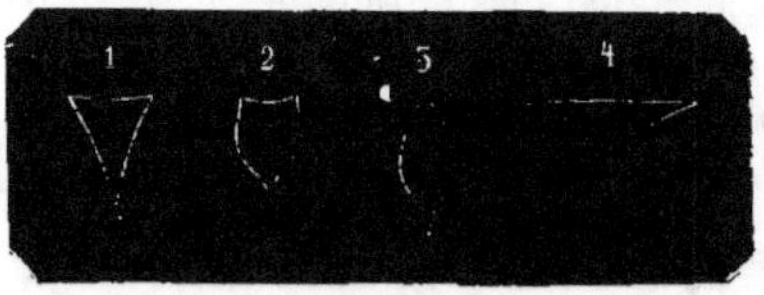

Fig. 453.

L'aqueduc de Sylvius vu en coupe sagittale.

1, bourrelet du corps calleux. — 2, 2', toile choroïdienne. — 3, glande pinéale. — 4, commissure blanche postérieure. — 5, aqueduc de Sylvius, avec 5', anus. — 6, ventricule moyen. — 7, quatrième ventricule. — 8, pédoncule cérébral. — 9, protubérance. — 10, tubercules quadrijumeaux.

Fig. 454.

Coupe transversale de l'aqueduc de Sylvius, pratiquée à différents niveaux (d'après Gerlach).

1, au voisinage de la commissure postérieure. — 2, à la partie moyenne des tubercules quadrijumeaux antérieurs. — 3, à la partie antérieure des tubercules quadrijumeaux postérieurs. — 4, au niveau du sommet de la valvule de Vieussens.

optiques. — Enfin, à son extrémité antérieure, l'aqueduc de Sylvius revêt de nouveau la forme d'un triangle curviligne à base supérieure.

3° Structure, substance grise de l'aqueduc. — Envisagé au point de vue de la constitution de sa paroi, l'aqueduc de Sylvius est tapissé, tout d'abord, par la membrane épendymaire. Il est entouré, en outre, sur tout son pourtour, par une couche de substance grise, toujours très développée, que l'on désigne sous le nom de *substance grise de l'aqueduc* ou de *substance grise centrale*. Si nous suivons de haut en bas ce manchon de substance grise, nous le voyons, à son extrémité inférieure, se continuer avec la substance grise du plancher du quatrième ventricule et, par l'intermédiaire de cette dernière formation, avec la substance grise centrale de la moelle. Si nous le suivons maintenant de bas en haut, nous le voyons se continuer de même, à son extrémité supérieure, avec la substance grise du troisième ventricule.

Du côté postérieur ou dorsal, la substance grise de l'aqueduc répond à la substance grise des tubercules quadrijumeaux et se confond avec elle sur plusieurs points. Du côté antérieur ou ventral, elle confine à la formation réticulaire de la calotte : elle en est séparée par places (fig. 448) par la bandelette longitudinale postérieure (4) et par les fascicules, plus ou moins épais (5), qui constituent la racine supérieure du trijumeau.

Histologiquement, la substance grise de l'aqueduc se compose d'un grand nombre de cellules nerveuses, de forme et de dimensions fort variables, irrégulièrement disséminées dans un lacis de fibres nerveuses, pour la plupart excessivement fines. — Les cellules, malgré leur nombre considérable, ne se groupent jamais en noyaux distincts (KÖLLIKER). Les cylindraxes qui en émanent se terminent, pour la plupart, dans la substance grise de l'aqueduc elle-même ; quelques-uns seulement, se portant en haut et en arrière, passent dans la masse grise des tubercules quadrijumeaux. SCHÜTZ, dans un travail récent, fait terminer un certain nombre de ces cylindraxes, à tort d'après KÖLLIKER, dans les noyaux des nerfs protubérantiels. — Quant aux fibres, elles sont orientées dans les sens les plus divers. SCHÜTZ, sous le nom de *faisceau*

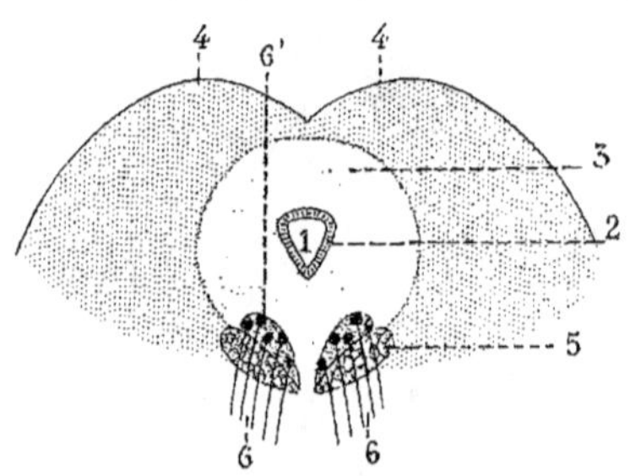

Fig. 455.

Coupe transversale de l'aqueduc de Sylvius, pour montrer sa constitution anatomique (schématique).

1, aqueduc. — 2, épendyme. — 3, substance grise de l'aqueduc. — 4, tubercules quadrijumeaux antérieurs. — 5, bandelette longitudinale postérieure. — 6, nerf moteur oculaire commun, avec 6', son noyau d'origine.

longitudinal dorsal, a décrit dans la substance grise centrale un faisceau compacte, qui s'étendrait de la substance grise du troisième ventricule jusque dans la substance grise de la moelle épinière. Mais, ici encore, KÖLLIKER (*Handb.*, p. 335) s'élève contre les conclusions de SCHÜTZ et conteste l'existence de ce faisceau.

ARTICLE VIII

VENTRICULE BULBO-CÉRÉBELLEUX OU QUATRIÈME VENTRICULE

Le ventricule bulbo-cérébelleux, plus connu sous le nom de quatrième ventricule (*sinus seu fossa rhomboïdalis, Rautengrube* des anatomistes allemands), est

une cavité losangique située entre le cervelet, le bulbe et la protubérance
(fig. 456,21). Il représente embryologiquement (voy. *Embryologie*) la cavité primitive du cerveau postérieur et de l'arrière-cerveau. A sa partie inférieure, il surmonte le canal central de la moelle, avec lequel il communique librement; on peut
même, jusqu'à un certain point, le considérer comme n'étant autre chose que

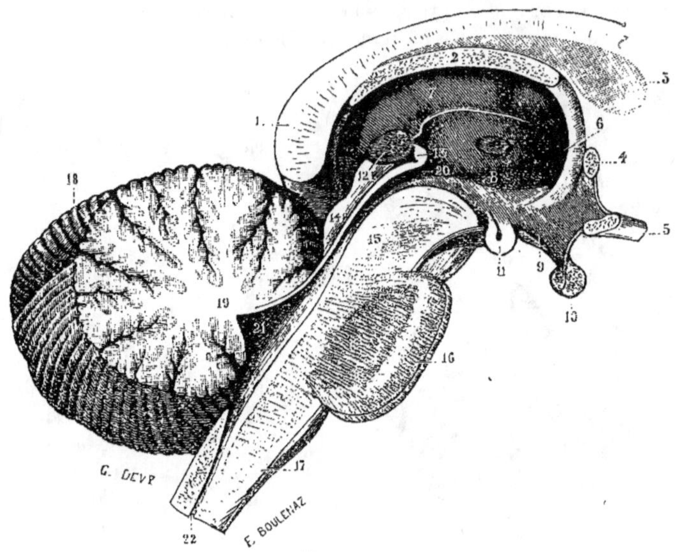

Fig. 456.

Coupe vertico-médiane ou sagittale du cervelet et de l'isthme : le segment gauche,
vu par sa face interne.

1. corps calleux. — 2. trigone cérébral. — 3. septum lucidum. — 4. commissure blanche antérieure. — 5, nerf
optique. — 6, trou de Monro. — 7. couche optique. — 8. sillon de Monro. — 9, substance grise ventriculaire. —
10. corps pituitaire. — 11. tubercule mamillaire. — 12, glande pinéale. — 13, commissure blanche postérieure. —
14. tubercules quadrijumeaux. — 15, pédoncule cérébral. — 16. protubérance annulaire. — 17. bulbe rachidien. —
18. cervelet, avec 19, son centre médullaire formant l'arbre de vie du lobe médian. — 20, aqueduc de Sylvius. — 21, quatrième ventricule. — 22, canal de l'épendyme.

l'extrémité supérieure de ce canal, qui se serait agrandie et étalée dans le sens
transversal. A sa partie supérieure, il communique avec les ventricules cérébraux
au moyen de l'aqueduc de Sylvius, décrit dans l'article précédent. Envisagé au
point de vue de sa configuration générale, le quatrième ventricule revêt la forme
d'un losange, qui serait aplati d'avant en arrière, et dont le grand axe, obliquement dirigé de bas en haut et un peu d'arrière en avant, fait avec la verticale un
angle de 10 à 15°. Nous pouvons donc lui considérer, en nous plaçant à un point
de vue purement descriptif: 1° deux parois, l'une antérieure, l'autre postérieure;
2° quatre bords; 3° quatre angles. Nous décrirons tout d'abord ces différents
éléments. Nous étudierons ensuite la toile choroïdienne du quatrième ventricule
et indiquerons enfin les orifices qui mettent en communication la cavité ventriculaire avec les espaces sous-arachnoïdiens.

1° **Paroi antérieure ou plancher.** — La paroi antérieure (inférieure de quelques
auteurs) ou plancher a naturellement la forme d'un losange comme la cavité elle-
même. Son grand axe, situé sur la ligne médiane, est marqué par un sillon longitudinal (fig. 457,14), connu sous le nom de *tige du calamus scriptorius* (roseau à

écrire). Une ligne transversale, réunissant l'un à l'autre les deux angles latéraux, constitue son petit axe et divise notre plancher ventriculaire en deux triangles : l'un, inférieur, appartenant au bulbe ; l'autre, supérieur, appartenant à la protubérance. Nous les examinerons séparément :

A. TRIANGLE INFÉRIEUR OU BULBAIRE. — Le triangle inférieur ou bulbaire nous présente tout d'abord, sur la ligne médiane, la *tige du calamus*, ci-dessus indiquée.

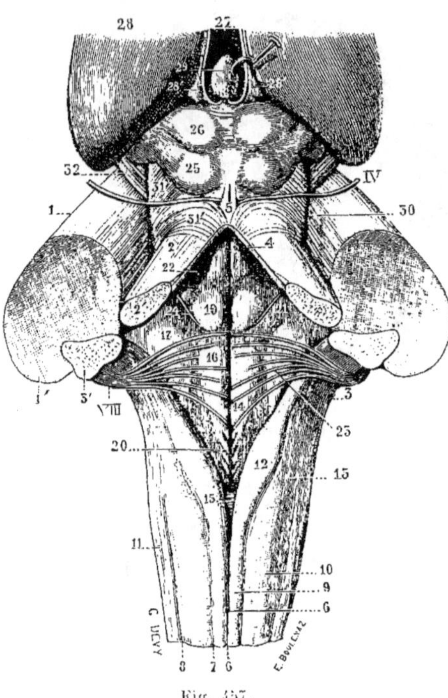

Fig. 457.

Plancher du quatrième ventricule.

1, pédoncules cérébelleux moyens. — 2, pédoncules cérébelleux supérieurs. — 3, pédoncules cérébelleux inférieurs. — 1', 2', 3', leurs coupes. — 4, coupe de la valvule de Vieussens. — 5, frein de cette valvule. — 6, sillon médian postérieur. — 7, sillon intermédiaire postérieur. — 8, sillon collatéral postérieur. — 9, faisceau de Goll. — 10, faisceau de Burdach. — 11, cordon latéral. — 12, pyramides postérieures. — 13, corps restiformes. — 14, tige du calamus. — 15, verrou. — 16, aile blanche interne. — 17, aile blanche externe. — 18, aile grise. — 19, eminentia teres. — 20, fovea inferior. — 21, fovea superior. — 22, locus cœruleus. — 23, barbes du calamus ou stries acoustiques. — 24, baguettes d'harmonie de Bergmann. — 25, tubercules quadrijumeaux postérieurs (testes). — 26, tubercules quadrijumeaux antérieurs (nates). — 27, ventricule moyen. — 28, couche optique. — 28', triangle de l'habenula. — 29, glande pinéale, érignée en avant. — 30, sillon latéral de l'isthme. — 31, faisceau latéral de l'isthme, avec 31', fibres se rendant à la valvule de Vieussens. — 32, pédoncules cérébraux. — IV, nerf pathétique. — VIII, nerf auditif.

Ce sillon occupe naturellement toute la hauteur du triangle et se continue, à son extrémité inférieure, avec le canal de l'épendyme : le petit espace triangulaire que l'on voit à ce niveau et qui résulte de l'écartement réciproque des deux faisceaux de Goll, a reçu le nom de *bec du calamus*. Nous savons déjà que la commissure grise de la moelle forme là, en arrière du bec, une petite lamelle transversale et concave en avant, qui va d'un cordon de Goll à l'autre : c'est le *verrou* ou *obex* (15). Mais cette membrane que l'on décrit d'ordinaire à propos du plancher du quatrième ventricule, se trouve, en réalité, sur un plan postérieur au bec ; elle fait, par conséquent, partie de la paroi postérieure ou voûte et nous la retrouverons à propos de cette dernière région.

À droite et à gauche de la tige du calamus, on voit se détacher une série de tractus blanchâtres, à direction transversale ou oblique : ce sont les *barbes du calamus* ou *stries acoustiques* (23). Ces tractus, fort variables en nombre, se portent de dedans en dehors, contournent les corps restiformes (p. 487) et aboutissent en définitive au tubercule acoustique, l'un des noyaux terminaux de la branche cochléaire du nerf auditif. Toutes les barbes de calamus ne suivent pourtant pas ce trajet : on en voit ordinairement quelques-unes se diriger obliquement en haut et en dehors vers l'angle latéral du ventricule ou au-dessus de cet angle : l'une d'elles, parfois très apparente, chemine entre l'eminentia teres et la base de l'aile blanche externe (fig. 457,24), c'est la *baguette d'harmonie de Bergmann* ou *conducteur sonore*. D'après Popoff, ce dernier faisceau se rendrait au cervelet par le pédoncule cérébelleux moyen.

La portion bulbaire du ventricule n'a pas une coloration homogène et, d'autre
part, elle n'est pas régulièrement plane, mais, au contraire, fortement accidentée.
On y aperçoit, de chaque côté de la ligne médiane, trois triangles de substance grise, que l'on
désigne sous le nom d'*ailes* et qui sont, en allant
de dedans en dehors : 1° l'*aile blanche interne* (16),
saillie triangulaire à base supérieure, représentant le noyau d'origine du grand hypoglosse ;
2° l'*aile grise* (18), également triangulaire, mais
orientée en sens inverse, c'est-à-dire ayant sa
base en bas du côté de la moelle; cette aile grise
nous présente, comme son nom l'indique, une coloration foncée ; elle constitue le noyau sensitif des
deux nerfs mixtes glosso-pharyngien et pneumogastrique ; 3° l'*aile blanche externe* (17), enfin,
autre saillie triangulaire à base supérieure, située immédiatement en dehors de l'aile grise et
constituant l'un des noyaux terminaux du nerf
auditif.

D'ordinaire, chacune des deux ailes blanches
forme, sur le plancher ventriculaire, un relief
plus ou moins considérable : il en résulte l'existence, entre les deux, d'une petite dépression correspondant à l'aile grise : c'est la *fovea inferior*
ou *fossette inférieure*.

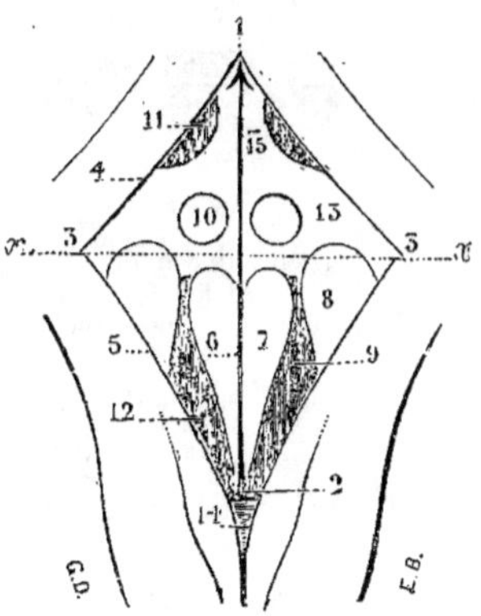

Fig. 458.

Schéma représentant le plancher du
quatrième ventricule.

x.x, limites séparatives du triangle bulbaire et du triangle protubérantiel. — 1,
angle antérieur. — 2, angle postérieur. —
3, 3, angles latéraux. — 4, bords antérieurs.
— 5, bords postérieurs. — 6, tige du calamus. — 7, aile blanche interne. — 8, aile
blanche externe. — 9, aile grise. — 10, eminentia teres. — 11, locus cœruleus. -- 12,
fovea inferior. — 13, fovea superior. — 14,
verrou. — 15, flèche dirigée vers l'aqueduc
de Sylvius.

B. Triangle supérieur ou protubérantiel. — Si nous passons maintenant dans le
triangle supérieur ou protubérantiel, nous rencontrons successivement : 1° sur la
ligne médiane, la continuation de la tige du calamus ; 2° de chaque côté de la ligne
médiane et un peu au-dessus de l'aile blanche interne, une petite saillie ovoïde,
l'*eminentia teres* (19), correspondant au deuxième coude du facial et au noyau
d'origine du moteur oculaire externe ; 3° un peu en dehors de l'eminentia teres,
une dépression ou fossette peu profonde (21), la *fovea superior* ou *fossette supérieure* ; 4° enfin, dans la partie antéro-latérale du triangle, une petite surface d'un
gris ardoisé, à contour indécis, de 5 à 6 millimètres de hauteur, c'est le *locus cœruleus*, où vient se terminer l'une des racines du trijumeau ; cette teinte spéciale
que présente le locus cœruleus est due à la présence, au-dessous de l'épendyme,
d'une nappe de substance grise (*substantia ferruginosa*) dont les cellules sont
fortement pigmentées. Sur certains sujets, le locus cœruleus est peu ou point
apparent ; mais la nappe grise précitée n'en existe pas moins : il suffit alors, pour
la mettre en évidence, d'enlever par le grattage la mince couche de substance
blanche qui la couvre et la dissimule.

2° **Paroi postérieure ou voûte**. — La face postérieure du quatrième ventricule,
plus connue sous le nom de voûte ou de toit (fig. 456), comprend deux parties
bien distinctes, l'une supérieure, l'autre inférieure :

A. Partie supérieure. — A sa partie supérieure, la voûte du quatrième ventricule est formée à la fois par la face antérieure des pédoncules cérébelleux supérieurs et par la valvule de Vieussens ou voile médullaire antérieur, qui s'étend d'un pédoncule à l'autre (fig. 459). Nous avons déjà, dans les pages qui précèdent (p. 569 et 571), longuement décrit ces deux formations anatomiques ; il est tout à fait inutile d'y revenir ici. Nous ajouterons seulement que la face antérieure de la valvule de Vieussens et la face antérieure des pédoncules cérébelleux supérieurs sont revêtus, comme nous le montre la figure 459, par la membrane épendymaire.

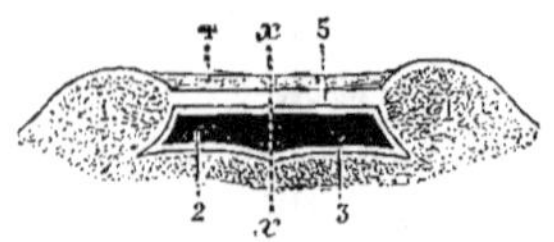

Fig. 459.

Coupe vertico-transversale du quatrième ventricule, pratiquée au niveau de la valvule de Vieussens.

1, 1, pédoncules cérébelleux supérieurs. — 2. cavité du quatrième ventricule. — 3. son plancher. — 4, lame grise et 5, lame blanche de la valvule de Vieussens. — *xx*, ligne médiane. (Le trait jaune représente l'épendyme.)

B. Partie inférieure. — Dans la partie inférieure, la voûte de notre quatrième ventricule est constituée (fig. 461,5) par une simple membrane épithéliale que l'on désigne, en raison de sa situation et de son rôle, sous le nom de *membrana tectoria* ou *membrana obturatoria*.

a. *Membrana tectoria.* — Pour bien comprendre la signification de la membrana tectoria, il convient de se rappeler que, dans les premiers stades de la vie embryonnaire, le névraxe est représenté par un simple tube à paroi épithéliale, le *tube neural*. Ce n'est que plus tard que se développera tout autour de ce tube et aux dépens de ses éléments épithéliaux, la substance nerveuse proprement dite. C'est ainsi que, dans la région qui nous occupe (fig. 460), le tube neural donne naissance, sur son plan antérieur, au pédoncule cérébral, à la protubérance annulaire, au bulbe rachidien et à la partie antérieure de la moelle épinière. Sur son plan postérieur se développent successivement, en allant de haut en bas, les tubercules quadrijumeaux, la valvule de Vieussens, le cervelet et les cordons postérieurs du bulbe et de la moelle. Or, il est à remarquer qu'entre le point où prend naissance le cervelet et le point où apparaissent les cordons postérieurs du cylindre bulbo-spinal, il y a toute une région du tube neural qui conserve ses caractères embryonnaires, qui ne se développe pas, je veux dire qui ne donne naissance à aucune formation nerveuse (sauf l'*obex* et la *ligula* que nous étudierons tout à l'heure): eh bien, cette portion non développée du

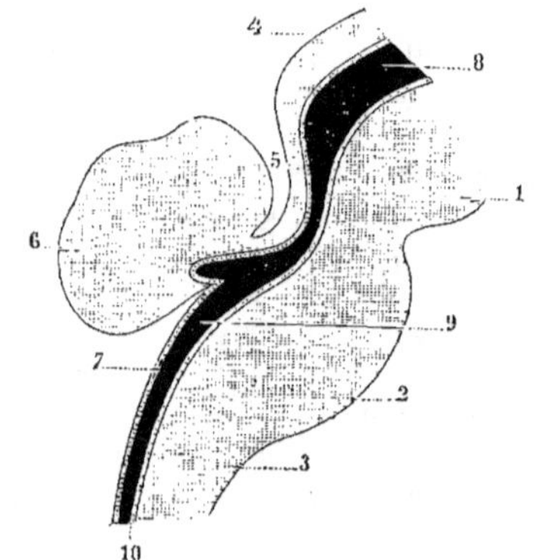

Fig. 460.

Schéma destiné à montrer, en coupe sagittale, chez l'embryon, les différentes formations qui se développent, dans la région du quatrième ventricule, tout autour du canal neural.

1. pédoncule cérébral. — 2. protubérances. — 3. bulbe. — 4. tubercules quadrijumeaux. — 5. membrane de Vieussens ou lame médullaire supérieure. — 6. cervelet. — 7. membrane tectoria ou lame médullaire inférieure. 8, aqueduc de Sylvius. — 9. quatrième ventricule. — 10. canal de l'épendyme.

tube neural de l'embryon, qui répond justement (fig. 460,7) à la portion inférieure de la voûte du quatrième ventricule, n'est autre que notre membrana tectoria.

La membrana tectoria, recouvrant exactement la portion bulbaire du quatrième ventricule, revêt, de ce fait, la forme d'un triangle à base supérieure. — Sur les côtés, elle répond au bord interne des pyramides postérieures du bulbe et, là, elle se réfléchit en dedans pour tapisser le plancher ventriculaire. — En bas, au niveau du bec du calamus, elle se continue avec l'épendyme du canal central de la moelle. — En haut, au niveau de sa base, elle répond successivement : 1° sur la ligne médiane, au sommet de la luette ; 2° à droite et à gauche au bord libre des valvules de Tarin. Au niveau de la luette et du bord libre des valvules de Tarin, elle se continue avec la portion de l'épendyme, qui revêt la face supérieure de ces dernières valvules.

La membrana tectoria est recouverte, en arrière, par la toile choroïdienne inférieure, que nous décrirons dans un instant, et, sur un plan plus postérieur, par la face inférieure des valvules de Tarin, par l'extrémité antérieure du vermis inférieur (luette) et par les amygdales. Ces trois dernières formations contribuent donc à renforcer, comme le fait la toile choroïdienne, le toit du quatrième ventricule, mais elles ne le forment pas : le toit, je le répète, est réellement constitué par la membrana tectoria.

À la membrana tectoria s'ajoutent, cependant, sur sa face postérieure, deux formations nerveuses rudimentaires, l'une et l'autre d'origine bulbaire, l'obex et la ligula :

b. *Obex.* — L'obex ou verrou (fig. 457,15) est une lame grisâtre, impaire et médiane, située à l'angle inférieur du ventricule, un peu en arrière du bec du calamus. Elle a une

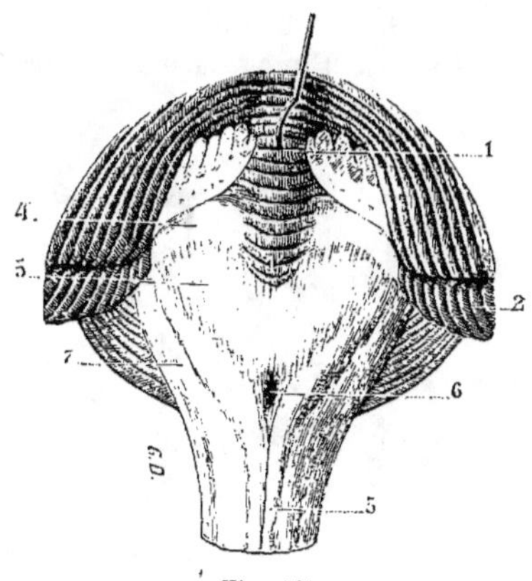

Fig. 461.

Origine supérieure de la membrana tectoria du quatrième ventricule.

(Le cervelet, érigné par sa partie postéro-inférieure, a été fortement renversé en haut et en avant ; les tonsilles ont été enlevées comme dans la figure 402.)

1, vermis inférieur, avec 1', luette. — 2, lobules du pneumogastrique. — 3, bulbe, vu par sa face postérieure. — 4, valvules de Tarin. — 5, membrana tectoria, dont le bord supérieur se continue, d'une part avec le sommet de la luette, d'autre part avec le bord antérieur ou concave des valvules de Tarin. — 6, trou de Magendie. — 7, pyramide postérieure.

forme triangulaire comme l'espace qu'elle occupe : son sommet inférieur se continue avec la commissure grise du bulbe ; sa base, dirigée en haut, est mince, libre, plus ou moins irrégulière ; ses deux bords latéraux se fixent sur le renflement des pyramides postérieures ou clava. L'obex est souvent peu développé et, parfois, fait complètement défaut. Quand il existe, il représente la partie la plus élevée de la commissure grise postérieure.

c. *Ligula.* — La ligula ou tænia (ces deux termes seront pour nous synonymes) est une petite lame de substance blanche, qui se développe, à droite et à gauche, sur le bord postérieur du ventricule (fig. 462,2). D'abord ascendante, elle s'infléchit ensuite en dehors, formant avec sa direction première un angle de 100° environ. Elle revêt donc dans son ensemble la forme d'une équerre et nous pouvons, de ce fait, lui considérer deux portions, l'une interne, l'autre externe :

La *portion interne* ou *ligula interne* (*ligula postérieure* de la plupart des auteurs) commence, en bas, au niveau ou un peu au-dessus de l'obex et s'étend de là jusqu'à la partie moyenne du corps restiforme (fig. 462, 2). Sa hauteur est, en moyenne, de 8 à 10 millimètres ; sa largeur de 4 à 6 millimètres. Insérée par son bord externe sur la pyramide postérieure, la ligula a un bord interne libre, mince, irrégulièrement déchiqueté. Ce bord se rapproche plus ou moins de la ligne médiane ; on le voit quelquefois (mais le fait me paraît être très rare) arriver, au-dessus et en avant du trou de Magendie, au contact de celui du côté opposé.

La *portion externe* ou *ligula externe* (*ligula antérieure* de la plupart des auteurs) suit une direction franchement transversale (fig. 462, 2'). Elle mesure de 12 à 15 millimètres de longueur. Son bord inférieur ou bord adhérent se fixe sur le corps restiforme, à 2 ou 3 millimètres au-dessous du paquet des stries acoustiques. Son bord supérieur ou bord libre est, comme pour la portion précédente, très mince et plus ou moins frangé. Suivie de son extrémité interne vers son

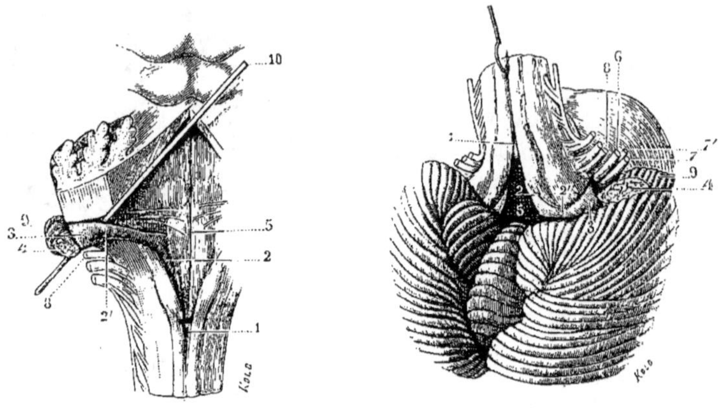

Fig. 462.

Le verrou et la ligula du quatrième ventricule.

(Dans la figure A, ces deux lames nerveuses (obex et ligula) sont vues sur la face postérieure du bulbe ; dans le figure B, le cervelet reposant sur sa face supérieure, le bulbe a été érigné en haut, en avant et à gauche.)

1, verrou. — 2, portion interne de la ligula ; 2', sa portion externe ou transversale. — 3, corne d'abondance. — 4, plexus choroïdes. — 5, plancher du quatrième ventricule. — 6, nerf auditif. — 7, nerf facial. — 7', nerf intermédiaire de Wrisberg. — 8, nerf glosso-pharyngien. — 9, flocculus. — 10, stylet passant par le trou de Luschka.

extrémité externe, la ligula externe est d'abord peu développée, souvent même à peine visible. Puis, au milieu de son trajet, elle augmente de hauteur et s'enroule alors de bas en haut et d'arrière en avant autour du plexus choroïde, auquel elle forme une sorte de gaine plus ou moins étendue, mais jamais complète : la partie antérieure de la gaine, en effet, fait toujours défaut. Tout à fait en dehors, quand cesse la ligula, le plexus choroïde, gris rosé ou même rougeâtre, s'échappe de sa gaine blanche, comme un bouquet s'échappe d'un *cornet* ou d'une *corbeille*; cette comparaison, que nous devons à Bochdaleck, a valu à la partie la plus externe de la ligula (partie enroulée) le nom de *corne d'abondance* ou de *corbeille de fleurs*. Les deux figures 462, A et 462, B représentent nettement cette disposition : la première sur un bulbe isolé, la seconde sur un bulbe en place et simplement érigné.

La ligula, comme l'obex, comme la membrana tectoria qu'elle renforce, dérive de la paroi dorsale de l'arrière-cerveau embryonnaire. C'est une formation incomplètement développée, une formation toute rudimentaire, ce qui nous explique, disons-le en passant, les innombrables variations de forme et de dimensions qu'elle nous présente chez l'adulte.

Le mode de constitution de la voûte du quatrième ventricule nous est nettement indiqué par les deux coupes schématiques ci-dessous (fig. 463 et 464). — La *première de ces coupes* est verticale et médiane : nous y voyons la membrana tectoria partir du sommet de la luette et se diriger obliquement en bas et en arrière vers le bec du calamus. Un peu au-dessus du bec, elle s'interrompt pour former un orifice que nous étudierons tout à l'heure. — La *deuxième coupe*, verticale et latérale, est pratiquée à la partie moyenne des valvules de Tarin. Elle nous montre, tout d'abord, la dépression en forme de cul-de-sac ou nid de pigeon que forment, d'une part, la valvule de Vieussens qui est au-dessus, d'autre part, la valvule de Tarin qui est au-dessous ; nous retrouvons, ensuite, notre membrana tectoria, partant, en haut, du bord libre de la valvule de Tarin et venant s'implanter, en bas, sur la pyramide postérieure du bulbe. Nous constatons, enfin, que l'amygdale est placée entièrement en dehors de la cavité ventriculaire et qu'en conséquence, elle ne prend aucune part à la constitution de la voûte. — Dans l'une et dans l'autre coupes, nous voyons la face postérieure de la membrana tectoria former avec la face inférieure du cervelet un espace angulaire à sinus postérieur.

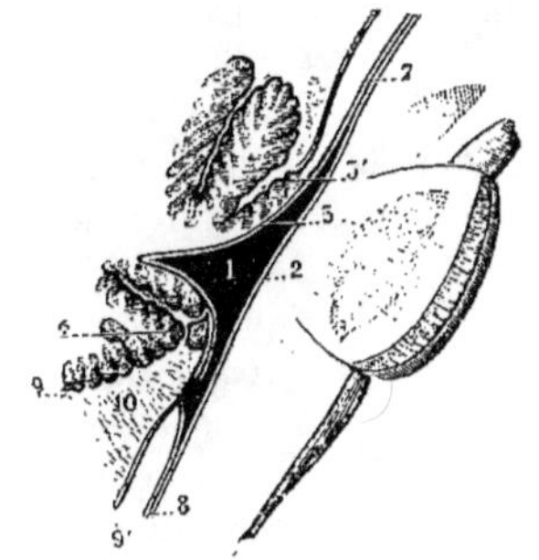

Fig. 463.

Coupe vertico-médiane du quatrième ventricule, pour montrer la constitution de sa paroi supérieure.

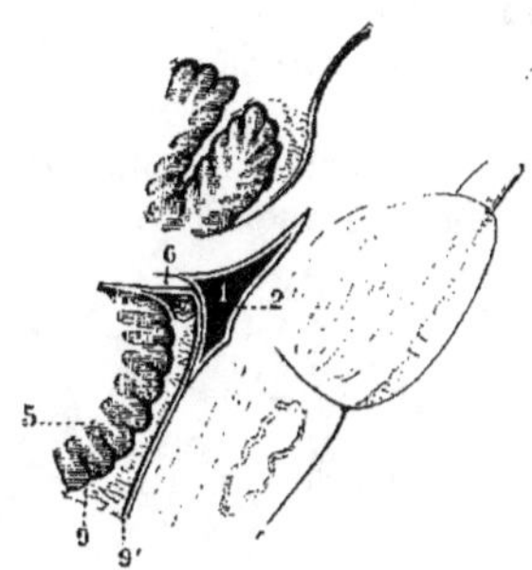

Fig. 464.

Coupe vertico-latérale du même, pratiquée un peu en dehors de la ligne médiane.

1, quatrième ventricule. — 2, son plancher. — 3, valvule de Vieussens, avec 3', lingula. — 4, luette. — 5, amygdale. — 6, valvule de Tarin. — 7, aqueduc de Sylvius. — 8, canal de l'ependyme. — 9, 9', feuillet supérieur et feuillet inférieur de la toile choroïdienne. — 10, espace sous arachnoïdien, communiquant avec le quatrième ventricule par le trou de Magendie.

(La ligne jaune indique l'épendyme ; les traits rouges, la pie-mère et ses dépendances.)

C'est dans cet espace que nous allons voir tout à l'heure s'introduire la toile choroïdienne et les plexus choroïdes. Mais nous devons auparavant décrire les autres éléments du quatrième ventricule.

3° Bords. — Les bords du quatrième ventricule, au nombre de quatre, se distinguent en antérieurs et postérieurs :

Les *bords antérieurs*, obliquement dirigés de bas en haut et de dehors en dedans, correspondent à la ligne d'union des pédoncules cérébelleux supérieurs avec la protubérance annulaire (fig. 457).

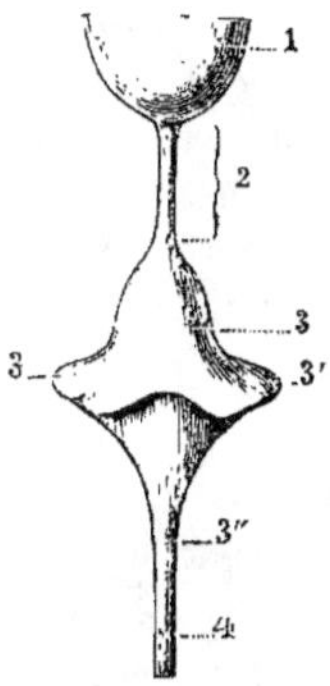

Les *bords postérieurs*, obliquement dirigés en bas et en dedans, répondent à la ligne d'insertion de la ligula sur la pyramide postérieure et le corps restiforme. C'est le long de ces bords que la membrana tectoria, qui forme la voûte du ventricule, se continue avec la couche épithéliale qui revêt le plancher.

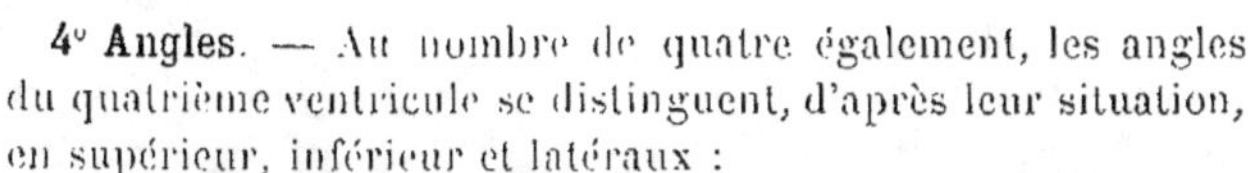

4° Angles. — Au nombre de quatre également, les angles du quatrième ventricule se distinguent, d'après leur situation, en supérieur, inférieur et latéraux :

L'*angle supérieur* ou *antérieur* répond à l'orifice postérieur de l'aqueduc de Sylvius (fig. 456, p. 587).

L'*angle inférieur* ou *postérieur* se continue, en avant du verrou, avec le canal de l'épendyme.

Les *angles latéraux* (fig. 457) sont situés au point de convergence des trois pédoncules cérébelleux. Un peu au-dessous de cet angle, au niveau du point où les stries acoustiques contournent le pédoncule cérébelleux inférieur, la cavité ventriculaire se prolonge latéralement en deux sortes de couloirs transversaux, auxquels Reichert a donné le nom de *recessus laterales*. Ces prolongements sont délimités, en avant par le pédoncule cérébelleux inférieur, en haut par le lobule du pneumogastrique ou

Fig. 465.

Moule en plâtre du quatrième ventricule, vue postérieure.

1, ventricule moyen (extrémité postérieure). — 2, aqueduc de Sylvius. — 3, quatrième ventricule avec : 3' 3', ses recessus laterales. 3'', son angle inférieur. — 4, canal de l'épendyme.

flocculus, en arrière et en bas par la toile choroïdienne et la portion transversale de la ligula. Ils s'étendent jusqu'à l'origine des nerfs glosso-pharyngien et pneumogastrique et s'ouvrent là par un orifice sur lequel nous reviendrons plus tard, le *trou de Luschka*.

5° **Toile choroïdienne inférieure et plexus choroïdes.** — Dans l'espace angulaire que forment le cervelet et la membrana tectoria (fig. 463), s'insinue un prolongement membraneux de la pie-mère, auquel on donne le nom de *toile choroïdienne inférieure*, pour la distinguer de la *toile choroïdienne supérieure*, qui recouvre le ventricule moyen du cerveau et que nous étudierons plus tard.

Se modelant exactement sur l'espace qu'elle est destinée à combler, la toile choroïdienne inférieure prend la forme d'une membrane triangulaire, dont la base dirigée en avant répond au bord libre des valvules de Tarin, le sommet au bec du calamus, les côtés aux parties latérales du bulbe. On la décrit généralement comme ne présentant qu'un seul feuillet. Mais, en réalité, elle en possède deux : l'un postérieur (fig. 463,9), qui tapisse la face inférieure du vermis et des amygdales ; l'autre antérieur (463,9') qui recouvre exactement la membrana tectoria. La couche épithéliale qui constitue cette dernière membrane adhère intimement à la toile choroïdienne, de telle sorte qu'on ne peut enlever celle-ci sans

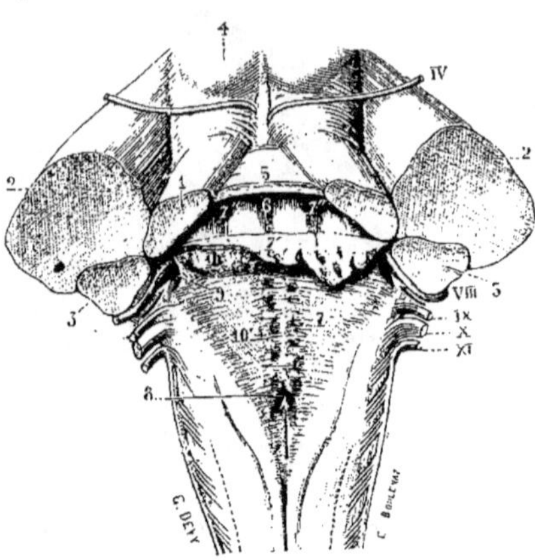

Fig. 463.

Toile choroïdienne du quatrième ventricule.

1, pédoncule cérébelleux supérieur. — 2, pédoncule cérébelleux moyen. — 3, pédoncule cérébelleux inférieur. — 4, tubercules quadrijumeaux postérieurs. — 5, valvule de Vieussens. — 6, plancher du quatrième ventricule. — 7, toile choroïdienne du quatrième ventricule, avec : 7'. partie moyenne de son bord supérieur répondant à la luette ; 7'. 7'', partie latérale de ce même bord, répondant aux valvules de Tarin. — 8, trou de Magendie. — 9, recessus latérales. — 10, portion transversale et 10', portion longitudinale des plexus choroïdes. — IV. pathétique. — VIII, auditif. — IX, glosso-pharyngien. — X, pneumogastrique. — XI, spinal.

enlever en même temps celle-là et, du même coup, ouvrir la cavité ventriculaire.

Les deux feuillets de la toile choroïdienne sont reliés l'un à l'autre par de fines trabécules conjonctives, à direction verticale ou plus ou moins oblique (fig. 463,10).

Les espaces qui circonscrivent ces trabécules font partie des espaces sous-arachnoïdiens : leur ensemble (fig. 463,10) constitue à la face inférieure du cervelet, entre celui-ci et le ventricule, un vaste confluent où s'amasse le liquide céphalo-rachidien, c'est le *lac cérébelleux inférieur* (voy. *Méninges*).

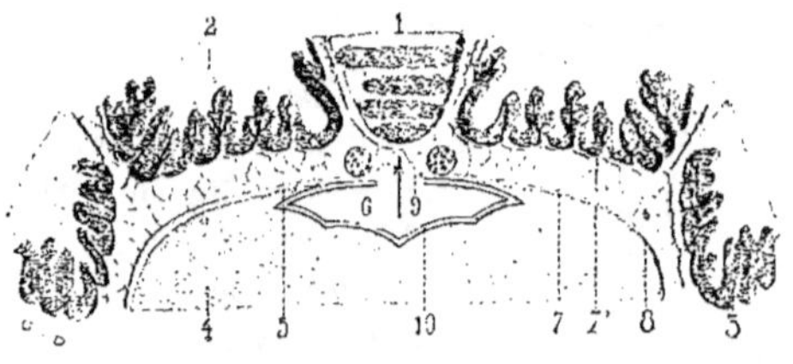

Fig. 467.

Coupe transversale du cervelet et du bulbe passant par la partie antérieure du trou de Magendie (*demi-schématique*).

1, vermis inférieur. — 2, hémisphères cérébelleux. — 3, flocculus. — 4, bulbe rachidien. — 5, ligula. — 6, quatrième ventricule. — 7, 7'', feuillet antérieur et feuillet postérieur de la pie-mère. — 8, espaces sous-arachnoïdiens. — 9, trou de Magendie. — 10, épendyme (*en jaune*).

En outre, les deux feuillets précités de la toile choroïdienne, comme nous le montre nettement la figure 463, se continuent directement l'un avec l'autre à leur partie antérieure, je veux dire au sommet de la luette et au niveau du bord libre des valvules de Tarin. Il existe là, suivant la ligne de jonction des deux feuillets, une série de touffes vasculaires, dont l'ensemble forme un petit cordon transversal (fig. 466,10), qui s'étend, à droite et à gauche, jusqu'à la partie moyenne du lobule du pneumogastrique. De la portion médiane de ce cordon partent deux prolongements longitudinaux (10'), qui occupent le feuillet inférieur de la toile choroïdienne et se portent en bas et arrière, en suivant la ligne médiane, jusqu'au voisinage de l'angle inférieur du ventricule. Ces traînées de touffes ou de pelotons vasculaires constituent ce qu'on appelle les *plexus choroïdes du quatrième ventricule*. On peut les diviser, d'après leur situation et leur direction, en *plexus transverses* (c'est la portion transversale des plexus) et *plexus longitudinaux* ou *médians* (c'est la portion longitudinale des plexus). Pris dans leur ensemble, les plexus transverses et les plexus longitudinaux rappellent assez bien, suivant la remarque de SCHWALBE, un **T** majuscule dont la barre verticale serait double.

6° Communication du quatrième ventricule avec les espaces sous-arachnoïdiens : trou de Magendie et trous de Luschka (fig. 462, 467 et 468). — Il résulte de la description qui précède que le quatrième ventricule est une cavité close de toutes parts, abstraction faite, bien entendu, de l'aqueduc de Sylvius qui la relie aux ventricules cérébraux et de sa libre communication avec le canal de l'épendyme ou ventricule de la moelle. Il n'en est rien, cependant. La cavité ventriculaire communique avec les espaces sous-arachnoïdiens par trois orifices : un orifice médian ou trou de Magendie ; deux orifices latéraux ou trous de Luschka.

a. *Trou de Magendie.* — Lorsqu'on soulève la partie postérieure du cervelet pour découvrir la toile choroïdienne (fig. 468), on aperçoit constamment au niveau du bec du calamus un orifice arrondi ou ovalaire, à bords irréguliers et comme déchiquetés. Cet orifice, signalé pour la première fois par MAGENDIE en 1842, a conservé depuis lors le nom de l'illustre physiologiste : c'est le *trou de Magendie*. Il est situé sur la ligne médiane et mesure 7 à 8 millimètres de longueur, sur 5 à 6 millimètres de largeur. Il intéresse à la fois la toile choroïdienne et la membrana tectoria et établit, par conséquent, une communication directe entre le quatrième ventricule et la cavité sous-arachnoïdienne. Il en résulte que le liquide céphalo-rachidien peut passer librement de la cavité ventriculaire dans la cavité sous-arachnoïdienne ou, vice versa, de la cavité sous-arachnoïdienne dans le ventricule.

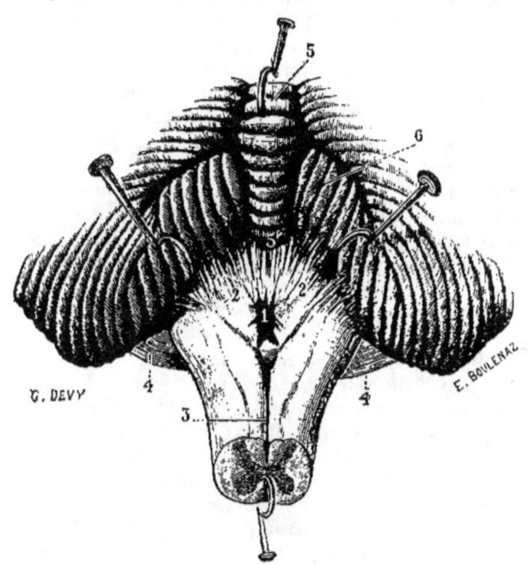

Fig. 468.

Trou de Magendie.

(Le bulbe est vu par sa face postérieure, le vermis étant fortement érigné en haut et les hémisphères cérébelleux en dehors.)

1, trou de Magendie. — 2, 2, toile choroïdienne du quatrième ventricule. — 3, sillon médian postérieur du bulbe. — 4, 4, protubérance. — 5, vermis inférieur, avec 5', la luette. — 6, amygdale.

b. *Trous de Luschka*. — Indépendamment du trou de Magendie, le quatrième ventricule présente deux orifices latéraux, qui le mettent encore en communication avec les espaces sous-arachnoïdiens. Ces deux orifices, signalés depuis déjà longtemps par Luschka (*trous de Luschka*), ainsi que par Key et Retzius, ont été décrits à nouveau, dans ces dernières années, par Marc Sée et par C. Hess. Ce dernier anatomiste les a rencontrés 54 fois sur 54 sujets examinés ; ils sont donc à peu près constants. Les trous de Luschka occupent, à droite et à gauche, l'extrémité externe du diverticulum (*recessus lateralis*) que la cavité ventriculaire envoie jusqu'à l'origine des nerfs mixtes (fig. 462, A, 10). Il est exactement situé entre les faisceaux radiculaires de ces deux nerfs, qui sont en avant et en dedans, et le lobule de pneumogastrique, qui est en arrière et en dehors. A travers les trous de Luschka passent les plexus choroïdes du quatrième ventricule, lesquels s'échappent à ce niveau, comme nous l'avons déjà vu (fig. 462, A et B), de l'espèce de corne d'abondance que lui forme la ligula.

L'existence du trou de Magendie a été longtemps controversée et l'accord n'est pas encore parfait sur cette question. A côté des anatomistes qui, comme Luschka, Key et Retzius, Sappey, Schwalbe, considèrent son existence comme constante et normale, il en est d'autres pour lesquels cet orifice est purement accidentel et n'est que le résultat des manœuvres auxquelles on a eu recours pour le mettre en évidence. De ce nombre sont Cruveilhier, Reichert et Kölliker.

Marc Sée, en 1878 (*Revue mensuelle*), a repris la question et, s'adressant à la voie expérimentale, il a enlevé la calotte cranienne, dénudé le cerveau et mis à découvert, par une série de coupes appropriées, le troisième ventricule. Poussant alors dans l'espace sous-arachnoïdien de la moelle, au niveau de la région lombaire, un liquide tenant en suspension du bleu de Prusse non dissous, il a vu sortir ce liquide par le ventricule précité. Il en a conclu que le trou de Magendie existait réellement et que c'est grâce à lui que le liquide injecté pénétrait, des espaces sous-arachnoïdiens, dans le quatrième ventricule et, de là, dans les ventricules cérébraux. Voici maintenant la description, fort exacte du reste, qu'il nous donne de cet orifice : « Quand on a déchiré le feuillet arachnoïdien qui va du cervelet au bulbe, on trouve d'abord, au-dessous de l'arachnoïde, une foule de trabécules conjonctives qui s'étendent irrégulièrement entre les deux organes ; puis, plus profondément, une lamelle mince, de forme triangulaire et d'apparence celluleuse, qui des bords du quatrième ventricule va jusqu'aux lobules amygdaliens du cervelet. Cette lamelle, généralement assez résistante à son insertion cérébelleuse, devient de plus en plus ténue à mesure qu'on s'approche du bec du calamus, où se voit d'ordinaire un orifice de dimensions fort variables et ne paraissant être qu'une des lacunes que laissent entre eux les faisceaux conjonctifs de la lamelle. Les bords de cet orifice n'ont rien de régulier et, quand on les examine à la loupe, on reconnaît que, fréquemment, ils se continuent avec de petites trabécules ou de petits vaisseaux sanguins, ce qui donne lieu aux différences de forme signalées par les auteurs. »

C. Hess (*Morpholog. Jahrbuch*. 1885), utilisant la méthode des coupes sur des cervelets durcis, est arrivé à des conclusions à peu près semblables. Pour lui, le trou de Magendie est constant et s'observe même de bonne heure chez l'embryon. Il est le résultat d'un processus atrophique qui, sur le point où existe l'orifice en question, fait disparaître, par une sorte de résorption, l'épithélium épendymaire et la portion correspondante de la pie-mère. Quant à l'origine de ce processus atrophique, Hess croit pouvoir l'attribuer (mais c'est là une vue tout hypothétique) à ce que le cervelet, en se développant, s'écarte fortement du bulbe et que la portion de la pie-mère intermédiaire aux deux organes devient, par suite de cet écartement, à peu près invasculaire.

Plus récemment, Cannieu (1898), procédant lui aussi par coupes méthodiques sur des cerveaux durcis, est arrivé à des conclusions toutes différentes de celles formulées par Hess. Il a rencontré constamment, sur le point où les anatomistes placent le trou de Magendie, une couche épithéliale non interrompue, représentant l'épendyme. Il n'y aurait donc pas, à ce niveau, à l'état physiologique tout au moins, de communication directe entre le quatrième ventricule et les espaces sous-arachnoïdiens.

En ce qui concerne les trous de Luschka, l'accord n'existe pas davantage que pour les trous de Magendie. Mouret, en 1891, a été amené à la suite de ses recherches sur la toile choroïdienne du quatrième ventricule, à en nier l'existence et Cannieu partage son opinion. Là encore, l'épithélium épendymaire ne serait pas interrompu et, de ce fait, intercepterait toute communication entre la cavité ventriculaire et la cavité sous-arachnoïdienne.

La question de la communication du quatrième ventricule avec les espaces sous-arachnoïdiens, on le voit, n'est pas encore entièrement résolue et appelle de nouvelles recherches.

A consulter, au sujet du quatrième ventricule, parmi les publications récentes : Hess, *Das Foramen Magendii u. die Œffnungen an den Recessus laterales des vierten Ventrikels*, Morph.

Jahrb., 1885 ; — Sutton. *The lateral recesses of the fourth ventricle, etc..* Brain, 1886 et 1887 ; — Wilder. *Notes on the foramina of Magendie in man and the cat,* Journ. of nervous and mental diseases. 1887 ; — Mouret. *Sur la toile choroïdienne du quatrième ventricule.* Montpellier médical. 1801 ; — Popoff. *Ueber der Verlauf d. Nervenfaserbündels. das unter d. Namen Conductor sonorus bekannt ist,* Deutsch. Zeitschr. f. Nervenheilk. 1895 ; — Staderini. *Du développement et des caractères définitifs du quatrième ventricule à son extrémité caudale,* Lo Sperimentale. 1897 ; — Cannieu. *Rech. sur la voûte du quatrième ventricule des vertébrés,* Bibliogr. anatomique. 1898.

ARTICLE IX

PÉDONCULES CÉRÉBRAUX

Les pédoncules cérébraux (allem. *Grosshirnstiele* ou *Grosshirnschenkel*), situés à la partie la plus antérieure de l'isthme de l'encéphale, vont de la protubérance annulaire au cerveau : ce sont les *crura cerebri* des anciens anatomistes, dénomination encore employée par certains auteurs anglais et allemands. Ils amènent au cerveau des faisceaux de fibres, provenant de la moelle, du bulbe, du cervelet, de la protubérance annulaire. Ils relient ainsi la partie la plus noble de l'encéphale à tous les autres départements du névraxe et acquièrent, de ce fait, une importance considérable en anatomie, en physiologie et en clinique. Nous étudierons successivement : 1° leur conformation extérieure et leurs rapports ; 2° leur conformation intérieure ; 3° leur constitution anatomique et leurs connexions ; 4° leurs vaisseaux.

§ I. — Conformation extérieure et rapports

Vus extérieurement, sur un cerveau reposant sur un plan horizontal par sa face convexe (fig. 472, 1), les pédoncules cérébraux se présentent sous la forme de deux colonnes blanches, cylindroïdes, à trajet légèrement divergent. Ils s'échappent, en arrière, de la face supérieure de la protubérance. De là, ils se portent obliquement en haut, en avant et en dehors, en s'élargissant légèrement et en s'écartant progressivement l'un de l'autre. Finalement, ils pénètrent dans le cerveau au-dessous des noyaux opto-striés. Leur longueur varie de 15 à 18 millimètres ; leur largeur est, en moyenne, de 14 millimètres à leur origine, de 18 millimètres à leur terminaison ; leur épaisseur mesure de 20 à 22 millimètres. On considère à chacun des pédoncules cérébraux : 1° quatre faces, que l'on distingue, d'après leur orientation, en inférieure, supérieure, externe et interne ; 2° deux extrémités, l'une postérieure, l'autre antérieure.

1° Face inférieure. — La face inférieure (ou antérieure) est tout entière visible à la base de l'encéphale, lorsqu'on a réséqué ou simplement écarté en dehors la circonvolution de l'hippocampe, qui la recouvre en grande partie. Au sortir de la protubérance, dont les fibres les plus antérieures l'entourent à la manière d'un demi-collier, elle est comme étranglée ; mais à peine s'est-elle dégagée de ce dernier organe, qu'on la voit s'épanouir et s'étaler transversalement, de façon à augmenter graduellement de largeur au fur et à mesure qu'elle se rapproche du cerveau.

Cette face, fortement convexe de dehors en dedans, nous présente dans toute son étendue une série de petits sillons longitudinaux, indice manifeste de la constitution fasciculée du pédoncule cérébral.

Les sillons en question sont généralement parallèles à l'axe même du pédoncule, et les faisceaux qu'ils délimitent présentent naturellement la même direction. Dans certains cas, cependant, les faisceaux nerveux obliquent en masse d'arrière en avant et de dedans en dehors, comme si le pédoncule était tordu sur son axe. Dans d'autres cas, on voit les fibres les plus internes abandonner brusquement leur situation primitive, croiser à la manière d'une écharpe la face inférieure du pédoncule pour venir occuper son côté externe (fig. 469,3) : ce faisceau oblique, auquel Féré a donné le nom de *faisceau en écharpe*, est rarement symétrique. Enfin, sur certains sujets (fig. 470,3) on rencontre, immédiatement en avant de la protubé-

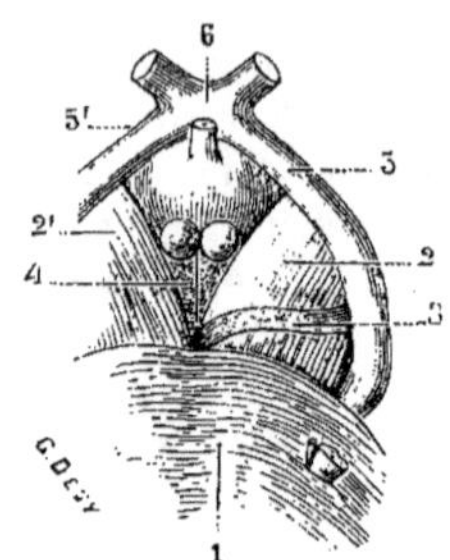

Fig. 469.

Faisceau en écharpe du pédoncule cérébral.

1, protubérance. — 2, 2', pédoncules cérébraux. — 3, faisceau en
écharpe. — 4, espace interpédonculaire. — 5, 5', bandelettes optiques.
— 6, chiasma.

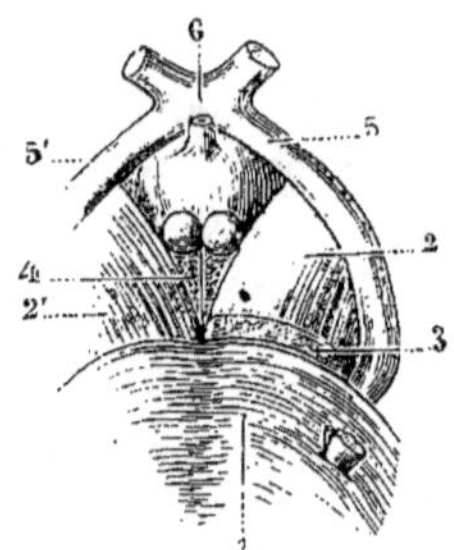

Fig. 470.

Tænia pontis du pédoncule
cérébral.

1, protubérance. — 2, 2', pédoncules cérébraux. — 3, tænia pontis.
— 4, espace interpédonculaire. —
5, 5', bandelettes optiques. — 6,
chiasma.

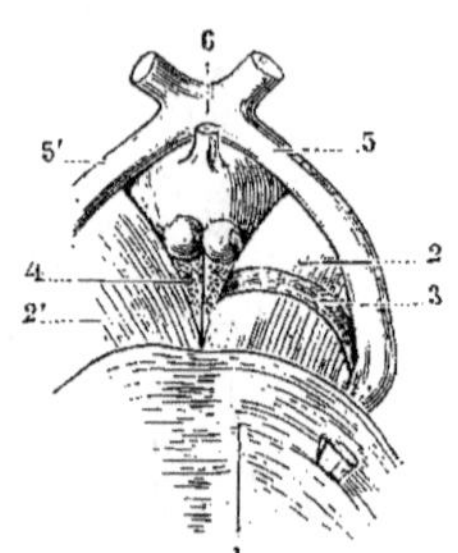

Fig. 471.

Faisceau transverse du pédoncule cérébral.

1, protubérance. — 2, 2', pédoncules cérébraux. — 3, faisceau transverse. — 4, espace interpédonculaire. — 5, 5', bandelettes optiques.
— 6, chiasma.

rance, un faisceau transversal, qui s'étend du bord interne du pédoncule jusqu'au sillon latéral de l'isthme et auquel on donne les noms divers de *tænia pontis* (*bandelette de la protubérance* de Henle) : ce dernier faisceau paraît être une dépendance des fibres transversales de la protubérance.

Le faisceau en écharpe et le tænia pontis ne doivent par être confondus avec une troisième formation que l'on rencontre parfois à la face inférieure du pédoncule cérébral et que Gudden a décrite, en 1870, sous le nom de *tractus peduncularis transversus*. Ce faisceau pédonculaire transverse (fig. 471, 3) prend naissance, en dehors, dans la région du tubercule quadrijumeau antérieur. De là, il se porte en bas et en dedans, croise transversalement la partie moyenne du pédoncule cérébral, à égale distance de la bandelette optique et de la protubérance, arrive au bord interne de ce pédoncule et disparaît dans le sillon de l'oculo-moteur commun. Il se perd vraisemblablement, à ce niveau, dans la substance réticulaire de la calotte. Anormal chez l'homme (il existerait 1 fois sur 3, d'après Lenhossék), le tractus peduncularis transversus est constant chez un grand nombre de mammifères, notamment chez le mouton, le lapin, le chien et le chat. Sa signification fonctionnelle n'est pas encore nettement élucidée. On sait, cependant, qu'il reste intact dans les cas où les fibres du pédoncule cérébral dégénèrent en conséquence d'une lésion cérébrale. On sait aussi qu'il dégénère (Gudden) à la suite de l'énucléation du globe de l'œil, ce qui permet de supposer qu'il est en relation avec la fonction visuelle.

Envisagée au point de vue de ses rapports, la face inférieure du pédoncule cérébral répond, dans la plus grande partie de son étendue, à la circonvolution de l'hippocampe, qui, comme nous le montre nettement la figure 472, recouvre tout le pédoncule, sauf sa partie postéro-interne. A sa partie postérieure, la face inférieure du pédoncule cérébral est croisée transversalement de dedans en dehors par l'artère cérébelleuse supérieure d'abord, puis par la cérébrale postérieure. A sa partie la plus antérieure, elle est croisée obliquement par la bandelette optique correspondante, qui se porte du chiasma vers les corps genouillés. Le pédoncule cérébral présente avec la base du crâne les rapports suivants : il répond, tout d'abord, à la partie toute supérieure de la lame quadrilatère du sphénoïde; plus loin, il repose sur la selle turcique ou, plus exactement, sur les parties latérales d'un repli de la dure-mère (voy. *Méninges*) qui, sous le nom de diaphragme de l'hypophyse, s'étale au-dessus de cette dépression osseuse.

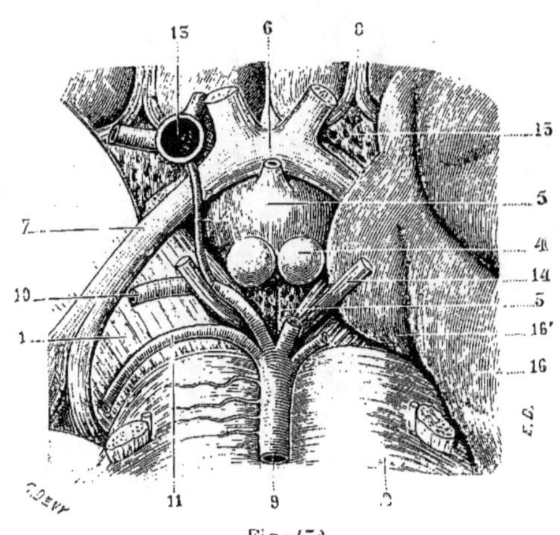

Fig. 472.

Les pédoncules cérébraux, vus par leur face inférieure

(Du côté droit (côté gauche de la figure) l'hémisphère cérébral a été enlevé par une coupe horizontale pour dégager la face inférieure du pédoncule.)

1, pédoncule cérébral. — 2, protubérance. — 3. espace interpédonculaire. — 4. tubercules mamillaires. — 5, tuber cinereum et tige pituitaire. — 6, chiasma optique. — 7. bandelette optique. — 8. bandelette olfactive. — 9, tronc basilaire. — 10, cérébrale postérieure. — 11. cérébelleuse supérieure. — 12. communicante postérieure. — 13. carotide interne. — 14, nerf moteur oculaire commun. — 15. espace perforé antérieur. — 16, circonvolution de l'hippocampe, avec 16'. son crochet.

2° **Face supérieure**. — La face supérieure (ou postérieure) du pédoncule cérébral sert de base aux tubercules quadrijumeaux et fait corps avec eux. Elle est donc simplement artificielle : elle répond assez exactement à un plan transversal passant par l'aqueduc de Sylvius (fig. 474).

3° **Face externe**. — La face externe, que certains anatomistes considèrent à tort comme un simple bord, mesure en hauteur de 18 à 20 millimètres. Elle est masquée, comme la face inférieure, par la circonvolution de l'hippocampe et concourt à former avec cette dernière la partie latérale de la fente cérébrale de Bichat, que nous décrirons plus loin à propos du cerveau. En parcourant cette face de bas en haut (fig. 473), on rencontre tout d'abord une partie convexe, qui se continue sans ligne de démarcation aucune avec la face inférieure du pédoncule. On rencontre ensuite un sillon antéro-postérieur, appelé *sillon latéral de l'isthme :* ce sillon, qui commence, en arrière, entre le pédoncule cérébelleux moyen et le pédoncule cérébelleux supérieur, se prolonge en avant jusqu'au corps genouillé interne de la couche optique. Enfin, au-dessus du sillon précité, se voit une deuxième partie convexe, sur laquelle s'applique, formant un relief plus ou moins accusé, le *faisceau latéral de l'isthme* ou *portion externe du ruban de Reil :* nous avons déjà vu, dans l'un des paragraphes précédents (p. 578), que ce faisceau, de forme triangulaire, s'échappait de la protubérance immédiatement au-dessus du sillon latéral de l'isthme et remontait de là jusqu'à la partie externe du tubercule quadrijumeau postérieur.

4° Face interne. — La face interne répond au raphé médian dans la plus grande partie de son étendue (fig. 474). Ce n'est qu'à sa partie tout inférieure qu'elle devient libre et est alors visible à la base de l'encéphale.

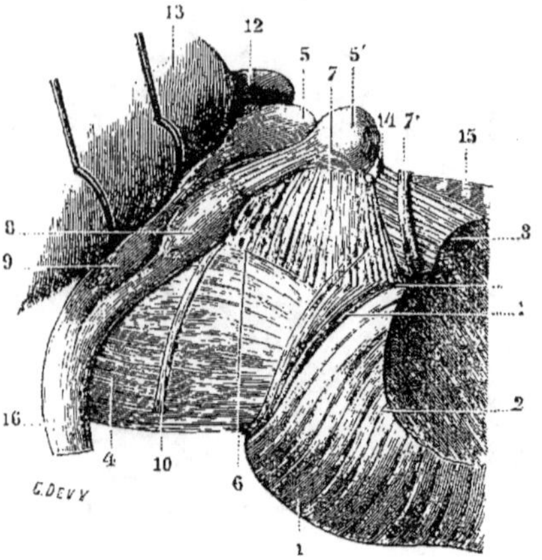

Cette partie libre est relativement petite, d'où le nom de *bord interne du pédoncule* que lui donnent, à tort selon nous, certains auteurs : nous y remarquerons un sillon longitudinal, le *sillon de l'oculo-moteur commun*, du fond duquel émergent un certain nombre de filets radiculaires, qui ne tardent pas à se réunir pour former le tronc du nerf moteur oculaire commun (fig. 475).

Il résulte de l'écartement réciproque des deux pédoncules cérébraux, que ces organes se trouvent séparés l'un de l'autre, sur la ligne médiane, par un espace triangulaire, dont le sommet, dirigé en arrière, répond à la protubérance (fig. 472.3). Cet espace, connu sous le nom d'*espace interpédonculaire*, appartient au cerveau et sera décrit plus tard. Disons seulement ici qu'il est comblé par une lame de substance grise, à direction transversale, qui fait partie du troisième ventricule et de laquelle se détachent, à droite et à gauche, tout contre le pédoncule cérébral, deux saillies blanches régulièrement sphériques, les tubercules mamillaires.

Fig. 473.

L'isthme de l'encéphale, vu par sa face latérale gauche.

1. protubérance annulaire. — 2. pédoncule cérébelleux moyen. — 3. pédoncule cérébelleux supérieur. — 4. pédoncule cérébral. — 5. 5'. tubercules quadrijumeaux antérieur et postérieur. — 6. 6'. partie antérieure et partie postérieure du sillon latéral de l'isthme. — 7. faisceau latéral de l'isthme, avec 7'. petit faisceau se rendant à la valvule de Vieussens. — 8. corps genouillé interne. — 9. corps genouillé externe. — 10. tractus peduncularis transversus. — 11. faisceau longeant la protubérance et se rendant à la calotte. — 12. glande pinéale. — 13. pulvinar (fortement érigné en haut). — 14. pathétique — 15. valvule de Vieussens. — 16. bandelette optique.

5° Extrémité postérieure. — L'extrémité postérieure ou protubérantielle se confond avec la face supérieure de la protubérance. Nous avons déjà vu, à propos de ce dernier organe, que les deux formations, nettement délimitées du côté antérieur ou ventral, étaient entièrement fusionnées du côté postérieur ou dorsal.

6° Extrémité antérieure. — L'extrémité antérieure ou cérébrale répond à la partie inférieure des noyaux opto-striés. Le pédoncule se confond là, comme nous le verrons plus tard, d'une part avec les diverses formations de la région sous-thalamique, d'autre part avec la capsule interne.

§ II. — CONFORMATION INTÉRIEURE

Lorsqu'on pratique, sur le milieu du pédoncule cérébral, une coupe transversale et perpendiculaire à son axe (fig. 474), on aperçoit tout d'abord, à la partie moyenne de la coupe, une traînée de substance noirâtre, à laquelle SŒMMERING a donné le nom de *locus niger* (3). En s'étendant transversalement d'un côté à l'autre du pédoncule cérébral, le locus niger divise celui-ci en deux étages : un *étage supé-*

rieur (4), qui se trouve situé au-dessus du locus niger ; un *étage inférieur*, qui se trouve placé au-dessous. L'étage supérieur a reçu le nom de *calotte* ; l'étage inférieur, celui de *pied du pédoncule* ou, tout simplement, de *pied*. Examinons rapidement chacune de ces régions.

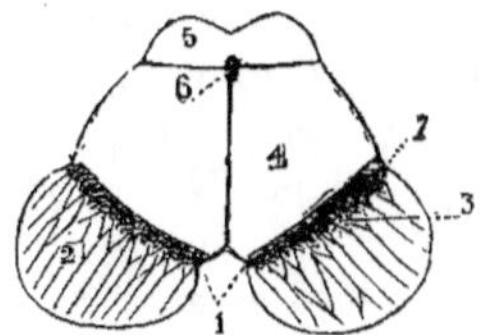

Fig. 474.

Coupe transversale du pédoncule cérébral (schématique).

1, espace interpédonculaire. — 2, pied du pédoncule. — 3, locus niger. — 4, calotte. — 5, tubercules quadrijumeaux. — 6, aqueduc de Sylvius. — 7, sillon latéral de l'isthme.

1° Locus niger de Sœmmering. — Le locus niger de Sœmmering (*substantia nigra* de certains anatomistes), toujours très visible, se présente, sur les coupes (fig. 475,3), sous la forme d'un croissant à concavité dirigée en haut et en dedans. Il est généralement plus épais à son extrémité interne qu'à son extrémité externe. En dehors, il s'étend jusqu'au voisinage du sillon latéral de l'isthme, sans toutefois l'atteindre ; en dedans, au contraire, il se prolonge jusqu'à la surface extérieure du pédoncule et vient faire saillie dans le fond du sillon de l'oculo-moteur commun. Dans le sens longitudinal, le locus niger de Sœmmering commence dans la partie la plus élevée de la protubérance et, de là, s'étend sans interruption jusqu'au corps de Luys, que nous décrirons plus tard dans la région sous-thalamique.

2° Étage supérieur ou calotte. — L'étage supérieur ou calotte (*Haube* des anatomistes allemands) comprend toute la portion du pédoncule qui se trouve située au-dessus du locus niger. De forme quadrilatère, elle est délimitée : 1° en bas, par le bord concave du locus niger ; 2° en haut, par un plan transversal et tout conventionnel, qui passe par l'aqueduc de Sylvius et la sépare des tubercules quadrijumeaux ; 3° en dehors, par une surface convexe sur laquelle s'applique le faisceau latéral de l'isthme ; 4° en dedans, par le raphé et, au-dessous du

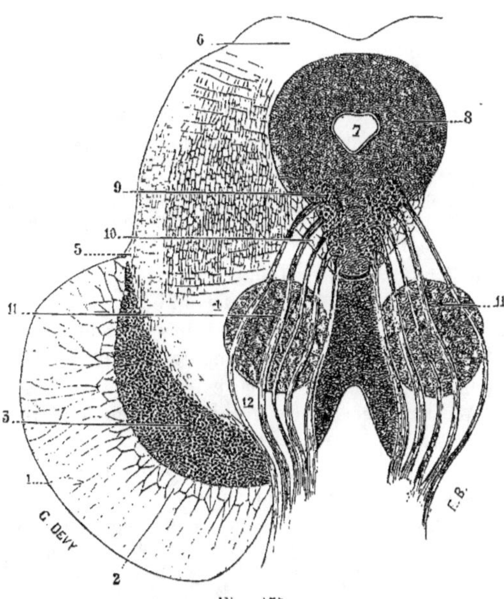

Fig. 475.

Coupe vertico-transversale du pédoncule cérébral, pratiquée au niveau des tubercules quadrijumeaux antérieurs (schématisée d'après une planche de Stilling).

1, pied du pédoncule. — 2, stratum intermedium. — 3, locus niger. — 4, région de la calotte. — 5, sillon latéral de l'isthme. — 6, tubercules quadrijumeaux antérieurs. — 7, aqueduc de Sylvius. — 8, substance grise de l'aqueduc. — 9, noyau du moteur oculaire commun. — 10, bandelette longitudinale postérieure. — 11, noyau rouge de la calotte. — 12, filets radiculaires du moteur oculaire commun.

(Le trait jaune indique l'épendyme.)

raphé, par la partie libre de la face interne du pédoncule. L'étage supérieur du pédoncule a une coloration grisâtre.

3° Étage inférieur ou pied. — L'étage inférieur ou pied (*pédoncule proprement* *dit* de certains auteurs) comprend toute la portion du pédoncule qui est située au-dessous du locus niger. Il présente une coloration blanche, partout homogène. Vu en coupe vertico-transversale (fig. 475, 1), il revêt l'aspect d'un croissant, dont la concavité, orientée comme celle du locus niger, regarde en haut et en dedans. Son extrémité externe ou corne externe forme la lèvre inférieure du sillon latéral de l'isthme. Son extrémité interne ou corne interne répond au sillon de l'oculo-moteur commun.

Le pied se compose de faisceaux longitudinaux, aplatis de dehors en dedans et adossés les uns aux autres comme le sont les feuillets d'un livre. Des deux bords de ces faisceaux, l'un est inférieur et répond à la face inférieure du pédoncule ; l'autre, supérieur, regarde le locus niger.

Au voisinage du locus niger, les faisceaux pédonculaires, tout en conservant leur direction longitudinale, sont plus petits, séparés par des cloisons plus nombreuses et, d'autre part, reçoivent dans leurs interstices comme des infiltrations irrégulières de la substance grise sus-jacente. Ils forment là une couche mince d'un aspect tout spécial (fig. 475, 2), connue sous le nom de *stratum intermedium*.

§ III. — Constitution anatomique et connexions

Les trois régions pédonculaires que nous venons de décrire présentent chacune une constitution anatomique qui leur est propre et il convient, à cet égard, de les examiner séparément.

1° Structure et connexions du locus niger. — Le locus niger nous présente, comme éléments essentiels, des cellules nerveuses de dimensions moyennes irrégulièrement disséminées dans toute l'étendue de la région. Très variables dans leur configuration, ces cellules sont fusiformes, arrondies, triangulaires, pyramidales, etc. Un des traits caractéristiques de leur nature, c'est qu'elles renferment, pour la plupart, une petite masse de granulations pigmentaires, de couleur sombre, qui occupe le tiers ou la moitié du corps cellulaire (OBERSTEINER). Il est à peine besoin d'ajouter que c'est à la présence de ces granulations pigmentaires que le locus niger doit la coloration noirâtre qui le caractérise.

Aux éléments cellulaires se joignent, dans le locus niger, un nombre considérable de fibres, orientées dans tous les sens et diversement entremêlées. Ces fibres sont en grande partie des collatérales, qui proviennent, soit des prolongements cylindraxiles des cellules du locus niger, soit des fibres de la région du pied.

La signification anatomique du locus niger est encore fort obscure. Tout autour de ses cellules se voient les arborisations terminales de fibres dites afférentes : mais l'origine de ces fibres nous est inconnue. Quant aux prolongements cylindraxiles de ces mêmes cellules, qui constituent les fibres efférentes, les neurologistes s'accordent assez généralement pour admettre qu'ils se dirigent vers le pied, qu'ils y pénètrent en sens radiaire et qu'ils se redressent ensuite pour suivre vers le cerveau une direction longitudinale. Mais le désaccord commence quand il s'agit d'indiquer la région où ils se terminent : pour les uns, c'est la couche optique ; pour d'autres, le corps strié ; pour quelques autres, comme pour MEYNERT, la couronne rayonnante et par suite l'écorce cérébrale. EDINGER, en se basant sur certains faits de dégénérescence observés chez le chien à la suite de l'ablation du corps strié, conclut à son tour en faveur d'une connexion du locus niger avec le corps strié par l'intermédiaire de l'anse pédonculaire (voy. plus loin).

2° Structure et connexions de la calotte. — Envisagée au point de vue de sa constitution anatomique, la calotte pédonculaire nous offre à considérer : 1° la formation réticulaire ; 2° de la substance grise ; 3° de la substance blanche.

A. Formation réticulaire du pédoncule. — La formation réticulaire du pédoncule cérébral continue celle de la protubérance. Elle s'étend sans interruption dans toute la longueur du pédoncule, mais elle diminue d'importance au fur et à mesure qu'elle se rapproche du cerveau. De forme très irrégulièrement quadrilatère, elle est délimitée : en haut, par la substance grise de l'aqueduc ; en bas, par le ruban de Reil ; en dedans, par le raphé ; en dehors, par le pédoncule cérébelleux supérieur. La formation réticulaire a ici exactement la même signification et la même structure qu'au niveau de la protubérance : elle se compose de cellules de forme et de dimensions variables, irrégulièrement disséminées dans un lacis fibrillaire, à la constitution duquel concourent à la fois des fibres transversales ou arciformes et des fibres longitudinales.

B. Substance grise. — La substance grise du pédoncule cérébral comprend deux formations, dont l'une est d'origine bulbo-spinale, tandis que l'autre lui appartient en propre :

a. *Formation grise d'origine bulbo-spinale.* — Elle est constituée par le *noyau du moteur oculaire commun*, petite colonne à direction longitudinale, située à droite et à gauche de la ligne médiane, un peu au-dessous de l'aqueduc de

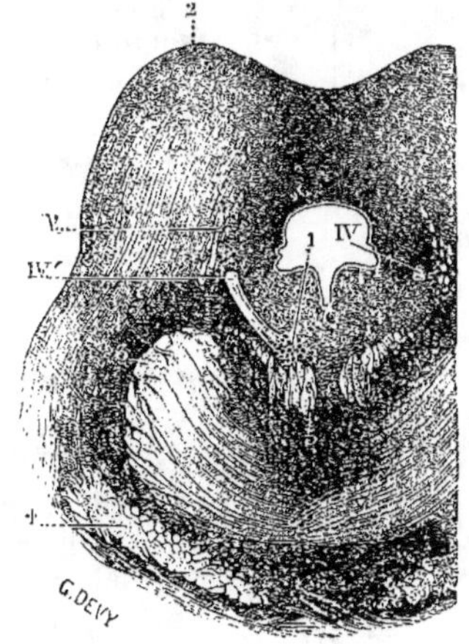

Fig. 476.

Coupe vertico-transversale de l'isthme, passant par le noyau d'origine du pathétique (d'après M. Duval).

1. noyau d'origine du pathétique. — 2. tubercules quadrijumeaux postérieurs. — 3. pédoncules cérébelleux supérieurs. — 4. couche du ruban de Reil. — 5. bandelette longitudinale postérieure. — IV. IV. nerf pathétique. — V. racine supérieure du trijumeau.

Sylvius. Nous la décrirons plus loin à propos des origines des nerfs craniens.

b. *Formation grise propre au pédoncule, noyau rouge de la calotte.* — Ce noyau (*noyau rouge* de Stilling, *nucleus tegmenti*), occupe la partie la plus antérieure de la calotte pédonculaire. On le voit très distinctement sur des coupes frontales passant par les tubercules quadrijumeaux antérieurs (fig. 475,11). Il nous apparaît alors sous la forme d'un noyau arrondi, de 6 ou 7 millimètres de diamètre, situé un peu en dehors du raphé, au-dessous du noyau oculo-moteur commun, au-dessus des faisceaux les plus internes du ruban de Reil. Il est traversé de haut en bas et un peu de dedans en dehors par les faisceaux radiculaires du nerf moteur oculaire commun.

Histologiquement, le noyau rouge se compose de cellules multipolaires, plus ou moins fortement pigmentées. Les unes, petites, mesurent de 20 à 40 µ de diamètre ; les autres, de dimensions moyennes, 40 à 50 µ ; d'autres enfin, beaucoup plus volumineuses, de 50 à 60 µ (Kölliker).

Les connexions du noyau rouge ne sont pas encore nettement élucidées. Nous savons, cependant, qu'il est l'aboutissant des fibres du pédoncule cérébelleux supérieur, qui, après entrecroisement, le pénètre par son pôle postérieur. Nous savons aussi que de son pôle antérieur partent un nombre considérable de petits faisceaux, qui se portent ensuite dans la région sous-thalamique ; mais nous ne sommes pas encore définitivement fixés sur le trajet ultérieur de ces fibres efférentes du noyau rouge. Hösel, en se basant sur des faits de dégénérescence, estime qu'elles se rendent directement à l'écorce des circonvolutions rolandiques, en passant par le segment postérieur de la capsule interne. Contrairement à cette opinion, la plupart des neurologistes les conduisent dans la couche optique, laquelle, à son tour, donne naissance à de nouvelles fibres qui se rendent à la capsule interne et à l'écorce cérébrale. Si ce dernier mode de terminaison était nettement établi, les connexions du cervelet avec l'écorce cérébrale par le pédoncule cérébelleux supérieur comprendraient trois neurones disposés en chaîne, savoir (fig. 477) : 1° un *neurone cérébello-nucléaire*, allant de l'écorce cérébelleuse ou du corps dentelé au noyau rouge ; 2° un *neurone nucléo-thalamique*, allant du noyau rouge à la couche optique ; 3° un *neurone thalamo-cortical*, unissant la couche optique à l'écorce des circonvolutions rolandiques.

Nous rappellerons, en ce qui concerne les relations du noyau rouge, qu'un grand nombre de leurs cellules, celles qui occupent sa partie postérieure, d'après Mahaim, envoient leurs cylindraxes dans le pédoncule cérébelleux supérieur du côté opposé (fibres ascendantes) et, de là, dans le cervelet.

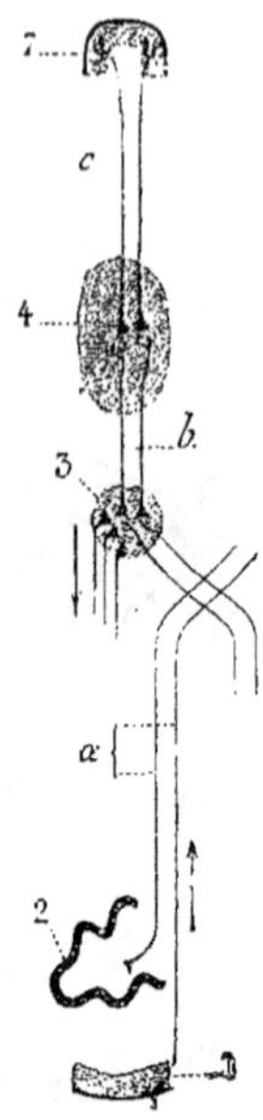

Fig. 477.

Schéma de la voie cérébello - cérébrale par le pédoncule cérébelleux supérieur.

1, écorce cérébelleuse. — 2, noyau denté. — 3, noyau rouge. — 4, thalamus. — 7, écorce cérébrale. — *a*, neurone cortico-nucléaire. — *b*, neurone nucléo-thalamique ; — *c*, neurone thalamo-cortical.

C. Substance blanche. — La substance blanche de la calotte pédonculaire nous présente, outre les fibres arciformes de la formation réticulaire, un système de faisceaux longitudinaux qui nous sont en grande partie connus. Ce sont : le faisceau sensitif ou ruban de Reil, le faisceau commissural longitudinal, la bandelette longitudinale postérieure, le pédoncule cérébelleux supérieur.

a. *Pédoncule cérébelleux supérieur.* — Ce faisceau pédonculaire nous est déjà connu : nous l'avons décrit à propos du cervelet d'abord (p. 545), puis à propos de l'isthme de l'encéphale (p. 569). Il se jette, après entrecroisement presque total, dans le noyau rouge de la calotte. Un petit faisceau, qui ne représente du reste qu'une minime partie du pédoncule (Mahaim), ne franchit pas la ligne médiane et aboutit au noyau du côté correspondant.

b. *Portion interne du ruban de Reil ou faisceau sensitif.* — Le ruban de Reil, en raison même de son importance, a été déjà décrit plus haut, dans un article à part (voy. p. 578).

c. *Faisceau commissural longitudinal.* — Il est la continuation du faisceau homonyme de la protubérance (voy. p. 561) : ici, comme à la protubérance, il est représenté par de tout petits fascicules, à trajet longitudinal, irrégulièrement disséminés dans la formation réticulaire. Sa signification anatomique est exactement la même.

d. *Bandelette longitudinale postérieure.* — La bandelette longitudinale posté-

rieure, qui appartient au même système que le faisceau précédent, continue de
même la formation homonyme déjà décrite (p. 562) à propos de la protubérance :
elle a ici la même situation, la même forme, la même valeur. Nous ne saurions y
revenir sans tomber dans des redites.

3° Structure et connexions du pied. — Le pied du pédoncule est exclusivement
formé par de la substance blanche, autrement dit par des fibres à myéline. Ces
fibres, toutes dirigées en sens longitudinal, lui sont transmises par la protubérance
et, d'autre part, ne font que traverser le pédoncule pour gagner le cerveau. Elles
sont de deux ordres : les unes proviennent de l'étage inférieur de la protubérance ;
les autres émanent de son étage supérieur ou calotte.

A. FIBRES PROVENANT DE L'ÉTAGE INFÉRIEUR DE LA PROTUBÉRANCE. — Les fibres provenant de l'étage inférieur de la protubérance sont les fibres du faisceau pyramidal
et les fibres cortico-protubérantielles. Ces deux ordres de fibres, plus ou moins mélangées dans la protubérance, se
séparent à leur entrée dans le pédoncule pour former des faisceaux
plus ou moins distincts.

a. *Fibres du faisceau pyramidal.*
— Les fibres du faisceau pyramidal,
de beaucoup les plus nombreuses,
occupent les parties moyenne et
interne du pied du pédoncule (fig.
478, 2). Le faisceau pyramidal est
constitué, on le sait, par des fibres
motrices (*neurones moteurs cérébro-spinaux*), qui descendent de
l'écorce cérébrale vers les noyaux
d'origine des nerfs moteurs protubérantiels, bulbaires et rachidiens.
C'est le *faisceau moteur volontaire*,
chargé de transporter aux muscles
de la vie animale les incitations
voulues par le cerveau. Ici, comme
dans la protubérance, ce faisceau
doit être subdivisé en deux faisceaux secondaires : 1° un faisceau
externe, plus volumineux, le *faisceau pyramidal proprement dit* (f),
qui se rend aux cornes antérieures
de la moelle et de là, par l'intermédiaire des nerfs rachidiens, aux
muscles du cou, du tronc et des

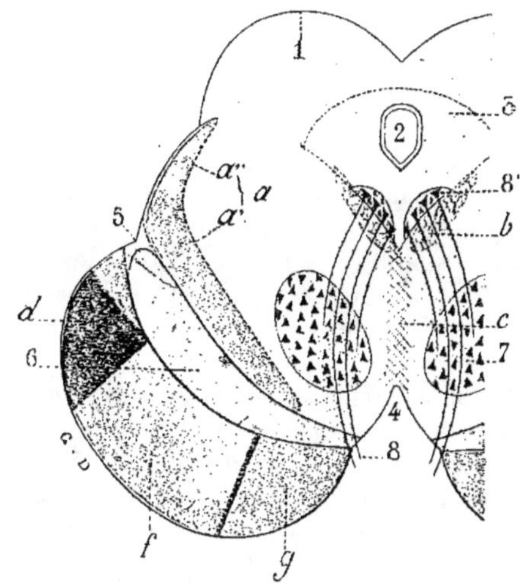

Fig. 478.

Systématisation fonctionnelle du pédoncule céré
bral, vue sur une coupe vertico-transversale.

1. tubercules quadrijumeaux. — 2. aqueduc de Sylvius. — 3,
substance grise de l'aqueduc. — 4. espace interpédonculaire. —
5. sillon latéral de l'isthme. — 6, locus niger. — 7, noyau rouge
de la calotte. — 8, nerf moteur oculaire commun, avec 8', son
noyau d'origine. — a. ruban de Reil (*en bleu*), avec : a', sa portion interne ou faisceau sensitif : a'', sa portion latérale ou faisceau acoustique. — b, bandelette longitudinale postérieure (*en
rose*). — c, faisceau commissural longitudinal (*en jaune*). — d,
faisceau cortico-protubérantiel postérieur (*en violet*). — e, faisceau provenant du ruban de Reil (*en bleu*). — f, faisceau pyramidal, avec fibres cortico-protubérantielles antérieures (*en rouge*).
— g, faisceau géniculé, avec fibres cortico-protubérantielles antérieures (*en vert*).

membres ; 2° un faisceau interne, beaucoup plus petit, le *faisceau géniculé* (g), qui
s'arrête au bulbe dans les noyaux du nerf masticateur, du facial inférieur et de
l'hypoglosse et tient ainsi sous sa dépendance la motilité volontaire des muscles
de la langue et d'une grande partie de la face. D'après DÉJERINE, le faisceau géniculé occupe le cinquième interne du pied du pédoncule ; le faisceau pyramidal
proprement dit en occupe les trois cinquièmes moyens.

b. *Fibres cortico-protubérantielles.* — Les fibres cortico-protubérantielles (voy. p. 558 et 566) unissent l'écorce cérébrale aux noyaux du pont, lesquels, à leur tour, sont mis en relation par des fibres nouvelles avec l'hémisphère cérébelleux du côté opposé. Ces fibres, en passant de la protubérance dans le pédoncule, se divisent en deux groupes, l'un antérieur, l'autre postérieur. — Les *fibres cortico-protubérantielles postérieures* se condensent en un faisceau compacte, que l'on appelle indistinctement *faisceau cortico-protubérantiel postérieur* ou *faisceau de Meynert.* On le désigne encore quelquefois sous le nom de *faisceau de Türck*; mais cette dernière dénomination, qui a été déjà attribuée à un faisceau de la moelle épinière, doit être abandonnée. Le faisceau cortico-protubérantiel postérieur occupe le cinquième externe (fig. 478, *d*) du pédoncule cérébral. Il suit le pédoncule dans toute son étendue et passe ensuite dans le cerveau, où nous le retrouverons. Nous indiquerons alors quelles sont ses relations avec l'écorce cérébrale. — Les *fibres cortico-protubérantielles antérieures* sont situées, dans le pédoncule, en dedans des fibres précédentes. On a cru pendant longtemps que ces fibres se condensaient, elles aussi, en un faisceau compacte qui, sous le nom de *faisceau cortico-protubérantiel antérieur* ou *frontal*, longeait d'arrière en avant le côté interne du pédoncule et se rendait, à travers le segment antérieur de la capsule interne, à toute l'écorce du lobe frontal. Mais des observations récentes, que nous devons à Zacher et à Déjerine, nous ont appris que la destruction de l'écorce dans la partie antérieure du lobe frontal, ne déterminait nullement la dégénérescence des faisceaux internes du pédoncule cérébral. Il convient donc de faire disparaître de la nomenclature anatomique le faisceau cortico-protubérantiel antérieur, en tant que faisceau compacte et nettement individualisé. Est-ce à dire que les fibres cortico-protubérantielles antérieures n'existent pas ? Non. Ces fibres existent réellement; mais, au lieu de se grouper en un faisceau unique, elles restent éparses ; elles sont vraisemblablement mélangées, dans les quatre cinquièmes internes du pédoncule, aux fibres motrices qui constituent les deux faisceaux pyramidal et géniculé et c'est pour cela que nous ne les avons pas figurées par une teinte spéciale dans notre figure 478. Nous verrons plus tard qu'elles se rendent, à travers la capsule interne, à la zone motrice de l'écorce.

B. Fibres provenant de la calotte. — La région de la calotte envoie à celle du pied deux petits faisceaux. Ces deux faisceaux, qui sont l'un et l'autre des dépendances du ruban de Reil, ont été déjà décrits à propos de cette dernière formation. Nous ne ferons ici que les rappeler brièvement. — Le premier de ces faisceaux n'est autre que la portion la plus interne du ruban de Reil ou ruban médial; il vient se mêler à la partie interne du faisceau pyramidal, et il n'est vraisemblablement (voy. p. 582) qu'une portion du faisceau géniculé, peut-être le faisceau géniculé lui-même. — Le second, appelé *ruban de pied* (*Fussschleife* de Hösel), provient de la face antérieure du ruban de Reil et, arrivé dans la région du pied, vient se placer sur le côté postéro-externe du faisceau pyramidal, immédiatement au-dessus du faisceau cortico-protubérantiel postérieur. Nous avons déjà vu plus haut, en étudiant le ruban de Reil (voy. p. 584), qu'il se rend à l'écorce de l'insula.

4° **Résumé.** — Au total, le pédoncule cérébral amène au cerveau, recueillis un peu partout dans les autres portions du névraxe, de nombreux faisceaux de fibres, d'origine et de valeur très différentes, qui occupent, soit la région de la calotte, soit la région du pied :

a. La calotte renferme trois faisceaux principaux, savoir ; 1° le *faisceau commissural longitudinal,* auquel il convient de rattacher la *bandelette longitudinale postérieure ;* 2° la *portion interne du ruban de Reil* ou *faisceau sensitif;* 3° le *pédoncule cérébelleux supérieur,* grossi peut-être par un certain nombre de fibres efférentes du noyau rouge.

b. Le pied du pédoncule, à son tour, abstraction faite des fibres que lui envoie la calotte, nous présente trois faisceaux, fonctionnellement distincts, qui sont en allant de dehors en dedans : 1° le *faisceau cortico-protubérantiel postérieur* ou *faisceau de Meynert,* occupant le cinquième externe du pied du pédoncule ; 2° le *faisceau géniculé,* occupant le cinquième interne; 3° le *faisceau pyramidal,* enfin, occupant les trois cinquièmes moyens. Les fibres cortico-protubérantielles antérieures, au lieu de former un faisceau distinct, comme on le croyait autrefois, restent éparses et sont intimement mélangées aux fibres constitutives de ces deux derniers faisceaux.

Telle est la systématisation du pédoncule cérébral, telle que nous l'ont fait connaître les recherches anatomo-pathologiques les plus récentes. Nous laisserons là pour l'instant les nombreux faisceaux que nous venons d'énumérer, pour passer à l'étude du cerveau. Quand ce dernier organe nous sera connu dans ses diverses parties constituantes, nous reprendrons un à un ces différents faisceaux et nous les suivrons alors, à travers la capsule interne et la couronne rayonnante, jusqu'à leur terminaison ultérieure, soit dans la région sous-thalamique, soit dans les noyaux opto-striés, soit dans la substance corticale.

§ IV. — VAISSEAUX DU PÉDONCULE CÉRÉBRAL

1° Artères. — Les pédoncules cérébraux reçoivent un grand nombre d'artérioles, qui les pénètrent presque immédiatement après leur origine, ou après avoir effectué à leur surface un trajet plus ou moins long. Nous les diviserons, comme celles de la protubérance, en artères internes ou médianes et artères externes ou latérales :

a. Artères pédonculaires internes ou médianes. — Les artères pédonculaires internes ou médianes (*artères sus-protubérantielles* de DURET) continuent la série des artères médianes de la protubérance. Elles naissent, en partie de l'extrémité antérieure du tronc basilaire, en partie de la portion initiale de la cérébrale postérieure; quelques-unes proviennent encore de la communicante pos-

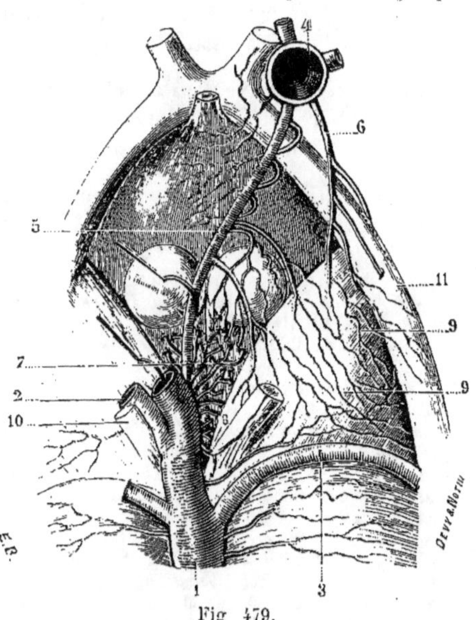

Fig 479.

Artères du pédoncule cérébral.

(L'artère cérébrale postérieure gauche et la partie correspondante du tronc basilaire ont été fortement éloignées à droite.)

1, tronc basilaire. — 2, cérébrale postérieure. — 3, cérébelleuse supérieure. — 4, carotide interne. — 5, communicante postérieure. — 6, choroïdienne inférieure. — 7, artères pédonculaires médianes ou sous-protubérantielles. — 8, artères radiculaires. — 9, artères protubérantielles latérales. — 10, moteur oculaire commun. — 11, bandelette optique. — 12, corps genouillé.

térieure. Suivant un trajet ascendant, elles pénètrent pour la plupart dans les trous que l'on voit à la partie postérieure de l'espace interpédonculaire ; d'autres (*artères radiculaires*) disparaissent dans le sillon de l'oculo-moteur commun et suivent de bas en haut le même trajet que les faisceaux d'origine de ce tronc nerveux. Arrivées dans la calotte pédonculaire, les artères pédonculaires internes se distribuent aux différentes formations de cette région : au ruban de Reil, au pédoncule cérébelleux supérieur, au noyau rouge, aux noyaux d'origine des nerfs oculo-moteur commun et pathétique. D'après Shimamura, auquel nous devons une bonne étude des artères pédonculaires, entreprise sous l'inspiration du professeur Mendel, toutes ces artères appartiendraient à la catégorie des artères dites *terminales*, c'est-à-dire ne s'anastomoseraient entre elles, ni dans leur trajet, ni à leur terminaison. Le noyau de l'oculo-moteur commun en particulier aurait une circulation complètement indépendante, ne communiquant, ni avec celle des tubercules quadrijumeaux, ni avec celle du noyau opposé. Alezais et d'Astros avaient déjà, en 1892, deux ans avant Shimamura, formulé cette indépendance vasculaire du noyau de l'oculo-moteur moyen.

b. *Artères pédonculaires externes ou latérales.* — Les artères pédonculaires externes ou latérales, très variables dans leur volume et dans leur trajet, proviennent à la fois de la cérébrale postérieure, de la communicante latérale, de la choroïdienne antérieure et de la cérébelleuse supérieure. Elles pénètrent dans le pédoncule par sa face inférieure et par sa face externe et se distribuent à la région du pied ainsi qu'à la partie externe de la calotte.

2° **Veines**. — Les veines du pédoncule cérébral sont de tout petit calibre, à trajet fort irrégulier. Elles s'abouchent, en partie dans les veines basilaires, en partie dans la veine communicante postérieure.

3° **Lymphatiques**. — Les voies lymphatiques du pédoncule cérébral ne présentent aucune particularité digne d'être notée (voy. *Anatomie générale*, p. 401).

Voyez, au sujet de la constitution anatomique du pédoncule cérébral, parmi les publications les plus récentes : Mingazzini, *Sur la fine structure de la substantia nigra Soemmeringii*, Arch. ital. de biol., XII, 1889 ; Zacher, *Beitr. zur Kenntniss d. Faserverlaufs im Pes Pedunculi*, etc. Arch. f. Psych., Bd. XII, 1891 ; — Amaldi, *Contribut. all'anatomia fina della regione pedunculare*, etc. Rivista sperimentale di frenetria, vol. XVIII, 1892 ; — Alezais et d'Astros. *La circulation artérielle du pédoncule cérébral*, Journ. de l'anat., 1892 ; — Habel. *Topogr. de l'étage supérieur du pédoncule*. Rev. neurol., 1893 ; — Déjerine, *Origine corticale et trajet intra-cérébral des fibres de l'étage inférieur du pied du pédoncule cérébral*, Soc. de biol., 1893 : — Mahaim, *Recherches sur la structure anatomique du noyau rouge*, Mém. couronnés de l'Acad. de méd. de Belgique, 1894 ; — Schimamura, *Ueber die Blutversorgung d. Pons und Hirnschenkelgegend, insbesondere des Oculomotoriuskern*, Neurol. Centralbl., 1894 ; — Helweg. *Einige kurze Bemerkungen zu der centralen Haubenbahn*, Arch. f. Psych. u. Nervenh., 1894 ; — Salvi. *Le connessioni del nucleo rosso con corteccia cerebrale*. Gazz. d. Osped., 1895 ; — Déjerine. *Sur les connexions du noyau rouge avec la corticalité cérébrale*. Soc. de biol., 1895 : — Monakow, *Experimentelle u. pathol. anatom. Untersuchungen über die Haubenregion, den Sehhügel u. die Regio subthalamica*. Arch. f. Psych., t. XXVII, 1895 ; — Mirto, *Sulla fina anatomia delle regioni pedunculare e subtalamica dell' uomo*, Riv. di patol. nevrosa e mentale. 1896 ; — Du même. *Contrib. alla fina anatomia della sostanza nera di Sœmmering*, etc., Riv. Sperim di Frenatria, 1896.

CHAPITRE V

CERVEAU

Le cerveau constitue la partie antérieure et supérieure de l'encéphale. Des différents segments qui entrent dans la contribution du névraxe, c'est à la fois le plus volumineux, le plus important, le plus noble : c'est à lui qu'arrivent, en définitive, toutes les impressions, dites conscientes, recueillies à la périphérie par les nerfs sensitifs et sensoriels ; c'est de lui que partent toutes les incitations motrices volontaires, transportées ensuite aux appareils musculaires par les nerfs moteurs ; le cerveau est, enfin, le siège des facultés intellectuelles, avec lesquelles il présente des relations intimes, qui, pour être encore mal connues, n'en sont pas moins indéniables.

Adoptant pour l'étude du cerveau la même méthode que celle que nous avons déjà suivie pour la moelle, pour le bulbe et pour le cervelet, nous examinerons tout d'abord, dans quelques *considérations générales*, sa situation, sa forme, ses dimensions, son volume, son poids, sa densité. Nous décrirons ensuite sa *conformation extérieure* et son *mode de segmentation périphérique*, autrement dit, ses *circonvolutions*. Nous étudierons, enfin, sous le titre de *conformation intérieure et constitution anatomique*, les différentes parties qui le constituent, en faisant connaître à la fois, pour chacune d'elles, sa morphologie et sa structure microscopique. Nous consacrerons un dernier paragraphe à la *circulation du cerveau*, qui a acquis, dans ces derniers temps, une importance toute particulière.

ARTICLE I

CONSIDÉRATIONS GÉNÉRALES

1° Situation. — Le cerveau occupe la presque totalité de la boîte crânienne. Sa face supérieure est en rapport avec la calotte osseuse, qui se moule exactement sur elle. Sa face inférieure répond, à sa partie antérieure, à l'étage antérieur ou frontal de la base du crâne ; sa partie moyenne descend, sous le nom de *corne sphénoïdale*, dans l'étage moyen ; sa partie postérieure, enfin, s'étale sur le double plan incliné de la tente du cervelet (fig. 399, p. 524), qui la sépare de ce dernier organe. Un bloc de plâtre, coulé dans la cavité crânienne et remplissant toute cette cavité à l'exception des fosses occipitales inférieures et de la gouttière basilaire, représente assez exactement le moule du cerveau.

2° Forme et dimensions. — Considéré dans son ensemble, le cerveau peut être comparé à un ovoïde, dont le grand axe serait dirigé dans le sens antéro-postérieur et dont la grosse extrémité serait tournée en arrière. Ses trois principaux diamètres, mesurés à l'aide du compas d'épaisseur, sont les suivants : le diamètre antéro-postérieur (longueur), 17 centimètres chez l'homme, 16 centimètres chez la femme ; le diamètre transversal (largeur), 14 centimètres chez

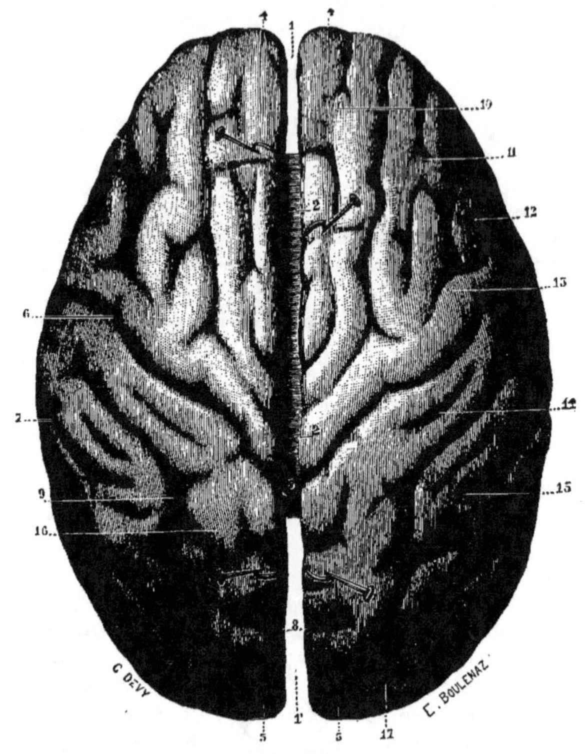

Fig. 481.

Cerveau, vu par sa convexité.

1, extrémité antérieure de la scissure interhémisphérique. — 1', son extrémité postérieure. — 2, 2, bord supérieur des hémisphères. — 3, corps calleux — 4, 4, extrémité antérieure ou frontale des hémisphères (pôle frontal). — 5, 5, leur extrémité postérieure ou occipitale (pôle occipital). — 6, scissure de Rolando. — 7, scissure de Sylvius. — 8, scissure perpendiculaire externe. — 9. sillon interpariétal. — 10, 11, 12, première, deuxième, troisième circonvolutions frontales. — 13, frontale ascendante. — 14, pariétale ascendante. — 15, pariétale inférieure. — 16, pariétale supérieure. — 17, circonvolutions occipitales.

l'homme, 13 centimètres et demi chez la femme ; le diamètre vertical (hauteur), 13 centimètres chez l'homme, 12 centimètres et demi chez la femme.

La forme de l'ovoïde cérébral varie naturellement avec celle de la cavité cranienne qui le renferme : plus long et moins large chez les dolichocéphales (t. I. p. 223), il est plus large et moins long chez les brachycéphales. D'après les mensurations de Calori, dans le groupe brachycéphale, le diamètre antéro-postérieur moyen du cerveau serait de 166 millimètres ; le diamètre transverse moyen, de 146 millimètres. Dans le groupe dolichocéphale, ces mêmes diamètres seraient, le premier de 175 millimètres, le second de 132 millimètres.

Le même auteur, ayant comparé sur un certain nombre de sujets les deux indices cranien et cérébral (voy. t. I), est arrivé à conclure que :

1° Chez les brachycéphales, un cerveau dont l'indice est 87 répond à un crâne qui a un indice de 85 :

2° Chez les dolichocéphales, un indice cérébral de 76 répond à un indice cranien de 74.

L'indice du crâne, quelle que soit la forme de celui-ci, est donc toujours un peu moins élevé que l'indice du cerveau qu'il renferme.

3° **Volume et poids.** — L'homme est, de tous les mammifères, celui où le cer-

veau atteint son plus haut degré de développement et l'on a pu dire avec raison
que le volume considérable du cerveau est un des traits les plus caractéristiques
de l'organisation de l'homme.

Le poids moyen du cerveau serait, d'après les recherches de SAPPEY, de
1,182 grammes chez l'homme et de 1,093 grammes chez la femme. BROCA, qui a
pesé dans les dernières années de sa vie un nombre très considérable de cerveaux,
est arrivé à des chiffres un peu moindres : 1,157 grammes pour le cerveau de
l'homme et 995 grammes pour celui de la femme. Un tel écart dans les résultats
obtenus par ces deux anatomistes s'explique vraisemblablement par la différence
des procédés employés.

BROCA ne s'est pas contenté de peser des cerveaux entiers. Sur un grand nombre
de sujets de différents âges (242 hommes et 116 femmes), il a isolé les uns des
autres les différents lobes et il les a pesés séparément, s'appliquant toujours, avec
l'esprit de méthode qui le caractérisait, à employer constamment le même procédé,
condition indispensable pour obtenir des résultats comparables entre eux. Ces
résultats sont résumés dans le tableau suivant :

Poids absolu des lobes cérébraux :

		Frontal	Occipital	Temporo-pariétal	TOTAL
HOMMES	De 25 à 45 ans.	502	111	552	1165
	De 70 à 90 ans.	429	112	458	999
	Différence.	— 73	+ 1	— 94	— 166
FEMMES	De 25 à 45 ans.	429	100	482	1011
	De 70 à 90 ans.	392	91	416	899
	Différence.	— 37	— 9	— 66	— 112

Ce tableau nous enseigne :

1° Que le lobe frontal l'emporte toujours et de beaucoup sur le lobe occipital et
que, par contre, il est un peu moindre que les deux autres lobes temporal et pariétal
réunis ;

2° Que chacun des trois lobes, qu'il s'agisse du lobe frontal, du lobe pariétal ou
du lobe occipital, est toujours plus faible chez la femme que chez l'homme ;

3° Que le poids du cerveau diminue de l'âge adulte à l'âge sénile ; cette déperdi-
tion est de 160 grammes chez l'homme et de 112 grammes chez la femme.

Comparant ensuite l'hémisphère gauche à l'hémisphère droit, BROCA a établi que
ce dernier l'emporte sur l'autre de 2 grammes chez l'homme et de quelques centigrammes seulement chez la femme. Cette différence en faveur de l'hémisphère
droit porte sur ses lobes pariétal, temporal et occipital. Car, si on compare entre
eux les deux lobes frontaux, on constate que le lobe frontal gauche l'emporte, au
contraire, de 2 grammes à 2ᵍʳ,50 sur le lobe frontal du côté opposé. Il en résulte
que si nous sommes gauchers du cerveau, nous sommes gauchers non de l'hémisphère tout entier, ce qui est inexact, mais bien du lobe frontal, lequel renferme,
comme on le sait, le centre du langage articulé.

Au sujet du développement du cerveau, lisez les deux importants mémoires de MANOUVRIER ;
Sur le développement quantitatif comparé de l'encéphale et de diverses parties du squelette, Paris,
1882 ; *Sur l'interprétation de la quantité dans l'encéphale et dans le cerveau en particulier*, Paris,
1885.

4° **Densité**. — La densité du cerveau est, en chiffres ronds, de 1,030. DANILEWSKY

(*Centr. f. d. med. Wiss.*, 1880), qui l'a étudiée comparativement pour la substance
blanche et pour la substance grise, donne les chiffres suivants :

	HOMME	CHIEN
Densité de la substance blanche	1,04334	1,03502
Densité de la substance grise	1,03854	1,02891
Densité totale du cerveau	1,04154	1,03196

D'après le même auteur, les rapports pondéraux de la substance blanche et de
la substance grise seraient les suivants, le cerveau étant 100 :

	HOMME	CHIEN
Substance blanche	61	43,3
Substance grise	39	56,7

La substance blanche représente donc les trois cinquièmes environ de la masse
cérébrale ; la substance grise, les deux cinquièmes seulement.

La densité du cerveau diminue, comme son poids, en passant de l'âge adulte à
l'âge sénile. Elle doit varier aussi vraisemblablement dans les différents processus
morbides qui frappent dans sa constitution anatomique la substance nerveuse.
Mais ces dernières variations, qui peuvent fournir en pathologie des renseignements intéressants, sont encore à déterminer.

ARTICLE II

CONFORMATION EXTÉRIEURE DU CERVEAU

Le cerveau, avons-nous dit plus haut, a la forme d'un ovoïde à grand axe antéro-
postérieur et à grosse extré-
mité dirigée en arrière. Sa
partie supérieure, en rapport
avec la voûte du crâne, est
partout fortement convexe,
convexe dans le sens antéro-
postérieur, convexe dans le
sens transversal : elle a reçu,
de ce fait, le nom de *convexité
du cerveau*. Sa partie inférieure, en rapport avec la base
du crâne et la tente du cervelet, a reçu le nom de *base* : à
peu près plane dans son quart
antérieur, elle est, dans ses
trois quarts postérieurs, fortement excavée dans le sens
transversal (fig. 482).

Si nous examinons un cer-
veau par sa convexité (fig. 481),
un détail nous frappe tout
d'abord : c'est la présence, sur
la ligne médiane, d'une scis-

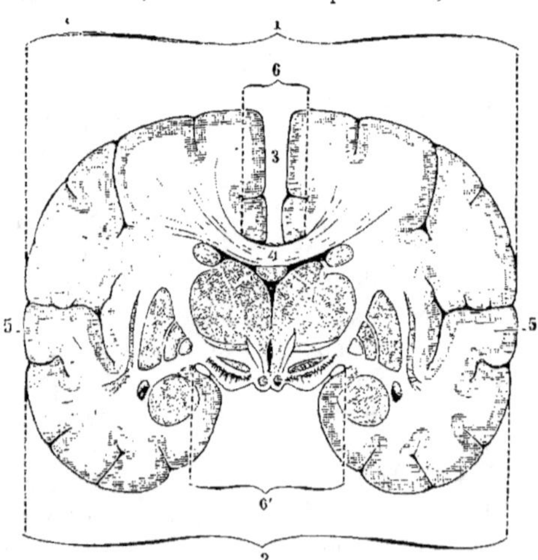

Fig. 482.

Le cerveau, vu sur une coupe frontale, ses principales
parties constituantes.

1, convexité. — 2, base. — 3, scissure interhémisphérique. — 4, corps
calleux. — 5, 5', les deux hémisphères droit et gauche. — 6, 6', commissure interhémisphérique.

sure profonde, divisant le bloc cérébral en deux moitiés latérales et symétriques, que l'on désigne sous le nom d'*hémisphères*. De ce fait, la scissure en question est appelée *scissure interhémisphérique;* elle est occupée, sur un cerveau non dépouillé de ses enveloppes, par un prolongement de la dure-mère cranienne, la *faux du cerveau* (fig. 483, 2), que nous étudierons plus tard (voy. **Méninges**). Si nous écartons l'un de l'autre les deux hémisphères pour juger de la profondeur de la scissure qui les sépare, nous constatons que cette scissure descend, à sa partie antérieure et à sa partie postérieure, jusqu'à la base du cerveau ; dans sa partie moyenne, au contraire, elle est limitée par une lame horizontale de substance blanche qui va d'un hémisphère à l'autre et qui porte le nom de *corps calleux.*

Si maintenant nous retournons le cerveau pour examiner sa base (fig. 484), nous retrouvons encore nos deux hémisphères. Nettement séparés, en avant et en arrière, par l'extrémité antérieure et l'extrémité postérieure de la grande scissure interhémisphérique, ils sont intimement unis l'un à l'autre, à leur partie moyenne, par des formations, en partie blanches, en partie grises, que nous désignerons sous le nom de *parties commissurales de la base* ou de *commissure hémisphérique de la base.* Du reste, la commissure de la base se confond, en avant, avec la partie antérieure du corps calleux. En arrière et sur les côtés, au contraire, elle en est séparée par une fente en forme de fer à cheval, que l'on désigne sous le nom de *fente cérébrale de Bichat.*

Au total, nous pouvons considérer le cerveau comme constitué par deux formations latérales et symétriques, les *hémisphères,* qu'unit l'un à l'autre, à leur partie inférieure et moyenne, une large commissure, la *commissure interhémisphérique.* Nous étudierons successivement :

1° Les hémisphères ;

2° Les formations interhémisphériques ;

3° La fente cérébrale de Bichat.

§ I. — HÉMISPHÈRES

Au nombre de deux, les hémisphères cérébraux se distinguent en hémisphère droit et hémisphère gauche. On les désigne encore, principalement dans le langage clinique, sous le nom de *hémi-cerveau gauche* et de *hémi-cerveau droit,* ou bien, plus simplement, sous celui de *cerveau gauche* et de *cerveau droit.* Envisagés au point de vue de leur conformation extérieure, les deux hémisphères cérébraux peuvent être comparés à des prismes triangulaires, dont les axes seraient parallèles entre eux d'abord, puis parallèles à la ligne médiane. Chacun d'eux, par conséquent, nous présente deux extrémités, trois faces et trois bords :

1° Extrémités. — Les extrémités des hémisphères cérébraux, arrondies et mousses, se distinguent naturellement en antérieure et postérieure : l'*extrémité antérieure* ou *frontale* répond à la fosse frontale de l'endocrâne ; l'*extrémité postérieure* ou *occipitale* vient se loger dans la fosse supérieure de l'occipital. On désigne assez souvent ces extrémités des hémisphères sous les noms de *corne frontale* et de *corne occipitale.* Leur partie la plus saillante prend le nom de pôle : *pôle frontal* pour la corne frontale ; *pôle occipital* pour la corne occipitale.

2° Faces. — Les trois faces des hémisphères se distinguent, d'après leur orientation, en interne, externe et inférieure :

A. FACE INTERNE. — La face interne, plane et verticale, limite de chaque côté la grande scissure interhémisphérique. Elle est séparée de la face interne de l'hémisphère opposé, dans la plus grande partie de son étendue, par la faux du cerveau (fig. 483, 2). D'autre part, comme la faux du cerveau ne descend pas, à sa partie antérieure tout au moins, jusqu'au corps calleux, il existe un espace, peu étendu du reste, où les deux hémisphères cérébraux entrent directement en contact et ne sont plus séparés l'un de l'autre que par des tractus conjonctifs et quelques vaisseaux (voy. *Méninges*).

B. Face externe. — La face externe, fortement convexe, tant dans le sens antéro-postérieur que dans le sens vertical, répond à la calotte cranienne, qui se moule exactement sur elle.

C. Face inférieure. — La face inférieure est beaucoup plus irrégulière. Si nous la parcourons d'avant en arrière, nous rencontrons tout d'abord, à l'union de son quart antérieur avec ses trois quarts postérieurs, une scissure profonde : c'est la *scissure de Sylvius* ou *vallée sylvienne*.

a. *Scissure de Sylvius*. — Cette scissure prend naissance, en dedans, à l'angle externe d'une région quadrilatère que nous décrirons ultérieurement sous le nom d'*espace perforé antérieur*. De là, elle se porte d'abord en avant et en dehors ; puis, s'infléchissant sur elle-même, elle se dirige obliquement en dehors et en arrière et remonte alors sur la surface externe de l'hémisphère, où nous la retrouverons plus tard (voy. *Circonvolutions*). La scissure de Sylvius décrit donc, dans son ensemble, à la face inférieure de l'hémisphère, une courbe très prononcée, à concavité dirigée en arrière. Elle répond, sur le squelette, au bord postérieur des petites ailes du sphénoïde et loge dans sa profondeur l'artère cérébrale moyenne et ses premières branches. La portion initiale de la scissure de Sylvius divise notre face inférieure de l'hémisphère en deux portions très inégales : l'une antérieure ou présylvienne, l'autre postérieure ou rétro-sylvienne.

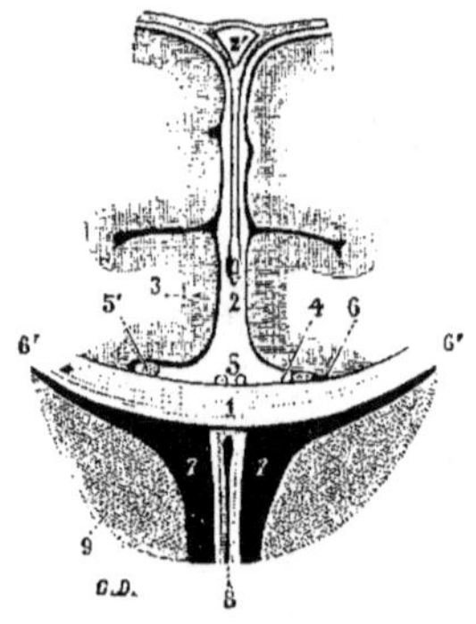

Fig. 483.

Coupe vertico-transversale du cerveau, pour montrer les rapports de sa face interne avec la faux du cerveau.

1, corps calleux. — 2, scissure interhémisphérique et faux du cerveau. — 2', sinus longitudinal supérieur. — 3, circonvolution du corps calleux. — 4, sinus du corps calleux. — 5, tractus médians de Lancisi. — 5', tractus latéraux (*tæniæ tectæ*). — 6, limites latérales de la face supérieure du corps calleux. — 6', limites latérales de sa face inférieure. — 7, ventricules latéraux. — 8, septum lucidum et sa cavité centrale. — 9, noyau caudé.

b. *Portion présylvienne, bandelette olfactive*. — La portion présylvienne, de forme triangulaire, nous présente une surface légèrement excavée, qui repose sur la voûte orbitaire. Nous y voyons, à sa partie interne, une bandelette longitudinale, de coloration blanchâtre, longue de 30 à 35 millimètres : c'est la *bandelette olfactive*. Obliquement dirigée d'arrière en avant et un peu de dehors en dedans, cette bandelette chemine à 8 ou 10 millimètres en dehors de la grande scissure interhémisphérique, entre les deux circonvolutions dites olfactives (fig. 484, 6).

En avant, la bandelette olfactive se termine par un petit renflement de forme olivaire et d'aspect gris rosé, le *bulbe olfactif* : il repose sur la lame criblée de l'ethmoïde et donne naissance, par sa face inférieure, aux nerfs olfactifs proprement dits.

En arrière, la bandelette olfactive se divise en deux faisceaux divergents, l'un externe, l'autre interne, qui constituent ce qu'on appelle ses racines blanches : le faisceau externe ou *racine blanche externe* se dirige obliquement en dehors et en arrière et disparaît dans le fond de la scissure de Sylvius ; le faisceau interne ou *racine blanche interne* se porte obliquement en arrière et en dedans vers la ligne médiane.

Lorsqu'on renverse en arrière la bandelette olfactive, on constate que sa base est

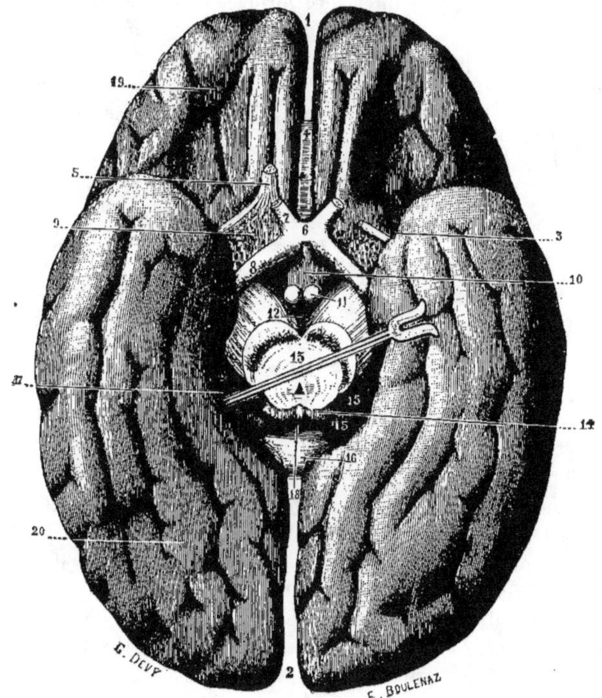

Fig. 484.

Cerveau, vu par sa face inférieure ou base.

(Le cervelet et la protubérance ont été enlevés par une coupe portant sur la partie postérieure des pédoncules cérébraux.)

1, extrémité antérieure et 2, extrémité postérieure de la scissure interhémisphérique. — 3, scissure de Sylvius. — 4 genou du corps calleux. — 5, bandelette olfactive et ses deux racines blanches. — 6, chiasma des nerfs optiques. — 7, nerf optique. — 8, bandelette optique. — 9, espace perforé antérieur. — 10, tuber cinereum et tige pituitaire. — 11, tubercules mamillaires. — 12, espace perforé postérieur. — 13, coupe des pédoncules cérébraux et de l'aqueduc de Sylvius. — 14, tubercules quadrijumeaux postérieurs. — 15, corps genouillés de la couche optique. — 16, bourrelet du corps calleux, contourné par le fasciola cinerea. — 17, portion latérale et 18, portion moyenne de la fente cérébrale de Bichat. — 19, lobe orbitaire et ses circonvolutions. — 20, lobe temporo-occipital et ses circonvolutions.

reliée à la partie postérieure du sillon olfactif par une lamelle de substance grise, de forme triangulaire, que l'on désigne sous le nom de *racine grise* du nerf olfactif. On voit, en même temps, que la face supérieure de cette bandelette n'est pas plane comme la face inférieure, mais qu'elle se soulève, en son milieu, en une sorte d'arête longitudinale, et, de ce fait, revêt dans son ensemble la forme anguleuse du sillon dans lequel elle se loge. Ce mode de configuration de la bandelette olfactive est surtout très visible sur une coupe vertico-transversale de la région (fig. 485, 2). Nous nous contenterons, pour l'instant, de ces notions sommaires sur la bandelette olfactive et ses dépendances. Nous y reviendrons plus tard à propos de la terminaison réelle du nerf olfactif et étudierons alors sa structure et ses connexions.

b. *Portion rétro-sylvienne.* — La portion rétro-sylvienne de la face inférieure de l'hémisphère ressemble assez bien à un rein, dont le hile serait tourné en dedans. Légèrement concave dans le sens antéro-postérieur, elle est, dans le sens transversal, obliquement dirigée de dedans en dehors et de haut en bas (voy. fig. 485). Sa partie postérieure repose sur la tente du cervelet. Sa partie antérieure forme une saillie volumineuse, qui descend dans l'étage moyen de la base du crâne : on donne à l'extrémité antérieure de cette saillie le nom de *corne sphénoïdale* ou de *corne temporale* du cerveau. Sa partie la plus saillante est le *pôle sphénoïdal* ou *pôle temporal* de certains auteurs.

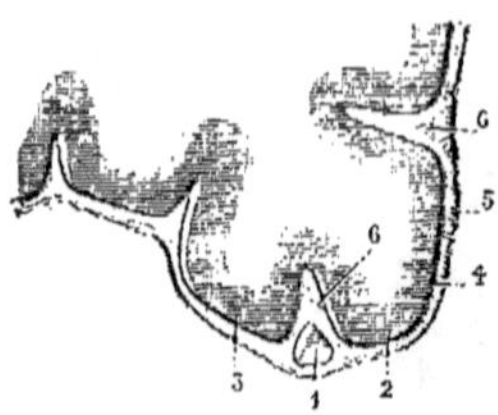

Fig. 485.

Coupe transversale de la bandelette et des deux circonvolutions olfactives.

1. bandelette olfactive. — 2, 3, circonvolutions olfactives interne et externe. — 4, pie mère (*en rouge*). — 5, arachnoïde (*en bleu*). — 6, espaces sousarachnoïdiens (*en rouge*).

3° Bords. — Au nombre de trois, les bords de l'hémisphère cérébral portent le nom de supérieur, externe et interne :

A. Bord supérieur. — Le bord supérieur (fig. 481, 2), situé de chaque côté de la grande scissure interhémisphérique, sépare l'une de l'autre les deux faces externe et interne de l'hémisphère. Assez régulièrement courbe, à concavité dirigée en bas, il s'étend sans interruption de la corne frontale à la corne occipitale. Il répond, dans toute son étendue, au bord convexe de la faux du cerveau et au sinus longitudinal supérieur qui occupe ce bord convexe de la faux.

B. Bord externe. — Le bord externe (fig. 501) sépare la face externe de la face inférieure. Il s'étend, comme le précédent, d'une extrémité à l'autre de l'hémisphère, mais il est beaucoup plus irrégulier. Suivi d'avant en arrière, il est à peu près horizontal jusqu'à la scissure de Sylvius, qui l'interrompt. Au delà de la scissure sylvienne, il est tout d'abord, au niveau de la corne sphénoïdale, fortement courbe, à concavité postérieure. Puis, il se porte en arrière, en suivant un trajet légèrement ascendant. Enfin, il s'infléchit sur lui-même sous un angle très obtus et devient légèrement descendant jusqu'à la corne occipitale.

C. Bord interne. — Le bord interne (fig. 484) limite, en dedans, la face inférieure de l'hémisphère. Il est interrompu, en regard de la scissure de Sylvius, par l'espace quadrilatère perforé antérieur. — Ce bord, à sa partie antérieure et à sa partie postérieure, là où existe la grande scissure interhémisphérique, est rectiligne et parallèle à la ligne médiane : il sépare, à ce niveau, la face inférieure de l'hémisphère de sa face interne. — A sa partie moyenne, il est obliquement dirigé d'avant en arrière et de dehors en dedans : assez éloigné de la ligne médiane au niveau de l'espace perforé antérieur, il s'en rapproche peu à peu et l'atteint au niveau de la scissure interhémisphérique. D'autre part, il n'est pas rectiligne, mais fortement courbe, embrassant dans sa concavité les parties commissurales de la base du cerveau, que nous allons maintenant décrire.

§ II. — Formations interhémisphériques

Les deux hémisphères cérébraux, nettement séparés à leur partie supérieure, à leur partie antérieure et à leur partie postérieure par la grande scissure interhémisphérique, sont reliés l'un à l'autre, à leur partie moyenne et inférieure, par des formations de valeurs diverses, les unes blanches, les autres grises, que nous désignerons en bloc sous le nom de *formations interhémisphériques* (fig. 482, 6, 6').

Nous n'attacherons, du reste, à cette dénomination aucune signification autre que celle que renferme la dénomination elle-même : ce sont des formations qui sont situées entre les hémisphères et les unissent l'un à l'autre.

Ces formations interhémisphériques sont fort nombreuses et nous commencerons par les énumérer :

a. *En haut*, du côté de la convexité, c'est la *partie supérieure du corps calleux*, que l'on aperçoit facilement, en écartant les deux hémisphères, dans le fond de la scissure interhémisphérique.

b. *En bas*, du côté de la base, nous rencontrons tout d'abord, en allant d'avant en arrière (fig. 484), une lame blanche, à direction transversale, qui n'est autre que l'*extrémité antérieure du corps calleux* ; puis, une petite lame de substance blanche, de forme quadrilatère, c'est le *chiasma des nerfs optiques*. En dehors du chiasma, se voit une surface quadrilatère, criblée de trous, c'est l'*espace perforé antérieur*. En arrière du chiasma, nous tombons sur une région de forme losangique que nous désignerons, en raison du mode de constitution de ses bords, sous le nom de *losange opto-pédonculaire* : il est formé, en effet, à sa partie antérieure (bords antéro-latéraux) par les deux bandelettes optiques et par le chiasma, à sa partie postérieure (bords postéro-latéraux) par les deux pédoncules cérébraux. Ce losange renferme les parties suivantes : dans sa moitié antérieure, le *tuber cinereum*, la *tige pituitaire*, le *corps pituitaire*; dans sa moitié postérieure, les *tubercules mamillaires* et l'*espace perforé postérieur*. Enfin, en arrière du losange opto-pédonculaire, l'œil rencontre successivement la *coupe des pédoncules cérébraux* et l'*extrémité postérieure du corps calleux*, au delà de laquelle reparaît la scissure interhémisphérique.

Nous allons maintenant décrire chacun de ces éléments, dans l'ordre même où nous les avons rencontrés :

1° Partie supérieure du corps calleux. — C'est une lame de substance blanche, longue de 8 à 10 centimètres, que l'on aperçoit dans le fond de la grande scissure interhémisphérique et dont les fibres, à direction transversale, disparaissent, à droite et à gauche, dans la partie moyenne de l'hémisphère correspondant. Nous ne faisons que mentionner ici le corps calleux. Nous le retrouverons plus loin, à propos de la conformation intérieure du cerveau (voy. *Corps calleux*) et nous étudierons alors en détail sa disposition, sa forme et ses connexions.

2° Extrémité antérieure du corps calleux. — Cette portion de la grande commissure blanche interhémisphérique fait partie de la base du cerveau et elle est placée immédiatement en arrière de l'extrémité antérieure de la scissure interhémisphérisque. Elle n'est bien visible qu'à la condition d'écarter fortement l'un de l'autre les deux hémisphères cérébraux. On constate alors qu'elle revêt l'aspect d'une lame de substance blanche transversale, allant d'un hémisphère à l'autre, et on constate aussi qu'elle se fusionne, à sa partie antérieure, avec la partie moyenne du corps calleux ci-dessus décrite : elle n'est autre que la portion réfléchie de ce dernier organe; on la désigne sous le nom de *genou du corps calleux* et sa partie postérieure, partie étroite et mince, prend le nom de *bec* (voy. *Corps calleux*).

Du bec du corps calleux se détachent deux petits faisceaux de substance blanche, appelés *pédoncules du corps calleux*. Ces faisceaux, d'abord longitudinaux et adossés l'un à l'autre sur la ligne médiane, s'écartent ensuite sous un angle de 100 à 110 degrés, pour se porter obliquement en dehors et en arrière vers l'extrémité interne de la scissure de Sylvius, où ils disparaissent. Nous verrons plus tard (voy. *Terminaisons réelles de l'olfactif*) qu'ils se continuent avec les éléments de la circonvolution de l'hippocampe.

Dans cette dernière portion de leur trajet, les pédoncules du corps calleux tra-

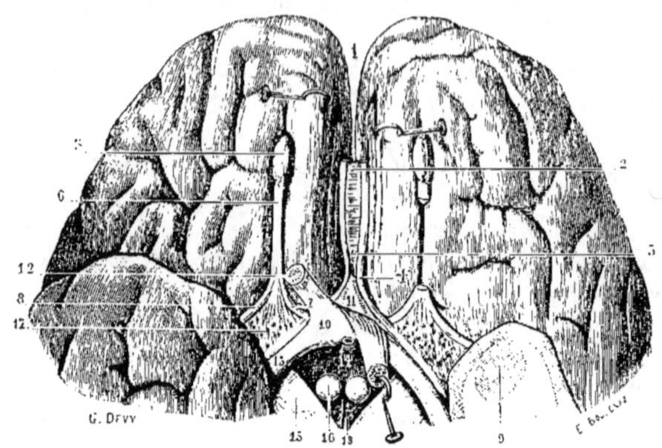

Fig. 486.

Extrémité antérieure du corps calleux, nerf olfactif et nerf optique.

1. extrémité antérieure de la scissure interhémisphérique. — 2, genou du corps calleux. — 3. bec du corps calleux. 4. pédoncules du corps calleux. — 5. bulbe olfactif. — 6, bandelette olfactive. — 7, racine blanche interne. — 8. racine blanche externe. 9. noyau amygdalien. — 10. chiasma des nerfs optiques. — 11. lame ou lamelle sus-optique. 12. nerf optique. — 13. bandelette optique. — 14, tuber cinereum et tige pituitaire. 15. pédoncules cérébraux. — 16, tubercules mamillaires. — 17, espace perforé antérieur. — 18. espace perforé postérieur.

versent à la manière d'une diagonale l'espace quadrilatère perforé, d'où le nom de *bandelette diagonale* que leur a donné Foville et que lui donnent encore aujourd'hui certains auteurs. Nous allons y revenir dans un instant.

3° Chiasma des nerfs optiques. — Le chiasma des nerfs optiques (fig. 484, 6), qui vient immédiatement après le bec du corps calleux, se présente à nous sous l'aspect d'une petite lame de substance blanche, de forme quadrilatère, allongée dans le sens transversal. Sa largeur varie, chez l'homme, de 12 à 14 millimètres ; son diamètre antéro-postérieur, de 5 à 6 millimètres.

De ses deux angles antérieurs partent en divergeant deux cordons arrondis, qui sont les *nerfs optiques* ; ses angles postérieurs donnent naissance à deux autres faisceaux de fibres blanches, également divergents, qui constituent les *bandelettes optiques*. Ces bandelettes, aplaties de haut en bas, se dirigent obliquement en arrière et en dehors, croisent la face inférieure du pédoncule cérébral et aboutissent finalement, après s'être bifurquées, aux corps genouillés de la couche optique (fig. 488) : *la branche de bifurcation externe* (5'), au corps genouillé externe (6) ; la *branche de bifurcation interne* (5''), au corps genouillé interne (7).

Envisagée au point de vue de son orientation et de ses rapports, la lame de substance blanche qui constitue le chiasma n'est pas horizontale, mais inclinée de haut en bas et d'arrière en avant (fig. 491). Sa face inférieure, ou mieux postéro-inférieure, ne répond pas, comme on l'écrit généralement, à la gouttière optique ; elle est placée en arrière de cette gouttière et repose, comme nous le montre nettement la figure 491, sur la partie antérieure de la tente de l'hypophyse, immédiatement en avant de la tige pituitaire.

Si, maintenant, on renverse en arrière le chiasma optique (fig. 486), pour avoir sous les yeux sa face supérieure ou mieux antéro-supérieure, on constate que cette dernière est reliée à la base du cerveau par une lame de substance grise (fig. 486, 11), que l'on désigne sous le nom de *lame sus-optique*. C'est la *racine grise des nerfs optiques* des anciens auteurs, dénomination qui ne répond à rien et qui doit être abandonnée.

Cette lame, de forme triangulaire à base postérieure, est exactement comprise dans l'écartement des deux pédoncules du corps calleux. Elle se compose, en réalité, de deux lamelles latérales, séparées l'une de l'autre, sur la ligne médiane, par une portion plus mince et presque transparente, qui forme à ce niveau le troisième ventricule.

4° Espace perforé antérieur. — On donne ce nom à une région criblée de trous (fig. 486, 17), qui se trouve située immédiatement en arrière de la bandelette olfactive, de chaque côté du chiasma optique. On l'appelle encore, en raison de sa forme, l'*espace quadrilatère perforé*. Elle affecte, en effet, une forme assez régulièrement losangique et, de ce fait, nous offre à considérer : 1° quatre côtés ; 2° quatre angles ; 3° un contenu.

a. *Côtés.* — Des quatre côtés, deux sont antérieurs, deux postérieurs. — Le *côté antéro-externe* est formé par la racine blanche externe du nerf olfactif. — Le *côté antéro-interne* est représenté par la racine blanche interne du même nerf et, plus superficiellement, par le nerf optique. — Le *côté postéro-interne* est formé par la bandelette optique. — Le *côté postéro-externe*, enfin, est constitué par la pointe du lobe temporo-occipital de l'hémisphère, qui, à ce niveau, surplombe l'espace perforé et qu'il faut ou inciser ou récliner en arrière pour voir cet espace dans toute son étendue.

b. *Angles.* — Les quatre angles de l'espace quadrilatère perforé se distinguent en antérieur, postérieur, interne et externe. — L'*angle antérieur* est formé par l'écartement réciproque des deux racines olfactives blanche interne et blanche externe. Il est occupé

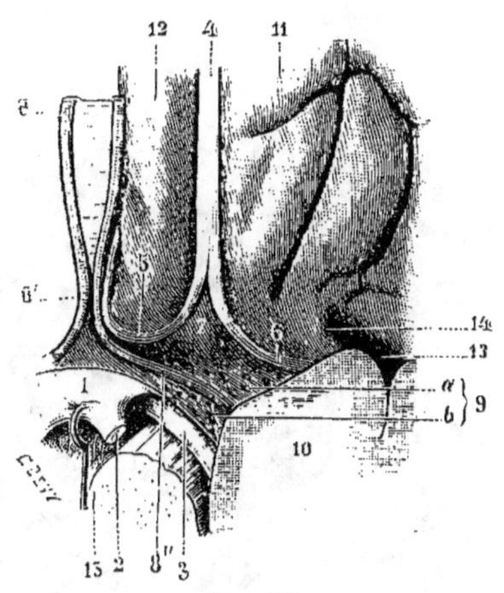

Fig. 487.

Espace perforé antérieur, bandelette diagonale.

1. chiasma optique, érigné en arrière. — 2. nerf optique. — 3. bandelette optique. — 4. bandelette olfactive. — 5. racine blanche interne. — 6. racine blanche externe. — 7. tubercule olfactif, vu par sa face inférieure (trigone olfactif). — 8. tractus de Lancisi. — 8'. pédoncule du corps calleux. — 8''. bandelette diagonale. — 9. espace perforé antérieur, avec : *a.* sa partie antérieure ou substance grise de Sœmmering ; *b.* sa partie postérieure ou innominée. — 10. circonvolution de l'hippocampe. — 11. circonvolution olfactive externe. — 12. circonvolution olfactive interne. — 13. scissure de Sylvius. — 14. repli falciforme. — 15. pédoncule cérébral.

par une petite masse de substance grise plus ou moins saillante, qui fait partie du tubercule olfactif (voy. *Terminaisons réelles du nerf olfactif*). — L'*angle postérieur*, très aigu, résulte de la rencontre de la bandelette optique avec le bord interne de l'hémisphère. — L'*angle externe*, profondément placé dans la scissure de Sylvius, est formé, de même, par la rencontre de la racine blanche externe avec le lobe temporo-occipital. — L'*angle interne* répond au côté interne du chiasma optique.

c. *Contenu.* — Dans l'angle interne apparaît un petit ruban de fibres blanches, qui se porte ensuite en dehors et un peu en arrière et traverse ainsi, comme une diagonale, tout l'espace perforé : c'est la *bandelette diagonale*. Cette bandelette, très marquée chez les animaux osmatiques, descend chez l'homme à des proportions relativement minuscules ; mais elle est constante et, quand on ne la voit pas après le simple enlèvement de la pie-mère, il suffit pour la mettre en évidence d'enlever délicatement, soit par le grattage, soit à l'aide d'un filet d'eau, la couche de substance grise qui la recouvre. Suivie en dehors, la bandelette diagonale disparaît dans la corne sphénoïdale de l'hémisphère : plus explicitement, elle se termine (nous aurons l'occasion d'y revenir plus loin) dans la partie antérieure de la circonvolution de l'hippocampe. Suivie du côté opposé, vers la ligne médiane, elle se porte vers le bec du corps calleux et, là, se divise en trois ordres de fibres : 1° des fibres internes, ascendantes, qui pénètrent de bas en haut dans l'épaisseur de l'hémisphère ; nous verrons plus tard qu'elles s'accolent au pilier antérieur du trigone pour gagner avec lui, après un large détour, la corne d'Ammon du côté correspondant ; 2° des fibres moyennes, qui se continuent avec le nerf de Lancisi (voy. *Corps calleux*) ; 3° des fibres externes, qui se perdent dans une région toute spéciale de l'hémisphère, placée de chaque côté du bec du corps calleux, le *carrefour olfactif* de Broca.

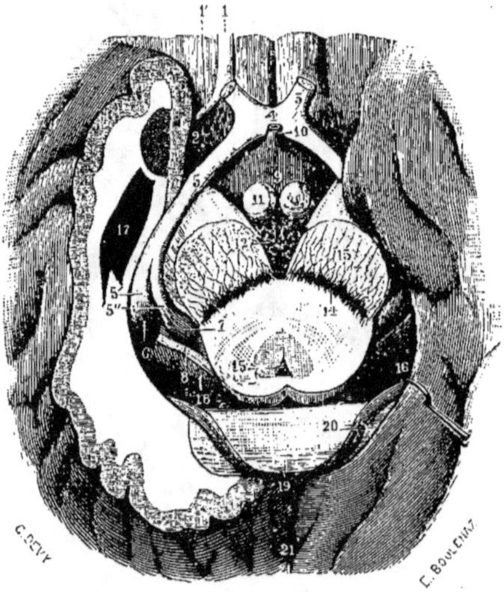

La bandelette diagonale, en traversant l'espace perforé, le divise en deux parties : une partie antérieure, de couleur grise, la *substance grise de Sœmmering* ; une partie postérieure, beaucoup plus pâle, la *partie innominée* de l'espace perforé. Il convient d'ajouter cependant que, sur bien des sujets, la bandelette diagonale, au lieu de rester à l'état de faisceau compacte, s'étale en une sorte d'éventail, dont les fibres les plus postérieures vont jusqu'au contact de la bandelette optique, auquel cas la partie innominée de l'espace n'existe pas ou, ce qui revient au même, est occupée par les faisceaux postérieurs de la bandelette diagonale.

L'espace perforé antérieur est recouvert par une mince couche de substance grise, qui se rattache vraisemblablement à la fonction olfactive. Il nous présente une multitude de trous, irrégulièrement disséminés à sa surface, à la fois plus grands et plus nombreux à la partie externe qu'à la partie interne. Ces trous, à la présence desquels l'espace en question doit son nom, livrent passage à des vaisseaux destinés aux noyaux opto-striés.

Fig. 488.

Face inférieure du cerveau, région médiane.

(La circonvolution de l'hippocampe a été écartée à gauche et réséquée à droite pour laisser voir le mode de terminaison de la bandelette optique.)

1, bandelette olfactive, avec 1', sa racine blanche externe. — 2, espace perforé antérieur. — 3, nerf optique. — 4, chiasma. — 5, bandelette optique, avec 5', sa racine externe ; 5", sa racine interne. — 6, corps genouillé externe. 7, corps genouillé interne. — 8, bras antérieur des tubercules quadrijumeaux. — 9, tuber cinereum. — 10, tige du corps pituitaire. — 11, tubercules mamillaires. — 12, espace perforé postérieur. — 13, coupe du pédoncule cérébral. — 14, locus niger de Sœmmering. — 15, aqueduc de Sylvius. — 16, fente de Bichat. — 17, ventricule latéral. — 18, couche optique. — 19, bourrelet du corps calleux. — 20, fasciola cinerea. — 21, scissure interhémisphérique.

5° **Tuber cinereum**. — Le tuber cinereum ou corps cendré (488, 9) est une lame de substance grise, qui occupe tout l'espace compris entre le chiasma, les bandelettes optiques et les tubercules mamillaires. Vue par sa face inférieure, cette lame est convexe : elle se présente sous la forme d'une saillie mamelonnée ou conoïde, ce qui lui a valu son nom de *tuber*, mot latin qui signifie une saillie arrondie. Vue par sa face supérieure, au contraire, elle est concave et fait partie du ventricule moyen. Le tuber cinereum n'est pas une formation isolée : il se continue en avant, par-dessus le chiasma, d'une part avec la lame sus-optique, d'autre part avec la substance grise qui forme l'espace perforé antérieur ; en arrière, il se continue de même, par-dessus les tubercules mamillaires, avec la substance grise de l'espace perforé postérieur. La partie la plus saillante du tuber donne attache à la tige du corps pituitaire.

Le tuber cinereum renferme, outre ses éléments propres, deux faisceaux commissuraux, qui vont d'un hémisphère à l'autre : ce sont le faisceau de Meynert et le faisceau du tuber cinereum.

a. *Faisceau de Meynert*. — Le faisceau de Meynert (fig. 489, 10), est situé au-dessus du chiasma et de la bandelette optique. Il revêt, dans son ensemble, la forme d'un arc à concavité dirigée en arrière. Ses fibres, après entrecroisement sur la ligne médiane, se portent obliquement en dehors et en arrière, en suivant exactement le même trajet que la bandelette optique. Arrivées à la face inférieure du pédoncule cérébral, elles se redressent en haut, traversent le pied du pédoncule et disparaissent dans la région de la calotte. Ces fibres sont de deux ordres : les unes vont du corps de Luys d'un côté au noyau lenticulaire du côté opposé ; les autres font suite à la partie médiane du ruban de Reil et, de là, se rendent au corps de Luys et au noyau lenticulaire du côté opposé. Chez certains animaux, notamment chez le lapin (GUDDEN), la commissure de Meynert apparaît nettement à la face inférieure du cerveau, au-dessus et un peu en arrière de la bandelette optique. Chez l'homme, elle est tout entière plongée dans l'épaisseur de la substance grise qui constitue le tuber cinereum. Sa signification fonctionnelle est encore inconnue et nous ne pouvons, pour l'instant, émettre à ce sujet aucune hypothèse acceptable.

b. *Faisceau du tuber cinereum*. — GUDDEN a donné ce nom à un petit faisceau rubané qui s'étend transversalement d'un côté à l'autre du tuber cinereum, immédiatement au-dessous du troisième ventricule. Latéralement, il se divise en deux faisceaux secondaires, l'un interne, l'autre externe : l'interne se porte en haut vers le pilier antérieur du trigone ; l'externe gagne la partie inférieure de la capsule interne et, de là, la face inférieure du noyau lenticulaire. Sa signification fonctionnelle nous est tout aussi inconnue que celle de la commissure de Meynert.

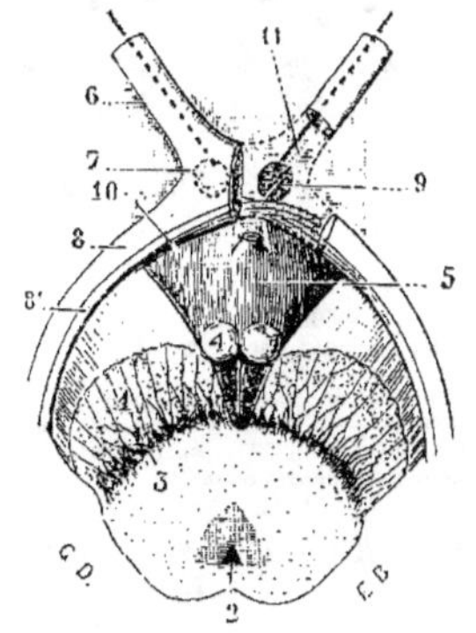

Fig. 489.

Figure schématique représentant la commissure de Meynert.

1. coupe du pédoncule. — 2. aqueduc de Sylvius. — 3, locus niger. — 4, tubercules mamillaires. — 5. tuber cinereum. — 6. nerf optique. — 7, chiasma, réséqué dans sa moitié gauche. — 8, bandelette optique, avec 8', la commissure de Gudden. — 9. ganglion optique basal. — 10, commissure de Meynert (*en rouge*). — 11. faisceau de fibres allant du ganglion optique basal au nerf optique correspondant.

6° Tige pituitaire. — La tige du corps pituitaire ou, plus simplement, la tige pituitaire (488, 10 et 490, 5) est une petite colonne de substance grise, longue de 4 à 6 millimètres, qui prolonge en bas la partie la plus saillante du tuber cinereum. Elle a la forme d'un cylindre ou plutôt d'un cône très allongé, se dirigeant obliquement de haut en bas et d'arrière en avant. Large à son extrémité supérieure ou *base*, elle se rétrécit graduellement au fur et à mesure qu'elle descend et vient s'implanter, par son extrémité inférieure ou *sommet*, sur la face supérieure du corps pituitaire, avec lequel elle se continue. Sa partie inférieure est pleine ; sa partie supérieure est creusée à son centre d'une petite cavité en forme d'entonnoir, qui prolonge la cavité du troisième ventricule et en constitue la partie la plus déclive. Morphologiquement, la tige pituitaire appartient, comme le tuber cinereum, à la substance grise qui forme le troisième ventricule à sa partie inférieure.

7° Corps pituitaire ou hypophyse. — Le corps pituitaire ou hypophyse (de ὑπό, sous et φύω, pousser, *excroissance inférieure*, par opposition à l'épiphyse ou *excroissance supérieure*, qui n'est autre que la glande pinéale) revêt la forme d'une masse ellipsoïde, appendue à l'extrémité inférieure de la tige pituitaire, dont il paraît être, au premier abord, un simple renflement (fig. 490, 6).

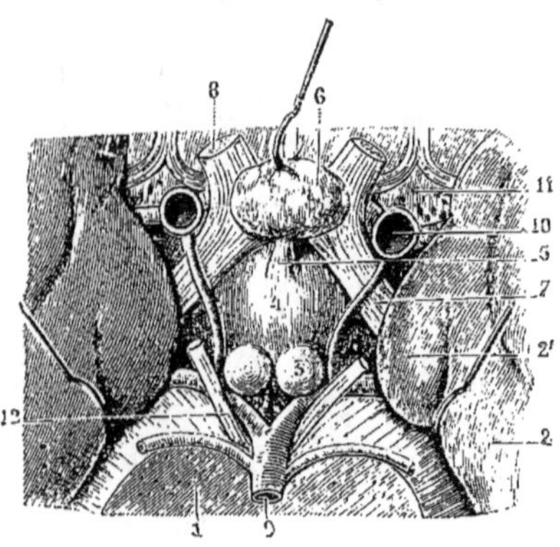

Fig. 490.

Le corps pituitaire, vu en place sur la face inférieure du cerveau.

1, pédoncule cérébral. — 2, circonvolution de l'hippocampe, avec 2', son crochet. — 3, tubercules mamillaires. — 4, tuber cinereum. — 5, tige pituitaire. — 6, corps pituitaire ou hypophyse, érigné en avant. — 7, bandelette optique. — 8, nerf optique. — 9, tronc basilaire. — 10, carotide interne. — 11, espace perforé antérieur. — 12, nerf moteur oculaire commun.

A. SITUATION. — Il est logé dans la selle turcique, qu'il remplit entièrement (fig. 491). En avant et en arrière, il est en rapport avec les parois antérieure et postérieure de cette dépression osseuse. Latéralement, il arrive au contact de la paroi interne du sinus caverneux, qui le sépare de la carotide interne. Sa face inférieure, convexe, repose dans le fond de la selle turcique. Sa face supérieure, enfin, tantôt convexe, tantôt plane ou même déprimée, répond à cette lame fibreuse, dépendance de la dure-mère, que l'on nomme le diaphragme de l'hypophyse et qui s'étend horizontalement au-dessus de la selle turcique ; elle est entourée par une sorte de collier veineux, qui est formé, sur les côtés par les sinus caverneux droit et gauche, en avant et en arrière par la branche antérieure et la branche postérieure du sinus coronaire.

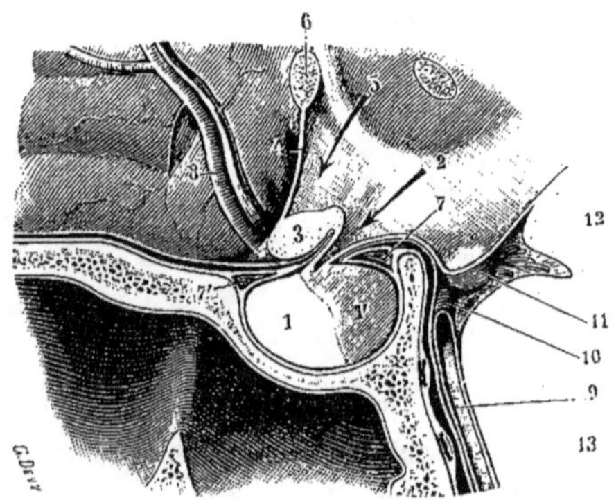

Fig. 491.

Le corps pituitaire, vu en place sur une coupe sagittale (sujet congelé, côté droit de la coupe).

1, 1', lobe antérieur et lobe postérieur de l'hypophyse. — 2, tige pituitaire. — 3, chiasma optique. — 4, lamelle sus-optique. — 5, recessus opticus. — 6, commissure blanche antérieure — 7, 7', sinus coronaire. — 8, artère cérébrale antérieure. — 9, tronc basilaire. — 10, artère cérébrale postérieure. — 11, tubercule mamillaire. — 12, pédoncule cérébral. — 13, protubérance.

B. DIMENSIONS. — Le corps pituitaire, avons-nous dit plus haut, a la forme d'un ellipsoïde à grand axe transversal, aplati d'avant en arrière. Ses diamètres sont les suivants : le diamètre antéro-postérieur mesure 8 millimètres ; le diamètre vertical, 6 millimètres ; le diamètre transversal, le plus long de tous, de 12 à 15 millimètres.

C. POIDS. — Le poids du corps pituitaire varie de 35 à 45 centigrammes. Son poids spécifique est de 1,0637.

D. CONSTITUTION ANATOMIQUE. —

Envisagée au point de vue de sa constitution anatomique, l'hypophyse se compose de deux portions ou lobes : un *lobe antérieur* et un *lobe postérieur*. Le lobe antérieur, le plus volumineux des deux, présente une coloration rougeâtre ; le lobe postérieur, beaucoup plus petit que le précédent, est d'un gris jaunâtre. La ligne de démarcation de ces deux lobes, peu apparente à la surface extérieure de l'organe, est très visible au contraire sur des coupes, soit horizontales, soit vertico - médianes (fig. 492, B et C). Sur les coupes horizontales (B), nous voyons le lobe antérieur revêtir la forme d'un rein, dont le bord concave, dirigé en arrière, embrasse la moitié antérieure du lobe postérieur. Les coupes vertico-médianes (C) nous montrent à leur tour : 1° que la tige pituitaire vient s'implanter exclusivement sur le lobe postérieur ; 2° qu'une petite portion du lobe antérieur s'applique en avant de cette tige pituitaire sous la forme d'une languette fort mince, qui remonte parfois jusqu'au voisinage du chiasma optique.

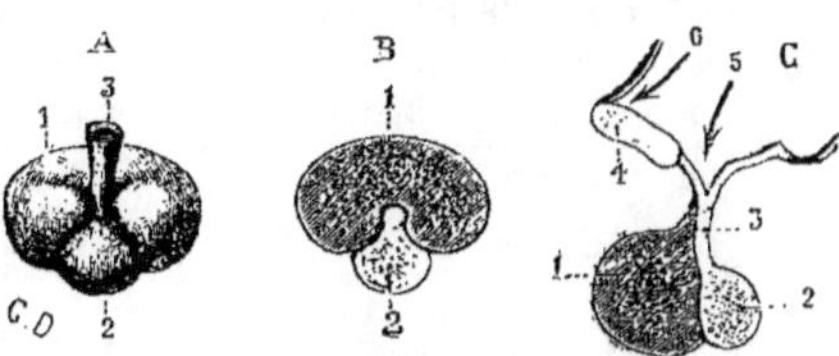

Fig. 492.

Corps pituitaire : A. vu par sa face postérieure ; B. vu en coupe horizontale ; C, vu en coupe sagittale.

1. lobe antérieur du corps pituitaire. — 2, son lobe postérieur. — 3, tige du corps pituitaire. — 4. coupe du chiasma optique. — 5, infundibulum. — 6, recessus opticus.

E. Signification anatomique. — La signification anatomique des deux lobes de l'hypophyse nous est nettement indiquée par leur développement. — Le *lobe postérieur*, comme nous le verrons plus tard (voy. Embryologie), dérive du cerveau : il est une dépendance du ventricule moyen et présente, chez le fœtus, une cavité centrale, qui n'est autre que la partie la plus inférieure de ce ventricule. Cette cavité disparaît de bonne heure et fait défaut, à l'état adulte, chez tous les mammifères. Elle persiste, cependant, chez un grand nombre de vertébrés inférieurs, notamment chez les poissons, où le corps pituitaire est beaucoup plus développé que chez l'homme. — Le *lobe antérieur* ou *hypophyse proprement dite* a une signification toute différente : c'est une portion du pharynx primitif (partie postéro-supérieure de l'invagination buccale) qui, dans les premiers stades de la vie embryonnaire, a émigré dans la cavité cranienne et est venue s'adosser à la face antérieure du lobe précédent. Nous verrons ultérieurement (voy. Embryologie) que cette portion du pharynx, véritable colonie du feuillet ectodermique, revêt successivement la forme : 1° d'un simple *cul-de-sac*, largement ouvert dans la cavité pharyngienne ; 2° d'une *poche semi-sphérique*, communiquant encore avec la cavité précitée au moyen d'un pédicule (fig. 493), qui peu à peu s'oblitère et disparaît ; 3° d'une *vésicule indépendante*, d'abord creuse, comblée ensuite par un système de tubes épithéliaux, lesquels proviennent, par voie de prolifération, de la couche de cellules qui constitue sa paroi intérieure.

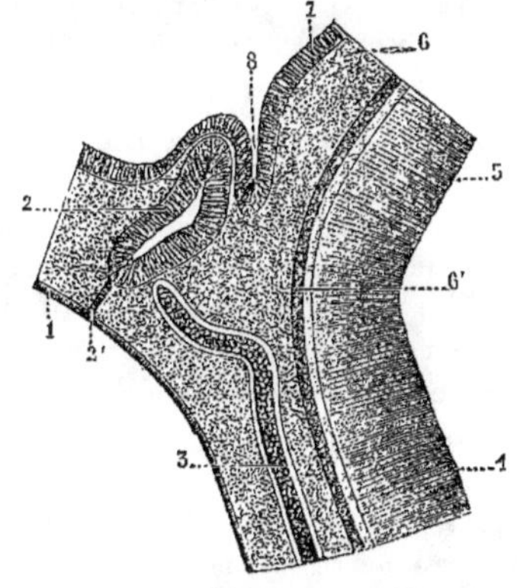

Fig. 493.

Coupe vertico-médiane d'un embryon de lapin de 12 millimètres de longueur (d'après Mihalkovics).

1, épiderme. — 2. invagination hypophysaire, avec 2', son pédicule épithélial. — 3. corde dorsale. — 4. plancher du cerveau postérieur. — 5, plancher du cerveau moyen. — 6. mésoderme de la base du crâne. — 6'. artère basilaire. — 7. plancher du cerveau intermédiaire. — 8, infundibulum.

F. Structure. — Au point de vue de leur structure, le lobe postérieur et le lobe antérieur du corps pituitaire ne sont pas moins différents :

a. *Lobe postérieur*. — Le lobe postérieur ou cérébral, organe rudimentaire dérivé du névraxe, nous présente un stroma conjonctif, au sein duquel se trouvent des cellules arrondies, des cellules fusiformes et des cellules ramifiées, ces dernières appartenant très probablement au système nerveux.

b. *Lobe antérieur*. — Le lobe antérieur ou glandulaire, plein et compacte à sa partie antérieure, est, à sa partie postérieure, plus mou et pour ainsi dire poreux. On y remarque même parfois, au voisinage de la cloison séparative des deux lobes, de toutes petites cavités ou aréoles remplies d'une matière colloïde. Ce lobe est essentiellement constitué par un système de cylindres épithéliaux, pleins ou creux, simples ou bifurqués, larges de 15 à 20 μ, baignant dans un lacis de vaisseaux qui ont la valeur de simples capillaires. Les cellules épithéliales qui entrent dans la constitution de ces cylindres sont vraisemblablement de deux ordres : car certaines d'entre elles, dites *cellules chromophiles*, possèdent, contrairement aux autres, une affinité toute spéciale pour les matières colorantes. Ce qui donne de l'importance à

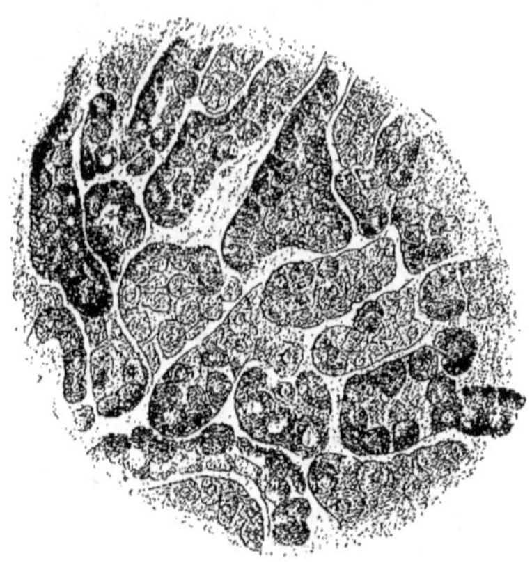

Fig. 494.

Coupe de l'hypophyse du cheval, colorée par la méthode de Weigert (d'après LOTHRINGER).

cette particularité, c'est que les cellules en question présentent les mêmes réactions que la matière colloïde elle-même et il est tout naturel de penser qu'elles ne sont pas étrangères à la sécrétion de cette substance (LOTHRINGER). Ce fait nous permet peut-être de distraire l'hypophyse, ou tout au moins son lobe antérieur, du groupe des organes rudimentaires, pour l'élever en dignité et lui accorder un rôle essentiellement actif. Mais il ne nous fixe nullement sur ses fonctions, et, à ce point de vue, l'hypophyse nous est tout aussi inconnue que certains organes encore énigmatiques, le corps thyroïde et le thymus par exemple.

Le corps pituitaire appartient vraisemblablement, par son lobe antérieur, au groupe des glandes dites internes, qui versent le produit de leur sécrétion dans le torrent circulatoire. Il prend place ainsi à côté du corps thyroïde et du thymus. Dans un travail relativement récent, ANDRIEZEN, à la suite de nombreuses recherches anatomiques et expérimentales, poursuivies sur les espèces animales les plus diverses (ammocœtes, ascidies, petromyzon, lapins, rats, etc.), est arrivé à conclure que, fonctionnellement, le corps pituitaire exerce une double action : 1° une action trophique sur le système nerveux ; 2° une action destructive servant à neutraliser et à rendre non nocifs les matériaux de déchet de l'activité nerveuse. Ainsi s'expliqueraient les troubles nerveux qui surviennent en conséquence de la destruction pathologique ou expérimentale du corps pituitaire : apathie, faiblesse musculaire, perte de la coordination des mouvements et de l'équilibre, développement des spasmes musculaires, abaissement de la température, polypnée compensatrice ou attaque de dyspnée et enfin la mort survenant par les progrès rapides de ces différents symptômes.

8° Tubercules mamillaires. — Les tubercules mamillaires (*corpora candicantia*, *Markhügelchen* des anatomistes allemands), au nombre de deux, l'un droit, l'autre gauche, sont deux saillies blanches, assez régulièrement hémisphériques, de 4 ou 6 millimètres de diamètre, situées sur le côté interne des pédoncules cérébraux, en arrière du tuber cinereum et en avant de l'espace perforé postérieur (fig. 488, 14). Un sillon, tantôt profond, tantôt peu accusé, les sépare l'un de l'autre sur la ligne médiane.

a. *Constitution anatomique*. — Si nous sectionnons ces tubercules, nous voyons, à la simple inspection de la surface de coupe, qu'ils sont constitués à leur centre par de la substance grise et à leur périphérie par de la substance blanche. — La *substance grise centrale* se continue en haut avec celle qui forme le fond du ventricule moyen et paraît en être une simple dépendance. D'après GUDDEN, elle se compose de deux ordres de cellules se groupant en deux noyaux plus ou moins distincts, l'un interne renfermant des cellules de petites dimensions, l'autre externe formé par des cellules plus volumineuses. — La *substance blanche périphérique* provient en grande partie, sinon en totalité, des piliers antérieurs du trigone, qui, comme nous le verrons plus tard, enveloppent la masse grise centrale en décrivant une anse et remontent de là, avec ou sans interruption, dans le tubercule mamillaire, vers la partie antérieure de la couche optique, en constituant le faisceau de Vicq-d'Azyr.

b. *Connexions*. — Chaque tubercule mamillaire est en connexion : 1° avec le trigone cérébral du même côté (voy. cet organe), par le pilier antérieur correspondant de ce dernier organe ; 2° avec la couche optique du même côté, par le faisceau de Vicq-d'Azyr ; 3° avec le pédoncule cérébral, par un petit faisceau descendant qui passe dans la région de la calotte : c'est le *pédoncule du tubercule mamillaire* (*faisceau de la calotte du tubercule mamillaire* de GUDDEN). Ce faisceau longe d'avant en arrière le bord interne du pédoncule cérébral, croise à angle droit les faisceaux radiculaires de l'oculo-moteur commun et, finalement, disparaît au-dessous des tubercules quadrijumeaux.

STAUBENGHI (1893) a signalé l'existence, chez l'homme, de petits tubercules surnuméraires, qu'il désigne sous le nom de *tubercules mamillaires latéraux*. Comme l'indique leur nom, ces tubercules latéraux sont placés (fig. 495.4) sur le côté externe des tubercules mamillaires classiques, entre ces derniers et le pédoncule cérébral. Ils sont constitués histologiquement par une capsule de fibres nerveuses, renfermant à son centre un ganglion (*ganglion mamillaire latéral*) et un grand nombre de fibres nerveuses. Les tubercules mamillaires latéraux sont à l'état constant dans plusieurs espèces animales, notamment chez le chien, le chat et le lapin. Chez l'homme, STAUBENGHI l'a rencontré avec une proportion de 10 p. 100 ; sa présence constitue donc une anomalie, appartenant à la classe des anomalies dites réversives.

Voyez, au sujet des tubercules mamillaires : GUDDEN, *Beitr. zur Kenntniss des Corpus mamillare und der sogen. Schenkel des Fornix*. Arch. f. Psych. Bd. XI ; — STAUBENGHI, *Corpi mamillari laterali nel cervello umano*, Atti dell. Assoc. med. Lombarda, 1893 ; — DE SANCTIS, *Contr. à l'étude du corps mamillaire de l'homme*, Congr. intern. de med., Rome, 1894 ; — ZUMMO. *Contrib. allo studio del corpo mamillare dell'uomo, etc.*, Arch. di Oftalm., 1895

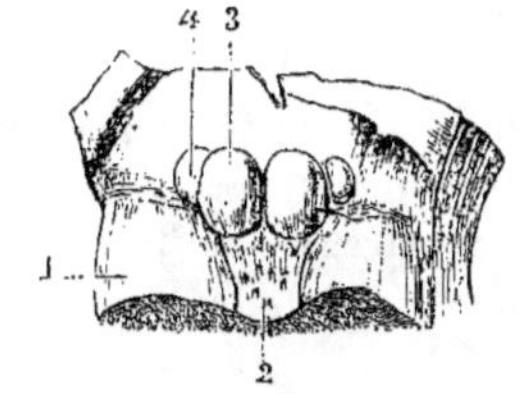

Fig. 495.

Tubercule mamillaire latéral
(STAUBENGHI).

1. pédoncule cérébral. — 2. espace interpédonculaire. — 3. tubercule mamillaire interne. — 4. tubercule mamillaire latéral.

9° Espace perforé postérieur. — L'espace perforé postérieur, encore appelé *espace interpédonculaire* (fig. 488.12), a la forme d'un petit triangle isocèle, dont la base, dirigée en avant, est adossée aux tubercules mamillaires et dont le sommet répond à l'angle de séparation des deux pédoncules cérébraux. Latéralement, cet espace est limité par le bord interne des pédoncules cérébraux, d'où l'on voit émerger les faisceaux radiculaires du nerf moteur oculaire commun. Un sillon médian, continuation de celui qui sépare l'un de l'autre les deux tubercules mamillaires, divise l'espace perforé postérieur en deux moitiés symétriques.

L'espace interpédonculaire est constitué par une lame de substance grise (*lame grise interpédonculaire*), qui se continue, en avant, avec le tuber cinereum et qui, comme cette dernière formation, est une dépendance de la substance grise du troisième ventricule. Il est criblé de petits orifices, auxquels il doit son nom et à travers lesquels passent de nombreux vaisseaux, destinés pour la plupart aux couches optiques.

Au sommet de l'espace perforé postérieur, un peu en avant de la protubérance, GUDDEN et FOREL ont décrit un petit amas de cellules nerveuses, formant un ganglion impair et médian : ce ganglion, rudimentaire chez l'homme, mais bien développé chez certains animaux, notamment chez les rongeurs, a reçu le nom de *ganglion interpédonculaire*. Disons ici en passant, nous y reviendrons plus tard, qu'il est l'aboutissant du *faisceau rétro-réflexe* de MEYNERT.

La lame interpédonculaire renferme dans son épaisseur, au voisinage des tubercules mamillaires, de nombreuses fibres à direction transversale, qui s'entrecroisent sur la ligne médiane avec des fibres homologues venues du côté opposé : leur ensemble constitue ce qu'on appelle *l'entrecroisement de Forel*. Le trajet de ces fibres n'est pas encore nettement élucidé. On tend aujourd'hui, après les recherches de DARKSCHEWITSCH et PRIBYTKOW, à les considérer comme réunissant la partie antérieure de la couche optique d'un côté au noyau lenticulaire du côté opposé.

10° Coupe des pédoncules cérébraux. — La coupe des pédoncules cérébraux (fig. 488,13) répond au plan de séparation du cerveau et de l'isthme de l'encéphale. Nous avons déjà, dans le chapitre précédent, étudié cette coupe et les différents éléments qu'elle présente. Nous ne saurions y revenir ici sans tomber dans des redites.

11° Extrémité postérieure du corps calleux. — Immédiatement en arrière de la coupe des pédoncules cérébraux, nous retrouvons le corps calleux, nous présentant maintenant son extrémité postérieure : cette extrémité postérieure porte le nom de *bourrelet du corps calleux* ou *splénium*. On la voit (fig. 488,19), sous la forme d'un cordon blanchâtre, très épais et régulièrement arrondi, se porter transversalement d'un hémisphère à l'autre. Le bourrelet du corps calleux nous ramène à la partie moyenne de cet organe, notre point de départ, et nous avons ainsi examiné sur tout son pourtour ce complexus anatomique que nous avons, au début de ce paragraphe (p. 617), désigné sous le nom de commissure interhémisphérique.

§ III. — FENTE CÉRÉBRALE DE BICHAT

On désigne, depuis BICHAT, sous le nom de *grande fente cérébrale*, un sillon profond, impair et symétrique qui est situé à la base du cerveau (fig. 496, 5 et 6) et le long duquel la pie-mère s'insinue dans l'épaisseur de la masse hémisphérique pour y devenir ce que certains auteurs appellent encore la *pie-mère interne*, je veux dire la toile choroïdienne et les plexus choroïdes.

1° Situation et forme. — Envisagé dans son ensemble, ce sillon a la forme d'une longue courbe ou, si l'on veut, d'un fer à cheval dont la concavité serait dirigée en avant ; sa partie moyenne est située au-dessous du bourrelet du corps calleux ; ses deux extrémités répondent, de chaque côté, à l'espace perforé antérieur, et là semblent faire suite à la scissure de Sylvius.

2° Mode de constitution. — Bien que la fente de Bichat soit partout continue, on lui distingue d'ordinaire, pour faciliter la description, une portion moyenne et deux portions latérales. Chacune de ces portions nous présente naturellement, comme toute fente, deux bords ou lèvres.

a. *Portion moyenne.* — La portion moyenne (fig. 496,5), située sur la ligne médiane, affecte une direction transversale. Elle est très visible quand, le cerveau reposant sur sa face convexe, on soulève le cervelet pour l'écarter des hémisphères cérébraux. Elle est très visible également sur une coupe sagittale du cerveau (fig. 498,6). La fente de Bichat a ici pour lèvre supérieure le bourrelet du corps calleux, pour lèvre inférieure les tubercules quadrijumeaux, la glande pinéale et la face supérieure des couches optiques. Elle est occupée par la toile choroïdienne du ventricule moyen.

b. *Portions latérales.* — Les portions latérales de la fente cérébrale de Bichat (fig. 496,6. 6'), faisant suite à la portion moyenne, se dirigent d'arrière en avant, en décrivant une courbe à concavité interne. La lèvre supérieure y est constituée successivement (fig. 497) : 1° en avant, par le pédoncule cérébral, doublé de la bandelette optique; 2° en arrière et en dehors du pédoncule, par les corps genouillés interne et externe. La lèvre inférieure est formée par le bord interne de l'hémisphère cérébral, ou plus exactement, par la circonvolution qui forme ce bord interne et qui porte le nom de circonvolution de l'hippocampe. Sur la face supérieure de cette circonvolution se trouvent encore, comme

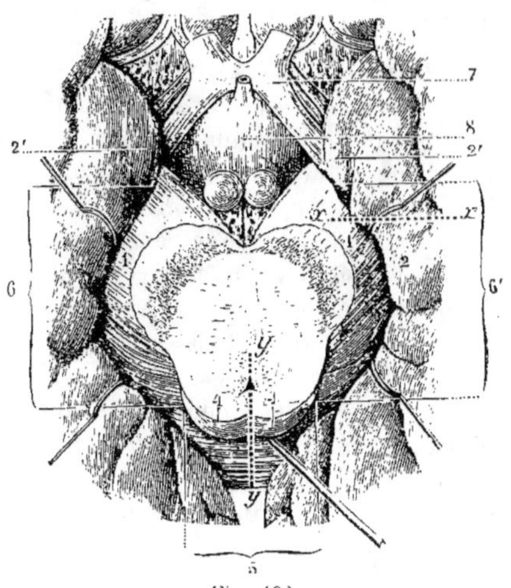

Fig. 496.

La fente cérébrale de Bichat, vue sur la base du cerveau.

1, pédoncules cérébraux. — 2, circonvolution de l'hippocampe, avec 2', son crochet. — 3, bourrelet du corps calleux. — 4, tubercules quadrijumeaux. — 5, partie moyenne et 6, 6', parties latérales droite et gauche de la fente cérébrale de Bichat. — 7, chiasma optique. — 8, tuber cinereum.

xx. yy. axes suivant lesquels sont faites les deux coupes représentées dans les figures 497 et 498.

prenant part à la constitution de la lèvre inférieure, deux formations (fig. 497) que nous étudierons plus tard à propos du ventricule latéral, le corps godronné (4) et le corps bordant (5).

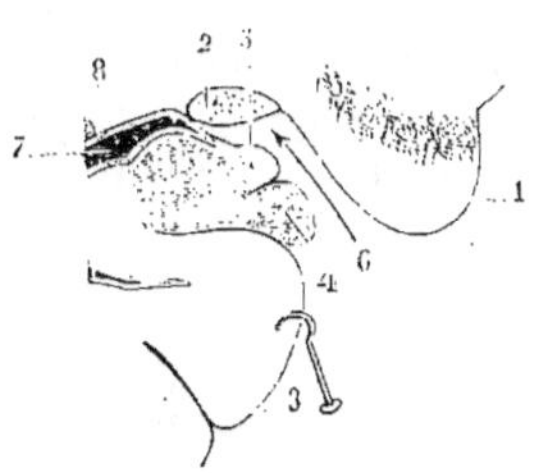

Fig. 497.

La fente de Bichat, vue en coupe frontale (suivant l'axe *xx* de la figure précédente).

1, pédoncule cérébral. — 2, bandelette optique. — 3, circonvolution de l'hippocampe. — 4, corps godronné. — 5, corps bordant. — 6, fente de Bichat, indiquée par une flèche. — 7, ventricule latéral. — 8, épendyme.

(On voit que la fente cérébrale est séparée de la cavité ventriculaire par l'épendyme.)

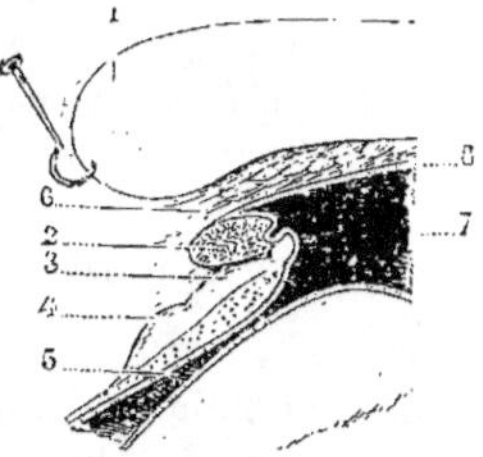

Fig. 498.

La fente de Bichat, vue en coupe sagittale (suivant l'axe *yy* de la figure précédente).

1, bourrelet du corps calleux. — 2, glande pinéale. — 3, tubercules quadrijumeaux supérieurs. — 4, tubercules quadrijumeaux inférieurs. — 5, aqueduc de Sylvius. — 6, fente de Bichat, indiquée par une flèche. — 7, ventricule moyen. — 8, épendyme.

(On voit que la fente cérébrale est séparée de la cavité ventriculaire par l'épendyme.)

C'est le long des parties latérales de la fente cérébrale de Bichat que se pelotonne la pie-mère pour donner naissance à deux cordons cellulo-vasculaires, les *plexus choroïdes*, qui pénètrent dans les ventricules latéraux.

3° Rapports avec les cavités ventriculaires. — On a enseigné pendant longtemps que la fente cérébrale de Bichat conduisait dans les cavités ventriculaires du cerveau : la partie moyenne, dans le ventricule moyen; les parties latérales, dans les ventricules latéraux. Une telle formule, prise à la lettre, est entièrement inexacte. Le ventricule moyen est fermé, au niveau de sa base, par une mince membrane épithéliale qui dépend de l'épendyme, et nous trouvons de même, dans le fond de la partie latérale de la fente cérébrale, une membrane analogue qui, en descendant du toit du ventricule sur son plancher, ferme la cavité sur ce point. Il n'existe donc aucune communication, au niveau de la fente cérébrale de Bichat, entre les cavités ventriculaires et les espaces sous-arachnoïdiens et, de ce fait, il n'est pas exact de dire que la pie-mère, en devenant *toile choroïdienne du troisième ventricule* et *plexus choroïdes des ventricules latéraux*, pénètre réellement dans ces cavités : en réalité, la toile choroïdienne s'étale au-dessus de la lame épendymaire qui forme le toit du troisième ventricule; quant aux plexus choroïdes des ventricules latéraux, ils soulèvent l'épendyme (au lieu de le perforer), glissent entre lui et la substance cérébrale, mais restent constamment en dehors de la cavité ventriculaire.

ARTICLE III

MODE DE SEGMENTATION PÉRIPHÉRIQUE
SCISSURES ET CIRCONVOLUTIONS CÉRÉBRALES

L'écorce cérébrale (*cortex*), que l'on désigne encore sous le nom pittoresque de *pallium* ou *manteau des hémisphères*, est entièrement lisse chez un grand nombre d'animaux inférieurs, d'où le nom de *lissencéphales* qui a été donné à ces derniers par R. Owen. Chez les animaux supérieurs ou *gyrencéphales*, au contraire, elle présente de nombreuses saillies, que circonscrivent des dépressions plus ou moins profondes et plus ou moins anfractueuses. Ces saillies portent le nom de *circonvolutions* ou *plis*, et on appelle *scissures* ou *sillons* les anfractuosités qui les séparent et les limitent.

1° Valeur anatomique des circonvolutions. — L'apparition de plis sur le bloc cérébral, primitivement lisse et uni, témoigne d'un développement considérable de la substance grise qui constitue l'écorce et résulte de l'inégalité numérique qui existe entre la surface de cette écorce et la surface de la paroi osseuse contre laquelle elle doit s'appliquer. La comparaison suivante fera comprendre toute ma pensée : si sur une surface fixe, une planchette, par exemple, mesurant 50 centimètres carrés, nous cherchons à étaler une lame d'étoffe de même configuration et mesurant également 50 centimètres carrés, les deux surfaces s'appliqueront exactement l'une contre l'autre sans former le moindre pli. Mais si, au lieu de prendre une lame d'étoffe de 50 centimètres carrés, nous en prenons une de 100 centimètres carrés, celle-ci, ayant à s'étaler sur un plan d'une surface moitié moindre sans en dépasser les limites, devra nécessairement se plisser et se contourner sur elle-même. Or, c'est exactement ce qui se passe pour le cerveau des gyrencéphales, dont la superficie est beaucoup plus grande que la boîte osseuse qui le contient. L'harmonie entre les deux surfaces ne peut se rétablir qu'à la condition que l'une d'elles, celle qui est la plus étendue, la surface cérébrale par conséquent, se plisse et se contourne comme le faisait tout à l'heure notre lame d'étoffe. On a comparé bien souvent l'ensemble des circonvolutions cérébrales à la figure que l'on obtiendrait en introduisant dans le crâne, par le trou occipital, une vessie à parois très épaisses et dont la capacité serait beaucoup plus grande que celle de la cavité cranienne. La comparaison est peut-être un peu grossière, mais elle donne une idée suffisamment exacte de la signification morphologique des plis cérébraux chez les vertébrés supérieurs.

2° **Historique**. — L'homme est de tous les mammifères gyrencéphales celui qui présente les plis cérébraux à un plus haut degré de développement. Leur découverte, aussi vieille que l'observation elle-même, date certainement du jour où, pour la première fois, un anatomiste, à l'aide d'une scie ou d'un simple marteau, fit sauter une calotte cranienne et mit à nu l'encéphale. Mais jusqu'à ces dernières années, on se contentait de les mentionner, toute tentative pour les classer et les décrire venant échouer devant leur disposition, considérée alors comme essentiellement complexe et irrégulière.

A GRATIOLET revient incontestablement l'honneur d'avoir débrouillé ce chaos apparent des plis cérébraux et démontré que ces plis, loin d'être irréguliers, se développent, au contraire, suivant un type à la fois simple et constant. Sans doute, le mode de segmentation périphérique de l'écorce cérébrale présente, suivant les individus et peut-être aussi suivant les races, des différences notables. Mais ces différences, quelque profondes qu'elles soient, n'arrivent jamais à détruire le plan fondamental qui préside à cette segmentation : on peut les comparer, comme le dit fort justement Pozzi, à de simples variations sur un thème identique, à de simples oscillations autour d'une position d'équilibre qui reste, en définitive, toujours la même dans l'espèce.

C'est en étudiant comparativement le cerveau des animaux inférieurs et notamment le cerveau des primates, que GRATIOLET est arrivé à dégager le type fondamental des circonvolutions de l'homme. Le cerveau des singes, en effet, tout en présentant dans ses traits essentiels le même mode de segmentation que le cerveau humain, est beaucoup moins incisé, beaucoup moins riche en détails que ce dernier : il en est l'expression plus simple et pour ainsi dire schématique.

Les recherches de GRATIOLET ont été complétées après lui par BROCA, BISCHOFF, ECKER, PANSCH, TURNER, GIACOMINI, etc.; et nous possédons aujourd'hui, relativement aux circonvolutions cérébrales, une nomenclature à la fois très nette et très complète. Elle est adoptée, du reste, dans son ensemble et dans le plus grand nombre de ses détails, par la plupart des anatomistes.

3° **Définitions**. — Avant d'exposer cette nomenclature des plis cérébraux, il est indispensable de bien se fixer sur la valeur de certains termes et, par conséquent, de donner quelques définitions :

Nous désignerons, sous le nom de *lobes*, les divisions primaires des hémisphères cérébraux et appellerons *circonvolutions* les saillies plus ou moins flexueuses qui entrent dans la constitution des lobes. Parmi ces différentes circonvolutions, les unes sont constantes et à peu près fixes. A côté d'elles, nous rencontrerons des plis essentiellement mobiles et par cela même moins importants : nous les appellerons *plis de complication*, quand ils viendront grossir, dans une région donnée, le nombre des circonvolutions ordinaires ou fondamentales : *plis de passage* ou *plis anastomotiques*, quand ils relieront l'un à l'autre deux plis normaux ou même deux lobes.

En ce qui concerne les anfractuosités, elles sont de deux ordres : les unes séparent les lobes ; les autres, dans un lobe donné, séparent les unes des autres les circonvolutions qui constituent ce lobe. Nous donnerons aux premières le nom de *scissures interlobaires* ou, tout simplement, de *scissures*. Nous appellerons les secondes *scissures intergyraires* (de *gyrus*, circonvolution) où, plus simplement, *sillons*. Il est, enfin, des circonvolutions présentant à leur surface des sillons plus ou moins étendus et plus ou moins profonds, qui les divisent en plis secondaires : ce sont les sillons *intragyraires* ou *incisures*.

4° Nomenclature des circonvolutions. — Ces définitions étant bien comprises, nous pouvons aborder l'étude des circonvolutions et des anfractuosités cérébrales. Nous rappellerons tout d'abord que les deux hémisphères, étant constitués sur un même type, possèdent l'un et l'autre les mêmes éléments anatomiques, c'est-à-dire que les anfractuosités et les circonvolutions sont, des deux côtés, égales en nombre et semblablement disposées. Cette symétrie toutefois n'existe que dans les grandes lignes. Lorsqu'on descend aux détails, aux sillons et aux plis de second ordre, on voit la disposition anatomique différer sensiblement à droite et à gauche, et il s'en faut de beaucoup que le calque des circonvolutions pris sur l'un des hémisphères s'applique exactement sur celui du côté opposé. Cette asymétrie morphologique des deux moitiés du cerveau est généralement considérée, en anthropologie, comme un caractère de supériorité : elle paraît, en effet, s'exagérer chez les intellectuels; elle s'atténue, au contraire, chez les faibles d'esprit et chez les idiots, dont les hémisphères sont moins richement incisés, et, par cela même, plus semblables, plus symétriques. Chaque hémisphère pouvant être considéré comme un prisme triangulaire avec trois faces, interne, externe et inférieure, nous décrirons successivement ces circonvolutions et ces anfractuosités :

1° Sur la *face externe* des hémisphères ;
2° Sur leur *face interne;*
3° Sur leur *face inférieure.*

Nous terminerons cette description des circonvolutions cérébrales par l'étude de leur *structure*, de leurs *localisations fonctionnelles* et de leur *développement.*

§ I. — CIRCONVOLUTIONS DE LA FACE EXTERNE

La face externe du cerveau (fig. 501 et 502), fortement convexe, est limitée, en haut par le bord supérieur de l'hémisphère, en bas par son bord inférieur. Des trois faces de l'hémisphère cérébral, celle-ci, au point de vue spécial qui nous occupe, est de beaucoup la plus importante : c'est sur cette face, en effet, que se trouvent la plus grande partie des centres corticaux moteurs ou sensitifs. Nous étudierons tout d'abord les scissures interlobaires, puis les différents lobes que délimitent ces scissures.

A. — SCISSURES INTERLOBAIRES

La face externe de l'hémisphère nous présente trois scissures de premier ordre : la scissure de Sylvius, la scissure de Rolando, la scissure perpendiculaire externe.

1° Scissure de Sylvius. — La scissure de Sylvius, encore appelée en raison de ses grandes dimensions, la *vallée sylvienne*[1], prend naissance, comme nous l'avons déjà vu (p. 614), sur la face inférieure du cerveau, à la partie externe de l'espace quadrilatère perforé. Plus exactement, elle commence à l'angle externe de cet espace perforé.

De là, la scissure de Sylvius se dirige en dehors en décrivant une courbe à concavité postérieure, contourne le bord de l'hémisphère et remonte sur sa face externe. Changeant alors de direction, elle se porte en arrière et un peu en haut et se termine, soit en pointe, soit par une petite bifurcation, après avoir effectué sur la face externe de l'hémisphère cérébral un parcours de 8 ou 9 centimètres.

En arrivant sur la face externe de l'hémisphère, la scissure de Sylvius envoie en haut et en avant, dans le lobe frontal, deux prolongements, l'un et l'autre très courts. On les distingue, d'après leur situation, en antérieur et postérieur (fig. 499) : le *pro-longement antérieur* ou *horizontal* (1') se porte directement en avant dans l'épaisseur de la troisième circonvolution frontale; il mesure 2 ou 3 centimètres de longueur; le *prolongement postérieur* ou *ascendant* (1"), situé un peu en arrière du précédent, se dirige en haut et un peu en avant; il présente, lui aussi, une longueur de 2 ou 3 centimètres. Ces deux prolongements, étant divergents l'un par rapport à l'autre, interceptent entre eux un espace angulaire à sommet inférieur, que vient combler une portion de la troisième circonvolution fron-tale. Ils présentent du reste, suivant les sujets, quelques variations qu'il est im-portant de noter : tantôt ils s'implantent l'un et l'autre sur un pied commun à la manière des deux branches d'un **Y**; tantôt ils partent isolément de la scissure de Sylvius, affectant alors, soit la forme d'un **V** (quand le sommet est aigu), soit la forme d'un **U** (quand le sommet est arrondi).

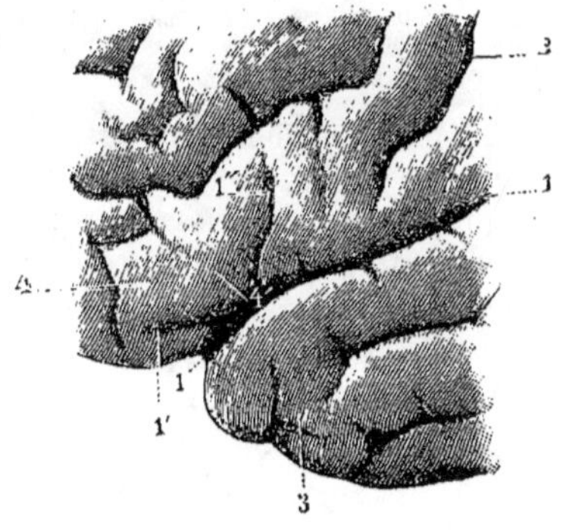

Fig. 499.

La scissure de Sylvius et ses prolongements.

1, 1, scissure de Sylvius. — 1', son prolongement horizontal. — 1", son prolongement vertical ou ascen-dant. — 2, scissure de Rolando. — 3, lobe temporal. — 4, troisième frontale, avec 4', le cap.

2° Scissure de Rolando. — La scissure de Rolando commence dans l'angle que forment la scissure précédente et son prolongement ascendant. De là, elle se dirige obliquement en haut et en arrière vers la grande scissure interhémisphérique. Sur quelques sujets, elle s'arrête à quelques millimètres au-dessous du bord supérieur de l'hémisphère ; mais, le plus souvent, elle atteint ce bord et s'y termine en formant une encoche plus ou moins profonde, qui empiète légèrement sur la face

[1] Broca, dans sa description du cerveau schématique, distingue la vallée sylvienne de la scissure de Sylvius. Pour lui, la *vallée sylvienne* n'est que la portion de la scissure qui répond à la base du cerveau : née de la partie externe de l'espace perforé, elle s'arrête en dehors au niveau d'une saillie antéro-postérieure, qui unit la pointe du lobe temporal à la partie externe du lobe orbitaire et qu'il appelle le *pli falciforme* ; ce pli falciforme, rudimentaire chez l'homme, mais très volu-mineux chez les animaux à odorat très développé, répond à la racine externe du nerf olfactif. Quant à la *scissure de Sylvius proprement dite*, elle serait formée par toute la portion de la scis-sure qui se trouve placée en arrière et au-dessus du pli falciforme. Une telle distinction n'a pas sa raison d'être, du moins en anatomie humaine, et dans notre description, nous considérerons la dénomination de vallée sylvienne comme un simple synonyme de scissure de Sylvius.

interne de l'hémisphère. La situation et le degré d'obliquité de la scissure de Rolando nous sont indiqués par les chiffres suivants que j'emprunte à Ch. Féré :

1° Distance de son extrémité   *a*. l'extrémité antérieure de l'hémisphère . . . . 111 mill.
supérieure à . . . .   *b*. l'extrémité postérieure de l'hémisphère 49

2° Distance de son extrémité   *a*. l'extrémité antérieure de l'hémisphère 71
inférieure à . . . .   *b*. l'extrémité postérieure de l'hémisphère . . . . 89 —

3° Distance en projection horizontale parcourue par la scissure. . . . . 40 -

Les mensurations de Passet (1882) et de Giacomini (1884) ont conduit leurs auteurs à des résultats qui concordent parfaitement avec les données précédentes : d'après Passet, la scissure de Rolando est séparée de l'extrémité antérieure du lobe frontal par une distance de 115 millimètres pour son extrémité supérieure, de 87 millimètres seulement pour son extrémité inférieure. Giacomini, à son tour, est arrivé, pour ces mêmes distances, aux chiffres de 111 millimètres et de 71 millimètres.

La scissure de Rolando est quelquefois rectiligne ; cette disposition est rare. Le plus souvent, elle décrit des flexuosités qui sont plus ou moins accusées suivant les sujets, mais qui sont assez constantes par leur nombre et par leur direction. Si nous suivons la scissure de son extrémité supérieure à son extrémité inférieure, nous la voyons tout d'abord se porter en bas et en avant, puis en bas et en arrière. Elle atteint ainsi la partie moyenne de l'hémisphère. Changeant alors de direction, elle se dirige de nouveau en bas et en avant, puis verticalement en bas. Au total, la scissure de Rolando s'infléchit trois fois sur elle-même, en formant à chacun de ces changements de direction une saillie, que Broca a désignée sous le nom de *genou*. On peut distinguer trois genoux : un genou supérieur, un genou moyen et un genou inférieur, le supérieur et l'inférieur regardant en avant, le moyen regardant en arrière. Autrement dit, la scissure de Rolando est concave en arrière à sa partie supérieure (fig. 500), concave en avant à sa partie moyenne et, de nouveau, concave en arrière à sa partie inférieure.

La longueur de la scissure de Rolando, mesurée en ligne droite de l'une de ses extrémités à l'autre, est de 9 centimètres en moyenne. Prise à l'aide d'un fil, en suivant soigneusement toutes les flexuosités de la scissure, cette longueur est naturellement plus élevée ; elle mesure, en moyenne, 118 millimètres chez l'homme, 113 millimètres chez la femme. La profondeur de la scissure varie, suivant les points où on l'examine, de 10 à 20 millimètres.

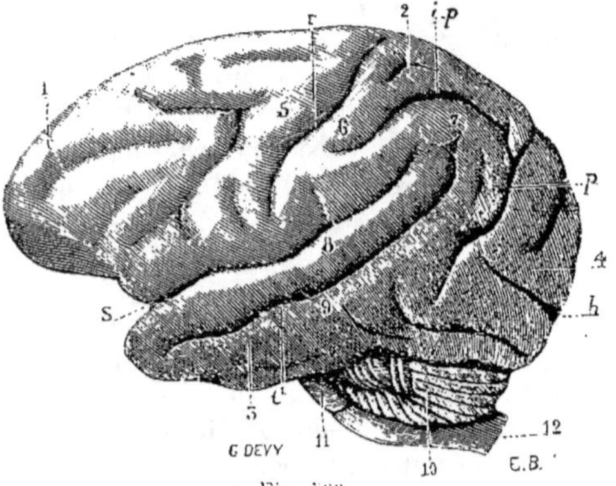

Fig. 500.

Cerveau d'un cynocéphale, vu par sa face latérale gauche.

S, scissure de Sylvius. — *r*. scissure de Rolando. — *pe*. scissure perpendiculaire externe. — *ip*. sillon interpariétal. — *h*. sillon de l'hippocampe. — 1. lobe frontal. — 2. lobe pariétal. — 3. lobe temporal. 4. lobe occipital. — 5. frontale ascendante. — 6. pariétale ascendante. 7, pli courbe. — 8. première temporale. — 9. deuxième temporale. — 10, cervelet. 11. protubérance. — 12. bulbe rachidien.

3° Scissure perpendiculaire externe. — La scissure perpendiculaire externe ou occipito-pariétale est située à la partie postérieure du cerveau. Elle se détache du bord supérieur de l'hémisphère, sur lequel elle tombe *perpendiculairement*, du moins chez les singes (d'où le nom qui lui a été donné).

De là, elle se dirige obliquement en bas et en avant et se termine, par une extrémité libre, un peu au-dessus du bord externe de l'hémisphère. Cette scissure, très visible chez les singes (fig. 500, *pe*) et appelée pour cette raison *fente simienne*, est masquée chez l'homme par des plis de passage (*plis de passage* de GRATIOLET), qui se portent transversalement du lobe occipital externe aux lobes temporal et pariétal. La scissure perpendiculaire externe se trouve ainsi réduite, dans la plupart des cas, à une simple encoche située sur le bord supérieur de l'hémisphère (fig. 501, 3 et 502, *pe*). Pour la retracer à nouveau sur notre face externe (tracé qu'il est absolument indispensable de faire pour la délimitation des lobes), il suffira de prolonger en bas et en avant l'encoche en question, en suivant, sur les plis de passage précités, un trajet exactement parallèle à la scissure perpendiculaire interne, scissure que nous étudierons plus tard (p. 650) sur la face interne de l'hémisphère et qui est remarquable, celle-là, par sa constance et sa netteté. C'est ce qui a été fait sur notre figure 501.

B. — LOBES ET CIRCONVOLUTIONS

Les trois scissures que nous venons de décrire, scissure de Sylvius, scissure de Rolando et scissure perpendiculaire externe, nous permettent de diviser la face externe de l'hémisphère en quatre grandes régions ou lobes, savoir : en avant, le *lobe frontal* ; en arrière, le *lobe occipital* ; en bas, le *lobe temporal* ; en haut, le *lobe pariétal*. A ces quatre lobes, qui sont toujours très visibles sans préparation aucune, nous en ajouterons un cinquième, le *lobe de l'insula*, qui est profondément situé dans la vallée de Sylvius et que l'on ne peut apercevoir qu'en écartant préalablement les deux lèvres de cette scissure.

1° **Lobe frontal.** — Le lobe frontal (fig. 501 et 502) occupe la partie antérieure de l'hémisphère et comprend toute la portion de la face externe qui est située en avant de la scissure de Rolando. Ses limites sont donc très précises, ce sont : en arrière, la scissure de Rolando ; en haut, le bord supérieur de l'hémisphère, fortement courbe ; en avant, l'extrémité antérieure du cerveau ; en bas, le bord externe de l'hémisphère, à peu près horizontal. Si nous jetons les yeux sur le lobe frontal, nous constatons tout d'abord la présence de deux sillons antéro-postérieurs ou longitudinaux, parallèles l'un et l'autre au bord supérieur de l'hémisphère : on les désigne sous les noms de *sillon frontal supérieur* et *sillon frontal inférieur*. Ces deux sillons, comme nous le montre la figure 501, prennent naissance un peu en avant de la scissure de Rolando et, de là, se dirigent d'arrière en avant vers l'extrémité antérieure de l'hémisphère. Au niveau de leur extrémité postérieure, chacun des deux sillons longitudinaux se bifurque en une branche ascendante et une branche descendante. Si nous réunissons ensemble ces différentes branches ascendantes et descendantes, nous arrivons à constituer un troisième sillon frontal, celui-là transversal et parallèlement dirigé à la scissure de Rolando : c'est le *sillon prérolandique*. Constatons tout de suite que ce sillon prérolandique est constitué par deux portions, l'une supérieure, l'autre inférieure, séparées l'une de l'autre par un pli de passage, qui, comme nous le verrons tout à l'heure, est une dépendance de la deuxième circonvolution frontale. Sur certains sujets, ce pli de passage disparaît et, dans ce cas, le sillon prérolandique est complet, je veux dire ininterrompu : moins long que la scissure de Rolando, il n'atteint pas, en haut, le bord supérieur de l'hémisphère et s'arrête, en bas, un peu au-dessus de la scissure de Sylvius. Les trois sillons que nous présente le lobe frontal décomposent ce

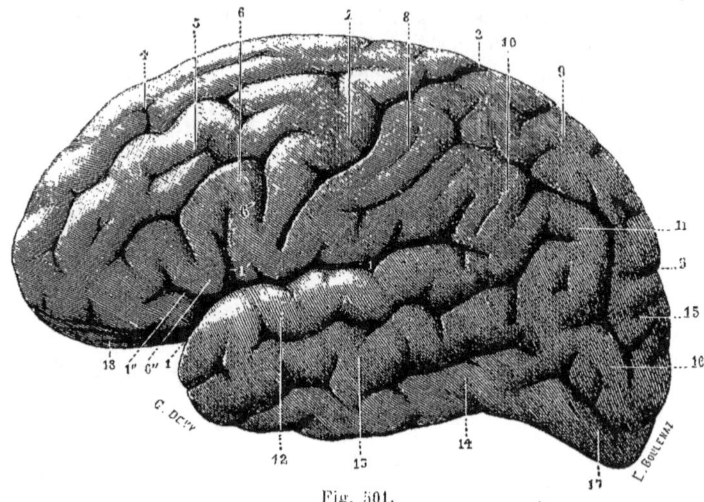

Fig. 501.

Face externe de l'hémisphère gauche.

1, scissure de Sylvius, avec : 1', sa branche ascendante et 1'', sa branche horizontale. — 2, scissure de Rolando. — 3, scissure perpendiculaire externe. — 4, première circonvolution frontale. — 5, deuxième circonvolution frontale. — 6, troisième circonvolution frontale, avec : 6' son pied ; 6'' le cap. — 7, circonvolution frontale ascendante. — 8, circonvolution pariétale ascendante. — 9, circonvolution pariétale supérieure. — 10, circonvolution pariétale inférieure ou lobule du pli courbe. — 11, pli courbe. — 12, première temporale. — 13, deuxième temporale. — 14, troisième temporale. — 15, première circonvolution occipitale. — 16, deuxième circonvolution occipitale. — 17, troisième circonvolution occipitale. — 18, lobe orbitaire, vu de profil.

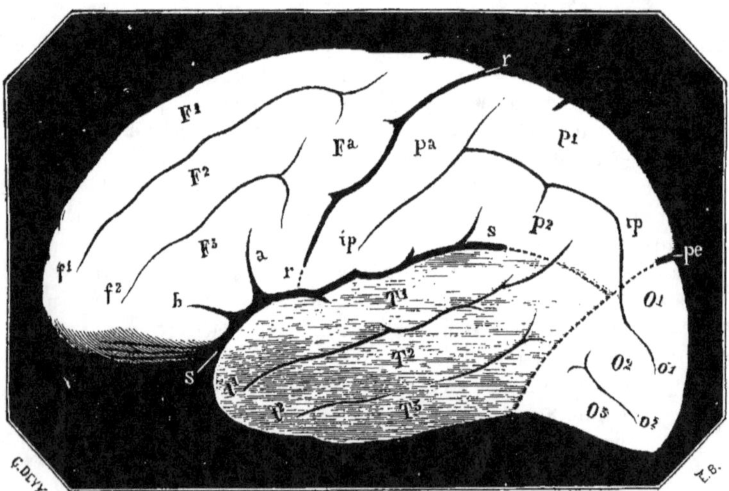

Fig. 502.

La même, avec ses différentes divisions (schéma).

(Le lobe frontal est en bleu ; le lobe pariétal est en vert ; le lobe occipital, en jaune ; le lobe temporal en rouge.)

s, scissure de Sylvius, avec : a, sa branche ascendante ; b, sa branche horizontale. — r, scissure de Rolando. — pe, scissure perpendiculaire externe. — f1, sillon frontal supérieur. — f2, sillon frontal inférieur. — ip, sillon interpariétal. — t1, sillon temporal supérieur. — t2, sillon temporal inférieur. — o1, sillon occipital supérieur. — o2, sillon occipital inférieur. — F1, première frontale. — F2, deuxième frontale. — F3, troisième frontale. — Fa, frontale ascendante. — P.a., pariétale ascendante. — P1, pariétale supérieure. — P2, pariétale inférieure. — O1, première occipitale. — O2, deuxième occipitale. — O3, troisième occipitale. — T1, première temporale. — T2, deuxième temporale. — T3, troisième temporale.

lobe en quatre circonvolutions, savoir : 1° une circonvolution à direction transversale, qui occupe la partie postérieure du lobe, la frontale ascendante ou quatrième frontale ; 2° trois circonvolutions à direction antéro-postérieure, qui sont placées en avant de la précédente et que l'on désigne sous les noms de première, deuxième et troisième frontales en allant de haut en bas.

A. Circonvolution frontale ascendante. — La circonvolution frontale ascendante (fig. 502, *F*ᵃ), encore appelée quelquefois quatrième circonvolution frontale ou circonvolution prérolandique, borde en avant la scissure de Rolando et, par conséquent, présente la même inclinaison, la même longueur et les mêmes flexuosités que cette scissure. Nettement délimitée en arrière par la scissure de Rolando, la frontale ascendante est moins bien délimitée en avant par le sillon prérolandique, lequel, comme nous l'avons vu tout à l'heure, est moins long que la scissure de Rolando et, d'autre part, est généralement interrompu sur un ou plusieurs points : grâce à ces interruptions, notre frontale ascendante entre en relation avec la partie postérieure ou pied des trois autres circonvolutions frontales, qui s'implantent sur elle. La circonvolution prérolandique occupe toute la hauteur du lobe frontal. Son extrémité inférieure ou *pied* répond à la lèvre supérieure de la scissure de Sylvius : elle s'unit, à ce niveau, à l'extrémité inférieure de la pariétale ascendante, par un pli de passage à direction transversale, que l'on désigne sous le nom de *pli de passage fronto-pariétal inférieur;* on l'appelle encore, en raison de ses rapports avec la scissure de Rolando, qu'elle ferme en bas, *l'opercule rolandique.* Son extrémité supérieure ou *tête* atteint le bord supérieur de l'hémisphère et, le dépassant, elle se continue, sur la face interne de ce même hémisphère, avec le lobule paracentral, que nous décrirons plus loin et qu'elle contribue à former : elle s'unit, à ce niveau, avec l'extrémité supérieure de la pariétale ascendante à l'aide d'un deuxième pli de passage, *le pli de passage fronto-pariétal supérieur.* Nous y reviendrons à propos de la pariétale ascendante (voy. *Lobe pariétal).*

B. Première circonvolution frontale. — La première circonvolution frontale (fig. 502, *F*¹), située au-dessus du premier sillon frontal, répond au bord supérieur de l'hémisphère, qu'elle longe dans toute son étendue. — En arrière, elle se détache de l'extrémité supérieure de la frontale ascendante, généralement par deux racines, l'une supérieure, l'autre inférieure. De ces deux racines, la supérieure, de beaucoup la plus importante, contribue à former le bord supérieur de l'hémisphère ; elle est constante et presque toujours superficielle. La racine inférieure (racine externe de quelques auteurs), plus petite et pour ainsi dire accessoire, est située au-dessous de la précédente ; elle n'est pas constante et, quand elle existe, elle est presque toujours profonde. — En avant, la première circonvolution frontale contourne l'extrémité antérieure du cerveau et se continue, au-dessous de cette extrémité, avec les circonvolutions du lobe orbitaire.

C. Deuxième circonvolution frontale. — La deuxième circonvolution frontale (fig. 502, *F*²), située au-dessous de la précédente, est délimitée, en haut, par le sillon frontal supérieur, en bas par le sillon frontal inférieur. — En arrière, elle prend naissance par deux racines : 1° une racine supérieure, constante, volumineuse, obliquement dirigée en bas et en arrière, qui s'implante sur la partie moyenne de la frontale ascendante ; 2° une racine inférieure, beaucoup plus petite, dirigée verticalement, le plus souvent profonde, qui provient, dans la grande majorité des cas, du pied de la troisième frontale. En avant, la deuxième circonvolution frontale se comporte comme la première : elle contourne l'extrémité antérieure de l'hémisphère et se continue avec les circonvolutions du lobe orbitaire. — Comparée à la première, la deuxième circonvolution frontale en diffère par son volume, qui est toujours plus considérable. Des sillons accessoires, les uns longitudinaux, les autres transversaux, la décomposent toujours en un certain nombre de plis secondaires. On rencontre même assez fréquemment, à sa partie moyenne, un sillon longitudinal (le *sillon frontal moyen*), qui occupe sa moitié antérieure ou ses deux tiers antérieurs et qui la divise en deux étages superposés.

En 1879, le professeur Benedikt (de Vienne) concluait, de l'examen de 12 cerveaux de criminels, que les lobes frontaux offrent le plus souvent chez eux quatre circonvolutions longitudinales, par suite du dédoublement de la première frontale. Quelque temps après, Hanot (*Gaz. méd.*, 1880, p. 47) constatait, lui aussi, sur un certain nombre de récidivistes, décédés à l'infirmerie centrale des prisons de la Seine, la présence de quatre circonvolutions frontales. Mais, contrairement à Benedikt, il considérait ce type quaternaire comme résultant d'un dédoublement, non pas de la première frontale, mais bien de la seconde.

Dans un nouveau mémoire, publié en 1880 (*Med. Centralblatt*, p. 849), Benedikt nous fait connaître les résultats de ses recherches sur 87 hémisphères de criminels. Ces résultats sont les suivants : 42 fois, il rencontre le type classique à trois circonvolutions ; 40 fois, il constate le type quaternaire, complet sur 27 hémisphères, incomplet sur les 13 autres ; enfin, sur 5 hémisphères, il compte cinq circonvolutions. Il constate aussi, comme l'avait fait Hanot, que le type quaternaire est créé le plus souvent (2 fois sur 3) par le dédoublement de la deuxième circonvolution frontale. Cherchant alors à interpréter l'anomalie par lui décrite, le savant professeur de Vienne n'hésite pas à considérer les quatre circonvolutions frontales du criminel comme les homologues des quatre circonvolutions qui caractérisent le cerveau des grands carnassiers ; et, dès lors, l'anomalie en question prend place naturellement parmi les anomalies dites *réversives*.

Dans une communication faite à la *Société d'Anthropologie de Bordeaux*, en 1886, Bouchard, après avoir constaté le type quaternaire sur trois cerveaux d'assassins, se range à l'opinion de Benedikt, et il conclut avec une grande netteté d'expression que « dans un grand nombre de cas, les criminels ne sont assassins qu'en raison de la forme et de la disposition de leurs circonvolutions frontales ».

La question, comme on le voit, est fort grave : elle ne tend à rien moins qu'à faire considérer les criminels qui possèdent une quatrième circonvolution frontale comme fatalement voués au crime par une disposition anatomique qu'ils apportent en naissant et, conséquemment, comme irresponsables.

Les études comparatives portant d'une part sur les cerveaux de criminels, d'autre part sur les cerveaux des sujets qui meurent dans les hôpitaux et viennent échouer dans nos salles de dissection, ne sont nullement favorables à cette théorie d'une perversité originelle et à peu près irrémédiable. Contrairement à Bouchard, qui n'aurait rencontré qu'une seule fois le type quaternaire dans ses salles de dissection, Ch. Féré, Corre, Falot nous déclarent que cette disposition est loin d'être rare. Je crois devoir ajouter, après examen de plusieurs centaines d'hémisphères, qu'elle est même très fréquente, et je suis heureux de pouvoir rapporter ici, en faveur de cette opinion, les statistiques d'un anatomiste dont on ne saurait contester la compétence en matière de circonvolutions cérébrales, le professeur Giacomini : sur 164 individus normaux, il a constaté le type quaternaire 24 fois, soit 14 p. 100 ; d'autre part, sur 56 criminels, il ne l'a rencontré que 5 fois, soit 8 p. 100.

La conclusion s'impose : le dédoublement de l'une des deux premières circonvolutions frontales, créant chez l'homme le type quaternaire, paraît être tout aussi fréquent chez les individus normaux que chez les criminels. Dès lors, la valeur que lui attribue Benedikt en anthropologie criminelle est purement hypothétique. Le caractère anatomique du criminel existe peut-être ; mais, à mon avis, son existence est encore à démontrer.

D. Troisième circonvolution frontale ou circonvolution de Broca. — La troisième circonvolution frontale (fig. 502, F^3) occupe la partie inférieure et externe du lobe frontal. Elle est nettement délimitée : 1° en haut, par le deuxième sillon frontal, qui la sépare de la deuxième circonvolution frontale ; 2° en arrière, par le sillon prérolandique, qui la sépare de la frontale ascendante ; 3° en bas, par le bord externe de l'hémisphère d'abord, puis par la scissure de Sylvius, dont elle forme la lèvre supérieure. Sa longueur est de 4 ou 5 centimètres ; sa hauteur, de 2 centimètres à 2 centimètres et demi. Elle est richement incisée, remarquablement flexueuse et, au premier abord, fort irrégulière. Si nous la suivons d'arrière en avant pour prendre une notion exacte de son mode de constitution et de son trajet, nous voyons (fig. 502) qu'elle prend naissance, par un pli de passage relativement étroit, sur le pied de la frontale ascendante. De là, elle se porte en bas et en avant,

contourne l'extrémité inférieure du sillon prérolandique et remonte ensuite, par un trajet vertical, jusqu'au deuxième sillon frontal. Se dirigeant alors d'arrière en avant, elle contourne successivement les deux prolongements postérieur et antérieur de la scissure de Sylvius (p. 631) et vient se terminer sur le bord externe de l'hémisphère au niveau de l'extrémité antérieure de la deuxième circonvolution frontale. On peut distinguer à la troisième frontale trois parties : une partie antérieure, une partie moyenne et une partie postérieure.

a. *Partie antérieure ou tête.* — La partie antérieure ou tête comprend toute la portion de la troisième frontale qui se trouve située en avant du prolongement

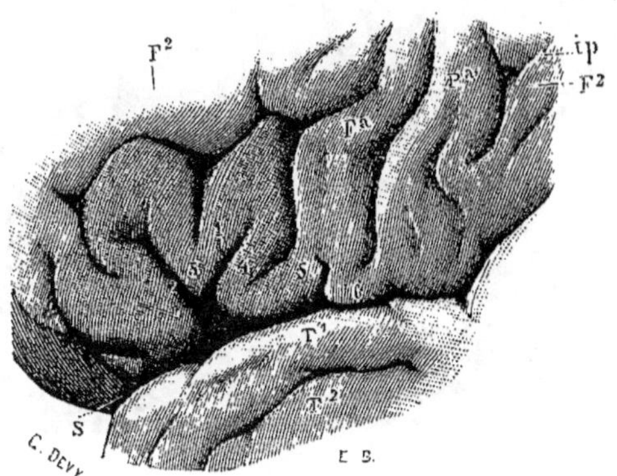

Fig. 503.

Troisième circonvolution frontale ou circonvolution de Broca (hémisphère gauche).

(La circonvolution de Broca est teintée en rose.)

Fa. frontale ascendante. — Pa, pariétale ascendante. — F². deuxième frontale. — T¹, première temporale. — P², lobule pariétal inférieur. — S. scissure de Sylvius. — r. scissure de Rolando. — ip, sillon interpariétal. — 1. branche ascendante de la scissure de Sylvius. — 2 branche horizontale de la scissure de Sylvius. — 3. cap. — 4. pied de la troisième frontale. — 5. sa fusion avec le pied de la frontale ascendante. — 6. fusion du pied de la frontale ascendante avec le pied de la pariétale ascendante.

antérieur de la scissure de Sylvius. Elle est ordinairement représentée par une masse triangulaire ou ovalaire, qu'une incisure oblique en bas et en arrière, émanation du deuxième sillon frontal, divise en deux plis secondaires. Elle est peu importante.

b. *Partie moyenne ou cap.* — La partie moyenne, comprise entre le prolongement ascendant et le prolongement antérieur ou horizontal de la scissure de Sylvius, porte le nom, nous verrons pourquoi tout à l'heure, de *cap de la troisième frontale*. Le cap affecte naturellement, comme l'espace angulaire qui le renferme, la forme d'un coin dont le sommet se dirige obliquement en bas et un peu en arrière. Ce sommet, tantôt pointu, tantôt arrondi et mousse, s'avance dans la scissure de Sylvius, comme s'avancent en pleine mer ces langues de terre appelées *caps*, d'où ce nom de *cap* donné à la portion moyenne de la troisième frontale. Quant à la base, elle répond au deuxième sillon frontal : ce sillon envoie ordinairement dans le cap une branche descendante, *l'incisure du cap* (fig. 503), qui divise celui-ci en deux parties, l'une antérieure, l'autre postérieure. Deux plis de passage, généralement peu développés et presque toujours profonds, relient chacune des parties du cap à la deuxième circonvolution frontale.

c. *Partie postérieure ou pied.* — La portion de la troisième frontale, située en arrière du cap, constitue le *pied* de cette circonvolution. De forme quadrilatère, plus haut que large, le pied est en rapport : 1° en arrière, avec la frontale ascendante, dont il est séparé, dans la plus grande partie de son étendue, par le sillon prérolandique, à laquelle il est uni, à sa partie tout inférieure, par un pli de passage (fig. 503, 5) déjà signalé plus haut ; 2° en avant, avec le cap, dont il est séparé, dans ses deux tiers inférieurs, par le prolongement ascendant de la scissure de Sylvius ; 3° en bas, avec la scissure de Sylvius, dont elle forme la lèvre supérieure : 4° en haut, avec le deuxième sillon frontal, qui le sépare de la deuxième circonvo-

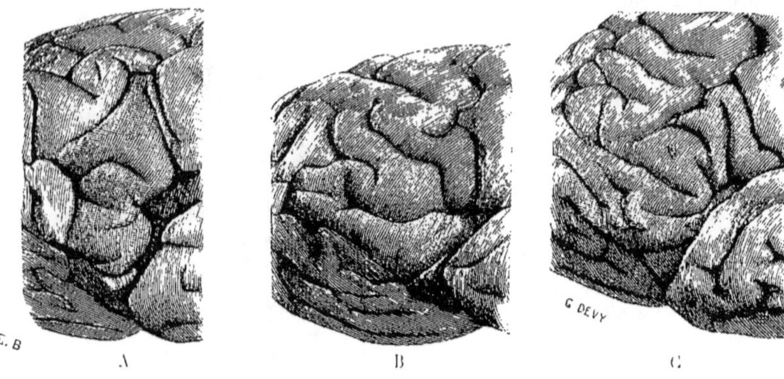

Fig. 504.

Variétés du pied de la troisième frontale chez l'homme (d'après Hervé).

Troisième frontale : A, chez un Esquimau ; B, chez un nègre d'Egypte ; C, sur l'hémisphère gauche de Gambetta.

lution frontale. Ainsi entendu, le pied de la troisième frontale présente, dans son développement, de grandes variations individuelles et il suffit, pour s'en convaincre, de jeter les yeux sur la figure 504, où se trouvent représentés trois cerveaux, d'un type ethnique bien différent : le cerveau d'un Esquimau, le cerveau d'un nègre d'Egypte et celui de Gambetta. Quand le pied de la troisième frontale est bien développé, on voit ordinairement à sa surface (fig. 504, C) un sillon plus ou moins long et plus ou moins profond, qui le parcourt de bas en haut et d'avant en arrière : c'est le *sillon diagonal* d'Eberstaller. Ce sillon, quand il existe, divise le pied en deux moitiés, l'une et l'autre triangulaires, mais orientées en sens inverse : la moitié postérieure, celle qui avoisine la frontale ascendante, a sa base en bas, son sommet en haut ; c'est le contraire pour la moitié antérieure. C'est dans la troisième circonvolution frontale et plus spécialement dans son extrémité postérieure ou pied, que Broca a localisé depuis déjà longtemps l'importante fonction du langage articulé : aussi, dans le langage physiologique ou clinique, donne-t-on souvent à cette circonvolution, et cela à juste titre, le nom de *circonvolution de Broca*.

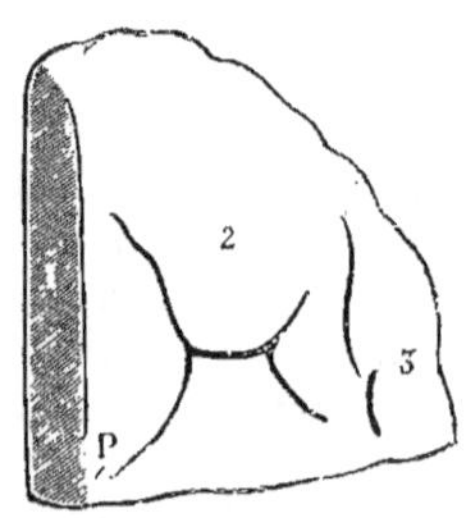

Fig. 505.

Schéma représentant, d'après Hervé, le mode de terminaison des trois circonvolutions frontales sur le lobe orbitaire.

1, circonvolution olfactive interne, continuant la première frontale. — 2, partie antérieure du lobe orbitaire, continuant la deuxième frontale. — 3, troisième circonvolution frontale (teinte en rouge), contournant l'extrémité postérieure du sillon orbitaire externe, se plaçant ensuite dans l'écartement des deux branches postérieures du sillon cruciforme et s'étendant jusqu'à l'extrémité postérieure du sillon olfactif. — P, point de convergence des trois circonvolutions frontales (*pôle frontal* d'Hervé).

La circonvolution de Broca, comme les deux premières circonvolutions frontales, se prolonge sur le lobe orbitaire. La partie externe de ce lobe lui appartient manifestement. D'après Hervé (*Th. de Paris*, 1888), il faudrait lui rattacher encore toute la portion du lobe orbitaire qui se trouve comprise entre le sillon cruciforme et la vallée sylvienne. La portion orbitaire de la troisième frontale se composerait donc (fig. 505) de deux portions, l'une externe à direction antéro-postérieure, l'autre postérieure à direction transversale. Cette dernière portion s'étendrait, en dedans, jusqu'à l'extrémité postérieure du sillon olfactif ; et, comme à ce même point aboutissent encore la première et la deuxième circonvolutions frontales, l'extrémité postérieure du sillon olfactif deviendrait ainsi, pour Hervé, le véritable *pôle frontal*.

D'autre part, contrairement à l'opinion classique et d'accord en cela avec les conclusions de Meynert et de Rüdinger, le même anatomiste admet qu'il n'existe, ni chez les cébiens, ni chez les pithéciens, de formation comparable à la circonvolution de Broca. Cette circonvolution fait sa première apparition chez les anthropoïdes : encore y existe-t-elle à l'état rudimentaire. Ce n'est que chez l'homme qu'elle acquiert brusquement le développement considérable qui la caractérise. En ce qui concerne son développement chez le fœtus humain, la circonvolution de Broca fait complètement défaut jusqu'au cinquième mois. Elle se développe ensuite lentement, graduellement : sur ce point, comme sur tant d'autres, le développement individuel reproduit exactement les phases successives du développement dans la série. Le lecteur trouvera, en outre, dans le mémoire d'Hervé, de nombreuses et remarquables observations sur les variations morphologiques que présente le centre du langage articulé chez les inférieurs (idiots, microcéphales, sourds-muets, races sauvages) et chez les intellectuels : plus ou moins rudimentaire chez les premiers, ce centre présente chez les seconds une complexité qui est, d'une façon générale, corrélative à la puissance de la fonction.

Voyez, au sujet de la circonvolution de Broca, Giacomini, *Guida allo studio della circonvol. cerebrali*. 2° édit., Turin, 1884 ; Rüdinger, *Ein Beitrag z. Anatomie des Sprachcentrums*, Stuttgart, 1882 ; M. Duval, *L'aphasie depuis Broca*, Paris, 1887 ; Hervé, *La circonvolution de Broca*, Th., Paris, 1888.

2° Lobe occipital. — Le lobe occipital (fig. 501 et 502) est situé à la partie la plus reculée de l'hémisphère. Chez les singes (fig. 500), ce lobe est nettement délimité en avant par la scissure perpendiculaire externe et coiffe le lobe pariétal à la manière d'une *calotte*. Mais il n'en est pas de même chez l'homme, où la scissure perpendiculaire externe est constamment masquée par des plis de passage longitudinaux, souvent très complexes. La limite antérieure du lobe occipital, toute conventionnelle, est donc représentée chez lui par une ligne fictive, qui suit le trajet de la scissure disparue. Cette ligne devant être parallèle à la scissure perpendiculaire interne, il sera toujours facile de la tracer : car cette dernière scissure est, chez tous les sujets, très nettement marquée sur la face interne de l'hémisphère. Sur tout le reste de son pourtour, le lobe occipital est circonscrit par le bord même de l'hémisphère cérébral.

Envisagé au point de vue de son mode de segmentation, le lobe occipital nous présente deux sillons, l'un supérieur, l'autre inférieur. — Le *sillon occipital supérieur* (fig. 502, o^1) continue, dans la plupart des cas, un sillon longitudinal que nous étudierons tout à l'heure dans le lobe pariétal sous le nom de sillon interpariétal. Il se dirige obliquement en bas et en arrière vers le pôle occipital de l'hémisphère et se termine un peu avant de l'atteindre. — Le *sillon occipital inférieur* (fig. 502, o^2), situé au-dessous du supérieur, suit une direction antéropostérieure. Il se termine, comme le précédent, un peu en avant du pôle occipital. — Ces deux sillons délimitent, dans le lobe occipital, trois circonvolutions longitudinales superposées. On les désigne sous les noms de première, deuxième et troisième circonvolutions occipitales, en allant du haut en bas :

A. Première circonvolution occipitale. — La première circonvolution occipitale (fig. 502, O^1) comprend toute la portion de notre lobe occipital qui est située au-dessus du sillon occipital supérieur. Elle s'étend, parallèlement au bord supérieur de l'hémisphère, depuis la scissure perpendiculaire externe, où elle s'unit à la circonvolution pariétale supérieure, jusqu'à l'extrémité postérieure de l'hémisphère.

B. Deuxième circonvolution occipitale. — La deuxième circonvolution occipitale (fig. 502, O^2) est comprise entre les deux sillons occipitaux. Elle fait suite en avant (la scissure perpendiculaire externe n'étant pas visible) à la circonvolution pariétale inférieure. De là, elle se porte obliquement en arrière et en bas pour se terminer au pôle occipital.

C. Troisième circonvolution occipitale. — La troisième circonvolution occipitale (fig. 502, O³), située au-dessous du sillon occipital inférieur, longe le bord externe de l'hémisphère. Son extrémité postérieure se confond, comme pour les deux premières occipitales, avec le pôle occipital de l'hémisphère. Son extrémité antérieure, ordinairement mal délimitée, est indiquée, sur certains sujets, par une encoche plus ou moins marquée, qui entaille le bord externe de l'hémisphère et à laquelle on donne le nom, très significatif du reste, d'*incisure préoccipitale*.

Nous devons ajouter, en ce qui concerne le mode de segmentation du lobe occipital, que les deux sillons occipitaux sont à la fois incomplets, peu profonds et plus ou moins ramifiés. Il en résulte que les circonvolutions occipitales se trouvent toujours reliées entre elles par un certain nombre de plis anastomotiques et sont par cela même peu distinctes.

3° Lobe temporal. — Le lobe temporal (fig. 501 et 502) occupe la partie inférieure de l'hémisphère. Il est limité : en arrière, du côté du lobe occipital, par la ligne fictive qui représente la scissure perpendiculaire externe, disparue chez l'homme ; en avant, par le pôle temporal de l'hémisphère (p. 613) ; en bas, par le bord inférieur de l'hémisphère ; en haut, par la scissure de Sylvius, qui le sépare nettement du lobe pariétal.

Le lobe temporal nous présente deux sillons, que l'on désigne sous les noms de sillon temporal supérieur et sillon temporal inférieur. — *Le sillon temporal supérieur* (fig. 502, *t*), encore appelé *sillon parallèle* parce qu'il suit un trajet parallèle à la scissure de Sylvius, prend naissance, en avant, à 8 ou 10 millimètres du pôle temporal. De là, il se dirige obliquement en arrière et en haut et vient se terminer à la limite du lobe pariétal, en arrière et un peu au-dessus de l'extrémité postérieure de la scissure de Sylvius. Le sillon temporal supérieur est constant, très profond, rarement interrompu par des plis anastomotiques, facilement reconnaissable par conséquent. — *Le sillon temporal inférieur* (fig. 502, *t²*) suit la même direction que le sillon précédent, au-dessous duquel il est situé. Il est peu profond et interrompu, sur les points les plus divers, par des plis anastomotiques, verticaux et plus ou moins obliques.

Les deux sillons temporaux que nous venons de décrire circonscrivent dans le lobe temporal trois circonvolutions, comme eux longitudinales, que l'on distingue en première, deuxième et troisième, en allant de haut en bas :

A. Première circonvolution temporale. — La première circonvolution temporale (fig. 502, T¹) longe la scissure de Sylvius, dont elle constitue la lèvre inférieure. Nettement délimitée en haut par cette dernière scissure, elle est non moins nettement délimitée, en bas, par le sillon parallèle, qui la sépare de la deuxième temporale. La première temporale, simple, peu flexueuse, presque rectiligne, s'étend sans interruption du pôle temporal à l'extrémité postérieure de la scissure de Sylvius. Là, elle s'infléchit en haut et, contournant cette dernière scissure, elle se continue avec le lobe pariétal.

B. Deuxième circonvolution temporale. — La deuxième circonvolution temporale (fig. 502, T²) se trouve comprise entre les deux sillons temporaux. Située immédiatement au-dessous de la précédente, elle suit la même direction et présente à peu de chose près la même longueur. Elle s'unit, en arrière, avec une circonvolution importante du lobe pariétal que nous décrirons tout à l'heure, le *pli courbe*.

C. Troisième circonvolution temporale. — La troisième circonvolution temporale (fig. 502, T³) est située au-dessous de la deuxième, dont elle est séparée par le sillon temporal inférieur. Elle répond au bord externe de l'hémisphère et empiète même en grande partie sur sa face inférieure. En arrière, elle est délimitée par l'incisure préoccipitale (p. 640), quand cette incisure existe. Elle se continue, au-dessus de l'incisure, avec la troisième occipitale.

4° Lobe pariétal. — Compris entre les trois lobes précédents, le lobe pariétal (fig. 501 et 502) occupe la région moyenne et supérieure de l'hémisphère. Il est circonscrit : en haut, par le bord supérieur de l'hémisphère ; en bas, par la scissure de Sylvius, qui le sépare du lobe temporal ; en avant, par la scissure de Rolando, qui le sépare du lobe frontal ; en arrière, par la scissure perpendiculaire externe, au delà de laquelle se trouve le lobe occipital.

Le lobe pariétal est parcouru dans toute son étendue par un sillon profond, le *sillon interpariétal*. Ce sillon (fig. 502, *ip*) commence dans l'angle que forment, en s'écartant l'une de l'autre, la scissure de Rolando et la scissure de Sylvius. De là, il se dirige d'abord en haut et en arrière, parallèlement à la scissure de Rolando ; puis, s'infléchissant sur lui-même, il se porte directement en arrière, jusqu'à la scissure perpendiculaire externe ou même jusque dans le lobe occipital. Il décrit ainsi, en plein lobe pariétal, une longue courbe dont la concavité regarde en arrière et en bas. Au moment où il change de direction, le sillon interpariétal abandonne un prolongement ascendant, qui se porte vers le bord supérieur de l'hémisphère et s'en rapproche plus ou moins, sans toutefois l'atteindre. Ce *prolongement ascendant du sillon interpariétal* est à peu près constant, mais il est très souvent interrompu, à son origine, par un pli de passage transversal.

Le sillon interpariétal et son prolongement ascendant décomposent le lobe pariétal en trois circonvolutions, savoir : la pariétale ascendante, la pariétale supérieure et la pariétale inférieure.

A. Circonvolution pariétale ascendante. — La circonvolution pariétale ascendante ou *circonvolution post-rolandique* (fig. 502, P³) borde, en arrière, la scissure de Rolando, qui lui forme une ligne de démarcation très nette. Elle est limitée, d'autre part, à sa partie postérieure, par la portion initiale du sillon interpariétal et par le prolongement ascendant qu'émet ce dernier sillon au moment où il change de direction pour devenir horizontal. — A l'extrémité supérieure de la scissure de Rolando, la pariétale ascendante s'infléchit en avant et se continue, sans ligne de démarcation aucune, avec l'extrémité supérieure de la frontale ascendante, déjà décrite : le pli de passage qui unit ainsi les deux circonvolutions ascendantes et qui est placé le plus souvent sur la face interne de l'hémisphère (nous le retrouverons donc plus loin), a reçu le nom de *pli de passage fronto-pariétal supérieur*. — Il en est absolument de même à l'extrémité inférieure de la scissure rolandique : les deux circonvolutions précitées s'unissent ensemble, au-dessous de la scissure, à l'aide d'un pli de passage transversal, le *pli de passage fronto-pariétal inférieur* ou *opercule rolandique*. — Il résulte d'une pareille disposition que la circonvolution frontale ascendante ou prérolandique et la circonvolution pariétale ascendante ou postrolandique, réciproquement fusionnées au niveau de leur tête et au niveau de leur pied, décrivent dans leur ensemble un immense ovale, dont la partie centrale, excavée en forme de sillon linéaire, n'est autre chose que la scissure de Rolando.

B. Circonvolution pariétale supérieure. — La circonvolution pariétale supérieure, encore appelée *lobule pariétal supérieur* (fig. 502, P'), se trouve comprise entre le bord supérieur de l'hémisphère et le sillon interpariétal, dont elle constitue la lèvre supérieure. — En avant, elle répond à la pariétale ascendante, sur laquelle elle s'implante par une ou deux racines. Dans l'intervalle de ces racines, elle est séparée de la pariétale ascendante par le prolongement ascendant du sillon interpariétal. — En arrière, la circonvolution pariétale supérieure s'arrête naturellement à l'encoche qui représente, chez l'homme, le vestige de la scissure perpendiculaire externe ou fente simienne. Au-dessous de cette encoche, elle se relie au lobe occipital par un pli de passage (*pli de passage pariéto-occipital supérieur*), que nous étudierons plus loin. — Envisagée au point de vue de sa configuration extérieure, la circonvolution pariétale supérieure nous présente constamment plusieurs sillons superficiels, les uns longitudinaux, les autres transversaux, qui la divisent en un certain nombre de plis secondaires plus ou moins flexueux.

C. Circonvolution pariétale inférieure, pli courbe. — La circonvolution pariétale inférieure (fig. 502, P²), encore appelée *lobule pariétal inférieur* ou *lobule du pli courbe* (nous verrons tout à l'heure pourquoi), comprend toute la portion du lobe pariétal, qui est située au-dessous du sillon interpariétal. Elle prend naissance en avant, par une racine plus ou moins développée, mais à peu près constante, sur le pied de la frontale ascendante. De là, elle se porte en arrière, longe dans toute son étendue la scissure de Sylvius et se continue, à l'extrémité postérieure de cette scissure, avec la première circonvolution temporale.

Du point où se fait cette union de la pariétale inférieure et de la première temporale, s'échappe un pli fort important qui, en raison de sa direction, a reçu de Gratiolet le nom de *pli courbe*. Ce pli courbe (fig. 506,7) se dirige d'abord en arrière et en haut ; puis, il s'infléchit en bas et en avant, en contournant l'extrémité postérieure du sillon parallèle, et finalement se continue avec la deuxième circonvolution temporale. Dans son ensemble, le pli courbe affecte donc la forme d'un U couché (⊃), dont la concavité, dirigée en avant et en bas, coifferait l'extrémité postérieure du sillon parallèle. Un moyen pratique de reconnaître toujours le pli courbe consiste à introduire l'index dans le sillon parallèle et à suivre ce sillon en allant d'avant en arrière : la première circonvolution qui arrête le doigt, au voisinage de l'extrémité postérieure de la scissure de Sylvius, n'est autre que le pli en question.

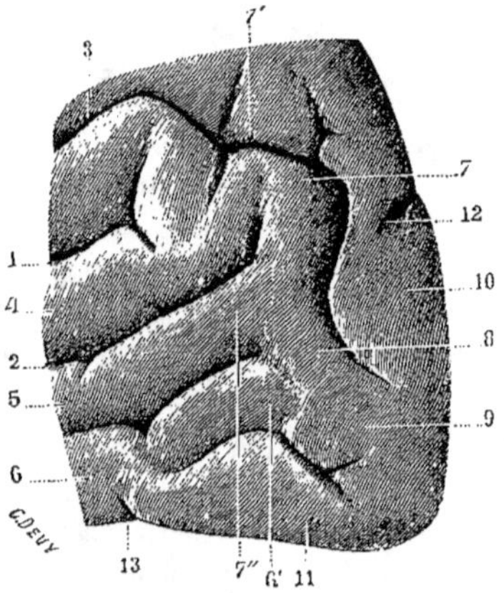

Fig. 506.

Le pli courbe.

1, scissure de Sylvius. — 2. sillon parallèle. — 3. sillon interpariétal. — 4. premier temporal. — 5, deuxième temporal. — 6. troisième temporal. — 7, pli courbe, teinté en bleu, avec : 7', sa branche supérieure ; 7", sa branche inférieure. — 8, son prolongement pour la deuxième occipitale 9. — 10, première occipitale. — 11. troisième occipitale. — 12. scissure perpendiculaire externe. — 13, incisure préoccipitale.

Ainsi entendu, le pli courbe nous présente, comme l'U majuscule couché, auquel nous l'avons comparé tout à l'heure, une branche supérieure, une branche inférieure et une partie moyenne : sa branche supérieure, nous l'avons dit, prend naissance au point de jonction des deux circonvolutions marginales de la scissure sylvienne ; sa branche inférieure se fusionne, en arrière du sillon parallèle, avec la deuxième temporale ; quant à sa partie moyenne, elle laisse échapper en arrière et en bas un prolongement plus ou moins flexueux, qui vient se perdre dans le lobe occipital : c'est le *pli de passage pariéto-occipital inférieur*, sur lequel nous reviendrons dans un instant.

Comme on le voit, le pli courbe est un trait d'union entre les trois circonvolutions pariétale inférieure, deuxième temporale et deuxième occipitale ; et, comme ce pli courbe appartient réellement, par son origine, à la pariétale inférieure, certains auteurs donnent à cette dernière circonvolution le nom de *lobule du pli courbe*. On ne confondra pas lobule du pli courbe et pli courbe : le pli courbe est un pli de passage, unissant entre eux trois lobes voisins : le lobule du pli courbe n'est autre que la circonvolution pariétale inférieure, la circonvolution où le pli courbe prend son origine.

Plis de passage de Gratiolet. — Maintenant que les trois lobes postérieurs du cerveau nous sont connus, nous pouvons aborder la description des plis de passage qui mettent le lobe occipital en continuité avec les deux autres. Ces plis de passage, bien décrits par Gratiolet, sont au nombre de quatre (fig. 507) : les deux premiers, en allant de haut en bas, unissent le lobe pariétal au lobe occipital, ce sont les *plis pariéto-occipitaux* ; les deux autres s'étendent du lobe temporal au lobe occipital, ce sont les *plis temporo-occipitaux*.

Les deux plis de passage temporo-occipitaux existent chez tous les primates, assez minces chez les singes inférieurs, plus développés chez les anthropoïdes, plus développés encore et beaucoup plus flexueux chez l'homme. Ils n'ont, au point de vue morphologique, qu'une valeur secondaire.

Les plis pariéto-occipitaux ont plus d'importance : le premier répond au bord supérieur de l'hémisphère et réunit la pariétale supérieure à la première occipitale. Le second s'étend du pli courbe à la deuxième occipitale. Sur le cerveau humain, ces deux plis sont l'un et l'autre très développés et *superficiels;* ils masquent presque entièrement la scissure perpendiculaire externe qui, de ce fait, se trouve réduite le plus souvent à une simple encoche creusée sur le bord supérieur de l'hémisphère. On les retrouve encore sur un grand nombre d'anthropoïdes : mais l'un d'eux seulement est superficiel; l'autre est profondément situé dans la scissure perpendiculaire externe, qui devient ainsi plus apparente parce qu'elle est plus étendue.

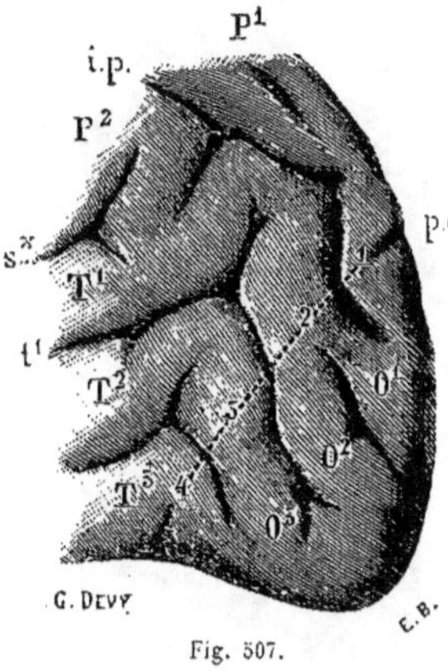

L'existence de deux plis de passage superficiels entre le lobe occipital et le lobe pariétal est donc une disposition morphologique spéciale à l'homme. C'est là, il faut bien le reconnaître, un caractère distinctif entre le cerveau de l'homme et celui des singes. Mais il ne faudrait pourtant pas en exagérer la valeur : car, comme le dit fort judicieusement Broca, si « la présence ou l'absence d'un pli est un fait digne d'attention, la position plus ou moins superficielle de ce pli n'est qu'un fait secondaire, si ses connexions et sa structure restent les mêmes ». Du reste, il est un groupe de singes, les atèles, chez lesquels nous rencontrons, comme chez l'homme, deux plis pariéto-occipitaux, l'un et l'autre superficiels. D'autre part, il n'est pas extrêmement rare, chez l'homme, de voir l'un de ces plis ou même tous les deux s'amincir, abandonner la région superficielle et se dissimuler alors dans le fond d'une scissure perpendiculaire externe considérablement agrandie. Ici encore la distance qui existe entre les singes et l'homme est minime et ne saurait porter atteinte à la nomenclature, aujourd'hui classique, qui réunit hommes et singes dans un même groupe zoologique, l'ordre des primates.

Fig. 507.

Plis de passage de Gratiolet.

p. e., scissure perpendiculaire externe. — *i. p.*, scissure interpariétale. — S. scissure de Sylvius. — t¹, scissure parallèle. — T¹, première temporale. — T², deuxième temporale. — T³, troisième temporale. — P¹, pariétale supérieure. — P², pariétale inférieure. — O¹, première occipitale. — O², deuxième occipitale. — O³, troisième occipitale. (La ligne pointillée indique le trajet de la scissure perpendiculaire externe, interrompue par : 1 et 2, premier et deuxième plis de passage pariéto-occipitaux : 3 et 4, premier et deuxième plis de passage temporo-occipitaux.)

5° Lobe de l'insula — Lorsqu'on écarte l'une de l'autre les deux lèvres de la scissure de Sylvius (fig. 510), on voit surgir du fond de cette scissure ou vallée un nouveau groupe de circonvolutions, dont l'ensemble, complètement isolé à la manière d'une île, est désigné, depuis Reil, sous le nom d'*insula*.

L'insula de REIL est encore appelé *lobe* ou *lobule de l'insula, lobule central, lobule du corps strié*.

Le lobe de l'insula n'occupe pas toute l'étendue de la scissure de Sylvius. Au-dessous de lui se trouve la portion initiale de cette scissure ou *région pré-insulaire*. De même, au delà des dernières circonvolutions de l'insula s'étend la portion postérieure de la scissure ou *région rétro-insulaire*. Nous procéderons par ordre et décrirons successivement :

1° La région préinsulaire ;

2° Le lobe de l'insula proprement dit ;

3° La région rétro-insulaire.

1° RÉGION PRÉINSULAIRE. — Si, sur un cerveau reposant sur sa face convexe, nous soulevons l'extrémité antérieure du lobe temporal (fig. 508) pour avoir sous les yeux le fond de la scissure de Sylvius, nous constatons, au niveau du point où cette scissure passe de la face inférieure de l'hémisphère sur la face externe, nous constatons, dis-je, la présence d'un pli, à la fois très court et très profond, qui unit l'extrémité antéro-externe de la circonvolution de l'hippocampe (p. 659) à la partie externe du lobe frontal. C'est le *pli falciforme* de BROCA, rudimentaire chez l'homme, très volumineux au contraire chez les animaux qui ont l'odorat développé (animaux osmatiques). Sur lui, chemine la racine externe du nerf olfactif.

Ce pli, doublement incliné à la manière d'un toit (EBERSTALLER), nous présente en conséquence deux versants : un versant interne, qui se dirige en dedans et se confond graduellement avec l'origine de la scissure sylvienne ; un versant externe, qui regarde la face externe de l'hémisphère et qui sert pour ainsi dire de base aux circonvolutions de l'insula.

Notre région préinsulaire est encore appelée le *limen* ou *seuil de l'insula*, dénomination aussi exacte que significative.

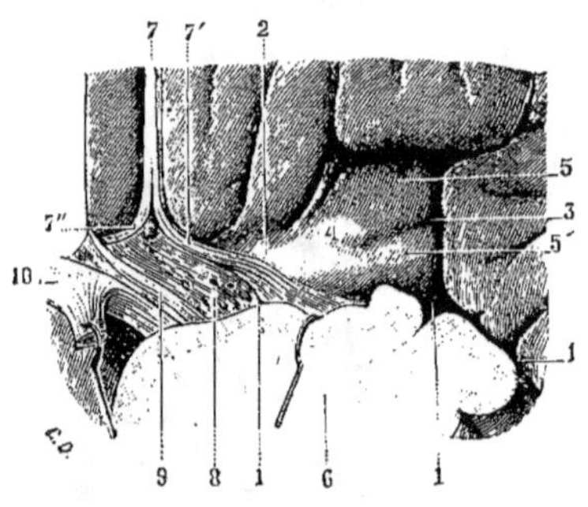

Fig. 508.

Portion préinsulaire de la scissure de Sylvius, vue sur la face inférieure du cerveau, après résection de la pointe du lobe temporal.

1, 1, scissure de Sylvius. — 2, repli falciforme. — 3, grand sillon de l'insula. — 4, pôle de l'insula. — 5, lobule antérieur et 5', lobule postérieur de l'insula. — 6, lobe temporo-occipital sectionné et érigné. — 7, bandelette olfactive, avec : 7', sa racine blanche externe ; 7'', sa racine blanche interne. — 8, espace perforé antérieur. — 9, bandelette diagonale. — 10, chiasma optique érigné en arrière.

2° LOBE DE L'INSULA PROPREMENT DIT, AVANT-MUR. — Examiné sur une coupe vertico-transversale de l'hémisphère cérébral, le lobe de l'insula proprement dit (fig. 509) revêt l'aspect d'une saillie conoïde, dont la large base fait corps avec l'hémisphère et dont le sommet se dirige en dehors vers l'ouverture extérieure de la scissure de Sylvius, mais sans toutefois atteindre cette ouverture : elle en est séparée, chez l'homme, par un intervalle de 20 à 25 millimètres. Les deux lèvres de la scissure (fig. 509) s'étalent, comme on le voit, sur la formation insulaire pour la recouvrir entièrement, jouant ainsi, par rapport à elle, le rôle de véritables opercules. On distingue naturellement deux opercules, l'un supérieur, l'autre inférieur : l'*opercule supérieur* est formé par le bord inférieur des deux lobes frontal et pariétal ; l'*opercule inférieur* est constitué tout entier par la première circonvolution temporale. Si nous considérons maintenant le lobe de l'insula par sa face externe, après l'avoir dégagé de ses deux opercules (fig. 510), ce lobe se présente à nous sous la forme d'une saillie triangulaire dont la base, située en haut, répond aux deux lobes frontal et pariétal et dont le sommet, dirigé en bas et en avant, surplombe le pli falciforme de la région préin-sulaire.

a. *Rigoles péri-insulaires.* — Le lobe de l'insula est assez nettement délimité, sur son pourtour, par des sillons ou rigoles qui sont au nombre de trois et que l'on distingue en antérieure, postérieure et postéro-inférieure. — La *rigole antérieure*, toujours très profonde, sépare le bord antérieur de l'insula de la portion antérieure de la troisième circonvolution frontale. Elle a une direction verticale ou légèrement oblique en bas et en arrière. — La *rigole supérieure* sépare la base de l'insula de l'opercule supérieur. Elle répond successivement, en allant d'avant en arrière : au cap de la troisième frontale, au pied de cette même circonvolution, au pied de la frontale ascendante, et, enfin, à la boucle qui ferme en bas la scissure de Rolando (*opercule rolandique*) et qui résulte de l'union, à ce niveau, des deux circonvolutions frontale ascendante et pariétale ascendante. — La *rigole postéro-inférieure*, fortement oblique en bas et en avant, sépare le lobe de l'insula de la région rétro-insulaire d'abord, et puis de la première circonvolution temporale.

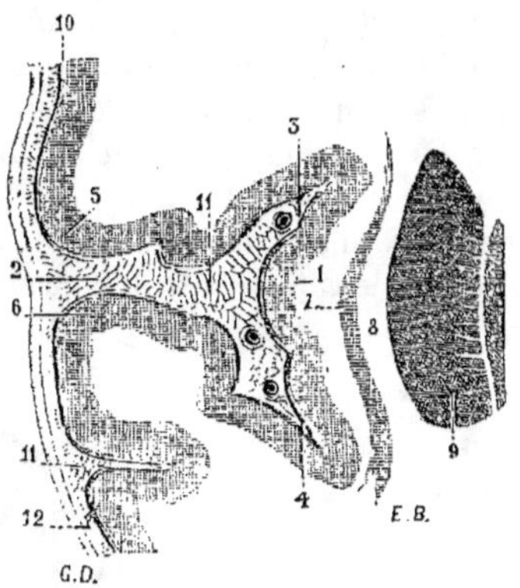

Fig. 509.

Coupe vertico-transversale passant par l'insula de Reil.

(Hémisphère gauche, segment antérieur de la coupe.)

1, substance grise des circonvolutions insulaires. — 2, scissure de Sylvius. — 3, rigole supérieure. — 4, rigole postéro-inférieure. — 5, opercule supérieur. — 6, opercule inférieur. — 7, avant-mur. — 8, capsule externe. — 9, noyau lenticulaire. — 10, pie-mère (*en rouge*). — 11, espace sous-arachnoïdien (*en rouge*). — 12, les deux feuillets de l'arachnoïde (*en bleu*).

b. *Plis de passage fronto et temporo-insulaire.* — Les rigoles péri-insulaires que nous venons de décrire n'entourent pourtant pas, sur tout son pourtour, le lobe de l'insula. Au voisinage du pli falciforme, on voit assez constamment (fig. 510, 12 et 12') deux plis de passage unir le sommet de l'insula, d'une part à la troisième frontale, d'autre part à la première temporale et empêcher ainsi la rigole postéro-inférieure de se continuer avec la rigole antérieure. Il en résulte que notre lobe de l'insula n'est pas en réalité une île, mais une *presqu'île* ou *péninsule*, reliée par son sommet aux circonvolutions superficielles de l'hémisphère.

c. *Circonvolutions de l'insula, lobule antérieur et lobule postérieur.* — En ce qui concerne sa constitution anatomique, le lobe de l'insula est formé par un ensemble de circonvolutions qui sont disposées en rayon ou en éventail et s'étendent du sommet à la base. Mais ces circonvolutions présentent des variations individuelles fort étendues et il est bien difficile d'en dégager un type fondamental répondant à tous les cas. Voici, après examen d'un grand nombre de cerveaux, la disposition qui me paraît être la plus fréquente : ce qui frappe tout d'abord, quand on regarde l'insula par sa face externe, c'est la présence d'un sillon, beaucoup plus long que tous les autres, qui part de la rigole supérieure et qui, suivant à partir de ce point un trajet fortement oblique en bas et en avant, descend jusqu'au pli falciforme. Ce sillon (9), qu'il sera toujours facile de reconnaître parce qu'aucun autre ne descend ordinairement aussi bas que lui, a été parfaitement décrit par Heftler, et, après lui, par Gudlberg et par Eberstaller ; nous l'appellerons le *grand sillon de l'insula*. Il divise notre lobe insulaire en deux parties nettement distinctes : l'une antérieure ou *lobule antérieur de l'insula*, l'autre postérieure ou *lobule postérieur de l'insula*.

Le *lobule antérieur de l'insula* se compose de trois circonvolutions qui naissent en bas sur un point commun, espèce de mamelon irrégulièrement arrondi appelé *pôle de l'insula* (10). On les distingue, d'après leur situation, en antérieure, moyenne et postérieure (fig. 510). — La *circonvolution antérieure* (A¹) borde en arrière la rigole de même nom. Oblique en haut et en avant, elle se dirige du pôle vers le cap de la troisième circonvolution frontale. Il n'est pas rare de la voir

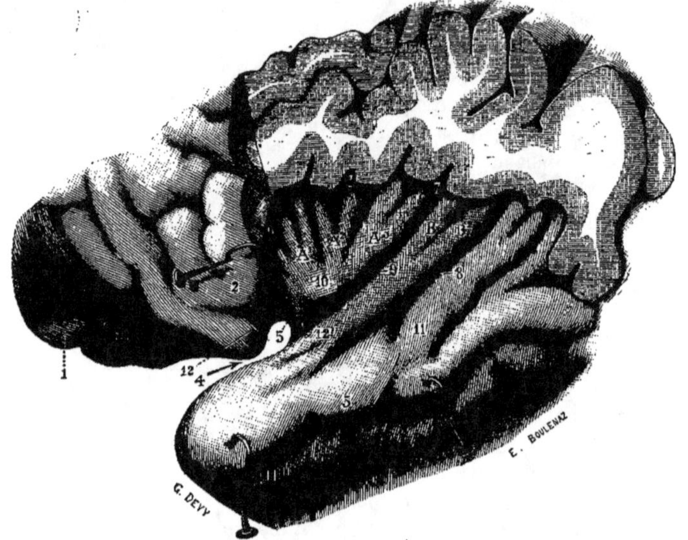

Fig. 510.

Le lobe de l'insula et la région rétro-insulaire (hémisphère gauche).

(L'opercule inférieur a été fortement érigné en bas ; la plus grande partie de l'opercule supérieur a été réséquée et le cap de la troisième frontale érigné en avant.)

1, lobe orbitaire. — 2, cap de la troisième frontale. — 3, première temporale. — 4, scissure de Sylvius. — 5, pli falciforme. — 6, rigole antérieure. — 7, rigole supérieure. — 8, rigole postéro-inférieure. — 9, grand sillon de l'insula. — 10, pôle de l'insula. — A¹, A², A³, première, deuxième et troisième circonvolutions du lobule antérieur de l'insula. — B¹, B², les deux circonvolutions du lobule postérieur. — 11, pli de passage temporo-pariétal. — 12, 12', points où les rigoles sont interrompues et où les circonvolutions insulaires se confondent avec celles des opercules.

bifurquée à son extrémité supérieure. — La *circonvolution moyenne* (A²), la plus petite des trois, suit un trajet presque vertical. Comme la précédente, dont elle est séparée par un sillon habituellement peu profond, elle s'échappe du pôle par son extrémité inférieure et répond, par son autre extrémité, au pied de la troisième frontale. — La *circonvolution postérieure* (A²), naît, elle aussi, sur le pôle insulaire par une extrémité en forme de pointe. De là, elle se porte obliquement en haut et en arrière, en longeant le grand sillon de l'insula et en formant la lèvre antérieure de ce sillon. Elle aboutit en haut, par une extrémité généralement bifurquée ou même trifurquée, au pied de la circonvolution frontale ascendante. — Indépendamment de ces trois circonvolutions, circonvolutions principales du lobule antérieur, nous rencontrons le plus souvent, au-devant du pôle et de la circonvolution antérieure, un ou deux plis accessoires, généralement profonds et très courts (très visibles dans la figure 510), qui unissent le lobule en question à la partie antérieure de la troisième circonvolution frontale.

Le *lobule postérieur de l'insula* est nettement délimité, en avant, par le grand sillon de l'insula, en arrière par la rigole postéro-inférieure. Il comprend deux circonvolutions fortement obliques (fig. 510) : l'une antérieure (B^1), en rapport avec le grand sillon ; l'autre postérieure (B^2), confinant à la région rétro-insulaire. Ces deux circonvolutions, parfois peu distinctes l'une de l'autre, naissent en bas, par une pointe commune qui se continue avec la première circonvolution temporale ; en haut, elles se bifurquent et forment constamment trois ou quatre plis secondaires, qui se réunissent à l'opercule supérieur au niveau du pied de la circonvolution pariétale ascendante.

d. *Avant-mur*. — Aux circonvolutions insulaires se rattache l'avant-mur. On donne ce nom d'avant-mur (*Vormauer, claustrum* des auteurs allemands) à une mince lame de substance grise, épaisse de 1 à 2 millimètres, qui est placée de champ contre la face profonde de l'insula de Reil, entre les circonvolutions de cet insula et le noyau lenticulaire du corps strié. On la voit très nettement sur toutes les coupes, soit vertico-transversales (fig. 509, 7), soit horizontales (fig. 611, 12), passant par l'insula. Sa face interne, légèrement concave, est séparée du noyau lenticulaire par une couche de substance blanche, qui constitue la *capsule externe*. Sa face externe, légèrement convexe, est séparée de même des circonvolutions insulaires par une deuxième couche de substance blanche, que l'on désigne sous le nom de *capsule extrême (capsula extrema)*. De cette dernière face l'on voit se détacher, sur les coupes horizontales de l'hémisphère, de petits prolongements coniques qui, sous forme d'épines, se dirigent vers l'écorce de l'insula.

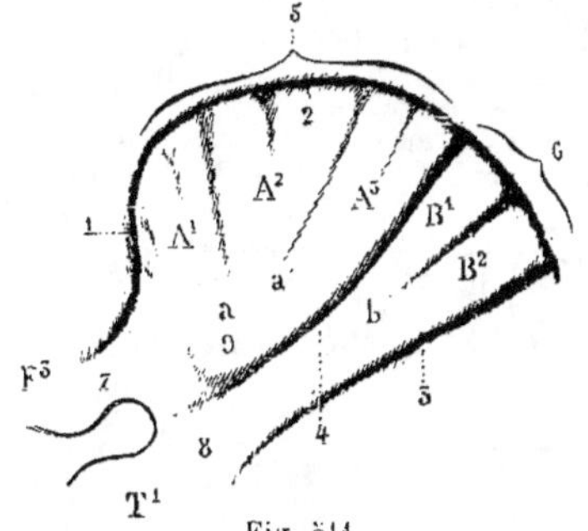

Fig. 511.

Schéma indiquant le mode de constitution du lobe de l'insula.

1. rigole antérieure. — 2. rigole supérieure. — 3. rigole postéro-inférieure. — 4. grand sillon de l'insula. — 5, lobule antérieur. avec : *a. a'*. ses deux sillons ; A^1. A^2. A^3, ses trois circonvolutions. 6, lobule postérieur, avec : *b*. son sillon unique ; B^1. B^2, ses deux circonvolutions. — 7, point où l'insula antérieur se confond avec la troisième frontale F^3. — 8, point où le lobule postérieur se continue avec la première temporale T^1. — 9. pôle de l'insula.

Meynert considère l'avant-mur, et cela avec raison, comme une dépendance, non pas des noyaux centraux, mais de la substance grise corticale. Si l'on examine, en effet, cette formation sur des coupes horizontales sériées, on la voit, à ses deux extrémités antérieure et postérieure, se recourber en dehors en forme de crochet et se fusionner peu à peu avec l'écorce des circonvolutions qui avoisinent la scissure de Silvius. Si on l'étudie, d'autre part, sur des coupes vertico-transversales, on constate que son extrémité inférieure s'élargit considérablement (*base de l'avant-mur*) et se confond à la fois avec le noyau lenticulaire et avec la substance grise de l'espace perforé antérieur.

Au point de vue histologique, l'avant-mur se distingue avant tout par la grande abondance des cellules fusiformes qu'il contient. Ces cellules se disposent parallèlement à la surface de l'hémisphère et sont en tout semblables à celles qu'on rencontre dans la couche profonde de l'écorce. L'avant-mur n'est très probablement que cette partie profonde de la couche des cellules fusiformes de l'écorce cérébrale, qui a été ici, on ne sait trop pourquoi, isolée des parties plus superficielles par un large paquet de fibres blanches (la *capsule extrême*) appartenant au système d'association.

3° Région rétro-insulaire. — On désigne sous ce nom toute la portion de la scissure de Sylvius qui se trouve placée en arrière de l'insula ou, plus exactement, en arrière de la rigole postéro-inférieure. C'est une anfractuosité profonde où cheminent les dernières branches de l'artère cérébrale moyenne.

On y rencontre, à sa partie antérieure et immédiatement en arrière du lobule de l'insula proprement dit, une circonvolution de passage, souvent très développée, quelquefois même plus ou moins superficielle, qui se dirige obliquement de bas en haut et d'avant en arrière (fig. 510, 11) : c'est la *circonvolution temporale transverse* de Heschl, le *pli de passage temporo-pariétal* de Broca. La circonvolution en question n'est, en effet, qu'une forte anastomose jetée entre la première temporale et la circonvolution pariétale inférieure. Elle est généralement simple à son origine ; mais elle se divise presque toujours, dans son trajet, en deux ou trois plis secondaires, qui viennent s'engrener, en haut, avec des prolongements similaires issus du lobe pariétal et se dirigeant en sens contraire.

Qu'il soit simple ou complexe, le pli de passage temporo-pariétal ne fait pas partie de l'insula ; il est nettement séparé de cette saillie par la rigole postéro-inférieure. Nous ajouterons un dernier détail : c'est qu'une coupe transversale passant par ce sillon laisse en avant d'elle tout le noyau lenticulaire du corps strié. En conséquence, ce noyau répond exclusivement à l'insula et n'a aucun rapport avec la région rétro-insulaire.

Voyez, au sujet de l'insula, Heftler, *Die Windungen des Gehirns beim Menschen u. ihre Beziehungen zur Hirnschale*, Milit. Journal, 1873 ; — Ch. Féré, *Note sur la région sylvienne*, Bull. Soc. anat., 1884, p. 279 ; — Gudlberg, *Zur Morphologie der Insula Reilii*, Anatom. Anzeiger, 1887, p. 659 ; — Eberstaller, *Zur Anatomie und Morphologie der Insula Reilii*, ibid., 1887, p. 739 et 1888, p. 382 ; — Cunningham, *The development of the gyri and Sulci on the surface of the Island of Reil of the human brain*, Journ. of Anat. and Physiol., vol. XXV, p. 338 ; — Du même, *The sylvian fissure and the Island of Reil in the primate brain*, ibid., vol. XXV, p. 286.

§ II. — Circonvolutions de la face interne

La face interne de l'hémisphère cérébral est assez régulièrement plane, orientée en sens sagittal. Pour en prendre une notion exacte, il convient de l'isoler et, pour cela, de pratiquer sur le cerveau une section verticale et antéro-postérieure, passant par la grande scissure interhémisphérique. Cette section une fois faite, si nous examinons l'hémisphère par sa face interne (fig. 512 et 513), nous voyons tout d'abord le bord interne de l'hémisphère, séparant nettement la face interne, qui est au-dessus, de la face inférieure, qui est au-dessous. Nous voyons ensuite, immédiatement au-dessus de ce bord, les diverses formations interhémisphériques, intéressées par la section, qui pénètrent dans l'hémisphère au niveau de ce qu'on pourrait appeler le *hile* : en haut, le corps calleux, libre à sa partie postérieure où il prend le nom de bourrelet, s'incurvant à sa partie antérieure pour former le genou et le bec ; en bas, la protubérance annulaire et, en avant d'elle, une lame nerveuse, relativement mince, qui se prolonge sans interruption jusqu'au bec du corps calleux. La face interne proprement dite de notre hémisphère s'étale autour du corps calleux à la manière d'un large éventail et, si nous examinons la ligne de contact de cette face avec le corps calleux, nous constatons qu'elle est marquée par un sillon, peu profond, mais toujours très accusé, qui sépare les deux formations et qu'on désigne sous le nom de *sinus du corps calleux*.

<h3 style="text-align:center">A. — SCISSURES INTERLOBAIRES</h3>

La face interne de l'hémisphère cérébral nous présente trois scissures de premier ordre, savoir : la scissure calloso-marginale, la scissure calcarine, la scissure perpendiculaire interne.

1° Scissure calloso-marginale. — La scissure calloso-marginale (fig. 513, *cm*) commence par une extrémité effilée au-dessous du genou du corps calleux et

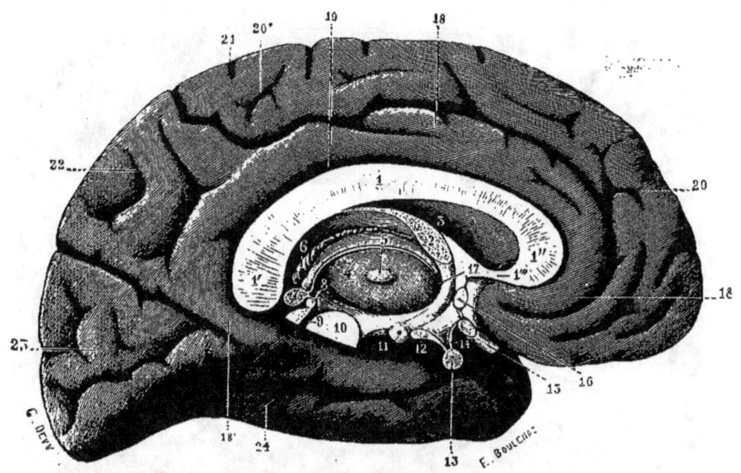

Fig. 512.

Face interne de l'hémisphère gauche.

(Les deux hémisphères ont été séparés l'un de l'autre par une section vertico-médiane.)

1, corps calleux, avec : 1', son bourrelet ; 1'', son genou ; 1''', son bec. — 2. coupe du trigone. — 3, septum lucidum. — 4. couche optique. — 5, coupe de la commissure grise. — 6, plexus choroïdes des ventricules latéraux. — 7, glande pinéale et ses pédoncules. — 8. commissure blanche postérieure. — 9, aqueduc de Sylvius. — 10, coupe de la protubérance. — 11. tubercule mamillaire. — 12, tuber cinereum. — 13, corps pituitaire. — 14, tige pituitaire. — 15, nerf optique. — 16. coupe de la commissure blanche antérieure. — 17, trou de Monro. — 18, circonvolution du corps calleux. — 18', pli temporo-limbique, établissant la continuité de cette dernière circonvolution avec la circonvolution de l'hippocampe. — 19. sinus du corps calleux. — 20, circonvolution frontale interne. — 20', lobule paracentral. — 21, terminaison en encoche de la scissure de Rolando. — 22, lobule quadrilatère ou avant-coin. — 23, coin. — 24, lobe temporo-occipital.

contourne ensuite successivement le genou et la face supérieure de cet organe. — Un peu avant d'atteindre le bourrelet, elle s'infléchit brusquement en haut et vient se terminer sur le bord supérieur de l'hémisphère, en y formant une encoche généralement très visible sur la face externe. Cette encoche est située un peu en arrière de l'encoche terminale de la scissure de Rolando, en plein lobe pariétal par conséquent.

Ainsi comprise, la scissure calloso-marginale, deux fois contournée sur elle-même, a exactement la forme d'un *S* ; elle est fortement sinueuse, surtout à sa partie antérieure, où on la voit décrire une série nombreuse de festons qui lui ont fait donner par Pozzi le nom de *scissure festonnée*.

Tout à fait en arrière, au niveau du point où elle s'infléchit pour gagner le bord supérieur de l'hémisphère, la scissure calloso-marginale abandonne un prolongement postérieur qui continue sa direction primitive, mais qui est ordinairement interrompu par un ou deux plis de passage verticaux.

2° Scissure calcarine. — La scissure calcarine, située à la partie la plus reculée de la face interne (fig. 513, *c*) se porte horizontalement de l'extrémité postérieure de l'hémisphère vers le bourrelet du corps calleux. Elle est ainsi appelée du mot latin *calcar*, qui signifie *ergot*, parce que c'est elle qui détermine dans la portion occipitale du ventricule latéral cette saillie connue sous le nom d'*ergot de Morand*. On la désigne encore quelquefois, depuis GRATIOLET, sous le nom de *scissure des hippocampes*. Au premier abord, et sur un cerveau encore recouvert de ses membranes, la scissure calcarine paraît se prolonger jusqu'à la fente cérébrale de Bichat. Mais c'est là une simple apparence. Elle est constamment séparée de la fente cérébrale par un pli de passage vertical (*pli temporo-limbique* de Broca,

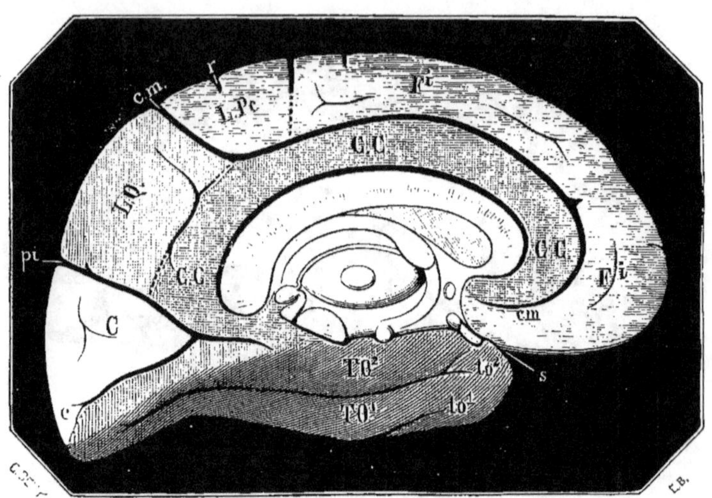

Fig. 513.

La même, avec ses différentes divisions (*schéma*).

(La première circonvolution frontale est colorée en bleu ; le lobule quadrilatère, en vert ; la circonvolution du corps calleux, en violet ; le coin, en jaune ; le lobe temporo-occipital, en jaune orange.)

S., scissure de Sylvius. — *cm*, scissure calloso-marginale. — *pi*, scissure perpendiculaire interne. — *c*, scissure calcarine. — *r*, terminaison de la scissure de Rolando. — *Io¹*, sillon temporo-occipital interne. — *Io²*, sillon temporo-occipital externe. — F¹, circonvolution frontale interne. — L. Pc, lobule paracentral. — L. Q., lobule quadrilatère. — C. coin. — C, C'. circonvolution du corps calleux. — TO¹, première circonvolution temporo-occipitale. — TO². deuxième circonvolution temporo-occipitale.

(fig. 513, 18'), qui unit la circonvolution située au-dessus à la circonvolution située au-dessous. Nous y reviendrons plus loin (p. 259) quand ces deux circonvolutions nous seront connues.

3° Scissure perpendiculaire interne. — La scissure perpendiculaire interne (fig. 513, *pi*) est exactement parallèle à la scissure perpendiculaire externe, que nous avons déjà étudiée (p. 632) et dont elle n'est, du reste, que la continuation sur la face interne de l'hémisphère. S'échappant du bord supérieur de l'hémisphère sous un angle qui se rapproche beaucoup de l'angle droit, elle se dirige obliquement en bas et en avant, et vient se terminer un peu au-dessous du bourrelet du corps calleux, en se jetant dans la scissure précédente. La scissure perpendiculaire interne est constante : elle est remarquable à la fois par sa direction rectiligne, sa netteté et sa profondeur.

Comme le fait remarquer Broca, la scissure calcarine et la scissure perpendiculaire interne dessinent dans leur ensemble une figure que l'on peut comparer à un Y couché (⊱) : la branche supérieure de l'Y répond à la scissure perpendiculaire interne ; sa queue et sa branche inférieure représentent la scissure calcarine.

Cette dernière scissure se compose donc de deux portions : une portion antérieure, longue de 2 centimètres, qui s'étend depuis le pli temporo-limbique jusqu'à l'origine de la scissure perpendiculaire interne ; une portion postérieure, beaucoup plus longue, qui comprend tout le reste de la scissure. De ces deux portions, la première est ascendante, la seconde légèrement descendante : la scissure calcarine n'est donc pas exactement rectiligne, mais décrit dans son ensemble une légère courbe à concavité dirigée en bas.

B. — LOBES ET CIRCONVOLUTIONS

Les trois scissures que nous venons de décrire décomposent notre face interne en deux circonvolutions et deux lobules, savoir : la *circonvolution frontale interne*, la *circonvolution du corps calleux*, le *coin*, le *lobe quadrilatère*.

1° Circonvolution frontale interne, lobule paracentral. — La circonvolution frontale interne (fig. 513, Fi) n'est autre que la partie interne de la première circonvolution frontale, que nous avons déjà étudiée sur la face externe de l'hémisphère. Elle est, cependant, beaucoup plus longue que cette dernière : en arrière, en effet, elle dépasse toujours de plusieurs millimètres l'extrémité supérieure de la scissure de Rolando ; d'autre part, en avant, au lieu de s'arrêter au pôle frontal, qui, comme on le sait, est la limite antérieure de la première circonvolution frontale, elle se recourbe en bas et en arrière et se prolonge, en s'amincissant en pointe, jusqu'au bec du corps calleux.

La circonvolution frontale interne est exactement comprise entre le bord supérieur de l'hémisphère et la scissure calloso-marginale : le bord de

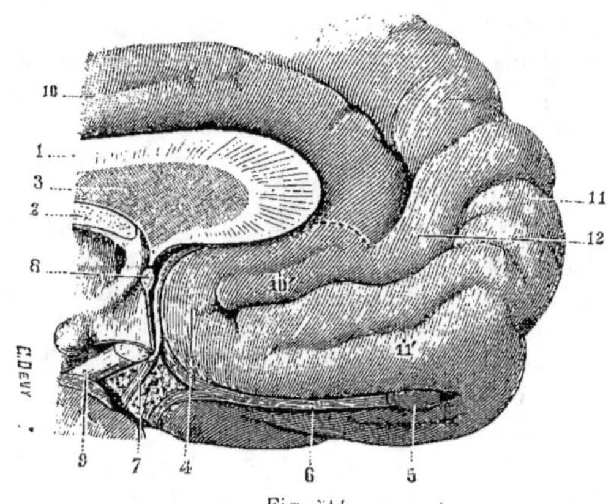

Fig. 514.

Portion initiale de la circonvolution du corps calleux et de la circonvolution frontale interne.

1, corps calleux. — 2, trigone cérébral. — 3, septum lucidum. — 4, carrefour olfactif. — 5, bulbe olfactif. — 6, bandelette olfactive. — 7, bandelette diagonale. — 8, commissure blanche antérieure. — 9, bandelette optique. — 10, circonvolution du corps calleux, avec 10', scissure intra-limbique. — 11, première circonvolution frontale, avec 11', sillon sus-orbitaire. — 12, pli fronto-limbique antérieur.

l'hémisphère la sépare du lobe pariétal, du lobe frontal et du lobe orbitaire ; la scissure calloso-marginale la sépare de la circonvolution du corps calleux. Elle est très flexueuse et présente constamment à sa surface quelques incisures, plus ou moins étendues et plus ou moins profondes, qui la décomposent en un certain nombre de plis secondaires. De ces incisures, il en est une, qui, par sa longueur et par sa constance, acquiert une importance toute particulière : c'est l'*incisure sus-orbitaire* de Broca, le *sillon rostral* d'Eberstaller (fig. 514, 11'). Elle commence au voisinage de la pointe de la frontale interne ; de là, elle se porte obliquement en avant et en haut, parallèlement à la scissure calloso-marginale, et vient se terminer près du bord de l'hémisphère ou même sur ce bord, en regard du genou du corps calleux. Cette incisure sus-orbitaire divise la portion initiale de la circonvolution frontale interne en deux étages : un étage inférieur qui se continue en dehors avec le lobe orbitaire ; un étage supérieur, ordinairement plus développé que le précédent (*lobule métopique* de Broca), qui confine à la scissure calloso-marginale.

La partie toute postérieure de la circonvolution frontale interne est séparée du reste de la circonvolution par un petit sillon, vertical ou oblique, qui descend du bord supérieur de l'hémisphère vers la scissure calloso-marginale. La partie de la circonvolution frontale interne, ainsi isolée, constitue le *lobule paracentral* (fig. 513, L.Pc) et le sillon précité, qui limite le lobule en avant, a reçu le nom de *sillon paracentral*. Comme nous le montre la figure 513, l'encoche terminale de la scissure de Rolando (*r*) se trouve située à la partie supérieure et postérieure du lobule paracentral. C'est donc en plein lobule paracentral et immédiatement au-dessous de cette encoche que s'effectue, par le *pli de passage fronto-pariétal supérieur*, la fusion réciproque des deux circonvolutions prérolandique et postrolandique, autrement dit des deux circonvolutions frontale ascendante et pariétale ascendante.

2° Circonvolution du corps calleux. — La circonvolution du corps calleux (fig. 513, CC) est ainsi appelée parce qu'elle surmonte le corps calleux et en suit exactement le contour : c'est le *lobe du corps calleux* de Broca. Elle prend naissance au niveau du bec du corps calleux et forme là, en s'unissant à l'extrémité antérieure de la circonvolution précédente, un petit lobule allongé dans le sens vertical (fig. 514, 4), que l'on désigne, en raison de ses relations avec l'appareil de l'olfaction, sous le nom de *carrefour olfactif* (voy. *Terminaisons réelles du nerf olfactif*). Du bec du corps calleux, la circonvolution qui nous occupe se dirige d'abord d'arrière en avant. Puis, elle contourne de bas en haut le genou du corps calleux et, s'infléchissant en arrière pour devenir horizontale, elle se prolonge jusqu'au bourrelet. Là, elle se continue avec la circonvolution de l'hippocampe, que nous décrirons plus loin à propos de la face inférieure de l'hémisphère. La continuité, en arrière du bourrelet, de la circonvolution du corps calleux avec la circonvolution de l'hippocampe est établie par une portion relativement étroite, en forme d'isthme (fig. 512, 18') : Broca, qui l'a considérée comme un simple pli de passage entre le lobe temporal (dont fait partie la circonvolution de l'hippocampe) et la circonvolution du corps calleux (qui est une partie de la grande circonvolution limbique), lui a donné le nom de *pli temporo-limbique*.

La circonvolution du corps calleux est plus ou moins flexueuse suivant les sujets. Elle présente sur son bord supérieur une série de découpures, résultant des sinuosités ou festons, déjà signalés, de la scissure calloso-marginale. En raison de sa disposition demi-annulaire, en raison aussi de ses découpures festonnées qui caractérisent son bord convexe, Rolando l'avait comparée à la crête d'un coq, d'où le nom de *circonvolution crêtée*, que lui donnent encore certains anatomistes.

La circonvolution du corps calleux est nettement délimitée, le long de son bord concave, par le sinus du corps calleux. Elle est nettement délimitée encore, le long de son bord convexe, par la scissure calloso-marginale, qui la sépare de la circonvolution frontale interne. Toutefois, cette scissure séparative de deux circonvolutions voisines peut être interrompue par des plis de passage, qui vont d'une circonvolution à l'autre et qui, de ce fait, prennent le nom de *plis fronto-limbiques*. Ces plis fronto-limbiques sont très variables et par leur nombre et par leur situation. Il en est un qui est à peu près constant et qui se trouve placé en regard du genou du corps calleux : c'est le *pli fronto-limbique antérieur* (fig. 514, 12).

3° **Coin**. — On désigne sous le nom de coin ou cunéus (fig. 513, C) le petit lobe qui occupe la partie la plus reculée de la face interne de l'hémisphère. De forme triangulaire, il s'avance, à la manière d'un coin (d'où son nom) dans l'angle dièdre que forment en s'écartant l'une de l'autre la scissure perpendiculaire interne et la scissure calcarine. Il correspond assez exactement au lobe occipital de la face externe de l'hémisphère. Sa surface est habituellement segmentée par un petit nombre de sillons à direction irrégulière et toujours très superficiels.

On considère au cunéus, en raison de sa forme, deux bords, une base et un sommet. Son bord antérieur oblique en bas et en avant, répond au lobe quadrilatère, dont il est séparé par la scissure perpendiculaire interne. Son bord postérieur ou inférieur, répond, de même, à la scissure calcarine, qui le sépare de la deuxième circonvolution temporo-occipitale. Sa base, dirigée en arrière se confond avec le bord supérieur de l'hémisphère. Son sommet, enfin, répond au point d'union des deux scissures perpendiculaire interne et calcarine.

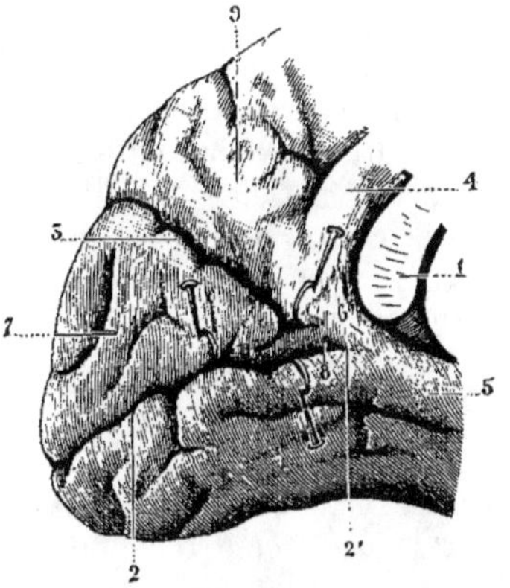

Nous avons dit plus haut que la scissure perpendiculaire interne venait se jeter dans la scissure calcarine. Cette continuité des deux scissures existe, en effet ; mais elle est simplement superficielle. Lorsqu'on entre-bâille les deux scissures au point où elles semblent se réunir, on voit se détacher du sommet du cunéus un pli de passage profond (fig. 513, 8), qui se dirige d'arrière en avant et vient se confondre avec la partie postérieure de la circonvolution du corps calleux : c'est le *pli de passage cunéo-limbique* de Broca. Il sert comme de pédicule au cunéus et, en formant à ce niveau la lèvre supérieure de la scissure calcarine, il devient une sorte de barrière entre cette dernière scissure et la scissure perpendiculaire interne, qui est située au-dessus.

Quoique très marqué, le pli de passage cunéo-limbique est toujours profond chez l'homme. Seul, parmi les primates, le gibbon nous présente une disposition analogue. Chez tous les autres primates, ainsi que chez les lémuriens, le pli cunéo-limbique est superficiel et la scissure perpendiculaire interne est, dans ce cas, tout à fait indépendante de la scissure calcarine (Broca).

Fig. 513.

Région du cunéus, pour montrer les deux plis de passage cunéo-limbique et temporo-limbique.

1. bourrelet du corps calleux. — 2. 2'. scissure calcarine. — 3. scissure perpendiculaire interne. — 4. circonvolution du corps calleux. — 5. circonvolution de l'hippocampe. — 6. pli de passage temporo-limbique. — 7. cunéus. — 8. pli de passage cunéo-limbique. — 9. lobule quadrilatère.

4° **Lobe quadrilatère**. — Le lobe quadrilatère, dont le nom indique suffisamment la forme, est situé entre le lobule paracentral, qui est en avant, et le cunéus, qui est en arrière. On le désigne encore, en raison de sa situation, sous le nom de *précunéus* ou d'*avant-coin*. Il répond à la circonvolution pariétale supérieure de la face externe de l'hémisphère.

Limité en arrière par la scissure perpendiculaire interne, en avant par la scissure calloso-marginale, en haut par le bord supérieur de l'hémisphère, le lobule quadrilatère est limité, en bas, par le prolongement postérieur de la scissure calloso-marginale, qui le sépare de la circonvolution du corps calleux. Il est à remarquer, cependant, que ce sillon est presque toujours interrompu par deux plis de passage verticaux, l'un antérieur, l'autre postérieur. Ces deux plis de passage, appelés *plis pariéto-limbiques*, interrompent à ses deux extrémités le sillon en question et, de ce fait, unissent notre lobule quadrilatère à la circonvolution sous-jacente.

§ III. — CIRCONVOLUTIONS DE LA FACE INFÉRIEURE

La face inférieure de l'hémisphère, fort irrégulière comme la base du crâne sur laquelle elle repose, est limitée en dedans par le bord interne de l'hémisphère cérébral, en dehors par le bord externe. Des trois faces de l'hémisphère, elle est morphologiquement la plus simple : c'est aussi la moins connue au point de vue fonctionnel et, partant, la moins importante au point de vue pathologique.

A. — SCISSURE INTERLOBAIRE

La face inférieure de l'hémisphère ne nous présente qu'une seule scissure : c'est la scissure de Sylvius, ou tout au moins sa portion initiale. La scissure de Sylvius nous est déjà connue (p. 631). Nous savons qu'elle prend naissance au niveau de l'angle externe de l'espace quadrilatère perforé ; puis, qu'elle se porte horizontalement en dehors, en décrivant une courbe à concavité postérieure, et finalement disparaît sur la face externe de l'hémisphère.

B. — LOBES ET CIRCONVOLUTIONS

Cette portion initiale de la scissure de Sylvius partage notre face inférieure du cerveau en deux parties bien distinctes : une partie située en avant de la scissure, c'est le *lobe orbitaire* ; une partie située en arrière, c'est le *lobe temporo-occipital* ou *occipito-temporal*.

1° Lobe orbitaire. — Le lobe orbitaire se présente à nous sous la forme d'une région triangulaire à base postérieure. Il repose sur la bosse orbitaire et se trouve, par conséquent, légèrement excavé à son centre. Si nous le parcourons de dedans en dehors, nous rencontrons successivement le sillon orbitaire interne, le sillon en **H** et le sillon orbitaire externe. — Le *sillon orbitaire interne*, plus connu sous le nom de *sillon olfactif* (fig. 517, *of*), est situé un peu en dedans de la scissure interhémisphérique. Parti de l'angle antérieur de l'espace quadrilatère perforé, il se dirige d'arrière en avant et un peu de dehors en dedans et vient se terminer, par une extrémité libre, à 10 ou 15 millimètres en arrière du pôle frontal. Dans ce sillon se logent la bandelette olfactive et le bulbe olfactif. — Le *sillon orbitaire externe* (fig. 518) occupe la partie externe du lobe orbitaire. Il se dirige d'arrière en avant, comme le précédent ; mais il en diffère en ce qu'il est moins long, moins profond, moins nettement différencié. Il fait défaut chez les singes et souvent aussi chez l'homme. — Le *sillon en* **H** ou *sillon cruciforme* (fig. 517, *cr*) est situé à la partie moyenne du lobe orbitaire, entre les deux sillons orbitaire interne et orbitaire externe. Il se compose, comme la lettre **H**, de deux branches longitudinales, l'une interne, l'autre externe, unies l'une à l'autre, à leur partie moyenne, par une troisième branche à direction transversale. Mais ce mode de configuration du sillon orbitaire moyen, s'il est le plus commun, est bien loin d'être constant. Dans certains cas, il est représenté par une simple fossette, d'où s'échappent en divergeant trois ou quatre incisures fort irrégulières. Dans d'autres cas, ces incisures, au lieu de se disposer en **H**, se groupent de façon à former un **X** ou un **K**. — Les sillons précités délimitent, dans le lobe orbitaire, la circonvolution olfactive interne, la circonvolution olfactive externe, les circonvolutions orbitaires moyennes et la circonvolution orbitaire externe.

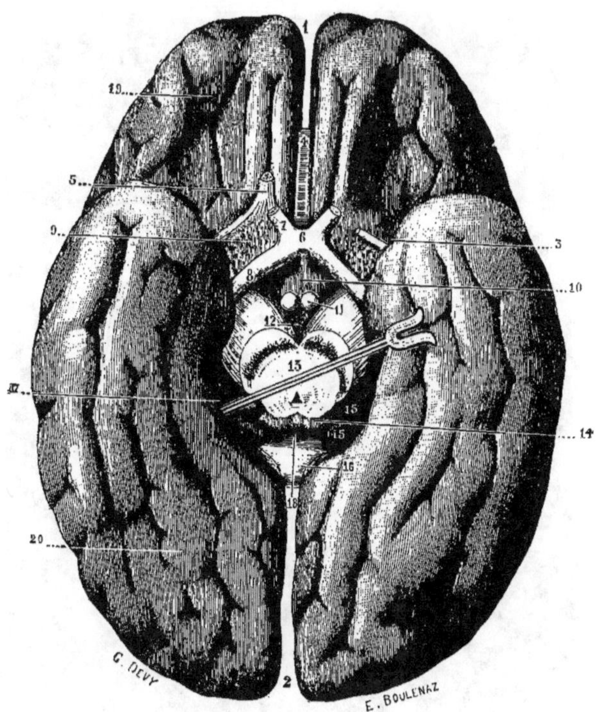

Fig. 516.

Face inférieure du cerveau.

1. extrémité antérieure et 2. extrémité postérieure de la scissure interhémisphérique. — 3, scissure de Sylvius. — 4, genou du corps calleux. — 5, bandelette olfactive, avec ses deux racines blanches. — 6, chiasma des nerfs optiques. — 7, nerfs optiques. — 8, bandelette optique. — 9. espace perforé antérieur. — 10, tuber cinereum et tige pituitaire. — 11, tubercules mamillaires. — 12, espace perforé postérieur. — 13, coupe des pédoncules cérébraux et de l'aqueduc de Sylvius. — 14, tubercules quadrijumeaux postérieurs. — 15, corps genouillés de la couche optique. — 16, bourrelet du corps calleux, contournés par le fasciola cinerea. — 17, portion latérale et 18, portion moyenne de la fente cérébrale de Bichat. — 19, lobe orbitaire et ses circonvolutions. — 20, lobe temporo-occipital et ses circonvolutions.

A. CIRCONVOLUTION OLFACTIVE INTERNE. — La circonvolution olfactive interne ou *première circonvolution olfactive* (fig. 517, Of¹) occupe la partie la plus interne du lobe orbitaire. Elle est limitée, en dedans par la scissure interhémisphérique, en dehors par le sillon olfactif. Simple et remarquablement rectiligne, elle a reçu, pour cette raison, le nom de *gyrus rectus*. Le gyrus rectus diminue de largeur en allant d'arrière en avant : cette largeur, qui mesure 1 centimètre en moyenne à l'extrémité postérieure de la circonvolution, n'est plus, à son extrémité antérieure, que de 5 ou 6 millimètres, quelquefois moins.

B. Circonvolution olfactive externe. — La circonvolution olfactive externe ou *deuxième circonvolution olfactive* (fig. 517, Of²), située en dehors de la précédente, suit comme elle une direction longitudinale. Son extrémité postérieure répond à la racine externe du nerf olfactif; son extrémité antérieure, au pôle frontal. Cette circonvolution est nettement délimitée, sur son côté interne, par le sillon olfactif. Sur son côté externe, au contraire, elle se confond plus ou moins avec les autres circonvolutions du lobe orbitaire.

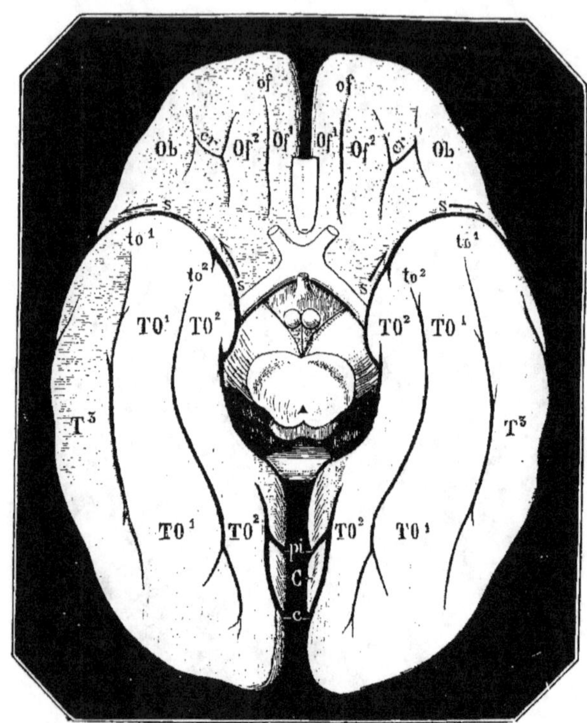

Fig. 517.
Face inférieure du cerveau, avec ses divisions (*schéma*.

(Le lobe orbitaire est coloré en bleu; le lobe temporo-occipital en jaune orange.)

S, scissure de Sylvius. — os, sillon olfactif. — cr. sillon cruciforme. — to¹. sillon temporo-occipital externe. — to². sillon temporo-occipital interne. — c. scissure calcarine — pi. scissure perpendiculaire interne. — Of¹, circonvolution olfactive interne. — Of². circonvolution olfactive externe. — Ob, circonvolutions orbitaires. — TO¹. première circonvolution temporo-occipitale. — TO². deuxième circonvolution temporo-occipitale. — T³. troisième temporale (*en rose*). — C. coin ou cunéus (*en jaune*).

C. Circonvolution orbitaire externe. — La circonvolution orbitaire externe (fig. 518) comprend toute la portion du lobe frontal qui se trouve située en dehors du sillon orbitaire externe. Elle n'est autre que la face inférieure ou orbitaire de la troisième circonvolution frontale, que nous avons déjà étudiée sur la face externe de l'hémisphère.

D. Circonvolutions orbitaires moyennes. — Nous désignons sous ce nom tous les plis qui sont situés entre la circonvolution orbitaire externe et la deuxième circonvolution olfactive. Ces circonvolutions, qui se développent autour des différentes branches du sillon en **H**, sont fort irrégulières et varient pour ainsi dire pour chaque sujet. Elles n'ont pas reçu de dénominations spéciales. Rappelons, en passant, que la portion du lobe orbitaire qui est placée en arrière de la branche transversale du sillon en **H**, portion qui est assez généralement lisse ou non incisée, répond, chez l'homme, à la région que Broca, chez le dauphin (où l'appareil de l'olfaction est entièrement anéanti), a désignée sous le nom de *désert olfactif*. Nous y reviendrons plus loin à propos des origines et terminaisons réelles du nerf olfactif.

Le lobe orbitaire n'est, en réalité, que la partie inférieure du lobe frontal, que nous avons décrit sur la face externe de l'hémisphère, et l'on voit nettement les trois premières circonvolutions frontales venir successivement se confondre avec la partie antéro-externe de ce lobe orbitaire. Sans vouloir poser à cet égard des règles absolues, on peut dire : 1° que la *première circonvolution frontale* se continue, à l'extrémité antérieure du cerveau, avec le *gyrus rectus* ; 2° que la *deuxième frontale* se bifurque et vient se souder à la fois avec la circonvolution olfactive externe et avec les circonvolutions innominées qui s'étalent en avant du sillon cruciforme ; 3° que la *troisième frontale* se fusionne, à son tour, avec la partie la plus externe du lobe orbitaire et qu'elle empiète même sur sa partie postérieure en se prolongeant, comme nous l'avons déjà vu en étudiant cette circonvolution (p. 636), jusqu'à l'extrémité postérieure du sillon olfactif. La figure ci-contre (fig. 518), que j'emprunte à Hervé, nous montre nettement quels sont les divers territoires qu'occupent, sur le lobe orbitaire, chacune des trois circonvolutions frontales.

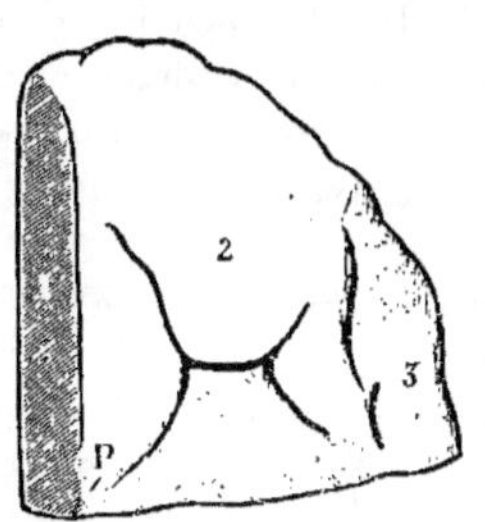

Fig. 518.

Schéma représentant, d'après Hervé, le mode de terminaison des trois circonvolutions frontales sur le lobe orbitaire.

1, circonvolution olfactive interne, continuant la première frontale. — 2, partie antérieure du lobe orbitaire, continuant la deuxième frontale. — 3, troisième circonvolution frontale (teintée en rouge), contournant l'extrémité postérieure du sillon orbitaire externe, se plaçant ensuite dans l'écartement des deux branches postérieures du sillon cruciforme et s'étendant jusqu'à l'extrémité postérieure du sillon olfactif. — P, point de convergence des trois circonvolutions frontales (*pôle frontal* d'Hervé).

2° Lobe temporo-occipital. — Le lobe temporo-occipital (fig. 517) s'étend de la scissure de Sylvius à l'extrémité postérieure de l'hémisphère cérébral, plus simplement du pôle temporal au pôle occipital. Il répond à la fois, par conséquent, au lobe temporal et au lobe occipital de la face externe de l'hémisphère. En examinant la base d'un cerveau qui repose sur un plan horizontal par sa face convexe, on aperçoit sur la partie la plus externe du lobe temporo-occipital une portion de la troisième circonvolution temporale déjà décrite à propos du lobe temporal (p. 640). En dedans de cette circonvolution se trouvent deux sillons longitudinaux, qui s'étendent d'une extrémité à l'autre du lobe temporo-occipital. Ces deux sillons, que l'on désigne, comme le lobe lui-même, sous les noms de *sillons temporo-occipitaux* et que l'on distingue en interne et externe (fig. 517, *to¹*, *to²*), découpent dans notre lobe temporo-occipital deux circonvolutions à direction antéro-postérieure : ce sont les circonvolutions temporo-occipitales. On les distingue en première et deuxième en allant de dehors en dedans :

A. Première circonvolution temporo-occipitale. — La première circonvolution temporo-occipitale (fig. 517, TO¹) est limitée, en dehors par le sillon temporo-occipital externe, qui la sépare de la troisième circonvolution temporale, en dedans par le sillon temporo-occipital interne, qui la sépare de la deuxième circonvolution temporo-occipitale. Plus large à sa partie moyenne qu'à ses deux extrémités, elle a été comparée à un fuseau, d'où le nom de *lobule fusiforme* (*spindelformiges Läppchen*), qui lui a été donné par Huschke. La première circonvolution temporo-occipitale est fortement flexueuse et se trouve toujours décomposée, par des sillons irréguliers et peu profonds, en un certain nombre de plis secondaires. En outre, elle s'unit aux deux circonvolutions voisines à l'aide de plis anastomotiques qui interrompent naturellement dans leur continuité les deux sillons temporo-occipitaux.

B. Deuxième circonvolution temporo-occipitale. — La deuxième circonvolution temporo-occipitale (fig. 517, TO²) est située en dedans de la précédente. Elle longe le bord interne du lobe temporo-occipital et constitue par conséquent, dans sa partie

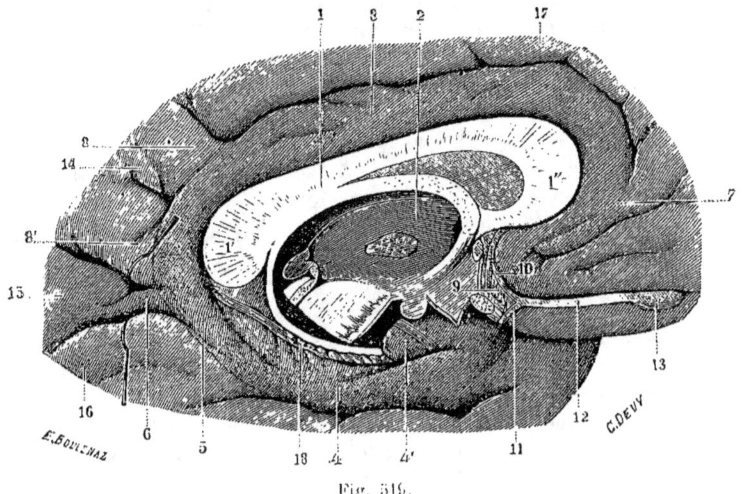

Fig. 516.

La grande circonvolution limbique chez l'homme, vue par son côté interne.

1. corps calleux, avec : 1', son bourrelet ; 1", son genou. — 2, couche optique. — 3, circonvolution du corps calleux. — 4. circonvolution de l'hippocampe, avec 4', son crochet. — 5. pli de passage temporo-limbique. — 6, pli de passage cunéo-limbique. — 7, pli de passage fronto-limbique antérieur. — 8. 8'. pli de passage pariéto-limbique. — 9, espace perforé antérieur. — 10. racine olfactive interne. — 11. racine olfactive externe. — 12. bandelette olfactive. — 13, bulbe olfactif. — 14, lobule quadrilatère. — 15. cunéus. — 16. lobule lingual ou partie postérieure de la deuxième circonvolution temporo-occipitale. — 17, circonvolution frontale interne. — 18. corps godronné.

antérieure tout au moins, la limite interne de l'hémisphère. Cette circonvolution se divise en deux portions, l'une postérieure, l'autre antérieure. À la portion antérieure nous rattacherons le *noyau amygdalien*, qui est une dépendance de l'écorce.

a. *Portion postérieure ou lobule lingual*. — La portion postérieure a reçu de Huschke le nom de *lobule lingual*. Limité en dehors par le sillon temporo-occipital interne, le lobule lingual est limité en dedans par la scissure calcarine, qui le sépare du cunéus : il empiète donc légèrement sur la face interne de l'hémisphère. Dans le sens antéro-postérieur, il commence au pôle occipital et s'étend de là jusqu'au-dessous du bourrelet du corps calleux, où il se continue, par une partie relativement étroite, avec la portion antérieure de la deuxième circonvolution temporo-occipitale. Le lobule lingual est plus large à sa partie postérieure qu'à sa partie antérieure. Un sillon longitudinal, plus ou moins développé, mais assez constant, le divise en deux étages, l'un supérieur qui confine au cunéus, l'autre inférieur qui répond au lobule fusiforme.

b. *Portion antérieure ou circonvolution de l'hippocampe, circonvolution limbique.* — La portion antérieure de la deuxième circonvolution temporo-occipitale, celle qui se trouve placée en avant d'une verticale passant par le bourrelet du corps calleux, constitue la *circonvolution de l'hippocampe.* Certains auteurs la rattachent au lobe temporal, sous le nom de *cinquième temporale.* — La circonvolution de l'hippocampe est limitée, en dehors, par le sillon temporo-occipital interne, qui la sépare du lobule fusiforme. — En dedans, elle répond à la fente cérébrale de Bichat, dont elle forme la lèvre inférieure (voy. *Fente cérébrale* de BICHAT). — En avant, elle se recourbe en haut et en arrière, en formant une sorte de crochet toujours très accusé : c'est le *crochet* ou *uncus de l'hippocampe* (fig. 567, 22). Il a la forme d'un cône, dont le sommet, tronqué et arrondi, regarde en arrière et un peu en dedans. Un sillon antéro-postérieur, le *sillon de l'uncus,* sépare nettement la face inférieure de l'uncus de la circonvolution sur laquelle il repose. — En arrière, au niveau du bourrelet du corps calleux, la circonvolution de l'hippocampe se fusionne tout d'abord, comme nous l'avons dit plus haut, avec le lobule lingual. D'autre part, elle se continue à l'aide d'un pli de passage plus ou moins développé, mais généralement très mince, avec l'extrémité postérieure de la circonvolution du corps calleux. Ce pli de passage (fig. 515, 6), obliquement dirigé en haut et en arrière, embrasse par sa concavité le bourrelet du corps calleux. Il a reçu de BROCA le nom de *pli de passage temporo-limbique.*

Il résulte de cette union réciproque de la circonvolution du corps calleux et de la circonvolution de l'hippocampe que l'importante région par laquelle l'hémisphère cérébral entre en relation, d'une part avec l'hémisphère du côté opposé, d'autre part avec le pédoncule cérébral, et que l'on peut appeler le *hile de l'hémisphère,* que cette importante région, dis-je, se trouve circonscrite par une circonvolution semi-annulaire qui en suit exactement tout le pourtour, excepté en avant où elle est interrompue par la scissure de Sylvius. C'est à cette circonvolution semi-annulaire, qui forme comme le *limbe* du hile de l'hémisphère, que BROCA a donné le nom de *grand lobe limbique,* dénomination qui est parfaitement justifiée chez les animaux osmatiques, mais qui doit être remplacée, chez l'homme, par celle, un peu plus modeste, de *grande circonvolution limbique.* Cette circonvolution se compose, comme on le voit, des trois parties suivantes : 1° en haut (portion sus-calleuse), la circonvolution du corps calleux ; 2° en bas (portion sous-calleuse), la circonvolution de l'hippocampe ; 3° en arrière (portion rétro-calleuse), le pli de passage temporo-limbique, unissant l'une à l'autre ces deux circonvolutions.

Le grand lobe limbique, rudimentaire chez l'homme, acquiert une importance morphologique exceptionnelle chez les animaux qui ont le sens de l'odorat très développé (*animaux osmatiques* de BROCA). Il occupe chez eux, comme on peut le voir sur la figure ci-dessous (fig. 520), représentant le cerveau de la loutre, la plus grande partie de la face interne des hémisphères et se compose essentiellement de deux arcs : l'un supérieur (C'), surmontant le corps calleux ; l'autre inférieur (H), passant au-dessous du pédoncule. Ces deux arcs, qui sont bien évidemment les homologues de nos deux circonvolutions ci-dessus indiquées, la circonvolution du corps calleux et la circonvolution de l'hippocampe, se réunissent et se confondent à leur partie postérieure (C''), en formant une courbe dont la concavité embrasse le bourrelet du corps calleux. A leur extrémité antérieure, ils se rejoignent de nouveau et se prolongent ensuite en avant sous la forme d'un cordon unique (O'), qui n'est autre que le pédoncule olfactif, pédoncule olfactif qui se termine, à sa partie antérieure, par un renflement volumineux, qui n'est autre que le lobe olfactif.

Tout cet ensemble, comme le fait remarquer Broca, ressemble assez bien à une raquette, dont le limbe entoure le hile de l'hémisphère et dont le manche, dirigé en avant, est constitué par la racine même du nerf olfactif (O'), auquel fait suite le lobe olfactif.

Voyez, pour plus de détails, Broca, *Le grand lobe limbique et la scissure limbique dans la série des mammifères*, Revue d'Anthropologie, 1878. p. 385.

c. *Noyau amygdalien.* — Le noyau amygdalien (*Mandelkern, nucleus amygdalæ* des anatomistes allemands), que nous rattachons à la circonvolution de l'hippocampe, est un amas de substance grise ou plutôt gris rougeâtre, de la forme et de la grosseur d'une petite amande (de 10 à 12 millimètres de diamètre en moyenne), situé à la partie antérieure de la circonvolution précitée : il occupe à la fois l'extrémité antérieure de

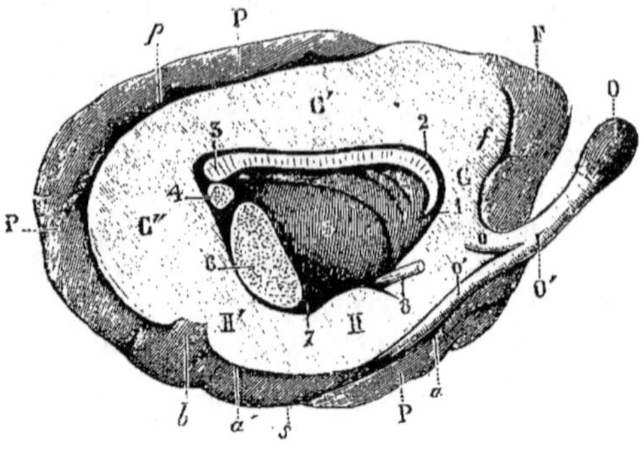

Fig. 520.

Schéma représentant la face inféro-interne de l'hémisphère gauche de la loutre (d'après Broca).

1, bec du corps calleux. — 2, son genou. — 3, son bourrelet. — 4, pilier postérieur du trigone. — 5, face interne de la couche optique. — 6, coupe du pédoncule cérébral, séparé du grand lobe limbique par la grande fente de Bichat — 7, 8, bandelette optique.

O, lobe olfactif. — O', son pédoncule, avec o, o', ses racines interne et externe. — C, C', C'', lobe du corps calleux. — H, H', lobe de l'hippocampe. — F, lobe frontal. — P, P, lobe pariétal. — f, sillon sous-frontal. — p, sillon sous-pariétal. — a, a', arc intérieur de la scissure limbique. — b, pli de passage rétro-limbique. — s, scissure de Sylvius.

cette circonvolution et la partie initiale de son crochet (fig. 583, 8'). Nous le verrons plus tard refouler l'épendyme dans la corne sphénoïdale du ventricule latéral et y faire une forte saillie au-devant et au-dessus de la tête de la corne d'Ammon. En dehors, en dedans et en bas, le noyau amygdalien est régulièrement entouré par la substance blanche du centre ovale ; il est, par conséquent, nettement délimité sur ces points. A sa partie antérieure et à sa partie supérieure au contraire, il prend contact avec la substance grise qui revêt la pointe du lobe temporo-occipital et se confond avec elle. Le noyau amygdalien n'est donc, comme l'avant-mur, qu'une dépendance de l'écorce et c'est à ce titre que nous le décrivons ici. Sa signification morphologique est encore fort obscure. Nous le retrouverons naturellement plus loin en étudiant la structure du cerveau.

Synonymie des circonvolutions cérébrales. — Il n'est certainement pas de région dans l'organisme où l'on trouve autant de dénominations pour désigner un même élément anatomique. Il y a des circonvolutions qui ont jusqu'à huit et dix noms. Un tel luxe de synonymes n'a malheureusement d'autres résultats que de jeter la confusion dans les descriptions les plus simples et de rendre ainsi fort difficiles à lire les mémoires, d'ordre anatomique, physiologique ou pathologique, qui se rapportent aux scissures et aux circonvolutions cérébrales. Nous croyons être utile au lecteur en plaçant ici, sous forme de tableau synoptique, à côté des dénominations que nous avons cru devoir adopter, celles qui ont été employées par d'autres anatomistes.

1° FACE EXTERNE DES HÉMISPHÈRES

A. — Scissures et sillons.

1° *Scissure de Sylvius*	Vallée sylvienne, grande scissure interlobaire (CHAUSSIER, *fissura lateralis* (HENLE), *fissura sive fossa Sylvii* (ECKER).
2° *Scissure de Rolando*	*Sulcus centralis* (ECKER), *fissura transversa anterior* (PANSCH), *postero-parietal sulcus* (HUXLEY).
3° *Scissure perpendiculaire externe*	Sillon occipital transverse (BROCA), *occipito-parietal fissure* (HUXLEY), *parieto-occipital fissure* (TURNER), *pars superior sive lateralis fissuræ parieto occipitalis* (ECKER).

4° *Sillon frontal supérieur* — Scissure frontale supérieure (Pozzi), premier sillon frontal (Broca). *supero-frontal sulcus* (Huxley).

5° *Sillon frontal inférieur* — Scissure frontale inférieure ou sourcillière (Pozzi), deuxième sillon frontal (Broca). sillon inféro-frontal (Huxley), sillon frontal primaire (Pansch).

6° *Sillon prérolandique* — Scissure parallèle frontale (Pozzi). sillon antéro-pariétal (Huxley). *sulcus præ-centralis* (Ecker), rameau descendant du sillon frontal moyen (Pansch).

7° *Sillon interpariétal* — Sillon pariétal (Broca, Pansch). *intrapariétal fissure* (Turner). *sulcus occipito-parietalis* (Schwalbe). Son rameau vertical est désigné par Ecker sous le nom de *sulcus postcentralis*, par Pansch sous le nom de *ramus ascendens*.

8° *Sillon parallèle* — Premier sillon temporal, sillon temporal supérieur (Ecker), *sulcus temporalis* (Pansch), *antero-temporalis sulcus* (Huxley).

9° *Sillon temporal inférieur* — Deuxième sillon temporal, *sulcus temporalis medius* (Ecker). *postero-temporalis sulcus* (Huxley).

B. — Circonvolutions.

1° *Première circonvolution frontale* — *Gyrus frontalis superior* (Ecker). *gyrus supero-frontal* (Huxley), étage frontal supérieur (Gratiolet), première frontale externe. troisième frontale (Meynert).

2° *Deuxième circonvolution frontale* — *Gyrus frontalis medius* (Ecker), *medio-frontalis gyrus* (Huxley), étage frontal moyen (Gratiolet). deuxième frontale externe.

3° *Troisième circonvolution frontale* — Pli sourcilier (Gratiolet), étage frontal inférieur (Gratiolet), *infero-frontal gyrus* (Huxley), *inferior frontal gyrus* (Turner). première frontale (Meynert), circonvolution de Broca.

4° *Circonvolution frontale ascendante* — Quatrième frontale. premier pli ascendant (Gratiolet). *antero-parietal gyrus* (Huxley), *gyrus centralis anterior* (Ecker, Henle). *gyrus antecentralis* ou *anterocentralis* ou *præcentralis*. circonvolution prérolandique (Broca). *gyrus rolandicus anterior* (Pansch), circonvolution verticale antérieure.

5° *Circonvolution pariétale ascendante* — Première pariétale, deuxième pli ascendant (Gratiolet), *postero-parietal gyrus* (Huxley). *gyrus centralis posterior* (Ecker), *gyrus postcentralis* ou *postero-centralis* ou *retrocentralis*, *gyrus rolandicus posterior* (Pansch), circonvolution postrolandique (Broca).

6° *Circonvolution pariétale supérieure* — Première circonvolution pariétale (Broca), lobule pariétal supérieur (Ecker), lobule du deuxième pli ascendant (Gratiolet), *postero-parietal lobule* (Huxley, Turner).

7° *Circonvolution pariétale inférieure* — Lobule pariétal inférieur (Ecker). lobule du pli courbe (Gromier). *lobus tuberis* (Huschke, Henle), troisième pariétale, deuxième pariétale, première pariétale. Sa partie antérieure, en rapport avec la scissure de Sylvius, est encore appelée *lobulus supra-marginalis ;* sa partie postérieure ou pli courbe, *gyrus angularis*.

8° *Première circonvolution occipitale* — *Gyrus parieto-occipitalis medius* (Ecker), circonvolution occipitale supérieure (Wagner), pli de passage supérieur externe (Gratiolet), premier pli de passage (Gromier).

9° *Deuxième circonvolution occipitale* — *Gyrus parieto-occipitalis lateralis* (Ecker), deuxième pli de passage externe (Gromier). circonvolution occipitale moyenne (Wagner), deuxième pli de passage externe (Gratiolet).

10° *Troisième circonvolution occipitale* — *Gyrus temporo-occipitalis* (Ecker), *gyrus occipitalis inferior* (Wagner), pli de passage externe (Gratiolet).

11° *Première circonvolution temporale* — Temporale supérieure (Ecker), pli marginal postérieur et inférieur (Gratiolet). *gyrus infra-marginalis* (Huschke). *antero-temporal gyrus* (Huxley), *superior temporo-sphenoïdal convolution* (Turner). pli marginal inférieur (Gromier).

12° *Deuxième circonvolution temporale* — Temporale moyenne (Ecker), pli temporal moyen ou partie descendante du pli courbe (Gratiolet). *medio-temporal gyrus* (Huxley), pli temporo-sphénoïdal moyen (Gromier). *middle temporo-sphenoïdal convolution* (Turner).

13° *Troisième circonvolution temporale.* . . . . Temporale inférieure (ECKER), pli temporal inférieur (GRATIOLET), *inferior temporo-sphénoïdal convolution* (TURNER), pli temporo-sphénoïdal inférieur (GROMIER).

2° FACE INTERNE DES HÉMISPHÈRES

A. — Scissures.

1° *Scissure calloso-marginale* . . Scissure festonnée (POZZI), grand sillon du lobe fronto-pariétal (GRATIOLET), sillon du corps calleux (GROMIER), scissure sous-frontale (BROCA).

2° *Scissure perpendiculaire interne* . . . . Occipito-parietal fissure (HUXLEY), *pars medialis sive verticalis fissuræ parieto-occipitalis* (ECKER), scissure occipitale (BROCA), *fissura occipitalis* (PANSCH), *fissura posterior* (BURDACH), *fissura occipitalis perpendicularis interna* (BISCHOFF).

3° *Scissure calcarine* . . . . . Scissure des hippocampes (GROMIER), partie postérieure de la scissure des hippocampes (GRATIOLET), *fissura occipitalis horizontalis* (HENLE), *fissura posterior* (HUSCHKE).

B. — Circonvolutions.

1° *Circonvolution frontale interne* . . . . Gyrus marginalis (HENLE), *gyrus medialis fronto-parietalis* (PANSCH), *marginal convolution* (TURNER), second pli ou pli de la zone externe du lobe fronto-pariétal (GRATIOLET), première circonvolution frontale interne (POZZI).

2° *Lobule paracentral.* . . . . . Lobule ovalaire (POZZI, BROCA), lobule pararolandique (GIACOMINI).

3° *Circonvolution du corps calleux.* . . . . Pli du corps calleux (GROMIER), lobe du corps calleux (BROCA), pli de la zone interne (GRATIOLET), deuxième circonvolution frontale interne (POZZI), *cingula* ou *gyrus cinguli* (BURDACH, BISCHOFF, PANSCH), *gyrus fornicatus* (ECKER), *fornix periphericus* (ARNOLD), circonvolution de l'ourlet (FOVILLE), circonvolution crêtée (ROLANDO), *callosal gyrus* (HUXLEY).

4° *Lobule quadrilatère* . . . . . Lobule pariétal interne, partie interne du lobe pariétal (GIACOMINI), *præ-cuneus* (ECKER), avant-coin, lobule pariétal interne (POZZI).

5° *Coin.* . . . . Cunéus (ECKER), lobule triangulaire (BROCA), partie interne du lobe occipital (GIACOMINI), lobule occipital interne (GRATIOLET), *occipital lobule* (TURNER), *gyrus medialis occipitalis* (PANSCH), *lobulus interparietalis superior* (HUSCHKE).

3° FACE INFÉRIEURE DES HÉMISPHÈRES

A. — Sillons.

1° *Sillon olfactif.* . . . . Sulcus olfactorius (ECKER), scissure olfactive (GIACOMINI), sillon droit ou premier sillon orbitaire (BROCA).

2° *Sillon cruciforme* . . . . . . Sulcus orbitalis (ECKER), scissure orbitaire (GIACOMINI), deuxième sillon orbitaire (BROCA), *triradialis sulcus* (TURNER). Les deux branches antéro-postérieures sont appelées par WEISBACH : l'interne, *sulcus longitudinalis medius* ; l'externe, *sulcus longitudinalis externus.* La branche transversale est désignée par le même auteur sous le nom de *sulcus transversus.*

3° *Sillon temporo-occipital externe* . . . . Premier sillon temporo-occipital, *sulcus temporo-occipitalis* (ECKER).

4° *Sillon temporo-occipital interne* . . . . Deuxième sillon temporo-occipital, *sulcus longitudinalis inferior* (HUSCHKE), *sulcus occipito-temporalis* (PANSCH), *fissura collateralis* (HUXLEY), *fissura collateralis sive temporalis inferior* (BISCHOFF), *sulcus occipito-temporalis inferior* (ECKER), sillon collatéral.

B. — Circonvolutions.

1° *Circonvolution olfactive interne* . . . . Première circonvolution olfactive, *gyrus rectus*, première circonvolution orbitaire (BROCA), *internal gyrus* du lobule orbitaire (TURNER).

2° *Circonvolution olfactive externe*	Deuxième circonvolution olfactive, deuxième circonvolution orbitaire (Broca).
3° *Circonvolution orbitaire externe*	Troisième circonvolution orbitaire (Broca), *gyrus orbitalis lateralis* (Pansch).
4° *Première circonvolution temporo-occipitale*	*Gyrus occipito-temporalis lateralis* (Pansch), circonvolution occipito-temporale externe (Giacomini), quatrième circonvolution temporale (Broca), *middle internal temporal gyrus* (Huxley), lobule fusiforme (Huschke).
5° *Deuxième circonvolution temporo-occipitale.*	*Gyrus occipito-temporalis medialis* (Pansch), circonvolution occipito-temporale interne (Giacomini), cinquième circonvolution temporale (Broca), *inferior internal temporal gyrus* (Huxley), lobule lingual (Huschke). La partie antérieure de cette circonvolution, en rapport avec la fente cérébrale de Bichat, est désignée sous les noms de : circonvolution de l'hippocampe, *gyrus hippocampi* (Ecker), *gyrus uncinatus, uncinate gyrus* (Huxley), pli temporal moyen interne (Gratiolet).

Étendue de l'écorce des circonvolutions. — L'étendue de la substance grise qui constitue l'écorce des circonvolutions doit être examinée : 1° en surface ; 2° en profondeur.

a. *Étendue en surface.* — L'évaluation, en millimètres carrés, de la surface des hémisphères cérébraux présente des difficultés à peu près insurmontables, en raison même des irrégularités de cette surface, si profondément tourmentée par le creusement des scissures et le soulèvement des circonvolutions. Quelque complexe que soit le problème, de nombreux observateurs, notamment Wagner, Baillarger, C. Vogt, Jensen, Calori, ont essayé de le résoudre, en employant divers procédés qu'il serait trop long de décrire ici. Tous ces procédés, pour être fort ingénieux, n'en sont pas moins passibles d'objections sérieuses, et, alors même qu'ils sont mis au service d'une patience à toute épreuve, ils ne peuvent nous fournir que des résultats approximatifs.

Voici quels sont, à ce sujet, les résultats obtenus par Calori pour les cerveaux de brachycéphales et de dolichocéphales :

Cerveaux de brachycéphales	Hommes	243,773	millimètres carrés.
	Femmes	211,701	— —
Cerveaux de dolichocéphales	Hommes	230,212	— —
	Femmes	187,672	— —

Nous voyons par le simple examen de ces chiffres que le développement superficiel de l'écorce cérébrale est plus considérable chez les brachycéphales que chez les dolichocéphales, plus considérable aussi chez l'homme que chez la femme. Ces résultats s'expliquent vraisemblablement par la prédominance volumétrique que prennent le cerveau de l'homme et le cerveau du brachycéphale sur celui de la femme et celui du dolichocéphale.

Les chiffres précités représentent ce que l'on pourrait appeler la *superficie totale* de l'écorce. Cette superficie totale se décompose naturellement en deux parties, savoir : la superficie de la portion libre de l'écorce; la superficie de la portion cachée. La première répond à la face externe des circonvolutions ; la seconde, à leurs faces latérales, à ces faces qui ne sont visibles qu'à la condition d'écarter préalablement les sillons et les scissures. Les rapports respectifs de ces deux facteurs ont été examinés par H. Wagner sur le cerveau de quatre sujets. Voici les résultats de ses recherches :

	SURFACE LIBRE	SURFACE CACHÉE	SURFACE TOTALE
1er *sujet* : Gauss (mathématicien	72,650 mill. q.	149,938 mill. q.	219,588 mill. q.
2e — Fuchs (médecin)	72,100 —	148,905 —	221,005 —
3e — Une femme de 29 ans	68,900 —	135,215 —	204,115
4e — Un manœuvre.	62,750 —	124,922 —	187,672 —

La comparaison de ces différents chiffres, nous amène aux conclusions suivantes :

a. La surface cachée de l'écorce cérébrale est plus considérable que sa surface libre ;

b. La première est à la seconde comme le chiffre 2 est au chiffre 1. En d'autres termes, la surface cachée de l'écorce représente les deux tiers de la surface totale ; la surface libre en représente le tiers seulement.

b. *Étendue en profondeur.* — L'étendue en profondeur de l'écorce cérébrale constitue ce qu'on appelle son épaisseur. Cette épaisseur est loin d'être uniforme : elle varie non seulement suivant les sujets et suivant les âges, mais elle varie aussi, sur un même sujet, suivant les points que l'on examine et dans des proportions souvent considérables. Ces variations, que l'on pourrait appeler régionales, ont été soigneusement étudiées en 1884, sous la direction du professeur Giacomini, par l'un de ses élèves, A. Conti. Voici ses principales conclusions :

1° L'épaisseur de la substance grise augmente graduellement depuis l'extrémité frontale de l'hémisphère jusqu'à la circonvolution frontale ascendante ; elle oscille, dans cette région, entre un minimum de 22 dixièmes de millimètre et un maximum de 33 dixièmes de millimètre ;

2° Elle diminue graduellement depuis la pariétale ascendante jusqu'à l'extrémité occipitale de l'hémisphère, avec un minimum de 16 dixièmes de millimètre et un maximum de 33 dixièmes de millimètre ;

3° Le chiffre le plus faible s'est rencontré sur un vieillard de soixante-treize ans ; le plus élevé, sur un enfant de trois ans ;

4° L'épaisseur de l'écorce décroît sensiblement au fur et à mesure qu'on avance en âge ;

5° Sur une circonvolution donnée, l'épaisseur maximum se rencontre sur son point culminant, l'épaisseur minimum vers le fond de la scissure ;

6° L'épaisseur minimum de la substance grise de l'écorce s'observe constamment dans le fond des scissures ;

7° La frontale ascendante présente à peu près constamment un minimum d'épaisseur dans son tiers inférieur, au voisinage de sa pointe ;

8° Pour la pariétale ascendante, on constate toujours que l'épaisseur de l'écorce est moindre sur la partie qui répond à la scissure de Rolando que sur celle qui répond au lobe pariétal ;

9° Sur le lobe pariétal, l'épaisseur de l'écorce est plus considérable à sa partie interne qu'à sa partie externe chez les jeunes sujets ; c'est le contraire chez l'adulte et chez les vieillards ;

10° Ce n'est qu'au voisinage de la corne frontale qu'on observe une épaisseur égale sur la face interne et sur la face externe de l'hémisphère ;

11° A la face inférieure, sur une même coupe transversale, l'épaisseur de l'écorce n'est jamais plus grande que sur les faces interne et externe ;

12° Dans le lobe frontal, on observe une diminution de l'épaisseur de l'écorce au point d'union de la face externe et de la face inférieure, dans une étendue de 2 à 3 centimètres ;

13° Au niveau du point où les trois circonvolutions frontales longitudinales s'implantent sur la frontale ascendante, il se produit une augmentation brusque de l'épaisseur de l'écorce dans une étendue de 2 ou 3 centimètres environ ;

14° Pour la frontale ascendante, la substance grise de l'écorce est plus épaisse sur la partie qui regarde la scissure de Rolando que sur celle qui répond aux circonvolutions frontales longitudinales ;

15° C'est sur le lobe occipital que l'écorce cérébrale présente le moins d'épaisseur.

Voyez au sujet de l'étendue superficielle de l'écorce cérébrale et des différents procédés qui ont servi à l'évaluer : Wagner (R. et H.), *Vorstudien zu einer wissensch. Morphologie u. Physiologie des menschl. Gehirns als Seelenorgan*, Gottingen, 1860 ; avec appendice, Gottingen, 1864 ; C. Vogt, *Mémoire sur les microcéphales*, Genève, 1867 ; Baillarger, *Recherches sur l'anatomie, la physiologie et la pathologie du système nerveux*, Paris, 1872 ; Jensen, *Untersuch. über die Beziehungen zwischen Grosshirn u. Geistesstörung an sechs Gehirnen Geisteskranker Individuen*, Arch. f. Psychiatrie, 1875 ; Calori, *Del cervello nei due tipi brachicephalo e dolicocefalo italiani*, Bologna, 1875 ; Giacomini, *Guida allo studio delle circonvol. cerebrali dell' uomo*, Torino, 1884.

Lisez au sujet de l'épaisseur variable de l'écorce : A. Conti, *Dello spessore della corteccia cerebrale nell' uomo*, Giorn. della R. Accad., 1881.

§ IV. — Structure des circonvolutions cérébrales

Examinée sur une coupe vertico-transversale, chaque circonvolution nous présente deux parties bien distinctes : une partie centrale, formée par de la substance blanche ; une partie périphérique, constituée par de la substance grise. La substance blanche ou médullaire est une dépendance du centre ovale et est formée, comme ce dernier, par des fibres à myéline : nous étudierons ultérieurement (voy. *Centre ovale*) leur origine, leur trajet et leur terminaison. La substance grise revêt méthodiquement toute la surface libre de la circonvolution et constitue, par son ensemble, ce qu'on est convenu d'appeler l'écorce ou le *manteau des hémisphères*. Cette substance grise corticale se dispose suivant un type général que l'on retrouve sur toutes les circonvolutions. Sur certaines d'entre elles, cependant, elle subit des modifications suffisamment profondes pour mériter une description à part. Nous décrirons donc successivement :

1° La *structure générale de l'écorce cérébrale* ;

2° La *structure spéciale à quelques circonvolutions*.

A. — Structure générale de l'écorce cérébrale (type rolandique)

Si l'on examine à l'aide d'une loupe la coupe transversale d'une circonvolution

appartenant à la région rolandique (région que nous prendrons comme type de
notre description générale), nous constatons tout d'abord que la substance corticale
n'est pas homogène, mais se compose en réalité d'une série de zones concentriques,
qui ont été nettement indiquées, depuis longtemps déjà, par BAILLARGER. Ces zones
sont au nombre de six, trois de coloration blanche et trois de coloration grise.

Elles se succèdent dans l'ordre suivant, en allant de dehors en dedans
(fig. 521) : 1° une couche blanche,
toujours très mince ; 2° une couche
grise ; 3° une deuxième couche
blanche, constituant la *strie externe
de Baillarger;* elle répond à la *raie
de Gennari* ou *ruban de Vicq-
d'Azyr* de l'écorce occipitale ; 4° une
deuxième couche grise ; 5° une
troisième couche blanche ou *strie
interne de Baillarger ;* 6° une troisième couche grise, en rapport immédiat avec la substance blanche de
la circonvolution. Ces différences
d'aspect ont naturellement leur origine dans des différences structurales que nous étudierons tout à
l'heure. Nous rappellerons ici seulement que les couches blanches
répondent à des régions où s'accu-
mulent des fibres myéliniques à

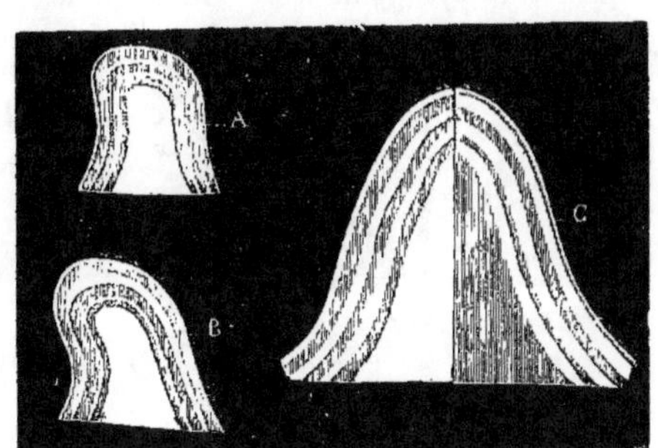

Fig. 521.

Structure des circonvolutions cérébrales
(d'après BAILLARGER).

A, circonvolution du cerveau de l'homme, avec ses six couches
alternativement grises et blanches. — B, coupe d'une circonvolution, montrant l'inégale épaisseur des couches blanches : au premier abord, on ne distingue sur cette coupe que trois couches,
deux grises séparées par une blanche : en l'examinant plus attentivement, on retrouve les six couches, mais les couches blanches
externe et interne sont relativement très minces. — C, figure
grossie de la coupe d'une circonvolution ; la moitié gauche est
vue à la lumière réfléchie ; la moitié droite est vue par transparence ; dans cette dernière, les couches blanches, ne laissant pas
passer la lumière, sont teintées en noir ; les couches grises, la
laissant passer, sont teintées en blanc.

direction transversale, tandis que les couches grises représentent des régions où
ces fibres transversales, sans être complètement absentes, se trouvent beaucoup
plus rares. Envisagé au point de vue histologique, le manteau cérébral renferme
quatre espèces d'éléments, savoir : 1° des *cellules nerveuses;* 2° des *fibres nerveuses ;* 3° des *cellules névrogliques ;* 4° des *vaisseaux.*

1° Cellules nerveuses. — Les cellules nerveuses constituent l'élément essentiel
de la substance grise de l'écorce. Ces cellules, très variables dans leur forme et
leurs dimensions, sont, en même temps, très dissemblables au point de vue fonctionnel. Leur mode d'agencement, successivement étudié dans ces derniers temps
par EXNER, MEYNERT, EDINGER, BETZ, GOLGI, MARTINOTTI, etc., a été de la part de RAMON
Y CAJAL l'objet de nombreuses recherches, poursuivies comparativement sur des
animaux d'espèces et d'âges différents. Avec ce dernier histologiste, dont la description est aujourd'hui classique, nous admettrons dans l'écorce cérébrale quatre
couches qui sont en allant des parties superficielles vers les parties profondes :
1° la *couche moléculaire ;* 2° la *couche des petites cellules pyramidales;* 3° la *couche
des grandes cellules pyramidales ;* 4° la *couche des cellules polymorphes.* L'ancien schéma de MEYNERT, qui comprenait cinq couches et qui se trouve dans tous les
traités d'anatomie antérieurs à la publication des travaux de CAJAL, diffère de celui
de l'histologiste espagnol en ce que ses couches IV et V (couche des petites cellules
irrégulières et couche des cellules fusiformes) ont été réunies par CAJAL en une couche unique, qui est la couche IV de son schéma ou couche des cellules polymorphes.

A. Première couche : couche moléculaire. — La couche moléculaire, épaisse de 0^{mm},25 environ, renferme, au sein d'un réseau fibrillaire que nous décrirons plus loin, trois ordres de cellules nerveuses : les cellules polygonales, les cellules fusiformes et les cellules triangulaires.

a. *Cellules polygonales.* — Les cellules polygonales (fig. 522) sont de dimensions moyennes, peu nombreuses, irrégulièrement disséminées dans toute l'épaisseur de la couche moléculaire.

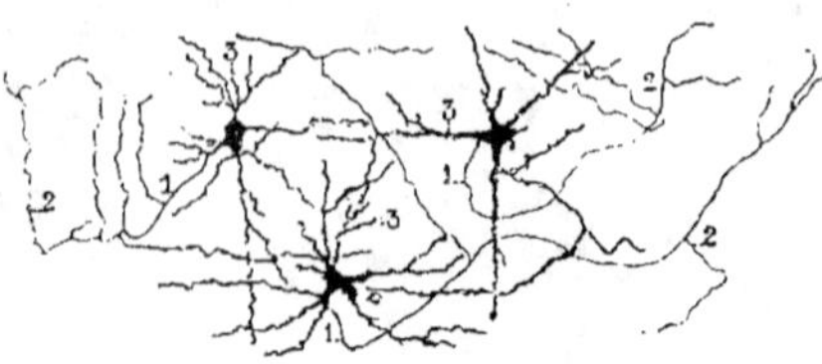

Fig. 522.

Cellules polygonales de la couche moléculaire de l'écorce cérébrale du lapin (d'après Cajal).

1. cylindraxes. — 2, collatérales. — 3, prolongements protoplasmiques.

Comme leur nom l'indique, elles ont un contour polygonal. De leurs angles s'échappent quatre ou cinq prolongements protoplasmiques, dont les ramifications variqueuses divergent dans tous les sens. Le prolongement cylindraxile, remarquable par sa ténuité, prend naissance tantôt sur la cellule elle-même, tantôt sur l'un de ses prolongements protoplasmiques. Il suit un trajet horizontal ou ascendant et se résout en un certain nombre de fibrilles variqueuses, très fines, très longues, qui, toutes, se terminent librement dans la couche moléculaire.

b. *Cellules fusiformes.* — Les cellules fusiformes (fig. 523), ovoïdes ou allongées en fuseau, se disposent parallèlement à la surface de l'écorce. Elles sont en général bipolaires, émettant, à chacun de leurs pôles, un prolongement proto-

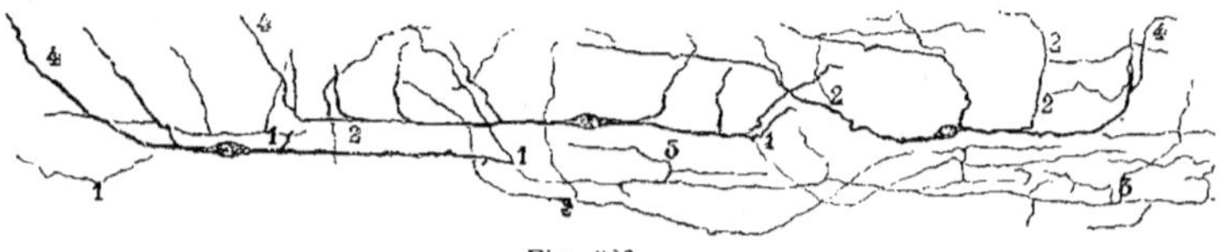

Fig. 523.

Cellules fusiformes de la couche moléculaire de l'écorce cérébrale d'un lapin de huit jours (d'après Cajal).

1, cylindraxes polaires ou principaux, se portant en direction opposée. — 2, cylindraxes surnuméraires, partant de diverses branches protoplasmiques. — 3, ramifications des cylindraxes. — 4, rameaux terminaux des dendrites.

plasmique volumineux, à contour lisse, à trajet presque rectiligne. Chaque cellule fusiforme possède donc deux prolongements protoplasmiques : ces deux prolongements, se dirigeant horizontalement et en sens inverse, fournissent plusieurs rameaux ascendants et, après un parcours fort long, s'infléchissent sur eux-mêmes en dehors pour se terminer, tout près de la surface de l'écorce, par un certain nombre de fibrilles libres et indépendantes. Les prolongements cylindraxiles des cellules fusiformes, au nombre de deux ou trois pour chaque cellule, se détachent des prolongements protoplasmiques, à une distance plus ou moins grande du corps cellulaire. Ils naissent, de préférence sur les points où ces prolongements protoplasmiques se coudent pour devenir ascendants. Suivant la même direction que les prolongements dont ils émanent, ils cheminent parallèlement à la surface de l'écorce, abandonnent au cours de leur trajet de nombreuses collatérales ascendantes et finalement se terminent, comme ces collatérales, en pleine couche moléculaire par des ramifications libres et plus ou moins variqueuses.

c. *Cellules triangulaires.* — Les cellules triangulaires appartiennent au même type que les cellules fusiformes. Elles n'en diffèrent pour ainsi dire que parce qu'elles ont la forme d'un triangle au lieu d'avoir celle d'un fuseau, et qu'elles possèdent trois prolongements protoplasmiques au lieu de deux. Ici, comme pour les cellules fusiformes, les prolongements cylindraxiles sont multiples, naissent

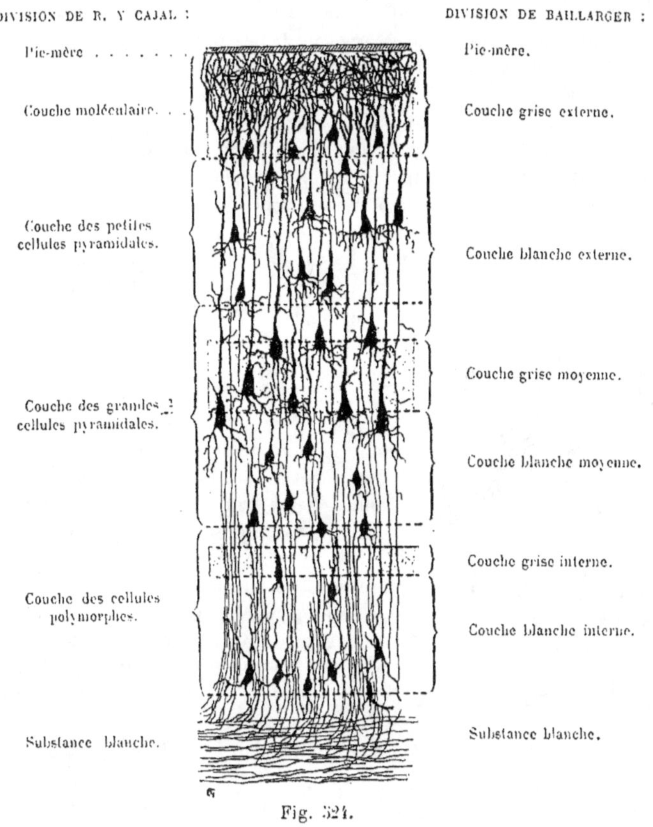

Fig. 524.

Les quatre couches cellulaires de l'écorce cérébrale d'après Cajal, avec leur mode de correspondance avec les six couches, alternativement grises et blanches, de Baillarger.

des prolongements protoplasmiques et se terminent dans la couche moléculaire par des extrémités libres. Les cellules triangulaires et les cellules fusiformes, par la multiplicité de leurs cylindraxes et par le mode d'origine de ces derniers, constituent véritablement un type spécial, type que nous n'avons pas encore rencontré dans les autres segments du névraxe. Elles ont été découvertes par Ramon y Cajal, d'où le nom de *cellules de Cajal*, sous lequel les désignent aujourd'hui la plupart des neurologistes. Leur signification physiologique nous est encore inconnue.

B. Deuxième couche : couche des petites cellules pyramidales. — La deuxième couche, épaisse de $0^{mm},20$ à $0^{mm},25$ comme la précédente, est essentiellement constituée par un grand nombre de cellules nerveuses dites *pyramidales*, disposées en rangées multiples et irrégulières. Ces cellules sont de toute petite taille, 15 à 20 μ. en moyenne. Toutefois, leur volume n'est pas uniforme et il est à remarquer qu'il augmente graduellement au fur et à mesure qu'on s'éloigne de la surface de l'écorce. Il en résulte que la transition entre cette couche et la couche suivante, qui est formée par les grandes cellules pyramidales, se fait d'une façon à peu près insensible et, par conséquent, qu'il n'existe entre les deux couches précitées aucune limite bien précise. Comme l'indique leur nom, les cellules pyramidales ont la forme d'une pyramide, dont la base regarde le centre médullaire et dont le sommet est tourné du côté de la périphérie. Leur protoplasma, granuleux et d'aspect strié, nous présente, au voisinage de son extrémité basale, un petit amas de granulations pigmentaires d'une coloration jaune clair. Il contient un noyau volumineux, arrondi ou ovalaire, lequel à son tour renferme un nucléole brillant. Chacune des cellules pyramidales, quelles que soient ses dimensions, émet des prolongements protoplasmiques et un seul prolongement cylindraxile :

a. *Prolongements protoplasmiques.* — Les prolongements protoplasmiques ou dendrites sont toujours très longs et très nombreux. CAJAL les distingue, d'après leur origine, en prolongement principal, prolongements collatéraux et prolongements basilaires. — Le *prolongement principal* (fig. 526, D, 3), encore appelé *tige ascendante* ou *expansion primordiale*, parce qu'elle est de toutes les expansions protoplasmiques la première à faire son apparition, se détache du sommet de la cellule pyramidale. De là, il se porte vers la surface de l'écorce en suivant un trajet à peu près rectiligne. Arrivé dans la couche moléculaire, il s'épanouit en un splendide panache de ramuscules, lesquels se terminent librement entre les fibrilles nerveuses de cette couche (CAJAL) : c'est vraisemblablement à tort que GOLGI et après lui MARTINOTTI les ont mis en rapport avec les vaisseaux et avec les cellules névrogliques. Ces ramifications terminales du prolongement principal sont, dans toute leur étendue, hérissées de pointes fort courtes, très visibles sur la figure 525, qui

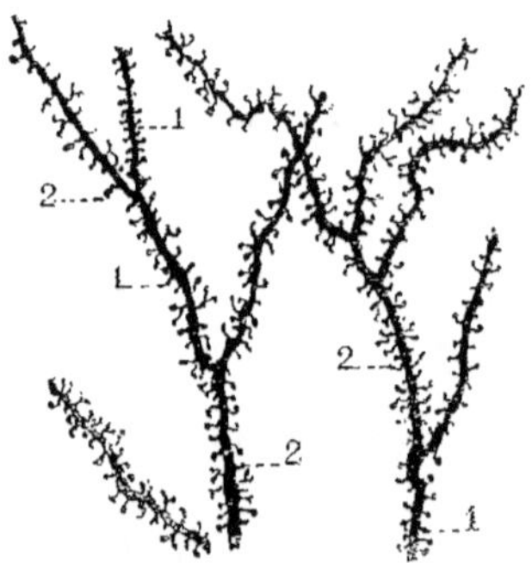

Fig. 525.

Portion du panache terminal d'une cellule pyramidale de la souris adulte (d'après RAMON Y CAJAL).

1, 1, rameaux protoplasmiques. — 2, 2, épines collatérales.

se terminent presque immédiatement après leur origine par une extrémité légèrement renflée. Rappelons en passant (voy. p. 393) que ces pointes ou épines rentrent dans la ligne protoplasmique à la suite d'un long fonctionnement de la cellule nerveuse et que, sur une cellule fatiguée, elles ont complètement disparu. — Les *prolongements collatéraux* (fig. 526, D, 4) se détachent du prolongement principal, soit à angle droit, soit à angle aigu. Puis, ils se portent transversalement ou obliquement en dehors et viennent se terminer, non loin de leur origine, par des extrémités libres. — Les *prolongements basilaires* (fig. 526, D, 5) naissent de la cellule pyramidale, au voisinage de sa base. De là, ils se portent en divergeant, les uns sur les côtés, les autres en bas. Ils se terminent, comme les prolongements collatéraux, par des extrémités libres.

b. *Prolongement cylindraxile.* — Le prolongement cylindraxile (fig. 526, D, 2), toujours unique, se détache dans la grande majorité des cas de la base du corps cellulaire ; plus rarement, il naît de l'un des prolongements basilaires. Quelle que soit son origine, il se porte toujours vers la surface profonde de l'écorce et disparaît dans le centre médullaire de la circonvolution, où il fait partie de l'un des trois systèmes commissural, d'association ou de projection (voy. *Centre ovale*). Au cours de son trajet à travers la substance grise de l'écorce, le cylindraxe des petites cellules pyramidales émet de fines collatérales, au nombre de six à dix, qui s'en détachent à angle droit, cheminent tantôt horizontalement, tantôt obliquement, et finalement se terminent par deux ou trois rameaux extrêmement délicats (Cajal).

c. *Évolution des cellules pyramidales.* — La constitution toute spéciale des cellules pyramidales et, d'autre part, ce fait bien constaté qu'on ne les rencontre que dans l'écorce cérébrale, ont déterminé Cajal à donner à ces éléments le nom de *cellules psychiques*. La cellule psychique paraît exister chez tous les vertébrés; mais, au fur et à mesure qu'on descend dans la série, elle devient à la fois plus petite et plus simple. — C'est ainsi que chez les mammifères inférieurs (fig. 526, C), elle est déjà moins volumineuse que chez l'homme. Sa tige principale est en même temps plus courte et les collatérales qu'elle émet sont plus rares. — Plus bas, chez les reptiles (fig. 526, B), la cellule est moins volumineuse encore. Sa tige principale, fort courte, n'est pour ainsi dire qu'indiquée. Le groupe des prolongements basilaires est représenté par un prolongement unique. — Plus bas encore, chez les batraciens (fig. 526, A), les prolongements basilaires font complètement défaut. Il en est de même de la tige principale et, dans ce cas, le système des ramifications protoplasmiques, si riche et si luxuriant chez l'homme, se trouve réduit au simple panache terminal, implanté directement sur la partie externe du corps cellulaire.

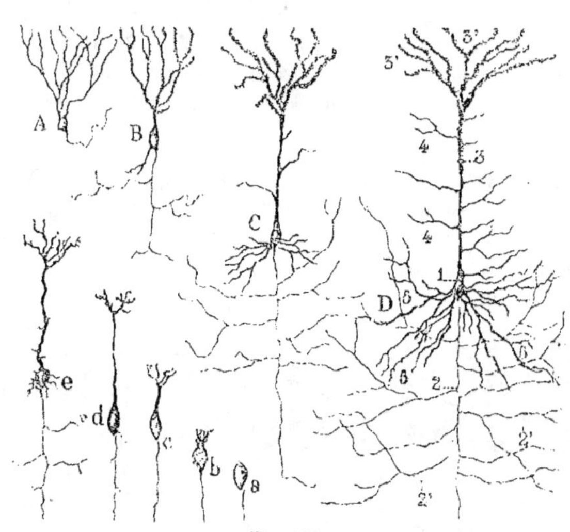

Fig. 526.

Schéma de l'évolution des cellules pyramidales (d'après Cajal).

La *série supérieure* des cellules montre la cellule pyramidale ou psychique chez divers vertébrés : A, chez la grenouille; B, chez le lézard; C, chez le rat; D, chez l'homme.

La *série inférieure* indique les phases évolutives que traverse la cellule psychique ou cellule pyramidale du cerveau : a, neuroblaste sans tige protoplasmique; b, début de tige et de panache terminal; c, tige plus développée; d, apparition des collatérales du cylindraxe; e, formation des expansions protoplasmiques du corps cellulaire et de la tige.

Pour la cellule D : 1, corps cellulaire. — 2, cylindraxe, avec 2', ses collatérales. — 3, tige protoplasmique, avec 3', son panache terminal. — 4, expansions latérales de la tige. — 5, 5, expansions basilaires.

C. Troisième couche : groupe des grandes cellules pyramidales. — La troisième couche de l'écorce renferme comme élément principal les grandes cellules pyramidales. Ces cellules sont exactement conformées sur le même type que les petites cellules pyramidales de la couche précédente : elles n'en diffèrent que parce que leur volume est plus considérable (20 à 30 μ en moyenne), leur tige principale plus longue, leur cylindraxe plus épais et plus riche en collatérales. Aussi conçoit-on sans peine que certains histologistes, van Gehuchten entre autres, aient réuni les deux couches de cellules pyramidales en une seule et même couche.

En dehors, la couche des grandes cellules pyramidales se fusionne avec la couche précédente, comme nous l'avons déjà dit, par une transition insensible. En dedans, elle est beaucoup mieux délimitée, quoiqu'il ne soit pas rare de rencontrer quelques cellules pyramidales disséminées dans la couche des cellules polymorphes.

C'est au groupe des grandes cellules pyramidales qu'appartiennent les *cellules géantes*, qui ont été décrites par Betz dans la zone motrice de l'écorce. Ces cellules ne sont que des cellules pyramidales plus grandes que les autres : elles mesurent en moyenne, d'après Lewis, 51 μ de hauteur sur 41 μ de largeur ; on en a observé dans le lobule paracentral, qui atteignaient jusqu'à 65 μ de hauteur. Elles se disposent ordinairement par petits groupes de trois à cinq, que l'on désigne sous le nom de *nids de Betz*.

D. QUATRIÈME COUCHE : COUCHE DES CELLULES POLYMORPHES. — Cette couche, épaisse de un tiers de millimètre environ, renferme des cellules de dimensions et de forme très variables. Elles sont, suivant les cas, fusiformes, ovoïdes, triangulaires, étoilées. Leurs expansions protoplasmiques, diversement ramifiées, sont tantôt courtes, tantôt longues. Mais, quelque longues qu'elles soient, elles ne remontent jamais,

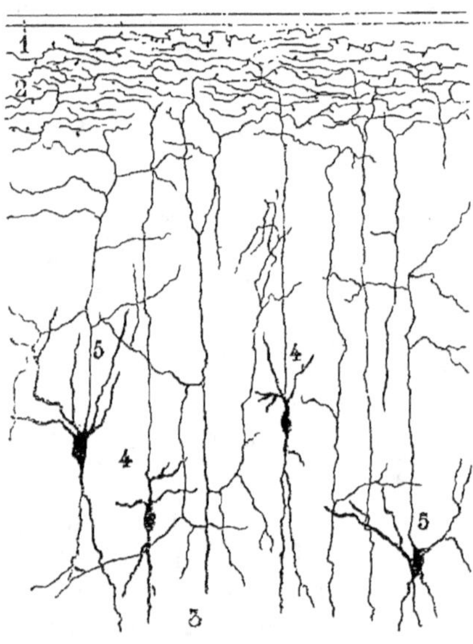

Fig. 527.

Coupe transversale de l'écorce de la souris, sur laquelle on a dessiné les cellules qui, dans quelques coupes de la même région, envoyaient leurs cylindraxes vers la périphérie (schématique, d'après Cajal).

1, pie-mère. — 2, couche moléculaire. — 3, cylindraxe provenant d'une grosse cellule de la couche des cellules polymorphes. — 4, cylindraxes partant des cellules situées dans la couche des cellules pyramidales. — 5, cylindraxes ascendants, se terminant au-dessous de la couche moléculaire.

comme cela a toujours lieu pour les cellules pyramidales, jusqu'à la couche moléculaire. Quant à leur prolongement cylindraxile, il est très fin et suit un trajet descendant. Après avoir fourni trois ou quatre collatérales, il passe dans la substance blanche et là se continue (Cajal), ou bien par un simple coude, ou bien par une simple division en T, avec un ou deux tubes nerveux de cette substance blanche.

E. CELLULES A CYLINDRAXE COURT ET CELLULES A CYLINDRAXE ASCENDANT. — Outre les éléments cellulaires que nous venons de décrire, les trois dernières couches de l'écorce cérébrale nous présentent encore deux autres ordres de cellules : des cellules à cylindraxe court et des cellules à cylindraxe ascendant. Les *cellules à cylindraxe court* (cellules de Golgi type II) sont ici, comme dans la moelle, des cellules nerveuses caractérisées par ce fait que leur cylindraxe, perdant son individualité presque immédiatement après son origine, se résout en pleine substance grise en une arborisation terminale libre. Par cette arborisation, la cellule de Golgi entre en relation avec

les cellules voisines et devient ainsi une cellule d'association. — Les *cellules à cylindraxe ascendant*, mentionnées d'abord par Golgi et par Martinotti, étudiées à nouveau par Cajal, se développent de préférence dans la couche des cellules polymorphes ; mais on les rencontre encore, quoique plus rares, dans les deux couches de cellules pyramidales. Elles sont fusiformes ou étoilées, avec des dendrites relativement peu développées, dont les unes suivent un trajet ascendant, les autres un trajet descendant. Quant au cylindraxe, il monte presque en ligne droite jusque dans la couche moléculaire et, là (fig. 527), il se divise en deux ou trois grosses branches, qui, se ramifiant horizontalement, forment une arborisation terminale d'une grande étendue. Quelques cylindraxes ascendants, comme nous le montre la figure 527 (5), se terminent avant d'atteindre la couche moléculaire.

2° Fibres nerveuses. — Les intervalles qui séparent les éléments cellulaires ci-dessus décrits sont en grande partie comblés par des fibres nerveuses. Ces fibres, que nous désignerons sous le nom de générique de *fibres de l'écorce*, sont, les unes pourvues, les autres dépourvues de leur gaine de myéline. Au premier groupe appartiennent (Flechsig, Cajal) les cylindraxes des cellules pyramidales grandes et moyennes, les cylindraxes des cellules de Cajal, les cylindraxes des cellules polymorphes, les cylindraxes ascendants des cellules de Martinotti et, enfin, les collatérales de grand diamètre. Au contraire, les cylindraxes des petites cellules pyramidales, ceux des cellules de Golgi et les collatérales de petit diamètre sont des fibres amyéliniques. Envisagées au point de vue de leur direction, les fibres de l'écorce se distinguent en fibres radiées et en fibres transversales ou tangentielles :

A. Fibres radiées. — Les fibres radiées (fig. 528) suivent une direction perpendiculaire à la surface extérieure de l'écorce, la même direction par conséquent que les tiges ascendantes des cellules pyramidales. Tantôt éparses, tantôt groupées en faisceaux plus ou moins importants, elles traversent successivement la couche des cellules polymorphes, la couche des grandes cellules pyramidales et la couche des petites cellules pyramidales. On ne peut les suivre, en tant que faisceaux, que un peu au delà de la strie de Baillarger ; mais il n'est pas douteux qu'elles aillent plus loin et se rendent, en partie tout au moins, à la couche moléculaire.

Les fibres radiées, de valeur fort différente, comprennent : 1° les cylindraxes des cellules pyramidales, quelles que soient les dimensions de ces cellules ; 2° les cylindraxes des cellules polymorphes ; 3° les cylindraxes ascendants des cellules de Martinotti ; 4° enfin, les fibres terminales de la substance blanche, qui, prenant naissance dans une région quelconque du névraxe, viennent se terminer dans l'écorce cérébrale. Toutes ces fibres, à l'exception de celles qui émanent des cellules de Martinotti, viennent du centre ovale ou s'y rendent et appartiennent à l'un quelconque des trois systèmes commissural, d'association ou de projection (voy. *Centre ovale*).

B. Fibres transversales ou tangentielles. — Les fibres transversales ou tangentielles cheminent parallèlement à la surface extérieure de l'écorce et, de ce fait, coupent à angle droit les fibres précédentes. Ces fibres tangentielles se disposent sur toute la hauteur de l'écorce, mais pas d'une façon uniforme : rares sur certains points, elles se condensent sur d'autres de manière à former des bandes transversales, qui, tout en variant dans leur épaisseur, ont une situation assez constante. En allant de dehors en dedans, nous rencontrons quatre bandes de fibres transversales, savoir (fig. 528) : 1° la *couche des fibres tangentielles proprement dites*, plus connue sous le nom de *réseau d'Exner*, occupant la moitié externe de la zone moléculaire ; 2° la *strie de Bechterew*, large de 0mm,03 environ, située à la partie superficielle de la couche des petites cellules pyramidales ; elle est particulièrement bien développée dans le lobe occipital et représenterait dans ce lobe, d'après KAES, le stratum lacunosum de la corne d'Ammon (voy. plus loin) ; 3° la *strie externe de Baillarger*, large de 0mm,40 à 0mm,50, qui se trouve située à la partie moyenne ou un peu au-dessous de la partie moyenne de la couche des grandes cellules pyramidales ; 4° les *fibres d'association intra-corticales* de MEYNERT, feutrage très serré, qui occupe la zone inférieure de la couche des cellules polymorphes ; sa partie superficielle se dispose, sur certains points de l'écorce, notamment dans le lobe frontal, en une petite bande plus ou moins distincte, qui répond à la *strie interne de Baillarger* ; sa partie profonde confine aux fibres arquées du centre ovale et se confond insensiblement avec elles.

Dans les espaces compris entre les diverses bandes que nous venons de décrire, les fibres transversales sont clairsemées. Mais elles y existent néanmoins, formant, avec les fibres radiées qui les croisent perpendiculairement, une sorte de feutrage relativement lâche. EDINGER a divisé ce feutrage en deux zones : l'une, externe, répondant à l'intervalle qui sépare le réseau d'Exner de la strie externe de Baillarger ; l'autre, interne, située au-dessous de cette strie externe. Comme les faisceaux de fibres radiées ne vont guère au delà de la strie externe de Baillarger, la première de ces deux zones a reçu d'EDINGER le nom de *feutrage sus-radiaire*, ainsi dénommé parce qu'il est situé au-dessus des faisceaux radiés ; la seconde, située dans la même partie de l'écorce que celle occupée par des faisceaux radiés, est devenue, pour le même neurologiste, le *feutrage interradiaire* (voy. fig. 528).

Les faisceaux transversaux de l'écorce comprennent, d'après CAJAL : 1° les collatérales des cellules pyramidales et des cellules polymorphes ; 2° les arborisations cylindraxiles des

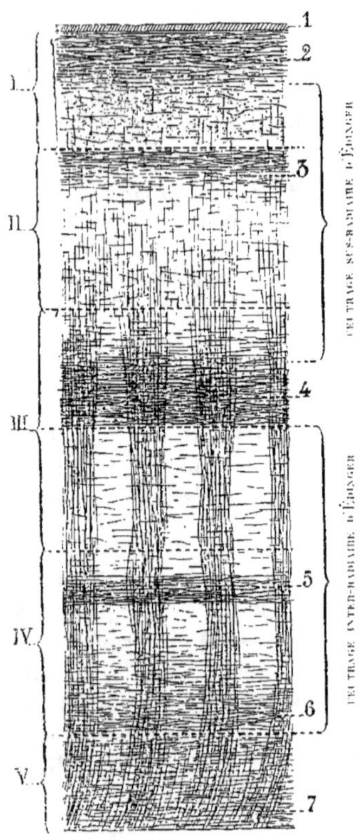

Fig. 528.

Schéma montrant, sur la même coupe que celle représentée dans la figure 217, les fibres nerveuses de l'écorce.

(Les teintes bleues répondent aux couches blanches de BAILLARGER, fig. 521.)

I, II, III, IV, les quatre couches de CAJAL. — V, substance blanche sous-corticale.

1, pie-mère. — 2, réseau d'Exner. — 3, strie de Bechterew. — 4, strie externe de Baillarger. — 5, strie interne de Baillarger. — 6, fibres d'association intra-corticales. — 7, fibres d'association sous-corticales ou fibres arquées.

cellules de Golgi ; 3° les fibrilles collatérales et terminales des cellules à cylindraxe ascendant ; 4° les fibrilles collatérales et les arborisations terminales des fibres diverses, fibres sensitives, fibres sensorielles, fibres calleuses, fibres d'association, qui, du centre ovale, passent dans l'écorce et s'y terminent (voy. *Centre ovale*).

3° Cellules névrogliques. — L'écorce cérébrale renferme de nombreuses cellules

névrogliques qui, grâce à leurs innombrables prolongements, représentent ici,
comme dans les autres segments du névraxe, un tissu de soutien pour les éléments
nerveux. Ces cellules se présentent sous deux formes. Les unes (fig. 529, 4), munies
de prolongements très longs, très grêles et orientés dans tous les sens, constituent

de véritables cellules-
araignées (p. 398). Les
autres (fig. 529, 5) en-
voient leurs prolonge-
ments en sens radiaire :
on les voit, sur les sujets
jeunes, se porter en ligne
droite vers la surface extérieure de l'écorce et s'y
terminer à la face infé-
rieure de la pie-mère,
par de petits renflements
triangulaires à base ex-
terne.

Ces deux ordres de cel-
lules, que relient toujours
des formes intermédiai-

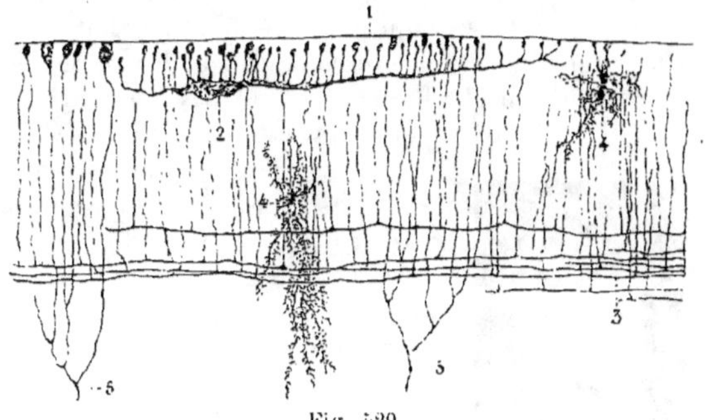

Fig. 529.

Coupe transversale de l'écorce cérébrale d'un fœtus humain
de sept mois (d'après Retzius).

1, surface extérieure de l'écorce. — 2, une cellule de Cajal. — 3, fibres tangentielles, qui ne sont probablement que des prolongements des cellules de
Cajal. — 4, 4, deux cellules névrogliques appartenant au type des cellules-
araignées. — 5, 5, extrémités périphériques de deux cellules épendymaires.

res, ont exactement la même origine et la même signification : comme dans la
moelle, ce sont de simples cellules épendymaires, qui, au cours du développement,
ont émigré du centre vers la périphérie et ont subi en même temps des transformations plus ou moins profondes dans le nombre, la longueur et l'orientation de
leurs prolongements.

La névroglie se dispose, dans l'écorce cérébrale, sous la forme de minces cloisons, le long desquelles cheminent les vaisseaux. Elles forment, en outre, à la
surface externe du cerveau, immédiatement au-dessous de la pie-mère, une couche
peu épaisse, mais continue, que l'on désigne sous le nom de *névroglie corticale* ou
marginale.

4° Vaisseaux. — Les vaisseaux de l'écorce sont disposés suivant une modalité
spéciale, que nous étudierons plus loin à propos de la circulation cérébrale (voy.
Art. VI, *Circulation du cerveau*).

B. — STRUCTURE SPÉCIALE A CERTAINES RÉGIONS DE L'ÉCORCE

Certaines régions de l'écorce présentent une structure qui s'écarte plus ou moins
du type général que nous venons de décrire. De ce nombre sont : la région de
l'insula, la région du lobe occipital, la région de l'hippocampe et de la corne
d'Ammon (région ammonienne), le bulbe olfactif.

1° Région de l'insula. — L'écorce des circonvolutions insulaires ne diffère pour
ainsi dire pas du type général. MONDINO a signalé pourtant, dans la couche des
cellules pyramidales, l'existence de cellules spéciales, de forme pyramidale ou à
contours irréguliers, cellules dont le cylindraxe se porte tout d'abord en haut,
puis, après un trajet ascendant plus ou moins long, se recourbe en bas pour se
comporter alors comme les cylindraxes des cellules pyramidales ordinaires. Le
même histologiste a décrit à la partie la plus profonde de l'écorce, dans la couche

des cellules polymorphes par conséquent, des cellules fusiformes dont les dendrites, dirigées transversalement, forment une sorte de barrière entre l'écorce et la substance blanche sous-jacente.

2° Région du lobe occipital. — Les circonvolutions occipitales, y compris le cunéus, se distinguent macroscopiquement des autres régions de l'écorce en ce que la strie interne de Baillarger n'existe pas. Vue sur des coupes et à un grossissement faible, l'écorce nous apparaît comme formée par deux couches grises, séparées l'une de l'autre par une couche blanche toujours très visible (fig. 530,3) : cette couche blanche est ordinairement désignée sous le nom de *ruban de Vicq-d'Azyr*. OBERSTEINER fait remarquer qu'elle avait déjà été vue, avant VICQ-D'AZYR, par GENNARI et que, par conséquent, il ne serait que juste de substituer à la dénomination précitée celle de *raie de Gennari*. Elle répond à la strie externe de Baillarger des autres régions de l'écorce. Histologiquement, l'écorce de la région occipitale présente quelques particularités qui ont été mises en lumière tout récemment (1893) par RAMON Y CAJAL. L'éminent histologiste espagnol, outre les quatre couches classiques, admet une cinquième couche, qui prend place immédiatement au-dessous de la couche moléculaire et qu'il désigne sous le nom de *couche des cellules fusiformes verticales*.

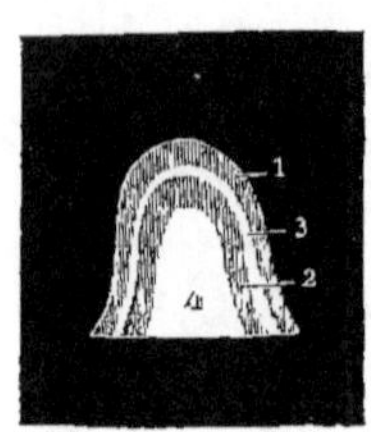

Fig. 530.

Coupe d'une circonvolution occipitale (d'après BAILLARGER).

1, couche grise externe. — 2, couche grise interne. — 3, raie de Gennari ou de Vicq-d'Azyr. — 4, substance blanche.

Passons rapidement en revue chacune de ces cinq couches :

a. *Couche moléculaire*. — La couche moléculaire est un peu moins épaisse que dans la région rolandique ($0^{mm}.15$ à $0^{mm}.20$ seulement). Elle présente comme caractère spécial le développement remarquable de ses fibres tangentielles. On y rencontre de nombreuses cellules de Cajal et quelque cellules de Golgi à cylindraxe court (cellules de Golgi type II).

b. *Couche des cellules fusiformes verticales*. — La couche des cellules fusiformes verticales, couche surajoutée, fait suite à la couche moléculaire. Elle est formée par deux ou trois rangées de cellules fusiformes, orientées en sens radiaire et émettant chacune deux dendrites, l'une externe ou ascendante, l'autre interne ou descendante. Le cylindraxe se détache de la dendrite descendante et, de là, se porte vers la substance blanche. A ces éléments fusiformes s'ajoutent quelques cellules ovoïdes dépourvues de dendrites ascendantes (fig. 531,4), que CAJAL compare aux spongioblastes de la rétine. Comme pour les cellules fusiformes, le prolongement cylindraxile de ces derniers éléments naît de la dendrite descendante et se porte vers la substance blanche en suivant une direction radiaire.

c. *Couche des petites cellules pyramidales*. — La couche des petites cellules pyramidales (*couche fibrillaire moyenne de* CAJAL) répond à la raie de Gennari ou ruban de Vicq-d'Azyr. Elle comprend, outre les volumineux paquets de fibres transversales qui forment cette raie, les trois types cellulaires suivants : 1° des cellules pyramidales de petites et de moyennes dimensions, ayant ici la même signification que dans les autres régions de l'écorce; 2° quelques cellules fusiformes, à direction verticale, exactement semblables aux cellules fusiformes de la couche précédente ; 3° des cellules ovoïdes, fusiformes ou étoilées, dont le cylindraxe, suivant un trajet ascendant, vient se terminer dans la couche moléculaire (cellules de Martinotti).

d. Couche des grandes cellules pyramidales. — La couche des grandes cellules pyramidales, large de 0^mm,8, présente ce caractère particulier que les cellules qu'elle renferme n'augmentent presque pas de grandeur vers les parties profondes (Obersteiner). On y remarque pourtant de loin en loin quelques cellules pyramidales volumineuses, moins volumineuses cependant que celles qui caracté-

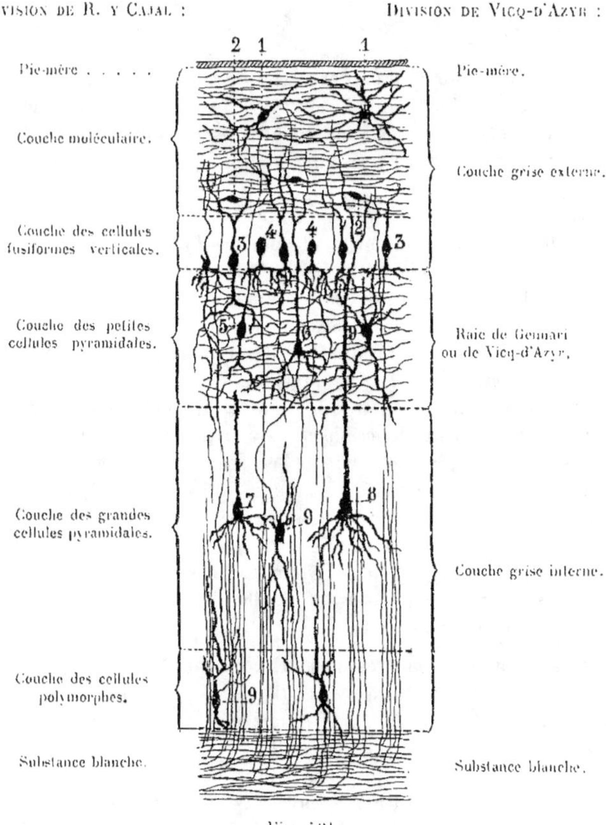

Fig. 551.

Coupe de l'écorce occipitale (schéma, d'après une figure de Cajal).

1, cellule pyramidale de la couche moléculaire. — 2. 2. cellules fusiformes (*cellules de Cajal*) de cette même couche moléculaire. — 3. 3. cellules fusiformes verticales, caractérisant la deuxième couche. — 4. 4. cellules piriformes sans dendrite ascendante, ressemblant aux spongioblastes de la rétine. — 5. une cellule fusiforme verticale de la troisième couche. — 6. petite cellule pyramidale. — 7. grande cellule pyramidale. — 8. une cellule pyramidale géante. — 9. 9. cellules à cylindraxe ascendant.

risent la zone motrice), que Meynert a désignées sous le nom de *cellules solitaires*.

e. Couche de cellules polymorphes. — Cette couche ne présente aucune particularité importante.

3° Région ammonienne. — La corne d'Ammon et les circonvolutions qui l'avoisinent, circonvolution godronnée et circonvolution de l'hippocampe, s'écartent beaucoup plus que les régions précédentes du type rolandique. Nous indiquerons plus loin, lorsque ces différentes formations nous seront connues au point de vue

macroscopique, quelles sont les particularités que présente leur structure (voy.
Conformation intérieure du cerveau, p. 715).

4° Région du bulbe olfactif. — (Voy. chap. vi, *Terminaisons réelles du nerf
olfactif et voies olfactives*.)

§ V. — Localisations fonctionnelles dans l'écorce cérébrale

Les observations anatomo-cliniques et l'expérimentation s'accordent merveilleu-
sement pour établir en principe que l'écorce cérébrale n'est pas fonctionnellement
homogène, comme on l'a cru pendant longtemps et comme l'admettait encore
Flourens. Il est universellement admis aujourd'hui, après les travaux de Bouillaud,
de Dax, de Broca, de Fritsch et Hitzig, de Ferrier, de Munk, de Charcot et Pitres,
etc., que des régions déterminées de l'écorce, primitivement indifférentes peut-être,
se spécialisent au cours du développement pour des fonctions distinctes, fonctions
qui sont toujours les mêmes pour une région donnée. Il paraît rationnel de penser
que chaque département de l'écorce a sa fonction propre et, d'autre part, que
chaque fonction cérébrale, qu'elle se rattache à la motilité ou à la sensibilité, doit
être localisée dans une région déterminée de l'écorce ou, pour employer le langage
usuel, doit avoir son *centre cortical*. La physiologie cérébrale n'est pas encore suffisamment avancée pour nous permettre de localiser ainsi en détail, sur le manteau
des hémisphères, les différentes fonctions qui s'y rattachent et y ont par conséquent
leur siège. Mais si la plus grande partie de l'écorce nous est encore complètement
inconnue, si certaines localisations sont aujourd'hui encore douteuses ou insuffi-
samment démontrées, il en est un grand nombre qui, établies sur des faits nombreux
et précis, paraissent définitivement acquises. L'étude des localisations corticales est
du domaine de la physiologie et de la clinique. Nous ne ferons donc qu'indiquer
ici, d'une façon aussi succincte que possible, quelles sont les principales localisations
motrices, *sensitives* et *sensorielles*.

1° Localisations motrices (centres moteurs corticaux). — La région de l'écorce
en rapport avec la motilité volontaire, se dispose tout autour de la scissure de
Rolando. Elle comprend : 1° toute la frontale ascendante et toute la pariétale
ascendante; 2° le lobule paracentral, qui réunit en haut les deux circonvolutions
précitées ; 3° le pli de passage fronto-pariétal inférieur ou opercule rolandique, qui
réunit ces deux mêmes circonvolutions à leur partie inférieure. C'est la *zone motrice*
de l'écorce, encore appelée, en raison de ses réactions physiologiques ou pathologiques, la *zone excitable*, la *zone épileptogène*. Toute lésion, pathologique ou
expérimentale, qui détruira l'écorce dans cette région aura comme conséquence
une paralysie persistante dans un ou plusieurs groupes musculaires du côté opposé
du corps. Le reste du manteau a reçu le nom de *zone latente* : l'écorce, en effet,
peut y être détruite, même dans une étendue considérable, sans provoquer de
paralysie motrice. La zone latente, on le voit, représente la plus grande partie de
l'écorce, toute l'écorce, moins les deux circonvolutions rolandiques et les deux plis
de passage qui les unissent l'une à l'autre.

Les faits anatomo-cliniques nous permettent de diviser la zone motrice en trois
centres distincts : le centre du membre inférieur, le centre du membre supérieur,
le centre des mouvements de la langue et d'une partie de la face. — Le *centre
moteur du membre inférieur* (fig. 532, III) est situé à la partie toute supérieure de
la zone motrice : il occupe le lobule paracentral et le quart supérieur des deux cir-

convolutions frontale ascendante et pariétale ascendante. — Le *centre moteur du membre supérieur* (fig. 532, IV), situé au-dessous du précédent, occupe les deux quarts moyens (CHARCOT et PITRES) des deux circonvolutions frontale ascendante et pariétale ascendante. — Le *centre des mouvements de la langue et d'une partie de la face* (tous les muscles de la face moins les muscles du front, des paupières et

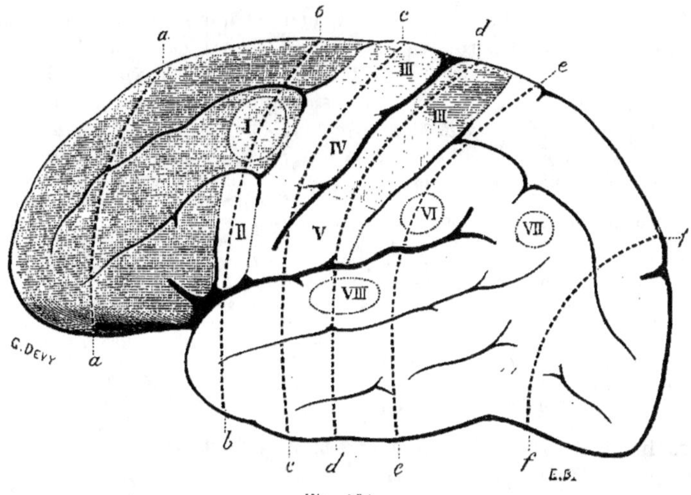

Fig. 532.

Face externe de l'hémisphère gauche, avec les localisations corticales et l'indication des coupes de Pitres.

aa, coupe préfrontale. — *bb*, coupe pédiculo-frontale. — *cc*, coupe frontale. — *dd*, coupe pariétale. — *ee*, coupe pédiculo-pariétale. — *ff*, coupe occipitale.

La teinte jaune indique le centre de Broca (centre du langage articulé, centre cortical de l'aphasie); la teinte verte, le centre cortical du faisceau géniculé; la teinte rouge, le faisceau pyramidal, aux fibres duquel se mêlent les faisceaux sensitifs et les fibres cortico-protubérantielles antérieures : la teinte violette et la teinte bleue indiquent des régions de l'écorce à fonctions encore déterminées (zone latente de quelques auteurs, zone des centres d'association de FLECHSIG).

I, centre de l'écriture ou centre de l'agraphie. — II, centre du langage articulé ou centre de l'aphasie. — III, centre moteur du membre inférieur. — IV, centre moteur du membre supérieur. — V, centre moteur de la langue et d'une partie de la face. — VI, pour les uns, et VII, pour les autres, centre de la cécité verbale. — VIII, centre auditif, à côté duquel se trouve le centre de la surdité verbale.

des yeux) occupe le quart inférieur des deux circonvolutions ascendantes et l'opercule rolandique (fig. 532, V).

Comme on le voit, les trois centres moteurs du membre inférieur, du membre supérieur et de la face s'échelonnent régulièrement de haut en bas en sens inverse des trois segments du corps qu'ils tiennent sous leur dépendance. Autrement dit, le centre cortical le plus élevé se rattache à la motilité du segment du corps le plus inférieur; par contre, le centre cortical le plus inférieur se rattache au segment du corps le plus élevé.

A la zone motrice se rattachent deux centres d'association importants, le *centre du langage articulé* ou *centre de la parole* et le *centre du langage écrit* ou *centre de l'écriture*. Le premier, encore appelé *centre de Broca* (fig. 532, II), se trouve situé sur le pied de la troisième circonvolution frontale gauche; le second (fig. 532, I) occupe, d'après EXNER, le pied de la deuxième circonvolution frontale gauche. Tous les deux, on le voit, sont situés immédiatement en avant de la zone motrice : ils n'en sont séparés que par le sillon prérolandique. Ces deux centres, hâtons-nous de le dire, ne sont pas des centres moteurs au sens précis du mot. Ce sont des centres d'élaboration psychiques, chargés d'associer et de coordonner comme il convient les divers centres de la zone motrice qui tiennent sous leur dépendance directe, dans le premier cas le jeu des muscles phonateurs, dans le second cas le jeu des muscles intervenant dans le mécanisme de l'écriture. En d'autres termes, les fibres qui en émanent ne se rendent pas directement aux noyaux moteurs bulbo-médullaires, mais ils vont à d'autres centres de l'écorce : comme nous le dirons plus tard, ce sont, non des fibres de projection, mais des fibres d'association. La destruction du centre de Broca détermine la perte de la parole ou aphasie ; celle du centre de l'écriture a pour conséquence la perte du langage écrit ou agraphie. Les deux centres en question deviennent ainsi, pour le clinicien, le premier le *centre de l'aphasie*, le second le *centre de l'agraphie*.

GAREL (*Ann. des malad. de l'oreille et du larynx*, 1886), à la suite d'une observation de monoplégie laryngée d'origine cérébrale suivie d'autopsie, a été amené à admettre, dans l'écorce cérébrale, un centre spécial qui tiendrait sous sa dépendance la mobilité du larynx. Ce *centre cortical laryngé* serait situé sur le pied de la troisième frontale, au voisinage du sillon qui sépare cette région du pied de la partie inférieure de la frontale ascendante. De plus, il aurait une action unilatérale et croisée, c'est-à-dire ne tiendrait sous sa dépendance qu'une seule moitié du larynx, la moitié du côté opposé. L'existence de ce centre cortical laryngé a été confirmée depuis par les recherches expérimentales de MASINI, ainsi que par celles de SEMON et HORSLEY. Le centre moteur laryngé donne naturellement naissance, comme tous les autres centres moteurs, à un faisceau de fibres, qui se jette dans le centre ovale et, de là, descend vers le larynx. Une nouvelle observation, qu'il a publiée en collaboration avec DOR, en 1890 (*Même recueil*, p. 209), a permis à GAREL de localiser ce faisceau, au niveau de la capsule interne, dans cette partie du faisceau géniculé qui avoisine le noyau lenticulaire, dans sa partie la plus externe par conséquent.

2° Localisations sensitives (centres sensitifs corticaux). — La région de l'écorce qui est en rapport avec la sensibilité est exactement la même que la région motrice : elle comprend encore les deux circonvolutions frontale ascendante et pariétale ascendante, le lobule paracentral et l'opercule rolandique. La zone motrice devient ainsi une zone mixte : c'est la *zone sensitivo-motrice*, dans laquelle comme nous le verrons plus tard, sont intimement mélangées les fibres motrices du faisceau pyramidal et les fibres sensitives du ruban de Reil.

3° Localisations sensorielles (centres sensoriels corticaux ou sphères sensorielles). — Les régions de l'écorce auxquelles aboutissent les impressions sensorielles comprennent les quatre centres olfactif, visuel, auditif et gustatif.

a. *Centre olfactif.* — Le centre olfactif ou *sphère olfactive* occupe la partie tout antérieure de la circonvolution de l'hippocampe. A ce centre, centre principal, s'ajoutent, chez les animaux osmatiques et vraisemblablement aussi chez l'homme, quelques centres accessoires, situés dans la circonvolution du corps calleux, dans le lobe orbitaire, dans la corne d'Ammon et dans le lobe temporal. Nous aurons à y revenir plus loin à propos de la terminaison réelle du nerf olfactif (voy. chap. VI).

b. *Centre visuel.* — Le centre visuel ou *sphère visuelle* se trouve situé sur les deux faces inférieure et interne du lobe occipital, principalement sur les deux lèvres de la scissure calcarine (voy. chap. VI, *Origines et terminaisons réelles du nerf optique*). Au centre visuel se trouvent associés quelques centres spéciaux dont le mieux établi est le *centre des images graphiques*. Il occupe le pli courbe (fig. 532, VII) et a pour fonction de percevoir, avec leur signification propre, toute une catégorie d'images visuelles : celles produites par les signes figurés qui constituent l'écriture. La destruction de ce centre produit la *cécité verbale*. Le sujet qui en est atteint n'est pas aveugle : il voit encore les lettres et les chiffres, mais il n'en comprend plus le sens et, par conséquent, il ne peut plus traduire sa pensée par l'écriture : c'est une agraphie dite *sensorielle*.

c. *Centre auditif.* — Le centre auditif ou *sphère auditive* (fig. 532, VII) occupe la partie moyenne de la première circonvolution temporale. Le centre auditif possède, comme le centre visuel, un centre d'association appelé *centre de la mémoire auditive pour le langage*. Il est difficile de préciser sa situation, mais les faits connus nous autorisent à penser qu'il doit se trouver placé sur la première temporale au voisinage du centre auditif. Sa destruction détermine le syndrome connu sous le nom de *surdité verbale*. Le malade qui en est atteint n'est nullement sourd ; mais les mots qu'il entend ont perdu pour lui toute espèce de signification : il ne comprend plus la langue qu'on lui parle et, en conséquence, il ne peut lui même traduire sa pensée par la parole.

d. *Centre gustatif*. — Le centre gustatif ou *sphère gustative*, enfin, est situé, pour certains auteurs, à la partie moyenne de la circonvolution de l'hippocampe, immédiatement en arrière du centre olfactif principal.

Idées de Flechsig sur la valeur fonctionnelle de l'écorce. — Dans ces derniers temps, Flechsig, à la suite de nombreuses recherches sur le mode d'apparition de la myéline autour des fibres nerveuses des hémisphères, est arrivé, touchant la valeur anatomique et fonctionnelle de l'écorce, à des conclusions toutes nouvelles, que nous allons résumer en quelques mots. Contrairement à l'opinion courante, une partie seulement de l'écorce cérébrale possède des *fibres de projection*, je veux dire des fibres qui la relient aux masses grises inférieures de l'axe cérébro-spinal (voy., plus loin, *Centre ovale*). Les autres parties en sont complètement dépourvues : les fibres qui en partent se rendent à d'autres régions de l'écorce et, comme elles associent la région où elles naissent à celle où elles se terminent, elles sont dites *fibres d'association*. On peut donc, en se basant sur les faits précités, diviser l'écorce en deux zones, que nous désignerons, avec Flechsig, sous les noms de *zone des centres de projection* et *zone des centres d'association*.

1° Zone des centres de projection. — La zone des centres de projection occupe le tiers environ de la surface de l'écorce. Elle comprend quatre régions, dites *sphères sensorielles* : la sphère tactile, la sphère olfactive, la sphère visuelle et la sphère auditive. Quant à la sphère gustative, Flechsig incline à penser qu'elle est placée dans les limites de la sphère tactile. Chacune de ces régions reçoit des fibres sensorielles et émet, intimement mélangées aux précédentes, des fibres motrices : elle est donc à la fois sensitive et motrice. Il convient d'ajouter, toujours d'après Flechsig, que toute sphère sensitivo-motrice comprend deux parties : une partie centrale, partie principale, à laquelle aboutissent les arborisations terminales des fibres sensorielles ; une partie périphérique, partie accessoire, qui reçoit, non plus les fibres sensorielles elles-mêmes, mais simplement les collatérales de ces fibres. Ces deux parties sont nettement indiquées dans les deux figures 593 (A) et 593 (B) par une différence d'aspect dans le pointillé rouge qui représente les quatre centres de projection.

a. *Sphère tactile*. — La sphère tactile (fig. 593, I), la plus étendue des quatre, se dispose tout autour de la scissure de Rolando. Elle occupe : 1° les deux circonvolutions frontale ascendante et pariétale ascendante ; 2° l'opercule rolandique ou pli de passage fronto-pariétal inférieur ; 3° le lobule paracentral et la portion avoisinante de la circonvolution frontale interne ; 4° la partie toute postérieure ou pied des première, deuxième et troisième circonvolutions frontales. C'est, comme on le voit, la zone sensitivo-motrice que nous avons décrite plus haut, à laquelle on aurait ajouté le pied des trois circonvolutions frontales horizontales, une partie de la circonvolution frontale interne et la partie moyenne de la circonvolution du corps calleux. — La sphère tactile est l'aboutissant de toutes les fibres de la voie sensitive centrale, amenant au sensorium les impressions de sensibilité générale recueillies à la périphérie par les nerfs dits sensitifs. Elle reçoit encore très probablement, comme nous l'avons dit plus haut, les fibres de la sensibilité gustative. — De cette même sphère partent deux ordres de fibres, savoir : 1° les fibres, manifestement motrices, dont l'ensemble constitue le faisceau pyramidal (y compris le faisceau géniculé) ou voie motrice principale ; 2° les fibres cortico-protubérantielles antérieures, qui, dans le centre ovale, la capsule interne et le pédoncule, sont intimement mélangées aux fibres de la voie motrice principale. Ces dernières fibres, on le sait (p. 566), se rendent aux noyaux du pont.

b. *Sphère olfactive*. — La sphère olfactive (fig. 593, III), rendez-vous des impressions recueillies sur la muqueuse pituitaire par les ramifications du nerf olfactif, est peu étendue chez l'homme, où l'olfaction est une fonction rudimentaire. Elle comprend chez lui, d'après Flechsig : le tubercule olfactif, la partie avoisinante de la circonvolution du corps calleux, l'espace perforé antérieur, le crochet de l'hippocampe et la portion de la circonvolution de l'hippocampe qui lui fait suite. La sphère olfactive possède, vraisemblablement, comme les autres, à côté des fibres centripètes ou fibres de projection ascendantes, un certain nombre de fibres centrifuges ou fibres de projection descendantes. Mais ces dernières fibres sont encore mal connues. On sait, cependant, que le centre olfactif de l'écorce est en relation avec la corne d'Ammon, avec la couche optique et avec le noyau lenticulaire.

c. *Sphère visuelle*. — La sphère visuelle (fig. 593, II) est l'aboutissant des fibres optiques, lesquelles, comme nous le verrons plus tard (voy. *Terminaisons réelles des nerfs optiques*), proviennent du tubercule quadrijumeau antérieur, du corps genouillé externe et du pulvinar. Elle est située à la partie interne du lobe occipital tout autour de la scissure calcarine : elle comprend le cunéus, le lobule lingual et le pôle occipital. — Pour Flechsig, les fibres qui émanent du corps genouillé externe représenteraient les fibres maculaires et elles se termineraient sur les deux parois de la scissure calcarine, au centre par conséquent de la sphère visuelle. — Outre ces fibres optiques à trajet centripète, Flechsig admet des fibres optiques centrifuges qui, de la

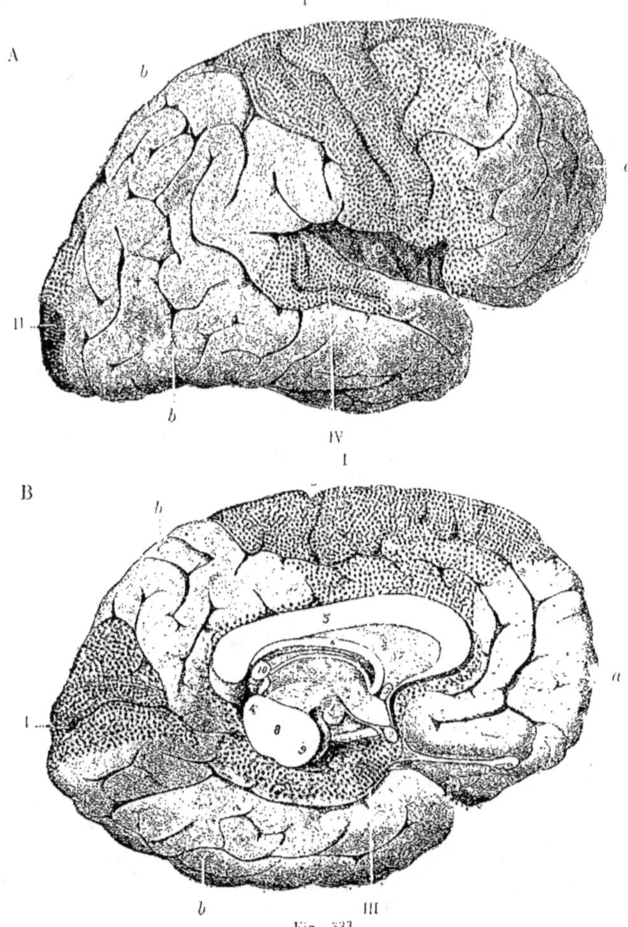

Fig. 533.

Les centres de projection et les centres d'association de l'écorce : A, vus sur la face externe de l'hémisphère droit ; B, vus sur la face interne de l'hémisphère gauche (d'après Flechsig).

I, sphère tactile. — II, sphère visuelle. — III, sphère olfactive. — IV, sphère auditive.
a, centre d'association antérieur ou frontal. — b, centre d'association postérieur ou temporo-pariétal. — c, centre d'association moyen ou insulaire.
1, tubercule mamillaire. — 2, chiasma optique. — 3, coupe de la commissure antérieure. — 4, tubercules quadrijumeaux antérieurs. — 5, corps calleux. — 6, trigone cérébral. — 7, septum lucidum. — 8, glande pinéale. — 9, pédoncule cérébral.

sphère visuelle, se rendent à la couche optique correspondante et, de là, à des masses grises inférieures : ce sont les fibres de projection descendantes. C'est par elles que se produiraient les mouvements des yeux ou de la tête qui surviennent à la suite de la réception, par la sphère visuelle, de certaines impressions optiques.

d. *Sphère auditive*. — La sphère auditive (fig. 533, IV) occupe la partie moyenne de la première circonvolution temporale. Elle s'étend, le long de la face supérieure de cette circonvolution, jusqu'à la région rétro-insulaire. — Cette région reçoit les fibres du faisceau acoustique (voy. *Terminaisons réelles de l'acoustique*), amenant à l'écorce les impressions recueillies dans le labyrinthe par les ramifications terminales du nerf cochléaire. — D'autre part, il émet des fibres de projection descendantes, qui ne sont autres que le faisceau cortico-protubérantiel postérieur ou faisceau de Meynert. Ces fibres cortico-protubérantielles postérieures, nous le savons, se terminent dans les noyaux du pont : elles auraient pour fonction, d'après FLECHSIG, de transmettre des incitations motrices aux différents muscles de l'appareil auditif.

2° ZONE DES CENTRES D'ASSOCIATION. — Les centres d'association, situés dans l'intervalle des centres de projection, ont pour caractères : 1° d'être dépourvus de fibres de projection ; 2° d'avoir des fibres d'association, je veux dire des fibres qui les unissent à d'autres parties de l'écorce, voisines ou éloignées. Ces fibres d'association se rendent pour la plupart aux différents centres de projection, autrement dit aux différentes sphères sensorielles ci-dessus décrites. Elles sont naturellement de deux ordres : centripètes ou centrifuges. — Les *fibres centripètes* vont du centre de projection au centre d'association : elles apportent à ce dernier les diverses sensations reçues de la périphérie par la sphère sensorielle dont elles proviennent. « C'est dans les centres d'association que toute sensation perçue laisse une empreinte ineffaçable qui constitue le souvenir. C'est là que se rencontrent, se réunissent et se fusionnent en des centres supérieurs les sensations tactiles, visuelles, olfactives et acoustiques. C'est là que les sensations sont comparées entre elles et comparées à des sensations antérieures. C'est là que l'esprit trouve tous les éléments indispensables à tous les actes de la vie intellectuelle ou psychique. Ces centres sont, en définitive, dans le cerveau de l'adulte, le substratum anatomique de ce qu'on appelle expérience humaine, savoir : connaissance, langage, sentiments esthétiques, moraux, etc. » (VAN GEHUCHTEN). — Les *fibres centrifuges* qu'émettent les centres d'association vont aux centres de projection et s'y terminent par des arborisations libres. Elles leur apportent des incitations diverses, qui tantôt suscitent la mise en activité des éléments moteurs, tantôt exercent sur eux une sorte d'action inhibitrice qui les empêche de répondre aux excitations venues du dehors. Les centres d'association deviennent ainsi, par le rôle élevé qui leur est dévolu, les véritables centres intellectuels, les véritables organes de la pensée : ce sont les *sphères intellectuelles*. — Envisagés au point de vue topographique, ces centres, qui sont au nombre de trois, se distinguent, d'après leur situation sur l'hémisphère, en antérieur, moyen et postérieur:

a. *Centre d'association antérieur.* — Le centre d'association antérieur ou frontal (fig. 533. *a*). dans lequel FLECHSIG localise la conscience de la personnalité (*Persönlichkeitsbewusstsein*). occupe la partie antérieure du lobe frontal. Il comprend : 1° sur la face externe de l'hémisphère, la moitié antérieure de la première circonvolution frontale, les deux tiers antérieurs des deuxième et troisième circonvolutions frontales ; 2° sur la face interne de l'hémisphère, la moitié antérieure de la circonvolution frontale interne ; 3° sur la face inférieure de l'hémisphère, la plus grande partie des circonvolutions orbitaires.

b. *Centre d'association postérieur.* — Le centre d'association postérieur ou temporo-pariétal (fig. 533. *b*) occupe toute la partie de l'écorce comprise entre la sphère tactile et la sphère visuelle. Il comprend : 1° les deux circonvolutions pariétale supérieure et pariétale inférieure ; 2° les portions extrêmes de la première temporale, en avant et en arrière de la sphère auditive ; 3° les deuxième et troisième circonvolutions temporales tout entières ; 4° la première circonvolution temporo-occipitale ; 5° la plus grande partie des circonvolutions occipitales externes. Le centre d'association postérieur paraît avoir pour principale fonction de nous mettre en rapport avec le monde extérieur. C'est à ce centre, en effet, que se rendent, après avoir passé par leur centre de projection respectif, les impressions visuelles, tactiles et auditives, pour y être analysées, fixées par le souvenir, comparées à d'autres, etc., et finalement y provoquer des réactions psychiques, qui retournent aux centres de projection et règlent leur activité.

c. *Centre d'association moyen.* — Le centre d'association moyen (fig. 221, c), situé entre l'antérieur et le postérieur, occupe le fond de la scissure de Sylvius : il est représenté par les différentes circonvolutions qui forment l'insula. C'est ce centre « qui réunit en un seul tout toutes les régions corticales, sensitives, motrices, dont l'intégrité est indispensable à la conservation du langage articulé et, principalement, les impressions auditives avec les images motrices des lèvres, de la langue, du voile du palais et du larynx » (VAN GEHUCHTEN).

3° LES DEUX ZONES DE PROJECTION ET D'ASSOCIATION CHEZ LES ANIMAUX. — Les centres de projection, dont la valeur fonctionnelle est de présider aux différents actes de la vie animale, existent chez tous les mammifères : tous les mammifères, en effet, ont des hémisphères cérébraux, qui reçoivent les sensations recueillies à la périphérie par les nerfs sensitifs ou sensoriels et qui réagissent par leur système musculaire contre ces sensations.

Mais il n'en est pas de même des centres d'association. Ces centres d'association étant des centres supérieurs en rapport avec les fonctions intellectuelles, font naturellement défaut chez les animaux où ces fonctions n'existent pas. Les rongeurs, notamment, ne posséderaient, d'après FLECHSIG, aucun centre d'association : chez eux, les divers centres de projection arrivent au contact par leurs bords et, de ce fait, occupent toute l'étendue de l'écorce.

Les centres d'association existent chez les carnassiers, mais ils y sont peu développés. Ils acquièrent de l'importance en passant des carnassiers chez les singes inférieurs et de ceux-ci chez les singes supérieurs. Chez ces derniers, leur étendue est à peu près égale à celle des centres de projection.

C'est chez l'homme qu'ils présentent leur plus haut degré de développement. Nous avons vu plus haut qu'ils occupaient, chez lui, les deux tiers de la surface de l'écorce. Mais, ici comme ailleurs, on observe des variations individuelles considérables, variations qui sont vraisemblablement en rapport avec l'intelligence du sujet.

4° MODE DE DÉVELOPPEMENT DES CENTRES DE PROJECTION ET DES CENTRES D'ASSOCIATION CHEZ L'HOMME. — Nous avons déjà vu, à propos de la systématisation de la moelle épinière, que les fibres nerveuses de la substance blanche étaient primitivement constituées par de simples cylindraxes et que ce n'est que plus tard, au moment même où elles étaient appelées à remplir le rôle qui leur est dévolu, qu'elles s'entouraient de leur manchon de myéline. Il en est exactement de même des fibres des hémisphères cérébraux et nous devons aux recherches de FLECHSIG cette notion intéressante que la zone des centres de projection précède toujours, dans sa myélinisation, la zone des centres d'association.

C'est au huitième mois de la vie intra-utérine que les fibres des centres de projection commencent à s'entourer de myéline. Cette myélinisation s'effectue dans l'ordre suivant : tout d'abord, les fibres de la voie sensitive centrale qui, du ruban de Reil, se rendent à la sphère tactile ; puis, les fibres de la voie olfactive ; enfin, les fibres optiques et les fibres acoustiques. Lorsque ces fibres centripètes ont ainsi complété leur constitution histologique et, par cela même, sont devenues aptes à transmettre à leurs centres respectifs les sensations diverses recueillies au dedans ou au dehors, les fibres centrifuges à leur tour revêtent leur manchon de myéline et se préparent de la sorte à transporter vers les masses musculaires les incitations motrices par lesquelles les dits centres de projection répondent aux sensations qu'ils reçoivent. Ce travail de myélinisation est en général terminé à la fin du premier mois qui suit la naissance.

Mais, à ce moment, les centres d'association ne possèdent encore que des fibres cylindraxiles et ces fibres étant, par le fait même de leur état embryonnaire, inaptes à tout fonctionnement, le jeune enfant ne diffère pas, au point de vue fonctionnel, des mammifères inférieurs, des rongeurs par exemple, lesquels n'ont que des centres de projection. Son cerveau reçoit parfaitement les sensations tactiles ou autres que leur apportent les fibres sensitives et il peut même réagir par des mouvements appropriés, qui constituent autant de réflexes d'origine corticale. Mais les sensations en question restent toujours à l'état brut : elles ne sont ni analysées, ni comparées entre elles, ni fixées par le souvenir, je veux dire qu'elles n'existent dans le centre cortical que juste le temps que dure l'impression périphérique qui en a été le point de départ. Ce travail d'élaboration psychique des différentes sensations qui arrivent aux sphères sensorielles est l'œuvre des centres supérieurs que renferment les sphères intellectuelles.

Les fibres qui appartiennent en propre aux sphères intellectuelles ne s'entourent de leur gaine myélinique qu'à partir du deuxième mois de la vie extra-utérine. Ce dépôt de myéline tout autour des cylindraxes s'effectue lentement, successivement, au fur et à mesure que l'intelligence s'éveille et se développe. Les connexions entre les centres de projection et les centres d'association, d'abord simples et peu nombreuses, se multiplient peu à peu en même temps qu'elles deviennent plus complexes. L'appareil, en un mot, se perfectionne au fur et à mesure que la fonction acquiert de l'importance, conformément à la formule bien connue que *la fonction fait l'organe*.

5° CRITIQUES ET OBJECTIONS. — Les idées de FLECHSIG, accueillies par les uns avec enthousiasme, ont été vivement critiquées par d'autres et notamment par DÉJERINE. Dans une note publiée dans les *Comptes rendus de la société de Biologie* de 1897, ce dernier neurologiste rappelle avec raison que l'anatomie pathologique, par les dégénérescences descendantes, nous montre l'existence de fibres de projection naissant de régions qui, dans la nomenclature de FLECHSIG, appartiennent aux zones d'association. C'est ainsi que la partie antérieure du lobe frontal envoie des fibres de projection dans la couche optique ; que le lobe pariétal et le pli courbe sont reliés de même au pulvinar et à la partie postérieure du noyau externe du thalamus ; que le lobule lingual et le lobule fusiforme, à leur tour, fournissent à la substance sagittale (voy. *Voie optique*) de nombreuses fibres qui se rendent à la partie postérieure et inférieure de la couche optique, etc. « La nouvelle conception de FLECHSIG, ajoute en terminant DÉJERINE, ne peut donc être admise. Qu'une grande partie de l'écorce cérébrale soit dépourvue de fibres de projection chez l'enfant en bas-âge, — et le cerveau de l'enfant le plus âgé étudié par FLECHSIG était celui d'un enfant de cinq mois, — la chose est certaine. Il n'y a rien d'étonnant à ce que les centres sensoriels et sensitivo-moteurs se développent plus vite que d'autres régions de l'écorce, puisqu'ils sont d'ordre phylo-génétique plus ancien. Mais se baser sur ce fait que certaines fibres ne sont pas encore développées à une certaine période de la vie pour dire qu'elles n'existent pas plus tard, c'est là une proposition inadmissible. »

§ VI. — DÉVELOPPEMENT DES CIRCONVOLUTIONS CÉRÉBRALES

Les anfractuosités et les circonvolutions que nous avons décrites à la surface extérieure des hémisphères n'apparaissent pas simultanément sur le cerveau de l'embryon. Elles s'y montrent, au contraire, d'une façon successive et suivant un ordre régulier, qui a été parfaitement établi par des observations nombreuses, parmi lesquelles il convient de rappeler celles de KÖLLIKER, celles d'ECKER, celles de MIHALKOWICS.

1° Sillons primitifs et sillons secondaires. — KÖLLIKER, depuis longtemps déjà, a distingué sur le cerveau de l'embryon deux groupes de sillons, les uns primitifs, et les autres secondaires :

Les *sillons primitifs* apparaissent dès le troisième mois, peut-être même vers la fin du deuxième : ils résultent d'un plissement de la paroi hémisphérique, encore

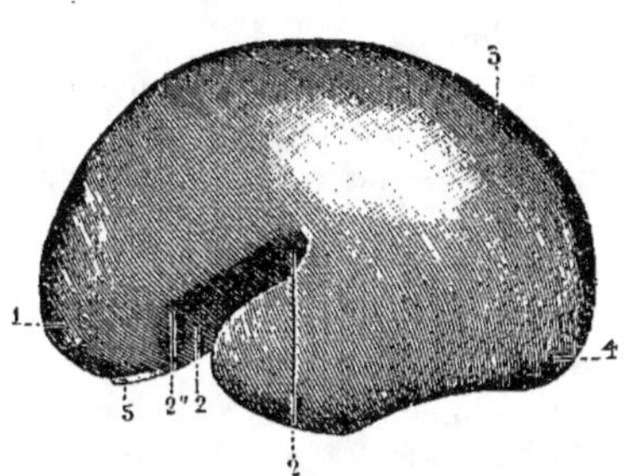

Fig. 534.

Cerveau d'un fœtus humain dans la première moitié du cinquième mois, face externe de l'hémisphère gauche (d'après MIHALKOWICS).

1. lobe frontal. — 2, fosse de Sylvius, avec : 2', sa branche postérieure : 2", sa branche antérieure. — 3, lobe pariétal. — 4, lobe occipital. — 5, lobe olfactif.

(Les quatre lobes de la face externe sont encore entièrement lisses.)

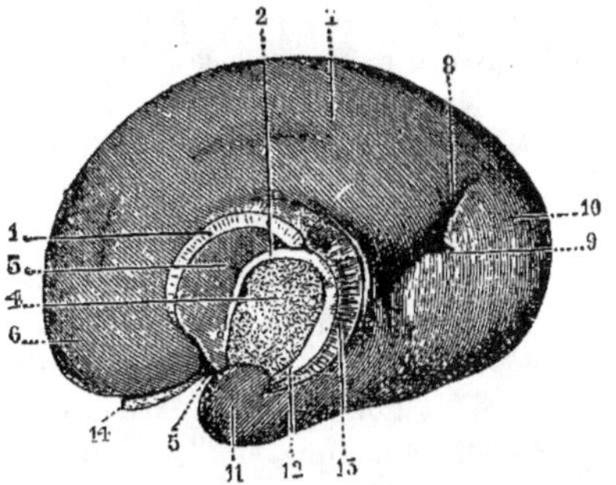

Fig. 535.

Le même, face interne de l'hémisphère droit (d'après MIHALKOWICS).

1, corps calleux. — 2, trigone. — 3, septum lucidum. — 4, coupe du pédoncule cérébral. — 5, fosse de Sylvius. — 6, lobe frontal. — 7, première circonvolution frontale interne. — 8, scissure perpendiculaire interne. - 9, scissure calcarine. — 10, cunéus. — 11, circonvolution de l'hippocampe.— 12, corps bordant.—13, corps godronné. — 14, lobe olfactif.

fort mince et fort délicate. Ces sillons présentent leur maximum de développement au quatrième mois ; puis, ils disparaissent au cinquième, de telle sorte que le cerveau, momentanément plissé, redevient lisse. Tous ces sillons, pourtant, ne sont pas voués à une existence simplement temporaire. Un certain nombre d'entre eux sont persistants et font partie intégrante du type cérébral définitif : telles sont la *scissure perpendiculaire interne*, la *scissure calcarine* et la dépression latérale qui deviendra plus tard la *scissure de Sylvius*.

Les *sillons secondaires*, qui viennent s'ajouter à ces derniers et créer à la surface hémisphérique le type spécifique définitif, ne font leur apparition que vers la fin du cinquième mois ou le commencement du sixième. Les circonvolutions qu'ils délimitent résultent, toujours d'après KÖLLIKER, d'une prolifération partielle des couches superficielles des hémisphères, à laquelle participent à la fois la substance blanche et la substance grise : elles ne sont que de simples épaississements, partiels et systématiques, de l'écorce cérébrale.

Ceci posé, nous allons indiquer en quelques mots quel est le mode d'évolution des scissures et des sillons principaux.

2° Ordre d'apparition des scissures et des sillons. — La première en date est la *scissure de Sylvius*, plus communément désignée dans ses premiers stades, et cela avec raison, sous le nom de *fosse de Sylvius*. Elle apparaît à la fin du

deuxième mois sous la forme d'une légère dépression, située à la face inférieure
de l'hémisphère (fig. 534, 2). Au troisième mois, cette dépression se transforme en
une véritable gouttière, qui gagne peu à peu la face externe du cerveau et prend,
sur cette face, une direction oblique en haut et en arrière. Au cinquième mois, la
fosse de Sylvius s'accentue et se limite par des bords plus nets ; en même temps,
apparaît sur la lèvre supérieure une légère inflexion qui est le rudiment de son
prolongement antérieur. Au sixième et au septième mois, ce prolongement antérieur, d'abord peu visible, gagne peu à peu en étendue et en profondeur. De leur
côté, les deux lèvres de la fosse sylvienne s'accroissent et se portent en dehors
pour constituer les opercules. A la simple fossette des premiers stades, large et
béante, se substitue peu à peu cette scissure, profonde mais étroitement fermée,
que nous présente le cerveau du nouveau-né et de l'adulte.

A la même époque que la fossette de Sylvius ou peu de temps après, au début du
troisième mois par conséquent, apparaît la *scissure perpendiculaire interne*, qui
isole le lobe occipital et dont la *scissure calcarine* n'est pour ainsi dire qu'un
simple prolongement. Au quatrième et au cinquième mois, cette scissure s'accentue
et se creuse. Mais, quel que soit le stade évolutif où on la considère, la scissure
perpendiculaire interne n'occupe jamais que la face interne et le bord supérieur
de l'hémisphère : la scissure perpendiculaire externe, qui se montre si nettement
sur le cerveau des anthropoïdes et des singes inférieurs, ne paraît exister à aucune
époque chez l'homme, si ce n'est par anomalie. Il en résulte que les plis de passage
transversaux, que nous avons décrits à ce niveau (p. 643) sur le cerveau de
l'homme adulte et qu'on désigne quelquefois sous le nom de plis de perfectionnement, sont des dispositions acquises par l'espèce et non par l'individu.

La *scissure de Rolando*, la plus précoce des scissures secondaires, se montre
vers la fin du cinquième mois ou au commencement du sixième. Elle se présente
tout d'abord sous la forme d'une simple fossette, occupant la partie moyenne de
l'hémisphère. Peu à peu elle se creuse et s'étend de proche en proche, gouttière de
plus en plus longue, d'une part vers la scissure interhémisphérique, d'autre part
vers la scissure de Sylvius.

Apparaissent ensuite, au début du sixième mois, le *sillon prérolandique* et le
sillon frontal inférieur ; puis le *sillon interpariétal*, avec son prolongement
ascendant qui délimite en arrière la circonvolution pariétale ascendante, et avec
son prolongement postérieur, qui se confond avec le *sillon occipital supérieur*.

Au cours du sixième mois, nous voyons apparaître encore : 1° sur la face interne
de l'hémisphère, la *scissure calloso-marginale*, qui circonscrit en haut la circonvolution du corps calleux ; 2° à la même époque ou à peu près, le *sillon parallèle*
et le premier *sillon temporo-occipital*, l'un sur la face externe de l'hémisphère,
l'autre sur sa face inférieure.

Un peu plus tard, au septième et au huitième mois, se montrent les autres
sillons principaux, savoir : le *sillon frontal supérieur*, le *sillon olfactif*, le *sillon
cruciforme*, le *deuxième sillon temporal*, le *deuxième sillon temporo-occipital*,
et, enfin, le *sillon occipital inférieur*. A ce moment, le cerveau humain possède,
en fait de sillons et de circonvolutions, tous ses éléments caractéristiques : il
est complet, quoique fort simple encore ; il est l'image, fidèle mais schématique,
du cerveau de l'adulte.

Durant le neuvième mois de la vie fœtale, le cerveau se complique par l'apparition de sillons additionnels, créant à la surface des circonvolutions précitées des
plis accessoires. Ces plis accessoires, toujours fort variables, non seulement d'in-

dividu à individu, mais chez le même sujet d'un côté à l'autre, se développent sans
lois connues. Ils masquent plus ou moins le type simple embryonnaire et complètent ainsi dans ses détails la morphologie de l'écorce cérébrale, qui ne subira

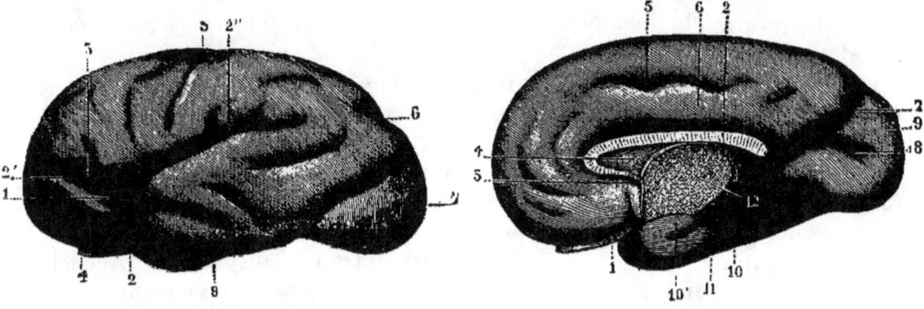

Fig. 536.

Cerveau d'un fœtus humain au commencement du huitième mois, face externe de
l'hémisphère gauche (d'après Mihalkowics).

1, insula de Reil. — 2, scissure de Sylvius, avec : 2', sa
branche antérieure ; 2'', sa branche postérieure. — 3,
opercule supérieur. — 4, lobe olfactif. — 5, scissure de
Rolando. — 6, scissure perpendiculaire externe. — 7, lobe
occipital. — 8, lobe temporal.

Fig. 537.

Le même, face interne de l'hémisphère droit
(d'après Mihalkowics).

1, lobe olfactif. — 2, corps calleux. — 3, commissure
blanche antérieure. — 4, septum lucidum. — 5, scissure
calloso-marginale. — 6, circonvolution du corps calleux.
— 7, scissure perpendiculaire interne. — 8, scissure calcarine. — 9, cunéus. — 10, circonvolution de l'hippocampe, avec 10', son crochet. — 11, corps bordant. —
12, coupe du pédoncule.

plus désormais, chez l'enfant et chez l'adolescent, que des remaniements de peu
d'importance et à peine appréciables. Avant l'apparition des plis accessoires, le
cerveau était le *cerveau de l'espèce* ; avec eux, il devient le *cerveau de l'individu*.

3° Conditions immédiates du plissement cérébral.

— Les conditions immé-
diates du plissement des hémisphères et de la régularité quasi mathématique suivant laquelle il s'effectue, nous échappent entièrement et ici, comme sur bien
d'autres points, nous en sommes encore réduits à de simples hypothèses.

On a invoqué tout d'abord, pour expliquer les creux et les reliefs de la surface
cérébrale, l'influence des causes extérieures, et on a fait intervenir tour à tour
l'enveloppe osseuse et les vaisseaux, exerçant leur action, action toute mécanique,
sur une surface molle et facilement dépressible.

L'opinion qui attribue à l'enveloppe osseuse le plissement systématique du cerveau ne saurait être soutenue : nous savons, en effet, que la paroi cranienne, aux
divers stades de son développement, se modèle sans cesse sur les hémisphères et
subit leur influence au lieu d'exercer la sienne sur eux. Du reste, l'opinion précitée a contre elle un argument décisif : c'est l'existence de scissures et de sillons
sur les hémisphères des monstres notencéphales (de νῶτος, *dos* et ἐγκέφαλος, *encéphale*), qui ont leur cerveau en dehors de la boîte cranienne.

En ce qui concerne les vaisseaux, leur influence n'est pas plus admissible. Il
suffit, en effet, de jeter un simple coup d'œil sur un hémisphère bien injecté pour
constater nettement l'absence de parallélisme entre la direction des sillons et le
trajet des vaisseaux, soit veineux, soit artériels. Les grosses veines, on le sait,
occupent de préférence, non pas le fond des scissures, mais la face superficielle
des circonvolutions. Quant aux artères, nous les voyons descendre dans une scissure, non pas pour la suivre dans toute son étendue, mais pour en sortir un peu
plus loin ; nous les voyons en outre, au cours de leur trajet, contourner une ou

plusieurs circonvolutions, sans laisser sur elles d'autres traces de leur passage que de faibles sillons d'empreinte, le plus souvent même peu visibles.

L'influence mécanique des causes extérieures devant être mise hors de cause, quelques anatomistes, à la suite de KÖLLIKER, ont pensé que les circonvolutions et les sillons qui les délimitent pourraient bien devoir leur origine à un accroissement inégal de l'écorce cérébrale : cet accroissement se faisant avec une grande intensité dans certaines régions, s'effectuant avec une intensité moindre sur d'autres régions fonctionnellement différentes. Les premières de ces régions, se développant plus rapidement, s'élèveraient en saillie et deviendraient les circonvolutions ; les secondes, se développant moins vite, resteraient naturellement en creux et formeraient les scissures. Outre qu'une pareille théorie est toute hypothétique, elle me paraît peu compatible avec ce fait que deux circonvolutions voisines et fonctionnellement équivalentes sont séparées l'une de l'autre par une scissure profonde. Comment comprendre en effet, pour ne citer qu'un exemple, que les circonvolutions frontale ascendante et pariétale ascendante, qui toutes les deux sont le point de départ des incitations motrices volontaires et ne sont pas séparables chez l'adulte au point de vue fonctionnel, soient séparées chez l'embryon par une région de l'écorce qui répond à la scissure de Rolando et qui, elle, ne se développe pas, tandis que les deux régions voisines sont le siège d'un développement rapide et considérable ?

Dans un travail inséré dans le *Correspondenz-Blatt f. schweizer Aerzte* de 1888, MAX FLESCH invoque encore comme facteur morphogénique du plissement cérébral l'inégalité d'accroissement des différentes parties de l'hémisphère, portant, non plus comme tout à l'heure sur les régions de l'écorce, mais bien sur les faisceaux du centre ovale. Comme précédemment, les faisceaux à accroissement considérable et rapide répondraient aux circonvolutions ; les faisceaux à développement plus faible répondraient aux scissures, Cette théorie, on le conçoit, n'est qu'une variante de la précédente : les mêmes objections lui sont applicables.

Somme toute, en fait d'explication morphogénique du plissement de l'écorce cérébrale, nous en sommes encore réduits à cette formule banale que les hémisphères, en parcourant les divers stades de leur développement, obéissent à ce *quid ignotum*, appelé l'hérédité, qui imprime à chacun de nos organes le cachet spécifique. Le lecteur voudra bien reconnaître avec nous que cette explication n'en est pas une et que la formule en question ne pourra que difficilement satisfaire un esprit positif, qui désire avant tout, non pas des mots, mais des solutions nettes et précises.

ARTICLE IV

CONFORMATION INTÉRIEURE DU CERVEAU

Pour prendre une notion exacte de la conformation intérieure du cerveau, la meilleure méthode est celle qui consiste à pratiquer sur cet organe une série de coupes successives, en allant de la convexité vers la base.

La première de ces coupes est une coupe horizontale, passant par un point quelconque de la face interne des hémisphères. Cette coupe nous présente, sur chacune des moitiés du cerveau, une masse blanche centrale, le *centre ovale de*

Vieussens, circonscrite par une bordure fortement sinueuse et nulle part interrompue, qui constitue la *substance grise de l'écorce* ou *manteau*.

Si, au lieu de pratiquer notre coupe sur un point quelconque de la face interne
des hémisphères, nous conduisons le couteau suivant un plan passant par la face
supérieure du corps calleux (coupe de Vieussens), nous retrouvons encore
(fig. 538) sur chaque hémisphère notre masse blanche centrale. Mais la bordure
grise qui la circonscrivait tout à l'heure sur tout son pourtour, se trouve interrompue maintenant à sa partie interne, pour livrer passage au *corps calleux* : le
corps calleux devient ainsi une large commissure jetée entre le centre ovale d'un
hémisphère et le centre ovale de l'hémisphère opposé.

Si nous enlevons le corps calleux (fig. 546), nous rencontrons les formations suivantes : 1° sur la ligne médiane, une lame de substance blanche placée horizontalement et de forme triangulaire : elle est appelée *trigone cérébral* ou *voûte à
quatre piliers;* 2° de chaque côté de la ligne médiane, deux cavités larges et
anfractueuses, qui s'étendent du lobe frontal au lobe occipital : ce sont les *ventricules latéraux*, tapissés dans toute leur étendue par une membrane propre, la
membrane épendymaire ou *épendyme*.

Le trigone cérébral est complètement fusionné en arrière avec le corps calleux ;
mais il s'en sépare bientôt pour se porter en bas et en avant, le corps calleux conservant quelque temps encore sa direction horizontale. Cette disposition se voit
très nettement (fig. 575) sur les coupes sagittales du cerveau. Dans l'angle dièdre
résultant de l'écartement réciproque de ces deux organes, vient s'interposer une
lame nerveuse fort mince, placée en sens sagittal et occupant exactement la ligne
médiane : c'est le *septum lucidum* ou *cloison transparente*.

Au-dessous du trigone (fig. 582), s'étale une lame cellulo-vasculaire, la *toile
choroïdienne supérieure*, dans la partie postérieure de laquelle se loge une petite
masse conoïde, la *glande pinéale* ou *épiphyse*. Au-dessous de la toile choroïdienne,
enfin, nous rencontrons une nouvelle cavité (fig. 591, 15), celle-là impaire et
médiane, le *ventricule moyen* ou *troisième ventricule*.

Si nous nous reportons de nouveau dans les ventricules latéraux (fig. 591, 12 et 13)
nous voyons, sur la partie antérieure de leur plancher, apparaître en saillie deux
noyaux de substance grise : la *couche optique* en dedans et en arrière ; le *corps
strié* en dehors et en avant. Ce sont les *noyaux opto-striés* ou *noyaux centraux*
des hémisphères. La région qu'occupent les noyaux centraux est traversée de bas
en haut par une lame de substance blanche fort importante : c'est la *capsule
interne*, laquelle se continue, d'une part avec le pédoncule cérébral, d'autre part
avec le centre ovale.

Telles sont, sommairement énumérées et au fur et à mesure qu'elles se sont
présentées à nous, les diverses parties constituantes du cerveau. Nous les étudierons dans l'ordre suivant :

    1° *Corps calleux ;*
    2° *Trigone cérébral* ou *voûte à quatre piliers ;*
    3° *Septum lucidum* ou *cloison transparente ;*
    4° *Ventricules latéraux ;*
    5° *Ventricule moyen* ou *troisième ventricule ;*
    6° *Épendyme* et *liquide ventriculaire ;*
    7° *Plexus choroïdes* et *toile choroïdienne;*
    8° *Glande pinéale* ou *épiphyse ;*
    9° *Noyaux centraux* ou *opto-striés :*

10° *Capsule interne* et *région sous-thalamique* ;
11° *Centre ovale.*

§ 1. — CORPS CALLEUX

Après avoir enlevé, comme il a été dit plus haut, la partie supérieure des hémisphères cérébraux (coupe de Vieussens), le corps calleux (allem. *Balken*, angl. *corpus callosum*) se présente à nous sous l'aspect d'une lame de substance blanche, de forme quadrilatère, plus longue que large, se confondant à droite et à gauche avec la partie blanche des hémisphères (fig. 538, 3.3). C'est, comme nous le verrons plus loin, une large commissure, jetée entre les deux moitiés du cerveau. Cette commissure, qui fait défaut chez les vertébrés inférieurs, existe chez tous les mammifères, à l'exception des marsupiaux et des monotrèmes : elle acquiert ainsi la valeur d'un organe de perfectionnement.

1° **Dimensions**. — La longueur du corps calleux est de 8 à 10 centimètres. Sa largeur, mesurée sur sa face supérieure, présente 18 à 20 millimètres en arrière, quelques millimètres de moins en avant. Son épaisseur, qu'il est facile d'évaluer sur des coupes vertico-médianes, atteint son maximum à son extrémité postérieure, où elle mesure de 7 à 9 millimètres; de là, elle décroît progressivement en allant d'arrière en avant et ne présente plus à son extrémité antérieure que 3 ou 4 millimètres.

2° **Conformation extérieure**. — Le corps calleux, en raison de sa forme quadrilatère, nous offre à considérer une face supérieure, une face inférieure, deux bords, deux extrémités et quatre angles :

A. FACE SUPÉRIEURE. — La face supérieure est convexe d'avant en arrière, plane ou légèrement concave dans le sens transversal. Cette face nous présente tout d'abord, sur la ligne médiane, un sillon longitudinal, plus marqué en arrière qu'en avant et improprement appelé *raphé*.

De chaque côté de ce sillon, se voient deux petits cordons longitudinaux (*nervuli longitudinales* de LANCISI), de coloration blanchâtre, s'étendant, en sens sagittal, d'une extrémité à l'autre du corps calleux : ce sont les *tractus blancs* ou *nerfs de Lancisi*. Ces tractus, très variables dans leurs dimensions, mais ordinairement minuscules (1 millimètre de largeur environ), ne sont unis au corps calleux que par un tissu conjonctif lâche ; ils se laissent, dans la plupart des cas, enlever assez facilement et, de ce fait, jouissent d'une indépendance relative. Nous indiquerons plus loin quelles sont leur origine, leur terminaison et leur signification morphologique.

En dehors des tractus blancs de Lancisi, que l'on désigne encore sous le nom de *tractus médians* parce que chacun d'eux longe la ligne médiane, on en rencontre assez souvent deux autres, appelés *tractus latéraux* ou *tractus gris* : ce sont les *limbi medullares* de LANCISI. Ces derniers tractus se présentent sous la forme de deux petits cordons aplatis et de coloration grisâtre qui longent, toujours en sens sagittal, les bords latéraux du corps calleux. Ce sont les *tæniæ tectæ* (rubans cachés) ou les *striæ obtectæ* des anatomistes allemands. Ils sont entièrement recouverts, en effet, par la circonvolution du corps calleux (fig. 539, 5) et, pour les apercevoir, il faut soulever et renverser en dehors cette dernière circonvolution. Si on les suit alors d'avant en arrière, on les voit contourner le bourrelet du corps calleux et se continuer nettement avec le corps godronné du ventricule latéral. Si on les suit au contraire d'arrière en avant, on les voit diminuer graduellement de volume et se terminer en pointe sur la face inférieure de la circonvolution sus-jacente. Du reste, les tractus latéraux sont encore plus variables dans leur développement que les tractus médians. Ils sont souvent peu visibles et confinés dans la région du bourrelet; dans bien des cas, ils sont réduits à un simple liséré grisâtre ou gris-rougeâtre situé tout au fond du sinus du corps calleux. Quand ils sont très développés, ils ne dépassent pas ordinairement la partie moyenne ou même le tiers postérieur du corps calleux. Je les ai vus, cependant,

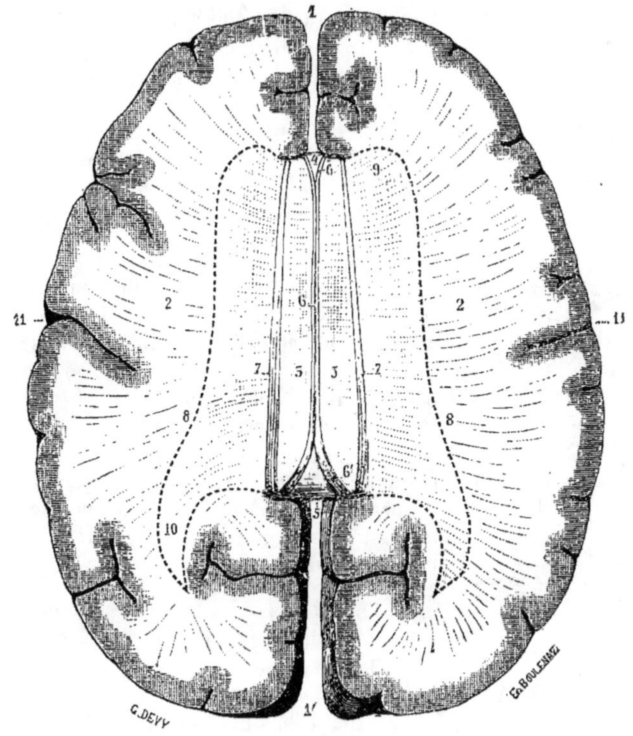

Fig. 538.

Coupe horizontale des deux hémisphères, passant par la face supérieure du corps calleux
(*coupe de Vieussens*).

1, 1', extrémités antérieure et postérieure de la scissure hémisphérique. — 2, 2, centre ovale de Vieussens. — 3, 3, face supérieure du corps calleux. — 4, son extrémité antérieure ou *genou*. — 5, son extrémité postérieure ou *bourrelet*. — 6, tractus médians de Lancisi. — 6', fasciola cinerea. - 7, 7, tractus latéraux (*tæniæ tectæ*), formant la limite latérale superficielle du corps calleux. — 8, ligne ponctuée indiquant à la fois les limites du ventricule latéral et la limite profonde du corps calleux. — 9, prolongement antérieur ou frontal du corps calleux (*forceps minor*). — 10, son prolongement postérieur ou occipital (*forceps major*). — 11, 11, scissure de Sylvius.

sur plusieurs sujets (mais cette disposition est tout à fait exceptionnelle), se prolonger jusqu'à la région du genou.

Abstraction faite des tractus médians et des tractus latéraux, la face supérieure du corps calleux nous présente dans toute son étendue des stries transversales, indice manifeste de sa constitution fasciculée et de la direction transversale de ses faisceaux.

Envisagée au point de vue de ses rapports, cette face supérieure répond, sur la ligne médiane, à la grande scissure interhémisphérique et, par conséquent, au bord concave de la faux du cerveau, à l'arachnoïde et à l'artère frontale interne et postérieure, branche de la cérébrale antérieure. De chaque côté de la ligne médiane, elle est en rapport avec l'importante circonvolution du corps calleux, dont la sépare une anfractuosité profonde de 8 à 12 millimètres (fig. 539, 4), que nous avons déjà désignée (p. 648) sous le nom de *sinus du corps calleux*.

B. FACE INFÉRIEURE. — La face inférieure du corps calleux, légèrement convexe dans le sens transversal, fortement concave dans le sens antéro-postérieur, est fasciculée transversalement, comme la face supérieure. Sa portion médiane répond en arrière au trigone cérébral et, en avant, au bord supérieur du septum lucidum qui s'unit à elle. Ses parties latérales, comme nous le montre la figure ci-contre, s'étalent au-dessus des ventricules latéraux et constituent ainsi la face supérieure ou voûte de ces ventricules.

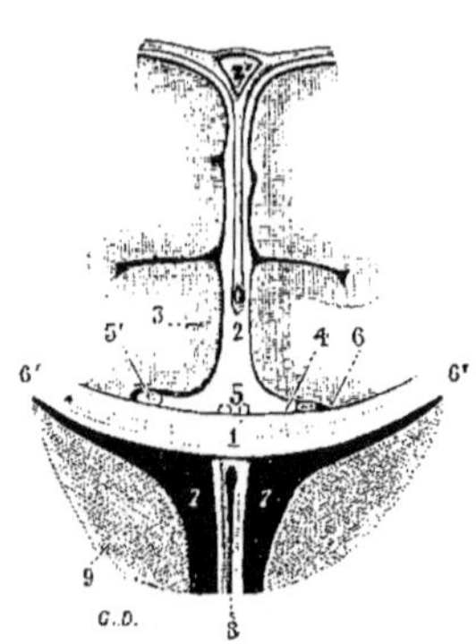

Fig. 539.

Coupe vertico-transversale du corps calleux à sa partie antérieure, pour montrer ses rapports, d'une part avec les circonvolutions, d'autre part avec le ventricule latéral.

1, corps calleux. — 2, scissure interhémisphérique et faux du cerveau; 2', sinus longitudinal supérieur. — 3, circonvolution du corps calleux. — 4, sinus du corps calleux. — 5, tractus médians de Lancisi — 5', tractus latéraux (*tænia tecta*). — 6, limites latérales de la face supérieure du corps calleux. — 6', limites latérales de sa face inférieure. — 7, ventricules latéraux. — 8, septum lucidum et sa cavité centrale. — 9, noyau caudé.

C. BORDS. — Les bords sont au nombre de deux, l'un droit, l'autre gauche. Ils sont purement conventionnels, le corps calleux se fusionnant réellement sur les côtés avec la substance blanche du centre ovale. On admet d'ordinaire que ces bords répondent (fig. 539) : 1° du côté de la face supérieure, à la partie la plus profonde du sinus du corps calleux ; 2° du côté de la face inférieure, à la partie externe de la cavité ventriculaire. Comme le bord externe de la cavité ventriculaire est situé beaucoup plus en dehors que le sinus du corps calleux, le corps calleux est plus large sur sa face inférieure que sur sa face supérieure.

D. EXTRÉMITÉS. — Les deux extrémités du corps calleux se distinguent en antérieure et postérieure (fig. 538) :

a. *Extrémité postérieure*. — L'extrémité postérieure (fig. 538, 5), arrondie et mousse, porte le nom de *bourrelet du corps calleux* ou de *splénium*. Elle est séparée de l'extrémité occipitale du cerveau par une distance de 6 ou 7 centimètres. Examinée par la partie postérieure de la grande scissure interhémisphérique, elle nous apparaît sous la forme d'un gros cordon transversal, se rendant d'un hémisphère à l'autre. Nous avons déjà vu (nous nous contenterons de le rappeler ici en passant) que le bourrelet du corps calleux formait, à ce niveau, la lèvre supérieure de la fente cérébrale de Bichat : il repose sur les tubercules quadrijumeaux et sur la glande pinéale, qui constituent la lèvre inférieure de cette même fente.

b. *Extrémité antérieure*. — L'extrémité antérieure (fig. 538, 4), plus mince que la précédente, n'est séparée de l'extrémité antérieure du cerveau que par une distance moyenne de 3 centimètres. Elle se recourbe en bas et en arrière, comme on le voit très nettement sur les coupes sagittales (fig. 567), en formant ce qu'on appelle le *genou du corps calleux*. Cette portion réfléchie du corps calleux se termine un peu en avant du chiasma du nerf optique (voy. *Conformation extérieure du cerveau*, p. 617) par une extrémité étroite et mince, appelée *bec* ou *rostrum*.

La face inférieure du genou du corps calleux est croisée de haut en bas et d'avant en arrière par deux tractus blanchâtres, à direction longitudinale, l'un droit, l'autre gauche (fig. 487, 8'), que l'on désigne à tort sous le nom de *pédoncules du corps calleux*. Ces tractus, en effet, n'ont avec la formation calleuse que de simples rapports de contiguïté. Ils sont la continuation des nerfs de Lancisi, ci-dessus décrits. Arrivés au niveau du bec, ils s'écartent l'un de l'autre et passent dans l'espace perforé antérieur, où ils contribuent à former (voy. p. 620) la *bandelette diagonale*.

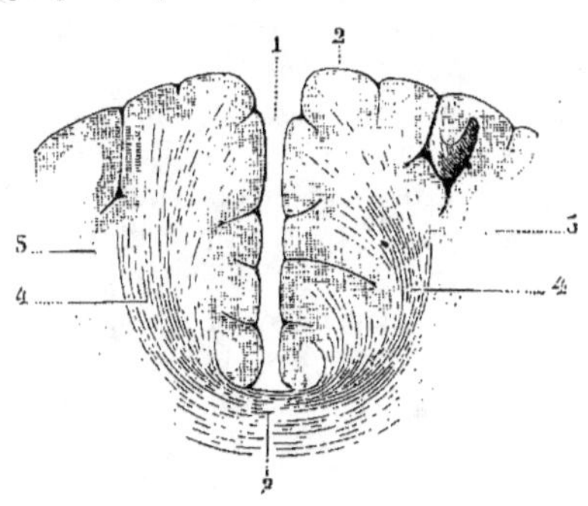

Fig. 540.

Coupe horizontale du lobe frontal pour montrer le forceps minor.

1, scissure interhémisphérique. — 2, lobe frontal. — 3, corps calleux. — 4, 4, forceps minor. — 5, 5, centre ovale.

Par sa face antéro-inférieure ou convexe, le genou du corps calleux répond à la base du cerveau : on le voit très nettement, sur un cerveau reposant par sa face convexe, en écartant l'un de l'autre les deux hémisphères (fig. 486, 2).

Par sa face postéro-supérieure ou concave, il contourne le septum lucidum et ferme, en avant, les ventricules latéraux.

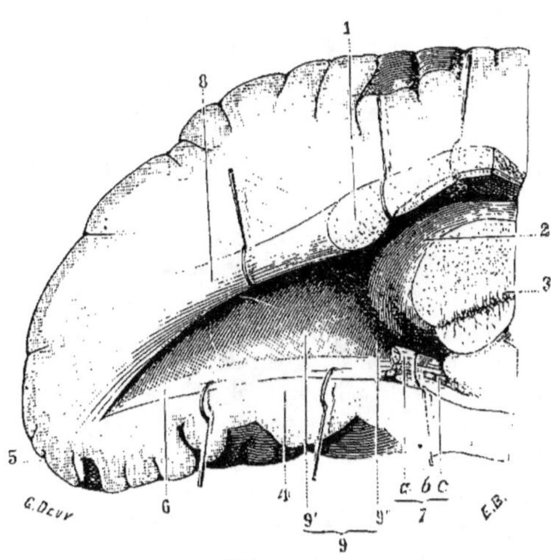

Fig. 541.

Le forceps major et le tapétum, vus par leur côté interne.

(La paroi interne du prolongement occipital du ventricule latéral a été enlevée par une section sagittale passant par la partie externe de la circonvolution de l'hippocampe. Le corps calleux et la voûte de ce prolongement ventriculaire ont été érigés en haut ; la couche optique a été, elle aussi, érigée en haut. Le plancher ventriculaire a été fortement érigé en bas.)

1, bourrelet du corps calleux. — 2, couche optique. — 3, pédoncule cérébral. — 4, circonvolutions de l'hippocampe, renfermant le faisceau longitudinal inférieur. — 5, corne occipitale. — 6, plancher du prolongement occipital du ventricule latéral. — 7, plancher du prolongement sphénoïdal de ce même ventricule latéral, avec : a, corne d'Ammon ; b, le corps bordant ; c, le corps godronné. — 8, forceps major, formant le toit du prolongement occipital. — 9, tapétum, formant en 9', la paroi externe du prolongement occipital et en 9'', la partie externe du prolongement sphénoïdal.

E. ANGLES. — Les angles du corps calleux sont au nombre de quatre, deux antérieurs et deux postérieurs :

a. *Angles antérieurs*. — Les angles antérieurs (fig. 538, 9) répondent à l'extrémité antérieure du ventricule latéral : ce sont les *cornes frontales du corps calleux*. En avant du ventricule, les fibres calleuses qui constituent ces angles s'irradient dans le lobe frontal en formant un large faisceau de forme triangulaire dont le bord interne est concave. Le bord interne du faisceau gauche et le bord interne du faisceau droit, en se regardant par leur concavité, forment un ensemble (fig. 540, 4) qui a été comparé par les anciens anatomistes aux deux branches d'une pince ou tenaille (forceps) : de là le nom de *forceps anterior* ou *forceps minor*, sous lequel on désigne les irradiations frontales du corps calleux. Nous verrons tout à l'heure qu'il existe, à la partie postérieure du corps calleux, un autre forceps, le *forceps major*.

b. *Angles postérieurs*. — Les angles postérieurs du corps calleux forment à leur tour deux prolongements similaires, mais plus étendus, lesquels se subdivisent immédiatement après leur origine en deux portions, l'une postérieure, l'autre inférieure et externe. — La *portion postérieure*, se portant en arrière, s'étale horizontalement au-dessus du prolongement occipital du ventricule latéral, en formant la voûte de ce prolongement ventriculaire (fig. 538,10) : c'est la *corne occipitale du corps calleux*. Les fibres qui en partent s'irradient vers l'écorce du lobe occipital en formant un large faisceau à concavité interne, que l'on désigne, par opposition au forceps anterior ou minor, sous le nom de *forceps posterior* ou *forceps major* (fig. 541, 8). — La *portion inférieure* et externe, située en dehors de la précédente (fig. 541, 9), s'infléchit en bas et recouvre, à leur partie supéro-externe, le prolongement sphénoïdal et le prolongement occipital du ventricule latéral : c'est la *corne sphénoïdale du corps calleux* ou *tapétum*. Nous verrons plus loin que le tapétum, que tous les auteurs jusqu'ici ont rattaché au corps calleux, doit être considéré, en partie sinon en totalité, comme une dépendance du faisceau d'association occipito-frontal (voy. *Centre ovale*) : il existe, en effet, sur les cerveaux où le corps calleux ne s'est pas développé et, d'un autre côté, il reste intact à la suite d'une section pratiquée sur le corps calleux et amenant la dégénérescence de celui-ci.

3° Constitution anatomique et connexions. — Il convient, à ce sujet, d'examiner séparément : 1° le corps calleux proprement dit ; 2° les tractus latéraux ou tractus gris; 3° les tractus médians ou nerfs de Lancisi :

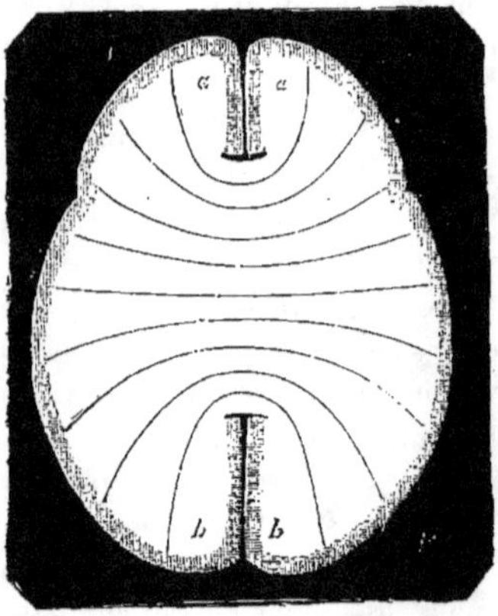

a. *Corps calleux proprement dit*. — Le corps calleux se compose essentiellement de fibres nerveuses à direction transversale. On admet généralement aujourd'hui que ces fibres, en passant du corps calleux dans le centre ovale des hémisphères, rayonnent dans tous les sens pour aller se terminer dans la substance grise de l'écorce cérébrale. On a encore admis, avec MEYNERT, que chacune d'elles se terminait, à droite et à gauche, dans des points symétriques. Les deux figures ci-contre (fig. 542 et 543), qui représentent, la première une coupe horizontale, la seconde une coupe vertico-transversale du cerveau, indiquent nettement le chemin parcouru par les fibres du corps calleux : on voit qu'elles décrivent pour la plupart des anses régulières, dont la concavité se dirige en avant pour les fibres antérieures, en arrière pour les fibres posté-

Fig. 542.

Schéma indiquant, sur une coupe horizontale, la direction des fibres du corps calleux.

a, a, extrémité antérieure du cerveau.
b, b, extrémité postérieure.

rieures, en haut pour les fibres supérieures, en bas pour les fibres inférieures.

Il résulte d'une pareille disposition que chaque fibre du corps calleux, prise à part, relie l'une à l'autre deux régions homologues du manteau cérébral et que le corps calleux, dans son ensemble, doit être considéré comme une vaste commissure jetée entre les deux hémisphères et destinée vraisemblablement à les associer dans leur fonctionnement, soit physiologique, soit morbide.

Il est à remarquer, toutefois, qu'il est quelques régions de l'écorce qui ne reçoivent ni n'émettent de fibres calleuses. De ce nombre sont la région de la corne d'Ammon et la partie antéro-inférieure du lobe temporal : nous verrons plus loin que les deux régions ammoniennes sont reliées l'une à l'autre par les fibres transversales qui constituent la *lyre* (voy. *Trigone cérébral*); quant à la partie antéro-inférieure du lobe temporal, elle est, de même, mise en relation avec celle du côté opposé par la *commissure antérieure*. BEEVOR

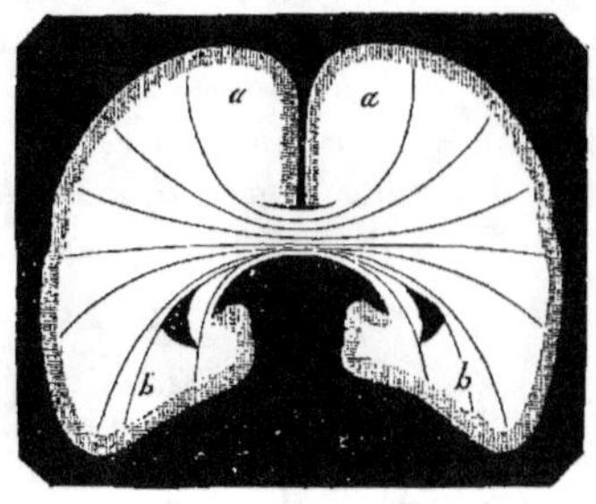

Fig. 543.

Schéma indiquant, sur une coupe vertico-transversale, la direction des fibres du corps calleux.

a, a, convexité du cerveau. — *b, b*, région de la base.

avait émis l'opinion que le cunéus était, lui aussi, sans connexion avec les fibres du corps calleux ; mais DÉJERINE, en s'appuyant sur des faits de dégénérescence secondaire, a démontré qu'il n'en était rien et que le cunéus, comme toutes les autres circonvolutions occipitales, émettait et recevait des fibres calleuses.

L'application de la méthode de Golgi à l'étude du corps calleux a révélé à RAMON Y CAJAL que les fibres constitutives de cet organe naissaient suivant une double modalité (fig. 544) : les unes, et ce sont vraisemblablement les plus nombreuses, émanent des cellules pyramidales de petites dimensions, ou peut-être aussi des cellules polymorphes, et ne sont que la continuation des cylindraxes de ces cellules ; les autres naissent, un peu au-dessous de l'écorce, des fibres de projection ou d'association et peuvent être considérées comme de simples collatérales de ces dernières fibres. Quelle que soit leur origine, qu'elles soient fibres cylindraxiles directes ou simples collatérales d'autres fibres du centre ovale, les fibres calleuses traversent la ligne médiane et vont se terminer dans l'écorce du côté opposé par des arborisations libres. Chemin faisant (et c'est là encore un fait nettement établi par les recherches de CAJAL), elles émettent vers le haut un certain nombre de collatérales qui, comme la branche mère, gagnent l'écorce et s'y résolvent en arborisations terminales libres. Grâce à ces collatérales, le champ d'action de chaque

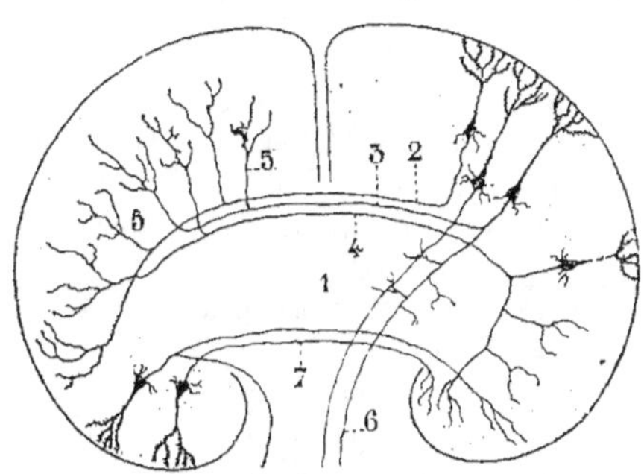

Fig. 544.

Schéma montrant, sur une coupe frontale du cerveau, la disposition probable des fibres commissurales (d'après CAJAL).

1, corps calleux, avec : 2. fibre cylindraxile directe : 3. collatérale d'une fibre de projection : 4. collatérale d'une fibre d'association. — 5, collatérales des fibres calleuses. — 6. deux fibres de projection. — 7, deux fibres de la commissure antérieure.

fibre calleuse est beaucoup plus étendu que celui qu'occupe sa cellule d'origine et, de ce fait, le théorème de MEYNERT faisant des fibres calleuses des commissures transversales jetées entre des points symétriques des deux hémisphères, ne saurait être pris à la lettre. Si nous le conservons, nous devons ajouter, à titre de correctif, que le territoire terminal d'une fibre calleuse est incomparablement plus vaste que son territoire d'origine, d'où cette conclusion, formulée par CAJAL, que la « fibre calleuse est un système d'association transversale très complexe, dans lequel la fibre, née par exemple d'un point de l'hémisphère, peut se mettre en rapport de contact, non seulement avec des cellules symétriques du côté opposé, mais aussi avec de nombreux autres éléments de diverses régions et couches de l'écorce ». Cette manière de voir est en parfait accord avec ce fait que la destruction expérimentale d'une région déterminée de l'écorce (MURATOW chez le chien) détermine, sur l'hémisphère du côté opposé, la dégénérescence d'une région qui est toujours plus étendue que la région expérimentalement détruite.

b. *Tractus latéraux.* — Les tractus latéraux ou tractus gris renferment de la substance grise à leur surface (*induseum griseum*) et de la substance blanche dans leur profondeur : les éléments histologiques (fibres et cellules) qui les constituent représentent morphologiquement des éléments de l'écorce cérébrale. Comme le corps godronné, auquel ils font suite, ils représentent une circonvolution à l'état rudimentaire. Nous y reviendrons plus loin.

c. *Tractus médians ou nerfs de Lancisi.* — Quant aux tractus médians ou tractus blancs, ils sont formés par des fibres antéro-postérieures ou longitudinales, sur lesquels se trouvent des traînées irrégulières de cellules nerveuses. Tous les anatomistes sont d'accord sur ce point. Mais les divergences commencent quand il s'agit d'établir les connexions antérieures et postérieures de ces fibres. D'après Luys, les tractus de Lancisi feraient suite en arrière aux corps godronnés (voy. plus loin, *Ventricules latéraux*) et viendraient se perdre, en avant, dans l'amas de substance grise qui occupe la partie inférieure du septum lucidum. Pour Meynert et Huguenin, ils partiraient de la substance blanche qui recouvre la circonvolution de l'hippocampe et aboutiraient, d'autre part, à la partie antérieure de l'écorce de la circonvolution du corps calleux : les tractus de Lancisi ne seraient ainsi qu'une longue anastomose, reliant cette dernière circonvolution au système de la corne d'Ammon. Giacomini, qui a bien étudié les connexions des tractus de Lancisi, les

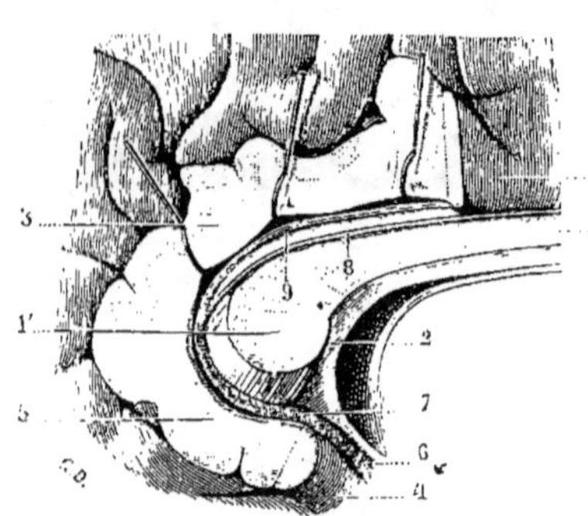

Fig. 545.

Les nerfs de Lancisi et les teniæ tectæ, vus à leur partie postérieure avec leurs connexions avec le fasciola cinerea.

(La partie postérieure de la circonvolution du corps calleux a été réséquée suivant le plan sagittal et éloignée en haut.)

1, corps calleux, avec 1', son bourrelet. — 2, trigone cérébral. — 3, 3, circonvolution du corps calleux. — 4, circonvolution de l'hippocampe. — 5, pli pariéto-limbique. — 6, corps godronné. — 7, fasciola cinerea. — 8, nerfs de Lancisi ou tractus blancs. — 9, teniæ tectæ ou tractus gris.

fait dériver en arrière, comme les tractus latéraux, de l'extrémité supérieure du corps godronné (fig. 545) et les fait terminer, en avant, dans les pédoncules du corps calleux, lesquels, comme nous l'avons déjà vu, se jettent dans la bandelette diagonale et, de là, dans la circonvolution de l'hippocampe. Je me range pour ma part à cette manière de voir et, avec le savant professeur de Turin, je considère le corps godronné, les tractus de Lancisi, les pédoncules du corps calleux et la bandelette diagonale comme constituant une seule et même formation : c'est, comme nous le verrons plus tard, une circonvolution rudimentaire, incluse dans la grande circonvolution limbique de Broca. Chez les rongeurs (souris, rats, etc.), où les nerfs de Lancisi sont beaucoup plus développés que chez l'homme, Ramon y Cajal a constaté, dans ces formations, la présence de plusieurs couches de cellules nerveuses, qui, par leur disposition, rappellent exactement, quoique notablement simplifiées et rapetissées, les diverses couches de l'écorce cérébrale.

§ II. — TRIGONE CÉRÉBRAL OU VOÛTE A QUATRE PILIERS

Le trigone cérébral (allem. et angl. *fornix*), que l'on désigne encore sous le nom de *voûte à quatre piliers* (*voûte à trois piliers* des anciens auteurs), est une lame de substance blanche (fig. 546, 5), impaire et médiane, qui se trouve située immédiatement au-dessous du corps calleux. Elle repose, d'autre part, sur les couches optiques et sur le ventricule moyen, dont elle constitue la voûte.

1° Conformation extérieure. — Placé horizontalement, le trigone se présente à nous (fig. 546, 5) sous la forme d'un triangle isocèle, dont la base serait dirigée en

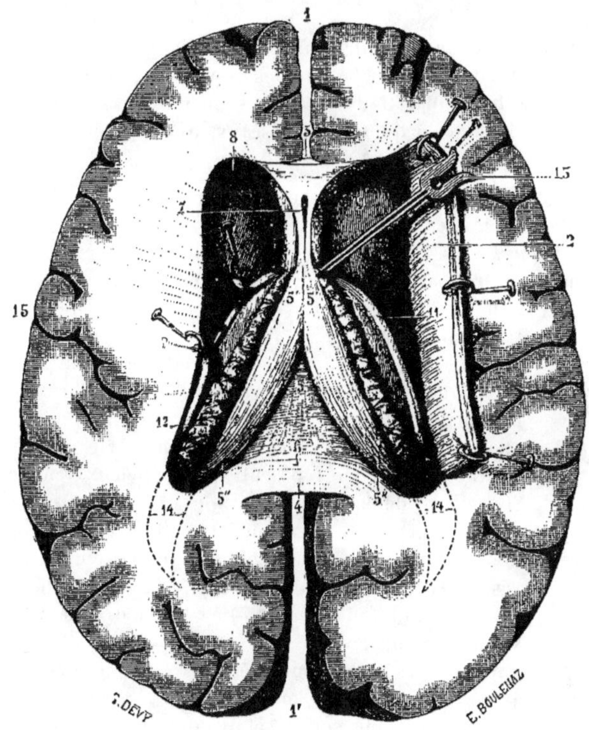

Fig. 546.

Coupe horizontale des deux hémisphères, passant par la face supérieure du corps calleux.

(Celui-ci a été enlevé dans presque toute son étendue, pour montrer les ventricules latéraux et le trigone cérébral.)

1, 1', extrémités antérieure et postérieure de la scissure interhémisphérique. — 2, portion droite du corps calleux, érignée en haut et en dehors. — 3, genou du corps calleux. — 4, son bourrelet. — 5, trigone cérébral, avec : 5', 5', ses piliers antérieurs; 5", 5", ses piliers postérieurs. — 6, fusion du trigone avec le bourrelet du corps calleux. — 7, septum lucidum et sa cavité centrale. — 8, ventricule latéral. — 9, noyau caudé. — 10, couche optique. — 11, sillon opto-strié. — 12, plexus choroïdes des ventricules latéraux du côté droit. — 13, trou de Monro, dans lequel on a introduit la pointe d'une sonde cannelée. — 15, scissure de Sylvius.

(Les deux lignes ponctuées 14 et 14 indiquent les limites du prolongement occipital du ventricule latéral, qui est sous-jacent à la coupe.)

arrière. Nous pouvons donc lui considérer : deux faces, l'une supérieure, l'autre inférieure ; trois bords et trois angles.

A. Face supérieure. — La face supérieure, fortement convexe dans le sens antéro-postérieur, est plane ou légèrement concave dans le sens transversal.

a. *En arrière*, dans son tiers postérieur environ, elle répond immédiatement au corps calleux et se confond avec lui d'une façon intime. La zone d'union entre les corps calleux et le trigone est délimitée en avant par une ligne régulièrement courbe à concavité dirigée en arrière.

b. *En avant*, dans ses deux tiers antérieurs, la face supérieure du trigone est séparée du corps calleux par un intervalle qui s'accroît graduellement (fig. 567) en allant d'arrière en avant. Dans cette partie indépendante, la face supérieure du trigone donne insertion, sur la ligne médiane, au bord inférieur du *septum lucidum* (voy. *Septum lucidum*). De chaque côté de la ligne médiane, elle est entièrement libre et concourt alors à former le plancher du ventricule latéral : sur elle s'étale la membrane épendymaire.

B. Face inférieure. — La face inférieure repose dans toute son étendue sur la toile choroïdienne, qui la sépare à la fois des couches optiques et du ventricule moyen. Cette face adhère, mais faiblement, à la membrane sous-jacente, grâce à un tissu conjonctif lâche et à quelques vaisseaux, qui vont de l'une à l'autre de ces deux formations.

C. Bords. — Au nombre de trois, les bords du trigone se distinguent en bord postérieur et bords latéraux :

a. *Bord postérieur*. — Le bord postérieur se confond avec l'extrémité postérieure du corps calleux et entre, par conséquent, dans la constitution du bourrelet.

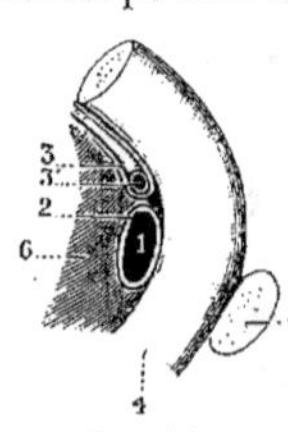

Fig. 547.

Schéma représentant le trou de Monro, vu par son côté interne.

1, trou de Monro. — 2, membrane épendymaire (*en jaune*). — 3, toile choroïdienne, avec 3', la veine du corps strié. — 4, pilier antérieur du trigone. — 5, commissure blanche antérieure. — 6, couche optique.

b. *Bords latéraux*. — Les deux bords latéraux, minces et tranchants, se dirigent obliquement d'arrière en avant et de dehors en dedans (fig. 546). Ils sont longés par les plexus choroïdes des ventricules latéraux et se placent exactement dans l'angle dièdre que forment ces plexus choroïdes avec la toile choroïdienne. Abstraction faite de la toile choroïdienne, les bords latéraux du trigone reposent dans toute leur étendue sur la face supérieure de la couche optique. A leur partie la plus antérieure, cependant, ils se soulèvent à la manière d'un arc et perdent momentanément le contact avec la couche optique. Il en résulte la formation, à ce niveau, d'un petit orifice, arrondi ou ovalaire, qui fait communiquer le ventricule latéral avec le ventricule moyen : c'est le *trou de Monro* (fig. 546, 13). On voit, par les lignes qui précèdent, que cet orifice est formé : 1° en arrière, par la couche optique ; 2° en avant, par le bord latéral du trigone, soulevé et disposé en arc (fig. 547,1). C'est à la partie antéro-supérieure du trou de Monro, mais en dehors du trou, que passent les plexus choroïdes des ventricules latéraux pour venir se continuer avec la toile choroïdienne.

D. Angles et piliers. — Les angles du trigone sont au nombre de trois, l'un antérieur, les deux autres postérieurs :

a. *Angles postérieurs, piliers postérieurs*. — Les deux angles postérieurs (fig. 546, 3″) se recourbent en bas et en dehors en formant deux bandelettes, que l'on désigne sous le nom de *piliers postérieurs du trigone*. Ces bandelettes ou piliers postérieurs s'engagent dans la portion sphénoïdale des ventricules latéraux. Nous y reviendrons dans un instant et indiquerons alors comment ils s'y terminent.

b. *Angle antérieur, piliers antérieurs*. — L'angle antérieur, examiné par en haut et lorsque le trigone est en place, nous paraît être la terminaison antérieure de cet organe. Il n'en est rien cependant : lorsqu'on soulève le trigone par sa base, pour prendre une idée exacte de la manière dont se comporte cet angle antérieur, on le voit se bifurquer (fig. 577,6) et donner naissance à deux cordons divergents, qui se dirigent obliquement en bas, en dehors et en arrière : ce sont les *piliers antérieurs du trigone*. Le trigone possède donc deux piliers en avant comme en arrière et mérite bien la dénomination de *voûte à quatre piliers*, de préférence à celle de *voûte à trois piliers* que lui donnent encore certains anatomistes. Voyons maintenant comment se terminent ces différents piliers.

c. *Terminaison des piliers postérieurs.* — Les piliers postérieurs se dirigent obliquement de haut en bas, de dedans en dehors et d'arrière en avant et se partagent, immédiatement au-dessous du bourrelet du corps calleux, en deux branches ou bandelettes secondaires, l'une externe, l'autre interne (fig. 548, 5' et 5"). — La *bandelette externe*, fort courte, se jette sur la corne d'Ammon (voy. *Ventricules latéraux*) et se confond avec la substance blanche de cette saillie ou alvéus. — La *bandelette interne* se continue, sans ligne de démarcation aucune, avec le corps bordant (p. 711) et se prolonge ainsi, par cette dernière formation, jusqu'au crochet de la circonvolution de l'hippocampe.

d. *Terminaison des piliers antérieurs.* — Les piliers antérieurs ont un trajet beaucoup plus complexe. Contournant de haut en bas l'extrémité antérieure de la couche optique, ils passent en arrière de la commissure blanche antérieure, s'engagent dans la substance grise du plancher du troisième ventricule et atteignent le côté externe et postérieur des tubercules mamillaires, que nous avons déjà vus, à la base du cerveau, se juxtaposer l'un à l'autre sur le côté interne des pédoncules cérébraux. Se portant alors en bas et en avant (fig. 549, 5), puis en haut et en arrière, ils remontent vers la face interne de la couche optique, pénètrent dans l'épaisseur de cet organe et, finalement, viennent se perdre dans son tubercule antérieur. Comme on le voit, les piliers antérieurs du trigone décrivent autour des tubercules mamillaires une sorte de huit de chiffre et, du même coup, ils se trouvent divisés, grâce à ce changement de direction, en deux portions : une portion descendante, qui, partant de l'angle antérieur du trigone, aboutit au côté externe et postérieur du tubercule mamillaire ; une portion ascendante, qui, partant du côté interne et antérieur de ce même tubercule mamillaire, vient se terminer au

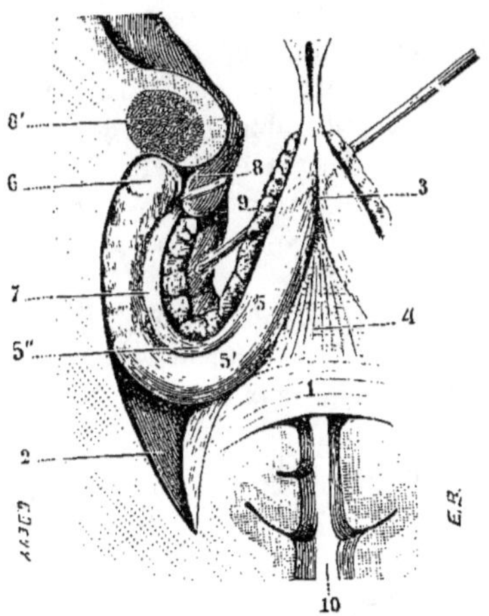

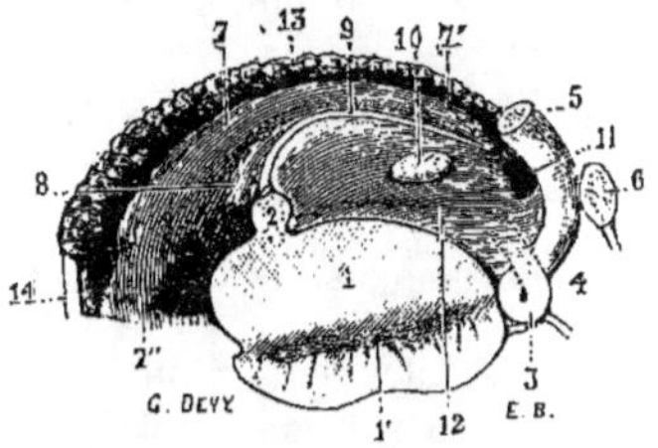

Fig. 548.

Mode de terminaison des piliers postérieurs du trigone.

1, bourrelet du corps calleux. — 2, ventricule latéral. — 3, trigone, soulevé sur une sonde cannelée. — 4, lyre. — 5, pilier postérieur, avec : 5', sa branche externe ; 5", sa branche interne. — 6, corne d'Ammon. — 7, corps bordant ou fimbria. — 8, crochet de l'hippocampe, avec 8', noyau amygdalien. — 9, plexus choroïdes des ventricules latéraux. — 10, scissure interhémisphérique.

Fig. 549.

Face interne de la couche optique avec le pilier antérieur du trigone.

1, pédoncule cérébral, avec 1', locus niger. — 2, commissure blanche postérieure. — 3, tubercule mamillaire. — 4, infundibulum. — 5, pilier antérieur du trigone. — 6, commissure blanche antérieure. — 7, couche optique, avec 7', son tubercule antérieur ; 7", région du pulvinar. — 8, triangle de l'habénula. — 9, pédoncule antérieur de la glande pinéale (habena). — 10, commissure grise. — 11, trou de Monro. — 12, sillon de Monro. — 13, plexus choroïdes. — 14, tænia semi-circularis.

tubercule antérieur de la couche optique. Cette dernière portion (fig. 551, 11) est connue sous le nom de *faisceau de Vicq-d'Azyr*. On a cru pendant longtemps que l'anse descendante et l'anse ascendante des piliers antérieurs du trigone étaient en continuité directe et ne formaient qu'un seul et même faisceau. Contrairement à cette opinion, GUDDEN, en se basant sur des faits de dégénérescence expérimentale, a établi que les deux faisceaux en question sont entièrement indépendants et entrent en relation, le faisceau descendant avec le noyau externe du tubercule mamillaire (voy. *Tubercules mamillaires*), le faisceau ascendant ou faisceau de Vicq-d'Azyr avec le noyau interne.

2° Constitution anatomique. — Il suffit de jeter un simple coup d'œil sur le trigone et principalement sur sa face inférieure, pour constater dans cet organe l'existence de deux ordres de fibres, les unes longitudinales, les autres transversales :

a. *Fibres longitudinales*. — Les fibres longitudinales, de beaucoup les plus nombreuses, se condensent pour former deux bandelettes, l'une droite, l'autre gauche, qui occupent les parties latérales du trigone (fig. 550,2). En suivant ces bandelettes d'arrière en avant, on constate tout d'abord qu'elles font suite aux piliers postérieurs. On les voit ensuite se diriger obliquement l'une vers l'autre, se rapprocher graduellement et, finalement, s'accoler sur la ligne médiane, jusqu'à l'angle antérieur du trigone. Nous les voyons alors se séparer de nouveau au delà de cet angle et, sous le nom de piliers antérieurs, descendre vers les tubercules mamillaires. Ces deux bandelettes rappellent donc dans leur ensemble (fig. 550) la forme d'un *x* italique : elles représentent, en effet, deux courbes ou croissants, adossés par leur partie moyenne et séparés au contraire, au niveau de leurs extrémités, par deux espaces angulaires, l'un antérieur, l'autre postérieur. C'est dans cet espace angulaire postérieur que se disposent les fibres transversales du trigone.

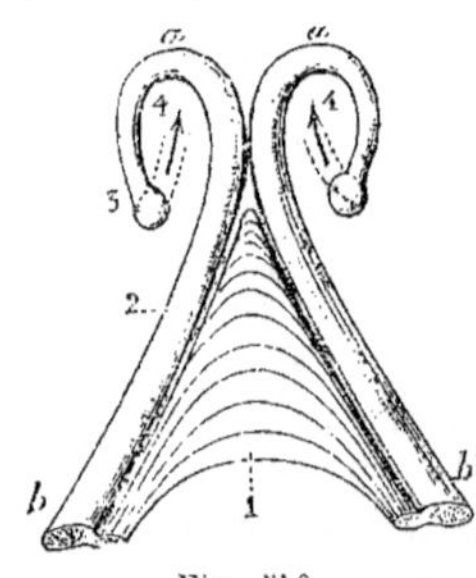

Fig. 550.

Schéma de la constitution anatomique du trigone.

1, fibres transversales. — 2, fibres longitudinales, allant à 3, le tubercule mamillaire. — 4, faisceau ascendant de Vicq-d'Azyr, se rendant au tubercule antérieur de la couche optique. — *a*, *a'*, piliers antérieurs. — *b*, *b'*, piliers postérieurs.

b. *Fibres transversales*. — Les fibres transversales, très visibles quand on regarde le trigone par sa face inférieure, s'étendent régulièrement d'une bandelette à l'autre, en décrivant de légères courbes à concavité postérieure. Ces fibres (fig. 550, 1) ont été comparées par les anciens anatomistes aux cordes d'une lyre : voilà pourquoi leur ensemble est désigné encore aujourd'hui sous le nom de *fibres de la lyre* ou, tout simplement, de *lyre*, de *psallerium*, de *corpus psalloïdes*.

3° Connexions des fibres du trigone. — Les fibres longitudinales et les fibres transversales du trigone ont une signification différente et il convient de les examiner séparément :

a. *Connexions des fibres longitudinales*. — Les fibres longitudinales du trigone prennent naissance, ainsi que nous l'avons vu plus haut, en partie dans la corne d'Ammon, en partie (par le corps bordant) dans l'extrémité antérieure de la circonvolution de l'hippocampe. De là, elles contournent de bas en haut et d'arrière en avant la couche optique correspondante et viennent aboutir au noyau externe du tubercule mamillaire : ce sont donc des fibres d'association unilatérales, reliant, dans un même hémisphère, la région de l'écorce (écorce de la corne d'Ammon) à un noyau de la base (tubercule mamillaire).

Mais toutes les fibres longitudinales du trigone ne se rendent pas au tubercule mamillaire. Au moment où le pilier antérieur s'infléchit en bas pour gagner le tubercule mamillaire, il abandonne, par sa face antérieure, un faisceau spécial, qui, déjà signalé par Foville, a été décrit, en 1888, par Zuckerkandl sous le nom de *faisceau olfactif de la corne d'Ammon* (*Riechbündel des Ammonshornes*). Ce faisceau, que j'ai représenté schématiquement dans la figure ci-contre (fig. 551, 7"), longe de haut en bas le bord postéro-inférieur du septum lucidum, passe en avant de la commissure blanche antérieure, arrive à la base du cerveau entre le bec du corps calleux et l'espace perforé et, là, se divise en deux ordres de fibres : les unes, ce sont les moins nombreuses, se portent dans la bandelette olfactive, en suivant la racine blanche interne ; les autres se jettent dans la bandelette diagonale avec le pédoncule antérieur du corps calleux et, par cette bandelette, aboutissent à la circonvolution de l'hippocampe.

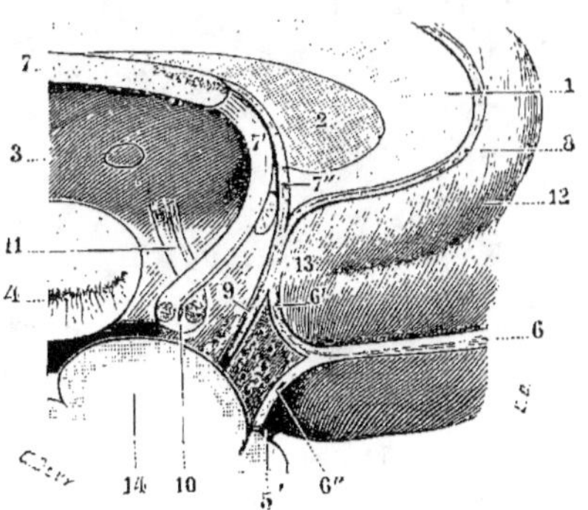

Fig. 551.

Schéma montrant le faisceau olfactif de la corne d'Ammon.

1. genou du corps calleux. — 2, septum lucidum. — 3, couche optique. — 4, pédoncule cérébral. — 5, espace perforé antérieur. — 5', scissure de Sylvius. — 6, bandelette olfactive, avec : 6'. racine blanche interne ; 6", racine blanche externe. — 7, trigone cérébral, avec : 7'. son pilier antérieur ; 7", faisceau olfactif de la corne d'Ammon. — 8, tractus blancs de Lancisi. — 9, fibres allant à la bandelette diagonale. 10, tubercule mamillaire avec ses deux noyaux. — 11, faisceau de Vicq-d'Azyr. — 12, circonvolution du corps calleux. — 13, carrefour olfactif. — 14, crochet de l'hippocampe. — 15, commissure blanche antérieure.

b. *Connexion des fibres transversales.* — Les fibres transversales du trigone, dont l'ensemble, comme nous l'avons déjà dit, constitue la *lyre*, vont d'une corne d'Ammon à l'autre. La lyre devient ainsi une large commissure jetée entre les deux cornes d'Ammon : c'est la *commissure interammonienne.* On l'a vue persister dans certains cas d'absence congénitale du corps calleux.

§ III. — Septum lucidum ou cloison transparente

Nous venons de voir que le trigone cérébral, fusionné avec le corps calleux à sa partie postérieure, s'écarte bientôt de cet organe en se portant en bas et en avant (fig. 552). Il en résulte que le corps calleux et le trigone sont séparés l'un de l'autre, à leur partie antérieure, par un angle dièdre à ouverture antérieure. Dans cet angle dièdre s'insinue une lame nerveuse, verticale et médiane : c'est le *septum lucidum* ou *cloison transparente.* Elle est ainsi appelée à cause de sa minceur, qui permet aux rayons lumineux de la traverser.

1° Conformation extérieure. — Comme l'espace qu'il est destiné à combler, le septum lucidum affecte la forme d'un triangle curviligne et nous présente, par conséquent, deux faces, trois bords et trois angles (fig. 552,6) :

a. *Faces.* — Les deux faces, l'une droite, l'autre gauche, contribuent à former la paroi interne des ventricules latéraux. Elles sont planes, lisses et d'un aspect grisâtre.

b. *Bords.* — Les bords se distinguent en supérieur, antérieur et inférieur. — Le *bord supérieur*, convexe, s'unit à la face inférieure du corps calleux. — Le *bord antérieur*, également convexe, répond à la portion réfléchie ou genou de ce même corps calleux. — Le *bord inférieur* ou mieux *postéro-inférieur*, concave, s'unit à la face supérieure du trigone.

c. *Angles.* — Les trois angles sont antérieur, postérieur et inférieur. — L'*angle antérieur* répond au genou du corps calleux. Il est arrondi et mousse. — L'*angle postérieur*, formé par la rencontre du bord supérieur et du bord postéro-inférieur, est au contraire très aigu. Il s'effile en pointe entre le corps calleux et le trigone et, sous le nom de *queue du septum*, se prolonge en arrière jusqu'au point où ces derniers organes arrivent au contact l'un de l'autre et se confondent. — L'*angle inférieur* répond au bord supérieur de la commissure antérieure. De cet angle s'échappe, de chaque côté de la ligne médiane, un petit faisceau de fibres blanches à trajet descendant, qui, arrivé à la base du cerveau, se continue avec le pé-

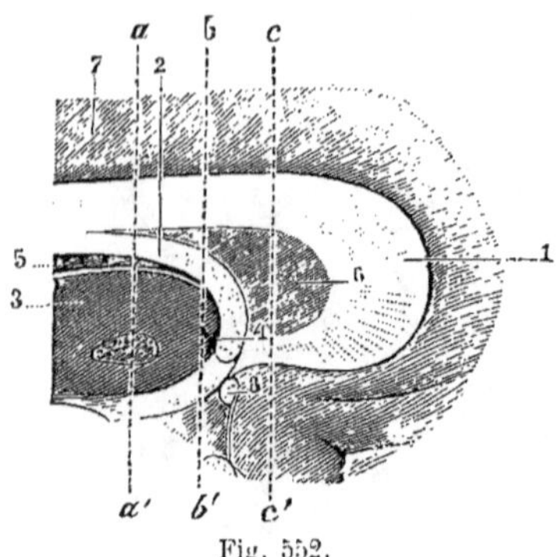

Fig. 552.

Septum lucidum, vu par sa face latérale droite.

(On a pratiqué sur le cerveau une coupe sagittale passant un peu à droite de la ligne médiane ; la figure représente le segment gauche, vu par sa face interne.)

1. corps calleux, avec : 1', son genou, 1'', son bec. — 2, trigone cérébral. — 3. couche optique. — 4. trou de Monro. — 5. plexus choroïdes. — 6. septum lucidum. — 7, circonvolutions du corps calleux. — 8, commissure blanche antérieure.

aa, bb, cc, axes suivant lesquels ont été pratiquées les trois coupes représentées dans la figure suivante.

doncule du corps calleux. Ce faisceau, que l'on désigne quelquefois en raison de ses relations sous le nom de *pédoncule du septum*, n'est autre que la racine

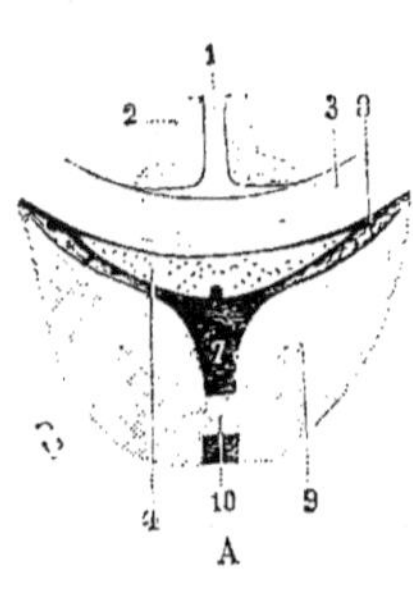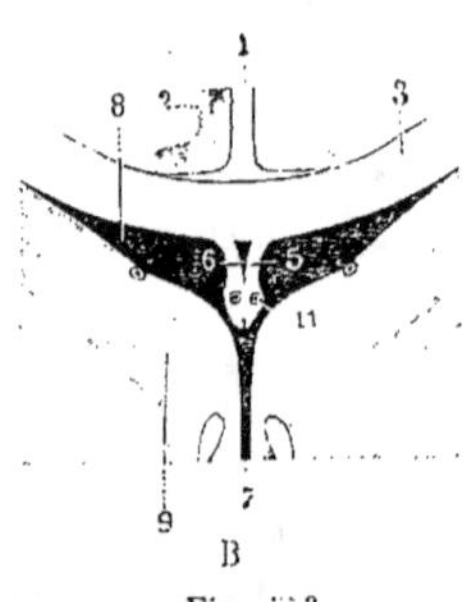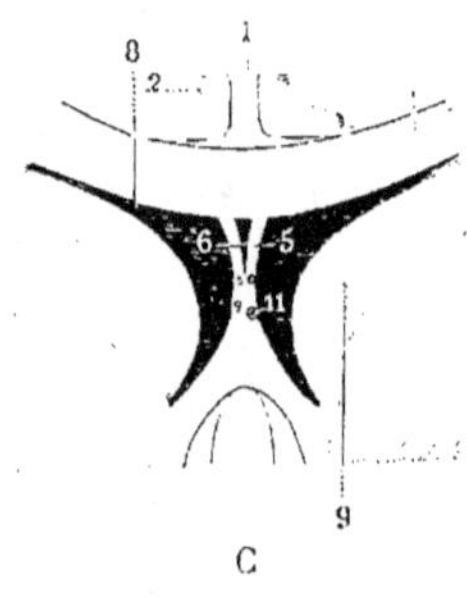

Fig. 553.

Trois coupes frontales A. B. C. passant par les trois axes *aa, bb, cc* de la figure précédente (segments antérieurs de la coupe, vus par leur face postérieure).

1, scissure interhémisphérique. — 2. circonvolutions du corps calleux. — 3, corps calleux. — 4. trigone cérébral. — 5. septum lucidum. — 6, cavité du septum. — 7. ventricule moyen. — 8. ventricule latéral. — 9, couche optique. — 10, commissure grise. — 11, 11, vaisseaux du septum.

olfactive de la corne d'Ammon, que nous avons décrite plus haut (p. 699) à propos des piliers antérieurs du trigone.

2° Signification morphologique. — Si on incise le septum lucidum, soit horizontalement, soit verticalement, on constate à sa partie centrale l'existence d'une petite cavité (fig. 553, 6), désignée à tort sous le nom de *cinquième ventricule* ou *ventricule de la cloison*. La cloison transparente se compose donc, en réalité, de deux lames latérales, l'une droite, l'autre gauche, séparées l'une de l'autre par une cavité intermédiaire. Ces deux lames, entièrement fusionnées sur leur pourtour, sont au contraire simplement juxtaposées au niveau de leur portion centrale, d'où la formation de la cavité précitée.

La cavité centrale de la cloison mesure en moyenne 3 centimètres de longueur, sur 12 millimètres de hauteur. Elle contient, d'ordinaire, une petite quantité d'un liquide clair, qui n'est vraisemblablement que de la lymphe.

On a agité pendant longtemps la question de savoir si la cavité du septum était isolée ou communiquait avec les autres cavités ventriculaires, notamment avec le ventricule moyen. L'opinion qui tend à en faire une cavité complètement isolée a fini par prévaloir, et l'on ne cite plus aujourd'hui que pour mémoire la fameuse fente décrite par TARIN entre la partie postérieure du cinquième ventricule et la

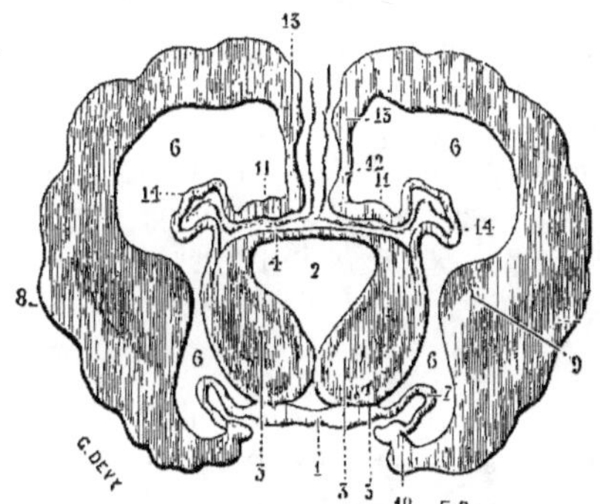

Fig. 554.

Coupe schématique
d'un embryon du troisième mois
(d'après MATHIAS DUVAL).

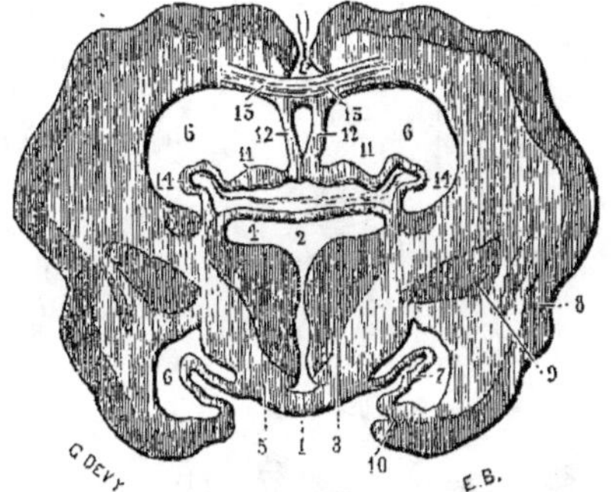

Fig. 555.

Transformations définitives
des parties représentées dans la figure 554
(d'après MATHIAS DUVAL).

1, paroi inférieure de la vésicule des couches optiques. — 2, vésicule des couches optiques. — 3, ses parois latérales. — 4, sa paroi supérieure. — 5, fente de Monro. — 6, cavité des vésicules des hémisphères. — 7, refoulement de la paroi cérébrale à la partie interne de la future corne sphénoïdale. — 8, paroi cérébrale. — 9, son épaississement pour la formation des corps striés. — 10, formation de la corne d'Ammon. — 11, région du trigone. — 12, région de la cloison transparente. — 13, région du corps calleux. — 14, refoulement de la paroi cérébrale par la pie-mère (plexus choroïdes) en dehors du trigone.

partie antérieure (vulve) du ventricule moyen. L'embryologie, du reste, a depuis quelque temps déjà fermé l'ère des discussions, en démontrant que la cavité du septum n'a aucun rapport avec la cavité centrale du névraxe embryonnaire, et n'est purement et simplement qu'une portion de la grande scissure hémisphérique, qui s'est isolée en cavité distincte dans le cours du développement. Les deux figures schématiques ci-dessus (fig. 554 et 555), que nous empruntons à MATHIAS DUVAL, nous font assister, pour ainsi dire, à son mode de formation.

La figure 554 nous représente la coupe transversale du cerveau d'un embryon humain à la fin du troisième mois. Elle nous montre la pie-mère descendant dans la scissure interhémisphérique et s'étalant au-dessus du ventricule moyen et des couches optiques en une lame horizontale, qui deviendra plus tard la toile choroïdienne. A ce stade de son évolution, la toile choroïdienne est, comme on le voit, en continuité directe avec la pie-mère qui tapisse la face interne des hémisphères.

Mais bientôt, la partie de l'hémisphère qui recouvre la future toile choroïdienne

se soude sur la ligne médiane avec celle du côté opposé et donne ainsi naissance à
une lame nerveuse, impaire et médiane, qui n'est autre que le trigone cérébral.
La toile choroïdienne se trouve, de ce fait, séparée de la pie-mère interhémisphérique. D'autre part, au-dessus du trigone, la partie moyenne de la face interne des
hémisphères s'épaissit, s'avance sur la ligne médiane, y rejoint la partie correspondante de l'hémisphère opposé et se fusionne avec elle. De cette fusion résulte la
formation d'une deuxième lame transversale jetée entre les deux hémisphères :
cette deuxième lame, située au-dessus de la précédente, n'est autre que le corps
calleux.

La figure 555 nous montre ces deux formations complètement effectuées : en 11,
se voit le trigone; en 13, le corps calleux. Cette figure nous montre très nettement
que la scissure interhémisphérique, qui descendait primitivement jusqu'à la toile
choroïdienne, puis jusqu'au trigone, s'arrête maintenant au corps calleux et se
trouve divisée par ce corps calleux en deux parties parfaitement distinctes : 1° une
partie supérieure ou sus-calleuse, qui est la scissure interhémisphérique de
l'adulte; 2° une partie inférieure ou sous-calleuse, enclavée entre les deux formations nouvelles précitées et complètement isolée maintenant de la surface des
hémisphères. Cette deuxième partie n'est autre que la
cavité centrale de notre septum lucidum, et les parois
fort minces, qui la limitent latéralement et qui représentent en réalité une portion de la paroi cérébrale,
constituent ce que nous avons appelé plus haut les
lamelles du septum.

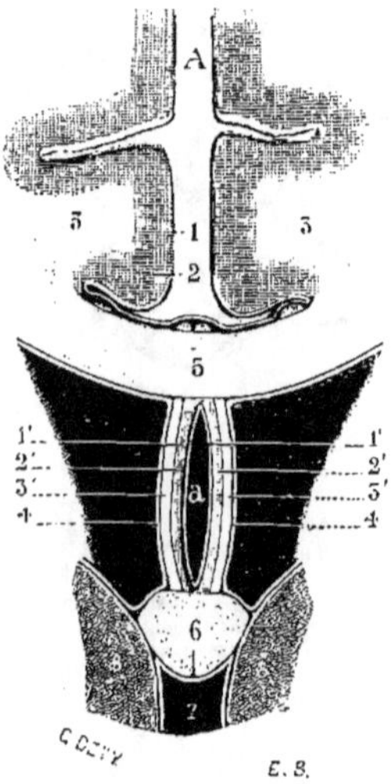

3° Constitution anatomique. — Ces quelques notions
d'embryologie, en nous faisant connaître la signification morphologique du septum lucidum et de sa cavité
centrale, nous indiquent en même temps, et cela d'une
façon très nette, quelle est sa constitution anatomique.

Le septum lucidum se compose de deux lames latérales absolument identiques (fig. 556) et, comme nous
venons de le voir, chacune d'elles n'est autre chose
qu'une portion de la paroi de l'hémisphère. L'une et
l'autre de ces deux lames nous présentent, par conséquent, deux couches nerveuses : une couche interne,
formée par de la substance grise ; une couche externe,
formée par de la substance blanche. La première de
ces couches est une dépendance du manteau des hémisphères ; la seconde, une dépendance du centre ovale.
En outre, chaque lamelle possède un double revêtement : en dedans, du côté de la cavité centrale, c'est
un revêtement conjonctivo-vasculaire, qui est l'homologue de la pie-mère; en dehors, du côté du ventricule
latéral, c'est un revêtement épithélial, qui n'est autre
que la membrane épendymaire.

Au total, chacune des deux lamelles du septum luci-
dum se compose de quatre couches, qui sont, en allant de dedans en dehors
(fig. 556) : 1° un revêtement conjonctivo-vasculaire ; 2° une couche de substance

Fig. 556.

Coupe vertico-transversale du
septum lucidum, pour mon-
trer son mode de constitution.

A. scissure interhémisphérique. —
a, cavité du septum. — 1, pie-mère
cérébrale *(en rouge)*. — 2, substance
grise corticale. — 3, substance
blanche du centre ovale. — 1', 2', 3',
première, deuxième et troisième couches de chacune des lamelles du
septum. — 4, épendyme du ventricule latéral, formant leur revêtement
externe. — 5, corps calleux. —
6, trigone cérébral. — 7, ventricule
moyen. — 8, couche optique.

grise ; 3° une couche de substance blanche ; 4° la membrane épendymaire des ventricules latéraux.

§ IV. — VENTRICULES LATÉRAUX

Au nombre de deux, l'un droit, l'autre gauche, les ventricules latéraux sont des cavités anfractueuses, situées de chaque côté de la ligne médiane et s'étendant, en longueur, du lobe frontal au lobe occipital. Ils représentent, au point de vue du développement, les cavités centrales des vésicules hémisphériques de l'embryon.

Envisagés au point de vue de leurs rapports réciproques, les ventricules latéraux sont complètement séparés l'un de l'autre. Mais chacun d'eux communique individuellement avec le ventricule moyen par le trou de Monro, de telle sorte qu'une injection, poussée par l'un quelconque des deux ventricules latéraux, pénètre également dans le ventricule opposé par l'intermédiaire du ventricule moyen.

Du lobe frontal, où il prend naissance, le ventricule latéral se dirige d'abord en arrière (fig. 557,1), jusqu'à l'extrémité postérieure de la couche optique. Là, changeant brusquement de direction, il se porte en bas, puis en avant, et vient se terminer dans l'extrémité antérieure du lobe temporal. Dans cette dernière partie de son trajet, le ventricule latéral contourne successive-

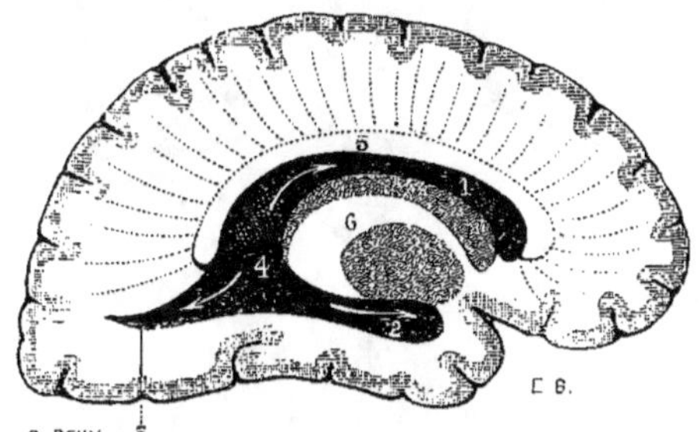

Fig. 557.

Coupe sagittale de l'hémisphère cérébral gauche, pratiquée un peu en dehors de la ligne médiane, pour montrer les trois prolongements du ventricule latéral.

1. prolongement antérieur ou frontal du ventricule latéral. — 2. son prolongement inférieur ou sphénoïdal. — 3. son prolongement postérieur ou occipital. — 4. carrefour ventriculaire. — 5. corps calleux. — 6. coupe des noyaux opto-striés et de la capsule interne.

ment l'extrémité postérieure de la couche optique et la face inférieure du pédoncule cérébral, d'où le nom de *canal circumpédonculaire* sous lequel on le désigne quelquefois. Enfin, au niveau du point où il change de direction, le ventricule envoie vers l'extrémité postérieure du cerveau un diverticulum horizontal et curviligne qui semble prolonger en arrière sa première direction.

Nous pouvons donc, pour faciliter la description, diviser le ventricule latéral en trois portions, savoir : 1° une *portion antérieure* ou *frontale*, qui s'étend de l'extrémité antérieure du ventricule jusqu'à la partie postérieure de la couche optique ; 2° une *portion postérieure* ou *occipitale* qui, de la partie postérieure de la couche optique, se porte dans le lobe occipital ; 3° une *portion inférieure* ou *sphénoïdale*, qui comprend la portion réfléchie ou descendante de la cavité ventriculaire. Ces différentes portions, nettement isolées les unes des autres dans la plus grande partie de leur étendue, se réunissent toutes les trois au niveau de la partie postérieure de la couche optique. Nous donnerons à cette région commune aux trois portions du ventricule latéral le nom de *carrefour ventriculaire* : c'est une région schématiquement triangulaire (fig. 557,4), aux trois angles de laquelle aboutissent les trois portions précitées.

A. — PORTION ANTÉRIEURE OU FRONTALE

La portion antérieure ou frontale du ventricule latéral se dirige d'avant en arrière, en décrivant une légère courbe à concavité externe. Elle mesure, en moyenne, 7 centimètres de longueur ; elle est horizontale et beaucoup plus large en avant qu'en arrière. On lui considère deux parois, l'une supérieure, l'autre inférieure ; deux bords, l'un externe, l'autre interne ; et, enfin, deux extrémités.

1° Paroi supérieure. — La paroi supérieure ou voûte, légèrement concave, est formée par la face inférieure du corps calleux. Nous rappellerons, à ce sujet, que le prolongement en éventail que l'angle antérieur du corps calleux envoie dans le lobe frontal a reçu le nom de corne frontale.

2° Paroi inférieure. — La paroi inférieure ou plancher (fig. 546) est beaucoup plus complexe. Elle est constituée par un certain nombre de formations, de valeur fort différente, que nous allons rapidement énumérer (nous les retrouverons plus tard), en allant de dehors en dedans :

a. A sa partie externe tout d'abord, le plancher ventriculaire est

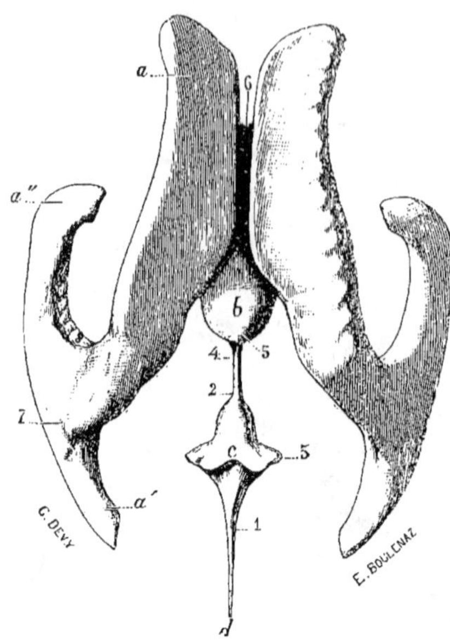

Fig. 558.

Moule en plâtre des cavités ventriculaires, vu d'en haut.

a, a'. a'', les trois prolongements frontal, occipital et sphénoïdal du ventricule latéral gauche. — *b.* ventricule moyen ou troisième ventricule. — *c*, quatrième ventricule. — *d.* origine du canal de l'épendyme. -— 1, angle inférieur du quatrième ventricule. — 2. son angle supérieur. — 3. recessus latérales. — 4. aqueduc de Sylvius. — 5. cul-de-sac sus-pinéal. — 6. vulve. -- 7. carrefour ventriculaire.

formé par une masse grise, ou plutôt gris rougeâtre, légèrement saillante, c'est le *noyau caudé du corps strié.* Le noyau caudé représente assez bien une virgule, dont la grosse extrémité ou tête est dirigée en avant, dont la petite extrémité ou queue s'effile et se prolonge en arrière jusqu'au carrefour ventriculaire. La queue va même beaucoup plus loin : arrivée au carrefour, elle s'infléchit de haut en bas, puis d'arrière en avant et gagne la voûte du prolongement sphénoïdal (fig. 560,6'), qu'il contribue à former et où nous la retrouverons.

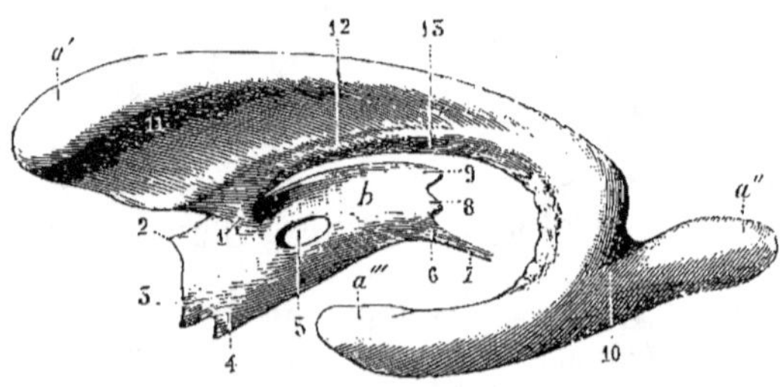

Fig. 559.

Le même, vu par sa face latérale gauche.

a', a'', a'''. prolongements frontal, occipital et sphénoïdal du ventricule latéral gauche. — *b*, troisième ventricule.

1. trou de Monro. — 2. vulve. — 3. cul-de-sac sus-optique. — 4. infundibulum. — 5. commissure grise. — 6. anus. — 7, aqueduc de Sylvius. — 8. cul-de-sac pinéal. — 9, cul-de-sac sus-pinéal. — 10. carrefour ventriculaire. — 11, empreinte du noyau caudé. -- 12. sillon opto-strié. -- 13, empreinte de la couche optique.

b. En dedans du noyau caudé, se trouve la *couche optique*, autre noyau de substance grise, contrastant par sa blancheur relative avec la teinte gris rougeâtre du noyau précédent. La couche optique n'entre dans la constitution du ventricule latéral que par la moitié externe de sa face supérieure.

c. En dedans de la couche optique, le plancher ventriculaire est formé par la face supérieure du *trigone cérébral* (fig. 546,5). Le bord latéral du trigone, oblique en avant et en dedans, est longé dans toute son étendue par deux tractus rougeâtres, les *plexus choroïdes des ventricules latéraux*, sur lesquels nous aurons à revenir dans l'un des paragraphes suivants.

d. Enfin, entre la couche optique et le noyau caudé, existe un sillon, généralement très marqué, que nous désignerons sous le nom de *sillon opto-strié*. Ce sillon (fig. 546,11), oblique en avant et en dedans, décrit une légère courbe à concavité dirigée en dedans et en arrière. Il nous présente successivement, en allant de haut en bas, la lame cornée, la veine du corps strié, le tænia semi-circularis. — La *lame cornée* est une lamelle blanchâtre, large de 2 à 3 millimètres, occupant toute l'étendue du sillon opto-strié. On la considère généralement comme une simple dépendance de la membrane épendymaire, qui se serait épaissie à ce niveau. Elle est constituée, en réalité, par un petit paquet de fibres nerveuses longitudinales, qui dépend du tænia semi-circularis et qui est recouvert en haut, du côté du ventricule, par l'épithélium de la membrane épendymaire. — La *veine*

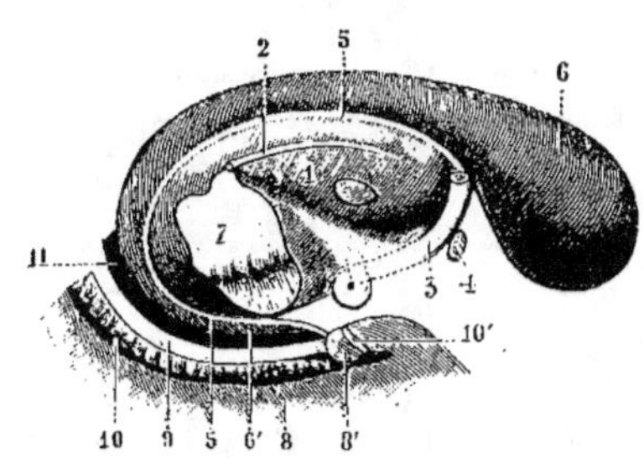

Fig. 560.

Vue d'ensemble des noyaux opto-striés et du tænia semi-circularis.

1, couche optique. — 2, habena. — 3, pilier antérieur du trigone. — 4, commissure blanche antérieure. — 5, 5, tænia semi-circularis. — 6, noyau caudé, avec 6', sa portion réfléchie. — 7, coupe du pédoncule cérébral. — 8, circonvolution de l'hippocampe, avec 8', son crochet. — 9, corps bordant. — 10, corps godronné, avec 10', bandelette de Giacomini. — 11, prolongement sphénoïdal du ventricule latéral.

du corps strié chemine d'arrière en avant au-dessous de la lame cornée, recueillant sur son passage de nombreux affluents que lui envoient la couche optique et le corps strié. Arrivée à l'extrémité antérieure de la couche optique, elle s'infléchit en dedans et s'engage au-dessous du trigone (voy. *Veines du cerveau*), pour aboutir aux veines de Galien. — Le *tænia semi-circularis* ou *bandelette demi-circulaire* (fig. 560,5) est un petit ruban de fibres nerveuses, situé au-dessous de la veine du corps strié. Parti de l'extrémité antérieure de la couche optique, où il prend naissance, ce ruban parcourt le sillon opto-strié dans toute son étendue. Puis, se recourbant en bas et en avant, il se porte vers l'extrémité antérieure de la portion sphénoïdale du ventricule. Il embrasse ainsi à la manière d'un lien l'espèce de gerbe qui, du pédoncule cérébral et de la couche optique, rayonne vers les hémisphères. Finalement, le tænia aboutit à un noyau de substance grise, le *noyau amygdalien*, qui, comme nous l'avons vu (p. 660), occupe l'extrémité antérieure de la circonvolution de l'hippocampe.

Rien n'est moins élucidé que le mode d'origine des fibres du tænia semi-circularis à l'extrémité antérieure du sillon opto-strié. A côté des anatomistes qui les font naître de la couche optique, il y en a d'autres, comme MEYNERT, qui les font dériver du noyau caudé. FOVILLE considérait le tænia comme un faisceau semi-circulaire, dont les deux extrémités répondaient l'une et l'autre à l'espace perforé antérieur. LONGET admettait, à son tour, une division du tænia en deux faisceaux, dont l'un pénétrait dans la couche optique, l'autre s'unissait au pilier antérieur du trigone. SCHWALBE, dans sa *Nervenlehre*, décrit la bandelette en question comme provenant à la fois : 1° des piliers antérieurs du trigone ; 2° du fond de la portion frontale du ventricule, en avant de la commissure blanche antérieure. Je me range entièrement à cette dernière opinion. Tout récemment, sur un sujet où le tænia semi-circularis était beaucoup plus développé et surtout beaucoup plus superficiel que d'habitude (fig. 561). j'ai vu nettement ce faisceau se diviser, au niveau du trou de Monro, en deux faisceaux secondaires : l'un, le *faisceau interne*, se jetait dans le pilier antérieur du trigone et faisait corps avec lui ; l'autre, le *faisceau externe*, s'éparpillait en forme d'éventail en avant de la commissure antérieure et disparaissait dans la substance grise qui se trouve entre le septum lucidum et la tête du noyau caudé ; quelques-unes de ses fibres cheminaient à la surface même du noyau caudé et se terminaient probablement dans l'épaisseur de cet organe.

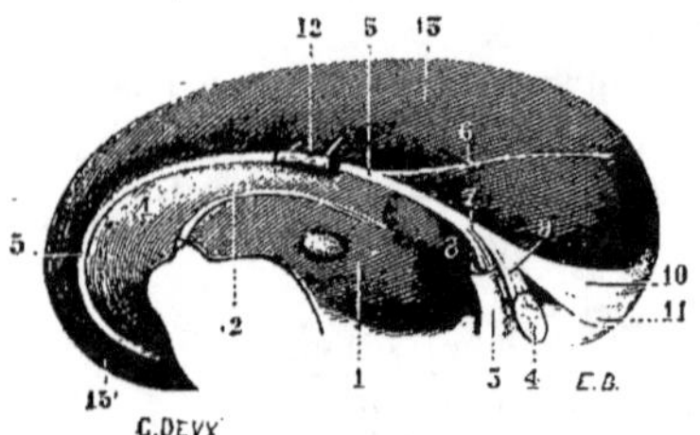

Fig. 561.

Origines du tænia semi-circularis.

1, couche optique. — 2, pédoncule antérieur de la glande pinéale. — 3, pilier antérieur du trigone, sectionné en haut. — 4, coupe de la commissure blanche antérieure. — 5,5, tænia semi-circularis. — 6, un faisceau aberrant de cette bandelette. — 7, étalement du tænja à l'extrémité antérieure du sillon opto-strié. — 8, fibres se rendant au trigone. — 9, fibres paraissant aller à la commissure. — 10, fibres se perdant sur le plancher ventriculaire 11. — 12, veine du corps strié, réséquée sur presque toute sa longueur pour laisser voir le tænia semi-circularis. — 13, noyau caudé, avec 13', sa portion réfléchie.

3° Bord externe. — Le bord externe de la portion frontale du ventricule latéral est légèrement courbe, à concavité externe. Il est formé par la rencontre du corps calleux avec la partie externe du noyau caudé.

4° Bord interne. — Le bord interne est constitué tout d'abord, à sa partie postérieure, par la ligne d'union du corps calleux avec le trigone. Puis, lorsque ces deux formations se séparent pour suivre une direction différente, il est formé par le septum lucidum, qui isole l'un de l'autre, comme nous l'avons déjà vu, les deux ventricules latéraux. Mais, à partir de ce point, le bord interne du ventricule acquiert les proportions d'une véritable face et, comme la hauteur du septum s'accroît graduellement d'arrière en avant (fig. 562), cette face est d'autant plus élevée qu'on se rapproche davantage de l'extrémité antérieure du ventricule.

5° Extrémités. — Elles sont au nombre de deux, l'une antérieure, l'autre postérieure. — *L'extrémité antérieure* répond au genou du corps calleux, qui ferme le ventricule sur ce point. Elle est distante, en moyenne, de 30 millimètres de l'extrémité antérieure du lobe frontal. — *L'extrémité postérieure* aboutit au carrefour ventriculaire.

B. — PORTION POSTÉRIEURE OU OCCIPITALE

La portion postérieure du ventricule latéral, appelée encore quelquefois *cavité digitale* ou *ancyroïde*, se détache du carrefour et, de là, se porte horizontalement en arrière en décrivant une courbe à concavité interne. Cette portion se rétrécit graduellement au fur et à mesure qu'elle s'éloigne du carrefour et se termine en pointe au voisinage de l'extrémité postérieure du cerveau. Son développement paraît être en rapport avec celui du lobe occipital. Elle présente à ce sujet, du reste, de nombreuses variations suivant les individus et aussi, sur le même individu, suivant le côté où on l'examine : celle du côté gauche est généralement (dans les deux tiers des cas d'après ENGEL) plus étendue que celle du côté droit. La cavité digitale, vue sur une coupe frontale de l'hémisphère (fig. 563,3), se présente le plus souvent sous la forme d'une fente obliquement dirigée de haut en bas et de dedans en dehors. Nous pouvons donc lui considérer : 1° deux parois, l'une supéro-externe, l'autre inféro-interne ; 2° deux bords ; 3° deux extrémités.

1° Paroi supéro-externe. — La paroi supéro-externe ou voûte est concave. Elle est formée par les faisceaux du forceps major et du tapétum (voy. *Corps calleux*) et, plus en dehors, par les radiations optiques.

2° Paroi inféro-interne. — La paroi inféro-interne, que l'on désigne quelquefois sous le nom de base, est convexe et très rapprochée, sur certains points, de la face interne de l'hémisphère. En parcourant cette paroi de haut en bas (fig. 562), on rencontre deux saillies blanches, dirigées d'avant en arrière et superposées : une saillie supérieure, appelée bulbe de la corne postérieure ; une saillie inférieure, connue sous le nom d'ergot de Morand :

a. *Bulbe de la corne postérieure.* — Le bulbe (4) occupe la partie toute supérieure de la paroi inféro-interne. Elle n'est autre que le relief que fait dans la cavité ventriculaire le forceps major du corps calleux.

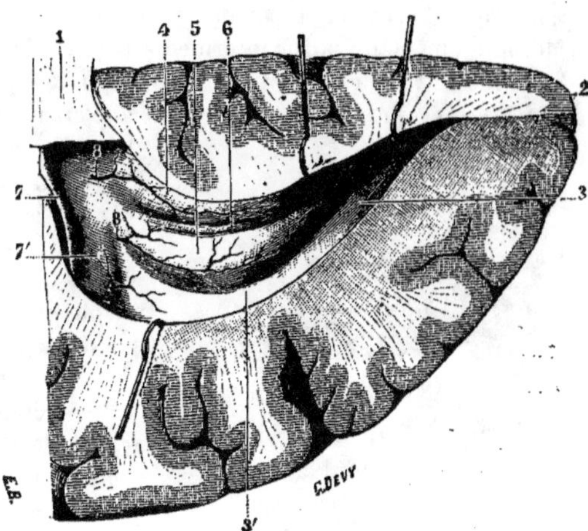

Fig. 562.

La paroi interne du prolongement occipital du ventricule latéral, vu de face.

(Le ventricule a été ouvert par en haut, puis sa paroi externe a été enlevée par une coupe horizontale passant au voisinage du plancher.)

1, bourrelet du corps calleux. — 2, pôle occipital. — 3, prolongement occipital du ventricule latéral, avec 3', son plancher. — 4, bulbe de la corne postérieure. — 5, ergot de Morand. — 6, petite saillie longitudinale intermédiaire aux deux saillies précédentes. — 7, 7', corps bordant et corne d'Ammon descendant dans le prolongement sphénoïdal du ventricule. — 8, 8, vaisseaux ventriculaires.

b. *Ergot de Morand.* — Au-dessous du bulbe et occupant toute l'étendue antéro-postérieure de la corne occipitale, se voit une saillie conoïde de coloration blanche, ayant à peu près la même direction et la même forme que la cavité qui la contient (fig. 562,5). Cette saillie a été bien décrite au siècle dernier (1744) par Morand, qui l'a comparée à un *ergot*, d'où le nom d'*ergot de Morand* que lui donnent aujourd'hui la plupart des anatomistes. On l'appelle encore *petit hippocampe*, par opposition à une saillie similaire, le *grand hippocampe*, que nous rencontrerons tout à l'heure dans la portion sphénoïdale du ventricule latéral.

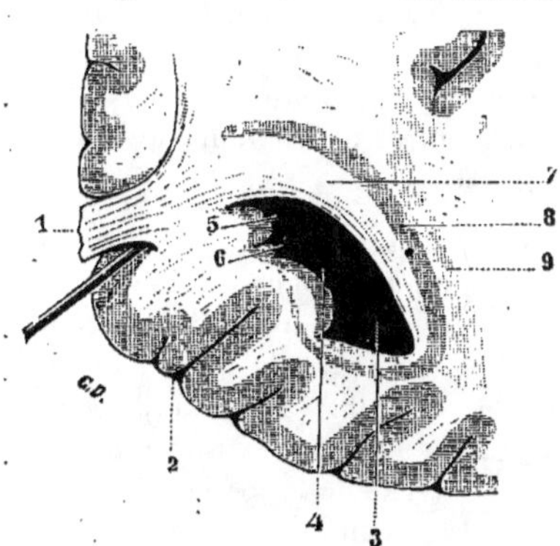

Fig. 563.

Le prolongement occipital du ventricule, vu sur une coupe frontale passant par la partie postérieure du corps calleux (hémisphère gauche, segment postérieur de la coupe).

1, bourrelet du corps calleux. — 2, scissure calcarine. — 3, ventricule. — 4, ergot de Morand — 5, bulbe. — 6, saillie longitudinale intermédiaire aux deux saillies précédentes. — 7, tapétum. — 8, faisceau optique. — 9, faisceau longitudinal inférieur.

On distingue à l'ergot de Morand : 1° une face externe, libre, convexe et arrondie, qui fait saillie dans le ventricule ; 2° une face interne, adhérente, qui se fusionne avec le plancher de la cavité digitale ; 3° un sommet dirigé en arrière, légèrement arrondi dans la plupart des cas ; 4° une base, enfin, correspondant au carrefour ventriculaire et s'y continuant, à la fois avec le corps calleux et avec la corne d'Ammon ou grand hippocampe. On rencontre parfois, entre le bulbe de la corne postérieure et l'ergot de Morand, une petite saillie intermédiaire (fig. 562,6) qui les sépare l'un de l'autre.

Au point de vue de sa signification morphologique, l'ergot de Morand, que l'on considère improprement comme étant une *circonvolution retournée*, n'est autre chose qu'une portion de la paroi hémisphérique, qui a été refoulée vers le ventricule par le creusement de la scissure calcarine. Ce fait nous est nettement démontré par les coupes vertico-transversales de l'hémisphère qui passent par la portion occipitale du ventricule : on constate en effet, sur ces coupes (fig. 564,2), que la scissure calcarine s'étend jusqu'à la partie centrale de l'ergot de Morand et on constate aussi, en examinant un certain nombre de cerveaux, que cette saillie est d'autant plus prononcée que la scissure calcarine s'avance davantage du côté de la cavité ventriculaire. L'ergot de Morand n'est donc autre chose que l'*expression ventriculaire de la scissure calcarine ;* et cela est si vrai, que si l'on enlève soigneusement la pie-mère dans le fond de la scissure calcarine et qu'on frictionne alors avec le doigt l'ergot de Morand, en cherchant à le

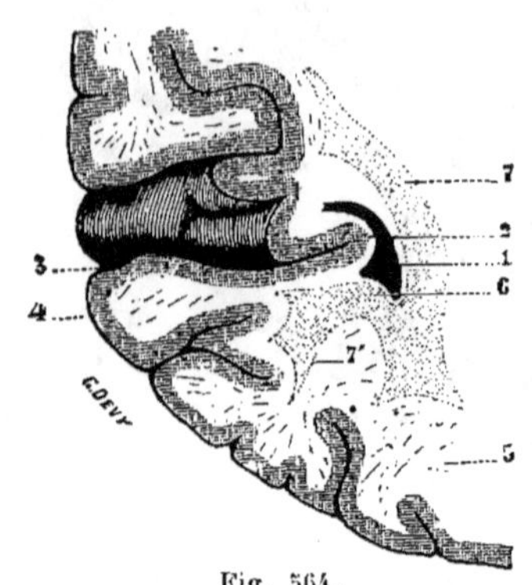

Fig. 564.

Coupe transversale du lobe occipital passant par l'ergot de Morand.

1, prolongement occipital du ventricule latéral. — 2, ergot de Morand. — 3, scissure calcarine. — 4, bord externe de l'hémisphère. — 5, centre ovale. — 6, éminence collatérale de Meckel. — 7, 7', faisceaux de fibres coupés en travers.

repousser en dedans, on voit peu à peu s'affaisser la saillie en même temps que se comble la scissure.

L'ergot de Morand a été regardé bien longtemps par Owen comme une disposition caractéristique de l'espèce humaine. Huxley a démontré péremptoirement, avec pièces à l'appui, que l'ergot de Morand existe aussi, quoique atténué, dans plusieurs espèces simiennes. L'observation nous démontre, à son tour, qu'il fait défaut chez l'homme dans une proportion de 5 p. 100.

3° Bords. — Les deux bords de la cavité digitale se distinguent en supérieur et inférieur. — Le *bord supérieur* revêt la forme d'un sillon longitudinal, situé entre le bulbe et la paroi supéro-externe. — Le *bord inférieur* n'est lui aussi, dans la plupart des cas, qu'un simple sillon linéaire, délimité en dehors par la paroi supéro-externe, en dedans par l'ergot de Morand. Sur certains sujets, cependant (fig. 564,6), ce dernier bord est occupé par une saillie blanche (*éminence collatérale* de Meckel) et, de ce fait, transformée en une véritable face : la coupe du ventricule, dans ces cas, a la forme d'un triangle. Cette saillie, quand elle existe, est située immédiatement au-dessous de l'ergot de Morand. Elle répond au sillon temporo-occipital interne ou sillon collatéral de la face inférieure de l'hémisphère.

4° Extrémités. — Des deux extrémités du prolongement occipital du ventricule latéral, l'une est antérieure, l'autre postérieure. — L'*extrémité antérieure* (fig. 557) qui représente la partie la plus développée du prolongement occipital, répond à la région du carrefour ventriculaire. — L'*extrémité postérieure* (fig. 557), effilée en pointe, est séparée du pôle occipital de l'hémisphère par une distance qui varie naturellement avec le développement même de la cavité ventriculaire ; cette distance est, en moyenne, de 25 millimètres. Mais elle est souvent beaucoup moindre : on rencontre des cerveaux où le sommet du prolongement occipital arrive jusqu'à 5 ou 6 millimètres de l'écorce.

C. — PORTION INFÉRIEURE OU SPHÉNOÏDALE

La portion inférieure ou sphénoïdale du ventricule latéral, aplatie de bas en haut, se porte obliquement en bas, en avant et en dedans. Elle décrit dans son

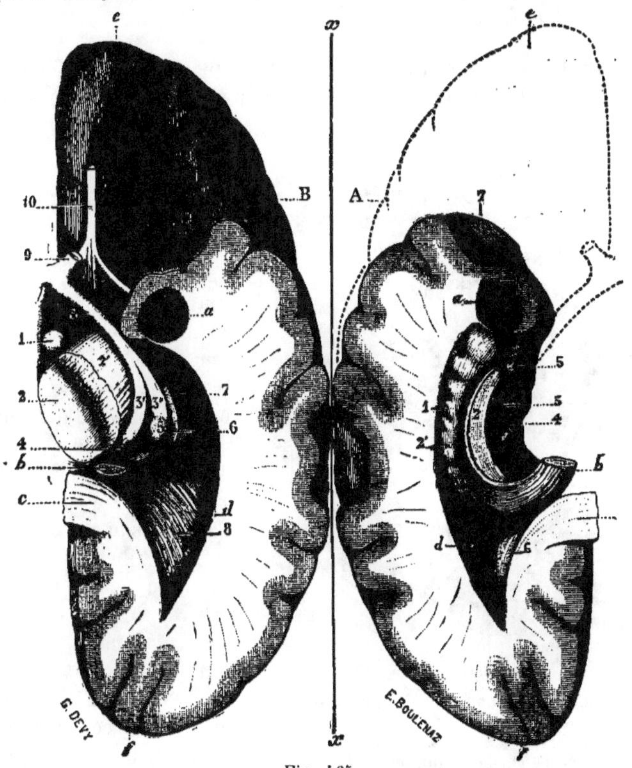

Fig. 565.

La voûte et le plancher des deux prolongements sphénoïdal et occipital
du ventricule latéral (*hémisphère gauche*).

(La voûte a été séparée du plancher par une coupe horizontale intéressant la totalité de l'hémisphère : la partie B de la figure, en rapport avec la voûte, a été renversée en dehors en tournant autour de l'axe *xx*, faisant charnière.)

A. PARTIE DROITE DE LA FIGURE (PLANCHER) : *a*, noyau amygdalien. — *b*, pilier postérieur du trigone. — *c*, corps calleux. — *d*, tapétum. — *e*, extrémité antérieure et *f*, extrémité postérieure de l'hémisphère. — 1, corne d'Ammon. — 2, corps bordant, avec 2', sa crête épendymaire. — 3, corps godronné, avec 3' la bandelette de Giacomini. — 4, circonvolution de l'hippocampe. — 5, son crochet. — 6, ergot de Morand. — 7, pointe du lobe temporal. — La ligne ponctuée indique le contour de la partie gauche de la figure, quand elle était en place.

B. PARTIE GAUCHE DE LA FIGURE (VOUTE) : *a*, *b*, *c*, *d*, *e*, *f*, comme pour le plancher. — 1, tubercule mamillaire. — 2, coupe du pédoncule cérébral, avec 2' sa face inférieure. — 3, bandelette optique, avec 3' et 3", sa racine interne et sa racine externe. — 4, corps genouillé interne. — 5, corps genouillé externe. — 6, partie réfléchie du tænia semicircularis. — 7, partie réfléchie du noyau caudé. — 8, voûte du prolongement occipital du ventricule. — 9, nerf optique. — 10, bandelette olfactive.

ensemble une longue courbe dont la concavité, dirigée en haut et en avant, embrasse le pédoncule cérébral et la couche optique (fig. 557,2). Nous considérerons à la portion sphénoïdale du ventricule : 1° deux parois, l'une supérieure, l'autre inférieure ; 2° deux bords, l'un externe, l'autre interne ; 3° deux extrémités.

1° Paroi supérieure. — La paroi supérieure ou voûte (fig. 565, B) regarde en bas et en dedans. On y rencontre successivement, en allant de dehors en dedans : le tapétum, la portion réfléchie de la queue du noyau caudé, la portion inférieure du tænia semi-circularis, la face inférieure de la couche optique doublée du pédoncule cérébral. Nous avons déjà vu à propos du corps calleux (p. 692), et nous croyons devoir le rappeler ici en passant, que le tapétum, qui forme la partie supéro-externe de la paroi ventriculaire, doit être rattaché, en grande partie sinon en totalité, au faisceau d'association occipito-frontal, que nous décrirons plus loin en étudiant le centre ovale.

2° Paroi inférieure. — La paroi inférieure ou plancher (fig. 565,A) nous présente trois saillies longitudinales, curvilignes et concentriques les unes aux autres. Ce sont, en allant de dehors en dedans, la corne d'Ammon, le corps bordant, le corps godronné :

A. CORNE D'AMMON. — La corne d'Ammon, encore appelée *grand hippocampe ou pied d'hippocampe* (fig. 565,A,1) occupe la partie la plus externe du plancher ventriculaire.

a. *Forme.* — Elle nous apparaît sous la forme d'un relief cylindroïde, de coloration blanche, plus volumineux en avant qu'en arrière, qui s'étend depuis le carrefour jusqu'au sommet de la portion sphénoïdale du ventricule. Elle mesure de 45 à 50 millimètres de longueur et décrit, dans son ensemble, une forte courbe à concavité interne.

b. *Signification morphologique.* — La corne d'Ammon répond à un sillon profond de l'écorce, qui sépare le corps godronné de la circonvolution de l'hippocampe et que nous étudierons plus loin sous le nom de *sillon de l'hippocampe* : c'est ce sillon qui, en refoulant la paroi cérébrale du côté de la cavité ventriculaire (voyez la coupe

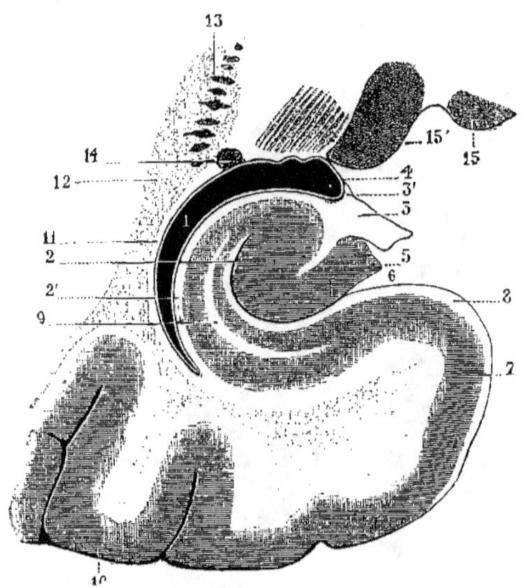

Fig. 566.

Coupe transversale du prolongement sphénoïdal du ventricule, pratiquée au niveau des corps genouillés, pour montrer les relations de la circonvolution de l'hippocampe avec la corne d'Ammon, le corps bordant et la crête épendymaire.

1, cavité ventriculaire, avec son revêtement épendymaire. — 2, corne d'Ammon, avec 2', sa couche blanche ou *alvéus*. — 3, corps bordant, avec 3' sa crête épendymaire. — 4, membrane épendymaire, fermant le ventricule du côté de la fente cérébrale de Bichat. — 5, corps godronné. — 6. sillon de l'hippocampe, séparant le corps godronné de la circonvolution de l'hippocampe 7. — 8, couche blanche revêtant cette circonvolution (*subiculum*). — 9, lame blanche centrale de la substance grise de l'écorce. — 10. circonvolutions temporo-occipitales. — 11, tapétum. — 12, faisceau longitudinal coupé en travers. — 13, terminaison postérieure du noyau lenticulaire. — 14, queue du noyau caudé. — 15, corps genouillés interne et externe.

transversale représentée dans la figure 566), détermine la saillie de la corne d'Ammon. Celle-ci acquiert ainsi la même signification que l'ergot de Morand : elle est l'*expression ventriculaire d'un sillon périphérique*, le sillon de l'hippocampe.

c. *Rapports.* — La corne d'Ammon, en raison de sa forme et de son orientation, nous offre à considérer une face supérieure, une face inférieure, un bord externe, un bord interne et deux extrémités. — Sa face supérieure, convexe et libre,

fait dans la cavité ventriculaire une forte saillie, que l'on désigne quelquefois
sous le nom d'*alvéus*. On y distingue, à sa partie antérieure quatre ou cinq bosselures irrégulières, circonscrites par des sillons transversaux ou obliques, toujours
peu profonds. — Sa face inférieure, adhérente, repose sur la circonvolution de
l'hippocampe, dont la partie correspondante a reçu, pour cette raison, le nom de
lit ou *subiculum* de la corne d'Ammon. — Son bord externe, convexe, répond au
bord externe de la cavité elle-même. On observe quelquefois le long de ce bord,
une saillie surnuméraire, tantôt minuscule, tantôt très développée, que l'on
désigne indistinctement sous les noms divers d'*hippocampe accessoire*, de *cuis-
sart* (MALACARNE), d'*éminence collatérale* (MECKEL). Cette saillie, quand elle existe,
est déterminée par le sillon temporo-occipital interne ou collatéral, qui, plus profond que d'habitude, refoule la substance blanche de l'hémisphère dans la cavité
du ventricule. — Son bord interne, concave, donne attache au corps bordant. —
Quant aux deux extrémités de la corne d'Ammon, l'extrémité antérieure, arrondie
et globuleuse, se confond insensiblement avec la substance blanche du lobe temporal. L'extrémité postérieure répond à la région du carrefour, où elle s'unit à
la fois au corps calleux, au pilier postérieur du trigone et à la base de l'ergot
de Morand.

d. *Structure*. — Pour la structure de la corne d'Ammon, voyez plus loin
page 715.

B. CORPS BORDANT OU FIMBRIA. — Le corps bordant (*fimbria, corps frangé, bandelette* ou *tænia de l'hippocampe*) est une bandelette de substance blanche, aplatie
de haut en bas, qui longe le côté interne de la corne d'Ammon (fig. 565,A,2). —
Son bord externe se confond avec cette dernière saillie. — Son bord interne,
entièrement libre, répond à la partie latérale de la fente cérébrale de Bichat. —
Sa face inférieure repose sur le corps godronné, mais sans lui adhérer. — Sa face
supérieure nous présente, dans toute sa longueur et dans le voisinage du bord
externe, une crête souvent très accusée (fig. 566,3'), que nous appellerons *crête
ependymaire*, parce que c'est à son niveau que la membrane épendymaire, qui
revêt le plancher du ventricule, se réfléchit de bas en haut pour aller tapisser la
voûte. La figure 566 nous montre très nettement cette disposition. Elle nous montre, en même temps, que la cavité ventriculaire ne s'ouvre pas dans la fente cérébrale de Bichat, mais se trouve fermée à ce niveau par la crête épendymaire du
corps bordant et par l'épendyme qui la double et la continue. — En arrière, le corps
bordant fait suite, comme nous l'avons vu, au pilier postérieur du trigone. —
En avant, il se confond avec le crochet de la circonvolution de l'hippocampe.

C. CORPS GODRONNÉ. — Le corps godronné (*corps denté, fascia dentata*) est un
petit cordon de substance grise, qui se dispose, comme le corps bordant, le long du
bord concave de la corne d'Ammon (fig. 565,A,3). Il se dissimule en grande partie
dans l'angle dièdre que forment, d'une part le corps bordant, d'autre part la circonvolution de l'hippocampe. Il suffit, pour le mettre à découvert, de soulever légèrement le corps bordant.

a. *Forme et rapports*. — Le corps godronné nous apparaît alors (fig. 567,23)
sous la forme d'un cordon grisâtre, qui suit exactement la concavité de la corne
d'Ammon et qui est solidement fixé à cette saillie par sa partie externe. Sa partie
interne, libre, nous présente de douze à vingt échancrures verticales, qui en frag-
mentant sa masse en autant de petites saillies ou bosselures, lui donnent, dans son
ensemble, l'aspect d'une collerette irrégulièrement plissée. En haut, le corps

godronné est recouvert en grande partie, comme nous l'avons vu, par le corps
bordant. En bas, il est séparé de la circonvolution de l'hippocampe par un sillon
très étroit, mais très profond, le *sillon de l'hippocampe* (fig. 566,6).

b. *Connexions antérieures et postérieures.* — Les connexions antérieures et
postérieures du corps godronné ont été soigneusement étudiées, en 1883, par Giacomini. J'ai contrôlé sur un grand nombre de cerveaux les recherches du professeur
italien : elles sont exactes.

En avant (fig. 567,23), le corps godronné s'engage dans l'étroit sillon (*sillon de
l'uncus*) qui sépare la circonvolution de l'hippocampe de son crochet et il se pro-

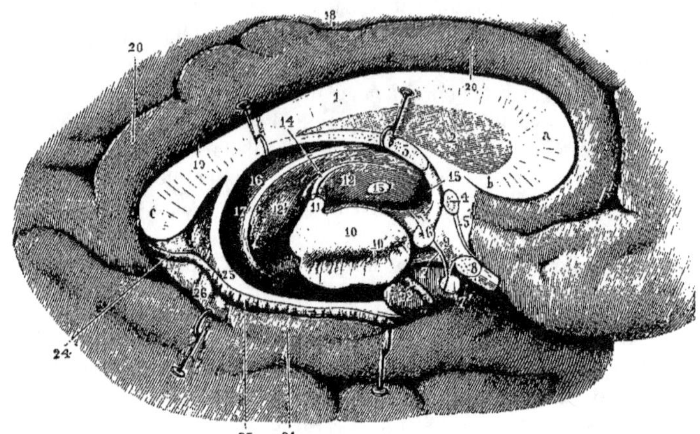

Fig. 567.

Le hile de l'hémisphère et son contenu (côté gauche), pour montrer les connexions
du corps bordant et du corps godronné.

1, corps calleux, avec : *a*, son genou ; *b*, son bec ; *c*, son bourrelet. — 2, septum lucidum. — 3, trigone. — 4, commissure blanche antérieure. — 5, lamelle sus-optique. — 6, tubercule mamillaire. — 7, tuber cinereum. — 7', corps pituitaire. — 8, coupe du chiasma. — 9, infundibulum. — 10, coupe du pédoncule cérébral, avec 10', locus niger. — 11, commissure blanche postérieure. — 12, couche optique, avec 12', pulvinar. — 13, commissure grise. — 14, habéna. —
15, trou de Monro. — 16, noyau caudé. — 17, sillon opto-strié et tænia semi-circularis. — 18, scissure calloso-marginale. — 19, sinus du corps calleux. — 20, circonvolution du corps calleux. — 21, circonvolution de l'hippocampe,
avec 22, son crochet et la bandelette de Giacomini. — 23, corps godronné. — 24, fasciola cinerea. — 25, corps bordant.
— 26, circonvolutions rudimentaires.

longe jusqu'à la partie la plus antérieure de ce sillon. Arrivé là, il s'infléchit en
dedans, sort du sillon et devient de nouveau visible à l'extérieur. Il contourne
alors de bas en haut la face interne du crochet de l'hippocampe et disparaît, en
s'atténuant de plus en plus, sur la face ventriculaire de ce crochet (fig. 568 et 569).
Cette extrémité antérieure du corps godronné nous apparaît nettement, dans la
plupart des cas, sous la forme d'une petite bandelette d'aspect gélatineux, d'une
couleur cendrée, large d'un millimètre à un millimètre et demi. Nous l'appellerons, du nom de l'anatomiste qui l'a à la fois découverte et bien décrite, la *bandelette de Giacomini*.

Voyons maintenant comment se comporte le corps godronné à son extrémité postérieure. Au moment où le corps bordant se redresse (fig. 567,23) pour contourner
la couche optique et se continuer avec l'angle postérieur du trigone, le corps
godronné change d'aspect : de bosselé qu'il était, il devient lisse et uni ; il change
aussi de nom et devient le *fasciola cinerea*. Sous ce nouvel aspect et sous ce nouveau nom, il se porte obliquement en haut et en dedans vers le bourrelet du corps
calleux, le contourne de bas en haut, arrive sur sa face supérieure et se continue

alors, comme nous l'avons déjà vu (p. 694), avec les tractus longitudinaux de Lancisi, à la fois avec les tractus médians, et avec les tractus latéraux. Le fasciola cinerea n'est donc que la portion toute postérieure du corps godronné : c'est un petit cordon de 1 à 2 millimètres de largeur, légèrement contourné en *S* italique, ordinairement très pâle, mais se détachant assez nettement cependant, grâce à sa coloration grise, sur les parties blanches sous-jacentes. Tandis que le corps godronné

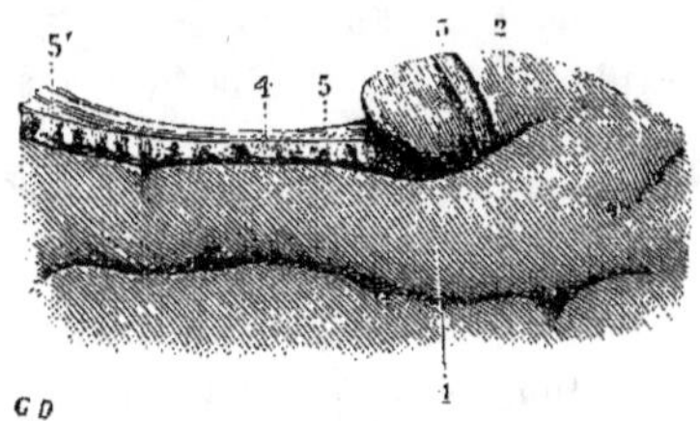

Fig. 568.

Corps godronné et bandelette de Giacomini, dans ses rapports avec la circonvolution de l'hippocampe (hémisphère gauche, vu par son côté interne).

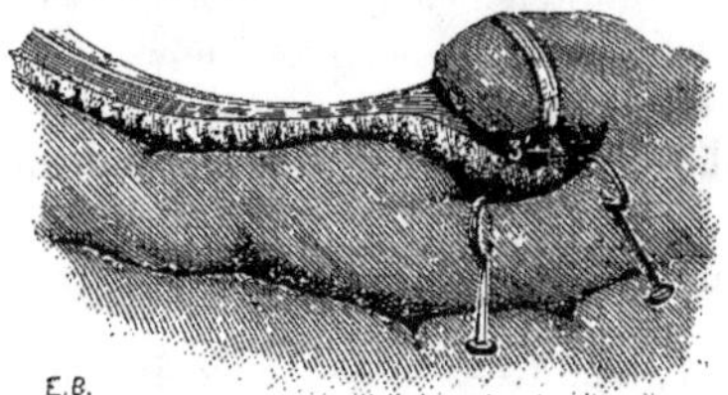

Fig. 569.

La même, la circonvolution de l'hippocampe ayant été fortement érignée en bas pour montrer l'origine de la bandelette de Giacomini.

1, circonvolution de l'hippocampe. — 2, crochet ou uncus. — 3, bandelette de Giacomini. — 3', sa continuité avec 4, le corps godronné. — 5, corps bordant, avec 5', sa crête épendymaire.

présentait avec le corps bordant des rapports immédiats, le fasciola cinerea, par suite du changement de direction du corps bordant, est séparé maintenant de cette dernière formation par un espace triangulaire à sinus dirigé en arrière : c'est le *triangle sous-calleux*, ainsi appelé parce que le bourrelet du corps calleux en forme la base. Le fasciola cinerea est encore séparé, à sa partie postérieure, de la circonvolution de l'hippocampe par un nouvel espace, de 1 centimètre de largeur environ, dans lequel on observe assez fréquemment trois ou quatre petites saillies irrégulières : ces saillies, déjà signalées par ZUCKERKANDL et par RETZIUS et étudiées à nouveau par GIACOMINI, paraissent être les homologues rudimentaires des circonvolutions sous-calleuses, qui sont si développées chez certains animaux.

c. *Résumé.* — En résumé, le corps godronné, examiné à un point de vue purement descriptif, comprend trois portions : 1° une portion moyenne, répondant au corps bordant ; c'est sa portion principale, le *corps godronné proprement dit* ; 2° une portion antérieure, la *bandelette de Giacomini*, qui se perd sur le crochet de l'hippocampe ; 3° enfin, une portion postérieure, le *fasciola cinerea*, qui se continue, par-dessus le bourrelet du corps calleux, avec les tractus de Lancisi.

d. *Structure.* — Pour la structure du corps godronné, voyez plus loin page 718.

3° Bord externe. — Le bord externe du prolongement sphénoïdal du ventricule latéral résulte de la réunion de sa voûte avec son plancher. Il est concave en dedans et décrit un trajet sensiblement parallèle à celui de la scissure de Sylvius.

4° Bord interne. — Le bord interne répond à la partie latérale de la fente cérébrale de Bichat. Mais il s'en faut de beaucoup que les limites qu'on assigne d'ordinaire à cette fente soient les mêmes que celles du ventricule. Nous avons dit plus haut (p. 627) que, sur les côtés, la fente cérébrale de Bichat avait pour lèvre supérieure le pédoncule cérébral et pour lèvre inférieure la circonvolution de l'hippocampe. Or, la cavité ventriculaire ne dépasse pas en dedans les limites de la *crête épendymaire*, que nous avons décrite sur la face supérieure du corps bordant.

L'épithélium épendymaire, en effet, après avoir recouvert la corne d'Ammon, se réfléchit en haut, au niveau de cette crête, pour aller tapisser la voûte du ventricule (fig. 570, 4). Il en résulte que le bord interne de notre prolongement sphénoïdal répond, en réalité, à la crête épendymaire du corps bordant. Mais il en résulte aussi, comme corollaire, que le corps bordant, le corps godronné et la circonvolution de l'hippocampe, contrairement à ce que l'on a enseigné longtemps, se trouvent complètement en dehors de la cavité ventriculaire. En conséquence, la description que nous avons nous-même donnée plus haut de ces formations anatomiques, en suivant en cela l'exemple des auteurs classiques, est manifestement déplacée : cette description appartient, en réalité, on le comprend maintenant, à l'histoire des circonvolutions (voy. plus bas, p. 715) et non à celle des ventricules.

5° Extrémités. — Les deux extrémités de la portion sphénoïdale du ventricule latéral se distinguent en postérieure et antérieure. — L'*extrémité postérieure* répond à la partie postérieure de la couche optique, où elle se confond naturellement avec le carrefour ventriculaire. — L'*extrémité antérieure* répond à la pointe du lobe temporal, dont elle n'est séparée que par une distance de 15 à 20 millimètres. C'est un étroit cul-de-sac, limité en avant et en haut par le noyau amygdalien, en dedans par la portion antérieure du crochet de l'hippocampe.

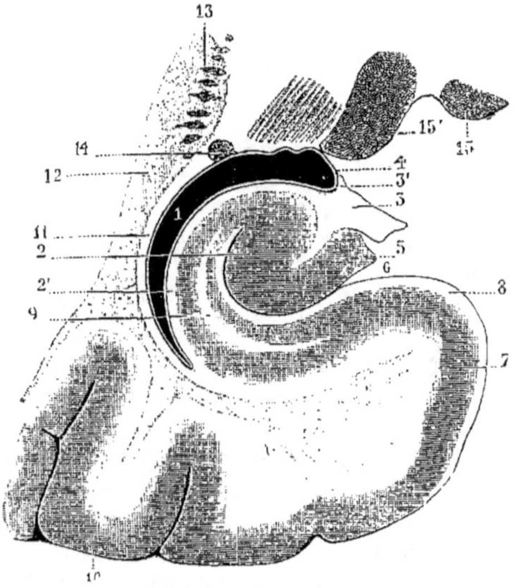

Signification anatomique de la corne d'Ammon, du corps bordant et du corps godronné ; nouvelle circonvolution limbique. — Pour se rendre un compte exact des rapports respectifs des trois saillies que nous venons de décrire, *corne d'Ammon, corps bordant et corps godronné*, il importe de pratiquer sur ces saillies une coupe vertico-transversale, perpendiculaire à leur direction. Cette coupe, représentée dans la figure ci-contre (fig. 570), nous montre : 1° que la corne d'Ammon, formée sur sa face libre ou ventriculaire par de la substance blanche *alvéus*, est constituée à son centre par de la substance grise ; 2° que le corps bordant n'est qu'une dépendance de la couche blanche de la corne d'Ammon ; 3° que le corps godronné n'est, à son tour, qu'une dépendance de la substance grise de cette même corne d'Ammon ; 4° que la circonvolution de l'hippocampe est tapissée, à sa partie supérieure, par une mince couche de substance blanche (*subiculum*), qui s'atténue graduellement de dedans en dehors et finit par disparaître dans la couche grise de la corne d'Ammon ; 5° que le sillon de l'hippocampe, intermédiaire à la circonvolution de l'hippocampe et au corps godronné, se prolonge jusque dans la substance grise de la corne d'Ammon ; 6° que la couche blanche de la corne d'Ammon et du corps bordant se continue avec la substance blanche du centre ovale ; 7° que la substance grise du corps godronné, de la corne d'Ammon et de la circonvolution

Fig. 570.

Coupe transversale du prolongement sphénoïdal du ventricule, pratiquée au niveau des corps genouillés pour montrer les relations de la circonvolution de l'hippocampe avec la corne d'Ammon, le corps bordant et la crête épendymaire.

1. cavité ventriculaire, avec son revêtement épendymaire. — 2. corne d'Ammon, avec 2' sa couche blanche ou *alvéus*. — 3. corps bordant, avec 3' sa crête épendymaire. — 4. membrane épendymaire, fermant le ventricule du côté de la fente cérébrale de Bichat. — 5. corps godronné. — 6. sillon de l'hippocampe, séparant le corps godronné de la circonvolution de l'hippocampe 7. — 8. couche blanche revêtant cette circonvolution (*subiculum*). — 9. lame blanche centrale de la substance grise de l'écorce. — 10. circonvolutions temporo-occipitales. — 11. tapetum. — 12. faisceau longitudinal, coupé en travers. — 13. terminaison postérieure du noyau lenticulaire. — 14. queue du noyau caudé. — 15. 15'. corps genouillés interne et externe.

de l'hippocampe forme une seule et même couche qui se rattache bien évidemment à la substance grise de l'écorce cérébrale.

Du même coup, apparaît la signification morphologique de la formation ammonienne et de la disposition en apparence si complexe de cette région. Avec Mathias Duval, nous devons admettre ici deux circonvolutions distinctes : l'une inférieure, la *circonvolution de l'hippocampe;* l'autre supérieure, la *circonvolution godronnée,* cette dernière toute rudimentaire, tant à sa partie moyenne. qu'à ses deux extrémités. Un sillon profond, le *sillon de l'hippocampe,* sépare ici comme ailleurs les deux circonvolutions voisines et c'est ce sillon, nous l'avons déjà dit plus haut, qui, en refoulant la paroi cérébrale vers la cavité ventriculaire, détermine la saillie ammonienne.

Les formations ammonienne et godronnée se rattachent donc l'une et l'autre au type des circonvolutions de l'écorce et si, dans cette région, la disposition anatomique nous paraît irrégulière et par cela même d'une interprétation difficile, il faut chercher la raison de ces particularités dans la situation toute spéciale de la circonvolution de l'hippocampe et de la circonvolution godronnée, lesquelles forment, à la face interne de l'hémisphère, la limite extrême du manteau et doivent fatalement se ressentir du voisinage du hile et du pédoncule qui s'y engage. L'écorce cérébrale paraît être gênée à ce niveau dans sa libre expansion : de là, la réflexion en

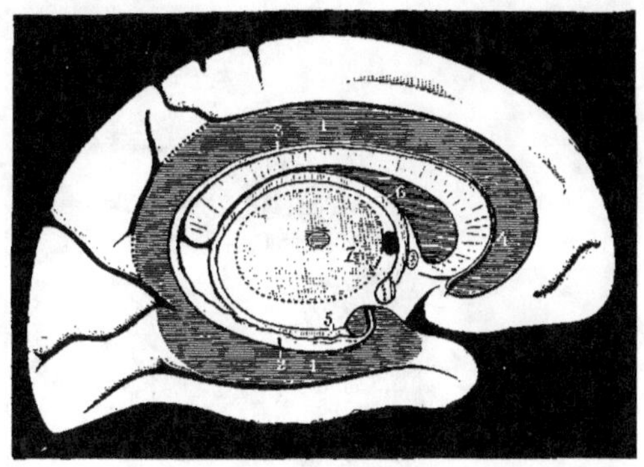

Fig. 571.

Figure schématique de la face interne de l'hémisphère gauche, montrant : 1° la continuité de la circonvolution de l'hippocampe avec la circonvolution du corps calleux *(grand lobe limbique* de Broca) ; 2° en dedans de cette circonvolution, une circonvolution incluse formée par le corps godronné, les tractus de Lancisi et les pédoncules du corps calleux.

1. grand lobe limbique. — 2. corps godronné. — 3. tractus de Lancisi. — 4. origine des pédoncules du corps calleux. — 5, corps bordant. — 6, trigone. — 7. faisceau ascendant de Vicq-d'Azyr.

arrière de la circonvolution de l'hippocampe et la formation de son crochet ; de là, aussi, les dimensions si profondément rudimentaires de la circonvolution godronnée ; de là, enfin, l'étroitesse et l'oblitération apparente du sillon qui sépare l'une de l'autre ces deux circonvolutions.

Une dernière conclusion découle des descriptions qui précèdent : c'est que la *grande circonvolution limbique* de Broca (circonvolution du corps calleux et circonvolution de l'hippocampe réunies (voy. p. 659), ne circonscrit pas directement le hile de l'hémisphère. Incluse dans cette circonvolution, se trouve une circonvolution nouvelle, moins développée sans doute, mais également semi-annulaire : c'est la *circonvolution godronnée,* très nette au-dessous du corps calleux et représentée, au-dessus de cet organe, par les tractus longitudinaux de Lancisi, que continuent en avant les pédoncules du corps calleux et la bandelette diagonale. Toute rudimentaire qu'elle est, cette dernière circonvolution forme réellement le pourtour du hile de l'hémisphère et c'est pour elle, plutôt que pour les deux circonvolutions précitées, qu'on devrait, ce me semble, réserver le nom de circonvolution limbique.

6° Structure de la corne d'Ammon. — La corne d'Ammon, nous l'avons dit plus haut, n'est autre chose qu'une portion de la paroi cérébrale, qui a été refoulée dans la cavité ventriculaire par le sillon de l'hippocampe. Nous devons donc rencontrer dans cette formation les mêmes éléments que dans la paroi cérébrale. La saillie que forme la corne d'Ammon nous présente, en effet, deux parties : une partie supérieure, de couleur blanche, partie relativement mince, qui représente la substance blanche sous-corticale, c'est l'alvéus ; une partie inférieure, beaucoup. plus épaisse, qui représente l'écorce. Cette dernière partie, quoique présentant des particularités structurales qui lui appartiennent en propre, n'en est pas moins constituée suivant le type fondamental qui caractérise les autres régions de l'écorce. Elle nous présente trois couches qui sont, en allant des parties superficielles vers les parties profondes, du sillon de l'hippocampe vers l'alvéus (fig. 572) : 1° la couche moléculaire ; 2° la couche des cellules pyramidales ; 3° la couche des cellules polymorphes.

a. *Couche moléculaire*. — La couche moléculaire (fig. 573, I), remarquable par son épaisseur, représente à elle seule les deux tiers environ de l'écorce ammonienne. Elle répond au sillon de l'hippocampe et, de ce fait, se trouve directement en contact avec la pie-mère. Nous y rencontrons, comme éléments cellulaires, des cellules à cylindraxes multiples ou cellules de Cajal, qui, on le sait, caractérisent la couche moléculaire de l'écorce ; mais, de l'avis de Cajal lui-même, ces cellules

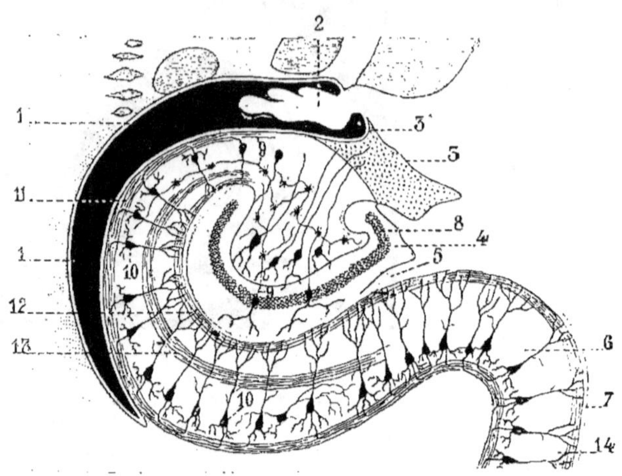

Fig. 572.

Schéma indiquant, sur une coupe vertico-transversale, le mode de constitution de la corne d'Ammon et du corps godronné.

(Ce schéma a été construit d'après la figure 570, p. 711.)

1, ventricule, avec son revêtement épendymaire. — 2, plexus choroïdes. — 3, corps bordant ou fimbria, avec 3', sa crête épendymaire. — 4, corps godronné. — 5, sillon de l'hippocampe. — 6, circonvolution de l'hippocampe. — 7, pie-mère. — 8, couche des grains (stratum granulosum). — 9, fibres moussenses. — 10, cellules pyramidales. — 11, alvéus de la corne d'Ammon. — 12, stratum convolutum. — 13, stratum lacunosum. — 14, subiculum. — (Pour les autres indications, se reporter à la figure 570.)

à type spécial sont très rares. Par contre, nous constatons dans cette couche la présence d'un grand nombre de cellules fusiformes, triangulaires, étoilées, appartenant à la catégorie des cellules de Golgi à cylindraxe court.

Ce qui caractérise essentiellement la couche moléculaire de la corne d'Ammon, c'est qu'elle possède trois plexus de fibres nerveuses superposées, qui l'ont fait diviser en trois zones. Ce sont, en allant de dehors en dedans : 1° le *stratum convolutum* (*zone enroulée*), qui répond au réseau d'Exner et qui, comme ce dernier, est formé en grande partie par des fibres à direction tangentielle ; 2° le *stratum lacunosum* (*zone lacunaire*), ainsi appelé parce qu'il présente de nombreux espaces lymphatiques ; il est principalement constitué par les collatérales protoplasmiques qu'émettent, dans leur trajet ascendant, les tiges principales des cellules pyramidales situées dans la couche suivante ; 3° le *stratum radiatum* (*zone radiée*), qui renferme un riche plexus de fibrilles protoplasmiques ou nerveuses, de provenances les plus diverses, et qui est traversé en sens radiaire (d'où son nom) par les tiges protoplasmiques ascendantes des cellules pyramidales.

b. *Couche des cellules pyramidales*. — La couche des cellules pyramidales (fig. 573, II) représente ici, par une sorte de condensation, les couches II et III des autres régions de l'écorce (voy. p. 667). Elle renferme des cellules pyramidales

qui, pour la plupart, appartiennent à la variété des cellules pyramidales à grandes
dimensions ou cellules géantes. Ces cellules, du reste, ont les mêmes caractères
morphologiques que celles, ci-dessus décrites, de la région rolandique. Leur sommet, dirigé du côté du sillon de l'hippocampe, donne naissance à une tige protoplasmique principale qui se porte en ligne droite vers la zone moléculaire et qui,
après avoir fourni chemin faisant de nombreuses collatérales, se termine par

un panache de fibrilles garnies d'épines
latérales. Leur base, à son tour, laisse
échapper un cylindraxe qui se dirige vers
la couche des cellules polymorphes et
qui, après avoir traversé cette couche,
passe dans l'alvéus.

c. *Couches des cellules polymorphes*.
— La couche des cellules polymorphes
(*stratum oriens* de certains anatomistes),
bien décrite par Sala et par Schäffer, renferme trois ordres de cellules (fig. 573, III) :
des cellules à cylindraxe descendant, des
cellules à cylindraxe horizontal, des cellules à cylindraxe ascendant. — Les *cellules à cylindraxe descendant*, dont le
cylindraxe se porte vers l'alvéus, ne sont
vraisemblablement que des cellules pyramidales, qui ont quitté leur habitat ordinaire et émigré dans cette couche. — Les
cellules à cylindraxe horizontal, fusiformes, triangulaires ou étoilées, sont
caractérisées par ce fait que leur cylindraxe se ramifie sur place et s'épuise
dans la couche polymorphe : ce sont des
cellules de Golgi à cylindraxe court. —
Les *cellules à cylindraxe ascendant* sont
de deux ordres : les unes, semblables
aux cellules de Martinotti (p. 671), émet-

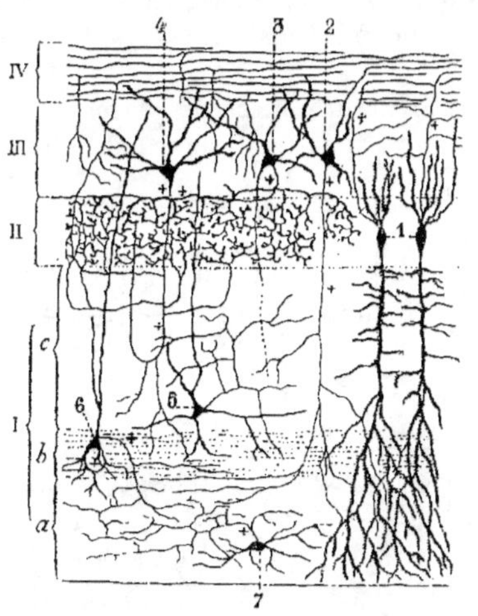

Fig. 573.

Coupe transversale de la corne d'Ammon d'un
lapin de huit jours (imité de Cajal).

I. couche moléculaire, avec : *a*, stratum convolutum ;
b, stratum lacunosum ; *c*, stratum radiatum. — II, couche
des cellules pyramidales. — III, couche des cellules
polymorphes. — IV, substance blanche ou alvéus.
1, cellule pyramidale. — 2, cellule à cylindraxe
ascendant. — 3, cellule à cylindraxe horizontal, ramifié
entre les corps des cellules pyramidales. — 4, cellule
dont le prolongement cylindraxile, disposé en arc, vient
se terminer dans le plexus inter-pyramidal. — 5, cellule
à cylindraxe court du stratum radiatum. — 6, cellule du
stratum lacunosum. — 7, cellule du stratum convolutum.
(Les cylindraxes sont indiqués par le signe + .)

tent un cylindraxe ascendant, qui gagne la couche moléculaire et s'y termine ;
chez les autres (*cellules à cylindraxe arqué* de Cajal), le cylindraxe se rend
encore à la couche moléculaire ; mais, au lieu de s'y terminer, il retourne, après
s'être infléchi en arc, dans la couche précédente et s'y résout en une riche arborisation dont les fibrilles englobent les cellules pyramidales.

d. *Alvéus*. — Quant à l'alvéus, mince couche blanche interposée entre la couche
des éléments polymorphes et la membrane épendymaire, il représente, comme
nous l'avons déjà dit au début de notre description, la substance blanche qui est
immédiatement sous-jacente à l'écorce. Il est constitué par des fibres à myéline,
les unes fines, les autres de gros calibre, qui proviennent, pour la plupart, des
cellules pyramidales et de quelques cellules polymorphes de la corne d'Ammon.
Le trajet ultérieur de ces fibres n'est pas encore bien élucidé. On peut admettre,
cependant (fig. 572) : 1° que celles qui avoisinent le corps bordant se rendent à
ce dernier organe et, de là, dans les piliers postérieurs du trigone ; 2° que les
autres, celles qui répondent à la circonvolution de l'hippocampe, contournent

de dehors en dedans et de haut en bas la face ventriculaire de la corne d'Ammon, pour aboutir à la couche blanche qui constitue le subiculum de la circonvolution de l'hippocampe.

En résumé, la corne d'Ammon, tout en étant constituée sur le même type que les autres régions du manteau, en diffère principalement par la simplicité plus grande de sa couche polymorphe, par la réduction considérable des couches qu'occupent les cellules pyramidales, enfin par le développement et la complexité relative de sa couche moléculaire.

7° Structure du corps godronné. — Le corps godronné, circonvolution rudimentaire, appartient, de ce fait, à la formation grise corticale : c'est, comme nous le montre la figure 570 (5), cette portion de l'écorce qui délimite, en haut, le sillon de l'hippocampe. CAJAL décrit au corps godronné les trois couches suivantes (fig. 574), qui correspondent exactement aux trois couches ci-dessus décrites de la corne d'Ammon : 1° la couche moléculaire ; 2° la couche des grains ; 3° la couche des cellules polymorphes.

a. *Couche moléculaire.* — La couche moléculaire, la plus superficielle des trois, est immédiatement sous-jacente à la pie-mère. Elle renferme, outre quelques cellules pyramidales émigrées de la couche suivante, des cellules de Golgi à cylindraxe court. CAJAL distingue ces dernières cellules en deux groupes : cellules superficielles, de volumes réduits, ovoïdes ou fusiformes ; cellules profondes, beaucoup plus massives, de forme triangulaire ou étoilées. Leur cylindraxe se ramifie toujours sur place, je veux dire se termine, par des arborisations libres, dans la couche moléculaire elle-même. La couche moléculaire du corps godronné renferme ici, comme dans les autres régions de

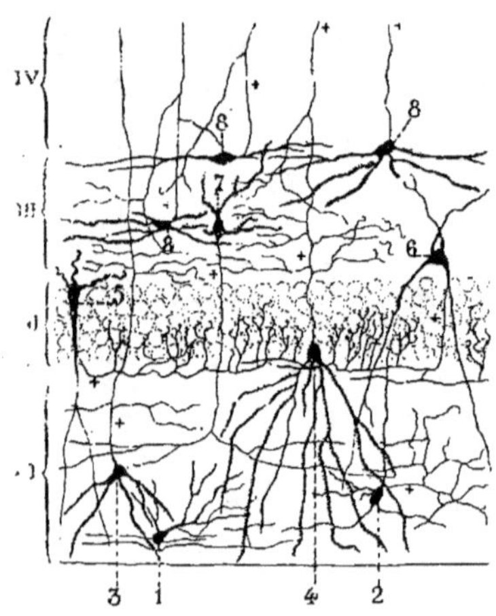

Fig. 574.

Coupe transversale du corps godronné d'un lapin de huit jours (imité de CAJAL).

I, couche moléculaire. — II, couche des grains. — III, couche des cellules polymorphes. — IV, couche moléculaire de la corne d'Ammon.

1, 2, cellules de la couche moléculaire. — 3, grain déplacé. — 4, grain. — 5, pyramide à cylindraxe ascendant. — 6, cellule à cylindraxe ascendant, constituant les plexus supragranulaire et intergranulaire de CAJAL. — 7, autre cellule dont le cylindraxe ascendant se ramifie dans la couche moléculaire. — 8, 8, 8, cellules à cylindraxe descendant, allant à l'alvéus.

(Les cylindraxes sont indiqués par le signe + .)

l'écorce, un système de fibres tangentielles, semblables par leur direction, mais très différentes par leur origine et leur nature : elles constituent, par leur ensemble, le *plexus marginal* de MEYNERT.

b. *Couche des grains.* — La couche des grains (*stratum granulosum*) représente ici la couche ou les couches des cellules pyramidales. Elle est essentiellement constituée par de petites cellules ovoïdes ou *grains*, qui, morphologiquement, sont les analogues des cellules pyramidales de l'écorce cérébrale (GOLGI, SALA). On rencontre toujours, du reste, à côté des cellules ovoïdes précitées, de véritables cellules pyramidales, qui sont exactement semblables aux cellules homonymes des autres régions de l'écorce. Les grains émettent du côté de la couche moléculaire des prolongements protoplasmiques, qui rappellent plus ou moins les panaches terminaux des cellules pyramidales. Du côté opposé, s'échappe un cylindraxe ascendant, qui

gagne tout d'abord la couche des cellules polymorphes, y abandonne un certain
nombre de collatérales et passe alors dans la partie avoisinante de la corne
d'Ammon, où il se termine. Le cylindraxe des grains présente cette particularité
structurale intéressante (fig. 572, 9), qu'il se renfle de loin en loin en de petites
nodosités, d'où partent en rayonnant une série de prolongements fins et courts.
Ces renflements, en forme de rosace, sont de tous points semblables à ceux que
nous avons déjà signalés sur les fibres mousseuses de l'écorce du cervelet. Les
cylindraxes des grains sont donc de véritables fibres mousseuses et il n'est peut-
être pas inutile de faire remarquer que le corps godronné est la seule région du
manteau où se rencontre cette disposition, aussi singulière qu'inexpliquée.
D'après Cajal, les fibres mousseuses du corps godronné ne dépasseraient pas,
dans la corne d'Ammon, la couche des cellules pyramidales : elles s'y termineraient par des arborisations libres, destinées à se mettre en rapport avec le corps
et la tige des cellules précitées. Pour Sala et Schäffer, au contraire, elles se rendraient à l'alvéus.

c. Couche des cellules polymorphes. — La couche des cellules polymorphes, qui
constitue la couche la plus profonde du corps godronné, confine à la première
couche ou couche moléculaire de la corne d'Ammon. Aucune ligne de démarcation
bien nette ne sépare, à ce niveau, les deux formations. Nous rencontrons dans
cette couche trois ordres de cellules, savoir : 1° des cellules de Golgi à cylindraxe
court ; 2° des cellules à cylindraxe ascendant, qui rappellent exactement les cellules homonymes que nous a présentées la couche polymorphe de la corne d'Ammon ; 3° des cellules à cylindraxe descendant. Les cylindraxes de ces dernières
cellules, suivant la même direction que ceux des grains, se rendent à la corne
d'Ammon et, de là, à l'alvéus ou au corps bordant.

Voyez au sujet de la portion sphénoïdale du ventricule latéral et plus particulièrement au
point de vue des deux formations ammonienne et godronnée : Zuckerkandl, *Beitrag zur Morphologie des Gehirns,* Zeitschr. f. Anatomie, 1877 ; — Retzius, *Notiz über die Windungen an der
unteren Fläche des Splenium Corporis callosi beim Menschen u. bei Thieren,* Arch. f. Anatomie,
1887 ; — M. Duval, *La corne d'Ammon, morphologie et embryologie,* Arch. de Neurologie, 1882 ;
— Giacomini, *Benderella dell' ippocampo nel cervello umano e di alcuni animali,* Giornale della
R. Accademia di Torino, 1883 ; — Du même, *Fascia dentata del grande ippocampo nel cervello
umano,* ibid., 1883 ; — Sala, *Zur Anat. des grossen Seepferdefüsses,* Arch. f. wiss. Zool., 1891 ;
— Schäffer, *Beitrag zur Histologie der Ammonshornformation,* Arch. f. mikr. Ana., 1892 ; —
Cajal, *Estructura del asta de Ammon y fascia dentata,* Anal. de la Soc. esp. de Hist. nat.,
1893.

§ V. — Ventricule moyen

Le ventricule moyen ou troisième ventricule est une cavité impaire et médiane,
située entre les deux couches optiques, qui forment en grande partie ses parois
latérales, au-dessous du trigone et de la toile choroïdienne supérieure qui le séparent des ventricules latéraux. Au point de vue embryologique, il représente la
cavité centrale de la première vésicule encéphalique, qui s'est rétrécie par le fait
du développement, sur ses parties latérales, des deux couches optiques. Le troisième ventricule communique (fig. 575) avec le quatrième par l'intermédiaire de
l'aqueduc de Sylvius ; il est relié, d'autre part, aux deux ventricules latéraux par
les trous de Monro, d'où le nom de *cavité commune aux ventricules* que lui avait
donné Vésale. Envisagé à un point de vue purement descriptif, le ventricule
moyen affecte la forme d'un entonnoir, dont la portion évasée ou base serait
dirigée en haut et qu'on aurait fortement aplati dans le sens transversal. Nous

pouvons donc lui considérer : 1° deux parois latérales, l'une droite, l'autre gauche ; 2° deux bords, l'un antérieur, l'autre postérieur ; 3° une base, située en haut ; 4° un sommet, dirigé en bas. Nous rattacherons au ventricule moyen la commissure grise, qui, en pleine cavité ventriculaire, s'étend d'une couche optique à l'autre.

1° **Parois latérales.** — Au nombre de deux, l'une droite, l'autre gauche, les parois latérales du ventricule moyen (fig. 575) sont verticales et de forme triangu-

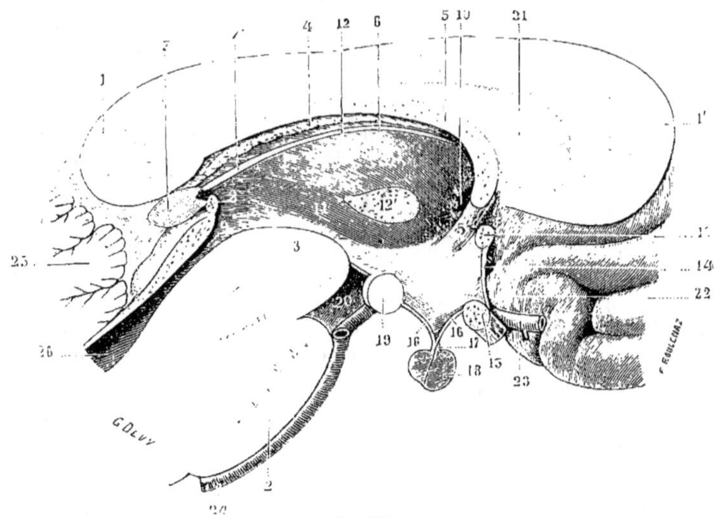

Fig. 575.

Ventricule moyen, vu sur une coupe sagittale (côté gauche de la coupe).

1. corps calleux (bourrelet), avec 1', son genou. — 2, protubérance. — 3. pédoncule cérébral. — 4, toile choroïdienne. — 5, trigone cérébral, avec 5', ses piliers antérieurs. — 6, ventricule moyen. — 7, glande pinéale avec 7', ses habenae. — 8, commissure blanche postérieure. — 9, aqueduc de Sylvius. — 10, trou de Monro. — 11, sillon de Monro. — 12, couche optique, avec 12', commissure grise. — 13, commissure blanche antérieure. — 14, lamelle sus-optique. — 15, chiasma optique. — 16, 16, tuber cinereum. — 17, tige pituitaire. — 18, corps pituitaire. — 19, tubercules mamillaires. — 20, espace perforé postérieur. — 21, septum lucidum. — 22, carrefour olfactif. — 24, artère cérébrale antérieure. — 24, tronc basilaire. — 25, cervelet. — 26, quatrième ventricule.

laire. Un sillon longitudinal, le *sillon de Monro* (11), étendu du trou de Monro à l'aqueduc de Sylvius, divise chacune de ces parois en deux parties, l'une supérieure, l'autre inférieure. La partie supérieure, de forme ovalaire à grand axe antéro-postérieur, n'est autre que la face interne de la couche optique ; elle mesure de 8 à 10 millimètres de hauteur. La partie inférieure, haute de 15 millimètres environ, revêt la forme d'un triangle dont la base, dirigée en haut, répond naturellement au sillon de Monro ; elle est formée par ce vaste amas de substance grise que nous avons déjà rencontré à la base du cerveau, entre le bec du corps calleux et la protubérance, et que l'on désigne indistinctement sous les noms divers de *substance grise de la base*, de *commissure grise de la base*, de *substance grise du troisième ventricule*. Nous allons, tout à l'heure, retrouver cette substance grise sur les bords antérieur et postérieur, à la constitution desquels elle prend une large part.

2° **Bord postérieur, commissure blanche postérieure.** — Le bord postérieur du ventricule moyen (fig. 576) se dirige obliquement en bas et en avant : son inclinaison sur l'horizontale est de 40 à 45°. Il nous présente successivement, en allant de haut en bas :

1° La base de la glande pinéale, que nous décrirons plus loin, à propos de cette dernière formation (voy. *Glande pinéale*).

2° Au-dessous et un peu en avant de la glande pinéale, une espèce de cordon blanc, dirigé transversalement et disparaissant, à droite et à gauche, dans les couches optiques : c'est la *commissure blanche postérieure*. Nous allons y revenir dans un instant.

3° Immédiatement au-dessous de la commissure blanche postérieure, une dépression ou fossette circulaire, l'*anus* (fig. 575,9), au fond de laquelle vient s'ouvrir l'aqueduc de Sylvius ;

4° Au-dessous de l'anus, une partie blanche, inclinée en bas et en avant (fig. 576,3), appartenant au pédoncule cérébral.

5° Plus bas, une lame grise, qui n'est autre que la substance grise de l'espace perforé postérieur ;

6° Enfin, une nouvelle lame grise, qui fait suite à la précédente et qui appartient au tuber cinereum déjà décrit (p. 621) à propos de la base du cerveau ; cette lame grise nous conduit jusqu'au sommet de notre ventricule moyen.

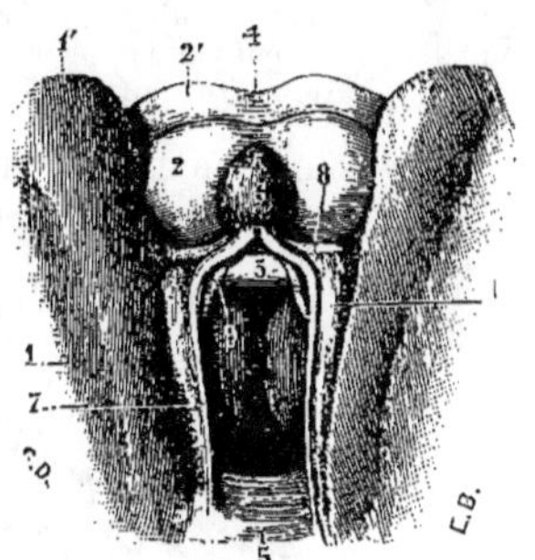

Fig. 576.

Bord postérieur du ventricule moyen.

1, couche optique, avec 1', le pulvinar. — 2, tubercules quadrijumeaux antérieurs. — 2', tubercules quadrijumeaux postérieurs. — 3, commissure blanche postérieure. — 4, aqueduc de Sylvius. — 5, commissure grise. — 6, glande pinéale. — 7, ses prolongements antérieurs ou habena. — 8, ses prolongements inférieurs. — 9, triangle de l'habénula.

Commissure blanche postérieure. — La commissure blanche postérieure est, comme nous venons de le voir, une sorte de cordon transversal situé entre la base de la glande pinéale et l'anus, allant d'une couche optique à l'autre. Ses connexions et sa signification anatomique, malgré les recherches de DARKSCHEWITSCH, et BECHTEREW et d'EDINGER, ne sont pas encore nettement élucidées. Il paraît acquis cependant que, contrairement à l'opinion ancienne, le cordon blanc qui porte ce nom n'est nullement une commissure transversale unissant l'une à l'autre deux régions symétriques du cerveau. La plupart des neurologistes admettent aujourd'hui que les fibres constitutives de la commissure blanche postérieure proviennent, en partie tout au moins, de la couche optique, s'entrecroisent sur la ligne médiane avec les fibres similaires du côté opposé et, s'infléchissant alors en bas et en arrière, disparaissent dans la calotte pédonculaire. On ne connaît, du reste, ni les groupes cellulaires où elles prennent origine, ni ceux dans lesquels elles se terminent.

Déjà, en 1874, PAVLOWSKY (*Zeitschr. f. wissensch. Zoologie*, p. 284) a cherché à établir que le faisceau en question était constitué essentiellement par des fibres qui, partant d'un hémisphère, s'entrecroisent sur la ligne médiane avec les fibres homologues du côté opposé et descendent ensuite dans la calotte du pédoncule cérébral. Du côté de l'hémisphère, ces fibres proviendraient des points les plus divers : du lobe frontal, du lobe temporal, de l'insula, de la couche optique et même de la glande pinéale. Du côté du pédoncule, elles viendraient se mêler aux fibres du ruban de Reil.

Plus récemment, un élève de FLECHSIG, L. DARKSCHEWITSCH (*Neurolog. Centralblatt*, 1885), a repris la question et, utilisant à ce sujet la coloration d'encéphales de fœtus d'un certain âge à l'aide de la méthode de Weigert, il a été amené à conclure, lui aussi, que les fibres de la commissure postérieure pénètrent dans la calotte. Pour lui, la plupart de ces fibres se jettent, non pas dans le ruban de Reil, comme l'admet PAVLOWSKY, mais bien dans la bandelette longitudinale postérieure (p. 562) : elles entrent, par conséquent, en relation intime avec les nerfs moteurs de l'œil et tout particulièrement avec le nerf oculo-moteur commun. Quelques-unes d'entre elles iraient même se terminer dans deux petits amas de cellules ganglionnaires, qui se trouvent situés de chaque côté de l'aqueduc de Sylvius et qui forment là, au-dessus du noyau classique de l'oculo-moteur commun, un petit ganglion accessoire de ce dernier nerf, le *ganglion de Darkschewitsch*.

BECHTEREW, à son tour, a été amené, par des recherches analogues, à diviser la commissure postérieure en deux faisceaux distincts, l'un supérieur ou dorsal, l'autre inférieur ou ventral. — Le *faisceau inférieur* ou *ventral*, qui se développe le premier et qui possède déjà sa myéline sur des fœtus de 28 centimètres, tire son origine, en partie du ganglion de l'habénula, en partie de la glande pinéale, et vient réellement se terminer, comme l'a établi DARKSCHEWITSCH, dans les noyaux du moteur oculaire commun, principalement dans le noyau supérieur. — Quant au *faisceau supérieur* ou *dorsal*, qui ne fait son apparition que beaucoup plus tard, il proviendrait des segments postérieurs de la couche optique et se disperserait ensuite à la manière d'un éventail dans la formation réticulaire du pédoncule.

3° Bord antérieur, commissure blanche antérieure.

— Le bord antérieur (fig. 577) se dirige également en bas et en avant, mais en se rapprochant sensiblement de la verticale. Il est beaucoup plus irrégulier que le précédent, comme on peut le voir sur la figure 575, qui représente une coupe verticale et médiane de notre ventricule.

Si nous le suivons de haut en bas, nous le voyons formé tout d'abord par les piliers antérieurs du trigone, qui s'écartent l'un de l'autre en interceptant un espace angulaire à sinus dirigé en bas. En avant de ces piliers et un peu au-dessous du point où commence leur écartement, se voit un cordon blanc se dirigeant transversalement d'un côté à l'autre : c'est la *commissure blanche antérieure*. Nous allons y revenir.

La commissure blanche antérieure et les deux piliers du trigone circonscrivent, sur la ligne médiane, une petite fossette triangulaire, appelée

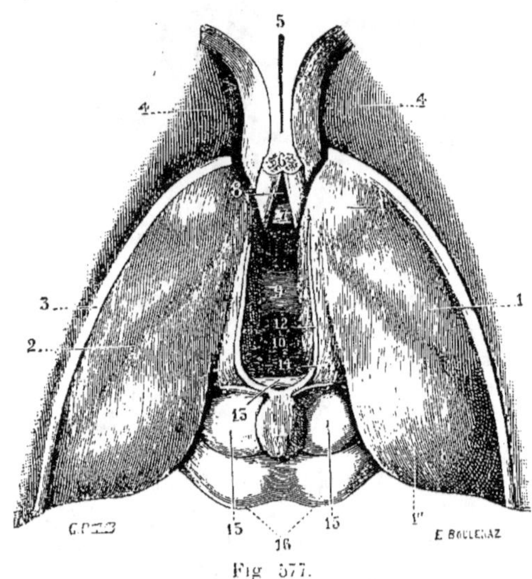

Fig 577.

Les deux couches optiques, vues par leur face supérieure.

1, couche optique, avec : 1', son tubercule antérieur ; 1'', son tubercule postérieur ou *pulvinar*. — 2, sillon des plexus choroïdes. — 3, sillon opto-strié. — 4, tête du noyau caudé. — 5, septum lucidum et sa cavité centrale. — 6, piliers antérieurs du trigone. — 7, commissure blanche inférieure. — 8, vulve. — 9, commissure grise. — 10, troisième ventricule. — 11, glande pinéale. — 12, ses pédoncules antérieurs ou *habenæ*. — 13, commissure blanche postérieure. — 14, triangle de l'habénula. — 15, tubercules quadrijumeaux antérieurs (*nates*). — 16, tubercules quadrijumeaux postérieurs (*testes*).

vulve : elle est très visible (fig. 577, 8) quand on regarde de face le bord antérieur du ventricule. C'est dans le fond de cette fossette que venait s'ouvrir, pour les anciens anatomistes, le prétendu canal chargé de mettre en communication la cavité centrale du septum lucidum et le ventricule moyen. Nous avons déjà dit (p. 701), en nous basant sur les données embryologiques, que ce canal, non seulement n'existait pas, mais ne pouvait pas exister.

Au-dessous de la vulve, le bord antérieur du ventricule est successivement constitué : d'abord, par la lamelle sus-optique (fig. 575, 14) ; puis, par le chiasma des nerfs optiques, qui forme, avec la lame précédente, un petit cul-de-sac ouvert en haut, le *recessus opticus* ; et, enfin, par la partie antérieure du tuber cinereum. Toutes ces formations nous sont déjà connues : elles sont, en effet, extérieures en même temps qu'intérieures et, de ce fait, sont nettement visibles à la base du cerveau (voy. p. 618).

Commissure blanche antérieure. — De tous les éléments que nous a successivement présentés le bord antérieur du ventricule moyen, la commissure blanche antérieure est le seul que nous n'ayons encore rencontré nulle part et nous devons, avant d'aller plus loin, indiquer sa forme, ses dimensions, ses rapports et sa signification anatomique.

C'est, comme nous l'avons dit plus haut, un cordon blanc transversal, situé en avant des piliers antérieurs du trigone, un peu au-dessous de l'angle inférieur du septum lucidum. Il est à peu près de la grosseur du nerf optique. Sa coupe (fig. 573,13) n'est pas exactement circulaire, mais elliptique à grand axe dirigé de haut en bas : elle mesure, en moyenne, 4 millimètres dans le sens vertical, 3 millimètres à 3 millimètres et demi dans le sens antéro-postérieur. Ces chiffres présentent, du reste, des variations individuelles considérables.

Vue sur la ligne médiane, la commissure blanche antérieure affecte une direction nettement transversale. Mais, en s'écartant du trigone pour se porter en dehors, elle s'infléchit graduellement en arrière et en bas (fig. 578,1). Elle traverse d'abord la tête du noyau caudé. Elle s'engage ensuite au-dessous du noyau lenticulaire et se creuse, à la face inférieure de cette dernière formation, une gouttière plus ou moins profonde, que GRATIOLET a signalée depuis longtemps déjà sous le nom de *canal de la commissure antérieure.* Finalement, elle s'épanouit en éventail et gagne les circonvolutions du lobe temporal, où elle se termine.

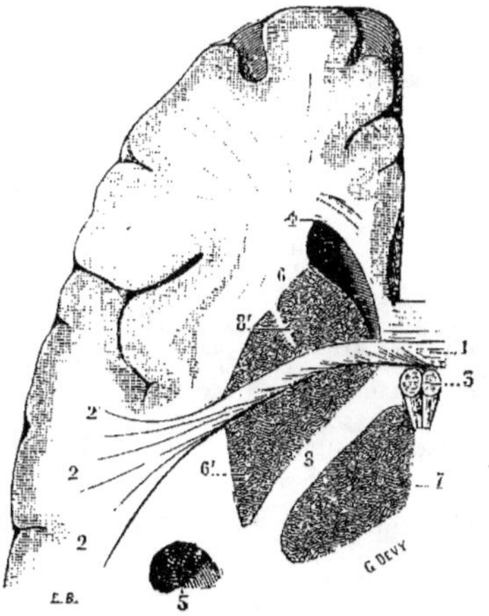

La commissure blanche antérieure représente donc dans son ensemble (fig.578) un long fer à cheval, dont la convexité serait dirigée en avant : un fer à cheval dont la portion moyenne, la seule libre, est située sur le bord antérieur du troisième ventricule et dont les deux extrémités, étalées chacune en forme d'éventail, répondent, à droite et à gauche, aux circonvolutions temporales. Les fibres qui la constituent jouent, par rapport à ces circonvolutions, un rôle analogue à celui que remplit le corps calleux pour les circonvolutions supérieures des hémisphères : elles relient celles du côté droit à celles du côté gauche et les associent ainsi dans leur fonctionnement.

Outre ces fibres commissurales transversales admises depuis longtemps par tous les anatomistes, MEYNERT a encore décrit dans la commissure blanche antérieure un nouveau système de fibres provenant des bulbes olfactifs. Ces fibres olfactives devraient elles-mêmes, d'après MEYNERT, se subdiviser en deux groupes (fig. 579) : les unes, *fibres transversales,* réunissant l'un à l'autre les deux bulbes olfactifs ; les autres, *fibres entrecroisées,* se rendant d'un bulbe olfactif au lobe temporal du côté opposé. Nous aurons naturellement l'occasion de revenir sur cette disposition anatomique, à propos de la terminaison réelle des nerfs olfactifs (voy. Chap. vi).

Fig. 578.

Coupe horizontale de l'hémisphère gauche, passant par la commissure blanche antérieure.

1, commissure blanche antérieure. — 2, 2, 2, ses irradiations dans le lobe temporal. — 3, coupe du trigone. — 4, extrémité antérieure du ventricule latéral. — 5, portion sphénoïdale de ce même ventricule. — 6, 6', noyau caudé et noyau lenticulaire. — 7, couche optique. — 8. capsule interne. — 8', la partie la plus inférieure de son segment antérieur.

4° Sommet. — Le sommet du troisième ventricule, encore appelé *infundibulum*, est situé à la réunion des deux bords antérieur et postérieur. Il se dirige en bas et en avant et se termine, par une extrémité plus ou moins effilée, dans la moitié supérieure de la tige pituitaire (fig. 575,17). Ce n'est que dans des cas très rares qu'on le voit occuper toute la hauteur de cette tige et descendre alors jusque sur la glande pituitaire.

5° Base. — La base du ventricule moyen, fortement allongée dans le sens antéro-postérieur, se trouve circonscrite (fig. 577) : 1° *en avant*, par l'angle antérieur du trigone cérébral ; 2° *en arrière*, par la glande pinéale ; 3° *latéralement*, par les pédoncules antérieurs de cette glande ou habena, que l'on voit cheminer sur la couche optique suivant la ligne d'union de sa face supérieure avec sa face externe.

On lit, dans la plupart des traités classiques, que la toile choroïdienne supérieure ferme le ventricule au niveau de sa base. Une pareille description n'est pas exacte. En réalité, la voûte du ventricule moyen est constituée (fig. 580) par la membrane épendymaire, qui s'étend

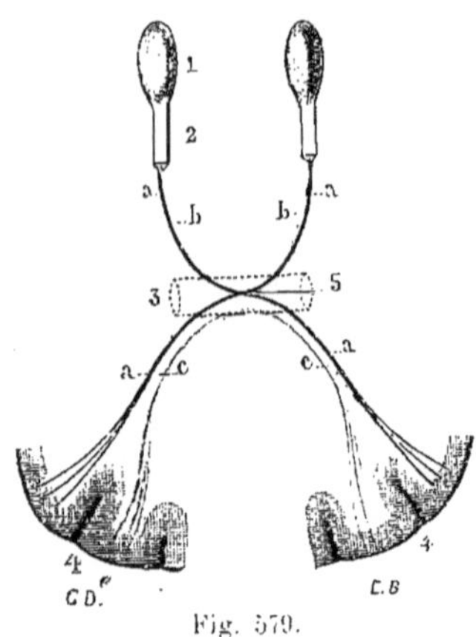

Fig. 579.

Chiasma olfactif.

1, bulbe olfactif. — 2, bandelette olfactive. — 3, commissure blanche. — 4, 4, écorce du lobe temporal. — 5, chiasma olfactif, constitué par : *a*, fibres entrecroisées (*en noir*). — *b*, fibres commissurales antérieures (*en rouge*). — *c*, fibres commissurales postérieures (*en bleu*).

horizontalement d'une couche optique à l'autre. Il convient d'ajouter que cette partie de l'épendyme, véritable *membrana tectoria du troisième ventricule*, est réduite dans la plus grande partie de son étendue à sa couche épithéliale et,

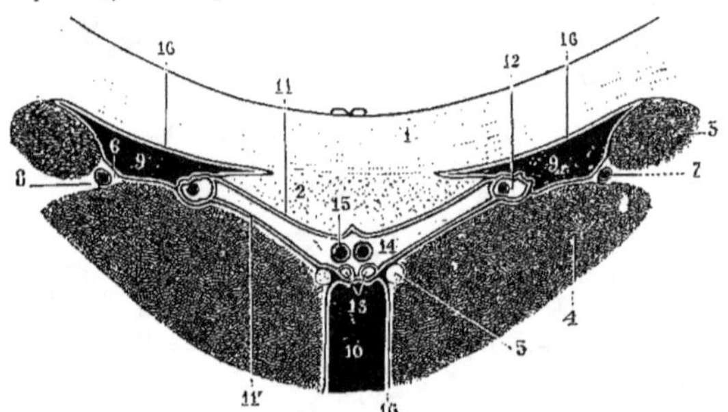

Fig. 580.

Coupe vertico-transversale des ventricules moyen et latéraux (*schématique*).

1, corps calleux. — 2, trigone. — 3, noyau caudé. — 4, couche optique. — 5, pédoncules antérieurs de la glande pinéale. — 6, lame cornée. — 7, veine du corps strié. — 8, tænia semi-circularis. — 9, 9, ventricules latéraux. — 10, ventricule moyen. — 11, feuillet supérieur de la toile choroïdienne. — 11', son feuillet inférieur. — 12, plexus choroïdes des ventricules latéraux. — 13, plexus choroïdes du ventricule moyen. — 14, espace sous-arachnoïdien. — 15, veines de Galien. — 16, épendyme (*en jaune*).

d'autre part, qu'elle est intimement unie à la face inférieure de la toile choroïdienne. Nous devons faire remarquer, en passant, l'analogie frappante qui existe entre cette disposition et celle que nous avons constatée dans la région du toit du quatrième ventricule, où nous avons vu de même la membrane épendymaire se réduire à sa couche épithéliale (*membrana tectoria du quatrième ventricule*) et s'appliquer contre la toile choroïdienne inférieure.

La figure 580 nous montre nettement, sur une coupe frontale du cerveau, que la membrana tectoria (en jaune), véritable toit du ventricule moyen, est renforcée par les trois formations suivantes, qui s'étagent au-dessous d'elle dans l'ordre suivant : sur un premier plan, la toile choroïdienne supérieure ; sur un deuxième plan, le trigone ; sur un troisième plan, le corps calleux.

6° Commissure grise. — On désigne sous ce nom une lame nerveuse, de coloration grisâtre, qui s'étend, en pleine cavité ventriculaire, de la face interne d'une couche optique à la face similaire de la couche optique du côté opposé (fig. 517,9).

a. *Dimensions et forme.* — Son diamètre transversal mesure en moyenne 5 ou 6 millimètres, son diamètre antéro-postérieur 8 à 10 millimètres, son épaisseur 3 ou 4 millimètres seulement. Elle est généralement quadrilatère, avec une face supérieure, une face inférieure, deux extrémités latérales fusionnées avec la couche optique et deux bords, l'un antérieur, l'autre postérieur, tous les deux concaves.

b. *Variétés.* — La commissure grise présente, dans sa configuration et même dans son existence, des variations individuelles fort nombreuses : elle peut être lamelleuse, prismatique triangulaire, cylindroïde, etc. Il n'est pas extrêmement rare de la voir double et, d'autre part, elle fait complètement défaut dans une proportion de 15 à 20 p. 100.

Texchini (*Ateneo medico parmense*, 1887), qui a soigneusement étudié la commissure grise sur 100 sujets, 50 hommes et 50 femmes, est arrivé aux résultats suivants:

		CHEZ L'HOMME	CHEZ LA FEMME
1°	Poids moyen de l'encéphale	1 365 gr.	1 223 gr.
2°	{ Absence de la commissure grise	15 fois.	7 fois.
	{ Poids moyen de l'encéphale	1 390 gr.	1 295 gr.
3°	{ Duplicité de la commissure grise	5 fois.	11 fois.
	{ Poids moyen de l'encéphale	1 282 gr.	1 104 gr.

On voit, par ces différents chiffres, que la commissure grise fait plus souvent défaut chez l'homme que chez la femme et que, par contre, sa duplicité s'observe de préférence dans le sexe féminin. On voit aussi, et c'est en cela que les recherches de Texchini sont intéressantes, que, dans l'un ou l'autre sexe, l'absence de la commissure grise coexiste avec une masse encéphalique bien supérieure à la moyenne, tandis que l'existence d'une commissure double correspond à un abaissement du poids moyen de l'encéphale.

Macedo (1887) qui a examiné à l'école de médecine de Lisbonne 215 cerveaux humains, a constaté, sur 43 d'entre eux, l'absence de la commissure grise, soit une proportion de 20 p. 100. Comme Texchini, il a vu que l'anomalie était plus fréquente chez l'homme (22,4 p. 100) que chez la femme (13,5 p. 100 seulement). Mais ce qu'il y a de curieux dans les observations de Macedo, c'est que « la caractéristique dominante des individus privés de commissure, c'est de relever dans leurs actes psychiques une singulière précipitation, accompagnée d'une certaine désharmonie entre les impressions internes et externes ». Ce seraient, d'après l'auteur, des *déséquilibrés*, des *désharmonisés*, psychiquement parlant.

c. *Constitution anatomique.* — Envisagée au point de vue de sa structure, la commissure grise comprend dans sa masse deux groupes d'éléments : des cellules et des fibres. Les cellules appartiennent toutes à la névroglie. Quant aux fibres, elles paraissent être, au premier abord, de nature nerveuse : mais, d'après les recherches de Viller (*Th. Nancy*, 1887), ces fibres ne s'étendraient pas d'une couche optique à l'autre, comme on l'a enseigné jusqu'ici et comme le fait présumer, du reste, le nom de commissure donné à l'organe qui nous occupe. En sortant d'une couche optique, les fibres en question se dirigent transversalement vers la ligne médiane ; puis elles se réfléchissent sur elles-mêmes, en formant une anse

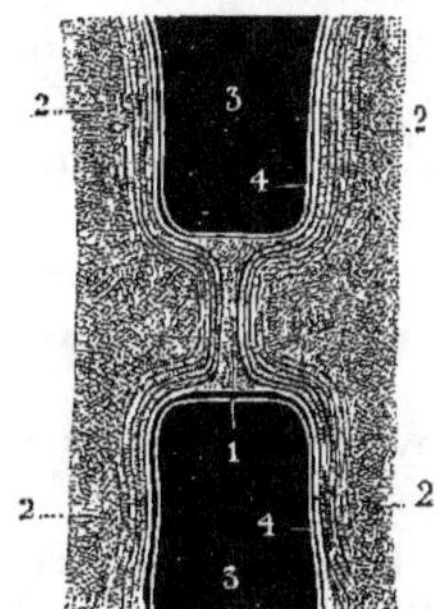

Fig. 581.

Structure de la commissure grise, vue sur une coupe horizontale (d'après Viller).

1, commissure grise. — 2. couche optique — 3, ventricule moyen. — 4, épendyme.

et, revenant sur leurs pas, elles pénètrent de nouveau dans la couche optique. La disposition étant la même des deux côtés, on voit que les fibres de la commissure représentent, dans leur ensemble, deux U couchés qui se regarderaient par leur partie moyenne (⊃ ⊂).

La commissure grise possède, en outre, de nombreux vaisseaux et est enveloppée, dans toute son étendue, par une couche épithéliale dépendant de l'épendyme ventriculaire.

§ VI. — ÉPENDYME ET LIQUIDE VENTRICULAIRE

Les ventricules cérébraux, de même que le quatrième ventricule et le canal central de la moelle, sont tapissés par une membrane extrêmement mince et délicate, à laquelle on donne le nom d'*épendyme*. Leur cavité renferme constamment un liquide séreux et transparent, le *liquide ventriculaire*.

1° Épendyme. — On donne le nom d'épendyme (de ἐπενδύω, revêtir) à la membrane qui tapisse les parois des cavités ventriculaires. C'est la *membrane ventriculaire* de certains auteurs.

Si nous suivons cette membrane de haut en bas, du cerveau vers la moelle, nous la voyons tapisser tout d'abord les trois portions ou prolongements des ventricules latéraux, pénétrer alors par le trou de Monro et, arrivés dans le ventricule moyen, revêtir les différentes parois de ce ventricule. Elle s'engage, enfin, dans l'aqueduc de Sylvius, pour se confondre, au delà de ce conduit, avec la membrane similaire qui tapisse le quatrième ventricule et, au delà de ce ventricule, le canal central de la moelle.

La membrane épendymaire présente ainsi deux surfaces : une surface adhérente, reposant sur les éléments nerveux, et une surface libre, répondant à la cavité du ventricule. Cette dernière est régulièrement lisse et constamment humide, baignée qu'elle est par le liquide intra-ventriculaire.

L'épendyme, considéré dans son ensemble, forme un revêtement continu et, de ce fait, la cavité centrale du névraxe est close de toutes parts. Il existe un point, cependant, au niveau duquel cette cavité est ouverte : c'est l'extrémité inférieure du quatrième ventricule, où l'on voit un orifice elliptique, le *trou de Magendie* interrompre la continuité de l'épithélium épendymaire et faire communiquer cette cavité avec les espaces sous-arachnoïdiens. Nous avons déjà décrit cet orifice (voy. p. 595) et nous avons fait remarquer, à ce sujet, que les angles latéraux de ce même ventricule présentaient chacun un orifice analogue, mais beaucoup plus petit, les *trous de Luschka*.

Histologiquement, l'épendyme se compose essentiellement de cellules épithéliales, reposant sur une couche plus ou moins épaisse de névroglie. Ces cellules, disposées sur une seule rangée, diffèrent chez l'embryon et chez l'adulte. Chez l'embryon, ce sont des cellules cylindriques (voy. p. 395), avec un prolongement central, qui fait saillie dans la cavité ventriculaire, et un prolongement périphérique, qui se porte en sens radiaire jusqu'à la surface extérieure du névraxe. Chez l'adulte, les cellules épendymaires sont plutôt cubiques que cylindriques. Leur extrémité interne nous présente un mince plateau cuticulaire, mais le prolongement central fait maintenant défaut. Quant à leur extrémité externe, elle donne encore naissance à un prolongement périphérique ; mais, de l'avis de la plupart des histologistes, ce prolongement, au lieu de s'étendre jusqu'à la pie-mère, se termine par une extrémité libre à une faible distance de la cavité ventriculaire.

2° Liquide ventriculaire. — Les cavités ventriculaires sont remplies par le liquide ventriculaire. Mais, à l'état normal, la quantité de ce liquide est toujours très faible. Elle s'exagère dans certains états pathologiques et on la voit, dans l'hydrocéphalie, atteindre des proportions considérables. Le liquide ventriculaire se confond, tant par sa composition chimique que par ses caractères extérieurs, avec le liquide céphalo-rachidien, que nous étudierons plus tard à propos des méninges.

§ VII. — Formations choroïdiennes

La pie-mère s'insinue dans l'intérieur ou, plus exactement, dans l'épaisseur du cerveau, en formant trois prolongements : deux prolongements pairs et latéraux,

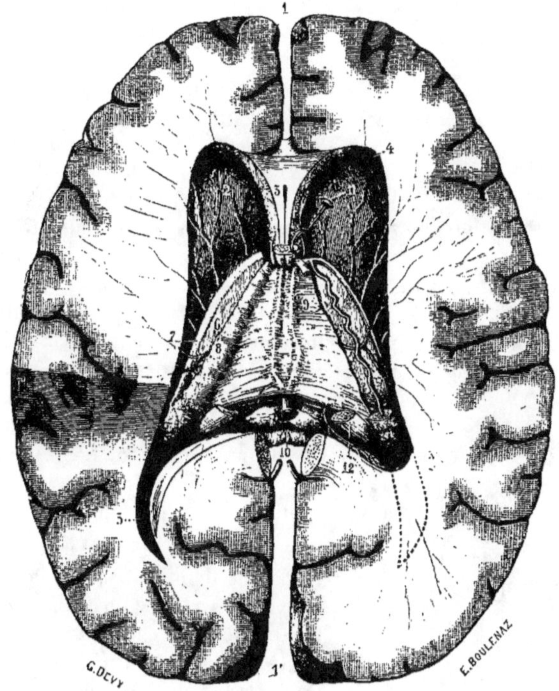

Fig. 582.

Plexus choroïdes et toile choroïdienne.

Cette préparation est la même que celle représentée dans la figure 546 (p. 695), sur laquelle on a enlevé le trigone cérébral après section de ses piliers antérieurs et postérieurs.

1, 1', scissure interhémisphérique. — 2, noyau caudé. — 3, septum lucidum et sa cavité centrale. — 4, portion antérieure du ventricule latéral. — 5, portion postérieure de ce même ventricule. — 6, couche optique. — 7, sillon optostrié. — 8, plexus choroïdes des ventricules latéraux. — 9, toile choroïdienne. — 10, tubercules quadrijumeaux. — 11, piliers antérieurs du trigone, éloignés en avant. — 12, ses piliers postérieurs.

disposés sous forme de cordons, ce sont les *plexus choroïdes ;* un prolongement impair et médian, affectant la forme de membrane, c'est la *toile choroïdienne supérieure*. Les plexus choroïdes et la toile choroïdienne, qui constituent par leur ensemble ce qu'on pourrait appeler les *formations choroïdiennes (pie-mère interne* de certains auteurs), complètent au même titre l'étude des cavités ventriculaires. Ils sont, du reste, entièrement connexes chez l'embryon plus encore que chez l'adulte et nous avons tout avantage à les rapprocher dans notre description.

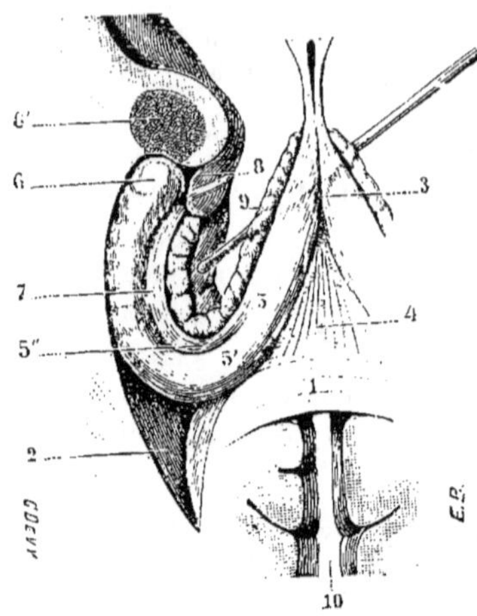

Fig. 583.

Vue d'ensemble des plexus choroïdes des ventricules latéraux.

1, bourrelet du corps calleux. — 2, ventricule latéral. — 3, trigone, soulevé sur une sonde cannelée. — 4, lyre. — 5, pilier postérieur, avec : 5', sa branche externe ; 5'', sa branche interne. — 6, corne d'Ammon. — 7, corps bordant ou fimbria. — 8, crochet de l'hippocampe, avec 8', noyau amygdalien. — 9, plexus choroïdes des ventricules latéraux. — 10, scissure interhémisphérique.

1° Plexus choroïdes. — Les plexus choroïdes sont deux cordons rougeâtres et granuleux, occupant successivement les deux portions sphénoïdale et frontale des ventricules latéraux.

A. Situation et trajet. — Partis de l'extrémité antérieure de la fente cérébrale de Bichat, où ils se continuent avec la pie-mère externe, ils pénètrent dans la portion correspondante du ventricule latéral, cheminent d'avant en arrière sur la face supérieure de la corne d'Ammon, qu'ils recouvrent en grande partie, et arrivent ainsi à la région du carrefour. Là, ils forment dans la plupart des cas un renflement, de forme et de dimensions variables (*glomus* des frères Wenzel), qui peut avoir jusqu'à 5 millimètres d'épaisseur et qui s'avance plus ou moins dans le prolongement occipital du ventricule. Continuant ensuite leur trajet, les plexus choroïdes contournent de bas en haut l'extrémité postérieure de la couche optique, longent d'arrière en avant les bords latéraux du trigone (fig. 543,12) jusqu'à la partie supérieure du trou de Monro. S'infléchissant alors en dedans, ils s'engagent au-dessous du trigone et se continuent avec la toile choroïdienne supérieure et ses plexus.

B. Forme. — Les plexus choroïdes affectent donc dans leur ensemble (fig. 583,9) la forme d'un **U** ou d'un fer à cheval, dont la partie moyenne embrasse par sa concavité l'extrémité postérieure de la couche optique et dont les deux branches sont situées : l'inférieure, dans la portion sphénoïdale du ventricule latéral ; la supérieure, dans la portion frontale de ce même ventricule (fig. 584,13) Ils sont, d'ordinaire, beaucoup plus volumineux à leur origine qu'à leur terminaison.

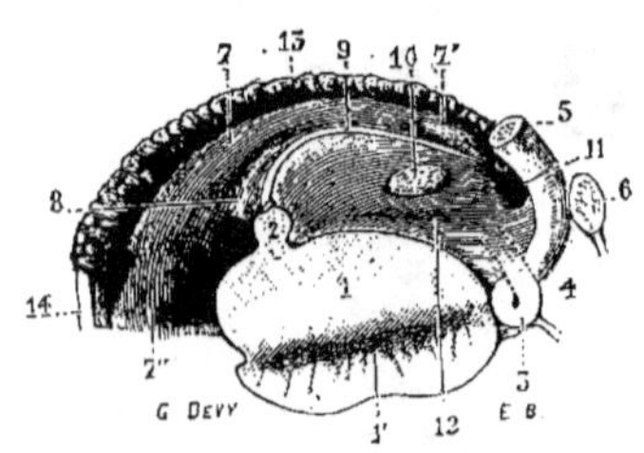

Fig. 584.

Les plexus choroïdes, vus par leur côté interne.

1, pédoncule cérébral, avec 1', locus niger. — 2, commissure blanche postérieure. — 3, tubercule mamillaire. — 4, infundibulum. — 5, pilier antérieur du trigone. — 6, commissure blanche antérieure. — 7, couche optique, avec 7', son tubercule antérieur ; 7'', région du pulvinar. — 8, triangle de l'habénula. — 9, pédoncule antérieur de la glande pinéale (habenula). — 10, commissure grise. — 11, trou de Monro. — 12, sillon de Monro. — 13, plexus choroïdes. — 14, tænia semi-circularis.

C. Structure. — Envisagés au point de vue de leur structure, les plexus choroïdes sont essentiellement constitués par des artérioles, des veinules et des lacis de capillaires de différents calibres, irrégulièrement pelotonnés sur eux-mêmes. Leur stroma se compose de quelques fibres de tissu conjonctif et d'une substance homogène interposée séparant les capillaires par des espaces égaux à une ou deux fois leur diamètre (POUCHET et TOURNEUX).

D. VAISSEAUX. — Les *artères* des plexus choroïdes des ventricules latéraux proviennent de deux sources : pour leur partie inférieure, de l'artère choroïdienne antérieure, branche de la carotide interne; pour leur partie supérieure, de la choroïdienne postérieure latérale, branche de la cérébrale postérieure. — Les *veines* aboutissent pour la plupart à une veine spéciale, la veine des plexus choroïdes, laquelle se jette dans la veine de Galien.

E. RAPPORTS AVEC L'ÉPENDYME. — Il est important de faire remarquer que la face libre des plexus choroïdes, celle qui regarde la cavité ventriculaire, est revêtue d'une couche continue de cellules épithéliales dépendant de l'épendyme. Il en résulte que les plexus ne sont pas réellement contenus dans les ventricules, mais cheminent constamment en dehors d'eux. Par conséquent, l'expression dont nous nous sommes servis plus haut, en disant que les plexus *pénètrent dans le ventricule latéral*, expression que l'on retrouve, du reste, dans tous les traités didactiques, est impropre et consacrerait une erreur, si elle était prise au pied de la lettre. Pour la même raison, il n'est pas exact de dire que les plexus choroïdes *passent par les trous de Monro*; ils passent au-dessus, séparés qu'ils sont de ces orifices par l'épithélium épendymaire. L'embryologie, du reste, en nous faisant assister au développement des plexus choroïdes, nous montre la pie-mère refoulant devant elle l'épendyme, mais ne perforant jamais cette membrane et restant toujours, par conséquent, en dehors de la cavité ventriculaire.

2° Toile choroïdienne supérieure. — La toile choroïdienne supérieure (fig. 582, 9), ainsi appelée pour la distinguer de la toile choroïdienne inférieure, qui s'étale au-dessus du quatrième ventricule, est située immédiatement au-dessous du trigone, qu'elle sépare de la couche optique et du ventricule moyen.

A. CONFORMATION EXTÉRIEURE ET RAPPORTS. — La toile choroïdienne supérieure se présente à nous, quand on a enlevé le corps calleux et le trigone, sous la forme d'une membrane mince et transparente, s'étendant horizontalement d'une couche optique à l'autre. Elle a, comme le trigone, la forme d'un triangle à base postérieure et nous présente par conséquent : 1° deux faces, l'une supérieure, l'autre inférieure; 2° deux bords latéraux; 3° une base; 4° un sommet.

a. *Face supérieure.* — La face supérieure, convexe d'avant en arrière, concave dans le sens transversal, répond dans toute son étendue au trigone cérébral, auquel elle est unie par de minces tractus conjonctifs et par quelques vaisseaux.

b. *Face inférieure.* — La face inférieure repose, par ses parties latérales, sur la face supérieure des couches optiques. Par sa partie moyenne, elle recouvre le troisième ventricule, dont elle est séparée cependant par la membrane épendymaire, qui lui adhère entièrement et qui se trouve réduite ici à sa couche épithéliale. La toile choroïdienne, comme les plexus choroïdes, est donc située en dehors des cavités ventriculaires. Sur cette face inférieure, on remarque deux traînées longitudinales de granulations rougeâtres : ce sont les *plexus choroïdes du ventricule moyen* (fig. 580, 13). Ces plexus se dirigent d'arrière en avant en longeant la ligne médiane. Arrivés au sommet de la toile choroïdienne, ils s'infléchissent en dehors et se confondent, au niveau des trous de Monro, avec les plexus choroïdes des ventricules latéraux. Les deux plexus choroïdes du ventricule moyen sont fréquemment fusionnés sur la ligne médiane en un cordon unique.

c. *Bords latéraux.* — Les bords latéraux de la toile choroïdienne se confondent avec les plexus des ventricules latéraux (fig. 585), qui leur forment ainsi une bordure saillante et qui ne sont, du reste, qu'une dépendance de la toile, comme le démontre le développement.

d. *Base.* — La base occupe la partie moyenne de la fente cérébrale de Bichat. Elle se continue là, entre le bourrelet du corps calleux et les tubercules quadrijumeaux, avec la pie-mère externe.

e. *Sommet.* — Le sommet répond à l'angle antérieur du trigone et, plus particulièrement au point de bifurcation de ses piliers antérieurs. La toile, à ce niveau, se bifurque en deux moitiés latérales : chacune de ces divisions est arrondie et s'encadre exactement dans la courbe que forment, en s'unissant l'un à l'autre,

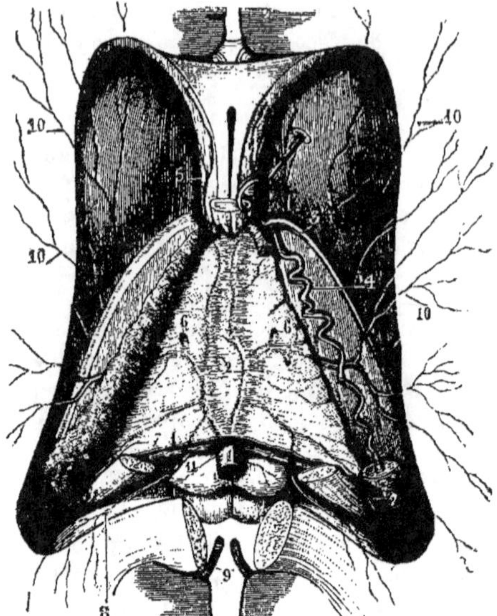

Fig. 585.

La toile choroïdienne et les plexus choroïdes du ventricule latéral, vus d'en haut.

1, tronc commun ou ampoule des veines de Galien. — 2, veines de Galien. — 3, veine du corps strié. — 4, veines des plexus choroïdes. — 5, veine du septum. — 6, veine de la couche optique et du trigone. — 7, veines de la corne d'Ammon. — 8, veines de l'ergot de Morand. — 9, veines cunéo-limbiques. — 10, veines du centre ovale. — 11, veines des tubercules quadrijumeaux.

le plexus du ventricule latéral et le plexus correspondant du ventricule moyen.

B. Constitution anatomique. — Comme la toile choroïdienne du quatrième ventricule, la toile choroïdienne du ventricule moyen se compose de deux feuillets superposés (fig. 586) : un feuillet supérieur (7), tapissant le trigone ; un feuillet inférieur (7'), recouvrant la lame épithéliale qui constitue le vrai plafond du ventricule moyen. Ces deux feuillets se fusionnent à leur extrémité antérieure. Ils s'écartent, au contraire, à leur extrémité postérieure, pour se continuer, le feuillet supérieur avec la pie-mère cérébrale, le feuillet inférieur avec la pie-mère de l'isthme et, par cette dernière, avec la pie-mère cérébelleuse. Entre les deux feuillets de la toile choroïdienne s'insinue, comme nous le montre la figure 586, le tissu conjonctif des espaces sous-arachnoïdiens, au sein duquel cheminent de nombreux vaisseaux artériels et veineux.

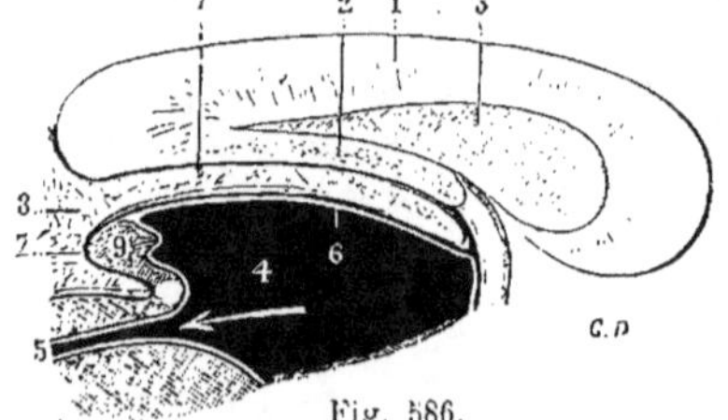

Fig. 586.

Coupe sagittale du cerveau, pour montrer le mode de constitution de la toile choroïdienne.

1, corps calleux. — 2, trigone. — 3, septum lucidum — 4, ventricule moyen. — 5, aqueduc de Sylvius. — 6, épendyme (*en jaune*). — 7, feuillet supérieur de la toile choroïdienne (*en rouge*). — 7', son feuillet inférieur (*en rouge*). — 8, espaces sous-arachnoïdiens. — 9, glande pinéale.

La toile choroïdienne, étant une simple invagination de la pie-mère, présente la même structure que cette dernière membrane (voy. *Pie-mère*).

C. VAISSEAUX. — Les *artères* de la toile choroïdienne supérieure, toujours très petites et fortement flexueuses, proviennent de trois sources : des cérébelleuses supérieures, des cérébrales postérieures et des artères choroïdiennes. Elles affectent pour la plupart une direction antéro-postérieure. — Les *veines* (fig. 585), beaucoup plus importantes, se résument en deux troncs principaux, l'un droit, l'autre gauche : ce sont les *veines de Galien*. Ces veines, auxquelles aboutissent de nombreux affluents, seront décrites plus tard (voy. Art. VI, *Circulation du cerveau*).

§ VIII. — GLANDE PINÉALE OU ÉPIPHYSE

La glande pinéale est un petit corps grisâtre, impair et médian, qui se développe à la partie postérieure et supérieure du ventricule moyen. On l'appelle encore *épiphyse* (de ἐπί, sur et φύω, pousser. *excroissance supérieure*, par opposition à l'hypophyse, *excroissance inférieure*, que nous avons déjà décrite à la base du cerveau), dénomination qui est surtout usitée en anatomie comparée.

1° Situation. — La glande pinéale est située au-dessous du bourrelet du corps calleux qui la surplombe (fig. 586, 9), entre les deux tubercules quadrijumeaux antérieurs, qui lui forment une sorte de gouttière, le *lit de la glande pinéale*. Elle est maintenue en position, par ses adhérences avec la pie-mère d'abord, puis par un certain nombre de prolongements qui, partant de sa base, vont ensuite se terminer sur des formations voisines.

2° Dimensions et poids. — Envisagée au point de vue de ses dimensions, la glande pinéale est de la grosseur d'un pois ordinaire. Elle mesure, en moyenne, 7 à 8 millimètres de longueur sur 4 à 6 millimètres de largeur. Elle pèse ordinairement de 20 à 25 centigrammes. Son poids spécifique est, d'après ENGEL, de 1,047 à 1,050.

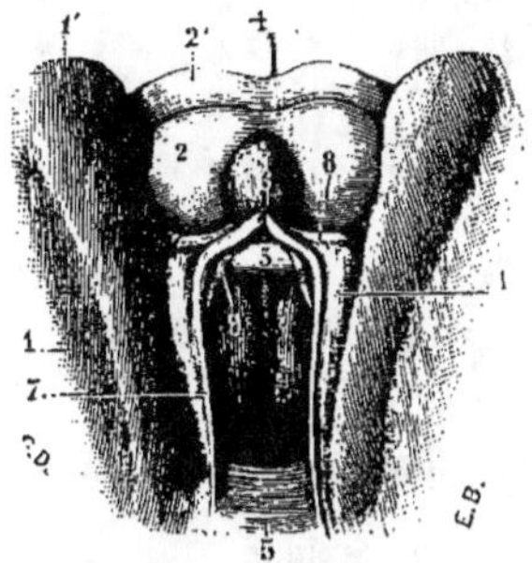

Fig. 587.

La glande pinéale et ses pédoncules, vus par la partie antérieure et supérieure.

1, couche optique, avec 1'. le pulvinar. — 2. tubercules quadrijumeaux antérieurs. — 2'. tubercules quadrijumeaux postérieurs. — 3. commissure blanche postérieure. — 4. aqueduc de Sylvius. — 5. commissure grise. — 6. glande pinéale. avec : 7, ses pédoncules antérieurs ou habenæ ; 8, ses pédoncules moyens ; 9. ses pédoncules inférieurs. — 10, triangle de l'habénula.

3° Conformation extérieure et rapports. — La glande pinéale a été comparée tour à tour à une pomme de pin, à un cône à base dirigé en avant : de là les noms divers de *glande pinéale*, de *corps pinéal*, de *conarium*, sous lesquels on l'a désignée. On lui considère une partie moyenne ou corps, une extrémité antérieure ou base, une extrémité postérieure ou sommet.

a. Corps. — Le corps, un peu aplati de haut en bas, est lisse ou légèrement grenu. Il est en rapport : en haut, avec les veines de Galien et le bourrelet du corps calleux; en bas, avec le sillon longitudinal, qui sépare l'un de l'autre les deux tubercules quadrijumeaux antérieurs; sur les côtés, avec les plexus choroïdes du ventricule moyen, qui lui sont unis par de nombreux tractus, soit conjonctifs, soit vasculaires.

b. Base. — La base, dirigée en avant, se dédouble en deux lamelles transversales, l'une supérieure, l'autre inférieure. Ces deux lamelles sont séparées l'une de l'autre par un sillon plus ou moins profond, que l'on désigne sous le nom de *cul-de-sac pinéal*. Le cul-de-sac pinéal, comme nous le montre la figure 588, n'est qu'un simple diverticulum du ventricule moyen.

c. *Sommet.* — Le sommet de la glande pinéale, dirigé en arrière et en bas, est tantôt pointu, tantôt arrondi et mousse. Il flotte librement, au-dessus des tubercules quadrijumeaux, dans les espaces sous-arachnoïdiens.

4° Rapports avec la toile choroïdienne. — Certains auteurs placent la glande pinéale entre les deux feuillets de la toile choroïdienne supérieure. Cette description est inexacte : la glande pinéale répond exclusivement au feuillet inférieur de la toile et n'a aucun rapport immédiat avec le feuillet supérieur.

Si, sur une coupe sagittale (fig. 588), nous suivons d'avant en arrière le feuillet inférieur de la toile choroïdienne, nous le voyons s'insérer sur la face supérieure de la glande, recouvrir ensuite ses parties latérales, son sommet et sa face inférieure, et, enfin, se réfléchir en arrière pour s'étaler au-dessus des tubercules quadrijumeaux.

Il est à remarquer que l'insertion de la toile choroïdienne à la face supérieure de la glande pinéale se fait, non pas sur toute l'étendue de cette face, mais sur son tiers moyen ou son tiers postérieur (fig. 588, 3). Il en résulte qu'il existe au-dessus de la glande pinéale, entre sa base et la toile choroïdienne, un nouveau diverticulum du ventricule moyen, affectant encore la forme d'un cul-de-sac : c'est le *cul-de-sac sus-pinéal* (7).

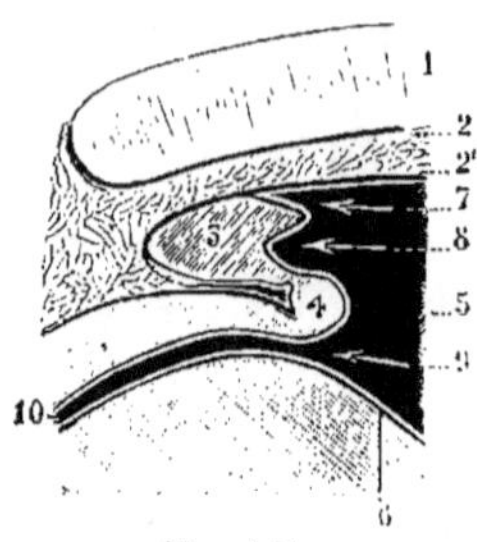

Fig. 588.

Coupe sagittale de la glande pinéale, pour montrer ses rapports avec la toile choroïdienne et avec l'épendyme.

1, corps calleux. — 2, 2', feuillets supérieur et inférieur de la toile choroïdienne (*en rouge*). — 3, glande pinéale. — 4, commissure blanche postérieure. — 5, ventricule moyen. — 6, épendyme (*en jaune*). — 7, cul-de-sac sus-pinéal. — 8, cul-de-sac pinéal. — 9, anus. — 10, aqueduc de Sylvius.

Ce cul-de-sac est tapissé, tout naturellement, par l'épithélium épendymaire.

5° Connexions. — La glande pinéale est reliée au cerveau par un ensemble de faisceaux nerveux qui naissent de sa base. Ces faisceaux, appelés *pédoncules de la glande pinéale*, sont au nombre de six, trois de chaque côté. Ils se distinguent en antérieurs, moyens et inférieurs :

a. *Pédoncules antérieurs.* — Les pédoncules antérieurs (fig. 587,7), encore appelés *rênes* ou *habenæ* de la glande pinéale, se séparent de la lamelle supérieure de la base. Ils se dirigent d'abord en dehors jusqu'au côté interne d'une petite région triangulaire, que nous décrirons plus loin (p. 736), à propos de la couche optique, sous le nom de *triangle de l'habenula*. S'infléchissant alors en avant, ils longent la couche optique, où on peut facilement les suivre grâce à leur relief et aussi à leur couleur blanche et brillante. Sur les couches optiques, les pédoncules antérieurs de la glande pinéale occupent exactement l'angle de réunion de leur face supérieure avec leur face interne et, par conséquent, limitent sur ce point la cavité ventriculaire. Arrivés à l'extrémité antérieure de la couche optique, ils se mêlent aux piliers antérieurs du trigone et descendent avec eux jusqu'à la substance grise de la base du cerveau. La valeur anatomique des pédoncules antérieurs est encore fort obscure. Pour plusieurs auteurs, le faisceau issu de la glande pinéale recevrait, au moment où il change de direction, un faisceau de renforcement provenant du ganglion de l'habenula.

b. *Pédoncules moyens.* — Les pédoncules moyens (fig. 587, 8) naissent, comme
les pédoncules antérieurs, de la lamelle supérieure de la base. Ils sont peu développés et souvent même peu visibles. Se portant directement en dehors, ils longent
le bord supérieur de la commissure blanche postérieure et, après un trajet très
court, disparaissent dans l'épaisseur de la couche optique.

c. *Pédoncules inférieurs.* — Les pédoncules inférieurs (fig. 587, 9), généralement très grêles, se détachent de la lamelle inférieure. Ils descendent, tout d'abord,
au-devant de la commissure blanche postérieure. Puis, ils se recourbent en dehors
et, comme les précédents, ils pénètrent dans la couche optique, où ils se terminent.

6° Structure microscopique. — Au point de vue de sa structure, la glande
pinéale nous présente à considérer : 1° une enveloppe conjonctive et vasculaire ;
2° une masse propre.

a. *Enveloppe conjonctive.* — L'enveloppe conjonctive et vasculaire est une
dépendance de la pie-mère. De sa face profonde partent une série de cloisons, qui
divisent la glande en un grand nombre de petites loges, rondes ou ovales sur les
coupes et communiquant plus ou moins largement les unes avec les autres.

b. *Tissu propre.* — Dans ces loges se trouvent des amas de cellules à prolongements fins, qui ont reçu des histologistes les interprétations les plus diverses.
Les recherches les plus récentes (Cionini. *Rivista sperimentale di Freniatria*,
1886) montrent que ces cellules sont de véritables cellules de névroglie, c'est-à-dire
appartiennent au tissu de soutien des centres nerveux. Contrairement aux vues des
anciens auteurs, il n'existe dans la glande pinéale, ni fibres, ni cellules nerveuses
qui lui soient propres (Cionini) : les quelques fibres nerveuses que l'on a pu y
déceler doivent être rapportées à l'innervation des vaisseaux.

On trouve enfin dans les loges précitées de la glande pinéale, non seulement
chez les vieillards, mais encore chez les adultes et même chez les enfants, des concrétions de carbonate de chaux et de phosphate de magnésie. Ces concrétions, de
volume fort variable, sont formées de couches concentriques et présentent une
surface irrégulièrement mamelonnée (*sable du cerveau*).

L'absence de véritables éléments nerveux et aussi l'apparition de concrétions
calcaires dans le tissu propre de la glande pinéale sont significatifs : ils nous indiquent nettement que cet organe est un organe pro-
fondément dégénéré, un organe à fonctions rudimentaires ou même nulles.

7° Signification anatomique. — La glande pinéale
est restée pendant longtemps un organe énigmatique. Sans nous arrêter à l'idée étrange de Descartes, qui en avait fait le siège de l'âme, et à l'hypothèse non moins fantaisiste de Magendie, qui en
avait fait une espèce de tampon destiné à interrompre la communication entre le ventricule moyen et
l'aqueduc de Sylvius et à régler ainsi la circulation
du liquide intra-ventriculaire, nous voyons la glande
pinéale comparée tour à tour à un ganglion nerveux,
à une glande vasculaire sanguine, à un ganglion

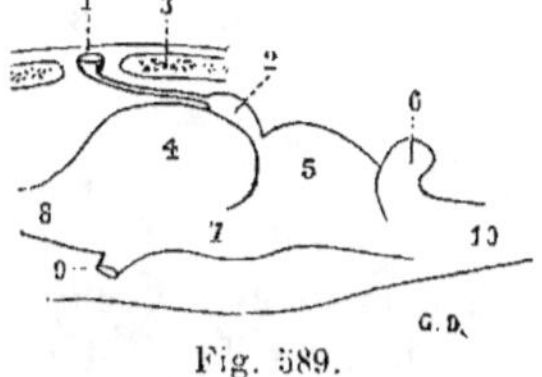

Fig. 589.

Encéphale de la *Lacerta agi-
lis*, vu de profil (d'après
Peytoureau).

1, vésicule optique. — 2, épiphyse.
— 3, pariétaux. — 4, hémisphères
cérébraux. — 5, lobe optique. —
6, cervelet. — 7, infundibulum. —
8, lobe olfactif — 9, nerf optique.
— 10, moelle.

lymphatique. L'histologie, qui paraît avoir servi de base à chacune de ces déter-
minations, ne leur est nullement favorable. Elle nous montre en effet, dans la
glande pinéale, comme nous venons de le voir, une dégradation structurale

incompatible avec une fonction réellement active, quelle que soit cette fonction.

Dans ces derniers temps, on a eu recours, enfin, à la seule méthode qui pût jeter de la lumière sur une question jusque-là si obscure. On s'est adressé à l'anatomie comparée, et l'anatomie comparée, toujours féconde dans ses enseignements, est venue la résoudre d'une façon aussi nette qu'inattendue. Chez quelques groupes de vertébrés inférieurs, notamment chez les lacertiens, nous voyons l'épiphyse se développer en une longue tige, laquelle se dirige en haut et en avant, sort du crâne par un trou percé dans les pariétaux et se termine au-dessous de l'épiderme par un renflement vésiculaire légèrement aplati sur sa face libre ou face terminale (fig. 589, 1). Or, l'examen histologique nous révèle dans cette vésicule sous-épidermique tous les éléments essentiels d'un œil, l'œil pinéal (fig. 590) : 1° en avant, un cristallin ; 2° en arrière du cristallin, une cavité centrale remplie de liquide, homologue du corps vitré des mammifères supérieurs ; 3° tout autour de cette cavité, une rétine avec des bâtonnets ; et enfin, 4° autour de cette rétine, des traînées de pigment représentant les rudiments d'une choroïde. L'histologie nous révèle, d'autre part, dans le pédicule non interrompu qui relie l'œil pinéal à l'encéphale, tous les éléments d'un nerf, le *nerf pinéal*.

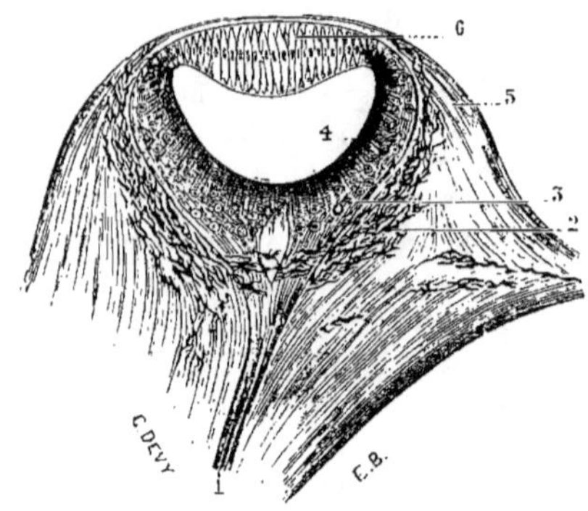

Fig. 590.

OEil pinéal de la *Lacerta occellata*
(d'après SPENCER).

1, nerf pinéal. — 2, cellules pigmentaires (choroïde). —
3, couche de cellules à gros noyaux. — 4, rétine. —
5, dure-mère. — 6, cristallin.

L'épiphyse de l'homme et des vertébrés supérieurs, improprement appelée glande pinéale, est donc au point de vue morphologique le représentant considérablement atrophié de l'œil pinéal des lacertiens. Il rentre ainsi dans le groupe des organes rudimentaires et il en a toute la signification. Il y a loin, comme on le voit, de cette interprétation éminemment scientifique aux hypothèses, aujourd'hui ridicules, de DESCARTES et de MAGENDIE !

§ IX. — NOYAUX CENTRAUX DES HÉMISPHÈRES (NOYAUX OPTO-STRIÉS)

Les hémisphères cérébraux ont été comparés très ingénieusement par GRATIOLET à deux bourses de substance grise, ouvertes seulement à leur partie inférieure et interne. C'est par cette ouverture, appelée *hile de l'hémisphère*, que s'engage le pédoncule cérébral, amenant au cerveau les fibres nerveuses de la moelle, du bulbe, du cervelet et de l'isthme.

De ces fibres, les unes, *fibres directes*, se portent directement vers la substance grise de l'écorce ; les autres, *fibres ganglionnaires*, se jettent préalablement dans des noyaux ou ganglions de substance grise, qui sont situés au voisinage du hile, sur le trajet même du pédoncule. Ces masses grises, qui jouent à l'égard de ces dernières fibres le rôle de noyaux d'interruption, sont désignées sous le nom collectif de *noyaux centraux des hémisphères*. On les appelle encore les *noyaux opto-striés*.

Les noyaux centraux des hémisphères ou noyaux opto-striés se distinguent, pour chaque hémisphère, en *couche optique* et *corps strié*. Un faisceau de fibres blanches, constitué en grande partie par le pédoncule lui-même et appelé *capsule interne*, divise le corps strié en deux portions : l'une, faisant saillie dans le ventricule latéral, c'est la *portion intra-ventriculaire du corps strié* ou *noyau caudé* ;

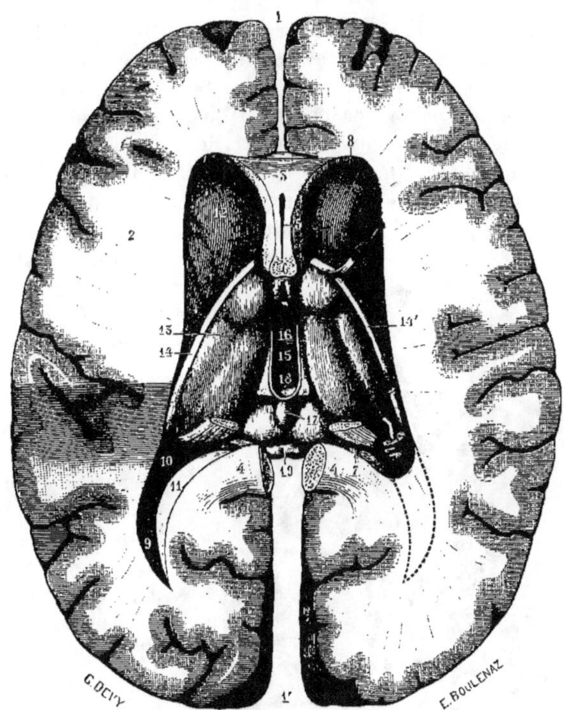

Fig. 591.

Les noyaux opto-striés, vus par leur face supérieure.

(Cette figure représente la préparation de la figure 582 (p. 727), dans laquelle on a enlevé le trigone cérébral et la toile choroïdienne. En outre, on a pratiqué sur la partie postérieure de l'hémisphère gauche une nouvelle coupe horizontale pour mettre à découvert le prolongement occipital du ventricule latéral.)

1, 1', extrémités antérieure et postérieure de la scissure interhémisphérique. — 2, centre ovale de Vieussens. — 3, genou du corps calleux. — 4, 4', son bourrelet, sectionné sur la ligne médiane. — 5, septum lucidum et sa cavité centrale. — 6, piliers antérieurs du trigone. — 7, ses piliers postérieurs, devenant le corps bordant. — 8, prolongement antérieur ou frontal du ventricule latéral. — 9, son prolongement postérieur ou occipital. — 10, carrefour ventriculaire. — 11, ergot de Morand. — 12, noyau caudé. — 13, couche optique. — 14, sillon opto-strié, avec 14', veine du corps strié. — 15, ventricule moyen. — 16, commissure grise. — 17, glande pinéale. — 18, commissure blanche postérieure. — 19, tubercules quadrijumeaux.

l'autre, située en dehors du ventricule, c'est la *portion extra-ventriculaire du corps strié* ou *noyau lenticulaire*. Il convient d'étudier séparément ces deux portions constitutives du corps strié.

Nous décrirons donc successivement : 1° la *couche optique* ou *thalamus* ; 2° le *noyau caudé* ; 3° le *noyau lenticulaire*.

A. — Couche optique ou thalamus

Les couches optiques (angl. *optic thalamus*, allem. *Sehhügel*) sont deux noyaux volumineux de substance grise, situés de chaque côté du ventricule moyen, en avant et en dehors des tubercules quadrijumeaux, en arrière et en dedans du corps strié, sur le trajet des pédoncules cérébraux, dont elles occupent le côté supérieur et interne. Elles sont d'une coloration blanc grisâtre, rappelant assez bien la teinte café au lait. Leur longueur mesure de 35 à 40 millimètres ; leur largeur, de 18 à 22 millimètres ; leur hauteur, de 20 à 25 millimètres.

1° Conformation extérieure. — Envisagées au point de vue de leur conformation extérieure, les couches optiques revêtent l'aspect d'un ovoïde, dont la grosse extrémité regarderait en arrière et dont le grand axe serait obliquement dirigé d'arrière en avant et de dehors en dedans. Nous pouvons donc considérer à chacune d'elles quatre faces et deux extrémités : les faces se distinguent en supérieure, inférieure, interne et externe ; les extrémités, en antérieure et postérieure.

a. *Face supérieure.* — La face supérieure, convexe. est nettement délimitée, en dehors, par le sillon opto-strié (fig. 592. 3), qui la sépare du noyau caudé ; en dedans, par le pédoncule antérieur de la glande pinéale (*tænia thalami* de quelques auteurs), qui la sépare du ventricule moyen.

Cette face nous présente, tout d'abord, un sillon longitudinal qui se dirige obliquement d'arrière en avant et de dehors en dedans : c'est le *sillon choroïdien*, ainsi appelé parce qu'il répond aux plexus choroïdes des ventricules latéraux. Ce sillon, plus ou moins marqué suivant les sujets, mais généralement bien visible, divise notre face supérieure en deux parties : une partie externe, triangulaire à base antérieure, qui contribue à former le plancher du ventricule latéral et qui, naturellement, est tapissée par l'épendyme ; une partie interne, également triangu-

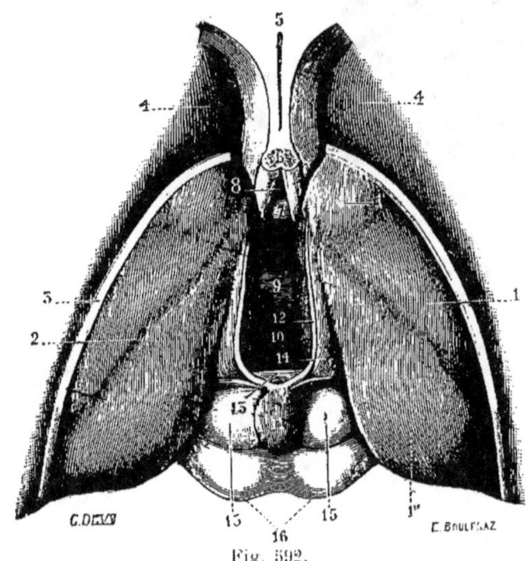

Fig. 592.

Les deux couches optiques, vues par leur face supérieure.

1, couche optique, avec : 1', son tubercule antérieur ; 1'', son tubercule postérieur ou *pulvinar*. — 2, sillon des plexus choroïdes. — 3, sillon opto-strié. — 4, tête du noyau caudé. — 5, septum lucidum et sa cavité centrale. — 6, piliers antérieurs du trigone. — 7, commissure blanche antérieure. — 8, vulve. — 9, commissure grise. — 10, troisième ventricule. — 11, glande pinéale. — 12, ses pédoncules antérieurs ou *habena*. — 13, commissure blanche postérieure. — 14, triangle de l'habénula. — 15, tubercules quadrijumeaux antérieurs (*nates*). — 16, tubercules quadrijumeaux postérieurs (*testes*).

laire, mais à base postérieure, qui est étrangère à la formation du ventricule et sur laquelle reposent la toile choroïdienne supérieure et le trigone.

La face supérieure de la couche optique nous présente encore : 1° à sa partie antérieure, immédiatement en dehors du sillon choroïdien et tout près du trou de Monro, une saillie mamelonnée, toujours très marquée, c'est le *tubercule antérieur* de la couche optique (*corpus album subrotundum* de VIEUSSENS) ; 2° à sa partie postérieure, en dedans du sillon choroïdien, une deuxième saillie, plus volumineuse que la précédente, mais moins nettement délimitée, c'est le *tubercule postérieur* de la couche optique ou *pulvinar*.

A la partie postérieure et interne de cette face, de chaque côté de l'extrémité postérieure du ventricule moyen, se voit une petite région (fig. 593, 7), située en contre-bas, ayant la forme d'un triangle allongé dans le sens antéro-postérieur : c'est le *triangle de l'habénula*. Il mesure, en moyenne, 7 à 10 millimètres de longueur sur 3 ou 4 millimètres de largeur. — Son *bord postérieur* ou *base*, situé en arrière, est représenté par un petit sillon transversal, qui sépare le triangle en question du tubercule quadrijumeau antérieur correspondant. — Son *bord interne*, dirigé d'arrière en avant, répond au pédoncule antérieur ou *habéna* de la glande pinéale (d'où le nom du triangle). — Son *bord externe*, oblique en avant et en dedans, est constitué par la partie correspondante de la couche optique, qui, à ce niveau, forme un plan vertical tombant à pic sur la surface du triangle. — Son *sommet*, très effilé, répond à la partie moyenne du troisième ventricule et va même parfois jusqu'à son tiers antérieur.

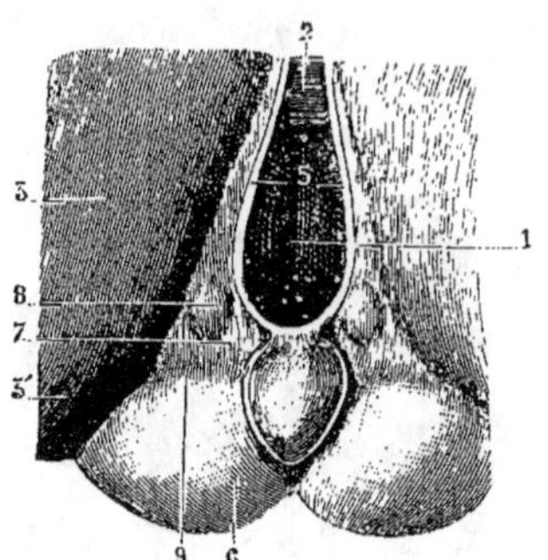

Fig. 593.

Le triangle de l'habénula, vu d'en haut.

1, ventricule moyen. — 2, commissure grise. — 3, couche optique, avec 3 , pulvinar. — 4, glande pinéale, avec 5, ses pédoncules antérieurs ou habénæ. — 6, tubercules quadrijumeaux antérieurs. — 7, triangle de l'habénula. — 8, tubercule de l'habénula. — 9, petit sillon transversal séparant le triangle précité des tubercules quadrijumeaux.

La partie postérieure du triangle de l'habénula se relève en une sorte de saillie mamelonnée, tantôt sphérique, tantôt ovoïde, à grand axe antéro-postérieur, que nous appellerons le *tubercule de l'habénula*. Au-dessous de lui se trouve un petit noyau de substance grise, le *noyau de l'habénula*.

b. *Face inférieure*. — La face inférieure de la couche optique, plus large en arrière qu'en avant, adhérente dans toute son étendue (fig. 595), repose sur le pédoncule cérébral, principalement sur l'étage supérieur de ce pédoncule ou calotte. La couche optique répond là à une région spéciale que nous étudierons plus loin, la *région sous-optique* ou *sous-thalamique* (voy. p. 741).

c. *Face interne*. — La face interne est fusionnée, dans son tiers postérieur, avec cette portion de l'isthme qui répond aux tubercules quadrijumeaux. Dans ses deux tiers antérieurs, elle est entièrement libre et elle contribue alors à former la paroi latérale du ventricule moyen. Elle est limitée, en bas, par le sillon de Monro (p. 720), en haut par le pédoncule antérieur de la glande pinéale. C'est de cette face, on s'en souvient, que se détache la *commissure grise* (p. 725), qui unit l'une à l'autre les deux couches optiques. La face interne de la couche optique est tapissée par l'épendyme, lequel est doublé, à ce niveau, par une mince couche de substance grise dépendant de la substance grise intra-ventriculaire.

d. *Face externe*. — La face externe, adhérente dans toute son étendue, n'est visible que sur les coupes. L'examen des coupes frontales (fig. 595) et horizontales (fig. 611) nous apprend qu'elle est convexe à la fois dans le sens vertical et dans le sens antéro-postérieur. Cette face répond successivement, en allant de haut en bas (fig. 595) : 1° tout en haut, au tænia semi-circularis, qui la sépare du noyau caudé ; 2° au-dessous du tænia semi-circularis, au segment postérieur de la capsule interne, qui fait corps avec elle.

e. *Extrémité antérieure*. — L'extrémité antérieure de la couche optique, plus ou moins arrondie, se loge en grande partie dans la concavité que lui offre la tête du noyau caudé. Elle est contournée de haut en bas par les piliers antérieurs du trigone, qui se portent vers les tubercules mamillaires, et nous rappellerons à ce sujet qu'elle forme, avec ces piliers antérieurs, un orifice ovalaire, le trou de Monro (voy. p. 696). Elle est, en outre, croisée transversalement par la commissure blanche antérieure qui se rend de l'un à l'autre des deux noyaux caudés.

f. *Extrémité postérieure.* — L'extrémité postérieure (fig. 594), plus volumineuse que l'antérieure, regarde en arrière et en dehors. Elle fait saillie dans le carrefour du ventricule latéral et, là, se trouve croisée obliquement, comme nous l'avons déjà vu, par les plexus choroïdes du ventricule latéral et par les piliers postérieurs du trigone, qui, de la portion frontale du ventricule, passent dans la portion sphénoïdale.

A la partie tout inférieure de l'extrémité postérieure de la couche optique, sur le point où cette extrémité se continue avec la face inférieure, se voient deux saillies semi-ovoïdes, que l'on désigne sous le nom de *corps genouillés.* Ils se distinguent, d'après leur situation respective, en interne et externe. — Le *corps genouillé interne* (fig. 594, 6), le plus petit des deux, est directement en rapport avec la partie latérale de l'isthme. Il est grisâtre et affecte une forme ovalaire à grand axe transversal ; il mesure, en moyenne, 7 millimètres de largeur sur 4 millimètres de hauteur. Son côté antérieur donne naissance à la racine interne de la bandelette optique. De son côté postérieur se détache un petit cordon médullaire qui

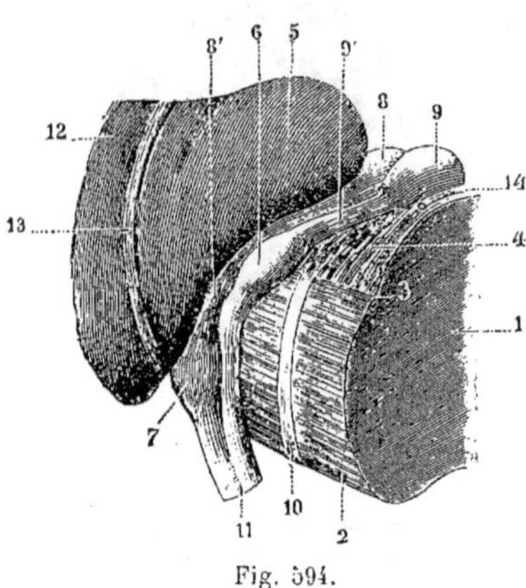

Fig. 594.

La couche optique du côté gauche, vue postérieure.

1, coupe de l'isthme. — 2, pédoncule cérébral. — 3, sillon latéral de l'isthme. — 4, ruban de Reil. — 5, pulvinar. — 6, corps genouillé interne. — 7, corps genouillé externe. — 8, tubercule quadrijumeau antérieur, avec 8', son bras conjonctival. — 9, tubercule quadrijumeau postérieur, avec 9', son bras conjonctival. — 10, tractus peduncularis transversus. — 11, bandelette optique. — 12, noyau caudé. — 13, sillon opto-strié. — 14, nerf pathétique.

l'unit au tubercule quadrijumeau postérieur : c'est le *bras postérieur des tubercules quadrijumeaux* ou *bras conjonctival postérieur.* Nous l'avons déjà signalé à propos des tubercules quadrijumeaux. — Le *corps genouillé externe* (fig. 594, 5) est situé en dehors et en avant du précédent, immédiatement au-dessous du pulvinar, qui le dépasse en arrière et le surplombe. Il diffère du corps genouillé interne, par sa forme qui rappelle celle d'un cœur (à base supérieure), par son volume qui est plus considérable, par sa coloration qui est blanc grisâtre plutôt que grisâtre. Comme lui, il donne naissance à deux prolongements : un prolongement antérieur, qui n'est autre que la racine externe de la bandelette optique ; un prolongement postérieur, qui l'unit au tubercule quadrijumeau antérieur, c'est le *bras antérieur des tubercules quadrijumeaux* ou *bras conjonctival antérieur.*

RAUBER a décrit entre les deux corps genouillés interne et externe un petit faisceau blanc qui les unit l'un à l'autre : ce faisceau, qui est plus visible chez le fœtus que chez l'adulte, est le *faisceau intergenouillé* de RAUBER.

2° Constitution anatomique. — Les couches optiques sont constituées en majeure partie par de la substance grise, paraissant former au premier abord une masse compacte et homogène. LUYS, cependant, a cru devoir diviser cette masse en quatre noyaux ou centres, savoir : 1° un *centre antérieur* ou *olfactif,* qui recevrait les fibres du nerf olfactif par l'intermédiaire du tænia semi-circularis ; 2° un *centre* *moyen* ou *optique*, en rapport avec la réception des impressions visuelles ; 3° un *centre postérieur* ou *auditif*, en rapport avec les impressions auditives ; 4° un *centre médian* ou *sensitif*, situé en dehors du centre moyen, auquel viendraient aboutir toutes les impressions se rattachant à la sensibilité générale. Une pareille systématisation de la couche optique est malheureusement tout hypothétique, tant au point de vue anatomique qu'au point de vue physiologique. Il n'existe, en effet, entre les divers centres précités, aucune ligne de démarcation visible à l'œil nu ou au microscope.

En réalité, voici ce que l'on constate quand on examine attentivement une coupe vertico-transversale passant par la partie antérieure de la couche optique (fig. 595). Tout d'abord, on voit sur la face supérieure une mince couche de substance blanche, que l'on désigne sous le nom de *stratum zonale*. C'est grâce à ce mince revêtement de substance blanche que la couche optique, quoique presque entièrement constituée par de la substance grise, nous apparaît avec une coloration plus pâle que celle du noyau caudé.

On constate ensuite la présence de deux lames de substance blanche, qui se dirigent verticalement de la face inférieure à la face supérieure. Ces deux lames médullaires se distinguent en externe et interne. — La *lame médullaire externe* (2) limite la couche optique en dehors. Du côté de la capsule interne, elle se confond avec cette dernière sans ligne de démarcation aucune. Du côté de la couche optique, elle se résout en un système de tractus transversaux et obliques qui s'entrecroisent dans tous les sens et disparaissent gra-

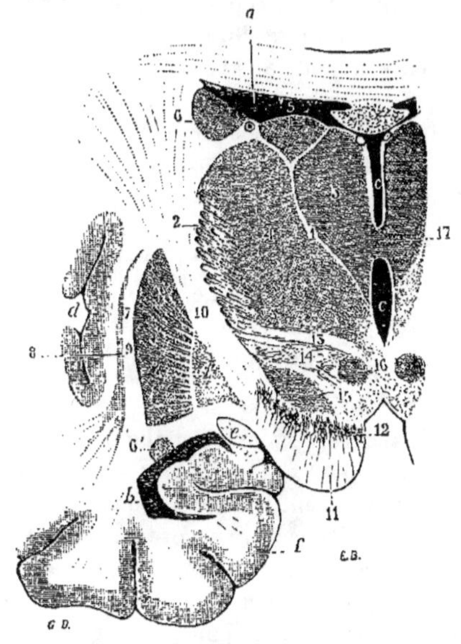

Fig. 595.

Coupe vertico-transversale des noyaux opto-striés, passant par la commissure grise.

a, portion frontale du ventricule latéral. — *b*, sa portion sphénoïdale. — *c*, ventricule moyen. — *d*, scissure de Sylvius. — *e*, bandelette optique. — *f*, circonvolution de l'hippocampe.

1, lame médullaire interne de la couche optique. — 2, lame médullaire externe et couche grillagée. — 3, noyau interne de la couche optique. — 4, son noyau externe. — 5, son noyau supérieur. — 6, noyau caudé, avec 6', sa portion réfléchie. — 7, 7', noyau lenticulaire (*putamen* et *globus pallidus*). — 8, avant-mur. — 9, capsule externe. — 10, capsule interne. — 11, pied du pédoncule. — 12, locus niger. — 13, couche dorsale de la région sous-thalamique. — 14, zona incerta. — 15, corps de Luys. — 16, extrémité antérieure du noyau rouge de la calotte. — 17, commissure grise.

duellement dans la substance grise. L'ensemble de ces tractus blanchâtres diversement entrecroisés forme là, à la partie externe de la couche optique, une zone d'un aspect tout spécial, connue sous le nom de *couche grillagée* ou *couche réticulée* (*Gitterschicht* des anatomistes allemands). — La *lame médullaire interne* (1), située en pleine couche optique, s'élève obliquement de la face inférieure à la face supérieure, en se contournant deux fois sur elle-même à la manière d'un *S* italique. Cette lame divise nettement la masse grise qui constitue la couche optique en deux noyaux, l'un externe, l'autre interne. Mais ce n'est pas tout : au moment où elle s'infléchit en dehors pour gagner la face supérieure de la couche optique, la lame médullaire interne laisse échapper, par son côté interne, un prolongement qui se dirige obliquement en haut et en dedans et atteint la face supérieure de la couche optique au niveau du bord latéral du trigone ; ce prolongement isole ainsi la partie supérieure du noyau interne en un petit noyau spécial, qui se voit très nettement sur la figure 595.

Au total, la couche optique, vue en coupe frontale, nous présente trois noyaux parfaitement distincts : 1° un *noyau interne*, situé entre la lame médullaire interne et le ventricule moyen ; 2° un *noyau externe*, situé en dehors du précédent, entre la lame médullaire interne et la lame médullaire externe ; 3° un *noyau antérieur* ou *supérieur*, qui répond au tubercule antérieur de la couche optique et qui s'enfonce à la manière d'un coin entre les deux précédents. C'est à ce dernier noyau, on s'en souvient, qu'aboutit le faisceau de Vicq-d'Azyr ou portion ascendante des piliers antérieurs du trigone.

Si nous examinons maintenant une coupe horizontale de la couche optique (fig. 611,6), nous retrouvons nos deux lames médullaires : l'une externe, se confondant plus ou moins avec la capsule interne ; l'autre interne, située en pleine couche optique et se divisant, comme tout à l'heure, à son extrémité antérieure, en deux branches divergentes. Nous retrouvons aussi nos trois noyaux externe, interne et antérieur : ils sont sans doute différents de forme, allongés dans le sens antéro-postérieur, tandis qu'ils l'étaient tout à l'heure dans le sens vertical, mais ils ont exactement la même situation et les mêmes limites.

3° **Structure microscopique**. — Les couches optiques se composent, comme tous les noyaux de substance grise, de fibres et de cellules nerveuses. — Les *fibres* constituent l'élément fondamental des lames médullaires interne et externe ; mais on les rencontre encore dans les trois noyaux, incomparablement plus nombreuses dans le noyau externe que dans les deux autres. — Les *cellules nerveuses* sont, d'après Marchi, grandes ou petites, à forme irrégulière, triangulaires ou étoilées, ne formant jamais de groupes distincts, mais irrégulièrement disséminées dans les différentes régions de l'organe. Les grandes cellules, dont le diamètre est de 50 à 60 μ, possèdent, comme la plupart des cellules nerveuses, deux ordres de prolongements, des prolongements protoplasmiques et un prolongement cylindraxile. Les prolongements protoplasmiques, au nombre de 4 à 6, sont à la fois plus gros, plus longs et plus rigides que ceux des cellules du corps strié. Quant au prolongement cylindraxile, il a la même disposition que dans les cellules de Golgi type I : après avoir émis un certain nombre de collatérales, il va se continuer avec une fibre nerveuse.

4° **Connexions**. — La couche optique est en relation par de nombreux faisceaux : 1° avec le pédoncule cérébral ; 2° avec la bandelette optique ; 3° avec le corps strié ; 4° avec l'écorce cérébrale.

a. *Avec le pédoncule cérébral*. — Les fibres qui relient la couche optique au pédoncule, quoique de valeur fort différente, peuvent être désignées sous le nom générique de *fibres thalamo-pédonculaires*. Elles sortent de la couche optique par ses deux faces inférieure et externe et s'engagent immédiatement après dans l'étage supérieur du pédoncule ou calotte. Ces fibres, qui ont été déjà décrites à propos du pédoncule et sur lesquelles nous reviendrons à propos de la capsule interne, sont : 1° les fibres du pédoncule cérébelleux supérieur ; 2° les fibres du noyau rouge ; 3° les fibres du faisceau commissural longitudinal ; 4° une portion des fibres du ruban de Reïl.

b. *Avec la bandelette optique*. — Voy. plus loin (p. 839, *Terminaisons réelles du nerf optique*.

c. *Avec le corps strié.* — Ces connexions *thalamo-striées* sont établies : 1° par une multitude de fibres, qui, partant les unes du noyau caudé, les autres du noyau lenticulaire, traversent horizontalement le genou et le segment postérieur de la capsule interne et aboutissent à la face externe de la couche optique ; 2° par des faisceaux plus volumineux, qui, de la face inférieure du noyau lenticulaire, se rendent à la face inférieure de la couche optique. Ces derniers faisceaux font partie de l'*anse pédonculaire*, que nous étudierons plus loin.

d. *Avec l'écorce cérébrale.* — Les fibres qui relient la couche optique à l'écorce cérébrale, constituent les *fibres thalamo-corticales* ou *cortico-thalamiques*. Nées des points les plus divers de la couche optique, elles rayonnent vers les différentes régions du centre ovale en constituant un vaste éventail, que l'on désigne quelquefois sous le nom de *couronne rayonnante du thalamus*. Ces fibres, qui se rendent aux régions les plus diverses de l'écorce, forment trois faisceaux principaux, qui constituent les *pédoncules de la couche optique*. On les distingue, d'après leur direction, en antérieur, postérieur et inférieur. — Le *pédoncule antérieur* (fig. 596,4) sort de la couche optique au niveau de son extrémité antérieure. Se portant obliquement en avant et en dehors, il parcourt dans toute son étendue le segment antérieur de la capsule interne et s'irradie alors vers l'écorce du lobe frontal. — Le *pédoncule postérieur* (fig. 596,5) tire son origine du pulvinar et du corps genouillé externe. Il représente les *radiations optiques* de GRATIOLET. Suivant un trajet antéro-postérieur, il traverse la partie la plus reculée du segment postérieur de la capsule externe, arrive dans le lobe occipital et, finalement, se termine à la pointe et à la face interne de ce lobe. — Le *pédoncule inférieur* (fig. 596,6) naît de la face interne et de la face inférieure de la couche optique. Obliquement dirigé en bas et en dehors, il longe la face inférieure du noyau lenticulaire et vient se perdre dans les circonvolutions du lobe temporal et dans celles de l'insula. Le pédoncule inférieur de la couche optique contribue à former l'*anse pédonculaire* de GRATIOLET. Nous le retrouverons donc tout à l'heure en étudiant cette dernière formation. Nous devons auparavant décrire la région sous-thalamique et les deux portions du corps strié.

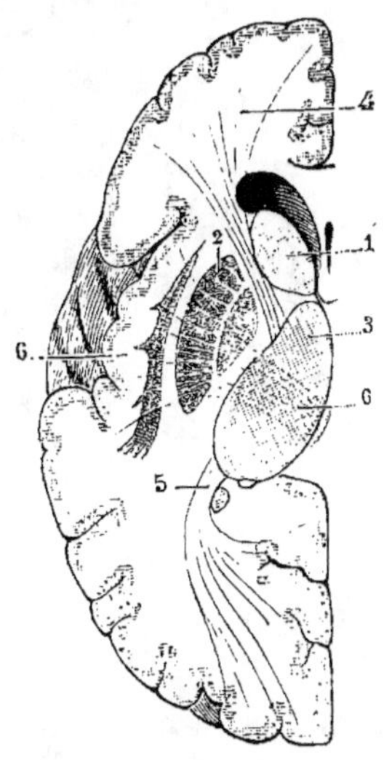

Fig. 596.

Schéma montrant, sur une coupe de Flechsig, les trois pédoncules de la couche optique.

1. noyau caudé. — 2. noyau lenticulaire. — 3. couche optique. avec : 4. son pédoncule antérieur ; 5. son pédoncule postérieur ; 6. 6. son pédoncule inférieur. — (Ce pédoncule inférieur 6 est vu en coupe dans la figure 608.)

Région sous-thalamique. — Au-dessous de la couche optique, la calotte pédonculaire, sensiblement amoindrie par la perte successive d'un grand nombre de ses faisceaux, forme une toute petite région appelée *région sous-thalamique* ou *sous-optique*. FOREL, qui a soigneusement étudié cette région (*Arch. f. Psychiatrie*, 1877), lui distingue trois couches qui se superposent de haut en bas dans l'ordre suivant : la couche dorsale, la zona incerta, le corps sous-thalamique ou corps de Luys.

a. *Couche dorsale.* — La couche dorsale (fig. 597, 13) est directement appliquée contre la face inférieure de la couche optique. Elle renferme, comme éléments anatomiques, des fibres longitudinales très fines, qui se dirigent d'arrière en avant, mais dont la provenance est encore incertaine. Tandis que MEYNERT les considère comme une dépendance de la bandelette longitudinale postérieure, FOREL les rattache aux faisceaux efférents du noyau rouge de la calotte, au pédoncule cérébelleux supérieur par conséquent. Il me paraît naturel de considérer ces fibres comme appartenant au système du faisceau commissural longitudinal, qui, de la moelle, remonte à la couche optique. On les voit, en effet, pénétrer dans la couche optique, en se confondant graduellement avec la lame médullaire externe et avec la couche grillagée.

b. *Zona incerta*. — La zona incerta de FOREL (141), située au-dessous de la couche dorsale, s'étend en travers depuis la substance grise intra-ventriculaire jusqu'au côté interne de la capsule interne. Elle est la continuation de la formation réticulaire de la calotte et elle est constituée, comme elle, par des fibres nerveuses diversement entrecroisées et par de la substance grise irrégulièrement éparse. En avant, la zona incerta se perd dans la substance innominée (p. 750).

c. *Corps sous-thalamique*. — Le corps sous-thalamique ou *corps de Luys*, du nom de l'anatomiste qui l'a découvert et décrit dès 1865, se présente en coupe sous la forme d'une lentille de coloration gris jaunâtre, disposée horizontalement au-dessous de la zona incerta (fig. 597,15). Il mesure de 10 à 12 millimètres de largeur, sur 3 ou 4 millimètres d'épaisseur. — De ses deux faces, la supérieure, convexe, répond à la zona incerta ; l'inférieure, également convexe, est bordée par un liséré de substance noire, qui n'est autre que l'extrémité antérieure du locus niger. — De ses deux extrémités, l'une, l'interne, regarde le ventricule moyen ; l'autre, l'externe, arrive au contact de la capsule interne. Chacune d'elles laisse échapper un petit faisceau de fibres blanches, dont les connexions ne sont pas encore nettement établies : les unes, celles qui naissent de l'extrémité externe, paraissent se rendre à la partie interne du noyau lenticulaire ou globus pallidus ; les

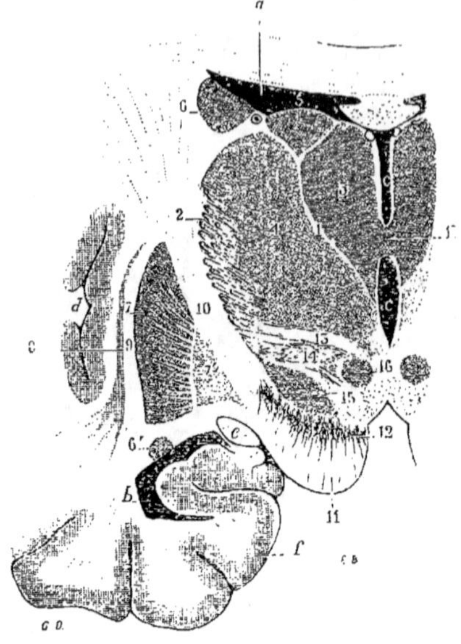

Fig. 597.

Coupe vertico-transversale de la couche optique pour montrer la région sous-thalamique.

a. portion frontale du ventricule latéral. — *b.* sa portion sphénoïdale. — *c,* ventricule moyen. — *d.* srissure de Sylvius. — *e.* bandelette optique. — *f.* circonvolution de l'hippocampe.

1. lame médullaire interne de la couche optique. — 2. lame médullaire externe et couche grillagée. — 3. noyau interne de la couche optique. — 4, son noyau externe. — 5, son noyau supérieur. — 6, noyau caudé, avec 6', sa portion réfléchie. — 7, 7', noyau lenticulaire (*putamen* et *globus pallidus*). — 8, avant-mur. — 9, capsule externe. — 10, capsule interne. — 11, pied du pédoncule. — 12, locus niger. — 13, couche dorsale de la région sous-thalamique. — 14, zona incerta. — 15, corps de Luys. — 16, extrémité antérieure du noyau rouge de la calotte. — 17, commissure grise.

autres, celles qui s'échappent de l'extrémité interne, se dirigent en dedans vers la substance grise de la base du cerveau et forment, selon toutes probabilités, la *commissure de Meynert*, que nous avons déjà décrite (p. 621) à propos des formations commissurales de la base du cerveau.

Quant à sa constitution anatomique, le corps de Luys est formé par un réticulum de névroglie très dense et très compacte, emprisonnant dans ses mailles des amas de cellules nerveuses. Ces cellules sont petites, de forme nucléaire, et donnent naissance à un réticulum très fin, qui constitue avec celui des cellules voisines un réseau inextricable (LUYS).

La signification anatomique du corps de Luys est encore fort obscure. Cette formation paraît appartenir exclusivement à l'ordre des primates. Chez le chien, chez le lapin, ainsi que chez d'autres mammifères, FOREL n'a rencontré à ses lieu et place que de simples traînées de cellules nerveuses à contours irréguliers et indécis.

Connexions spéciales du ganglion de l'habénula.

— Le triangle de l'habénula, avons-nous dit plus haut, est occupé par un petit amas de substance grise qui constitue le *ganglion de l'habénula*. Ce ganglion, vu sur des coupes frontales de la couche optique (fig. 598,7), a la forme d'un triangle dont le sommet est dirigé en bas. Il est constitué

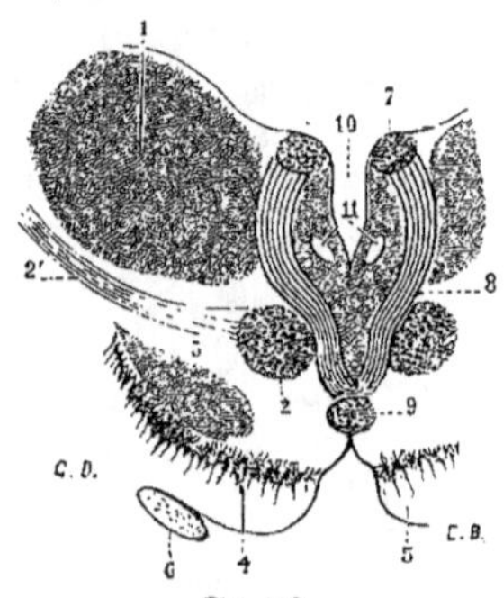

Fig. 598.

Coupe vertico-transversale de la couche optique, au niveau du triangle de l'habénula, pour montrer le faisceau de Meynert.

1. couche optique. — 2. noyau rouge de la calotte, avec 2'. ses faisceaux efférents. — 3, corps de Luys. — 4. locus niger. — 5, pied du pédoncule. — 6, bandelette optique. — 7, ganglion de l'habénula. — 8. faisceau rétro-réflexe de MEYNERT. — 9, ganglion interpédonculaire. — 10, ventricule moyen. — 11, faisceau longitudinal, l'une des origines de la bandelette longitudinale postérieure.

par des cellules nerveuses multipolaires, ordinairement de petites dimensions. Des fibres qui en émanent, les unes se rendent au pédoncule antérieur de la glande pinéale, qu'ils contribuent à former; d'autres vont peut-être au ganglion habénulaire du côté opposé, constituant ainsi un faisceau d'association entre les deux ganglions: les autres, et c'est le plus grand nombre, se dirigent en bas et se condensent en un petit faisceau compacte, auquel MEYNERT a donné le nom de *faisceau rétro-réflexe*. Ce faisceau (fig. 598, 8) descend le long de la face interne de la couche optique, croise sur son côté interne le noyau rouge de la calotte, s'entrecroise sur la ligne médiane avec celui du côté opposé et, finalement, vient se terminer à la base du cerveau dans le ganglion interpédonculaire, petite masse de substance grise, qui, comme l'indique son nom, se trouve située dans l'espace perforé postérieur (voy. p. 626). Le faisceau rétro-réflexe de Meynert dégénère de haut en bas après destruction expérimentale du ganglion de l'habénula (GUDDEN) et, par conséquent, a vraisemblablement ses cellules d'origine dans ce dernier ganglion. D'après EDINGER, le ganglion de l'habénula, rudimentaire chez l'homme, mais plus développé chez les mammifères, devrait être rattaché à la fonction olfactive.

B. — NOYAU CAUDÉ

Le noyau caudé (angl. *nucleus caudatus*, allem. *Schweifkern*), encore appelé *noyau intra-ventriculaire du corps strié*, fait saillie dans la portion frontale du ventricule latéral. Il suffit, pour le mettre à découvert, de faire la coupe de Vieussens et d'enlever ensuite la portion antérieure du corps calleux (fig. 546,9). Il est situé à la partie antérieure et externe de la couche optique, au-dessus et un peu en dedans du noyau lenticulaire. Sa longueur est de 65 à 70 millimètres; sa largeur, qui est de 15 à 20 millimètres à sa partie antérieure, diminue graduellement en allant d'avant en arrière et ne mesure plus, à sa partie postérieure, que 9 millimètres.

1° Conformation extérieure. — Le noyau caudé, vu par sa face supérieure ou ventriculaire (fig. 591, 12), nous apparaît sous la forme d'une virgule (**◗**), dont la grosse extrémité ou *tête* est dirigée en avant et en dedans, la petite extrémité ou *queue* en arrière et en dehors. Aplati de haut en bas, il nous offre à considérer : 1° deux faces, l'une supérieure, l'autre inférieure; 2° deux bords, l'un interne, l'autre externe; 3° deux extrémités, que l'on distingue en antérieure et postérieure.

a. *Face supérieure.* — La face supérieure, convexe, contribue à former le plancher de la portion frontale du ventricule latéral. Elle présente une coloration gris rougeâtre, tranchant nettement sur les parties blanches environnantes. Cette face est recouverte, dans toute son étendue, par l'épendyme. Elle est parcourue, dans certains cas, par des veines volumineuses, qui suivent un trajet transversal ou oblique et aboutissent finalement à la veine du corps strié.

b. *Face inférieure.* — La face inférieure est partout adhérente et, par conséquent, ne peut être vue que sur les coupes. Convexe dans le sens transversal, concave au contraire dans le sens antéropostérieur, elle répond dans toute son étendue à la capsule interne, qui la sépare du noyau lenticulaire.

c. *Bord externe.* — Le bord externe, à

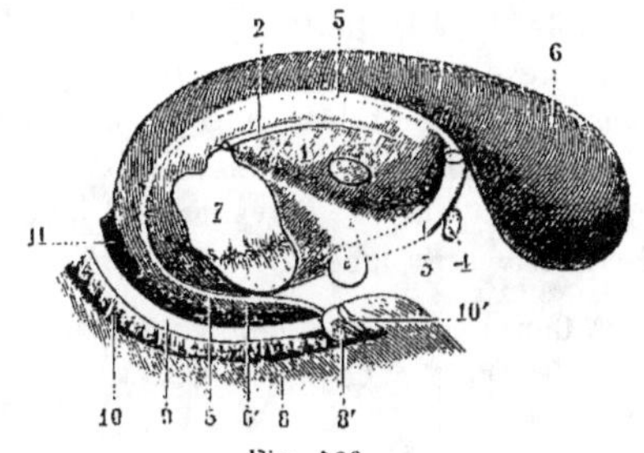

Fig 599.

Le noyau caudé, vu par son côté interne.

1. couche optique. — 2. habéna. — 3, pilier antérieur du trigone. — 4. commissure blanche antérieure. — 5. 5. lamia semi-circularis. — 6. noyau caudé, avec 6', sa portion réfléchie. — 7. coupe du pédoncule cérébral. — 8, circonvolution de l'hippocampe, avec 8'. son crochet. — 9. corps bordant. — 10, corps godronné, avec 10', bandelette de Giacomini. — 11. prolongement sphénoïdal du ventricule latéral.

peu près rectiligne, mais cependant un peu concave en dehors, limite à sa partie externe la cavité ventriculaire. Il répond au corps calleux, au moment où ce dernier, perdant son individualité anatomique, se confond avec le centre ovale.

d. *Bord interne*. — Le bord interne, fortement concave, embrasse dans sa concavité la partie correspondante de la couche optique. Il en est séparé cependant, comme nous l'avons déjà vu (p. 705), par le sillon opto-strié et par les trois formations anatomiques que renferme ce sillon, savoir : la lame cornée, la veine du corps strié et le tænia semi-circularis.

e. *Extrémité antérieure*. — L'extrémité antérieure ou *tête*, régulièrement arrondie, repose à la fois sur la masse blanche du lobe frontal et sur la substance grise de l'espace perforé antérieur, avec laquelle elle se continue. Elle s'étend jusqu'à l'extrême limite du ventricule latéral et se trouve contournée, à ce niveau, par le genou du corps calleux. La tête du noyau caudé est très rapprochée de la ligne médiane, très rapprochée par conséquent de son homologue du côté opposé : elle n'en est séparée, en effet, que par le septum lucidum et par la mince couche de substance grise qui est située au-dessous du septum.

f. *Extrémité postérieure*. — L'extrémité postérieure ou *queue* s'effile graduellement en gagnant la région du carrefour ventriculaire (fig. 599.6'). Arrivée là, elle s'infléchit en bas et en avant et descend alors dans la portion sphénoïdale du ventricule en contournant le pédoncule cérébral. La queue du noyau caudé prend part ainsi à la constitution de la voûte de cette portion du ventricule (fig. 565, B, 7), entre le tænia qui est en dedans et le tapétum qui est en dehors. On peut la suivre, dans la plupart des cas, jusqu'à l'extrémité même de la cavité ventriculaire, où on la voit prendre contact avec le noyau amygdalien.

2° **Structure**. — Etudié sur des coupes, soit verticales (fig. 597,6), soit horizontales (fig. 611,5), le noyau caudé revêt toujours une coloration grise uniforme, indice manifeste d'une structure présentant sur tous les points de l'organe des caractères identiques. — Les *cellules nerveuses* que l'on rencontre dans le noyau caudé sont, d'après Marchi, de 50 μ. Leur protoplasma est granuleux et pigmenté, surtout chez les sujets adultes. Leurs prolongements protoplasmiques, au nombre de 4 à 8 pour chaque cellule, se dirigent dans tous les sens. Leur prolongement cylindraxile, toujours unique, tantôt se continue avec une fibre nerveuse (cellules de Golgi type I), tantôt se ramifie et s'épuise sur place (cellules de Golgi type II). Cette dernière disposition est ici particulièrement fréquente. — Les *fibres nerveuses* du noyau caudé ne sont pas mieux connues que celles de la couche optique : les unes, orientées en sens sagittal, se portent vers la tête ou vers la queue du noyau ; les autres, suivant un trajet transversal ou plus ou moins oblique, se dirigent vers la face inférieure de l'organe.

3° **Connexions**. — Le noyau caudé entre en relation : 1° avec le pédoncule cérébral ; 2° avec le noyau lenticulaire ; 3° avec la couche optique ; 4° avec l'écorce cérébrale.

a. *Avec le pédoncule cérébral*. — Les connexions du noyau caudé avec le pédoncule cérébral sont peu nombreuses. Elles sont établies par des fibres qui, partant de la face inférieure du noyau caudé, descendent vers le noyau lenticulaire, traversent celui-ci au niveau de ses lames médullaires et se jettent alors dans l'anse pédonculaire (p. 750), qui les conduit jusqu'à la région sous-optique et, de là, à la calotte du pédoncule cérébral.

b. *Avec le noyau lenticulaire*. — Les fibres qui unissent le noyau caudé au noyau lenticulaire, *fibres lenticulo-caudées*, sont situées en majeure partie dans le segment antérieur de la capsule interne (fig. 613) : en quittant le noyau caudé, elles se portent transversalement en dehors et se jettent dans la partie correspondante du noyau lenticulaire. D'autres fibres lenticulo-caudées, à trajet vertical, s'échappent de la face inférieure du noyau caudé et descendent dans le noyau lenticulaire, notamment dans le globus pallidus.

c. *Avec la couche optique.* — Ces connexions ont été déjà indiquées à propos de la couche optique (voy. *Couche optique*, p. 741).

d. *Avec l'écorce cérébrale.* — Les fibres qui relient le noyau caudé à l'écorce ou *fibres cortico-striées*, décrites par MEYNERT, niées à tort par WERNICKE, partent du bord externe du noyau caudé et rayonnent de là vers le lobe pariétal et le lobe frontal. Ces fibres dégénèrent à la suite de destructions expérimentales de l'écorce des circonvolutions rolandiques (BIANCHI), de l'écorce du lobe frontal (MARINESCO). Nous ajouterons que RAMON Y CAJAL a vu, chez de jeunes mammifères, les fibres du faisceau pyramidal, en passant à côté du noyau caudé, jeter dans ce noyau un certain nombre de fines collatérales.

C. — Noyau lenticulaire

Le noyau lenticulaire (ang. *nucleus lenticularis*, allem. *Linsenkern*), encore appelé *noyau extra-ventriculaire du corps strié*, est un amas de substance grise situé au-dessous et un peu en dehors du noyau caudé. Comme ce dernier, il est allongé d'avant en arrière et plus volumineux à son extrémité antérieure qu'à son extrémité postérieure. Il mesure, en moyenne, 5 centimètres de longueur, soit 2 centimètres de moins que le noyau caudé, qui le déborde à la fois à sa partie antérieure et à sa partie postérieure. Il doit son nom de noyau lenticulaire (de *lens, lentis*, lentille) à ce que, vu sur une coupe sagittale de l'hémisphère, passant par son grand axe, il est circonscrit en haut et en bas par deux bords convexes et revêt par conséquent l'aspect d'une *lentille biconvexe.* Par sa situation, comme aussi par ses dimensions antéro-postérieures, il répond assez exactement au lobe de l'insula.

1° Conformation extérieure. — Le noyau lenticulaire, entièrement noyé dans la masse blanche du centre ovale, n'est libre sur aucun point et, par conséquent, ne peut être étudié que sur les coupes. Vu sur une coupe vertico-transversale passant par sa partie moyenne (fig. 600, 6), il nous apparaît sous la forme d'un triangle, dont la base regarde en dehors, le sommet en bas et en dedans. Nous pouvons donc le regarder comme étant prismatique triangulaire et, de ce fait, lui considérer les parties suivantes : 1° trois faces, que l'on distingue en inférieure, interne et externe ; 2° deux extrémités, l'une antérieure, l'autre postérieure ; 3° et, enfin, trois bords.

a. *Face inférieure.* — La face inférieure, horizontale, repose dans la plus grande partie de son étendue sur le centre ovale du lobe temporo-occipital. Tout à fait en avant, elle se fusionne, d'une part avec la portion horizontale de l'avant-mur (p. 647), d'autre part avec la substance grise de l'espace perforé antérieur. Cette face est croisée obliquement par la commissure blanche postérieure, qui se creuse sur elle une gouttière plus ou moins profonde, le *canal de la commissure grise.*

b. *Face interne.* — La face interne, ou mieux supéro-interne, regarde, comme son nom l'indique, en haut et en dedans. Elle est en rapport, dans toute son étendue, avec une lame de substance blanche : c'est la *capsule interne*, qui la sépare de la couche optique et du noyau caudé.

c. *Face externe.* — La face externe, légèrement convexe en dehors, est en rapport, elle aussi, avec une lame de substance blanche (fig. 600, 9), qui a reçu le nom de *capsule externe* et qui la sépare de l'avant-mur (7). La capsule externe, beaucoup plus mince que l'interne, n'est reliée au noyau lenticulaire par aucun élément anatomique; elle lui est tout simplement accolée et s'en sépare assez facilement par la dissection. Pour cette raison tout anatomique, on voit assez fréquemment, dans les hémorrhagies de cette région, le sang se collecter entre la capsule externe et

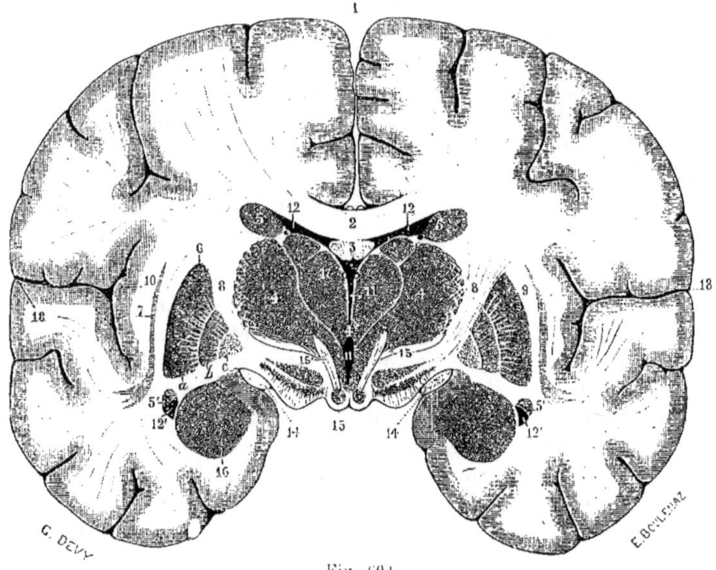

Fig. 601.

Coupe vertico-transversale ou frontale du cerveau, passant par les tubercules mamillaires (segment antérieur de la coupe vu par sa face postérieure).

1. grande scissure interhémisphérique. — 2. corps calleux. — 3. trigone. — 4. couche optique, avec 4'. commissure grise. — 5, 5'. noyau caudé. — 6. noyau lenticulaire, avec *a. b. c.* ses trois segments externe, moyen et interne. — 7. avant-mur. — 8, 8. capsule interne. — 9. capsule externe. — 10. lobe de l'insula. — 11. ventricule moyen. — 12. ventricule latéral, avec 12'. son prolongement sphénoïdal. — 13. région sous-thalamique. — 14. bandelette optique. — 15. tubercule mamillaire, avec 15', le faisceau ascendant de Vicq-d'Azyr. — 16. noyau amygdalien. — 17. pédoncules antérieurs de la glande pinéale. — 18, 18, scissure de Sylvius.

le noyau lenticulaire, comme s'il existait à ce niveau une véritable cavité. Sur un plan plus extérieur, la face externe du noyau lenticulaire est en rapport avec une lame grise, *l'avant-mur*, lequel répond au lobe de l'insula. Entre l'avant-mur et l'écorce des circonvolutions insulaires s'interpose une mince couche blanche, que l'on désigne sous le nom de *capsule extrême*.

d. *Extrémité postérieure.* — L'extrémité postérieure, très amincie, ne dépasse ordinairement pas, sur l'axe antéro-postérieur du cerveau, le point qui correspond à la circonvolution postérieure de l'insula. On voit nettement, sur des coupes vertico-transversales, que cette extrémité postérieure, au lieu de rester compacte, se dissocie en un certain nombre de prolongements longitudinaux, régulièrement superposés dans le sens vertical (fig. 566, 13). Ces prolongements s'effilent progressivement d'avant en arrière et, finalement, se terminent en pointe dans le centre ovale. Nous allons y revenir dans un instant.

e. *Extrémité antérieure.* — L'extrémité antérieure, irrégulièrement arrondie, se fusionne graduellement avec l'extrémité correspondante du noyau caudé (fig. 604, 4).

f. *Bords*. — Les bords du noyau lenticulaire, au nombre de trois, se distinguent en supérieur, inférieur et interne. — Le *bord supérieur* et le *bord inférieur* sont tous les deux convexes. Ils convergent réciproquement l'un vers l'autre et se réunissent à la fois à l'extrémité antérieure et à l'extrémité postérieure du noyau. — Le *bord interne*, au lieu d'être rectiligne, est coudé de façon à former un angle fortement obtus, dont l'ouverture regarde en dehors et dont le sommet répond à peu près à la partie moyenne du noyau lenticulaire. Cette disposition est bien visible sur les coupes horizontales de l'hémisphère passant au voisinage du bord précité (fig. 611, 4).

2° Rapports réciproques des noyaux caudé et lenticulaire. — Pour se rendre un compte exact des rapports réciproques des deux noyaux du corps strié, il importe d'examiner méthodiquement une série régulière de coupes vertico-transver-

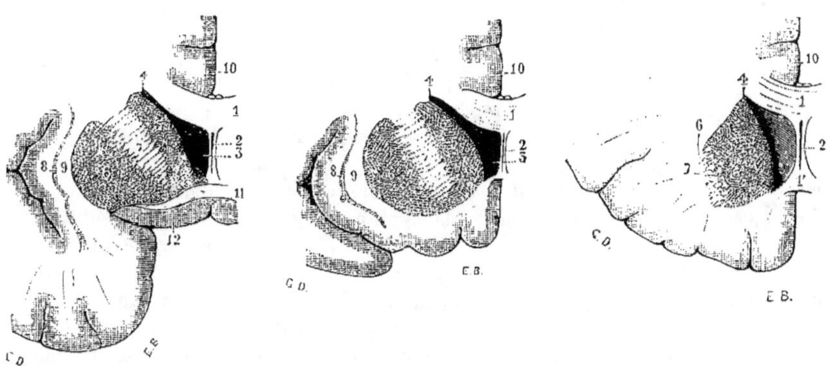

Fig. 601.
Coupe vertico-transversale de l'hémisphère gauche, passant par la commissure antérieure.

Fig. 602.
Coupe vertico-transversale du même hémisphère, passant à 15 millimètres en avant de la précédente.

Fig. 603.
Coupe vertico-transversale du même hémisphère, passant à 15 millimètres en avant de la précédente.

1. corps calleux, avec 1', son bec. — 2, septum lucidum et sa cavité centrale. — 3, extrémité antérieure du ventricule latéral. — 4, son bord externe. — 5, noyau caudé. — 6, noyau lenticulaire. — 7, capsule interne : on voit, dans la figure 603, les faisceaux les plus antérieurs de cette capsule s'appliquer contre le côté externe du noyau caudé; quelques-uns sont même emprisonnés dans la substance propre de ce noyau. — 8, avant-mur. — 9, capsule externe. — 10, circonvolution du corps calleux. — 11, commissure blanche antérieure. — 12, espace perforé antérieur.

sales, portant sur les différents points de cet organe. — Si nous examinons ces coupes en allant d'arrière en avant, nous constatons, tout d'abord, que les deux noyaux caudé et lenticulaire sont complètement isolés l'un de l'autre par la capsule interne (fig. 600). — Plus loin, un peu en avant de leur partie moyenne, nous voyons les deux noyaux se fusionner par leur partie inférieure, et envoyer en même temps l'un vers l'autre, sur toute leur hauteur, une série de prolongements, en forme d'épines, qui donnent à leurs bords un aspect dentelé. — Plus loin encore, ces dentelures s'unissent par leur pointe aux dentelures opposées, constituant ainsi de véritables traînées anastomotiques entre le noyau lenticulaire et le noyau caudé (fig. 601 et 602). Ces traînées de substance grise traversent obliquement la capsule interne, qui se trouve ainsi fragmentée, à ce niveau, en une série de faisceaux superposés, plus ou moins volumineux. — Si nous examinons des coupes plus antérieures encore, nous voyons le noyau lenticulaire s'atténuer graduellement en hauteur et en largeur et, finalement, disparaître d'une façon complète : les faisceaux capsulaires se trouvent alors appliqués sur le côté externe du noyau caudé (fig. 603, 7), qui reste seul et qui persiste quelque temps encore.

Les notions acquises dans cet examen de coupes sériées nous autorisent à considérer le corps strié, dans son ensemble, comme ayant la forme d'un fer à cheval ou d'un U majuscule (voy. fig. 604), dont la concavité serait tournée en arrière (∩) : sa branche inférieure ou plutôt inféro-externe représenterait le noyau lenticulaire ; sa branche supéro-interne, le noyau caudé ; sa portion moyenne, dirigée en avant, répondrait à l'union des deux noyaux ; entre ses deux branches, enfin, s'engageraient les faisceaux de la capsule interne.

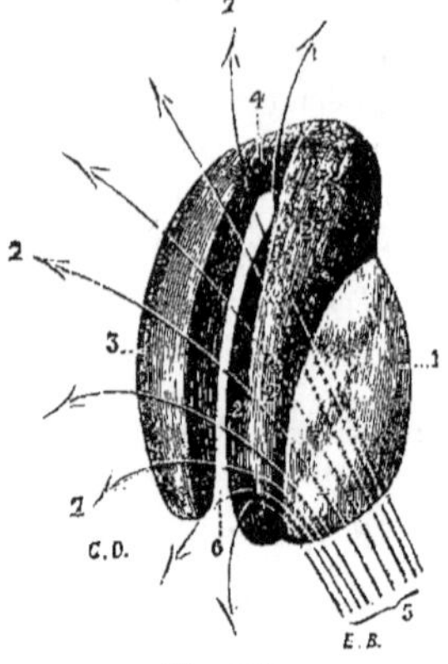

Fig. 604.

Figure schématique représentant les noyaux opto-striés et la capsule interne du côté gauche.

1, couche optique, vue par sa face supérieure. — 2, noyau caudé. — 2', sa queue, avec 2", sa portion réfléchie. — 3, noyau lenticulaire. — 4, sa fusion avec la tête du noyau caudé. — 5, pédoncule cérébral. — 6, capsule interne. — 7, 7, 7, ses irradiations dans le centre ovale.

3° Constitution anatomique. — Le noyau lenticulaire est loin d'être homogène comme son congénère, le noyau caudé. Si nous jetons les yeux sur une coupe vertico-transversale de l'hémisphère, passant par la partie moyenne du noyau lenticulaire (fig. 600, 6), nous constatons tout d'abord la présence, dans ce noyau, de deux lames de substance blanche à direction verticale, allant sans interruption de sa face supéro-interne à sa face inférieure.

Ce sont les *lames médullaires* du noyau lenticulaire. On les distingue, d'après leur situation, en interne et externe. L'externe est naturellement plus grande que l'interne. Toutes les deux sont légèrement courbes, à concavité dirigée en dedans et en bas.

Les deux lames médullaires interne et externe divisent la masse grise du noyau lenticulaire en trois segments (fig. 605), qui se superposent dans le sens transversal : un segment interne, qui est le plus petit ; un segment externe qui est le plus grand ; un segment moyen, qui, comme volume, tient le milieu entre les deux autres. Ces trois segments, nettement délimités par les lames précitées, se distinguent encore les uns des autres par leur coloration, qui est relativement foncée pour le segment externe, plus pâle pour le segment moyen et plus clair encore pour le segment interne. Le segment externe a reçu de Burdach le nom de *putamen*; les deux autres segments, ensemble, celui de *globus pallidus*. Tout récemment, Brissaud a proposé la dénomination de *globus medialis* pour désigner le segment interne.

La différence de coloration des trois segments constitutifs du noyau lenticulaire est due à la présence, dans l'intérieur de ce noyau, de tractus blanchâtres, à direction transversale, qui rayonnent du sommet vers la base et dont le nombre diminue au fur et à mesure qu'on s'éloigne du sommet : le segment interne est le plus clair, parce que c'est celui des trois qui est le plus riche en tractus blancs ; par contre, le segment externe est le plus foncé, parce que c'est lui qui en renferme le moins. Les fibres nerveuses qui forment ces tractus proviennent de la capsule interne et pénètrent dans le noyau lenticulaire en suivant un trajet horizontal. La plupart d'entre elles se terminent dans les cellules mêmes du noyau lenticulaire. Les autres pénètrent dans les lames médullaires qui séparent les uns des autres les trois segments du noyau et, se redressant alors pour devenir verticales et ascendantes comme les lames elle-mêmes, elles sortent du noyau lenticulaire et gagnent l'écorce cérébrale. On conçoit, dès lors, que le deuxième segment du noyau lenticulaire renferme moins de tractus blancs que le segment interne : il ne possède pas, en effet, ceux qui se sont terminés dans ce dernier segment et ceux qui se sont échappés par la lame médullaire interne. Pour la même raison, le putamen est moins riche en tractus blancs que le segment moyen, ne possédant ni ceux qui se sont terminés dans le segment moyen, ni ceux qui ont quitté le noyau lenticulaire par la lame médullaire externe.

Nous ajouterons, en ce qui concerne les divers segments du noyau lenticulaire, que le putamen, beaucoup plus volumineux que le globus pallidus, déborde ce dernier en avant, en arrière, en haut et même en bas. Il en résulte que, quand on débite un hémisphère en coupes sériées, c'est le putamen qui apparaît toujours le premier, que les coupes soient horizontales ou vertico-transversales, pratiquées de haut en bas ou de bas en haut, d'arrière en avant ou d'avant en arrière. Le globus pallidus ne se montre que sur les coupes suivantes.

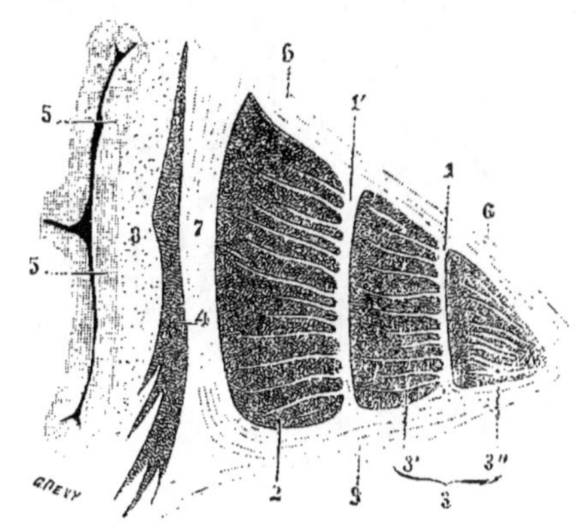

Fig. 605.

Le noyau lenticulaire, vu en coupe vertico-transversale (même orientation que dans la figure 600).

1. 1', lames médullaires interne et externe. — 2, putamen. — 3, globus pallidus, avec : 3' son segment externe ; 3'', son segment interne (*globus medialis* de Brissaud). — 4, avant mur. — 5, circonvolutions insulaires. — 6, capsule interne. — 7, capsule externe. — 8, capsule extrême. — 9, anse lenticulaire.

4° **Structure microscopique.** — Histologiquement, le noyau lenticulaire nous présente, à peu de chose près, les mêmes éléments que le noyau caudé : des fibres nerveuses et des cellules nerveuses. Toutefois les fibres à myéline y sont beaucoup plus abondantes : elles y forment même, comme cela a été dit plus haut, de gros faisceaux visibles à l'œil nu. Quant aux cellules nerveuses, elles nous présentent encore les deux types décrits par Golgi. Les cellules du type II (celles dont le cylindraxe se ramifie sur place) y sont même proportionnellement plus abondantes que dans le noyau caudé.

5° **Connexions.** — Le noyau lenticulaire, comme le noyau caudé, est en relation : 1° avec le pédoncule cérébral ; 2° avec le noyau caudé ; 3° avec la couche optique ; 4° avec l'écorce cérébrale.

a. *Avec le pédoncule cérébral.* — Les connexions du noyau lenticulaire avec le pédoncule sont établies par des fibres qui s'échappent du noyau par sa face inférieure et se jettent ensuite dans l'anse pédonculaire (voy. plus bas).

b. *Avec le noyau caudé.* — Les relations du noyau lenticulaire avec le noyau caudé ont été déjà indiquées à propos de cette dernière formation (voy. *Noyau caudé*, p. 744).

c. *Avec la couche optique.* — Ces connexions ont encore été décrites à propos de la couche optique (voy. *Couche optique*, p. 741).

d. *Avec l'écorce cérébrale.* — Les fibres qui unissent l'écorce cérébrale au noyau lenticulaire, *fibres cortico-lenticulaires*, ont été décrites par FOVILLE, par MEYNERT et par HUGUENIN. Elles proviennent de plusieurs points de l'écorce (fig. 606). Nous signalerons tout d'abord des fibres d'origine frontale et pariétale, qui se mêlent aux fibres de la capsule et abordent le noyau lenticulaire par sa face supéro-interne. A ce premier faisceau, qu'on pourrait appeler *descendant*, il convient d'ajouter un faisceau *ascendant*, qui, partant des circonvolutions de la face inférieure de l'hémisphère, s'élève vers la face inférieure du globus pallidus. Enfin, d'après MEYNERT, l'écorce des circonvolutions insulaires émettrait des fibres à trajet transversal, qui se porteraient vers le noyau lenticulaire, contourneraient son bord supérieur et se mêleraient alors aux fibres, décrites plus haut, d'origine pariétale.

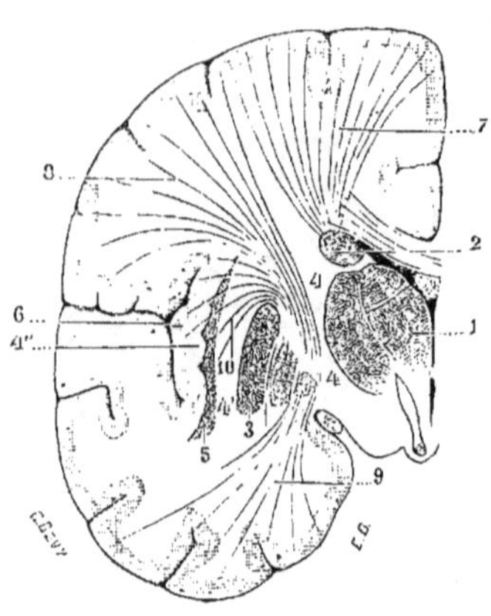

Fig. 606.

Schéma représentant les connexions des deux noyaux du corps strié avec l'écorce cérébrale.

1. couche optique. — 2. noyau caudé. — 3. noyau lenticulaire. — 4, 4. capsule interne. — 4'. capsule externe. — 4". capsule extrême. — 5. avant-mur. — 6. insula de Reil. — 7. faisceau cortico-strié. — 8, faisceau cortico-lenticulaire descendant. — 9, faisceau cortico-lenticulaire ascendant. — 10, faisceau cortico-lenticulaire transverse.

Anse pédonculaire ou substance innominée. — Si, sur un cerveau reposant sur sa surface convexe, nous enlevons la bandelette optique (fig. 607), nous rencontrons immédiatement au-dessous d'elle, sur le point où le pédoncule cérébral va pénétrer dans l'hémisphère, un nouveau cordon transversal qui, comme la bandelette optique elle-même, se dirige d'un côté à l'autre du pédoncule cérébral. Ce nouveau cordon (fig. 607, 8), entièrement dissimulé au-dessous de la bandelette optique, est l'*anse pédonculaire* de GRATIOLET, la *substance innominée* des anatomistes allemands. Son extrémité externe, plongeant dans l'hémisphère, vient se placer au-dessous du noyau lenticulaire. Quant à son extrémité interne, elle contourne de bas en haut le bord interne du pédoncule et arrive ainsi à la face inférieure de la couche optique.

La constitution anatomique de l'anse pédonculaire est fort complexe. MEYNERT lui décrit quatre couches distinctes et régulièrement étagées : il les désigne sous les noms de première, deuxième, troisième et quatrième couches, en allant de haut en bas, c'est-à-dire des régions profondes vers les régions superficielles. Ces quatre couches sont nettement indiquées sur la figure 608, qui représente une coupe vertico-transversale des noyaux optostriés.

a. *Première couche ou anse lenticulaire.* — La première couche (fig. 608, *a*), directement appliquée contre le noyau lenticulaire, a reçu le nom d'*anse lenticulaire*. Elle est formée par un faisceau de fibres, qui proviennent en grande partie des lames médullaires interne et externe du noyau lenticulaire : ces fibres ont leur origine, les unes dans le noyau lenticulaire lui-même, les autres au-dessus du noyau lenticulaire, dans le noyau caudé, ou même dans l'écorce cérébrale. Les fibres constitutives de l'anse lenticulaire, une fois dégagées du noyau lenticulaire, cheminent transversalement de dehors en dedans jusqu'au côté interne du pédoncule. Là, elles s'infléchissent en arrière et se rendent aux régions les plus diverses : 1° à la couche

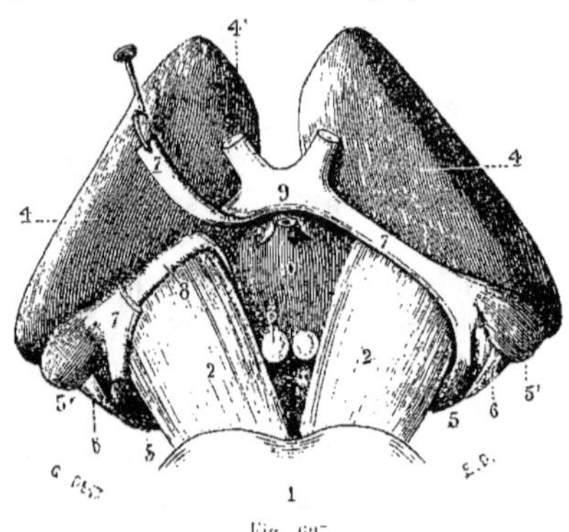

Fig. 607.

Anse pédonculaire, vue par sa face inférieure.

1. protubérance annulaire. — 2. pédoncules cérébraux. — 3. tubercules mamillaires. — 4. face inférieure du noyau lenticulaire, se fusionnant, en 4', avec la tête du noyau caudé. — 5 et 5'. corps genouillés interne et externe. — 6. bras antérieur des tubercules quadrijumeaux. — 7. bandelette optique, coupée et réclinée du côté droit pour laisser voir l'anse pédonculaire. — 9. chiasma. — 10, tuber cinereum.

optique tout d'abord : 2° au corps de Luys, que nous avons décrit plus haut (p. 742) dans la région sous-thalamique ; 3° à la formation réticulaire de la calotte du pédoncule cérébral ; 4° au noyau rouge de la calotte et, par l'intermédiaire du noyau rouge, au pédoncule cérébelleux supérieur et au cervelet.

b. *Deuxième couche*. — Elle est formée par un amas de cellules nerveuses, que l'on peut

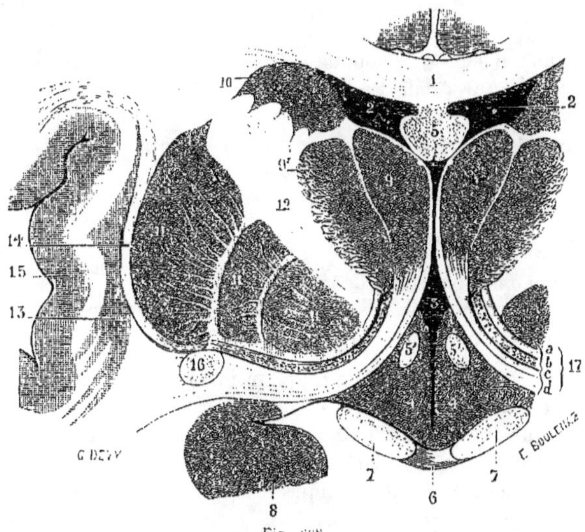

Fig. 608.

Coupe vertico-transversale des noyaux opto-striés, pour montrer le mode de constitution de l'anse pédonculaire.

1, corps calleux. — 2, ventricule latéral. — 3, ventricule moyen. — 4, substance grise intraventriculaire. — 5, trigone cérébral, avec 5', ses piliers antérieurs sectionnés transversalement. — 6, chiasma. — 7, bandelette optique. — 8, circonvolution de l'hippocampe et noyau amygdalien. — 9, 9', couche optique, avec ses deux noyaux interne et externe. — 10, noyau caudé. — 11, 11, 11, les trois segments du noyau lenticulaire. — 12, capsule interne. — 13, avant mur. — 14, capsule externe. — 15, circonvolution de l'insula. — 16, coupe de la commissure blanche antérieure. — 17, anse pédonculaire avec ses quatre couches : *a*, première couche ou *anse lenticulaire* (en bleu) ; *b*, deuxième couche (en rouge) ; *c*, *d*, troisième et quatrième couches (en jaune), constituant le *pédoncule inférieur* de la couche optique.

suivre : 1° du côté externe, jusqu'à la partie la plus externe du noyau lenticulaire, 2° du côté interne, jusqu'à la substance grise de l'espace perforé antérieur. MEYNERT faisait de cette masse grise le noyau d'origine de la bandelette longitudinale postérieure : elle recevait, par son extrémité externe, un faisceau descendant qui, à travers la capsule externe, provenait du lobe pariétal (coloré en rouge dans la figure 608) ; d'autre part, elle émettait, par son extrémité interne, un faisceau descendant, qui passait dans la calotte pour y devenir la bandelette longitudinale postérieure. Nous avons vu précédemment (p. 502) que la bandelette longitudinale postérieure s'arrêtait très probablement au niveau de l'extrémité antérieure de l'aqueduc de Sylvius.

c. *Troisième et quatrième couches*. — La troisième et la quatrième couches (colorées en jaune dans la figure 608) sont primitivement formées par un seul et même faisceau, qui n'est autre que le pédoncule inférieur de la couche optique (p. 741). Les fibres qui constituent ce faisceau proviennent de l'écorce de la région sylvienne, principalement du lobe temporal et de l'insula. Elles croisent de dehors en dedans la face inférieure du pédoncule cérébral et arrivent ainsi à son côté interne. Là, elles se redressent en haut vers la couche optique et se divisent alors en deux plans, l'un externe, l'autre interne : le *plan externe* (troisième couche de l'anse pédon-

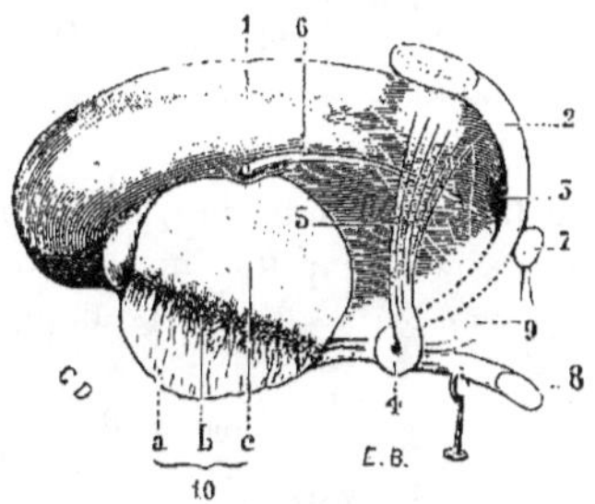

Fig. 609.

Face interne de la couche optique, pour montrer son pédoncule inférieur.

1, couche optique. — 2, pilier antérieur du trigone. — 3, trou de Monro. — 4, tubercule mamillaire. — 5, faisceau ascendant de Vicq-d'Azyr. — 6, pédoncule antérieur de la glande pinéale. — 7, commissure antérieure. — 8, nerf optique, sectionné et légèrement crigné en bas pour laisser voir : 9, le pédoncule inférieur de la couche optique (en jaune). — 10, coupe du pédoncule cérébral, avec ses trois couches : *a*, pied ; *b*, locus niger ; *c*, calotte.

culaire) pénètre dans le noyau interne de la couche optique et se perd vraisemblablement dans la substance grise de ce noyau ; le *plan interne* (quatrième couche de l'anse pédonculaire) remonte le long de la face interne de la couche optique (fig. 609) et se confond, en atteignant sa face supérieure, avec le stratum zonale qui revêt cette dernière face : ce faisceau, comme nous le montre la figure précitée, passe en dehors du pilier antérieur du trigone et en dedans du faisceau de Vicq-d'Azyr.

§ X. — CAPSULE INTERNE

On donne, depuis Burdach, le nom de capsule interne à cette lame de substance blanche (fig. 600, 8) qui s'étale sur la face supéro-interne du noyau lenticulaire, entre ce noyau d'une part, le noyau caudé et la couche optique d'autre part. Elle recouvre le noyau lenticulaire *en dedans*, comme la capsule externe la recouvre *en dehors*, de là son nom.

A. — MODE DE CONFORMATION ET RAPPORTS

Pour prendre une notion exacte de la situation, de la forme et des rapports de la capsule interne, il importe de l'examiner successivement sur deux coupes, l'une frontale, l'autre horizontale.

1° La capsule interne, vue sur une coupe frontale. — La capsule interne nous apparaît très nettement et dans toute sa hauteur sur une coupe vertico-transversale passant par les tubercules mamillaires (*coupe de Charcot*, fig. 600, 8) : c'est une lame blanche se portant obliquement en haut et en dehors, entre le noyau lenticulaire, qui est en dehors, la couche optique et le noyau caudé, qui sont en dedans.

À son extrémité inférieure elle se continue avec le pédoncule cérébral, qui lui fournit la plus grande partie de ses éléments.

À son extrémité opposée, elle se confond de même avec la substance blanche du centre ovale. À ce niveau, les fibres qui la constituent, jusque-là enserrées dans l'étroit passage que leur ménagent les noyaux opto-striés, se déploient en un vaste éventail et divergent alors dans tous les sens pour se porter vers la substance corticale, où elles se terminent. C'est la *couronne rayonnante* de Reil, et nous pouvons définir cette couronne rayonnante : l'ensemble des fibres de la capsule interne, dégagées des noyaux opto-striés et rayonnant, en plein centre ovale, vers le manteau des hémisphères. On donne quelquefois le nom de *pied de la couronne rayonnante* à la partie toute supérieure de la capsule interne, au moment où elle va former la couronne.

2° La capsule interne, vue sur une coupe horizontale. — Si, maintenant, nous examinons notre capsule interne sur une coupe horizontale de l'hémisphère passant un peu au-dessus de la scissure de Sylvius (*coupe de Flechsig* [1], fig. 611, 1, 2 et 3),

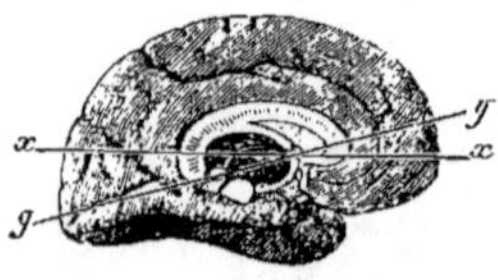

Fig. 610.

Face interne de l'hémisphère gauche.

xx, coupe de Flechsig. — *yy*, coupe de Brissaud.

[1] Brissaud a modifié légèrement la coupe de Flechsig. Tandis que cette dernière coupe est horizontale et se pratique de la face externe de l'hémisphère vers sa face interne, Brissaud propose de porter directement le couteau sur la face interne et de le diriger suivant un plan, oblique en bas et en arrière, qui passerait à la fois par le milieu de la tête du noyau caudé et par le point de réunion du tiers supérieur de la couche optique avec ses deux tiers inférieurs. La décortication du cerveau étant susceptible de modifier les rapports qui existent normalement entre la scissure de Sylvius et les noyaux opto-striés, on risque avec le procédé de Flechsig, surtout quand il s'agit d'encéphales ramollis, de faire passer la section soit au-dessus, soit au-dessous du point qui est le plus favorable pour l'étude des lésions de la capsule interne. Avec le procédé de Brissaud, qui intéresse immédiatement la couche optique et le corps strié, on est toujours certain de tomber sur le point sus-indiqué, sur ce qu'on pourrait appeler la *région utile*.

nous constatons tout d'abord que la lame blanche en question, au lieu de s'étaler suivant un plan unique, comme on pourrait le croire par la seule inspection des coupes vertico-transversales, s'infléchit sur elle-même, de façon à se développer suivant deux plans différents et à former ainsi dans son ensemble un angle dièdre ouvert en dehors. Cet espace angulaire est comblé par le noyau lenticulaire, qui, comme nous l'avons vu, s'avance vers la capsule à la manière d'un coin : il est à peine besoin de faire remarquer que la forme, ci-dessus indiquée, de la capsule interne est déterminée par la forme même du noyau lenticulaire. Ainsi disposée, la capsule interne nous présente deux segments, l'un antérieur, l'autre postérieur.

a. *Segment antérieur et segment postérieur*. — Le *segment antérieur* (fig. 611, 1), comme nous le montre nettement la coupe de Flechsig, se dirige obliquement d'arrière en avant et de dedans en dehors. Il est compris entre le noyau lenticulaire, qui est en dehors, et le noyau caudé, qui est dedans : on l'appelle, pour cette raison, la *portion lenticulo-striée* de la capsule interne. Sa longueur est, environ, de 2 centimètres. — Le *segment postérieur* (fig. 611, 2), se dirige obliquement d'avant en arrière et de dedans en dehors. Il se trouve compris entre le noyau lenticulaire, qui est en dehors, et la couche optique, qui est en dedans : de ce fait, il a reçu le nom de *portion lenticulo-optique* de la capsule interne. Cette portion lenticulo-optique est plus étendue que la portion lenticulo-striée : sa longueur mesure, environ, 3 centimètres.

b. *Genou*. — Les deux segments antérieur et postérieur de la capsule interne se rencontrent et se confondent en un point qui correspond au sommet de l'angle formé par la couche optique et le noyau caudé : c'est à cette portion moyenne de la capsule, saillant en dedans, que l'on donne le nom de *genou*. Le genou de la capsule interne répond exactement, sur la coupe de Flechsig (fig. 611, 3), d'une part au sommet du noyau lenticulaire, d'autre part au sillon précité qui sépare la couche optique du noyau caudé.

c. *Segment rétro-lenticulaire*. — La capsule interne, comme nous le montre nettement la figure 611, déborde, en arrière, l'extrémité postérieure du noyau lenticulaire de 10 à 12 millimètres : Déjerine a désigné cette portion toute postérieure de la capsule sous le nom de *segment rétro-lenticulaire*. Le segment rétro-lenticulaire, nettement délimité en dedans par la couche optique et par la queue du noyau caudé, se confond en dehors et en arrière, sans ligne de démarcation aucune, avec la substance blanche du centre ovale.

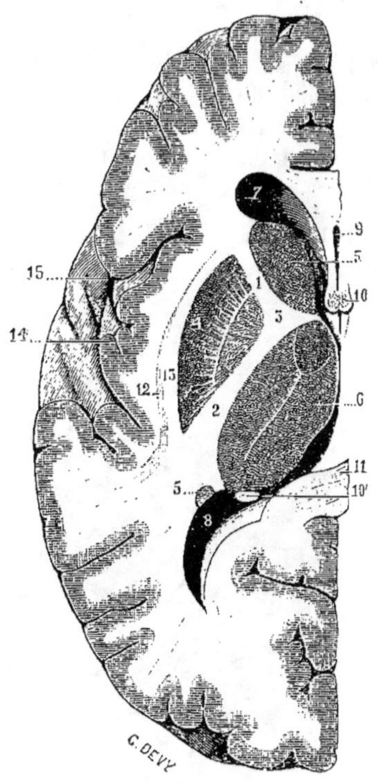

Fig. 611.

Coupe horizontale de Flechsig
(hémisphère gauche).

1. segment antérieur de la capsule interne — 2. son segment postérieur. — 3. son genou — 4. noyau lenticulaire. — 5, 5, noyau caudé. — 6. couche optique. — 7. prolongement antérieur du ventricule latéral. — 8. son prolongement postérieur ou occipital. — 9. septum lucidum et sa cavité centrale. — 10, piliers antérieurs et 10', piliers postérieurs du trigone. — 11. corps calleux. — 12. avant-mur. — 13. capsule externe. — 14. lobe de l'insula. — 15. scissure de Sylvius.

La capsule interne nous étant maintenant bien connue au point de vue de sa situation, de ses formes, de ses rapports, de sa topographie, voyons quels sont les éléments anatomiques qui entrent dans sa constitution.

B. — CONSTITUTION ANATOMIQUE

La capsule interne, lieu de passage entre l'écorce cérébrale et les portions sous-cérébrales du névraxe, renferme des fibres très différentes par leur origine, par leur direction et par leur valeur anatomique. Nous les diviserons en trois groupes, savoir : 1° fibres unissant entre eux les noyaux opto-striés ; 2° fibres unissant ces mêmes noyaux opto-striés à l'écorce cérébrale ; 3° fibres d'origine pédonculaire.

1° Premier groupe : fibres unissant entre eux les noyaux opto-striés. — Ces fibres nous sont déjà connues : nous les avons décrites en effet, dans les pages qui précèdent, à propos de chacun des trois noyaux thalamique, caudé et lenticulaire. — Ce sont d'abord des *fibres thalamo-striées*, qui, partant en majeure partie du noyau lenticulaire, quelques-unes seulement du noyau caudé, se portent transversalement en dedans pour se jeter dans la partie externe de la couche optique. Ces fibres se disséminent dans le segment postérieur de la capsule et dans le genou. — Nous signalerons ensuite, dans le même groupe, des fibres qui unissent le noyau caudé aux deux segments internes (*globus pallidus*) du noyau lenticulaire. Ces fibres, *fibres lenticulo-striées*, sont les unes transversales, les autres verticales. Elles se cantonnent, en majeure partie, dans le segment antérieur de la capsule interne.

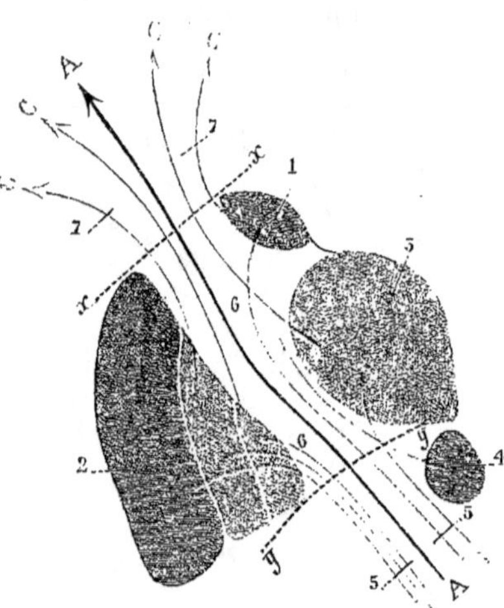

Fig. 612.

Schéma indiquant le mode de constitution de la capsule interne.

1, noyau caudé. — 2, noyau lenticulaire, avec ses trois segments. — 3, couche optique. — 4, noyau rouge de la calotte. — 5, 5, pédoncule cérébral. — 6, 6, capsule interne. — 7, 7, couronne rayonnante. — A, fibres directes (*en noir*). — B, B, fibres ganglio-pédonculaires (*en bleu*). — C, C, C, C, fibres cortico-ganglionnaires (*en rouge*).

La ligne ponctuée *y y* indique la limite séparative du pédoncule et de la capsule interne ; la ligne ponctuée *z z*, la limite séparative de la capsule interne et de la couronne rayonnante (*pied de la couronne rayonnante*).

2° Deuxième groupe : fibres unissant les noyaux opto-striés à l'écorce cérébrale. — Ce deuxième groupe comprend toutes les fibres qui se rendent des noyaux opto-striés à l'écorce cérébrale, en empruntant la capsule interne dans une partie plus ou moins étendue de leur parcours. Ces fibres que nous désignerons sous le nom générique de *fibres cortico-ganglionnaires*, nous sont encore en grande partie connues. Elles sont naturellement de trois ordres : fibres émanant du noyau caudé ou *cortico-striées*, fibres émanant du noyau lenticulaire ou *cortico-lenticulaires*, fibres émanant du thalamus ou *cortico-thalamiques*.

a. *Fibres cortico-striées.* — Les fibres cortico-striées s'échappent du noyau caudé le long de son bord externe. Elles forment, dans leur ensemble, un large éventail qui se confond, immédiatement après son origine, avec la couronne rayonnante. Ces fibres cortico-striées n'appartiennent donc à la capsule que par leur portion initiale et elles occupent la partie toute supérieure de cette capsule.

b. *Fibres cortico-lenticulaires*. — Les fibres cortico-lenticulaires émanent de la face supéro-interne du noyau lenticulaire et occupent, après leur sortie du noyau, le côté externe de la capsule.

c. *Fibres cortico-thalamiques*. — Les fibres cortico-thalamiques, qui pour se rendre à l'écorce ont à traverser la capsule interne, se groupent en deux faisceaux principaux, qui ne sont autres que le pédoncule antérieur et le pédoncule postérieur de la couche optique. Tous les deux, dans leur traversée capsulaire, ont une direction horizontale. — Le *pédoncule antérieur* (fig. 613,7), qui se rend au lobe frontal, naît de l'extrémité antérieure de la couche optique et, de là, se dirige obliquement en avant et en dehors. Il traverse d'abord le genou de la capsule; puis, il passe dans le segment antérieur et le parcourt dans toute son étendue. — Le *pédoncule postérieur* (fig. 618,8), qui comprend les radiations optiques et se rend au lobe occipital, s'échappe de l'extrémité postérieure de la couche optique, principalement du pulvinar et du corps genouillé externe. Se portant ensuite obliquement en arrière et en dehors, il traverse la partie la plus reculée de la capsule, cette région que nous avons désignée plus haut, avec Déjerine, sous le nom de *segment rétro-lenticulaire*.

3° Troisième groupe : fibres d'origine pédonculaire. — Le pédoncule cérébral fournit à la capsule ses principaux éléments et l'on a pu dire, non sans raison, que cette dernière était la continuation du pédoncule. Pour nous rendre un compte exact de la part que prend le pédoncule cérébral à la constitution de la capsule interne, nous ne saurions mieux faire que d'étudier la manière dont se comporte cette colonne nerveuse en abordant le hile de l'hémisphère. Le pédoncule cérébral, avons-nous dit plus haut (p. 601), se compose de deux étages, l'étage supérieur ou calotte et l'étage inférieur ou pied. Examinons-les séparément :

A. Terminaison supérieure de la calotte. — La calotte pédonculaire, on ne l'a pas oublié, comprend quatre faisceaux de fibres longitudinales, savoir : le faisceau commissural longitudinal, la bandelette longitudinale postérieure, le pédoncule cérébelleux supérieur et le ruban de Reil.

a. *Terminaison du faisceau commissural longitudinal*. — Le faisceau commissural longitudinal, continuation du faisceau fondamental antéro-latéral de la moelle, arrivé à la partie inférieure de la couche optique, s'infléchit en haut et pénètre dans l'épaisseur de ce dernier organe. Il n'a donc rien à voir avec la capsule interne.

b. *Terminaison de la bandelette longitudinale postérieure*. — La bandelette longitudinale postérieure, qui n'est qu'une dépendance du faisceau précédent, se termine vraisemblablement, comme nous l'avons vu, dans un noyau spécial qui se trouve situé dans la paroi du troisième ventricule et tout à côté de l'orifice antérieur de l'aqueduc de Sylvius. Elle, non plus, n'a rien à voir avec la capsule interne.

c. *Terminaison du pédoncule cérébelleux supérieur*. — Le pédoncule cérébelleux supérieur, immédiatement après sa sortie du noyau rouge, se porte en haut et en avant et se termine dans la partie inférieure de la couche optique. Hösel, contrairement à cette opinion, le faisait aller directement au segment postérieur de la capsule et, de là, aux circonvolutions rolandiques. Mais cette manière de voir est rejetée par la plupart des neurologistes.

d. *Terminaison du ruban de Reil*. — Le ruban de Reil, ou, plus exactement, la portion interne du ruban de Reil (rappelons, en passant, que la portion externe forme le faisceau acoustique, p. 583), est le faisceau le plus important de la calotte.

On sait que c'est le faisceau sensitif, chargé de transporter au sensorium commune les impressions de nature diverse recueillies à la périphérie par les nerfs sensitifs spinaux et bulbo-protubérantiels. Arrivées à l'extrémité antérieure du pédoncule cérébral, les fibres constitutives de ce faisceau se partagent en deux groupes : les unes (*ruban thalamique, Thalamusschleife* des anatomistes allemands), qui s'engagent dans la partie inférieure de la couche optique ; les autres (*ruban cortical, Rindenschleife* des anatomistes allemands), qui passent dans le segment postérieur de la capsule interne et, de là, se rendent aux circonvolutions de la région rolandique. De ces deux ordres de fibres, les dernières seules (fibres cortico-pédonculaires) contribuent à former la capsule ; les premières (fibres thalamo-pédonculaires) ne lui appartiennent point.

B. Terminaison supérieure du pied du pédoncule. — Le pied du pédoncule cérébral, abstraction faite des deux faisceaux que lui envoie la calotte (faisceaux que nous avons déjà décrits à propos du pédoncule et sur lesquels nous ne reviendrons pas ici, voy. p. 606), nous présente trois faisceaux, qui sont en allant de dehors en dedans : 1° le *faisceau cortico-protubérantiel postérieur* ou *faisceau de Meynert*, qui relie l'écorce cérébrale aux noyaux protubérantiels et qui occupe environ le cinquième externe du pied du pédoncule ; 2° le *faisceau pyramidal*, faisceau moteur volontaire, qui se rend aux cornes antérieures de la moelle et, de là, par l'intermédiaire des racines motrices rachidiennes, aux muscles du cou, du tronc et des membres ; 3° le *faisceau géniculé*, autre faisceau moteur volontaire, qui s'arrête dans les noyaux moteurs du bulbe et tient ainsi sous sa dépendance la motilité volon-

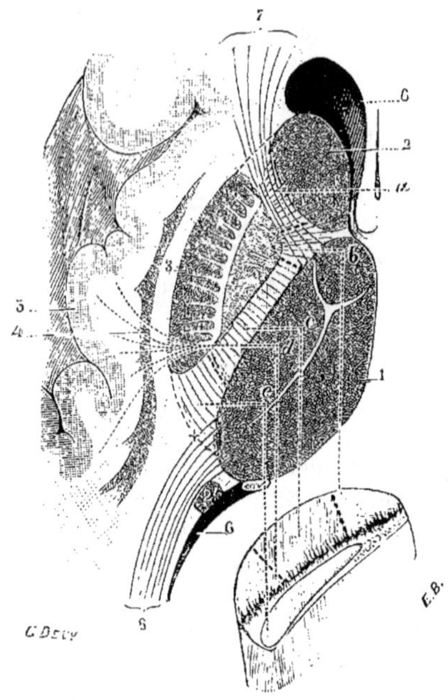

Fig. 613.

Schéma montrant, sur une coupe horizontale de Flechsig, la systématisation fonctionnelle de la capsule interne (même orientation que dans la figure 611).

(Au-dessous de la coupe cérébrale, on a reproduit une coupe transversale du pédoncule cérébral correspondant, avec sa systématisation fonctionnelle, telle qu'elle a été représentée dans la figure 478, page 605.)

1, couche optique. — 2, 2', noyau caudé. — 3, noyau lenticulaire. — 4, avant-mur. — 5, insula de Reil. — 6, ventricule latéral. — 7, pédoncule antérieur de la couche optique. — 8, pédoncule postérieur de la couche optique ou faisceau des irradiations optiques.

a, segment antérieur de la capsule interne, ne renfermant aucun faisceau d'origine pédonculaire. — b, faisceau géniculé (en vert), avec fibres cortico-protubérantielles antérieures. — c, faisceau pyramidal (en rouge), avec fibres cortico-protubérantielles antérieures. — d, faisceau cortico-protubérantiel postérieur ou faisceau de Meynert. — e, ruban de Reil. — +, carrefour sensitif.

taire des muscles de la langue et d'une grande partie de la face. Quant aux fibres cortico-protubérantielles antérieures, nous avons vu (p. 606) qu'elles ne formaient pas un faisceau distinct, mais étaient intimement mélangées aux fibres des deux faisceaux pyramidal et géniculé. Les trois faisceaux cortico-protubérantiel postérieur, pyramidal et géniculé, passent tous les trois dans la capsule interne.

C. Situation dans la capsule interne des fibres d'origine pédonculaire. — Au total, quatre faisceaux du pédoncule cérébral, l'un provenant de la calotte, les quatre autres appartenant au pied, prennent part à la constitution de la capsule interne et il ne nous reste plus qu'à indiquer la situation qu'ils y occupent (voy. fig. 613).

a. *Faisceau géniculé.* — Le faisceau géniculé (*b*, en vert) occupe le genou de la capsule et c'est à sa situation au niveau du *genou*, comme nous l'avons déjà fait remarquer précédemment, qu'il doit son nom de *géniculé*. Il s'y trouve mêlé : 1° avec les fibres cortico-protubérantielles antérieures ; 2° avec la portion initiale du pédoncule antérieur de la couche optique ; 3° avec les fibres qui unissent la couche optique au noyau lenticulaire.

b. *Faisceau pyramidal.* — Le faisceau pyramidal (*c*, en rouge), qui fait suite en arrière au faisceau géniculé, se place dans le segment postérieur de la capsule, dont il occupe environ les deux tiers antérieurs. Comme le faisceau géniculé, il renferme, intimement mélangées avec ses fibres propres, un certain nombre des fibres cortico-protubérantielles antérieures.

c. *Faisceau sensitif.* — Le faisceau sensitif ou ruban de Reil cortical (*d*, en bleu) occupe, dans la capsule interne, le tiers postérieur du segment lenticulo-optique. Il se trouve compris entre le faisceau pyramidal, qui occupe les deux tiers antérieurs de ce même segment, et le faisceau des radiations optiques, qui traverse horizontalement le segment rétro-lenticulaire de la capsule. Le faisceau sensitif, à la partie inférieure de la capsule, ne comprend encore dans sa masse que les conducteurs de la sensibilité générale et les fibres sensorielles du tact, de l'ouïe et du goût. Mais plus haut, à la partie supérieure de la capsule, il prend contact avec le faisceau des radiations optiques qui, comme nous l'avons vu, traverse horizontalement le segment rétro-lenticulaire. Il existe donc, dans cette région rétro-lenticulaire, au point où s'effectue la rencontre du faisceau sensitif et du faisceau optique, une région importante dans laquelle se rencontrent, plus ou moins mélangées les unes aux autres, les fibres de la sensibilité générale et les différentes fibres sensorielles (moins les fibres olfactives) : c'est le *carrefour sensitif* de Charcot ; je l'ai indiqué par le signe + dans la figure 613. On conçoit sans peine qu'une destruction de la capsule sur ce point aura pour conséquence une anesthésie complète dans la moitié du corps opposée à la lésion.

d. *Faisceau cortico-protubérantiel postérieur.* — Le faisceau cortico-protubérantiel postérieur ou faisceau de Meynert diffère des faisceaux précédents en ce qu'il ne parcourt pas la capsule interne dans toute son étendue, je veux dire qu'il ne remonte pas de son extrémité inférieure à son extrémité supérieure. Arrivé à la partie externe de la région sous-thalamique, ce faisceau s'infléchit en dehors, passe horizontalement au-dessous du noyau lenticulaire et vient se terminer dans le lobe temporal, dans la première et la seconde temporale suivant les uns, dans la deuxième et la troisième temporale suivant les autres. Le faisceau de Meynert ne fait donc que traverser la partie tout inférieure de la capsule interne et voilà pourquoi nous ne le voyons point sur la coupe de Flechsig. Il se trouve placé un peu au-dessous de cette coupe et aucune de ses fibres n'est intéressée par elle. Je l'ai représenté en pointillé sur la figure 613.

D. Résumé. — En résumé, la capsule interne nous présente, en fait de fibres d'origine pédonculaire : 1° *au niveau du genou*, le faisceau géniculé ; 2° *dans son segment postérieur*, le faisceau pyramidal, qui occupe les deux tiers antérieurs de ce segment, et le faisceau sensitif, qui en occupe le tiers postérieur. Le *segment antérieur* de la capsule, formé en grande partie par les fibres cortico-thalamiques, ne renferme aucun des faisceaux constitutifs du pédoncule.

Les trois faisceaux précités d'origine pédonculaire, en quittant la capsule interne, passent dans le centre ovale, à propos duquel nous les retrouverons. Nous aurons alors à les suivre, à travers la substance blanche des hémisphères, jusqu'à leur terminaison dans l'écorce.

§ XI. — Substance blanche des hémisphères ou centre ovale

Les noyaux opto-striés et la capsule interne qui les traverse ne représentent qu'une partie relativement restreinte de la bourse hémisphérique. Le reste est occupé par une masse blanche, dont l'ensemble constitue le *centre ovale*. Nous comprendrons donc, sous le nom de centre ovale, toute la masse de substance blanche qui forme le centre des hémisphères cérébraux et qui sépare les noyaux opto-striés des circonvolutions. Le centre ovale est entièrement dépourvu de cellules nerveuses ; toutes les cellules qu'on y rencontre appartiennent à la névroglie. Il est essentiellement constitué par des fibres à myéline ; mais ces fibres, si elles sont identiques par leur structure, diffèrent beaucoup les unes des autres, comme nous allons le voir, par leur origine, leur trajet, leur terminaison et leur valeur anatomique.

A. — Valeur anatomique et mode d'agencement des fibres du centre ovale

Avec Meynert, dont l'opinion sur ce point est restée classique, nous répartirons les fibres du centre ovale en trois groupes, savoir : 1° les unes destinées à relier, dans un même hémisphère, deux points de l'écorce plus ou moins éloignés l'un de l'autre, ce sont les *fibres d'association ;* 2° les fibres du second groupe, reliant l'un à l'autre les deux hémisphères cérébraux ; ce sont les *fibres commissurales ;* 3° les fibres du troisième groupe, mettant en relation la substance grise de l'écorce, soit avec les noyaux centraux, soit avec les portions du névraxe sous-jacentes à ces noyaux, ce sont les *fibres de la couronne rayonnante* ou *fibres de projection.*

1° Fibres d'association. — Les fibres d'association, nous venons de le voir, sont celles qui, dans un même hémisphère, mettent en relation deux régions de l'écorce plus ou moins éloignées l'une de l'autre. Elles comprennent : 1° les fibres arquées ; 2° le cingulum ; 3° le faisceau longitudinal supérieur ; 4° le faisceau longitudinal inférieur ; 5° le faisceau unciforme ; 6° le faisceau occipito-frontal.

a. *Fibres arquées.* — Les fibres arquées ou arciformes (fig. 614), encore appelées fibres en **U**, prennent naissance au sommet ou sur le côté d'une circonvolution et vont se terminer, d'autre part, au sommet ou sur le côté de la circonvolution voisine, après avoir contourné la scissure

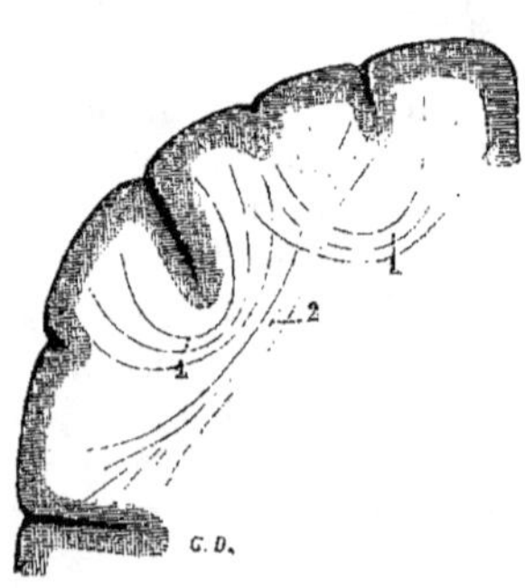

Fig. 614.

Schéma des fibres arquées ou arciformes.

1, 1, fibres arciformes courtes, allant d'une circonvolution à la circonvolution voisine. — 2, fibres arciformes longues, allant d'une circonvolution à une circonvolution plus éloignée.

intermédiaire : chacune d'elles, on le voit, revêt la forme d'un **U**, dont la partie moyenne embrasse dans sa concavité le fond de la scissure et dont les branches s'élèvent dans les deux circonvolutions contiguës. Ce sont là les fibres arciformes

les plus courtes; mais il n'est pas rare de voir (fig. 614,2) ces fibres sauter une,
deux, trois scissures ou même un plus grand nombre et unir deux circonvolutions,
qui peuvent être dans ce cas très éloignées l'une de l'autre. On rencontre les fibres
arciformes dans toute l'étendue de l'écorce, mais avec une abondance qui varie
avec les régions. C'est dans l'insula de Reil qu'on les voit atteindre (HUGUENIN)
leur plus grand développement.

b. *Cingulum.* — Le cingulum (fig. 615,1), encore appelé *faisceau de l'ourlet, faisceau sous-jacent à la circonvolution limbique,* occupe, comme son nom l'indique

la partie blanche de
la grande circonvolu-
tion limbique (p. 659),
c'est-à-dire de cette
circonvolution semi-
annulaire qui entoure
le hile de l'hémisphère
et qui est formée, en
haut par la circonvolu-
tion du corps calleux,
en bas par la circon-
volution de l'hippo-
campe. Ce faisceau
renferme, au milieu
d'un grand nombre de
fibres arciformes, des
fibres à long parcours,
allant du lobe frontal
à la partie antérieure
du lobe temporo-occi-
pital : elles se ratta-
chent vraisemblable-

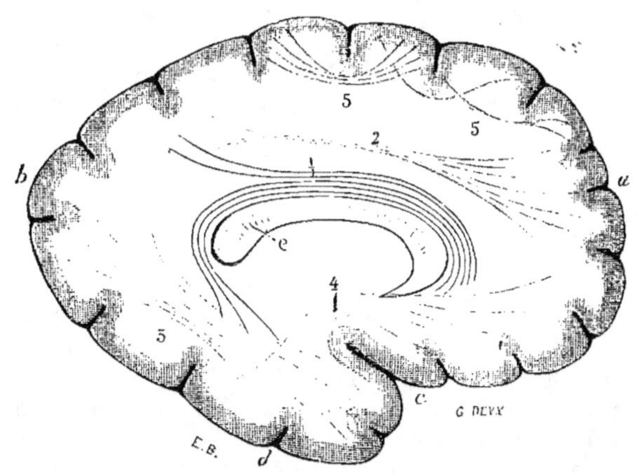

Fig. 615.

Schéma des fibres commissurales intrahémisphériques ou fibres
d'association (d'après MEYNERT).

a, extrémité antérieure de l'hémisphère gauche. — *b,* son extrémité postérieure
c, scissure de Sylvius. — *d,* lobe temporal.   *e,* bourrelet du corps calleux.
1, faisceau longitudinal de la circonvolution limbique (*cingulum*). — 2, faisceau
longitudinal supérieur (*fasciculus arcuatus*). — 3, faisceau longitudinal inférieur.
4, faisceau unciforme.   5, 5, fibres arquées ou arciformes.

ment, du moins chez les animaux osmatiques, à la fonction olfactive. Au moment
où il contourne le bourrelet du corps calleux, le cingulum reçoit un faisceau de
renforcement provenant du lobe occipital.

c. *Faisceau longitudinal supérieur.* — Le faisceau longitudinal supérieur
(fig. 615,2), remarquable par son volume, naît de l'écorce du lobe frontal. De là il
se porte en arrière, longe le bord supérieur du noyau lenticulaire, en embrassant
à ce niveau le pied de la couronne rayonnante, et vient se terminer, en partie dans
l'écorce du lobe occipital, en partie dans celle du lobe temporal.

d. *Faisceau longitudinal inférieur.* — Le faisceau longitudinal inférieur
(fig. 615,2), se rend du lobe occipital à la pointe du lobe temporal. Il est constitué
à la fois : 1° par de longues fibres directes, qui s'étendent sans interruption d'une
extrémité à l'autre du faisceau ; 2° par des fibres plus courtes, qui viennent à lui
des parties avoisinantes et le quittent de nouveau après un trajet variable (HUGUE-
NIN). D'après des recherches toutes récentes de FLECHSIG (1896), le faisceau longitudinal inférieur se mettrait en rapport, à sa partie antérieure, avec le thalamus et se
terminerait, en arrière, sur la face interne du lobe occipital dans le centre visuel
de l'écorce. Il ne serait donc qu'une dépendance des radiations optiques de GRATIO-
LET et, par conséquent, ferait partie de la couronne rayonnante.

e. *Faisceau occipito-frontal.* — Ce faisceau est encore un faisceau d'association à long parcours, mettant en relation les trois lobes frontal, temporal et occipital. Il prend naissance, en avant, dans l'écorce du lobe frontal et du lobe orbitaire. De là, il se porte en arrière en passant le long du bord externe du noyau caudé, en dedans du pied de la couronne rayonnante. Arrivé à la partie moyenne de l'hémisphère, il s'infléchit en bas et se déploie alors en un immense éventail, dont les fibres s'irradient dans toute l'étendue du lobe temporo-occipital, depuis le pôle occipital jusqu'au pôle temporal. Cette portion en éventail du faisceau occipito-frontal descend sur le côté externe des deux prolongements postérieur et inférieur du ventricule latéral et c'est elle qui, d'après Déjerine, constituerait le tapétum, formation que l'on ratta-

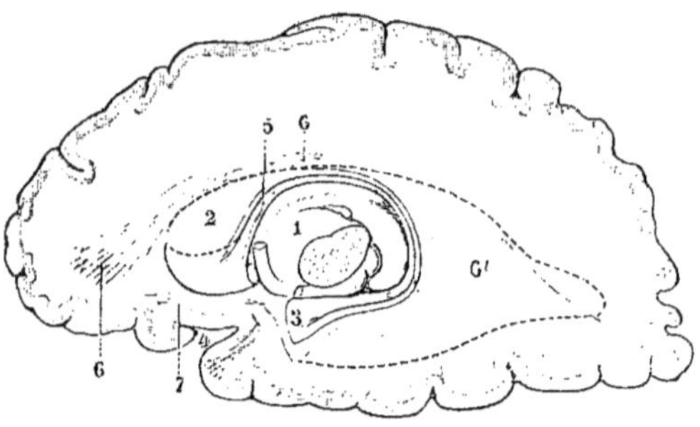

Fig. 616.

Le faisceau occipito-frontal, vu par sa face interne
(schématisé d'après une figure de Déjerine).

1, couche optique. — 2, noyau caudé. — 3, noyau amygdalien. — 4, scissure de Sylvius. — 5, tænia semi-circularis — 6, 6, faisceau occipito-frontal. avec 6', sa partie répondant au tapétum. — 7, faisceau unciforme.

che d'habitude au corps calleux. Le tapétum existe, en effet, comme nous l'avons vu précédemment dans les cas d'agénésie complète du corps calleux et, d'autre part, il ne présente aucune trace de dégénérescence à la suite de la section expérimentale de cet organe. Il dégénère au contraire en conséquence de lésions corticales, siégeant sur le lobe frontal ou sur le lobe occipital, que ces lésions soient pathologiques (Déjerine) ou expérimentales (Muratow, chez le chien).

Forel et Onufrowicz, qui ont les premiers décrit le faisceau occipito-frontal, ont cru devoir l'identifier au faisceau longitudinal supérieur. Déjerine, qui s'élève contre cette manière de voir, fait remarquer avec raison que le faisceau occipito-frontal, longeant le bord externe du noyau caudé, passe en dedans de la couronne rayonnante, tandis que le faisceau longitudinal supérieur, plus superficiel, passe en dehors. Les deux faisceaux en question sont donc séparés, à leur partie moyenne tout au moins, par toute l'épaisseur du pied de la couronne rayonnante et, de ce fait, semblent devoir être considérés comme indépendants l'un de l'autre.

f. *Faisceau unciforme.* — Le faisceau unciforme (fig. 615, 4), enfin, est situé à la partie inférieure et externe de l'hémisphère cérébral. Il prend naissance dans le lobe orbitaire, principalement dans la portion orbitaire des deuxième et troisième circonvolutions frontales. De là, il se dirige d'abord en arrière vers le pôle de l'insula. Puis, il se recourbe en bas et en avant, traverse la partie inférieure de l'avant-mur et vient se terminer dans la pointe du lobe temporal, au voisinage du noyau amygdalien.

2° **Fibres commissurales ou interhémisphériques.** — Ces fibres à trajet variable, horizontales ou arciformes, ont pour caractère commun de traverser la ligne médiane et de se terminer, par l'une et l'autre de leurs extrémités, dans des régions homologues de l'écorce des deux hémisphères. Elles associent ces régions homologues dans un fonctionnement synergique et nous permettent de comprendre comment ces régions homologues peuvent se suppléer mutuellement dans les cas de lésions localisées à un seul hémisphère.

A ce système commissural appartiennent les trois formations suivantes : 1° le *corps calleux,* lame large et épaisse, dont les fibres naissent de toutes les régions de l'écorce, à l'exception de la région ammonienne et de la partie antéro-inférieure du lobe temporal ; 2° la *commissure blanche antérieure*, cordon à coupe arrondie ou plutôt elliptique, qui unit l'une à l'autre, d'une part les deux bulbes olfactifs, d'autre part les deux lobes temporaux ; 3° les *fibres de la lyre*, formation dépendant du trigone, qui met en relation réciproque les deux régions de la corne d'Ammon (commissure interammonienne). Ces différentes commissures interhémisphériques ont été précédemment décrites (p. 689, p. 723 et p. 698), nous ne saurions y revenir ici sans tomber dans des redites inutiles.

Quant à la commissure postérieure, qui est placée au-dessous de la glande pinéale et qui semble constituée au premier abord par des fibres transversales unissant l'un à l'autre les deux hémisphères, elle ne renferme, comme nous l'avons déjà vu (p. 721), que des fibres entrecroisées qui, de la couche optique, descendent dans la calotte pédonculaire du côté opposé. Elle ne saurait, par conséquent, être rattachée au système commissural interhémisphérique. Ce sont de véritables fibres de projection.

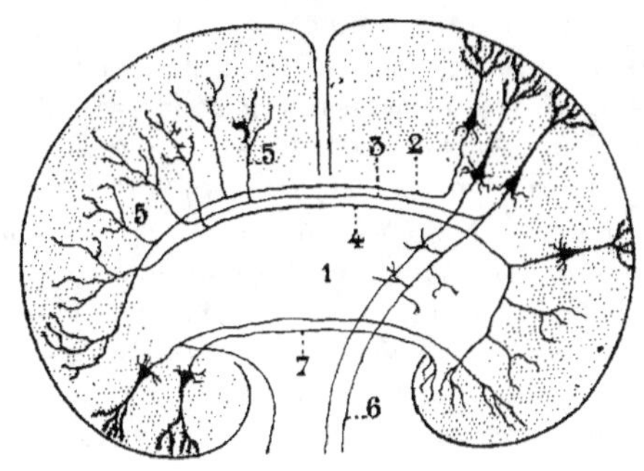

Fig. 617.

Schéma montrant, sur une coupe frontale du cerveau, la disposition probable des fibres commissurales (d'après CAJAL).

1, corps calleux, avec : 2, fibre cylindraxile directe ; 3, collatérale d'une fibre de projection ; 4, collatérale d'une fibre d'association. — 5, collatérales des fibres calleuses. — 6, deux fibres de projection. — 7, deux fibres de la commissure antérieure.

3° Fibres de projection ou fibres de la couronne rayonnante. — Ce troisième groupe comprend toutes les fibres qui font partie de la couronne rayonnante, autrement dit toutes les fibres qui unissent l'écorce cérébrale aux masses grises sous-jacentes : noyaux opto-striés, isthme de l'encéphale, cervelet, bulbe et moelle épinière. Ce sont les *fibres de projection de premier ordre* de MEYNERT. Ces fibres de projection nous sont déjà en grande partie connues et nous n'avons ici, pour compléter leur étude, qu'à indiquer leur trajet dans le centre ovale. Nous les diviserons en quatre groupes : fibres cortico-striées, fibres cortico-lenticulaires, fibres cortico-thalamiques, fibres cortico-pédonculaires.

A. FIBRES CORTICO-STRIÉES. — Ces fibres vont de l'écorce au noyau caudé. Elles ont été décrites à propos de ce noyau (voy. *Noyau caudé*, p. 745).

B. FIBRES CORTICO-LENTICULAIRES. — Ces fibres vont de l'écorce au noyau lenticulaire ou, plus exactement, à ses deux segments internes (globus pallidus). Elles ont été décrites plus haut à propos de cet organe (voy. *Noyau lenticulaire*, p. 749).

C. FIBRES CORTICO-THALAMIQUES. — Les fibres cortico-thalamiques, qui relient l'écorce à la couche optique, ont été encore décrites à propos de la couche optique (voy. *Couche optique*, p. 741).

D. FIBRES CORTICO-PÉDONCULAIRES. — Je comprends sous ce titre toutes les fibres qui, partant de l'écorce ou y aboutissant, entrent dans la constitution des quatre faisceaux fondamentaux de la capsule interne. Ce sont : les fibres du faisceau géniculé, les fibres du faisceau pyramidal, les fibres du faisceau sensitif, les fibres du faisceau cortico-protubérantiel postérieur ou faisceau de Meynert et les fibres cortico-protubérantielles antérieures.

a. *Faisceau géniculé*. — Le faisceau géniculé (faisceau moteur volontaire pour la face et la langue), en débouchant de la capsule interne dans le centre ovale, s'incline en dehors pour suivre à partir de ce point, un trajet à peu près horizontal. Il vient se terminer (fig. 616, V) dans le quart inférieur des deux circonvolutions frontale ascendante et pariétale ascendante, ainsi que dans le pli de passage fronto-pariétal inférieur ou opercule rolandique.

b. *Faisceau pyramidal*. — Le faisceau pyramidal (faisceau moteur volontaire pour le tronc et les membres), au sortir de la capsule interne, se porte en dehors et en haut, en s'irradiant surtout dant le sens frontal. Il vient se terminer, tout autour de la scissure de Rolando, dans les trois quarts supérieurs des deux circonvolutions frontale ascendante et pariétale ascendante, ainsi que dans le lobule paracentral. Les centres corticaux du faisceau géniculé et du faisceau pyramidal constituent, dans leur ensemble, ce qu'on désigne indistinctement sous les noms de *zone motrice de l'écorce*, de *zone excitable*, de *zone épileptogène* : elle comprend, comme on le voit, la circonvolution frontale ascendante, la circonvolution pariétale ascendante, le lobule paracentral et le pli de passage fronto-pariétal inférieur ou opercule rolandique. La zone motrice de l'écorce se subdivisant en plusieurs centres distincts (p. 676), centre moteur des membres supérieurs, centre moteur des membres inférieurs, etc., il est rationnel de penser que cette subdivision se poursuit dans le faisceau volontaire du centre ovale et de la capsule et que, en conséquence, ce faisceau volontaire comprend, lui aussi, une série de faisceaux fonctionnellement distincts, reliant chacun des centres corticaux à un groupe de muscles déterminés. Des observations cliniques, encore peu nombreuses, mais très précises, nous démontrent en effet (PITRES, *Thèse de Paris*, 1877) que « les lésions isolées des différents faisceaux de fibres médullaires qui entrent dans la région fronto-pariétale du cerveau paraissent donner lieu à des troubles variables suivant le siège qu'elles occupent » et nous pouvons considérer comme très probable que « les altérations destructives limitées de ces faisceaux détermineront des symptômes identiques à ceux que provoquent les lésions destructives des parties correspondantes des circonvolutions ».

c. *Faisceau sensitif*. — Le faisceau sensitif, qui occupe dans la capsule interne la partie toute postérieure du segment lenticulo-optique, comprend vraisemblablement dans sa masse, outre le faisceau sensitif proprement dit, un grand nombre de fibres sensorielles, notamment les fibres gustatives et les fibres auditives. Quant aux fibres optiques, elles sont cantonnées, en arrière du faisceau sensitif, dans le segment rétro-lenticulaire de la capsule. Le faisceau sensitif proprement dit ou ruban de Reil, arrivé dans le centre ovale, s'y comporte exactement comme le faisceau moteur. On pensait autrefois, et c'est GILBERT BALLET qui, dans une excellente thèse, nous avait donné cette description, que le faisceau sensitif se divisait, à son entrée dans la couronne rayonnante, en deux faisceaux secondaires : un *faisceau vertical* ou *ascendant* (fig. 618, 8), qui se rendait aux circonvolutions frontale ascendante et pariétale ascendante ; un *faisceau horizontal*, qui se dirigeait en sens sagittal vers le pôle postérieur de l'hémisphère et qui, chemin faisant, envoyait des irradiations terminales aux circonvolutions pariétales, temporales, occipitales et temporo-occipitales. Au total, le faisceau sensitif horizontal se terminait dans toute la portion de l'écorce située en arrière de la zone motrice et voilà pourquoi sur notre figure 616, qui a été faite à une époque où l'opinion émise par BALLET était encore classique, nous avons jeté une teinte bleue uniforme sur toute la portion de l'hémisphère qui se trouve située en arrière de la pariétale ascendante. Des observations plus récentes sont venues établir que, des deux faisceaux décrits par BALLET, le faisceau horizontal appartient à la voie optique et que, seul, le faisceau vertical doit être considéré comme représentant, dans le centre ovale, le faisceau sensitif de la capsule interne. Or, ce faisceau, envisagé dans son trajet suscapsulaire (fig. 618), se comporte exactement, nous l'avons dit plus haut, comme le faisceau moteur volontaire : il s'irradie en un vaste éventail disposé dans le sens frontal et vient se terminer dans les deux circonvolutions rolandiques. Cette partie de l'écorce est donc l'aboutissant commun des deux faisceaux moteur et sensitif et, de ce fait, la zone motrice de tout à l'heure devient une zone mixte où les fibres des deux faisceaux précités se trouvent mélangées d'une façon plus ou moins intime : ce n'est plus la zone motrice, mais la *zone sensitivo-motrice* de l'écorce (*sphère tactile de* FLECHSIG).

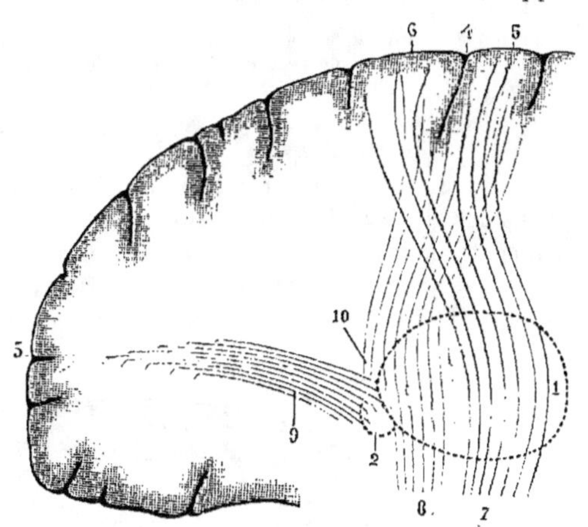

Fig. 618.

Schéma représentant, sur une coupe vertico-latérale de l'hémisphère gauche, le faisceau moteur, le faisceau sensitif et le faisceau des irradiations optiques.

1, couche optique. — 2, corps genouillé externe. — 3, lobe occipital. — 4, scissure de Rolando. — 5, circonvolution frontale ascendante. — 6, circonvolution pariétale ascendante. — 7, faisceau pyramidal (*en rouge*), se rendant aux circonvolutions rolandiques. — 8, faisceau sensitif (*en bleu*), se rendant aux mêmes circonvolutions. — 9, faisceau des irradiations optiques (*en bleu*) se dirigeant vers le lobe occipital. — 10, carrefour sensitif.

En ce qui concerne le trajet des fibres sensorielles dans le centre ovale, nous n'avons encore, pour la plupart d'entre elles, que des notions peu précises et manifestement insuffisantes. — Les *fibres optiques*, les seules dont le trajet central soit assez bien connu, se dirigent d'avant en arrière et viennent se perdre sur les deux faces interne et inférieure du lobe occipital, en particulier dans le cunéus (voy. Chap. VI. *Terminaisons réelles du nerf optique*). — Les *fibres olfactives* ont pour principal centre l'extrémité antérieure de la circonvolution de l'hippocampe et la corne d'Ammon ; nous verrons plus loin, en étudiant les origines et terminaisons réelles des nerfs crâniens, qu'à ce centre principal viennent s'ajouter quelques centres accessoires. — Les *fibres auditives*, qui sont la terminaison du ruban de Reil latéral et qui répondent au nerf cochléaire, viennent se terminer à la partie moyenne de la première temporale. — Quant aux *fibres gustatives*, qui répondent au glosso-pharyngien et à l'intermédiaire de Wrisberg, elles se rendent vraisemblablement, par un trajet encore inconnu, à la partie moyenne de la circonvolution de l'hippocampe, où se trouverait situé, d'après certains auteurs, le centre gustatif. Nous avons déjà vu (p. 679) que FLECHSIG, contrairement à cette opinion, croyait devoir placer le centre gustatif dans la zone sensitivo-motrice ou sphère tactile.

d. Faisceau cortico-protubérantiel postérieur ou faisceau de Meynert. — Le faisceau cortico-protubérantiel postérieur ou faisceau de Meynert n'occupe que la partie tout inférieure de la capsule. Il s'infléchit en dehors, passe horizontalement sous le noyau lenticulaire et vient se terminer dans les circonvolutions temporales, dans les deux premières suivant les uns, dans la deuxième et la troisième suivant les autres.

e. Fibres cortico-protubérantielles antérieures. — Les fibres cortico-protubérantielles antérieures, intimement mélangées dans la capsule interne aux fibres du faisceau géniculé et du faisceau pyramidal, suivent exactement, dans le centre ovale, le même trajet que ces deux derniers faisceaux. Comme eux, elles se rendent à l'écorce de la zone sensitivo-motrice et peut-être aussi à la partie toute postérieure des trois premières circonvolutions frontales.

Au sujet des fibres de projection et des fibres d'association, voyez ce que nous en avons déjà dit plus haut, à propos de l'écorce, d'après les dernières recherches de Flechsig, p. 679.

B. — TOPOGRAPHIE DU CENTRE OVALE

Le centre ovale étant composé de fibres fonctionnellement distinctes et les lésions destructives de cette portion de névraxe amenant des symptômes variables suivant le point qu'elles occupent, il y a un grand intérêt, pour le clinicien plus encore que pour le physiologiste, à diviser méthodiquement la masse blanche des hémisphères en régions anatomiquement distinctes, afin de pouvoir, le cas

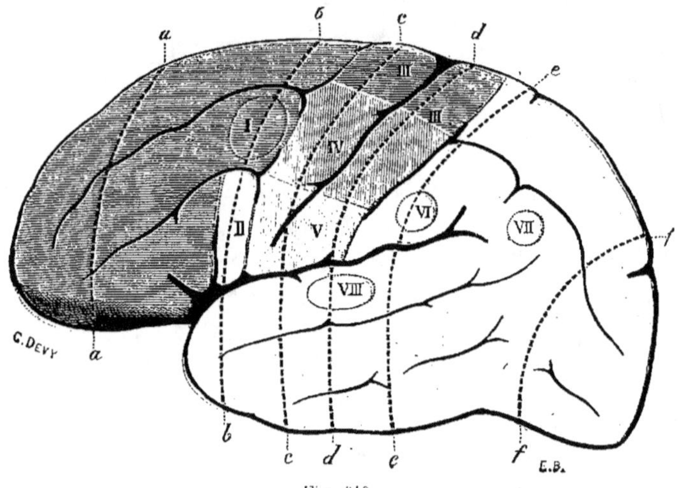

Fig. 619.

Face externe de l'hémisphère gauche, avec les localisations corticales et l'indication des coupes de Pitres.

aa, coupe préfrontale. — *bb*, coupe pédiculo-frontale. — *cc*, coupe frontale. — *dd*, coupe pariétale. — *ee*, coupe pédiculo-pariétale. — *ff*, coupe occipitale.

La *teinte jaune* indique le centre de Broca (centre du langage articulé, centre cortical de l'aphasie) ; la *teinte verte*, le centre cortical du faisceau géniculé ; la *teinte rouge*, le faisceau pyramidal, aux fibres duquel se mêlent les fibres du faisceau sensitif et les fibres cortico-protubérantielles antérieures ; la *teinte violette* et la *teinte bleue* indiquent des régions de l'écorce à fonctions encore indéterminées (zone latente de quelques auteurs, zone des centres d'association de Flechsig).

I. centre de l'écriture ou centre de l'agraphie. — II, centre du langage articulé, ou centre de l'aphasie. — III, centre moteur du membre inférieur. — IV, centre moteur du membre supérieur. — V, centre moteur de la langue et d'une partie de la face. — VI (pour les uns) et VII (pour les autres), centre de la cécité verbale. — VIII, centre auditif, à côté duquel se trouve le centre de la surdité verbale.

échéant, bien préciser le siège d'une lésion diagnostiquée sur le vivant ou constatée à l'autopsie.

A cet effet, Pitres, auquel nous devons la première étude vraiment scientifique du centre ovale (*Thèse de Paris*, 1877), pratique sur les hémisphères (fig. 616) une première coupe transversale parallèle à la scissure de Rolando et passant à 5 centimètres en avant de cette scissure, c'est la *coupe préfrontale*. Il fait ensuite une deuxième coupe parallèle à la première et passant à 1 centimètre en avant de la scissure perpendiculaire interne, c'est la *coupe occipitale*. Ces deux coupes partagent notre hémisphère en trois portions : une portion antérieure ou préfrontale, une portion moyenne ou fronto-pariétale, une portion postérieure ou occipitale.

La première et la troisième portions correspondent à la partie inexcitable du cerveau ; elles peuvent être lésées sans que la lésion détermine des troubles du côté de la motilité. Mais il n'en est pas de même de la portion fronto-pariétale. Celle-ci renferme à la fois la zone sensitivo-motrice corticale, les noyaux opto-striés et la capsule interne, y compris le carrefour sensitif. Une lésion ne peut s'y produire sans frapper, dans ses manifestations extérieures, la motilité volontaire ou la sensibilité. Cette région présente donc une importance tout exceptionnelle et mérite une description détaillée.

En conséquence, Pitres propose de lui faire subir quatre coupes successives, toujours parallèles à la scissure de Rolando et passant : la première sur le pied des trois circonvolutions frontales, c'est la *coupe pédiculo-frontale* ; la deuxième, sur la circonvolution frontale ascendante, c'est la *coupe frontale* ; la troisième, sur la circonvolution pariétale ascendante, c'est la *coupe pariétale* ; la quatrième, sur la partie postérieure ou pied des circonvolutions pariétale supérieure et pariétale inférieure, c'est la *coupe pédiculo-pariétale*.

En résumé, Pitres pratique sur chaque hémisphère (fig. 616) six coupes obliquo-transversales, parallèles à la scissure de Rolando et passant par des points parfaitement déterminés, indiqués ci-dessus.

Voici la description succincte de chacune de ces coupes :

1° **Coupe préfrontale.** — La coupe préfrontale est représentée dans la figure ci-contre (fig. 620). On y voit le centre ovale entouré de tous côtés par le liséré continu que forme à sa périphérie la substance grise de l'écorce. Les faisceaux de fibres qui entrent dans la composition de cette région sont de provenance fort diverses. Mais, comme il n'existe, pour le moment du moins, aucune raison de supposer que ces différents faisceaux jouissent de fonctions différentes, Pitres les désigne en masse sous le nom de *faisceaux préfrontaux* du centre ovale.

2° **Coupe pédiculo-frontale.** — Cette coupe, représentée dans la figure 621, nous montre le plan de section des trois circonvolutions frontales (1, 2, 3), de la partie antérieure du lobe de l'insula (4) et de l'extrémité postérieure des circonvolutions du lobe orbitaire (5). On y aperçoit aussi les deux noyaux du corps strié (13 et 15), ayant à peu près le même volume et séparés l'un de l'autre par la partie antérieure de la capsule interne (14). Deux lignes conventionnelles, partant du fond des sillons frontal su-

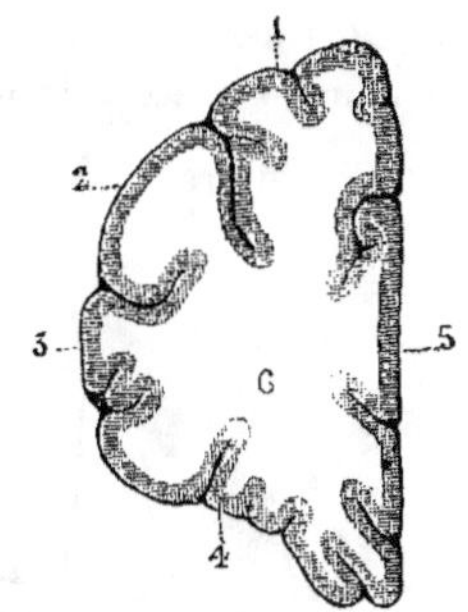

Fig. 620.

Coupe préfrontale, suivant *aa* de la figure 616.

1, 2, 3, première, deuxième et troisième circonvolutions frontales. — 4, circonvolutions orbitaires. — 5, circonvolutions de la face interne du lobe frontal. — 6, centre ovale (faisceaux préfrontaux).

périeur et frontal inférieur et se dirigeant de là vers la capsule interne, divisent le centre blanc de cette région en trois triangles : ces triangles, adossés l'un à l'autre, ont leur base en rapport avec les circonvolutions, tandis que leur sommet répond à la capsule interne, dont ils prolongent les irradiations. Chacun d'eux renferme le faisceau de fibres rayonnantes qui unit le pied de la circonvolution frontale correspondante aux régions centrales du cerveau et à la moelle. Et, comme il est utile, pour la commodité des descriptions, de donner un nom à chaque partie anatomiquement distincte, nous appellerons, avec Pitres : *faisceau pédiculo-frontal supérieur* (8), le faisceau de fibres qui, de la capsule interne, se porte vers le pied de la première circonvolution frontale ; *faisceau pédiculo-*

frontal moyen (9), celui qui se rend au pied de la deuxième circonvolution fron-

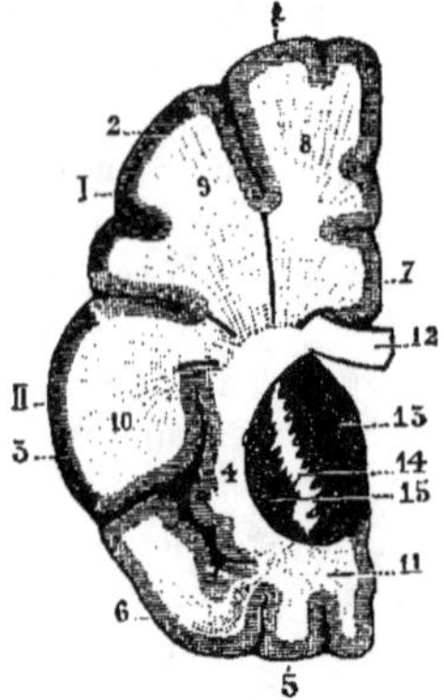

Fig. 621.

Coupe pédiculo-frontale, suivant *bb* de la figure 616.

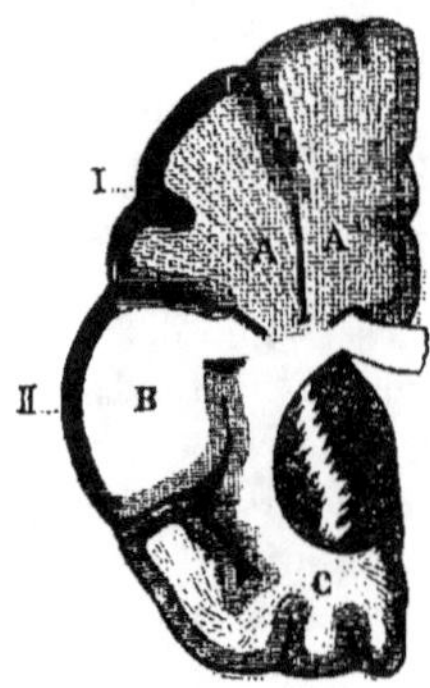

Fig. 622.

La même, avec systématisation.

1, 2, 3, première, deuxième et troisième circonvolutions frontales. — 4, lobe de l'insula. — 5, circonvolutions orbitaires. — 6, extrémité antérieure des circonvolutions temporales. — 7, circonvolution du corps calleux. — 8, faisceau pédiculo-frontal supérieur. — 9, faisceau pédiculo-frontal moyen. — 10, faisceau pédiculo-frontal inférieur. — 11, faisceau orbitaire. — 12, corps calleux. — 13, noyau caudé. — 14, capsule interne. — 15, noyau lenticulaire. — I, centre de l'agraphie. — II, centre de l'aphasie. — A, B, C, faisceaux, de signification diverse, se rattachant au système des fibres d'association.

tale ; *faisceau pédiculo-frontal inférieur* (10), celui qui aboutit au pied de la troisième circonvolution frontale.

3° Coupe frontale. — La coupe frontale, représentée dans la figure 623, nous

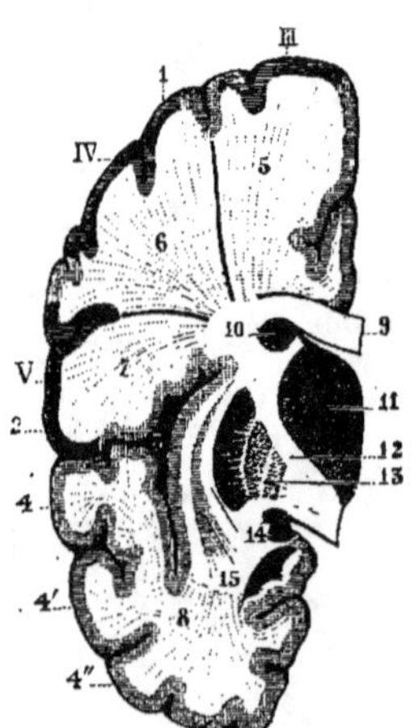

Fig. 623.

Coupe frontale, suivant *cc* de la figure 616.

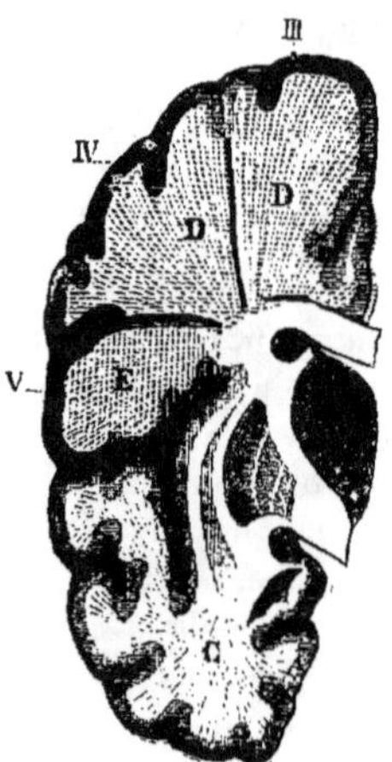

Fig. 624.

La même, avec systématisation.

1, circonvolution frontale ascendante. — 2, pied de la pariétale ascendante. — 3, circonvolution de l'insula. — 4, 4', 4", première, deuxième et troisième circonvolutions temporales. — 5, faisceau frontal supérieur. — 6, faisceau frontal moyen. — 7, faisceau frontal inférieur. — 8, faisceau sphénoïdal. — 9, corps calleux. — 10, noyau caudé. — 11, couche optique. — 12, capsule interne. — 13, noyau lenticulaire. — 14, capsule externe. — 15, avant-mur. — III, centre moteur du membre inférieur. — IV, centre moteur du membre supérieur. — V, centre moteur de la face. — D, faisceau pyramidal (*en rouge*). — C, faisceaux temporo-sphénoïdaux (*en bleu*). — E, faisceau géniculé (*en vert*).

montre le plan de section de la circonvolution frontale ascendante dans toute sa hauteur (1), le plan de section de l'insula (3) et, plus bas, celui des circonvolutions temporales et temporo-occipitales (4, 4', 4"). On voit que le noyau caudé (10) est beaucoup moins volumineux que dans la coupe précédente. Par contre, le noyau lenticulaire (13) est beaucoup plus développé; il se présente sous la forme d'un triangle à sommet dirigé en dedans, avec ses trois segments parfaitement délimités. En dehors de lui, se trouve l'avant-mur (15); en dedans, la capsule interne (12) et la couche optique (11).

Les portions du centre ovale que nous présente la coupe frontale se divisent en quatre faisceaux : les trois premiers, sous-jacents à la circonvolution frontale ascendante, répondent aux tiers supérieur, moyen et inférieur de cette circonvolution et se distinguent, d'après leur situation, en *faisceau frontal supérieur* (5), *faisceau frontal moyen* (6) et *faisceau frontal inférieur* (7). Le quatrième, situé au-dessous de la scissure de Sylvius et des noyaux opto-striés, répond au lobe temporal et prend le nom de *faisceau sphénoïdal* ou de *temporo-sphénoïdal* (8).

4° Coupe pariétale. — La coupe pariétale (fig. 625) ressemble beaucoup à la précédente par son aspect général; elle en diffère, cependant, en ce que le noyau lenti-

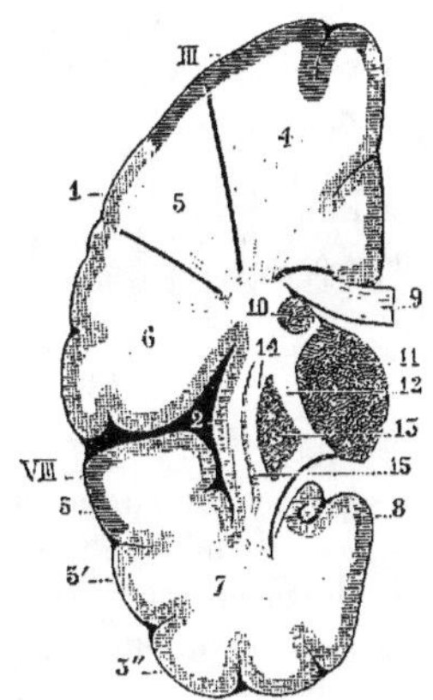

Fig. 625.

Coupe pariétale, suivant *dd* de la figure 616.

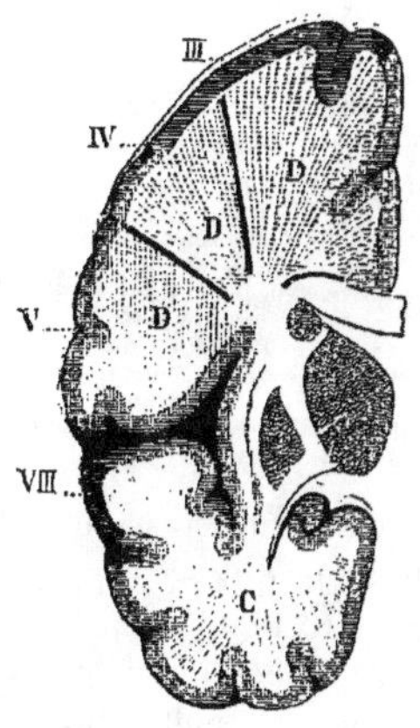

Fig. 626.

La même avec systématisation.

1. circonvolution pariétale ascendante. — 2. circonvolutions de l'insula. — 3. 3'. 3", première, deuxième et troisième circonvolutions temporales. — 4, faisceau pariétal supérieur. — 5, faisceau pariétal moyen. — 6, faisceau pariétal inférieur. — 7, faisceau sphénoïdal. — 8, circonvolution de l'hippocampe. — 10, 11, 12, 13, 14, 15, comme sur la coupe précédente. — III. centre moteur du membre inférieur. — IV. centre moteur du membre supérieur. — V, zone d'origine du faisceau géniculé. — VIII, centre de la surdité verbale. — C, faisceaux temporo-sphénoïdaux (*en bleu*). — D, D, D, faisceaux sensitivo-moteurs (*en rouge* pour les deux faisceaux supérieurs, correspondant aux membres; *en vert* pour le faisceau inférieur, correspondant à la face).

culaire et l'avant-mur y sont beaucoup moins développés. Le centre ovale s'y divise, comme précédemment, en quatre faisceaux disposés dans le même ordre, savoir : au-dessus des noyaux opto-striés, le *faisceau pariétal supérieur* (4), le *faisceau pariétal moyen* (5), le *faisceau pariétal inférieur* (6); au-dessous des noyaux opto-striés, le *faisceau temporo-sphénoïdal* (7).

5° Coupe pédiculo-pariétale. — Cette coupe est représentée dans la figure 627. Elle atteint la couche optique à son extrémité postérieure et la couronne rayonnante au niveau du carrefour sensitif. Le noyau lenticulaire et l'avant-mur ont disparu. Ici, le centre ovale se divise en trois faisceaux seulement, qui sont en allant de haut en bas : le *faisceau pédiculo-pariétal supérieur* (4), répondant à la circonvolution pariétale supérieure ; le *faisceau pédiculo-pariétal inférieur* (5), répondant à la circonvolution pariétale inférieure et séparé du précédent par le sillon interpariétal ; le *faisceau temporo-sphénoïdal*, enfin (6), occupant la portion de la coupe située au-dessous des noyaux opto-striés.

6° Coupe occipitale. — La coupe occipitale, représentée dans la figure 628, ressemble beaucoup à la coupe préfrontale. Comme elle, elle est exclusivement formée à son centre par la masse blanche du centre ovale, qu'entoure de toutes parts la substance grise de l'écorce. Ici encore, aucun fait, soit physiologique, soit clinique, ne nous autorise actuellement à distinguer dans cette région des faisceaux jouissant de fonctions distinctes. Aussi n'établirons-nous aucune subdivision et réunirons-nous tous les faisceaux blancs que nous présente la coupe occipitale, sous la dénomination commune de *faisceaux occipitaux*.

Telle est, d'après PITRES, la topographie du centre ovale. Il devient facile maintenant, grâce à

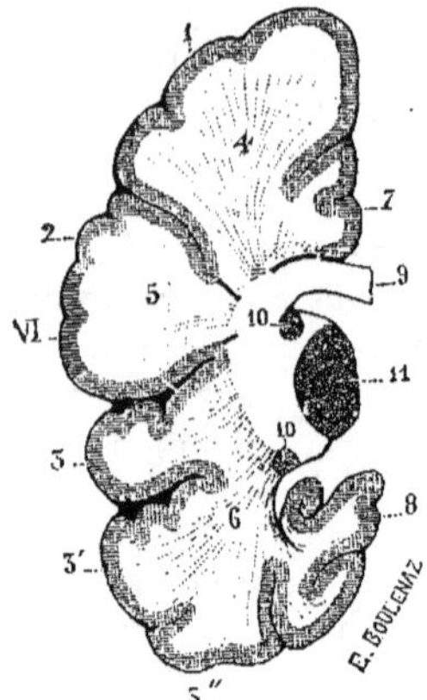

Fig. 627.

Coupe pédiculo-pariétale, suivant *ee* de la figure 616.

1, lobule pariétal supérieur. — 2, lobule pariétal inférieur. — 3, 3', 3'', circonvolutions temporales. — 4, faisceau pédiculo-pariétal supérieur. — 5, faisceau pédiculo-pariétal inférieur. — 6, faisceau temporo-sphénoïdal. — 7, circonvolution du corps calleux . — 8, circonvolution de l'hippocampe. — 9, 10, 11, comme sur la coupe précédente. — VI, centre de la cécité verbale.

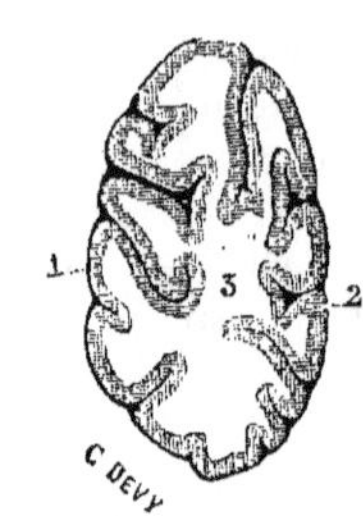

Fig. 628.

Coupe occipitale, suivant *ff* de la figure 616.

1, circonvolutions occipitales. — 2, circonvolutions de la face interne du lobe occipital. — 3, faisceaux occipitaux.

une nomenclature aussi détaillée, de préciser les descriptions anatomiques et pathologiques qui se rapportent à la substance blanche des hémisphères. On sera peut-être tenté au premier abord de trouver cette nomenclature compliquée, surchargée de détails et, par suite, de dénominations. Je la trouve, pour ma part, aussi simple que méthodique et je me plais à lui reconnaître un mérite, à la fois bien précieux et bien rare dans les classifications de ce genre, celui d'établir ses divisions et ses subdivisions suivant des points de repère précis, presque mathématiques, et d'exclure ainsi l'arbitraire.

C. — LES FAISCEAUX FONDAMENTAUX DE LA CAPSULE INTERNE, ÉTUDIÉS SUR LES COUPES DE PITRES

Il nous reste maintenant pour terminer cette étude topographique du centre ovale, à reprendre les différentes coupes ci-dessus décrites et à indiquer, sur chacune d'elles, la situation qu'occupent les faisceaux fondamentaux de la capsule interne :

1° Première coupe. — La première coupe ou coupe préfrontale isole la partie antérieure du lobe frontal du reste de l'hémisphère. Cette portion du cerveau, portion préfrontale, renferme des fibres d'origine et de signification fort diverses, notamment celles du pédoncule antérieur de la couche optique. Elle ne contient aucune fibre d'origine pédonculaire.

2° Deuxième coupe. — La deuxième coupe ou coupe pédiculo-frontale nous présente encore, entre autres éléments, les irradiations du pédoncule antérieur de la couche optique. Peut-être renferme-t-elle aussi quelques fibres cortico-protubérantielles antérieures, disséminées vraisemblablement dans chacun des trois faisceaux pédiculo-frontaux.

Ancien faisceau de l'aphasie. — On décrivait autrefois sous le nom de *faisceau de l'aphasie*, un faisceau spécial qui, partant du centre de Broca (centre du langage articulé, centre cortical de l'aphasie), s'étendait de là jusqu'à la protubérance et peut-être même jusqu'au bulbe. Ce faisceau sur la deuxième coupe de Pitres, occupait le faisceau pédiculo-frontal inférieur (fig. 621,3); dans la capsule interne, il venait se placer à la partie postérieure du segment antérieur, immédiatement en avant du faisceau géniculé ; enfin, dans le pédoncule, il occupait la région du pied, longeant le côté interne du faisceau géniculé. Le faisceau de l'aphasie doit être rejeté aujourd'hui. Il est établi, en effet, que le centre de Broca n'a pas de fibres de projection : ce n'est pas un centre moteur, mais un centre d'élaboration psychique, n'ayant aucune communication directe avec les noyaux bulbaires d'où émanent les nerfs destinés aux muscles phonateurs. Sans doute, le centre de Broca, comme tous les centres corticaux, émet des fibres (fig. 622, B), qui cheminent, quelque temps du moins, dans le faisceau pédiculo-frontal inférieur. Mais ces fibres, au lieu de descendre vers la capsule interne et le pédoncule, suivent une autre voie et, sans sortir de l'hémisphère, viennent se terminer dans d'autres centres corticaux, voisins ou éloignés : à ce titre, elles appartiennent au système des fibres d'association.

3° Troisième coupe. — La troisième coupe ou coupe frontale répond, en haut à la zone motrice, en bas à la zone d'irradiation du faisceau cortico-protubérantiel postérieur. Elle nous présente cinq ordres de fibres, savoir : 1° des fibres du faisceau pyramidal, occupant les deux faisceaux frontal supérieur et frontal inférieur (fig. 624, D) ; 2° des fibres du faisceau géniculé, répondant au faisceau frontal inférieur (fig. 624, E) ; 3° des fibres sensitives, se disséminant à la fois dans les trois faisceaux frontaux et se mêlant aux fibres motrices ; 4° des fibres cortico-protubérantielles antérieures, mélangées, comme les fibres sensitives, aux fibres propres des deux faisceaux pyramidal et géniculé ; 5° des fibres du faisceau cortico-protubérantiel postérieur, s'irradiant dans le faisceau temporo-sphénoïdal (fig. 624, C).

4° Quatrième coupe. — La quatrième coupe ou coupe pariétale répond encore, à sa partie supérieure, au faisceau pyramidal et au faisceau géniculé, qui s'irradient à la fois, le faisceau pyramidal dans les deux faisceaux pariétal supérieur et pariétal moyen (fig. 625, 4 et 5), le faisceau géniculé dans le faisceau pariétal inférieur (fig. 625, 6) : chacun de ces faisceaux renferme à la fois, intimement mélangées, des fibres motrices, des fibres sensitives et probablement aussi un certain nombre de fibres cortico-protubérantielles antérieures. A sa partie inférieure, la quatrième coupe renferme, comme la précédente, des irradiations du faisceau cortico-protubérantiel postérieur.

5° Cinquième et sixième coupes. — Enfin, sur les deux coupes suivantes, coupe pédiculo-pariétale et coupe occipitale, nous ne rencontrons plus, ni fibres motrices, ni fibres sensitives, ni fibres cortico-protubérantielles. Ces deux coupes ne nous présentent, en fait de fibres de provenance capsulaire, que des fibres sensorielles, notamment les radiations du faisceau optique qui, comme nous le savons, se rendent à la face interne et à la face inférieure du lobe occipital.

ARTICLE V

ÉTUDE SYNTHÉTIQUE DES VOIES DE CONDUCTION CORTICO-SPINALES

Dans les pages qui précèdent, nous avons suivi méthodiquement de bas en haut les différents faisceaux de fibres nerveuses qui, de la moelle, du bulbe, du cervelet et de l'isthme, remontent vers l'écorce cérébrale. Ces faisceaux étant continus, nous aurions dû, ce semble, respecter cette continuité et les accompagner directement depuis leur extrémité inférieure jusqu'à leur extrémité supérieure. Les exigences des descriptions classiques ne nous l'ont pas permis : il nous a fallu les morceler, comme le névraxe lui-même, et étudier isolément chacun de ses segments artificiels, au fur et à mesure qu'ils se sont offerts à nous dans la moelle, dans le bulbe, dans le cervelet, dans la protubérance, dans le pédoncule cérébral, dans la capsule interne et dans le centre ovale. Nous croyons être utile au lecteur en rapprochant ici toutes ces descriptions éparses et en étudiant les plus importants de ces faisceaux d'une façon synthétique, c'est-à-dire en les suivant sans interruption d'une extrémité à l'autre. Nous serons, du reste, aussi bref que possible, les descriptions précédentes nous dispensant d'entrer dans les détails. En outre, pour rendre cette étude synthétique plus profitable, nous suivrons maintenant nos conducteurs dans le sens physiologique, je veux dire dans le sens que suivent les incitations nerveuses elles-mêmes : les faisceaux sensitifs, de bas en haut (voie ascendante) ; les faisceaux moteurs, de haut en bas (voie descendante).

Nous examinerons successivement :

1° La *voie ascendante* ou *sensitive* ;

2° La *voie descendante* ou *motrice*.

Nous laisserons de côté, dans le présent article, les voies de conduction sensorielles, ces voies devant être décrites dans le chapitre suivant, à propos des origines et terminaisons réelles des nerfs craniens.

§ I. — Voie ascendante ou sensitive

Les diverses impressions recueillies à la surface des téguments ou dans la profondeur des organes par les nerfs sensitifs (neurones sensitifs périphériques) sont transmises par ces derniers aux cellules sensitives du névraxe (neurones sensitifs des centres). Ces cellules, nous le savons, occupent la colonne grise centrale de la moelle et du bulbe, où elles sont, tantôt éparses, tantôt réunies en groupe : quelle que soit leur disposition, elles constituent toujours, pour les nerfs précités, de véritables *noyaux de terminaison* (voy. plus loin, chap. vi). Les noyaux terminaux des nerfs sensitifs, auxquels aboutissent les cylindraxes des neurones périphériques, émettent d'autres cylindraxes, qui remontent vers le cerveau et transportent jusqu'à l'écorce les impressions reçues par les cellules dont ils émanent. Or, ces cylindraxes ascendants, pour gagner l'écorce cérébrale, suivent une double voie : les uns s'y rendent directement par la protubérance, le pédoncule et la capsule interne ; les autres, suivant un chemin détourné, passent par le cervelet. De ces deux voies la première constitue la *voie sensitive principale* ou *voie spinocorticale* ; la seconde, la *voie sensitive secondaire* ou *voie cérébelleuse*. Nous les examinerons séparément :

1° Voie sensitive principale. — La voie sensitive principale, plus connue sous le nom de *voie sensitive centrale*, est l'ensemble des fibres qui, des noyaux terminaux des nerfs sensitifs, remontent directement vers l'écorce cérébrale. Ces fibres, nous les connaissons : les unes proviennent des cornes postérieures de la moelle épinière, se dirigent obliquement vers la commissure antérieure, traversent la ligne médiane au niveau de cette commissure et viennent former dans la partie antérieure et superficielle du cordon latéral un faisceau compacte, le *faisceau de*

Gowers (fig. 323, 5), lequel remonte ensuite, en conservant toujours sa situation latérale et superficielle, jusqu'à la partie inférieure du bulbe ; les autres naissent dans le bulbe (fig. 629, 4), en partie des noyaux de Burdach et de Goll, en partie des noyaux terminaux des nerfs glosso-pharyngien, pneumogastrique, vestibulaire et trijumeau. Ces dernières fibres, de prove- nance bulbaire, se dirigent en avant et en dedans, s'entrecroisent sur la ligne médiane avec celles du côté opposé, atteignent la face postérieure du faisceau pyramidal et, là, se redressant pour devenir longitudinales et ascendantes, elles se portent vers la protubé- rance : leur ensemble constitue le *ruban de Reil*.

Peu après son entrecroisement (*Schleifen- kreuzung* des anatomistes allemands), le ruban de Reil reçoit sur son côté externe le faisceau de Gowers correspondant, qui s'incorpore à lui et ne le quitte plus. Cette fusion du faisceau sensitif médullaire avec le faisceau sensitif bulbaire une fois effectuée, le ruban de Reil comprend tous les conducteurs sensitifs qui, des neurones périphériques, remontent vers le cerveau. D'autre part, tous ces conducteurs sont croisés : ceux qui forment le faisceau de Gowers se sont entrecroisés successivement dans toute la hauteur de la moelle épinière ; les autres, ceux qui forment le ruban de Reil proprement dit, se sont entrecroisés en bloc dans le tiers inférieur du bulbe.

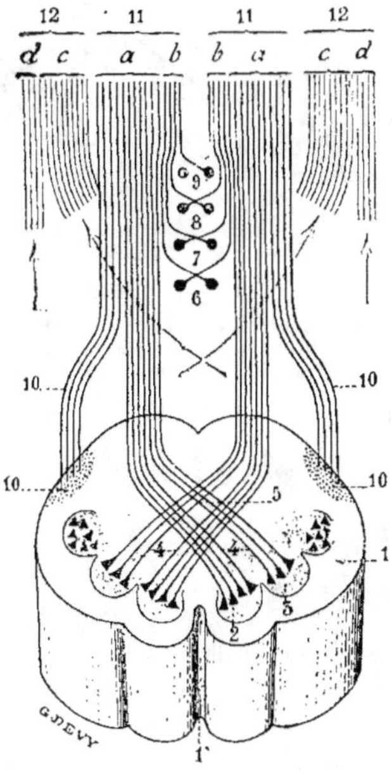

Ainsi constitué, le ruban de Reil, représen- tant la voie sensitive centrale, traverse succes- sivement (fig. 630) le bulbe, la protubérance et le pédoncule cérébral. — Dans le bulbe, il a la forme d'un triangle, dont la base, dirigée en arrière, s'applique immédiatement contre le faisceau pyramidal. Du reste, les deux fais- ceaux, celui du côté droit et celui du côté gauche s'adossent l'un à l'autre sur la ligne médiane, formant ainsi comme une couche unique, qui s'étend d'une olive à l'autre et que certains auteurs, pour cette raison, désignent sous le nom de *couche interolivaire*. — Dans la protubérance, le ruban de Reil s'aplatit d'avant en arrière, en même temps qu'il s'élargit dans le sens trans- versal. D'autre part, il s'éloigne un peu du faisceau pyramidal : on le rencontre constamment à la partie antérieure de la calotte protubérantielle. — Dans le pédon- cule cérébral, il occupe encore la même situation : nous le rencontrons à la par- tie inférieure de la calotte, immédiatement au-dessus du locus niger.

Envisagé au point de vue de son trajet ultérieur, le ruban de Reil (abstraction faite de sa partie externe, qui appartient à la *voie acoustique* et dont nous n'avons pas à nous occuper ici) nous offre à considérer deux portions : une portion princi-

Fig. 629.

Schéma montrant le mode de consti- tution du ruban de Reil.

1, coupe du bulbe passant un peu au-dessous du bec du calamus, avec 1', sillon médian pos- térieur. — 2, noyau de Goll. — 3, noyau de Burdach. — 4, portion initiale du ruban de Reil. — 5, entrecroisement sensitif. — 6, noyau du pneumogastrique. — 7, noyau du glosso-pharyn- gien. — 8, noyau du nerf vestibulaire. — 9, noyau du trijumeau sensitif. — 10, faisceau de Gowers, déjà entrecroisé dans la moelle. — 11, portion interne du ruban de Reil, avec : *a*, sa portion spinale ou médullaire : *b*, sa portion bulbo-protu- bérantielle. — 12, portion externe ou latérale du ruban de Reil, formée par les fibres du nerf cochléaire, avec : *c*, sa portion croisée ; *d*, sa portion directe.

pale, représentant la presque totalité du ruban, et une portion médiale, toute petite, située sur le côté interne de la précédente.

La portion médiale, ainsi appelée parce qu'elle est voisine de la ligne médiane, passe dans le pied du pédoncule et s'y mêle peu à peu aux fibres internes et supé-

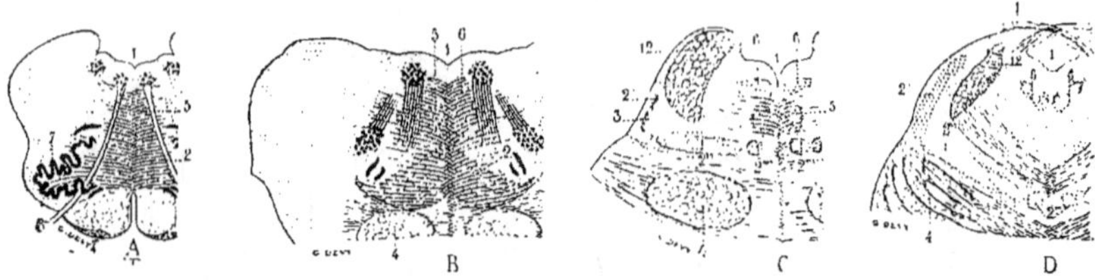

Fig. 630.

Schéma montrant le ruban de Reil sur des coupes pratiquées à différentes hauteurs : A, au niveau du tiers supérieur du bulbe ; B, à la partie inférieure de la protubérance ; C, à la partie moyenne de la protubérance ; D, au niveau de l'émergence du pathétique.

1, quatrième ventricule. — 2, ruban de Reil, avec : 2', sa portion externe ou latérale ; 2'', sa portion interne ; 2''', sa portion médiale. — 3, noyau latéral du ruban de Reil. — 4, faisceau pyramidal. — 5, faisceau commissural longitudinal. — 6, bandelette longitudinale postérieure. — 7, olive bulbaire. — 8, grand hypoglosse. — 9, facial. — 10, moteur oculaire externe. — 11, pathétique. — 12, pédoncule cérébral.

ricures du faisceau pyramidal. Sa signification fonctionnelle est encore fort obscure (voy. p. 582).

La portion principale envoie, elle aussi, un certain nombre de ses fibres dans la région du pied : ces fibres, qui constituent le *ruban du pied* (*Fussschleife* de Hösel), viennent se placer à la partie externe du pied, immédiatement au-dessus du faisceau de Meynert (fig. 478, *e*) ; elles se rendent, d'après Hösel, à l'écorce des circonvolutions insulaires. Après avoir fourni les fibres du ruban du pied, la portion principale du ruban de Reil, parcourant d'arrière en avant la calotte pédonculaire, arrive à la région sous-optique et, là, se partage très probablement en deux faisceaux : un faisceau direct ou cortical (*Rindenschleife*), qui gagne directement l'écorce ; un faisceau thalamique (*Thalamusschleife*), dont les fibres pénètrent dans la couche optique et s'y terminent par des extrémités libres autour des cellules de cet organe. Ces cellules de la couche optique émettent d'autres fibres, qui, à leur tour, aboutissent à l'écorce. Par conséquent, qu'elles soient directes ou qu'elles s'interrompent dans la couche optique, les fibres sensitives du ruban de Reil vont toutes se terminer, en passant dans la capsule interne et le centre ovale, dans les deux circonvolutions pré- et post-rolandiques. Dans la capsule interne, elles occupent (fig. 613, *e*) le tiers postérieur du segment lenticulo-optique. Dans le centre ovale, nous les rencontrons, comme les fibres du faisceau pyramidal, sur les deux coupes III et IV de Pitres : sur la coupe III (fig. 624), dans les trois faisceaux frontal supérieur, frontal moyen et frontal inférieur ; sur la coupe IV (fig. 626), sur les trois faisceaux pariétal supérieur, pariétal moyen et pariétal inférieur.

En résumé, toutes les fibres, dont l'ensemble constitue la voie sensitive centrale, se rendent à la zone sensitivo-motrice de l'écorce et, d'autre part, ces fibres sont croisées, je veux dire que chaque hémisphère tient sous sa dépendance la sensibilité de la moitié opposée du corps.

2° Voie sensitive secondaire ou cérébelleuse. — La voie sensitive cérébelleuse est constituée, comme nous l'avons dit plus haut, par des fibres à trajet ascendant

qui, des noyaux des nerfs sensitifs périphériques, se rendent au cervelet et, de là, à l'écorce cérébrale. A la moelle, ces fibres prennent naissance dans les cellules de la colonne vésiculaire de CLARKE. Suivant tout d'abord un trajet horizontal, elles se portent vers la partie postérieure et superficielle du cordon latéral, où elles forment, en se redressant vers le haut, le *faisceau cérébelleux direct*. Ce faisceau, que nous avons longuement étudié à propos de la moelle (p. 446) et du bulbe (p. 496), gagne la face latérale de ce dernier organe, passe dans le pédoncule cérébelleux inférieur et, finalement, vient se terminer dans l'écorce du vermis supérieur : comme son nom l'indique, c'est un faisceau qui ne change pas de côté. Il est à remarquer, cependant, que toutes les fibres constitutives du faisceau cérébelleux direct ne suivent pas la voie du pédoncule cérébelleux inférieur. Un certain nombre d'entre elles s'engagent dans la protubérance, en formant ce qu'on pourrait appeler le faisceau protubérantiel ou ventral du faisceau cérébelleux direct. Ce faisceau, auquel s'ajoutent peut-être quelques fibres du faisceau de Gowers (PATRICK, HOCHE), s'infléchit en haut et en arrière, contourne le pédoncule cérébelleux supérieur et aboutit finalement, comme la portion principale du faisceau cérébelleux direct, au vermis supérieur.

Dans sa traversée bulbaire, le faisceau cérébelleux direct est rejoint par des fibres de même valeur, les unes directes, les autres croisées, qui émanent des deux noyaux de Goll et de Burdach (voy. p. 493). Il reçoit pro-

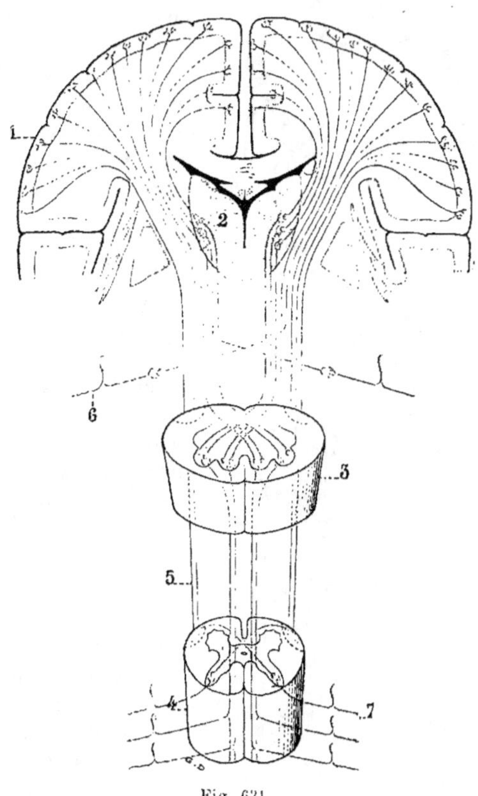

Fig. 631.

Schéma représentant, dans son ensemble, la voie sensitive centrale.

1, écorce cérébrale. — 2, couche optique. — 3, un tronçon du bulbe, avec les deux noyaux de Goll et de Burdach. — 4, un tronçon de moelle. — 5, faisceau de Gowers. — 6, un nerf sensitif bulbaire. — 7, racines postérieures des nerfs rachidiens, avec leur ganglion.

(On voit, par ce schéma, que toutes les fibres constitutives de la voie sensitive centrale s'entrecroisent sur la ligne médiane : les unes (celles qui forment le faisceau de Gowers), dans la commissure antérieure de la moelle ; les autres (celles qui proviennent des noyaux de Goll et de Burdach), à la partie inférieure du bulbe : d'autres (celles qui émanent des noyaux sensitifs bulbaires), à différentes hauteurs dans le bulbe.

bablement encore un certain nombre de fibres additionnelles, qui ont leur origine dans les divers noyaux terminaux des nerfs sensitifs bulbaires (pneumogastrique, glosso-pharyngien, vestibulaire et trijumeau) ; mais l'existence de ces dernières fibres n'a pas encore été nettement constatée.

L'écorce cérébelleuse et le noyau dentelé émettent à leur tour des fibres, à trajet ascendant par rapport au cerveau, qui se jettent dans les pédoncules cérébelleux supérieurs, s'entrecroisent sur la ligne médiane avec celles du côté opposé et vont jusqu'à la zone sensitivo-motrice de l'écorce cérébrale, soit directement, soit plutôt après interruption dans le noyau rouge de la calotte et le thalamus. Cette voie cérébello-cérébrale est donc formée par une série de neurones disposés en chaîne (voy. p. 348), qui réunissent, avec différents relais, le cervelet au noyau rouge, le noyau rouge au thalamus et celui-ci à l'écorce cérébrale. Quelle que soit la complexité de cette voie, van Gehuchten n'hésite pas à la considérer comme la continuation vers le cerveau de la voie ascendante spino-cérébelleuse, formée par le faisceau cérébelleux direct et par les faisceaux de même valeur qui naissent du bulbe : « Elle ne sert pas uniquement, dit-il, à transmettre les excitations périphériques à l'écorce cérébrale. Nous la croyons principalement destinée à transmettre ces excitations périphériques à diverses parties importantes du névraxe (écorce cérébelleuse, couche optique), d'où partent alors des fibres descendantes ou motrices, par lesquelles l'organisme peut répondre, par voie réflexe, à ces excitations du dehors. Cette voix sensitive cérébelleuse servirait donc avant tout aux mouvements réflexes. »

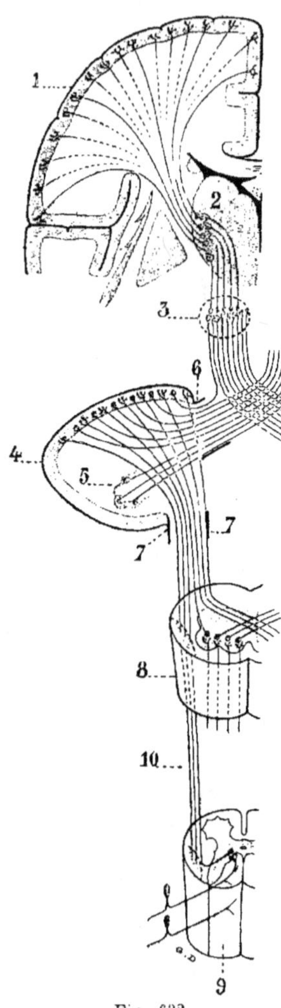

Fig. 632.

Schéma montrant, dans son ensemble, la voie sensitive cérébelleuse ou spino-cérébello-cérébrale.

1, écorce cérébrale. — 2, couche optique. — 3, noyau rouge de la calotte. — 4, écorce cérébelleuse. — 5, noyau denté du cervelet. — 6, pédoncule cérébelleux supérieur. — 7, pédoncule cérébelleux inférieur. — 8, un tronçon de bulbe avec les deux noyaux de Goll et de Burdach. — 9, un tronçon de moelle, vu par sa face postérieure. — 10, faisceau cérébelleux direct.

§ II. — Voie descendante ou motrice

Les incitations motrices cérébrales, parties de l'écorce, se rendent aux noyaux d'origine des nerfs moteurs, soit craniens, soit rachidiens, lesquels, dans un deuxième temps, les transmettent aux muscles par les nerfs moteurs périphériques. Ces incitations, descendantes ou centrifuges, suivent elles aussi une double voie : les unes se portent directement, à travers le pédoncule cérébral et la protubérance, vers les noyaux d'origine des nerfs moteurs ; les autres, suivant un chemin détourné, un chemin à la fois plus long et plus complexe, passent par le cervelet. Nous pouvons donc, avec van Gehuchten, admettre pour la conduction motrice, comme pour la conduction sensitive, deux voies différentes : 1° une *voie motrice principale* ou *cortico-spinale*; 2° une *voie motrice secondaire* ou *cérébelleuse*.

1° Voie motrice principale.— La voie motrice principale est constituée par des fibres qui proviennent des cellules pyramidales de l'écorce. Ces fibres, après un trajet plus ou moins long, viennent se terminer par des arborisations libres : les unes dans les noyaux d'origine des nerfs moteurs bulbaires ; les autres, dans les cornes antérieures de la moelle, qui sont les véritables noyaux d'origine des racines motrices des nerfs rachidiens. Les cellules nerveuses autour desquelles se terminent les fibres précitées émettent des cylindraxes qui, sortant de la moelle

ou du bulbe, se portent vers les muscles et s'y terminent, comme on le sait, par des plaques motrices. La voie motrice, envisagée dans son ensemble (fig. 633), comprend donc deux ordres de neurones : des neurones centraux, qui relient l'écorce cérébrale aux noyaux d'origine des nerfs moteurs ; des neurones périphériques, qui vont de ces noyaux d'origine aux corps musculaires. Constatons, en passant, que les neurones périphériques, en dépit du nom qu'ils portent, ont leur corps cellulaire et une partie de leur cylindraxe situé dans les centres nerveux. Bien que les fibres de la voie motrice centrale aient toutes la même valeur morphologique, on les groupe d'ordinaire en deux faisceaux : 1° un faisceau relativement petit, qui se termine au bulbe et qui est le *faisceau géniculé* ; 2° un faisceau, beaucoup plus fort, qui se rend à la moelle et qui est le *faisceau pyramidal*.

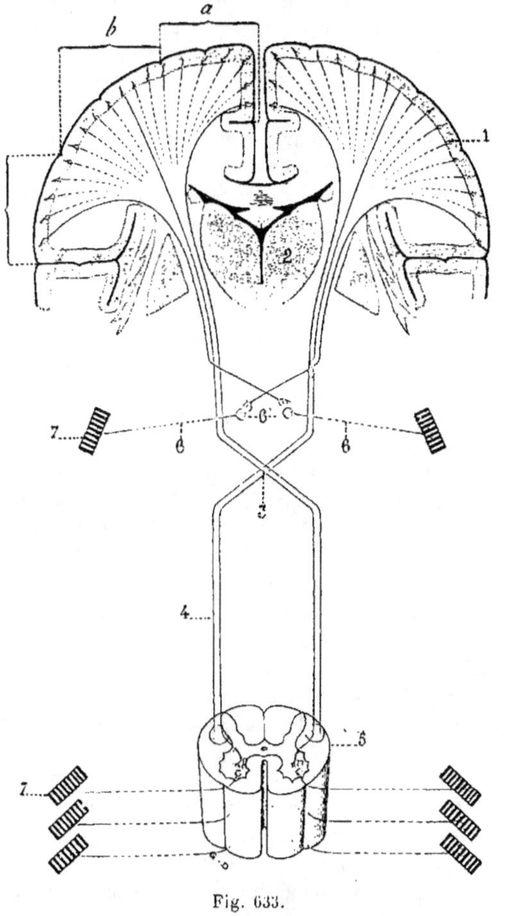

A. FAISCEAU GÉNICULÉ. — Le faisceau géniculé, ainsi appelé parce qu'il occupe, dans la capsule interne, la région désignée sous le nom de *genou*, est l'ensemble des fibres nerveuses auxquelles est dévolue la fonction de transmettre les inci-

Fig. 633.

Schéma représentant dans son ensemble la voie motrice principale.

1, écorce cérébrale, avec : *a*, centre moteur du membre inférieur ; *b*, centre moteur du membre supérieur ; *c*, zone d'origine du faisceau géniculé. — 2, couche optique. — 3, entrecroisement des pyramides. — 4, faisceau pyramidal. — 5, un tronçon de moelle, avec trois racines antérieures. — 6, un nerf moteur bulbaire, avec 6', son noyau d'origine. — 7, 7, corps musculaires.

(On voit par ce schéma que la voie motrice, soit cortico-bulbaire, soit cortico-spinale, se compose de deux neurones superposés : 1° un *neurone central*, qui va de l'écorce à la cellule d'origine de la fibre motrice périphérique ; 2° un *neurone périphérique*, qui commence à cette cellule et qui, par son cylindraxe, va jusqu'aux muscles. On voit aussi que ce neurone périphérique, bien qu'il soit appelé périphérique, a son corps cellulaire et une partie de son cylindraxe situés à l'intérieur du névraxe.)

tations motrices cérébrales aux noyaux d'origine des nerfs moteurs bulbo-protubérantiels.

Ces fibres proviennent de la partie inférieure de la zone sensitivo-motrice de l'écorce, c'est-à-dire du quart inférieur des deux circonvolutions frontale et pariétale ascendante et de l'opercule rolandique. De là, elles se portent d'abord en dedans, puis en bas et en arrière, pour gagner le bulbe. Elles traversent successivement, pour se rendre à destination, le centre ovale, la capsule interne, le pédoncule cérébral et la protubérance annulaire. — *Dans le centre ovale* (fig. 624 et 626), nous le trouvons sur la troisième et sur la quatrième coupe de Pitres, où il constitue le faisceau frontal inférieur et le faisceau pariétal inférieur. — *Dans la capsule interne* (fig. 643, *b*), il occupe, comme son nom l'indique, la région du genou, c'est-à-dire le point, saillant en dedans, où se réunissent le segment lenticulo-strié et le segment lenticulo-optique. En avant de lui, dans le segment lenticulo-strié, se trouvent les fibres cortico-thalamiques ou pédoncule antérieur de la couche optique ; en arrière de lui, dans le segment lenticulo-optique, les fibres du faisceau pyramidal. — *Dans le pédoncule cérébral* (fig. 478, *g*), le faisceau géniculé longe le côté interne de l'organe. Il est intimement mêlé aux fibres cortico-protubérantielles antérieures. — *Dans la protubérance annulaire*, il occupe le côté postérieur et interne du faisceau pyramidal. Le faisceau géniculé, jusque-là plus ou moins compacte, se partage alors en trois faisceaux secondaires, qui sont le *faisceau masticateur*, le *faisceau facial inférieur* et le *faisceau du grand hypoglosse*. Ces trois faisceaux, s'infléchissant en dedans, s'entrecroisent sur la ligne médiane avec les faisceaux homologues du côté opposé et viennent se terminer : le premier, dans le noyau moteur du trijumeau ou noyau masticateur ; le second, dans le noyau du facial ; le troisième, dans le noyau de l'hypoglosse. Il est probable que le faisceau géniculé envoie aussi des fibres au noyau ambigu, d'où s'échappent, comme on le sait, le spinal bulbaire et les faisceaux moteurs des nerfs mixtes. Ces dernières fibres sont, comme les précédentes, des fibres croisées.

Au total, toutes les fibres du faisceau géniculé traversent la ligne médiane, à la partie inférieure de la protubérance ou à la partie supérieure du bulbe, avant de se rendre aux noyaux moteurs auxquels elles sont destinées. Chaque hémisphère exerce donc son influence, en ce qui concerne les groupes musculaires innervés par les noyaux précités, sur les muscles du côté opposé.

B. Faisceau pyramidal. — Le faisceau pyramidal, ainsi appelé parce qu'il forme, au niveau du bulbe, ces deux gros cordons que l'on désigne sous le nom de pyramides antérieures, comprend toutes les fibres de la voie motrice centrale qui vont de la zone sensitivo-motrice du cerveau à la moelle épinière : il a pour fonction de transmettre les incitations motrices cérébrales aux noyaux d'origine des racines antérieures des nerfs rachidiens.

Les fibres qui constituent le faisceau pyramidal ont leur origine dans la partie moyenne et la partie supérieure de la zone sensitivo-motrice de l'écorce : dans les trois quarts supérieurs des deux circonvolutions frontale ascendante et pariétale ascendante ; dans le lobule paracentral et probablement aussi (Flechsig) dans la portion de la circonvolution frontale interne qui avoisine ce dernier lobule. Les faits anatomo-cliniques nous permettent d'établir dans cette vaste région au moins deux centres particuliers, le premier en rapport avec les mouvements du membre supérieur, le second en rapport avec les mouvements du membre inférieur. Le *centre des mouvements du membre supérieur*, situé immédiatement au-dessus de celui qui donne naissance au faisceau géniculé, occupe les deux quarts moyens (Charcot et Pitres) des deux circonvolutions frontale ascendante et pariétale ascendante. Le *centre des mouvements du membre inférieur*, situé au-dessus du

précédent, comprend le lobule paracentral et le quart supérieur des deux circonvolutions frontale ascendante et pariétale ascendante.

Suivies dans leur trajet descendant, les fibres constitutives du faisceau pyramidal traversent successivement le
centre ovale, la capsule interne, le pédoncule cérébral, la protubérance annulaire, le bulbe et la moelle. Examinons-les rapidement sur ces différents
points :

a. *Dans le centre ovale*, nous les
rencontrons à la fois sur la troisième
et sur la quatrième coupe de Pitres :
sur la troisième, elles constituent les
deux faisceaux frontal supérieur et
frontal moyen (fig. 624, D, D) ; sur la
quatrième, elles forment les deux faisceaux pariétal supérieur et pariétal
moyen (fig. 626, D, D). — Les fibres
destinées au membre supérieur et dont
la destruction (d'un seul côté) aura
pour conséquence une paralysie motrice du membre supérieur du côté
opposé (*monoplégie brachiale*), occupent naturellement, sur les troisième
et quatrième coupes, le faisceau frontal moyen et le faisceau pariétal moyen.
— Les fibres qui se rendent au membre inférieur et dont la destruction
unilatérale déterminera une *monoplégie de la jambe* du côté opposé, occupent de même le faisceau frontal supérieur sur la troisième coupe et le
faisceau pariétal supérieur sur la quatrième.

b. *Dans la capsule interne* (fig. 613, c)
le faisceau pyramidal répond aux deux
tiers ou aux trois quarts antérieurs du
segment postérieur ou lenticulo-optique. Il est situé entre le faisceau géniculé, qui est en avant, et le faisceau
sensitif ou ruban de Reil, qui est en
arrière. A ses fibres propres se trouvent mêlées un certain nombre de
fibres cortico-protubérantielles antérieures.

c. *Dans le pédoncule cérébral* (fig.
478, *f*), le faisceau pyramidal occupe
la partie moyenne (les trois cinquièmes
moyens d'après Déjerine) de la région du pied. Il remplit tout l'intervalle compris

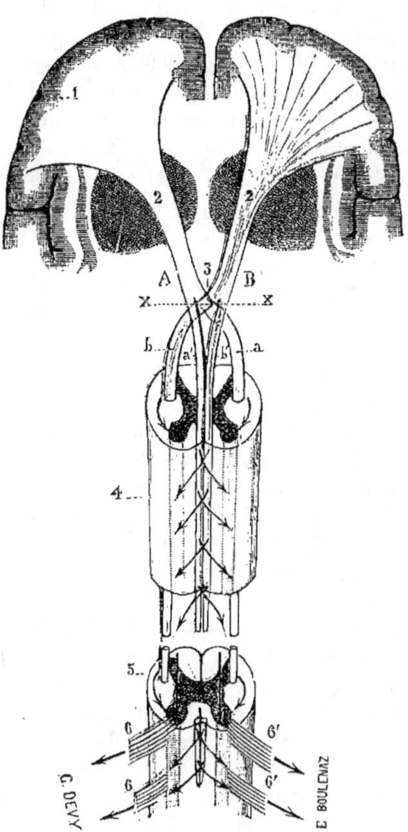

Fig. 634.

Schéma représentant les deux faisceaux pyramidaux depuis l'écorce cérébrale jusqu'à la moelle
et aux racines antérieures.

A, faisceau pyramidal du côté droit (*en jaune*). — B, faisceau pyramidal direct du côté gauche (*en rouge*).
a, a', faisceau pyramidal croisé et faisceau pyramidal
direct du côté droit. — *b, b'*, faisceau pyramidal croisé et
faisceau pyramidal direct du côté gauche.
1, zone motrice de l'écorce. — 2, capsule interne. — 3,
entrecroisement des pyramides, répondant à l'axe transversal XX. — 4, un tronçon de la moelle cervicale, vu par sa
face antérieure. — 5, partie inférieure de la moelle dorsale.
— 6, 6, racines antérieures du côté droit. — 6', 6', racines
antérieures du côté gauche.

On voit, par ce schéma, que d'un côté comme de l'autre :
1° le *faisceau pyramidal croisé* s'entrecroise en totalité au
niveau de la décussation des pyramides ; 2° le *faisceau
pyramidal direct* s'entrecroise, paquets par paquets, dans
toute la hauteur de la moelle épinière. En définitive,
toutes les fibres motrices issues d'un hémisphère, qu'elles
suivent le trajet du faisceau croisé ou celui du faisceau direct,
aboutissent aux racines antérieures du côté opposé.)

entre le faisceau géniculé, qui est en dedans de lui, et le faisceau de Meynert, qui est en dehors.

d. Dans le protubérance annulaire (fig. 434, 3), il est représenté par le plan inférieur des fibres longitudinales. Mais, tandis que dans le pédoncule cérébral il était tout à fait superficiel, il est séparé ici de la face antérieure de la protubérance par de volumineux paquets de fibres transversales (*stratum superficiale pontis*), qui proviennent des pédoncules cérébelleux moyens. Nous rappellerons, en passant, que les fibres pyramidales, qui, à la partie supérieure de la protubérance, forment un grand nombre de fascicules distincts (fig. 427. 11), se condensent, à la partie inférieure de l'organe, en un faisceau compacte (fig. 434, 3) placé un peu en dehors de la ligne médiane. Nous rappellerons encore que le faisceau pyramidal, dans sa traversée protubérantielle, envoie un grand nombre de collatérales aux noyaux du pont.

e. Dans le bulbe, le faisceau pyramidal, redevenant superficiel, forme de chaque côté de la ligne médiane la pyramide antérieure et conserve cette situation antérieure et superficielle jusqu'au niveau de l'entrecroisement médian connu sous le nom de décussation des pyramides. Là, ses fibres se partagent en deux paquets nettement distincts (fig. 634) : 1° l'un, plus petit (*a'*, *b'*), descend directement dans le cordon antérieur de la moelle du côté correspondant : c'est le *faisceau pyramidal direct* ou *faisceau de Türck*, situé comme nous l'avons vu, sur le côté du sillon médian antérieur ; 2° l'autre, beaucoup plus important (*a*, *b*), s'entrecroise sur la ligne médiane avec celui du côté opposé ; puis, s'infléchissant en dehors et en arrière, il décapite les cornes antérieures et, sous le nom de *faisceau pyramidal croisé*, vient se placer à la partie postérieure du cordon latéral de la moelle (fig. 323, 2), entre le faisceau cérébelleux direct, qui est en dehors, et le faisceau fondamental, qui est en dedans.

f. Dans la moelle, la voie motrice centrale est donc représentée par deux faisceaux distincts : le faisceau pyramidal direct ou antérieur, qui occupe la partie interne du cordon antérieur et le faisceau croisé ou latéral, qui se trouve situé à la partie postérieure du cordon latéral. Nous avons déjà indiqué, à propos de la moelle (p. 464), quelle est l'étendue verticale de ces deux faisceaux ; nous n'y reviendrons pas ici. Leur mode de terminaison est le suivant : les fibres constitutives du faisceau pyramidal croisé, arrivées à la région où elles doivent se terminer, s'inclinent en avant et en dedans, pénètrent dans la corne antérieure et s'y résolvent chacune en une arborisation terminale, dont les fibrilles, entièrement libres, enlacent les cellules radiculaires de cette corne ; quant aux fibres du faisceau pyramidal direct, elles franchissent la ligne médiane successivement, paquets par paquets et viennent, elles aussi, se terminer à des hauteurs diverses autour des cellules radiculaires de la corne antérieure.

En résumé, toutes les fibres motrices de la voie motrice centrale, qu'elles suivent le faisceau direct ou le faisceau croisé, se rendent, *après entrecroisement sur la ligne médiane*, dans les cornes antérieures de la moelle épinière et, là, se terminent par des arborisations libres autour des cellules motrices ou radiculaires. Comme, d'autre part, ces cellules donnent naissance aux racines antérieures ou racines motrices des nerfs rachidiens, c'est aux racines motrices et aux muscles innervés par elles qu'aboutissent, en dernière analyse, les deux faisceaux pyramidaux : celui du côté gauche, aux muscles du côté droit ; celui du côté droit, aux muscles du côté gauche. Nous pouvons donc appliquer au faisceau pyramidal la formule déjà énoncée à propos du faisceau géniculé, à savoir, que chaque hémisphère cérébral tient sous sa dépendance la motilité de la moitié opposée du tronc et des membres.

Variations volumétriques des deux faisceaux pyramidal direct et pyramidal croisé. — Nous avons déjà indiqué, à propos du bulbe, les variations de volume que peuvent présenter, suivant les sujets, le faisceau pyramidal direct et le faisceau pyramidal croisé. Nous n'y reviendrons pas ici (voy. p. 492).

Importance comparative du faisceau destiné au membre supérieur et du faisceau destiné au membre inférieur. — Blocq et Ozanoff (Gaz. des Hôp., 1892) sont arrivés, par une méthode qu'il serait trop long d'exposer ici, à calculer comparativement le nombre de fibres nerveuses que renferment le faisceau pyramidal croisé et le faisceau pyramidal direct sur les deux points suivants de la moelle épinière : 1° au-dessus du renflement cervical ; 2° au-dessous de ce même renflement cervical. Sur le premier point, le nombre de fibres que renferment, pour une moitié de la moelle, les deux faisceaux pyramidaux direct et croisé est de 79.131. Sur le deuxième point, au-dessous du renflement cervical, ce nombre n'est plus que de 30.554.

Ces 30.554 fibres sont naturellement destinées aux muscles du tronc et du membre inférieur. Pour savoir quel est le nombre de fibres pyramidales que reçoit le membre supérieur, il n'y a qu'à soustraire du chiffre 79.131 (qui représente l'ensemble des fibres destinées au tronc et aux deux membres) le chiffre 30.554 (qui représente le nombre de fibres destinées au tronc et au membre inférieur) : or ce nombre (79.131 — 30.554) est 48.577.

Au total, les deux membres supérieur et inférieur sont reliés à la zone motrice de l'écorce, le premier par 48.577 fibres, le second par 30.554.

Comme on le voit, le nombre de fibres pyramidales qui se rendent au membre supérieur l'emporte de beaucoup (de 18.023) sur celui qui est destiné au tronc et au membre inférieur. Blocq et Ozanoff trouvent une explication de cette différence dans le rôle différent qui est dévolu, dans la locomotion chez l'homme, aux membres thoraciques et aux membres pelviens : les premiers, on le sait, sont surtout utilisés pour les mouvements intelligents et conscients qui nécessitent une grande intervention cérébrale ; les seconds sont principalement employés pour les actes automatiques de la marche, qui demandent une intervention cérébrale beaucoup moindre. Il est donc tout naturel que les fibres qui mettent en relation les muscles des membres avec la zone motrice soient plus nombreuses pour le membre thoracique que pour le membre pelvien.

Fibres homolatérales du faisceau pyramidal croisé. — Si, comme nous l'avons dit plus haut, le faisceau pyramidal croisé ou latéral de la moelle épinière n'est que l'ensemble des fibres pyramidales qui, au niveau du collet du bulbe, ont franchi la ligne médiane, la destruction du faisceau pyramidal, sur un point quelconque de son trajet encéphalique, doit déterminer une dégénérescence totale du faisceau pyramidal croisé du côté opposé à la lésion et, d'autre part, laisser intact le faisceau pyramidal croisé du côté correspondant.

Or, depuis longtemps déjà (1881-1884), Pitres a signalé l'existence, dans la moelle de vieux hémiplégiques, d'une dégénérescence frappant à la fois, quoique d'une façon fort inégale, les deux faisceaux pyramidaux croisés : la lésion était naturellement beaucoup plus importante sur le faisceau du côté opposé à la lésion. Cette double dégénérescence, toutefois, n'était pas constante : elle n'existait environ que dans le quart des cas. Comme conclusion, Pitres estimait que, sur de nombreux sujets, le faisceau pyramidal, au niveau du collet du bulbe, tout en jetant la plus grande partie de ses fibres dans le cordon latéral du côté opposé, en envoyait un certain nombre dans le cordon latéral du côté correspondant.

L'expérimentation, entre les mains de Franck et Pitres, Sherrington, Löwenthal, Sandmeyer, Muratow, Mott, etc., a pleinement confirmé sur ce point, chez le chien et le singe tout au moins, les enseignements de l'anatomie pathologique. La destruction du centre cortical des mouvements des membres, pratiquée sur un seul hémisphère, détermine chez le chien une dégénérescence descendante dans les deux faisceaux pyramidaux de la moelle. On sait que le chien, comme les animaux du reste, ne possède pas de faisceau de Türk. Wertheimer et Lepage, par une autre méthode, sont arrivés aux mêmes résultats : ces deux expérimentateurs, après avoir pratiqué chez le chien une hémisection transversale de la moelle cervicale gauche, excitent la circonvolution sigmoïde droite et l'animal, en réponse à cette excitation, remue ses membres droits. Il faut donc qu'un certain nombre de fibres du faisceau pyramidal droit se rende directement, Je veux dire sans entrecroisement dans le bulbe, à la moitié droite de la moelle.

Dans un travail récent (1896), Rothmann admet lui aussi, pour l'avoir observé dans ses expériences, que l'extirpation unilatérale des centres corticaux moteurs amène, au niveau de la moelle, une double dégénérescence : l'une dans le faisceau pyramidal du côté opposé, l'autre dans le faisceau pyramidal du côté correspondant. Mais l'explication qu'il en donne est toute différente de celle formulée par les auteurs précédents. Les deux dégénérescences, dit-il, sont loin de se comporter de la même façon : l'une, celle du côté opposé à la lésion corticale, est permanente, définitive ; l'autre, celle du côté correspondant à la lésion, n'est que transitoire et disparaît plus ou moins complètement au bout de quelques mois. Cela tient à ce que les deux dégénérescences relèvent d'un processus très différent et voici ce qui se produirait d'après Rothmann : les fibres de la pyramide dégénérée, en s'entrecroisant dans le bulbe avec les fibres de la pyramide saine, compriment ces dernières et c'est cette compression qui détermine, chez elles, des troubles nutritifs, aboutissant d'une façon plus ou moins rapide à la dégénérescence anatomique et fonctionnelle. Le même fait, ajoute Rothmann, doit se produire également chez l'homme et si, chez lui, la dégénérescence en question ne disparaît pas comme chez l'animal sur lequel on expérimente, il faudrait en chercher la raison dans les altérations que présente, chez la plupart des hémiplégiques, le système vasculaire du névraxe, ayant pour conséquence une nutrition défectueuse et peu favorable à la réparation des lésions.

Comme on le voit, l'opinion émise par Rothmann est la négation absolue des fibres directes, ci-dessus mentionnées, qui de la pyramide bulbaire descendent dans le faisceau pyramidal latéral du même côté. Mais cette opinion est toute hypothétique et, à ce titre, elle doit céder le pas aux faits d'observation directe. Or, Déjerine et Thomas (1896), dans deux cas de destruction unilatérale du faisceau pyramidal, le premier chez un enfant à la suite de lésion corticale, le second chez un adulte à la suite de lésion capsulaire, ont nettement constaté que la pyramide, au niveau du collet du bulbe, fournit, outre les deux faisceaux pyramidal direct et pyramidal croisé, un troisième paquet de fibres qui se rendent au faisceau pyramidal latéral du même côté. Ces fibres sont les *fibres homolatérales du faisceau pyramidal latéral*.

Il est donc établi que, sur certains sujets tout au moins (peut-être chez la plupart des sujets, peut-être chez tous, les observations ne sont pas encore suffisamment nombreuses pour nous fixer à cet égard), chaque pyramide antérieure du bulbe se partage, à la partie inférieure de cet organe, en trois faisceaux, savoir figure 635 : 1° le *faisceau pyramidal direct* ou *antérieur* (faisceau de Türk), qui, sans changer de côté, vient occuper dans la moelle la partie interne du cordon antérieur ; 2° le *faisceau pyramidal croisé* ou *latéral*, qui, après entrecroisement sur la ligne médiane, se porte à la partie postérieure du cordon latéral du côté opposé ; 3° le *faisceau de fibres homolatérales*, qui vient grossir le faisceau pyramidal latéral du même côté. Ce faisceau

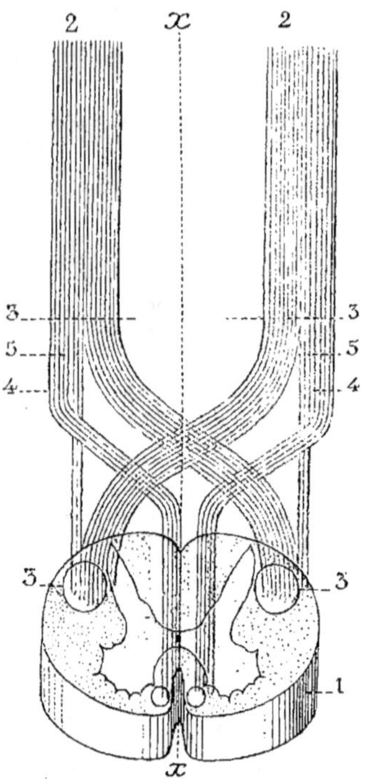

Fig. 635.

Schéma montrant la manière dont se comporte le faisceau pyramidal en passant du bulbe à la moelle.

1, un tronçon de moelle cervicale, vue antérieure. — 2, 2', faisceau pyramidal droit et faisceau pyramidal gauche. — 3, 3, faisceau pyramidal croisé. — 4, 4, faisceau pyramidal direct. — 5, 5, faisceau des fibres homolatérales, se rendant, sans changer de côté, au faisceau pyramidal croisé.

pyramidal latéral renferme donc des fibres croisées et, mélangées à ces dernières, un certain nombre de fibres directes ou homolatérales. L'existence de ces fibres homolatérales nous explique pourquoi la destruction du faisceau pyramidal dans son trajet encéphalique détermine, non seulement une hémiplégie du côté opposé, mais encore, du côté correspondant à la lésion, une certaine faiblesse musculaire et une exagération des réflexes.

2° Voie motrice secondaire ou cérébelleuse. — Les fibres de la voie motrice cérébelleuse, nous l'avons dit plus haut, se rendent aux cornes antérieures de la moelle en passant par le cervelet. Ces fibres, comme celles de la voie principale, proviennent de la zone sensitivo-motrice de l'écorce et ne sont que les prolongements cylindraxiles des cellules pyramidales. Nous les avons décrites précédemment (p. 558 et 606) sous le nom de *fibres cortico-protubérantielles antérieures*. Elles traversent successivement le centre ovale, la capsule interne et le pédoncule cérébral, intimement mélangées, dans toute l'étendue de leur trajet, aux fibres des deux faisceaux pyramidal et géniculé. En quittant le pédoncule, elles passent dans la protubérance et elles s'y terminent, chacune par une arborisation libre, autour des cellules des noyaux du pont. Jusqu'ici la voie est directe.

Ces cellules des noyaux du pont donnent naissance à de nouvelles fibres, lesquelles, s'inclinant en dedans, gagnent la ligne médiane, s'y entrecroisent avec celles du côté opposé, passent dans le pédoncule cérébelleux moyen, pénètrent avec lui dans le cervelet et, finalement, viennent se terminer, toujours par des arborisations libres, dans l'écorce de cet organe.

A son tour, l'écorce cérébelleuse émet des fibres descendantes, bien décrites par Marchi (voy. p. 449 et 547), qui, par le pédoncule cérébelleux inférieur, se rendent au bulbe et à la moelle, où elles se disséminent dans les différents faisceaux du cordon antéro-latéral. Après un parcours, naturellement variable pour chacune d'elles, elles s'infléchissent vers la corne antérieure, pénètrent dans cette corne et s'y résolvent en des arborisations terminales, lesquelles, se comportant exactement comme les arborisations terminales du faisceau pyramidal, enlacent les cellules motrices d'où émergent les racines antérieures des nerfs rachidiens. Ces fibres cérébello-spinales, comme l'établissent les recherches expérimentales de Marchi, sont en grande partie directes; un petit nombre seulement franchissent la ligne médiane et, par conséquent, sont croisées.

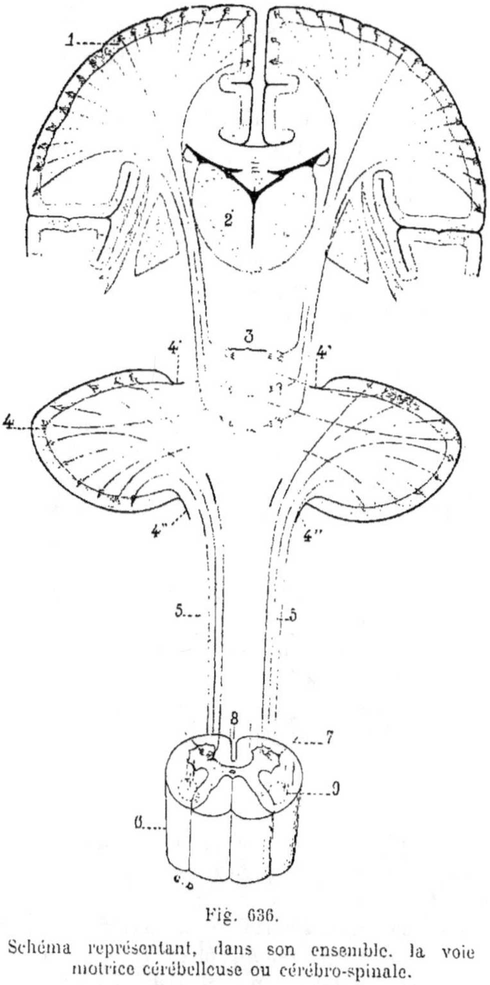

Comme on le voit, la voie motrice cérébro-cérébello-spinale est constituée par une chaîne deux fois interrompue, autrement dit par trois neurones : 1° un premier neurone *cérébro-protubérantiel*, dont le corps cellulaire n'est autre que la cellule pyramidale de l'écorce cérébrale et dont le cylindraxe se rend aux noyaux du pont; 2° un deuxième neurone (*ponto-cérébelleux* de van Gehuchten), qui relie les noyaux du pont à l'écorce cérébelleuse; 3° un troisième neurone, dit *cérébello-spinal*, qui, de l'écorce cérébrale, descend vers les noyaux moteurs du bulbe et dans les cornes antérieures de la moelle.

La voie motrice cérébelleuse est, comme la voie motrice principale, une voie

Fig. 636.

Schéma représentant, dans son ensemble. la voie motrice cérébelleuse ou cérébro-spinale.

1. écorce cérébrale. — 2. couche optique. — 3. noyaux du pont. — 4. écorce cérébelleuse ; 4' pédoncule cérébelleux moyen ; 4'' pédoncule cérébelleux inférieur. — 5, voie cérébelleuse descendante. — 6. un tronçon de moelle, vu par sa face postérieure. — 7. une racine antérieure des nerfs rachidiens. — 8, faisceau pyramidal direct. — 9 faisceau pyramidal croisé.

croisée. Elle paraît avoir pour fonction, moins de transmettre aux muscles les incitations motrices volontaires, que d'associer et de coordonner les mouvements.

ARTICLE VI

CIRCULATION DU CERVEAU

Le mode de distribution des vaisseaux sanguins dans la masse encéphalique a été bien étudié dans ces derniers temps, en France par Duret, en Allemagne par Heubner. C'est le 7 décembre 1872 que le médecin allemand a publié, dans le *Medical Centralblatt*, le résumé de ses recherches sur la circulation du cerveau; et, par une coïncidence vraiment remarquable, c'est encore le 7 décembre 1872 que Duret communique à la *Société de Biologie* de Paris les résultats de ses travaux sur la circulation du bulbe et de la protubérance. Un mois plus tard (janvier 1873), ce dernier anatomiste envoie au *Mouvement médical* une note sommaire sur la circulation du cerveau. Enfin, en 1874, il publie dans les *Archives de physiologie* son long mémoire sur la circulation de l'encéphale, en même temps qu'Heubner, nous donnait, dans son livre sur *Les altérations syphilitiques des artères cérébrales*, une description détaillée de ces artères.

Si nous rappelons ici toutes ces dates, c'est pour établir par des chiffres qu'il n'y a pas lieu de soulever, comme on l'a fait trop souvent, soit en faveur de Duret, soit en faveur d'Heubner, une question de priorité. Les recherches de ces deux anatomistes sont contemporaines : tous les deux les ont poursuivies simultanément dans des pays différents et bien certainement à l'insu l'un de l'autre. Ces recherches, on en conviendra, n'en sont pour nous que plus précieuses : elles se servent mutuellement de contrôle.

Nous étudierons successivement :

1° Les *artères*;
2° Les *veines*;
3° Les *voies lymphatiques*.

§ I. — ARTÈRES

Quatre gros troncs artériels pénètrent dans le crâne pour se distribuer à la masse encéphalique. Ce sont : en avant, les deux *carotides internes*; en arrière, les deux *vertébrales*.

Les deux artères vertébrales, marchant à la rencontre l'une de l'autre, contournent le bulbe et se réunissent sur la ligne médiane en un tronc commun, le *tronc basilaire*. Celui-ci chemine d'arrière en avant au-dessous de la protubérance et se partage, au niveau du bord antérieur de ce dernier organe, en deux branches terminales et divergentes, les *artères cérébrales postérieures*.

De leur côté, les deux carotides internes, après avoir fourni l'ophthalmique, se résolvent chacune en un bouquet de quatre branches divergentes : la cérébrale antérieure, la cérébrale moyenne, la choroïdienne antérieure et la communicante postérieure. — La *cérébrale antérieure* se dirige en avant et en dedans et s'unit, peu après son origine, avec son homonyme du côté opposé à l'aide d'une anastomose transversale, de 1 à 3 millimètres de longueur seulement, la *communicante antérieure*. — La *cérébrale moyenne* se dirige en dehors et disparaît bientôt dans la vallée sylvienne. — La *choroïdienne antérieure*, oblique en arrière et en dehors. se porte dans les plexus choroïdes des ventricules latéraux. — Quant à la *communicante postérieure*, elle se dirige en arrière et un peu en dedans pour se réunir à l'artère cérébrale postérieure et relier ainsi l'un à l'autre le système antérieur ou carotidien au système postérieur ou vertébral (fig. 637 et 638).

Il résulte de ces différentes anastomoses la formation, à la base du cerveau, d'un circuit artériel entièrement fermé : c'est l'*hexagone*, ou plus exactement, l'*heptagone de Willis* (de ἑπτά, sept et γωνία, angle), le circuit en question possé-dant en réalité sept côtés.

Il est constitué de la façon suivante (fig. 637) : en avant, par les deux cérébrales antérieures, unies l'une à l'autre par la communicante antérieure ; en arrière, par les deux cérébrales postérieures ; sur les côtés par les deux communicantes postérieures ou latérales. L'alimentation des réseaux sanguins du cerveau est donc bien assurée. Un seul tronc, au besoin, aurait pu suffire : or, il en existe quatre, tous reliés ensemble par des anastomoses à court trajet et le plus souvent fort larges. On conçoit dès lors que l'un de ces troncs puisse s'oblitérer par le fait d'une embolie ou être supprimé par une ligature, sans que cette diminution dans le nombre des voies d'apport amène tou-jours et nécessairement une perturbation grave dans le fonctionnement de l'encéphale. Et en fait, sur les 241 cas de ligature des carotides réunis par Lefort, nous n'en trouvons que 75 qui aient été suivis d'accidents céré-braux.

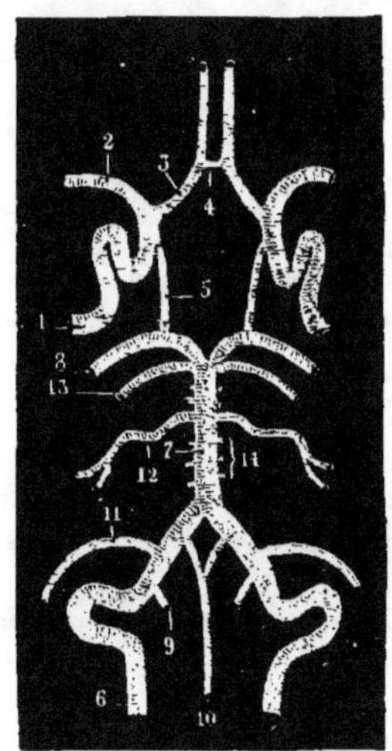

Fig 637.

Polygone artériel de Willis.

1. carotide interne. — 2, cérébrale moyenne. — 3, cérébrale antérieure. — 4, communicante antérieure. — 5, communicante postérieure. — 6, artère vertébrale. — 7, tronc basilaire. — 8, cérébrale postérieure. — 9, spinale posté-rieure. — 10, spinale antérieure. — 11, cé-rébelleuse postéro-inférieure. — 12, cérébel-leuse antéro-inférieure. — 13, cérébelleuse supérieure. — 14, artères protubérantielles.

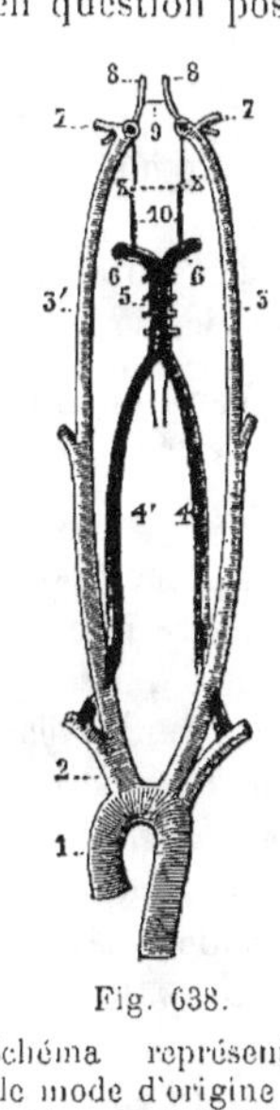

Fig. 638.

Schéma représentant le mode d'origine des artères encéphaliques.

1, aorte. — 2, tronc bra-chio-céphalique. — 3, caro-tide interne gauche ; 3', ca-rotide interne droite. — 4, 4', vertébrales. — 5, tronc basilaire. — 6, 6', cérébrales postérieures. — 7, 7, céré-brales moyennes. — 8, 8, cé-rébrales antérieures, — 9, communicante antérieure — 10, communicantes posté-rieures.

(La teinte rouge indique le système vertébral ; la teinte noire, le système carotidien ; XX, ligne de séparation des deux systèmes.)

Les différentes branches cérébrales (et elles sont nombreuses) qui émanent du polygone de Willis constituent deux systèmes principaux, destinés : le premier aux *circonvolutions*, le second aux *noyaux centraux*. Nous croyons devoir faire remarquer dès maintenant, sauf à y revenir plus tard, que ces deux systèmes arté-riels, bien qu'ayant une origine commune, sont complètement indépendants l'un de l'autre dans leur distribution et que, « à la périphérie de leur domaine, comme le dit Charcot, ils ne communiquent sur aucun point ». A ces importants systèmes des *artères des circonvolutions* et des *artères des noyaux centraux*, il convient d'ajouter deux nouveaux groupes d'une importance moindre, savoir : les artères destinées aux cavités ventriculaires et les artères destinées à cette portion de la base du cerveau qui unit l'un à l'autre les deux hémisphères.

Au total, la circulation artérielle du cerveau comprend quatre groupes d'artères, savoir : 1° les *artères des circonvolutions ;* 2° les *artères des noyaux centraux ;* 3° les *artères ventriculaires* ou *choroïdiennes ;* 4° les *artères de la base.* Nous décrirons séparément chacun de ces quatre groupes.

A. — Artères des circonvolutions

Les artères des circonvolutions proviennent de la cérébrale antérieure, de la cérébrale moyenne et de la cérébrale postérieure. Chacune de ces trois artères se distribue à une portion déterminée de l'écorce : elle a par conséquent, sur la surface de l'hémisphère, son domaine particulier et, pour employer le terme aujourd'hui classique, son *territoire.*

1° Territoires vasculaires de l'écorce. — Ils sont au nombre de trois et sont alimentés : le premier par la cérébrale antérieure, le second par la cérébrale moyenne, le troisième par la cérébrale postérieure.

A. **Artère cérébrale antérieure.** — L'artère cérébrale antérieure se dirige vers la scissure interhémisphérique, jette quelques fins rameaux sur la partie du lobe orbitaire qui est comprise entre le gyrus rectus et le sillon cruciforme et se divise ensuite, au niveau du genou du corps calleux, en trois branches, que l'on distingue en antérieure, moyenne et postérieure :

La *branche antérieure* (*artère frontale interne et antérieure* de Duret), le plus souvent double ou même triple, se ramifie principalement dans la portion antérieure de la circonvolution frontale interne.

La *branche moyenne* (*artère frontale interne et antérieure* de Duret) se dirige obliquement en haut et en arrière, abandonne quelques rameaux à la circonvolution du corps calleux et se ramifie ensuite sur la partie postérieure de la circonvolution frontale interne, non compris le lobule paracentral qui est le plus souvent irrigué par la branche suivante.

La *branche postérieure* (*artère frontale interne et postérieure* de Duret) chemine tout d'abord sur la circonvolution du corps calleux et abandonne à cette circonvolution, ainsi qu'au corps calleux lui-même, un certain nombre de rameaux le plus souvent très grêles : l'un de ces rameaux, plus long que les autres, longe le sinus du corps calleux, contourne le bourrelet et se termine alors, soit dans la glande pinéale, soit dans la toile choroïdienne. Après avoir fourni ces différents rameaux, la branche postérieure de la cérébrale antérieure croise obliquement la scissure calloso-marginale et vient s'épuiser dans le lobule paracentral et dans le lobule quadrilatère.

Les trois branches précitées de l'artère cérébrale antérieure ne se contentent pas d'irriguer la face interne de l'hémisphère cérébral. Leurs ramifications, arrivées au bord supérieur de l'hémisphère, contournent ce bord de dedans en dehors et descendent alors sur la face externe du cerveau, où elles se terminent dans les parties suivantes : sur la première circonvolution frontale tout entière, sur l'extrémité antérieure de la seconde, sur l'extrémité toute supérieure des deux circonvolutions frontale ascendante et pariétale ascendante et, enfin, sur la partie du lobule pariétal supérieur qui borde la scissure interhémisphérique.

B. **Artère cérébrale moyenne ou sylvienne.** — L'artère cérébrale moyenne ou sylvienne, oblique en haut et en dehors, se jette dans la vallée de Sylvius et ne tarde pas à atteindre le pôle de l'insula. Là, elle s'infléchit en arrière (fig. 641, 4),

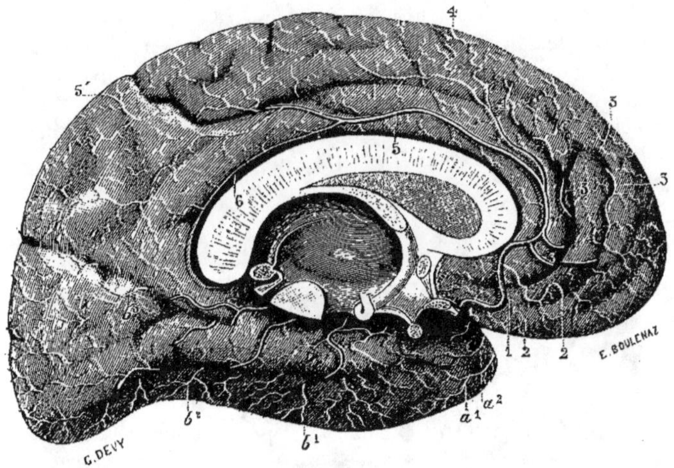

Fig. 639.

Artères de la face interne de l'hémisphère (côté gauche).

1, artère cérébrale antérieure. — 2, 2, rameaux destinés au lobe orbitaire. — 3, 3, artère frontale interne antérieure (double sur ce sujet). — 4, artère frontale moyenne. — 5, artère frontale postérieure. — 3', 4', 5', rameaux de ces trois dernières artères, passant sur la face externe de l'hémisphère. — 6, rameau se dirigeant vers le bourrelet du corps calleux. — a^1, a^2, rameaux fournis à la pointe du lobe temporo-occipital par les branches descendantes de la sylvienne. — b^1, b^2, b^3, branches antérieure, moyenne et postérieure de l'artère cérébrale postérieure.

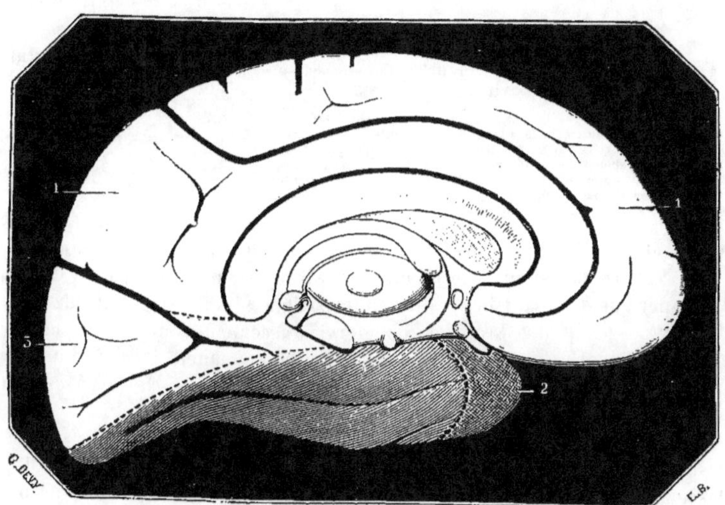

Fig. 640.

La face interne de l'hémisphère gauche, avec indication de ses trois territoires artériels.

1, territoire de la cérébrale antérieure (en bleu). — 2, territoire de la sylvienne (en rouge). — 3, territoire de la cérébrale postérieure (en jaune).

croise successivement le grand sillon de l'insula et l'insula postérieur et arrive dans la rigole postérieure, qu'elle parcourt de bas en haut. Puis, elle contourne le pli de passage temporo-pariétal, en décrivant autour de lui une boucle qui m'a paru constante, et gagne l'extrémité postérieure de la scissure de Sylvius. Se redressant alors une dernière fois, elle s'échappe de cette scissure et se termine en formant l'*artère du pli courbe*. Dans ce long trajet, l'artère cérébrale moyenne abandonne de nombreuses branches collatérales, que nous diviserons, d'après leur direction, en ascendantes et descendantes :

a. *Branches ascendantes*. — Les branches collatérales ascendantes sont au nombre de quatre, savoir : 1° l'*artère frontale inférieure*, qui se détache de la sylvienne au niveau du pôle de l'insula et qui se distribue, par trois ou quatre rameaux, à la partie externe du lobe orbitaire, à la troisième circonvolution frontale ou circonvolution de Broca et à la partie moyenne de la deuxième circonvolution frontale ; 2° l'*artère frontale ascendante*, qui se ramifie sur les deux tiers ou sur les trois quarts inférieurs de la circonvolution frontale ascendante, ainsi que sur le pied de la deuxième circonvolution frontale ; 3° l'*artère pariétale ascendante*, qui se ramifie, de même, sur les trois quarts inférieurs de la circonvolution pariétale ascendante ; 4° l'*artère pariétale inférieure*, qui est souvent confondue avec la

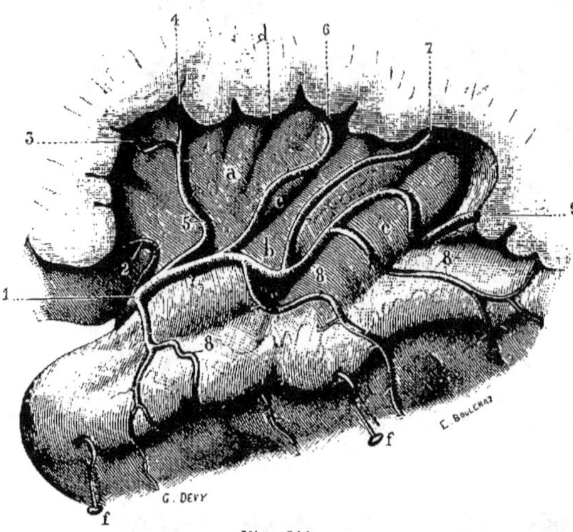

Fig. 641.

L'artère cérébrale moyenne et ses branches dans la scissure de Sylvius.

1. tronçon de la sylvienne. — 2, une artère destinée au lobe orbitaire. — 3, 4, artère frontale inférieure et artère frontale ascendante, naissant par un tronc commun 5. — 6, artère pariétale ascendante. — 7, artère pariétale inférieure. — 8, 8, 8, branches descendantes ou temporales. — 9, artère du pli courbe. — a, b, lobule antérieur et lobule postérieur de l'insula. — c, grand sillon de l'insula. — d, rigole supérieure. — e, pli temporo-pariétal. — f, f, opercule inférieur, fortement érigné en bas.

précédente et avec laquelle elle forme alors un tronc commun ; oblique en haut et en arrière, elle se distribue au lobule pariétal inférieur et à la partie du lobule pariétal supérieur qui avoisine le sillon interpariétal. Avant de sortir de la scissure de Sylvius, les quatre branches collatérales ascendantes de l'artère cérébrale moyenne cheminent à la surface de l'insula et abandonnent à ce lobe un grand nombre de rameaux et de ramuscules, *rameaux insulaires*, à la fois très courts et très grêles.

b. *Branches descendantes*. — Les branches collatérales descendantes de la sylvienne sont au nombre de trois, quelquefois quatre. Comme leur nom l'indique, elles descendent obliquement sur le lobe temporal et se ramifient sur la première circonvolution temporale, sur la deuxième et sur une partie de la troisième. Les rameaux les plus antérieurs gagnent la face inférieure de l'hémisphère et se terminent sur l'extrémité antérieure ou pointe du lobe temporo-occipital.

c. *Branche terminale*. — La branche terminale de la sylvienne n'est autre que l'*artère du pli courbe*, dont il a été déjà question plus haut. Cette artère (fig. 642,6), une fois sortie de la scissure de Sylvius, se porte d'avant en arrière

et se distribue à la fois au pli courbe, à la partie la plus reculée du lobe temporal
et à la partie antérieure du lobe occipital.

C. Artère cérébrale postérieure. — L'artère cérébrale postérieure (fig. 644, 7),

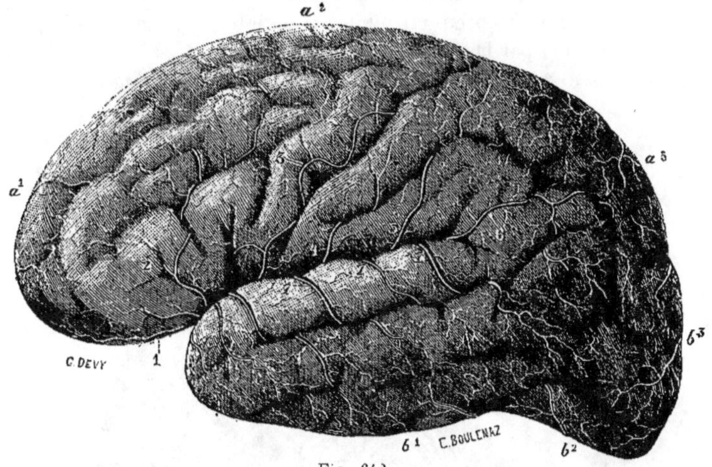

Fig. 642.

Artères de la face externe de l'hémisphère (côté gauche).

1, artère destinée au lobe orbitaire. — 2, artère frontale inférieure. — 3, artère frontale ascendante. — 4, artère
pariétale ascendante. — 5, artère pariétale inférieure. — 6, artère du pli courbe. — 7, 7, 7, branches descendantes ou
temporales de la sylvienne. — a¹, a², a³, artères fournies par les branches antérieure, moyenne et postérieure de la
cérébrale antérieure. — b¹, b², b³, artères fournies par la cérébrale postérieure.

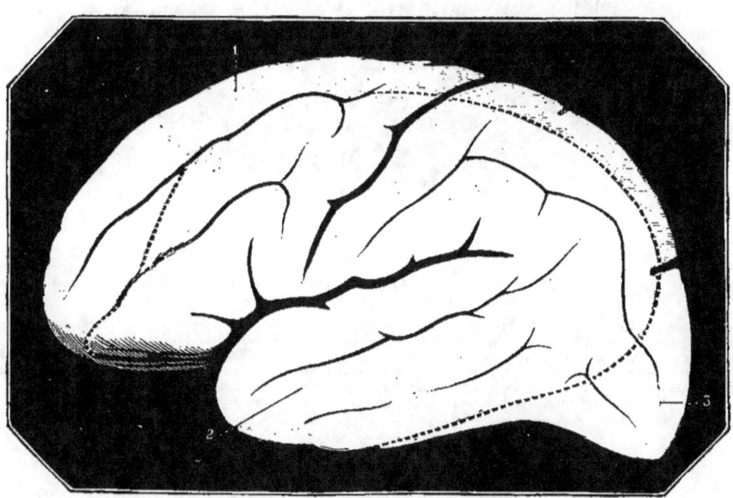

Fig. 643.

Face externe de l'hémisphère gauche, avec indication de ses territoires vasculaires.

1, territoire de la cérébrale antérieure (en *bleu*). — 2, territoire de la sylvienne (en *rouge*). — 3, territoire
de la cérébrale postérieure (en *jaune*).

suivant à partir de son origine un trajet récurrent, contourne la face inférieure
des pédoncules cérébraux, en suivant d'avant en arrière les parties latérales de

la fente cérébrale de Bichat. En atteignant l'hémisphère, elle se partage en trois branches terminales, que l'on désigne, d'après leur direction, en antérieure, moyenne et postérieure :

a. *Branche antérieure.* — La branche antérieure (7') se distribue à la partie antérieure du lobe temporo-occipital, moins la pointe, qui est irriguée, comme nous venons de le voir, par la sylvienne.

b. *Branche moyenne.* — La branche moyenne (7") se ramifie à la partie moyenne

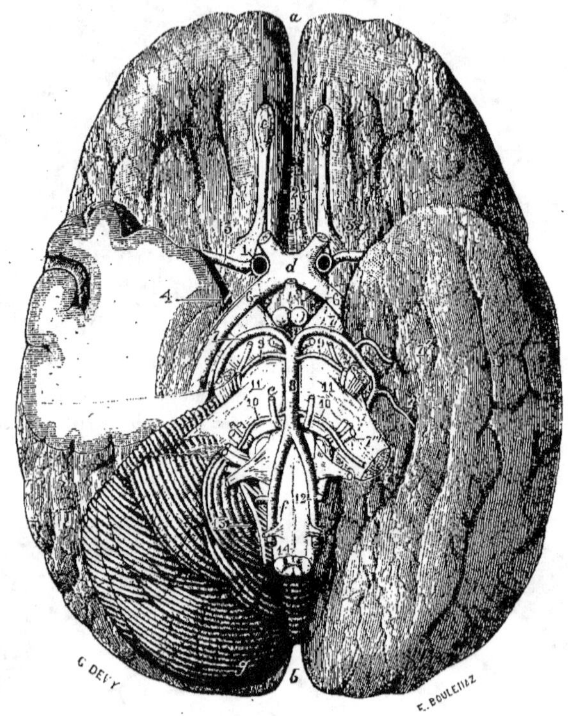

Fig. 644.

Artères de la base de l'encéphale.

(Sur l'hémisphère droit, le lobe temporo-sphénoïdal a été en partie réséqué, pour mettre à nu le prolongement sphénoïdal du ventricule latéral et montrer l'artère choroïdienne.)

1, carotide interne, sectionnée à sa sortie du sinus caverneux. — 2, cérébrale antérieure. — 3, cérébrale moyenne ou sylvienne. — 4, artère choroïdienne. — 5, communicante antérieure. — 6, communicante postérieure. — 7, cérébrale postérieure, avec : 7', sa branche antérieure ; 7", sa branche moyenne ; 7'", sa branche postérieure. — 8, tronc basilaire. — 9, artère cérébelleuse supérieure. — 10, artère cérébelleuse inférieure et antérieure. — 11, artères protubérantielles. — 12, artère vertébrale. — 13, artère cérébelleuse inférieure et postérieure. — 14, artère spinale antérieure. — a, extrémité antérieure de la scissure interhémisphérique. — b, son extrémité postérieure. — c, bulbe olfactif. — d, chiasma optique. — e, protubérance. — f, bulbe rachidien. — g, cervelet, dont l'hémisphère gauche a été réséqué.

de ce même lobe et jette en dehors, sur la face externe de l'hémisphère, quelques rameaux ascendants, qui se perdent sur la dernière circonvolution temporale, la première et la seconde étant toujours irriguées, comme nous l'avons déjà dit, par l'artère sylvienne.

c. *Branche postérieure.* — La branche postérieure (7'") est destinée au lobe occipital et se ramifie sur les trois faces de ce lobe : en dehors, sur la partie postérieure des trois circonvolutions occipitales ; en dedans, sur le cunéus ; en bas, sur la partie la plus reculée des deux circonvolutions temporo-occipitales.

2° **Limites respectives des trois territoires vasculaires.** — La situation et l'étendue des trois territoires vasculaires que nous venons de décrire sont nettement indiquées dans les figures 640, 643 et 645, où chacun d'eux est représenté par une teinte spéciale.

a. *Territoire de la cérébrale antérieure.* — Le territoire de la cérébrale antérieure (teinte bleue) occupe, tout d'abord, la moitié interne du lobe orbitaire ;

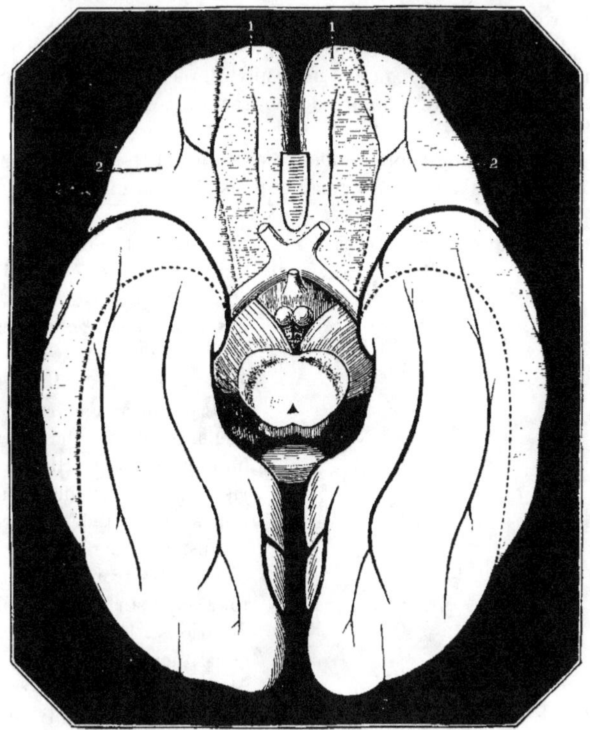

Fig. 645.

La face inférieure du cerveau, avec indication de ses territoires vasculaires.

1. territoire de la cérébrale antérieure (*en bleu*). — 2, territoire de la sylvienne (*en rouge*). — 3. 3, territoire de la cérébrale postérieure (*en jaune*).

puis, toute la partie de la face interne de l'hémisphère qui est située en avant du cunéus ; et enfin, sur la face externe de l'hémisphère, la première circonvolution frontale, la partie antérieure de la seconde, l'extrémité supérieure des deux circonvolutions frontale ascendante et pariétale ascendante et, enfin, la portion du lobule pariétal supérieur qui avoisine la scissure interhémisphérique.

b. *Territoire de la cérébrale postérieure.* — Le territoire de la cérébrale postérieure (teinte jaune) s'étend sur toute la surface du lobe temporo-occipital, moins la pointe. Il comprend en outre le cunéus, la partie postérieure des trois circonvolutions occipitales et la troisième temporale ou une portion seulement de cette dernière circonvolution.

c. *Territoire de la cérébrale moyenne.* — Le territoire de la cérébrale moyenne (teinte rouge), enfin, occupe tout le reste de l'hémisphère, c'est-à-dire la plus grande partie de la deuxième frontale, la troisième frontale tout entière, les deux tiers ou les trois quarts inférieurs des deux circonvolutions frontale ascendante et pariétale ascendante, la partie du lobule pariétal supérieur qui avoisine le sillon interpariétal, le lobule pariétal inférieur tout entier, le pli courbe, la partie antérieure des circonvolutions occipitales, les deux premières temporales, la pointe du lobe temporo-occipital et, enfin, les circonvolutions de l'insula et la région rétro-insulaire. Des trois territoires précités, ce dernier est de beaucoup le plus étendu. C'est aussi le plus important, en ce qu'il englobe dans ses limites la plus grande partie de cette région du manteau de l'hémisphère, où la pathologie humaine a pu établir et localiser un certain nombre de centres d'innervation motrice, sensitive ou sensorielle.

Examinons maintenant la manière dont se comportent les ramifications des trois artères cérébrales à la surface du cerveau et dans l'épaisseur des circonvolutions.

3° Mode de ramification des artères cérébrales dans la pie-mère. — Ainsi que nous venons de le voir, les trois artères cérébrale antérieure, cérébrale moyenne

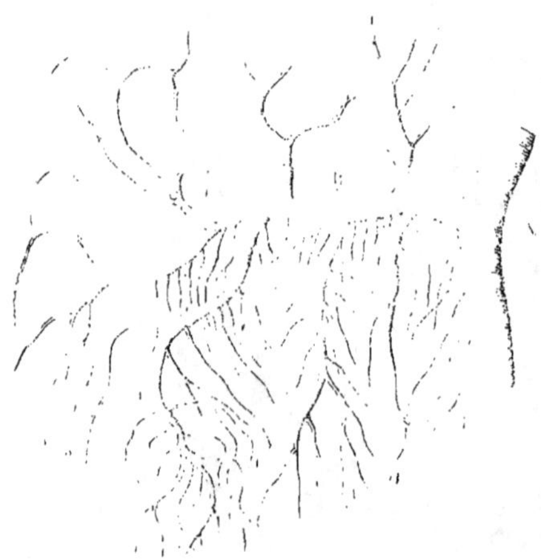

Fig. 646.

Schéma représentant le mode de distribution des artères cérébrales, d'après Duret.

A, artère principale. — B, arborisation primaire. — C, C, arborisations secondaires. — 1, 1, 1, artères médullaires. — 2, 2, artères corticales. — 3, ramifications des artères corticales dans la pulpe cérébrale.

et cérébrale postérieure se décomposent chacune en un certain nombre de branches. Ces branches, à leur tour, se subdivisent en plusieurs rameaux et ramuscules, lesquels se terminent par un certain nombre d'arborisations. Ces arborisations terminales qui partent, non seulement des rameaux et des ramuscules, mais encore des branches et des troncs, s'observent surtout à la surface libre des circonvolutions. Les artérioles, qui les constituent, présentent les trajets les plus divers (fig. 647) : rarement rectilignes, le plus souvent flexueuses ou même onduleuses, elles marchent à la rencontre les unes des autres, arrivent au contact, se croisent sous des angles toujours variables et semblent s'anastomoser ensemble pour constituer un vaste réseau. Ces anastomoses existent-elles en réalité, suffisamment nombreuses et suffisamment larges pour justifier ce mot de réseau appliqué à la circulation artérielle de la pie-mère cérébrale ? Les anatomistes ne sont pas d'accord à ce sujet et nous nous trouvons ici en présence de deux opinions absolument contradictoires.

Pour Duret, les anastomoses entre artères voisines sont extrêmement rares : rares déjà pour les branches, elles deviennent plus rares pour les rameaux, plus rares encore ou même absentes pour les arborisations. Ces artères appartiendraient donc au *type terminal*, dans l'acception donnée à ce terme par Conheim, c'est-à-dire qu'elles se résoudraient en capillaires sans s'unir aux artères voisines.

Il résulterait, on le conçoit, d'une pareille disposition, que chacun des grands territoires vasculaires, que nous avons décrits plus haut, se diviserait en *territoires secondaires*, ceux-ci en *territoires tertiaires*, etc., territoires qui seraient d'autant plus indépendants qu'ils appartiendraient à un vaisseau plus petit. Il en résulterait aussi, au point de vue pathologique, que lorsqu'un de ces vaisseaux à territoire distinct vient à être oblitéré, une circulation suppléante aurait peu de chance de s'établir, d'où, comme conséquence, ischémie et ramollissement du territoire en question.

Contrairement à ces conclusions, HEUBNER rattache le mode de distribution des artères dans la pie-mère au *type anastomotique* et décrit, dans l'épaisseur de cette membrane, un double réseau : 1° un réseau superficiel, à la constitution duquel concourent tous les gros troncs qui s'échappent du polygone de Willis ; 2° un réseau profond, formé par les branches issues du réseau superficiel. « Ces branches, dit-il, se résolvent dans la pie-mère en un fin réseau ; toutes les artères principales fournissent à ce réseau, qui peut être alimenté par chacune de ces artères, naturellement par les branches éloignées, avec plus de difficulté et de lenteur que par les branches voisines. »

Si je m'en rapporte à mes propres recherches, les deux opinions contradictoires émises par DURET et par HEUBNER me paraissent également exagérées. Je n'ai jamais rencontré dans l'épaisseur de la pie-mère, soit chez l'adulte, soit chez le fœtus, un réseau aussi fin et aussi riche que celui que l'on trouve dans la description d'HEUBNER. D'autre part, je ne puis accorder le caractère de vaisseau terminal, ni aux troncs volumineux qui émanent du polygone de Willis, ni aux ramifications de ces troncs dans la pie-mère cérébrale. Les gros troncs, tout d'abord, s'anastomosent tous les uns avec les autres aux confins de leur territoire : j'ai toujours vu, sur un cerveau dont j'avais préalablement lié les trois communicantes, une injection au suif, poussée dans l'une des

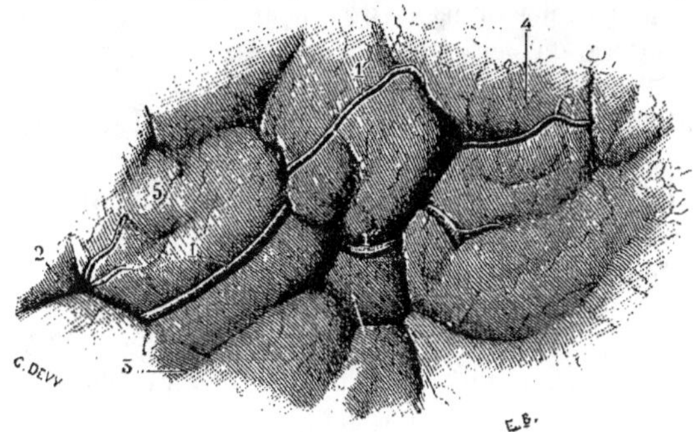

Fig. 647.

Mode de ramescence des artères corticales dans la pie-mère
(région du pli courbe).

1, artère du pli courbe, avec 1' et 1'', ses deux branches de bifurcation. — 2, extrémité postérieure de la scissure de Sylvius. — 3, scissure parallèle. — 4, pli courbe. — 5, lobule pariétal inférieur.

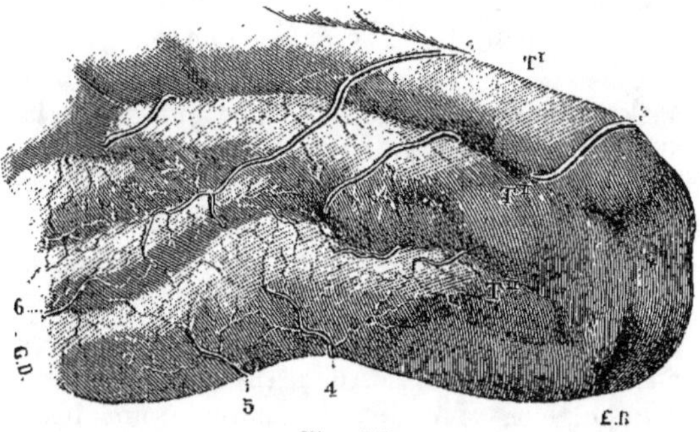

Fig. 648.

Anastomoses de l'artère sylvienne avec la cérébrale postérieure sur la face libre de la troisième temporale (côté droit).

T¹, T², T³, première, deuxième et troisième circonvolutions temporales.— 1, 2, 3, branches descendantes de l'artère sylvienne. — 4, 5, branches de la cérébrale postérieure.

sylviennes, remplir successivement les trois territoires de l'hémisphère correspondant et les trois territoires de l'hémisphère opposé. Les régions de l'écorce où ces anastomoses m'ont paru être le plus nombreuses sont les suivantes : 1° la face externe des deuxième et troisième circonvolutions temporales, où plusieurs rameaux ascendants de la cérébrale postérieure (fig. 648) s'anastomosent à plein canal avec des rameaux descendants de la sylvienne ; 2° la partie interne du lobe orbitaire, où deux ou trois rameaux à direction transversale ou oblique se terminent, d'une part dans la cérébrale antérieure, d'autre part dans les branches orbitaires de la sylvienne ; 3° la partie postérieure du lobe quadrilatère, où l'on voit plusieurs rameaux de la cérébrale postérieure émerger de la scissure perpendiculaire interne et s'anastomoser à plein canal avec les ramifications les plus reculées de la cérébrale antérieure.

En ce qui concerne les branches et les rameaux, les anastomoses sont encore ici fort nombreuses et certainement suffisantes pour ramener le sang ou une injection fine dans un territoire quelconque, dont l'artère principale a été oblitérée.

Est-ce à dire que la suppression brusque d'une artère, soit par embolie, soit par thrombose, sera toujours inoffensive et passera comme inaperçue ? Non : les faits anatomo-cliniques sont là pour nous dire le contraire. Mais de ce qu'une embolie ou une thrombose détermine dans certains cas des désordres fonctionnels ou même des lésions anatomo-pathologiques, il faudrait bien se garder de conclure à l'absence des anastomoses précitées, anastomoses *que l'on voit et dont l'existence, par conséquent, est positive et indéniable*. Les désordres en question trouvent souvent leur explication dans une altération déjà ancienne des artères pie-mériennes ou même de la pulpe cérébrale sous-jacente ; elles peuvent s'expliquer aussi par la petitesse des anastomoses elles-mêmes, ne permettant au sang d'arriver au territoire brusquement frappé qu'avec beaucoup de lenteur et en quantité insuffisante, lenteur et insuffisance dont s'accommode mal un tissu à la fois aussi actif et aussi délicat que l'écorce cérébrale.

4° Terminaison des artères pie-mériennes dans la pulpe cérébrale. — Lorsqu'on soulève la pie-mère avec précaution, on voit s'échapper de sa face profonde comme une pluie de fines artérioles, qui tombent perpendiculairement sur la pulpe cérébrale sous-jacente et la pénètrent, pour s'y terminer et la nourrir. Ces artères, dites *nourricières de la pulpe cérébrale*, se divisent en deux groupes, les artères longues et les artères courtes :

a. *Artères longues ou médullaires.* — Les artères longues ou médullaires traversent la substance grise de l'écorce et arrivent dans la substance blanche sous-jacente, où elles se terminent en affectant une disposition pénicillée. On en compte de 10 à 15 sur la coupe d'une circonvolution de moyen volume : 3 ou 4 seulement sur la face libre de cette circonvolution ; 5 ou 6 sur chacune de ses faces latérales ou même dans le fond des scissures correspondantes. Toutes ces artères (fig. 649) se dirigent en droite ligne vers le centre de l'hémisphère et, comme elles ne communiquent les unes avec les autres que par de fins capillaires, chacune d'elles constitue un petit système indépendant.

Les artères médullaires descendent dans le centre ovale à une profondeur de 4 ou 5 centimètres ; elles se rapprochent ainsi beaucoup des noyaux centraux, mais n'entrent jamais en relation avec leurs artères. Nous ne saurions trop le répéter, le réseau artériel de l'écorce et celui des noyaux centraux sont complètement indépendants l'un de l'autre. Charcot fait observer avec raison qu'il existe

sur les confins des deux systèmes, en plein centre ovale, une espèce de terrain
neutre où les échanges nutritifs s'effectuent d'une façon moins énergique et où se
développent de préférence certains ramollissements lacunaires séniles.

b. *Artères courtes ou corticales.* — Les artères courtes ou corticales (fig. 649, 2)
s'arrêtent dans la substance grise
des circonvolutions et s'y résolvent
rapidement en mailles capillaires.

c. *Réseaux capillaires des circonvolutions.* — Les réseaux capillaires se présentent sous quatre
aspects différents, correspondant
chacun à une zone distincte. Nous
empruntons à DURET la description
de ces différents réseaux :

1° Tout à fait à la superficie de la
couche grise, il existe un réseau
capillaire à mailles quadrangulaires,
très larges et parallèles à la surface.
Ce réseau ne se voit bien que sur
des coupes horizontales ; il forme
de très fines anastomoses entre les
diverses artères qui pénètrent dans
les circonvolutions. Il n'occupe
guère qu'un demi-millimètre de la
couche grise.

2° Les deux millimètres subja-
cents de la substance corticale sont
remplis par des mailles capillaires
polygonales assez fines. Ce réseau
est surtout formé par les artères
corticales, qui se répandent dans

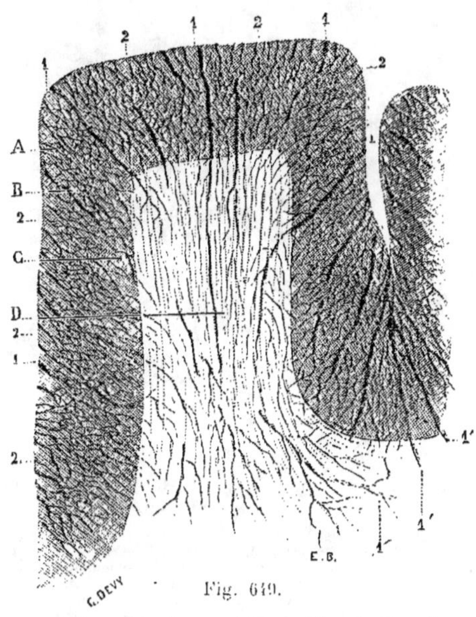

Fig. 649.

Artères des circonvolutions (d'après DURET).

1, 1, artères médullaires. — 1', 1', groupe d'artères médullaires,
situé entre deux circonvolutions voisines. — 2, 2, artères corticales ou de la substance grise. — A, réseau capillaire à mailles
assez larges, situé sous la pie-mère. — B, réseau à mailles
polygonales plus serrées, situé dans la substance grise. —
C, réseau de transition à mailles plus larges. — D, réseau
capillaire de la substance blanche.

toute son étendue par leurs ramuscules collatéraux et plus encore par leurs
ramuscules terminaux. Les artères corticales sont innombrables et, toutes les deux
ou trois mailles capillaires, on rencontre un de leurs ramuscules.

3° Le dernier millimètre environ de la couche grise est occupé par un réseau
capillaire de transition : ses mailles capillaires sont plus larges que celles de la
couche supérieure ; mais elles sont beaucoup moins allongées que celles de la
substance blanche, dans laquelle il se prolonge un peu, jusqu'à ce qu'il s'y con-
fonde entièrement.

4° Le réseau capillaire de la substance blanche est constitué par des mailles à
parois plus fines, mais plus allongées que celles des réseaux de la couche grise
proprement dite. Leur largeur est trois ou quatre fois celle du diamètre des
mailles de la couche grise. Ce réseau est disposé dans le sens des principaux
faisceaux de fibres nerveuses, que ces mailles semblent entourer.

B. — ARTÈRES DES NOYAUX CENTRAUX OU ARTÈRES GANGLIONNAIRES

Les trois artères cérébrales prennent encore part, mais d'une façon fort inégale,
comme nous le verrons tout à l'heure, à la constitution du système vasculaire

destiné aux noyaux centraux. Les artères nourricières de la couche optique, du noyau lenticulaire et du noyau caudé proviennent toutes des trois troncs précités et s'en détachent dans le voisinage du polygone de Willis, tout près de l'origine de ces troncs par conséquent (fig. 650). Elles naissent isolément, quoique sur des points très rapprochés les uns des autres, et s'engagent ensuite, pour atteindre les noyaux centraux, dans les trous de l'espace perforé antérieur et de l'espace perforé postérieur. Elles forment ainsi, au niveau de ces deux espaces perforés, des bouquets d'artérioles isolées et parallèles, qui rappellent, suivant la comparaison pittoresque d'Heubner, ces groupes de jeunes rejetons que l'on voit, dans les forêts, pousser à la base des arbres. Cette indépendance, les artères ganglionnaires la conservent jusqu'à leur terminaison ; tous les anatomistes s'accordent sur ce point. On peut les injecter séparément, sans jamais pousser l'injection dans les artères voisines ; ce sont des *artères terminales* par excellence. Ceci posé, examinons la part qui revient à chacune des trois artères cérébrales dans l'irrigation des noyaux centraux :

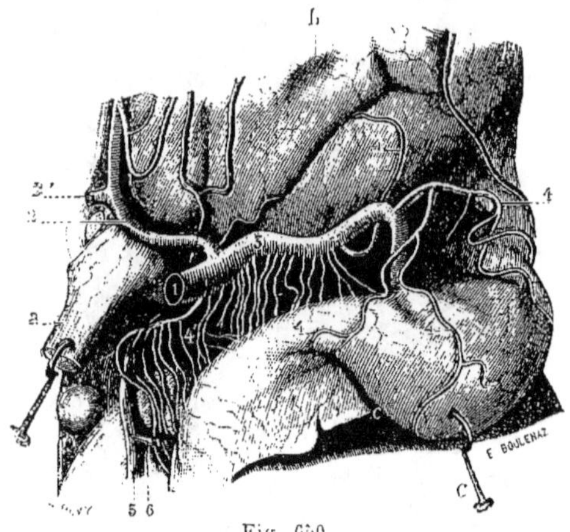

Fig. 650.

L'artère cérébrale antérieure et l'artère sylvienne, vues à la base du cerveau (injection au suif).

a, nerf optique érigné en arrière. — *b*, lobe orbitaire. — *c*, piemère du lobe temporo-occipital, érignée en arrière. — 1, carotide interne. — 2, cérébrale antérieure, avec 2', communicante antérieure. — 3, cérébrale moyenne ou sylvienne. — 4, 4, bouquet d'artérioles fournies par cette dernière aux circonvolutions voisines et aux noyaux opto-striés : ces dernières traversent les trous de l'espace perforé antérieur. — 5, veine basilaire, avec 6, son affluent ventriculaire.

1° Branches fournies aux noyaux centraux par la cérébrale antérieure. — La cérébrale antérieure émet, tout près de son origine, plusieurs ramuscules, qui traversent de bas en haut l'espace perforé antérieur et viennent se perdre dans la tête du noyau caudé. Ces artères, dites *striées antérieures*, m'ont paru constantes ; mais elles sont très variables dans leur volume et surtout dans leur nombre.

2° Branches fournies aux noyaux centraux par la cérébrale moyenne. — La cérébrale moyenne ou sylvienne abandonne de même, presque immédiatement après son origine, un gros bouquet d'artérioles (fig. 650), destinées principalement aux deux noyaux du corps strié. Ces artérioles s'engagent, comme les précédentes, dans les trous de l'espace perforé antérieur et se partagent alors en deux groupes : les artères striées internes et les artères striées externes (fig. 651, 4 et 5) :

a. *Artères striées internes.* — Les artères striées internes (4) se rendent tout d'abord aux deux segments internes du noyau lenticulaire (globus pallidus), qu'elles abordent par la base et qu'elles traversent de bas en haut en leur abandonnant, chemin faisant, un certain nombre de ramuscules. Elles arrivent ainsi à la capsule interne. Poursuivant alors leur trajet, elles traversent cette capsule interne, en suivant une direction oblique en haut et en dedans, et, finalement, viennent se terminer dans le noyau caudé.

b. *Artères striées externes.* — Les artères striées externes (5), situées en dehors des précédentes, se portent vers le segment externe du noyau lenticulaire (putamen). Elles gagnent ensuite la capsule interne, les unes en traversant ce segment, les autres en le contournant par sa face externe, et elles se subdivisent alors en deux groupes secondaires, l'un antérieur, l'autre postérieur (fig. 652) : 1° les artères du groupe antérieur, *artères lenticulo-striées*, traversent le segment antérieur de la capsule interne pour venir se terminer, comme les artères striées internes, dans le noyau caudé ; 2° les artères du groupe postérieur, *artères lenticulo-optiques*, répondent au segment postérieur de la capsule interne et se terminent à la partie externe et antérieure de la couche optique. — Parmi les artères du groupe antérieur, il en existe ordinairement une, plus volumineuse que les autres, que l'on voit contourner le segment externe du noyau lenticulaire (fig. 651, 5′), puis pénétrer dans ce segment, traverser la partie antérieure de la capsule et finalement aboutir au noyau caudé. C'est à cette branche que CHARCOT a donné le nom d'*artère de l'hémorrhagie cérébrale* : l'observation clinique a, en effet, démontré que c'est sur le trajet de ce vaisseau que se produisent, avec une sorte de prédilection, les épanchements sanguins de cette région.

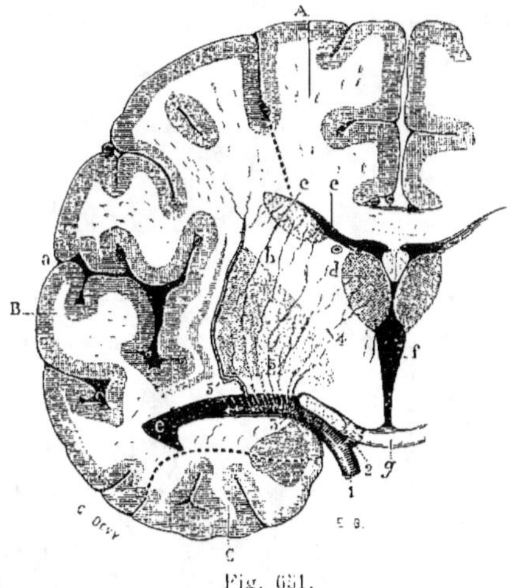

Fig. 651.

Coupe vertico-transversale de l'hémisphère gauche, passant immédiatement en arrière du chiasma, pour montrer les branches centrales ou ganglionnaires de l'artère sylvienne.

a, scissure de Sylvius. — *b*, noyau lenticulaire. — *c*, noyau caudé. — *d*, couche optique. — *e*, ventricule latéral. — *f*, ventricule moyen. — *g*, chiasma.
1, carotide interne. — 2, cérébrale antérieure. — 3, sylvienne — 4, artères striées internes. — 5, artères striées externes, avec 5′, artère de l'hémorrhagie cérébrale.
A, territoire de la cérébrale antérieure. — B, territoire de la sylvienne. — C, territoire de la cérébrale postérieure.

3° Branches fournies aux noyaux centraux par la cérébrale postérieure.

— La cérébrale postérieure ne fournit aucune branche au corps strié. Par contre, elle envoie à la couche optique de nombreuses artères (fig. 653), que nous distinguerons, avec DURET, en optiques inférieures, optique postérieure et interne, optique postérieure et externe :

a. *Artères optiques inférieures.* — Les artères optiques inférieures, en nombre variable, naissent de la cérébrale postérieure au niveau du bord antérieur de la protubérance. Elles pénètrent ensuite de bas en haut dans les trous de l'espace perforé postérieur, arrivent ainsi au-dessous de la couche optique et, finalement, viennent se distribuer à la face interne de cet organe ainsi qu'aux parois latérales du ventricule moyen.

b. *Artère optique postérieure et interne.* — L'artère optique postérieure et interne naît de la cérébrale postérieure, un peu en dehors du groupe précédent. Elle pénètre dans la substance cérébrale au niveau du bord interne du pédoncule et se distribue à la partie postéro-interne de la couche optique. Chemin faisant, elle abandonne constamment quelques ramuscules au pédoncule cérébral.

c. *Artère optique postérieure et externe.* — L'artère optique postérieure et externe se détache de la cérébrale postérieure vers la partie moyenne de la courbe que décrit ce tronc artériel autour du pédoncule. Elle s'insinue immédiatement dans la fente cérébrale de Bichat et aborde la couche optique entre le corps genouillé interne et le corps genouillé externe. Elle se distribue, comme son nom l'indique, à la partie postéro-externe de cet organe.

4° **Résumé**. — En résumé (fig. 652) :

a. *Le noyau caudé* reçoit deux groupes d'artères, savoir : 1° les artères striées antérieures, provenant de la cérébrale antérieure et se distribuant à sa partie antérieure ou tête ; 2° des branches des artères striées internes et striées externes, qui émanent de la sylvienne et qui abordent sa face inférieure, après avoir traversé successivement le noyau lenticulaire et la capsule interne ; l'artère de l'hémorrhagie cérébrale (Charcot) est la plus importante de ce groupe.

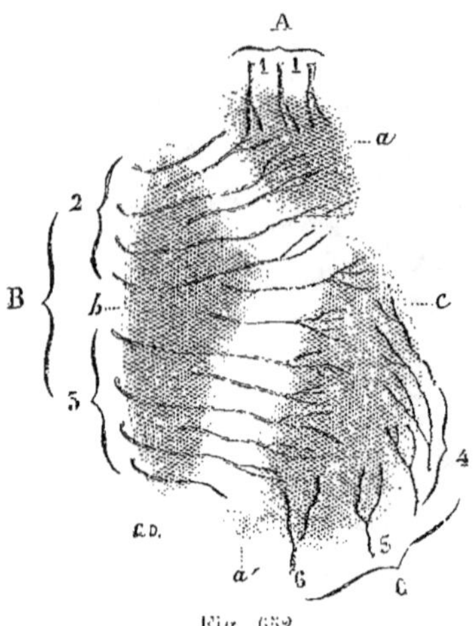

Fig. 652.

Les artères des noyaux centraux, examinées sur une coupe de Flechsig (schématique).

a, a'. noyau caudé ; *b*. noyau lenticulaire ; *c*. couche optique. — A. cérébrale antérieure. — B. cérébrale moyenne. — C, cérébrale postérieure.

1, 1, artères striées antérieures. — 2, artères lenticulo-striées. — 3. artères lenticulo-optiques. — 4. artère optique inférieure ou interne. — 5. artère optique postéro-interne. — 6, artère optique postéro-externe.

b. *Le noyau lenticulaire* reçoit de la sylvienne : 1° les artères striées externes pour son segment externe (putamen) ; 2° les artères striées internes pour ses deux segments moyen et interne (globus pallidus).

c. *La couche optique* à son tour, reçoit trois groupes d'artères : 1° les artères optiques externes ou lenticulo-optiques, destinées à sa partie antérieure et externe ; 2° les artères optiques inférieures, se distribuant à sa face interne ; 3° les artères optiques postérieures, au nombre de deux, l'une postéro-interne, l'autre postéro-externe, destinées, comme l'indique suffisamment leur nom, à sa partie postérieure. De ces trois groupes artériels, le premier est fourni par la cérébrale moyenne ou sylvienne ; les deux derniers proviennent de la cérébrale postérieure.

C. — ARTÈRES VENTRICULAIRES OU CHOROÏDIENNES

Les artères destinées aux ventricules cheminent tout d'abord le long des plexus choroïdes et de la toile choroïdienne. Elles sont au nombre de trois, savoir : l'artère choroïdienne antérieure, l'artère choroïdienne postérieure et latérale, l'artère choroïdienne postérieure et moyenne.

1° **Artère choroïdienne antérieure**. — L'artère choroïdienne antérieure émane de la carotide interne, à la même hauteur que la cérébrale antérieure et la cérébrale moyenne. Oblique en arrière et en dehors, elle se jette sur les plexus choroïdes des ventricules latéraux au niveau de l'extrémité antérieure de la fente cérébrale de Bichat. Elle parcourt les deux tiers environ de ces deux plexus, en leur abandonnant des rameaux extrêmement fins.

2° **Artère choroïdienne postérieure et latérale**. — L'artère choroïdienne postérieure et latérale (Duret) se détache de la cérébrale postérieure un peu en arrière du pédoncule et se partage d'ordinaire en deux rameaux : l'un externe, pour la partie supérieure des plexus choroïdes du ventricule latéral ; l'autre interne, pour la toile choroïdienne.

3° **Artère choroïdienne postérieure et moyenne.** — L'artère choroïdienne postérieure et moyenne (DURET) naît encore de la cérébrale postérieure, un peu en arrière de la précédente. De là, elle se dirige d'arrière en avant, longe le côté de la glande pinéale, sur laquelle elle jette quelques ramuscules et se divise ensuite en deux rameaux : un rameau externe, pour la toile choroïdienne supérieure ; un rameau interne, pour les plexus choroïdes du ventricule moyen.

4° **Mode de terminaison des artères choroïdiennes.** — Le mode de terminaison des artères choroïdiennes diffère sur la toile et sur les plexus :

a. *Sur la toile choroïdienne*, les branches principales cheminent d'arrière en avant. Elles abandonnent latéralement de fines artérioles à direction transversale, que l'on peut suivre sur les deux faces du troisième ventricule, sur la commissure grise et jusque sur les deux commissures blanches.

b. *Sur les plexus choroïdes*, les dernières ramifications artérielles forment un réseau qui a beaucoup d'analogie avec celui des procès ciliaires (DURET) : ce sont de longs capillaires, flexueux et parallèles, dépourvus d'anastomoses transversales et se recourbant en anse, au sommet de chacune des houppes du plexus, pour se continuer directement avec de toutes petites veinules, comme eux très allongées et très flexueuses.

D. — ARTÈRES DE LA BASE

Nous désignerons sous ce titre les artères qui se rendent à cette portion de la base du cerveau qui unit l'un à l'autre les deux hémisphères. Ce sont des vaisseaux d'un tout petit calibre, de simples artérioles provenant de la cérébrale antérieure, de la cérébrale postérieure et des deux communicantes.

La *communicante antérieure* fournit plusieurs rameaux au bec du corps calleux, à la lamelle sus-optique et au chiasma. Lorsque la communicante est toute petite ou même absente, les rameaux précités proviennent de la cérébrale antérieure.

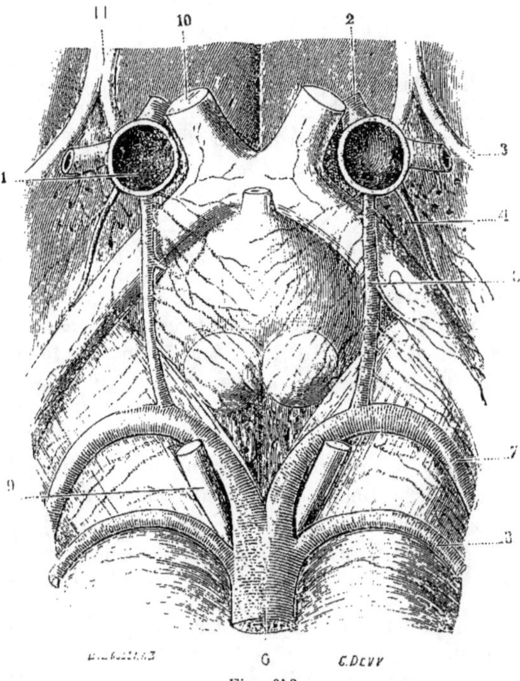

Fig. 653.

Artères de la base (injection à l'huile de palme).

1. carotide interne. — 2, cérébrale antérieure. — 3, cérébrale moyenne. — 4, choroïdienne inférieure. — 5, communicante postérieure. — 6, tronc basilaire. — 7, cérébrale postérieure. — 8, cérébelleuse supérieure. — 9, nerf moteur oculaire commun. — 10, nerf optique. — 11, nerf olfactif.

La *cérébrale antérieure*, à son tour, jette quelques ramuscules sur le nerf optique et sur son chiasma.

La *cérébrale postérieure*, comme nous l'avons déjà vu, jette de nombreux rameaux et ramuscules sur la lame grise interpédonculaire.

La *communicante postérieure*, enfin, fournit de nombreux rameaux, que nous diviserons en internes et externes : les *rameaux internes* se distribuent au chiasma des nerfs optiques, au tuber cinereum, aux tubercules mamillaires ; les *rameaux externes* se jettent sur les bandelettes optiques et sur les pédoncules cérébraux.

§ II. — VEINES

Les veines du cerveau, comparées aux artères, se distinguent tout d'abord de ces dernières par leur volume, qui est beaucoup plus considérable. Elles s'en distinguent aussi par leur situation : tandis que les branches artérielles descendent et se dissimulent dans la profondeur des scissures avec une sorte de prédilection, les branches veineuses, les grosses branches tout au moins, cheminent de préférence à la surface libre des circonvolutions. Mais ce qui caractérise avant tout les veines cérébrales, c'est la minceur de leurs parois entièrement dépourvues de fibres musculaires, la multiplicité de leurs anastomoses, l'absence de valvules dans leur intérieur, disposition anatomique qui nous explique la facilité avec laquelle chemine une injection poussée de leur embouchure vers leurs branches d'origine. Considérées au point de vue descriptif, les veines du cerveau se répartissent en trois systèmes : 1° les *veines superficielles* ou *veines des circonvolutions*; 2° les *veines profondes*, encore appelées *veines des noyaux centraux* ou *veines de Galien* ; 3° les *veines de la base*.

A. — VEINES SUPERFICIELLES OU VEINES DES CIRCONVOLUTIONS

Des réseaux capillaires du centre ovale et de la substance grise des circonvolutions partent des *veines médullaires* et des *veines corticales*, qui se rendent à la pie-mère, en suivant, mais en sens inverse, le même trajet que les artères homonymes. Ces veines sont beaucoup plus volumineuses que les artères correspondantes, mais elles sont aussi moins nombreuses et, par conséquent, plus espacées : on en compte seulement de six à huit (DURET) sur la coupe d'une circonvolution de volume moyen. Arrivées dans la pie-mère, elles s'abouchent dans des rameaux de plus en plus volumineux et, finalement, vont aboutir aux sinus de la dure-mère. Au point de vue topographique, les veines des circonvolutions se divisent en trois groupes, correspondant aux trois faces des hémisphères : les veines cérébrales internes, les veines cérébrales externes, les veines cérébrales inférieures.

1° Veines cérébrales internes. — Les veines cérébrales internes (fig. 634) prennent leur origine sur les circonvolutions de la face interne des hémisphères. La plupart d'entre elles se dirigent en haut et, arrivées au niveau du bord supérieur de l'hémisphère, s'ouvrent dans le sinus longitudinal supérieur, soit directement, soit en s'abouchant préalablement dans quelques troncs veineux de la face externe. Quelques-unes, cependant, émanant de la circonvolution du corps calleux, du cunéus et du lobule quadrilatère, se rendent soit au sinus longitudinal inférieur, soit à la veine de Galien au moment où cette veine se jette dans le sinus droit.

2° Veines cérébrales externes. — Les veines cérébrales externes (fig. 635) répondent à la convexité de l'hémisphère. Elles se distinguent, d'après leur direction, en ascendantes et descendantes :

a. *Veines ascendantes.* — Les veines ascendantes, de beaucoup les plus importantes, sont au nombre de huit à douze pour chaque hémisphère. Elles se dirigent de bas en haut, comme leur nom l'indique, et viennent se jeter dans le sinus longitudinal supérieur. Il est très fréquent de voir quelques-unes de ces veines devenir *sinusiennes* au niveau de leur terminaison, c'est-à-dire abandonner la surface du cerveau avant d'atteindre le sinus longitudinal et cheminer alors, pendant quelque temps, dans l'épaisseur même de la dure-mère.

Toutes les veines ascendantes n'abordent pas le sinus longitudinal de la même manière. Les plus antérieures, celles qui proviennent de la partie antérieure du

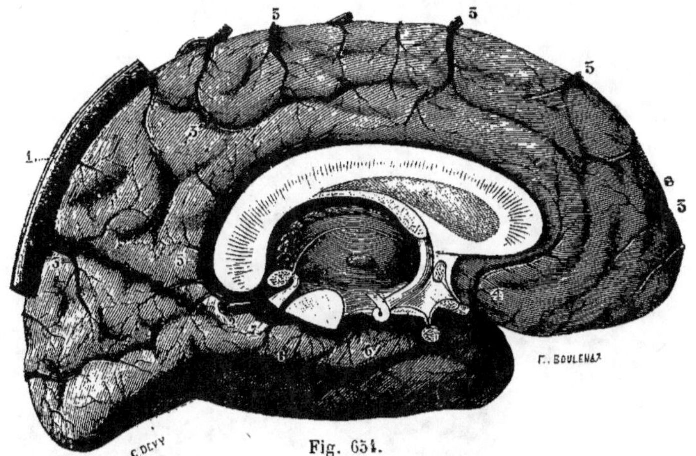

Fig. 654.

Veines de la face interne du cerveau (hémisphère gauche).

1, une portion du sinus longitudinal supérieur. — 2, ampoule de Galien. — 3, 3, 3, 3, veines ascendantes, se rendant directement au sinus longitudinal supérieur. — 3', veines descendantes, se jetant préalablement dans un tronc veineux de la face externe. — 4, veine cérébrale antérieure, allant à la veine basilaire. — 5, veine cunéo-limbique, tributaire de la veine de Galien. — 6, 6, 6, veines de la face inférieure de l'hémisphère allant à la veine basilaire. — 7, veine basilaire.

lobe frontal, sont obliques en haut et en arrière : elles s'ouvrent, par conséquent, dans le sinus suivant un angle aigu ouvert en avant. Les suivantes, à peu près verticales, s'ouvrent dans le sinus à angle droit. Toutes les autres, à partir de la scissure de Rolando ou du sillon prérolandique jusqu'à l'extrémité postérieure de l'hémisphère, s'infléchissent en avant avant d'atteindre le sinus et débouchent dans son intérieur suivant un angle aigu ouvert en arrière.

Le courant sanguin, dans ces derniers affluents, est donc dirigé en sens inverse de celui du sinus longitudinal lui-même. Cette particularité morphologique a été diversement interprétée par les anciens anatomistes, qui, tous, sous l'influence alors dominante de la doctrine des causes finales, n'ont vu dans l'obliquité en question, créant la divergence des deux courants veineux, qu'une disposition voulue par la nature dans un but utile à la circulation encéphalique : « Le but de cette disposition, écrivait Cuvier, paraît être d'empêcher le reflux du sang veineux qui pourrait comprimer le cerveau. » Mais il suffit d'une simple réflexion pour comprendre, au contraire, que la direction antéro-postérieure du courant sanguin dans le sinus longitudinal supérieur gêne le libre déversement des veines cérébrales externes, et favorise ainsi la stase veineuse dans leur territoire d'origine bien plus facile-

ment que si leur obliquité était dirigée en sens inverse, c'est-à-dire d'avant en
arrière. Les prétendues valvules ou dispositions équivalentes, qu'on a décrites
au point d'abouchement de ces veines pour empêcher le reflux du sinus, n'existent
pas : les veines en question se remplissent, en effet, par une injection faite dans
le sinus, que cette injection soit poussée d'avant en arrière ou d'arrière en avant.
Tout récemment, TROLARD, se basant sur ce fait anatomique que les veines cérébrales externes communiquent en grande partie avec le sinus pétreux supérieur et

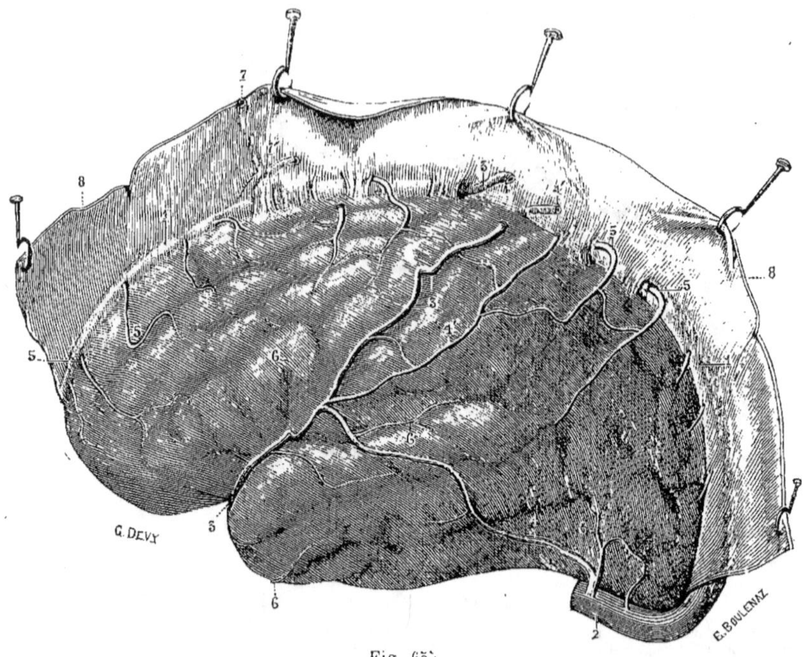

Fig. 655.

Veines de la face externe du cerveau (hémisphère gauche).

(La dure-mère a été sectionnée à 4 centimètres de la ligne médiane et sa partie interne soulevée pour montrer
le mode d'abouchement des veines cérébrales externes dans le sinus longitudinal supérieur.)

1, sinus longitudinal supérieur. — 2, portion horizontale du sinus latéral. — 3, grande veine anastomotique de Trolard.
— 4, veine anastomotique de Labbé. — 4', canal anastomotique entre la veine de Trolard et le sinus longitudinal supérieur. — 5, 5, 5, veines ascendantes de l'hémisphère. — 6, 6, 6, veines descendantes. — 7, branche de la méningée moyenne,
s'anastomosant en 7' avec une veine cérébrale ascendante, dans la portion sinusienne de cette dernière. — 8, 8, dure-mère.

(On voit, sur cette figure, qu'un certain nombre de veines ascendantes s'engagent dans l'épaisseur de la dure-mère
avant de s'ouvrir dans le sinus longitudinal et deviennent ainsi *sinusiennes* à leur terminaison.)

le sinus latéral, a cru pouvoir considérer ces veines comme des voies suppléantes
du sinus longitudinal supérieur, chargées de transporter le trop-plein de ce
dernier dans les sinus de la base : dès lors, la circulation du sang veineux, contrairement à l'opinion courante, s'y effectuait de haut en bas, et la direction antéro-
postérieure de ces veines, direction qui est la même que celle du sinus, ne pouvait
avoir pour but et pour résultat que de favoriser cette circulation collatérale. Ce
n'est là encore qu'une simple hypothèse. Pour lui donner de la consistance, il eût
fallu démontrer que, dans les conditions ordinaires, le sang veineux chemine dans
les veines cérébrales externes de haut en bas, c'est-à-dire du sinus longitudinal
supérieur vers les sinus de la base. Or, le fait n'a été que supposé. Il est rationnel
d'admettre, au contraire, que le sang veineux, à la face externe des hémisphères,

obéit à la règle générale et que, ici comme ailleurs, il circule des rameaux vers les branches et des branches vers les troncs, c'est-à-dire de bas en haut.

Ce serait perdre son temps que de demander plus longtemps à la physiologie et à la doctrine des causes finales la raison d'être d'une disposition anatomique, qui n'a pas été *voulue*, je veux dire qui n'a pas été créée en vue d'un rôle spécial : cette disposition s'explique tout simplement, comme l'a établi Hédox, par l'extension considérable que prend chez l'homme le lobe frontal. Ce lobe, se développant d'avant en arrière, repousse en arrière les deux lobes pariétal et occipital, et, du même coup, toutes les veines qui cheminent à leur surface. Or, comme ces veines sont pour ainsi dire fixées à leur extrémité supérieure par le seul fait de leur abouchement dans le sinus longitudinal, il s'ensuit que leur partie inférieure seule se déplace et que, lorsque le développement du cerveau est complètement effectué, leur partie supérieure se trouve dirigée obliquement en haut et en avant. L'explication fournie par Hédox me paraît d'autant plus exacte que cette obliquité des affluents postérieurs du sinus longitudinal ne se rencontre pas encore chez l'embryon

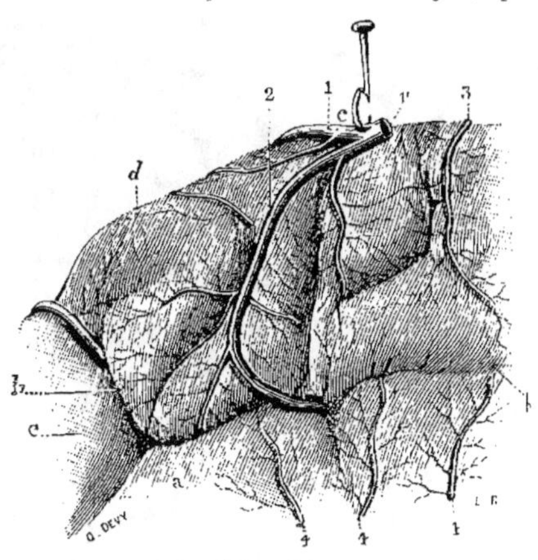

Fig. 656.

Mode de ramescence des veines cérébrales (lobule paracentral).

a, circonvolution du corps calleux. — *b*, scissure calloso-marginale. — *c*, extrémité supérieure de la scissure de Rolando. — *d*, lobule paracentral — *e*, lobule quadrilatère.

1, grande anastomotique de Trolard, avec 1', son abouchement dans le sinus longitudinal supérieur. — 2, une grosse veine de la face interne, se jetant dans la veine précédente. — 3, autre veine de la face interne, aboutissant directement au sinus. — 4, 4, 4, veines descendantes, tributaires de la veine cunéo-limbique et de la veine de Galien.

de trois mois et n'existe pas davantage chez les animaux, lesquels, comme on le sait, ont un lobe frontal bien moins développé que chez l'homme.

b. *Veines descendantes.* — Les veines descendantes sont tributaires des sinus de la base. Celles qui occupent la partie postérieure de l'hémisphère se jettent dans le sinus latéral. Celles qui prennent leur origine sur le pourtour de la scissure de Sylvius se dirigent en bas et en avant, comme la scissure elle-même, et viennent s'ouvrir, soit dans le sinus pétreux supérieur, soit dans le sinus caverneux. L'une de ces veines, plus volumineuse que les autres et que nous appellerons *veine sylvienne superficielle*, longe le bord postérieur de la petite aile du sphénoïde, revêt bientôt tous les caractères des sinus (*sinus sphéno-pariétal*) et aboutit à l'extrémité antérieure du sinus caverneux. Cette veine sylvienne superficielle, qu'il ne faut pas confondre avec la *veine sylvienne profonde*, laquelle occupe le fond même de la scissure et que nous décrirons plus tard, constitue la partie inférieure de la *grande veine anastomotique* de Trolard (t. II, p. 275), lorsque cette veine anastomotique vient s'ouvrir dans le sinus caverneux.

3° Veines cérébrales inférieures. — Ces veines (fig. 657) occupent la face inférieure de l'hémisphère. Elles se distinguent en antérieures et postérieures :

a. *Veines antérieures.* — Les veines antérieures ou *veines orbitaires* répondent au lobe orbitaire. La plupart d'entre elles se dirigent en avant vers le pôle frontal de l'hémisphère et se jettent dans le sinus longitudinal supérieur. Les autres, suivent un trajet inverse, convergent vers l'espace quadrilatère perforé et aboutissent aux veines de la base, notamment à la veine cérébrale antérieure et à la veine insulaire (voy. plus loin).

b. *Veines postérieures.* — Les veines postérieures ou *veines temporo-occipitales*

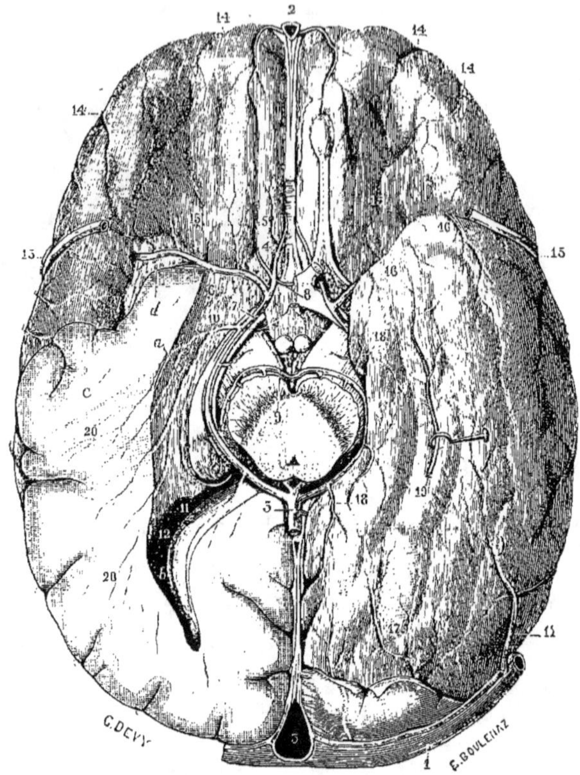

Fig. 657.

Veines de la face inférieure du cerveau.

(L'hémisphère droit a été sectionné suivant un plan horizontal pour montrer *a* et *b* la voûte des deux prolongements sphénoïdal et occipital du ventricule latéral. L'opercule inférieur de la scissure de Sylvius a été ensuite réséqué suivant un plan oblique *c* pour montrer l'insula *d*.)

1, portion horizontale du sinus latéral. — 2, extrémité antérieure du sinus longitudinal supérieur. — 3, ampoule de Galien. — 4, veine cérébrale antérieure. — 5, veine olfactive. — 6, veine insulaire, s'anastomosant dans la rigole supérieure avec les veines de la face externe de l'hémisphère. — 7, veines basilaires. — 8, communicante antérieure. — 9, communicante postérieure. — 10, choroïdienne antérieure. — 11, veines de la corne d'Ammon. — 12, veine de l'ergot de Morand. — 13, extrémité antérieure de la grande anastomotique de Trolard. — 14, veines antérieures du lobe orbitaire. — 15, veines postérieures du lobe orbitaire. — 16, veines antérieures du lobe temporo-sphénoïdal. — 17, veines postérieures du lobe temporo-sphénoïdal. — 18, veines internes du lobe temporo-sphénoïdal. — 19, veine se rendant au sinus pétreux supérieur. — 20, veines du centre ovale.

répondent au lobe de même nom. Elles se réunissent d'ordinaire en deux ou trois troncs, qui se portent d'avant en arrière vers la portion horizontale du sinus latéral et s'ouvrent dans ce sinus. Quelques-unes cependant, beaucoup moins importantes, se jettent, soit dans la veine insulaire, soit dans la veine basilaire, soit dans le sinus pétreux supérieur, ou bien encore dans le tronc commun des veines de Galien.

B. — VEINES PROFONDES OU VEINES DE GALIEN

Les veines qui proviennent des noyaux centraux, des parois ventriculaires et

d'une grande partie du centre ovale, empruntent, pour se porter dans le système veineux général, les prolongements intra-cérébraux de la pie-mère, c'est-à-dire les plexus choroïdes et la toile choroïdienne supérieure. Elles se condensent sur cette dernière membrane, en deux troncs volumineux, l'un droit, l'autre gauche, connus sous le nom de *veines de Galien* (fig. 658.2).

1° **Branches d'origine.** — Les veines de Galien naissent au sommet de la toile choroïdienne par la réunion des trois veines suivantes : la veine du septum lucidum, la veine du corps strié, la veine des plexus choroïdes :

La *veine du septum lucidum* (fig. 658,5) provient du septum lucidum, de la portion réfléchie du corps calleux et de l'extrémité antérieure du ventricule latéral.

La *veine du corps strié* (fig. 658,3) chemine d'arrière en avant dans le sillon de séparation de la couche optique et du noyau caudé. Dans son trajet, elle reçoit successivement : sur son côté interne, quelques fins rameaux provenant de la couche optique ; sur son côté externe, des rameaux à la fois plus nombreux et plus volumineux, qui tirent leur origine du noyau caudé,

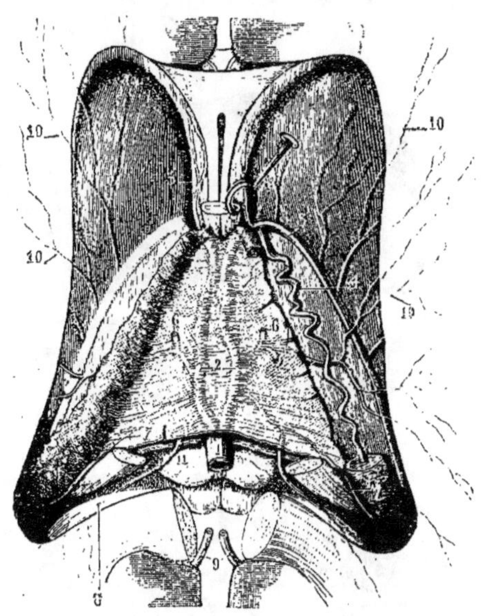

Fig. 658.

Les veines de Galien et leurs affluents.

1. Tronc commun ou ampoule des veines de Galien. — 2. veines de Galien. — 3. veine du corps strié. — 4, veines des plexus choroïdes. — 5, veine du septum. — 6, veine de la couche optique et du trigone. — 7, veines de la corne d'Ammon. — 8, veines de l'ergot de Morand. — 9, veines cunéo-limbiques. — 10, veines du centre ovale. — 11, veines des tubercules quadrijumeaux.

du noyau lenticulaire, de la capsule interne et du centre ovale. Arrivée à l'extrémité antérieure de la couche optique, la veine du corps strié s'infléchit en dedans, passe au-dessous du trigone, immédiatement au-dessus du trou de Monro, et se jette alors dans l'origine de la veine de Galien.

La *veine des plexus choroïdes* (fig. 658,4), suivant la même direction que la précédente, longe d'arrière en avant les plexus choroïdes des ventricules latéraux, en occupant tantôt leur bord externe, tantôt leur bord interne.

2° **Trajet et affluents.** — Ainsi constituées, les deux veines de Galien (fig. 658, 2) se portent d'avant en arrière, de chaque côté de la ligne médiane, accolées ensemble ou bien séparées l'une de l'autre par un tout petit intervalle. Elles sont exactement situées entre le feuillet supérieur et le feuillet inférieur de la toile choroïdienne. Dans leur trajet, elles reçoivent de nombreux affluents, dont les principaux sont : la *veine de la couche optique et du trigone*, la *veine de la corne d'Ammon* et la *veine de l'ergot de Morand* (fig. 659, 10 et 11), dont les noms seuls indiquent nettement la provenance.

3° **Mode de terminaison, ampoule de Galien.** — Arrivées au niveau de la base de la toile choroïdienne, les deux veines de Galien, jusque-là indépendantes, s'unissent l'une à l'autre pour former un tronc commun, impair et médian (fig. 658, 1), lequel vient se jeter dans l'extrémité antérieure du sinus droit. Ce mode de terminaison n'est pourtant pas constant : il n'est pas rare, en effet, de voir les deux veines de Galien se jeter isolément dans le sinus droit. Dans un cas qui est peut-être unique, j'ai vu ces deux veines s'écarter l'une de l'autre au niveau du bourrelet du corps calleux, gagner alors la face interne des hémisphères et venir se perdre isolément dans le sinus longitudinal supérieur.

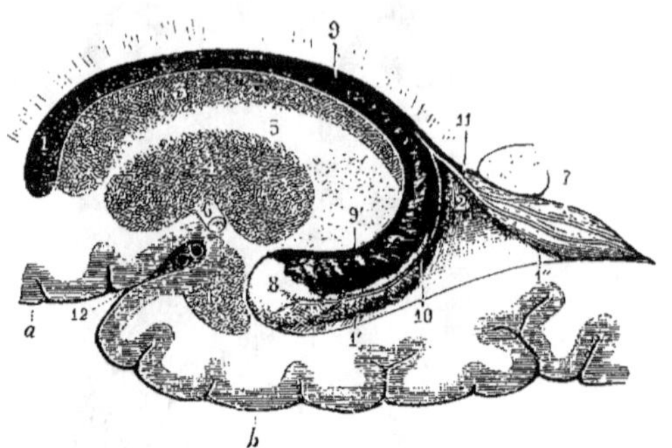

Fig. 659.

Coupe vertico-latérale de la partie inférieure de l'hémisphère gauche, pour montrer les veines ventriculaires (segment interne de la coupe).

1, prolongement frontal du ventricule latéral, avec : 1', son prolongement sphénoïdal ; 1'', son prolongement occipital. — 2, carrefour ventriculaire. — 3, noyau caudé. — 4, noyau lenticulaire. — 5, capsule interne. — 6, commissure blanche antérieure. — 7, ergot de Morand. — 8, corne d'Ammon. — 9, 9', plexus choroïdes des ventricules latéraux. — 10 veine de la corne d'Ammon. — 11, veine de l'ergot de Morand. — 12, scissure de Sylvius. — 13, noyau amygdalien. — a, circonvolutions orbitaires. — b, circonvolutions de l'hippocampe.

Le tronc commun qui résulte de la fusion des deux veines de Galien est très court : il mesure à peine 8 à 10 millimètres. Il constitue là, à la partie moyenne de la fente cérébrale de Bichat, entre le bourrelet du corps calleux et les tubercules quadrijumeaux, une espèce de réservoir en forme d'ampoule, c'est l'ampoule de Galien. A l'ampoule de Galien viennent aboutir, comme de nouveaux affluents du système des veines profondes : 1° des veinules ascendantes, émanant des tubercules quadrijumeaux ; 2° une ou deux veines cérébelleuses, provenant de la face supérieure du cervelet et, en particulier, du vermis ; 3° deux veines cérébrales internes, l'une droite, l'autre gauche, provenant de la face interne des hémisphères et tirant principalement leur origine de la circonvolution du corps calleux et du cunéus ; ces deux veines (fig. 654, 5), que j'appellerai, en raison de leur provenance, les *veines cunéo-limbiques*, sont constantes. Elles ne dépassent généralement pas, en avant, la partie moyenne du corps calleux ; je les ai vues cependant, sur quelques sujets, franchir cette dernière limite et se prolonger jusqu'au genou du corps calleux, où elles s'anastomosaient largement avec les rameaux d'origine de la veine cérébrale antérieure.

L'ampoule de Galien reçoit enfin les deux veines basilaires, qui proviennent de la base du cerveau et que nous allons maintenant décrire.

C. — Veines de la base et polygone veineux sous-encéphalique

La base du cerveau nous présente deux veines, souvent très volumineuses, l'une droite, l'autre gauche, qui s'étendent depuis l'espace perforé antérieur jusqu'à l'ampoule de Galien. Ce sont les *veines basilaires* (fig. 657, 7).

1° Mode d'origine. — Chacune d'elles fait suite à une veine, dite *veine cérébrale antérieure* (660,1), qui présente le même trajet que l'artère homonyme, mais qui est toute petite et dont le territoire ne dépasse généralement pas le genou du corps calleux. Ainsi formée, elle se porte en arrière et gagne la partie latérale de la fente de Bichat avec la bandelette optique, au-dessous de laquelle elle est située. Puis,

elle croise obliquement la face inférieure du pédoncule cérébral et remonte sur les
côtés de l'isthme de l'encéphale pour
aboutir, soit à l'ampoule de Galien,
soit au sinus droit, où elle se termine.

2° Affluents. — Dans ce long trajet, les
veines basilaires reçoivent de nombreux
affluents, que l'on peut distinguer en internes et externes :

a. *Affluents internes*. — Les affluents
internes se réduisent à quelques veinules,
qui proviennent du chiasma des nerfs
optiques, des bandelettes optiques, du
tuber cinereum, des tubercules mamillaires, des pédoncules cérébraux.

b. *Affluents externes*. — Les affluents
externes sont beaucoup plus importants.
Ce sont, d'abord, les veines postérieures
du lobe orbitaire : l'une d'elles, la *veine
olfactive*, chemine dans le fond du sillon
olfactif, dissimulée au-dessus de la bandelette olfactive (fig. 660,2). Plus loin, c'est
la *veine sylvienne profonde* ou *veine
insulaire*, qui débouche de la vallée sylvienne (fig. 660,3) : cette veine suit le même
trajet que l'artère cérébrale moyenne ou

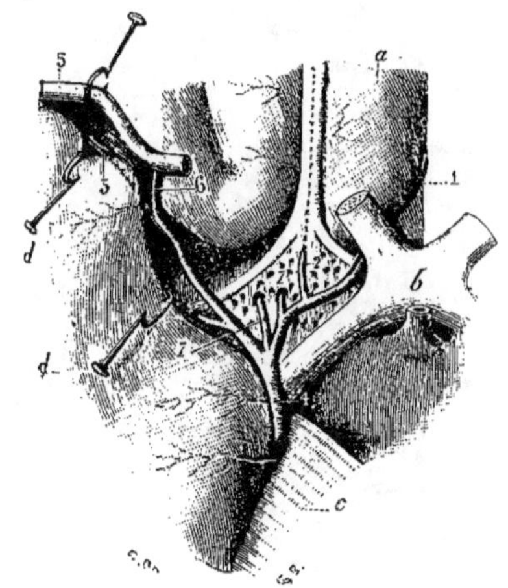

Fig. 660.

Origines de la veine basilaire.

a, circonvolution olfactive interne. — *b*, chiasma optique. — *c*, pédoncule cérébral. — *d*, *d'*, extrémité antérieure du lobe sphénoïdal, érignée en arrière pour mettre
à découvert l'espace perforé antérieur.
1, veine cérébrale antérieure. — 2, veine olfactive. —
3, veine insulaire. — 4, veine basilaire. — 5, grande
anastomotique de Trolard. — 6, son anastomose avec la
veine insulaire. — 7, 7, 7, trois veines striées inférieures, sortant des trous de l'espace perforé.

sylvienne, mais elle est beaucoup moins étendue ; elle tire son origine des circonvolutions de l'insula et reçoit constamment, au niveau de l'espace perforé antérieur, un certain nombre de rameaux qui descendent des deux noyaux du corps
strié (*veines striées inférieures* de Hédon). Au delà de la vallée sylvienne, les
veines basilaires sont encore grossies par de nombreuses veinules, qui proviennent
des deux lèvres de la fente de Bichat, des plexus choroïdes du ventricule latéral,
de la circonvolution de l'hippocampe, de l'isthme de l'encéphale, des corps
genouillés de la couche optique. Je les ai vues plusieurs fois recevoir, au niveau
de leur terminaison, une ou deux veines cérébelleuses.

**3° Anastomoses des veines basilaires : veines communicantes et polygone vei-
neux de la base.** — Les deux veines basilaires ne sont pas indépendantes : elles
s'anastomosent, d'une part avec la partie inférieure de la grande veine anastomotique de Trolard (fig. 338,6), d'autre part avec les veines des plexus choroïdes.
Elles sont, en outre, reliées l'une à l'autre, au cours de leur trajet, par deux
veines transversales, dont l'une, la *communicante antérieure*, est placée en avant
du chiasma optique, dont l'autre, la *communicante postérieure*, répond au bord
antérieur de la protubérance. Ces deux anastomoses transversales solidarisent
ainsi la circulation des deux veines basilaires. Elles ont en même temps pour
résultat anatomique d'établir, à la base de l'encéphale, un *polygone veineux*, qui,
en dépit des assertions contraires, répond exactement au *polygone artériel* de
Willis.

Les analogies du polygone veineux avec le polygone artériel me paraissent manifestes ; je les résume dans le tableau synoptique suivant :

POLYGONE ARTÉRIEL :	POLYGONE VEINEUX :
Artère cérébrale antérieure	Veine cérébrale antérieure ;
Artère communicante antérieure	Veine communicante antérieure ;
Artère cérébrale postérieure	Chaque moitié de la veine communicante postérieure ;
Artère communicante postérieure	Tronc commun résultant de l'union de la veine cérébrale antérieure avec la veine sylvienne profonde.

Il serait donc logique de substituer à la description classique, qui précède, la description suivante :

Il existe à la base de l'encéphale un polygone veineux construit, au point de vue géométrique, sur le même type que le polygone artériel.

En effet, nous avons tout d'abord deux *veines cérébrales postérieures*, l'une droite, l'autre gauche, qui s'unissent l'une à l'autre sur la ligne médiane, et qui, se portant en dehors et en arrière comme les artères homonymes, contournent successivement le pédoncule cérébral et l'isthme de l'encéphale pour venir se jeter dans l'ampoule de Galien.

Nous avons ensuite, comme répondant au système carotidien : 1° une *veine cérébrale antérieure*, répondant à l'artère de même nom et reliée à celle du côté opposé par une anastomose transversale, appelée *veine communicante antérieure* : 2° une *veine sylvienne profonde*, provenant de la scissure de Sylvius et répondant à l'artère cérébrale moyenne ou sylvienne. Ces deux dernières veines se réunissent l'une à l'autre au niveau de l'espace perforé antérieur. De cette réunion résulte un tronc commun qui se dirige en arrière, en suivant le même trajet que l'artère communicante postérieure, et qui, finalement, vient s'aboucher dans la veine cérébrale postérieure (fig. 661).

Nous retrouvons ainsi, dans la description, l'analogie qui existe dans la disposition anatomique entre le polygone artériel et le polygone veineux de la base de l'encéphale. La seule différence que présentent les deux systèmes consiste en une atténuation considérable subie par les vaisseaux veineux, par suite de cette tendance, encore inexpliquée, qu'a le sang veineux à se porter presque en totalité vers la convexité des hémisphères.

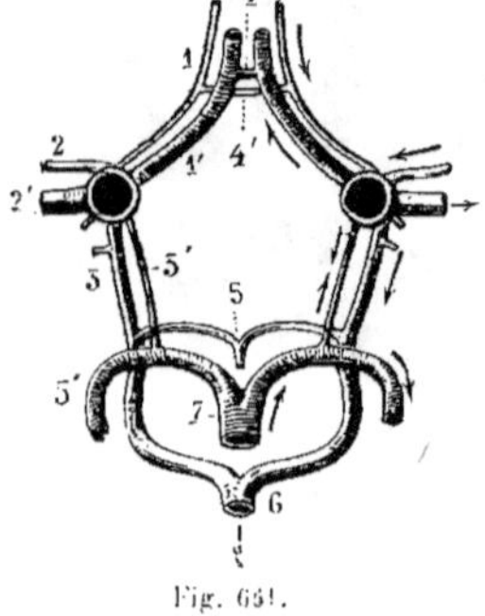

Fig. 661.

Parallélisme du polygone veineux et du polygone artériel à la base de l'encéphale.

1, veine cérébrale antérieure. — 1', artère cérébrale antérieure. — 2, veine insulaire. — 2', artère sylvienne. — 3, veine basilaire. — 3', artère communicante postérieure. — 4, artère communicante antérieure. — 4', veine communicante antérieure. — 5, veine communicante postérieure. — 5', artère cérébrale postérieure. — 6, ampoule de Galien. — 7, tronc basilaire.

D. — ANASTOMOSES DIVERSES DES VEINES CÉRÉBRALES

Contrairement aux artères qui, malgré les nombreuses anastomoses qu'elles présentent, conservent encore dans leur distribution une indépendance relative, les veines cérébrales ont pour caractère essentiel une tendance générale à s'anastomoser les unes avec les autres et à se suppléer ainsi mutuellement dans le cas d'oblitération de l'une d'entre elles. — Nous avons déjà décrit, en angéiologie, les communications des sinus de la dure-mère entre eux et nous avons signalé à ce sujet (t. II, p. 275), sur la face externe des hémisphères, l'existence de deux veines, souvent très développées, qui relient les sinus de la convexité aux sinus de la base : la *grande veine anastomotique* de TROLARD (fig. 655,3), qui s'étend du sinus longitudinal supérieur au sinus pétreux supérieur ou au sinus caverneux ; la *veine anastomotique* de LABBÉ, souvent multiple, qui du sinus latéral se rend, soit à la veine précédente (fig. 655,4), soit au sinus longitudinal supérieur. Nous avons décrit, d'autre part (t. II, p. 280), les nombreuses anastomoses jetées entre le système veineux intra-cranien et le système veineux extra-cranien, anastomoses tellement multipliées, que les sinus de la dure-mère, pour se débarrasser de leur contenu dans le système veineux général, trouvent facilement des voies suppléantes, lorsque les voies de dégagement habituelles viennent à se rétrécir ou même à s'oblitérer entièrement. — Il nous reste à signaler ici quatre nouveaux modes d'anastomoses, savoir : 1° anastomoses des veines des circonvolutions entre elles ; 2° anastomoses des veines d'un hémisphère avec celles de l'hémisphère du côté opposé ; 3° anastomoses des veines de Galien, d'une part avec les veines de la base, d'autre part avec les veines des circonvolutions ; 4° anastomoses des veines avec les artères ou anastomoses artério-veineuses.

1° Anastomoses des veines des circonvolutions entre elles. — Les veines des circonvolutions, disséminées dans la pie-mère, présentent entre elles de nombreuses et larges anastomoses. Ces voies anastomotiques unissent, non pas seulement les veinules, mais encore les grosses branches. Elles sont de deux ordres : les unes occupent la face libre des circonvolutions, où elles présentent d'ordinaire une direction transversale ou oblique ; les autres, à la fois plus nombreuses et plus importantes, se dissimulent dans les sillons et font communiquer de préférence les veines qui occupent le fond de ces sillons avec celles qui cheminent à la surface libre de l'écorce.

2° Anastomoses d'un hémisphère à l'autre. — Ces anastomoses s'observent sur deux points, à la base du cerveau et au-dessus du corps calleux :

a. *A la base du cerveau*, tout d'abord, nous avons la veine communicante antérieure et la veine communicante postérieure, deux veines à direction transversale, qui unissent l'une à l'autre, comme nous l'avons déjà vu, la veine basilaire d'un côté à la veine basilaire du côté opposé. Il existe en outre, dans le losange opto-pédonculaire, notamment sur le tuber cinereum, de toutes petites veinules, à direction transversale ou plus ou moins oblique, qui communiquent par leurs deux extrémités avec l'une et l'autre des deux veines basilaires.

b. *Au-dessus du corps calleux*, chemine d'avant en arrière une veine impaire et médiane dite *veine interhémisphérique*. Cette veine, qui s'abouche en arrière dans le sinus longitudinal inférieur, se bifurque en avant en deux branches latérales, qui se ramifient l'une et l'autre sur la face interne des deux hémisphères, de chaque côté du genou du corps calleux. Dans cette même région, on voit encore (LABBÉ) de toutes petites veines se porter transversalement d'un hémisphère à l'autre en même temps que le feuillet viscéral de l'arachnoïde, qui passe, comme on le sait, sous le bord inférieur de la faux du cerveau. L'arachnoïde et le tissu cellulaire sous-jacent servent de support à ce nouveau groupe de veinules inter-hémisphériques.

3° Anastomoses du système de Galien avec les deux autres systèmes. — L'existence d'anastomoses entre les radicules des veines de Galien et les veines basilaires a été nettement établie par HÉDON. Les deux noyaux du corps strié donnent naissance, comme nous l'avons vu, à deux ordres de veines : les unes, *veines striées supérieures*, cheminent à la face supérieure du noyau caudé et viennent aboutir à la veine du corps strié ; les autres, *veines striées inférieures*, s'échappent du cerveau par les trous de l'espace perforé antérieur et se jettent dans la veine sylvienne profonde, l'un des affluents latéraux des veines basilaires. Or, les veines striées supérieures et les veines striées inférieures s'anastomosent à plein canal dans l'épaisseur du noyau lenticulaire et, probablement aussi, dans le noyau caudé.

Dans le même ordre de faits, j'ai vu, sur plusieurs sujets, des rameaux de la veine de Galien traverser de bas en haut le corps calleux et venir s'anastomoser, sur la face interne de l'hémisphère, soit avec les veines tributaires du sinus longitudinal supérieur, soit avec la veine cunéo-limbique (p. 804), ou bien encore avec les radicules de la veine cérébrale antérieure.

Les veines de Galien s'anastomosent-elles de même, *en plein centre ovale*, avec les veines des circonvolutions ? Ces anastomoses ont été considérées comme probables par DURET et par LABBÉ ; mais aucun fait n'était venu jusqu'ici démontrer leur existence. Plus heureux que mes devanciers, j'ai pu, pendant l'hiver 1889, les mettre en évidence sur deux cerveaux parfaitement injectés et appartenant, le premier à un adulte, le second à un enfant d'un an : j'ai vu en effet, sur chacun de ces deux sujets, une veine ventriculaire issue de la veine du corps strié s'enfoncer dans le centre ovale et venir s'anastomoser à plein canal, par deux de ses branches, avec deux veinules qui aboutissaient d'autre part aux veines des circonvolutions. Depuis lors, j'ai retrouvé bien des fois ces longues anastomoses jetées entre les diverses branches du système de Galien et les veines corticales, et je possède actuellement, au laboratoire de la faculté, un hémisphère droit où l'on voit, sur une même coupe horizontale passant par la portion frontale du ventricule latéral, cinq branches volumineuses partir de la veine de Galien du côté correspondant, traverser en rayonnant toute l'épaisseur du centre ovale et venir s'aboucher, sur différents points de la face externe de l'hémisphère, dans des veines pie-mériennes (fig. 662, 2, 3, 4, 5 et 6). L'une de ces veines anastomotiques a plus de 1 millimètre de diamètre. Mais c'est là une exception : la plus grande partie des anastomoses veineuses que j'ai rencontrées dans le centre ovale, sont moins volumineuses et mesurent d'ordinaire de 3 à 6 dixièmes de millimètre.

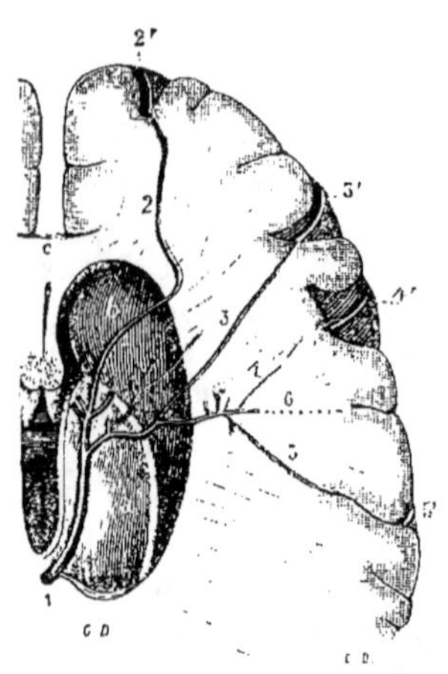

Fig. 662.

Anastomoses des veines de Galien avec les veines corticales à travers le centre ovale (côté droit).

a, couche optique. — *b*, noyau caudé. — *c*, corps calleux. — 1, veine de Galien. — 2, 3, 4, 5, quatre rameaux de cette veine, pénétrant dans le centre ovale et venant s'anastomoser avec les veines corticales 2', 3', 4', 5'. — 6, autre rameau de la veine de Galien, disparaissant dans le centre ovale et venant s'anastomoser également, sur un plan plus inférieur, avec les veines de l'écorce.

Les communications des veines de Galien avec les veines corticales à travers le centre ovale existent donc réellement. Ces communications sont établies, non pas par des capillaires, mais par des vaisseaux relativement volumineux, suivant dans le centre ovale un trajet rectiligne et conservant pour ainsi dire, dans toute leur étendue, un calibre invariable. Il suffit, pour mettre en évidence ces vaisseaux anastomotiques, d'avoir à sa disposition une injection très pénétrante et de la pousser avec méthode et lenteur, soit dans les veines de Galien, soit dans ses affluents.

4° **Anastomoses artério-veineuses.** — Existe-t-il entre les veines et les artères de la pie-mère des *communications directes*, s'effectuant en dehors des réseaux capillaires ? Nous avons déjà vu, à propos des artères (t. II, p. 89), que des communications de cette nature avaient été observées sur différentes régions du corps par SUCQUET d'abord et plus tard par HOYER. En ce qui concerne la pie-mère cérébrale, ces anastomoses artério-veineuses, signalées depuis longtemps par ECKER, ont été admises en Allemagne par HEUBNER et en France par CADIAT. Elles ont été rejetées, au contraire, par VULPIAN, par SAPPEY et par DURET, qui les ont vainement cherchées dans leurs expériences. Charles Labbé, qui les avait, lui aussi, rejetées tout d'abord, est revenu sur son opinion après des recherches nouvelles, et, sans se prononcer d'une façon catégorique, il regarde leur existence comme probable.

Désireux de me faire une opinion personnelle au milieu de toutes ces dissidences, j'ai cherché moi-même sur un grand nombre de cerveaux, durant le semestre d'hiver 1888-89, les canaux anastomotiques décrits par Secquet entre les artères et les veines. Je me suis adressé tour à tour, aux deux méthodes suivantes : 1° injection alternative ou simultanée de deux liquides diversement colorés, poussés l'un dans les veines, l'autre dans les artères ; 2° remplissage des capillaires et des veines par une injection très pénétrante poussée par les artères, suivie d'une deuxième injection artérielle différemment colorée et suffisamment grossière pour s'arrêter aux capillaires.

L'une et l'autre de ces deux méthodes m'ont donné de très belles injections du réseau pie-mérien et j'ai pu alors, en examinant des lambeaux de pie-mère, soit à l'œil nu, soit à la loupe, et en me mettant soigneusement à l'abri de toutes les causes d'erreur, constater l'existence d'un certain nombre de canaux, qui se terminaient manifestement, d'une part dans une artère, d'autre part dans une veine. J'ai rencontré ces canaux artério-veineux un peu sur tous les points de la surface cérébrale, mais je dois ajouter qu'ils m'ont paru plus fréquents dans le fond des scissures qu'à la surface libre des circonvolutions.

L'existence de communications directes entre les artères et les veines de la pie-mère cérébrale est donc pour moi, aujourd'hui, absolument certaine. Mais j'ajoute immédiatement que ces communications m'ont toujours paru excessivement rares : il faut chercher et chercher longtemps, même sur un cerveau parfaitement injecté, pour en rencontrer une seule, assez nette pour ne soulever aucune objection. Elles sont, en outre, fort variables dans leur volume et dans leur longueur, les unes étant fort courtes, les autres unissant entre eux deux vaisseaux relativement fort éloignés. D'autre part, toutes celles que j'ai observées appartiennent à des cerveaux d'adultes et à des cerveaux de vieillards ; je les ai vainement cherchées jusqu'ici sur les cerveaux de fœtus ou de jeunes enfants. Pour toutes ces raisons, j'estime pour l'instant (des recherches ultérieures modifieront peut-être ces conclusions) qu'il est sage de ne considérer ces canaux artério-veineux que comme de simples accidents morphologiques, plutôt que de les rattacher à un système général uniformément répandu sur toute la surface de la pie-mère et jouant un rôle important dans la mécanique circulatoire des centres encéphaliques.

§ III. — Voies lymphatiques

On ne trouve nulle part dans le cerveau de vaisseaux lymphatiques vrais, c'est-à-dire de canaux à parois propres tapissés intérieurement de l'endothélium caractéristique. La lymphe y circule, comme dans les autres portions du névraxe, d'une part dans les interstices qui séparent les éléments histologiques, d'autre part dans les gaines péri-vasculaires. Ces différentes voies lymphatiques ont été déjà décrites en anatomie générale (p. 401). Nous y renvoyons le lecteur.

BIBLIOGRAPHIE RÉCENTE DU CERVEAU

1° **Généralités**. — Bischoff, *Das Hirngewicht des Menschen*, 1880 ; — Danilewsky, *Die quantitativen Bestimmungen der grauen und weissen Substanzen im Gehirn*, Centralbl. f. d. medicinisch.

Wissensch., 1880 ; — GOLGI, *Sulla fina anatomia degli organi centrali del sistema nervoso*, Riv. sper. di fren., 1883 ; — BAISTROCCHI, *Sul peso specifico del encefalo umano, etc.*, Riv. sperim. di Fren., 1884 ; — BUCHSTAB, *Beitr. z. Frage v. d. Gewichts- u. Grössenverhältnissen des Gehirns*, Neurol. Centralbl., 1885 ; — WEISBACH, *Die Gewichtsverhältnisse d. Gehirns osterreichischer Völker*, Arch. f. Anthr., I, 1886 ; — GAVOY, *L'Encéphale, structure et description iconographique*, Paris, 1886 ; — BASTIAN, *The brain as an organ of mind et paralyses cerebral, bulbar and spinal*, 1886 ; — FERRIER, *The functions of the brain*, 2ᵉ éd., 1896 ; — FOREL, *Einige hirnanatomische Betrachtungen u. Ergebnisse*, Arch. f. Psych., Bd. XVIII, 1887 ; — TOPINARD, *Le poids de l'encéphale*, Mém. de la Soc. d'Anthr., t. III, 1888 ; — FRANCESCHI. *Sul peso del encephalo, del cervello, degli emisferi cerebrali, etc.*, Bull. della soc. delle Sc. med., Bologna, 1888 ; — MINGAZZINI, *Osservaz. anat. sopra crani e cervelli di criminali*, Riv. sperim. di Freniatria, 1888 ; — TIGGES, *Das Gewicht des Gehirns und seiner Theile bei Geisteskranken*, Allg. Zeitschr. f. Psych., 1888 ; — BARTELS, *Ueber das Gehirngewicht bei Geisteskranken*, Allg. Zeitschr. f. Psych., 1888 ; — MIES, *Ueber das Gehirngewicht neugeborener Kinder*, Tagebl. d. 61 Versamm. deutsch. Naturforsch. f. Aerzte in Köln, 1888 : — KRAUSE (W.), *Ueber Gehirngewichte*, Intern. Monatsschr. f. Anat. u. Physiol., 1888 ; — PARKYN, *Ueber die Gewichtsverhältnisse des männl. u. veibl. Gehirns*, Allg. med. Centralzeitung, 1888 ; — FALLOT, *Le cerveau des criminels, etc.* Arch. d'anthrop. crimin., 1889 ; — GIACOMINI, *I cervelli di microcephali*. Giorn. della R. Accad. di medicina di Torino, 1889 ; — JENSEN, *Unters. ü. 453 nach Meynert's Methode getheilten u. gewogen Gehirnen*, etc. Arch. f. Psych., vol. XX, 1889 ; — MANOUVRIER, *Sur un procédé d'analyse du poids cérébral*, Soc. de Biol., 1891 ; — BRAUNE, *Das Gewichsverhältniss der recten zur linken Hirnhälfte beim Menschen*, Arch. f. anat., 1891 ; — SNELL, *Die Abhängigkeit des Hirngewichts von dem Körpergewicht und den geistigen Fähigkeiten*, Arch. f. Psych. Bd. XXIII, 1891 ; — DU MÊME, *Das Gewicht des Gehirns*, etc. Münchener med. Wochenschrift, 1892 ; — PAULIER, *Recherches sur la notion de surface en anatomie, détermination de la surface du cerveau, etc.*, 1892 : — EDINGER, *Untersuchungen ü. die vergleichende Anatomie des Gehirns : I, Das Vorderhirn ; II. Das Zwischenhirn.* Frankfurt. a. M., 1892 ; — MARSHALL, *Relations between the weight of the brain and its parts and the stature and mass of the body in man*, Journ. of Anat. and Phys., July 1892 ; — PELI, *L'indice cerebrale nei sani di mente e negli alienati*, Arch. per l'Antropol., 1895 ; — NEGER ET HEJBERG, *690 pesées de cerveau à l'hôpital de Saint-Jean*. Biblioth. for. Léger. 1895 ; — AGOSTINI, *Sul peso specifico delle varie regioni della corteccia cerebralenci sani e negli alienati*, Rev. sperim. di freniatria e med. leg., 1895 ; — DUBOIS, *Ueber die Abhängigkeit des Hirngewichtes von der Körpergrösse beim Menschen*, Arch. f. Anthropol., 1898 ; — KLIPPEL. *La non-équivalence des hémisphères cérébraux*, Presse méd., 1898 : — DHÉRÉ, *Rech. sur les variations des centres nerveux en fonction de la taille*, Th. Paris, 1898.

2ᵉ Conformation extérieure du cerveau, morphologie des circonvolutions. — BROCA (P.), *Description élémentaire des circonvolutions cérébrales de l'homme d'après le cerveau schématique*. Revue d'Anthropologie, 1883 et 1884 ; — DU MÊME. *Mémoires sur le cerveau de l'homme et des primates*. Paris, 1888 ; — BENEDIKT. *Anatomische Studien an Verbrecher-Gehirnen*. Wien, 1879 ; — DU MÊME. *Zur Frage des Vierwindungstypus*, Centralbl. f. d. med. Wissenschaften. 1880 ; — DU MÊME, *Ueber die Fissura calloso-marginalis*. Verh. d. internat. Congress. Berlin, Bd. II, 1890 : — DU MÊME, *Some points on the surface-anatomy of the brain*, Journ. of Anat., vol. XXV, 1891 : — RÜDINGER. *Ein Beitrag zur Anatomie der Affenspalt und der Interparietalfurche beim Menschen, nach Race, Geschlecht und Individualität*, 1882 ; — DU MÊME. *Ein Beitrag zur Anatomie des Sprachcentrums*, 1882 ; — GIACOMINI. *Variétés des circonvolutions cérébrales chez l'homme*, Arch. ital. de biol., t. I, 1882 ; — DU MÊME. *Benderella dell' uncus dell' ippocampo*, etc. Giorn. d. R. Acad. d. Torino, 1882 et Arch. ital. de biol., t. II. 1882 ; — DU MÊME. *Fascia dentata del grande ippocampo*. Arch. ital. de biol., t. II. 1882 ; — DU MÊME. *Guida allo studio delle circonvoluzioni cerebrali dell' uomo*, 1884 et 1891 ; — DU MÊME. *Les cerveaux des microcéphales*. Arch. ital. de biol., t. XV, 1891 ; — ZUCKERKANDL (E.), *Ueber den Einfluss des Nahtwachstums u. der Schädelform auf die Richtung der Gehirnwindungen*. Wiener med. Jahrb., 1883 ; — TENCHINI, *Sopra alcune varietà della scissura di Rolando*, Riv. sper. di freniatria. etc., 1883 ; — PASSET. *Ueber einige Unterschiede des Grosshirnsnach dem Geschlecht*, Arch. f. Anthrop., 1883 ; — MENDEL, *Ueber die Affenspalte*, Neurol. Centralbl., 1883 ; — ECKER, *Die Hirnwindungen des Menschen*, Braunschweig. 1869 et 1883 ; — ROHON. *Zur Anatomie der Hirnwindungen bei den Primaten*. München, 1884 ; — EBERSTALLER. *Zur Oberflächenanatomie der Grosshirn-Hemisphäre*. Wiener med. Blätter, 1884 ; — WILDER, *Human cerebral fissures, their relations and names and the methode of studying them*. American naturalist, oct. 1886 ; — ZUCKERKANDL. *Ueber das Riechcentrum*, Stuttgart, 1887 ; — RICHTER, *Ueber d. Entstehung d. Grosshirnwindungen*, Arch. f. path. Anat. 1887 ; — DWIGHT. *Remarks on the brain of a distinguished man*, Proc. Amer. Acad., vol. XIII. 1887 ; — GULDBERG. *Bidrag til Insula Reilii's Morphologie*, Christiania, 1887, et Anat. Anz., 1887 ; — MINGAZZINI, *Ueber die Entwicklung der Furchen und Windungen des menschlichen Gehirns*, Moleschott's Untersuch., Bd. XIII, 1888 ; — HOWDEN, *Variations in the hippocampus major and eminentia collateralis in the human brain*, Journ. of Anat. and. Phys., XXI. 1888 ; — HERVÉ. *La circonvolution de Broca*, Th. Paris, 1888 ; — LUSSANA, *Circumvolutionum cerebralium anatomes humana et comparata*, 2ᵉ éd., Patavii, 1880 ; — FLESCH, *Ueber die Ursache d. Hirnwindungen*, Correspondenzbl. f.

schw. Aerzte, 1888; — Schnopfhagen. *Die Faltung der Grosshirn*, Tagebl. d. 61 versammel.
deutsch. Naturf. u. Aerzte zu Köln, 1888 ; — Mingazzini. *Intorno al solchi e le circonvoluzioni
cerebrali dei Primati e del feto umano*, Atti della R. Acad. med. di Roma. 1888 ; — Du même.
Ueber die Entwickelung der Furchen u. Windungen d. menschl. Gehirnes, Moleschott's Untersuch.,
1888 ; — Pozzi. *Broca et la Morphologie du cerveau*. Rev. scient.. 1888. t. XLI ; — Manouvrier.
Les premières circonv. temporales droite et gauche chez un sourd de l'oreille gauche, Bull. soc.
d'Anthrop. de Paris, 1888, t. XI ; — Dercum. *A note on the « pli de passage inférieur interne » in
the human brain*, Journ. of nerv. and ment. diseases. 1889 ; — Marchand. *Beschreibung dreier
Microcephalen-Gehirne*, etc. Nova acta k. Leop. Carol. Akad.. 1889 et 1890 ; — Cope. *Broca's
convolution in the apes*, Amer. Naturalist. 1894 ; — Ellenberger. *Ueber die Furchen u. Windungen d. Grosshirnoberflache*, Arch. f. wiss. u. prakt. Thierheilkunde. 1889 ; — Beer. *On the development of the Sylvian fissure in the human embryo*, Journ. and Anat. de Phys.. 1890 ; — Cunningham.
*The complete fissure of the human cerebrum and their significance in connection with the Growth
of the hemisphere*. Journ. of Anat. and Phys., XXIV, 1890 ; — Broca (A.). *Anatomie descriptive des
circonvolutions cérébrales*, Gaz. hebd., t. XXXVIII. 1891 ; — Schnopfhagen, *Die Entsehung der
Windungen des Grosshirns*. Jahrb. de Psych.. IX. 1891 ; — Turner. *The convolutions of the brain*,
Journ. of Anat. and Phys., vol. XXV. 1890 ; — Du même. *Human cerebrum with a remarkably modi-
fied fronto-parietal lobe*. Journ. of Anat.. vol. XXV, April 1891 ; — Valenti, *Contributo allo studio
delle scissure cerebrali*, Soc. toscana di Sc. nat., vol. XI. 1891 ; — Waldeyer, *Ueber die « Insel »
des Gehirns der Anthropoïden*, Corr.-Bl. d. deutsch. Gesellsch. f. Anthrop. 1891; — Zuckerkandl,
*The morphological importance of the membranous or other thin portions of the parietes of the
encephalie cavities*, Journ. of comp. Neurol.. 1891 ; — Falcone, *Contrib. all' anatomia dell'
Insula di Reil.*, Giorn. dell' Associaz. dei Nat. e di med., 1891 ; — Jelgersma, *Noch einmal die
Entstehung von Gehirnwindungen*. Centralbl. f. Nervenheilk., 1891 ; — Waldeyer, *Sylvische Furche
u. Reil'sche Insel des Genus Hylobates*. Sitz. d. Kön. Akad. d. Wiss. zu Berlin. 1891 ; — Cunningham, *The sylvian fissure and the Island of Reil in the Primate brain*, Journ. of Anat. and Physiol.,
vol. XXV, 1891 ; — Du même. *The surface anatomy of the primate cerebrum*. Cunningham Memoirs
of the R. S. Acad.. n° VII, 1892 ; — Manouvrier. *Nouvelle étude sur le sillon sous-frontal intra-
limbique*. etc., Bull. Soc. d'Anthrop., 1893 ; — Staurenghi. *Corpi mamillari laterali nel cervello
umano*, Ann. de l'Associaz. med. Lombarda, 1893 ; — De Sanctis. *Contrib. à l'étude du corps
mamillaire de l'homme*, Congr. internat. de médecine de Rome. en 1884 ; — Soury. *La localisation cérébrale de la sensibilité générale*. Rev. génér. des Sciences. 1894 ; — Santoni et Rocchi.
Le piegature cerebrali e le leggi dell' evoluzione, Viareggio. 1894 ; — Cunningham. *A demonstra-
tion illustrating the development of the sulci in the human brain*, Journ. ment. Sc.. 1894 ; —
Bonnier. *La pariétale ascendante*. Soc. biol.. 1894 ; — Charcot et Pitres. *Les Centres moteurs
corticaux chez l'homme*. Paris. 1895 ; — Zummo. *Contributo allo studio del corpo mamillare del
uomo e sui probabili rapporti della columna fornicis con l'apparato visivo*. Arch. di Ottalm.. 1895;
— Parker, *Morphology of the cerebral convolutions*, etc. Journ. of the Acad. of nat. Sc. of Phi-
ladelphie. 1896 ; — Bechterew. *De la localisation des centres de l'ouïe, de la phonation et des mouvements réflexes dans les tubercules quadrijumeaux postérieurs*. Nevrologitcheski Vestnik. 1896;
vol. III. n° 2, p. 145 ; — Ziehen. *Ueber d. Grosshirnfurchung der Halbaffen*. Arch. f. Psychiatrie.
1896 ; — Mondio. *Contrib. allo studio delle circonvoluzioni cerebrali nei delinquenti*. Arch. d.
Psichiatria, 1896 ; — Acquisto et Pusateri. *Sul centro motore corticale dell' arto inferiore null'
uomo*, Giorn. di patol. nervosa. 1897 ; — Sachs. *Les centres intellectuels de Flechsig*, Monatsschr.
f. Psychiatrie u. Neurologie. 1897 ; — van Gehuchten. *Les centres de projection et les centres
d'association de Flechsig*. Journ. de Neurologie. Bruxelles. 1897 ; — Déjerine. *Sur les fibres de
projection et d'association des hémisphères cérébraux*. Soc. de Biol.. 1897 ; — Mahaim, *Centres de
projection et centres d'association du cerveau*. Ann. de la Soc. méd.-chir. de Liége, 1897 ; — Zander.
*Beiträge zur Kenntniss der mittleren Schadelgrube mit besond. Berücksichtigung der Lage des
chiasma opticum*. Anat. Anz.. 1897. Bd. XII ; — Lugaro, *Sulla genesi delle circonvoluzioni cerebrali*,
Rev. di patol. nervosa. 1897; — Flechsig, *Neue Untersuch. über die Markbildung in den menschl.
Grosshirnlappen*. Neurol. Centralbl.. 1898: — Wallenberg, *Notiz über einen Schleifenursprung
des Pedunculus corporis mamillaris beim Kaninchen*. Anat. Anz., Bd. XVI, 1899 : — Ibanez,
Die Nomenklatur der Hirnwindungen, Diss. Berlin, 1899.

3° Structure des circonvolutions. — Lewis. *Researches on the comparat. structure of the cor-
tex cerebri*, Philos. trans. 1880 : — Exner. *Zur Kenntniss vom feinerem Bau der Grosshirnrinde*,
Wiener Sitzungsb.. Bd. LXXXIII, 1881 ; — Betz. *Ueber d. feinere Struktur d. menschl. Gehirnrinde*,
Med. Centralbl.. 1881 ; — Golgi. *Origine du tractus olfactorius et structure des lobes olfactifs*. Arch.
ital. de Biol., t. I. 1882 : — Turzek. *Ueber die Anordnung der markhalligen Nervenfasern in der
Grosshirnrinde*, Neurol. Centralbl.. 1882; — Vignal. *Sur le développement des éléments de la subst.
grise corticale*, C. R. Acad. des Sc.. 1886 ; — Kowaleskaja, *Beitr. z. vergl. mikr. Anatomie d.
Hirnrinde*. Dissert., Bern. 1886 : — Mondino, *Ricerche sui centri nervosi*, Torino. 1887 ; — Vignal,
*Rech. sur le développement des éléments des couches corticales du cerveau et du cervelet chez
l'homme et les mammifères*. Arch. de Physiol., 1888 ; — Mahoudeau, *Coupe des circonvol. cérébrales*, Bull. soc. d'Anthrop. de Paris, 1888; — Moller. *Ueber eine Eigenthümlichkeit der Nervenzellenforsätze in der Grosshirnrinde*, Anat. Anz. 1889 ; — Martinotti, *Beitrag zum Studium*

der Hirnrinde, Intern. Monatsschr. f. Anat. u. Physiol., Bd. VII, 1890 ; — KERAVEL et TARGOULA, *Fibres nerveuses intra-corticales du cerveau*. Ann. méd.-psych., 1890 ; — RAMON Y CAJAL, *Textura de las circonvoluciones cerebrales de las mammiferos inferiores*. Gacéta sanitaria, Barcelona, 1890; — DU MÊME, *Sobre la existencia de celulas nerviosas especiales en la primura capa de las circonvoluciones cerebrales*. Gacéta catal., Barcelona, 1890 ; — DU MÊME, *Sobre la existencia de colaterales y bifurcaciones en la substancia blanca de la corteza gris del cerebro. Pequenas communicationes anatomicas*, 1890 ; — DU MÊME, *Sobre la existencia de bifurcaciones y colaterales en la nervios sensitivos craneales y substancia blanca del cerebro*, Gacela sanit. de Barcelona, 1891 ; — DU MÊME, *Estructura fund. da la corteza cerebral de los batracios, reptiles y ares*, Trabajas del laboratorio histologic., Barcelona, 1891 ; — DU MÊME, *Sur la structure de l'écorce cérébrale de quelques mammifères*, La Cellule, t. VII, 1891 ; — DU MÊME, *Nuovo concepto de la histologia de los centros nerviosos*, Rev. de Ciencias med. de Barcelona, 1892 ; — DU MÊME, *Estructura del asta di Ammon y fascia dentata, estructura de la corteza occipital inferior de los pequenos mammiferos*, Madrid, 1893 ; — RAMON (P.), *El encephalo de los reptilies*, 1891 ; — BECHTEREW, *Zur Frage ü. d. äusseren Associationsfasern der Hirnrinde*, Neurol. Centralbl., 1891 ; — HOSEL u. FLECHSIG, *Die Centralwindungen ein Centralorgan der Hinterstränge*, Neurol. Centralbl., 1891 ; — SALA, *Zur Anatomie des grossen Seepferdefüsses*, Zeitschr. f. wiss. Zool., 1891 ; — SCHAFFER, *Beitr. z. Histologie der Ammorshornformation*, Arch. f. mikr. Anat., 1892 ; — VEJTIUS, *Ueber die Entwickelung und Ausbreitung der Tangentialfasern in der menschl. Grosshirnrinde*, etc. Arch. f. Psych. ü. Nervenkr., 1892 ; — THOMAS, *Contrib. à l'étude du développ. des cellules de l'écorce cérébrale par la méthode de Golgi*, Soc. de Biol., 1894 ; — MARRACINO, *Contrib. all' istologia compar. della corteccio cerebrale*, Giorn. dell' Associaz. d. med. e natur., 1894 ; — KAES, *Beitr. sur Kenntniss des Reichtums der Grosshirnrinde des Menschen zur markhalligen Fasern*, Arch. f. Psych. u. Nervenkr., 1893 ; — DU MÊME, *Ueber die markhalligen Nervenfasern in der Grosshirnrinde des Menschen*, Neurol. Centralbl., 1891 ; — DU MÊME, *Ueber Grosshirnrindenmasse u. über Anordnung des Markfasersystem in der Rinde des Menschen*, Verh. d. Ges. deutsch. Naturf. u. Aerzte 67 Versamml. zu Lübeck, 1895 ; — SMITH, *The morphology of the true limbic lobe, corpus callodum, septum pellucidum and fornix*, Journ. of Anat. and Physiol., 1895 ; — VARRATI, *Su alcune particol. di structura della corteccia cerebrale*, Soc. med. chir. di Pavie, 1896 ; — FLECHSIG, *Ueber ein neues Eintheilungsprincip der Grosshirnoberfläche*, Neurol. Centr., 1894 ; — DU MÊME, *Weitere Mittheilungen über die Sinnes, u. Associationscentren des menschl. Gehirns*, ibid., 1895 et 1896 ; — DU MÊME, *Gehirn und Seele*, zw. Ausgabe, Leipsig, 1896 ; — VERATTI, *Ueber einige Struktureigentümlichkeiten der Hirnrinde bei den Säugethieren*, Anat. Anz., 1897 ; Bd. XIII ; — SCHAFFER, *Zur feineren struktur der Hirnrinde u. über die funktionnelle Bedeutung der Nervenzellenforsätze*, Arch. f. mikr. Anat., 1897 ; — CAJAL, *Estudios sobre la cortezza cerebral humana*, Rev. trim. micr., 1899.

4° Glande pituitaire ou hypophyse. — LANDZERT, *Petersburger med. Zeitschrift*, 1868 ; — ROMITI, *Atti della Soc. tosc. di Scienze naturali*, Pisa, vol. VII, 1888 ; — LOTHRINGER, *Arch. für mikr. Anatomie*, Bd. XXVIII, 1886 ; — SCHOENEMANN, *Hypophysis and Thyroidea*, Virchow's Arch., 1892 ; — ST-RÉMY, *Sur l'histologie de la glande pituitaire*, C. R. Acad. des Sc., 1892 ; — ANDRIEZEN, *On Morphology, origin and evolution of fonction of the pituitary body*, etc. Brit. med. Journ., 1894 ; — BERKLEY, *The feiner Anat. of the infundibular Region of the cerebrum including the pituitary gland*, Journ. of. neurol., 1894 ; — DU MÊME, *The nerve elements of the pituitary gland*, The J. Hopkin's Reports, 1895 ; — PISENTI, *Sulla interpretazione da darsi ad alcune particolarità istologiche della glandulla pituitaria*, Gaz. degli Osped., 1895 ; — VALENTI, *Sullo sviluppo dell' ipofisi*, Monit. zool., 1895 ; — COLLINA, *Ricerche sull'origine e considerazioni sul significato della giandola pituitaria*, Riv. sperim. di Freniatria, 1898.

5° Glande pinéale ou épiphyse. — CATTIE, *Recherches sur la glande pinéale des plagiostomes*, etc., Arch. de Biol., t. III, 1882 ; — AHLBORN, *Ueber die Bedeutung der Zirbeldräse*, Zeitschr. für wiss. Zool., Bd. XL, 1884 ; — CIONINI (A.), *Sulla struttura d. ghiandola pineali*, Riv. Sperim. di Freniatria, 1885 et 1888 ; — DE GRAAF, *Zur Anatomie und Entwicklung der Epiphyse bei Amphibien und Reptilien*, Zool. Anzeiger, 1886 ; — SPENCER, *The parietal eye of Hatteria*, Nature, 1886 ; — DU MÊME, *On the presence and structure of the pineal eye in Lacertilia*, Quart. Journ. of micr. Sc., oct., 1886 ; — DARKSCHEWITSCH, *Zur Anatomie der glandula pinealis*, Neur. Centralbl., 1886 ; — LEYDIG (F.), *Das Parietalorgan der Wirbelthiere*, Zool. Anzeiger, 1887 ; — JULIN, *De la signif. morph. de l'épiphyse des vertébrés*, Bull. Sc. du Nord, 1887 ; — PEYTOUREAU, *La glande pinéale et le troisième œil des vertébrés*, Th. Bordeaux, 1887 ; — M. DUVAL, Leçons faites sur ce sujet à l'école d'Anthropologie et publiées dans le *Journal de Micrographie* de 1888 ; — PISENTI c. VIOLA, *Beitr. zur Histologie der Hypophysis*, Med. Centralbl., 1890 ; — RITTER, *The parietal eye in some Lizards*, etc. Bull. of the Museum of comp. Zool. at Harvard College, XX, 1891 ; — BÉRANECK, *Sur le nerf pariétal et la morphologie du troisième œil des vertébrés*, Anat. Anzeiger, 1892, p. 674 ; — FRANCOTTE, *Note sur l'œil pariétal, la paraphyse et les plexus choroïdes du troisième ventricule*, Bull. de l'Acad. roy. des Sc. de Belgique, 1894 ; — LEYDIG, *Zur Kenntniss der Zirbel und der Parietalorgane*, Frankfort-sur-Mein, 1896 ; — STADERINI, *Intorno alla ghiandola pineale dei mammiferi*, Monit. zool. ital., 1897 ; — MINGAZZINI, *Intorno alla ghiandola pineale dei mammiferi*, Monit. zool. ital., 1898.

6° **Conformation intérieure et constitution anatomique du cerveau.** — Duval (M.), *La Corne d'Ammon*, Arch. de Neurol., 1881-82 ; — Tenchini, *Sulla trabecola cinerea dell' encefalo umano*, Atti univ. di medic., 1882-1883 ; — Flechsig, *Plan des menschl. Gehirns*, Leipzig, 1883 ; — Luys, *Nouvelles Recherches sur la structure du cerveau et agencement des fibres blanches cérébrales*, L'encéphale, 1884; — Hamilton, *On the corpus callosum in the adult brain*, Journ. of Anat., vol. XIX, 1885; — Du même, *On the corpus callosum in the embryo*, Brain, 1885; — Richter, *Zur Frage der optischen Leitungsbahnen des menchlichen Gehirns*, Arch. f. Psych., Bd. XVI, 1885 ; — Spitzka, *Vorläufige Mittheilung über einige Resultate, hauptschl. d. Commissura posterior betreffend*, Neurol. Centralbl., 1885 ; — Darkschewitsch, *Ueber die hintere Commissur des Gehirns*, Neurol. Centralbl., 1885 ; — Du même, *Einige Bemerkungen ü. d. Faserverlauf in d. hinteren Commissur*, Neurol. Centralbl., 1886 ; — Popoff, *Zur Frage vom Ursprungsgebiete der Fasern der vorderen Commissur*, Neurol. Centralbl., 1886 ; — Lenhossék, *Beobacht. am Gehirn des Menschen*, Anat. Anz., 1887 ; — Osborn, *The origin of the corpus callosum*, Morph. Jahr., 1887 ; — Onufrowicz, *Das balkenlose Mikrocephalen Gehirn*, Arch. f. Psych., 1887 ; — Zuckerkandl, *Ueber Riechbundel des Cornu Ammonis*, Anat. Anzeiger, III, 1888; — Lachi, *La tela coroidea superiore e i ventricoli cerebrali dell'uomo*, Pisa, 1888; — Howden, *Variations in the hippocampus major and eminentia collateralis in the human Brain*, Journ. of Anat. and Physiol., 1888 ; — Jelgersma, *Ueber den Bau des Säugethiergehirns*, Morph. Jahrb., 1888 ; — Macedo, *De l'encéphale humain avec et sans commissure grise*, Bull. Soc. Anthrop. de Paris, 1889 et Congrès internat. d'Anthropologie criminelle, Paris, 1889 ; — Du même, *Das Gehirn ohne Balken, ein Beitrag zur Windungstheorie*, Neur. Centralbl., IX, 1890 ; — Fish, *The epithelium of the Brain cavities*, Proc. of the Amer. Soc. of Mikrosc., 1890 ; — Below, *Ueber d. Ganglienzellen des Gehirns bei neugeborenen Thieren*, Arch. f. Anat. et Physiol., 1890 ; — Sherrington, *Nerve tracts degenerating secondarily to lesions of the cortex cerebri*, Journ. of Phys., 1890 ; — Du même, *Further note on degenerations following lesions of the cerebral cortex*, Journ. of Phys., 1890 ; — Honegger (J.), *Vergleich-anatom. Untersuchungen über den Fornix*, etc., Recueil zool. Suisse, t. V, 1890 ; — Edinger, *Ueber einige Fasersysteme des Mittelhirns*, Neurol. Centralbl., 1890 ; — Beevor and Horsley, *Arrangement of the excitable fibres in the internal capsule of the Bonnet monkey*, Phil. Trans., 1890 ; — Beevor, *On the course of the fibres of the cingulum, and the posterior parts of the corpus callosum and fornix in the Marmoset monkey*, Phil. Trans., 1891 ; — Sala, *L'anatomie fine de la fascia dentata Tarini*, Verhandl. d. X. internat. Med. Congresses, Berlin, 1890 ; — Du même, *Zur feineren Anatomie des grossen Seepferdefüsses*, Zeitschr. f. wiss. Zool., Bd. LII, 1891 ; — Retzius, *Zur Kenntniss der Ependymzellen der Centralorgane*, Verh. d. biol. Vereins z. Stockholm, 1891 ; — Valenti, *Contrib. alla istogenesi della cellula nervosa e della neuroglia nel cervello di alcuni pisci condrostei*, Atti dell. Soc. tosc. d. Sc. nat., 1891; — Darkschewitsch et Pribitkow, *Ueber die Fasersystem am Boden des dritters Hirnventrikels*, Neurol. Centralbl., 1891 ; — Blumenau, *Zur Entwickl. u. feineren Anatomie des Hirnbalkens*, Arch. f. mikr. Anat. Bd. XXXVII, 1891 ; — Held, *Die Endigungsweise d. sensiblen Nerven im Gehirn*, Arch. f. Anat. u. Physiol., 1892; — Symington, *The cerebral commissures in the Marsupialia*, Journ. of Anat., 1892 ; — Sachs, *Das Hemisphärenmark des menschl. Grosshirns., I. Der Hinterhauptlappen*. Leipzig, 1892; — Berkley, *The medullated cortical fibres*, etc., Medical Record, New-York, 1892 ; — Muratoff, *Secundare Degenerationen nach Durchschneidung des Balkens*, Neurol. Centralbl., 1893 ; — Vialet, *Note sur l'existence, à la partie inférieure du lobe occipital, d'un faisceau d'association distinct, le faisceau transverse du lobe lingual*, Soc. de biol., 1893; — Luys, *Nouv. rech. sur la structure du cerveau et l'agencement des fibres blanches de la substance cérébrale*, Ann. de Psych. et d'Hypn., 1894 ; — Cajal, *Estructura del ganglio de la habenula de los mamiferos*, Ann. de la Soc. españ. d. hist. natur., 1894 ; — Golgi, *Sulla fina organizzazione del grande piede dell' ippocampo*, Soc. med.-chir. di Pavia, 1895 ; — Hill, *The fasciola cinerea, its relations to the fascia dentata and to the nerves of Lancisi*, Proc. of roy. Soc., 1895; — Elliot, *Notes upon the morphology of the cerebrum and its commissures in the vertebrate series*. Anat. Anz., 1895 ; — Mingazzini, *Ueber die Gekreuzte cerebro-cerebellare Bahn*, Neurol. Centralbl., 1895 ; — Vogt, *Ueber Fasersystem in den mittleren u. caudalen Balkenabschnitten*, Neurol. Centralbl., 1895 ; — De Grazia, *Ultime ricerche sulla fina anatomia della via motrice et sensitiva*, La Rif. med., 1895 ; — Bianchi, *Sulla degenerazioni discendenti endocmisferische seguite alla extirpazione dei lobi frontali*, Ann. di Neurologia, 1896 ; — Elliot Smith, *The fascia dentata*, Anat. Anz., 1896 ; — Flechsig, *Weit. Mittheil. über der Stabkranz der menschl. Grosshirn*, Neurol. Centralbl., 1896 ; — Maracino, *Ricerche istolog. sul cervello dei bambini dalla nascita ad un anno compiato*, Ann. di Neurologia, 1896 ; — Kölliker, *Ueber d. Fornix longus sive superior des Menschen*, Viert. d. Naturf. Gesellsch. in Zurich, 1896 ; — Mingazzini, *Osservazioni anatom. intorno al corpo calloso e ad alcune formazioni che con esso hanno rapporto*, Roma, 1897 ; — Jockowski, *Les connexions anatomiques des lobes frontaux*, Revue (russe) de psychiatrie, 1897.

7° **Noyaux opto-striés.** — Dalton, *On the form and topographical relations of the corpus striatum*, Brain, vol. III, 1880 ; — Kowalewski, *Das Verhältniss des Linsenkernes zur Hirnrinde*, Sitz. d. Wien-Akad., 1882 ; — Edinger, *Zur Kenntniss des Faserverlauf im Corpus striatum*, Neurol. Centralbl., 1884 ; — Edinger, *On the importance of the corpus striatum*, Journ. of nerv. and ment. Diseases, 1887 ; — Viller, *Rech. anatom. sur la commissure grise*, Nancy, 1887 ; — Marchi, *Sulla* *struttura dei talami ottici*, Rivista sperim. di freniatria, 1884 et 1887 ; — Du même, *Sulla fina anatomia dei corpi striati*, Riv. sperim. di fren., etc., 1883 ; — Pemberton, *Recent investigations on the structure and relations of the optic thalami*. Journ. of comp. Neurol., I, 1891 ; — Hochstetter, *Ueber die Beziehung d. Thalamus opticus z. Seitenventrikels der Grosshirnhemispheren*, Vers. deutsch. Naturf. u. Aerzte in Wien, 1894 ; — Brissaud, *Du faisceau dit bandelette sous-optique*, Nouv. icon. de la Salpêtrière, 1894 ; — Marinesco, *Des connexions du corps strié avec le lobe frontal*, Soc. de biol., 1895 ; — Lachi, *Sul rapporto del talamo ottico col ventricolo laterale del emisfero cerebrale*, Anat. Anz., 1895 ; — Kölliker, *Zum feineren Bau des Zwischenhirnes u. der Regio hypothalamica*, Verh. d. anat. Ges., 9 Vers. in Basel, 1895.

8° **Circulation**. — Symington (J.), *On the valvular arrangements in connection with the cranial venous circulation*, Brit. med. Journ., 1882 ; — Sperino (J.), *Circolazione venosa del capo*. Torino, 1884 ; — Browning, *The veins of the brain and its envelopes*, Brooklyn, 1884 ; — Du même. *The arrangement of the supracerebral veins in man, as bearing on Hill's theory of a developmental rotation of the brain*. Journ. of nerv. and ment. diseases, vol. XVIII, 1891 ; — Rossbach u. Sehrwald. *Ueber die Lymphwege des Gehirns*, Centralbl. f. d. med. Wissensch., 1888 ; — Windle. *On the arteries forming the circle of Willis*, Journ. of Anat. and Phys., XXI, 1888 ; — Hédon (E.). *Etude anatomique sur la circulation veineuse de l'encéphale*, Th. Bordeaux, 1888 ; — Valenti e d'Abundo, *Sulla vascolarizazione cerebrale*, etc., Atti d. soc. toscana di Sc. natur., vol. XI, 1890 ; — Tedeschi, *Contrib. allo studio della circolazione cerebrale*, Atti e Rend. della Accad. med.-chir. di Perugia, 1890 ; — Biscons, *Rech. anatom. sur les artères cérébrales*, Nouv. Montpellier méd., 1893 ; — Lautard, *Etude sur les anomalies des artères de la base de l'encéphale*, Th. de Paris. 1894 ; — Heguet et Boek, *De la structure des artères cérébrales*, Bull. de la Soc. de Méd. ment. de Belgique, 1894 ; — Lapinski. *Ueber d. normalen Bau und über pathol. Veränderungen der feinsten Gehirncapillären*, Arch. f. Psych. u. Nervenkr., 1894 ; — Obersteiner. *Die Innervation der Gehirngefässe*, Jahrb. f. Psychiatrie, 1897 ; — Triepel. *Structure des veines du cerveau*, Anat. Hefte., 1898.

CHAPITRE VI

ORIGINES ET TERMINAISONS RÉELLES DES NERFS

Chaque nerf, qu'il soit cranien ou rachidien, possède une double origine : une *origine apparente* et une *origine réelle*. Son origine apparente n'est autre que le point de la surface extérieure du névraxe où il est implanté ; c'est là qu'il semble prendre naissance. Mais, en réalité, les fibres qui le constituent vont beaucoup plus loin : elles pénètrent dans la substance même du névraxe, effectuent dans son épaisseur un parcours plus ou moins long et, finalement, viennent aboutir à un ou plusieurs amas de cellules nerveuses, dans lesquelles elles *prennent naissance*, s'il s'agit d'un nerf moteur (fig. 666, A), autour desquelles elles *se terminent* par des arborisations libres, s'il s'agit d'un nerf sensitif (fig. 666, B). Ces amas de cellules nerveuses constituent, dans le premier cas, des *noyaux d'origine* ; dans le second cas, ce sont des *noyaux de terminaison*.

La description des noyaux d'origine et des noyaux de terminaison des nerfs appartient réellement aux centres nerveux et il m'a toujours paru peu naturel de la rejeter dans le système nerveux périphérique. Nous grouperons donc, dans le présent chapitre, tout ce qui a trait à l'origine et à la terminaison réelles des nerfs, c'est-à-dire : 1° à cette portion de leur trajet, *trajet caché*, qui s'étend depuis leur implantation sur le névraxe jusqu'aux noyaux de cellules nerveuses, dans lesquels ils prennent naissance ou se terminent ; 2° à ces noyaux d'origine ou de terminaison ; 3° aux connexions de ces mêmes noyaux, soit avec des noyaux voisins, soit avec l'écorce cérébrale.

Nous examinerons successivement, à ce point de vue spécial :

1° Les *nerfs rachidiens* ;
2° Les *nerfs craniens*.

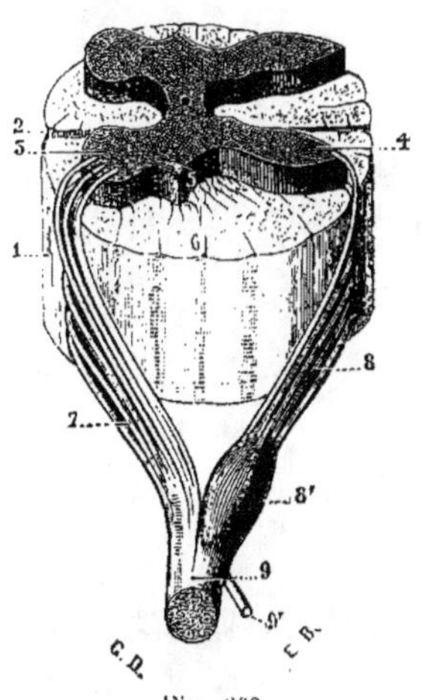

Fig. 663.

Une paire rachidienne, avec ses racines antérieures et ses racines postérieures.

1, tronçon de moelle, vu par sa face latérale gauche. — 2, sillon médian antérieur. — 3, corne antérieure. — 4, corne postérieure. — 5, corne latérale ou tractus intermedio-lateralis. — 6, formation réticulaire. — 7, racine antérieure. — 8, racine postérieure, avec 8', son ganglion. — 9, nerf rachidien. — 9', sa branche postérieure.

ARTICLE PREMIER

ORIGINES ET TERMINAISONS RÉELLES DES NERFS RACHIDIENS

Les nerfs rachidiens, nerfs mixtes, se détachent de la moelle épinière par deux ordres de filets radiculaires, les uns antérieurs, les autres postérieurs (fig. 663, 7 et 8). Les filets radiculaires antérieurs (7) émergent de la moelle à 2 ou 3 millimètres en dehors du sillon médian antérieur : leur ensemble, pour un nerf déterminé, constitue la *racine antérieure* de ce nerf. Les filets radiculaires postérieurs (8), qui forment par leur ensemble la *racine postérieure*, se séparent de la moelle au niveau du sillon collatéral postérieur. La racine antérieure et la racine postérieure, la première motrice, la seconde sensitive, ne diffèrent pas seulement au point de vue fonctionnel. Elles diffèrent encore, morphologiquement, au point de vue de leurs relations intimes avec le névraxe et il convient, à ce sujet, de les étudier séparément.

1° Racines antérieures. — Les racines antérieures s'engagent dans l'épaisseur du cordon antéro-latéral et se dirigent vers la corne antérieure de la substance grise, subdivisées le plus souvent en une série de petits faisceaux secondaires. Les fibres qui constituent ces faisceaux radiculaires se terminent chacune dans une des cellules radiculaires antérieures. Nous savons, pour l'avoir vu à propos de la moelle, que ces cellules se disposent en trois groupes principaux, le groupe antéro-interne, le groupe antéro-externe et le groupe postéro-externe ou latéral. Ces trois groupes deviennent ainsi les véritables noyaux d'origine des racines antérieures des nerfs rachidiens : les fibres des racines antérieures ne sont autres que les cylindraxes des cellules précitées.

Les cellules radiculaires sont en relation, soit par leurs prolongements protoplasmiques, soit directement par leur corps cellulaire, avec plusieurs ordres de fibres, notamment avec les fibres du faisceau pyramidal, avec les fibres descendantes du cervelet et avec les collatérales sensitivo-motrices de Cajal (voy. p. 468). De ces différentes fibres, qui toutes se terminent autour de la cellule radiculaire par des arborisations libres (fig. 664), les premières proviennent de la zone motrice du cerveau ; les secondes, comme l'indique suffisamment leur nom, descendent de l'écorce cérébelleuse ; les troisièmes émanent des racines postérieures correspondantes. Chaque cellule spinale est donc soumise à une triple influence : 1° à l'influence du cerveau, qui lui envoie les incitations motrices volontaires ; 2° à l'influence du cervelet, qui lui envoie des incitations, encore mal connues, tendant à coordonner les mouvements et peut-être aussi à les rendre plus forts, plus énergiques (voy. Cervelet) ; 3° à l'influence des nerfs sensitifs périphériques, qui, par les impressions qu'ils lui apportent, provoquent les mouvements réflexes.

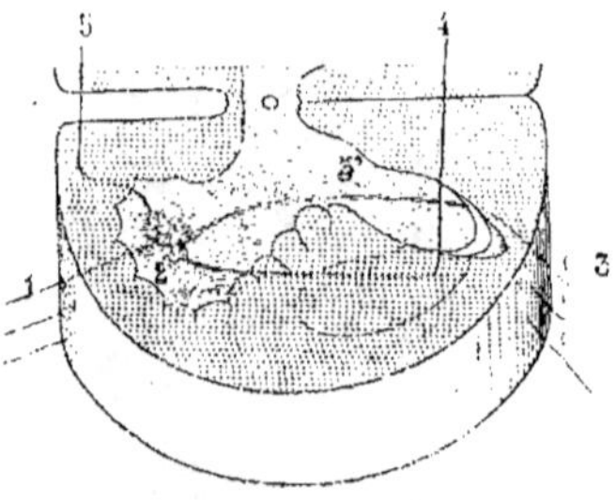

Fig. 664.

Schéma montrant les influences diverses auxquelles est soumise la cellule d'origine d'une fibre motrice.

1, racine motrice. — 2, sa cellule d'origine. — 3, racine sensitive, avec 3', sa collatérale sensitivo-motrice ou réflexo-motrice. — 4, fibre pyramidale. — 5, fibre descendante du cervelet.

2° Racines postérieures. — Les racines postérieures des nerfs rachidiens ont leur cellule d'origine dans le ganglion spinal. Le ganglion spinal, comme nous le verrons plus tard (voy. t. III), se compose chez l'homme de cellules unipolaires, dont le prolongement unique, toujours très court, se bifurque en T, en formant deux branches, l'une périphérique, l'autre centrale. — La branche périphérique, qui a la signification d'un prolongement protoplasmique (voy. p. 382) et jouit, de ce fait, de la conduction cellulipète, se porte en dehors, loin du ganglion : elle recueille à la surface extérieure du corps ou dans la profondeur des organes les impressions les plus diverses, qu'elle transporte ensuite à sa cellule ganglionnaire. — La branche centrale a la signification d'un prolongement cylindraxile et, à ce titre, jouit comme tous les prolongements de même nature de la conduction cellulifuge ; il va du ganglion au sillon collatéral postérieur et, là, disparaît dans l'épaisseur de la moelle épinière.

Nous avons déjà vu, à propos de la structure de la moelle (p. 452), le trajet, un peu complexe, que suivent dans le névraxe les fibres sensitives de la racine postérieure. Nous n'y reviendrons pas ici. Nous nous contenterons de rappeler : 1° que chaque fibre, en pénétrant dans la moelle, se divise en deux branches, l'une descendante, l'autre ascendante ; 2° que les branches descendantes, après un trajet très court dans le faisceau de Burdach, gagnent la corne postérieure de la substance grise et se terminent par des arborisations libres, tout autour des cellules que renferme cette corne ; 3° que les branches ascendantes, d'une longueur fort inégale, se distinguent en fibres courtes, fibres moyennes et fibres longues ; 4° que les fibres ascendantes courtes se terminent, comme les fibres descendantes, autour des cellules de la corne postérieure, tant dans la substance gélatineuse que dans la substance spongieuse ; 5° que les fibres moyennes, après un parcours longitudinal de 6 ou 7 centimètres, aboutissent aux colonnes vésiculaires de Clarke ; 6° que les fibres longues, enfin, remontent jusqu'au bulbe et s'y terminent dans les noyaux de Goll et de Burdach. Les cellules de la corne postérieure, les colonnes de Clarke et les deux noyaux de Goll et de Burdach deviennent ainsi les vrais *noyaux terminaux* des fibres sensitives radiculaires. Ces noyaux donnent ensuite naissance à d'autres fibres qui continuent le trajet des fibres précitées et vont jusqu'à l'écorce cérébrale, les unes en suivant le faisceau de Gowers (p. 447 et 496), les autres en

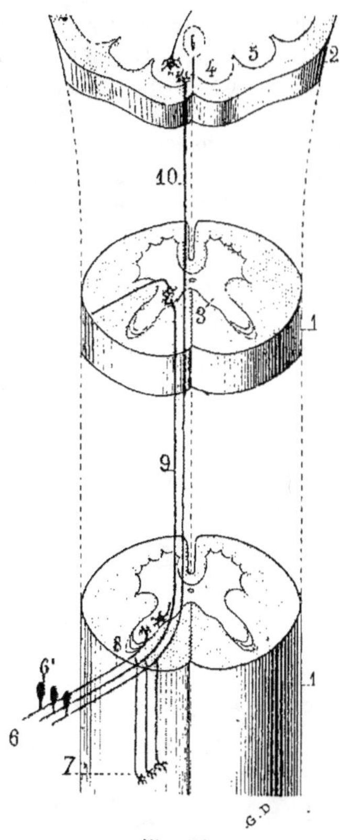

Fig. 665.

Schéma montrant le trajet et la terminaison des fibres radiculaires postérieures.

1, 1, deux tronçons de la moelle cervicale. — 2, un tronçon du bulbe. — 3, 3, colonne de Clarke. — 4, noyau de Goll. — 5, noyau de Burdach. — 6, trois fibres radiculaires, avec 6', leur ganglion. — 7, leur branche de bifurcation descendante. — 8, branche ascendante courte (*voie courte*). — 9, branche ascendante moyenne (encore *voie courte*). — 10, branche ascendante longue (*voie longue*).

suivant le ruban de Reil (p. 578) : les fibres constitutives du faisceau de Gowers et du ruban de Reil, qui unissent les noyaux terminaux des racines postérieures à l'écorce cérébrale, constituent ce qu'on appelle la *voie sensitive centrale*, par opposition à la *voie sensitive périphérique*, qui s'étend de la surface sensible au noyau terminal.

Nous devons ajouter, en ce qui concerne les racines postérieures, que ces racines renferment, outre les fibres sensitives que nous venons de décrire, un certain nombre de fibres motrices (fig. 309, 8'), dont la cellule d'origine (8) est placée dans la portion basale de la corne antérieure. Suivant par rapport à la moelle un trajet centrifuge, elles s'échappent par le sillon collatéral postérieur, traversent le ganglion spinal sans présenter la moindre connexion avec ses cellules et, finalement, se mêlent au tronc nerveux rachidien. Grâce à la présence de ces fibres motrices, nettement démontrées chez les oiseaux et chez quelques mammifères (voy. p. 432), mais encore hypothétiques chez l'homme, les racines postérieures des nerfs rachidiens, que l'on a considérées jusqu'ici comme exclusivement sensitives, sont en réalité des faisceaux nerveux mixtes, je veux dire renfermant à la fois des conducteurs centripètes affectés à la sensibilité et des conducteurs centrifuges en rapport avec la motilité.

ARTICLE II

ORIGINES ET TERMINAISONS RÉELLES DES NERFS CRANIENS

Envisagés au point de vue physiologique, les nerfs craniens se divisent en nerfs sensitifs, nerfs sensoriels, nerfs moteurs, nerfs mixtes.

Les *nerfs sensitifs* (fig. 666, B) et les *nerfs sensoriels* transportent au névraxe les impressions de diverses natures qu'ils recueillent dans le territoire organique auquel ils se distribuent. Ils ont, comme on le voit, la même fonction que les racines postérieures des nerfs rachidiens. Leur disposition anatomique est de tous

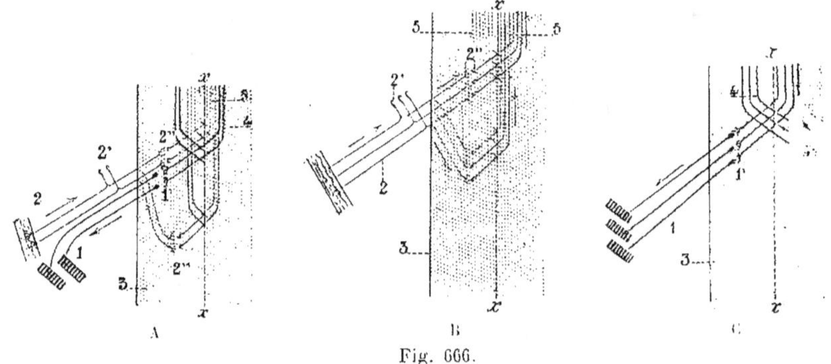

Fig. 666.

Schéma représentant l'origine réelle et la terminaison réelle : A, d'un nerf moteur ;
B, d'un nerf sensitif ; C, d'un nerf mixte.

1, nerf moteur, avec 1', son noyau d'origine. — 2, nerf sensitif, avec : 2', son ganglion ; 2'', son noyau terminal. — 3, névraxe. — 4, voie motrice centrale. — 5, voie sensitive centrale. — *x.x.* ligne médiane.

points comparable à celle de ces dernières : les fibres qui les constituent aboutissent tout d'abord à un ganglion, qui est l'homologue des ganglions spinaux ; puis, elles pénètrent dans le névraxe, s'y bifurquent chacune en une branche ascendante et une branche descendante et, finalement, se terminent par des arborisations libres autour d'un certain nombre de groupes cellulaires, qui sont pour elles des *noyaux terminaux*. Ici encore, comme pour les nerfs rachidiens, ces noyaux terminaux émettent des fibres ascendantes (voie sensitive ou sensorielle centrale) qui, après entrecroisement sur la ligne médiane, remontent jusqu'au cerveau.

Les *nerfs moteurs* (fig. 666, A), exactement constitués comme les racines antérieures des nerfs rachidiens, sont dépourvus de ganglions. Chacun d'eux pénètre dans le névraxe et, après y avoir effectué un trajet plus ou moins long, aboutit à un groupe de cellules motrices, dont l'ensemble constitue son *noyau d'origine :* le nerf, en effet, n'est autre que l'ensemble des cylindraxes qui émanent des cellules précitées. Tout autour de ces cellules se disposent en un réticulum plus ou moins complexe de nombreuses arborisations cylindraxiles, qui ont vraisemblablement la même origine et la même signification que celles, décrites plus haut, qui enlacent les cellules motrices des cornes antérieures de la moelle.

Les *nerfs mixtes* (fig. 666, c), enfin, se composent de deux faisceaux, l'un sensitif, l'autre moteur, tantôt plus ou moins distincts comme dans le trijumeau, tantôt intimement fusionnés comme dans le pneumogastrique. Ces deux faisceaux, arrivés dans l'épaisseur du névraxe, se comportent exactement, le premier comme un nerf sensitif, le second comme un nerf moteur. Chaque nerf sensitif aura donc au moins deux noyaux : un *noyau d'origine,* où prendront naissance ses fibres motrices ou centrifuges ; un *noyau terminal,* où viendront se terminer, par des arborisations libres, ses fibres sensitives ou centripètes.

Ceci posé, nous examinerons successivement, au point de vue spécial qui nous occupe, chacun des douze nerfs craniens, en suivant le même ordre que pour leur description, c'est-à-dire en commençant par le premier et en terminant par le douzième.

Au sujet des origines et des terminaisons réelles des nerfs craniens, voyez : Mathias Duval, *Recherches sur l'origine réelle des nerfs craniens,* Journ. de l'Anat., 1877-1880 ; — Staderini, *Particolarità di struttura d'alcune radici nervose encefaliche,* Acad. med.-fisica Fiorentina, 1893 ; — Tubner, *Connexions centrales de certains nerfs craniens,* Brit. med. Journ., 1894 ; — Ernst, *Sull' origine di alcuni nervi encefalici,* Arch. ottalm., anno II, 1895 ; — Edinger, *Vorles. über d. Bau des nerv. Centralorgane des Menschen u. der Thiere.* Leipzig, 1893 ; — Lenhossék, *Der feinere Bau des Nervensystems im Lichte neuester Forschungen,* 2º Auflage, Berlin, 1895 ; — Cajal, *Apuntes para el estudio del bulbo raquides, cerebelo y origen de los nervios encefalicos,* Madrid, 1895 ; — Kölliker, *Handb. der Gewebelehre des Menschen,* Sechste Auflage, Bd. II, Leipzig, 1896 ; — Obersteiner, *Anleitung beim studium des Baues d. nervosen Centralorgane,* etc., 2º Auflage. Leipzig, 1896 ; — van Gehuchten, *Anatomie du système nerveux de l'homme,* 2º édition, Louvain, 1897.

§ 1. — Terminaison réelle du nerf olfactif, voies olfactives

Les neurones olfactifs périphériques, comme nous le verrons plus tard en étudiant les organes des sens, ont leurs cellules dans l'épaisseur même de la muqueuse pituitaire. Ce sont les cellules dites *olfactives* (fig. 667, a), cellules bipolaires, avec leurs deux ordres de prolongements : un prolongement protoplasmique, très court, se dirigeant vers la surface libre de la muqueuse ; un prolongement cylindraxile, beaucoup plus long, se portant vers les centres. Ces derniers prolongements constituent, dans leur ensemble, les *filets olfactifs* de l'anatomie descriptive. Homologiquement, les cellules olfactives de la pituitaire forment une sorte de ganglion étalé en surface, ganglion qui est pour le nerf olfactif ce qu'est le ganglion spinal pour la racine sensitive d'un nerf rachidien, ce qu'est le ganglion de Gasser pour le trijumeau sensitif, ce qu'est le ganglion d'Andersch pour le glosso-pharyngien, etc. Dès lors, les prolongements périphériques des cellules olfactives, quelques courts qu'ils soient, sont les homologues des fibres nerveuses sensitives qui, de la périphérie, se rendent aux ganglions spinaux et, d'autre part, leurs prolongements centraux (filets olfactifs) représentent les fibres sensitives qui vont des ganglions spinaux à la moelle, autrement dit les racines postérieures des nerfs rachidiens (voy. fig. 667).

Suivis de leurs cellules d'origine vers les centres, les filets olfactifs se dirigent tous vers la voûte des fosses nasales, traversent de bas en haut les trous de la lame criblée et se terminent à la face inférieure du *bulbe olfactif*, comme les racines postérieures des nerfs rachidiens se terminent dans le sillon collatéral postérieur de la moelle épinière. Au bulbe olfactif fait suite la *bandelette olfactive*, laquelle, à son tour, se résout à son extrémité postérieure en un certain nombre de faisceaux, que l'on désigne improprement sous le nom de *racines de l'olfactif* et qui se rendent à l'écorce cérébrale.

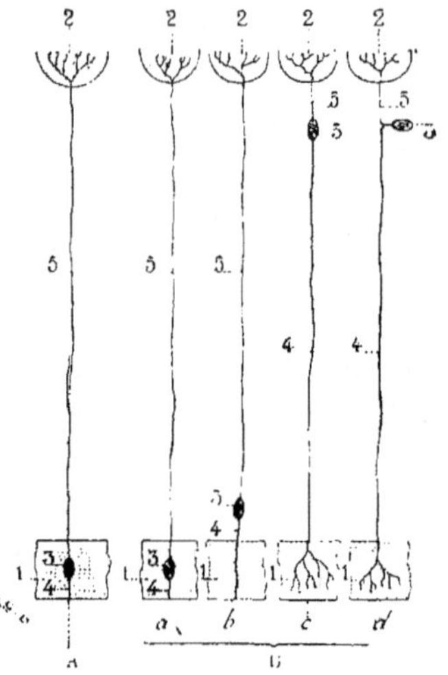

Le bulbe olfactif, la bandelette olfactive et ses racines constituent les *voies olfactives centrales*. Ces formations anatomiques, disons-le tout de suite, se présentent, chez l'homme, à un état rudimentaire : l'odorat est, chez nous, relativement peu développé et il est tout naturel qu'une réduction parallèle se manifeste sur les organes qui servent de substratum anatomique à cette fonction. Mais, quelque réduits qu'ils soient, le bulbe olfactif et la bandelette olfactive n'en conservent pas moins leur signification morphologique : ils sont bel et bien des dépendances du névraxe et font partie intégrante de l'hémisphère cérébral, comme le démontrent surabondamment le développement et l'anatomie comparée. L'un et l'autre, en effet, sont creusés primitivement d'une cavité centrale, qui communique en arrière avec le ventricule latéral et, de ce fait, n'est qu'un simple *diverticulum* de ce ventricule. Cette cavité, véritable *ventricule olfactif*, persiste pendant toute la vie chez un grand nombre de vertébrés, notamment chez les batraciens, chez les poissons et même chez les oiseaux. Chez les primates, chez l'homme par conséquent, il disparaît graduellement au fur et à mesure qu'on s'éloigne de la vie embryonnaire et on ne le retrouve plus chez l'adulte. Mais à son lieu et place, et comme un témoin de son existence passée, se voit encore une traînée de substance gélatineuse (fig. 669, c et 672, 5), qui répond, dans toute son étendue, à l'axe longitudinal de la bandelette olfactive et du bulbe olfactif.

Fig. 667.

Homologie du neurone olfactif et du neurone sensitif périphérique.

A. NEURONE OLFACTIF. — 1. muqueuse olfactive. — 2. bulbe olfactif. 3, corps cellulaire du neurone, avec : 4, son prolongement protoplasmique : 5, son prolongement cylindraxile.

B. NEURONE SENSITIF : *a*, chez le ver de terre ; *b*, chez les mollusques ; *c*. chez les poissons : *d*. chez les mammifères. — 1. tégument externe. — 2, centre nerveux. — 3. corps cellulaire du neurone, avec : 4. son prolongement périphérique ou protoplasmique : 5, son prolongement central ou cylindraxile.

1° **Bulbe olfactif**. — Comme nous l'avons déjà vu, à propos de la conformation extérieure du cerveau (p. 614), le bulbe olfactif est une petite masse nerveuse, de forme ovoïde, de couleur gris jaunâtre, couchée dans la gouttière olfactive, immédiatement au-dessus de la lame criblée de l'ethmoïde, à laquelle il est intimement uni par les filets nerveux, *filets olfactifs*, qui se détachent de sa face inférieure pour pénétrer dans les fosses nasales.

A. DIMENSIONS. — Le bulbe olfactif mesure, chez l'homme, 8 ou 9 millimètres de longueur, sur 3 ou 4 millimètres de largeur et un millimètre et demi ou 2 millimètres d'épaisseur. C'est, comme nous l'avons dit plus haut, un organe fortement réduit, un organe déchu comme la fonction à laquelle il se rattache. Chez les animaux en effet, où l'odorat, beaucoup plus développé, joue dans la lutte pour la vie un rôle de première importance (*animaux osmatiques* de Broca), le bulbe olfactif se développe dans des proportions autrement considérables et acquiert alors la valeur d'un véritable lobe, le *lobe olfactif* : chez les poissons notamment, le lobe olfactif est parfois aussi volumineux ou même plus volumineux que le cerveau proprement dit.

B. Rapports. — Envisagé au point de vue de ses rapports, le bulbe olfactif répond, par sa face supérieure, aux deux circonvolutions olfactives, dont il est séparé par un double prolongement de l'arachnoïde (fig. 668,2). — Sa face inférieure, recouverte également par l'arachnoïde, repose sur la lame criblée de l'ethmoïde. Au-dessous d'elles chemine le filet ethmoïdal du nerf nasal qui, du conduit orbitaire interne antérieur, gagne le trou ethmoïdal. — L'extrémité postérieure du bulbe se continue, en s'atténuant graduellement, avec la bandelette olfactive. —Son extrémité antérieure, arrondie et mousse, s'insinue au-dessous d'un petit repli de la dure-mère (voy. *Méninges*), qui a été décrit par Trolard sous le nom de *tente olfactive.*

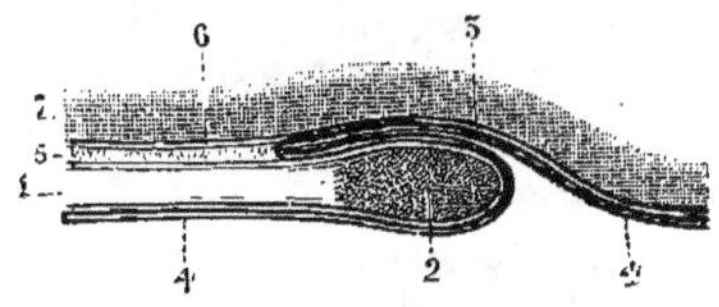

Fig. 668.

Coupe sagittale de la bandelette olfactive et du bulbe olfactif, pour montrer leurs rapports avec le feuillet viscéral de l'arachnoïde.

1, bandelette olfactive. — 2, bulbe olfactif. — 3, pie-mère *(en rouge)*. — 4, arachnoïde *(en bleu)*. — 5, espace sous-arachnoïdien. — 6, fond du sillon olfactif. — 7, substance cérébrale.

C. Structure. — Le bulbe olfactif, envisagé chez les animaux osmatiques, se compose essentiellement d'un certain nombre de couches, qui se disposent concentriquement tout autour de sa cavité centrale. Chez l'homme, cette cavité centrale,

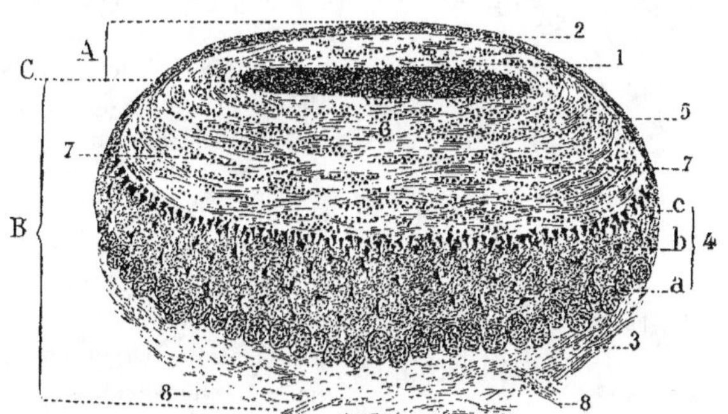

Fig. 669.

Coupe transversale du bulbe olfactif (demi-schématique, imité de Schwalbe).

A, moitié supérieure ou dorsale. — B, moitié inférieure ou ventrale. — C, substance gélatineuse séparant les deux moitiés et répondant à la cavité centrale primitive.

1, substance blanche de la partie dorsale, avec 2, son enveloppe corticale. — 3, couche superficielle ou fibrillaire. — 4, couche moyenne, avec : a, zone glomérulaire ; b, zone intermédiaire ; c, zone des cellules mitrales. — 5, couche profonde ou médullaire, avec : 6, substance blanche ventrale ; 7, 7, 7, grains. — 8, fibres nerveuses olfactives, provenant de la pituitaire et se rendant à la couche fibrillaire.

comme nous l'avons vu plus haut, est complètement oblitérée. D'autre part, les différentes couches de substance nerveuse qui constituent le bulbe, au lieu d'occuper tout le pourtour de l'organe, ne se sont développées pour ainsi dire que sur sa moitié inférieure ou ventrale. Sur sa moitié supérieure ou dorsale, elles ont subi une réduction remarquable : elles ne sont plus représentées, en effet, que par une mince couche de substance blanche, que recouvre une écorce grise plus mince encore. Avec GOLGI, dont l'opinion sur ce point a été adoptée par VAN GEHUCHTEN, nous distinguerons dans le bulbe olfactif trois couches superposées, qui sont en allant de la périphérie vers la cavité centrale : la couche superficielle, la couche moyenne et la couche profonde.

a. *Couche superficielle*. — La couche superficielle ou fibrillaire (fig. 669, 3), de coloration grisâtre, est formée par des faisceaux de fibres nerveuses, qui proviennent des nerfs olfactifs, de la muqueuse nasale par conséquent. Ces fibres, diversement entremêlées et plus ou moins disposées en plexus, suivent quelque temps une direction tangentielle à la surface extérieure du bulbe. Puis, s'infléchissant en haut, elles pénètrent dans la couche suivante.

b. *Couche moyenne*. — La couche moyenne (fig. 669, 4), plus épaisse que la précédente et d'une structure beaucoup plus complexe, se subdivise elle-même en trois zones, morphologiquement bien différentes : une zone externe ou glomérulaire, une zone interne ou zone des cellules mitrales et une zone intermédiaire.

La *zone externe* ou *glomérulaire* (a), qui est immédiatement en contact avec la couche des fibres superficielles, est ainsi appelée parce qu'elle renferme, comme éléments caractéristiques, une ou deux rangées régulières de petites masses sphéroïdales ou ovoïdes connues sous le nom de *glomérules olfactifs (papilles* de BROCA). Ces glomérules, larges de 0^{mm},1 en moyenne, sont essentiellement constitués par des fibrilles nerveuses, diversement entremêlées et comme pelotonnées sur elles-mêmes. Elles sont, comme nous allons le voir, de provenance et de valeur fort différentes. — Le glomérule reçoit tout d'abord, par son pôle inférieur (fig. 670), les fibres olfactives de la couche superficielle. Ces fibres, en pénétrant dans le glomérule, s'y divisent et s'y subdivisent de façon à former des arborisations variqueuses et extrêmement flexueuses. — Il reçoit d'autre part, par son pôle supérieur, le prolongement protoplasmique principal des cellules mitrales, que nous décrirons tout à l'heure. Ces prolongements protoplasmiques se comportent, dans le glomérule, exactement comme les fibres olfactives : ils s'y résolvent en des arborisations, qui, comme les précédentes, sont très compliquées et fortement flexueuses. — Le glomérule est donc l'aboutissant (fig. 348, 9) de deux arbo-

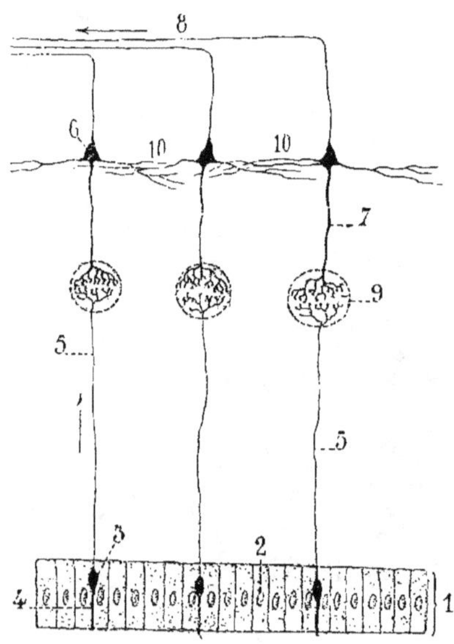

Fig. 670.

Schéma représentant les relations du neurone olfactif périphérique avec le neurone central.

1, muqueuse olfactive. — 2, cellules épithéliales. — 3, cellule olfactive périphérique, avec : 4, son prolongement périphérique ; 5, son prolongement central. — 6, cellule mitrale, avec : 7, son prolongement protoplasmique ; 8, son prolongement cylindraxile. — 9, glomérule olfactif, où entrent en relation l'arborisation cylindraxile du neurone périphérique et l'arborisation protoplasmique du neurone central. — 10, prolongements transversaux des cellules mitrales.

(Les flèches indiquent la direction que suivent les impressions olfactives.)

risations nerveuses : une arborisation ascendante et de nature cylindraxile, représentant la terminaison d'une fibre olfactive; une arborisation descendante et de nature protoplasmique, provenant d'une cellule mitrale. Nous devons ajouter que ces arborisations, quelque complexes et quelque entremêlées qu'elles soient, restent toujours indépendantes, je veux dire que les fibrilles de l'une et de l'autre se terminent toujours par des extrémités libres sans se fusionner jamais.

La *zone interne* (c) est formée par une rangée unique et continue de grosses cellules nerveuses (de 40 à 50 μ), qui, en raison de leur forme, ont été comparées à une mitre et sont appelées pour cette raison *cellules mitrales*. Ces cellules ont, dans leur ensemble, la forme d'un triangle et sont orientées de telle façon que leur base regarde la face inférieure du bulbe (fig. 670, 6). — Par leur sommet, les cellules mitrales donnent naissance à un cylindraxe, qui passe immédiatement après dans la couche interne, où nous le retrouverons. — Latéralement, elles laissent échapper un certain nombre de prolongements protoplasmiques, qui courent en sens transversal et s'entrelacent avec les prolongements similaires des cellules voisines. — Par leur base, enfin, elles émettent un prolongement protoplasmique beaucoup plus volumineux que les précédents et toujours unique : c'est le *prolongement basal* de la cellule mitrale. Ce prolongement descend dans la zone intermédiaire, la traverse en ligne droite dans toute son étendue et pénètre alors dans un glomérule, où il se termine, comme nous l'avons vu plus haut, par une arborisation libre, laquelle entre en contact avec l'arborisation terminale des fibres olfactives. C'est au niveau de ce contact ou, si l'on veut, de cette articulation, en plein glomérule par conséquent, que les impressions odorantes passent du neurone périphérique dans le neurone central. Elles sont recueillies là (fig. 670) par les fibrilles terminales de la tige protoplasmique des cellules mitrales et transmises ensuite à la cellule par cette même tige protoplasmique. Comme on le voit, on ne saurait invoquer un fait plus démonstratif en faveur de la fonction conductrice que la plupart des histologistes attribuent aujourd'hui aux prolongements protoplasmiques des neurones.

La *zone intermédiaire* (b), comprise entre les glomérules et les cellules mitrales, revêt sur les coupes un aspect finement granuleux : c'est la *couche moléculaire* de CAJAL. Elle renferme des éléments divers : 1° tout d'abord, les prolongements descendants des cellules mitrales, ci-dessus décrits, qui la traversent en sens radiaire ; 2° puis, un certain nombre de cellules nerveuses, irrégulièrement disséminées et pour la plupart de petites dimensions; 3° enfin, des cellules névrogliques. Les cellules nerveuses de la zone intermédiaire ont exactement la même valeur que les cellules mitrales : elles envoient leur cylindraxe dans la couche interne et leur prolongement protoplasmique principal dans le glomérule.

c. *Couche profonde.* — La couche profonde (fig. 669, 5), encore appelée *couche médullaire* en raison de sa coloration blanche, s'étend depuis la couche des cellules mitrales jusqu'à la cavité centrale du bulbe ou à la substance gélatineuse qui représente cette cavité oblitérée. Elle comprend trois ordres d'éléments : 1° des cellules épendymaires ; 2° des fibres nerveuses ; 3° de petits éléments cellulaires, appelés grains.

Les *cellules épendymaires* sont des cellules épithéliales, disposées en une seule rangée tout autour de la cavité centrale. Elles ont exactement la même origine et la même signification que les cellules épendymaires qui tapissent les cavités ventriculaires du névraxe. Comme ces dernières, elles émettent chacune deux prolongements : un prolongement interne, épais et court, qui s'étend jusqu'à la cavité centrale; un prolongement externe, plus grêle, mais beaucoup plus long, que van Gehuchten et Martin ont pu poursuivre, chez le chat nouveau-né, jusque dans la couche des fibres olfactives.

Les *fibres nerveuses* de la couche profonde du bulbe proviennent en majeure partie des cellules mitrales et des petites cellules de la zone intermédiaire. D'abord ascendantes, ces fibres se coudent ensuite à angle droit pour devenir antéro-postérieures et passer dans la bandelette olfactive, où nous les retrouverons tout à l'heure. Elles abandonnent, au cours de leur trajet, de nombreuses collatérales descendantes, qui viennent se terminer entre les cellules mitrales ou, plus bas, dans la zone intermédiaire. — A ces fibres olfactives centrales ou ascendantes, qui gagnent la bandelette olfactive et de là le cerveau, se mêlent un certain nombre d'autres fibres, dites *commissurales*, qui, à travers le chiasma olfactif (p. 827), vont d'un bulbe olfactif à l'autre. — Nous verrons plus loin (p. 832) que, outre les deux ordres de fibres précitées, la couche profonde du glomérule renferme encore des fibres centrifuges ou descendantes (fig. 674, 12), qui, du cerveau, se rendent au bulbe olfactif et s'y terminent en d'élégantes arborisations, les unes dans la couche profonde, les autres entre les cellules mitrales ou même au delà de ces cellules.

Les *grains* (fig. 674, 10) sont de toutes petites cellules nerveuses, qui se disposent en amas plus ou moins considérables dans les intervalles des fibres nerveuses ci-dessus décrites. Ils revêtent pour la plupart la forme d'un triangle dont le sommet serait dirigé du côté de la périphérie. Ces éléments cellulaires son dépourvus de cylindraxe. Par contre, ils possèdent (fig. 671) des prolongements protoplasmiques très développés : ceux qui naissent de la base, au nombre de trois ou quatre, se portent vers la cavité centrale et se terminent, après un trajet très court, par des extrémités libres et plus ou moins ramifiées; celui qui se détache du sommet, beaucoup plus long que les précédents, descend vers les cellules mitrales, passe entre ces cellules et vient se terminer dans la zone moléculaire par des ramifications libres et divergentes. La nature des grains n'est pas encore nettement élucidée. Meynert les considérait comme de véritables cellules nerveuses, mais cette opinion paraît devoir être abandonnée aujourd'hui. Ramon y Cajal les compare aux spongioblastes de la rétine. Van Gehuchten et Martin (et Kölliker s'est rallié à cette manière de voir) les considèrent comme des cellules épendymaires, qui, au cours du développement, ont perdu toute connexion avec la cavité centrale du bulbe, autrement dit comme de simples cellules névrogliques.

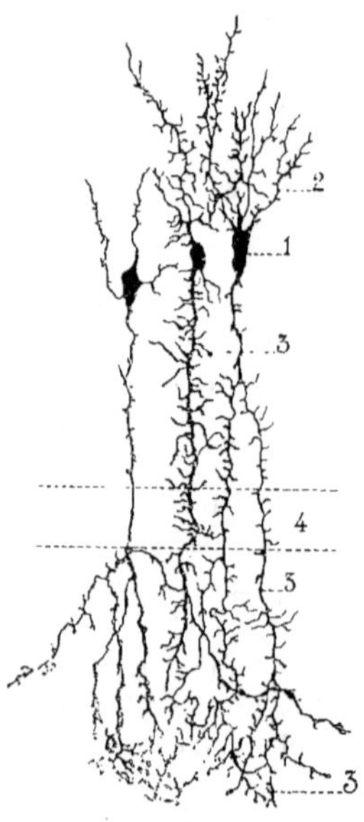

Fig. 671.

Trois grains du bulbe olfactif du chien (d'après van Gehuchten).

1, corps cellulaire. 2, prolongement interne. — 3, prolongement externe. — 4, zone des cellules mitrales.

2° **Bandelette olfactive**. — La bandelette olfactive (*pédoncule olfactif, tractus olfactif* de quelques auteurs), qui fait suite au bulbe, a été déjà décrite à propos du cerveau (p. 614). Nous n'y reviendrons pas ici.

Nous rappellerons seulement qu'elle se dirige obliquement d'avant en arrière et un peu de dedans en dehors, qu'elle chemine dans le sillon olfactif, dont elle prend l'empreinte et, par conséquent, qu'elle revêt l'aspect, non pas d'un ruban aplati, mais d'un prisme triangulaire, dont les trois arêtes sont interne, externe et supérieure. Nous rappellerons encore que la bandelette olfactive, constituée par de la substance blanche dans la plus grande partie de son étendue, nous présente cependant du côté dorsal, le long de son arête supérieure, une traînée de substance grise, qui, à l'extrémité postérieure de la bandelette, se confond avec l'écorce des circonvolutions olfactives et devient ainsi une dépendance de la substance grise corticale du cerveau : cette substance grise dorsale, qui s'étend par places jusqu'au niveau des bords de la bandelette et même jusqu'à sa face inférieure (fig. 672), est un reste de l'écorce grise qui, chez les animaux osmatiques, enveloppe, dans toute leur étendue, le lobe olfactif et son pédoncule.

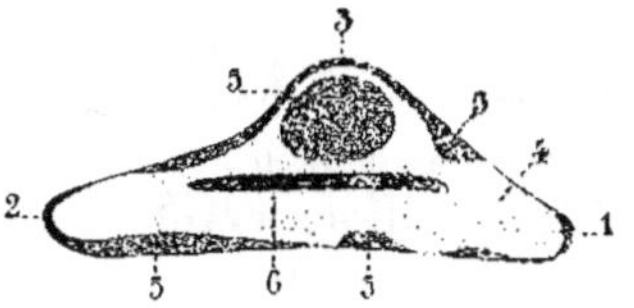

Histologiquement, la bandelette olfactive comprend trois ordres d'éléments : la substance gélatineuse centrale, des cellules nerveuses et des fibres nerveuses. — La *substance gélatineuse centrale* (fig. 672,6) remplace le canal qui, chez l'embryon, fait communiquer la cavité centrale du bulbe olfactif avec le ventricule latéral correspondant. — Les *cellules nerveuses* (fig. 674, 9) sont disséminées dans la substance grise de la bandelette. Ce sont des éléments triangulaires ou fusiformes, mesurant de 20 à 40 μ de diamètre. Autour d'elles se disposent des ramifications, soit collatérales, soit terminales, d'un certain nombre de fibres olfactives. Leur cylindraxe suit ordinairement un trajet ascendant. — Les *fibres nerveuses* (fig. 674, 8), cheminent parallèlement à l'axe de la bandelette. Ces fibres, continuation de celles que renferme la couche profonde du bulbe, sont pour la plupart des fibres centripètes ascendantes, qui proviennent des grandes cellules mitrales et des petites cellules de la zone intermédiaire : elles se rendent, en partie, au bulbe du côté opposé (*fibres olfactives commissurales*), en partie à l'écorce des hémisphères cérébraux (*fibres olfactives centrales*). A ces fibres ascendantes se joignent, comme nous l'avons déjà vu, un certain nombre de fibres descendantes.

3° Tubercule olfactif et racines olfactives.
— Arrivée à la limite postérieure du lobe orbitaire, la bandelette olfactive s'épaissit en une sorte de pyramide triangulaire (fig. 673,5), de coloration grisâtre, que l'on désigne sous le nom de *tubercule olfactif* (*tuber olfactorium*). Par son sommet, le tubercule olfactif se continue naturellement avec la bandelette olfactive, à laquelle il fait suite. Par sa base, il fait corps avec la partie antérieure de l'espace perforé et avec la partie

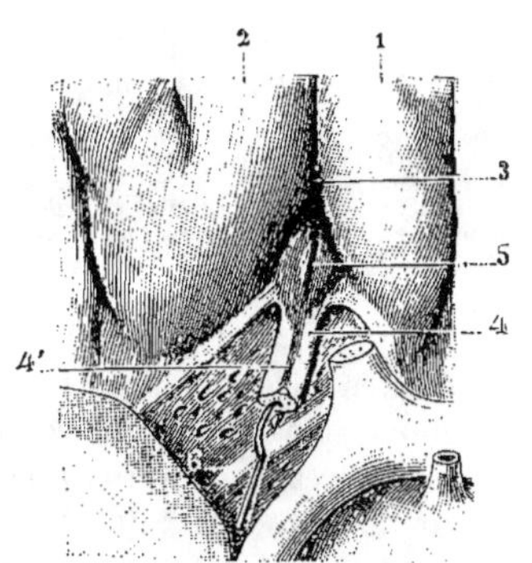

Fig. 672.

Coupe transversale de la bandelette optique (schématisée d'après une figure de Schwalbe).

1, bord externe. — 2, bord interne. — 3, arête dorsale. — 4, substance blanche. — 5, substance grise corticale. — 6, substance gélatineuse, répondant au canal central embryonnaire.

Fig. 673.

Tubercule olfactif.

1, circonvolution olfactive interne. — 2, circonvolution olfactive externe. — 3, sillon olfactif. — 4, bandelette olfactive, renversée en arrière, avec 4'. son arête supérieure ou dorsale formée par de la substance grise. — 5, tubercule olfactif, vu par son côté supérieur ou dorsal. — 6, bandelette diagonale.

avoisinante des circonvolutions olfactives. La substance grise qui forme la couche superficielle du tubercule olfactif représente, comme la substance grise de la bandelette, une portion de l'écorce cérébrale, mais une portion avortée et rudimentaire (CALLEJA). On y retrouve encore, du reste, les différentes couches qui constituent l'écorce : couche moléculaire, couche des cellules pyramidales et couches des cellules polymorphes. En ce qui concerne les cellules pyramidales, elles se groupent çà et là en de petits amas, que l'on désigne sous le nom d'*îlots olfactifs*. Ces cellules sont enlacées par les arborisations, collatérales ou terminales, de fibres qui proviennent vraisemblablement du bulbe olfactif. Elles émettent d'autre part des cylindraxes, qui traversent d'avant en arrière l'espace perforé, pour se rendre très probablement à quelque autre région de l'écorce cérébrale.

4° Racines olfactives. — C'est par le tubercule olfactif que la bandelette olfactive pénètre dans le cerveau et c'est dans cette formation, par conséquent, que nous devons trouver toutes ses racines. Tout d'abord, de chaque côté du sommet du tubercule olfactif, nous rencontrons deux faisceaux blancs, divergeant sous un

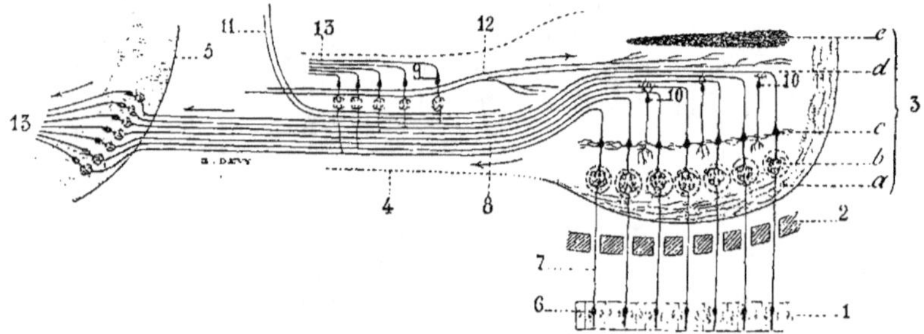

Fig. 674.

Schéma indiquant le trajet de la voie olfactive périphérique et de la voie olfactive centrale.

1, muqueuse olfactive. — 2, lame criblée de l'ethmoïde. — 3, bulbe olfactif, avec : *a*, couche superficielle ou fibrillaire ; *b*, zone des glomérules ; *c*, zones des cellules mitrales ; *d*, couche profonde ; *e*, substance gélatineuse centrale. — 4, bandelette olfactive. — 5, circonvolution de l'hippocampe (portion de la sphère olfactive). — 6, cellule olfactive. — 7, nerf olfactif. — 8, voie olfactive centrale. — 9, cellules pyramidales de la substance grise de la bandelette. — 10, grains. — 11, fibres olfactives commissurales. — 12, fibres olfactives descendantes. — 13, fibres efférentes des centres corticaux de l'olfaction.

angle de 100 à 110 degrés, qui constituent les *racines blanche interne* et *blanche externe* : ces faisceaux proviennent, en effet, de la bandelette, et on dirait même au premier abord que celle-ci s'est bifurquée pour leur donner naissance. Mais toutes les fibres constitutives de la bandelette olfactive ne passent pas dans les deux racines blanches. Si on enlève délicatement, soit avec la pointe d'un scalpel, soit à l'aide d'un filet d'eau, la mince couche de substance grise qui sépare les deux racines précitées, on voit partir de l'angle de bifurcation de la bandelette un petit paquet de fibres blanches, qui se portent en arrière en divergeant et disparaissent bientôt dans l'espace perforé : ces fibres constituent une troisième racine, la *racine grise* ou *racine moyenne*. Enfin, si l'on renverse la bandelette en arrière et si l'on enlève de même par le raclage la portion du tubercule olfactif qui se continue avec la traînée grise de l'arête dorsale, on met à découvert un quatrième groupe de fibres qui, de la base de la bandelette, vont aux circonvolutions voisines : ces fibres, dans leur ensemble, forment une nouvelle racine, la *racine supérieure*. Au total, la bandelette olfactive entre en relation avec le cerveau par quatre racines : 1° la racine blanche externe ; 2° la racine blanche interne ; 3° la racine moyenne ; 4° la racine supérieure. Nous connaissons la situation et l'origine de ces quatre racines. Il nous reste maintenant à les suivre jusqu'à leur terminaison dans la masse cérébrale et, à cet effet, il convient de les étudier séparément (voy. fig. 486, 487 et 673) :

a. *Racine blanche externe.* — La racine blanche externe, la plus importante des quatre, toujours très visible sans autre préparation que l'enlèvement des méninges, se dirige obliquement en arrière et en dehors. Elle croise obliquement la scissure de Sylvius (fig. 487, 6) et vient se perdre dans la partie antéro-externe de la circonvolution de l'hippocampe. Ses fibres se terminent par des arborisations libres dans l'écorce de cette circonvolution.

b. *Racine blanche interne.* — La racine blanche interne (fig. 487, 7) est à la fois moins volumineuse et moins longue que la précédente. Elle est, chez beaucoup de sujets, fortement réduite et paraît même, chez quelques-uns, faire complètement défaut. Partie de la base de la bandelette olfactive, elle se porte tout d'abord en arrière et en dedans vers la ligne médiane. Puis, s'infléchissant de bas en haut, elle gagne la face interne de l'hémisphère cérébral et s'y termine, de chaque côté du bec du corps calleux, dans une région spéciale, qui représente la pointe de la circonvolution du corps calleux (fig. 677 et 678, 4) et qu'on désigne, depuis BROCA, sous le nom de *carrefour olfactif* (voy. 652). C'est en effet sur ce point que se donnent rendez-vous divers éléments de l'appareil de l'olfaction, tels que l'extrémité antérieure de la circonvolution limbique, la racine olfactive interne et la bandelette diagonale.

c. *Racine grise ou racine moyenne.* — Les deux racines blanches, divergentes dès leur origine, sont séparées l'une de l'autre par un petit espace triangulaire, dont la base, dirigée en arrière, se confond avec l'espace perforé. Cet espace triangulaire (*trigone olfactif* de certains auteurs) est comblé par un petit amas de substance grise, légèrement saillant, qui n'est autre que la face inférieure du tubercule olfactif, décrit plus haut. C'est à ce niveau que répond la racine moyenne et nous savons (voy. plus haut p. 826) comment on s'y prend pour la mettre à découvert. Les fibres qui constituent cette racine moyenne s'enfoncent, presque immédiatement après leur émergence de la bandelette, dans la substance grise de l'espace perforé. Obliquement ascendantes, elles pénètrent, pour la plupart, dans la tête du corps strié et rejoignent la commissure blanche antérieure du cerveau (p. 723), avec laquelle elles se confondent.

Ces fibres (fig. 675), qui vont de la racine moyenne à la commissure blanche antérieure du cerveau, sont de deux ordres. — Les unes, *fibres en anse* (b), traversent la ligne médiane et, s'infléchissant alors en bas et en avant, elles se rendent au bulbe du côté opposé, en suivant successivement la racine moyenne et la bandelette olfactive. Elles forment ainsi dans leur ensemble une longue commissure transversale en forme de fer à cheval, *commissure interbulbaire*, jetée entre le bulbe du côté

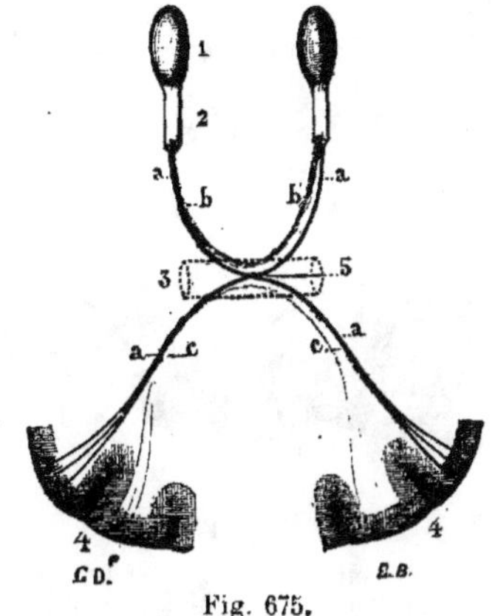

Fig. 675.

Chiasma olfactif.

1, bulbe olfactif. — 2, bandelette olfactive. —
3, commissure blanche. — 4, 4, écorce du lobe
temporal. — 5, chiasma olfactif, constitué par :
a, fibres entrecroisées (*en noir*). — *b*, fibres
commissurales antérieures (*en rouge*). — *c*, fibres
commissurales postérieures (*en bleu*).

gauche et celui du côté droit et ayant vraisemblablement pour rôle d'associer les deux organes dans leur fonctionnement. — Les autres, *fibres entrecroisées* (a), traversent de même la ligne médiane. Puis, se dirigeant en bas et en arrière, elles viennent, en divergeant, se perdre dans une région encore mal délimitée de l'écorce temporo-occipitale. Ces fibres, admises par MEYNERT, non seulement chez les animaux à odorat très développé, mais encore chez l'homme, s'entrecroisent sur la ligne médiane avec les fibres similaires du côté opposé. Elles constituent donc, dans leur ensemble, un véritable chiasma, et si l'on veut bien, par la pensée, réunir à ce faisceau croisé la racine blanche externe, qui est directe, on verra que l'entrecroisement des fibres olfactives n'est que partiel et que, en conséquence, le *chiasma olfactif* présente les plus grandes analogies avec le chiasma optique. Cet entrecroisement des conducteurs olfactifs dans le chiasma nous explique ces faits d'anosmie unilatérale et croisée, qui surviennent en conséquence d'une lésion, également unilatérale, siégeant dans l'hémisphère du côté opposé.

Outre les fibres précitées, qui se rendent à la commissure blanche antérieure du cerveau, la racine moyenne possède d'autres fibres qui se dirigent vers le septum lucidum : elles se terminent vraisemblablement dans cette couche de substance grise qui, en dedans du noyau caudé et en avant de la commissure blanche antérieure, forme le plancher du ventricule latéral. BROCA décrit encore, comme émanant de la racine moyenne, un petit faisceau, déjà entrevu par WILLIS, qui se dirige vers la bandelette optique, passe sous cette bandelette comme sous un pont et, finalement, va se continuer avec les fibres les plus inférieures du pédoncule cérébral. Nous y reviendrons plus loin (voy. *Voies olfactives réflexes*).

d. *Racine supérieure.* — La racine supérieure, autre racine grise parce qu'elle se dissimule, elle aussi, sous une couche de substance corticale, se sépare de la bandelette olfactive au niveau de sa base et sur son plan dorsal. De là, elle se porte en haut et en avant et se perd dans la partie postérieure des deux premières circonvolutions orbitaires. Cette racine, longtemps confondue avec la précédente, en a été soigneusement distinguée par BROCA, qui l'a parfaitement décrite sous le nom de *racine supérieure* ou *racine frontale*. Sans doute, les deux racines supérieure et moyenne sont placées l'une et l'autre dans un même plan sagittal, mais elles n'en diffèrent pas moins, outre leur trajet et leur terminaison, par leur mode de continuité avec la bandelette. Si, en effet, nous examinons une coupe sagittale passant par l'axe de la bandelette olfactive chez un animal où existe encore le ventricule olfactif, nous constatons nettement que le feuillet supérieur ou sus-ventriculaire de la bandelette olfactive se continue avec la racine supérieure, tandis que la racine moyenne tire son origine du feuillet inférieur ou sous-ventriculaire. Or, il est tout rationnel d'admettre que, dans les groupes zoologiques supérieurs, alors même que le canal central de la bande-

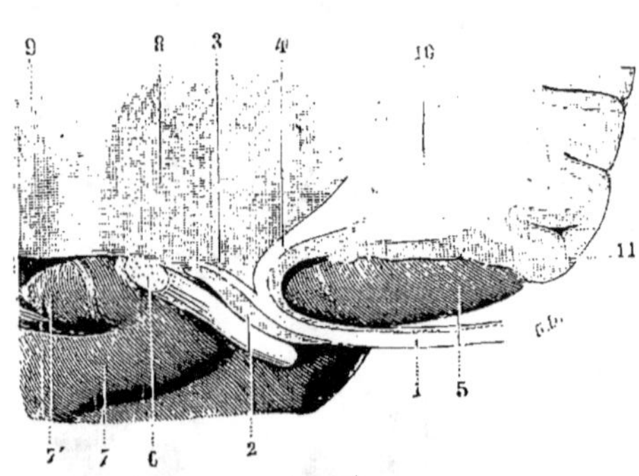

Fig. 676.

La racine supérieure de l'olfactif, vue sur une coupe sagittale passant par la bandelette olfactive.

1, bandelette olfactive, avec sa partie grise et sa partie blanche (cette dernière représentée par des traits bleus). — 2, tuber olfactorium. — 3, racine olfactive moyenne. — 4, racine olfactive supérieure. — 5, circonvolution olfactive externe, vue par sa face interne. — 6, bandelette optique. — 7, circonvolution de l'hippocampe, avec 7', son crochet. — 8, noyau caudé. — 9, couche optique. — 10, centre ovale. — 11, extrémité antérieure du lobe frontal.

lette olfactive a complètement disparu, les relations de cette bandelette avec les deux racines supérieure et moyenne sont exactement les mêmes. Du reste, même chez l'homme, quand on examine attentivement une coupe sagittale passant par la bandelette olfactive (fig. 676), on voit très nettement, au niveau du tubercule olfactif, les fibres supérieures de la bandelette (4) se porter, par un trajet récurrent, dans le lobe orbitaire.

5° Centres olfactifs corticaux, sphère olfactive. — Les conducteurs olfactifs, qu'ils soient directs ou croisés, se terminent pour la plupart, comme les autres conducteurs sensitifs ou sensoriels, dans l'écorce cérébrale. Les portions de l'écorce où aboutissent les fibres olfactives et qui, de ce fait, sont affectées à la perception des impressions odorantes, constituent les *centres olfactifs corticaux* ou *sphère olfactive*. Ces centres olfactifs corticaux sont encore assez mal connus et ce n'est qu'en nous basant sur la direction des racines olfactives et, d'autre part, sur des faits d'anatomie comparée que nous pouvons indiquer quelle est leur situation probable sur le manteau des hémisphères. Les différentes racines olfactives se rendent, comme nous l'avons vu tout à l'heure, la racine blanche externe à la circonvolution de l'hippocampe, la racine blanche interne à la circonvolution du corps calleux, la racine supérieure au lobe orbitaire, la racine moyenne au lobe temporal. De là, quatre centres corticaux, que nous désignerons sous les noms de centre hippocampique, centre calleux, centre orbitaire et centre temporal :

a. *Centre hippocampique.* — Le centre hippocampique (*centre olfactif postérieur* de Broca) occupe la partie antérieure de la circonvolution de l'hippo-

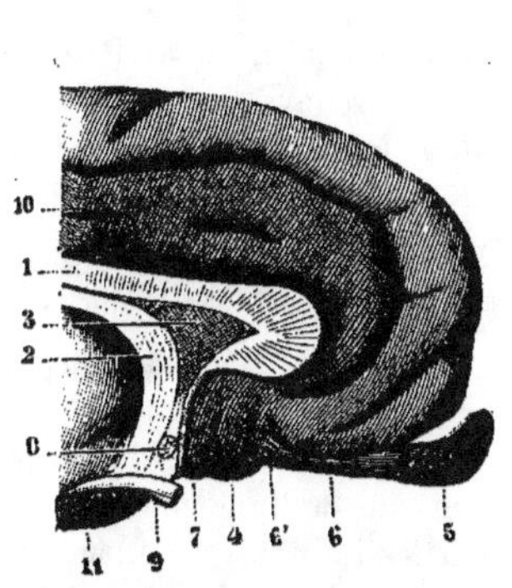

Fig. 677.

Le carrefour olfactif chez l'âne
(d'après Broca).

1, corps calleux. — 2, trigone. — 3, septum lucidum. — 4, carrefour olfactif. — 5, lobe olfactif. — 6, pédoncule olfactif, avec 6', sa racine blanche interne. — 7, bandelette diagonale. — 8, commissure blanche antérieure. — 9, bandelette optique. — 10, lobe du corps calleux. — 11, lobe de l'hippocampe.

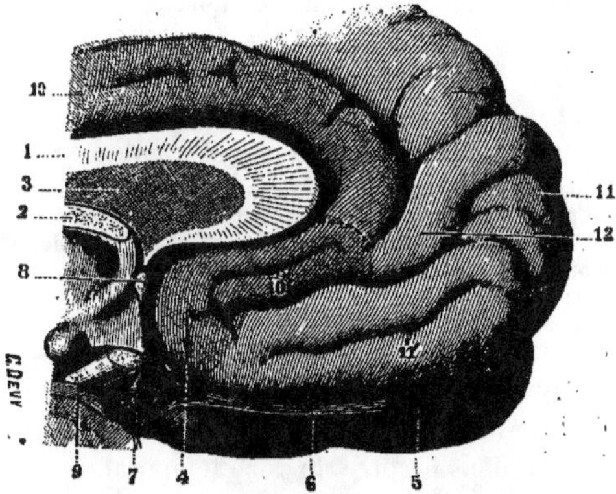

Fig. 678.

Le carrefour olfactif
chez l'homme.

1, corps calleux. — 2, trigone cérébral. — 3, septum lucidum. — 4, carrefour olfactif. — 5, bulbe olfactif. — 6, bandelette olfactive. — 7, bandelette diagonale. — 8, commissure blanche antérieure. — 9, bandelette optique. — 10, circonvolution du corps calleux, avec 10', scissure intra-limbique. — 11, première circonvolution frontale, avec 11, sillon sus-orbitaire. — 12, pli fronto-limbique antérieur.

campe. Une ligne transversale, menée par l'extrémité libre du crochet de cette circonvolution (fig. 567,22) indique assez bien la limite postérieure de ce premier centre olfactif (Broca). A la partie antérieure de la circonvolution de l'hippocampe, Zuckerkandl croit devoir ajouter la corne d'Ammon. La corne d'Ammon, en effet, subit dans son développement les mêmes fluctuations que le lobe olfactif lui-même : très développée chez les animaux osmatiques, elle est atrophiée chez les anosmatiques. Les fibres olfactives, qui ont la corne d'Ammon comme territoire terminal, se rendent à cette formation, soit directement par la racine blanche externe, soit indirectement en suivant la voie du trigone. Ces dernières fibres à trajet indirect proviennent vraisemblablement de la racine blanche interne, peut-être aussi de la racine moyenne : après avoir traversé de bas en haut l'espace perforé antérieur, elles s'accolent au pilier antérieur du trigone (voy. *Trigone*, p. 699), suivent ensuite d'avant en arrière le bord de ce même trigone et se jettent finalement, par le pilier postérieur, dans la substance blanche de la corne d'Ammon.

b. *Centre calleux.* — Le centre calleux (*centre olfactif supérieur* de Broca) occupe la face interne de l'hémisphère. Il comprend tout d'abord le carrefour olfactif, petit lobule à direction verticale, haut de 10 à 12 millimètres, large de 7 à 9, qui, comme nous l'avons déjà vu à propos des circonvolutions cérébrales (p. 652), unit l'une à l'autre l'extrémité antérieure de la circonvolution frontale interne à celle de la circonvolution du corps calleux. Ce lobule, assez développé chez certains animaux (fig. 677,4), est rudimentaire chez l'homme (fig. 678,4). Le centre calleux comprend ensuite la portion de la circonvolution du corps calleux, qui s'étend depuis le carrefour olfactif jusqu'au genou du corps calleux. A ce niveau, un pli de passage, tantôt superficiel comme dans la figure 678 (12), tantôt profond, allant de la première circonvolution frontale à la circonvolution limbique (voy. p. 659) et appelé pour cette raison *pli fronto-limbique*, marque la limite postérieure du centre calleux.

c. *Centre orbitaire.* — Le centre orbitaire (*centre olfactif antérieur* de Broca) répond à la partie postérieure du lobule orbitaire. Il commence, en arrière, au niveau de l'espace perforé, et s'étend de là sur les deux circonvolutions olfactive interne et olfactive externe jusqu'au sillon en **H** ou sillon cruciforme.

L'anatomie comparée confirme pleinement l'existence de ce centre orbitaire. Chez le dauphin en effet, dont l'appareil olfactif est entièrement anéanti, la région qui répond au centre précité est entièrement lisse, tellement lisse et tellement différente des régions voisines, où les plis sont au contraire excessivement nombreux, que Broca, la comparant à un désert placé au milieu d'un pays fertile, lui a donné le nom de *désert olfactif*. Or le désert olfactif du dauphin occupe le tiers postérieur du lobe orbitaire : ce sont à peu près les mêmes dimensions que celles que nous avons assignées tout à l'heure au centre olfactif orbitaire de l'homme.

d. *Centre temporal.* — Nous avons vu plus haut qu'un certain nombre de fibres de la racine moyenne venaient, après entrecroisement sur la ligne médiane, se terminer dans l'écorce du lobe temporal. C'est là, pour les impressions olfactives, un quatrième centre, le centre temporal; mais ses dimensions, ses limites, sa situation même nous sont encore complètement inconnues. Peut-être ce centre temporal se confond-il avec le centre hippocampique, auquel cas les fibres entrecroisées aboutiraient, comme les fibres directes de la racine blanche externe, à la circonvolution de l'hippocampe et à la corne d'Ammon.

Connexions réciproques des centres olfactifs corticaux. — Les centres olfactifs corticaux que nous venons de décrire sont vraisemblablement unis, d'un hémisphère à l'autre, par des fibres transversales disposées en anse, qui, d'un centre cortical quelconque, se rendent au centre cortical homonyme du côté opposé. Ces fibres commissurales interhémisphériques passent, soit dans le corps calleux, soit dans la commissure blanche antérieure.

Dans le même hémisphère, le centre olfactif calleux et le centre olfactif hippocampique sont reliés l'un à l'autre par deux faisceaux de fibres, que nous distinguerons en antérieur et postérieur. — Le *faisceau postérieur*, parti du centre olfactif calleux, passe au-dessus du corps calleux, contourne son bourrelet, descend dans la circonvolution de l'hippocampe et gagne alors l'extrémité antérieure de cette circonvolution, où se trouve le centre olfactif hippocampique. Ce faisceau, disposé en forme de fer à cheval à concavité antérieure, occupe dans toute son étendue l'épaisseur de la circonvolution limbique. Nous savons que, chez les animaux osmatiques, chez la loutre notamment (p. 659), la circonvolution limbique tout entière, et non pas seulement ses deux extrémités comme chez l'homme, se rattache morphologiquement à la fonction olfactive et acquiert la valeur d'un véritable lobe, le *lobe limbique* (voy. fig. 520). — Le *faisceau antérieur*, beaucoup plus court que le précédent et tout superficiel, n'est autre que la *bandelette diagonale*, que nous avons précédemment décrite (p. 619) à propos de la conformation extérieure du cerveau. Cette bandelette, partie de l'extrémité antérieure de la circonvolution de l'hippocampe, du centre olfactif hippocampique par conséquent, se dirige en avant et en dedans, traverse obliquement l'espace perforé antérieur et, arrivée au niveau du bec du corps calleux, se divise en deux ordres de fibres, les unes qui se continuent avec les nerfs de Lancisi, les autres qui se perdent dans le carrefour olfactif (fig. 678,4). Ces dernières fibres, peu apparentes chez l'homme dans la plupart des cas, mais très développées chez les animaux osmatiques, servent ainsi de trait d'union, trait d'union très court et très direct, entre le centre olfactif hippocampique et le centre olfactif calleux.

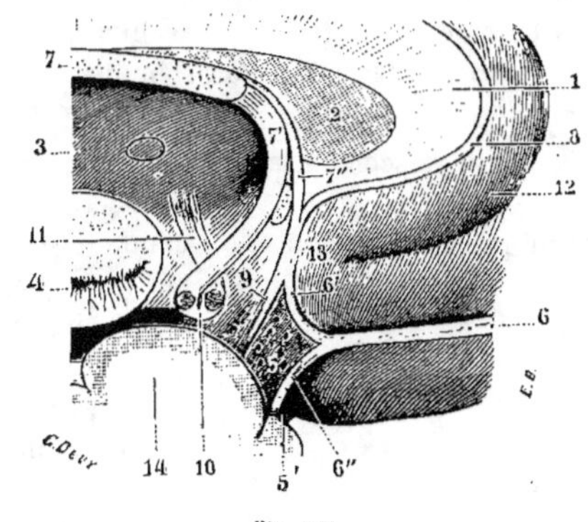

Fig. 679.

Schéma montrant le faisceau olfactif de la corne d'Ammon.

1, genou du corps calleux. — 2, septum lucidum. — 3, couche optique. — 4, pédoncule cérébral. — 5, espace perforé antérieur. — 5', scissure de Sylvius. — 6, bandelette olfactive, avec : 6' racine blanche interne ; 6'', racine blanche externe. — 7, trigone cérébral, avec : 7', son pilier antérieur ; 7'', faisceau olfactif de la corne d'Ammon. — 8, tractus blancs de Lancisi. — 9, bandelette diagonale. — 10, tubercule mamillaire avec ses deux noyaux. — 11, faisceau de Vicq-d'Azyr. — 12, circonvolution du corps calleux. — 13, carrefour olfactif. — 14, crochet de l'hippocampe. — 15, commissure blanche antérieure.

D'après Zuckerkandl, la région olfactive de la corne d'Ammon serait mise en relation avec le centre hippocampique par un long faisceau ansiforme, qui suivrait la voie du trigone : c'est le *faisceau olfactif de la corne d'Ammon* de Zuckerkandl. Ce faisceau (fig. 679, 7''), suivi à partir de la corne d'Ammon, passe dans le corps bordant, contourne avec le trigone les faces postérieure et supérieure de la couche optique, descend dans le pilier antérieur du trigone, s'échappe du cerveau au niveau du bec du corps calleux, se joint au pédoncule du corps calleux et finalement, par la bandelette diagonale, aboutit à l'extrémité antérieure de la circonvolution de l'hippocampe.

6° Voie olfactive réflexe. — Chacun sait que les odeurs, en pénétrant dans les fosses nasales, peuvent déterminer par voie réflexe, dans les muscles moteurs du nez ou de la tête, des mouvements divers, mouvements qui ont pour but d'ouvrir largement les narines aux effluves odorants, si ces effluves sont agréables, de les en écarter au contraire, s'ils sont nocifs ou seulement désagréables. Ces mouvements réflexes dénotent l'existence de connexions plus ou moins directes entre les fibres olfactives et les centres bulbo-médullaires d'où émanent les nerfs moteurs destinés aux muscles sus-indiqués. Mais ces connexions, bien que indéniables, ne nous sont pas encore connues. Broca, comme nous l'avons vu plus haut, a décrit, chez les animaux osmatiques, un petit faisceau de fibres qui, de la racine moyenne, se rend au pédoncule cérébral. Edinger, de son côté, signale des fibres qui, partant du pédoncule olfactif, se portent en arrière vers le tubercule mamillaire et que l'on pourrait suivre jusque dans l'espace perforé postérieur. Tout récemment, Trolard, sous le nom de *bandelette mamillaire*, a décrit un faisceau qui, de l'espace perforé antérieur ou de la bandelette diagonale, se dirige vers le tubercule mamillaire, entre en relation avec ce tubercule, puis, continuant son trajet, longe le côté externe de l'espace perforé postérieur et disparaît dans la protubérance. J'ai vu, dans deux cas, un tout petit faisceau, appartenant manifestement à la racine moyenne de la bandelette olfactive, se porter sur le côté interne du pédoncule, mais il ne m'a pas été possible de le suivre plus loin. Ces différents faisceaux se rapportent vraisemblablement à une seule et même formation, que l'on pourrait appeler la *racine postérieure* ou *descendante de l'olfactif*, dénomination qui ne préjuge rien. Cette racine va-t-elle jusqu'au bulbe et se termine-t-elle, comme le voudraient les faits, dans les noyaux moteurs qui tiennent sous leur dépendance les mouvements des ailes du nez et de la tête en général : cela est possible, mais non démontré.

7° Fibres descendantes de la voie olfactive.

— Nous avons vu plus haut que la bandelette olfactive et le bulbe olfactif renfermaient deux sortes de fibres, les unes commissurales, les autres ascendantes ou centripètes. Ramon y Cajal décrit en outre des *fibres descendantes* ou *centrifuges* (fig. 674, 12) qui, du cerveau, se rendent au bulbe olfactif et s'y terminent en d'élégantes arborisations, les unes dans la couche profonde autour des grains, les autres (comme l'a bien vu Manouélian) dans l'intérieur du glomérule au niveau de l'articulation du neurone périphérique avec le neurone central. Ces fibres centrifuges sont admises également par Kölliker et par van Gehuchten. Nous en trouverons d'analogues dans la voie optique et la voie acoustique. Leur signification n'est pas encore bien connue. Mathias Duval et ses deux élèves Deyber et Manouélian, frappés surtout de ce fait que les fibres centrifuges se terminent, pour la plupart, autour de l'articulation intraglomérulaire, ont émis l'hypothèse, très séduisante du reste, qu'elles agissent directement sur cette articulation, je veux dire provoquent, suivant les circonstances, l'allongement ou la rétraction des deux arborisations

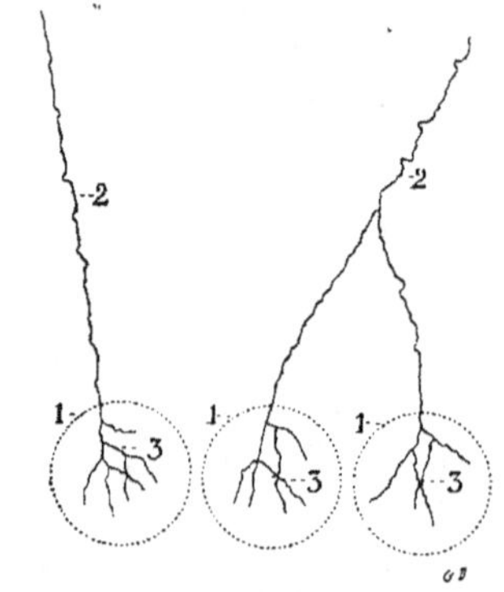

Fig. 680.
Fibres centrifuges intra-glomérulaires du bulbe olfactif de la souris adulte (d'après Manouélian).

1, 1, 1, trois glomérules olfactifs. — 2. 2, deux fibres centrifuges, provenant du cerveau. — 3, 3, 3, leurs arborisations terminales.

terminales qui la constituent : dans le premier cas, ils assurent le contact de ces deux arborisations; dans le second, elles les isolent l'une de l'autre. Les fibres centrifuges en question règlent ainsi, au niveau du glomérule, le passage de l'impression olfactive du neurone périphérique dans le neurone central. Ce sont de véritables *nervi nervorum* (Mathias Duval), commandant l'activité amœboïde des neurones olfactifs et rappelant assez bien ces fibres nerveuses, décrites par Eberth et Bunge, qui tiennent sous leur dépendance l'amœboïsme des chromoblastes.

Lisez, au sujet des voies olfactives, parmi les travaux récents : Broca, *Recherches sur les centres olfactifs*, Rev. d'Anthrop., 1879; — Golgi, *Sulla fina struttura dei bulbi olfattorii*, Arch. di Freniat., 1875 ; — Du même, *Origines du tractus olfactorius*, Arch. ital. de Biol., 1882; — Obersteiner, *Ursprung und centr. Verbindungen der Riechnerven*, Biol. Centralbl., 1882 ; — Bellonci, *Intorno alla struttura dei lobi olfattorii negli Artropodi e nei vertebrati*, Atti dei Lincei, 1882; — Zuckerkandl, *Ueber das Riechcentrum*, Stuttgart, 1887; — Du même, *Das Riechbündel*, Anat. Anz., 1888; — Ramon y Cajal, *Origen y terminacion de las fibras nerviosas olfatorias*, Gac. sanit., Barcelona, 1890 ; — P. Ramon, *Notas preventivas sobre la estructura de los centros nervios*, Gac. sanit., Barcelona, 1890 ; — van Gehuchten et Martin, *Le bulbe olfactif de quelques mammifères*, La Cellule, 1891, t. VII ; — Trolard, *Appareil nerveux de l'olfaction*, Arch. de Neurol., 1891 ; — Löwenthal, *Le lobe olfactif des reptiles*, Journ. de l'Anat., 1892 ; — Kölliker, *Ueber d. fein. Bau des Bulbus olfactorius*, Sitz. d. Wurzb. Phys.-med. Gesellsch., 1892 ; — Retzius, *Die Endigungsweise des Riechnerven*, Biol. Unters., 1892; — Calleja, *La región olfatoria del cerebro*, Madrid,

1893 ; — Retzius, *Der Geruchslappen beim Menschen u. d. übrigen Säugethieren*, Svenska Läkar. Förhandl., 1895 ; — Smith, *The connection between the olfactory bulb and the hippocampus*, Anat. Anz., 1895.

Voyez, en outre, la bibliographie de la corne d'Ammon (p. 719) et celle de la muqueuse pituitaire (*in* tome III, p. 383).

§ II. — Terminaison réelle du nerf optique, voies optiques

Le cordon nerveux que l'on désigne en anatomie descriptive sous le nom de nerf optique, diffère beaucoup morphologiquement des nerfs ordinaires. L'embryologie nous apprend qu'il n'est, comme la rétine elle-même, qu'un prolongement du cerveau antérieur primitif (voy. *Embryologie*), et nous verrons plus tard (voy. *Nerf optique*) que l'histologie, confirmant entièrement sur ce point les données du développement, nous révèle, dans le nerf optique, tous les caractères structuraux des faisceaux nerveux des centres. Le nerf optique est donc, en réalité, une partie du névraxe et, de ce fait, ne saurait être identifié ou même comparé à un nerf périphérique.

La voie de conduction optique est pourtant disposée suivant le même type que la voie de conduction sensitive et elle nous présente, comme cette dernière, un neurone périphérique et un ou deux neurones centraux. Le neurone périphérique est représenté ici (fig. 681) par les cellules, dites *bipolaires*, qui occupent la partie moyenne de la rétine. Ces cellules bipolaires ont chacune deux prolongements dirigés en sens inverse : un prolongement périphérique, long de quelques dixièmes de millimètre seulement, qui recueille les impressions lumineuses que lui apportent les cônes et les bâtonnets ; un prolongement central, qui se porte vers les grosses cellules ganglionnaires de la rétine et se termine tout autour de ces cellules par des arborisations libres. Les cellules bipolaires de la rétine deviennent ainsi les homologues des cellules, elles aussi primitivement bipolaires, qui constituent le ganglion spinal et, de leur côté, les grosses cellules ganglionnaires, auxquelles elles aboutissent, acquièrent la signification d'un noyau terminal des centres : c'est le *noyau terminal des fibres optiques*, comme la corne postérieure est le noyau terminal d'une racine rachidienne, comme l'aile grise du bulbe est le noyau ter-

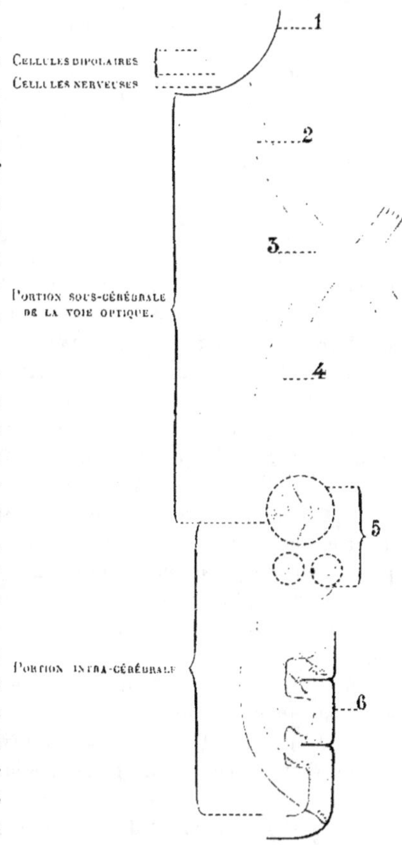

Fig. 681.

Disposition générale de la voie optique.

1, rétine. — 2, nerf optique. — 3, chiasma. — 4, bandelette optique. — 5, centres ganglionnaires. — 6, centre cortical de la vision.

minal des fibres sensitives du pneumogastrique et du glosso-pharyngien. C'est de
ces cellules ganglionnaires de la rétine que partent, comme nous le verrons plus
loin, les fibres constitutives du nerf optique ou fibres optiques. L'homologie peut
donc être établie comme suit entre le neurone sensitif périphérique et le neurone
périphérique de la voie optique :

NEURONE PÉRIPHÉRIQUE :	VOIE SENSITIVE :	VOIE OPTIQUE :
1° *Sa cellule*	Cellule du ganglion spinal.	Cellule bipolaire de la rétine.
2° *Son prolongement périphérique*	Fibre nerveuse très longue, allant du ganglion spinal à la peau ou à une surface sensible quelconque.	Fibre nerveuse très courte, allant de la cellule bipolaire de la rétine à la couche plexiforme externe.
3° *Son prolongement central*	Fibre nerveuse, allant du ganglion spinal à la corne postérieure de la moelle épinière.	Fibre nerveuse, allant de la cellule bipolaire aux cellules ganglionnaires de la rétine.
4° *Son noyau terminal*.	Cellules de la corne postérieure de la moelle.	Cellules ganglionnaires de la rétine.

La valeur morphologique des fibres constitutives du nerf optique étant ainsi
bien établie, nous pouvons maintenant les suivre dans leurs différentes étapes
depuis leur origine rétinienne jusqu'à leur terminaison. Parties des cellules ganglionnaires de la rétine, elles sortent du globe de l'œil un peu en dedans de son
pôle postérieur, parcourent la portion rétro-oculaire de l'orbite et pénètrent dans
le crâne par le trou optique. Se portant alors en arrière, elles gagnent le côté postéro-externe de la couche optique et, là, disparaissent dans le corps genouillé
externe, le pulvinar et les tubercules quadrijumeaux antérieurs, qui deviennent
ainsi leurs *centres ganglionnaires*. Mais ces masses grises, situées à la partie
toute superficielle du névraxe, sont, pour les fibres optiques, non pas des aboutissants définitifs, mais de simples relais. En réalité, ces fibres, la grande majorité
d'entre elles tout au moins, vont plus loin : elles passent dans le centre ovale et se
prolongent jusqu'au manteau de l'hémisphère.

Les fibres optiques, envisagées au point de vue de leur parcours, nous présentent donc à étudier : 1° leur trajet extra-cérébral ou sous-cérébral; 2° leur entrée
dans le névraxe; 3° leurs connexions avec leurs centres ganglionnaires; 4° leur
trajet intra-cérébral; 5° leurs relations avec l'écorce cérébrale. Nous examinerons
successivement ces différents points et terminerons notre description en rappelant sommairement, d'une part les principales connexions du centre cortical de la
vision, d'autre part les fibres descendantes de la voie optique.

1° Trajet extra-cérébral ou sous-cérébral des fibres optiques. — Peu après
leur entrée dans la cavité cranienne, les fibres constitutives du nerf optique se
rendent d'abord au chiasma (voy. *Chiasma*, p. 618), lame blanche de forme quadrilatère, qu'elles abordent par son angle antéro-externe. De là, elles passent
dans la bandelette optique (voy. *Bandelette optique*, p. 618), qui se sépare du
chiasma au niveau de son angle postéro-externe et qui se rend, par un trajet
curviligne à la partie postérieure de la couche optique. Voilà ce que nous enseigne la dissection ou, pour mieux dire, la simple inspection d'un cerveau
dépouillé de ses enveloppes. L'anatomie pure est impuissante à nous fournir,
sur le trajet des fibres optiques, autre chose que ces données, naturellement

brutes et insuffisantes. L'anatomie pathologique et la physiologie expérimentale viennent heureusement à notre aide : les dégénérescences secondaires, qu'elles soient provoquées par l'expérimentation ou qu'elles surviennent en conséquence d'une lésion pathologique quelconque, nous fixent nettement sur le parcours et sur les rapports réciproques des conducteurs optiques à la base de l'encéphale. Nous étudierons ce parcours et ces rapports : 1° dans le nerf optique; 2° dans le chiasma; 3° dans la bandelette optique.

a. *Dans le nerf optique.* — Dans le nerf optique, les fibres cheminent parallèlement les unes aux autres, en formant par leur ensemble un cordon cylindrique compacte entièrement homogène. Malgré son homogénéité apparente, le nerf optique renferme deux ordres de fibres et par conséquent deux faisceaux, que l'on désigne sous les noms de *faisceau croisé* et de *faisceau direct*. Ces deux faisceaux tirent leur nom de ce que le premier, le faisceau croisé, va s'entrecroiser tout à l'heure dans le chiasma, tandis que le second, le faisceau direct, restera du côté où il prend origine et conservera cette situation, disons-le tout de suite, jusqu'à sa terminaison.

Or, ces deux faisceaux ne naissent pas, sur la rétine, d'une façon quelconque. L'observation anatomo-clinique nous enseigne : 1° que les fibres qui forment le faisceau direct proviennent de la partie externe ou temporale de la rétine ; 2° que celles qui entrent dans la constitution du faisceau croisé émanent, au contraire, de sa partie interne ou nasale. Différents par leur origine, les deux faisceaux direct et croisé sont encore inégaux en volume : le faisceau croisé, le plus considérable des deux, répond approximativement (fig. 682, *n*) aux deux tiers internes de la rétine ; le faisceau direct (fig. 682, *t*) répond à son tiers externe seulement. La ligne de séparation des deux zones rétiniennes qui donnent naissance, l'une au faisceau direct, l'autre au faisceau croisé, se trouve situé sur un plan vertical qui passerait, non pas par le punctum

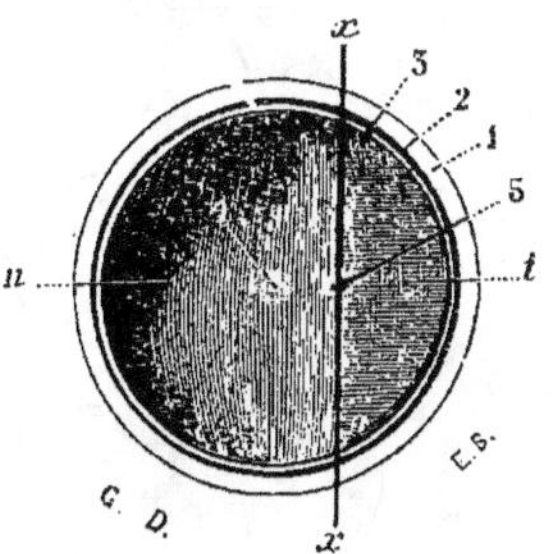

Fig. 682.

Étendue relative des deux zones rétiniennes innervées par le faisceau direct et par le faisceau croisé du nerf optique (*œil gauche*).

n. zone nasale, innervée par le faisceau croisé. — *t*. zone temporale, innervée par le faisceau direct. — *xx*. lignes séparatives des deux zones précitées.
1. sclérotique. — 2. choroïde. — 3. rétine. — 4. papille. — 5. fovea centralis (tache jaune).

cæcum, mais bien par la fovea centralis (voy. *Rétine*). Si nous nous en rapportons aux observations de KRAUSE et de SALZER, qui comptent dans le nerf optique de l'homme près d'un demi-million de fibres, on peut dire que le faisceau direct en renferme environ 150.000, le faisceau croisé 250.000.

Dans ces derniers temps, on a décrit dans le nerf optique, outre les deux faisceaux précités, un troisième faisceau, appelé *faisceau maculaire*. Ce faisceau, comme son nom l'indique, renferme les fibres qui prennent origine dans la macula lutea, région qui occupe le centre de la rétine et possède, comme on le sait, une acuité visuelle toute spéciale. Le faisceau maculaire, déjà entrevu par LEBER en 1869, a été démontré anatomiquement par SAMELSOHN en 1882, et, après lui, par de nombreux ophthalmologistes, parmi lesquels nous citerons VOSSIUS, BUNGE, UTHOF et THOMSEN.

Le nerf optique possède donc trois faisceaux : le faisceau direct, le faisceau croisé et le faisceau maculaire. Nous devons indiquer maintenant quelle est la situation respective de ces différents faisceaux. Cette situation est variable suivant les points du nerf que l'on considère. Si nous jetons les yeux (fig. 683) sur une coupe transversale du nerf optique passant au point de contact de ce nerf avec le globe oculaire (coupe A), nous constatons que le faisceau croisé (FC) occupe son côté interne, tandis que le faisceau direct (FD) se trouve situé sur le côté externe du précédent. Ce dernier faisceau, toutefois, se trouve divisé en deux paquets, l'un supérieur, l'autre inférieur : les deux paquets, comme nous le montre nettement la figure susindiquée, sont séparés l'un de l'autre par le faisceau maculaire (FM), qui, à ce niveau, occupe franchement la partie la plus externe du cordon nerveux.

Si nous examinons maintenant une coupe portant non plus sur l'extrémité antérieure du nerf, mais sur le milieu de sa portion orbitaire (coupe B), nous voyons que le faisceau maculaire, s'étant déplacé de dehors en dedans, s'est très rapproché du centre et n'occupe plus, sur le côté externe du nerf, qu'une bien faible étendue. Il en résulte que les deux paquets, supérieur et inférieur, du faisceau direct, se sont rapprochés l'un de l'autre et ne sont plus séparés maintenant que par un tout petit intervalle. Quant au faisceau croisé, il n'a pas varié :

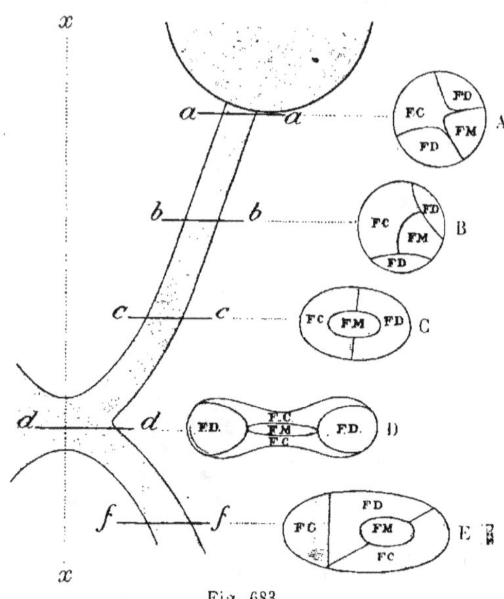

Fig. 683.

Figure indiquant schématiquement, d'après les recherches de HENSEN et de VIALET, quelle est la situation respective des différents faisceaux optiques dans le nerf optique, dans le chiasma et dans la bandelette optique.

A la partie gauche de la figure se trouve représenté l'appareil optique extra-cérébral. A la partie droite se voient cinq coupes transversales, A, B, C, D, E, pratiquées suivant les axes *aa*, *bb*, *cc*, *dd*, *ee*, indiqués sur l'appareil optique. Chacune de ces cinq figures représente le segment antérieur de la coupe, vue postérieure.

FD, faisceau direct (*en bleu*). — FC, faisceau croisé (*en rouge*). — FM, faisceau maculaire (*en jaune*). — FG, commissure de Gudden (*en gris*).

xx, ligne médiane.

il occupe, comme tout à l'heure, le côté interne du cordon nerveux.

Sur une coupe plus postérieure encore, passant par le trou optique (coupe C), le faisceau maculaire, ayant accentué son mouvement de translation de dehors en dedans, se trouve situé maintenant au centre même du cordon nerveux. Comme conséquence, les deux paquets précités de fibres directes sont arrivés au contact et se sont fusionnés en un seul faisceau, qui longe le côté externe du nerf optique. Le faisceau croisé, lui, n'a pas changé de place : il occupe, comme dans les deux précédentes coupes, le côté interne du nerf.

b. *Dans le chiasma.* — En atteignant le chiasma, les trois faisceaux fondamentaux du nerf optique se comportent comme suit (fig. 684). — Le *faisceau direct* (*a*), tout d'abord, s'infléchissant en arrière, longe le bord externe du chiasma et passe dans la bandelette optique correspondante, d'où son nom de faisceau direct. — Le *faisceau croisé* (*b*), continuant sa direction initiale (oblique en arrière et en dedans), atteint la ligne médiane, s'y entrecroise avec le faisceau homonyme du côté opposé et se jette alors, lui aussi, dans la bandelette optique, mais dans la bandelette optique du côté opposé à l'œil dont il émane. Ainsi se trouve justifié son nom de faisceau croisé. — Le *faisceau maculaire* (c) conserve, dans le chiasma, la position qu'il avait dans le nerf optique : il est situé sur le côté interne du faisceau direct. Au-dessus et au-dessous de lui se disposent les fibres du faisceau croisé passant d'un côté à l'autre. Réunis ensemble sur la ligne médiane, les deux faisceaux maculaires occupent donc, sur une coupe frontale passant par le milieu du chiasma (fig. 683, D), la partie centrale de la coupe. Envisagées au point vue de leur parcours ultérieur, les fibres constitutives du faisceau maculaire se divisent en deux groupes : les unes, fibres directes, passent dans la bandelette du côté correspondant ; les au-

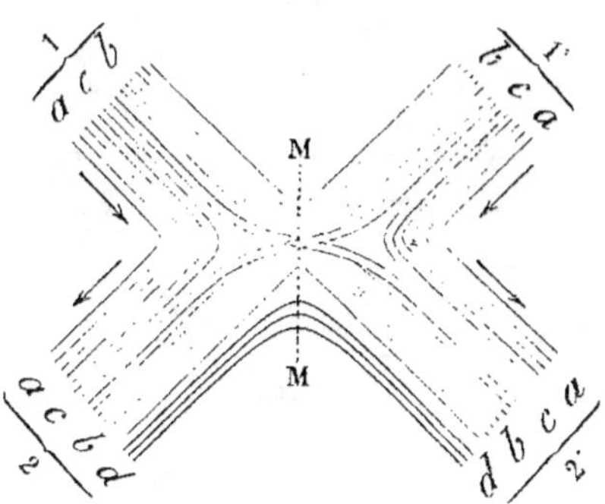

Fig. 684.

Schéma montrant la manière dont se comportent les fibres optiques dans le chiasma.

1, nerf optique du côté gauche, — 1', nerf optique du côté droit. — 2, 2', bandelettes optiques. — *a*, faisceau direct. — *b*, faisceau croisé. — *c*, faisceau maculaire, en partie direct, en partie croisé. — *d*, commissure de Gudden.

tres, fibres croisées, passent, après entrecroisement sur la ligne médiane, dans la bandelette du côté opposé.

Le nerf optique subit donc dans le chiasma une décussation, mais une décussation partielle, une demi-décussation. Cette disposition, qui est constante chez l'homme et chez les primates, n'est pourtant pas une disposition générale en zoologie. Chez les poissons et chez les oiseaux, qui ont les yeux déjetés en dehors et dont la vision est monoculaire, la décussation est totale, c'est-à-dire que toutes les fibres constitutives du nerf optique franchissent la ligne médiane et passent du côté opposé. Ce n'est que chez les vertébrés supérieurs, alors que les axes oculaires se rapprochent l'un de l'autre et qu'une même portion du champ visuel devient, de ce fait, accessible à la fois aux deux yeux (vision binoculaire), que l'on voit une partie des fibres optiques, celles qui proviennent du côté externe de la rétine, ne pas s'entrecroiser et passer directement dans la bandelette correspondante. L'existence de fibres optiques directes paraît donc liée à la vision binoculaire et l'on a pu établir en principe que le faisceau direct, envisagé dans la série, augmente d'importance au fur et à mesure qu'augmente la portion commune du champ visuel : ce serait chez l'homme et chez les singes, où la vision binoculaire est la plus parfaite, que le faisceau en question acquerrait son maximum de développement.

Ainsi formulée, cette loi de morphologie générale souffre cependant quelques exceptions : c'est ainsi que chez des mammifères bien voisins dans la série, nous constatons un entrecroisement partiel chez le lapin, le chien, le chat, un entrecroisement total chez le cobaye et la souris (SINGER et MÜNZER) ; d'autre part, nous voyons quelques oiseaux (notamment la chouette) jouir de la vision binoculaire et n'en présenter pas moins un entrecroisement total. La formule précitée a donc le défaut d'être trop générale et elle est par cela même peu acceptable : des recherches sont encore nécessaires pour déterminer d'une façon précise les conditions morphogéniques sous l'influence desquelles s'établit le croisement, partiel ou complet, des conducteurs optiques.

c. Dans la bandelette optique. — Chaque bandelette optique nous présente comme éléments fondamentaux : 1° le faisceau direct de l'œil correspondant ; 2° le faisceau croisé de l'œil du côté opposé ; 3° un faisceau maculaire, formé, en partie par des fibres directes, en partie par des fibres croisées. Pour certains auteurs (KELLERMANN, GOWERS), les fibres constitutives de ces trois faisceaux seraient intimement mélangées dans la bandelette. Pour d'autres, au contraire, au nombre desquels je citerai GUDDEN, MARCHAND, BÜRDACH, etc., les trois faisceaux en question conservent leur individualité jusqu'à leur entrée dans l'épaisseur de la couche optique. Voici quelle serait, d'après HENSCHEN, leur situation respective à la partie postérieure de la bandelette (fig. 685, E) : le faisceau maculaire serait situé au centre ; le faisceau direct occuperait le côté supéro-interne ; le faisceau croisé, le côté inféro-externe.

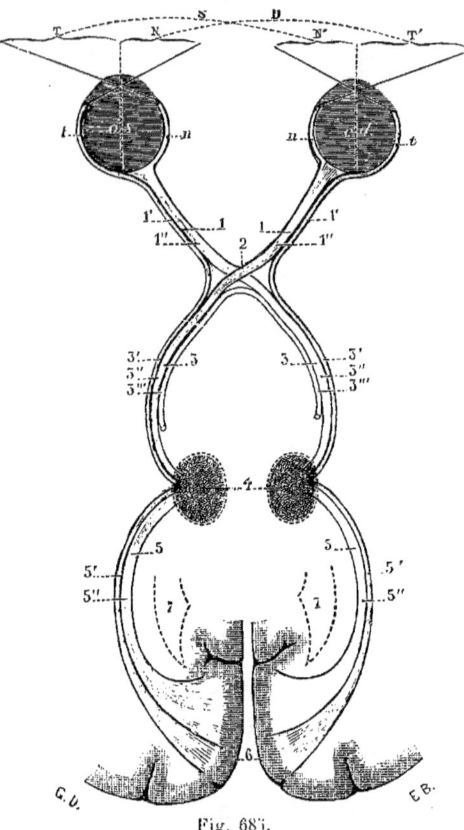

Fig. 685.

Schéma indiquant le trajet des fibres optiques depuis la rétine jusqu'à l'écorce cérébrale.

o. s., œil gauche. — *o. d.*, œil droit. — *t*, zone temporale de la rétine. — *n*, sa zone nasale. — T, N, portion temporale et portion nasale du champ visuel pour l'œil gauche. — T', N', les mêmes pour l'œil droit. — D, moitié droite et S. moitié gauche du champ visuel.

1. nerf optique, avec : 1', son faisceau direct (*en rouge*) ; 1''. son faisceau croisé (*en jaune* pour le côté gauche, *en bleu* pour le côté droit). — 2, chiasma. — 3, bandelette optique. avec : 3'. faisceau direct ; 3'' faisceau croisé ; 3''' commissure de Gudden. — 4. noyaux d'interruption des fibres optiques. — 5, faisceau optique intra-cérébral. avec : 5', ses fibres directes ; 5'' ses fibres entrecroisées. — 6. écorce cérébrale (région interne du lobe occipital). — 7, prolongement occipital du ventricule latéral.

2° **Faisceau surajouté aux fibres optiques au niveau de la bandelette et du chiasma, commissure de Gudden.** — Aux trois faisceaux optiques que nous venons de décrire, viennent s'ajouter, dans la région de la bandelette et du chiasma, un certain nombre de fibres dont la signification anatomique n'est pas encore nettement élucidée, mais qui, en tout cas, paraissent complètement étrangères à la conduction des impressions visuelles. De ces fibres surajoutées à l'appareil optique, les plus importantes sont celles qui forment la *commissure de Gudden*. Ce faisceau, ainsi appelé du nom de l'anatomiste qui, le premier, l'a bien décrit, s'accole (fig. 685, 5''') au côté postérieur du chiasma et au côté interne de chaque bandelette optique. Les fibres qui le constituent présentent le trajet suivant : parties du corps genouillé interne d'un côté, elles se jettent dans la bandelette optique correspondante et longent son côté interne jusqu'au chiasma. Là, elles s'infléchissent en dedans, croisent la ligne médiane en suivant le bord postérieur du chiasma, et, s'appliquant alors au côté interne de la bandelette optique du côté opposé, elles retournent au corps genouillé interne, mais du côté opposé à celui qui lui a donné naissance. Les fibres commissurales de Gudden vont donc d'un corps genouillé interne à l'autre. Elles forment dans leur ensemble une sorte de fer à cheval à concavité dirigée en arrière, dont les deux extrémités plongent dans la couche optique et dont les deux branches, disposées symétriquement de chaque côté de la ligne médiane, répondent successivement aux deux bandelettes optiques et au chiasma.

Outre la commissure de Gudden, on a signalé, dans la région des bandelettes optiques et du chiasma, deux autres faisceaux commissuraux : la *commissure de Meynert* et le *faisceau du tuber cinereum*. Mais ces deux faisceaux, que nous avons déjà décrits plus haut en étudiant la base du cerveau (p. 621), n'ont aucun rapport avec la fonction visuelle, et c'est certainement à tort qu'on les considérait autrefois comme des dépendances de l'appareil optique.

3° Entrée de la bandelette optique dans le cerveau. — La bandelette optique, qui, comme nous venons de le voir, renferme à la fois les fibres optiques et les fibres commissurales de Gudden, se porte obliquement d'avant en arrière et de dedans en dehors. Elle croise ainsi la face inférieure du pédoncule cérébral et, contournant ce dernier de bas en haut, elle arrive au côté postéro-externe de la couche optique. Là, elle se divise en deux branches, d'inégal volume, que l'on distingue en interne et externe (fig. 686, 8' et 8''). — La *branche externe* (*racine blanche externe* de quelques auteurs), la plus importante des deux, comprend dans sa masse toutes les fibres optiques de la bandelette, savoir : 1° le faisceau direct de l'œil correspondant ; 2° le faisceau croisé de l'œil du côté opposé ; 3° les fibres maculaires directes, provenant de l'œil correspondant ; 4° les fibres maculaires croisées, émanant de l'œil du côté opposé. Elle se termine, en partie dans le corps genouillé externe et le pulvinar, en partie dans le tubercule quadrijumeau antérieur. Celles de ses fibres qui se rendent au tubercule quadrijumeau antérieur suivent le bras conjonctival de ce tubercule (fig. 686, 5) : l'anatomie comparative nous apprend qu'elles sont beaucoup plus nombreuses chez les mammifères quadrupèdes que chez l'homme. — La *branche interne* (*racine blanche interne* de quelques auteurs), plus

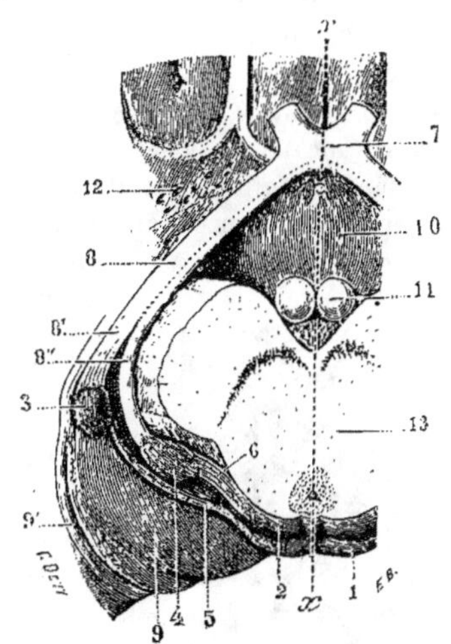

Fig. 686.

La bandelette optique, vue à la face inférieure de l'hémisphère.

1, tubercules quadrijumeaux antérieurs. — 2, tubercules quadrijumeaux postérieurs. — 3, corps genouillé externe. — 4, corps genouillé interne. — 5, bras conjonctival antérieur. — 6, bras conjonctival postérieur. — 7, chiasma optique. — 8, bandelette optique, avec : 8', sa branche de bifurcation externe ; 8'', sa branche de bifurcation interne. — 9, pulvinar. — 9', tænia semicircularis. — 10, tuber cinereum. — 11, tubercules mamillaires. — 12, espace perforé antérieur. — 13, pédoncule cérébral.

petite que l'externe, est la continuation de la commissure de Gudden ; elle ne renferme aucune des fibres optiques proprement dites et, par conséquent, ne présente aucune relation avec l'une ou l'autre des deux rétines. Elle disparaît dans le corps genouillé interne et aboutit secondairement, par l'intermédiaire du bras conjonctival postérieur des tubercules quadrijumeaux (fig. 686, 6), au tubercule quadrijumeau postérieur correspondant.

Comme on le voit, le corps genouillé externe, le pulvinar et le tubercule quadrijumeau antérieur, auxquels se rend la branche externe de la bandelette, sont les vrais aboutissants des fibres optiques, les véritables centres ganglionnaires de la voie optique. Le corps genouillé interne et le tubercule quadrijumeau postérieur, qui reçoivent la branche interne de la bandelette ou, ce qui revient au même, la commissure de Gudden, ne font nullement partie de l'appareil de la vision.

L'expérimentation et l'anatomie pathologique, entre les mains de Gudden, de Munck, de Monakow, etc., ont depuis longtemps déjà confirmé ces conclusions. Si, en effet, on enlève les deux yeux à un animal nouveau-né, et qu'on examine quelque temps après son système optique, on constate que la dégénérescence secondaire s'est localisée, dans le complexus anatomique qui nous occupe, au corps genouillé externe, au pulvinar et aux tubercules quadrijumeaux antérieurs. Il en est de même, du reste, chez l'homme auquel on a fait subir longtemps auparavant l'énucléation de l'œil.

Inversement, si l'on vient à détruire expérimentalement les centres ganglionnaires en question, on détermine comme phénomène immédiat l'abolition de la vision et, comme lésion secondaire, une dégénérescence descendante des trois faisceaux direct, croisé et maculaire ; seul, le faisceau commissural reste indemne. Bien différente est la destruction des corps genouillés internes et des tubercules quadrijumeaux postérieurs : cette destruction, quand elle ne dépasse pas les limites des deux ganglions précités, est sans effet sur la vision ; et, d'un autre côté, la dégénérescence secondaire qui en est la conséquence intéresse exclusivement, dans la bandelette optique, le faisceau commissural de Gudden. Les corps genouillés internes, les tubercules quadrijumeaux postérieurs et la commissure de Gudden se rattachent vraisemblablement à la fonction auditive.

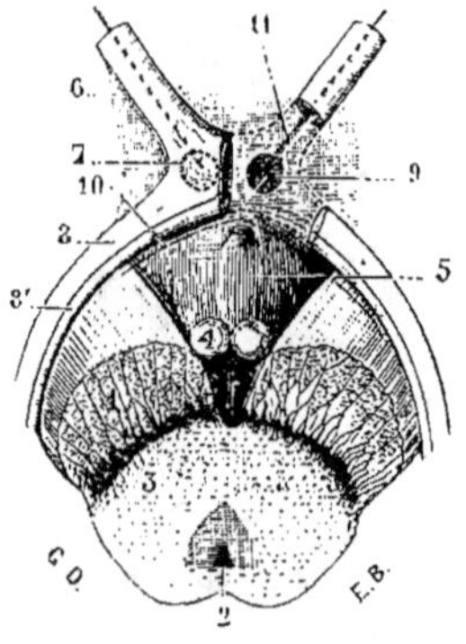

Fig. 687.

Schéma représentant la commissure de Meynert et le ganglion optique basal.

1, coupe du pédoncule. — 2, aqueduc de Sylvius. — 3, locus niger. — 4, tubercules mamillaires. — 5, tuber cinereum. — 6, nerf optique. — 7, chiasma, réséqué dans sa moitié gauche. — 8, bandelette optique, avec 8′, la commissure de Gudden. — 9, ganglion optique basal. — 10, commissure de Meynert (*en rouge*). — 11, faisceau de fibres allant du ganglion optique basal au nerf optique correspondant.

Racine basale et racine descendante, tractus peduncularis transversus. — Meynert a décrit au-dessus du chiasma, au niveau du point où la lamelle sus-optique se continue avec le tuber cinereum, deux petits amas de cellules nerveuses, un de chaque côté, qu'il considère comme de véritables ganglions, le *ganglion optique basal* (fig. 687, 9). On trouve dans ces ganglions (Huguenin) deux espèces de cellules : les unes sont fusiformes et mesurent 30 µ de long sur 10 µ de large, les autres sont des cellules ganglionnaires multipolaires, munies de prolongements nombreux et ramifiés. D'après Meynert et Huguenin, le ganglion optique basal donnerait naissance à un faisceau de fibres qui se jetterait dans le nerf optique et, de là, gagnerait la rétine (fig. 363, 11). S'il en était ainsi, ces fibres deviendraient une racine non croisée, une racine directe du nerf optique. Plus récemment, Bechterew a signalé à nouveau cette *racine basale* allant de la rétine au tuber cinereum et il a supposé qu'elle pouvait bien se prolonger, en suivant le plancher du ventricule moyen, jusqu'au noyau du moteur oculaire commun et provoquer ainsi, par action réflexe, certains mouvements de l'œil ou bien les mouvements de la pupille. C'est là une pure hypothèse, ne reposant sur aucun fait anatomique précis.

Sous le nom de *racine descendante du nerf optique*, J. Stilling a décrit, en 1882, un certain nombre de faisceaux qui se détachent de la bandelette optique un peu en amont des corps genouillés et disparaissent ensuite dans la masse du pédoncule cérébral, pour suivre, à partir de ce point, les trajets les plus divers : quelques-uns de ces faisceaux se rendraient au noyau d'origine du moteur oculaire commun et constitueraient la voie afférente des mouvements réflexes du muscle ciliaire et des fibres musculaires de l'iris ; d'autres gagneraient le pédoncule cérébelleux supérieur et, de là, le cervelet, devenant ainsi une *racine cérébelleuse* ; le reste des faisceaux se condenserait en deux petits cordons, dont l'un, *racine protubérantielle*, viendrait se perdre dans la substance grise de la protubérance, tandis que l'autre, *racine olivaire* ou *bulbaire*, descendrait jusqu'à l'olive du bulbe. Les idées de Stilling sur la racine descendante du nerf optique n'ont pas été confirmées, que je sache, par d'autres histologistes.

Nous devons rappeler ici, à propos des relations de la voie optique avec l'isthme de l'encéphale, le *tractus peduncularis transversus* de Gudden, que nous avons déjà décrit (p. 598) en étudiant le pédoncule cérébral. Ce faisceau, on s'en souvient, naît du tubercule quadrijumeau antérieur, croise transversalement, comme son nom l'indique, la partie moyenne de la face inférieure du pédoncule et pénètre dans le sillon de l'oculo-moteur commun pour aller se terminer dans la calotte. Dans un cas, observé par Perlia, il envoyait un faisceau au noyau de l'oculo-moteur commun et Brissaud, dans un autre cas, l'a vu se continuer avec la bandelette optique. On sait qu'il dégénère (Gudden) à la suite de l'énucléation de l'œil.

4⁰ Connexions intimes des fibres optiques avec leurs centres ganglionnaires. — Nous avons dit plus haut que les fibres optiques se terminaient dans trois masses de substance grise, qui sont situées à la partie postérieure de la couche optique.

Mais toutes les fibres optiques n'entrent pas ainsi en relation avec ces centres ganglionnaires. Un faisceau plus ou moins considérable, mis en évidence par Gudden, se rend directement de la bandelette à l'écorce cérébrale. Nous pouvons donc diviser les fibres optiques en deux groupes : les fibres ganglionnaires ou fibres courtes et les fibres corticales ou fibres longues.

A. Fibres courtes. — Les fibres courtes ou ganglionnaires se terminent, les unes dans le corps genouillé externe, d'autres dans le pulvinar, d'autres enfin dans le tubercule quadrijumeau antérieur :

a. *Dans le corps genouillé externe.* — Le corps genouillé externe, comme nous l'avons vu en étudiant la couche optique, est une saillie blanc grisâtre, en forme de cœur, située en dehors et un peu en avant du corps genouillé interne, immédiatement au-dessous du pulvinar qui le surplombe. Envisagé au point de vue de sa structure, il se compose : 1° d'une coque périphérique de substance blanche formant son *stratum zonale* ; 2° d'une partie centrale, comprenant à la fois de la substance blanche et de la substance grise. La substance grise centrale revêt la forme d'une lame repliée plusieurs fois sur elle-même dans le sens transversal (fig. 690,6) : ces replis, qui sont en général au nombre de quatre, augmentent d'amplitude d'avant en arrière et, de plus, les postérieurs sont plus épais que les antérieurs (Brissaud).

La lame grise du corps genouillé externe est recouverte, sur sa face supérieure et sur sa face inférieure, par une lame de substance blanche qui, l'accompagnant dans son trajet, se plisse naturellement comme elle et dans le même sens. Il en

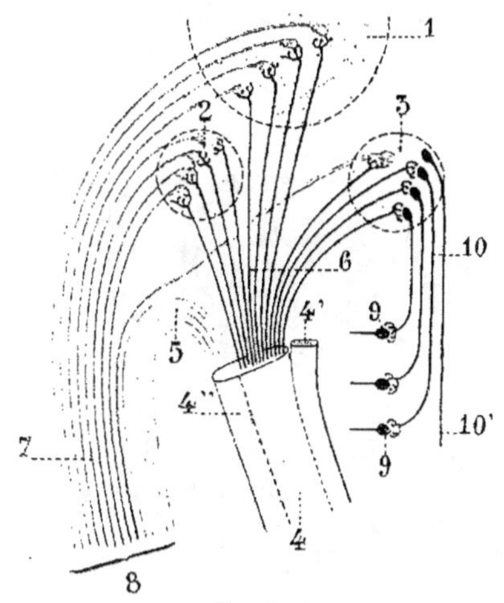

Fig. 688.

Schéma indiquant le mode de formation du faisceau optique intra-cérébral ou radiations optiques (côté gauche).

1, pulvinar. — 2, corps genouillé externe. — 3, tubercule quadrijumeau antérieur. — 4, bandelette optique, avec : 4', sa branche de bifurcation interne ; 4", sa branche de bifurcation externe. — 5, fibres optiques directes, allant au faisceau optique intra-cérébral. — 6, fibres optiques se rendant à leurs centres ganglionnaires. — 7, fibres efférentes de ces centres ganglionnaires. — 8, faisceau optique intra-cérébral. — 9, 9', noyaux des nerfs moteurs bulbo-protubérantiels, avec les nerfs qui en partent. — 10, 10, fibres se rendant à ces noyaux en passant par la bandelette longitudinale postérieure.

résulte que, vu en coupe, le corps genouillé externe, au lieu d'être homogène comme l'interne, nous présente une série de stries blanchâtres demi-circulaires, alternant avec les couches de substance grise.

Histologiquement, les stries blanches du corps genouillé externe sont constituées par des fibres à myéline, les unes afférentes, les autres efférentes. Quant à la lame grise, elle renferme des cellules nerveuses, de grosseur moyenne (35 à 45 µ), fusiformes ou étoilées ; c'est autour d'elles que se terminent, par des arborisations libres, les fibres optiques de la bandelette. Ces cellules remplissent donc, pour les impressions visuelles, le rôle d'un noyau récepteur. D'un autre côté, elles émettent des cylindraxes, fibres optiques nouvelles, qui se jettent dans le centre ovale, et là, contribuent à former le faisceau optique intra-cérébral (voy. plus loin).

b. *Dans le pulvinar.* — Le pulvinar, nous l'avons encore vu en étudiant le cerveau, est cette partie toute postérieure de la couche optique, qui proémine en arrière en recouvrant les corps genouillés. Très variable dans sa forme, il est le plus souvent ou semi-hémisphérique ou conique à sommet mousse et dirigé en arrière ; il revêt, dans certains cas, l'aspect d'une épaisse lame triangulaire aplatie dans le sens vertical. Ses dimensions ne sont pas moins variables ; il est très développé chez certains sujets, tandis que, chez d'autres, il est à peine visible. Les fibres qu'il reçoit de la branche externe de la bandelette se comportent exactement comme celles qui se rendent au corps genouillé externe : elles se terminent par des arborisations libres, qui enlacent les touffes protoplasmiques des cellules nerveuses. Ces cellules nerveuses, d'autre part, donnent naissance à des fibres nouvelles, qui vont, dans le centre ovale, renforcer le faisceau optique intra-cérébral.

c. *Dans le tubercule quadrijumeau antérieur.* — Les fibres optiques qui se rendent au tubercule quadrijumeau antérieur (voy. *Tubercules quadrijumeaux*, p. 574), forment le stratum zonale de ce tubercule. Elles se terminent ici, comme dans les précédents noyaux, par des arborisations

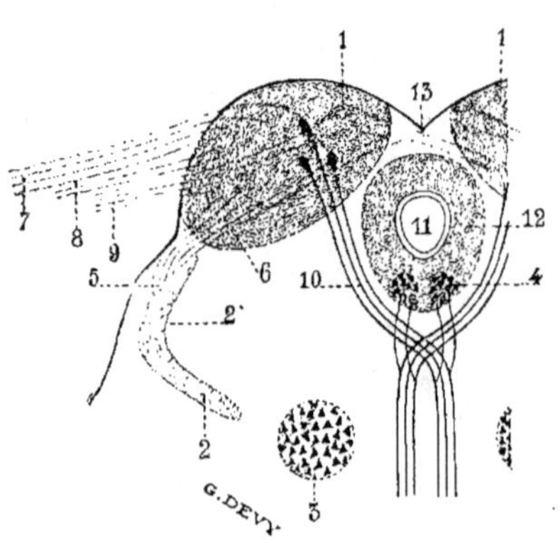

Fig. 689.

Schéma montrant les connexions des tubercules quadrijumeaux antérieurs.

1, 1. tubercules quadrijumeaux antérieurs. — 2, 2', portion interne et portion externe du ruban de Reil. — 3, noyau rouge. — 4, noyau du moteur oculaire commun. — 5, trois fibres acoustiques allant au tubercule du côté correspondant. — 6, deux fibres acoustiques se rendant au tubercule du côté opposé. — 7, quatre fibres optiques provenant de la bandelette optique. — 8, deux fibres optiques se rendant à l'écorce cérébrale. — 9, quatre fibres acoustiques, se rendant à l'écorce cérébrale. — 10, trois fibres se rendant, après croisement, dans la bandelette longitudinale postérieure. — 11, aqueduc de Sylvius. — 12, substance grise de l'aqueduc. — 13, raphé.

libres, dont les ramifications enlacent les ramifications protoplasmiques des cellules nerveuses. Les fibres qui naissent ensuite de ces cellules se distinguent en deux groupes (fig. 689) : les unes, ascendantes, peu nombreuses, rejetées même par certains auteurs, se rendent au centre ovale, en suivant en sens rétrograde le bras conjonctival antérieur et là contribuent à former le faisceau optique intra-cérébral ; les autres, descendantes, incomparablement plus nombreuses, se dirigent vers la protubérance et le bulbe, et se mêlent aux fibres de la bandelette longitudinale postérieure (voy. p. 562). Ces dernières fibres, les fibres descendantes, se terminent, toujours par des arborisations libres, dans les noyaux moteurs des nerfs bulbo-protubérantiels, notamment dans les noyaux oculo-moteur commun, pathétique et oculo-moteur externe. C'est grâce à ces fibres que les impressions visuelles, sans passer par l'écorce, par action réflexe par conséquent, actionnent les noyaux précités et déterminent ainsi dans les fibres musculaires de l'iris, dans le muscle ciliaire et dans les muscles moteurs de l'œil, les contractions diverses, lentes ou rapides, simples ou associées, qu'exige l'exercice de la fonction visuelle. Les tubercules quadrijumeaux antérieurs deviennent ainsi le centre ganglionnaire de la voix optique réflexe. Rappelons en passant que les cellules nerveuses des tubercules quadrijumeaux antérieurs reçoivent encore un certain nombre de fibres du faisceau acoustique et peuvent être actionnées par elles, au même titre que par les fibres optiques : c'est donc un centre réflexe double, affecté à la fois à la fonction visuelle et à la fonction auditive.

B. Fibres longues. — Les fibres optiques longues sont celles qui passent à côté des centres ganglionnaires que nous venons de décrire sans s'y arrêter et se rendent directement à l'écorce cérébrale. On les appelle encore, pour cette raison, *fibres directes* ou *fibres corticales* (fig. 688, 5). Comme nous le montre nettement la figure, elles s'infléchissent en arrière et se jettent dans le centre ovale, où elles contribuent à former, avec les fibres issues des centres ganglionnaires, le *faisceau optique intra-cérébral*, que nous allons maintenant décrire.

5° Trajet intra-cérébral des fibres optiques. — Les fibres longues d'une part et, d'autre part, les fibres issues des centres ganglionnaires ci-dessus décrits, se dirigent toutes vers la partie postérieure de la capsule interne et, là, se condensent en un faisceau unique, que nous désignerons sous le nom de *faisceau optique intra-cérébral*. Ce sont les *radiations optiques* de Gratiolet, le *pédoncule postérieur de la couche optique* de certains auteurs.

Le faisceau optique intra-cérébral occupe à son origine la partie la plus reculée du segment postérieur de la capsule interne, la région rétro-lenticulaire de Déjerine. A ce niveau, ses fibres, s'entrecroisant sous des angles divers avec des fibres de projection émanant des lobes pariétal et temporal, forment une région d'aspect tout spécial (fig. 690, 7), que l'on désigne sous le nom de *champ triangulaire de Wernicke*, ou tout simplement, de *champ de Wernicke*. Wernicke a comparé

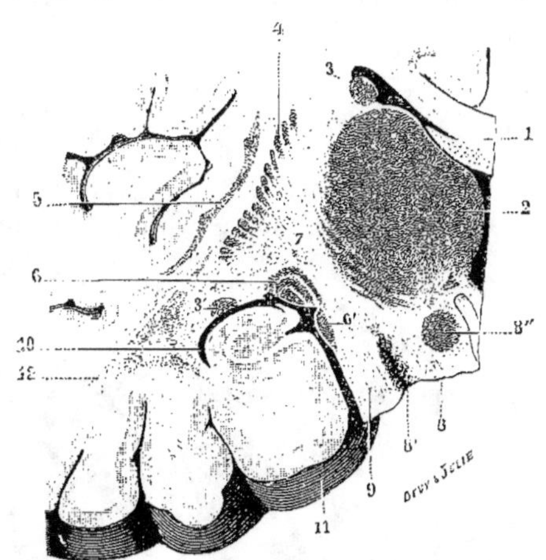

Fig. 690.

Le champ de Wernicke, vu sur une coupe frontale de l'hémisphère passant par le corps genouillé externe.

1, corps calleux. — 2, couche optique. — 3, 3', noyau caudé. — 4, extrémité postérieure du noyau lenticulaire. — 5, avant-mur. — 6, corps genouillé externe. — 6', corps genouillé interne. — 7, champ de Wernicke. — 8, pédoncule cérébral, avec : 8', locus niger ; 8'', noyau rouge. 9, faisceau de Meynert. — 10, prolongement sphénoïdal du ventricule latéral. — 11, circonvolution de l'hippocampe. — 12, faisceau longitudinal inférieur, coupé en travers.

cette région à une corne d'abondance, dont l'embouchure, dirigée en bas, coiffe le corps genouillé externe, dont la partie moyenne, légèrement concave en dedans, se moule sur la face externe de la couche optique et dont l'extrémité, dirigée en haut, se termine en pointe dans le stratum zonale de ce dernier organe.

De la région rétro-lenticulaire, le faisceau optique intra-cérébral se dirige horizontalement en arrière, en décrivant une légère courbe dont la concavité, tournée en dedans, embrasse la paroi externe du prolongement occipital du ventricule latéral. Cette paroi externe du ventricule est longée d'avant en arrière, en sens sagittal par conséquent, par une masse volumineuse de fibres longitudinales, à laquelle WERNICKE a donné le nom de *substance sagittale*. Mais la substance de WERNICKE ne renferme pas seulement des fibres optiques ; elle est formée, en réalité, par des fibres d'origine et de signification fort diverses. VIALET, auquel nous devons une excellente étude de cette région, distingue dans la substance sagittale trois faisceaux, régulièrement appliqués les uns contre les autres, qui sont, en allant de dedans en dehors (fig. 691) : 1° le tapétum (7), mince couche blanche, située immédiatement en dehors de l'épendyme et formée par des fibres provenant du corps calleux (voy. *Corps calleux*) ; 2° le faisceau optique intra-cérébral ou faisceau des radiations optiques (8), beaucoup plus large que le précédent, formé par des fibres fines que l'hématoxyline colore faible-

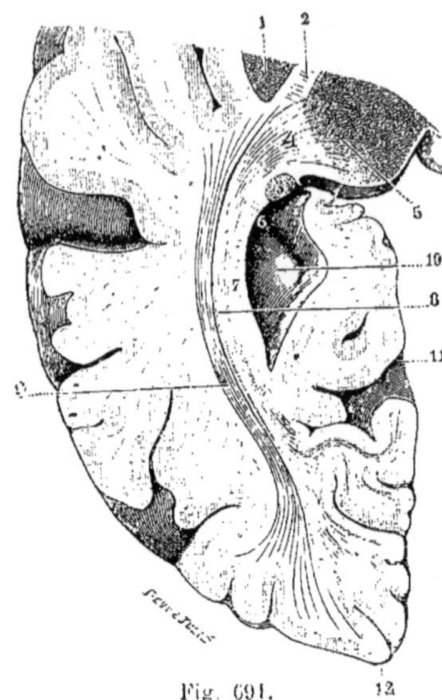

Fig. 691.

Le faisceau optique intra-cérébral, vu sur une coupe horizontale de l'hémisphère.

1, noyau lenticulaire. — 2, segment postérieur de la capsule interne. — 3, noyau caudé. — 4, champ de Wernicke. — 5, pulvinar. — 6, ventricule latéral. — 7, tapétum. — 8, faisceau optique intra-cérébral (*en bleu*). — 9, faisceau longitudinal inférieur. — 10, ergot de Morand. — 11, scissure calcarine. — 12, pôle occipital.

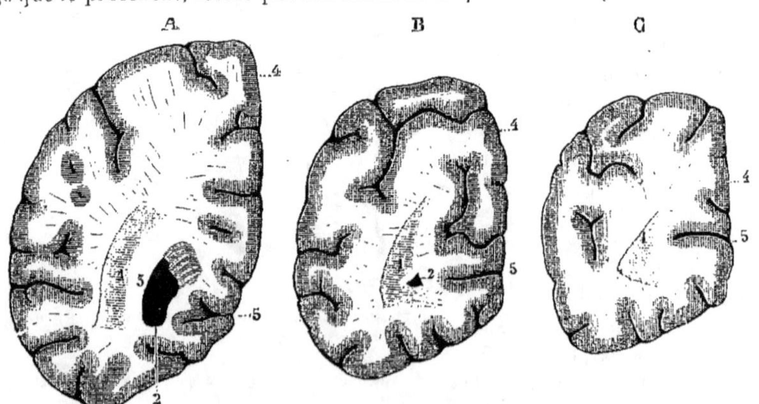

Fig. 692.

Le faisceau optique intra-cérébral, vu sur les coupes transversales de l'hémisphère.

(La coupe A passe un peu en arrière du bourrelet du corps calleux ; la coupe B, à l'extrémité postérieure du prolongement occipital du ventricule ; la coupe C, en arrière de la pointe du ventricule.)

1, faisceau dirigé en sens sagittal, renfermant sur son côté externe les fibres du faisceau longitudinal inférieur et, sur son côté interne, les fibres du faisceau optique intra-cérébral. — 2, prolongement occipital du ventricule latéral. — 3, tapétum. — 4, face interne de l'hémisphère. — 5, scissure calcarine.

ment en violet et le carmin en rose (VIALET); 3° le faisceau longitudinal inférieur (9), constitué par des fibres beaucoup plus grosses, qui, dans le centre ovale, relient le lobe occipital à la pointe du lobe temporal (voy. *Centre ovale*). Ces trois faisceaux, l'un commissural, le second de projection, le troisième d'association, qui ont la même direction, mais qui sont fonctionnellement bien distincts, se voient très nettement sur des coupes, soit frontales (fig. 692), soit horizontales (fig. 691), passant par le prolongement occipital du ventricule.

Le faisceau des radiations optiques chemine donc, à la face externe du ventricule, entre le tapétum, qui est en dedans, et le faisceau longitudinal inférieur, qui est en dehors. Compacte et ramassé sur lui-même à son origine, il s'élargit dans le sens sagittal au fur et à mesure qu'il s'éloigne de la capsule interne. Ses fibres supérieures, s'infléchissant en dedans, contournent en spirale la partie supérieure du ventricule et viennent se terminer à la face interne du lobe occipital, principalement dans la partie supérieure du cunéus. Ses fibres inférieures, s'infléchissant de même en dedans, passent au-dessous du ventricule et se rendent, les unes dans la partie inférieure du cunéus, les autres dans la partie postérieure des deux circonvolutions temporo-occipitales, c'est-à-dire, dans le lobule fusiforme et le lobule lingual. Ses fibres moyennes, continuant leur direction initiale, atteignent la pointe du prolongement ventriculaire et, la dépassant, aboutissent à l'écorce du pôle occipital. Au total, toutes les radiations optiques se rendent à l'écorce du lobe occipital, qui devient ainsi le *centre cortical de la vision*, le *centre psycho-optique* ou bien encore la *sphère visuelle*.

6° Centre cortical de la vision ou sphère visuelle.

— Tous les auteurs sont généralement d'accord pour placer dans le lobe occipital le centre cortical de la vision, mais les divergences commencent quand il s'agit d'en préciser les limites. Tandis que HENSCHEN le localise aux deux lèvres de la scissure calcarine, MONAKOW lui rattache toute l'écorce du lobe occipital, aussi bien celle des deux faces inférieure et externe que celle de la face interne. Le centre visuel est trop restreint dans la première hypothèse, trop étendu dans la seconde. VIALET, dont les conclusions sur ce point reposent sur un grand nombre d'observations cliniques minutieusement analysées, croit devoir lui assigner toute la face interne du lobe occipital et aussi toute sa face inférieure.

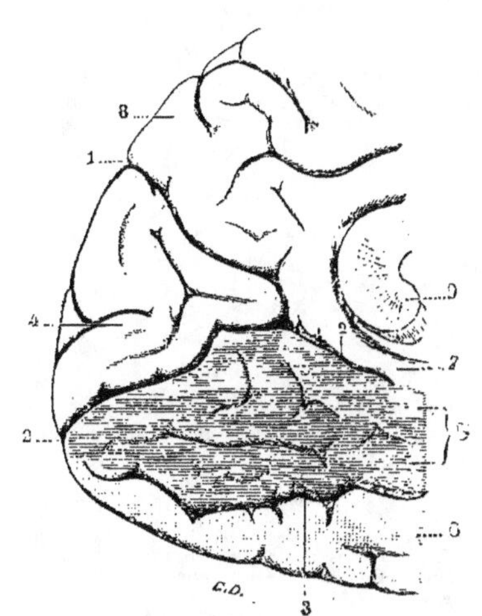

Fig. 693.

Le centre cortical de la vision, vu sur un hémisphère gauche.

(La portion de l'écorce qui forme ce centre est teintée en bleu.)

1, scissure perpendiculaire externe. — 2, scissure calcarine. — 3, sillon temporo-occipital interne ou sillon collatéral. — 4, cunéus. — 5, lobule lingual. — 6, lobule fusiforme. — 7, circonvolution de l'hippocampe. — 8, lobule quadrilatère. — 9, bourrelet du corps calleux.

Il comprend donc (fig. 693), outre la scissure calcarine, les circonvolutions qui sont situées au-dessus et au-dessous de cette scissure, c'est-à-dire le cunéus dans toute son étendue, le lobule lingual, le lobule fusiforme et le pôle occipital.

Toutes les lésions destructives qui intéressent dans leur continuité les conducteurs optiques avant leur entrée dans le chiasma, au niveau du nerf optique par conséquent, amènent fatalement la cécité complète dans l'œil correspondant. Ces mêmes lésions destructives, si elles frappent les conducteurs optiques au delà du chiasma, déterminent la paralysie d'une moitié des deux rétines et, par cela même, la suppression d'une moitié du champ visuel : c'est l'*hémiopie* ou *hémianopsie*. Une lésion par exemple siégeant sur la bandelette gauche ou, ce qui est identique, sur le faisceau optique intra-cérébral du côté gauche, aura pour conséquence la paralysie de la moitié externe de l'œil gauche et de la moitié interne de l'œil droit. Un pareil trouble fonctionnel est la conséquence naturelle de la semi-décussation que subit le nerf optique dans le chiasma. En effet, chaque bandelette optique et chaque faisceau optique intra-cérébral possèdent à la fois, comme nous l'avons vu, des fibres provenant des deux yeux : les fibres externes ou temporales de l'œil correspondant et les fibres internes ou nasales de l'œil du côté opposé. Il convient d'ajouter que les lésions de l'écorce du centre psycho-optique produisent exactement les mêmes effets que celles des conducteurs qui y aboutissent : la destruction du centre cortical de la vision, que cette destruction soit expérimentale ou pathologique, amène une hémianopsie dite d'*origine corticale* et le centre en question devient, pour les pathologistes, le *centre cortical de l'hémianopsie.*

7° Fibres d'association unissant le centre visuel cortical à d'autres régions de l'écorce. — Des faisceaux divers, appartenant soit au système d'association, soit au système commissural, mettent en relation le centre cortical de la vision avec d'autres centres corticaux plus ou moins éloignés.

C'est d'abord un faisceau de fibres calleuses (fig. 694, *a*), qui, se mêlant aux fibres du forceps major et du tapétum, gagnent le bourrelet du corps calleux et, de là, se prolongent jusqu'au centre cortical homologue du côté opposé. Ce faisceau est, comme on le voit, un faisceau commissural interhémisphérique, reliant l'une à l'autre les deux sphères visuelles. Sa dégénérescence a été observée par Monakow, par M. et Mme Déjerine et par Vialet.

Nous avons ensuite le faisceau longitudinal inférieur (*b*), qui met en relation l'écorce occipitale avec la pointe du lobe temporal, notamment avec le *centre de la mémoire auditive des mots* (p. 678) : l'interruption, par un processus quelconque, de cette dernière voie d'association donne lieu à la *cécité verbale pure* (Déjerine et

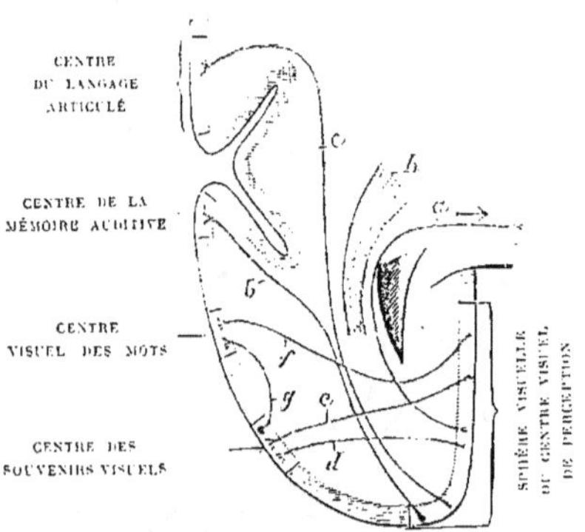

Fig. 694.

Schéma montrant, sur une coupe horizontale de l'hémisphère gauche, les fibres d'association de l'appareil optique.

a. fibres commissurales. — *b*. faisceau longitudinal inférieur. — *c*, fibres allant de la sphère visuelle au centre du langage. — *d*. faisceau transverse du cunéus. — *e*. faisceau transverse du lobule lingual. — *f*, fibres allant du centre visuel des perceptions au centre visuel des mots. — *g*, fibres unissant le centre des souvenirs visuels au centre des images visuelles des mots. — *h*. faisceau optique intra-cérébral.

Vialet). Le faisceau longitudinal inférieur renfermerait en outre, à sa partie inférieure, toujours d'après Déjerine et Vialet, un certain nombre de fibres (*c*) destinées à réunir le centre visuel cortical à la zone du langage articulé.

Le centre cortical de la vision donne naissance à deux faisceaux transversaux, qui vont à la convexité du lobe occipital et vraisemblablement à cette région spéciale que Wilbrand a désignée sous le nom de *centre des souvenirs visuels*, la face interne de l'hémisphère représentant le *centre de perception simple*. Le premier de ces faisceaux (*d*), décrit par Sachs sous le nom de *faisceau transverse du cunéus*, prend naissance, comme son nom l'indique, dans l'écorce du cunéus. Le second (*e*) part du lobule lingual ; il a été signalé par Vialet, qui lui a donné le nom de *faisceau transverse du lobule lingual.*

Nous signalerons enfin, comme appartenant aux fibres d'association de la fonction visuelle : 1° des fibres (fig. 694, *f*) qui vont de la face interne du lobe occipital au pli courbe, unissant ainsi le centre visuel de perception au centre visuel des mots ou *centre des images graphiques* (p. 678) ; 2° des fibres à direction antéro-postérieure (*g*), qui mettent en relation le *centre des souvenirs visuels* avec le *centre visuel des mots*.

8° Fibres descendantes de la voie optique. — Nous n'avons parlé jusqu'ici, en décrivant la voie optique, que de fibres centripètes ou ascendantes, émanant des cellules ganglionnaires de la rétine et transportant les impressions visuelles, soit aux centres ganglionnaires, soit au centre cortical. A ces fibres se mêlent d'autres fibres, cheminant en sens inverse et appelées pour cette raison, *fibres centrifuges* ou *descendantes*.

Les fibres descendantes de la voie optique sont de deux ordres : les unes, *fibres cortico-ganglionnaires*, émanent des cellules pyramidales de l'écorce et viennent se terminer, par des arborisations libres, autour des cellules nerveuses du corps genouillé externe, du pulvinar et du tubercule quadrijumeau antérieur ; les autres, que nous appellerons *fibres ganglio-rétiniennes*, proviennent des cellules de ces centres ganglionnaires et s'étendent de là jusqu'à la rétine où elles se terminent, toujours par des arborisations libres, dans les couches profondes de cette membrane. Peut-être existe-t-il encore des fibres descendantes directes, qui vont de l'écorce à la rétine ; mais nous n'avons sur ce dernier point aucun renseignement bien précis.

L'existence, dans la voie optique, de fibres descendantes ou centrifuges nous explique ces faits de dégénérescence secondaire, à trajet descendant, qui surviennent sur le faisceau des conducteurs optiques à la suite de lésions destructives siégeant sur le centre cortical de la vision, sur ses centres ganglionnaires, ou bien encore sur le faisceau optique lui-même.

La signification physiologique de ces fibres descendantes, notamment de celles qui se terminent dans la rétine, n'est pas encore complètement élucidée. Il nous paraît rationnel d'admettre qu'elles ont la même valeur que les fibres descendantes de la voie olfactive (voy. p. 847), c'est-à-dire qu'elles agissent sur les articulations réciproques des différents neurones de la voie optique et règlent ainsi la transmission centripète des impressions rétiniennes.

Voyez, au sujet des voies optiques : TARTUFFERI, *Contrib. anat.-sperimentale alla conoscenza del tratto ottico e degli organi centrali dell'apparato della visione*, Torino, 1881 ; — Du MÊME, *Studio comparativo del tratto ottico nei mammiferi*, Mém. d. R. Acc. d. Sc. di Bologna, 1885 ; — STILLING, *Untersuch. über den Bau d. opt. Centralorg.* Berlin, 1882 ; — BECHTEREW, *Ueber den Verlauf der die Pupille verengernden Fasern*, Pfluger's Arch., 1883 ; — Du MÊME, *Experimentelle Ergebnisse über den Verlauf der Sehnervenfasern*, Neurol. Centralbl., 1883 ; — MONAKOW, *Experimentelle u. path.-anat. Untersuchungen über die Beziehungen der Sehsphäre zu den infracorticalen Opticuscentren*, Arch. f. Psych., vol. XIV, XVI et XX ; — GANSER, *Ueber die Anordnung der Sehnervenfasern*, Arch. f. Psych., vol. XIII ; — BELLONCI, *La terminaison centrale du nerf optique chez les mammifères*, Arch. ital. de Biol., 1884 ; — JABOULAY, *Relations du nerf optique avec le système nerveux central*, Th. d'agrég., Paris, 1886 ; — DARKSCHEWITSCH, *Ueber die sogen. primären Opticuscentren*, Arch. f. Anat. u. Physiol., 1886 ; — Du MÊME, *Ueber die Pupillarfasern des tractus opticus*, Neurol. Centralbl., 1887 ; — Du MÊME, *Ueber die Kreuzung der Sehnerven*, Græfe's Arch., 37 Bd. ; — MICHEL, *Ueber Sehnervendegeneration und Sehnervenkreuzung*, Festschrift, Würzburg, 1887 ; — SINGER u. MÜNZER, *Beiträge zur Kenntniss der Sehnervenkreuzung*, Denkschr. d. Wien. Akad., 1888 ; — CAJAL, *Estructura del lobulo de los aves y origen de los nervios opticos*, Rev. trim. de histologia normal, 1889 ; — Du MÊME, *Même sujet*, Intern. Monatschr., 1890 ; — Du MÊME, *Terminacion central de las fibras retinianas*, Madrid, 1894 ; — MOELI, *Veränderungen des Tractus u. Nervus opticus bei Erkrank. d. Occipitalhirns*, Arch. f. Psych., 1890 ; — BERNHEIMER, *Ueber d. Sehnervenwurzeln des Menschen*, etc., Wiesbaden, 1891 ; — PERLIA, *Ueber d. Beziehungen d. Opticus zum Centralnervensystem*, Klin. Monatsschr. f. Augenheilk., 1891 ; —

Staurenghi. *Contrib. alla ricerca del decorso delle fibre midollete nel chiasma ottico.* Rend. Reale Istit. Lombardo, 1891 ; — Hebold. *Der Faserverlauf im Sehnerven.* Neur. Centralbl., 1891 ; — van Genuchten, *La structure des lobes optiques chez l'embryon du poulet.* La Cellule, 1892 ; — Vialet. *Les centres cérébraux de la vision et l'appareil nerveux visuel intra-cérébral.* Th. Paris, 1893 ; — Popoff. *Contrib. à l'étude de la structure du chiasma des nerfs optiques chez l'homme,* Wratch, 1893 ; — Henschen. *De l'anat. des voies optiques au point de vue diagnostique.* Upsala : Lakaref. Förhand, 1893 ; — Du même. *Sur le centre optique cérébral.* Congr. intern. de méd. de Rome, 1894 ; — Brissaud. *La fonction visuelle et le cunéus, étude anatomique sur la terminaison corticale des radiations optiques,* Ann. d'oculistique, 1894 ; — Henschen, *Sur les centres optiques cérébraux.* Rev. gén. d'ophtalmologie. 1894 ; — Hosch. *Zur Lehre von der Sehnervenkreuzung beim Menschen.* Corr.-Blatt. f. schweiz. Aerzte. 1894 ; — Hüfler. *Ueber d. Faserverlauf im Sehnerven d. Menschen.* Deutsch. Zeitschr. f. Nervenheilk. 1895 ; — Souuv. *Le lobe occipital et la vision mentale, hémianopsie,* Rev. philosoph.. 1895 ; — Pick. *Unters. über die topogr. Beziehungen zwischen Retina, Opticus und gekreusten Tractus opticus beim Kaninchen,* Neurol. Centralb.. 1896 ; — Dexler. *Untersuch. über dem Faserverlauf im chiasma des Pferdes,* etc.. Jahrb. f. Psychiatrie, 1897 ; — Tieliatnik, *Sur l'entre-croisement des nerfs optiques,* Revue (russe) de psych.. 1897 ; — Wieling, *Zur Anatomie des menschl. Chiasma,* Arch. f. Ophthalm., 1898.

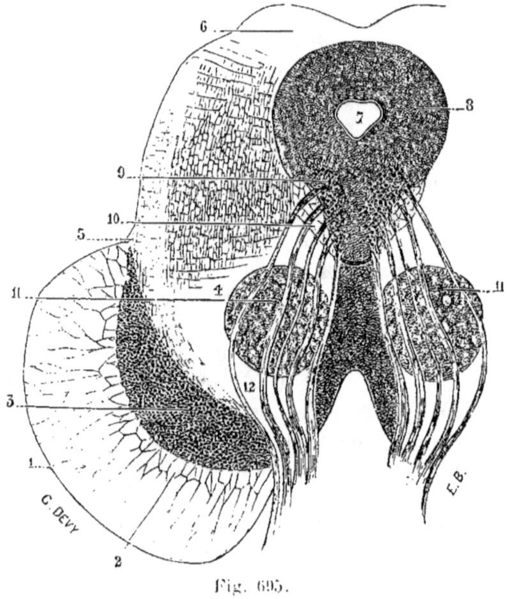

Fig. 695.

Les filets radiculaires du moteur oculaire commun, vus sur une coupe transversale du pédoncule cérébral passant par les tubercules quadrijumeaux antérieurs.

1, pied du pédoncule. — 2, stratum intermedium. — 3, locus niger. — 4, région de la calotte. — 5, sillon latéral de l'isthme. — 6, tubercules quadrijumeaux antérieurs. — 7, aqueduc de Sylvius. — 8, substance grise de l'aqueduc. — 9, noyau du moteur oculaire commun. — 10, bandelette longitudinale postérieure. — 11, noyau rouge de la calotte. — 12, filets radiculaires du moteur oculaire commun.

(Le trait jaune indique l'épendyme.)

§ III. — ORIGINE RÉELLE DU NERF MOTEUR OCULAIRE COMMUN.

Le nerf moteur oculaire commun ou nerf de la troisième paire émerge du névraxe au niveau du bord interne des pédoncules cérébraux. Exclusivement moteur, il se distribue, comme nous le verrons plus tard, à tous les muscles de l'orbite, sauf le droit externe et le grand oblique, lesquels sont innervés, le premier par le moteur oculaire externe, le second par le pathétique.

1° Noyau d'origine. — Découvert par Stilling en 1846 et bien décrit plus tard par Stieda (1869) et par Mathias Duval (1880), le noyau d'origine du moteur oculaire commun se trouve situé dans l'étage supérieur du pédoncule cérébral (fig. 695,9), au-dessous des tubercules quadrijumeaux. Il revêt, dans son ensemble, la forme d'une petite colonne longitudinale, qui s'étend, parallèlement à l'aqueduc de Sylvius, depuis le noyau du pathétique, auquel il fait suite, jusqu'à la partie postérieure du troisième ventricule. Il mesure, en moyenne, 10 millimètres de longueur sur 3 ou 4 millimètres de largeur.

Le noyau du côté droit et le noyau du côté gauche, nettement séparés au niveau de leur bord supérieur par un intervalle de 2 ou 3 millimètres, se rapprochent graduellement et arrivent même au contact par leur bord inférieur (fig. 695,9) : c'est-à-dire qu'ils sont séparés l'un de l'autre par un espace triangulaire à sommet inférieur, espace dans lequel s'enfonce à la manière d'un coin la substance grise de l'aqueduc. En rapport avec cette substance grise par sa face supéro-interne, le noyau de l'oculo-moteur commun repose directement, par sa face inféro-externe, sur les faisceaux de la bandelette longitudinale postérieure.

Histologiquement, le noyau oculo-moteur commun se compose de cellules multipolaires, pigmentées en jaune, un peu inférieures comme dimensions à celles du noyau pathétique (SCHWALBE). Ces cellules sont enlacées par un riche plexus de fibrilles nerveuses, qui les mettent en relation avec d'autres formations grises, voisines ou éloignées (voy. plus loin).

On a considéré longtemps le noyau de l'oculo-moteur commun comme une colonne compacte et homogène, non susceptible de divisions secondaires. Dans un travail relativement récent (1889), PERLIA a cru devoir le diviser en un certain nombre de noyaux, qui paraissent assez distincts chez le nouveau-né. Ces noyaux, dans leur ensemble, forment deux groupes (fig. 696 et 697) : un groupe antérieur (groupe supérieur pour quelques auteurs) et un groupe postérieur (groupe inférieur pour quelques auteurs).

a. *Groupe postérieur.* — Le groupe postérieur ou distal, le plus important des deux, constitue la portion principale du noyau de l'oculo-moteur commun. Il nous présente tout d'abord deux parties, une partie ventrale et

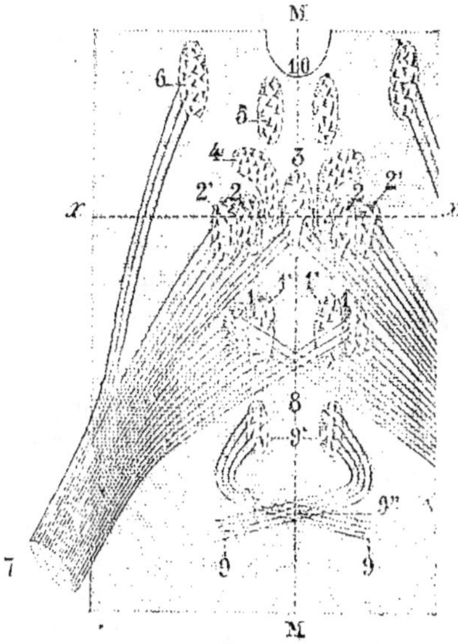

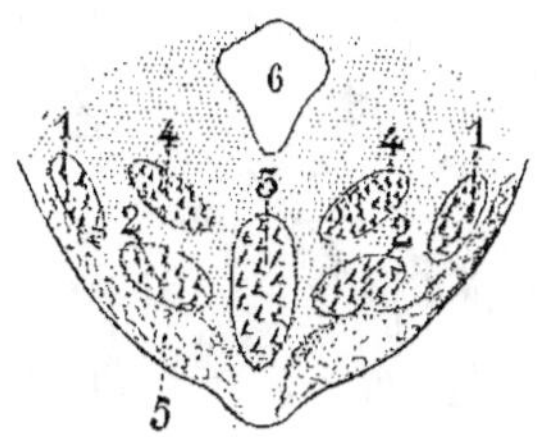

Fig. 696.

Schéma montrant les différents groupes cellulaires qui constituent, d'après PERLIA, le noyau d'origine de l'oculo-moteur commun.

1, noyau dorsal postérieur. — 1', noyau ventral postérieur. — 2, noyau dorsal antérieur. — 2', noyau ventral antérieur. — 3, noyau central. — 4, noyau d'Edinger-Westphal. — 5, noyau antéro-interne. — 6, noyau antéro-externe. — 7, tronc du moteur oculaire commun. — 8, fibres croisées. — 9, nerf pathétique, avec : 9', son noyau d'origine ; 9″, son entrecroisement. — 10, ventricule moyen.
MM, ligne médiane. — xx, axe suivant lequel est faite la coupe représentée dans la figure suivante (fig. 697).

Fig. 697.

Coupe transversale schématique du groupe principal de l'oculo-moteur commun, passant par l'axe *xx* de la figure précédente (imité d'OBERSTEINER).

1, noyau dorsal antérieur. — 2, noyau ventral antérieur. — 3, noyau central. — 4, noyau d'Edinger-Westphal. — 5, bandelette longitudinale postérieure, en rapport immédiat avec le noyau antérieur. — 6, coupe de l'aqueduc de Sylvius.

une partie dorsale : la première est couchée sur la partie interne de la bandelette longitudinale postérieure ; la deuxième, située au-dessus et en dehors de la précédente, répond à la partie externe de cette même bandelette. Chacune de ces parties, disposée en sens longitudinal, se divise à son tour en deux moitiés, l'une antérieure, l'autre postérieure. Cela fait en tout quatre noyaux, dont deux occupent le plan ventral et deux le plan dorsal. Ces quatre noyaux (fig. 696 et 697) sont formés par de grosses cellules multipolaires, de forme étoilée, légèrement teintées en jaune. Elles sont disséminées entre les mailles d'un riche réticulum, à la constitution duquel concourent des fibrilles d'origine et de signification fort diverses. Nous y reviendrons plus loin.

Entre les quatre noyaux du côté droit et les noyaux correspondants du côté gauche, sur la ligne médiane, se voit un nouveau noyau, celui-ci impair et médian : on le désigne, en raison de sa situation, sous le nom de *noyau central* (fig. 697, 3). Comme les précédents, il est allongé en sens sagittal et formé par des cellules de grandes dimensions.

Enfin, un peu en avant des noyaux dorsaux, nous rencontrons un dernier noyau (fig. 696 et

697,4) découvert par Edinger chez le fœtus et retrouvé ensuite par Westphal chez l'adulte : c'est le *noyau d'Edinger-Westphal*. Ce noyau se distingue de ceux précédemment décrits en ce qu'il est constitué par des cellules de petites dimensions.

Au total, le groupe postérieur du noyau de l'oculo-moteur commun se compose de six noyaux : deux noyaux ventraux, deux noyaux dorsaux, le noyau d'Edinger-Westphal et le noyau central. De ces six noyaux, les cinq premiers sont doubles, je veux dire qu'ils sont pairs et latéraux.

b. *Groupe antérieur.* — Le groupe antérieur ou proximal comprend deux paires de noyaux, que l'on distingue en antéro-interne et antéro-externe. L'un et l'autre nous présentent des cellules de dimensions moyennes. — Le *noyau antéro-interne* (fig. 696,5) est placé tout à côté de la ligne médiane. Il n'est séparé de celui du côté opposé que par un mince raphé. — Le *noyau antéro-externe* (fig. 696,6) est situé en avant et en dehors du précédent, de chaque côté de l'orifice antérieur de l'aqueduc de Sylvius : c'est le *noyau oculo-moteur supérieur* de Darkschewitsch. Ce noyau, outre ses connexions avec les faisceaux radiculaires du moteur oculaire commun, entre encore en relation, d'une part avec la bandelette longitudinale postérieure, d'autre part avec la commissure postérieure du cerveau (voy. *Cerveau*, p. 721).

2° **Trajet intra-pédonculaire de l'oculo-moteur commun.** — Au sortir de leur noyau d'origine, les faisceaux radiculaires du moteur oculaire commun se portent en bas et en dehors (fig. 695,12), en décrivant chacun une courbe à concavité dirigée en dedans. Ces faisceaux sont fort nombreux : on en compte de 10 à 12 sur une même coupe (Stieda). Ils traversent successivement la bandelette longitudinale postérieure, le noyau rouge de la calotte, le locus niger et, finalement, s'échappent du névraxe au niveau du bord interne du pédoncule cérébral. Cette émergence se fait le long d'un sillon longitudinal, qui, pour cette raison, a reçu le nom de *sillon de l'oculo-moteur commun*.

Une question qui a été longtemps controversée est celle de savoir si toutes les fibres du moteur oculaire commun proviennent du noyau correspondant et s'il n'en est pas un certain nombre qui tirent leur origine du noyau du côté opposé. Déjà, en 1853, Vulpian et Philipeaux avaient décrit en termes très précis des séries de décussation entre les deux nerfs droit et gauche, et ces fibres entrecroisées ont été signalées à nouveau, en 1869, par Stieda. Mathias Duval, dans ses recherches sur l'origine des nerfs crâniens, rejette formellement leur existence : il

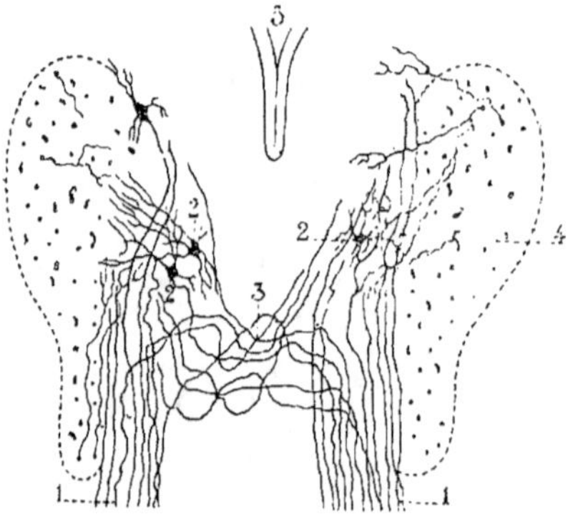

Fig. 698.

Entrecroisement partiel des fibres radiculaires de l'oculo-moteur commun chez le canard (d'après van Gehuchten).

1, oculo-moteur commun. — 2, son noyau d'origine. — 3, entrecroisement partiel. — 4, bandelette longitudinale postérieure. — 5, aqueduc de Sylvius.

y a bien, dans le raphé, des fibres nerveuses qui passent d'un côté à l'autre et qui vont, après entrecroisement, former les faisceaux radiculaires les plus internes du nerf oculo-moteur commun ; mais, pour lui, ces fibres entrecroisées ne proviennent nullement du noyau d'origine de ce dernier nerf ; elles viennent, par la bandelette longitudinale postérieure, du noyau oculo-moteur externe, lequel noyau envoie ses faisceaux efférents à la fois dans le nerf moteur oculaire externe et dans le nerf moteur oculaire commun (voy. plus loin, p. 864, *Origine réelle du moteur oculaire externe*). Les expériences physiologiques entreprises par Mathias Duval et Laborde sur les mouvements associés des globes oculaires confirment pleinement ces conclusions.

Depuis la publication du mémoire de Mathias Duval, la théorie de l'entrecroisement du moteur oculaire commun a été reprise par de nombreux auteurs, notamment par Gudden, par Edinger, par Perlia, par Kölliker, qui auraient observé, en utilisant des méthodes diverses, une décussation partielle chez le lapin, chez la grenouille, chez le poulet et même chez l'homme. Tout récemment (1892), van Gehuchten, à l'aide de la méthode de Golgi, a vu lui aussi, chez les oiseaux, un certain nombre de fibres efférentes du noyau oculo-moteur commun franchir la ligne médiane pour aller se jeter dans le tronc nerveux du côté opposé. Je reproduis ci-dessus (fig. 698) l'une de ses meilleures préparations : elle me paraît très démonstrative et ne laisse aucun doute sur l'existence d'un entrecroisement partiel, du moins chez les oiseaux. Mais de ce qu'un certain nombre de fibres efférentes du noyau oculo-moteur commun sont croisées, il ne s'ensuit pas que l'on doive rejeter le faisceau, décrit par M. Duval, qui se rend du noyau oculo-moteur externe au nerf moteur oculaire commun du côté opposé. Ce faisceau a été vu, par lui, chez le singe et chez l'homme. Il n'a été décrit, il est vrai, par aucun autre observateur ; mais les histologistes précités, qui ont constaté une décussation partielle du nerf, n'ont produit aucun fait tendant à établir que le faisceau en question n'existe pas. Voilà pourquoi nous le conservons dans notre description et dans nos figures 699 et 710.

En résumé, chacun des deux nerfs moteurs oculaires communs est constitué par trois ordres de filets radiculaires, savoir :

1° Des *filets radiculaires directs*, qui proviennent du noyau oculo-moteur commun du côté correspondant ; ce sont de beaucoup les plus nombreux ;

2° Des *filets radiculaires croisés*, qui tirent leur origine du noyau oculo-moteur commun du côté opposé ; ces fibres, pour Kölliker, seraient placées dans la partie externe du nerf moteur oculaire commun ; d'après Spitzka, elles se porteraient dans le muscle droit interne de l'œil ;

3° Des *filets radiculaires également croisés*, qui proviennent du noyau oculo-moteur externe du côté opposé et qui se rendent au muscle droit interne ; l'existence de ces derniers filets a pour résultat, sinon pour but, d'associer, dans les déplacements qu'ils impriment au globe de l'œil, le muscle droit interne du côté gauche avec le muscle droit externe du côté droit, et vice versa ; nous les retrouverons naturellement à propos de l'origine réelle du moteur oculaire externe.

3° **Localisations fonctionnelles dans le noyau oculo-moteur commun.** — Le noyau oculo-moteur commun n'est pas plus homogène au point de vue fonctionnel qu'au point de vue anatomique. Les expériences électro-physiologiques de Hensen et Völckers (*Græfe's Arch. für Ophthalmologie*, vol. XXIV, 1878) ont établi l'existence, dans cette colonne de substance grise, d'un certain nombre de centres, commandant chacun à un groupe musculaire déterminé. Ces centres, plus ou moins indépendants les uns des autres, se succèdent dans l'ordre suivant, en allant d'arrière en avant (fig. 699) : *centre du petit oblique, centre du droit inférieur, centre du droit supérieur et du releveur, centre du droit interne.* Hensen et Völckers sont arrivés, en outre, à découvrir en avant du noyau de l'oculo-moteur commun deux nouveaux centres, savoir : 1° sur le bord postérieur du troisième ventricule et sur ses faces latérales, le centre des mouvements de l'iris ou *centre photo-moteur*, qui préside aux variations de l'orifice pupillaire ; 2° plus en avant encore, vers le sommet du ventricule, le centre des mouvements produits par le muscle ciliaire ou *centre accommodateur*.

Les deux centres photo-moteur et accommodateur envoient, eux aussi, des filets radiculaires au nerf moteur oculaire commun et constituent ainsi, pour ce dernier nerf, deux nouveaux noyaux d'origine. Ces filets, à attributions physiologiques spéciales, sont placés vraisemblablement en avant de ceux qui proviennent du noyau classique : HENSEN et VÖLCKERS, en effet, après avoir sectionné à leur émergence des pédoncules cérébraux les radicules les plus antérieures, ont constaté que

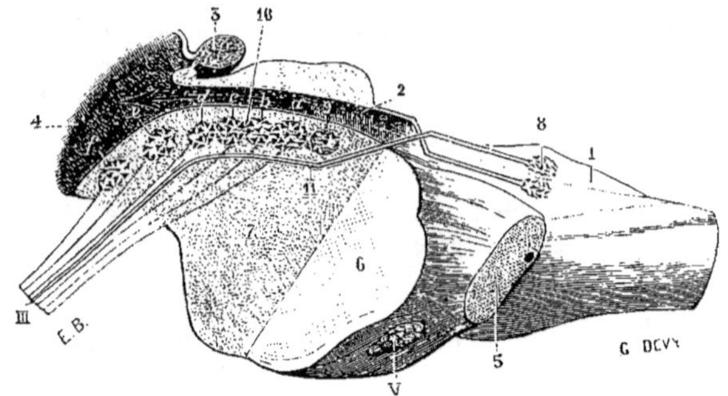

Fig. 699.

Origines réelles du nerf moteur oculaire commun du côté gauche (demi-schématique).

On a pratiqué tout d'abord sur la partie antérieure de l'isthme de l'encéphale, une coupe sagittale passant un peu à gauche de la ligne médiane. On a divisé ainsi cet isthme en deux segments, l'un gauche, l'autre droit. Puis, par une deuxième coupe, celle-ci vertico-transversale, rejoignant obliquement la première un peu en arrière de l'aqueduc de Sylvius, on a enlevé la partie antérieure du segment gauche.

III, nerf moteur oculaire commun du côté gauche. — V, trijumeau.

1, plancher du quatrième ventricule. — 2, aqueduc de Sylvius. — 3, glande pinéale. — 4, ventricule moyen. — 5, coupe du pédoncule cérébelleux moyen. — 6, coupe transversale de la moitié gauche de la protubérance. — 7, coupe vertico-latérale de la protubérance et du pédoncule cérébral gauche, passant un peu en dehors de la ligne médiane. — 8, noyau du moteur oculaire externe droit (eminentia teres du côté droit). — 9, noyau du pathétique gauche. — 10, noyau du moteur oculaire commun gauche, avec ses différents segments. — 11, faisceau émanant du noyau oculo-moteur externe droit et se rendant, après entrecroisement avec son homologue, dans le nerf moteur oculaire commun gauche, pour aboutir finalement au muscle droit interne.

a, centre du petit oblique. — b, centre du droit inférieur. — c, centre du droit supérieur et du releveur de la paupière. — d, centre du droit interne. — e, centre photo-moteur. — f, centre accommodateur.

l'excitation des origines de l'oculo-moteur commun était alors sans effet sur l'état de la pupille et sur le muscle de l'accommodation.

Ces localisations fonctionnelles dans le noyau d'origine de l'oculo-moteur commun nous expliquent d'une façon nette et précise toutes les paralysies partielles, qui peuvent frapper le globe oculaire dans ses muscles, soit extrinsèques, soit intrinsèques. Aussi les conclusions de HENSEN et VÖLCKERS ont-elles été accueillies avec faveur par les ophthalmologistes. Nous devons ajouter que ces conclusions, depuis qu'elles ont été émises, ont été confirmées, dans ce qu'elles ont d'essentiel tout au moins, par de nombreuses autopsies.

STARR, en 1888, a compulsé tous les faits jusque-là connus de paralysie d'origine nucléaire, limitée à l'un quelconque des muscles innervés par l'oculo-moteur commun, dans lesquels le siège exact de la lésion avait pu être constaté à l'autopsie. En comparant entre elles ces différentes observations, il est arrivé, en ce qui concerne les localisations fonctionnelles dans le noyau oculo-moteur commun, à distinguer des centres distincts, dont la situation respective nous est indiquée par le tableau suivant :

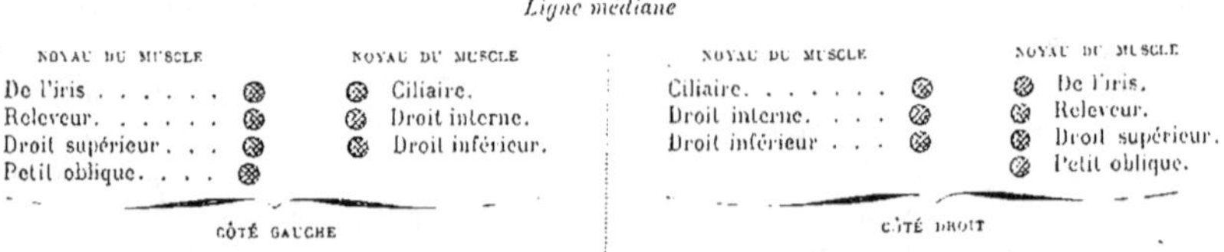

Ligne médiane

NOYAU DU MUSCLE		NOYAU DU MUSCLE		NOYAU DU MUSCLE		NOYAU DU MUSCLE
De l'iris . . . . . . ⊛	⊛ Ciliaire.		Ciliaire. . . . . . . ⊛		⊛ De l'iris.
Releveur. . . . . . ⊛	⊛ Droit interne.		Droit interne. . . . ⊛		⊛ Releveur.
Droit supérieur. . . ⊛	⊛ Droit inférieur.		Droit inférieur . . . ⊛		⊛ Droit supérieur.
Petit oblique. . . . ⊛					⊛ Petit oblique.

CÔTÉ GAUCHE   CÔTÉ DROIT

Ligne médiane

Ces conclusions, auxquelles STARR a été conduit par la méthode anatomo-clinique, concordent assez exactement, on le voit, avec les résultats expérimentaux de HENSEN et VÖLCKERS. Nous trouvons ici, cependant, deux rangées de noyaux au lieu d'une. De ces deux rangées, l'une est interne, l'autre externe. Il est vraisemblable qu'elles répondent aux deux étages, ventral et dorsal, qui ont été décrits par Perlia dans le noyau oculo-moteur commun.

Plus récemment (1894 et 1897), Bernheimer, à la suite de nombreuses recherches poursuivies à l'aide de la méthode de myélinisation successive, est arrivé, en ce qui concerne la constitution anatomique du noyau oculo-moteur commun, au schéma suivant (fig. 700). Il comprend :

1° Deux *noyaux latéraux*, l'un droit, l'autre gauche, disposés en sens sagittal, formant dans leur ensemble deux petites colonnes, incurvées en arc, leur concavité étant dirigée en dehors ; ils sont formés par des cellules de grosseur moyenne (40 μ) ;

2° Deux *noyaux médians pairs*, situés de chaque côté de la ligne médiane, en dedans et en arrière de la partie antérieure des noyaux précédents ; ils sont formés de petites cellules (7 ou 8 μ) et rappellent assez bien les noyaux d'Edinger-Westphal de la nomenclature de Perlia ;

3° Un *noyau médian impair*, à grandes cellules, placé sur la ligne médiane, en arrière des précédents ; c'est vraisemblablement le noyau central de Perlia.

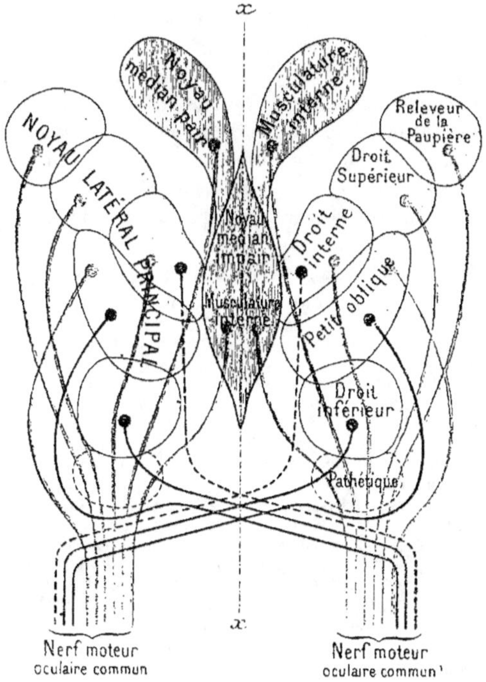

Ceci posé, Bernheimer, recourant à la méthode expérimentale détruit méthodiquement, chez le singe, tel ou tel groupe musculaire et examine ensuite, à l'aide de la méthode de Nissl, quelle est la partie du noyau qui se trouve lésée comme conséquence de la destruction du muscle. Ses expériences, qui portent sur 12 sujets, l'ont amené à conclure : 1° que les trois noyaux médians (les deux médians pairs et le médian impair) étaient affectés à l'innervation des muscles intra-oculaires ; 2° que les deux noyaux latéraux tenaient sous leur dépendance les muscles extra-oculaires, je veux dire le releveur de la paupière, les quatre droits (sauf le droit externe) et le petit oblique. Ces derniers muscles, toujours d'après Bernheimer, auraient chacun, son centre spécial. Mais ces centres d'innervation musculaire seraient placés d'une façon un peu différente que dans le schéma de Völckers : le centre du releveur de la paupière supérieure occuperait l'extrémité antérieure du noyau ; viendraient ensuite, en allant d'avant en arrière (fig. 700), le centre du droit supérieur, le centre du petit oblique et le centre du droit inférieur.

Enfin, Bernheimer, en ce qui concerne l'innervation directe ou croisée des muscles de l'œil, est arrivé aux conclusions suivantes : l'innervation du droit inférieur est croisée, je veux dire que ses filets nerveux proviennent du noyau du côté opposé ; pour le petit oblique, elle est en grande partie croisée et directe ; pour le droit supérieur, elle est surtout directe ; enfin, pour le releveur de la paupière, elle est exclusivement directe.

Fig. 700.

Schéma représentant, d'après les recherches anatomiques et expérimentales de Bernheimer, la constitution anatomique du noyau oculo-moteur commun.

(L'axe xx représente la ligne médiane.)

4° Relations centrales du noyau oculo-moteur commun.

— Les cellules du noyau oculo-moteur commun, avons-nous dit plus haut, se trouvent disséminées entre les mailles d'un riche réticulum de fibrilles nerveuses.

Ces fibrilles, qui mettent les cellules précitées en relation avec d'autres parties grises du névraxe, sont de deux ordres : les unes, émanant de la zone motrice de l'écorce, apportent au noyau oculo-moteur commun, les incitations motrices volontaires, ce sont des fibres croisées ; les autres, provenant de la voie sensitive ou sensorielle centrale (voy. p. 581), sont affectées aux mouvements réflexes. Parmi ces fibres excito-réflexes, nous rappellerons ce faisceau, déjà signalé plus haut (p. 563), qui descend du tubercule quadrijumeau antérieur dans la bandelette longitudinale postérieure et qui relie les arborisations terminales des fibres optiques et acoustiques aux différents noyaux, soit protubérantiels, soit bulbaires, qui tiennent sous leur dépendance les mouvements du globe de l'œil.

Le noyau oculo-moteur commun est encore en relation avec le cervelet par le pédoncule cérébelleux supérieur. KLIMOFF, après avoir sectionné ce pédoncule chez le lapin, a pu suivre un faisceau dégénéré jusqu'au noyau oculo-moteur commun du côté opposé. Les relations seraient donc *croisées* entre le cervelet et le noyau oculo-moteur commun. KLIMOFF pense, mais sans pouvoir encore en donner la preuve directe, qu'il existe des connexions analogues entre le cervelet et les deux noyaux oculo-moteur externe et pathétique.

Voyez, au sujet de l'origine réelle du moteur oculaire commun, parmi les travaux récents : HENSEN u. VÖLCKERS. *Ueb. den Ursprung der Accomodationsnerven.* Arch. f. Ophthalm., 1878; — DUVAL et LABORDE, *De l'innervation des mouvements associés des globes oculaires.* Journ. de l'Anat., 1880 ; — KAHLER u. PICK, *Zur Localisation partieller Oculomotoriuslähmung.* Prag. Zeitschr. f. Medicin, 1881 ; — EDINGER. *Vorl. d. centr. Hirnnervenbahnen,* Arch. f. Psych., 1885 : — NUSSBAUM, *Ueber die wechselseitigen Beziehungen zwischen den centralen Ursprungsgebieten der Augenmuskelnerven,* Wien. med. Jahrb., 1887 : — STAAR. *Ophtalmoplegia externa partialis.* Journ. of. nerv. and ment. Dis., 1888 ; — SPITZKA. *The oculo-motor centres and their coordination.* The Journ. of nerv. and ment. Diseases, 1888 : — PERLIA, *Die Anatomie des Oculomotoriuscentrums beim Menschen,* Græfe's Arch., 1689 ; — DARKSCHEWITSCH, *Ueber den oberen Oculomotoriuskern,* Arch. f. Anat. u. Physiol., 1889 ; — WESTPHAL. *Ein neue Zellengruppe im Oculomotoriuskern.* Centralbl. f. Nervenheilk., 1889 ; — BRUCE, *On the segmentation of the nucleus of the third cranial nerve,* Proc. of the roy. Soc. of Edinburgh., 1891 ; — KÖLLIKER. *Ueber d. Ursprung d. Oculomotorius beim Menschen,* Sitz. d. Wurzb. phys.-med. Gesellsch., 1892 : — VAN GEHUCHTEN, *De l'origine du nerf moteur oculaire commun.* La Cellule, 1892 ; — BERNHEIMER, *Zur Anat. des Oculomotorius,* Verh. Ges. d. Naturf., 1891 : — DU MÊME, *Experimentelle Studien zur Kenntniss der Innervation der inneren. u. äusseren von Oculomotorius versorgten Muskeln des Auges.* Arch. f. Ophthalmologie, 1897 ; — MAHAIM. *Recherches sur les connexions qui existent entre les noyaux des nerfs moteurs du globe oculaire d'une part et. d'autre part, le faisceau longitudinal postérieur et la formation réticulaire,* Bull. Acad. de méd. de Belgique, 1895 : — KLIMOFF. *Connexions du cervelet avec le noyau oculo-moteur commun,* Wratsch, 1896. n° 37 ; — GRASSET. *Le chiasma oculo-moteur (semi-décussation de l'oculo-moteur commun).* Rev. Neurol., 1897 ; — BECHTEREW, *Ueber die Kerne der mil. den Augenwegungen in Beziehung stehenden Nerven,* etc.. Arch. f. Anat. u. Physiol., 1897 ; — PANEGROSSI, *Contrib. allo Studio anatomo-fisiologico dei Centri dei nervi oculo-motori dell' uomo,* Roma (Labor. di Anat. normale), 1898.

§ IV. — ORIGINE RÉELLE DU PATHÉTIQUE

Le pathétique (*trochlearis* des anatomistes anglais et allemands), comme le moteur oculaire commun, est un nerf exclusivement moteur. Il se rend à l'orbite, où il se termine dans le muscle grand oblique.

1° Noyau d'origine. — Son noyau d'origine est situé dans la calotte pédonculaire immédiatement en dehors de la ligne médiane, un peu au-dessous et en dehors de l'aqueduc de Sylvius. Il répond à un plan vertico-transversal passant par la partie antérieure des tubercules quadrijumeaux postérieurs. Vu sur une coupe transversale, il revêt la forme d'un petit cercle de 1 millimètre à 1^{mm},5 de diamètre. Son côté supéro-interne répond à la substance grise de l'acqueduc ; son côté inféro-interne repose sur la bandelette longitudinale postérieure, qui présente à son niveau une légère dépression.

Le noyau du pathétique fait suite, en avant, au noyau du moteur oculaire commun (fig. 699,9) et l'on a pu dire avec raison qu'il n'est autre chose que la portion toute postérieure de la colonne de substance grise qui donne naissance à ce dernier nerf. De ce fait, le noyau du pathétique a exactement la même signification morphologique que le noyau qu'il continue : il est, lui aussi, le représentant de la base de la corne antérieure de la moelle.

Histologiquement, le noyau pathétique se compose, comme le noyau oculo-moteur commun, de cellules multipolaires de grosseur moyenne (40 à 50 μ), plus ou moins tassées les unes contre les autres et entourées d'un riche réticulum de fibrilles nerveuses.

WESTPHAL et SIEMERLING, en 1891, ont signalé l'existence, en arrière et au-dessus du noyau que nous venons de décrire, d'un autre noyau, qu'ils ont cru devoir considérer comme le *noyau principal du pathétique* : c'est, du reste, le nom sous lequel ils le désignent. Contrairement à cette opinion, KARSCH, dans des recherches plus récentes (1894), a établi que le noyau en question n'avait aucune relation avec le pathétique. Ce noyau, situé en pleine substance grise de l'aqueduc, formé par des cellules plutôt petites, pauvre en fibrilles, n'émettant aucun filet radiculaire, n'est vraisemblablement qu'un de ces amas cellulaires, à signification encore énigmatique, qui se voient de loin en loin dans la substance grise péri-épendymaire.

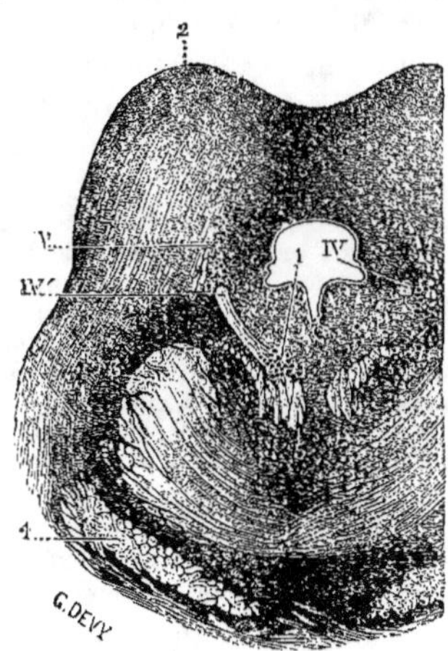

Fig. 701.

Coupe vertico-transversale de l'isthme, passant par le noyau d'origine du pathétique (d'après M. DUVAL).

1, noyau d'origine du pathétique. — 2, tubercules quadrijumeaux postérieurs. — 3, pédoncules cérébelleux supérieurs. — 4, ruban de Reil. — 5, bandelette longitudinale postérieure. — IV, IV, nerf pathétique. — V, racine supérieure du trijumeau.

2° Trajet caché du pathétique. — De la partie antérieure de la valvule de Vieussens, où il prend son origine apparente, le nerf pathétique (fig. 448 et 702) se dirige horizontalement en dedans et traverse bientôt la ligne médiane, en s'entrecroisant avec celui du côté opposé. Cet entrecroisement, disons-le tout de suite, est *total*, c'est-à-dire que toutes les fibres qui entrent dans la constitution du pathétique, traversent la ligne médiane et, de ce fait, tirent leur origine d'un noyau situé du côté opposé à celui qu'occupe leur point d'émergence : c'est là une disposition remarquable, que ne présente aucun autre nerf cranien. Peu après son entrecroisement, le pathétique s'infléchit en avant pour prendre une direction longitudinale et suivre pendant quelque temps un trajet parallèle à l'aqueduc de Sylvius. Puis, se coudant de nouveau à angle droit, il s'incline en dedans et un peu en bas, atteint le noyau ci-dessus décrit et s'y termine.

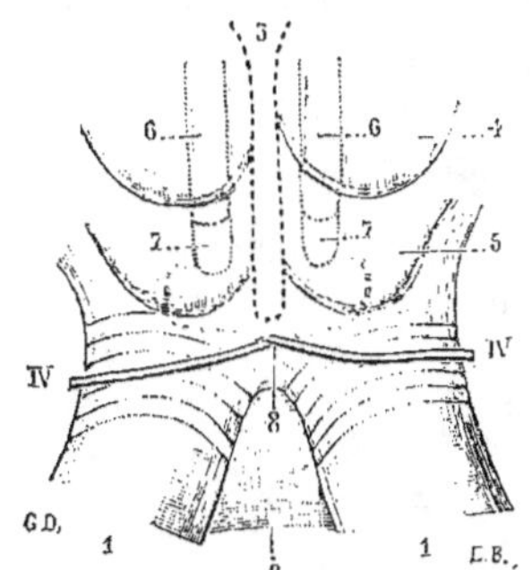

Fig. 702.

Trajet caché du nerf pathétique.

IV, nerf pathétique. — 1, 1, pédoncules cérébelleux supérieurs. — 2, valvule de Vieussens. — 3, aqueduc de Sylvius. — 4, tubercules quadrijumeaux antérieurs. — 5, tubercules quadrijumeaux postérieurs. — 6, noyau du moteur oculaire commun. — 7, noyau du pathétique. — 8, entrecroisement des deux pathétiques.

(La ligne en pointillé rouge indique le trajet caché du pathétique.)

Comme on le voit par cette description sommaire, le pathétique, dans sa portion cachée, revêt la forme d'une anse ou d'un fer à cheval, dont la cavité serait dirigée en dedans. On peut donc lui considérer (fig. 702) deux branches, l'une antérieure, l'autre postérieure, et une portion moyenne. — La *branche antérieure* commence au noyau d'origine et s'étend transversalement de dedans en dehors et un peu de bas en haut. — La *portion moyenne*, longitudinale, se dirige d'avant en arrière et de haut en bas, parallèlement à l'aqueduc de Sylvius. — La *branche postérieure*, enfin, suivant comme l'antérieure une direction transversale, se dirige de dehors en dedans vers la ligne médiane, franchit cette ligne et émerge du névraxe à la partie postérieure des testes, de chaque côté du frein de la valvule de Vieussens.

La portion moyenne du pathétique, *branche moyenne* de quelques auteurs, est toute voisine de la racine supérieure du trijumeau (voy. ce nerf), qui, suivant les espèces animales, la côtoie, la croise ou même la traverse de haut en bas (fig. 701,5). Mais, quelque intime que soit leur voisinage, les deux troncs radiculaires n'affectent jamais entre eux que de simples rapports de contiguïté, comme l'ont nettement établi les recherches de Meynert et de Mathias Duval. *Ils n'échangent jamais de fibres* et conservent par conséquent l'un et l'autre, tant au point de vue anatomique qu'au point de vue physiologique, leur entière indépendance. A fortiori, les filets radiculaires descendants qui constituent la racine supérieure du trijumeau ne se jettent pas dans le pathétique, comme l'ont enseigné à tort Deiters, Henle et tout récemment Golgi, mais appartiennent réellement à la cinquième paire (voy. *Trijumeau*, p. 861).

3° Relations centrales du pathétique. — Le noyau pathétique, comme le noyau moteur oculaire commun, est en relation :

1° Avec la zone motrice de l'écorce cérébrale par des fibres appartenant au faisceau géniculé, qui lui apportent les incitations motrices volontaires ; ces fibres sont croisées, je veux dire que chaque noyau pathétique est sous l'influence de l'hémisphère du côté opposé ;

2° Avec la voie sensitive centrale, par un certain nombre de collatérales qui sont en rapport avec les mouvements réflexes ;

3° Avec la voie optique et la voie acoustique, par des fibres qui descendent des tubercules quadrijumeaux antérieurs et leur arrivent en suivant la bandelette longitudinale postérieure ; ces fibres optiques et acoustiques sont, comme les précédentes, affectées aux mouvements réflexes.

Voyez, au sujet de l'origine réelle du pathétique, parmi les mémoires récents : Golgi, *Sur l'origine du quatrième nerf cérébral*, Arch. ital. de Biol., 1893 ; — Kausch, *Ueber die Lage des Trochleariskern*, Neur. Centr., 1894 ; — van Gehuchten, *De l'origine du pathétique et de la racine supérieure du trijumeau*, Bull. Acad. roy. des Sc. de Belgique, 1895.

§ V. — Origine et terminaison réelles du trijumeau

Le trijumeau, nerf mixte, naît sur la face inférieure de la protubérance annulaire par deux racines : 1° une racine, relativement très volumineuse, qui est sensitive ; 2° une racine, beaucoup plus petite, qui est motrice. Ces deux racines, en raison de leur valeur fonctionnelle toute différente, doivent être étudiées séparément.

A. — Racine sensitive ou trijumeau sensitif

La racine sensitive ou *trijumeau sensitif*, qui tient sous sa dépendance la sensibilité de la face et de la moitié antérieure de la tête, s'étend du ganglion de Gasser à la face inférieure de la protubérance. Le ganglion de Gasser est l'homologue d'un ganglion spinal et le trijumeau sensitif lui-même a exactement la même signification que la racine postérieure d'un nerf rachidien. Nous examinerons successivement : 1° ses noyaux terminaux ; 2° son trajet intra-protubérantiel ; 3° ses relations centrales.

1° Noyaux terminaux. — Les noyaux de substance grise auxquels aboutissent les fibres constitutives de la grosse racine, sont au nombre de trois : le noyau gélatineux, le noyau moyen et le noyau du locus cœruleus.

a. *Noyau gélatineux*. — Le noyau gélatineux, continuation de la tête de la corne postérieure, a la forme d'une longue colonne longitudinale, qui s'étend sans interruption depuis le collet du bulbe jusqu'au tiers inférieur de la protubérance. Elle occupe la partie latérale et superficielle du bulbe et c'est elle qui, en soulevant à son niveau la partie antérieure du cordon postérieur, détermine cette saillie, comme elle longitudinale, que nous avons déjà décrite sur le bord antérieur du corps restiforme et que l'on désigne sous le nom de *corps cendré de Rolando*. — Vu sur des coupes horizontales (fig. 703,4'), le noyau gélatineux est arrondi. — Vu sur des coupes frontales, il revêt l'aspect d'une colonne ascendante, obliquement dirigée de bas en haut et un peu de dedans en dehors (fig. 704,6). Elle est même légèrement incurvée en S, de telle sorte que sa moitié inférieure est convexe en dehors, sa moitié supérieure convexe en dedans. — Histologiquement, le noyau gélatineux nous présente, comme la substance gélatineuse de la moelle dont elle dérive, des cellules multipolaires de dimensions moyennes

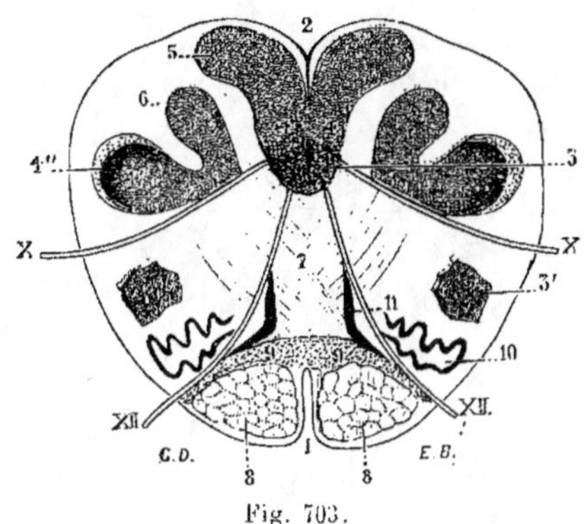

Fig. 703.

Coupe de la partie moyenne du bulbe rachidien, pour montrer la racine inférieure du trijumeau (d'après Mathias Duval).

1, sillon médian antérieur. — 2, sillon médian postérieur. — 3, base des cornes antérieures. — 3', leur tête. — 4, base des cornes postérieures. — 4'. leur tête, avec 4", racine bulbaire du trijumeau. — 5, noyaux postpyramidaux. — 6, noyaux restiformes. — 7, raphé, formé en grande partie par l'entrecroisement des faisceaux sensitifs. — 8, portion motrice des pyramides (*en rouge*). — 9, portion sensitive des pyramides (*en bleu*). — 10, olive. — 11, noyau juxta-olivaire antéro-interne. — X, nerf pneumogastrique (portion sensitive). — XII, nerf grand hypoglosse.

et de formes fort diverses. Tout autour de ces cellules se dispose un riche réticulum de fibrilles, qui par rapport au noyau sont, les unes afférentes et les autres efférentes.

b. *Noyau moyen*. — Le noyau moyen (*noyau sensitif* de certains auteurs) est situé au-dessus et un peu en arrière du précédent (fig. 704,7). Sa hauteur est de 3 ou 4 millimètres. Il renferme, comme éléments, des cellules de petite taille, formant de petits amas irréguliers entre les fibrilles nerveuses qui s'y terminent ou ne font que le traverser. Les auteurs ne sont pas d'accord sur la signification du noyau moyen ou sensitif. Les uns, avec Kölliker, le considèrent comme une simple dépendance de la colonne gélatineuse, comme la partie toute supérieure de cette colonne. Les autres, comme Obersteiner, le distinguent soigneusement de la substance gélatineuse. Hösel se range à cette dernière opinion et, pour lui, le noyau sensitif du trijumeau serait l'homologue du noyau de Burdach (p. 504).

c. *Noyau du locus cœruleus*. — Le locus cœruleus, on le sait (p. 589), est cette traînée noirâtre ou bleuâtre qui s'étend le long du bord supérieur du plancher ventriculaire, immédiatement au-dessus de la fovea superior. La substance grise qui le forme (*substantia ferruginosa*) renferme des cellules de grandes dimensions (50 à 60 μ), de forme globuleuse, plus ou moins riches en granulations pigmentaires d'un brun foncé : quelques cellules ne présentent qu'une toute petite quantité de granulations pigmentaires ; d'autres en sont entièrement remplies ; il en est, enfin, un certain nombre qui sont entièrement dépourvues de pigment. Le locus cœruleus, en tant que région colorée en noir, ne mesure guère que 6 à 8 millimètres de longueur. Mais ses éléments se prolongent bien au-dessus de cette région noirâtre : on peut, en effet, suivre les cellules caractéristiques du locus cœruleus jusque dans la calotte pédonculaire.

2° Trajet intra-protubérantiel du trijumeau sensitif. — De la face antérieure de la protubérance, où elles s'engagent dans le névraxe, les fibres constitutives du trijumeau sensitif se portent obliquement en arrière et en dedans et, arrivées dans la région de la calotte, se divisent chacune en deux branches : l'une ascendante, plus courte· et plus grêle ; l'autre descendante, plus longue et plus forte. Au point de vue de leur mode de terminaison, ces fibres forment trois groupes, constituant chacun une racine : racine inférieure, racine moyenne et racine supérieure.

a. *Racine inférieure* — La racine inférieure, ou bulbaire, signalée depuis bien longtemps par GALL et SPURZHEIM, a été particulièrement bien décrite, en 1877, par MATHIAS DUVAL. Son existence, et aussi son trajet et son mode de terminaison, sont certainement aujourd'hui un des points les mieux établis de l'histoire des nerfs craniens. Cette racine est représentée par un volumineux paquet de fibres nerveuses, qui se séparent du tronc du trijumeau, peu après son entrée dans la protubérance, pour s'infléchir en bas et en arrière et descendre jusqu'au niveau de l'émergence de la première paire· cervicale. On la désigne indifféremment sous les noms de *racine ascendante* ou de *racine descendante*, suivant qu'on la suit du noyau terminal vers son point d'émergence ou de sont point d'émergence vers son noyau terminal. Ces deux dénominations prêtent à confusion, et voilà pourquoi nous leur avons

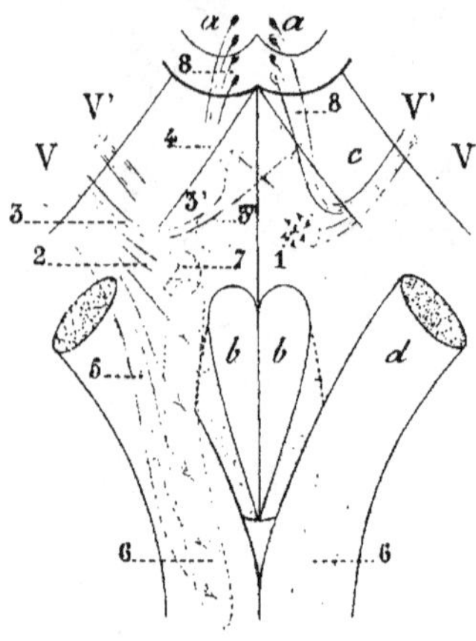

Fig. 704.

Schéma représentant, sur le plancher du quatrième ventricule, les origines et terminaisons réelles du trijumeau.

V. grosse racine du trijumeau (*en bleu*) ; V', sa petite racine ou nerf masticateur (*en rouge*).

a, tubercules quadrijumeaux. — *b*, plancher du quatrième ventricule. — *c*, pédoncules cérébelleux supérieurs. — *d*, pédoncules cérébelleux inférieurs.

1, noyau masticateur (*en rouge*). — 2, racine moyenne du trijumeau sensitif. — 3, racine du locus cœruleus, avec : 3', fibres directes ; 3'', fibres croisées. — 4, locus cœruleus. — 5, racine inférieure ou descendante. — 6, colonne de substance gélatineuse, formant le noyau terminal de cette dernière racine. — 7, noyau moyen ou noyau sensitif. — 8, racine supérieure ou descendante du trijumeau moteur.

substitué celle, tout aussi significative, de racine inférieure ou bulbaire. On la désigne encore assez souvent aujourd'hui sous le nom de *racine bulbo-spinale*.

Vue en coupe transversale (fig. 703,4''), la racine inférieure du trijumeau revêt la forme d'un croissant dont la cavité, dirigée en dedans, coiffe le noyau gélatineux ci-dessus décrit. Son volume, relativement considérable à sa partie supérieure, diminue peu à peu au fur et à mesure qu'on se rapproche du collet du bulbe : c'est que, au fur et à mesure qu'elle descend, elle jette dans la colonne gélatineuse un certain nombre de ses fibres, lesquelles s'y terminent par des arborisations libres (voy. fig. 705,2).

Les rapports de la racine inférieure du trijumeau sont différents au niveau de la protubérance et au niveau du bulbe. — Au niveau de la protubérance, le faisceau radiculaire est profondément situé entre le corps restiforme et la substance réticulaire : la branche ascendante du facial passe sur son côté interne ; la racine cochléaire de l'auditif croise son côté externe. — Au niveau du bulbe, il est beaucoup plus superficiel : il longe le côté antérieur du corps restiforme et ne se.

trouve séparé de la surface extérieure de l'organe que par un mince couche de substance blanche. Les nerfs mixtes (fig. 725,8) le traversent de part en part.

Outre les fibres précitées, qui sont manifestement sensitives, la racine inférieure du trijumeau renferme encore dans sa masse un certain nombre de fibres sympathiques, qui proviennent vraisemblablement des équivalents bulbaires du tractus intermedio-lateralis. La racine en question est donc une racine essentiellement mixte : elle possède à la fois des fibres sensitives et des fibres vaso-motrices. La physiologie expérimentale, entre les mains de MATHIAS DUVAL et LABORDE, est venue corroborer sur ce dernier point, d'une façon aussi nette qu'ingénieuse, les données de l'anatomie. Ces deux expérimentateurs, en effet, en sectionnant la racine inférieure du trijumeau dans le bulbe lui-même, sur des chiens et sur des lapins, ont constaté, du côté correspondant de la face et notamment sur le globe oculaire, l'ensemble des troubles sensitifs et trophiques qui suivent d'ordinaire la section du trijumeau, lorsque cette section est pratiquée entre le ganglion de Gasser et son émergence. Nul doute alors que le faisceau intra-bulbaire sectionné ne soit l'une des principales racines de la cinquième paire.

b. Racine moyenne. — La racine moyenne (fig. 379) est moins importante que la précédente. Elle est aussi beaucoup plus courte. Les fibres qui la constituent, suivant un trajet à peu près horizontal, se portent vers le noyau moyen et s'y terminent, comme celles de la racine inférieure, par des arborisations libres.

c. Racine supérieure ou racine du locus cœruleus. — La racine supérieure (fig. 704, 3'), décrite par MEYNERT sous le nom de *racine descendante externe*, se porte obliquement en haut et en arrière et

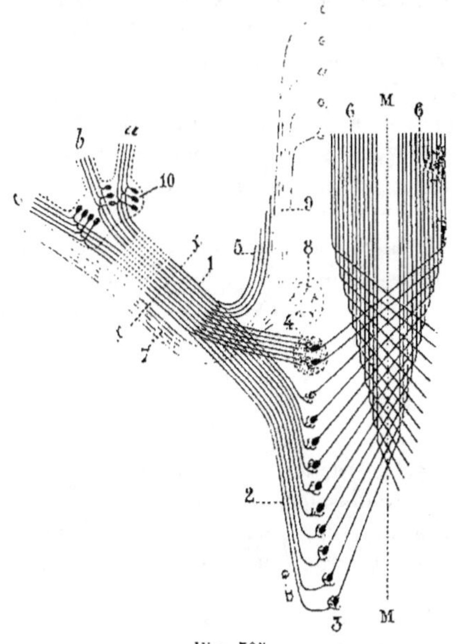

Fig. 705.

Schéma montrant les origines et les terminaisons réelles des deux portions du trijumeau.

(L'axe *x x* indique l'entrée du trijumeau dans la protubérance : la ligne MM désigne la ligne médiane.)

1, trijumeau sensitif. — 2, sa racine inférieure. — 3, noyau gélatineux. — 4, noyau moyen. — 5, racine du locus cœruleus. — 6, voie centrale du trijumeau. — 7, trijumeau moteur ou masticateur. — 8, noyau masticateur. — 9, racine supérieure. — 10, ganglion de Gasser, avec ses trois branches : *a*, l'ophthalmique ; *b*, le maxillaire supérieur ; *c*, le maxillaire inférieur.

vient se terminer dans le locus cœruleus. Ses fibres sont en partie directes, en partie croisées, je veux dire qu'elles se rendent, les premières (3') au locus cœruleus du côté correspondant, les secondes (3") au locus cœruleus du côté opposé. Nous devons ajouter que l'accord n'est pas encore fait, parmi les anatomistes, sur la signification morphologique de cette racine : certains auteurs la rejettent entièrement ; d'autres, tout en admettant son existence, la considèrent comme motrice et, de ce fait, la rattachent à la petite racine ou trijumeau moteur (voir plus bas, p. 869).

MEYNERT et, après lui, EDINGER ont signalé des fibres qui, de la grosse racine du trijumeau, se portaient directement vers le cervelet en formant, pour ce nerf, une nouvelle racine, la *racine cérébelleuse directe*. L'existence de cette racine n'est pas encore nettement démontrée : elle est rejetée par bon nombre d'auteurs, notamment par KÖLLIKER et par BECHTEREW. Le trijumeau, sans doute, est en relation avec le cervelet, comme les autres nerfs sensitifs : mais les fibres qui établissent ces relations proviennent des noyaux terminaux de la grosse racine et non de la racine elle-même.

3° Relations centrales du trijumeau sensitif. — Les cellules nerveuses du noyau gélatineux et du noyau moyen (nous ne savons rien encore au sujet de celles du locus cœruleus), émettent des fibres qui se dirigent en dedans, en formant par leur ensemble ce que nous appellerons la *voie centrale du trijumeau*. Ces fibres (fig. 705,6), arrivées au raphé, s'y entrecroisent avec celles du côté opposé (KÖLLIKER, HÖSEL, WALLENBERG); puis, se redressant en haut pour devenir longitudinales, elles se mêlent aux fibres de la portion fondamentale du ruban de Reil et gagnent, avec elles, le thalamus et l'écorce cérébrale.

À côté de ces fibres qui s'entrecroisent dans le raphé (*fibres croisées*), CAJAL signale d'autres fibres qui ne vont pas jusqu'à la ligne médiane et qui se jettent dans le ruban de Reil du côté correspondant (*fibres directes*).

Qu'elles soient directes ou croisées, les fibres constitutives de la voie centrale du trijumeau abandonnent au cours de leur trajet de nombreuses collatérales, qui se terminent, les unes dans les noyaux moteurs bulbo-protubérantiels (en particulier dans le noyau ambigu, dans le noyau masticateur et dans le noyau du facial), les autres dans la formation réticulaire. KÖLLIKER incline à penser que ces dernières collatérales ont pour rôle d'influencer les grosses cellules multipolaires de la substance réticulaire blanche et grise (p. 511).

B. — RACINE MOTRICE OU TRIJUMEAU MOTEUR

La petite racine du trijumeau, exclusivement motrice (*trijumeau moteur*), se rend aux muscles masticateurs (temporal, masséter, ptérygoïdiens interne et externe, mylo-hyoïdien et ventre antérieur du digastrique), d'où le nom de *nerf masticateur*, que l'on donne parfois à cette racine.

1° Noyaux d'origine. — On distingue à la racine motrice du trijumeau deux noyaux, un noyau principal et un noyau accessoire :

a. *Noyau principal*. — Le noyau principal, plus connu sous le nom de *noyau masticateur* (fig. 704, 1 et 705, 8) est profondément situé dans la partie latérale de la calotte protubérantielle. C'est une petite colonne de substance grise, haute de 4 ou 5 millimètres, commençant en bas au niveau de l'extrémité supérieure de l'olive protubérantielle et dépassant légèrement en haut le noyau sensitif. Vu en coupe horizontale (fig. 706,2), il revêt la forme d'un ovale dont le diamètre antéro-postérieur, le plus grand des deux, mesure en moyenne 3 millimètres, le diamètre transversal 1^{mm},3 seulement (KÖLLIKER). Comme le noyau du facial, au-dessus duquel il est situé, le noyau masticateur représente, au niveau de la protubérance, la tête de la corne antérieure de la moelle épinière. Histologiquement, il est formé par des cellules multipolaires de grandes dimensions (50 à 70 μ, KÖLLIKER), pourvues de prolongements nombreux et richement ramifiés.

b. *Noyau accessoire*. — Le noyau accessoire est constitué par une longue traînée de cellules nerveuses, qui commence en bas au niveau du noyau principal et, de là, s'étend sans interruption jusqu'au côté interne du tubercule quadrijumeau antérieur. Ces cellules, tantôt éparses, tantôt réunies en petits groupes, sont volumineuses (50 à 60 μ en moyenne), arrondies ou légèrement piriformes (fig. 707,1). MEYNERT, en raison de leur forme sphérique et de leur aspect boursouflé, leur avait donné le nom de *cellules vésiculeuses*. Longtemps on les a considérées comme dépourvues de prolongements protoplasmiques. KÖLLIKER s'est élevé contre cette assertion et, dans la dernière édition de son traité d'histologie, il les décrit comme étant multipolaires. Dans un travail récent, inséré dans le *Monitore zoologico* de 1894, Lugaro nous apprend que sur 68 cellules vésiculeuses, qu'il a clairement observées chez le lapin, 33 étaient privées de prolongements protoplasmiques, 31 en avaient un seul, long de 30 à 150 μ, 3 en avaient deux, 1 en avait trois. Les cellules en question ne possèdent donc qu'un appareil protoplasmique rudimentaire. Leurs cylindraxes, dont l'origine et le trajet ont été bien

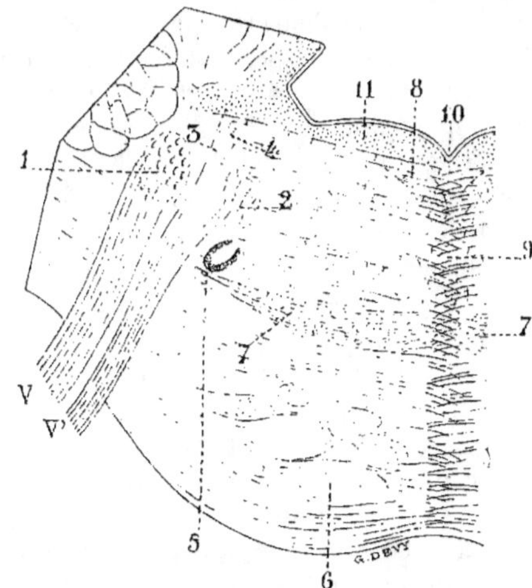

Fig. 706.

Coupe transversale de la partie supérieure de la protubérance annulaire pour montrer les noyaux du trijumeau (demi-schématique).

V, trijumeau sensitif (grosse racine) ; V', trijumeau moteur (petite racine ou nerf masticateur). — 1, noyau formé par la substance gélatineuse. — 2, noyau masticateur. — 3, racine descendante du nerf masticateur. — 4, cellules d'origine de cette racine. — 5, olive supérieure ou protubérantielle. — 6, faisceau pyramidal. — 7, ruban de Reil. — 8, bandelette longitudinale postérieure. — 9, formation réticulaire. — 10, quatrième ventricule. — 11, substance grise sous-épendymaire.

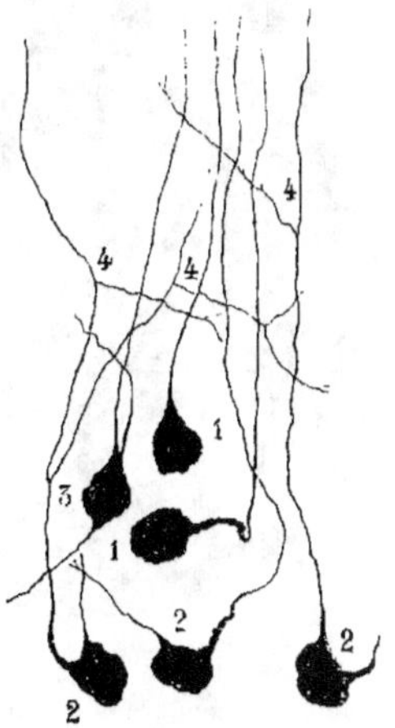

Fig. 707.

Cellules de la racine supérieure ou descendante du trijumeau, imprégnation par le nitrate d'argent (d'après Lugaro).

1, 1, cellules unipolaires. — 2, 2, cellules bipolaires. — 3, 3, cellules multipolaires. — 4, 4, collatérales.

étudiés par Lugaro et par Cajal, se portent obliquement en bas et en arrière (fig. 705,9), pour se jeter finalement dans la petite racine du trijumeau.

2° **Trajet intra-protubérantiel du trijumeau moteur.** — Chacun des deux noyaux précités donne naissance à un faisceau radiculaire. Le trijumeau moteur se trouve ainsi avoir deux racines que nous distinguerons, d'après leur direction, en supérieure et inférieure :

a. *Racine inférieure.* — La racine inférieure (fig. 706,V'), la plus importante des deux, provient du noyau masticateur : elle est l'ensemble des fibres qui naissent des cellules de ce noyau. Ces fibres, réunies bientôt en un faisceau compacte, se portent obliquement en avant et un peu en haut, traversent l'étage inférieur de la protubérance et s'échappent du névraxe par le même point que la grosse racine. La racine inférieure est en partie croisée, je veux dire que, à côté des fibres qui proviennent du noyau masticateur correspondant, se trouvent un certain nombre de fibres (Kölliker) qui tirent leur origine du noyau du côté opposé. Ainsi s'explique vraisemblablement la synergie des muscles droits et gauches dans les mouvements de mastication.

b. *Racine supérieure.* — La racine supérieure (fig. 705,9), encore appelée *racine cérébrale* ou *racine descendante,* émane des cellules vésiculeuses ci-dessus décrites. Les fibres qui la constituent forment un petit faisceau longitudinal, qui vient se placer sur le côté externe de la traînée celluleuse où il prend origine et qui, recevant continuellement de nouvelles fibres, augmente de volume au fur et à mesure qu'il descend. Vu sur des coupes transversales de l'isthme (fig. 708, V et 427,3), il nous apparaît sous la forme d'un croissant orienté en sens sagittal : sa face interne, légèrement concave, regarde l'aqueduc de Sylvius, dont elle est séparée par un intervalle de 3 ou 4 millimètres ; sa face externe, convexe, répond au pédoncule cérébelleux supérieur. Arrivée au voisinage du noyau masticateur, notre racine descendante, jusque-là longitudinale, s'infléchit en avant et en dehors pour devenir horizontale, rejoint la racine précédente et se fusionne avec elle.

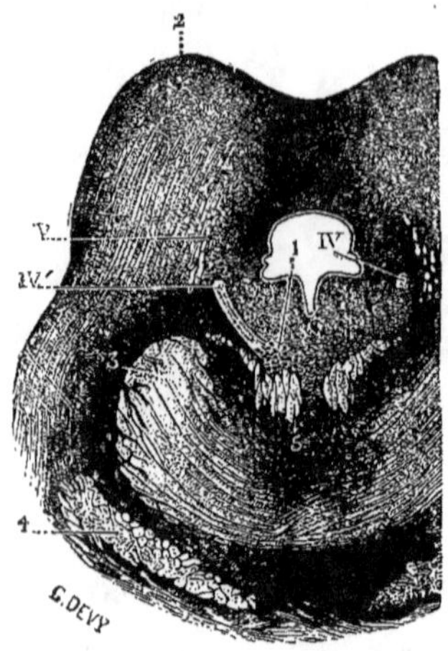

Fig. 708.

La racine descendante du trijumeau, vue sur une coupe transversale passant par les tubercules quadrijumeaux postérieurs (d'après Mathias Duval).

1, noyau d'origine du pathétique. — 2, tubercules quadrijumeaux postérieurs. — 3. pédoncules cérébelleux supérieurs. — 4, ruban de Reil. — 5, bandelette longitudinale postérieure. — IV, IV', nerf pathétique. — V, racine supérieure du trijumeau.

Comme on le voit, toutes les fibres constitutives du trijumeau, qu'elles soient sensitives ou motrices, ascendantes ou descendantes, se portent en convergeant vers cette région de la calotte protubérantielle qui est située immédiatement en avant du noyau masticateur : cette région est ce que certains auteurs ont appelé *convolutio trigemini* (lieu de rassemblement, lieu de réunion des fibres du trijumeau).

Comme il a été dit plus haut (voy. *Pathétique.* p. 856). les filets radiculaires qui proviennent des cellules vésiculeuses supérieures croisent la portion moyenne du fer à cheval décrit par le pathétique et présentent parfois avec ce dernier nerf des rapports intimes. Nous rappellerons, toutefois, que ces rapports se bornent toujours à une simple contiguïté des deux faisceaux nerveux, lesquels ne doivent pas être plus confondus au point de vue anatomique qu'au point de vue physiologique.

3° Relations centrales du trijumeau moteur. — Le noyau masticateur est l'aboutissant d'un certain nombre de fibres du faisceau géniculé, qui proviennent de la zone motrice de l'écorce cérébrale et lui apportent les incitations motrices volontaires : ces fibres sont croisées. Il reçoit en outre, de nombreuses collatérales qui, comme nous l'avons vu plus haut (p. 856), émanent de la voie centrale du trijumeau : elles sont affectées aux mouvements réflexes.

Voyez, au sujet des origines et terminaisons réelles du trijumeau, parmi les travaux récemment publiés : BECHTEREW, *Ueber d. Faserursprung d. grossen aufsteigenden Trigeminuswurzeln* Arch. f. Anat., 1886 et 1887 ; — Du même, *Ueber die Trigeminuswurzeln,* Neur. Centr., 1887 ; — HOMÉN, *Zur Kenntniss d. Ursprungs des Nervus trigeminus.* Neurol. Centralbl., 1890 ; — GUDDEN, *Beitr. zur Kenntniss d. Wurzeln des Trigeminusnerven,* Allg. Zeitschr. f. Psych. etc., 1891 ; — LUGARO, *Sulle cellule d'origine della radice discendente del trigemine,* Monit. zool. italiano, 1894 ; — HÖSEL, *Die Centralwindungen im Centralorgan der Hinterstränge u. des Trigeminus,* Arch. f. Psych., Bd. XXIV, 1892 ; — Du même. *Ein weiterer Beitrag zur Lehre vom Verlaufe der Rindenschleife u. centraler Trigeminusfasern beim Menschen,* ibid., Bd. XXV, 1893 : — CAJAL, *Origen del trigemino,* Madrid, 1895 ; — BIELD, *Ueber die spinale sog. aufsteigende Trigeminuswurzel,*

Wien. kiln. Woch., 1895 ; — WALLENBERG, *Die secundäre Bahn d. sensiblen Trigeminus*, Anat. Anzeiger, 1896 ; — SOUKHANOFF, *De la racine spinale du trijumeau*, Rev. neurol., 1897.

§ VI. — ORIGINE RÉELLE DU NERF MOTEUR OCULAIRE EXTERNE

Comme le moteur oculaire commun et le pathétique, le moteur oculaire externe est un nerf exclusivement moteur, ayant la signification d'une racine motrice rachidienne. Il se rend, comme son nom l'indique, au muscle droit externe de l'œil, lequel comme on le sait, porte le globe oculaire du côté externe : c'est l'*abducens* des anatomistes anglais et allemands.

1° Noyau d'origine. — Son noyau d'origine est situé sous le plancher du quatrième ventricule, immédiatement en dehors de la tige du calamus, au niveau de cette saillie, arrondie ou ovalaire, qui porte le nom d'eminentia teres (fig. 713, 5). Il se trouve compris dans la concavité de l'anse que forme, au-dessous de l'épendyme, le nerf de la septième paire (fig. 713). Sa longueur est de 3 ou 4 millimètres.

Vu en coupe transversale (fig. 709, 4'), il revêt une forme circulaire ou plutôt ovalaire à grand axe transversal : il mesure, en moyenne, 2 millimètres dans le sens transversal, 1 millimètre ou 1 millimètre et demi dans le sens antéro-postérieur.

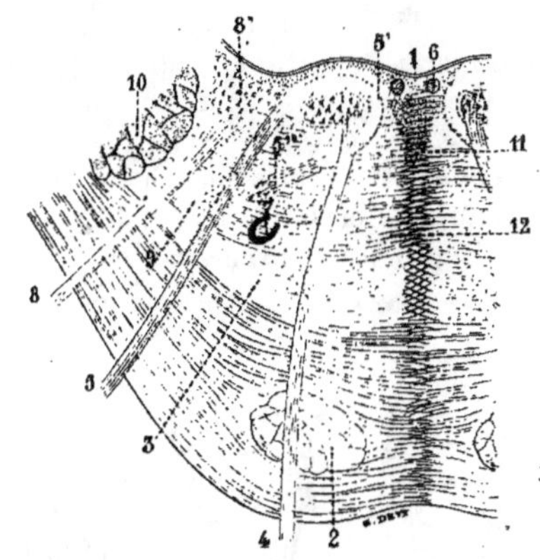

Fig. 709.

Coupe transversale passant par la partie inférieure de la protubérance, pour montrer l'origine réelle du moteur oculaire externe.

1, quatrième ventricule. — 2, faisceau pyramidal. — 3, ruban de Reil. — 4, moteur oculaire externe, avec : 4' son noyau d'origine. — 5, nerf facial (branche de sortie), avec : 5', sa portion moyenne (*fasciculus teres*) ; 5'', son noyau d'origine. — 6, noyau du fasciculus teres. — 7, olive supérieure. — 8, nerf vestibulaire, avec 8', son noyau dorsal externe. — 9, racine descendante du trijumeau. — 10, corps restiforme. — 11, bandelette longitudinale postérieure. — 12, raphé.

Le noyau de l'oculo-moteur externe fait suite, en bas, à celui de l'hypoglosse, dont il n'est séparé que par un tout petit intervalle. Comme ce dernier, il se rattache, morphologiquement, à la base des cornes antérieures de la moelle épinière. Il renferme, au milieu d'un riche réticulum fibrillaire, des cellules multipolaires de grosseur moyenne (40 à 50 μ, KÖLLIKER).

Pendant longtemps, on a pensé que le noyau oculo-moteur externe abandonnait au facial un certain nombre de filets radiculaires, d'où le nom de *noyau commun du facial et du moteur oculaire commun* que lui donnaient les anatomistes. Cette opinion n'est plus admise aujourd'hui. Elle n'est pas conciliable, en effet, avec les deux faits suivants : GUDDEN, en arrachant le nerf facial dans le crâne, constate que l'atrophie qui est consécutive à cet arrachement n'intéressse que le noyau propre de ce dernier nerf; d'autre part, la destruction pathologique ou expérimentale du noyau oculo-moteur externe ne détermine aucune dégénérescence dans le nerf facial. Le noyau en question ne fournit donc aucune fibre au nerf facial. Il appartient en propre au moteur oculaire externe.

2° Trajet intra-protubérantiel du nerf moteur oculaire externe. — Au sortir de leur noyau d'origine, les filets radiculaires du moteur oculaire externe se portent obliquement en avant, en bas et en dehors, en décrivant dans leur ensemble une légère courbe à concavité interne (fig. 709, 4). Ils traversent successivement le corps trapézoïde, le ruban de Reil, l'étage antérieur de la protubérance et, finalement, s'échappent du névraxe entre le bord inférieur de ce dernier organe et la pyramide antérieure du bulbe. Dans ce trajet intra-protubérantiel, le nerf oculo-moteur externe chemine à 1 ou 2 millimètres du raphé, laissant en dehors de lui le noyau du facial et l'olive supérieure. Tous les filets radiculaires de l'oculo-moteur externe sont directs, je veux dire que, pour l'un quelconque des deux nerfs, ils proviennent toujours du noyau du côté correspondant.

3° **Relations centrales du noyau oculo-moteur externe.** — Le noyau oculo-moteur externe, comme le noyau oculo-moteur commun, est l'aboutissant : 1° de fibres d'origine corticale, qui lui apportent les incitations motrices volontaires ; ces fibres sont croisées ; 2° de collatérales de la voie sensitive centrale, qui sont affectées au mouvement réflexe ; 3° de fibres optiques et acoustiques, qui descendent des tubercules quadrijumeaux antérieurs et lui arrivent par la bandelette longitudinale postérieure (fig. 432) ; ces fibres, comme les précédentes, sont en rapport avec les mouvements réflexes. Le noyau oculo-moteur externe reçoit, en outre, un certain nombre des fibres efférentes de deux des noyaux terminaux du nerf vestibulaire, le noyau de Deiters et le noyau dorsal interne (voy. § VIII, *Terminaisons réelles de l'auditif*).

4° **Relations du noyau oculo-moteur externe avec le nerf oculo-moteur commun.** — De toutes les connexions que présente le noyau oculo-moteur externe, la plus intéressante est celle que nous avons déjà indiquée, d'après les recherches de MATHIAS DUVAL, à propos du nerf moteur oculaire commun (p. 859) : de la partie antérieure du noyau de l'oculo-moteur externe part un faisceau longitudinal (fig. 710, 7'), qui longe quelque temps la ligne médiane en formant la portion interne de la bandelette longitudinale postérieure, s'entrecroise ensuite au-dessous des tubercules quadrijumeaux avec le faisceau homologue du côté opposé et se réunit alors aux faisceaux radiculaires de l'oculo-moteur commun, pour aller, finalement, se distribuer au muscle droit interne de l'œil.

Grâce à ce faisceau, véritable rameau erratique de l'oculo-moteur externe, le noyau d'origine de ce dernier nerf innerve à la fois le muscle droit externe du côté correspondant et le muscle droit interne du côté opposé. Ces deux muscles se contractent donc simultanément sous l'influence d'une incitation unique, volontaire ou réflexe, partie du noyau précité et ainsi se trouvent expliqués pour nous, d'une façon aussi nette que précise, les mouvements conjugués des yeux dans la vision binoculaire. Ces mouvements conjugués des deux globes oculaires, s'effectuant sous l'influence d'un seul nerf,

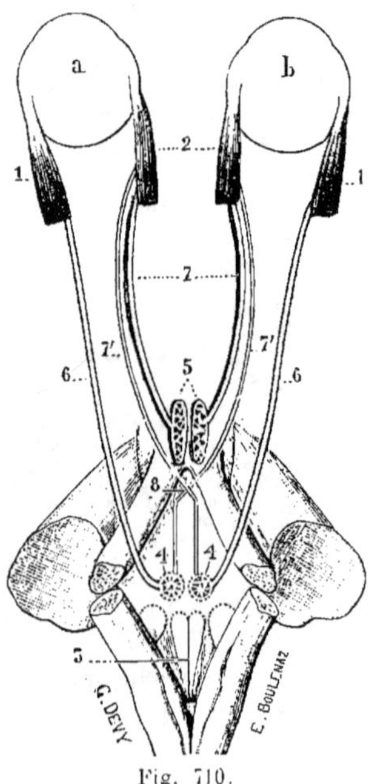

Fig. 710.

Schéma représentant le mode d'innervation ; d'après DUVAL et LABORDE, des muscles droit interne et droit externe de l'œil.

a, œil du côté gauche. — *b*, œil du côté droit. — 1, 1, muscles droits externes. — 2, muscles droits internes. - 3, plancher du quatrième ventricule. — 4, noyau oculo-moteur externe. — 5, noyau oculo-moteur commun. — 6, nerf moteur-oculaire externe. — 7, nerf du droit interne, provenant du noyau oculo-moteur commun du côté correspondant. — 7', autre nerf du droit interne, provenant du noyau oculo-moteur externe du côté opposé. — 8, entrecroisement de ce faisceau avec son homologue du côté opposé.

jugués des deux globes oculaires, s'effectuant sous l'influence d'un seul nerf, ou plus exactement sous l'influence d'un seul noyau, rappellent jusqu'à un certain point ce qui se passe pour un attelage avec le système des doubles rênes, chacune des rênes commandant à la fois les deux chevaux et les portant tous les deux du même côté, du côté gauche s'il s'agit de la rêne gauche, du côté droit s'il s'agit de la rêne droite.

Nous avons vu plus haut (voy. *Moteur oculaire commun*, p. 850), et nous le rappellerons ici en passant, que tous les auteurs n'admettent pas le faisceau décrit par Mathias Duval; pour beaucoup d'entre eux, les fibres entrecroisées, signalées par cet histologiste, proviendraient toutes, non pas de la bandelette longitudinale postérieure et du noyau oculo-moteur externe, mais bien du noyau oculo-moteur commun. Dans ces conditions, la contraction simultanée (quand nous regardons latéralement) des deux muscles droit externe d'un côté et droit interne du côté opposé, pourrait s'expliquer par l'hypothèse émise par Spitzka (p. 851) que les faisceaux croisés du moteur oculaire commun se rendraient au muscle droit interne. On conçoit, en effet, qu'une incitation motrice unilatérale, partie à la fois des deux noyaux oculo-moteur externe et oculo-moteur commun d'un même côté, fasse contracter simultanément : 1° par le nerf moteur oculaire externe, le droit externe du côté correspondant ; 2° par les filets croisés du moteur oculaire commun, le muscle droit interne du côté opposé.

Au sujet de l'origine réelle du moteur oculaire externe voyez : Gowers, *Ueber den sogen. Facialis-Abducens Kern*, Centralbl. f. d. med. Wiss., 1878 ; — Mingazzini, *Intorno all' origine reale del nervus abducens*, Gaz. med. di Roma, Bd. XVI : — Pacetti, *Sopra il nucleo di origine del nervus abducens*, Laborat. di Anat. normale della R. università di Roma, 1896.

§ VII. — Origine réelle du nerf facial

La septième paire des nerfs craniens est formée par le facial, auquel on réunit d'ordinaire le petit filet nerveux appelé nerf intermédiaire de Wrisberg. Le facial et l'intermédiaire de Wrisberg sont des nerfs de valeur très différente et il convient, au point de vue de leur trajet intra-bulbaire, de les étudier séparément.

A. — Nerf facial proprement dit

Le facial, nerf exclusivement moteur, pénètre dans le bulbe au niveau de la fossette sus-olivaire et aboutit, après un trajet fort complexe, à un noyau de substance grise qui se trouve situé en arrière et un peu au-dessus de son point d'émergence. Nous étudierons successivement : 1° son noyau d'origine ; 2° son trajet intra-bulbaire ; 3° ses relations centrales.

1° **Noyau d'origine.** — Le noyau du facial (fig. 709,5″) est profondément situé à la partie antéro-externe de la calotte protubérantielle, un peu en arrière de l'olive supérieure, entre les faisceaux radiculaires du moteur oculaire externe, qui sont en dedans, et la racine bulbaire du trijumeau, qui est en dehors. Il est formé par une petite colonne de substance grise, dirigée en sens longitudinal et mesurant en moyenne 3^{mm},5 de hauteur. Vu sur des coupes transversales, il revêt une forme irrégulièrement circulaire : son diamètre antéro-postérieur est de 2^{mm},5 ; son diamètre transversal de 1^{mm},5 à 2 millimètres.

Le noyau du facial occupe la partie tout inférieure de la protubérance. Il est placé un peu au-dessus du noyau ambigu, un peu au-dessous du noyau masticateur. Comme ces deux derniers noyaux, il est le représentant (voy. fig. 378) de la tête des cornes antérieures de la moelle épinière.

Histologiquement, le noyau d'origine du facial se compose essentiellement de grosses cellules multipolaires, mesurant de 50 à 60 μ de diamètre. Sa constitution, cependant, n'est pas homogène et Huguenin a pu le diviser en deux parties : une partie antérieure ou ventrale, de beaucoup la plus importante, où se trouvent les grosses cellules que nous venons de signaler; une partie postérieure ou dorsale, se distinguant de la précédente en ce qu'elle est moins volumineuse et renferme des cellules plus petites.

Les cellules constitutives du noyau du facial baignent au milieu d'un riche lacis fibrillaire, formé par les arborisations terminales des fibres avec lesquelles ces cellules sont en relation. Nous y reviendrons plus loin. Les cylindraxes qu'elles émettent se dirigent en arrière et ce sont eux qui forment les faisceaux radiculaires du facial, dont nous allons maintenant décrire le trajet intra-bulbaire, en allant de son émergence vers son noyau.

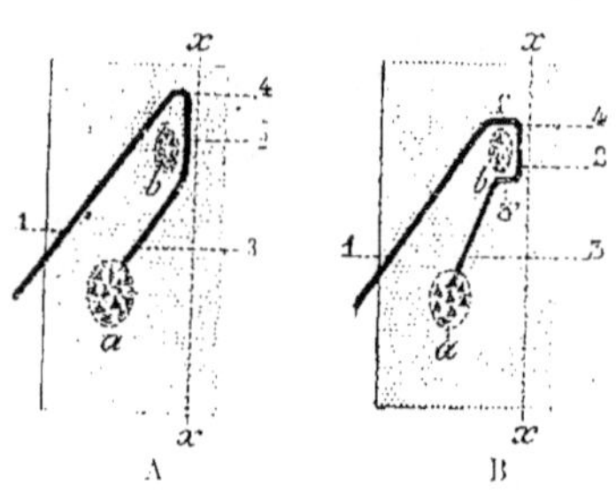

Fig. 711.

Schéma indiquant le trajet intra-bulbaire du facial : A, chez le chat ; B, chez l'homme.

xx, ligne médiane. — *a*, noyau du facial. — *b*, noyau du moteur oculaire externe. — 1, 2, 3, les trois portions du nerf facial chez le chat. — 1, 1', 2, 3', 3, les cinq portions du même nerf chez l'homme. — 4, genou du facial. — On voit que, chez l'homme, les portions 1' et 3' représentent l'extrémité supérieure des portions 1 et 3 du facial du chat, qui se seraient infléchies en dedans.

2° Trajet intra-bulbaire du facial. — Le nerf facial est d'autant plus facile à suivre à travers la bulbe que l'animal sur lequel on l'examine a une protubérance plus pauvre en fibres transversales. Le chat est, à cet égard, un excellent sujet d'étude : le facial affecte, chez lui, une disposition un peu plus simple que chez l'homme et nous croyons être utile à l'élève en indiquant tout d'abord cette disposition.

a. *Le facial chez le chat.* — Chez le chat (MATHIAS DUVAL), le facial, en pénétrant dans le bulbe, se dirige obliquement d'avant en arrière et de dehors en dedans et atteint le plancher du quatrième ventricule immédiatement en dehors de la tige du calamus (fig. 711, A). Là, se coudant à angle droit pour devenir descendant, il longe de haut en bas la ligne médiane dans une étendue de 1 ou 2 millimètres. Puis, se coudant une seconde fois, il se porte obliquement en avant et en dehors et disparaît dans son noyau d'origine ; dans cette dernière partie de son trajet, le facial suit, mais en sens inverse, la même direction que dans sa première portion. Le nerf facial présente donc, dans son ensemble, la forme d'une anse ou d'un fer à cheval, avec deux branches et une partie moyenne : les deux branches, que l'on distingue en *branche inférieure* ou *branche d'origine* et *branche supérieure* ou *branche de sortie*, sont l'une et l'autre horizontales, je veux dire perpendiculaires à l'axe longitudinal du bulbe; la partie moyenne, que l'on désigne ordinairement sous le nom de *fasciculus teres*, est verticale et soulève, de chaque côté de la ligne médiane, le plancher ventriculaire. Ces trois portions du nerf sont en outre comprises dans le même plan

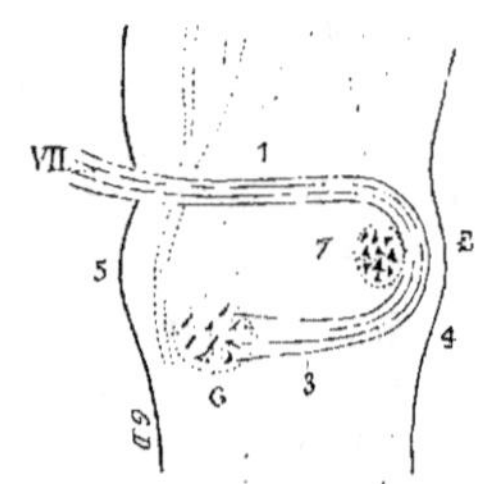

Fig. 712.

Coupe sagittale du bulbe et de la protubérance du chat, pour indiquer le trajet intra-bulbaire du facial (schématisée d'après une préparation de M. DUVAL).

VII, le nerf facial à sa sortie du bulbe. — 1, 2, 3, les trois portions intra-bulbaires du nerf facial. — 4, plancher du quatrième ventricule. — 5, face antérieure du bulbe. — 6, noyau du facial. — 7, noyau du moteur oculaire externe.

et il suffit, pour les avoir toutes les trois sous les yeux, de pratiquer sur le bulbe et la protubérance une coupe longitudinale passant à la fois par sa portion ventriculaire et par son point d'émergence. Cette coupe est représentée dans la figure ci-contre (fig. 712). Elle nous donne une idée très nette de la direction que suit le facial dans son trajet intra-bulbaire.

Ceci étant bien compris, revenons à l'homme.

b. *Le facial chez l'homme.* — Le facial présente, chez l'homme, une disposition tout à fait analogue à celle du chat. Il n'en diffère que par une légère modification de sa partie moyenne, qu'il nous sera maintenant très facile de saisir (fig. 711, B). Si nous suivons ce nerf de son point d'émergence vers la profondeur, nous le voyons tout d'abord se diriger obliquement en arrière et en dedans vers le plancher du quatrième ventricule et atteindre ce plancher, non plus sur la ligne médiane comme chez le chat, mais un peu en dehors de cette ligne, sur le côté antéro-externe de cette saillie mamelonnée que nous avons appelée *eminentia teres* et qui répond au noyau oculo-moteur externe. S'infléchissant alors en dedans, il se porte transversalement et horizontalement vers le raphé. Là, il se coude pour la deuxième fois et se porte en bas, en suivant une direction longitudinale, parallèle à la ligne médiane. Après avoir ainsi longé le raphé dans une étendue de 1 millimètre et demi à 2 millimètres et demi, le facial se coude de nouveau pour se porter horizontalement en dehors. Arrivé à 1 millimètre environ de la

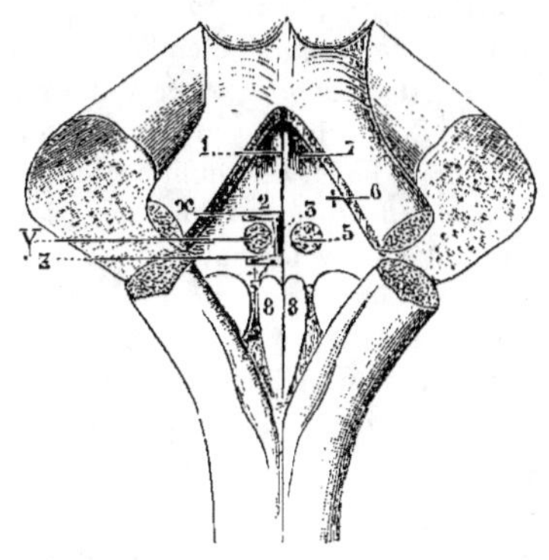

Fig. 713.

Trajet du nerf facial sur le plancher du quatrième ventricule (*schématique*).

1, tige du calamus scriptorius. — 2, deuxième portion du facial. — 3, troisième portion ou *fasciculus teres*. — 4, quatrième portion. — 5, noyau du moteur oculaire externe, formant avec l'anse dont l'entoure le facial l'*eminentia teres*. — 6, situation du noyau masticateur. — 7, locus cœruleus. — 8, aile blanche interne ou noyau de l'hypoglosse.

(Les lignes ponctuées *x. y. z* indiquent les niveaux auxquels sont pratiquées les trois coupes successives de la figure suivante.)

ligne médiane, il change une dernière fois de direction et plonge dans la profondeur pour gagner son noyau d'origine.

Il résulte de cette description que, dans son trajet intra-bulbaire, le nerf facial

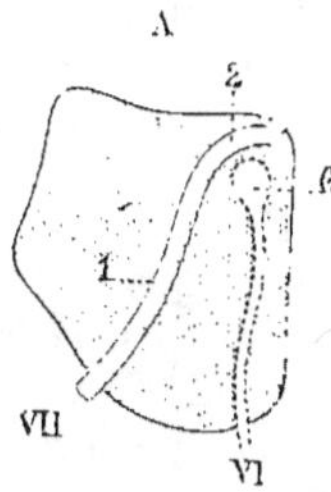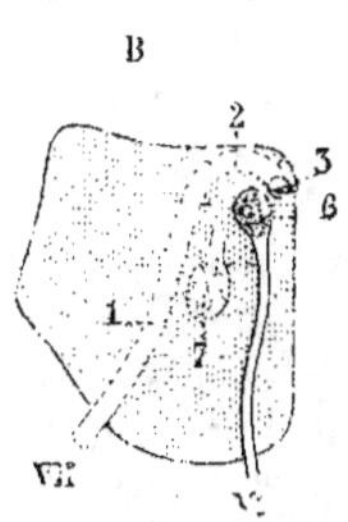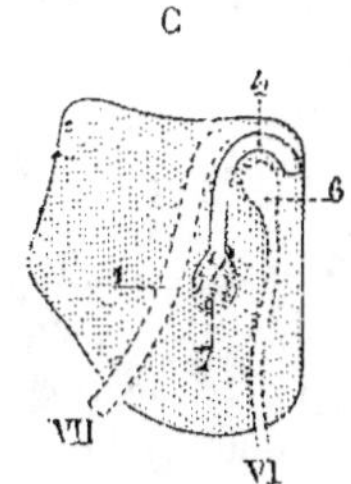

Fig. 714.

Trois coupes transversales de la protubérance, passant : A, suivant la ligne *x* de la figure précédente ; B, suivant la ligne *y* ; C, suivant la ligne *z*.

VI, moteur oculaire externe (*en jaune*). — VII, nerf facial (*en rouge*). — 1, 2, 3, 4, 5, les cinq portions du nerf facial. 6, noyau oculo-moteur externe. — 7, noyau du facial.

change quatre fois de direction et nous présente par conséquent cinq portions, séparées par des coudes plus ou moins brusques savoir (fig. 713 et 714) : 1° une *première portion*, obliquement dirigée en arrière et en dedans, qui s'étend de la fossette sus-olivaire au côté antéro-externe de l'*eminentia teres* ; 2° une *deuxième portion*, transversale et très courte, qui va de ce dernier point à la ligne médiane ; 3° une *troisième portion*, celle-ci longitudinale, qui, sous le nom de *fasciculus teres*, longe la ligne médiane en soulevant plus ou moins à son niveau la paroi ventriculaire ; 4° une *quatrième portion*, à direction transversale et de 1 millimètre de longueur seulement, qui fuit la ligne médiane pour se porter en dehors ; 5° une *cinquième portion*, enfin, obliquement dirigée en avant et en dehors, qui s'étend de la portion précédente au noyau d'origine du nerf.

Le nerf facial de l'homme, dans son trajet intra-bulbaire, revêt donc dans son ensemble la forme d'une anse, dont la partie moyenne, sous-jacente au plancher du quatrième ventricule, se serait inclinée vers la ligne médiane. Cette inclinaison de sa partie moyenne sur la ligne médiane est, du reste, la seule différence qui existe entre le facial de l'homme et celui du chat (voy. fig. 711). Ici encore, nous avons une branche d'origine, une branche moyenne et une branche de sortie : 1° une *branche d'origine*, formée par les cinquième et quatrième portions, ci-dessus décrites ; 2° une *branche moyenne* ou *intermédiaire*, qui n'est autre que la troisième portion ou fasciculus teres ; 3° une *branche de sortie*, qui est constituée par les deuxième et première portions. Le coude, ordinairement très accusé, que forme le fasciculus teres pour se continuer avec la branche de sortie, porte le nom de *genou du facial*.

Comme nous le montre nettement la figure 713, la portion moyenne ou ventriculaire du facial contourne les trois côtés antérieur, interne et postérieur du noyau oculo-moteur externe. On croyait autrefois, et nous avons admis nous-même dans les deux premières éditions de cet ouvrage, avec Mathias Duval, Schwalbe et autres anatomistes, que le facial, à ce niveau, recevait du noyau précité un certain nombre de fibres additionnelles. Cette opinion, pour des raisons que nous avons déjà fait connaître à propos du moteur oculaire-externe (p. 863) est aujourd'hui abandonnée. Le facial ne présente donc avec le noyau oculo-moteur externe que de simples rapports de contiguïté.

3° Fibres directes et fibres croisées. — Un point encore controversé est celui de savoir si toutes les fibres constitutives du facial naissent du noyau d'origine correspondant et s'il n'en est pas un certain nombre qui proviennent, à travers le raphé, du noyau du côté opposé, en d'autres termes s'il y a, oui ou non, pour les fibres du facial, une décussation partielle.

Cette décussation partielle, longtemps rejetée, paraît devoir être admise aujourd'hui, du moins chez les oiseaux et chez quelques mammifères. Elle a été constatée, à l'aide de la méthode de Golgi, par Lugaro chez le lapin, par Cajal chez la souris. Van Gehuchten a vu lui aussi, chez l'embryon du poulet, un certain nombre de fibres du facial se diriger en dedans et traverser la ligne médiane ; il n'a pu toutefois, par suite d'une réduction incomplète de la solution chromo-argentique, poursuivre ces fibres jusqu'à leurs cellules d'origine. Nissl et Marinesco, à leur tour, ont constaté, le premier chez le lapin, le second chez le chien, que lorsqu'on sectionne le facial d'un côté, on observe des phénomènes de chromatolyse (voy. p. 386), non seulement dans le noyau du côté correspondant, mais encore dans le noyau du côté opposé, preuve évidente que le tronc nerveux sectionné reçoit ses fibres à la fois de l'un et de l'autre noyaux.

Il est probable que cette disposition se rencontre aussi chez l'homme et que le facial se rapproche ainsi du faisceau moteur des deux nerfs glosso-pharyngien et pneumogastrique, qui, lui aussi, s'entrecroise partiellement sur la ligne médiane. Mais, en l'absence de toute constatation directe, ce n'est là encore qu'une simple supposition.

Facial supérieur et facial inférieur. — Le nerf facial, comme nous le verrons plus tard, innerve tous les muscles peauciers de la face. Or, l'observation anatomo-clinique nous apprend que, dans les cas de paralysie faciale d'origine bulbaire (par exemple, dans la paralysie glosso-labio-laryngée, où le noyau du facial est complètement détruit), un certain nombre de muscles, appartenant à la région supérieure de la face, ne sont nullement atteints et qu'il en est de même, le plus souvent, dans les paralysies d'origine cérébrale. Ces muscles, ainsi respectés par la paralysie, sont l'orbiculaire des paupières, le sourcilier et le frontal. Nous devons donc admettre : 1° que le noyau bulbaire du facial n'innerve pas tous les muscles de la face, mais les muscles inférieurs seulement ; 2° que les trois muscles précités sont sous la dépendance d'un autre centre ; 3° qu'il existe, intimement unis dans un même tronc, un *nerf facial inférieur* et un *nerf facial supérieur*, ayant chacun son noyau d'origine propre.

a. *Noyau facial inférieur.* — Le noyau d'origine du facial inférieur ou noyau facial inférieur est le noyau bulbaire, celui que nous avons décrit plus haut.

b. *Noyau facial supérieur.* — Le noyau d'origine du facial supérieur ou noyau facial supérieur, celui qui tient sous sa dépendance l'innervation des trois muscles orbiculaire des paupières, frontal et sourcilier, a été considéré, jusqu'à ces derniers temps, comme étant placé dans le noyau oculo-moteur externe, lequel devenait ainsi le noyau commun du facial et du moteur oculaire externe. Mais nous avons vu plus haut que cette opinion devait être abandonnée, le noyau en question ne fournissant aucune fibre au facial. Mendel, sur le lapin et sur le cobaye, pratique l'extirpation des deux paupières, y compris les muscles sourcilier et frontal : or, il constate plusieurs mois après, quand la dégénérescence a fait son œuvre, que le noyau du facial et celui du moteur oculaire externe sont intacts, tandis que le noyau oculo-moteur commun est, à sa partie postérieure, le siège d'une atrophie. D'autre part, l'arrachement du moteur oculaire commun, tout en amenant la dégénérescence de la plus grande partie du noyau oculo-moteur commun, laisse intacte l'extrémité postérieure de ce noyau (Obersteiner). Il paraît donc rationnel

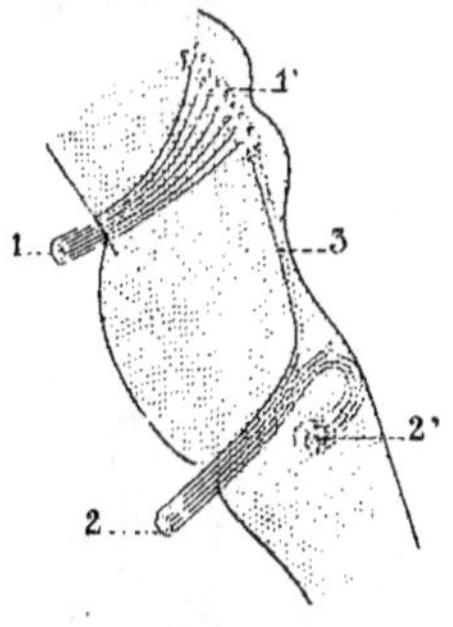

Fig. 715.

Schéma, montrant quelle serait, d'après Mendel, l'origine du facial supérieur.

1. nerf moteur oculaire commun, avec 1', son noyau d'origine.— 2, nerf facial, avec 2', son noyau d'origine. — 3, facial supérieur, allant du noyau oculo-moteur commun au tronc du facial.

d'admettre, sur la foi de ces deux expériences se confirmant réciproquement, que le noyau facial supérieur est formé par la portion la plus postérieure du noyau oculo-moteur commun, autrement dit, que les fibres nerveuses destinées aux muscles supérieurs de la face (orbiculaire des paupières, frontal et sourcilier) prennent leur origine à la partie postérieure de ce noyau. Pour Mendel, ces fibres passeraient dans la bandelette longitudinale postérieure (p. 562), descendraient avec elle (fig. 715) jusqu'au genou du facial et se jetteraient alors dans la branche de sortie de ce nerf, pour gagner en définitive, par la branche temporo-faciale, le groupe musculaire qui leur est dévolu. L'opinion de Mendel, soutenue par les uns, contredite par d'autres, n'est pas encore assise sur des bases bien solides et, tout récemment encore (1898), Marinesco, à la suite de nombreuses sections du facial supérieur ayant déterminé de la chromatolyse dans la partie inférieure du noyau classique du facial, n'hésite pas à placer dans ce noyau l'origine des fibres qui se rendent aux muscles supérieurs de la face : le noyau en question serait à la fois le noyau du facial inférieur et le noyau du facial supérieur. La question, on le voit, n'est pas encore complètement résolue et appelle de nouvelles recherches.

4° **Relations centrales**. — Les cellules constitutives du noyau facial, avons-nous dit plus haut, sont entourées par un riche lacis fibrillaire. Ces fibrilles, qui apportent aux cellules en question les incitations motrices destinées à les mettre en jeu, proviennent de diverses sources : 1° de la voie pyramidale (faisceau géniculé), cette voie est croisée ; 2° de la voie sensitive centrale, notamment des fibres efférentes des noyaux sensitifs du trijumeau ; 3° de la voie optique et de la voie acoustique par les fibres, déjà plusieurs fois décrites, qui du tubercule quadrijumeau antérieur descendent dans la bandelette longitudinale postérieure. De ces trois sortes de fibrilles qui se rendent au noyau du facial, les premières (fibrilles de la voie pyramidale) sont affectées aux mouve-

ments volontaires ; les autres (fibrilles de la voie sensitive et de la voie sensorielle), aux mouvements réflexes.

B — NERF INTERMÉDIAIRE DE WRISBERG

Le nerf intermédiaire de Wrisberg émerge de la fossette latérale du bulbe entre
le facial et l'auditif. Si nous le suivons de là vers la périphérie, nous le voyons
s'engager tout d'abord dans le conduit auditif interne, puis dans l'aqueduc de
Fallope et, finalement, se terminer dans un petit noyau de substance grise, qui se
trouve appliqué contre le premier coude du facial et que l'on désigne sous le nom
de ganglion géniculé.

1° Signification morphologique de l'intermédiaire. — Le ganglion géniculé,
comme le ganglion de Gasser, se compose de cellules nerveuses, qui, unipolaires

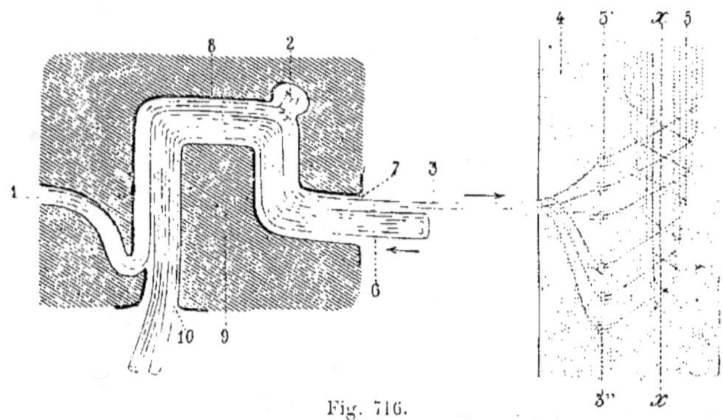

Fig. 716.

Schéma montrant la continuité de la corde du tympan avec l'intermédiaire de Wrisberg et le
mode de terminaison de ce dernier nerf dans le bulbe.

1, corde du tympan. — 2, ganglion géniculé. — 3, intermédiaire de Wrisberg, avec ; 3', son noyau dorsal ; 3'', faisceau
solitaire. — 4, bulbe. — 5, fibres afférentes de ce noyau. — 6, facial. — 7, conduit auditif interne. — 8, aqueduc de
Fallope. — 9, rocher. — 10, trou stylo-mastoïdien. — xx, ligne médiane.

chez l'adulte (LENHOSSÉK), sont bipolaires chez l'embryon (HIS, MARTIN) : il a donc
la même constitution anatomique que les ganglions spinaux. Il en a aussi toute
la signification et, du même coup, l'intermédiaire de Wrisberg (fig. 716) doit être
homologué à une racine postérieure rachidienne.

Du reste, les fibres constitutives de l'intermédiaire dépassent le ganglion géniculé, comme les fibres de la racine rachidienne dépassent le ganglion spinal. Au
sortir du ganglion, elles s'appliquent tout d'abord contre le facial. Puis, elles s'en
séparent, un peu au-dessus du trou stylo-mastoïdien, pour former la corde du
tympan, laquelle, on le sait, vient se distribuer à la partie antérieure de la langue.

Déjà en 1880, MATHIAS DUVAL, en s'appuyant surtout sur des faits d'ordre physiologique, avait entrevu et même nettement formulé cette continuité de la corde du
tympan et de l'intermédiaire de Wrisberg au niveau du ganglion géniculé. Quelques années plus tard (1884), SAPOLINI, à la suite de nombreuses recherches d'anatomie comparative, a établi le fait sur de nouvelles preuves et il a même cru
devoir, élevant l'intermédiaire de Wrisberg en dignité, en faire un nerf distinct
sous le nom de *nerf de la treizième paire*. C'est, à mon avis, aller un peu trop
loin : car il n'est nullement démontré que le facial et l'intermédiaire n'entrent pas,

au delà du ganglion géniculé, en relations intimes ; il n'est pas démontré, notamment, que la corde du tympan n'emprunte pas au facial quelques-unes de ses fibres. Il me paraît préférable à tous égards de considérer l'intermédiaire de Wrisberg comme une simple racine sensitive annexée au facial, lequel devient ainsi un véritable nerf mixte.

Tout récemment (1898), AMABILINO nous a fourni une nouvelle preuve de la continuité de la corde du tympan et de l'intermédiaire. On sait que les cellules des ganglions spinaux présentent la dégénération de Nissl (chromatolyse, voy. p. 386) à la suite de la section de leur prolongement périphérique. Or, AMABILINO, après avoir réséqué la corde du tympan dans l'oreille moyenne, a constaté, comme conséquence de cette section, que les quatre cinquièmes environ des cellules du ganglion géniculé présentaient une chromatolyse plus ou moins accentuée, avec déplacement du noyau à la périphérie : les fibres constitutives de la corde du tympan représentent donc les prolongements des cellules du ganglion géniculé, de même que les fibres sensitives d'un nerf rachidien sont les prolongements des cellules du ganglion spinal correspondant. Et comme, d'autre part, les fibres de l'intermédiaire aboutissent à ces mêmes cellules du ganglion géniculé, on peut établir, en manière de conclusion, que l'intermédiaire, le ganglion géniculé et la corde du tympan sont les trois parties constituantes d'un même nerf, le nerf de la sensibilité gustative des deux tiers antérieurs de la muqueuse linguale.

Nous avons dit que la section de la corde du tympan ne déterminait des phénomènes de chromatolyse que dans les quatre cinquièmes environ des cellules du ganglion géniculé : les autres restent inaltérées. Il y a donc un certain nombre de cellules, un cinquième environ, qui envoient leurs prolongements ailleurs que dans la corde du tympan; mais le chemin suivi par ces derniers prolongements est encore inconnu. On pourrait penser au premier abord qu'elles se rendent au nerf facial ; mais la résection de ce dernier nerf pratiqué au-dessous du trou stylo-mastoïdien n'a aucun retentissement (AMABILINO) sur l'état des cellules du ganglion géniculé. Il me paraît rationnel d'admettre (mais ce n'est là qu'une simple hypothèse, que les faits expérimentaux confirmeront ou infirmeront) qu'elles passent dans les deux nerfs pétreux superficiels, soit à titre d'éléments prépondérants, soit à titre d'éléments accessoires.

2ᵒ Trajet intra-bulbaire et noyaux de terminaison. — De la fossette latérale, où il émerge du bulbe, l'intermédiaire de Wrisberg se porte obliquement en arrière et en dedans, vers le plancher du quatrième ventricule. Après avoir traversé la racine inférieure du trijumeau, il passe dans la formation réticulaire, y chemine quelque temps et, finalement, vient se terminer dans un noyau de substance grise, qui, pour MATHIAS DUVAL, n'est autre chose que l'extrémité toute supérieure de l'aile grise. KÖLLIKER pense, au contraire, que le noyau en question est la portion supérieure du faisceau solitaire (voy. *Glosso-pharyngien*) et, à l'appui de son opinion, il rappelle, outre ses recherches personnelles,

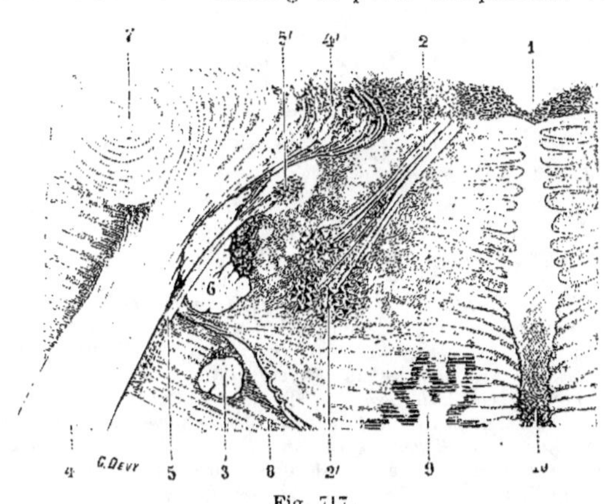

Fig. 717.

Coupe transversale du bulbe humain, passant par l'intermédiaire de Wrisberg (d'après MATHIAS DUVAL).

1, quatrième ventricule. — 2, branche d'origine du facial, avec 2', son noyau. — 3, tronc du facial. — 4, nerf auditif, avec 4', son noyau dorsal externe. — 5, intermédiaire de Wrisberg, avec 5', son noyau terminal. — 6, racine descendante du trijumeau. — 7, corps restiforme. — 8, protubérance annulaire. — 9, olive. — 10, raphé.

celles de MARTIN et de HIS, qui, chez l'embryon, ont vu les fibres de l'intermédiaire aboutir au faisceau solitaire. Tout en acceptant ces relations de l'intermédiaire de Wrisberg avec le faisceau solitaire, je ne crois pas devoir rejeter entièrement les conclusions auxquelles est arrivé Mathias Duval à la suite de longues et minutieuses recherches, entreprises comparativement chez l'homme et chez le singe.

Nous admettrons donc, pour l'intermédiaire de Wrisberg, deux noyaux d'origine : l'un, dorsal, formé par la partie supérieure de l'aile grise ; l'autre, situé un peu en dehors du précédent et constitué par la partie supérieure du noyau solitaire. Il me paraît rationnel de penser que les fibres de ce nerf (fig. 726,1), analogues en cela aux fibres de toutes les racines sensitives, se bifurquent, après leur entrée dans le bulbe, chacune en deux branches, l'une ascendante, l'autre descendante ; et il est très probable que, comme cela a lieu pour le glosso-pharyngien et le pneumogastrique (voy. ces nerfs), les branches ascendantes se portent vers l'aile grise, tandis que les branches descendantes aboutissent aux cellules du faisceau solitaire.

Comme on le voit, l'intermédiaire de Wrisberg a exactement le même mode de terminaison et le même trajet intra-bulbaire que le glosso-pharyngien et, d'autre part, il s'échappe du névraxe immédiatement au-dessus de ce dernier nerf. Cette communauté de trajet et de terminaison ont amené Mathias Duval à considérer l'intermédiaire comme un simple faisceau, le faisceau le plus élevé, du glosso-pharyngien, qui, au lieu de se joindre au tronc de la neuvième paire et sortir du crâne par le trou déchiré, s'engage dans le conduit auditif interne et (en se continuant par la corde du tympan) gagne la langue par un chemin détourné, à la fois plus long et plus complexe. Les recherches de Cannieu sur les poissons osseux confirment pleinement cette interprétation : le groupe de cellules qui, chez les poissons, représente le ganglion géniculé des mammifères supérieurs, envoient leurs branches ascendantes dans le noyau terminal du glosso-pharyngien, tandis que leurs branches descendantes rejoignent ce même glosso-pharyngien au-dessous du crâne. La physiologie, à son tour, se montre entièrement favorable à l'opinion émise par Mathias Duval, : l'expérimentation a démontré depuis longtemps, en effet, que le glosso-pharyngien et la corde du tympan jouissent l'un et l'autre des mêmes propriétés fonctionnelles. De ce fait, l'innervation de la muqueuse linguale se trouve ramenée à l'unité : la partie postérieure de cette muqueuse recevant ses nerfs du glosso-pharyngien des traités classiques ; sa partie antérieure recevant les siens du rameau erratique de ce dernier nerf, lequel comme nous l'avons vu, a son ganglion propre et prend successivement les noms d'*intermédiaire de Wrisberg* et de *corde du tympan*.

3° Relations centrales. — Les relations centrales de l'intermédiaire de Wrisberg sont vraisemblablement les mêmes que celles du glosso-pharyngien (voy. *Glosso-pharyngien*, p. 684).

A consulter, au sujet des origines et terminaisons réelles du facial et de l'intermédiaire de Wrisberg, parmi les publications récentes : Gowers, *Ueber d. sog. Facialis und Abducenskern*, Centralbl. f. d. med. Wiss., 1878 ; — Duval (M.), *Origine du glosso-pharyngien*, Journ. de l'Anat., 1880 ; — Retzius, *Unters. über die Nervenzellen der cerebro-spinalen Ganglien u. d. übrigen periph. Kopfganglien*, Arch. f. Anat. u. Physiol., 1880 ; — Sapolini, *Étude anatomique sur le nerf de Wrisberg et la corde du tympan, etc.*, Journ. de méd. de Bruxelles, 1884 ; — Mendel, *Ueber den Kernursprung des Augenfacialis*, Neurol. Centralbl., 1887 ; — Martin, *Die erste Entwick. d. Kopfnerven bei der Katze*, OEsterr. Monatsschr. für Tierheilk., 1890 ; — Penzo. *Ueber das Ganglion geniculi u. d. mit denselben zuzammenhängenden Nerven*, Anat. Anz., 1893 ; — Lenhossék, *Das ganglion geniculi nervi facialis u. seine Verbindungen*, Beitr. z. Histol. d. Nervensystems u. d. Sinnesorgane, Wiesbaden, 1894 ; — Popowsky, *Zur Entwick. des N. facialis beim Menschen*, Morphol. Jahrb., 1895 ; — Cannieu. *Remarques sur le nerf intermédiaire de Wrisberg*, C. R. Acad. des Sc., 1895 ; — Popowsky, *Zur Entwick. des Nervus facialis beim Menschen*, Morph. Johrb., Bd. XXIII, 1897 ; — Marinesco, *L'origine du facial supérieur*, Rev. neurol., 1898, et Rev. génér. Sc., 1898 ; — Amabilino, *Sui rapporti del ganglio geniculato con la corda del timpano et col faciali*, Il Pisani, 1898.

Le nerf auditif ou nerf acoustique (fig. 718) tire son origine des divers segments de l'oreille interne : le limaçon, le vestibule et les canaux demi-circulaires.

Les fibres qui proviennent du limaçon forment un tronc volumineux, le *nerf cochléaire* ; celles qui émanent du vestibule et des ampoules des canaux demi-circulaires se condensent de même en un seul tronc, le *nerf vestibulaire*. Les premières traversent le ganglion de Corti, les secondes le ganglion de Scarpa. Ces deux ganglions, constitués l'un et l'autre par des cellules bipolaires (fig. 718,5 et 6),

ont la valeur des ganglions spinaux, et les deux nerfs sur le trajet desquels ils se développent sont de tous points comparables aux racines postérieures ou sensitives des nerfs rachidiens. Les deux nerfs cochléaire et vestibulaire, primitivement distincts, se réunissent dans le conduit auditif interne pour former le tronc de l'auditif. Celui-ci, se portant en dedans, parcourt le conduit auditif interne, pénètre dans la cavité cranienne et, arrivé sur le plan latéral du bulbe, se divise en deux faisceaux, l'un antérieur, l'autre postérieur. Or, ces deux fais-

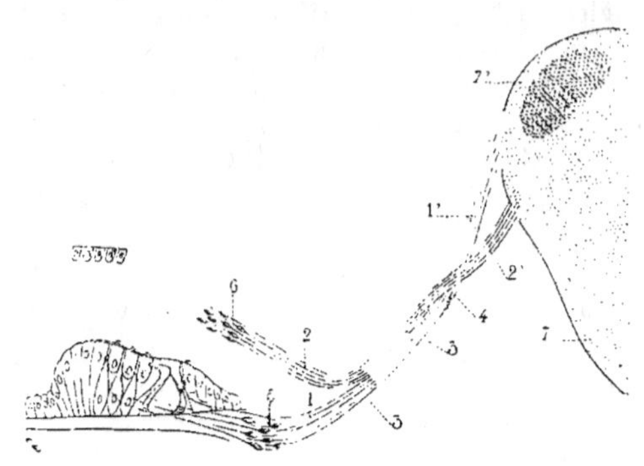

Fig. 718.

Schéma montrant les rapports des deux branches de l'auditif avec ses deux racines.

1, nerf cochléaire, provenant du limaçon. — 1', racine postérieure ou cochléaire. — 2, nerf vestibulaire, provenant du vestibule. — 2', racine antérieure ou vestibulaire. — 3, tronc de l'auditif. — 4, entrecroisement en X des deux racines. — 5, ganglion de Corti. — 6, ganglion de Scarpa. — 7, bulbe rachidien, avec 7', corps restiforme.

ceaux, que l'on désigne habituellement sous le nom de *racines de l'auditif*, ne sont autre chose que les deux branches primitives du tronc nerveux, lesquelles se sont simplement accolées au cours de leur trajet et se sont séparées de nouveau en atteignant le névraxe : la racine antérieure représente le nerf vestibulaire ; la racine postérieure est la continuation du nerf cochléaire. Ces deux racines, que nous désignerons pour cette raison sous les noms de *racine vestibulaire* et de *racine cochléaire*, se comportent, dans leur trajet intra-bulbaire, d'une façon toute différente et il convient de les étudier séparément.

A. — RACINE ANTÉRIEURE OU VESTIBULAIRE (NERF VESTIBULAIRE)

La racine antérieure ou vestibulaire, continuation du nerf vestibulaire, tire son origine du vestibule et des canaux demi-circulaires membraneux (voy. *Oreille interne*). Située tout d'abord en arrière de la racine cochléaire (le vestibule est postérieur par rapport au limaçon), elle croise cette dernière en X, pour venir se placer en avant et en dedans d'elle.

1° Noyaux terminaux de la racine vestibulaire. — Les fibres qui constituent cette racine, pénétrant dans le bulbe au niveau de la fossette latérale, se portent obliquement en arrière et en dedans, en passant dans l'étroit espace qui sépare le corps restiforme de la racine inférieure du trijumeau et, finalement, se divisent, comme les racines postérieures des nerfs rachidiens, en deux ordres de branches, les unes ascendantes, les autres descendantes :

A. BRANCHES ASCENDANTES. — Les branches ascendantes se terminent par des arborisations libres, dans des noyaux de substance grise qui s'étalent au-dessous du plancher du quatrième ventricule. Ces noyaux sont au nombre de trois, le noyau dorsal externe, le noyau dorsal interne et le noyau de Bechterew :

a. *Noyau dorsal externe*. — Le noyau dorsal externe (fig. 719,6), plus connu sous le nom de *noyau de Deiters*, se trouve situé immédiatement au-dessous de l'angle externe du quatrième ventricule. Il est formé par de petits amas de substance grise, irrégulièrement disséminés dans la partie postéro-interne du corps restiforme et de la pyramide postérieure. Les cellules qui le constituent sont multipolaires et de grandes dimensions : leur diamètre, chez l'homme, est de 40 à 100 μ ; chez le chat, de 57 à 114 μ (KÖLLIKER).

b. *Noyau dorsal interne*. — Le noyau dorsal interne (*noyau postérieur* ou *noyau triangulaire* de quelques auteurs) est situé en dedans et un peu en arrière du précédent (fig. 719,5). Il occupe, sur le plancher ventriculaire, la région appelée aile blanche externe. Ses limites circonférencielles manquent de netteté : en dehors, il confine au noyau externe, dont il ne se distingue que par les caractères particuliers de ses cellules : en dedans, il s'étend jusqu'au voisinage de la ligne médiane. Vu sur une coupe horizontale du bulbe, le noyau dorsal externe revêt la forme d'un triangle, dont le sommet regarde en avant et dont la base s'étale au-dessous du plancher ventriculaire. Les cellules qui le constituent sont de petites dimensions (20 μ en moyenne), étoilées ou fusiformes.

c. *Noyau de Bechterew*. — On donne ce nom à un petit groupe de cellules volumineuses (fig. 719,7), qui se trouve situé en dehors et en arrière du noyau dorsal externe. On peut, avec KÖLLIKER, considérer le noyau de Bechterew comme une dépendance du noyau dorsal externe, comme la partie postéro-externe de ce noyau.

B. BRANCHES DESCENDANTES, RACINE INFÉRIEURE DE L'ACOUSTIQUE. — Les branches descendantes des fibres constituantes du nerf vestibulaire, arrivées sur le côté interne du corps restiforme, se recourbent en bas en constituant ce qu'on appelle la *racine inférieure de l'acoustique*. Cette racine inférieure (fig. 719,8), décrite par ROLLER en 1880, se dirige en bas comme la racine homonyme du trijumeau et peut être suivie jusqu'à la région du bulbe où s'effectue l'entrecroisement sensitif. C'est la *racine ascendante* de ROLLER, la *racine descendante* de bon nombre d'auteurs. Ces deux termes prêtent à confusion et l'on comprend que nous lui ayons substitué celui de racine inférieure, qui indique nettement sa situation et son trajet par rapport aux autres paquets radiculaires de l'acoustique. La racine inférieure ou descendante du nerf vestibulaire présente les plus grandes analogies avec la racine de même nom que possèdent le trijumeau, le glosso-pharyngien et le pneumogastrique. Les fibres qui la constituent se terminent, toujours par des extrémités libres, dans une colonne de cellules nerveuses qui se trouve placée sur leur côté interne et qui se fusionne, à son extrémité inférieure, avec le noyau de Burdach.

2° Relations centrales des noyaux terminaux de la racine vestibulaire. — Les cellules nerveuses que nous venons de décrire comme formant les noyaux terminaux de la racine vestibulaire donnent naissance à d'autres fibres (cylindraxes de ces cellules), qui relient les noyaux précités à des masses grises situées dans d'autres régions du névraxe. Ces fibres forment quatre groupes : les fibres cérébelleuses, les fibres de la formation réticulaire, les fibres à direction oblique et les fibres destinées au noyau de l'oculo-moteur externe.

a. *Fibres cérébelleuses*. — Les fibres cérébelleuses (*faisceau acoustico-cérébel-*

leux de CAJAL) naissent à la fois du noyau dorsal interne, du noyau de Deiters et du noyau de Bechterew (fig. 719,9). Suivant un trajet ascendant, elles longent le côté interne du pédoncule cérébelleux inférieur et pénètrent avec celui-ci dans le cervelet. Elles vont se terminer en grande partie, avec ou sans entrecroisement, dans le noyau du toit, le noyau globuleux et l'embolus.

b. *Fibres de la formation réticulaire.* — Les fibres de la formation réticulaire (fig. 719,10), très nombreuses et très fines, naissent également du noyau dorsal interne et du noyau dorsal externe. Elles se portent transversalement de dehors en dedans, s'entrecroisent dans le raphé et disparaissent dans la substance réticulaire du côté opposé. Des fibres analogues émanent du noyau terminal de la racine inférieure (KÖLLIKER). Il est rationnel de penser que ces différentes fibres, une fois arrivées dans la substance réticulaire, se redressent pour devenir longitudinales et ascendantes et se mêler alors aux faisceaux de même direction qui constituent le ruban de Reil ou voie sensitive centrale.

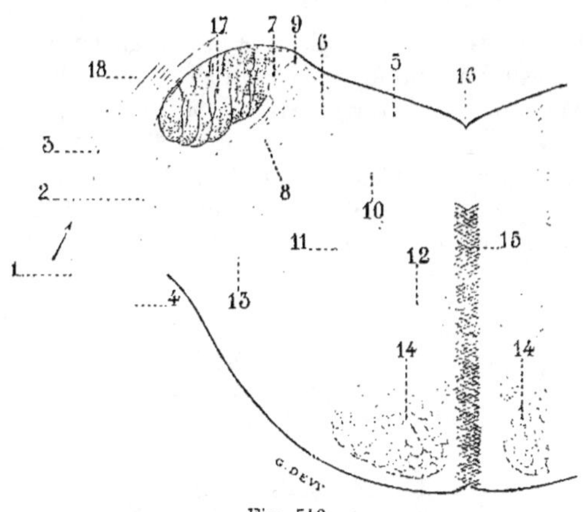

Fig. 719.

Noyaux terminaux de la racine vestibulaire, avec leurs connexions supérieures (*schématique*).

Pour ne pas trop compliquer la figure, les fibres efférentes des deux noyaux auxquels se rend la racine cochléaire ont été supprimées.

1, racine postérieure ou cochléaire, avec ses deux noyaux : 2, noyau antérieur de l'auditif ; 3, tubercule acoustique. — 4, racine antérieure ou vestibulaire. — 5, noyau dorsal interne. — 6, noyau dorsal externe ou de Deiters. — 7, noyau de Bechterew. — 8, racine inférieure ou descendante de l'auditif. - 9, fibres ascendantes cérébelleuses. — 10, fibres allant au raphé. — 11, fibres à trajet oblique. — 12, ruban de Reil. — 13, racine inférieure du trijumeau. — 14, faisceaux pyramidaux. — 15. raphé. — 16. quatrième ventricule. — 17. pédoncule cérébelleux inférieur. — 18, origine des stries acoustiques.

c. *Fibres obliques.* — Les fibres obliques (fig. 719,11) naissent sur le côté interne du noyau de Deiters et, de là, se portent obliquement en avant et en dedans. Ces fibres, décrites par HELD, par BRUCE, par KÖLLIKER, ne sont pas douteuses, mais leur mode de terminaison n'est pas encore élucidé.

d. *Fibres pour le noyau oculo-moteur externe.* — Les fibres destinées au noyau de l'oculo-moteur externe proviennent en grande partie du noyau de Deiters. Quelques-unes seulement naissent du noyau dorsal interne. Ces fibres, comme leur nom l'indique, se rendent au noyau du moteur oculaire externe, les premières (celles qui naissent du noyau de Deiters) en suivant un trajet transversal, les autres (celles qui émanent du noyau dorsal interne) en suivant un trajet oblique. Ces relations directes des noyaux terminaux du nerf vestibulaire avec le noyau de l'oculo-moteur externe, signalées par BECHTEREW et par KÖLLIKER, nous expliquent nettement l'apparition de certains troubles oculo-moteurs comme complication d'affections labyrinthiques (voy., à ce sujet, P. BONNIER, *Rev. Neurol.*, 1895, p. 674).

B. — RACINE POSTÉRIEURE OU COCHLÉAIRE (NERF COCHLÉAIRE)

La racine postérieure ou cochléaire, continuation du nerf cochléaire, tire son origine du limaçon membraneux. Un peu en dehors du bulbe, elle se sépare à

angle aigu de la racine vestibulaire, se porte obliquement en dehors et en arrière,
gagne ainsi la face externe du corps restiforme et s'y termine dans un amas de
substance grise, qui, tout superficiel qu'il est, fait corps avec le névraxe.

1° Noyaux terminaux de la racine cochléaire. — Cette masse grise (fig. 721,3
et 4) mesure 5 millimètres de hauteur, sur 3 millimètres de largeur et 2 millimètres
d'épaisseur (KRAUSE). Le nerf cochléaire, en la pénétrant de bas en haut, la divise
en deux parties, l'une antéro-interne, l'autre postéro-externe : la première constitue le *noyau antérieur de l'auditif* ; la seconde, le *tubercule acoustique latéral.*

a. *Noyau antérieur.* — Le noyau antérieur ou ventral (*noyau accessoire* de
quelques auteurs) est situé sur le côté antéro-externe du corps restiforme. Il est
comme emprisonné (fig. 721,3) entre la racine vestibulaire, qui est placée sur son côté interne, et la racine cochléaire, qui longe son côté externe. Les cellules qui le constituent sont un peu différentes dans sa portion interne et dans sa portion externe. Dans sa portion interne, le noyau antérieur nous présente des cellules de petites dimensions (15 μ en moyenne). Dans sa portion externe, ce sont des cellules beaucoup plus volumineuses (35 μ en moyenne), arrondies et entourées d'une capsule nucléée, tout comme les cellules des ganglions spinaux.

b. *Tubercule acoustique latéral.* — Le tubercule acoustique latéral (fig. 721,4) se dresse sur le côté postérieur et externe du noyau antérieur, un peu en arrière de la racine cochléaire. Il est rudimentaire chez l'homme, mais très développé chez certains animaux. Chez ces derniers, le tubercule acoustique se compose, en réalité, de trois couches, qui diffèrent nettement par la

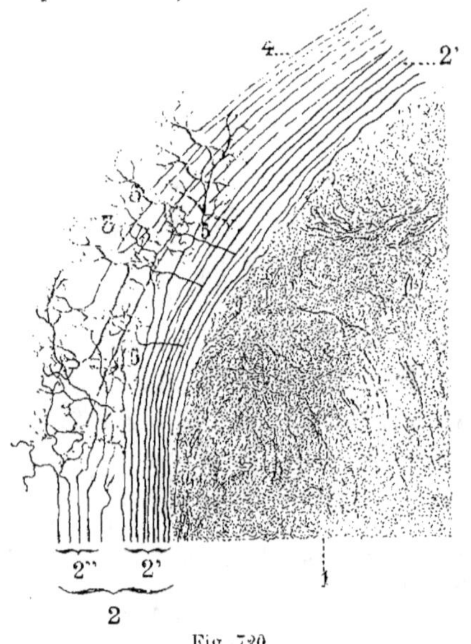

Fig. 720.

Le tubercule acoustique latéral, vu sur une coupe
transversale du bulbe (*schématique*).

1, corps restiforme. — 2, racine cochléaire, avec : 2', ses fibres
directes ; 2'', ses fibres se terminant dans le tubercule acoustique. — 3, 3, cellules du tubercule acoustique. — 4, cylindraxes de ces cellules, allant former les stries acoustiques. —
5, 5, collatérales des fibres directes.

forme et les dimensions de leurs cellules nerveuses. — La *couche externe* ou
superficielle nous présente, au milieu de cellules névrogliques peu abondantes,
des cellules nerveuses clairsemées, de petite taille, de forme globuleuse. — La
couche moyenne, un peu plus épaisse que la précédente, est constituée par des
cellules pyramidales, de 10 à 12 μ de largeur sur 20 à 25 μ de longueur, disposées
plus ou moins régulièrement en une ou deux rangées. — La *couche interne* ou
profonde se compose de cellules nerveuses de petites dimensions (10 à 16 μ), le
plus souvent globuleuses, rarement fusiformes, pourvues de prolongements abondants et fortement ramifiés (SALA). Une pareille division n'existe pas chez l'homme
(KÖLLIKER) et la raison en est dans l'état atrophique où se trouve, chez lui, le
tubercule acoustique latéral.

Le noyau antérieur de l'auditif et le tubercule acoustique latéral, tout en recevant la presque totalité des fibres de la racine cochléaire, ne les reçoivent pas toutes. Un certain nombre d'entre elles, que nous avons représentées par le chiffre 2' dans la figure 720, traversent la masse grise sans s'y arrêter et, contournant le corps restiforme, passent dans les stries acoustiques du quatrième ventricule. Ces *fibres directes* constituent des voies longues, rappelant exactement par leur disposition les voies longues des racines sensitives rachidiennes, qui, comme on le sait, remontent directement, sans entrer en relation avec la substance grise spinale, jusqu'aux noyaux bulbaires de Goll et de Burdach.

2' Relations centrales des noyaux terminaux de la racine cochléaire. — Comme nous l'avons vu pour la racine vestibulaire, les noyaux terminaux de la racine cochléaire sont le point de départ de fibres nouvelles, qui relient les noyaux précités à des centres plus élevés. Ces fibres, dont l'ensemble constituera plus loin le *faisceau acoustique central*, suivent un trajet fort complexe. Elles ont été suivies, à l'aide de la méthode de Gudden, par Monakow et Baginski, qui ont réussi

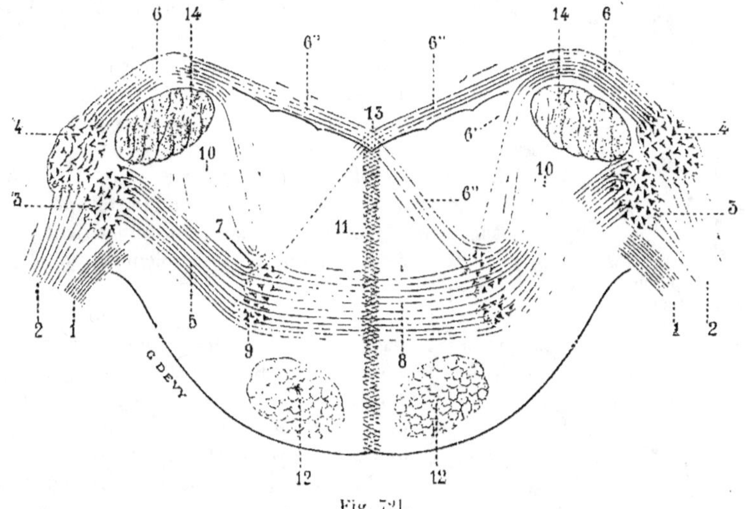

Fig. 721.

Noyaux terminaux du nerf cochléaire, avec leurs connexions supérieures (*schématique*).

La racine vestibulaire, ses noyaux terminaux et les fibres efférentes de ces derniers ont été supprimés (on les voit sur la figure 393). D'autre part, pour ne pas compliquer le corps trapézoïde, les fibres efférentes des noyaux terminaux du côté droit ont été réséquées dans la plus grande partie de leur étendue. Le corps trapézoïde ne comprend par conséquent qu'une seule moitié de ses fibres, celles qui viennent de gauche.

1, racine antérieure ou vestibulaire de l'auditif, sectionnée à son entrée dans le bulbe. — 2, racine postérieure ou cochléaire. — 3, noyau antérieur de l'auditif. — 4, tubercule acoustique. — 5, fibres efférentes du noyau antérieur. — 6, fibres efférentes du tubercule acoustique, constituant les stries acoustiques ou barbes du calamus, avec : 6', leur faisceau direct, allant à l'olive supérieure du côté correspondant; 6", leur faisceau croisé, allant à l'olive supérieure du côté opposé. — 7, olive supérieure. — 8, corps trapézoïde. — 9, noyau trapézoïde. — 10, faisceau acoustique central. — 11, raphé. — 12, faisceaux pyramidaux. — 13, quatrième ventricule. — 14, pédoncule cérébelleux inférieur.

à les faire dégénérer, le premier en lésant le faisceau acoustique au niveau des tubercules quadrijumeaux, le second en détruisant le limaçon chez de jeunes animaux. De leur côté, Flechsig, Bechterew et Edinger les ont étudiées dans leur développement (myélinisation). Enfin, tout récemment (1891-1893), Held, en les colorant par la méthode chromo-argentique, a pu les suivre dans leurs différentes étapes. Grâce à tous ces travaux, les fibres efférentes des deux noyaux terminaux de la racine cochléaire nous sont aujourd'hui assez bien connues. Nous examinerons successivement celles du noyau antérieur et celles du tubercule acoustique latéral :

A. FIBRES EFFÉRENTES DU NOYAU ANTÉRIEUR : CORPS TRAPÉZOÏDE ET NOYAU TRAPÉZOÏDE.
— Les fibres qui émanent du noyau antérieur de l'auditif se portent transversalement en dedans, traversent l'olive supérieure du côté correspondant, s'entrecroisent sur la ligne médiane, pénètrent dans l'olive du côté opposé et en
ressortent sur son côté externe. L'ensemble de ces fibres transversales, qui vont
d'un noyau antérieur de l'auditif à l'olive supérieure correspondante et de celle-ci
à l'olive supérieure du côté opposé, constituent une sorte de ruban horizontal
(fig. 721,8), connu sous le nom de *corps trapézoïde*. Nous avons déjà rencontré
cette formation en étudiant la protubérance annulaire (p. 559). Nous rappellerons

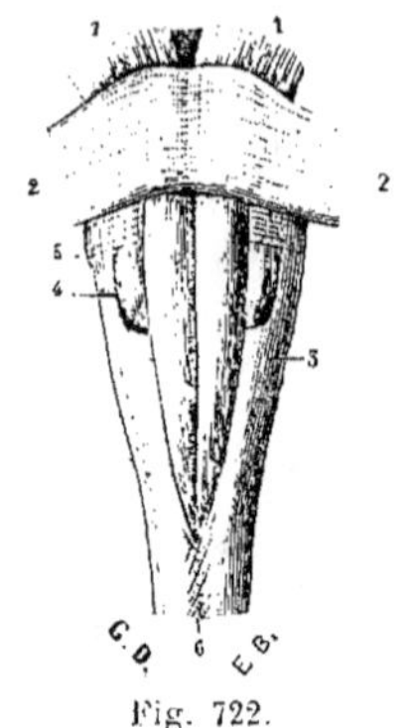

Fig. 722.

Le corps trapézoïde, vu
sur la face antérieure du
bulbe chez le cynocé-
phale.

1, pédoncule cérébral. — 2,
protubérance annulaire, moins
développée que chez l'homme. —
3, bulbe rachidien. — 4, olive
bulbaire. — 5, corps trapézoïde
(*en bleu*). — 6, décussation des
pyramides et moelle épinière.

ici que le corps trapézoïde répond à la partie inférieure
de la protubérance et que ses fibres, recouvertes chez
l'homme par les faisceaux protubérantiels inférieurs,
deviennent libres et parfaitement visibles à l'extérieur
(fig. 722,5), chez les animaux dont la protubérance est
faiblement développée.

L'olive supérieure, nous l'avons encore vu à propos de
la protubérance, est un petit noyau de substance grise,
situé dans la protubérance, à droite et à gauche de la
ligne médiane, un peu en avant du noyau d'origine du
facial. Sa partie antérieure ou ventrale, logée comme elle
dans l'épaisseur du corps trapézoïde, a été considérée par
FLECHSIG comme un noyau distinct, le *noyau du corps
trapézoïde* (fig. 721,9) ou, plus simplement, le *noyau
trapézoïde*.

En traversant l'olive supérieure ou le noyau trapézoïde, les faisceaux efférents du noyau antérieur de
l'auditif se terminent en partie dans ces masses grises, en
même temps qu'ils en reçoivent des fibres additionnelles.
Il en résulte que, sur le côté externe de l'olive, le corps
trapézoïde renferme en réalité trois ordres de fibres,
savoir : 1° des fibres qui proviennent du noyau anté-
rieur de l'auditif du côté opposé (*fibres croisées*) ; 2° des fibres qui émanent de
l'olive supérieure et du noyau trapézoïde du côté opposé (encore des *fibres croisées*) ; 3° des fibres qui tirent leur origine de l'olive supérieure et du noyau trapézoïde du côté correspondant (*fibres directes*).

Laissons là ces fibres pour l'instant. Nous les reprendrons tout à l'heure pour
les suivre dans leur trajet ultérieur. Il convient, auparavant, d'étudier les fibres
efférentes du tubercule acoustique.

B. FIBRES EFFÉRENTES DU TUBERCULE ACOUSTIQUE LATÉRAL, STRIES ACOUSTIQUES. — Les
fibres qui émanent des cellules du tubercule acoustique latéral, se portant en
arrière et en dedans, contournent le corps restiforme et arrivent sur le plancher
du quatrième ventricule, où elles forment ces petits faisceaux divergents, de coloration blanchâtre, appelés *barbes du calamus* ou *stries acoustiques*. Ces faisceaux, au point de vue de leurs connexions, se partagent en deux groupes. —
Les uns (fig. 721,6'), peu après leur arrivée sur le plancher ventriculaire, plongent
d'arrière en avant dans la masse protubérantielle et aboutissent à l'olive supérieure du même côté. Là, avec ou sans interruption dans les cellules nerveuses
de l'olive, ils se recourbent en haut pour devenir fibres longitudinales ascen-

dantes : ce sont des *fibres directes*. — Les autres (fig. 721,6''), et ce sont les
plus nombreux, vont jusqu'au raphé, s'y entrecroisent et se rendent à l'olive supérieure du côté opposé, où, comme les précédents, ils se recourbent en haut, avec
ou sans interruption dans l'olive : ce sont des *fibres croisées*.

C. Formation du faisceau acoustique central. — Les fibres efférentes des noyaux
terminaux de la racine cochléaire suivent donc deux voies différentes : les unes,
celles qui proviennent du noyau antérieur, suivent la voie antérieure ou ventrale,
en constituant le corps trapézoïde ; les autres, celles qui tirent leur origine du
tubercule acoustique latéral, suivent la voie postérieure ou dorsale, en constituant
les stries acoustiques, et aboutissent aux olives supérieures, soit à celle du côté
correspondant, soit à celle du côté opposé.

Quel que soit leur trajet, qu'elles suivent la voie ventrale ou la voie dorsale, ces
deux ordres de fibres se recourbent en haut au sortir de l'olive et, se fusionnant
alors, elles constituent un faisceau unique, à direction longitudinale et ascendante. Ce faisceau (fig. 721,10), formé en grande partie par des fibres croisées,
mais comprenant aussi un certain nombre de fibres directes, est le *faisceau
acoustique central* ou, tout simplement, le *faisceau acoustique*.

Une fois constitué, le faisceau acoustique central se place sur le côté externe du
faisceau sensitif, qui vient de la moelle et du bulbe. C'est à la large nappe de
fibres longitudinales, formée par la réunion de ces deux faisceaux, que l'on donne
le nom de *ruban de Reil* (*lemnicus* ou *laqueus*) et nous voyons maintenant pourquoi le faisceau acoustique, en raison de sa situation, est appelée par quelques
auteurs *partie externe du ruban de Reil, portion latérale du ruban de Reil,
ruban de Reil latéral* (voy. *Ruban de Reil*, p. 578).

D. Trajet du faisceau acoustique central, noyau latéral. — Le faisceau acoustique central ou ruban de Reil latéral se trouve placé, tout d'abord, sur le même
plan transversal que le ruban de Reil médian. Plus loin, il s'écarte de ce dernier
pour se porter en dehors, s'échappe de la protubérance au niveau du sillon latéral
de l'isthme et, s'infléchissant alors en arrière, il gagne le côté externe du tubercule quadrijumeau postérieur. Au cours de leur trajet, les fibres constitutives du
faisceau acoustique central entrent en relation avec un noyau qui leur appartient
en propre : c'est le *noyau latéral du ruban de Reil* (fig. 450, C, 3). Ce noyau est
formé par des traînées irrégulières de cellules nerveuses, qui commencent un peu
au-dessus de l'olive supérieure et s'étendent de là jusqu'au voisinage des tubercules
quadrijumeaux. Les cylindraxes de ces cellules sont de deux ordres : les uns, se
portant en dedans, traversent la ligne médiane et viennent se terminer dans le
tubercule quadrijumeau postérieur du côté opposé ; les autres, et ce sont de beaucoup les plus nombreux, se joignent aux fibres du faisceau acoustique et deviennent, pour ce faisceau, autant de fibres additionnelles.

E. Terminaison du faisceau acoustique, centre acoustique de l'écorce ou sphère
auditive. — Arrivées sur le côté externe du tubercule quadrijumeau postérieur, les
fibres constitutives du faisceau acoustique central se divisent en deux groupes :
les fibres courtes et les fibres longues.

a. *Fibres courtes*. — Les fibres courtes (fig. 723,9), se portant en dedans, se terminent dans les tubercules quadrijumeaux postérieurs, la plupart d'entre elles dans
le tubercule correspondant, les autres dans le tubercule du côté opposé. Un certain nombre de fibres courtes se terminent encore dans les tubercules quadrijumeaux antérieurs et, pour celles-ci comme pour les précédentes, nous avons à la

fois des *fibres directes*. qui s'arrêtent dans le tubercule correspondant. et des *fibres croisées*. qui franchissent la ligne médiane pour se rendre au tubercule du côté opposé. Les fibres courtes du faisceau acoustique ne transmettent aux tubercules quadrijumeaux que des impressions inconscientes : elles sont affectées aux mouvements réflexes. Impressionnées par elles, les cellules nerveuses des tubercules quadrijumeaux agissent à leur tour, par les fibres descendantes qu'elles envoient dans la bandelette longitudinale postérieure (fig. 432,8"). sur les noyaux oculo-moteurs, sur le noyau du facial, sur les noyaux moteurs des nerfs cervicaux, et ainsi s'expliquent les mouvements des yeux et de la tête que déterminent. suivant les circonstances, les diverses impressions acoustiques.

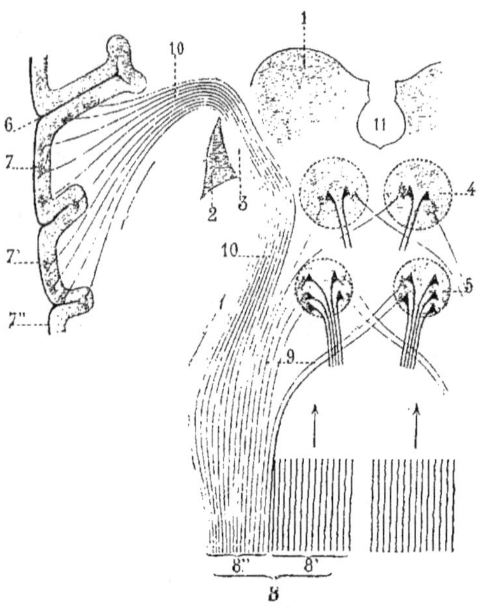

Fig. 723.

Mode de terminaison du faisceau acoustique central.

1. couche optique — 2. noyau lenticulaire. — 3. capsule interne. — 4, tubercules quadrijumeaux antérieurs. — 5. tubercules quadrijumeaux postérieurs. — 6. scissure de Sylvius. — 7. 7'. 7". première. deuxième et troisième circonvolutions temporales. — 8. ruban de Reil. avec : 8'. sa portion interne ou faisceau sensitif; 8", sa portion externe ou faisceau acoustique. — 9, fibres courtes. pour les tubercules quadrijumeaux. — 10, fibres longues. pour l'écorce cérébrale. — 11, troisième ventricule.

b. *Fibres longues*. — Les fibres longues ou corticales (fig. 723,10) diffèrent des précédentes en ce qu'elles ne s'interrompent. ni dans les tubercules quadrijumeaux, ni dans les corps genouillés, mais se rendent directement à l'écorce cérébrale. S'infléchissant en dehors, tandis que les fibres courtes se portent en dedans. elles suivent le bras postérieur des tubercules quadrijumeaux. qui les amène dans la région sous-optique. Là, se redressant en haut et en arrière, elles passent dans le segment postérieur de la capsule interne, où elles se mêlent aux fibres du faisceau sensitif. Au sortir de la capsule, elles se recourbent en dehors et viennent se terminer à la partie moyenne de la première cir-

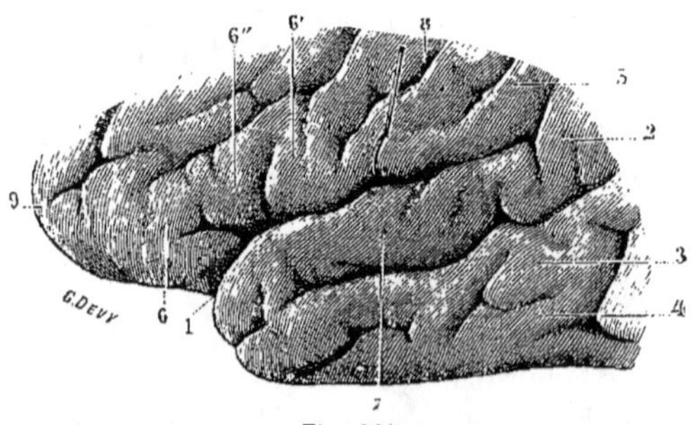

Fig. 724.

La sphère auditive.

1. scissure de Sylvius. — 2. 3. 4. deuxième. troisième et quatrième circonvolutions temporales. — 5. circonvolution pariétale inférieure. — 6. troisième frontale, avec : 6'. son pied ; 6". son cap. — 7. sphère auditive (*en bleu*). — 8, scissure de Rolando. — 9. pôle frontal.

convolution temporale (peut-être aussi, d'après certains auteurs. à la partie moyenne de la seconde) : cette circonvolution devient ainsi l'aboutissant des impressions auditives destinées à devenir conscientes, autrement dit le *centre acoustique cortical* ou *sphère auditive* (724,7). Il convient d'ajouter qu'en entrant dans le bras postérieur des tubercules quadrijumeaux, les fibres longues du faisceau acoustique sont renforcées par un certain nombre d'autres fibres qui proviennent du tubercule quadrijumeau postérieur.

3° Fibres descendantes de la voie acoustique centrale. — Le faisceau acoustique central n'est pas exclusivement constitué par les fibres à trajet ascendant que nous venons de décrire. A ces fibres ascendantes s'en ajoutent un certain nombre d'autres, à trajet descendant (HELD, VAN GEHUCHTEN), dont les cellules d'origine se trouvent situées dans l'une des masses grises avec lesquelles le faisceau acoustique entre en relation : les tubercules quadrijumeaux antérieurs et postérieurs, le noyau latéral, le noyau trapézoïde, l'olive supérieure.

Issues de l'une quelconque de ces masses grises, les fibres acoustiques descendantes se portent en bas, comme leur nom l'indique, et viennent, après un trajet variable, se terminer par des arborisations libres dans l'un des noyaux situés au-dessous.

La signification de ces dernières fibres est encore fort obscure. Elles ont vraisemblablement la même valeur que les fibres descendantes que nous avons déjà rencontrées dans la voie olfactive et la voie optique et qui viennent se terminer, les premières dans le glomérule olfactif, les secondes dans les couches profondes de la rétine (voy. plus haut, § I et § II).

Voyez, au sujet des origines réelles de l'auditif et de la voie acoustique centrale, parmi les mémoires récemment publiés : ROLLER, *Eine aufsteigende Acusticuswurzel*, Arch. f. mikr. Anat., 1880 ; — BECHTEREW, *Ueber d. achten Hirnnerven*, Neurol. Centralbl., 1885 ; — Du MÊME, *Ueber d. Ursprung des Hörnerven*, ibid., 1887 : — FOREL, *Vorl. Mittheil. über d. Ursprung des Nerv. acusticus*, Neurol. Centralbl., 1885 ; — Du MÊME, *Zur Acusticusfrage*, Neurol. Centr., 1887 ; — FREUD, *Ueber d. Ursprung des Nerv. acusticus*. Monatsschr. f. Ohrenheilk., 1886 ; — BAGINSKY, *Zur Kenntniss d. Verlaufes der hinteren Wurzel des Acusticus*, Berl. Klin. Woch., 1889 ; — Du MÊME, *Zur Kenntniss d. Verlaufes d. hint. Wurzel d. Acusticus u. d. Verhaltens d. Striæ medullares*, Arch. f. Psych. u. Nervenkr., 1891 ; — HELD, *Die centralen Bahnen d. Nervus acusticus bei der Katze*, Arch. f. Anat. u. Physiol., 1891 ; — Du MÊME, *Ueber eine directe acustische Rindenbahn*, etc., Arch. f. Anat. u. Physiol., 1892 ; — Du MÊME, *Die centrale Gehörleitung*, Arch. f. Anat. u. Physiol., 1893 ; — KIRILSEW, *Zur Lehre von Ursprung u. centralen Verlauf des Gehörnerven*, Neurol. Centralbl., 1892 ; — Du MÊME, *Weitere Mittheilung zur Lehre vom centralen Verlauf des Gehörnerven*, Neurol. Centralbl., 1894 ; — CANNIEU, *Rech. sur le nerf auditif*. Arch. clin. de Bordeaux, 1894 ; — BONNIER, *Rapports entre l'appareil ampullaire de l'oreille interne et les centres oculo-moteurs*, Rev. Neur., 1895 ; — SALA, *Sull'origine del nervo acustico*, Monit. zool. 1891 et Arch. p. la Sc. med., 1894 ; — MATTE. *Ein Beitrag zur Frage nach dem Ursprung der Fasern des Nervus acusticus*. Archiv f. Ohrenheilk., 1895 ; — OSERETZKOWSKY, *Beitr. zur Frage von centralen Verlaufe des Gehörnerven*, Arch. f. mikr. Anat., 1895, Bd. 45 ; — CAJAL, *Origine del nervio vestibular*, Madrid, 1895 ; — FUSARI, *La terminazione centrale del nervo ottico nei teleostei*. Rev. di patol. nervosa, 1896 ; — CANNIEU, *Rech. sur l'appareil terminal et l'acoustique*, Journ. de l'Anat., 1899.

§ IX. — ORIGINE ET TERMINAISONS RÉELLES DU NERF GLOSSO-PHARYNGIEN

Le nerf glosso-pharyngien, nerf de la neuvième paire, émerge du bulbe à la partie toute supérieure du sillon collatéral postérieur, entre le nerf auditif, qui est au-dessus, et le nerf pneumogastrique, qui est au-dessous. Il présente sur son trajet, immédiatement au-dessous de la base du crâne, un renflement ganglionnaire, que nous décrirons plus tard (voy. *Système nerveux périphérique*) sous le nom de ganglion d'Andersch. Ce ganglion a la signification d'un ganglion spinal et le nerf lui-même est l'homologue de la racine postérieure d'un nerf rachidien.

Physiologiquement, le glosso-pharyngien est un nerf mixte, tenant sous sa dépendance la sensibilité du tiers postérieur de la langue et certains mouvements du pharynx. Il possède donc deux ordres de fibres : des fibres sensitives et des fibres motrices. Nous les examinerons séparément en commençant par les plus importantes, les fibres sensitives.

1° Fibres sensitives, leurs noyaux de terminaison. — Du sillon collatéral postérieur, où elles pénètrent dans le névraxe, les fibres radiculaires sensitives du glosso-pharyngien se portent obliquement en arrière et en dedans vers le plancher du quatrième ventricule. Un peu avant de l'atteindre, elles se divisent chacune en deux branches, l'une ascendante, l'autre descendante : la branche ascendante, relativement courte, se rend, par un trajet à peu près horizontal, à la partie moyenne de l'aile grise ; la branche descendante, beaucoup plus longue, s'infléchit en dehors et en bas pour venir se terminer dans le faisceau solitaire. La portion sensitive du glosso-pharyngien a donc deux noyaux d'origine : le noyau de l'aile grise et le faisceau solitaire.

a. *Noyau de l'aile grise ou noyau dorsal.* — L'aile grise, nous le savons, occupe, sur le plancher ventriculaire, l'espace compris entre l'aile blanche interne, qui est en dedans, et l'aile blanche externe, qui est en dehors. Elle nous présente, comme éléments caractéristiques, des « cellules nerveuses, de dimensions moyennes, à contours arrondis, non anguleux, à prolongements rares et courts » (Mathias Duval). Obersteiner a décrit, en outre, des cellules fusiformes, dont le grand axe est souvent orienté dans le sens de la direction des fibres radiculaires. — Morphologiquement, l'aile grise se rattache, ainsi que cela a été dit à propos

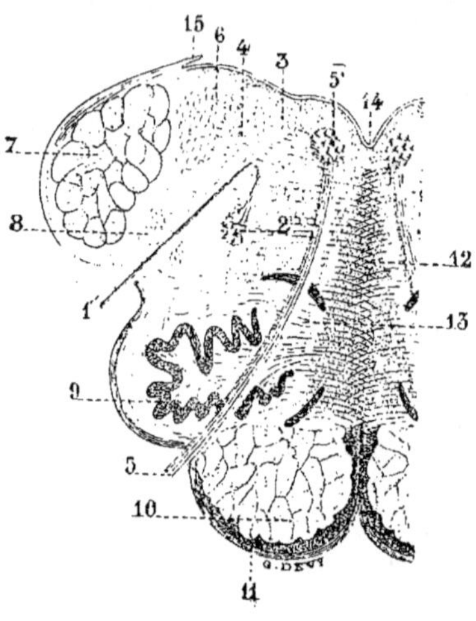

Fig. 725

Origines et terminaisons réelles du glosso-pharyngien (demi-schématique en partie d'après van Gehuchten).

1, glosso-pharyngien, avec : 2, son noyau moteur ou noyau ambigu ; 3, son noyau sensitif ou noyau de l'aile grise ; 4, faisceau solitaire. — 5, grand hypoglosse, avec 5', son noyau d'origine. — 6, noyau dorsal et racine descendante de l'auditif. — 7, pédoncule cérébelleux inférieur. — 8, racine descendante du trijumeau. — 9, olive et parolives. — 10, pyramide antérieure. — 11, noyaux pyramidaux ou arciformes. — 12, raphé. — 13, ruban de Reil. — 14, quatrième ventricule. — 15, ligula.

du bulbe, à la base des cornes postérieures (voy. fig. 378, p. 501). — C'est dans la partie moyenne de la colonne formée par l'aile grise que se rendent les fibres radiculaires du glosso-pharyngien. Elles se terminent là, comme toutes les fibres sensitives, dans leur noyau terminal par des arborisations libres qui enlacent les cellules nerveuses sus-indiquées.

b. *Faisceau solitaire.* — Lenhossék a désigné sous le nom de *faisceau solitaire* (*bandelette solitaire* de M. Duval, *faisceau respiratoire* de Krause, *colonne grêle* de Clarke) une petite colonne nerveuse, à direction longitudinale, qui, sur la figure 725 (4), nous apparaît dans la formation réticulaire en avant et un peu en dehors de l'aile grise. En bas, cette colonne peut être suivie jusqu'au niveau de l'entrecroisement sensitif. En haut, elle s'élève jusqu'à la partie toute supérieure de l'aile grise, autrement dit jusqu'à la partie moyenne du quatrième ventricule.

Si nous suivons le faisceau solitaire sur des coupes sériées, en allant de bas en haut, nous constatons tout d'abord que ce faisceau augmente graduellement de volume : son diamètre, qui n'est que $0^{mm},10$ à son extrémité inférieure, acquiert successivement $0^{mm},80$ et $1^{mm},14$ (KÖLLIKER). L'examen de ces coupes sériées nous apprend encore que le faisceau en question s'écarte de la ligne médiane au fur et à mesure qu'il s'élève : l'intervalle qui le sépare de cette ligne médiane est de $1^{mm},10$ au niveau de son extrémité inférieure, de $4^{mm},84$ à sa partie moyenne, de $7^{mm},50$ à son extrémité supérieure. Le faisceau solitaire décrit donc, dans son ensemble, une courbe assez prononcée, dont la concavité regarde en dehors et en bas (fig. 726, 4).

Envisagé au point de vue de sa constitution anatomique, le faisceau solitaire comprend deux éléments : des fibres et des cellules. — Les *fibres*, suivant un trajet longitudinal, forment un paquet plus ou moins compacte qui occupe ordinairement le côté externe du faisceau solitaire. Elles représentent les branches descendantes des faisceaux radiculaires sensitifs des deux nerfs mixtes et du nerf intermédiaire de Wrisberg. On les voit toujours, au cours de leur trajet, abandonner de nombreuses collatérales. — Les *cellules*, de petites dimensions, multipolaires, se groupent sur le côté interne du paquet de fibres précité. Ce n'est pas là, toutefois, une disposition constante : elles peuvent aussi se placer sur leur côté externe ou bien tout autour d'elles, les entourant dans ce dernier cas à la manière d'un anneau. Leur ensemble constitue ce qu'on appelle le *noyau du faisceau solitaire* : c'est à ces cellules, en effet, qu'aboutissent les éléments fibrillaires du faisceau. Morphologiquement, la substance grise qui forme le noyau du faisceau solitaire paraît devoir être rattachée à la substance gélatineuse de la corne postérieure de la moelle, et l'on voit tout de suite l'analogie frappante qui existe entre le faisceau solitaire et cette autre colonne, comme lui descendante, composée comme lui de cellules et de fibres, que nous avons décrites plus haut (p. 858) sous le nom de racine inférieure ou bulbaire du trijumeau.

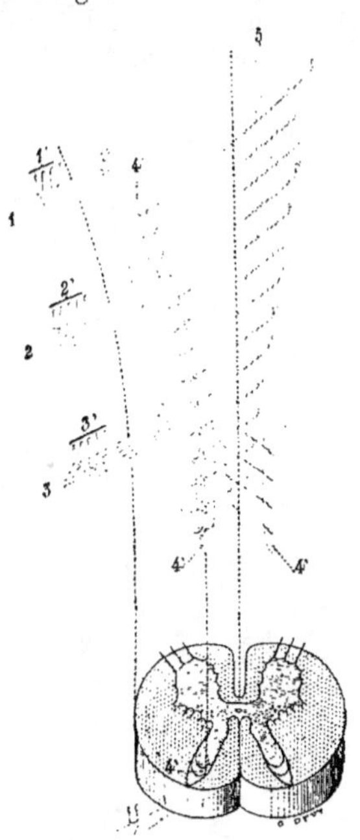

Fig. 726.

Schéma représentant le faisceau solitaire et le mode de terminaison des fibres sensitives des nerfs mixtes.

1, intermédiaire de Wrisberg, avec : 1', son ganglion (ganglion géniculé). — 2, glosso-pharyngien, avec 2', son ganglion (*ganglion d'Andersch*). — 3, pneumogastrique, avec 3', son ganglion *ganglion jugulaire* et *ganglion plexiforme*). — 4, faisceau solitaire, se continuant en bas avec 4', substance gélatineuse de la corne postérieure. — 5, fibres efférentes des cellules du faisceau solitaire, contribuant à former, après entrecroisement sur la ligne médiane, la voie sensitive centrale.

Le faisceau solitaire nous étant maintenant connu, revenons aux branches descendantes de la racine sensitive du glosso-pharyngien. Ces branches descendantes viennent se placer tout d'abord dans le paquet de fibres, ci-dessus décrit, qui chemine sur le côté externe du faisceau solitaire. Puis, après un parcours variable, elles se résolvent chacune en une arborisation, dont les fibrilles se terminent librement autour des cellules du noyau solitaire. C'est à la partie moyenne du noyau solitaire (la partie inférieure étant réservée au pneumogastrique et la partie supérieure à l'intermédiaire de Wrisberg) que se rendent les fibres descendantes du glosso-pharyngien sensitif. Cette partie devient donc, pour les fibres en question, un véritable noyau terminal, que nous appellerons le *noyau terminal de la racine descendante du glosso-pharyngien.*

2° **Fibres motrices, leur noyau d'origine.** — Les fibres motrices du glosso-pharyngien, intimement mêlées aux fibres sensitives, suivent tout d'abord le même trajet que ces dernières : obliques d'avant en arrière et de dehors en dedans, elles traversent successivement la racine bulbaire du trijumeau et la formation réticulaire et arrivent à la partie antérieure de l'aile grise. Là, s'infléchissant sur elles-mêmes en formant une courbe très prononcée, elles se dirigent d'arrière en avant et un peu de dedans en dehors, pour gagner la partie supérieure du noyau ambigu (p. 502), qui, comme on le sait, représente à ce niveau la tête des cornes antérieures de la moelle : c'est là (fig. 725,2) que se terminent les fibres motrices du glosso-pharyngien ou plutôt qu'elles y prennent origine, car elles ne sont en réalité que les cylindraxes des cellules nerveuses qui forment le noyau ambigu. Nous devons ajouter que Ramon y Cajal a observé un entrecroisement partiel des fibres radiculaires du glosso-pharyngien.

Noyau ambigu. — Le noyau ambigu, où prennent également naissance les filets moteurs du pneumogastrique (p. 886) et le spinal bulbaire (p. 887), est situé en pleine formation réticulaire, entre la parolive externe, qui est en dedans, et la racine descendante du trijumeau, qui est en dehors. C'est une petite colonne de substance grise (fig. 378), disposée en sens vertical comme le faisceau solitaire. Elle commence en bas à la partie supérieure de l'entrecroisement sensitif et se termine en haut au niveau de l'extrémité supérieure de l'olive : sa hauteur totale est de 18 à 20 millimètres.

Suivi de bas en haut sur des coupes sériées, le noyau ambigu, d'abord très mince, augmente peu à peu de volume au fur et à mesure qu'il s'élève, puis s'amincit de nouveau à son extrémité supérieure. Il est donc, dans son ensemble, non pas exactement cylindrique, mais plutôt fusiforme. C'est à la hauteur du bec du calamus qu'il est le plus développé. À ce niveau, il nous présente de vingt à trente cellules sur une coupe transversale et mesure de $0^{mm},42$ à 1 millimètre dans le sens transversal, sur $0^{mm},14$ à $0^{mm},52$ dans le sens antéro-postérieur (Kölliker, chez un fœtus de six mois).

Histologiquement, le noyau ambigu se compose essentiellement de cellules multipolaires, un peu allongées dans le sens des fibres qui en partent (Kölliker). Ici, comme pour les autres noyaux, les cellules précitées sont comme noyées dans un réticulum de fibrilles nerveuses, dont la provenance n'est pas encore nettement élucidée : un certain nombre proviennent vraisemblablement des noyaux de terminaison du trijumeau.

3° **Relations centrales du glosso-pharyngien.** — Le glosso-pharyngien est en relation avec l'écorce cérébrale, à la fois par ses noyaux sensitifs et par son noyau moteur.

Les prolongements cylindraxiles qui proviennent des cellules du noyau dorsal et de celles du faisceau solitaire se portent en dedans vers la ligne médiane (fig. 726, 5), s'y entrecroisent avec leurs homologues du côté opposé et, se redressant alors pour devenir ascendantes, se mêlent aux fibres constitutives du ruban de Reil (fig. 449,7) : ils font ainsi partie de la voie sensitive centrale et, avec elle, remontent jusqu'à l'écorce cérébrale. En passant dans le voisinage du noyau de l'hypoglosse, les fibres efférentes des noyaux terminaux du glosso-pharyngien abandonnent des collatérales qui vont se ramifier entre les cellules constitutives de ce noyau (van Gehuchten).

Quant au noyau moteur du glosso-pharyngien, il reçoit les arborisations terminales d'un certain nombre de fibres du faisceau géniculé, qui lui apportent les incitations motrices cérébrales. Ces fibres motrices ont, comme les fibres sensitives, un trajet croisé, je veux dire que chacun des deux noyaux moteurs, le droit et le gauche, est soumis à l'influence de l'hémisphère cérébral du côté opposé.

Nul doute que le glosso-pharyngien ne soit encore en rapport avec le cervelet par une double voie, l'une ascendante ou sensitive, l'autre descendante ou motrice. Mais ces dernières connexions ne sont pas encore bien connues.

Voyez, au sujet des noyaux d'origine et de terminaison des trois nerfs glosso-pharyngien, pneumogastrique et spinal : Holl. *Ueber d. Nerv. accessorius Willisii*, Arch. f. Anat. u. Physiol., 1878 ; — Roller, *Centralverlauf d. Nervus glosso-pharyngeus.* Arch. f. mikr. Anat., 1881 ; — Du même, *Der centr. Verlauf d. Nerv. accessorius.* Allg. Zeitschr. f. Psych., 1881 ; — Turner, *The central connections and relations of the trigeminal, vago-glosso-paryngeal and hypoglossal nerves.* Journ. of Anat. and Physiol., vol. XXX ; — Dees, *Zur Anat. u. Physiol. der Nerv. vagus*, Arch. f. Psych. u. Nervenkr., Bd XX ; — Mendel, *Ueber das solitäre Bündel*, Arch. f. Psych., Bd XV. 1884 ; — Obersteiner, *Die centrale Ursprung d. N. glosso-pharyngeus.* Biol. Centralbl., Bd I ; — Darkschewitsch, *Ueber den Ursprung und den centr. Verlauf d. Nervus accessorius.* Arch. f. Anat. u. Physiol., 1885 ; — Laborde, *Du noyau d'origine, dans le bulbe rachidien, des fibres motrices ou cardiaques du nerf pneumogastrique ou noyau cardiaque.* Arch. de Physiol., 1888 ; — Mucchin, *Der nucleus dorsalis u. der sensorische Kern des Nervus glosso-pharyngeus.* Centr. f. Nervenheilk., 1893 ; — Turner and Bullocn, *Observations upon the central relations of the vago-glosso-pharyngeal, vago-accessory, etc.*, Brain, 1894 ; — Grabower, *Ueber die Kerne u. Wurzeln des N. accessorius u. N. vagus u. deren gegenseitige Beziehungen, etc.*, Arch. f. Laryng. u. Rinol., 1894 ; — Holm, *Die Anat. des dorsalen Vaguskern*, Arch. f. pathol. Anat., 1895 ; — Staderini, *Sopra il nucleo intercalato, etc.* (voy. *Grand hypoglosse*, p. 484) ; — Marinesco, *Les noyaux musculo-strié et musculo-lisse du pneumogastrique*, Soc. de biol., 1897 ; — Bruce, *On the dorsal or so-called sensory nucleus of the glosso-pharyngeal nerve and on the nucles of origine of the trigemini nerve.* Brain, 1898 ; — van Gehuchten, *Rech. sur l'origine réelle des nerfs craniens : III. le glosso-pharyngien et le pneumo-gastrique.* Journal de Neurologie, 1898 et 1899 ; — Du même, *Connexions bulbaires du pneumogastrique*, C. R. de l'Assoc. des anatomistes, Paris, 1899.

§ X. — ORIGINE ET TERMINAISON RÉELLES DU PNEUMOGASTRIQUE

Le pneumogastrique, nerf de la dixième paire, émerge du sillon collatéral du bulbe, entre le glosso-pharyngien et le spinal. Comme nous le verrons plus tard, il présente, à sa sortie du crâne, deux renflements ganglionnaires : le ganglion jugulaire et le ganglion plexiforme. Ces deux ganglions sont les homologues des ganglions spinaux et le nerf lui-même a la signification d'une racine postérieure rachidienne. Le nerf pneumogastrique présente, dans son trajet intra-bulbaire, la plus grande analogie avec le nerf glosso-pharyngien : comme ce dernier, il est mixte à son émergence et, par conséquent, renferme deux ordres de fibres, des fibres sensitives et des fibres motrices.

1° Fibres sensitives, leurs noyaux d'origine. — Les fibres sensitives (fig. 726,3) se comportent exactement comme celles du glosso-pharyngien. Après avoir traversé obliquement la racine bulbaire du trijumeau et la substance réticulaire, elles se partagent chacune en deux branches, l'une ascendante, l'autre descendante. Les branches ascendantes aboutissent, après un trajet très court et à peu près horizontal, à la partie inférieure de l'aile grise. Les branches descendantes, se recourbant en bas, se mêlent aux fibres du faisceau solitaire et viennent se terminer à la partie inférieure de ce dernier faisceau. La partie inférieure de l'aile grise et la partie inférieure du faisceau solitaire deviennent ainsi les deux noyaux terminaux (le *noyau dorsal* et le *noyau du faisceau solitaire*) des fibres radiculaires du pneumogastrique sensitif. Ces fibres se terminent, ici comme pour le glosso-pharyngien, par des arborisations libres, qui entourent les cellules nerveuses constitutives des noyaux précités.

Holm, auquel nous devons une étude détaillée des noyaux d'origine du pneumogastrique, décrit au noyau dorsal deux groupes de cellules : un groupe antéro-interne, formé par de grandes cellules, ovalaires ou fusiformes ; un groupe postéro-externe, à cellules de petites dimensions. Or, en se basant à la fois sur des faits embryologiques et sur des faits anatomo-pathologiques, Holm a cru devoir localiser dans ces deux groupes cellulaires des fonctions distinctes : le noyau postéro-externe serait le siège du réflexe trachéo-bronchique ; c'est dans le noyau antéro-interne que se trouverait le centre respiratoire. Dans une note récente (février 1897) communiquée à la Société de biologie, Marinesco a rapporté des expériences desquelles il résulte que l'on peut, chez le chien et le chat, détruire le noyau dorsal du pneumogastrique sans arrêter pour cela la respiration : ces résultats, on le voit, sont en contradiction formelle avec l'hypothèse précitée de Holm.

Pour Marinesco, le noyau dorsal du pneumogastrique renfermerait les cellules d'origine des fibres motrices qui, dans le nerf, se rendent aux muscles lisses. Il lui donne pour cette raison le nom de *noyau musculo-lisse* du pneumogastrique, par opposition au noyau ambigu, qui, fournissant au pneumogastrique les fibres motrices destinées aux muscles striés, deviendrait le *noydu musculo-strié*.

Voilà donc notre noyau dorsal du pneumogastrique dépossédé de ses fonctions sensitives et considéré comme moteur. Cette opinion avait déjà été émise par Dees et par Forel et, tout récemment, elle a été reprise à la suite de recherches, soit anatomo-pathologiques, soit histologiques, par Mahaim, par Bruce et van Gehuchten. « La méthode de Golgi, dit ce dernier anatomiste, appliquée à l'étude du noyau dorsal du pneumogastrique, montre qu'il est formé de cellules nerveuses volumineuses, dont le prolongement cylindraxile peut se poursuivre jusque dans les faisceaux radiculaires du nerf. » Si ces conclusions de van Gehuchten sont confirmées par les recherches ultérieures, il nous faudra admettre, pour les filets radiculaires du nerf vague, trois noyaux, dont un sensitif et deux moteurs : 1° un *noyau sensitif*, représenté par le noyau du faisceau solitaire ; 2° un premier noyau moteur, le *noyau dorsal*, situé sur le plancher ventriculaire, au niveau de l'aile grise ; 3° un deuxième noyau moteur, le *noyau ventral*, répondant au noyau ambigu. Il restera ensuite à établir si les deux noyaux moteurs ont la même valeur fonctionnelle, ou bien si chacun d'eux, comme c'est probable, a une attribution distincte, le noyau dorsal commandant aux muscles de la vie organique, le noyau ventral tenant sous sa dépendance les muscles de la vie de relation. Une pareille distinction, déjà formulée par Marinesco, est encore tout hypothétique.

2° Fibres motrices, leur noyau d'origine. — Les fibres motrices du pneumogastrique suivent, elles aussi, le même trajet que celles du glosso-pharyngien. Se portant d'abord d'avant en arrière, puis d'arrière en avant, elles aboutissent, après avoir décrit dans leur ensemble une sorte de courbe en forme de fer à cheval, à la partie moyenne du noyau ambigu : c'est là qu'elles prennent leur origine. Nous savons déjà que les parties extrêmes de ce noyau ambigu donnent naissance, la supérieure au glosso-pharyngien moteur, l'inférieure aux faisceaux bulbaires du spinal. Les fibres radiculaires du pneumogastrique présentent, comme celles du glosso-pharyngien, une décussation partielle (Cajal).

3° Relations centrales du pneumogastrique. — Elles sont les mêmes que celles du glosso-pharyngien (voy. ce nerf, p. 884).

Pour les indications bibliographiques, voy. celles relatives au *Glosso pharyngien*, p. 885.

§ XI. — ORIGINES RÉELLES DU NERF SPINAL

Le nerf spinal, nerf de la onzième paire, se détache à la fois du bulbe et de la moelle par une série nombreuse de filets radiculaires, qui s'étagent de haut en bas sur une hauteur de 4 ou 5 centimètres. De ces filets, les uns, *filets bulbaires*, émergent du sillon collatéral du bulbe, immédiatement au-dessous du pneumogastrique : ils forment, par leur ensemble, le *spinal bulbaire* ou *accessoire du vague*. Les autres, *filets médullaires*, naissent sur les cordons latéraux de la moelle épinière, un peu en avant du sillon collatéral postérieur et des racines postérieures des trois ou quatre premières paires rachidiennes : ils constituent le *spinal médullaire*. Le spinal bulbaire et le spinal médullaire ont une origine différente et il convient de les étudier séparément.

1° Spinal bulbaire : trajet central et noyau d'origine. — Les filets bulbaires du spinal, essentiellement moteurs, se comportent exactement comme les filets moteurs du pneumogastrique, qui sont situés immédiatement au-dessus d'eux et auxquels ils font suite. Arrivés dans le bulbe, ils cheminent obliquement d'avant en arrière et de dehors en dedans, pour aboutir à la *partie inférieure du noyau ambigu,* qui devient ainsi leur noyau d'origine. Nous avons déjà décrit ce noyau à propos du glosso-pharyngien et du pneumogastrique (p. 884). Nous n'y reviendrons pas ici et nous nous contenterons de rappeler qu'il représente, au bulbe, la tête des cornes antérieures de la moelle.

2° Spinal médullaire : trajet central et noyau d'origine. — Le spinal médullaire, moteur comme le précédent, traverse d'arrière en avant le cordon latéral de la moelle et disparaît ensuite dans la partie postéro-externe de la corne antérieure : c'est là qu'il prend origine, pour les uns dans le groupe cellulaire latéral, pour les autres dans le groupe cellulaire antéro-externe, pour certains dans l'un et l'autre de ces deux groupes. Tout récemment (1897), Ossipow, à la suite de l'excision intra-cranienne du spinal, a constaté des phénomènes de dégénérescence à la fois dans les cellules du groupe antéro-externe et dans celles du groupe latéral.

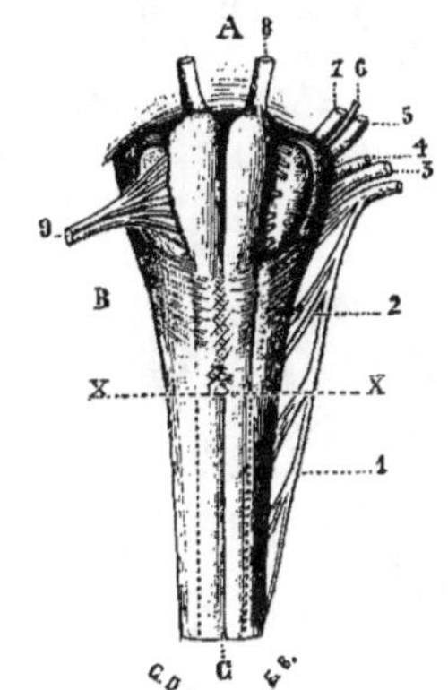

Fig. 727.

Origines apparentes du spinal.

x.x, limites séparatives de la moelle et du bulbe. — A, protubérance. — B, bulbe. — C, moelle épinière.
1, racines médullaires du spinal. — 2, ses racines bulbaires. — 3, nerf pneumogastrique. — 4, nerf glosso-pharyngien. — 5, nerf auditif. — 6, nerf intermédiaire de Wrisberg. — 7, nerf facial. — 8, nerf moteur oculaire commun. — 9, nerf grand hypoglosse.

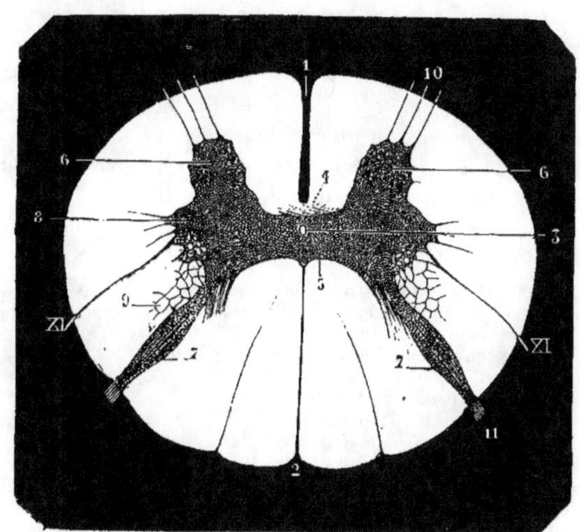

Fig. 728.

Coupe transversale de la moelle au niveau de la première paire cervicale, pour montrer les origines réelles du spinal (d'après SCHWALBE).

1, sillon médian antérieur. — 2, sillon médian postérieur. — 3, canal de l'épendyme. — 4, commissure blanche antérieure. — 5, commissure grise. — 6, corne antérieure. — 7, corne postérieure. — 8, corne latérale ou tractus intermedio-lateralis. — 9, formation réticulaire. — 10, racines antérieures du deuxième nerf rachidien. — 11, ses racines postérieures. — XI, nerf spinal.

Envisagées dans leur ensemble, les cellules d'origine du spinal médullaire forment une longue colonne, qui commence, en haut, un peu au-dessus du premier nerf cervical et qui se termine, en bas, au niveau du cinquième ou bien entre le cinquième et le sixième.

Suivies de leurs cellules d'origine vers leurs points d'émergence, les fibres radiculaires du spinal médullaire présentent dans leur trajet, une double modalité. — Les unes se portent horizontalement en arrière et en dehors, en décrivant une courbe à concavité antéro-externe (fig. 728,11) : on peut les voir dans toute leur étendue sur une même coupe transversale de la moelle. — Les autres ont un trajet beaucoup plus complexe (fig. 729,2). En quittant leur noyau d'origine, elles se portent tout d'abord d'avant en arrière jusqu'à la formation réticulaire, qui, comme on le sait, se trouve située immédiatement en arrière de la corne latérale. Là, elles se coudent à angle droit pour devenir verticales et ascendantes. Après avoir effectué ainsi un certain trajet en sens longitudinal, elles s'infléchissent de nouveau pour se porter horizontalement en arrière et gagner la partie postérieure du cordon latéral, où elles sortent du névraxe. Ces fibres, deux fois coudées, d'abord horizontales, puis verticales et, enfin, de nouveau horizontales, rappellent assez bien notre **Z** majuscule : ce sont des *fibres en Z*. La longueur de la portion ascendante est très variable; mais, quelle qu'elle soit, il est exact de dire que, pour une fibre donnée, la cellule d'origine de cette fibre est toujours située à un niveau inférieur à celui qu'occupe son point d'émergence du névraxe.

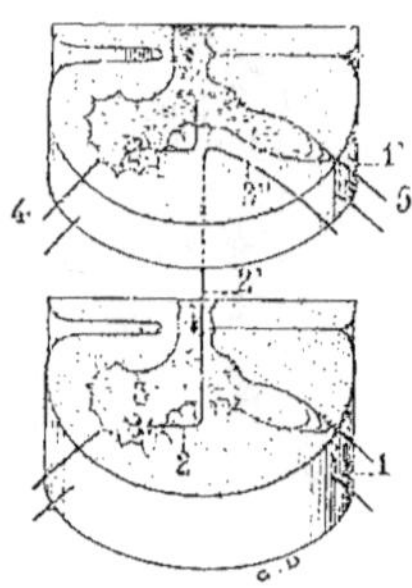

Fig. 729.

Schéma montrant le trajet en **Z** que suivent les filets intra-médullaires du spinal.

1, 1'. deux segments de moelle superposés. — 2, 2', 2''. une fibre radiculaire du spinal, disposée en **Z**. — 3, sa cellule d'origine. — 4, racines antérieures. — 5, racines postérieures.

Il en résulte que les faisceaux radiculaires supérieurs du spinal émergent de la moelle à un niveau où le noyau n'existe déjà plus et, d'autre part, que le noyau descend jusqu'au cinquième nerf cervical, alors que le faisceau radiculaire le plus inférieur s'échappe de la moelle au niveau du quatrième.

Quoi qu'il en soit de leur direction, qu'ils soient horizontaux ou obliquement ascendants, les filets du spinal médullaire, pour aller de leur noyau d'origine à leur point d'émergence, traversent successivement la formation réticulaire, le faisceau pyramidal latéral et le faisceau cérébelleux direct.

La description qui précède est celle qui est donnée par Schwalbe, par Kölliker et par la plupart des classiques. Dans ces dernières années, Grabower, en se basant à la fois sur des recherches expérimentales et sur des recherches anatomiques, est arrivé, en ce qui concerne les origines réelles du spinal, à des conclusions toutes différentes. Pour lui, la colonne grise médullaire ci-dessus décrite serait le seul noyau d'origine du spinal. Cette colonne qui répondrait, non pas au groupe cellulaire antéro-externe, comme l'admettait Roller, mais bien au groupe latéral, pourrait être suivie, du côté cérébral, jusqu'à la partie moyenne de l'entrecroisement des pyramides. Là, elle cesserait d'exister ou, plus exactement, ses cellules constitutives se disperseraient dans la substance nerveuse ambiante. Mais ces cellules se rapprocheraient de nouveau à un niveau un peu supérieur et, de nouveau, formeraient un véritable noyau, qui n'est autre que le noyau de l'hypoglosse. Or, d'après Grabower, on ne trouve plus au-dessus de l'extrémité supérieure du noyau médullaire précité aucun filet radiculaire du spinal. Il faudrait donc en conclure que le noyau en question donne naissance à tous les filets radiculaires de ce nerf, tant aux filets qui émergent du bulbe qu'à ceux qui sortent de la moelle. Si les conclusions de Grabower étaient confirmées, nous devrions admettre que le nerf spinal est, par ses origines, tout entier médullaire, que le spinal bulbaire ou accessoire du vague n'existe pas et, comme corollaire, que le noyau ambigu, sans relation aucune avec le spinal, n'émet que deux ordres de faisceaux radiculaires, les uns rejoignant le glosso-pharyngien, les autres se rendant au pneumogastrique.

Pour les indications bibliographiques relatives aux origines réelles du spinal, voy. celles relatives au *Glosso-pharyngien*, p. 885. — Voy. aussi, parmi les travaux les plus récents : Ossipow, *Sur les terminaisons centrales du nerf spinal*, Rev. (russe) de Psychiatrie, 1897 ; — Bunzl-Federn, *Ueber d. Kern des Nervus accessorius*, Monatsschr. für Psychiatrie, 1897 ; — Staderini e Pierraccini, *Sopra la origine reale e piu particolarmente sopra le radici posteriori del nervo accesorio dell' uomo*, Roma (Labor. di Anatomia), 1898.

§ XII. — ORIGINES RÉELLES DU NERF GRAND HYPOGLOSSE

Le nerf grand hypoglosse, nerf de la douzième paire, est un nerf exclusivement moteur, l'homologue par conséquent d'une racine antérieure rachidienne. Il se distribue, comme nous le verrons plus tard, aux muscles de la langue et à un certain nombre des muscles sus- ou sous-hyoïdiens. Nous examinerons successivement : 1° ses noyaux d'origine ; 2° son trajet intra-bulbaire ; 3° ses relations centrales.

1° **Noyaux d'origine.** — Les filets radiculaires du grand hypoglosse tirent leur origine, dans la région du plancher ventriculaire, de deux noyaux, l'un principal, l'autre accessoire :

A. Noyau principal. — Le noyau principal, le plus volumineux des deux, répond à cette région du quatrième ventricule que nous avons décrite (p. 589) sous le nom d'*aile blanche interne*. Nous savons, pour l'avoir déjà vu à propos du bulbe, qu'il représente morphologiquement la base des cornes antérieures de la moelle épinière (voy. fig. 378, p. 501).

a. *Forme et dimensions.* — Le noyau principal de l'hypoglosse revêt dans son ensemble la forme d'une colonne longitudinale, qui s'étend, parallèlement à la ligne médiane et de chaque côté de cette ligne, depuis la base de l'aile blanche interne jusqu'à quelques millimètres au-dessous du bec du calamus. Le noyau en question n'est donc pas tout entier visible sur le plancher ventriculaire : une petite portion, sa portion

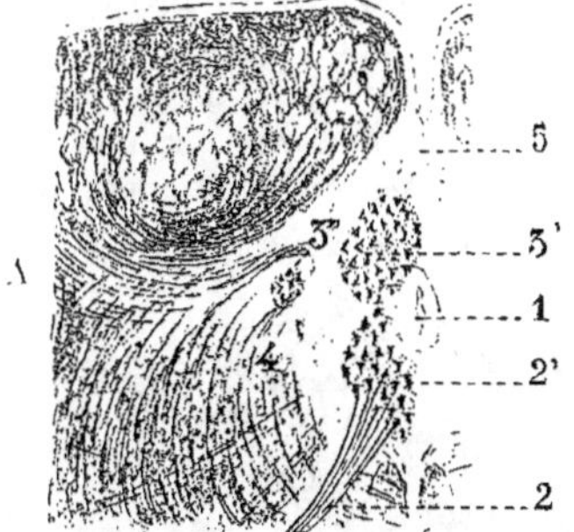

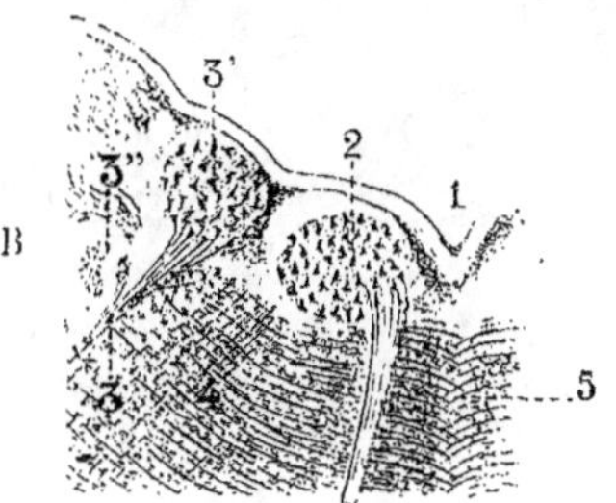

Fig. 730.

Les noyaux de l'hypoglosse et du pneumogastrique, vus sur des coupes transversales passant : A, au-dessus du ventricule ; B, par le ventricule (imité de Kölliker).

1, canal de l'épendyme. — 1', quatrième ventricule. — 2, grand hypoglosse, avec 2', son noyau d'origine. — 3, pneumogastrique, avec : 3', son noyau dorsal (aile grise) ; 3'', faisceau solitaire. — 4, formation réticulaire. — 5, raphé. — 6, ligula.

tout inférieure, se trouve placée au-dessous du ventricule ; nous l'appellerons *portion sous-ventriculaire*. La longueur totale de la colonne de l'hypoglosse est à peu près la même que celle de l'olive, soit 16 à 18 millimètres.

b. *Rapports.* — Envisagé au point de vue de ses rapports, le noyau principal de l'hypoglosse doit être examiné séparément dans sa portion sous-ventriculaire et dans sa portion ventriculaire. — *Dans sa portion sous-ventriculaire* (fig. 730, A), il est placé à la partie antéro-externe du canal central, immédiatement en avant du

noyau du pneumogastrique. Son côté interne confine au raphé ; son côté externe,
à la formation réticulaire. Le faisceau solitaire, comme nous le montre nettement
la figure 730,3", est situé un peu en avant et en dehors du noyau de l'hypoglosse :
un intervalle de 1 millimètre à 1mm,5 seulement sépare, à ce niveau, les deux formations. — *Dans sa portion ventriculaire* (fig. 730,B), le noyau de l'hypoglosse,
devenu plus volumineux, revêt sur les coupes l'aspect d'un triangle à bords convexes, dont le sommet regarde en avant et la base en arrière. Ses dimensions sont
de 1mm,57 dans le sens antéro-postérieur, de 2mm,25, dans le sens transversal (KÖL-
LIKER). Ici encore le côté interne du noyau confine au raphé. Son côté externe est en
rapport avec l'aile grise, autrement dit avec le noyau sensitif des nerfs mixtes. Son
côté postérieur ou base répond à la membrane épendymaire, dont il est séparé par
la substance grise centrale et par une couche plus ou moins épaisse de fines fibres
à myéline, disposées pour la plupart en sens longitudinal. La signification de ces
fibres longitudinales n'est pas encore nettement élucidée : KOCH les regarde comme
des fibres commissurales reliant les uns aux autres les divers étages de la colonne
de l'hypoglosse et il leur donne, pour cette raison, le nom très significatif de *fibres
propres de l'hypoglosse*. SCHÜTZ les considère comme appartenant à la substance
grise sous-épendymaire et il en fait une dépen-
dance de son faisceau longitudinal dorsal
(voy. p. 586). Enfin, KÖLLIKER et TURNER, dont
l'opinion sur ce point a été acceptée tout récemment (1898) par STADERINI, croient devoir
considérer les fibres propres comme des fibres
descendantes, venues de l'écorce et se terminant dans le noyau de l'hypoglosse. Quoi qu'il
en soit de la valeur morphologique de ces
fibres, c'est à leur présence, disons-le en passant, que l'aile blanche interne doit la coloration blanchâtre qui la caractérise.

c. *Structure.* — Histologiquement, le noyau
principal de l'hypoglosse renferme, comme
tous les noyaux moteurs, deux ordres d'éléments : des cellules et des fibres. — Les *cellules*

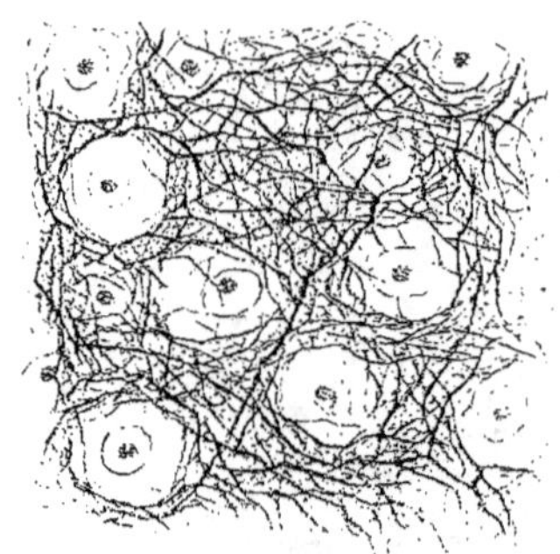

Fig. 731.

Réticulum fibrillaire du noyau de l'hypoglosse (chien nouveau-né, d'après
GOLGI).

présentent la plus grande analogie avec les cellules radiculaires des cornes antérieures de la moelle. Ce sont de grandes cellules multipolaires, munies de prolongements protoplasmiques richement ramifiés et dirigés dans tous les sens :
elles mesurent de 40 à 70 μ (KÖLLIKER). A ces cellules de grandes dimensions
se mêlent toujours, de préférence sur le côté dorsal du noyau, des cellules plus
petites, mesurant de 20 à 30 μ (KÖLLIKER). — Les *fibres* forment, tout autour du
noyau et dans son épaisseur, un réseau d'une extrême richesse (fig. 731). Elles se
résolvent finalement en des arborisations terminales libres, qui entourent les
cellules nerveuses et entrent en contact, pour leur transmettre des incitations
diverses, soit avec le corps cellulaire lui-même, soit avec ses prolongements protoplasmiques. C'est par ces arborisations terminales que le noyau de l'hypoglosse est
mis en relation avec certaines parties du névraxe que nous indiquerons plus loin.

B. NOYAU ACCESSOIRE. — Le noyau accessoire (fig. 734,5') se trouve situé en avant
et un peu en dehors du noyau principal. Il n'est pas formé comme ce dernier par
une masse compacte, mais plutôt par une traînée de substance grise, à contours

mal délimités, qui s'étend, en pleine formation réticulaire, depuis le côté antéro-externe du noyau principal jusqu'au côté externe de l'olive. Cette traînée, toujours très irrégulière, se condense principalement à sa partie antérieure (MATHIAS DUVAL) et forme là comme une sorte de noyau arrondi, qui confine, d'une part à la parolive externe, d'autre part au noyau ambigu. Le noyau accessoire de l'hypoglosse a la même valeur morphologique que ce dernier noyau : il représente la tête des cornes antérieures de la moelle.

Noyau de Roller. — ROLLER a encore décrit, comme noyau accessoire de l'hypoglosse un amas de petites cellules (15 μ), placé sur le côté antérieur du noyau principal, en pleine substance réticulaire. Mais l'opinion de ROLLER, au sujet de la signification de ces cellules, n'est généralement pas acceptée par les histologistes. KOCH et KÖLLI-KER, notamment, rejettent toute relation entre le *noyau à petites cellules* de ROLLER et les faisceaux radiculaires de l'hypoglosse.

Noyau du fasciculus teres. — Sur le côté interne de l'aile blanche interne, immédiatement en dehors de la tige du calamus, se trouve une petite colonne de substance grise (fig. 388,18 et 732,6), que l'on désigne indistinctement sous les noms de *noyau médian* ou de *noyau du fasciculus teres* (*nucleus fasciculi teretis*). Cette colonne commence en bas au niveau du tiers supérieur du noyau de l'hypoglosse et dépasse en haut la portion moyenne de l'anse du facial (DE SANCTIS). Elle présente du reste, suivant les espèces et suivant les sujets, des variations considérables portant sur sa forme et sur ses dimensions : elle est généralement assez développée chez l'homme. Histologiquement, le noyau du fasciculus teres se compose de petites cellules multipolaires. Sa signification, soit morphologique, soit fonctionnelle, nous est encore complètement inconnue.

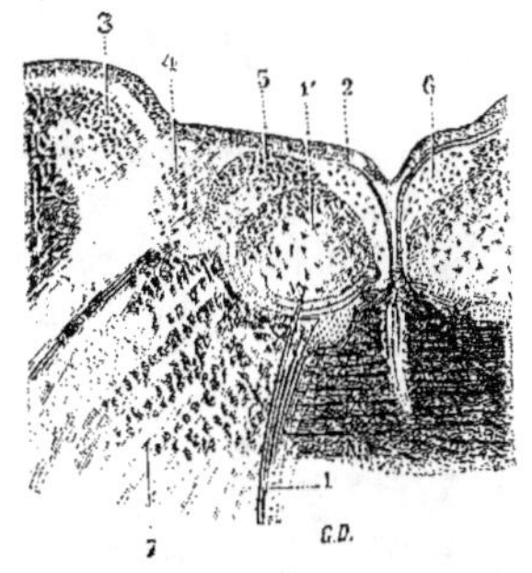

Fig. 732.

Le noyau du fasciculus teres et le noyau intercalaire (homme adulte, d'après STADERINI).

1, faisceau radiculaire de l'hypoglosse, avec 1', son noyau. — 2, plancher ventriculaire. — 3, noyau de l'acoustique. — 4, noyau du pneumogastrique. — 5, noyau intercalaire. — 6, noyau du fasciculus teres. — 7, formation réticulaire.

Noyau intercalaire de Staderini. — STADERINI a décrit sous ce nom, chez l'homme et chez les animaux, une petite colonne de substance grise (fig. 732,5), qui, à sa partie inférieure, occupe l'intervalle compris entre le noyau de l'hypoglosse et le noyau du pneumogastrique. Il est constant et assez régulier dans sa forme comme dans ses rapports. Si on le suit de bas en haut sur des coupes sériées, on le voit se rapprocher peu à peu du plancher ventriculaire et, finalement, se fusionner avec un noyau semblable, mais situé un peu plus en dehors, qui n'est autre que le noyau triangulaire ou dorsal interne de l'acoustique. Le noyau intercalaire ne serait donc, pour STADERINI, que la portion inférieure ou distale du noyau triangulaire de l'acoustique. Sa signification fonctionnelle, malgré les intéressantes recherches de STADERINI, ne me paraît pas encore nettement élucidée.

2° Trajet intra-bulbaire. — Les filets radiculaires qui proviennent du noyau principal sortent de ce noyau par son côté antérieur. De là, ils se portent obliquement en avant et en dehors, en décrivant dans leur ensemble une longue courbe à concavité externe ou plutôt postéro-externe (fig. 734, XII). Ils cheminent d'abord dans la substance réticulaire, à 2 ou 3 millimètres en dehors du raphé. Ils s'engagent ensuite entre la parolive interne et l'olive, longent, un peu plus loin, le côté externe du faisceau pyramidal et, finalement, émergent du bulbe au niveau du sillon préolivaire. Il n'est pas très rare de voir quelques filets radiculaires de l'hypoglosse, plus externes que les autres, traverser de part en part la partie interne de l'olive. On peut en voir aussi, mais cette disposition est beaucoup plus rare, qui traversent la partie externe de la pyramide.

Les filets radiculaires qui émanent du noyau accessoire rejoignent les faisceaux précédents et, se mêlant à eux, suivent exactement le même trajet.

Quelques auteurs, notamment OBERSTEINER, ont admis une décussation partielle des fibres radiculaires de l'hypoglosse : pour eux, le grand hypoglosse, tout en recevant la grande majorité de ses fibres du noyau du côté correspondant, en recevrait aussi un certain nombre du noyau du côté opposé. Cette décussation partielle est formellement rejetée par MATHIAS DUVAL et par KÖLLIKER. VAN GEHUCHTEN lui-même, après avoir affirmé dans la première édition de son excellent traité l'existence d'un entrecroisement partiel, du moins sur le bulbe embryonnaire du poulet, est revenu plus tard sur cette affirmation, après avoir reconnu que la préparation sur laquelle il s'était basé pour soutenir son opinion n'avait nullement la valeur qu'il lui attribuait. STADERINI, dans un travail récent, est arrivé aux mêmes conclusions. Nous devons donc admettre, pour l'instant (les recherches ultérieures modifieront peut-être cette manière de voir), que toutes les fibres radiculaires de l'hypoglosse sont directes, je veux dire prennent origine dans le noyau de l'hypoglosse du côté correspondant.

3° Relations centrales. — Le noyau du grand hypoglosse est en relation tout d'abord, comme tous les noyaux moteurs, avec la voie pyramidale, qui, en passant, lui abandonne un certain nombre de fibres. Ces fibres, qui apportent aux cellules radiculaires de l'hypoglosse les incitations motrices volontaires, naissent

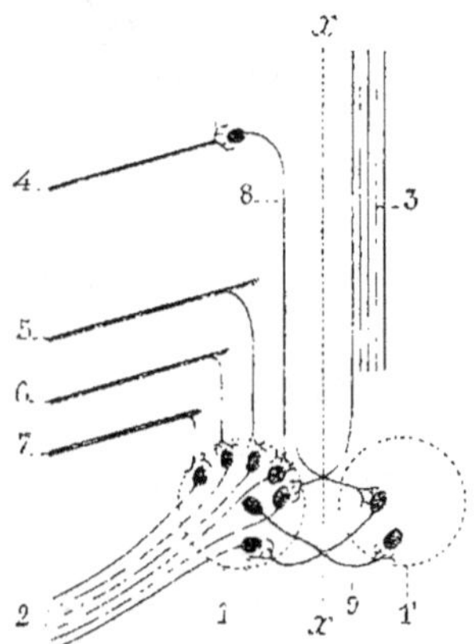

Fig. 733.

Schéma indiquant les connexions
du noyau de l'hypoglosse.

xx, ligne médiane.

1, 1', noyau gauche et noyau droit de l'hypoglosse. — 2, nerf grand hypoglosse. — 3, faisceau géniculé. — 4, acoustique. — 5, trijumeau. — 6, glosso-pharyngien. — 7, pneumogastrique. — 8, bandelette longitudinale postérieure. — 9, fibres commissurales.

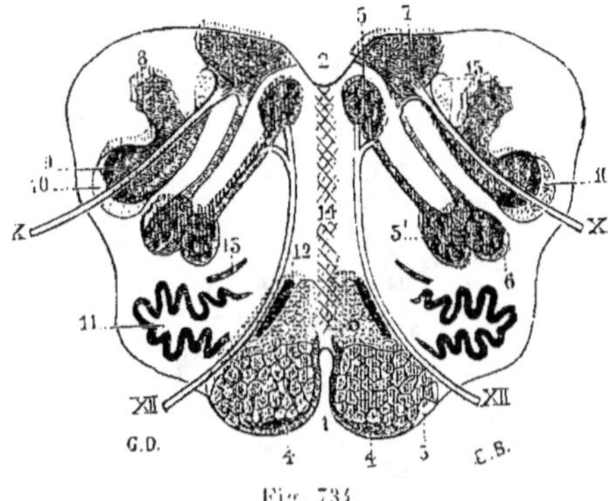

Fig. 734.

Coupe du bulbe rachidien, au niveau de la partie moyenne des olives, pour montrer les origines réelles de l'hypoglosse (d'après MATHIAS DUVAL).

1, sillon médian antérieur. — 2, plancher du quatrième ventricule. — 3, pyramides antérieures (*en rouge*). — 3', ruban de Reil (*en bleu*). — 4, noyaux prépyramidaux. — 5, noyau principal de l'hypoglosse, avec 5', son noyau accessoire. — 6, noyau ambigu ou noyau moteur des nerfs mixtes. — 7, leur noyau sensitif. — 8, noyau restiforme. — 9, tête de la corne postérieure, coiffée par 10, la racine bulbaire du trijumeau. — 11, olive. — 12, noyau juxta-olivaire antéro-interne. 13, noyau juxta-olivaire postéro-externe. — 14, raphé. — 15, faisceau solitaire. — X, nerf pneumogastrique. — XII, nerf grand hypoglosse.

très probablement dans le pied de la frontale ascendante, qui deviendrait ainsi le véritable *centre cortical de l'hypoglosse*. De là, se portant en dedans et en bas, elles traversent successivement le centre ovale, le genou de la capsule, le côté interne du pédoncule cérébral, la protubérance annulaire et arrivent au bulbe. S'inclinant alors en dedans, elles gagnent le raphé, s'y entrecroisent avec leurs homologues du côté opposé et, finalement, disparaissent dans le côté interne du noyau hypoglosse, où elles se terminent par des arborisations libres. Ce sont ces arborisations qui forment la plus grande partie du riche plexus intra-nucléaire décrit plus haut.

Les cellules radiculaires de l'hypoglosse sont encore en relation anatomique et fonctionnelle avec la voie sensitive centrale, notamment avec les fibres qui proviennent des trois noyaux pneumogastrique, glosso-pharyngien et trijumeau. Ces fibres, en passant sur le côté antérieur du noyau hypoglosse, lui envoient un grand nombre de collatérales, lesquelles se résolvent en arborisations libres dans le plexus intra-nucléaire. Elles sont en rapport avec les mouvements réflexes.

Le noyau grand hypoglosse reçoit en troisième lieu un certain nombre de fibres de la bandelette longitudinale postérieure (voy. p. 562). Ces fibres sont, comme les précédentes, affectées aux mouvements réflexes.

Enfin, GERLACH et, après lui, MEYNERT et HUGUENIN ont décrit des fibres commissurales, qui, à travers le raphé, unissent le noyau hypoglosse d'un côté à celui du côté opposé. Cette commissure, qui a été décrite à nouveau par KÖLLIKER dans la dernière édition de son *Traité d'histologie*, a pour effet d'associer fonctionnellement les deux noyaux dans les divers mouvements de la langue, qui, comme on le sait, sont presque toujours bilatéraux.

Voyez. au sujet de l'origine réelle du nerf grand hypoglosse. parmi les publications récentes : ROLLER. *Ein kleinzelliger Hypoglossuskern*, Arch. f. mikr. Anat., 1881 ; — RAYMOND et ARTAUD. *Du trajet intra-cérébral de l'hypoglosse*, Arch. de Neurol.. 1884 ; — VINCENZI. *Sull' origine reale del N. ipoglosso*, Atti d. R. Accad. d. Torino. 1885 ; — KOCH. *Untersuchungen über den Ursprung u. die Verbindung des Nervus hypoglossus in der medulla oblongata*, Arch. f. mikr. Anat.. 1887 ; — SCHÄFFER, *Ueber die Ursprungsverhältnisse d. Nerv. hypoglossus*, Dissert. Erlangen. 1889 ; — SCHÜTZ, *Anat. Unters. uber di Faserverlauf im centr. Höhlengrau*, Arch. f. Psych., Bd. XXII. 1890 ; — MINGAZZINI. *Intorno alle origine del N. ipoglosso*, Ann. di Fren.. 1891 ; — STADERINI. *Ricerche sperimentali sopra la origine reale del nervo ipoglosso*, Intern. Monatsschr. f. Anat.. 1893 ; — DU MÊME. *Sopra un nucleo di cellule nervose intercalato fra i nuclei di origine del vago e dell' ipoglosso*, Monit. Zool., 1894 et 1896 ; — DU MÊME, *L'bicazione e rapporti di alcuni nuclei di sostanza grizia della midolla allungata*, Intern. Monatsschr. f. Anat.. 1896 ; — DE SANCTIS. *Ricerche anat. sul nucleus funiculi teretis*, Riv. sper. di Freniatria. 1895 ; — DU MÊME. *Nucleus funiculi teretis e nucleo intercalato*. Monit. Zool.. 1896 ; — STADERINI. *Les fibres propres et les fibres arciformes dans l'atrophie expérimentale du noyau de l'hypoglosse*. Monit. Zool. ital., 1898.

CHAPITRE VII

MÉNINGES

Outre le canal osseux cranio-rachidien, qui l'entoure de toutes parts et le protège contre les violences extérieures, l'axe encéphalo-médullaire possède des enveloppes membraneuses, qui se disposent concentriquement et que l'on désigne sous le nom générique de *méninges* (du mot grec μῆνιγξ, qui veut dire *membrane*). Ces membranes péri-nerveuses sont au nombre de trois et se superposent dans l'ordre suivant : en dehors, une membrane fibreuse, appelée *dure-mère* ; en dedans, une membrane cellulo-vasculaire, la *pie-mère* ; entre les deux, une membrane séreuse, remarquable par sa minceur, l'*arachnoïde*.

Les deux premières méninges, la dure-mère et l'arachnoïde, sont directement appliquées l'une contre l'autre. Mais il n'en est pas de même de la seconde et de la troisième ; entre l'arachnoïde et la pie-mère se trouve, en effet, un large espace : cet espace, appelé *espace sous-arachnoïdien*, est comblé par une nappe liquide que l'on désigne sous le nom de *liquide céphalo-rachidien*.

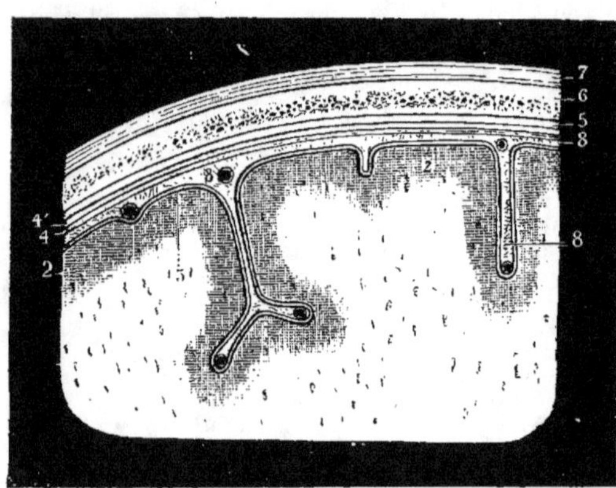

Fig. 735.

Les circonvolutions cérébrales et leurs enveloppes.

1, centre ovale. — 2, substance grise corticale. — 3, pie-mère (*en rouge*). — 4, feuillet viscéral et 4', feuillet pariétal de l'arachnoïde (*en bleu*) : le trait noir qui les sépare représente la cavité arachnoïdienne ou cavité subdurale. — 5, dure-mère (*en jaune*). — 6, paroi cranienne. 7, téguments. — 8, 8, espaces sous-arachnoïdiens.

Nous avons donc à étudier, à propos des méninges :

1° La *dure-mère* ;

2° La *pie-mère* ;

3° L'*arachnoïde* ;

4° Le *liquide céphalo-rachidien*.

Nous décrirons dans un dernier article les *granulations de Pacchioni*, qui, par leur nature comme par leur situation, se rattachent directement aux méninges craniennes.

ARTICLE I

DURE-MÈRE

La dure-mère, appelée encore quelquefois *méninge durale* ou *membrane durale* (pachyméninge, μῆνιγξ τραχεῖα des anciens anatomistes), est la plus super-

ficielle des trois méninges ; c'est aussi la plus épaisse et la plus résistante. Elle
s'étend sans interruption depuis la voûte du crâne jusqu'à la partie moyenne du
canal sacré. Nous la diviserons, cependant, pour en faciliter l'étude, en deux
portions :

1° Une *portion inférieure* ou *rachidienne ;*
2° Une *portion supérieure* ou *cranienne.*

§ 1. — DURE-MÈRE RACHIDIENNE

La dure-mère rachidienne se présente sous la forme d'un cylindre creux, contenu dans le canal vertébral et renfermant à son centre la moelle épinière et le
bulbe. Elle s'étend, en hauteur, depuis le trou occipital jusqu'à la deuxième ou
troisième vertèbre sacrée. Sa capacité (fig. 751,9), moins grande que celle du
canal vertébral, est, d'autre part, beaucoup plus considérable qu'il ne le faudrait
pour contenir la moelle épinière. Il en résulte : 1° que la moelle flotte librement
dans le canal fibreux de la dure-mère ; 2° que ce canal fibreux n'occupe qu'une
portion du canal vertébral. En d'autre termes, la moelle est séparée de son enveloppe fibreuse par un espace circulaire ; la dure-mère, à son tour, est séparée
des parois osseuses par un espace analogue. Le premier de ces espaces est
occupé, comme nous l'avons dit plus haut, par le liquide céphalo-rachidien : le
second, appelé quelquefois *espace épidural,* est comblé par les plexus veineux du
rachis et par une graisse demi-fluide, fortement infiltrée de sérosité chez le fœtus
et chez l'enfant. On considère à la
dure-mère rachidienne : deux surfaces, l'une externe, l'autre interne ;
deux extrémités, l'une supérieure,
l'autre inférieure.

1° Surface externe. — Par sa
surface externe ou extérieure (fig.
751, 9), la dure-mère rachidienne
répond aux vaisseaux veineux et à
cette graisse molle et presque diffluente dont nous avons parlé plus
haut.

a. *En arrière,* elle ne présente
pour ainsi dire aucune connexion,
soit avec les lames vertébrales, soit
avec les ligaments jaunes.

b. *En avant,* au contraire, elle
est reliée au ligament vertébral
commun postérieur par un système
de prolongements fibreux, que l'on
rencontre de préférence à la région
cervicale et à la région lombo-sacrée
(voy. plus bas). Ces prolongements

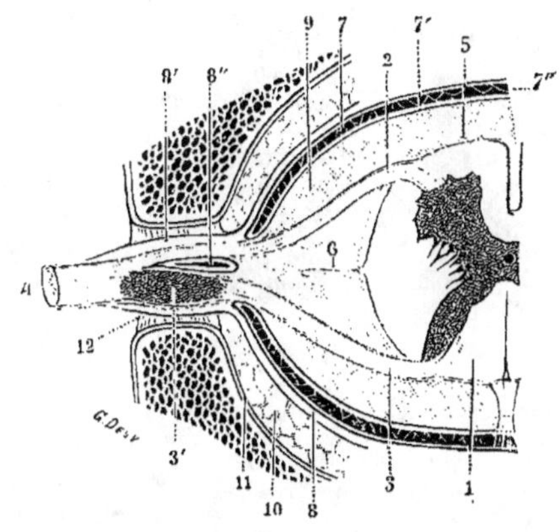

Fig. 736.

Coupe horizontale passant par le trou de conjugaison, pour montrer la gaine durale des racines
rachidiennes *(schématique).*

1. moelle épinière. — 2. racines antérieures. — 3, racines postérieures. — 4. nerf rachidien. — 5. pie-mère. — 6. ligament
dentelé. — 7. arachnoïde. — 8. dure-mère, avec : 8', gaine
durale des racines et du nerf rachidiens : 8", cloison conjonctive, séparant les deux gaines radiculaires. — 9, espace sous-
arachnoïdien. — 10, trou de conjugaison. — 11, périoste. —
12, tractus conjonctifs allant de la gaine durale au périoste.

sont beaucoup plus rares et aussi beaucoup plus faibles à la région dorsale.

c. *Sur les côtés,* la dure-mère fournit aux nerfs rachidiens des prolongements en
forme de gaines (*gaines durales*), qui les enveloppent de toutes parts (fig. 736,8') et

les accompagnent jusqu'à leur sortie du trou de conjugaison. Chaque nerf rachidien, comme nous l'avons vu, possède deux racines, une racine antérieure ou motrice et une racine postérieure ou sensitive, cette dernière munie d'un ganglion. Ordinairement chacune de ces racines traverse la dure-mère par un orifice spécial et reçoit d'elle une gaine fibreuse propre. Il existe donc, dans ce cas, pour chaque paire de racines, deux gaines durales, qui, pour être accolées, n'en sont pas moins indépendantes. Ces gaines se prolongent jusqu'au niveau du point où s'effectue la réunion de la racine motrice et de la racine sensitive et, là, elles se confondent peu à peu avec l'enveloppe conjonctive du nerf ou névrilème. Nous ajouterons que, au cours de leur trajet, les gaines durales des racines rachidiennes jettent des tractus conjonctifs, plus ou moins nombreux et plus ou moins résistants, sur le périoste qui tapisse le trou de conjugaison (fig. 736,12).

2° Surface interne. — La surface interne ou intérieure, lisse et polie, répond au feuillet pariétal de l'arachnoïde, qui lui adhère d'une façon intime. Sur cette surface encore, nous rencontrons un système de prolongements conjonctifs, qui, ici, relient la dure-mère à la pie-mère : en avant et en arrière, ce sont de simples filaments, de 3 à 4 millimètres de longueur, à direction antéro-postérieure ; sur les côtés, c'est une véritable membrane, le *ligament dentelé*, qui occupe toute la hauteur de la moelle, et que nous décrirons plus loin (p. 913) à propos de la pie-mère. Tous ces prolongements, on le conçoit, ont pour résultat immédiat de fixer la moelle au centre du canal fibreux que lui forme la dure-mère. Ils sont revêtus, à leur passsage dans la cavité arachnoïdienne, d'une couche endothéliale dépendant de l'arachnoïde.

Latéralement, à droite et à gauche, la surface interne de la dure-mère nous présente les orifices, ci-dessus mentionnés, dans lesquels s'engagent les racines antérieures et les racines postérieures des nerfs rachidiens. La disposition de ces orifices est très variable : tantôt il n'existe qu'un seul orifice pour les deux racines correspondantes ; tantôt, comme nous le montre la figure 737, il en existe deux, l'un antérieur pour la racine antérieure, l'autre postérieur pour la racine postérieure. Dans ce dernier cas, les orifices sont séparés l'un de l'autre par une languette fibreuse à direction verticale et plus ou moins développée : large dans certains cas de 1 ou 2 millimètres, elle est, dans d'autres, excessivement étroite et affecte alors la forme d'un bord tranchant.

D'ordinaire, les vaisseaux sanguins qui vont à la moelle ou qui en viennent passent par les mêmes orifices que les racines nerveuses. On en voit quelques-uns, cependant (j'en ai fait représenter un dans la figure 752,7), qui traversent la dure-mère par des orifices spéciaux, placés plus ou moins loin de ceux qui livrent passage aux faisceaux nerveux radiculaires.

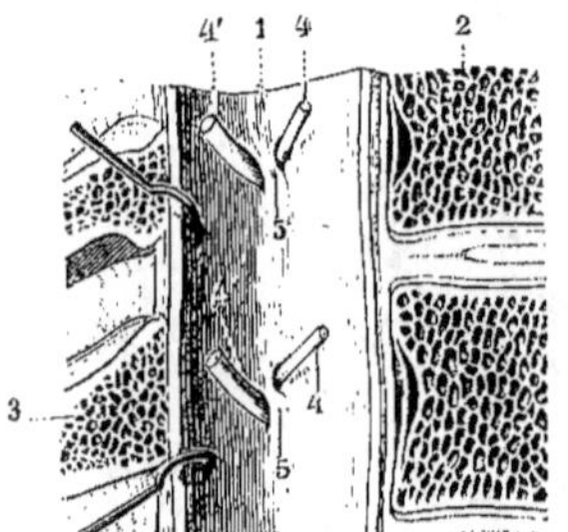

Fig. 737.

Moitié gauche du sac dural vu par sa face interne, pour montrer les orifices de sortie des racines rachidiennes (*région thoracique*).

1, dure-mère. — 2. vertèbres dorsales, vues en coupe sagittale. — 3. apophyse transverse. — 4. 4'. racines antérieures et racines postérieures, s'engageant dans leurs orifices de sortie. — 5, 5'. cloisons verticales, séparant l'orifice antérieur de l'orifice postérieur.

3° Extrémité supérieure. — À son extrémité supérieure, la dure-mère rachidienne se fixe solidement sur la face postérieure du corps de l'axis et sur le pour-

tour du trou occipital, au niveau duquel elle se continue avec la dure-mère cranienne. Un peu au-dessous du trou occipital, elle présente deux orifices latéraux,
l'un droit, l'autre gauche, pour le passage des artères vertébrales.

4° Extrémité inférieure. — L'extrémité inférieure (fig. 738,4) répond au canal
sacré. Elle renferme, non plus la moelle, laquelle s'arrête à la hauteur de la

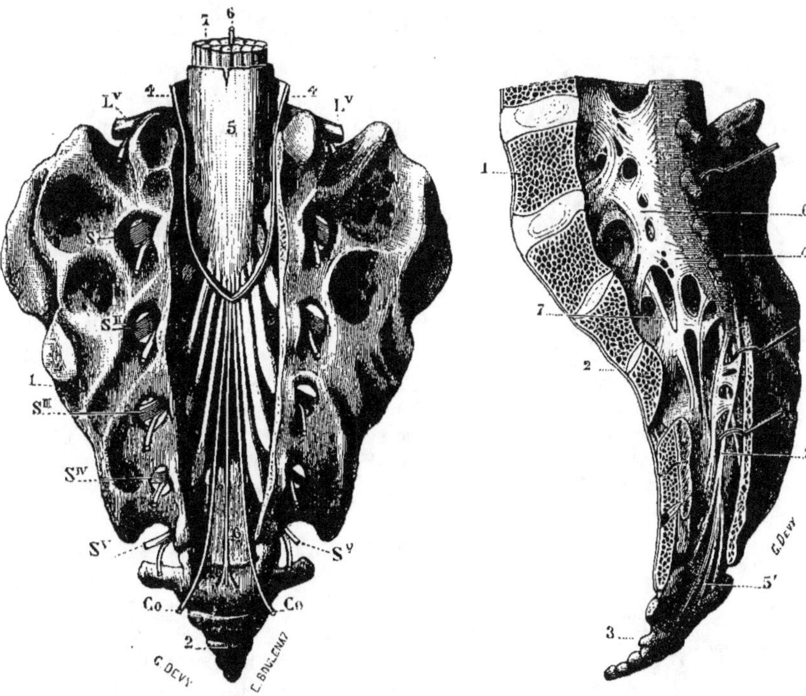

Fig. 738.

Cul-de-sac dural et dernières paires rachidiennes.

(Du côté droit, les racines de chaque nerf sacré sont, ainsi que
leurs ganglions, revêtues de leur gaine durale ; du côté gauche,
cette gaine a été réséquée et les racines des cinq nerfs sacrés sont
mises à nu.)

1, sacrum, vue postérieure. — 2, coccyx. — 3, canal sacré, dont
la paroi postérieure a été enlevée pour montrer les dernières paires
rachidiennes. — 4, dure-mère, dont la partie postérieure a été réséquée et à la face interne de laquelle adhère le feuillet pariétal de
l'arachnoïde. — 5, feuillet viscéral de cette dernière membrane. —
6, filum terminale de la moelle (segment supérieur), avec 6', son segment inférieur ou ligament duro-coccygien. — 7, queue de cheval. -
Lv, cinquième paire lombaire. — Si, Sii, Siii, Siv, Sv, première,
deuxième, troisième, quatrième et cinquième paires sacrées. — Co,
paire coccygienne.

Fig. 739.

Le ligament sacro-dural, vu par sa
face latérale gauche (le cul-de-sac
dural et le ligament coccygien
sont fortement érignés en arrière
et à droite).

1, cinquième lombaire. — 2, sacrum, scié
en sens sagittal un peu à gauche de la ligne
médiane. — 3, coccyx. — 4, cul-de-sac
dural, injecté au suif. — 5, filum terminale
de la moelle, avec 5', son insertion coccygienne. — 6, ligament sacro-dural. — 7, ligament vertébral commun postérieur, unissant
entre elles les diverses pièces du sacrum.
— 8, paires rachidiennes.

deuxième vertèbre lombaire, mais le paquet de nerfs qui en proviennent et dont
l'ensemble constitue la *queue de cheval*. Très large d'abord, elle s'atténue ensuite
et s'effile à la manière d'un entonnoir ou d'un cornet. Finalement, elle se termine
par un cul-de-sac, que l'on désigne sous le nom de *cul-de-sac dural* (fig. 738 et 739).

La résection de certaines parties du sacrum s'étant introduite depuis quelque
temps dans la pratique chirurgicale, il est très important de savoir à quel niveau
se trouve le cul-de-sac dural. Les recherches d'anatomie topographique entreprises

sur ce point par Pfitzner, par Wagner, par Trolard et plus récemment par Chipault, s'accordent à établir que le sommet du cul-de-sac répond dans la grande majorité des cas, chez l'adulte, à la partie inférieure de la deuxième vertèbre sacrée, quelquefois à la partie moyenne de cette deuxième vertèbre sacrée, quelquefois, mais plus rarement, à la partie supérieure de la troisième. La disposition chez l'enfant est à peu de chose près la même que chez l'adulte : le cul-de-sac, chez lui, descend peut-être un peu plus bas, mais de quelques millimètres seulement ; il s'arrête presque toujours à la partie supérieure de la troisième sacrée. En rapportant la situation du cul-de-sac dural à la partie postérieure du canal sacré, Chipault, sur onze sujets, a toujours vu sa pointe répondre à la première apophyse épineuse sacrée. Nous ajouterons que les rapports du cul-de-sac dural avec le canal sacré ne sont que légèrement modifiés par la position du sujet : en effet, le cul-de-sac ne descend ou ne monte que de quelques millimètres, suivant que le corps se met en extension ou en flexion forcée.

Nous avons dit plus haut que la dure-mère se terminait par le cul-de-sac dural. En réalité, elle s'étend beaucoup plus bas. Au niveau du sommet du cul-de-sac, elle s'applique contre le filum terminale, en lui formant gaine (fig. 740), et, sous le nom de *ligament coccygien de la moelle* (voy. p. 465), descend jusqu'à la partie postérieure de la première vertèbre coccygienne.

Dans toute la hauteur du cul-de-sac dural, les prolongements fibreux, que nous avons signalés plus haut entre la face antérieure de la dure-mère et le ligament vertébral commun postérieur, deviennent à la fois plus nombreux et plus épais. Ils forment là, dans leur ensemble, une sorte de cloison médiane, toujours incomplète et plus ou moins fenêtrée (fig. 739,6) : c'est le *ligament sacro-dural* (*ligament antérieur de la dure-mère* de Trolard). Comme nous le montre nettement la figure 739, les faisceaux les plus inférieurs de cette cloison se détachent, non plus du cul-de-sac lui-même, mais du filum terminale qui lui fait suite et, d'autre part, viennent se fixer sur la dernière vertèbre sacrée ou même plus bas sur la première pièce du coccyx.

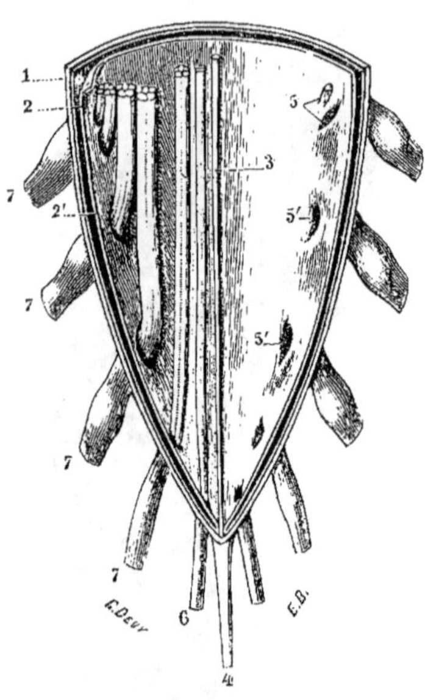

Fig. 740.

Le cul-de-sac dural, ouvert en arrière.

1. dure-mère. — 2, 2'. feuillet pariétal et feuillet viscéral de l'arachnoïde. — 3. filum terminale. — 4. espaces sous-arachnoïdiens (lac spino-terminal). — 5. ligament duro-coccygien. — 6. nerf coccygien. — 7, 7, les dernières paires sacrées.

§ II. — Dure-mère crânienne

La portion crânienne de la dure-mère ou dure-mère crânienne est une sorte de sphère creuse, d'une part enveloppant la masse encéphalique, d'autre part tapissant la boîte crânienne, à laquelle elle sert de périoste interne. Elle nous offre à considérer, comme la dure-mère rachidienne, une surface externe et une surface interne :

1º Surface externe. — La surface externe s'applique exactement contre la paroi intérieure du crâne et adhère à cette paroi par des prolongements fibreux et vasculaires, qui la rendent inégale et comme tomenteuse. Cette adhérence, du reste, est très variable suivant les points où on la considère. Elle est relativement faible dans la région de la calotte, où elle n'existe guère qu'au niveau des sutures. Elle est très forte, au contraire, au niveau de la base, principalement sur les points suivants : sur l'apophyse crista galli, sur le bord postérieur des petites ailes du sphénoïde, sur les apophyses clinoïdes antérieures et postérieures, sur le bord supérieur du rocher, dans la gouttière basilaire et sur le pourtour du trou occipital.

L'adhérence de la dure-mère cranienne n'est pas la même à tous les âges. Chez l'enfant, cette adhérence est intime au niveau des sutures, beaucoup moins forte sur tous les autres points malgré les innombrables vaisseaux que l'os, à cet âge, reçoit de son périoste interne. Chez l'adulte, elle est plus faible, surtout au niveau des sutures. Elle s'exagère ensuite au fur et à mesure que l'âge augmente et l'on connait les difficultés qu'on éprouve d'ordinaire, chez les vieillards, à détacher la calotte cranienne de la dure-mère sous-jacente : cela tient, tout d'abord, à l'existence de tractus fibreux très denses qui vont de la membrane fibreuse à l'os, puis au développement considérable des granulations de Pacchioni, qui se sont creusé, dans la paroi osseuse, des cavités plus ou moins considérables, où elles sont comme incrustées.

C'est dans la région temporo-pariétale et dans la région occipitale que les adhérences ostéo-durales sont le plus faibles. Il y a là une zone spéciale où la dure-mère se laisse facilement décoller, non pas seulement par la pince de l'anatomiste, mais aussi par les épanchements sanguins qui se produisent à ce niveau à la suite d'une blessure de l'artère méningée moyenne. Cette zone, à laquelle MARCHANT (*Th. Paris*, 1880) a donné le nom de *zone décollable*, s'étend, d'avant en arrière, depuis le bord postérieur des petites ailes du sphénoïde jusqu'à 2 ou 3 centimètres de la protubérance occipitale interne ; de haut en bas, depuis le voisinage du sinus longitudinal supérieur jusqu'à la ligne transversale qui réunit le sommet des petites ailes du sphénoïde à la base du rocher. Elle mesure, en moyenne, 13 centimètres de longueur sur 12 centimètres de hauteur (MARCHANT).

Comme la dure-mère rachidienne, la dure-mère cranienne abandonne aux nerfs et aux vaisseaux qui sortent du crâne des prolongements ou gaines (fig. 741), qui les accompagnent dans leurs trous respectifs ; ils s'en séparent ensuite, au delà de ces trous, pour se continuer avec le périoste extra-cranien. Des prolongements de cette nature accompagnent le grand hypoglosse jusque dans la fossette condylienne antérieure ; les trois nerfs pneumogastrique, glosso-pharyngien et spinal, ainsi que la veine jugulaire interne, jusqu'au-dessous du trou déchiré postérieur ; les deux nerfs facial et auditif, jusqu'au fond du conduit auditif interne ; le nerf maxillaire inférieur, dans le trou ovale ; le nerf maxillaire supérieur, dans le trou grand

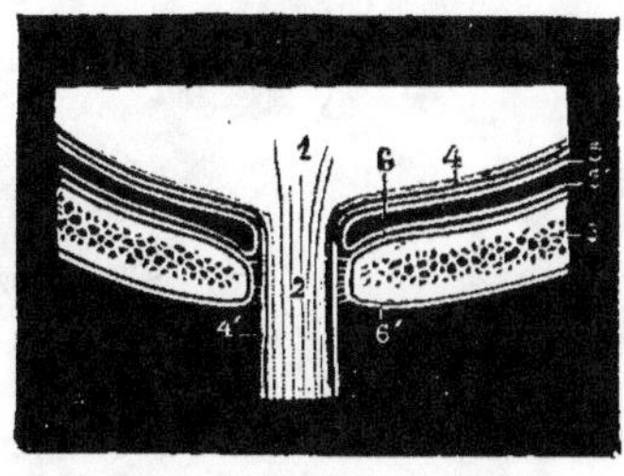

Fig. 741.

Schéma représentant les rapports des méninges avec les nerfs craniens.

1, centre nerveux. — 2, un nerf cranien. — 3, paroi cranienne. — 4, névrilème. — 5, feuillet viscéral et 5'. feuillet pariétal de l'arachnoïde (*en bleu*). — 6, dure-mère (*en jaune*). — 6', périoste.

rond ; les filets olfactifs, jusque dans les fosses nasales. Au niveau du trou optique et de la fente sphénoïdale, la dure-mère pénètre, à travers ces trous, jusque dans l'orbite, où nous la voyons, d'une part, se confondre avec le périoste de cette cavité, d'autre part, fournir au nerf optique une gaine fibreuse (gaine durale) qui l'accompagne jusqu'au globe de l'œil.

Ces prolongements tubulaires, jetés par la dure-mère, tout autour des nerfs craniens, contribuent, on le conçoit, à augmenter encore les adhérences de cette membrane avec la base du crâne.

2° Surface interne et ses prolongements. — La surface interne de la dure-mère est tapissée par le feuillet pariétal de l'arachnoïde, qui lui adhère d'une façon intime et lui communique cet aspect lisse et poli qui la caractérise. De cette surface

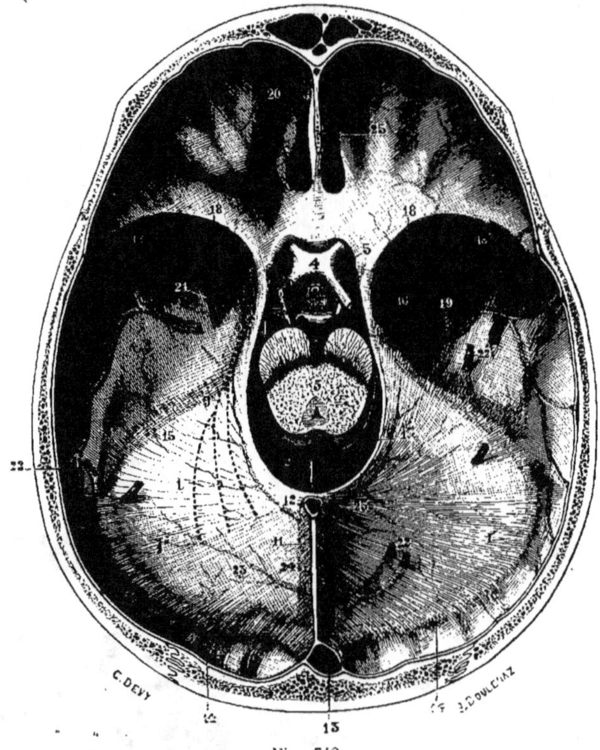

Fig. 742.

Tente du cervelet, vue d'en haut.

1, tente du cervelet, avec : 1', sa grande circonférence ; 1'', sa petite circonférence. — 2, cervelet. — 3, isthme de l'encéphale. — 4, chiasma optique. — 5, carotide interne. — 6, artère basilaire. — 7, nerf moteur oculaire commun. — 8, nerf pathétique. — 9, nerf de la tente du cervelet. — 10, veine de Galien. — 11, sinus droit. — 12, coupe du sinus longitudinal inférieur. — 13, pressoir d'Hérophile. — 14, sinus latéraux. — 15, sinus pétreux supérieur. — 16, sinus caverneux. — 17, sinus coronaire. — 18, sinus sphénoïdal de Breschet, avec 18', veine de Trolard, se jetant dans ce sinus. — 19, artère et veine méningées moyennes. — 20, artère et veine méningées antérieures. — 21, artère petite méningée. — 22, 22', veines devenant sinusiennes. — 23, veines de la tente du cervelet. — 24, coupe de la base de la faux du cerveau. — 25, coupe de son sommet au niveau de son insertion sur l'apophyse crista galli.

se détachent un certain nombre de prolongements ou cloisons, qui s'interposent entre les différents segments de la masse encéphalique, les isolent les uns des autres et les maintiennent dans leur situation respective, quelle que soit d'ailleurs la position occupée par la tête. Ces cloisons sont au nombre de quatre, savoir : la *tente du cervelet*, la *faux du cerveau*, la *faux du cervelet* et la *tente de l'hypophyse*.

A. TENTE DU CERVELET. — La tente du cervelet (fig. 742,1) est une cloison transversale, située à la partie postérieure du crâne, entre le cerveau, qui est au-dessus, et le cervelet, qui est au-dessous. Elle affecte dans son ensemble la forme d'un croissant à ouverture antérieure et, par conséquent, nous offre à considérer deux faces, deux circonférences et deux extrémités :

a. *Face supérieure.* — La face supérieure n'est pas exactement horizontale : plus élevée à sa partie moyenne que sur ses parties latérales, elle est formée en réalité par deux versants, qui s'inclinent l'un et l'autre de dedans en dehors et de haut en bas. Cette face donne insertion (voy. fig. 399), sur la ligne médiane, à la faux du cerveau et répond, sur les côtés, à la face inférieure des hémisphères cérébraux, qui reposent sur elle.

b. *Face inférieure.* — La face inférieure, configurée en forme de voûte, recouvre la face supérieure du cervelet. Elle répond : 1° sur la ligne médiane, au vermis supérieur ; 2° sur les côtés, à la face supérieure des hémisphères cérébelleux.

c. *Circonférence postérieure.* — La circonférence postérieure ou grande circonférence s'attache successivement : sur la protubérance occipitale interne, sur la portion horizontale de la gouttière latérale et sur le bord supérieur du rocher. Elle loge dans sa partie postérieure le sinus latéral, dans sa partie antérieure le sinus pétreux supérieur.

d. *Circonférence antérieure.* — La circonférence antérieure ou petite circonférence, de forme parabolique, s'étend au-dessous de la gouttière basilaire et forme, avec l'extrémité antérieure de cette dernière, un orifice allongé d'avant en arrière : c'est le *foramen ovale de Pacchioni* (fig. 742). Cet orifice répond à l'isthme de l'encéphale et, plus particulièrement, aux tubercules quadrijumeaux et aux pédoncules cérébraux.

e. *Extrémités.* — Les extrémités ou pointes de la tente du cervelet répondent aux bords latéraux de la selle turcique et s'y terminent de la façon suivante (fig. 743). — La *circonférence antérieure* ou *petite circonférence* (1), arrivée au sommet du rocher, passe au-dessus de cet os, un peu en dehors de l'apophyse clinoïde postérieure, et vient se fixer sur le sommet et sur le bord externe de l'apophyse clinoïde antérieure. En même temps, elle abandonne latéralement une expansion très résistante, qui descend vers l'étage moyen de la base du crâne et s'y fixe solidement, depuis la face antérieure du rocher jusqu'à la fente sphénoïdale. Plus exactement, elle se continue, à ce niveau, avec la dure-mère qui revêt la fosse sphénoïdale. Cette expansion fibreuse, disons-le en passant, n'est autre chose que la paroi externe du sinus caverneux. — La *circonférence postérieure* ou *grande circonfé-*

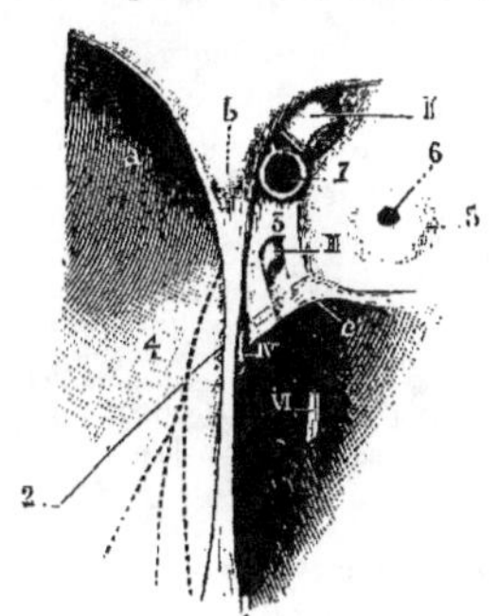

Fig. 743.

Mode d'attache de la tente du cervelet sur les apophyses clinoïdes.

a, fosse sphénoïdale de la base du crâne. — b, apophyse clinoïde antérieure. — c, apophyse clinoïde postérieure.

1, circonférence antérieure de la tente. — 2, sa circonférence postérieure. — 3, paroi supérieure du sinus caverneux. — 4, paroi latérale de ce même sinus. — 5, diaphragme de l'hypophyse. — 6, tige du corps pituitaire. — 7, carotide interne.

II, nerf optique. — III, nerf moteur oculaire commun. — IV, nerf pathétique. — VI, nerf moteur oculaire externe.

(Le tracé en pointillé indique les origines et le parcours intra-dural du nerf de la tente du cervelet.)

rence (2) longe, comme nous l'avons vu, le bord supérieur du rocher. Au niveau de la dépression de Gasser, elle se soulève et abandonne momentanément ce bord pour former une espèce de pont, au-dessous duquel s'engage le trijumeau. L'orifice ovalaire que recouvre ce pont nous conduit dans une petite cavité aplatie d'avant en arrière (fig. 744,1), qui répond à la dépression de Gasser et qui est formée par un dédoublement de la dure-mère : c'est la *cavité de Meckel* (*cavum Meckelii*), dans laquelle se logent le ganglion de Gasser et la portion initiale de ses trois branches efférentes, l'ophthalmique, le maxillaire supérieur et le maxillaire inférieur. Au delà de l'orifice d'entrée de la cavité de Meckel, la circonférence postérieure de la tente, continuant son trajet, passe au-dessous de la circonférence antérieure, qu'elle croise en X, et finalement vient s'insérer sur l'apophyse clinoïde postérieure. Au moment d'atteindre cette apophyse, elle envoie deux expansions ou cloisons : l'une postérieure, oblique en bas et en arrière, qui ferme l'espace compris entre le rocher et le bord latéral de la lame quadrilatère du sphénoïde ; l'autre antérieure, plane et horizontale, qui comble tout l'espace compris entre la circonférence antérieure de la tente et les deux apophyses clinoïdes correspondantes.

De la description qui précède, il résulte que, de chaque côté de la selle turcique et à la hauteur même des deux apophyses clinoïdes, s'étale une petite région de forme triangulaire (fig. 743), dont les

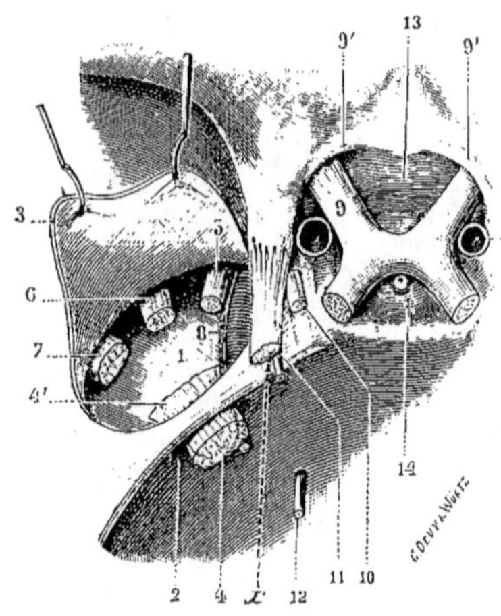

Fig. 744.

Le cavum de Meckel, vu d'en haut, après incision et renversement en dehors de sa paroi supérieure.

1. cavité de Meckel (le ganglion de Gasser a été enlevé). — 2. orifice qui y donne entrée. — 3. sa paroi supérieure, incisée et érignée en dehors. — 4. 4, trijumeau. — 5. ophthalmique. — 6, maxillaire supérieur. — 7, maxillaire inférieur. — 8, carotide interne. — 9. nerf optique, avec 9', sa tente. — 10. moteur oculaire commun. — 11, pathétique. — 12, moteur oculaire externe.

(La ligne pointillée *x* indique quelle est la situation de la petite circonférence de la tente du cervelet.)

trois côtés sont constitués comme suit : 1° le *côté externe*, par le prolongement de la petite circonférence de la tente du cervelet, qui va s'attacher à l'apophyse clinoïde antérieure et qui se présente le plus souvent sous la forme d'une corde saillante et fortement tendue ; 2° le *côté postérieur*, par le prolongement de la grande circonférence de la tente, qui va s'insérer à l'apophyse clinoïde postérieure ; 3° le *côté interne*, enfin, par une ligne fictive qui réunirait l'une à l'autre les deux apophyses clinoïdes du même côté. C'est dans l'aire de ce petit triangle que disparaissent les deux nerfs moteur oculaire commun et pathétique (fig. 743, III et IV), pour se rendre l'un et l'autre dans la paroi externe du sinus caverneux.

B. Faux du cerveau. — La faux du cerveau ou grande faux (fig. 745,1) est une cloison verticale et médiane, située dans la grande scissure hémisphérique et séparant l'un de l'autre les deux hémisphères cérébraux. Sa hauteur, mesurée d'un bord à l'autre, est en moyenne de 50 millimètres à son extrémité postérieure, de 12 à 15 millimètres seulement au niveau de son extrémité antérieure. La faux cérébrale rappelle assez bien, par sa forme, l'instrument dont elle porte le nom et nous présente, en conséquence, deux faces latérales, deux bords, une base et un sommet :

a. *Faces latérales.* — Les faces latérales, verticales et régulièrement planes, regardent l'une à droite, l'autre à gauche. Chacune d'elles est en rapport avec la face interne de l'hémisphère correspondant. Il n'est pas rare de rencontrer dans le tiers antérieur de la faux du cerveau, un certain nombre d'éraillures, quelquefois même de véritables fenêtres (fig. 745), qui, intéressant la continuité de la cloison fibreuse, permettent aux deux hémisphères d'arriver réciproquement au contact l'un de l'autre.

b. *Bord supérieur.* — Le bord supérieur (fig. 745,4), fortement convexe, occupe la ligne médiane, depuis la protubérance occipitale interne jusqu'au trou borgne.

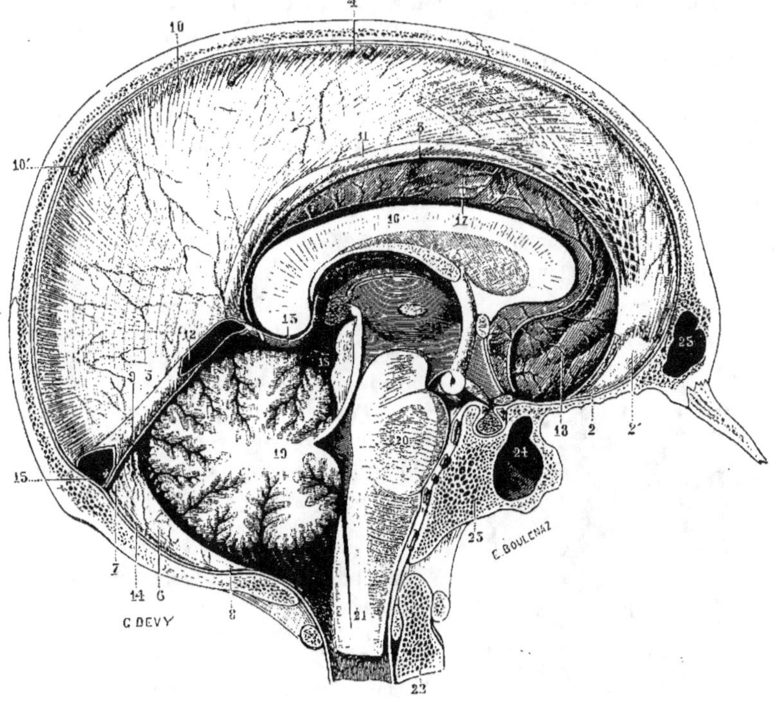

Fig. 745.

Les deux faux du cerveau et du cervelet, vues par leur face latérale droite.

1, faux du cerveau, avec : 2, son sommet, inséré sur 2', l'apophyse crista galli ; 3, sa base ; 4, son bord supérieur ou grande circonférence ; 5, son bord inférieur ou petite circonférence. — 6, faux du cervelet, avec : 7, sa base ; 8, son sommet. — 9, coupe de la tente du cervelet. — 10, sinus longitudinal supérieur, avec 10', une veine cérébrale devenant sinusienne. 11, sinus longitudinal inférieur. — 12, sinus droit. — 13, veine de Galien, avec 13', veine basilaire. — 14, sinus occipital postérieur. — 15, pressoir d'Hérophile. 16, corps calleux. — 17, circonvolution du corps calleux. — 18, circonvolution frontale interne. — 19, coupe du cervelet. — 20, coupe de la protubérance. — 21, coupe du bulbe. — 22, axis. — 23, apophyse basilaire de l'occipital. — 24, sinus sphénoïdal. — 25, sinus frontal.

Elle répond donc successivement, en allant d'arrière en avant, à la gouttière longitudinale et à la crête frontale qui fait suite à cette gouttière. Le long de ce bord chemine le sinus longitudinal supérieur (fig. 745,10).

c. *Bord inférieur.* — Le bord inférieur (fig. 745,5), concave, mince et tranchant, répond à la face supérieure du corps calleux ; mais il ne repose directement sur lui qu'à la partie postérieure. En avant, il perd tout contact avec cet organe et s'en écarte de plus en plus, au fur et à mesure qu'on se rapproche du genou. Il existe donc, à ce niveau, entre le corps calleux et le bord inférieur de la faux du cerveau, un espace triangulaire à sommet postérieur, dans l'aire duquel les deux hémisphères sont directement adossés l'un à l'autre. Le bord inférieur de la faux du cerveau contient dans son épaisseur le sinus longitudinal inférieur.

d. *Sommet.* — Le sommet s'insère à l'apophyse crista galli. Cette insertion se fait à la fois (fig. 745,2) sur le bord antérieur, sur le sommet et sur le bord postérieur de l'apophyse ; elle la dépasse même un peu à sa partie postérieure et s'étend (fig. 748,5') jusqu'au voisinage de la suture sphéno-ethmoïdale. Immédiatement en avant de l'apophyse crista galli, la faux du cerveau envoie un prolongement dans le trou borgne. Suivant certains auteurs, ce prolongement serait accompagné d'une veine, qui prendrait naissance dans l'épaisseur de l'os et formerait l'origine du sinus longitudinal supérieur : l'existence de cette veine, constatée une seule fois par Sperino malgré le nombre considérable de sujets examinés, est tout à fait exceptionnelle.

c. *Base.* — La base (fig. 745,3), oblique de haut en bas et d'avant en arrière, tombe perpendiculairement sur la partie médiane de la tente du cervelet, qu'elle soulève et qu'elle maintient tendue. Elle est parcourue d'avant en arrière et dans toute sa longueur, par le sinus droit.

C. Faux du cervelet. — La faux du cervelet ou petite faux (fig. 745,6) est encore une cloison verticale et médiane, située à la partie la plus reculée de la boîte cranienne, entre les deux hémisphères du cervelet. On lui considère, comme à la faux du cerveau, deux faces latérales, deux bords, une base et un sommet :

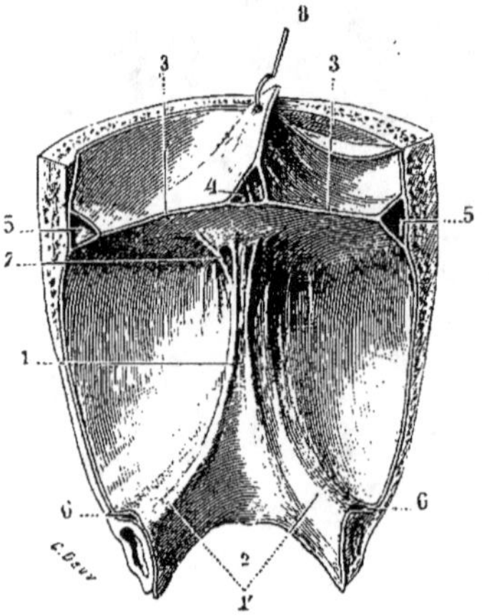

a. *Faces latérales.* — Les faces latérales, bien moins étendues que celles de la faux du cerveau, répondent aux hémisphères cérébelleux.

b. *Bord postérieur.* — Le bord postérieur, convexe et adhérent, s'insère sur la crête occipitale interne. Il loge dans son épaisseur les deux sinus occipitaux postérieurs.

c. *Bord antérieur.* — Le bord antérieur (fig. 746,1), concave et libre, répond à la grande scissure médiane du cervelet. Il n'est pas rare de voir ce bord se creuser d'une gouttière longitudinale, destinée à loger le vermis inférieur (*gouttière vermienne*).

d. *Base.* — La base (fig. 745,7), dirigée en haut, se trouve adossée à la base de la faux du cerveau. Elle s'unit, par conséquent, à la partie médiane de la tente du cervelet.

Fig. 746.

La faux du cervelet, vue antérieure.

1, faux du cervelet, avec 1', son insertion sur le rebord postérieur du trou occipital. — 2, trou occipital. — 3, tente du cervelet. — 4, sinus droit. — 5, 5, sinus latéral. — 6, 6, sinus occipital postérieur. — 7, orifices veineux. — 8, faux du cerveau, légèrement réclinée à gauche.

c. *Sommet.* — Le sommet (fig. 745,8), dirigé en bas et en avant, se bifurque au niveau du trou occipital. Les deux branches de bifurcation (fig. 746,1'), s'écartant l'une de l'autre, contournent les parties latérales de cet orifice, en se dirigeant vers le trou déchiré postérieur. Chacune d'elles contient la partie inférieure du sinus occipital postérieur correspondant.

D. Tente de l'hypophyse. — La tente de l'hypophyse ou diaphragme de l'hypophyse (fig. 743,5 et 747) est une cloison horizontale, tendue au-dessus de la selle

turcique et du corps pituitaire, qui s'y trouve comme encaissé. Cette cloison
fibreuse, de forme quadrilatère comme la fosse qu'elle recouvre et qu'elle complète, se fixe solidement à la lame quadrilatère du sphénoïde, à la lèvre postérieure de la gouttière optique et
aux quatre apophyses clinoïdes.

Voici comment se comporte la
dure-mère au niveau de la selle
turcique (fig. 747). Cette membrane, après avoir tapissé la
gouttière basilaire et la face postérieure de la lame quadrilatère,
arrive au bord supérieur de cette
lame. Elle se divise alors en deux
feuillets, l'un superficiel, l'autre
profond. — Le *feuillet superficiel* se porte horizontalement en
avant et vient se fixer à la lèvre
postérieure de la gouttière optique. Il n'est autre que la tente
de l'hypophyse. — Le *feuillet
profond* descend dans la selle
turcique, la revêt d'arrière en
avant dans toute son étendue et

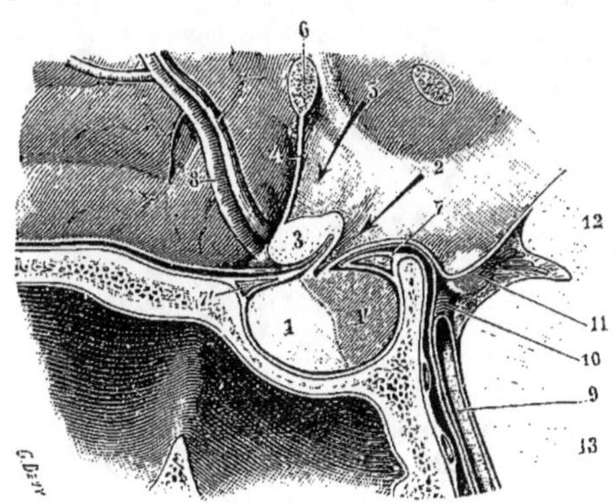

Fig. 747.

La tente de l'hypophyse, vue en coupe sagittale.

1, 1′, lobe antérieur et lobe postérieur de l'hypophyse. — 2, tige
pituitaire. — 3, chiasma optique. — 4, lamelle sus-optique. — 5, recessus opticus. — 6, commissure blanche antérieure. — 7, 7′, sinus
coronaire. — 8, artère cérébrale antérieure. — 9, tronc basilaire. —
10, artère cérébrale postérieure. — 11, tubercule mamillaire. —
12, pédoncule cérébral. — 13, protubérance.

vient rejoindre le feuillet précédent au niveau de la gouttière optique. Sur les
côtés, ce même feuillet profond se relève pour rejoindre encore le feuillet superficiel et former ainsi, sur les limites latérales de la selle turcique, une cloison
verticale, qui constitue la paroi interne du sinus caverneux.

Ainsi entendue, la tente de l'hypophyse nous présente deux faces : 1° une *face
supérieure*, qui est successivement en rapport, en allant d'avant en arrière, avec
la base des deux circonvolutions olfactives inter-
nes, avec le chiasma optique et avec le tuber
cinereum ; 2° une *face inférieure*, qui repose dans
toute son étendue sur le corps pituitaire.

Cette cloison est percée, à son centre, d'un trou
circulaire, qui livre passage à la tige pituitaire. En
avant et en arrière de ce trou et dans l'épaisseur
de la tente, se trouvent deux sinus veineux à direction transversale. Ces deux sinus sont courbes
et disposés de telle façon qu'ils se regardent
par leur concavité. Comme, d'autre part, ils se
réunissent, à droite et à gauche, pour s'ouvrir
dans le sinus caverneux par un orifice commun,
ils forment dans leur ensemble, tout autour de la
tige pituitaire, une sorte de vaisseau unique en
forme d'anneau ou de couronne, *le sinus coronaire* (fig. 742,17).

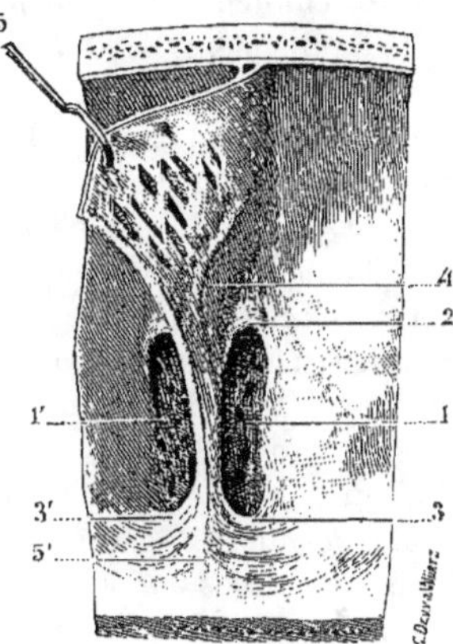

Fig. 748.

La tente du bulbe olfactif.

1, 1′, fosse olfactive. — 2, tente olfactive. —
3, 3′, repli semi-lunaire postérieur. — 4, apophyse
crista galli. — 5, faux du cerveau, avec 5′, l'extrémité antérieure de sa pointe.

TENTE DU BULBE OLFACTIF. — TROLARD a décrit sous ce
nom un petit prolongement transversal de la dure-mère,
qui est situé à la partie antérieure de la fosse olfactive,
entre l'apophyse crista galli, qui limite cette fosse en dedans, et le bord du frontal, qui la limite

en dehors. Cette lame durale (fig. 748,2) a la forme d'un croissant à concavité antérieure. Elle forme comme la voûte d'une petite cavité en cul-de-sac, dont le plancher est constitué par la portion correspondante de la lame criblée. C'est dans cette cavité, dont la profondeur peut aller jusqu'à 4 millimètres, que vient se loger l'extrémité antérieure du bulbe olfactif. La fosse olfactive est souvent limitée en arrière, du côté du sphénoïde, par un nouveau repli transversal (fig. 748.3 et 3'), qui, comme le précédent, s'étend d'un bord à l'autre de la fosse. Il a la même configuration que la tente olfactive, mais il diffère de cette dernière en ce qu'il est beaucoup plus petit et qu'il est orienté en sens inverse, je veux dire qu'il a son bord concave dirigé en avant.

§ III. — Structure de la dure-mère

La dure-mère diffère dans sa structure, comme dans sa disposition, suivant qu'on l'examine dans la cavité cranienne ou dans la cavité rachidienne.

1° Dure-mère cranienne. — La dure-mère cranienne se compose réellement de deux feuillets superposés : un feuillet externe, plus épais, de coloration blanc jaunâtre, parcouru par de gros vaisseaux ; un feuillet interne, plus mince, d'un blanc plus éclatant, moins vasculaire. De ces deux feuillets, le premier, appliqué directement contre la paroi cranienne, joue par rapport à cette paroi le rôle de périoste interne, c'est la *portion périostale de la dure-mère* ; le second, en rapport immédiat avec les deux autres méninges, constitue la *dure-mère proprement dite*. C'est aux dépens de ce dernier feuillet, disons-le en passant, que se développent les prolongements, ci-dessus décrits, de la dure-mère.

Les deux feuillets constitutifs de la dure-mère cranienne, encore isolables chez le fœtus, sont intimement unis chez l'adulte, mais ils n'en conservent pas moins leur signification propre. Du reste, ils se trouvent nettement isolés sur certains points, notamment sur la face antérieure du rocher, pour former le cavum de Meckel ou loge du ganglion de Gasser et sur la face postérieure du même os pour envelopper le sac endolymphatique. D'autre part, ils se séparent au niveau du trou occipital pour descendre isolément dans le canal rachidien : car, comme nous l'avons vu plus haut, la dure-mère et le périoste se présentent à nous, dans le canal rachidien, sous la forme de deux membranes absolument distinctes.

Histologiquement, la dure-mère cranienne est essentiellement constituée par des faisceaux fibreux, fortement unis les uns aux autres et disposés le plus souvent en bandes ou lamelles, dont les faces ont la même orientation que celles de la membrane elle-même. Ces faisceaux, envisagés isolément, se composent de fibres du tissu conjonctif, auxquelles viennent se joindre, en proportion variable, de fines fibres élastiques. Ils nous présentent encore des cellules du tissu conjonctif et d'autres cellules toutes spéciales, volumineuses, arrondies, parfois plus ou moins ramifiées, que Waldeyer a cru devoir rapprocher des cellules plasmatiques. Jacques, en se basant d'une part sur l'analogie de ces cellules avec les cellules géantes de la moelle des os, d'autre part sur les propriétés ostéogènes que possède la dure-mère chez les jeunes animaux, incline à penser qu'elles ont la valeur des myéloplaxes, dérivant de certaines des cellules fixes du stroma dural.

La direction des faisceaux fibreux de la dure-mère cranienne est généralement fort variable. Sur certains points, cependant, elle est assez régulière, pour mériter une description. — C'est ainsi que, sur la convexité du cerveau, les faisceaux superficiels se portent obliquement d'avant en arrière et de dehors en dedans, les faisceaux profonds obliquement d'avant en arrière et de dedans en dehors. Au voisinage du bord convexe de la faux du cerveau, les faisceaux fibreux se dirigent transversalement en dehors en s'éparpillant çà et là sous forme de pinceaux. —

Sur la faux elle-même, ils partent de la partie antérieure de la base (fig. 743) et rayonnent de là, à la manière d'un large éventail, vers le bord convexe. A la partie antérieure de la faux, ils s'entrecroisent sous des angles divers avec d'autres fibres, de direction contraire, qui tirent leur origine de l'apophyse crista galli. — Sur la tente du cervelet (fig. 742), les faisceaux fibreux partent également de la partie antérieure de la base de la faux et, de là, rayonnent vers la grande circonférence de la tente. — Enfin, sur la paroi interne des sinus et dans l'intérieur même de ces canaux veineux (fig. 761.2), les faisceaux constitutifs de la dure-mère revêtent l'aspect de petits tendons, orientés dans toutes les directions et s'entrecroisant dans les sens les plus divers.

La face externe de la dure-mère cranienne, sur les points où elle n'adhère pas à la surface osseuse, circonscrit entre elle et cette paroi des espaces plus ou moins considérables, dont l'ensemble constitue *l'espace épidural* : à ce niveau, la dure-mère est revêtue par une couche de cellules épithéliales ou épithélioïdes. La face interne de la méninge fibreuse est revêtue, de même, par une deuxième couche de cellules épithéliales, qui, morphologiquement, appartient à l'arachnoïde et que nous décrirons plus loin.

2° Dure-mère rachidienne. — La dure-mère rachidienne diffère de la dure-mère cranienne en ce qu'elle représente, non pas les deux feuillets de cette dernière, mais le feuillet interne seulement. Elle a, du reste, la même structure, avec cette variante que les faisceaux conjonctifs suivent tous une direction longitudinale et que les fibres élastiques y sont en proportion beaucoup plus considérable.

§ IV. — VAISSEAUX ET NERFS

Nous les étudierons successivement : sur la dure-mère cranienne et sur la dure-mère rachidienne.

1° Sur la dure-mère cranienne. — La dure-mère cranienne nous présente, en fait de vaisseaux : 1° des artères ; 2° des veines ; 3° des cavités spéciales appelées lacs sanguins ; 4° des lymphatiques.

A. Artères. — La dure-mère cranienne est peu vasculaire, comme, du reste, toutes les membranes fibreuses. Les artères qui lui sont destinées proviennent de plusieurs sources. Ce sont : 1° les *artères méningées antérieures*, branches des ethmoïdales, qui se distribuent à la partie antérieure de la dure-mère ; 2° *l'artère méningée moyenne*, la plus importante de toutes, qui, née de la maxillaire interne, pénètre dans le crâne par le trou petit rond et se ramifie dans la partie latérale de la membrane fibreuse ; 3° *l'artère petite méningée*, autre branche de la maxillaire interne, qui débouche par le trou ovale ; 4° *l'artère méningée postérieure*, qui entre dans le crâne, soit par le trou déchiré postérieur, soit par le trou occipital, et se rend ensuite à la partie postérieure de la dure-mère, notamment à la tente et à la faux du cervelet.

A ces branches, qui sont généralement constantes, nous devons ajouter quelques artères qui sont moins importantes et qui font défaut dans certains cas. Telles sont : 1° *l'artère mastoïdienne*, qui passe par le trou de même nom ; 2° une branche qui arrive par le trou condylien antérieur ; 3° un rameau, généralement très grêle, qui passe par le trou pariétal ; 4° quelques petits rameaux artériels fournis par la carotide interne dans le sinus caverneux et destinés aux parois de ce sinus ; 5° quelques ramuscules, enfin, qui se détachent de la sylvienne pour se distribuer aux parties latérales de la dure-mère.

La plupart de ces artères, quoique occupant l'épaisseur de la dure-mère, envoient leurs principales divisions au diploé, n'abandonnant en général à la membrane fibreuse qui les supporte que de simples capillaires. Somme toute, la dure-mère est de tous les organes fibreux celui qui est le moins vasculaire. On s'en convaincra sans peine si, au lieu d'examiner les portions de membrane qui sont en rapport avec l'os, on porte sous le champ du microscope un des prolongements qui cloisonnent sa cavité et qui ne possèdent que des vaisseaux propres.

Axel Key et Retzius décrivent dans la dure-mère deux réseaux vasculaires : l'un, en rapport avec le feuillet externe de cette membrane ; l'autre, situé dans le feuillet interne. Ce dernier réseau, constitué par des mailles allongées, présenterait, au niveau des points nodaux, des élargissements ampullaires, arrondis ou allongés et de dimensions fort variables. Sur certains points, on rencontrerait des sortes de poches, souvent très volumineuses, qui, d'une part, recevraient un certain nombre de capillaires et, d'autre part, donneraient naissance à une veine. Ce seraient, comme on le voit, des réservoirs intermédiaires entre les veines et les capillaires.

B. Veines. — Les veines de la dure-mère se répartissent, comme les artères, en deux réseaux, l'un superficiel pour le feuillet externe, l'autre profond pour le feuillet interne. — Le *réseau profond*, relativement peu développé, est constitué par de larges mailles, de forme très irrégulière. Les vaisseaux qui en dérivent se jettent dans le réseau superficiel. — Le *réseau superficiel* comprend deux ordres de veines (Sappey) : les unes cheminent isolément et se terminent dans les différents sinus de la dure-mère ; les autres, beaucoup plus importantes, accompagnent les artères. Ces dernières sont tantôt uniques, tantôt doubles : c'est ainsi que l'artère méningée moyenne est constamment accompagnée de deux veines. Contrairement à la plupart des veines de l'économie, qui augmentent de volume au fur et à mesure qu'elles se rapprochent du cœur, les grosses veines du feuillet externe de la dure-mère nous présentent, dans toute leur étendue, un calibre à peu près uniforme. C'est que la plupart d'entre elles, communiquant en haut avec le sinus longitudinal supérieur et s'ouvrant en bas dans le plexus veineux ptérygoïdien, peuvent être considérées comme de larges voies anastomotiques, qui unissent le réseau intra-cranien au réseau extra-cranien et dans lesquelles la circulation est *indifférente*, je veux dire peut, suivant les besoins, s'effectuer dans n'importe quel sens.

C. Lacs sanguins. — Comme annexes aux veines que nous venons de décrire, la dure-mère possède dans son épaisseur un système de cavités spéciales, qui sont remplies de sang veineux et que l'on désigne sous le nom de *lacs sanguins*. Ces lacs sanguins, Faivre les a mentionnés pour la première fois en 1853 dans sa thèse inaugurale. Faute d'une publicité suffisante, ce travail resta ignoré et lorsque quinze ans plus tard, en 1868, Trolard (*Th. de Paris*) signala à nouveau les lacunes veineuses de la dure-mère, aucun traité classique, aucun mémoire même n'avait encore reproduit la découverte de Faivre. Trolard, dans le mémoire sus-indiqué, étudie minutieusement les lacs sanguins et les décrit avec une richesse de détails à laquelle on a peu ajouté depuis. Après la thèse de Trolard, nous devons signaler encore, comme travaux importants sur la question, les recherches de A. Key et Retzius, dont les résultats ont été publiés dans le *Nord. med. Arkiv.* de 1870, le mémoire de Ch. Labbé, inséré dans les *Archives de Physiologie* de 1879, celui de

Wellenbergh d'Utrecht (*Les lacunes veineuses de la dure-mère*), dont une traduction a paru à Gand en 1883.

Les lacs sanguins se développent de préférence de chaque côté du sinus longitudinal supérieur, principalement vers sa partie moyenne ; mais on les observe aussi dans la tente du cervelet, au voisinage du sinus latéral et quelquefois même à la base de la faux du cerveau. Leur cavité, en forme d'ampoule irrégulière, le plus souvent allongée d'avant en arrière, est parcourue dans tous les sens par de nombreuses brides conjonctives qui se rendent d'une paroi à l'autre. Elle renferme en outre, dans la plupart des cas, des granulations de Pacchioni (voy. plus loin).

Les relations des lacs sanguins avec les différents systèmes veineux de la tête sont les suivantes (fig. 749,5) : 1° les lacs communiquent avec les sinus, soit par de simples orifices arrondis ou elliptiques, soit par de véritables canaux qui atteignent 1 ou 2 centimètres de longueur ; 2° les veines méningées se jettent ordinairement dans les lacs (*b*) et non pas directement dans les sinus ;

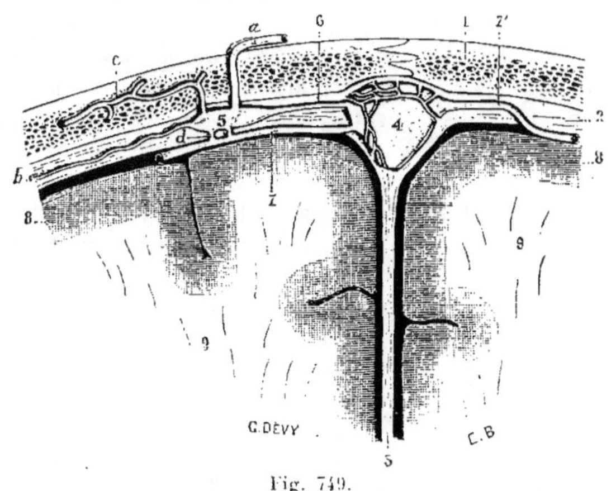

Fig. 749.

Un lac sanguin de la dure-mère, vu sur une coupe vertico-transversale du crâne (*schématique*).

1. diploé. — 2. dure-mère (*en jaune*). — 3. faux du cerveau. - 4. sinus longitudinal supérieur. — 5. un lac sanguin intra-dural, recevant : *a*. une veine émissaire ; *b*. une veine méningienne ; *c*. une veine diploïque ; *d*. canal anastomotique avec les veines cérébrales. — 6. communication du lac avec le sinus. — 7. une veine cérébrale, se rendant directement au sinus. — 7. une deuxième veine cérébrale, devenant sinusienne avant de s'ouvrir dans le sinus. — 8, circonvolutions cérébrales. 9. centre ovale.

3° en ce qui concerne les veines cérébrales, elles cheminent dans la pie-mère, au-dessous des lacs par conséquent, et aboutissent directement au sinus ; mais la plupart d'entre elles, en passant au-dessous d'un lac, entrent en relation avec lui (*d*) par une ou plusieurs ouvertures latérales ; 4° enfin, les lacs sanguins reçoivent ou, plus exactement, émettent par leur face supérieure des veines diploïques (*c*) et des veines émissaires (*a*).

Envisagés au point de vue de leur signification anatomique, les lacs sanguins de la dure-mère sont de simples diverticulums du système veineux, dans lesquels se déverse le trop-plein, soit des sinus, soit des veines encéphaliques. Ils peuvent ainsi dans certaines circonstances, en favorisant le dégorgement des veines cérébrales, s'opposer à la compression des centres nerveux, d'où les noms de *lacs de dérivation*, de *lacs de sûreté* que leur donnent certains anatomistes (Tillaux, Ch. Labbé.)

D. Lymphatiques. — La dure-mère nous présente dans son épaisseur, entre les faisceaux conjonctifs qui la constituent, un système de fentes et de canaux, dits plasmatiques, qui communiquent tous entre eux et qui sont tapissés, du moins par places, par des cellules aplaties de nature épithéliale ou épithélioïde. C'est dans ces cavités que chemine la lymphe, et l'observation nous démontre qu'elles communiquent à la fois avec l'espace épidural et avec l'espace sous-dural ou cavité arachnoïdienne. Ces voies lymphatiques interstitielles sont les seules actuellement connues. MASCAGNI a bien fait représenter, dans son atlas, deux vaisseaux lymphatiques situés sur le trajet de l'artère méningée moyenne. Mais SAPPEY, qui a vainement exploré la dure-mère sans y découvrir la moindre trace de lymphatiques, est d'avis que MASCAGNI a dû pousser son injection dans des ramuscules veineux. La question, on le voit, appelle de nouvelles recherches.

E. NERFS. — Les nerfs de la dure-mère crânienne, très nombreux, se divisent en antérieurs, latéraux et postérieurs :

a. *Nerfs antérieurs*. — Les nerfs antérieurs, décrits par FROMENT en 1846, proviennent du filet ethmoïdal du rameau nasal de l'ophthalmique. Toujours très grêles, ils se distribuent à cette portion de la dure-mère qui recouvre la lame criblée de l'ethmoïde et le pourtour du trou borgne. Ils envoient ordinairement un ou deux filets à la muqueuse des sinus frontaux.

b. *Nerfs latéraux*. — Les nerfs latéraux émanent du ganglion de Gasser et plus particulièrement du nerf maxillaire inférieur tout près de son origine. Ils se portent immédiatement à la rencontre de l'artère méningée moyenne, à laquelle ils s'accolent et dont ils partagent la distribution. On peut les suivre jusqu'au sinus longitudinal supérieur. Au niveau de l'artère méningée moyenne, ces filets méningiens latéraux rencontrent les filets sympathiques qui accompagnent ce vaisseau et contractent avec ces derniers de fréquentes anastomoses.

c. *Nerfs postérieurs*. — Les nerfs postérieurs, plus connus sous le nom de *nerfs récurrents d'Arnold* ou *nerfs récurrents de la tente du cervelet*, naissent de l'ophthalmique avant son entrée dans l'orbite. Puis, ils croisent ou perforent le pathétique, qui leur est accolé, et, se réfléchissant en arrière, se portent dans l'épaisseur de la tente du cervelet, où ils se partagent en deux ordres de rameaux, les uns internes, les autres externes : les rameaux externes se dirigent vers les sinus latéraux et se terminent dans les parois de ces sinus ; les rameaux internes, obliquant en dedans, viennent se ramifier dans le voisinage du sinus droit et dans la partie inférieure de la faux du cerveau : SAPPEY a vu une de ces divisions se prolonger jusque sur les veines de Galien.

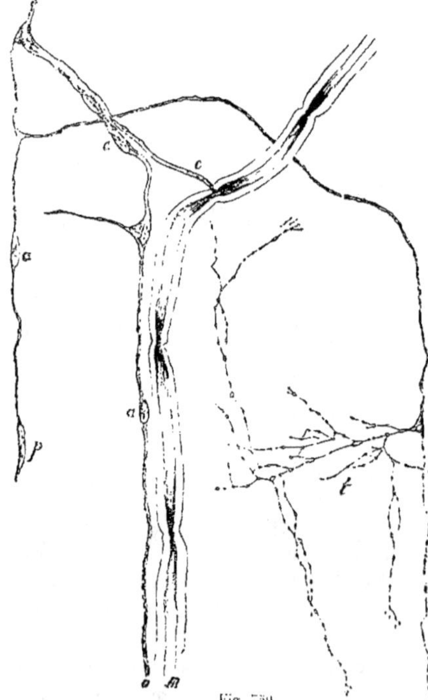

Fig. 750.

Les fibres nerveuses propres de la dure-mère (d'après JACQUES).

m. fibres à myéline. — *n*. fibre nue. — *a. a.* noyaux. — *c*. collatérale de la fibre à myéline — *p*. figure en pinceau (IVANOFF). — *t*. arborisation terminale.

Le mode de distribution des nerfs dans la dure-mère a été minutieusement étudié, en 1875, par ALEXANDER. Les terminaisons nerveuses dans la méninge dure, ont été décrites à nouveau par NAHMMACHER en 1877 et, plus récemment, par IVANOFF (1893), par d'ARENDO (1894), par JACQUES (1895) et par ACQUISTO et PUSATERI (1896).

Il existe dans la dure-mère cranienne deux ordres de nerfs, des nerfs vasculaires et des nerfs propres. — Les *nerfs vasculaires*, au nombre de deux pour les grosses artères, réduits à un seul rameau pour les artères de petit calibre, cheminent avec les vaisseaux. Ils jettent autour de ces derniers des fibrilles dépourvues de myéline, qui s'anastomosent en réseau. ALEXANDER n'a pas suivi ces fibrilles jusqu'à leur terminaison ; mais il est rationnel d'admettre qu'elles se terminent dans l'épaisseur même de la paroi vasculaire. — Les *nerfs propres* proviennent, soit des nerfs vasculaires, soit de troncs plus volumineux et indépendants des vaisseaux. Ils sont constitués, en partie par des fibres à myéline, en partie par des fibres de Remak. Ces différentes fibres se résolvent, après un trajet variable, en de nombreuses fibrilles cylindraxiles, lesquelles se mêlent et s'entrecroisent de manière à former un riche réseau, réseau qui est particulièrement bien développé dans la région de la convexité et au voisinage du feuillet arachnoïdien.

D'après IVANOFF, les fibres propres de la dure-mère se termineraient suivant une triple modalité : par des pinceaux terminaux, par des réseaux terminaux, et par des fibrilles terminales libres. JACQUES met en doute l'existence des pinceaux terminaux, tels qu'ils sont décrits par IVANOFF. Il n'admet pas non plus que les réseaux nerveux, quelle que soit leur ténuité, représentent des formations terminales. Pour lui (fig. 750), il n'existe qu'un seul mode de terminaison des fibres nerveuses propres : c'est la terminaison par des extrémités libres, remarquablement délicates et variqueuses, tantôt simples, tantôt disposées en arborisations. ACQUISTO et PUSATERI ont pu suivre ces fibrilles terminales jusque dans la couche endothéliale qui forme le feuillet pariétal de l'arachnoïde.

Nous ajouterons, en ce qui concerne les nerfs propres de la dure-mère cranienne, que KRAUSE a rencontré dans cette membrane deux corpuscules de Vater et que certains auteurs (NAHMMACHER, JANTSCHITZ) ont décrit, le long de ces fibres propres, des traînées de cellules ganglionnaires. L'observation de KRAUSE est restée isolée et, quant aux cellules ganglionnaires, leur existence n'est rien moins que démontrée : on a vraisemblablement pris pour telles, soit les noyaux de la gaine des faisceaux nerveux, soit les cellules plasmatiques de WALDEYER.

2° Sur la dure-mère rachidienne. — La dure-mère rachidienne possède, elle aussi, des vaisseaux et des nerfs :

a. *Artères.* — Les artères, beaucoup moins importantes que celles de la dure-mère cranienne, proviennent des sources suivantes : 1° au cou, des rameaux spinaux des vertébrales ; 2° à la région dorsale, des rameaux dorso-spinaux des intercostales ; 3° à la région lombaire et à la région sacrée, des artères lombaires et des artères sacrées.

b. *Veines.* — Les veines, de tout petit calibre, se jettent dans les plexus veineux intra-rachidiens. Il n'existe, dans la dure-mère rachidienne, ni lacs, ni sinus.

c. *Lymphatiques.* — Les voies lymphatiques sont exactement les mêmes que pour la dure-mère cranienne.

d. *Nerfs.* — Les nerfs de la dure-mère rachidienne ont été vainement recherchés par PURKINJE, par KÖLLIKER, par SAPPEY. RÜDINGER, plus heureux, a vu sur cette membrane de nombreux filets nerveux, les uns accolés aux vaisseaux, les autres suivant un trajet indépendant. ALEXANDER et, après lui, JANTSCHITZ, JACQUES, etc., ont pu confirmer les données de RÜDINGER et constater, dans la portion rachidienne de la dure-mère, le même mode de distribution nerveuse que dans la portion cranienne.

ARTICLE II

PIE-MÈRE

La pie-mère ou méninge piale, la plus profonde des trois méninges, est une membrane cellulo-vasculaire, dans l'épaisseur de laquelle les vaisseaux destinés à l'encéphale et à la moelle se divisent en ramifications très ténues, presque capillaires, avant de pénétrer dans la substance nerveuse : c'est donc avec beaucoup de raison qu'on désigne parfois la pie-mère sous le nom de *membrane nourricière* des centres nerveux. La pie-mère s'étale immédiatement sur la surface extérieure du névraxe. Au niveau de l'émergence des cordons nerveux, elle se réfléchit sur ces cordons nerveux en leur formant une gaine, qui les accompagne en dehors du crâne et du rachis jusqu'à leur terminaison. Cette gaine, véritable pie-mère des nerfs, n'est autre que le névrilème (voy. *Nerfs*). Les caractères anatomiques de la pie-mère diffèrent beaucoup suivant qu'on examine cette membrane sur l'encéphale ou sur la moelle. Nous avons donc tout avantage à la diviser, comme nous l'avons fait pour la dure-mère, en deux portions :

1° Une *portion rachidienne* ou *pie-mère rachidienne* ;

2° Une *portion cranienne* ou *pie-mère cranienne*.

§ 1. — PIE-MÈRE RACHIDIENNE

La pie-mère rachidienne forme au bulbe et à la moelle une gaine cylindrique, qui repose directement sur la substance nerveuse. On peut lui considérer, comme à la dure-mère rachidienne, deux surfaces, l'une interne, l'autre externe, et deux extrémités, l'une supérieure, l'autre inférieure :

1° **Surface interne**. — La surface interne revêt immédiatement, comme nous l'avons dit plus haut, la substance nerveuse et lui adhère d'une façon intime. On

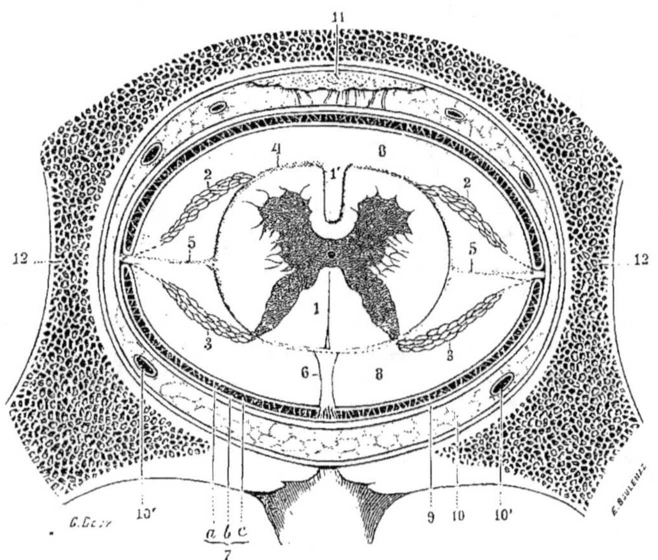

Fig. 751.

Coupe horizontale de la colonne vertébrale, pour montrer la disposition des méninges rachidiennes (*schématique*).

1. moelle épinière, avec 1′. sillon médian antérieur. — 2. racines antérieures. — 3. racines postérieures. — 4. pie-mère (en rouge). — 5. ligaments dentelés. — 6. septum posticum de SCHWALBE. — 7. arachnoïde, avec : a. son feuillet viscéral ; b. son feuillet pariétal : c. cavité arachnoïdienne ou espace subdural (en noir). — 8. espace sous-arachnoïdien (en bleu). — 9. dure-mère (en jaune). — 10. espace épidural, avec 10′, 10′, veines intra-rachidiennes. — 11. ligament vertébral commun postérieur. — 12, coupe de la vertèbre.

décrivait autrefois, comme partant de cette surface interne, de nombreuses cloisons conjonctives, qui, sous le nom de *septa* et de *septula*, pénétraient dans les faisceaux blancs de la moelle : on admet aujourd'hui que ces cloisons séparatives sont de nature névroglique et dépendent, non de la pie-mère, mais de la névroglie corticale (p. 472). — *Au niveau du sillon médian antérieur*, la pie-mère descend jusqu'au fond de ce sillon (fig. 751,1'), en tapissant, de chaque côté de la ligne médiane, le faisceau de Türck correspondant : dans le fond du sillon, le feuillet du côté gauche et celui du côté droit se fusionnent. — *Au niveau du sillon médian postérieur*, qui, comme nous l'avons vu, est tout superficiel, la pie-mère tapisse de même ce sillon en passant d'un faisceau de Goll à l'autre. On a enseigné pendant longtemps que, au niveau du sillon médian postérieur, la pie-mère envoyait entre les deux faisceaux de Goll, une cloison médiane qui se prolongeait en sens sagittal jusqu'à la commissure grise. On a reconnu aujourd'hui que cette cloison médiane postérieure était, au même titre que les septa et les septula, de nature névroglique.

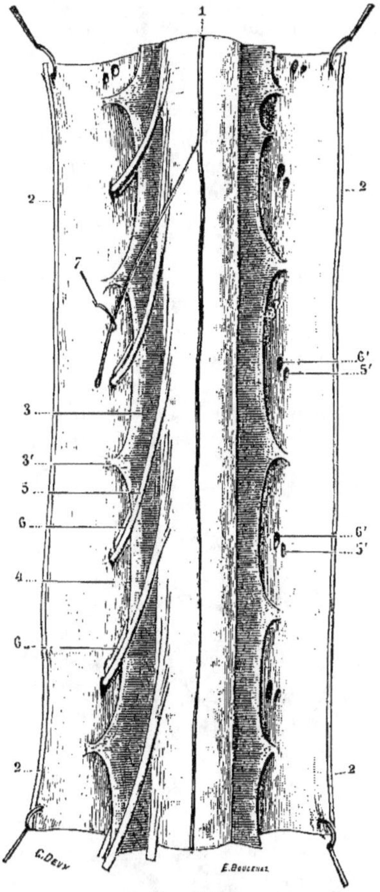

2° Surface externe. — La surface externe de la pie-mère baigne en plein dans le liquide céphalo-rachidien, qui la sépare de l'arachnoïde (fig. 472). Cette surface externe est reliée à la dure-mère : 1° en avant et en arrière, par de minces prolongements disposés en sens sagittal ; 2° sur les côtés, par des prolongements beaucoup plus résistants, les ligaments dentelés.

a. *Prolongements antéro-postérieurs.* — Ce sont de simples trabécules conjonctives, qui s'implantent, d'une part sur la pie-mère, d'autre part sur la dure-mère. Très rares et généralement filiformes à la partie antérieure de la moelle, elles sont, à la partie postérieure, beaucoup plus nombreuses et beaucoup plus résistantes. Sur la ligne médiane notamment, on les voit (fig. 751, 6) se condenser en une série de lamelles très rapprochées les unes des autres et formant par leur ensemble une véritable cloison (*septum posticum* de Schwalbe), qui divise à ce niveau l'espace sous-arachnoïdien en

Fig. 752.

Les deux ligaments dentelés, vus par leur face antérieure.

1. moelle épinière, vue antérieure. — 2. 2. sac dural, incisé sur la ligne médiane et érigné en dehors. — 3, ligament dentelé. avec : 3', ses dents : 3''. ses arcades. — 4. une arcade, plus longue que les autres. embrassant deux paires rachidiennes. — 5. racines antérieures, avec 5' leur orifice dural. — 6. racines postérieures, avec 6'. leur orifice dural. — 7. un vaisseau radiculaire s'échappant du canal dural par un orifice qui lui est propre.

deux moitiés latérales, l'une droite, l'autre gauche. Il est à remarquer que cette cloison médiane est toujours plus développée à la région dorso-lombaire qu'à la région cervicale.

b. *Prolongements latéraux ou ligaments dentelés.* — Les ligaments dentelés (fig. 752,3) sont deux rubans conjonctifs, placés transversalement de chaque côté de la moelle épinière et s'étendant en hauteur depuis le trou occipital jusqu'à l'origine du conus terminalis. Ils ont donc, à peu de chose près, la même longueur que la moelle elle-même.

Chacun d'eux nous offre à considérer : 1° deux faces, que l'on distingue en antérieure et postérieure ; 2° deux bords, l'un interne, l'autre externe. — La *face antérieure* ou *ventrale* répond aux racines antérieures des nerfs rachidiens et aux différents vaisseaux, artériels ou veineux, qui longent ces racines. — La *face postérieure* ou *dorsale*, à son tour, est en rapport avec les racines postérieures et avec leurs vaisseaux. Elle répond en outre, au niveau de la moelle cervicale, aux filets radiculaires du spinal. — Le *bord interne*, mince, rectiligne, répond à la partie moyenne du cordon latéral de la moelle et se confond, à ce niveau, avec la pie-mère rachidienne, dont le ligament dentelé, du reste, n'est qu'une dépendance. — Le *bord externe* diffère du précédent, tout d'abord en ce qu'il est un peu plus épais ; puis, en ce que, au lieu d'être rectiligne, il est régulièrement festonné dans toute sa hauteur. Il nous présente ainsi une série d'*arcades* à concavité externe, qui sont séparées les unes des autres par des espèces de pointes plus ou moins saillantes, appelées *dents* (fig. 752,3'). Les arcades du ligament dentelé sont toujours situées en regard des trous par lesquels la dure-mère livre passage aux nerfs rachidiens. Quant aux dents, elles répondent à l'intervalle compris entre les trous précités : elles se fixent, par leur sommet, sur la partie correspondante de la dure-

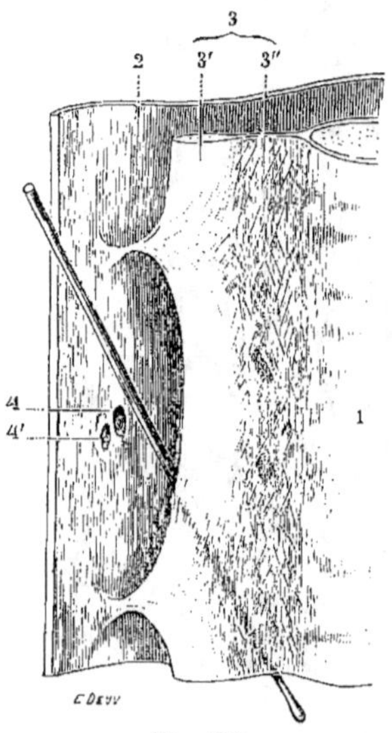

Fig. 753.

Structure du ligament dentelé.

1, moelle épinière. — 2, dure-mère. — 3, ligament dentelé, avec : 3', sa portion externe ou fibreuse ; 3'', sa portion interne ou réticulaire. — 4, 4', orifices duraux pour les racines rachidiennes.

mère et il est à remarquer que cette insertion, pour chacune des dents, est ordinairement placée à une égale distance du trou qui est au-dessus et du trou qui est au-dessous. La première dent s'insère à la hauteur des masses latérales de l'atlas, en envoyant une languette (TROLARD) à la partie latérale du trou occipital ; la dernière se fixe à la dure-mère, entre le douzième nerf dorsal et le premier nerf lombaire. Il en résulte que chaque ligament dentelé devrait avoir vingt et une dents. Mais on observe rarement ce nombre : le plus souvent, on n'en compte que dix-sept ou dix-huit. Cela tient à ce que, à côté des arcades ordinaires, qui s'insèrent régulièrement au-dessus et au-dessous d'un même trou de conjugaison, il existe une ou deux arcades, plus étendues que les autres (fig. 752, 4), qui comprennent dans leur intervalle deux trous de conjugaison au lieu d'un seul.

Les ligaments dentelés ne sont nullement homogènes au point de vue de leur constitution anatomique et, à cet effet, il y a lieu de les distinguer deux portions : l'une interne, l'autre externe (fig. 753). — La *portion externe* (3'), relativement épaisse, est formée par des faisceaux fibreux longitudinaux, suivant assez exactement la direction du bord libre. Leur ensemble constitue, le long de ce bord libre, une sorte de ruban compacte, blanchâtre ou même d'aspect nacré. — La *portion interne* (3''), beaucoup plus mince, transparente, est représentée par une sorte de tissu réticulé. On y trouve encore des faisceaux fibreux, mais ces faisceaux fibreux y sont à la fois beaucoup plus minces et beaucoup plus rares. Quelques-uns suivent une direction transversale, mais la plupart d'entre eux sont obliques, obliques ascendants ou obliques descendants.

Envisagés dans leur ensemble (fig. 754), les ligaments dentelés divisent l'espace compris entre la dure-mère et la pie-mère, en deux loges, l'une antérieure, l'autre postérieure, qui, nettement séparées au niveau des dents précitées, communiquent largement entre elles (fig. 736) au niveau des arcades interdentaires. De ces deux loges, l'antérieure est occupée, comme nous l'avons vu, par les racines antérieures ou motrices des nerfs rachidiens ; la postérieure, par les racines postérieures ou sensitives. Les deux groupes de racines, ainsi séparés dans la plus grande partie de leur étendue, se rejoignent deux à deux au niveau de l'arcade correspondante et s'engagent alors dans le conduit fibreux que leur offre la dure-mère, pour traverser le trou de conjugaison.

3° Extrémité supérieure. — A son extrémité supérieure, la pie-mère spinale se continue avec celle qui revêt le bulbe, laquelle se continue à son tour avec celle qui recouvre la protubérance.

4° Extrémité inférieure. — A son extrémité inférieure, elle passe de la moelle sur le filum terminale, qu'elle enveloppe sur tout son pourtour. Il me paraît rationnel d'admettre que la pie-mère rachidienne, en tant que méninge, se termine exactement là où disparaissent, dans le filum, les éléments nerveux, à moins qu'on ne considère comme une dépendance de cette membrane la lame celluleuse qui, au-dessous du point précité, entoure des vaisseaux très fins, continuation de ceux de la moelle.

§ II — PIE-MÈRE CRANIENNE

La pie-mère cranienne recouvre successivement les différents segments de la masse encéphalique. Continuation de la pie-mère rachidienne, elle présente les mêmes caractères généraux que cette dernière. Elle en diffère, cependant, en ce qu'elle est plus mince, plus délicate et surtout plus riche en vaisseaux. Nous lui considérerons, comme à la pie-mère rachidienne, une surface interne et une surface externe :

1° Surface interne. — La pie-mère cranienne a pour caractère essentiel de suivre rigoureusement tous les accidents que présente la surface extérieure de l'encéphale et, à ce sujet, il convient de l'examiner séparément sur le cerveau, sur le cervelet et sur l'isthme. — *Sur le cerveau* (fig. 755), nous la voyons tapisser la face libre des circonvolutions, descendre ensuite sur leurs faces latérales, atteindre le fond du sillon et s'y réfléchir pour remonter sur la circonvolution voisine. En d'autres termes, la pie-mère envoie dans chaque anfractuosité cérébrale, quelle que soit son importance, deux feuillets qui se rejoignent et se fusionnent dans le fond même de cette anfractuosité. Nous verrons tout à l'heure que l'arachnoïde se comporte d'une façon toute différente. — *Sur le cervelet*, la pie-mère envoie encore un double feuillet dans les sillons du premier ordre, le grand sillon circonférenciel par exemple. Mais, dans les sillons du deuxième et du troisième ordre, nous ne trouvons plus qu'un seul feuillet, adhérant, par l'une et l'autre de ses faces, aux deux lames cérébelleuses voisines. — *Sur la protubérance*, ainsi que *sur le pédoncule cérébral* et les *pédoncules cérébelleux*, la pie-mère est plus adhérente que sur le cerveau et le cervelet. Elle est en même temps moins vasculaire et plus résistante. C'est une pie-mère de transition, revêtant déjà, à ce niveau, la plupart des caractères de la pie-mère rachidienne.

La surface interne de la pie-mère cranienne est en rapport immédiat avec la substance nerveuse. Elle lui adhère par un certain nombre de filaments conjonctifs et surtout par les innombrables petits vaisseaux qui, de la pie-mère, descendent dans la substance nerveuse (artères) ou, de celle-ci, remontent dans la pie-mère (veines). Cette adhérence de la pie-mère est assez faible d'ordinaire pour permettre à une main tant soit peu exercée d'enlever cette membrane, sans intéresser la substance corticale sous-jacente. En dehors de tout état pathologique, elle est plus prononcée chez les jeunes sujets que chez les vieillards : on sait que, chez ces derniers, la décortication du cerveau se fait généralement avec la plus grande facilité.

2° **Surface externe**. — La surface externe de la pie-mère cranienne est en rapport avec le feuillet viscéral de l'arachnoïde, ou plus exactement, avec les espaces sous-arachnoïdiens, qui la séparent de ce feuillet et dans lesquels circule le liquide céphalo-rachidien (voy. plus loin, p. 924).

3° **Formations choroïdiennes**. — A la partie postéro-inférieure de l'isthme de l'encéphale, la pie-mère s'insinue entre le cervelet et le bulbe pour former la *toile choroïdienne inférieure* et les *plexus choroïdes du quatrième ventricule*. De même, au niveau de la fente cérébrale de Bichat, la pie-mère cranienne s'engage dans l'épaisseur de la masse cérébrale pour y former la *toile choroïdienne inférieure* et les *plexus chroroïdes des ventricules latéraux* (*pie-mère interne* de quelques auteurs). Ces différentes formations pie-mériennes ou piales ont toutes été décrites, les premières à propos du quatrième ventricule (p. 594), les autres à propos de la conformation intérieure du cerveau (p. 727). Nous renvoyons le lecteur à ces descriptions.

<h3 style="text-align:center">§ III. — STRUCTURE DE LA PIE-MÈRE</h3>

La pie-mère a une structure bien différente suivant qu'on l'examine dans sa portion rachidienne ou dans sa portion cranienne :

1° **Pie-mère rachidienne**. — La pie-mère rachidienne se compose de deux couches superposées : l'une interne, recouvrant directement la moelle; l'autre externe en rapport avec les espaces sous-arachnoïdiens.

a. *Couche externe*. — La couche externe est essentiellement constituée par des faisceaux conjonctifs, disposés pour la plupart en sens longitudinal, parallèlement à l'axe même de la moelle épinière. Quelques auteurs décrivent, sur chacune des faces de cette couche externe, un revêtement endothélial.

b. *Couche interne ou intima pia*. — La couche interne ou intima pia d'AXEL KEY et RETZIUS est constituée à sa partie moyenne par des fibres conjonctives, affectant une disposition circulaire et circonscrivant entre elles un système de lacunes remplies de lymphe. Cette nappe conjonctive, qui forme comme le squelette de l'intima pia, est revêtue sur ces deux faces d'un fin réseau de fibres élastiques et d'une couche plus ou moins continue de cellules endothéliales. On rencontre enfin, dans l'épaisseur de l'intima pia, chez l'homme, mais surtout chez quelques mammifères, notamment chez le mouton, une certaine quantité de pigment. Les cellules qui le renferment sont situées entre la couche des fibres conjonctives et le réseau élastique profond : elles sont particulièrement nombreuses sur la moelle cervicale et peuvent donner à la pie-mère, même chez des individus de race blanche, une coloration brun intense (POUCHET et TOURNEUX).

c. *Espace lymphatique intra-pial.* — Entre les deux couches constitutives de la pie-mère rachidienne se trouve un espace lymphatique en forme de fente : c'est *l'espace intra-pial.* Il communique d'une part avec les espaces sous-arachnoïdiens, d'autre part avec les lacunes de l'intima pia et les gaines lymphatiques des vaisseaux médullaires.

2° Pie-mère cranienne. — La pie-mère cranienne diffère de la pie-mère rachidienne en ce qu'elle se trouve réduite à sa couche interne, l'intima pia. Cette couche interne, du reste, présente à peu de chose près les mêmes caractères histologiques que sur la moelle : elle se compose d'une nappe de fibres conjonctives plus ou moins entrecroisées, doublée sur chacune de ses deux faces, d'un réseau élastique et d'un revêtement endothélial.

§ IV. — VAISSEAUX ET NERFS

1° Vaisseaux sanguins. — Les vaisseaux sanguins de la pie-mère ont été déjà décrits à propos de la moelle, du bulbe, de l'isthme de l'encéphale, du cervelet et du cerveau. Leurs plus fines ramifications sont situées : pour la pie-mère rachidienne, entre les deux couches de cette membrane; pour la pie-mère cranienne, à la face externe de l'intima pia. Au moment où ces vaisseaux abandonnent la pie-mère pour pénétrer dans le névraxe, l'intima pia se replie autour d'eux et leur forme une gaine tubuleuse, *gaine adventice*, qui les accompagne plus ou moins loin dans la substance nerveuse (voy. *Anatomie générale*, p. 400).

2° Lymphatiques. — Le mode de circulation de la lymphe dans l'épaisseur de la pie-mère ne nous est pas encore connu. Pour ROBIN et pour SAPPEY, il n'existe pas dans la membrane nourricière du névraxe de vaisseaux lymphatiques vrais. Mais cette

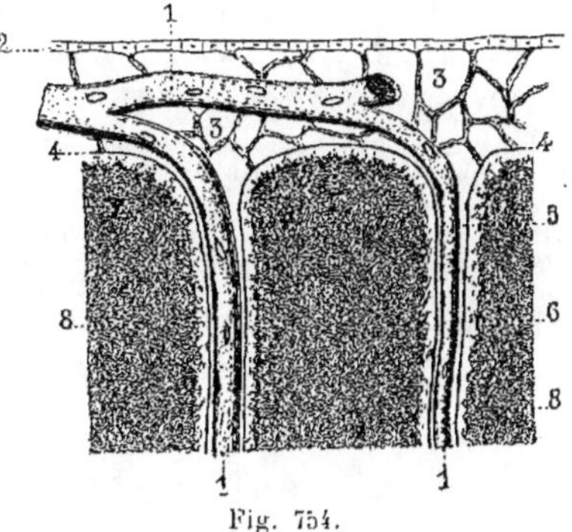

Fig. 754.

Coupe transversale d'une circonvolution cérébrale et de ses enveloppes : gaines adventitielles et péri-adventitielle (demi-schématique, imitée de A. KEY et RETZIUS).

1. 1. vaisseaux. — 2. feuillet viscéral de l'arachnoïde. — 3, espaces sous-arachnoïdiens. — 4. pie-mère, s'enfonçant en forme d'entonnoir dans la substance cérébrale et se continuant avec l'adventice du vaisseau. — 5, espace lymphatique adventitiel. — 6. espace lymphatique périadventitiel. — 7. espaces épicérébraux de His. — 8, substance cérébrale.

formule, déduite de recherches négatives, ne saurait être acceptée sans discussion. MASCAGNI, en effet, a décrit dans la pie-mère des lymphatiques d'une grande ténuité, qui cheminaient parallèlement aux artères et aux veines : les uns supérieurs, se dirigeaient vers le sinus longitudinal supérieur; les autres, inférieurs, sortaient du crâne par le trou occipital, par le canal carotidien et par le trou déchiré postérieur. De son côté, Fohmann a vu apparaître, à la suite d'insufflations pratiquées au-dessous de l'arachnoïde, un réseau lymphatique situé dans l'épaisseur de la pie-mère. Arnold, à son tour, en 1833, a fait représenter des réseaux et des troncs lymphatiques sur la face convexe de l'encéphale. Toutefois, aucun des vaisseaux injectés ou insufflés par Mascagni, par Fohmann et par Arnold, n'a pu être suivi par ces anatomistes jusqu'à un ganglion lymphatique. Il y a donc lieu de s'en tenir, quant à leur signification morphologique, à une sage réserve : rien ne nous démontre, en effet, que les anatomistes précités n'aient pris pour des vaisseaux lymphatiques ce qui n'était, en réalité, que des gaines périvasculaires, des veinules ou même de simples interstices du tissu conjonctif.

3° **Nerfs.** — La *pie-mère cranienne* nous présente, le long de ses artères, des nerfs assez nombreux. Ils affectent une disposition plus ou moins plexiforme et proviennent très probablement du plexus carotidien. On a pu suivre leurs plus fines divisions jusque sur les ramuscules vasculaires qui pénètrent dans les circonvolutions ; mais nous n'avons encore aucune notion précise sur leur mode de terminaison. Bochdaleck a vu, en outre, se détacher des racines d'un grand nombre de nerfs craniens des ramuscules très ténus, qui se rendaient aux plexus sympathiques des artères de la base.

La *pie-mère rachidienne* possède également un riche réseau nerveux. Les filets qui le constituent proviennent pour la plupart du grand sympathique, mais ici encore, il existe (Remak, Kölliker) un certain nombre de filets très fins, qui se détachent des racines postérieures des nerfs rachidiens et pénètrent directement dans la pie-mère. Nous devons signaler enfin, comme aboutissant aux réseaux nerveux pie-mériens, quelques rameaux émanant des nerfs sinu-vertébraux de Luschka (voy. *Nerfs rachidiens*).

Quelle est la signification anatomique des réseaux nerveux de la pie-mère? Il est très rationnel de penser qu'ils se terminent dans les muscles lisses des artères et qu'ils deviennent ici, comme sur les autres points de l'économie, des régulateurs de la circulation. Kölliker a pu suivre ces vaso-moteurs dans la substance même du cerveau jusque sur des artères de 90 μ et au-dessous. Mais n'existe-t-il dans la pie-mère que des vaso-moteurs? N'y a-t-il pas en même temps des filets sensitifs propres, susceptibles d'être impressionnés et de devenir le point de départ de réflexes à l'état normal comme à l'état morbide ? Il est très probable qu'il en est ainsi; toutefois, c'est une question qu'il convient de réserver jusqu'à ce que l'expérimentation directe nous ait fourni une solution.

ARTICLE III

ARACHNOÏDE

Intermédiaire à la dure-mère et à la pie-mère, l'arachnoïde, ainsi appelée à cause de sa ténuité qui l'a fait comparer à une toile d'araignée (de ἀράχνη, toile d'araignée et εἶδος, ressemblance), est généralement considérée en France, depuis Bichat, comme appartenant au tissu séreux. C'est une membrane séreuse, analogue aux grandes séreuses viscérales et comprenant, comme elles, deux feuillets : un *feuillet pariétal* en rapport avec la dure-mère et un *feuillet viscéral* en rapport avec les centres nerveux. Entre les deux feuillets existe une cavité, la *cavité arachnoïdienne*, cavité à peu près virtuelle à l'état physiologique, mais pouvant, sous l'influence de causes pathologiques diverses, devenir le siège d'épanchements plus ou moins considérables. Ainsi que nous l'avons fait pour les deux autres méninges, nous décrirons séparément :

1° *L'arachnoïde rachidienne* ;
2° *L'arachnoïde cranienne.*

§ I. — ARACHNOÏDE RACHIDIENNE

1° Feuillet pariétal. — Le feuillet pariétal (fig. 758, *b*) tapisse la dure-mère rachidienne dans toute son étendue. Il lui adhère d'une façon intime, tellement intime qu'on ne peut arriver par la dissection à séparer l'une de l'autre les deux membranes.

2° Feuillet viscéral. — Le feuillet viscéral (fig. 758, *a*), transparent et d'une ténuité extrême, revêt la forme d'un manchon, qui entoure la moelle dans toute sa hauteur et se prolonge même, au-dessous d'elle, sur la queue de cheval. Il descend ainsi jusqu'au sommet du cul-de-sac dural et, là, se réfléchit en dehors pour se continuer avec le feuillet pariétal (fig. 740,2 et 2'). Envisagé au point de vue de ses rapports, le feuillet viscéral de l'arachnoïde rachidienne est appliqué contre le feuillet pariétal et, par conséquent, suit exactement la direction de la dure-mère. Il en résulte que, comme cette dernière, l'arachnoïde est d'une capacité beaucoup plus grande qu'il ne le faudrait pour contenir la moelle : elle ne s'applique donc pas immédiatement sur elle, mais en reste séparée par un vaste espace circulaire : c'est *l'espace sous-arachnoïdien de la moelle* ou *lac bulbo-spinal* (fig. 758,8). Nous y reviendrons plus loin.

3' Cavité arachnoïdienne : continuité des deux feuillets. — La cavité arachnoïdienne (fig. 758, *c*), que circonscrivent les deux feuillets précités, est traversée çà et là par de nombreux tractus conjonctifs, qui vont du feuillet viscéral au feuillet pariétal : c'est donc une séreuse cloisonnée. Elle est traversée aussi : 1° par l'extrémité externe des filaments conjonctifs, ci-dessus décrits, qui unissent la pie-mère à la dure-mère, en particulier par la cloison médiane postérieure (fig. 738, 6) ; 2° par l'extrémité externe des dents du ligament dentelé ; 3° par les racines antérieures et les racines postérieures des nerfs rachidiens, au moment où ces racines vont s'engager dans leur canal dural ; 4° par les vaisseaux qui accompagnent ces racines. Chacune de ces formations, dans sa traversée arachnoïdienne, est entourée sur tout son pourtour par une gaine séreuse, naturellement très courte, qui va du feuillet viscéral au feuillet pariétal et qui établit ainsi la continuité réciproque des deux feuillets.

§ II. — ARACHNOÏDE CRANIENNE

1° Feuillet pariétal. — Le feuillet pariétal de l'arachnoïde (fig. 755,*b*) se comporte exactement dans le crâne comme dans le rachis : il s'applique sur la surface interne de la dure-mère et sur ses prolongements (faux du cerveau, faux du cervelet, tente du cervelet). Ici encore l'adhérence est intime entre les deux membranes et la dissection est impuissante à les séparer.

2° Feuillet viscéral. — Le feuillet viscéral (fig. 755, *a*) a pour caractère, en s'étalant sur la surface si accidentée de la masse encéphalique, d'adhérer à toutes les parties saillantes et de passer comme un pont au-dessus des anfractuosités. Comme on le voit, l'arachnoïde cranienne, dans son mode d'étalement, est bien différente de la pie-mère, qui, elle, descend dans ces mêmes anfractuosités en conservant toujours le contact avec la surface extérieure du névraxe (voy. fig. 735). Il résulte de cette disposition qu'il existe ici comme dans le rachis, entre la pie-mère et le feuillet viscéral de l'arachnoïde, un système de cavités irrégulières et sinueuses : ce sont les *espaces sous-arachnoïdiens du crâne*. Nous consacrerons le paragraphe suivant à l'étude de ces espaces et du liquide qui les remplit. Nous nous contenterons, pour l'instant, d'indiquer les particularités que présente l'étalement du feuillet viscéral de l'arachnoïde sur les différents segments de l'encéphale et nous l'examinerons successivement : 1° sur la face externe des hémisphères ; 2° sur la face interne de ces mêmes hémisphères ; 3° à la base de l'encéphale ; 4° sur le cervelet.

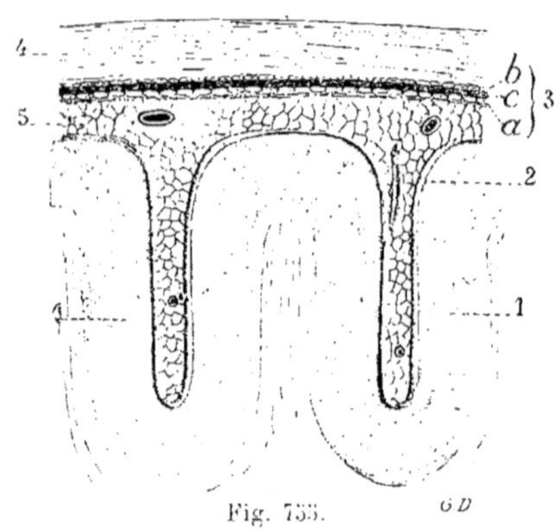

Fig. 735.

Coupe transversale des circonvolutions pour montrer la disposition des méninges craniennes (*schématique*).

1, circonvolutions cérébrales. — 2, pie-mère. — 3, arachnoïde, avec : *a*, son feuillet viscéral ; *b*, son feuillet pariétal ; *c*, cavité arachnoïdienne. — 4, dure-mère. — 5, espaces sous-arachnoïdiens.

A. ARACHNOÏDE DE LA FACE EXTERNE DES HÉMISPHÈRES. — Sur la face externe des hémisphères, le feuillet viscéral de l'arachnoïde s'étend, sans interruption et sans former un pli, du bord supérieur au bord inférieur et de l'extrémité frontale à l'extrémité occipitale. Dans ce trajet (fig. 735,*a*), il s'applique à la surface libre des circonvolutions et se trouve uni à cette surface par une mince couche de tissu conjonctif. Il passe au contraire à la manière d'un pont d'une circonvolution sur la circonvolution voisine, transformant ainsi le sillon sous-jacent en un canal anfractueux, de forme prismatique et triangulaire.

B. ARACHNOÏDE DE LA FACE INTERNE DES HÉMISPHÈRES. — Sur la face interne des hémisphères, le feuillet viscéral de l'arachnoïde descend du bord supérieur de l'hémisphère vers le corps calleux, en conservant toujours son même caractère, qui est de suivre le chemin le plus court pour se rendre d'un point à un autre et de ne former aucun pli. Arrivé au niveau du bord inférieur de la faux du cerveau, il s'infléchit en dedans, passe transversalement au-dessous de ce bord et remonte alors pour tapisser la face interne de l'hémisphère du côté opposé. Comme la faux du cerveau ne touche le corps calleux qu'à sa partie postérieure et en est séparée, à sa partie antérieure, par un intervalle de 6 à 8 millimètres, il s'ensuit que l'arachnoïde, elle aussi, repose, sur le corps calleux en arrière et en est séparée, en avant, par une distance qui mesure également de 6 à 8 millimètres. Dans cet intervalle (fig. 743), les deux hémisphères sont immédiatement en contact et se pénètrent même réciproquement, je veux dire que les circonvolutions de l'un se logent dans les anfractuosités de l'autre et vice versa.

C. ARACHNOÏDE DE LA BASE DE L'ENCÉPHALE. — A la base de l'encéphale (fig. 737,3), le trajet de l'arachnoïde, beaucoup plus complexe, doit être examiné séparément sur les côtés et sur la ligne médiane :

a. *Sur les côtés*, le feuillet viscéral de l'arachnoïde recouvre d'abord le lobe
orbitaire, où il rencontre, immédiatement en dehors du gyrus rectus, le bulbe
olfactif et la bandelette olfactive. Au niveau
du bulbe (fig. 756), il enveloppe cet organe,
en lui formant une gaine à peu près complète. Au niveau de la bandelette, il se contente de passer au-dessous d'elle et de
l'appliquer contre les circonvolutions olfactives. Arrivé à la scissure de Sylvius, il
passe au-dessous de cette scissure à la manière d'un pont et s'étale alors d'avant en
arrière sur le lobe temporo-occipital, qu'il
revêt dans toute son étendue sans présenter
aucune particularité importante. En passant
sur la scissure de Sylvius, l'arachnoïde

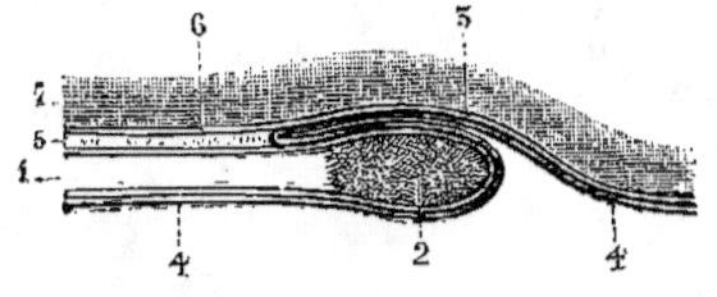

Fig. 756.

Coupe sagittale passant par la bandelette
olfactive et le bulbe olfactif, pour montrer la disposition, à ce niveau, du feuillet viscéral de l'arachnoïde.

1. bandelette olfactive. — 2. bulbe olfactif. —
3. pie-mère (*en rouge*). — 4, arachnoïde (*en bleu*).
— 5. espace sous-arachnoïdien. — 6. fond du sillon
olfactif. — 7, substance cérébrale.

transforme cette scissure en un canal large et profond (fig. 757, 3), que MAGENDIE
avait désigné sous le nom de *confluent latéral* ; on l'appelle plutôt aujourd'hui
lac sylvien.

b. *Sur la ligne médiane* et tout à fait à la partie antérieure des lobes frontaux,
le feuillet viscéral de l'arachnoïde s'engage tout d'abord dans la scissure interhémisphérique, pour se continuer avec le feuillet homonyme qui tapisse la face
interne des hémisphères. Mais, au niveau du genou du corps calleux, il passe
directement d'un hémisphère à l'autre, en déterminant ainsi, au-dessus de lui,
un large espace. Cet espace (fig. 759,2), appelé *confluent antérieur* ou *lac calleux*,
se prolonge en haut sur la face supérieure du corps calleux et s'étend, en
bas, jusqu'au chiasma des nerfs optiques. — Parti du chiasma, le feuillet arachnoïdien recouvre la partie antérieure du tuber cinereum et rencontre bientôt la
tige pituitaire, à laquelle il forme une gaine en forme d'entonnoir. Puis, perdant le contact de la surface cérébrale, il se porte directement et par le chemin le plus court, en arrière jusqu'à la protubérance, latéralement jusqu'au bord
interne des hémisphères cérébraux. Il forme ainsi dans cette région un nouveau
lac (fig, 759, 1), le plus large et le plus important de tous : c'est le *lac central*,
encore appelé *confluent central* (SAPPEY) ou *confluent inférieur* (MAGENDIE). —
En arrière du lac central, le feuillet viscéral de l'arachnoïde revêt régulièrement
la face antérieure de la protubérance et se fusionne, au niveau du trou occipital,
avec le feuillet correspondant de l'arachnoïde rachidienne.

D. ARACHNOÏDE DU CERVELET. — À la partie postéro-inférieure de l'encéphale et
sur la ligne médiane, au niveau du point de rencontre du cerveau avec le cervelet,
le feuillet viscéral de l'arachnoïde passe directement du bourrelet du corps calleux
sur la face supérieure du cervelet. Il circonscrit ainsi, au-dessus de cette face, un
autre lac impair et médian (fig. 760,6) : c'est le *confluent supérieur* ou *lac cérébelleux supérieur*, lequel a pour plancher les tubercules quadrijumeaux, la valvule
de Vieussens et l'extrémité antérieure du vermis supérieur.

Le feuillet arachnoïdien s'étale ensuite sur toute la surface supérieure du cervelet et arrive à la circonférence de cet organe, où il se comporte différemment sur
les côtés et sur la ligne médiane :

a. *Sur les côtés*, il se réfléchit en bas et en dedans, revêt la face inférieure
des hémisphères cérébelleux et se continue, au niveau du bulbe, avec la portion

du feuillet arachnoïdien qui provient de la base du cerveau et de la protubérance.

b. *Sur la ligne médiane*, il passe d'un hémisphère cérébelleux à l'autre et, abandonnant sans la revêtir la face inférieure du vermis inférieur, il descend directement sur la face postérieure du bulbe et de la moelle. Au-dessous de lui,

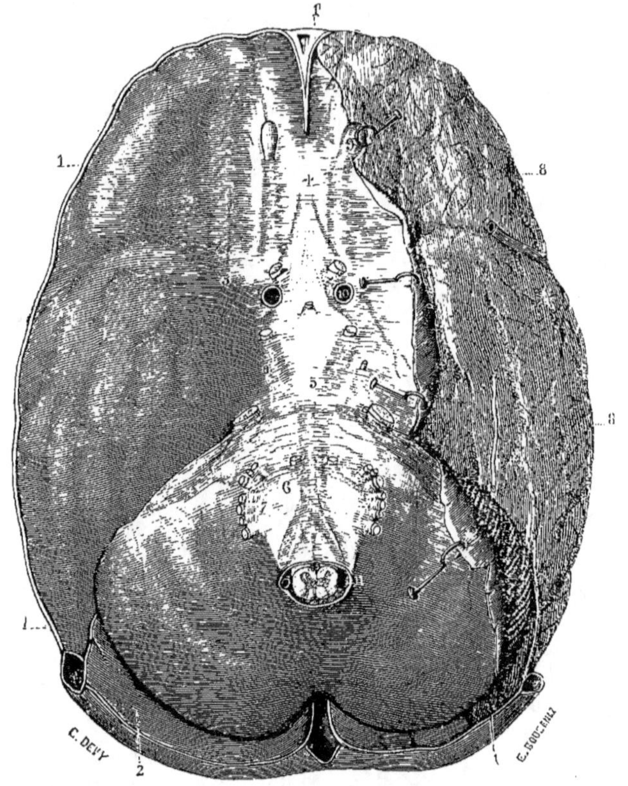

Fig. 757.

Mode d'étalement du feuillet viscéral de l'arachnoïde à la base de l'encéphale.

Le feuillet viscéral est en place sur l'hémisphère droit; sur l'hémisphère gauche, il a été sectionné et récliné en dedans.

1, coupe de la dure-mère. — 1', coupe de la faux du cerveau. — 2, tente du cervelet, s'enfonçant entre le cervelet et la partie inférieure des hémisphères. — 3, arachnoïde viscérale, passant par-dessus la scissure de Sylvius (*lac sylvien*). — 4, pont formé par l'arachnoïde viscérale entre la partie fronto-orbitaire des deux hémisphères (*lac calleux*). — 5, pont formé par l'arachnoïde viscérale entre les deux lobes sphénoïdaux et la protubérance et limitant en bas le confluent inférieur ou *lac central*. — 6, arachnoïde tapissant la face inférieure de la protubérance et du bulbe rachidien. — 7, gaines fournies par l'arachnoïde aux nerfs craniens. — 8, pie-mère et réseau veineux de la base de l'encéphale. — 9, bulbe olfactif, recouvert sur toute sa surface par le feuillet viscéral de l'arachnoïde. — 10, artère carotide interne. — 11, artère vertébrale.

s'étend un vaste espace impair et médian (fig. 760,7), le *confluent inférieur* ou *lac cérébelleux inférieur*, dont la paroi supérieure répond au vermis inférieur et dont la paroi inférieure est formée par la toile choroïdienne du quatrième ventricule. C'est dans le lac cérébelleux inférieur que vient s'ouvrir, on s'en souvient (p. 595), le trou de Magendie, qui occupe le bec du calamus scriptorius et établit sur ce point une communication directe entre les ventricules encéphaliques et les espaces sous-arachnoïdiens.

3° Continuité des deux feuillets. — Ici, comme dans le rachis, la continuité entre le feuillet viscéral et le feuillet pariétal est établie par les gaines séreuses que l'arachnoïde jette sur tous les cordons vasculaires et nerveux qui traversent sa cavité pour se rendre de la pie-mère à la dure-mère (fig. 741,5 et 5'). Les rapports des nerfs craniens avec l'arachnoïde ont été parfaitement décrits par FARABEUF (*Thèse d'Agrégation*, Paris, 1875), auquel j'emprunte les lignes suivantes : « Le cerveau étant renversé, la base en l'air, on constate facilement, en soulevant la séreuse viscérale par insufflation, que les racines des nerfs sont, dans la première partie de leur parcours, tout à fait accolées à la pie-mère et, par conséquent, placées sous l'arachnoïde ; on voit, de plus, que cette membrane ne leur fournit qu'une très courte gaine au moment où les nerfs s'engagent dans les orifices de la dure-mère. Cet orifice, est en général, assez juste pour que l'arachnoïde n'y puisse pénétrer avec le nerf. On peut, cependant, constater qu'il y a une très légère et insignifiante invagination de la séreuse dans le conduit ostéo-fibreux de chaque cordon nerveux. Il faut évidemment faire une exception pour les nerfs du conduit auditif interne. Celui-ci est bien trop grand pour ceux-là ; aussi le liquide céphalo-rachidien s'avance-t-il autour et au-dessous des nerfs facial et acoustique jusqu'à une profondeur de plusieurs millimètres. Près du fond du conduit, le feuillet viscéral, qui jusque-là engainait très lâchement les deux nerfs, s'attache au contraire à leur enveloppe, ainsi qu'à la dure-mère sur laquelle il se réfléchit. »

§ III. — STRUCTURE DE L'ARACHNOÏDE

L'arachnoïde présente à peu de chose près la même structure dans le rachis et dans le crâne. Elle se compose, avons-nous dit, de deux feuillets, un feuillet pariétal et un feuillet viscéral. Ces deux feuillets doivent être examinés séparément.

1° Structure du feuillet pariétal. — Le feuillet pariétal est essentiellement constitué par une couche de cellules endothéliales, de 11 à 13 µ de diamètre, appliquées contre la face interne de la dure-mère. D'après ROBIN (mais l'opinion de cet histologiste est loin d'être généralement admise), ce feuillet nous présenterait en outre une mince lame conjonctive, directement appliquée contre la dure-mère et différant de cette dernière par une transparence plus grande et par une quantité plus considérable de matière amorphe.

2° Structure du feuillet viscéral. — Le feuillet viscéral est formé, lui aussi, par une mince lame conjonctive revêtue sur sa face libre d'une couche de cellules endothéliales. — La lame conjonctive se compose de faisceaux conjonctifs très fins, très délicats, diversement entrelacés. Autour de ces faisceaux s'enroulent ordinairement un certain nombre de fibrilles élastiques, de telle sorte que, lorsqu'ils sont gonflés par l'acide acétique, ils présentent une série de renflements en chapelet (KÖLLIKER). — Quant aux cellules endothéliales, elles sont exactement semblables, comme forme et comme disposition, à celles du feuillet pariétal.

Les anatomistes anglais et allemands, considérant que le feuillet pariétal de l'arachnoïde est inséparable de la dure-mère, le rattachent à cette dernière membrane. Dès lors, l'arachnoïde se réduit pour eux à un feuillet unique, qui est notre feuillet viscéral et, du même coup, elle perd sa signification de membrane séreuse. Comme conséquence, la cavité que nous avons appelée arachnoïdienne n'est plus une cavité séreuse, mais une simple fente lymphatique, qui se trouve située entre la dure-mère et l'arachnoïde et à laquelle ils donnent le nom d'*espace subdural*.

Je ne puis accepter une pareille interprétation. Tout d'abord, nous ne voyons nulle part dans l'économie une membrane fibreuse avoir pour élément constituant un revêtement endothélial : alors, pourquoi rattacherait-on à la dure-mère l'endothélium qui tapisse sa surface interne ? D'autre part, l'endothélium sous-dural, s'il est intimement uni à la dure-mère, n'en forme pas moins une couche continue, entièrement semblable à celle qui revêt la face externe du feuillet viscéral et se continuant avec cette dernière sur tous les points où un organe quelconque (artère, nerf ou simple faisceau conjonctif) traverse l'espace subdural. Elle a donc, morphologiquement, la même valeur que la couche endothéliale du feuillet arachnoïdien viscéral : l'une et l'autre représentent les deux feuillets adossés d'une séreuse. Le feuillet pariétal de la séreuse du cœur adhère, lui aussi, d'une façon intime, au sac fibreux du péricarde et, pourtant, tous les anatomistes s'accordent à le considérer comme le feuillet externe de la séreuse péricardique.

La cavité arachnoïdienne ou espace subdural ne contient, à l'état normal, qu'une toute petite quantité de liquide : c'est le *liquide arachnoïdien*, qui lubréfie les deux feuillets en contact et favorise leur glissement. Cette cavité est généralement considérée chez nous comme étant une cavité parfaitement close. Schwalbe, A. Key et Retzius ont vu cependant des injections colorées, poussées dans l'espace arachnoïdien, pénétrer : 1° dans les vaisseaux et les ganglions lymphatiques profonds du cou ; 2° dans les espaces subduraux des racines nerveuses, notamment des trois nerfs sensoriels, l'olfactif, l'optique et l'auditif ; 3° dans les vaisseaux veineux et dans les canaux plasmatiques de la dure-mère. Les résultats de ces injections dénotent bien certainement que le liquide injecté passe de la cavité arachnoïdienne dans les voies veineuses et lymphatiques précitées. Mais le mécanisme, en vertu duquel se fait ce passage, ne me paraît pas nettement élucidé, et ici encore, comme pour toutes les séreuses, nous devons nous demander s'il s'effectue par filtration, par des orifices naturels ou par de simples effractions.

<h2 style="text-align:center">§ IV. — Vaisseaux et nerfs</h2>

L'arachnoïde ne possède pas de vaisseaux lui appartenant en propre. Quant aux nerfs, ils sont niés par la plupart des histologistes, notamment par Kölliker. Bochdaleck et Luschka ont bien signalé, dans l'arachnoïde cranienne, un certain nombre de filets nerveux paraissant dériver du trijumeau, du facial et du spinal. Volkmann, à son tour, a bien décrit un riche plexus nerveux sur l'arachnoïde de certains ruminants. Mais ces observations, déjà anciennes, sont en outre fort peu précises au sujet du mode de terminaison des nerfs précités. Elles ne sauraient, par conséquent, être acceptées sans réserve. La question des nerfs de l'arachnoïde, on le voit, appelle de nouvelles recherches.

<h2 style="text-align:center">ARTICLE IV</h2>

<h2 style="text-align:center">LIQUIDE CÉPHALO-RACHIDIEN</h2>

On donne ce nom de liquide céphalo-rachidien au liquide qui remplit les espaces sous-arachnoïdiens du crâne et du rachis et entoure ainsi l'axe encéphalo-médullaire dans toute son étendue.

1° Espaces sous-arachnoïdiens. — Nous avons vu plus haut que l'arachnoïde rachidienne ne repose pas directement sur la moelle, mais en est séparée par un large espace circulaire. En ce qui concerne l'arachnoïde cranienne, nous avons vu de même que, tandis que la pie-mère descend dans le fond des anfractuosités, elle passe à la manière d'un pont d'une saillie sur la saillie voisine. Il s'ensuit qu'entre ces deux membranes, l'arachnoïde d'une part et la pie-mère de l'autre, on rencontre des cavités irrégulières (fig. 755,5), dont la configuration se confond naturellement avec la configuration même de toutes les dépressions, grandes et petites, qui sont creusées à la surface extérieure des centres encéphaliques.

Il existe donc, dans toute la hauteur du névraxe, au-dessous du feuillet viscéral de l'arachnoïde, un système de cavités qui séparent cette dernière membrane de la pie-mère. Ces cavités sont les *espaces sous-arachnoïdiens*.

Les espaces sous-arachnoïdiens nous présentent à leur intérieur des trabécules plus ou moins épaisses de tissu conjonctif, qui vont d'une paroi à l'autre et cloisonnent ces espaces à l'infini. Ces trabécules, au niveau de la moelle et du bulbe, sont relativement rares ; elles s'étendent pour la plupart de la pie-mère à la dure-mère, en traversant non seulement l'espace sous-arachnoïdien, mais encore la

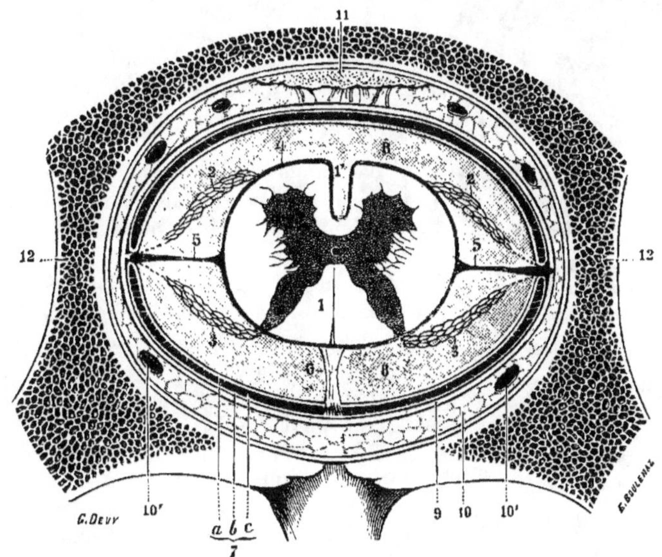

Fig. 758.

Coupe horizontale de la colonne vertébrale, pour montrer la disposition des méninges rachidiennes *(schématique)*.

1, moelle épinière, avec 1', sillon médian antérieur. — 2, racines antérieures. — 3, racines postérieures. — 4, pie-mère (*en rouge*). — 5, ligaments dentelés. — 6, septum posticum de Schwalbe. — 7, arachnoïde, avec : *a*, son feuillet viscéral ; *b*, son feuillet pariétal ; *c*, cavité arachnoïdienne ou espace subdural (*en noir*). — 8, espace sous-arachnoïdien (*en bleu*). — 9, dure-mère (*en jaune*). — 10, espace épidural, avec 10', 10', veines intra-rachidiennes. — 11, ligament vertébral commun postérieur. — 12, coupe de la vertèbre.

cavité arachnoïdienne elle-même. Au niveau de l'encéphale, les trabécules sous-arachnoïdiennes, beaucoup plus nombreuses et beaucoup plus serrées, restent en deçà de cette dernière cavité : elles s'implantent d'une part sur la pie-mère, d'autre part sur le feuillet viscéral de l'arachnoïde. Bon nombre d'anatomistes les rattachent à la pie-mère, à laquelle ils distinguent alors deux couches : la couche interne ou profonde, qui repose immédiatement sur la substance cérébrale et qui n'est autre que la pie-mère proprement dite, telle que nous l'avons décrite plus haut ; une couche externe ou superficielle, occupant tout l'espace qui sépare la couche précédente du feuillet viscéral de l'arachnoïde et constituée exclusivement par du tissu conjonctif lâche, dont les aréoles, toujours très larges, sont remplies par le liquide céphalo-rachidien. Axel Key et Retzius ont décrit, sur les travées qui circonscrivent ces aréoles, des revêtements endothéliaux plus ou moins continus, disposition qui établit une analogie indéniable entre les espaces sous-arachnoïdiens et les cavités séreuses : l'espace sous-arachnoïdien ne serait qu'une vaste séreuse cloisonnée.

Du côté des centres nerveux, les espaces sous-arachnoïdiens se continuent avec les gaines lymphatiques des vaisseaux. Du côté du système nerveux périphérique, ils se prolongent le long des cordons nerveux jusqu'à leur terminaison au sein des organes (*espaces séreux des nerfs*). Il n'est pas jusqu'à la périlymphe de l'oreille interne et aux espaces lymphatiques de la lamina fusca, qui ne communiquent avec les espaces sous-arachnoïdiens par l'intermédiaire du nerf auditif et du nerf optique (Schwalbe). Nous sommes donc amenés à admettre que tous les éléments du système nerveux, tant centraux que périphériques, baignent en plein liquide céphalo-rachidien. Ce liquide devient ainsi le vrai milieu intérieur au sein duquel le système nerveux se nourrit et fonctionne. Mais le liquide céphalo-rachidien remplit encore un rôle mécanique : il protège la délicatesse de l'élément nerveux contre le choc de l'ondée sanguine et contre l'influence nocive de la pression vasculaire, lorsque celle-ci, pour une raison ou pour une autre, vient à s'élever au-dessus du taux normal.

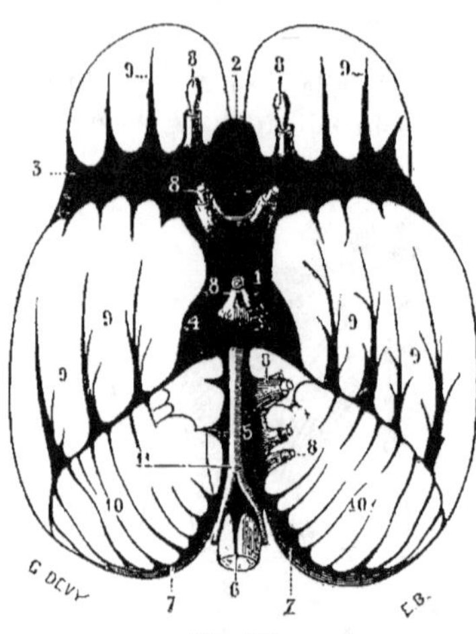

Fig. 759.

Lacs et flumina de la base du cerveau
(d'après Duret).

1, lac central. — 2. lac calleux. — 3. lac sylvien. — 4, canaux péripédonculaires. — 5. canal basilaire. — 6, canal médullaire antérieur. — 7, prolongements latéraux du lac cérébelleux inférieur. — 8, 8, 8. canaux arachnoïdiens, accompagnant les nerfs craniens et la tige pituitaire. — 9. flumina de la base du cerveau. — 10. flumina cérébelleux. — 11, tronc basilaire et artères vertébrales.

2⁰ Circulation du liquide céphalo-rachidien : rivuli, rivi, flumina, lacs.

2⁰ Circulation du liquide céphalo-rachidien : rivuli, rivi, flumina, lacs. — A la surface du cerveau, le liquide céphalo-rachidien circule dans les sillons tertiaires, secondaires et primaires, qui deviennent ainsi, suivant leur importance, des *rivuli*, des *rivi* et des *flumina* (Duret). Les rivuli se jettent dans les rivi, ceux-ci dans les flumina ; les flumina, enfin, débouchent dans les *lacs* ou *confluents*.

Les lacs, dont nous avons déjà indiqué la situation et le nom en étudiant le feuillet viscéral de l'arachnoïde, sont au nombre de six, savoir (fig. 759 et 760) : 1° le *lac sylvien*, qui occupe la partie inférieure de la scissure de Sylvius ; 2° le *lac calleux*, qui est situé au-dessous du genou du corps calleux ; 3° le *lac central*, qui répond à l'espace interpédonculaire et aux pédoncules cérébraux ; 4° le *lac cérébelleux supérieur*, qui s'étale entre le bourrelet du corps calleux et la face supérieure du cervelet ; 5° le *lac cérébelleux inférieur*, qui repose sur la moitié postérieure du quatrième ventricule, entre le toit ventriculaire et la face inférieure du cervelet ; 6° le *lac bulbo-spinal*, enfin, qui occupe toute la hauteur de la moelle et dont l'extrémité inférieure, située tout autour de la queue de cheval et fortement renflée, peut en être distinguée sous le nom de *lac spino-terminal* (*ampoule terminale, sinus terminal* de certains auteurs).

Ces différents réservoirs du liquide céphalo-rachidien communiquent largement entre eux. — C'est ainsi que le lac sylvien et le lac calleux s'unissent au niveau de l'espace perforé antérieur et aboutissent l'un et l'autre au lac central. — Le lac central communique à son tour : 1° avec le lac cérébelleux supérieur, par des canaux qui contournent les pédoncules (*canaux péripédonculaires* de Duret) ; 2° avec le lac bulbo-spinal, par des canaux qui entourent le tronc basilaire et

les artères vertébrales (*canal basilaire* et *canal vertébral*). — Le lac cérébelleux
inférieur, enfin, se continue en bas avec le lac bulbo-spinal et, d'autre part, communique avec le quatrième ventricule par le trou de Magendie.

Voyons maintenant quels sont les
affluents respectifs de chacun de ces
lacs :

a. *Sur la face externe de l'hémisphère cérébral* (fig. 760), nous avons
trois grands flumina, *rolandien, sylvien* et *parallèle*, qui suivent exactement les scissures de même nom : la
scissure de Rolando, le prolongement
postérieur de la scissure de Sylvius et
la scissure parallèle. Ils aboutissent
tous les trois au lac sylvien (3).

b. *Sur la face interne de l'hémisphère*, les rivuli, rivi et flumina prennent une double direction : ceux de la
partie antérieure se dirigent en avant
vers le lac calleux ; ceux de la partie
postérieure se portent en arrière et se
jettent dans le lac cérébelleux supérieur (6).

c. *Sur la face inférieure du cerveau* (fig. 760), les flumina du lobe

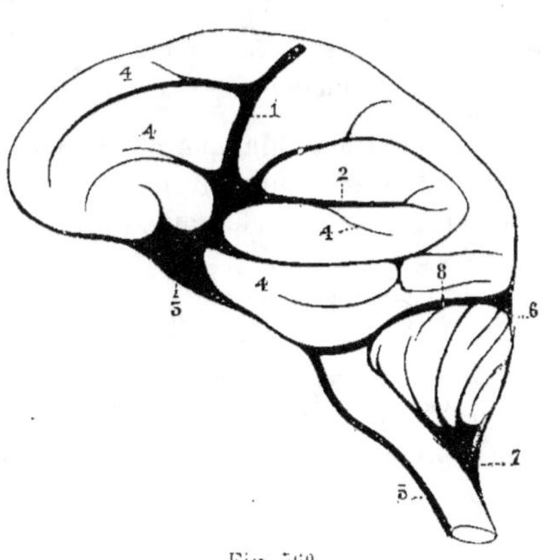

Fig. 760.

Flumina de la face externe des hémisphères
cérébraux (d'après Dret).

1, flumen rolandien. — 2, flumen sylvien. — 3, lac sylvien. — 4, 4, 4, 4, rivi de la face externe des hémisphères,
tributaires du flumen rolandien et du lac sylvien. — 5, lac
bulbo-spinal. — 6, lac cérébelleux supérieur. — 7, lac cérébelleux inférieur. — 8, canal péripédonculaire, faisant communiquer le lac cérébelleux supérieur avec le lac central.

orbitaire aboutissent au lac sylvien (3) ; ceux du lobe temporo-occipital se dirigent
pour la plupart en arrière et se jettent dans le lac cérébelleux supérieur (6).

d. *Sur le cervelet*, les gaines lymphatiques de cet organe aboutissent, en partie
au lac cérébelleux supérieur, en partie au lac cérébelleux inférieur.

e. *Sur le bulbe et la moelle*, enfin, les gaines lymphatiques se déversent naturellement dans le lac spinal.

3° **Caractères physiques du liquide céphalo-rachidien.** — Le liquide céphalo-
rachidien, découvert par Cotugno en 1764, est un liquide clair, transparent, inco-
lore ou légèrement teinté en jaune citrin. Tillaux, qui a eu l'occasion de l'observer
sur l'homme vivant, déclare qu'il est limpide comme de l'eau de roche. Sa densité,
inférieure à celle du sérum sanguin, oscille d'ordinaire entre 1,008 et 1,020.

L'homme possède, en moyenne, de 120 à 150 grammes de liquide céphalo-
rachidien. Mais cette quantité présente, suivant les individus, des variations considérables et je n'en veux pour preuve que les résultats si discordants de Bichat et
de Longet, qui estiment la quantité de liquide céphalo-rachidien chez l'homme, le
premier à 63 grammes, le second à 200 grammes. Cette quantité varie aussi suivant les âges et l'on admet généralement qu'elle est plus considérable chez le
vieillard, en raison de l'atrophie progressive que subit chez lui la masse encéphalique. Elle varie enfin suivant les états pathologiques, diminuant dans toutes les
maladies qui ont pour résultat d'augmenter le volume de l'encéphale, s'élevant au
contraire dans toutes celles qui tendent à l'amoindrir.

La tension du liquide céphalo-rachidien est toujours supérieure à la pression
atmosphérique, ce qui fait qu'il s'écoule au dehors avec plus ou moins de force,

toutes les fois qu'une plaie pénétrante du crâne ou du rachis s'étend jusqu'aux espaces sous-arachnoïdiens. Cette tension, mesurée par LEYDEN, est égale à 735-787 millimètres de mercure. Elle a naturellement son origine dans la pression intra-artérielle elle-même : lorsqu'en effet, on ouvre les carotides à un animal et qu'on le tue par hémorrhagie, on voit la tension du liquide céphalo-rachidien descendre graduellement à zéro.

4° Composition chimique du liquide céphalo-rachidien. — Le liquide céphalo-rachidien présente une saveur légèrement salée et une réaction franchement alcaline. Sa composition chimique est la suivante, d'après LASSAIGNE :

Eau	98,564
Chlorure de sodium et de potassium	0.801
Albumine	0.088
Osmazone	0.474
Matière animale et phosphate de chaux libre	0,036
Carbonate de soude et phosphate de chaux	0.017

Le liquide céphalo-rachidien renferme encore des traces de glycose (ORÉ. CL. BERNARD, PAULET).

ARTICLE V

GRANULATIONS MÉNINGIENNES DE PACCHIONI

Les granulations de Pacchioni (*villosités arachnoïdiennes* de quelques auteurs) sont de petits corpuscules d'un blanc grisâtre, qui se développent dans l'épaisseur des méninges ou dans leur intervalle. Bien décrites par PACCHIONI en 1721, elles ont été étudiées à nouveau, à notre époque, par FAIVRE (1853), par AXEL KEY et RETZIUS (1875), par CHARLES LABBÉ (1882) et par TROLARD (1892).

1° Situation. — On les rencontre de préférence le long de la grande scissure interhémisphérique, de chaque côté du sinus longitudinal supérieur. Mais ce n'est pas là leur siège exclusif. On les observe aussi, quoique en plus petit nombre et d'une façon moins constante : 1° dans le voisinage du sinus latéral ; 2° à la partie antérieure du cervelet, au point où les veines de Galien s'abouchent dans le sinus droit ; 3° dans le voisinage de la scissure de Sylvius ; 4° au niveau du sinus caverneux, du sinus pétreux supérieur et des grosses branches de la veine méningée moyenne.

2° Dimensions. — Ces granulations offrent ordinairement les dimensions d'un grain de millet. Mais on les voit assez fréquemment atteindre le volume d'un grain de blé, celui d'un gros pois ou même des dimensions plus considérables.

3° Forme et consistance. — Envisagées au point de vue de leur forme, elles sont, suivant les cas, sphériques, ovoïdes, piriformes ou

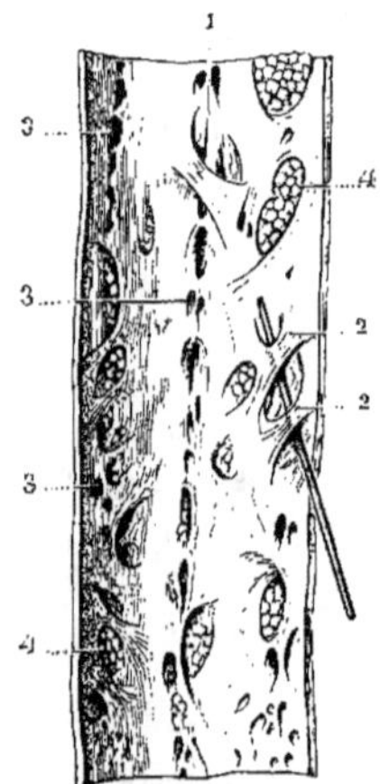

Fig. 761.

Sinus longitudinal supérieur, ouvert par le milieu de sa face dorsale et érigné en dehors.

1, sillon médian, répondant au bord inférieur du sinus. — 2, 2, brides fibreuses. — 3, 3, orifices veineux. — 4, 4, granulations de Pacchioni.

en massue. Libres par leur face externe, elles adhèrent en dedans à la pie-mère, soit par une base relativement large, soit par un pédicule plus ou moins étroit : les granulations, dans le premier cas, sont dites *sessiles ;* dans le second cas, elles sont *pédiculées.*

Au point de vue de leur mode de dissémination à la surface de l'encéphale, les granulations de Pacchioni sont tantôt isolées, tantôt disposées en grappe sur une

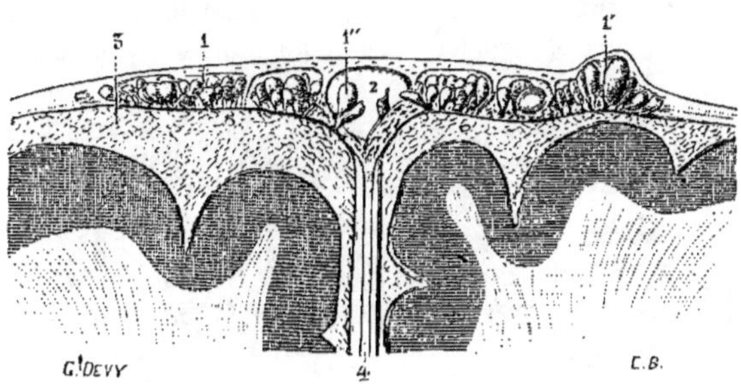

Fig. 762.

Coupe frontale de la partie supérieure du cerveau et de ses enveloppes, pour montrer les rapports des granulations de Pacchioni (d'après A. KEY et RETZIUS).

1, granulations de Pacchioni. — 1', un groupe de ces granulations, soulevant la dure-mère. — 1'', granulations. faisant saillie dans le sinus longitudinal supérieur 2. — 3, espaces sous-arachnoïdiens. — 4, faux du cerveau.

tige commune. Il n'est pas rare de les voir former des plaques irrégulières et souvent fort étendues (fig. 762,4).

En ce qui concerne leur consistance, elles sont plus ou moins molles à leur début. Elles deviennent plus fermes au fur et à mesure qu'elles se développent et présentent, dans certains cas, une dureté qui rappelle celle du bois ou de la pierre.

4° Variations suivant l'âge et le sexe. — Absentes chez le fœtus, rares et encore peu développées chez l'enfant, les granulations de Pacchioni se multiplient chez l'adulte et augmentent ensuite, en nombre et en volume, au fur et à mesure qu'on avance en âge. FAIVRE en a compté 250 sur un sujet de trente ans, 500 et même 600 chez certains vieillards. Les observations tendraient à établir qu'elles sont moins nombreuses et moins développées chez la femme que chez l'homme.

5° Signification morphologique. — La signification morphologique des granulations pacchioniennes a été longtemps méconnue. Nous les voyons considérées tour à tour : avec RUYSCH, comme de simples amas de lobules graisseux; avec PACCHIONI, comme des glandes conglobées, destinées à sécréter de la lymphe; avec LUSCHKA, comme des franges de la séreuse arachnoïdienne, analogues aux franges des autres séreuses, etc. Quelques anatomistes, même de nos jours, n'ont pas hésité à voir dans les granulations méningiennes des néoplasies d'ordre pathologique. C'est à tort, selon moi : car, à moins de considérer tous les adultes et tous les vieillards comme des malades, on ne saurait rattacher à un processus morbide des productions anatomiques qui sont constantes et qui ne déterminent, du reste, aucun trouble fonctionnel. On admet généralement aujourd'hui, et je partage entièrement cette opinion, que les granulations de Pacchioni sont de simples végétations conjonctives qui prennent naissance dans les espaces sous-arachnoïdiens et se développent ensuite au dehors, en soulevant peu à peu les deux membranes qui les recouvrent, l'arachnoïde et la dure-mère. Dans ce mouvement d'expansion excentrique, les granulations en question se dirigent presque toujours, soit vers les sinus, soit vers les lacs de dérivation que nous avons décrits plus haut (p. 909) dans l'épaisseur de la dure-mère. Arrivées au contact de la paroi inférieure ou plancher de la cavité veineuse, elles la refoulent devant elles, l'amincissent, s'en coiffent et paraissent alors baigner en plein dans le courant sanguin. Il n'est pas rare de rencontrer des portions de sinus ou des lacs san-

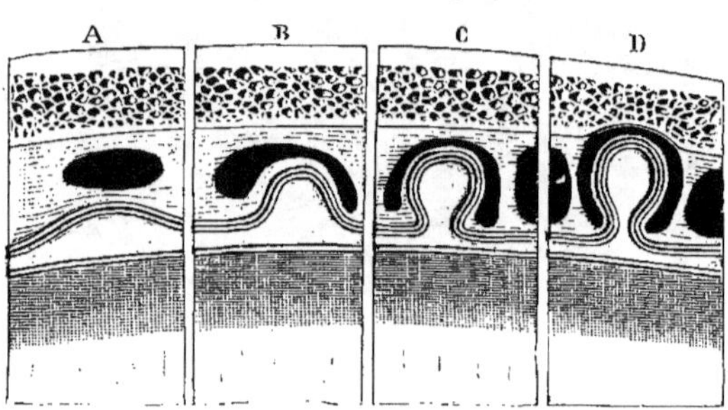

Fig. 763.

Schéma représentant quatre stades successifs dans le développement d'une granulation de Pacchioni : A. début d'une granulation (simple épaississement local du tissu conjonctif sous-arachnoïdien). — B. granulation soulevant les membranes. — C. granulation se pédiculisant — D. granulation usant la paroi crânienne.

Les teintes rouge, bleue et jaune ont la même signification que dans la figure suivante : la teinte rouge désigne la pie-mère et ses dépendances, la teinte bleue, les deux feuillets de l'arachnoïde : la teinte jaune, la dure-mère. Les lacs sanguins sont représentés en noir plein.

guins qui sont comme comblés par ces productions essentiellement envahissantes de leur nature.

Toutes les granulations, cependant, ne se dirigent pas vers les vaisseaux veineux : un certain nombre d'entre elles restent toujours indépendantes de ces vaisseaux et se montrent alors à la surface extérieure des méninges, qu'elles soulèvent plus ou moins.

D'autre part, les granulations de Pacchioni ne restent pas toujours confinées au-dessous de la dure-mère. Contenues ou non dans les lacs sanguins, elles continuent de s'accroître et, obéissant toujours à cette force d'expansion excentrique dont nous parlions tout à l'heure et qui est un de leurs principaux caractères, elles usent peu à peu la paroi osseuse du crâne et s'y creusent ces fossettes plus ou moins profondes que nous présente l'endocrâne des vieillards. On les voit même, dans certains cas, heureusement fort rares, perforer entièrement la calotte cranienne et venir faire hernie au-dessous des téguments.

6° **Structure.** — Le mode d'évolution des granulations méningiennes de Pacchioni, tel que nous venons de l'exposer, nous fait déjà pressentir quelle doit être leur structure. La masse centrale de la granulation ou granulation proprement dite est constituée (fig. 764, *a*) par un ensemble de travées conjonctives, diversement entrecroisées, qui font suite aux travées similaires des espaces sous-arachnoïdiens et dont les aréoles, par conséquent, se trouvent remplies par le liquide céphalo-rachidien : c'est, comme on l'a dit, une espèce d'éponge imbibée de liquide céphalo-rachidien. A cette trame de nature conjonctive s'ajoutent généralement, chez l'adulte et chez le vieillard, des dépôts de matières inorganiques, constitués principalement par des carbonates et des phosphates de chaux.

Ainsi constituée dans sa partie essentielle, la granulation de Pacchioni est coiffée par deux membranes ou enveloppes concentriques, l'une interne, l'autre externe : l'*enveloppe interne* (b), qui repose directement sur elle, est une nappe endothéliale, provenant du feuillet viscéral de l'arachnoïde ; l'*enveloppe externe* (d), de

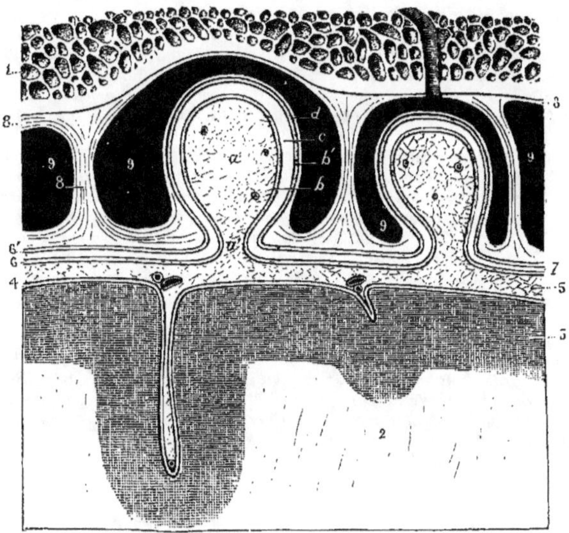

Fig. 764.

Schéma représentant deux granulations de Pacchioni dans leurs rapports avec les méninges et les lacs sanguins.

1. paroi cranienne. — 2, centre ovale. — 3, écorce cérébrale. — 4. pie-mère (*en rouge*). — 5, tissu sous-arachnoïdien (*en rouge*). — 6, feuillet pariétal de l'arachnoïde (*en bleu*). — 7, cavité arachnoïdienne. — 8, dure-mère (*en jaune*). — 9, lac sanguin (*en noir*).
a, granulation de Pacchioni proprement dite, se continuant, au niveau de son pédicule *a'*, avec le tissu sous-arachnoïdien. — *b, b'*, feuillet viscéral et feuillet pariétal de son enveloppe séreuse, se continuant avec les deux feuillets similaires de l'arachnoïde. — *c*, cavité séreuse de la granulation, se continuant, de même, avec la grande cavité arachnoïdienne. — *d*, enveloppe fibreuse de la granulation, dépendant de la dure-mère.

nature fibreuse, n'est autre que la dure-mère elle-même, tapissée en dedans par l'arachnoïde pariétale (*b'*). Cette dernière enveloppe est toujours fort mince, quand elle revêt une granulation située dans un sinus ou dans quelque lac sanguin.

Entre ces deux enveloppes de la granulation de Pacchioni existe une cavité en forme de fente (*c*), qui n'est autre que la continuation de la grande cavité arachnoïdienne et que l'on pourrait appeler ici la *cavité séreuse* ou *espace subdural de la granulation* : elle communique toujours, au niveau du pédicule, avec la cavité arachnoïdienne proprement dite (7).

Lorsqu'on pousse une injection dans les espaces sous-arachnoïdiens (A. KEY et RETZIUS), le liquide injecté remplit tout d'abord et assez facilement les aréoles des granulations de Pacchioni. On le voit pénétrer ensuite dans la petite cavité séreuse qui les entoure et, de là, dans la cavité veineuse sus-jacente, que cette cavité veineuse soit une veine, un lac ou un sinus. Quelques anatomistes en ont conclu, mais avec un peu de précipitation ce me semble, qu'à l'état physiologique le liquide céphalo-rachidien suit exactement le même trajet et se déverse lui aussi dans les sinus, toutes les fois que la pression vient à s'accroître dans les espaces sous-arachnoïdiens ou à diminuer dans la cavité veineuse. Ce n'est là, malheureusement, qu'une simple hypothèse et nous devons l'accueillir avec d'autant plus de réserve qu'on n'a pu voir encore aucun orifice.

soit à la surface extérieure de la granulation de Pacchioni, soit sur la partie inférieure de la cavité veineuse, et que, dans l'expérience précitée, le passage de l'injection des cavités sous-arachnoïdiennes dans les sinus s'effectue, selon toutes probabilités, par un simple phénomène de filtration et peut-être même à la suite d'une véritable effraction.

A consulter au sujet des méninges et du liquide céphalo-rachidien, parmi les travaux récents : KEY et RETZIUS, *Studien in der Anatomie des Nervensystem u. des Bindegewebes*, Stockholm, 1875 ; — ALEXANDER, *Bemerk. ueber die Nerven d. Dura-mater*, Arch. f. mikr. Anat., Bd. XI, 1875 ; — NAHMMAGER, *Die Nerven d. Dura-mater Cerebri*, Diss. Rostock, 1877 ; — DURET, *Etude sur l'action du liquide céphalo-rachidien dans les traumatismes cérébraux*, Arch. de Physiol., 1878 ; — KOLLMANN, *Ueber die Unterbrechung des Kreislaufes in der Spongiosa der Knochen u. über die Bedeutung der Arachnoidealzollen*, Corresp.-Blatt. f. schw. Aerzte, 1880 ; — LABBÉ (CH.), *Etude sur les granulations de Pacchioni*, Th. Paris, 1882 ; — WELLENBERGH, *Les lacunes veineuses de la dure-mère*, Bull. Soc. méd. ment., Gand, 1883 ; — PFITZNER, *Ueber Wachsthumsbeziehungen zwischen Rückenmark und Wirbelkanal*, Morph. Jahrb., Bd. IX, 1881 ; — D'AJUTOLO, *Delle varietà di forma della falce cerebellare, etc.*, Bologna, 1887 ; — HALLIBURTON, *Cerebro-spinal fluide*, Journ. of Physiol., 1889 ; — ASPLUND, *Zur Kenntniss der Verbindungen des Ruckenmarkes mit der Pia*, Nord. med. Arch., 1890 ; — TROLARD, *De quelques particularités de la dure-mère*, Journ. de l'Anat., 1890 ; — DE MÊME, *Les granulations de Pacchioni, les lacunes veineuses de la dure-mère*, Journ. de l'Anat., 1892 ; — WAGNER, *Die Endigung des Duralsackes im Wirbelcanal des Menschen*, Arch. f. Anat. u. Physiol., 1890 ; — BERTELLI, *Rapporti della pia-madre con i solchi del midollo spinale umano*, Memor. della Soc. tosc. di Sc. natur., Pisa, 1891 ; — LANGDON, *The arachnoid of the brain*, Journ. of compar. Neurol., 1891 ; — IVANOFF, *Les terminaisons nerveuses dans les membranes connectives des mammifères*, Diss. Kasan, 1893 ; — D'ABUNDO, *La innervazione della dura-madre cerebrale*, Soc. fra i cult. d. Sc. med., Cagliari, 1894 ; — SCHLESINGER, *Sur un ligament fibreux médullaire non encore décrit chez les mammifères*, Rev. Neurol., 1890 ; — VALENTI, *Sur le développ. des prolongements de la pie-mère dans les scissures cérébrales*, Arch. ital. de Biol., 1894 ; — CHIPAULT, *Notes anatomiques sur le contenu du canal sacré*, Rev. Neurol., 1894 ; — JACQUES, *Note sur l'innervation de la dure-mère cérébro-spinale chez les mammifères*, Journ. de l'Anat., 1895 ; — JANTSCHITZ, *Sur les nerfs de la dure-mère spinale et cranienne*, Journ. d'Anat. norm. et path. de Rudneff, Saint-Pétersb., 1895 ; — ACQUISTO E PUSATERI, *Sulle terminazioni nervose nella dura-madre cerebrale dell'uomo*, Riv. di pat. nerv. e ment., 1896 ; — SCHULTZE, *Ueber Sulci Venosi Meningei*, Anat. Anz., Bd. XVI, 1899.

TABLE DES MATIÈRES

DU TOME SECOND

LIVRE IV

ANGÉIOLOGIE

LIVRE V

SYSTÈME NERVEUX CENTRAL

TRAITÉ

D'ANATOMIE

HUMAINE

PAR

L. TESTUT

Professeur d'anatomie à la Faculté de médecine de Lyon.

Quatrième édition, revue, corrigée et augmentée

TOME DEUXIÈME. — 1er Fascicule

ANGÉIOLOGIE

AVEC 253 FIGURES DANS LE TEXTE, DONT 200 TIRÉES EN COULEURS

PARIS

OCTAVE DOIN, ÉDITEUR

8, PLACE DE L'ODÉON, 8

1899

TRAITÉ

D'ANATOMIE

HUMAINE

PAR

L. TESTUT

Professeur d'anatomie à la Faculté de médecine de Lyon.

Quatrième édition, revue, corrigée et augmentée

TOME DEUXIÈME. — 2ᶜ FASCICULE

SYSTÈME NERVEUX CENTRAL

AVEC 511 FIGURES DANS LE TEXTE, DONT 337 TIRÉES EN COULEURS

PARIS

OCTAVE DOIN, ÉDITEUR

8, PLACE DE L'ODÉON, 8

1900

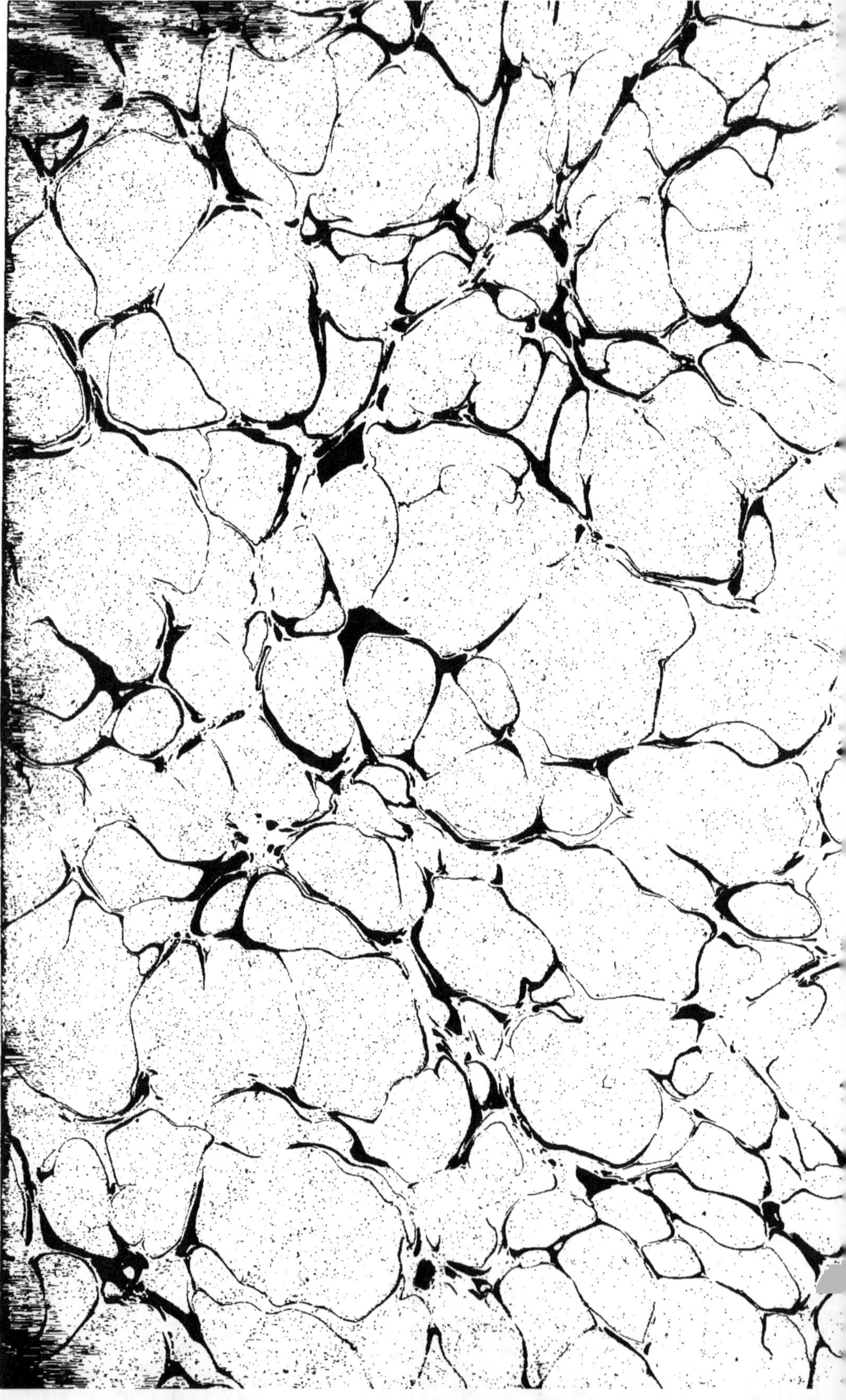

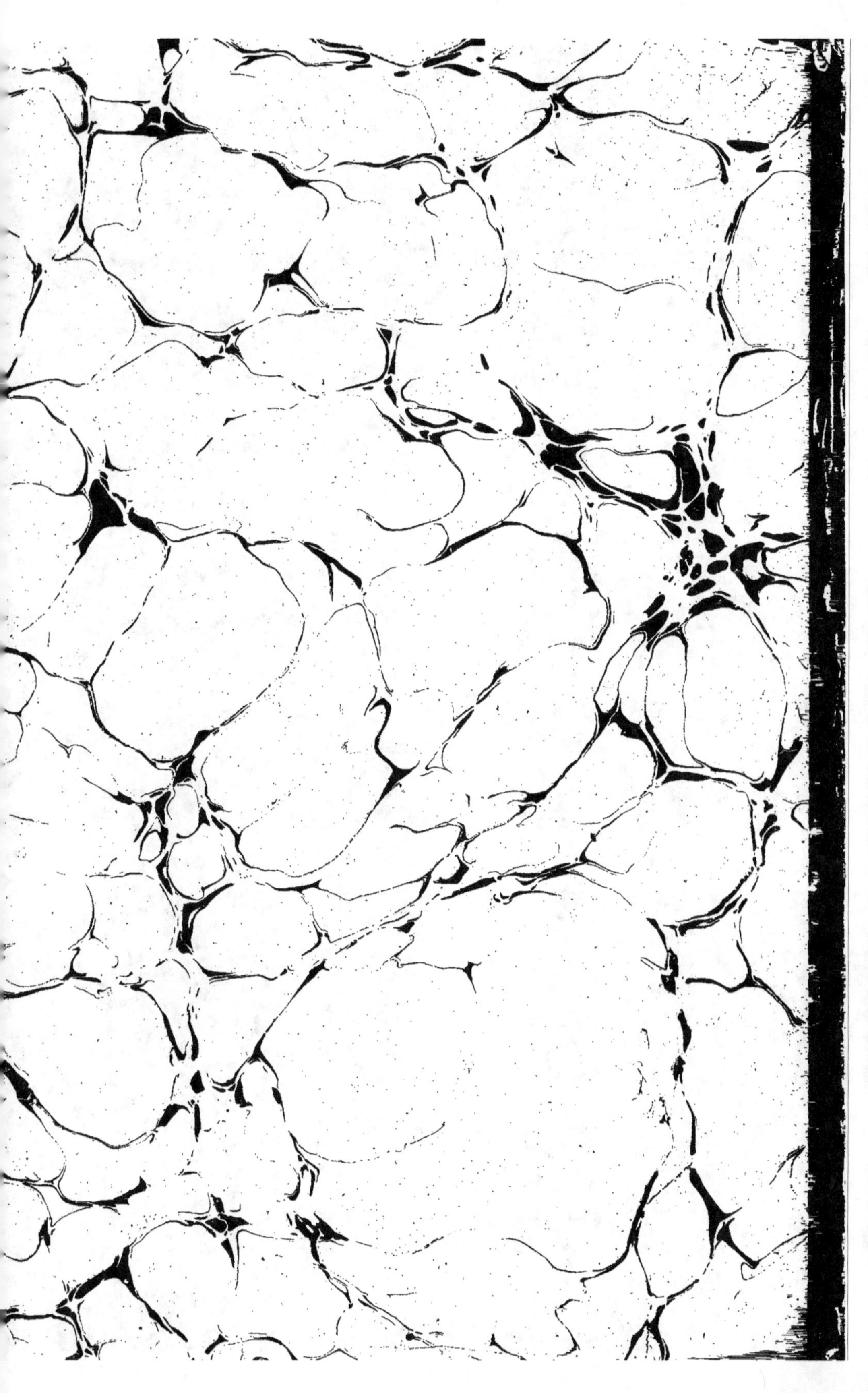

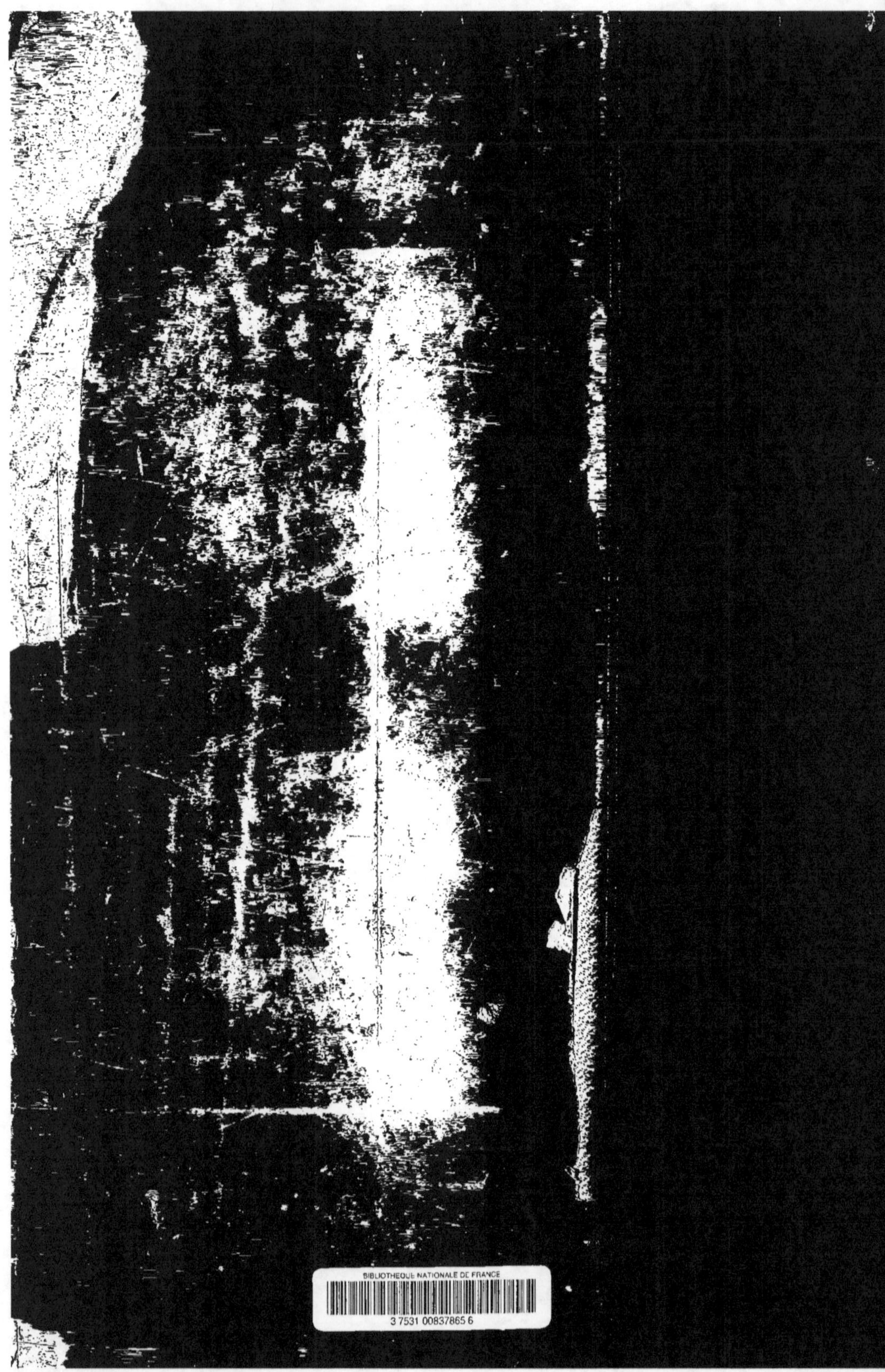

9 7 8 2 0 1 3 3 8 5 8 5 5